阿諾史瓦辛格之
健美大全
現代健身的起點

ARNOLD SCHWARZENEGGER
with BILL DOBBINS

THE NEW ENCYCLOPEDIA OF MODERN BODYBUILDING
THE BIBLE OF BODYBUILDING

ARNOLD SCHWARZENEGGER 阿諾・史瓦辛格
BILL DOBBINS 比爾・多賓斯 —— 著

王啟安 —— 譯

致

我的父母
奧瑞莉亞和古斯塔夫

我的家人
瑪麗亞、凱瑟琳、克莉絲蒂娜、
派崔克和克里斯多弗

謝誌

我要向本書中所有的健美運動員致上衷心感謝，他們在我心目中是歷史上最偉大的健美選手，因為這群人才有了這本書。

另外，我也要感謝所有才華洋溢且努力不懈的攝影師，書頁中所見珍貴照片全都出自他們之手。

特別感謝：為此新版修訂用心付出的 Simon & Schuster 出版社工作人員。艾伯特・布塞克（Albert Busek）始終如一的支持與鼓勵。喬・韋德（Joe Weider）傾囊相授，並慷慨提供他珍藏的研究材料。佛朗哥・哥倫布（Franco Columbu），我的摯友，也是我最棒的訓練夥伴。吉姆・洛里默（Jim Lorimer）持續提供寶貴的建言。醫學博士 Jerzy W. Meduski 醫師提供我營養學相關的建議。

也感謝：Ronda Columb、Lynn Marks、David Beck 和我的助手 Beth Eckstein。最後，我要謝謝 Weider 出版社的所有人，包括 Jim Chada、Lisa Clark、Eric Donald、Jeff Feliciano、Bill Geiger、Peter McGough 為這本書所做的努力。

目次

第二版作者序　xiii

第一卷　BOOK 1
健美入門

第 1 章
演變與歷史　3

健美的變革　11
1940-1950 年代的健美運動　13
1960 年代的健美運動　17
1970 年代的健美運動　24
紀錄片《史瓦辛格健美之路》　34
1990 年代的健美運動　34
健美運動的爆炸性成長　36
阿諾的經典週末　39
健美作為一門職業　39
喬・韋德　40
現代訓練的演變　42
健美運動的未來　43
女子健美　45

第 2 章
健美的基本知識　47

運動與鍛鍊系統　47
漸進式阻力訓練　48
舉重、阻力訓練和健美運動　49
有氧運動和肌肉分離度　55
運動員練健美　56

第 3 章
訓練的體驗　66

所想即所得　66
女性的健美訓練　82

第 4 章
健身場所 84

蓬勃發展的健身產業 84
選擇健身房要注意的地方 85
健身房的環境和氣氛 85
健身房的成員 87
不用飛到洛杉磯也能練健美 88
業餘健美愛好者的健身房 89
居家訓練 89

第 5 章
開始訓練 92

成長步調的快和慢 95
自由重量和器材——關於重力 97
鞋子 99
手套 99
助握帶 99
腰帶 101
護具 101
負重頭帶 101
倒立鞋／重力靴 102
橡膠套裝 102
訓練日誌 102
青少年健美 104
大器晚成 104
健美和年長者 105
驅動轉變 105
健美賽事 106

健美名人堂 108

第二卷　BOOK 2
訓練計畫

第 1 章
基本訓練原則 135

個人需求 135
漸進式阻力 136
重複次數 137
完全力竭 137
組數 139
最大化活動幅度 140
收縮的品質 140
熱身 141
爆發力訓練 142
大重量日 144
過度訓練和復元 146
組間休息 147
呼吸 148
伸展運動 148

伸展動作 151

側屈 151
前屈 152
大腿後側伸展 153
弓箭步 154
開腿坐姿體前彎 156
大腿內側伸展 157
股四頭肌伸展 158
跨欄式伸展 159
脊椎扭轉 160
懸吊式伸展 161

第 2 章
了解自己的體型 162

認識身體類型 164

代謝和增肌 *169*
　瘦長型訓練 *169*
　中等身材型訓練 *170*
　矮胖型訓練 *171*
　身體組成測試 *171*

第 3 章
基礎訓練計畫 *173*

　分部式訓練 *174*
　基本肌群 *175*
　組織訓練計畫 *176*
　休息和復元 *179*
　訓練時機 *179*

基礎訓練計畫：等級一 *180*

基礎訓練計畫：等級二 *182*

第 4 章
進階訓練原則 *187*

　增加訓練強度 *187*
　強度技巧 *188*
　爆發力訓練原則 *191*
　學習使用進階訓練原則 *199*

第 5 章
打造優質體格：進階訓練計畫 *200*

　進入進階訓練的時機 *202*
　「高組數」訓練 *202*
　雙分部訓練 *203*

進階訓練計畫的實務 *205*

　進階計畫的 2 個等級 *205*

進階訓練計畫：等級一 *205*

進階訓練計畫：等級二 *208*

　邁向極限 *210*
　改變你的計畫 *210*
　針對弱點的訓練 *212*
　訓練弱項部位 *213*

第 6 章
賽事訓練計畫 *215*

　打造競賽體格 *215*
　變小的恐懼 *218*
　賽事訓練要素 *219*
　依賴你的夥伴 *219*
　訓練量 *220*
　選擇你的訓練 *220*
　分部式訓練 *221*

賽事訓練計畫 *222*

　個人化訓練計畫 *224*
　肌肉分離度 *225*
　雄偉身材與清晰線條：分析進步的方法 *226*
　戶外訓練 *227*

第 7 章
心靈至上：意志是最強大的武器 *229*

　大目標和小目標 *233*
　從失敗中學習 *233*
　肌肉抑制 *240*
　強化訓練動機 *241*
　打破高牆 *242*
　健美與心靈 *243*

第三卷　BOOK 3
身體各部位的訓練

肩膀 THE SHOULDERS　250

肩膀的主要肌肉　250
盯著肩膀看　251
訓練三角肌　259
基礎訓練　259
進階訓練　260
賽事訓練計畫　260
訓練斜方肌　262
針對弱點的訓練　265

肩膀訓練動作　272

阿諾肩推　272　｜　頸後肩推　273　｜　啞鈴肩推　274
軍事肩推　275　｜　上搏肩推　276　｜　器械式肩推　278
借力肩推　279　｜　站立側平舉　280
單邊交叉滑輪側平舉　282　｜　單邊滑輪側平舉　285
坐姿單邊交叉滑輪側平舉　286
反向過頭啞鈴側平舉　287　｜　器械式側平舉　287
啞鈴前平舉　288　｜　坐姿屈體啞鈴側平舉　290
站立屈體啞鈴側平舉　291　｜　屈體滑輪側平舉　293
躺姿側平舉　294

斜方肌訓練動作　295

立正划船　295　｜　大重量立正划船　296
啞鈴聳肩　297　｜　槓鈴聳肩　298

胸部 THE CHEST　299

胸部的主要肌肉　299
胸肌的整體發展　299
胸肌訓練　307
初階和進階訓練計畫　308
賽事訓練計畫　311
針對弱點的訓練　312

爆發力訓練　318
擺姿勢和繃緊肌肉　319
前鋸肌　322
訓練前鋸肌　323

胸肌訓練動作　324

槓鈴臥推　324　｜　槓鈴斜板臥推　326
啞鈴臥推　328　｜　斜板啞鈴臥推　329
下斜啞鈴臥推　330　｜　雙槓撐體　331
器械式肩推　332　｜　啞鈴飛鳥　333
斜板啞鈴飛鳥　334　｜　站姿滑輪交叉　335
前屈滑輪交叉　336　｜　仰臥滑輪交叉　337
器械式飛鳥　338　｜　直臂過頭拉舉　339
滑輪下拉　340　｜　單邊滑輪下拉　341
器械式拉舉　342　｜　窄握引體向上　342
懸吊式前鋸肌捲腹　343　｜　懸吊式啞鈴划船　344

背肌 THE BACK　345

背部的主要肌肉　345
訓練背肌　346
上背部　347
背闊肌　348
下背闊肌　350
中背部的厚度　351
背部　353
背肌的功能　354
設計背肌訓練計畫　354
針對弱點的訓練　355
伸展和繃緊的肌肉　360

背肌訓練動作　364

頸後寬握引體向上　364　｜　寬握引體向上　366
窄握引體向上　367　｜　器械式背闊肌下拉　368
窄或中握距下拉　369　｜　俯身槓鈴划船　370
俯身啞鈴划船　372　｜　T槓划船　373
單邊啞鈴划船　374　｜　單邊滑輪划船　375
坐姿滑輪划船　376　｜　坐姿滑輪划船　377

器械式划船 377 ｜ 屈臂槓鈴過頭彎舉 378
器械式拉舉 379 ｜ 硬舉 380
槓鈴早安 382 ｜ 俯臥挺身 383

手臂 THE ARMS 384

手臂的主要肌肉 384
訓練手臂 386
訓練手臂肌肉 392

練二頭肌 396

作弊彎舉 399
初階訓練計畫 400
進階訓練計畫 400
賽事訓練計畫 401
針對弱點的訓練 402

練三頭肌 410

初階和進階訓練計畫 410
賽事訓練計畫 414
針對弱點的訓練 415

練前臂 418

初階訓練計畫 420
進階訓練計畫 420
賽事訓練計畫 421
前臂的展示姿勢 421
針對弱點的訓練 424

手臂訓練動作・二頭肌 426

站立槓鈴彎舉 426 ｜ 使用彎舉訓練板 429
作弊彎舉 430 ｜ 牧師彎舉 431
三節式彎舉（21訓練法） 435
斜板啞鈴彎舉 437 ｜ 坐姿啞鈴彎舉 438
錘式彎舉 439 ｜ 交替啞鈴彎舉 440
集中彎舉 442 ｜ 躺臥啞鈴彎舉 443
雙手滑輪彎舉 444 ｜ 牧師滑輪彎舉 445
反向彎舉 446 ｜ 反向牧師彎舉 447

二頭肌訓練器材 447 ｜ 器械式彎舉 448

手臂訓練動作・三頭肌 450

三頭肌滑輪下壓（或背闊肌滑輪下壓） 450
單邊滑輪反向下壓 454 ｜ 坐姿三頭肌推舉 455
站立三頭肌推舉 456 ｜ 躺臥頸後三頭肌屈伸 457
躺臥啞鈴屈伸 460 ｜ 躺臥跨臉部三頭肌屈伸 461
啞鈴俯身臂屈伸 462 ｜ 單邊三頭肌屈伸 464
雙槓撐體 466 ｜ 架橋式板凳撐體 467
固定槓鈴三頭肌屈伸 468

手臂訓練動作・前臂 469

槓鈴腕部彎舉 469 ｜ 啞鈴單邊腕部彎舉 470
背後腕部彎舉 471 ｜ 槓鈴反向腕部彎舉 472
牧師槓鈴反向腕部彎舉 472
啞鈴反向腕部彎舉 473 ｜ 反向槓鈴彎舉 474
反向牧師槓鈴彎舉 475 ｜ 器械式反向彎舉 476
單邊滑輪反向彎舉 477

大腿 THE THIGHS 478

大腿的主要肌肉 478
大腿訓練的重要性 480
腿部訓練的要求 482
建構股四頭肌 483
大腿後側肌群 487
初階和進階訓練計畫 489
賽事訓練計畫 489
伸展和繃緊肌肉 493
針對弱點的訓練 494

腿部訓練動作 497

背蹲舉／深蹲 497 ｜ 大重量背蹲舉／深蹲 498
半程背蹲舉／深蹲 498 ｜ 器械式背蹲舉／深蹲 499
前蹲 502 ｜ 西斯深蹲 504 ｜ 腿推 505
腿推變化動作 505 ｜ 哈克深蹲 506 ｜ 弓箭步 507
腿部伸屈 508 ｜ 腿部彎舉 509
站立腿部彎舉 510 ｜ 直腿硬舉 511

小腿肌 THE CALVES 512

小腿的主要肌肉 512
訓練小腿肌 513
伸展小腿肌 515
初階訓練計畫 516
進階及賽事訓練計畫 516
針對弱點的訓練 519
小腿肌展示姿勢 524

小腿訓練動作 526

站姿提踵 526
在腿推器材上做提踵 528
坐姿提踵 529
騎驢提踵 530
單腳提踵 531
反向提踵 532

腹肌 THE ABDOMEN 533

腹部的主要肌肉 533
訓練腹肌 535
局部減脂 538
針對腹部的訓練動作 539
各種捲腹動作 539
腹斜肌訓練動作 540
前鋸肌和肋間肌 540
初階訓練計畫 541
進階訓練計畫 541
賽事訓練計畫 541
針對弱點的訓練 542

腹肌訓練動作 544

羅馬椅 544 | 捲腹 545 | 轉體捲腹 545
反向捲腹 546 | 懸吊式反向捲腹 547
雙槓垂直捲腹 548 | 滑輪捲腹 549
器械式捲腹 550 | 坐姿屈髖 551
坐姿轉體 552 | 彎腰轉體 553

抬腿 554 | 健身椅抬腿 554
屈膝健身椅抬腿 555 | 屈膝傾斜抬腿 555
屈膝雙槓抬腿 556 | 懸吊式抬腿 556
轉體懸吊式抬腿 557 | 其他抬腿動作 557
側向抬腿 558 | 屈膝側向抬腿 558
前踢 559 | 健身椅後踢 559
向後剪刀腳 560 | 真空收腹 561

第四卷 BOOK 4
健美賽事

第 1 章
健美姿勢 565

健美姿勢的歷史 567
健美擺姿的藝術 568
透過觀察學習 569
IFBB 賽事如何進行 572
1998 年美國 NPC 健美與健身錦標賽 583
總冠軍 589
耐力 589
練習擺姿 589
針對第 1 回合放鬆站姿的練習 597
針對第 2 回合規定姿勢的練習 598
設計自己的姿勢 607
針對第 3 回合自由擺姿的練習 607
過去的評分方式 633
選擇第 3 回合賽事的配樂 633
無聊因子 636
針對第 4 回合擺姿對決的練習 636
常見的姿勢錯誤 645
控制情緒 647
健美姿勢作為訓練本身 647
鏡頭下的健美姿勢 653

第 2 章
整體準備 *660*

健美三角褲 *661*
美黑 *664*
美黑裝置和太陽燈 *665*
人工美黑 *667*
比賽油 *668*
髮型 *669*
體毛 *672*
造型致勝 *672*
收尾工作 *673*

第 3 章
比賽策略和戰術 *674*

經驗的作用 *676*
參賽頻率 *677*
努力嘗試 *677*
進階賽事 *678*
推銷自我 *681*
政治與公共關係 *683*
學著在比賽當天達到顛峰狀態 *685*
水 *689*
比賽當天 *690*
心理戰 *695*
為健美運動代言 *699*

第五卷　BOOK 5
健康、營養和飲食

第 1 章
營養和飲食 *703*

健美運動的特殊要求 *704*
基本營養素 *705*

蛋白質 *706*
碳水化合物 *710*
脂肪 *712*
水 *714*
維生素 *715*
礦物質 *719*
食物中的能量 *722*
新陳代謝率 *722*
運動和能量消耗 *723*
「假」能量 *724*
最低營養攝取 *725*
均衡飲食 *727*
肝醣的重要性 *728*
酮症 *728*
飲食和訓練 *728*
進食頻率 *729*

第 2 章
體重控制：增肌減脂 *731*

身體組成 *731*
身體組成的影響因子 *732*
飲食和體型 *733*
年齡和體脂 *733*
熱量消耗 *734*
飲食品質 *735*
創造「需求」 *735*
該做多少有氧運動？ *735*
飲食增肌 *736*
增肌菜單的規劃 *737*
階段 1 *738*
階段 2 *738*
階段 3 *739*
高蛋白、高熱量飲品 *740*
階段 1 的飲品配方 *741*
階段 2 的飲品配方 *742*
階段 3 的飲品配方 *742*
如何減肥 *743*

酮症 *744*
建議的蛋白質來源 *744*
建議的碳水化合物來源 *745*
減脂飲食規則摘要 *746*
閱讀營養成分標籤 *746*

第 3 章

備賽的飲食策略 *748*

精修身材 *749*
留下紀錄 *750*
吃、吃，還是吃 *751*
營養缺乏 *751*
新陳代謝減慢 *752*
測量身體變化 *752*
飲食控制入門：12 週後 *753*
酮症測試 *754*
避免過多有氧運動 *754*
藥品 *755*
藥品和運動 *756*
類固醇的副作用 *758*
利尿劑 *760*
生長激素 *760*
藥檢和健美 *760*
超級補充劑 *761*
草本植物 *762*
最後 1 週 *767*
「消耗」的概念 *768*
補充碳水 *768*
去除水分 *769*
訓練、姿勢和飲食 *771*
前 1 天晚上 *772*
比賽當天早晨 *772*
預賽與晚場秀之間 *772*
比賽結束後 *773*

第 4 章

受傷及處置 *774*

技術性資訊 *775*

肌肉和肌腱 *775*
關節和韌帶 *778*

實用資訊 *781*

小腿肌 *781*
膝蓋 *782*
大腿肌 *783*
腹股溝 *783*
下腹部 *783*
下背部 *783*
上背部 *784*
肩膀 *784*
胸大肌 *785*
二頭肌 *785*
三頭肌 *786*
手肘 *786*
前臂 *787*
寒冷天氣訓練 *788*

快速總結 *788*

肌肉僵硬、痠痛、受傷 *789*
關節疼痛或損傷 *789*
加強你的飲食 *789*
注意事項：脫水 *790*
我的免疫系統怎麼了？ *790*
總結 *790*

第二版作者序

　　誰能料想到，健美跟阻力訓練的內容竟然可以編成一本百科全書，篇幅還長達八百多頁？畢竟，健美訓練不過就是舉起沉重的鐵塊，有什麼好深入研究的呢？他們想得沒錯，健美並不是一門高深複雜的學問。

　　不過，很多人剛開始健身時，都會把重訓想得太單純。我之所以知道，是因為在健身房裡一眼就能看到這類人。這些人會在槓鈴上加一堆槓片，再用盡渾身解數把槓鈴舉起來（基本上就是從下背部施加額外的推力），接著鬆手讓槓鈴重重落下。這不是健美！這些人空有意志力，卻缺乏智慧，最後他們不是受傷，就是很快放棄，因為他們所做的所有訓練沒有顯著的結果。

　　其實，你不必是位運動科學博士也可以學習健美，但健美訓練也不像跑步、騎腳踏車那麼直觀。健美的術語就像一門外語，我們會談到訓練金字塔（pyramid training）、腓腸肌（gastrocnemius）、反向用力（negatives）、週期化訓練（periodization）、本能訓練（instinctive training）、重量輔助（spotting）等等內容。學習阻力訓練的不同要素時，從數百種獨特的訓練動作和變化方式，到了解如何組合出一份有效的鍛鍊，整個過程都需要投注時間及練習。如果想在最短的時間內進步，就要知道自己在做什麼。

　　如果你夠有錢，可以聘請每小時一、兩千元或更貴的私人教練來指導，好讓你快速脫離健美新手的階段。又或者，你也可以只花一兩堂課的費用，來投資這本百科全書，讓你從下一次訓練就開始突飛猛進、運用一生受用的健美知識。

很多人都忘記，我最初就跟你們每個人一樣，都是初學者，我也是從一樣的起跑點出發，從頭開始鍛鍊我的身體，並開啟我的職業生涯。如果你不相信我曾有過這段時期，可以看看書中我青少年時期的照片，我過去瘦弱的模樣會讓你們知道，要走多遠、流多少汗才能達到現在的高度。而我之所以能脫穎而出，就是因為我對鍛鍊肌肉有強烈的渴望，以及不讓任何事情阻撓我的堅定決心。一路上，我犯了無數錯誤，因為我當時就只有喬・韋德的幾本英文肌肉雜誌，當時的我甚至看不懂英文！這些雜誌激勵我學習英文，讓我能夠踏上兒時偶像雷格・帕克（Reg Park）的鍛鍊之路。儘管如此，這本雜誌只教了我一點基本概念，其他成果都是在我反覆試驗、實驗下得來的。

只要你願意從錯誤中學到教訓，那麼經驗就是你最好的老師。剛開始訓練的時候，我練二頭肌比練三頭肌更認真，而三頭肌其實是更大的肌群。我幾乎完全不練腹肌，因為過去的傳統觀念認為，只要你做了夠多負重的全身動作，腹部也會受到足夠的刺激。以前，我花在小腿肌上的時間太少，所以到了美國之後，就得投注雙倍的時間及努力，彌補過去的不足。我甚至剪掉了訓練服上的褲管，好讓我時刻監視自己的小腿肌，它們的存在會不斷提醒我，我應該花更多時間加強弱點。當時，我們能用的器材也不多，成為健美選手的頭幾年，我從未使用過腿部彎舉、屈伸的器材。最重要的是，因為我的健美知識不足，所以我用來雕琢全身的動作項目裡只有寥寥幾項。你們很幸運，因為有了這本書，你們不必走上我犯錯的老路。

你會像過去的我一樣發現到，建構肌肉對你生活的每一方面都有好處。你在這本書裡學到的東西將影響你的整個人生。當你見證努力的成果，自我價值和自信心也會提高，就算艱苦的入門訓練已經成為過往，你的信心也會為工作和人際關係增添色彩。我相信健美不僅賦予了我身體素質，也為我在商業、演藝甚至在家庭裡取得的成就奠定了堅實的基礎。我知道自己只要選擇了一條路，就一定能成功，因為我知道該如何犧牲、奮鬥、堅持，最終克服障礙、達成目標。

即使到了今天，許多與我共事的人都認可我做事情的態度。拍電影的時候，我總是會作好心理準備，碰到某個困難的場景，就一遍又一遍拍到完美為止。為什麼？這一切都可以歸結為紀律。如果你下定決心改善身體健康，就會發現這種自律、專注和追求成功的意志會滲透到生活的各個面向之中。儘管你現在還無法意識到，但有天你遇到某種挑戰並採取同樣有紀律的方法時，你終究會認出這種力量。這

也是我之所以對健美運動如此熱衷的原因之一。

　　這本書不是傳記，不是我奪得7屆奧林匹亞先生頭銜的歷程，也不是我成為演員的生活史。（當然，如果你有興趣，這些內容在其他書都找得到）雖然我最知名的身分是健美選手起家的演員和商人，但在不同的場合上，我也能扮演另一個角色，一個讓我最自豪、最有成就感的角色，那個角色就是老師。這就是為什麼我在1985年推出這本百科全書的第一版，並持續在健美運動的領域耕耘。第一版出版至今，我一直在蒐集、研究新知，修改書中的資訊，好讓我的參考資料更新、數量更豐富龐大。我覺得，能激勵這個世代各個年齡層的男性和女性，讓他們管理自己的健康和體格，是一項極為光榮的任務。從1970年代中期在聖塔莫尼卡體育館的研討會受我指導的幾十名健美學生，以及我擔任「總統體適能與運動委員會」（President's Council on Physical Fitness and Sports）主席走訪全美50州試圖喚起他們重視運動和體能的各地方中小學生，還有比較弱勢僅能參加小型市運會（Inner City Games）的選手，又或是特殊奧運會的身心障礙選手等等，以及閱讀我在報紙、肌肉雜誌寫專欄文章的讀者，還有正在讀這本百科大全的你們，全都是我甘願奮力不懈的原因。我真心感激你們選擇我作為你們的老師。

　　我想與你們分享我的熱忱所在，因為健美、訓練確實是健康、長壽、生活品質提升的唯一真正祕密，這也是我為什麼絕對要寫出這本書的原因，而且在這件事上努力耕耘也為我帶來無比的喜悅！健美是我的根，我將繼續用我的工作來推廣這項運動，將健美的好處傳播給大眾。

　　我從事健美已超過35年，與過去的世界頂尖健美選手一起訓練數萬小時，比爾・珀爾（Bill Pearl）、雷格・帕克、戴夫・德雷珀（Dave Draper）、弗蘭克・贊恩（Frank Zane）、塞爾吉奧・奧利瓦（Sergio Oliva）和佛朗哥・哥倫布等人，都是我的訓練夥伴。我也與當今的健美明星一同鍛鍊，包括弗萊克斯・惠勒（Flex Wheeler）、肖恩・雷（Shawn Ray），以及8屆的奧林匹亞先生李・哈尼（Lee Haney）等人。我研究了數本現代健美前輩的著作，其中一些作品可以追溯到一個多世紀以前，像是尤金・山道（Eugen Sandow）於1894年出版的《體能訓練系統》（System of Physical Training）、美國陸軍於1914年出版的《體能訓練手冊》（Manual of Physical Training）、厄爾・利德曼（Earle Liederman）於1924年出版的《肌肉建構》（Muscle Building）等等。為了編纂這本百科全書，我諮詢了世界上最傑出的運動科學家，我也針對在非洲、亞洲、南美等各個大陸舉辦的研討會上學生們提出的問題一一研究，近年來我在俄亥俄州哥倫布市舉辦的年度研討會，也是我蒐集議題的來源，我將畢生所學、所研究的知識傾注到這本書中。這本工具書是為各種學生而設計的，無論是初學者到比賽級別的健美選手，或是想增進表現的運動員，又或者只想改善體態及健康的人，都可以在此書的廣博資訊中，自由地選擇自己適用的知識。

　　某方面看來，我感覺自己就像是一名隨時待命的醫生，等著你們來尋求專業建議。最近，有一位來自愛達荷太陽谷的滑雪選手問我怎麼增強股四頭的肌力和耐力，好提升運動表現；某次健康大會上，有幾個人想知道肌酸增肌效果的最新研究；在溫布頓網球公開賽裡，有一位頂尖網球冠軍想要諮詢增強前臂肌力的方法；在夏威夷度假期間，一位女士走過來問我，怎樣才能減掉40-50公斤的體脂肪，並長久保持下去；一場研討會中，年輕的健美選手想知道如何增強二頭肌的最大肌力，並雕塑大腿外側的肌肉；每次與

軍人交談，經常有人問我怎麼用非常基本的器材訓練，並增加進步幅度。每天都會有人問我各種問題，從維生素A問到礦物質鋅，從休息和復元（recuperation）的重要性，再問到各種誇大其辭的營養補充品，內容包山包海。這就是為什麼我很久之前就下定決心要求自己，一旦要傳播健美的益處，就絕對要掌握最新的資訊。

這件事可不容易。無論是競技層面或業餘選手，健美運動的發展都日新月異。如果有人以為這種變化是因為大家都在吃同化類固醇，那他們根本就是門外漢。長期以來，教練們都輕視增肌訓練，認為肌肥大會使肌肉僵硬，變得不靈活，但現在不同了，重量訓練成為研究人員的密切關注的熱門主題。其實，在運動科學家多年來的反覆測試下，健美選手反覆試驗所得出的訓練成果也得到科學佐證，讓阻力訓練逐漸發展為一門科學。這並不是說，過去的健美選手不懂自己在練什麼，相反地，這批體格傑出的人們可說是健康、體能界的先驅，是他們為後來的每一代人播下了訓練科學發展的種子。我們常說的那句：「沒有痛苦，就沒有收穫。」今日也成為健美人眾所周知的座右銘。

儘管我們在書中可以學到如何操作變量，來加強訓練成果，但外在環境仍是一大變數。我生於二戰後奧地利的一個貧困家庭，可是這樣的環境卻給了我更大的動力，驅使我追求成功。身為頂尖健美選手，培養自己對訓練的直覺也很重要。健美運動中，欲望、紀律、意志力都不可或缺。這些因素難以透過科學量化，卻無比重要。基因也會影響訓練效果，有些人的骨骼結構和肌肉纖維有天生的優勢，有發展爆發力、健美體格的潛能。儘管有許多變因，但最重要的是，每個人都能透過健美運動得到進步，就算無法踏上世界頂尖的舞台，也可以發揮自己的所有潛能。

無論是研究人體的運動科學家和醫學專家，或飲食、運動營養領域的研究人員，都在利用過往的經驗及教訓找出更好的訓練方式。目前的研究成果並不是鐵則，而是提供大方向的原則。科學界提出的任何發現最終都要有實際益處，能夠幫助到體育生和健美選手，人們才會認可研究的效力。這本百科全書的目的就是將這些有用的法則付諸實踐，幫助你取得訓練成果。我在書頁中提到資訊都已經得到驗證，具有實用價值，在你身上也會奏效！

自從我這本百科全書出版之後，健美運動本身也發生了許多變化。但不變的是，臥推還是臥推，深蹲還是深蹲。其實各種訓練動作

的內容都沒有太大的變化，但我知道有其他東西變了很多。接下來，我會簡單地回顧這些進程，也會告訴你如何將這些知識應用到訓練當中。在這本書裡，你會學到：

- 如何建構你的鍛鍊，並加強各個弱點，無論你的目標是減脂還是成為健美冠軍，我的原則都能幫到你。
- 爆發型運動員如何調整每一下動作的速度，達到增加爆發力的效果。
- 哪些動作對增肌最有效，哪些動作比較適合進階訓練計畫。
- 如何將控制體脂肪的鍛鍊和提升最大肌力的鍛鍊結合在一起，甚至使兩者能夠形成循環，達到兩全其美。
- 如何用 5-10 分鐘的暖身、輕伸展運動來降低受傷風險，同時幫你提升最大肌力。
- 如何充分利用每一下、每一組，讓肌肉完全力竭、達到最好的效果。
- 訓練停滯時該怎麼調配訓練當中的變數。
- 什麼樣的情況下，過多的熱情反而會對肌力訓練造成反效果。

我剛剛也說過，現在的練習與 20 年前幾乎沒有什麼不同。有一個少數的例外，就是科學界對於如何鍛鍊腹肌的看法改變了。捲腹動作的特徵是活動幅度較小，僅是把骨盆和胸腔收縮在一起，這樣的動作比起一般的仰臥起坐活動幅度較小，也更安全。我那個競爭激烈的年代裡，最優秀的健美選手都用仰臥起坐練出腹肌，由於他們的軀幹都很強壯，所以不會有脊椎問題。由於超過 3/4 的美國人都有下背痛的困擾，所以大部分的人都不適合做仰臥起坐。這也就是為什麼，我大幅修改了腹肌訓練的章節，以配合目前運動科學的觀點。我也增加了許多訓練項目，包括各式各樣的捲腹及衍生動作。

槓鈴、啞鈴、自由重量等重訓的基本元素都沒有變，但阻力訓練器材就有些不同，以前就有一群人認為器械式訓練較為安全，因此成了重訓器材的擁護者。如今，數十家器材廠商相互激烈競爭，從根本改變了重訓產業和這項運動的面貌。每年舊款都會推陳出新，器材越來越精密，操作也越來越流暢，每一代都更接近自由重量的運動模式。有些器材可以讓你在各組之間變換阻力角度，有些可以增加反向用力的阻力，還有些能利用電腦來變換阻力大小。在接下來的幾十年裡，我覺得訓練產業會持續出現激烈的變化。

這樣的好處不只有商用健身房才有。如果巨大笨重的器材變得更輕便、更安全，不用花太多錢購入，還能輕輕鬆鬆設置在家中的空房間，這樣的器材更是深受家用健身房青睞。對於生活忙碌、無法去健身房的人來說，這類器材是非常理想的選擇。

在營養方面，「人如其食」（you are what you eat）的傳統觀念仍然是對的，但不要輕忽了運動營養領域發生的巨大變化。我們都知道，科學家做出各種超級食品，像是更堅硬的番茄、建造魚塭養魚，或是選擇更精瘦的鴕鳥肉、瘦牛肉來吃。到了現在，我們也更了解辛苦的運動員對飲食的需求，於是各種有助運動表現的營養補充品也隨之問世。

我們會先從基本的健美飲食開始。我看過千百種風行一時的飲食法，但我認識的每一位健美選手採用的飲食原則，幾乎都跟我在這本書裡列的一樣。通常，增肌困難可能跟飲食中的營養素不足有關。工程師們都會說，如果你輸入垃圾，就有很大的機率會得到垃圾，這點在健美界也適用。我會給你一些飲食的原則。在巨量營

養素中，最常有人問的問題就是蛋白質的作用和幫助組織生長的關鍵胺基酸，他們會問一天該吃多少、該如何安排用餐時間，身體吸收才能最好。大家都以為脂肪是健美的敵人，並不惜一切代價避開脂肪攝取，但脂肪其實非常重要，可以幫助我們合成關鍵的增肌激素，並維持健康。

如果不討論這些重要的營養補充品，就無法全面了解訓練的營養學，因為某些營養補充品已經大幅改變了運動營養學的面貌。肌酸增加運動表現的效果已經得到證實，但像胺基酸中的麩醯胺酸、支鏈胺基酸、抗氧化劑等等成分，對運動員也很重要。

現在，我們比過去更了解營養素如何經過吸收後到達血液的方式，因為各種食物的吸收速度都不同，所以創造了升糖指數的概念，用以測量胰島素反應這項重要的合成代謝過程。由於劇烈運動會消耗肌肉的肝醣存量，也就是耗費儲存的能量，所以運動後的營養補充尤其重要。現在的研究已經告訴我們應該吃什麼，以及要在訓練後多久時間以內進食。這一切減少身體脂肪的方法，包含只為了可以在海灘展現一番的小技巧，即使業餘健美人都知道怎麼應用，而能將這些技術方法用到最精湛的，當然是歷經無數備賽期的頂尖健美運動員。

隨著頂尖運動員的身價節節攀升，運動心理學也正蓬勃發展。學者們提出新的理論、技術，證明心智對訓練和比賽的影響力，也告訴我們該如何激發動力、保持專注，還有如何依照現況設定可行的短、長期目標。如果你的目標是成為奧林匹亞先生，那麼你最好先對自己的最佳體態有清楚的想像，再製訂一份可以達到目標的訓練計畫。天底下沒有不勞而獲的事。一個人不可能一下子就變成德高望重的醫生，這需要用心計畫並累積多年的學習和研究才能換得。你的訓練也是如此。

弄清楚自己的目標後，我就會告訴你怎麼創造屬於自己的訓練計畫，而你的心智要做的工作不止於此。以我來說，我對未來的想像就激勵了我在每一組每一下都竭盡全力，並不斷地讓我更靠近目標。你不只要在健身房裡堅持訓練，也要維持良好的飲食和生活方式，才能真正達到理想狀態。這就是為什麼心智對各種運動都很重要，健美也不例外。你要先用自己的心智創造出畫面，並極力讓你實際的訓練內容跟上你的想像。一旦你看到自己身體有所變化，就會更有自信。你的訓練成果會持續影響自己，你專心一志地訓練身體，身體的變化也會進而影響你的心志。放膽作夢，相信自己，就能實現夢想！

健美運動的蓬勃發展催生了一個價值數十億美元的產業，為健身俱樂部、服飾業、器材廠商、營養品公司、出版業、媒體業等等領域創造了無限種職業和工作機會，也催生了許多物理治療師、個人訓練師、教練等等專業人員。你能否想像，自己有一天能把嗜好當職業？如果這是你想要的，那麼你就可以把了解身體及其運作方式當成起點，逐步向前邁進。

　　健美研究的進展也帶動了整個社會的變革。如今，重量訓練是美國最熱門的休閒健身活動之一，但這樣的盛況在 25 年前完全不存在。我就聽說許多教練和運動員聲稱增加肌肉量會妨礙運動表現。（天哪，我真想知道那些人現在在哪裡！）但就我們所知，現在大家都在做阻力訓練。

　　從高中、大學到職業運動隊，所有運動員們都受惠於重量訓練，變得更強、更快、表現更佳。要達到運動的頂峰自然需要極大的天賦，但毫無疑問，阻力訓練絕對可以提供優勢、幫助選手取勝。美國職棒強打重砲馬克‧麥奎爾（Mark McGwire）即使在賽季期間也會定期重訓，而國家美式足球聯盟中幾乎每個位置的球員也是如此。我甚至看過 NBA 世界冠軍芝加哥公牛隊的成員在洛杉磯的金牌健身中心（Gold's Gym）裡鍛鍊。他們絕不會像遊客一樣在那裡自拍！

　　透過阻力訓練，可以讓你的網球反手拍更有威力、滑雪時可以仰賴強健的股四頭肌、打排球時的垂直跳躍高度大增、在足球運動中能承受撞擊、游泳時踢水更有力道、短跑的爆發力和步幅提升，其成效在各項運動皆適用。更重要的是，如果發生意外，你的身體也會更能抵禦外力的傷害。

　　長跑跑者跟足球員的阻力訓練內容當然不同。我們可以選擇不同的動作、控制不同的訓練變數，以打造量身訂製的訓練計畫。不管是重量級賽事的拳擊手和摔角手，或是必須控制體重的體操運動員，肌力都相當重要，但他們需要的訓練與傳統健美截然不同。美式足球線鋒、鉛球運動員或鐵餅運動員都有各自的訓練要求。如果你有一個專項運動，也可以在本書中學到如何自己設計訓練菜單，以滿足特定一項運動、甚至特定位置的需求。總而言之，不管運動員體重是 50 公斤還是 100 公斤，都需要肌力訓練。

　　有些職業會要求員工具備工作所需的嚴格體能條件。軍事、消防、警察學院的入學門檻都有嚴格的體能要求，無論是肌力、耐力、有氧能力都要達到一定標準，以確保未來的人身安全和任務效率。達到這樣的體能要求對女性而言特別困難，但並非遙不可及，只是需要比男性更積極地鍛鍊。就算錄取上述職業，也不代表不必再維持身材，因此警察局、消防局裡面都會設置健身房，軍方亦會鼓勵退伍軍人繼續保持最佳體能。

　　波斯灣戰爭期間，《華盛頓郵報》曾報導，我們中東部隊的第一項要求就是希望有重訓器材，好讓他們可以持續訓練。他們那個時候只能不停舉著裝滿沙子的大桶子來當作訓練。當時，我是總統體適能與運動委員會的主席，於是向多家健身器材公司尋求捐贈。我們總共募捐到了四百多噸重的器材，在參謀長聯席會議主席鮑威爾將軍（Colin Powell）的堅持與努力之下，將這些裝備空運給部隊。這件事就顯示出身體健康對於他們的重要性！

　　現在，就連老年人也在做阻力訓練。大約 25 歲之後，人每年都會流失約 200 克的肌肉。如果沒有適當的訓練刺激，肌肉尺寸會變小，肌力也會下降。規律運動有助於延緩老化，而老化本身其實只是用則進、廢則退的結果。對許多老年人來說，如果肌力較強，就能更獨立自主，帶來更高的生活品質。

在想像著你奶奶使用深蹲架的畫面之前，要先了解，即使是日常基本動作也可以強化肌肉和骨骼，並改善身體的柔軟度，只是要注意必須依照個人狀況去調整。現在，像游泳這種以水為阻力的運動已經成為老年人的熱門活動。

新的研究也證實，運動有助於對抗疾病。這件事不是我空口說白話，而是經過廣泛驗證得出的事實。就在最近，我在學術期刊《肌力與體能訓練研究》（Journal of Strength and Conditioning Research）上讀到一篇報導，裡面就寫到重量訓練可以幫助癌症患者。也有許多其他研究表明，阻力訓練確實能改善糖尿病、高血壓、心臟病、關節炎、氣喘和愛滋病。運動可以增強免疫系統，讓你對抗輕度憂鬱症或其他輕微的病症。同樣地，重量訓練計畫也應該要根據個人的特殊需求調整。

那麼年輕人呢？當然也是一樣，他們也可以安排適合自己的阻力訓練菜單，來達到預期的效果，像是高次數訓練、自由重量等等模式都可以強化骨骼和肌肉。

近年來最值得注意的一場健身浪潮就發生在 1987-1996 年間，肌力訓練受到女性歡迎的程度整整高出過去一倍。競技體育方面，現在也有許多健美、體能相關的賽事。若是一般的日常鍛鍊，則大多數女性喜歡能夠讓體態更緊實的訓練內容，她們通常會想要改善臀肌、三頭肌等等特定部位。女性的目標通常跟男性不同，男性往往對增肌、加強肌力更感興趣。目標不一致可能會使計畫內容和動作選擇有所不同，但萬變不離其宗，訓練動作本身的作法依然相同。另一方面，女性的生理構造也與男性不同，前者的骨架較小，上半身的重量跟下半身比起來，相對男性較輕，而且女性在臀部、大腿的體脂肪和脂肪細胞都比較多，腰部則較為纖細。就算有這些差異，肌肉纖維還是肌肉纖維，無論是男性還是女性，都會對相同類型的動作和訓練技巧產生反應。對許多女性來說，只要遵循一套調整過的訓練指南，就可以達到期望的效果。

這樣一來，女性如果做了男性的訓練課表，是不是就會長更多肌肉呢？當然不是，因為女性分泌的睪固酮非常少，而睪固酮是一種負責肌肉生長的合成代謝激素，因此經過訓練後的增肌效果就比男性不明顯。總而言之，這本書可以幫助各種體型、年齡、性別的個體達到他們各自的目標，女性即使沒有把傳統健美的體態當作目標，也可以透過訓練同樣轉變成動人曲線。

你有沒有過骨折、後來去找物理治療師復健的經驗？肌力訓練在這方面也很有用。重訓不僅可以降低軟組織和關節受傷的風險，也能幫助身體復元，讓你盡快回歸正常生活。無論是暫時的肌肉痠痛、腰痛、關節緊繃，還是骨折後回歸正常活動的過程，阻力訓練都可以幫上忙，讓你更快回復到以前的肌力狀態。

自從1920年代健美先驅查爾斯・阿特拉斯（Charles Atlas）用幫助瘦弱男孩投入健身以免受惡霸欺凌作為廣告至今，健美已經有了長足的發展。阻力訓練已推展到全世界。我們都知道，阻力訓練不只是為了把手臂練得更粗、讓你穿泳衣的身材更完美（當然，把這些當作目標也很棒），還有更多好處。重量訓練可以重塑身體的曲線和姿態、改善健康、增進運動表現，也能使你免於運動傷害，讓你一直保持充滿活力的生活。不論你是想要學好細節的初學者，還是想要了解分部式訓練、加強弱點的健身愛好者，又或者是想要把自己雕塑至完美、融入進階訓練技巧的專業人士，都可以在這本書中找到答案。

自從這本百科全書的初版問世之後，健美運動就發生了革命性的進展，規模及參與人數都與過去無法同日而語。除了我剛剛所說的之外，人們現在也更了解阻力訓練的各種好處，所以才讓這項運動成為主流。

每個走進健身房的人都有個動機，促使他們選擇用阻力訓練來實現自己的目標。當然，健美本身的目的是增大肌肉尺寸、改良身體外觀，但這不是大家做重訓的唯一原因。健美也能增強肌力，讓你能一次舉起大重量，或是擁有足夠的肌耐力多次舉起較輕的重物。此外，像循環訓練等其他類型的健美訓練也有助於增強心臟健康、改善肺部及呼吸系統功能。若將某些有氧訓練與傳統健美訓練結合，則可以更有效地促進健康。

現在人們的生活越來越常使用科技產品，長時間坐在電腦、電視前，攝取過多脂肪和熱量，都會造成肥胖和嚴重的健康問題。健美訓練會是你增肌減脂的一大功臣。肌肉組織與脂肪組織不同，肌肉的代謝更為活躍，而且維護和重建肌肉需要很多能量。所以肌肉組織增加就代表新陳代謝率提升。健美可以讓你重新設計自己的身體，每週能讓你減掉多達1公斤的脂肪，還能讓你免於服用減肥藥、過度迷信流行飲食法的危險！有一件很神奇也很諷刺的事情，那就是超重的人也會容易感到疲倦，反而是那些花大量力氣做訓練的人比較有精神。

重量訓練的影響還有很多，而且效果都相當顯著。研究顯示，若以正確的方式做阻力訓練，身體就不會僵硬，柔軟度也會一起提升。這是因為一塊肌肉在運動過程中彎曲時，拮抗肌就會被伸展開來。那些花了很多時間重訓的頂尖體操選手、短跑跑者，柔軟度都相當優異，所以才能在專項運動中出類拔萃。我甚至見過弗萊克斯・惠勒這樣的頂尖職業健美選手在舞台上做出標準的劈腿動作！運動可以保持身體的柔軟度，所以我會鼓勵你在正常活動幅度內盡情鍛鍊身體的所有部位。

隨著年齡的增長，骨骼的強度和大小都會流失，女性尤其如此。阻力訓練可以預防、甚至逆轉骨質疏鬆症。其妙效對於肌腱和韌帶也適用。強健的肌肉、骨骼和結締組織能幫你降低受傷的風險。骨骼肌可以當作避震器，緩衝跌倒或跑步等重複性活動所產生的衝力。

正如先前所述，心理因素是健美運動的關鍵。現在的心理健康專家一致認為，運動是最能緩解焦慮的活動。做一件有成就感的事情就能獲得自信，鍛鍊身體也可以讓你獲得自信。努力實現自己的目標後，就能盡情享受成功的果實，為

自己感到驕傲，也贏得他人的尊重。最後我要補充一點，定期訓練也能大幅改善你的性生活，因為運動可以讓你更有活力，提高體內睪固酮濃度，減少焦慮感，並增加自信心。

這一切種種好處都在在說明了，健美如何值得我們追求並投入。也難怪重訓會變成 1995 年健身產品委員會統計出來最熱門的運動，而且自此一直保持領先地位。就連《今日美國報》（USA today）也報導，每週重訓 2 次、每次 20-30 分鐘，就可以大幅增強肌力和肌肉張力，不用像傳言中的健美選手一樣 1 週 7 天都整日泡在健身房。聽了這麼多，你想要成為健身革命的一分子，還是想成為不斷膨脹的肥胖一族呢？

<u>這本書的內容就是我所能給你的全部。</u>我用了篇幅等同百科全書的作品來寫下我豐富的經歷，與過去的頂尖健美選手一起訓練，也與當今最閃耀的健美明星對話，更有世界各地的運動科學家、營養學家、研究人員一同參與並提供意見，並解答許多像你一樣的讀者所提出的疑問。知識永遠無窮無盡，所以即使作為一名退休選手，我也努力保持在這項運動的領先地位，研究過去的獲勝公式以及當今最新的理論。事實上，在如此浩瀚的知識面前，我仍然虛心學習著健美這項運動，但因為我仍然熱愛著健美，所以還是會繼續投入其中，持續鑽研。當我把畢生所學教導給你們，我也成了一名老師。請你把我當成自己的私人教練。

<u>接下來，這是我要你做好的事。</u>原則非常簡單，但不輕鬆，就像我常說的：「沒有痛苦，就沒有收穫。」這句話就是起源於健美界。成功者與失敗者的區別，就在於一個人是否擁有真誠而強烈的願望，有了堅定的動機，才能實現夢想、努力取得進步，並利用意志力改變外在因素，進而改變自己的身體。請注意，合成代謝、雄性激素類固醇等等捷徑只能給你短期的效果，還可能造成非常嚴重的慢性健康問題。健美不是一朝一夕的過程，而是一輩子的行動。你的態度、承諾、改善體態的欲望都會推動你邁向成功。極盡所能地學，動腦筋去練，傾聽你的身體，並結合良好的飲食習慣。不需要過度急於了解所有的訓練概念、遵循數不清的原則，你很可能會因為經驗不足，無法正確解讀資訊。

如果你還願意跟隨我,那麼你已經遠遠領先其他人了,而且你注定能得到偉大的成就。

　　我竭盡了全心全力讓這本書盡可能地準確、實用。請好好研讀,並仔細琢磨我提供的資料。如果你有不懂的地方,或者急需找回踏入健身房的動力,又或者是想改變自己的鍛鍊方式,都可以參考這本書。答案都在你手中。

　　準備好開始了嗎?我覺得你準備好了。Let's do it!

阿諾‧史瓦辛格

1998 年 11 月

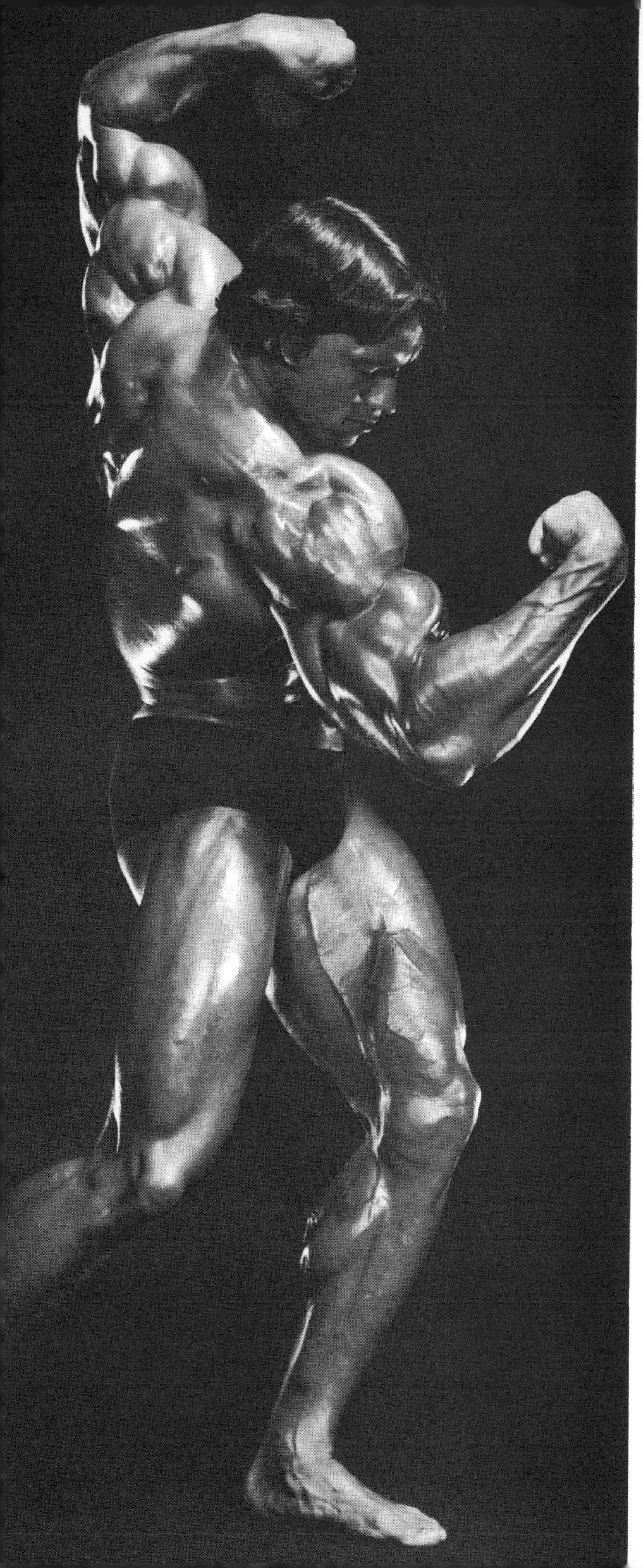

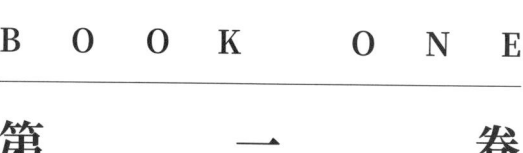

BOOK ONE

第 一 卷

健
美
入
門

第 1 章 ─────── CHAPTER 1

演變與歷史

　　19 世紀末，人們對建構肌肉產生了新的興趣，肌肉不只具備生存或防衛的意義，還回歸到希臘時代的理想，肌肉發達也是對人類軀體的一種頌揚。

　　在那個年代，古老的舉石活動演變成了現代舉重運動。隨著這項運動的發展，也在不同的文化中呈現出不同的面向。在歐洲，舉重是一項娛樂活動，所以職業大力士就這麼誕生了，他們能過上多好的生活，取決於他們能舉起多大的重量。這些職業大力士跟觀眾們都不太在乎體格、身材，所以他們的身材往往相當粗壯、笨重。

　　與此同時，肌力對健康的影響力則是美國人最感興趣的主題。隨著加工食品的技術日新月異，體育文化的擁護者就與此對立，開始強調人應該要吃天然、未加工的食品。美國人開始從農場和小鎮遷移到城市，由於汽車問世，人們的機動性也隨之提升。同時，久坐也逐漸成為普遍的生活型態。因為吃太多不健康的食物、運動量不足、長期的生活壓力，各種健康問題也慢慢浮現。

　　當時，支持體育文化的人選擇反抗這股趨勢，提倡節制、平衡的生活型態，希望能促進人們的身體健康及體能。那種喝啤酒、大腹便便的歐洲壯漢當然不符合這個形象。提倡體育文化的人需要一個身材與理念相符的楷模，所以古希臘運動員雕像般的體態比起無啤酒不歡的巴伐利亞壯漢更加適合。於是他們找到了這樣一個人，那就是尤金・山道，他是世紀更迭中冉冉上升的運動文化超級巨星。

尤金・山道

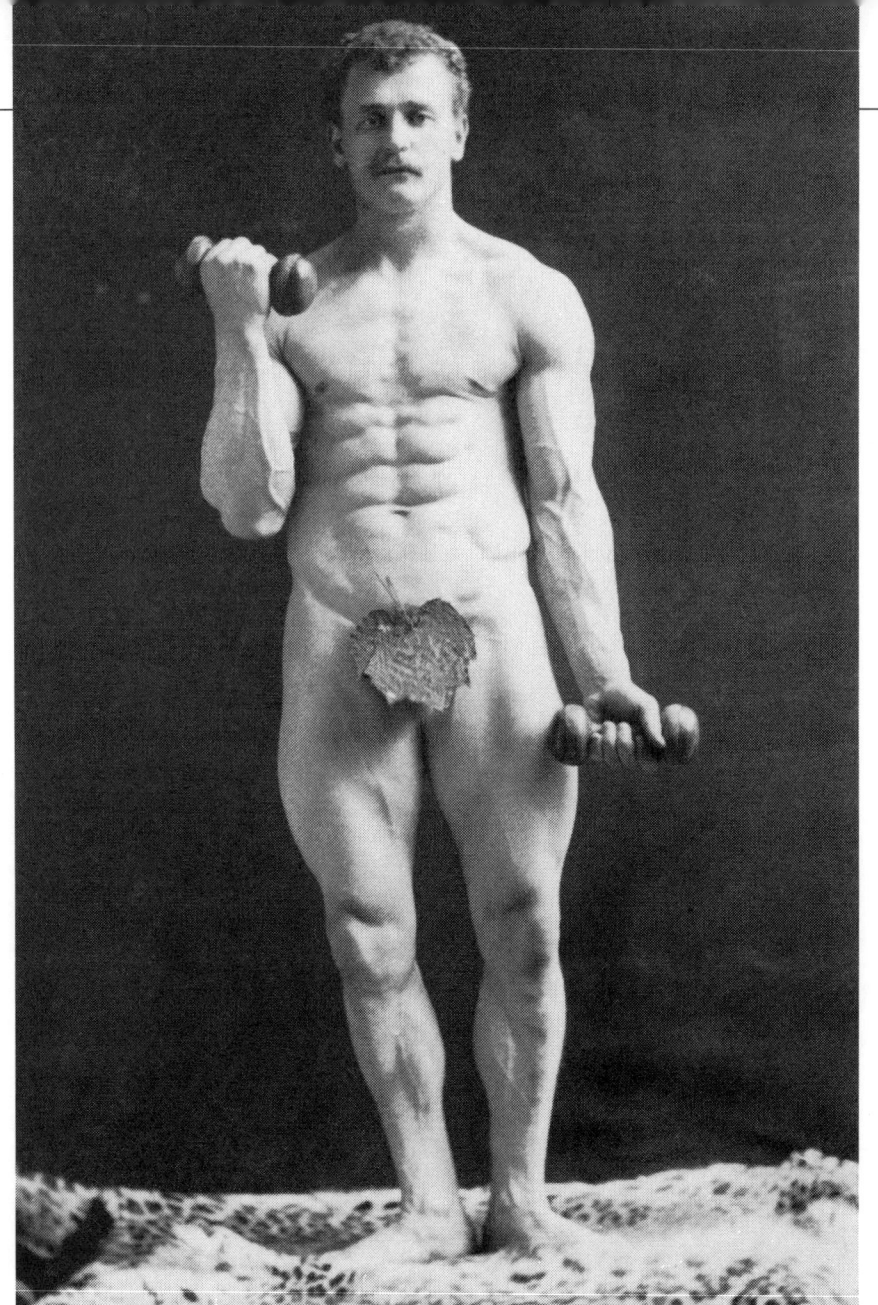

　　山道在歐洲是一位聲名遠播的職業大力士，他向其他大力士發出戰帖取得挑戰機會，並用對手擅長的特技擊敗他們。他在1890年代來到美國，被美國百老匯戲劇製作人小弗洛倫茨・齊格菲爾德（Florenz Ziegfeld）發掘，將山道譽為「世界上最強的男人」，並帶他巡迴各地演出宣傳。然而，山道真正與眾不同之處，在於他的體格具備了美學的品質。

　　毫無疑問，山道的身材非常美麗。他是個暴露狂，樂於讓人們欣賞他的身體和他的大力士表演。他會走進一個玻璃櫃，擺出各種姿勢，身上只蓋了一片無花果葉，讓觀眾們直勾勾地盯著他，女人們則對他美麗、對稱又發達的肌肉讚嘆不已。這種對男性體格的欣賞是相當新奇的現象。在維多利亞時代，男人會把身體包得密不通風，也少

有藝術家使用男性裸體作爲繪畫主題。這就是爲什麼山道的吸引力如此驚人。

當時槓鈴和啞鈴的銷售量激增,基本上都是受惠於山道的人氣。山道每週都能賺進大把鈔票,他出版書籍、雜誌,形成驚人的「山道產業」。他們舉辦了比較參賽者身材數據的賽事,然後山道會把自己的鍍金雕像獎盃頒給比賽贏家。但最終,他還是敗給了自己的雄性光環。據傳山道某天駕車出門,車子卻衝出了路面,當時的他想展示一下自己的肌力,於是單槍匹馬把車從溝裡拖出來。結果,這位被英國國王喬治任命爲「科學體育文化教授」的人,因爲顱內出血而結束了生命。

同個時期,喬治・哈肯施密特(George Hackenschmidt)的實力也相當出色,他在 1898 年贏得了俄羅斯舉重冠軍,有「俄羅斯雄

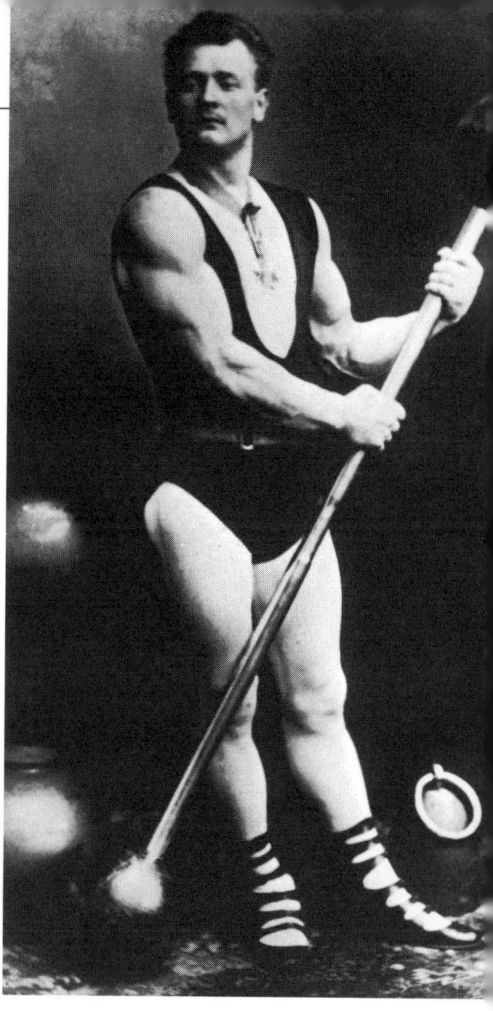

尤金・山道

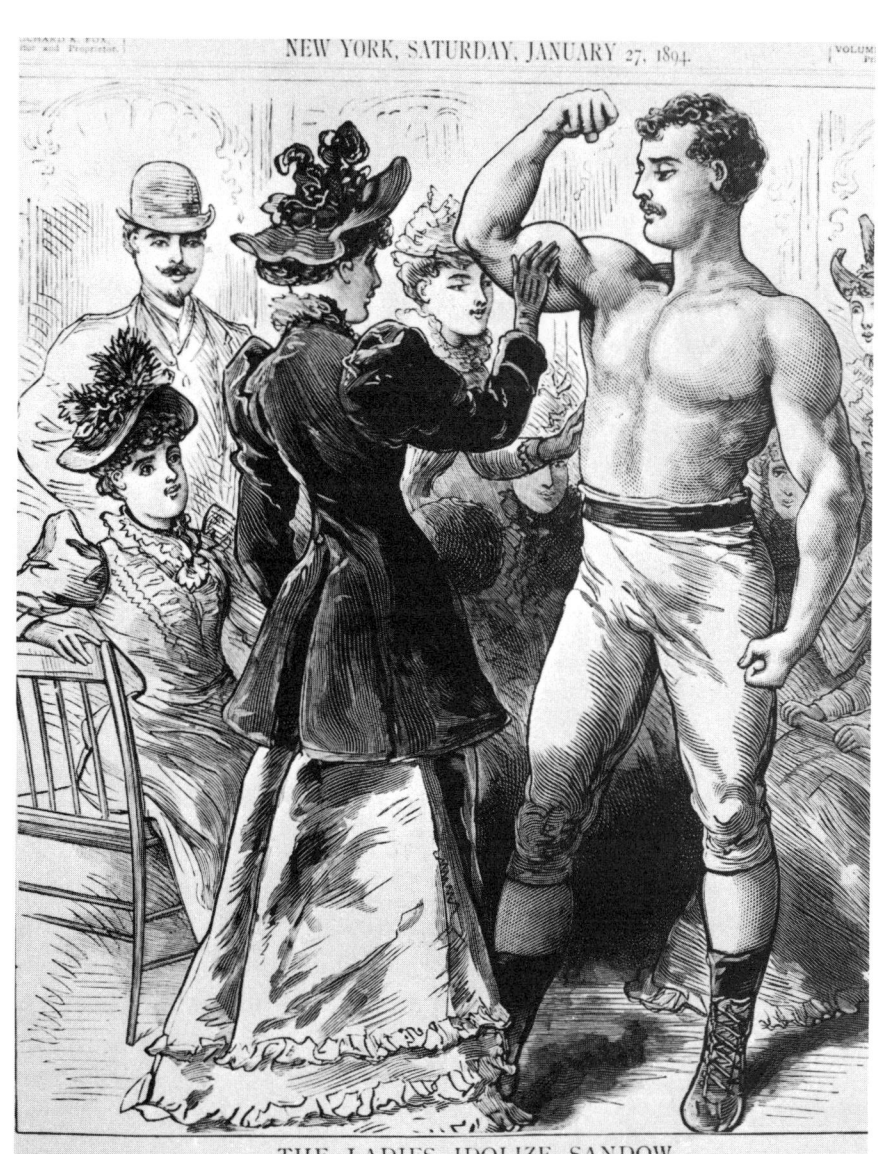

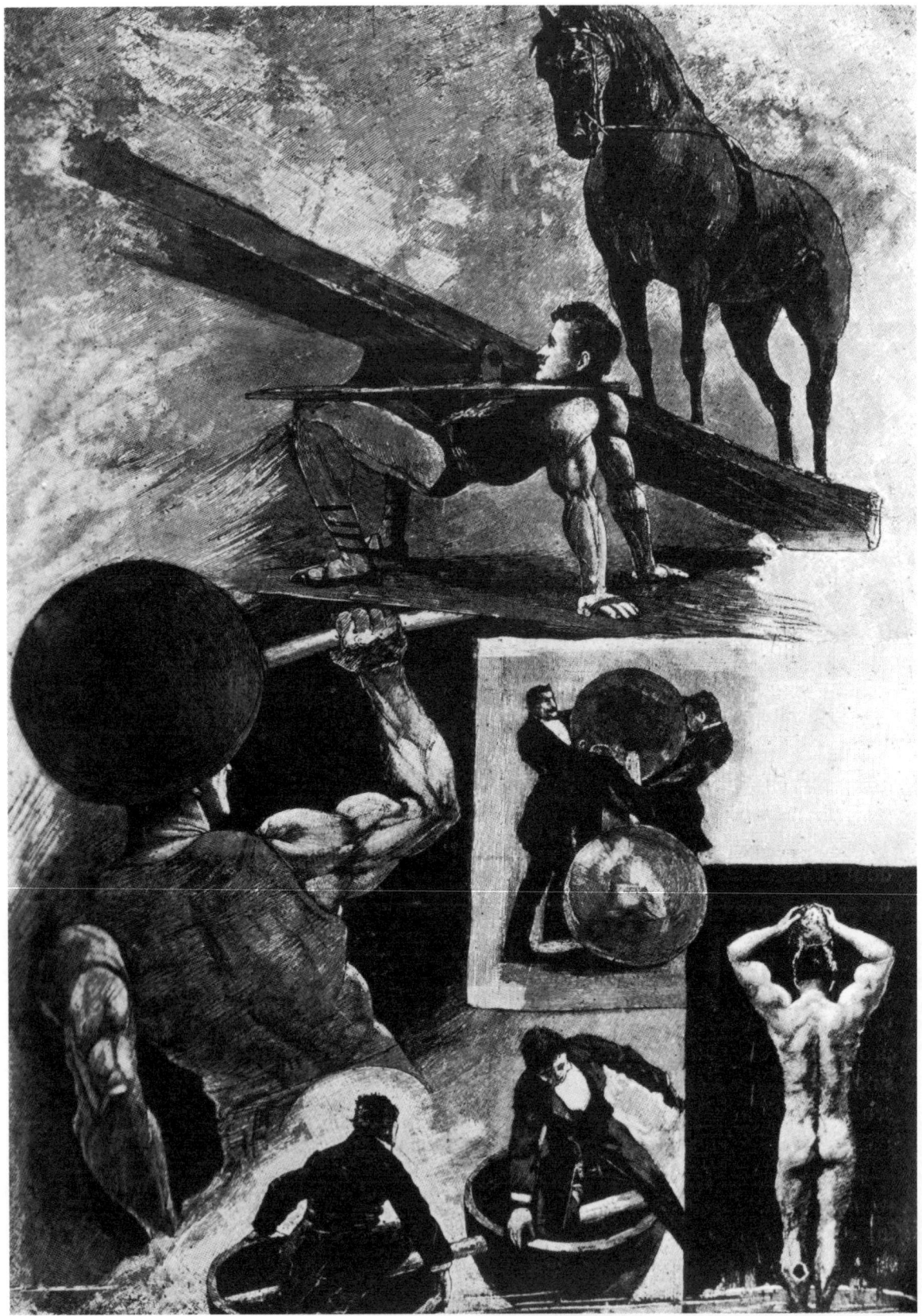

偉大的山道讓肌力訓練更加普及

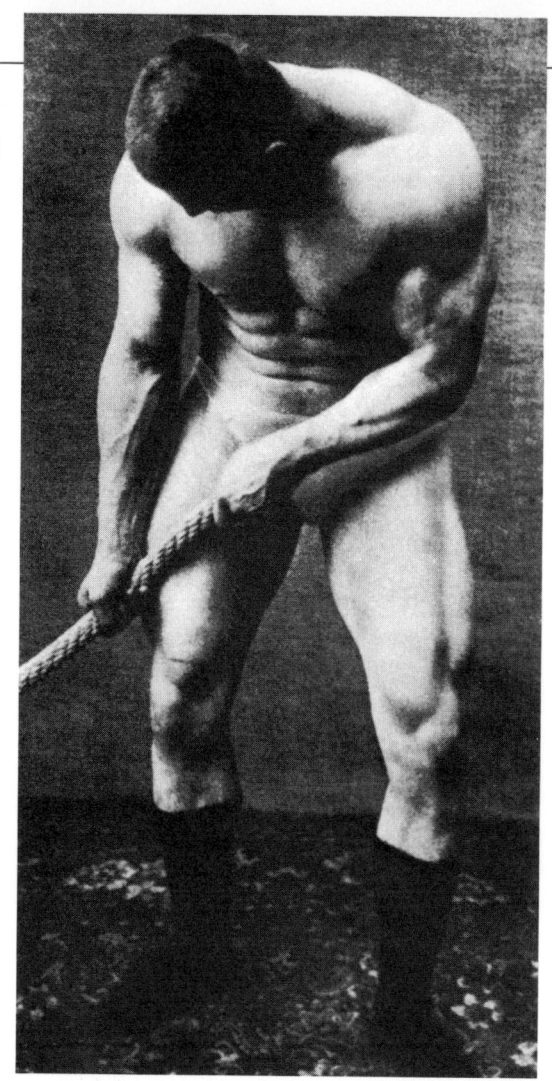

喬治‧哈肯施密特

獅」之稱，也是世界級摔角賽事的常勝軍。移民英國後，他順利致富。喬治‧哈肯施密特不但肌力驚人，也是流利的演說家和多產的作家，出版了《生命的起源》（The Origins of Life）等哲學書籍，他曾與蕭伯納（Bernard Shaw）等知識分子辯論，甚至挑戰愛因斯坦的思想。

不只山道跟哈肯施密特，路易斯‧阿提拉教授（Louis Attila）、亞瑟‧薩克遜（Arthur Saxon）、赫爾曼‧葛納（Hermann Goerner）、奧斯卡‧希爾根費爾特（Oscar Hilgenfeldt）和Ｗ‧Ａ‧普倫（W. A. Pullum）。他們開創了男性健美的傳統，讓這項光榮的傳統一直流傳給保羅‧安德森（Paul Anderson）、瓦西里‧阿列克謝耶夫（Vasily Alexeev），以及其他偉大的當代舉重選手。

其中，同時是出版商和商人的伯納爾‧麥克法登（Bernarr Macfadden）幾乎讓體育文化成為宗教般的存在，而他本人也成為身體健康狂熱者的典型。為了告訴世人虛弱的身體有多麼邪惡，他創辦了《體育文化》（Physical Culture）雜誌。後來，他繼續出版《紐約晚報》（New York Evening Graphic），來教育那些「未開化」的讀者。

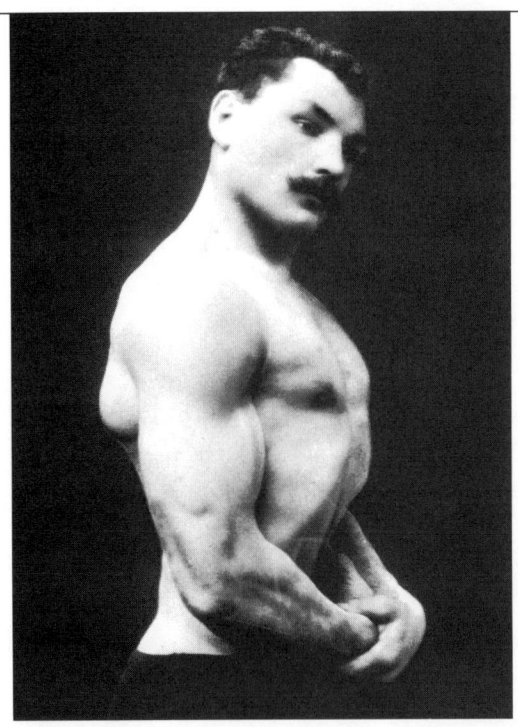

亞瑟・薩克遜

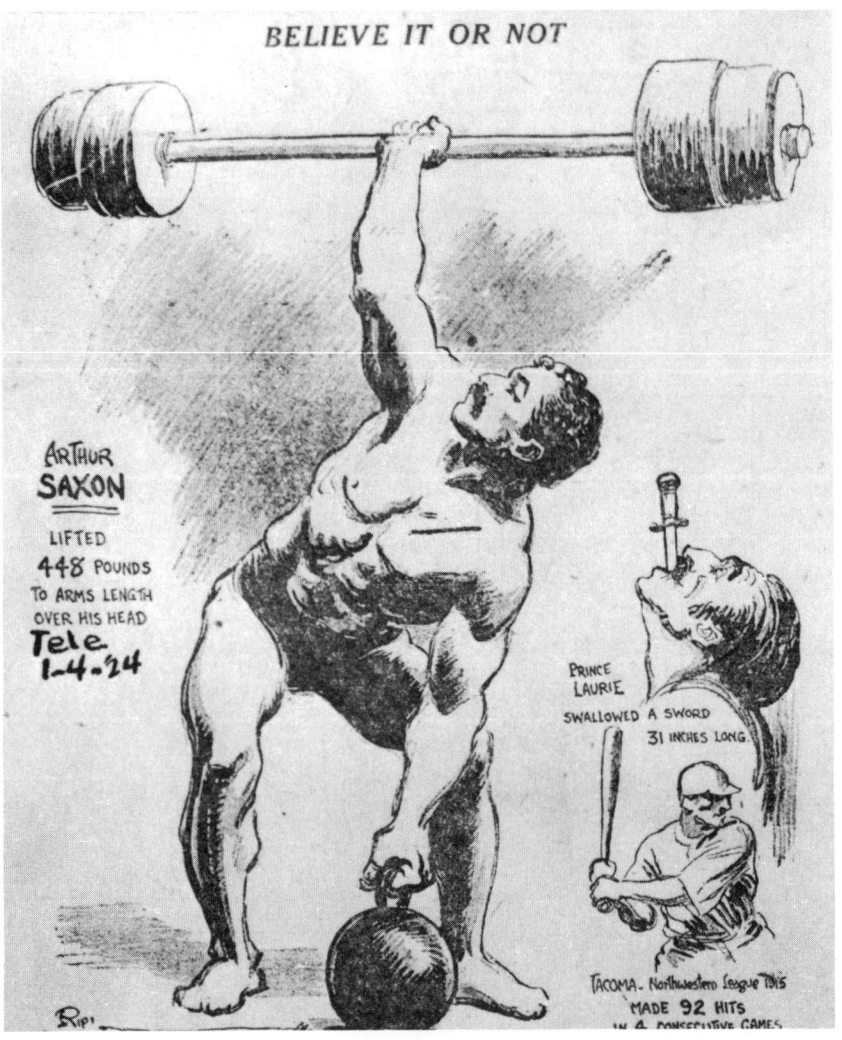

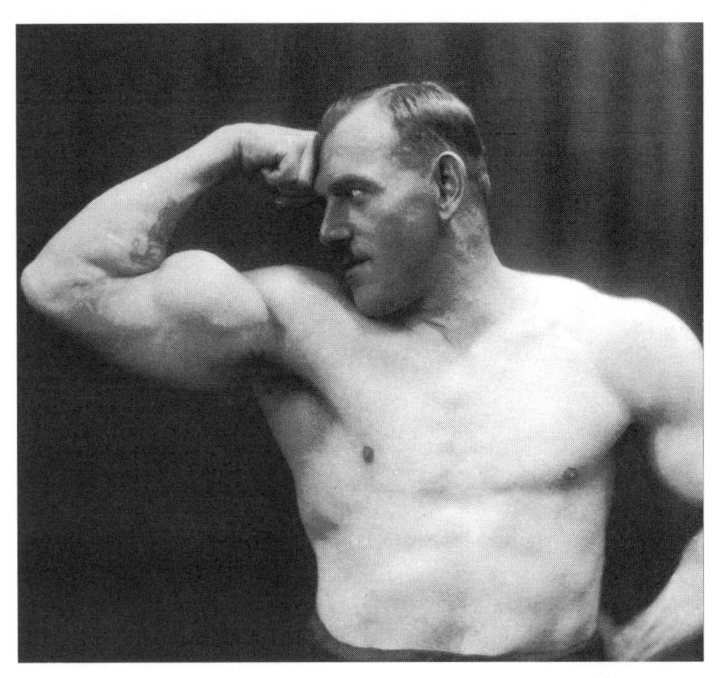
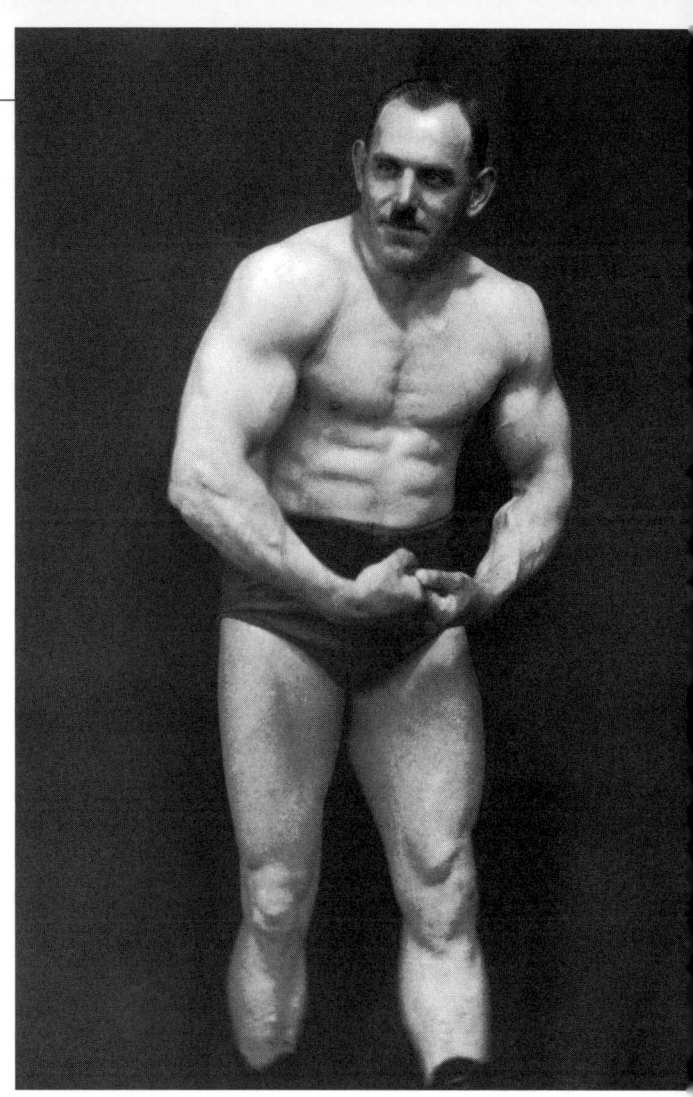

赫爾曼・葛納

麥克法登的影響力非常驚人，從 1903 年開始，他在紐約麥迪遜廣場花園辦了一系列競賽，並透過比賽選出「全世界身材最好的人」。

第一場比賽，他就祭出 1,000 美元的高額獎金給冠軍選手，在當時是個不小的數目。過了幾十年，他開辦的賽事和雜誌都非常成功。麥克法登也是個說到做到的人，他每天早上都赤腳從紐約河濱大道的家步行到市中心的辦公室，也會在自己的雜誌裡展現打赤膊的樣貌。一直到他七十多歲，都還是健康與健身的典範。

然而，麥克法登可能不會認同現代健美運動，因為現在的健美更強調身體外觀，而非運動技能。儘管理念不同，他和其他體育文化提倡者都對健美運動的發展有很大的助益。麥克法登所舉辦的賽事讓大眾不只是關注肌力，也開始對身體外觀感興趣，這一系列的賽事孕育了一位超級巨星，他也在未來幾十年成為美國最著名的男人之一。

1921 年麥克法登賽事的冠軍是安吉洛・西西利亞諾（Angelo Siciliano）。為了發展自己的事業，他把名字改為查爾斯・阿特拉斯，並取得販售郵購健身課程「動態張力」的權利。長達五十多年期間，有一大群男孩們都是看著雜誌、漫畫書裡這門課程的廣告長大，其中

查爾斯·阿特拉斯

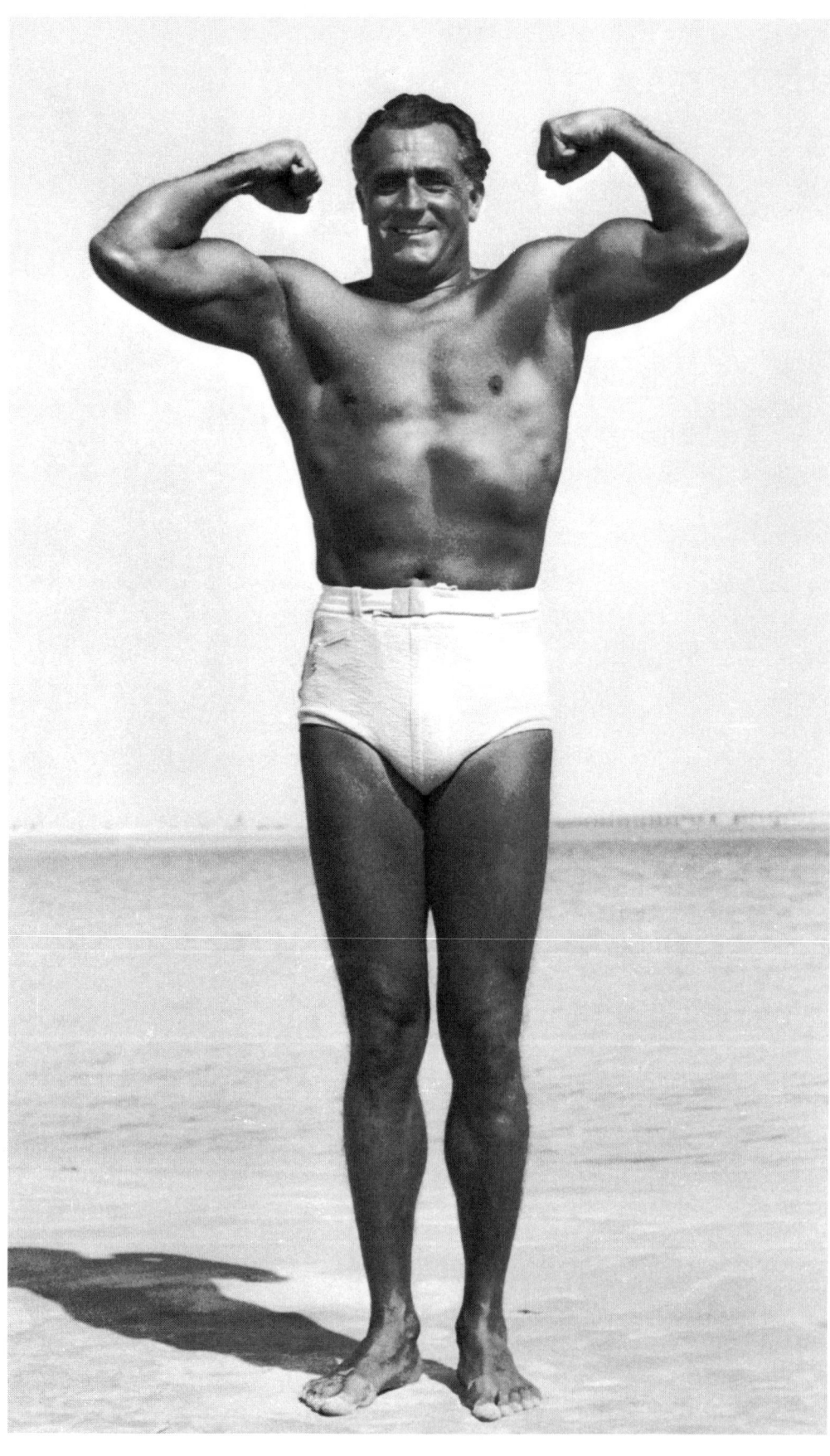

最出名的就是瘦弱男孩被惡霸欺凌的片段，那個瘦小的男孩後來去參加了肌肉訓練課程，最後回頭去向惡霸報仇，並贏回女孩的芳心。廣告中那句「嘿！瘦皮猴，你瘦到肋骨都露出來了！」也是作家查爾斯‧蓋恩斯（Charles Gaines）心目中最成功的廣告標語。

健美的變革

到了 1920-1930 年代，大眾已經認知健康和體格的發展緊密相連，並認為短期間要大幅發展肌肉最有效率的方式就是重量訓練。就連查爾斯‧阿特拉斯在廣告中也不是使用等長運動（dynamic tension of isometrics），而是利用負重來雕塑出完美的身材。當時，訓練的知識很有限，但那個年代的健美選手只要把自己跟上一代運動明星比較一下，就可以學到很多東西。

舉例來說，20 世紀初期最著名的大力士是路易斯‧西爾（Louis Cyr），他重達 136 公斤，體型巨大、又胖又壯，腰圍驚人，是個身形如酒桶一般的大力士。但到了 1920 年代，像西格蒙德‧克萊因（Sigmund Klein）這樣的男性形象出現了，他們肌肉發達、身形勻稱、比例優美，而且體脂肪很低，所以線條非常清晰。克萊因是健身房老闆，也是專攻訓練和營養的作家，因此非常有影響力。他的體態與西爾相比簡直天差地別。無論是克萊因、山道，或者像麥克法登這樣出名的體育文化提倡者，都逐漸開始讓人們相信，值得關注的不只有舉起龐然大物的能力，一個人的體格外觀也很重要，因為能練出健美體態的運動同時也對身體健康有益。但純粹以美感標準來評斷男性體格的時代還沒到來。

一直到 1930 年代，大眾仍然沒有完全認同舉重訓練，舉重選手彷彿不能稱作真正的運動員。比起利用各種運動來強健身體，人們總覺得去健身房重訓增肌簡直跟作弊沒有兩樣。已故的奧林匹克舉重選手約翰‧格里梅克（John Grimek）在他的第一本著作主動公開，他驚人的肌肉是靠舉重創造出來的，儘管你知道任何人在海灘看到這樣一個肌肉猛男，都不可能認為這樣的身材可以靠倒立或打水球練來。

但是，當時以舉重為主的傳統健體賽事仍在繼續，到了 1930 年代末期，偶爾會有表演把拳擊、體操、游泳、舉重或其他項目的選手聚在一起，讓他們表演專項運動的特技，並展示自己的體態，所以當時有很多舉重選手都會倒立或做其他體操動作。

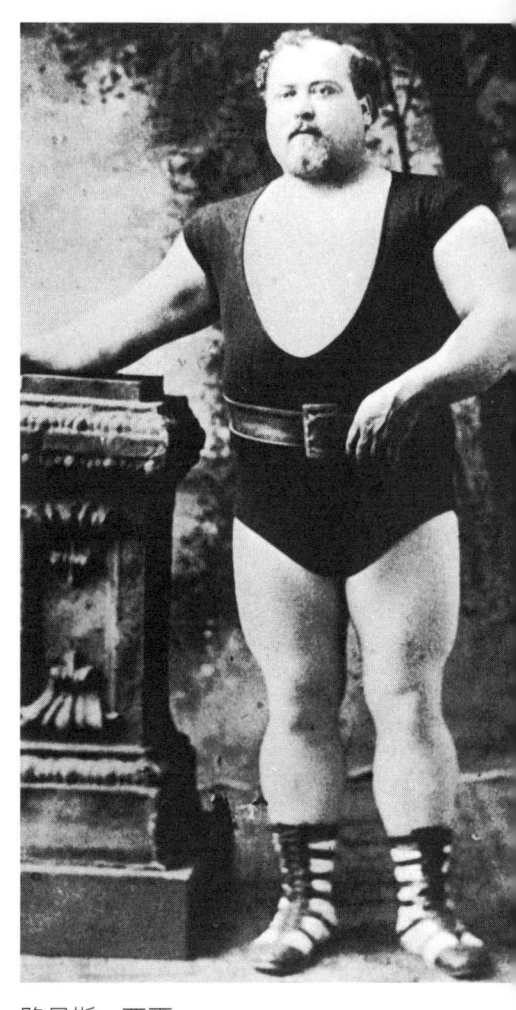

路易斯‧西爾

1939年，一切開始改變。該年7月4日，業餘體育聯盟（Amateur Athletic Union, AAU）在芝加哥主辦了一場「美國先生」大賽。冠軍名為羅蘭·埃斯梅克（Roland Essmaker）。第一屆美國先生賽事的參賽者都還不是成熟的健美選手，他們來自各種運動專項，並穿著拳擊短褲或護襠等等不同款式的衣物上台。

後來，美國先生大賽越來越注重肌肉、體態等等面向，所以舉重選手的優勢越來越明顯。舉重比起其他運動更能改變身體輪廓，因此舉重選手的身材往往能讓評審留下深刻的印象，也讓未來的評選標準越來越偏好此種身材。

西格蒙德·克萊因

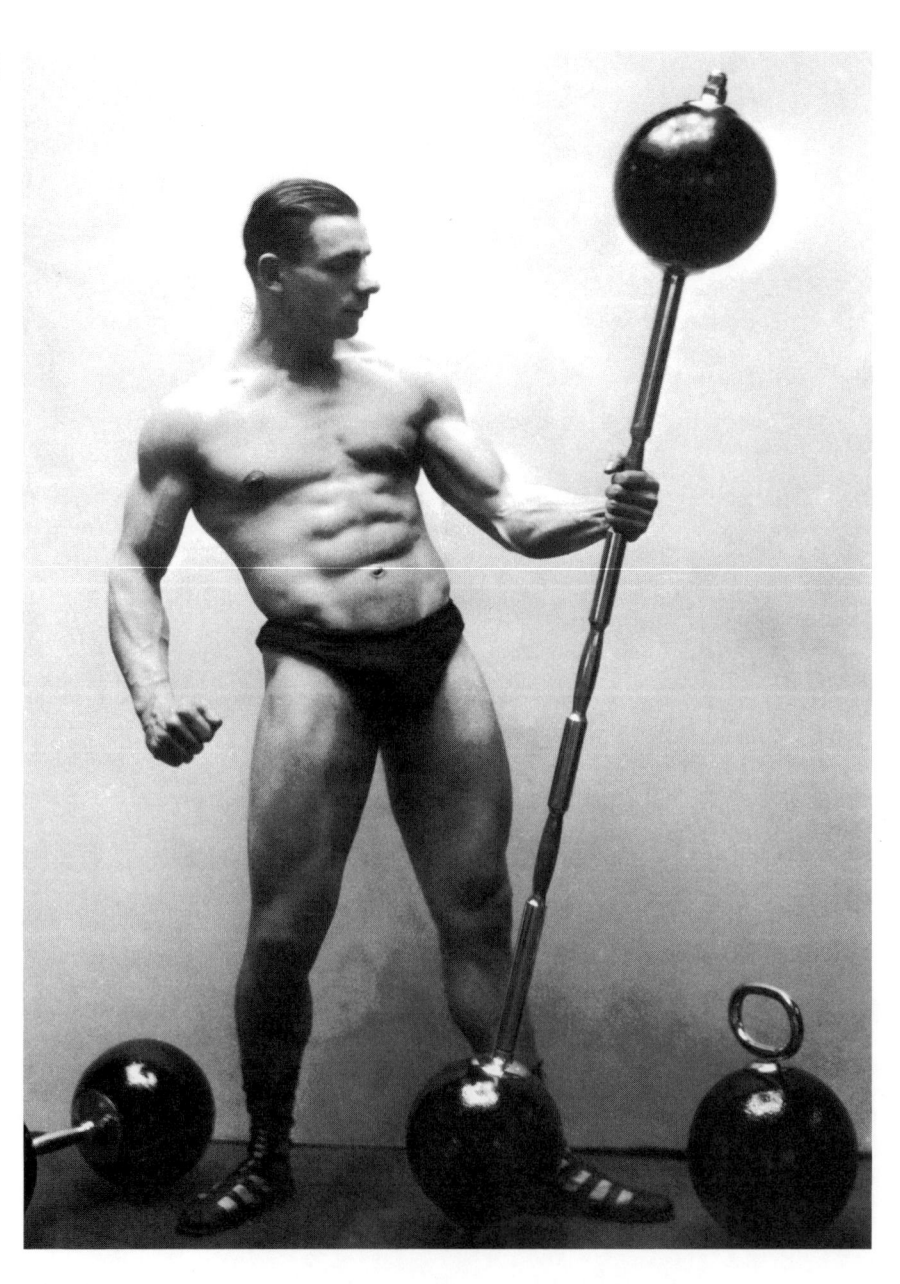

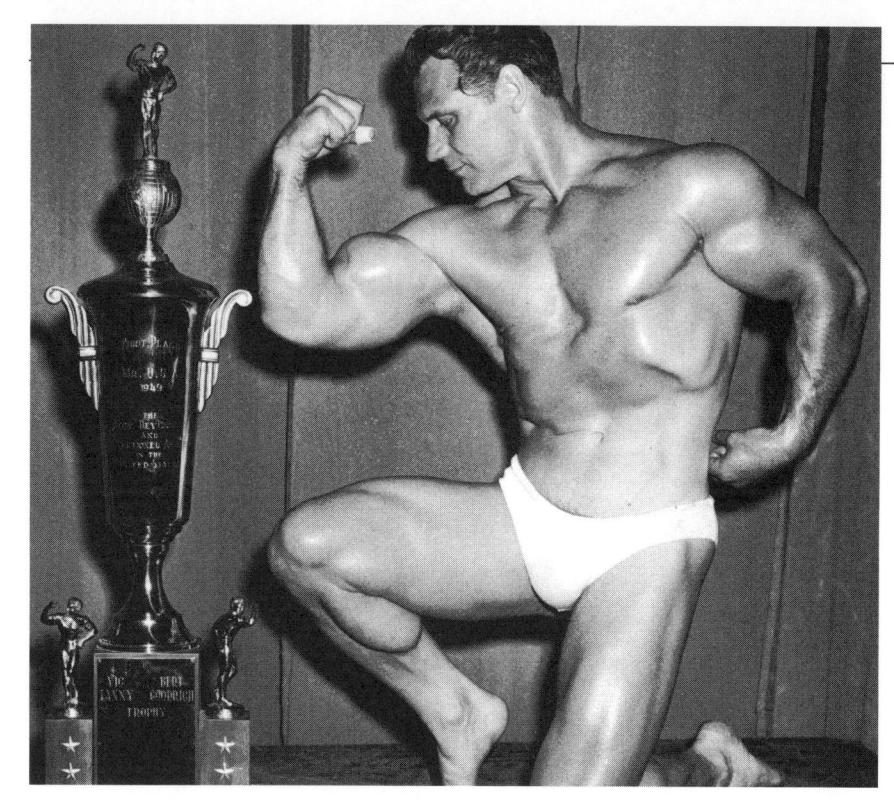

約翰・格里梅克

　　1940年，業餘體育聯盟舉辦了第一場真正的現代健美賽事。這一屆和下一屆的美國先生都是約翰・格里梅克，他基本上都是在健身房訓練。這樣的趨勢促使其他的參賽者也開始遵循類似的訓練計畫。有人認為，做重訓的男性肌肉雖發達，運動能力卻不佳。對此，格里梅克本人也出聲反駁，因為在展覽期間，他之所以能在舞台上舉重、擺姿勢，都是仰賴非凡的肌力、柔軟度和協調性。

1940-1950年代的健美運動

　　第一位公認的現代健美運動員，是1945年「美國先生」賽事的冠軍。那個男人就是克拉倫斯・羅斯（Clarence Ross），他寬闊的肩膀、結實的背闊肌、纖細的腰部、壯碩的小腿肌和腹肌，這樣的體格就算到了今天還是有資格站上頂尖健美擂台。這時候，純粹為了增強肌力而做舉重，已經與注重曲線、身體比例的重量訓練有了明顯的區別。比起其他肌肉發展的方式，健美人的體格確實是獨一無二。

　　然而，健美運動仍然是一項默默無聞的運動。在史蒂夫・瑞夫斯（Steve Reeves）出現之前，還沒有任何一位健美冠軍走入大眾視野。瑞夫斯就是那個占到天時地利的天選之人。他外表英俊、風度翩翩，體格也十分魁梧。加利福尼亞州威尼斯地區有一片名為「肌肉海灘」（Muscle Beach）的地方，位在聖塔莫尼卡海灘一帶，是1940-

1950年代健美愛好者的聚集地。一些曾在肌肉海灘闖蕩的健美人常常回憶道，當時的瑞夫斯每次在海灘散步，都會有一群人跟著他，就算不認識他的人也會充滿敬畏停下來多看幾眼。

贏得美國先生和宇宙先生之後，瑞夫斯開始拍電影，他在《海克力士》（Hercules）、《海盜摩根》（Morgan the Pirate）和《巴格達大盜》（The Thief of Baghdad）都擔任主角，因而成為國際明星。其

克拉倫斯・羅斯

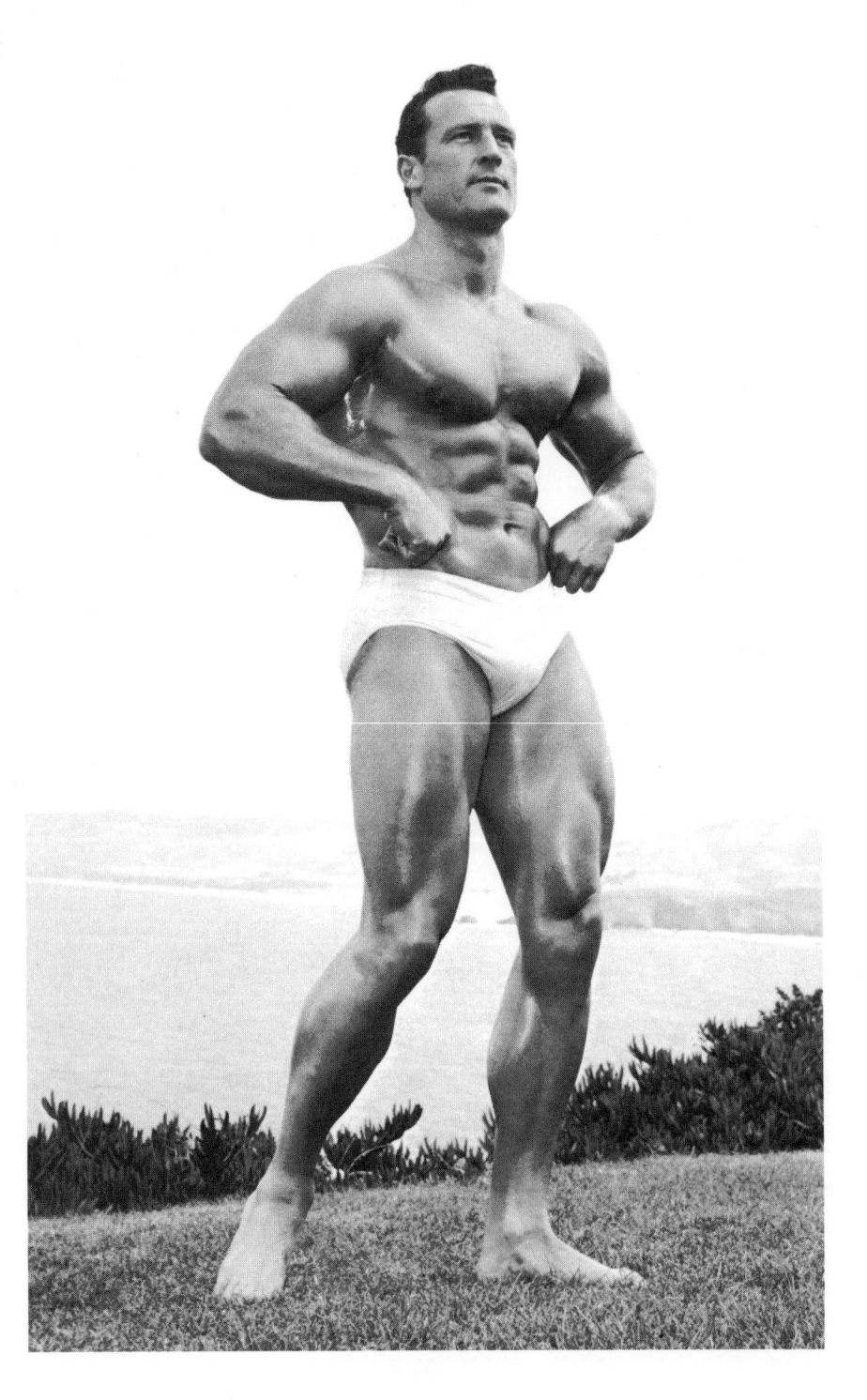

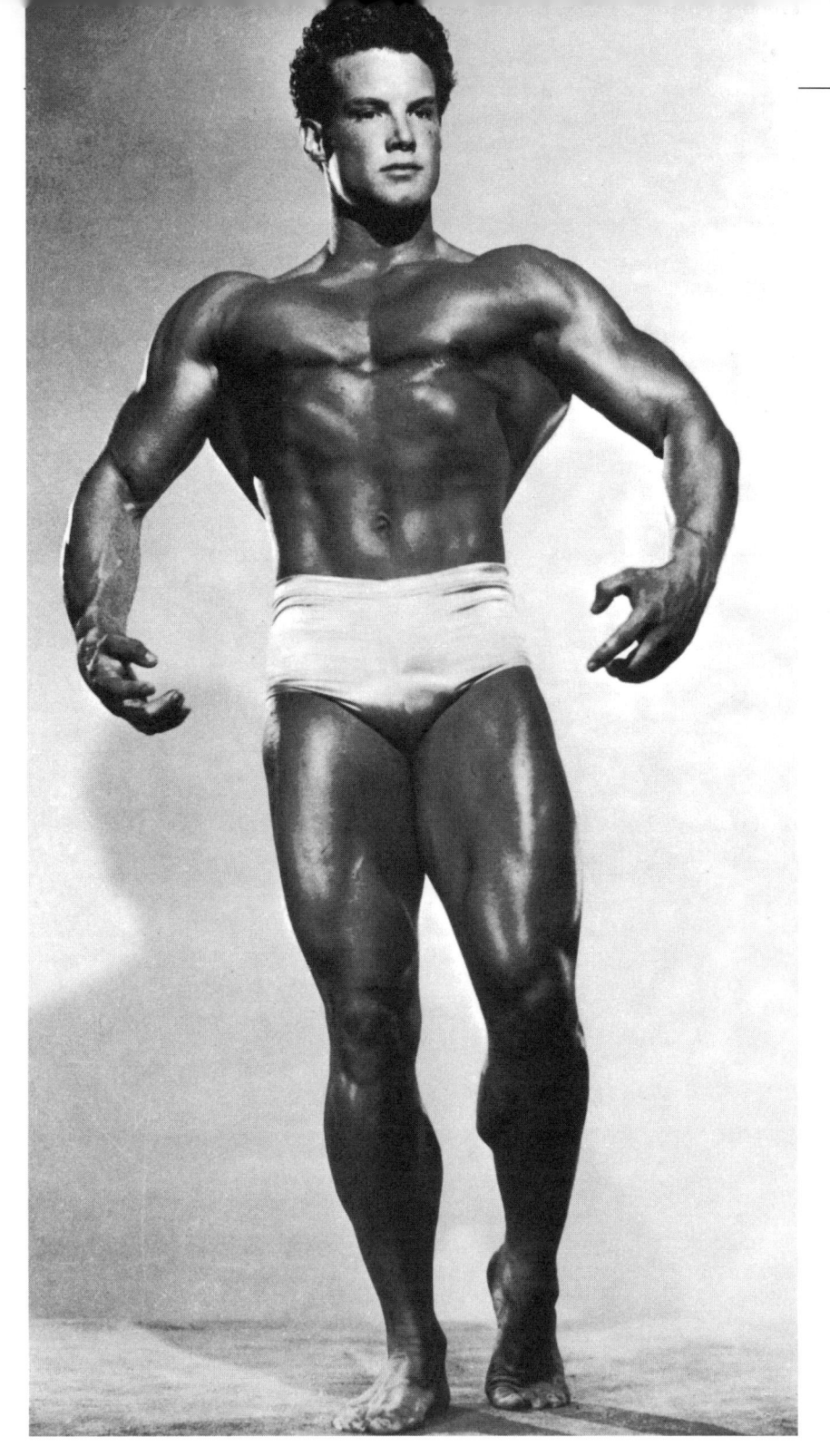

史蒂夫·瑞夫斯

中,海克力士這個角色我跟雷格·帕克後來都在電影中演過。對於一般大眾來說,1950年代除了那位歷久不衰的查爾斯·阿特拉斯之外,就只剩史蒂夫·瑞夫斯一人了。

到目前為止,歷史上很可能還沒有任何地球人達到像格里梅克、羅斯、瑞夫斯這樣的高度。因為健美人總是比別人都還要更努力也更有方法地進行訓練,所以他們的潛力連醫學科學家也無法預測。

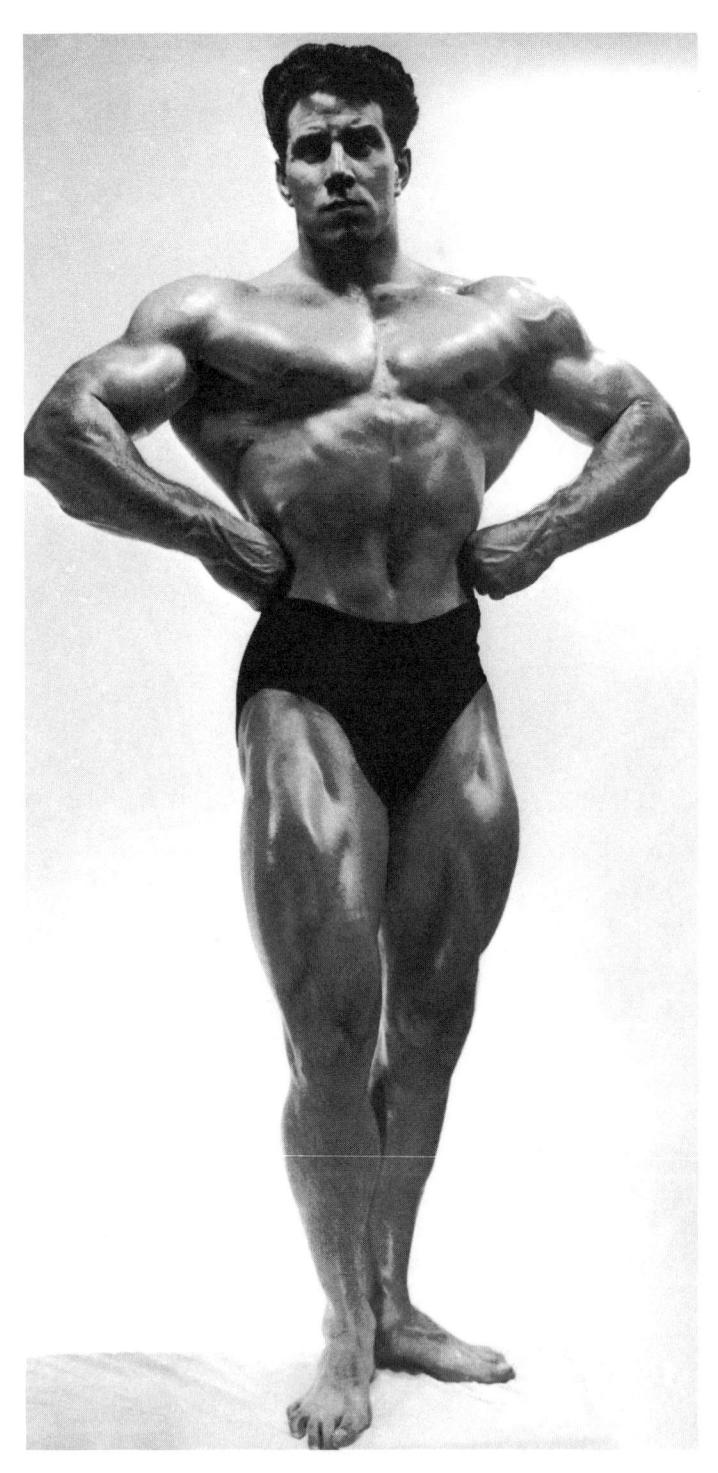

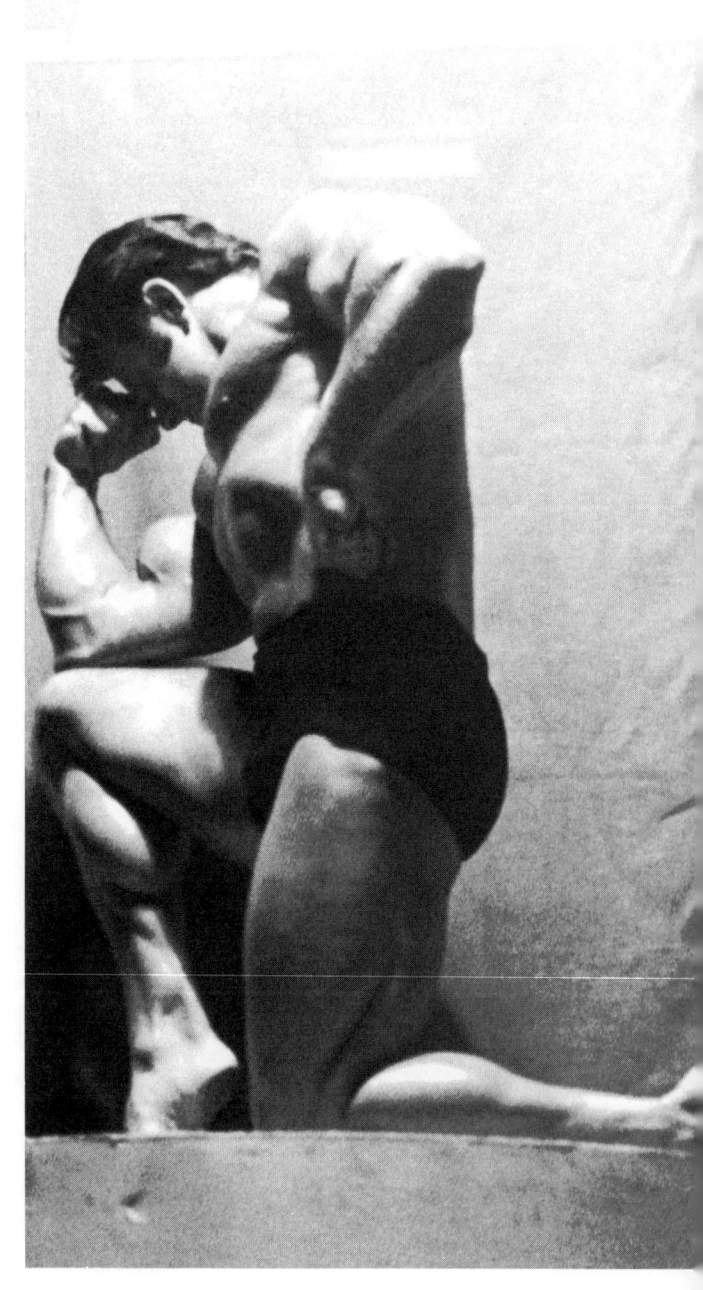

二十多歲的雷格・帕克　　　　　　　四十歲的雷格・帕克

瑞夫斯出現之後,健美運動開始蓬勃發展,很快地,每年都有越來越多偉大的健美新星出現,像是比爾・珀爾、查克・西普斯(Chuck Sipes)、傑克・德林格(Jack Delinger)、喬治・艾弗曼(George Eiferman)、還有我偉大的偶像雷格・帕克。

1967 年，我第一次見到雷格‧帕克，馬上就被他的外貌震懾住了。我敬畏得幾乎說不出話來。我之所以一直很欣賞他，是因為他個頭很大、非常強壯，驚人的體態讓他看起來非常強悍。剛開始訓練那段期間，我就知道自己想要把他當作目標，想要讓自己的肌肉分量、密度都達到雷格‧帕克的樣貌，想像他一樣壯碩、粗獷、宛如大力士一般。在瑞夫斯轉而投入電影事業、退出健美競賽之後，雷格就是繼任明日之星。他在 1951 年贏得宇宙先生頭銜，並分別在 1958、1965 年獲得職業宇宙先生的殊榮。那時，大家都意識到雷格的地位已經遠勝當時所有頂尖的健美運動員。於是，他統治了健美界長達 20 年，無人能撼動他的地位。

1960 年代的健美運動

　　我第一次踏上國際健美舞台是在 1966 年。我當時在雜誌上讀到的頂尖健美運動員很多都在加州生活、訓練。

　　1967 年，我擊敗了那年的美國先生丹尼斯‧蒂尼里諾（Dennis Tinerino），於是那場由美國全國業餘健美協會（NABBA）所舉辦的宇宙先生大賽，就成了我在國際上的首個重大勝利，也代表我要開始跟世界上的頂尖健美明星們較量。與此同時，弗蘭克‧贊恩也是很強勁的競爭對手，他非常認真準備各大健美賽事，還有我的好朋友佛朗哥‧哥倫布，他原本就是傑出的健力選手，卻憑藉著堅定的意志轉換跑道成為奧林匹亞先生，當然，還有不可不提的塞爾吉奧‧奧利瓦。

　　每次提到歷史上最厲害的健美選手，就一定會說到塞爾吉奧‧奧利瓦這個人。我曾經和他在舞台上有過幾次離譜的衝突。若想擊敗他，我唯一的方法就是保持絕對完美的體型，我要夠壯、線條夠明顯，而且不能犯任何錯誤。塞爾吉奧太強了，如果你準備不夠充裕，他可以在更衣室就打敗你。因為他一脫下襯衫，你就會看到那無比結實、尺寸驚人的肌肉。他會用他獨有的目光鎖住你，以一種宛如野獸的方式呼吸，發出低沉的嘶吼聲，接著，他的背闊肌就會突然爆發，你可能會以為你看到的背肌已經很驚人了，但那些肌肉還會在你眼前繼續增生，讓你覺得自己眼前的生物幾乎不像個人類。

　　儘管我年輕時在歐洲征戰，美國的賽事我也是時刻關注。賴瑞‧史考特（Larry Scott）包辦了前兩屆的奧林匹亞先生，所以我知道自己最終得擊敗拉瑞和查克‧西普斯等頂尖健美明星。但戴夫‧德雷珀

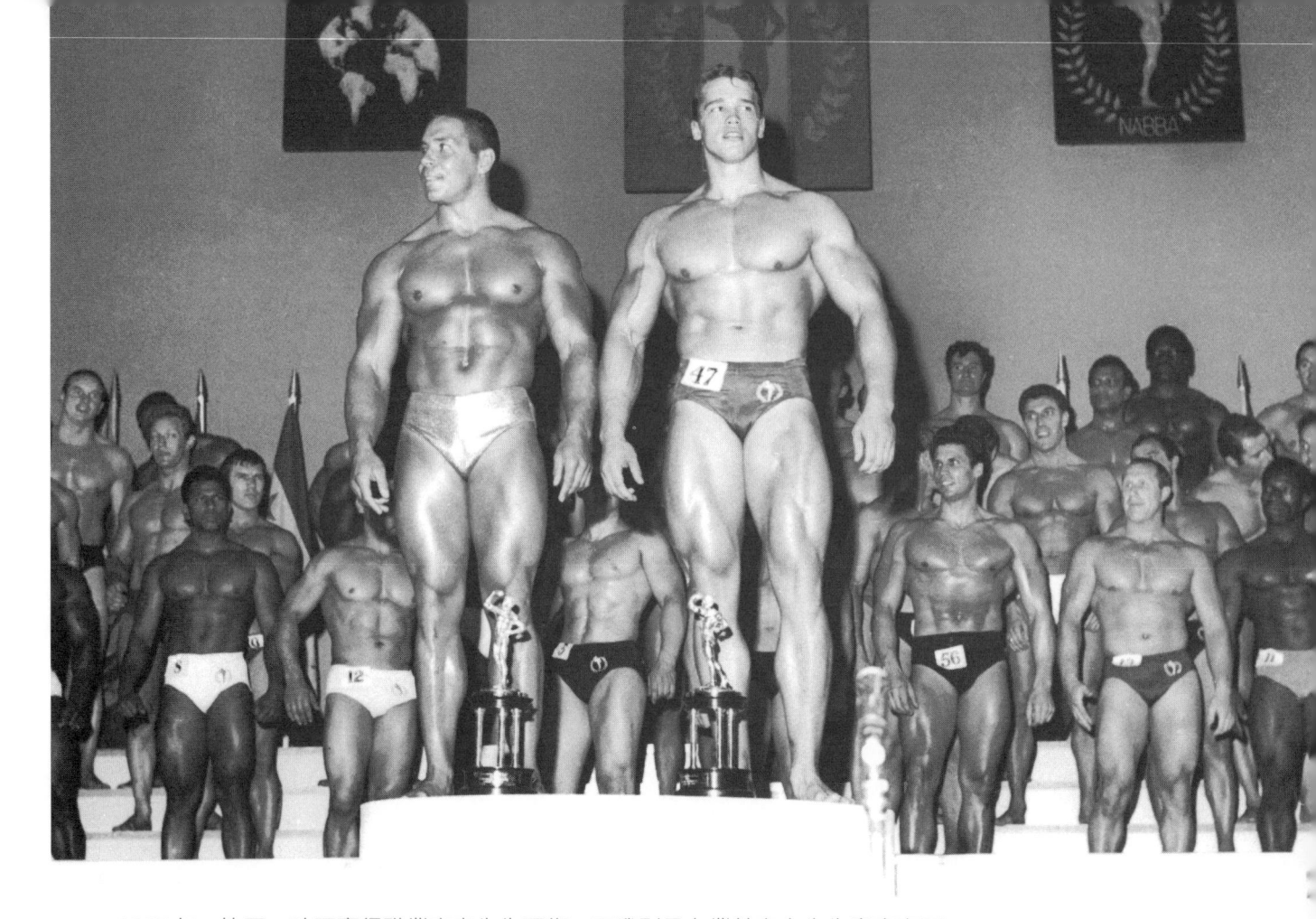

1967 年，比爾・珀爾贏得職業宇宙先生頭銜，而我則是在業餘宇宙先生賽事奪冠。

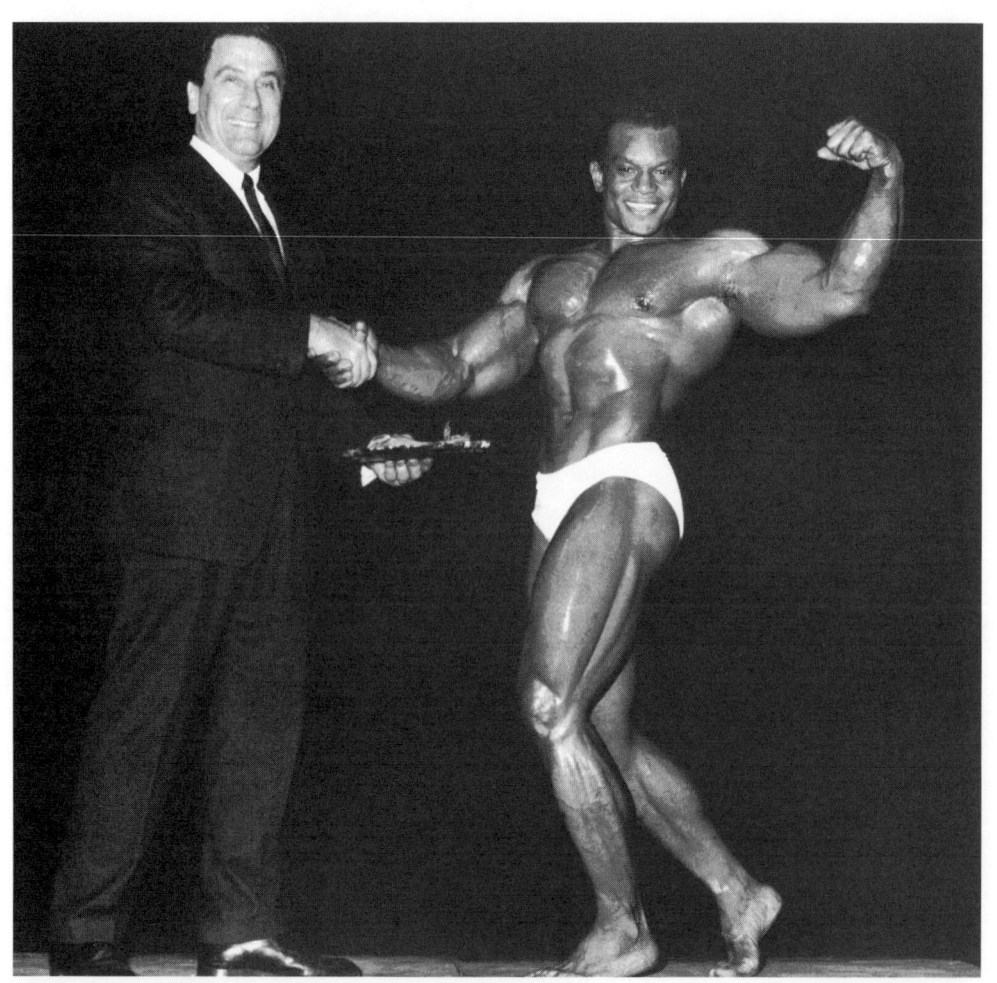

1967 年的奧林匹亞先生賽事：喬・韋德與塞爾吉奧・奧利瓦合影。

也是我的假想敵之一，因為他不僅有出色的體格，也能為自己塑造出獨樹一格的形象。

德雷珀幾乎就是加州健美選手的代名詞，他身材高大，一頭金髮，皮膚黝黑，舉止充滿風度，笑容也相當迷人。我在奧地利長大，奧地利每到冬天積雪都可以達到 1 公尺這麼厚，跟我這樣在嚴冬中訓練的健美選手比起來，戴夫‧德雷珀在加州海灘上的形象確實更有魅力。除了健美之外，戴夫也曾與托尼‧柯蒂斯（Tony Curtis）一同出演《艷侶迷春》（Don't Make Waves）等電影，還會在電視節目亮相，這件事也讓我意識到從事健美運動，也可以超越比賽舞台往外發展。

1960 年代，歐洲與美國的健美界幾乎是兩個平行世界。由於我在 1967、1968 年都奪得宇宙先生頭銜，所以在歐洲已經成為最頂尖的健美選手。當時，有一名健美人士瑞奇‧韋恩（Ricky Wayne）在某篇文章中寫道：「阿諾‧史瓦辛格簡直是海克力士降世。」儘管取得如此成就，我還是得向前邁進，思考自己該如何踏出歐洲、與美國選手較勁。

我望向大西洋的彼岸，看到了戴夫‧德雷珀、塞爾吉奧‧奧利瓦、切特‧約頓、弗蘭克‧贊恩、比爾‧珀爾、弗雷迪‧歐提茲（Freddy Ortiz）、哈羅德‧普爾（Harold Poole）、瑞奇‧韋恩等可敬的對手。我的任務就是跟這些偉大的健美明星競爭，並擊敗他們。

短短幾年內，我大大拓寬了自己的眼界。在奧地利訓練時，我曾以為贏得倫敦的宇宙先生就是我畢生可及的最高成就。現在我發

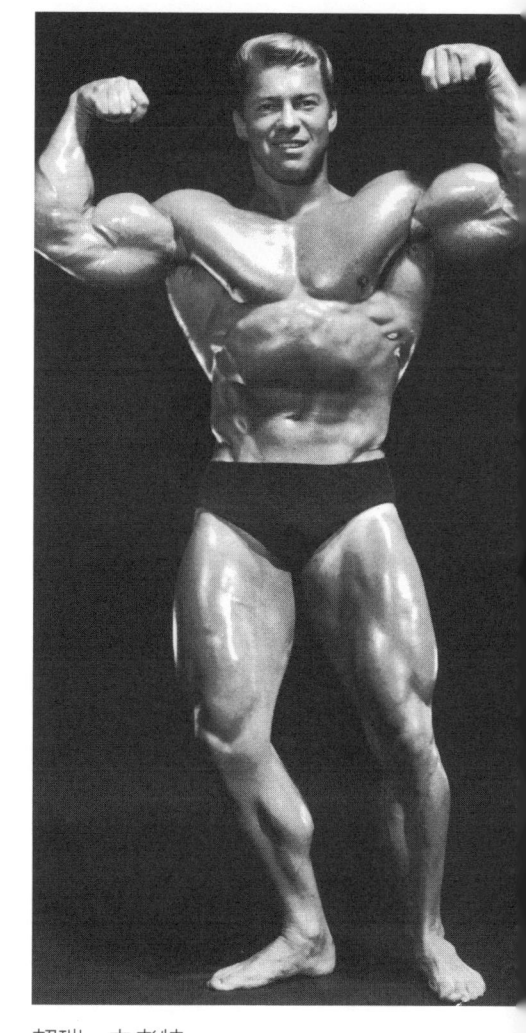

賴瑞‧史考特

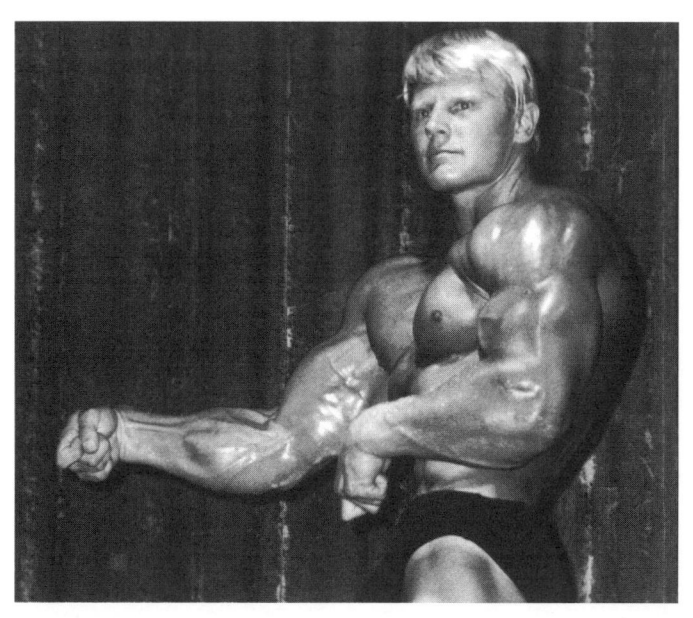

戴夫‧德雷珀

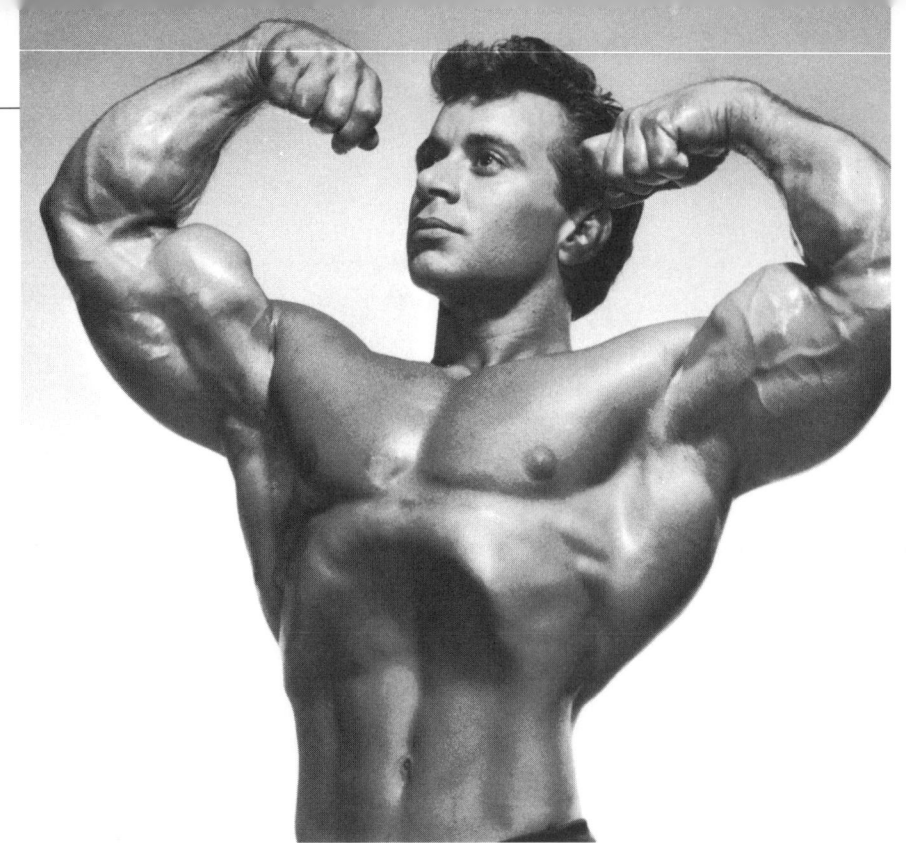

弗雷迪・歐提茲

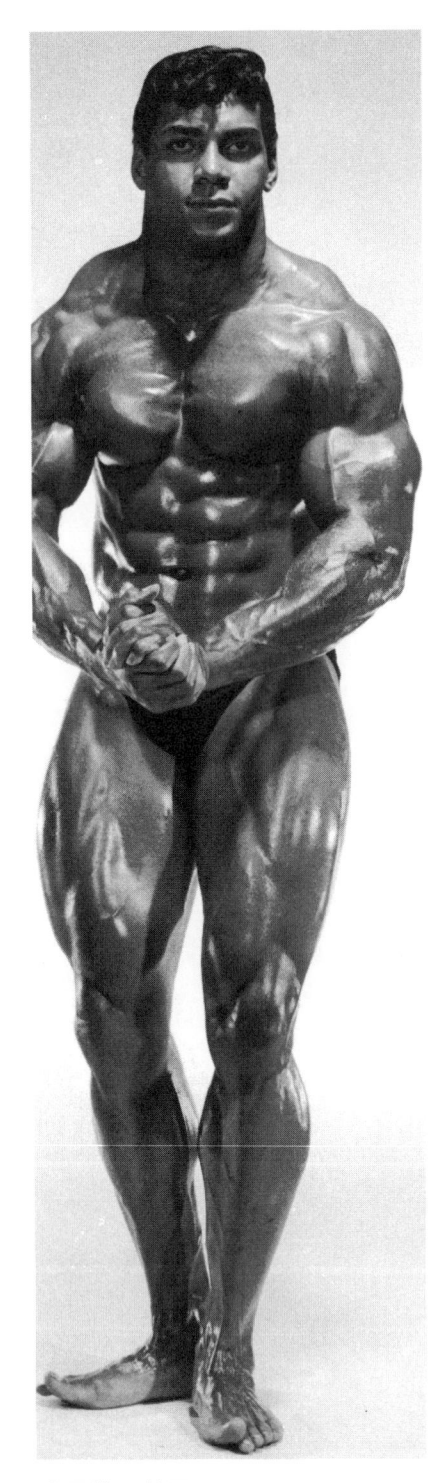

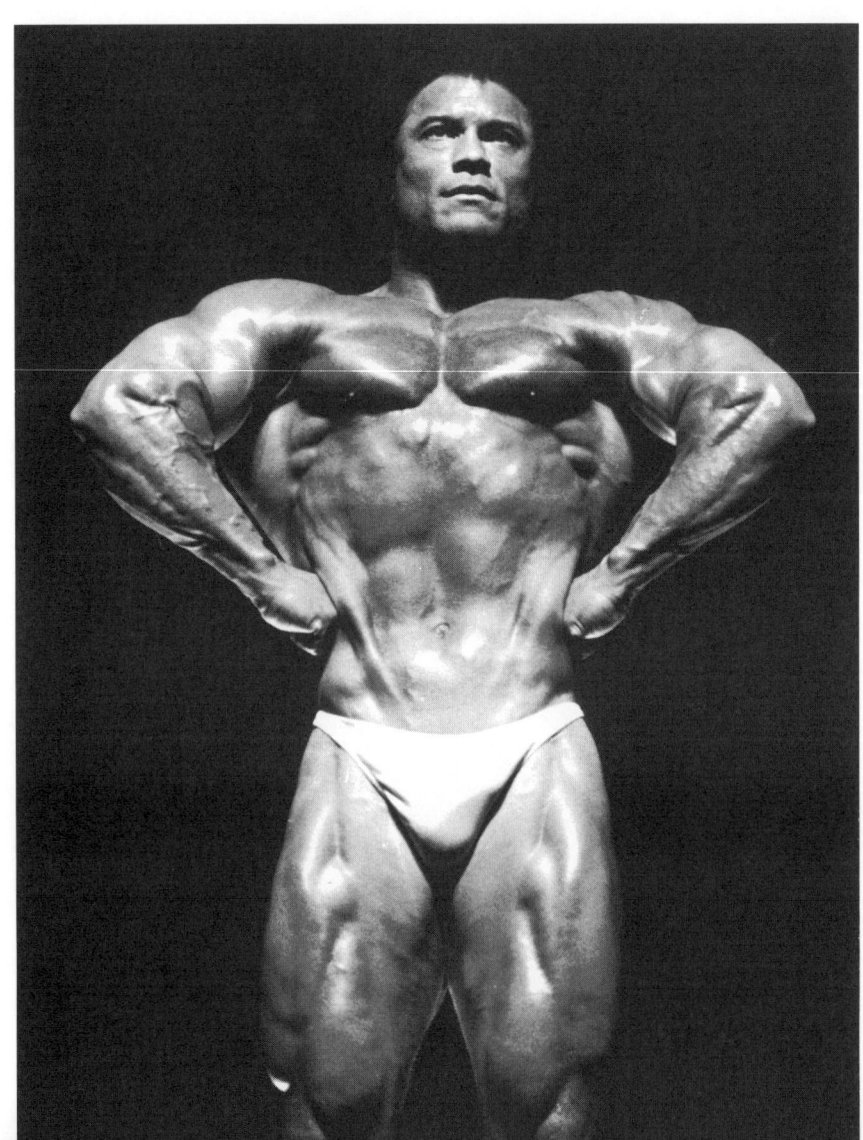

哈羅德・普爾

瑞奇・韋恩

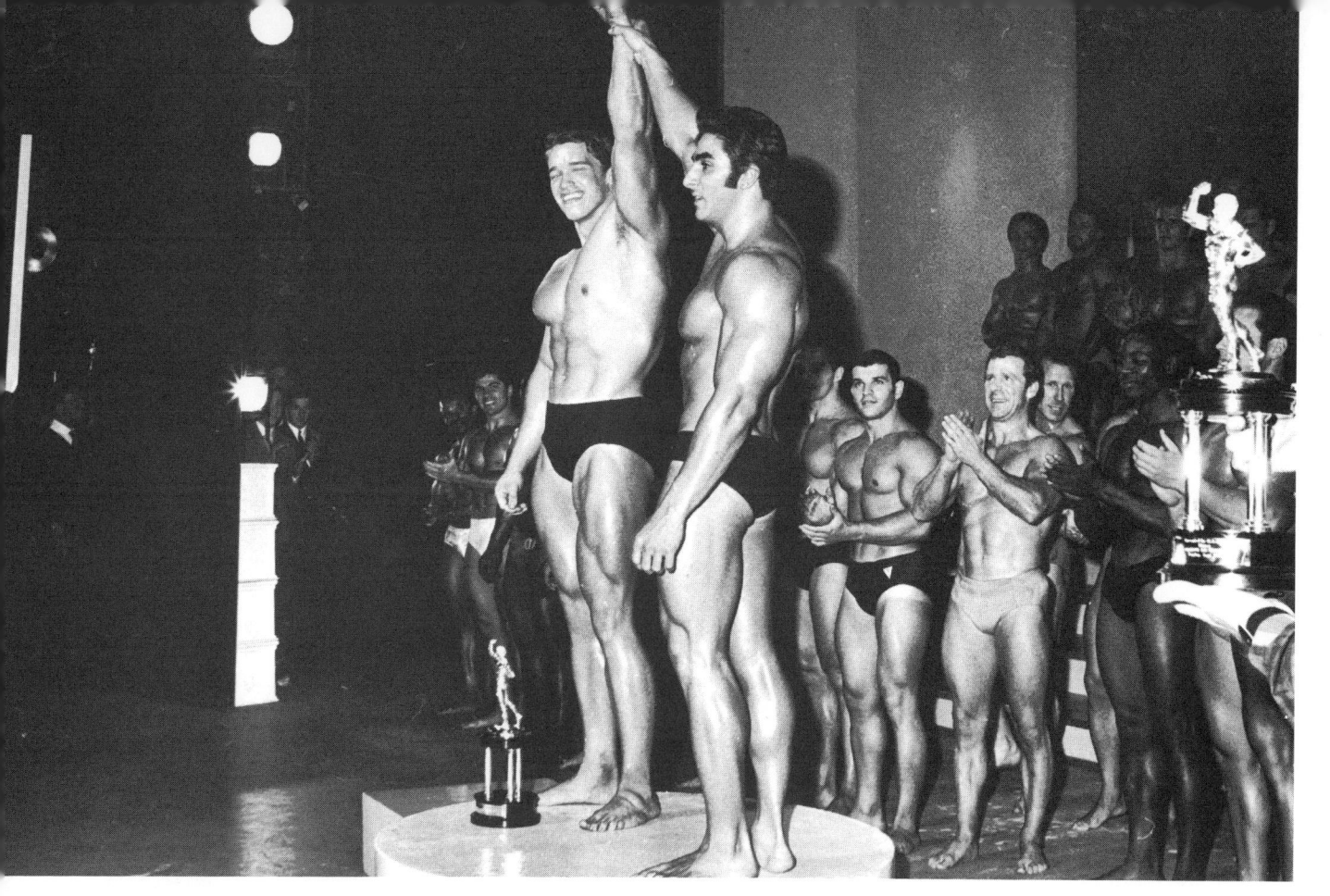

現，這場勝利只是開始而已！在我真正認可自己以前，還有很長的路要走，還要打敗許多健美選手。也就是說，我非得面對這群美國巨獸不可。因此，1968年第二次贏得NABBA舉辦的宇宙先生頭銜之後，我就啟程前往美國。

1969年，我訂了一份計畫，要在1年內贏得3個大賽，也就是所有重要協會所舉辦的賽事都要拿到冠軍。

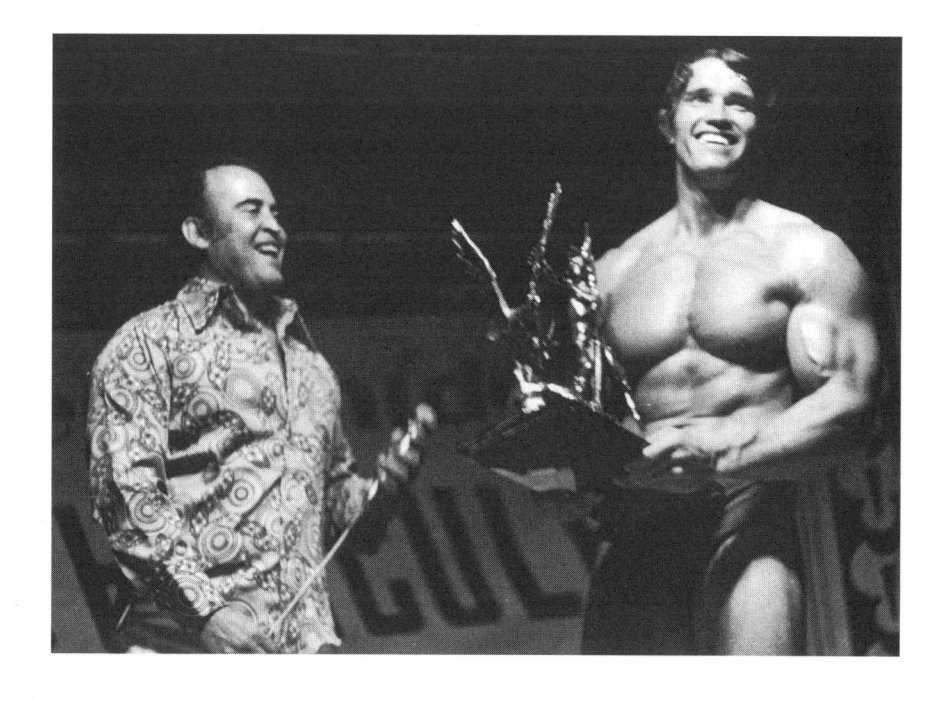

在1968年的宇宙先生賽事與丹尼斯‧蒂尼里諾較量。

1968年的墨西哥世界先生賽場上，與羅伊‧維拉斯科（Roy Velasco）的合影。

1968 年由 NABBA 舉辦的宇宙先生賽事

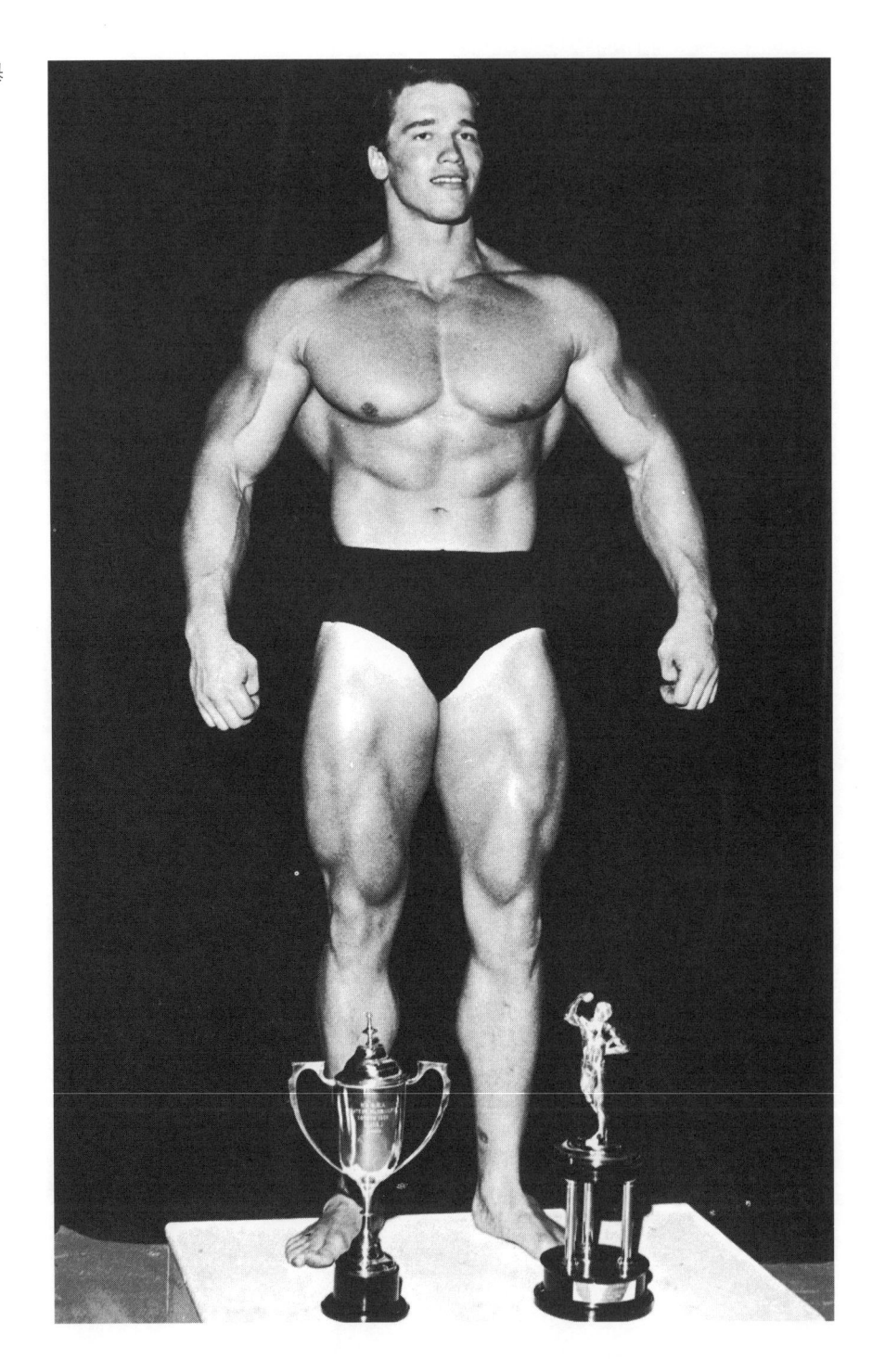

　　我先是參加了國際健美總會（IFBB）在紐約舉辦的宇宙先生賽事，又馬上前往倫敦參加 NABBA 辦的宇宙先生，所以我在 1 週內就拿下 2 個冠軍！就算贏得了多個冠軍頭銜，我也還沒有擊敗所有對手，所以我隔年寫下了更遠大的目標。

　　到了 1960 年代末期，健美運動的殿堂有六位狀態位於顛峰的頂尖選手，那就是戴夫・德雷珀、塞爾吉奧・奧利瓦、比爾・珀爾、佛朗哥・哥倫布、弗蘭克・贊恩和我——阿諾・史瓦辛格。

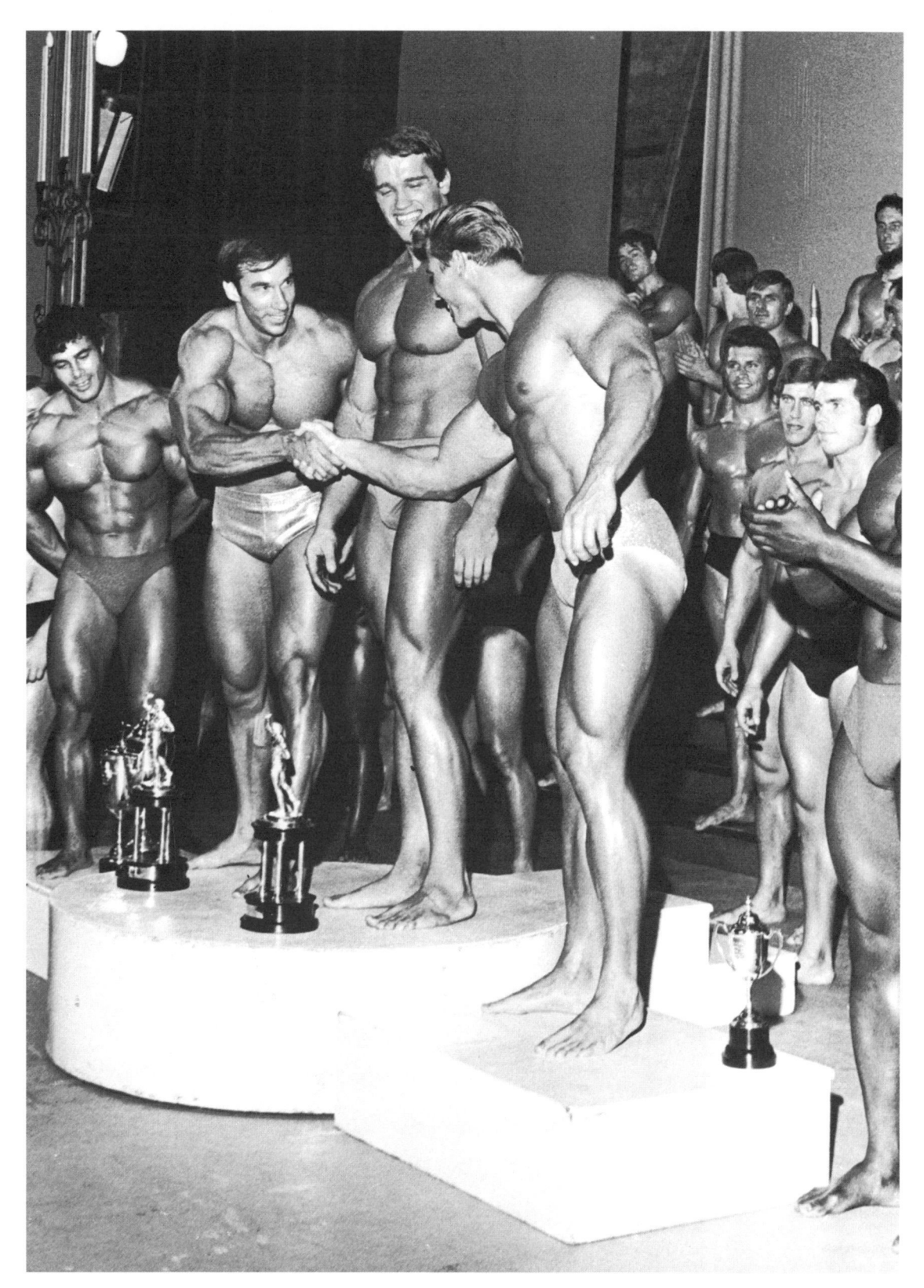

1969 年的宇宙先生賽事

1970 年代的健美運動

　　1970 年，我全力以赴，贏得了業餘體育聯盟（AAU）舉辦的職業世界先生、NABBA 宇宙先生、IFBB 奧林匹亞先生等等頭銜。最後，我擊敗了所有健美明星。現在，我終於覺得我可以名正言順地稱自己為世界冠軍了。

　　比爾‧珀爾的狀態在 1971 年達到職業生涯的頂峰。珀爾在 1953 年首度贏得美國先生，隨後分別於 1953、1961、1967 贏得宇宙先生頭銜。第一場大賽冠軍的 18 年後，他迎來了 1971 年的宇宙先生賽事，珀爾回到賽場擊敗了狀態絕佳的塞爾吉奧‧奧利瓦，再次證明自己是有史以來最偉大的健美選手之一。很可惜，他沒有繼續挑戰當年的奧林匹亞先生，所以我們一直沒有機會一較高下。

1970 年的宇宙先生賽事，我與戴夫‧德雷珀和雷格‧帕克一起在舞台上擺出姿勢。

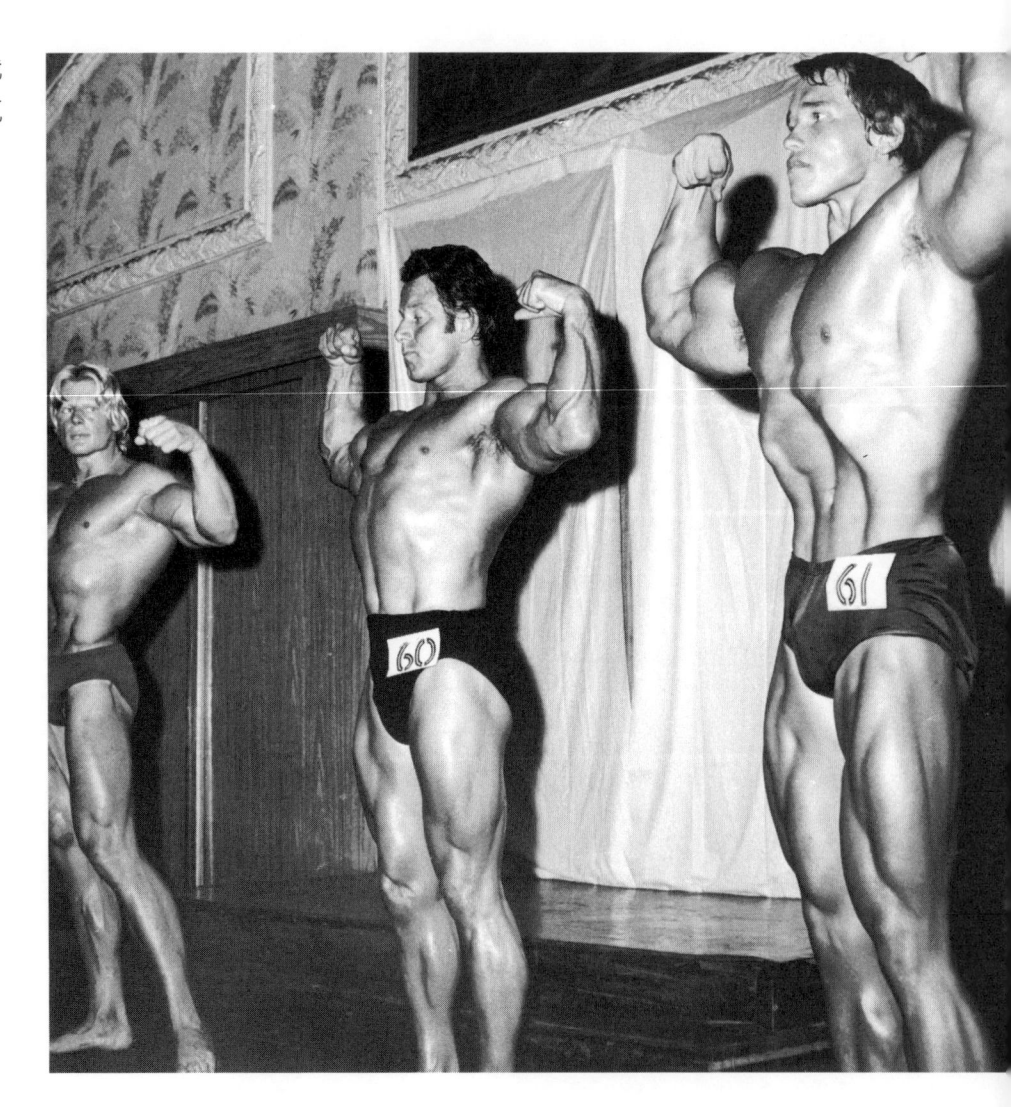

1970-1975 年間，我包辦了 6 屆奧林匹亞先生頭銜，而且那段時期的競爭相當激烈。以 1972 年為例，塞爾吉奧跟我的那場對決就令人津津樂道。後來，賽吉・努布雷（Serge Nubret）出現了，他在 1973 年奧林匹亞先生賽事的表現也相當出色，他的身高不高，因此身形框架較小，卻能以此為基礎創造出尺寸、清晰度驚人的肌肉，令人驚豔。

1973 年，又一頭新的健美怪物出現了。他名為路・法瑞諾（Lou Ferrigno），拿下了該年的 IFBB 宇宙先生稱號，他的存在宣告了健美界將有一股新勢力席捲而來。第 2 年，路再次贏得了 IFBB 宇宙先生，也參加了奧林匹亞先生的賽事。他可能表達過對我的崇拜之情，但這件事並沒有阻止他費盡渾身解數，嘗試從我的手中奪走奧林匹亞冠軍。

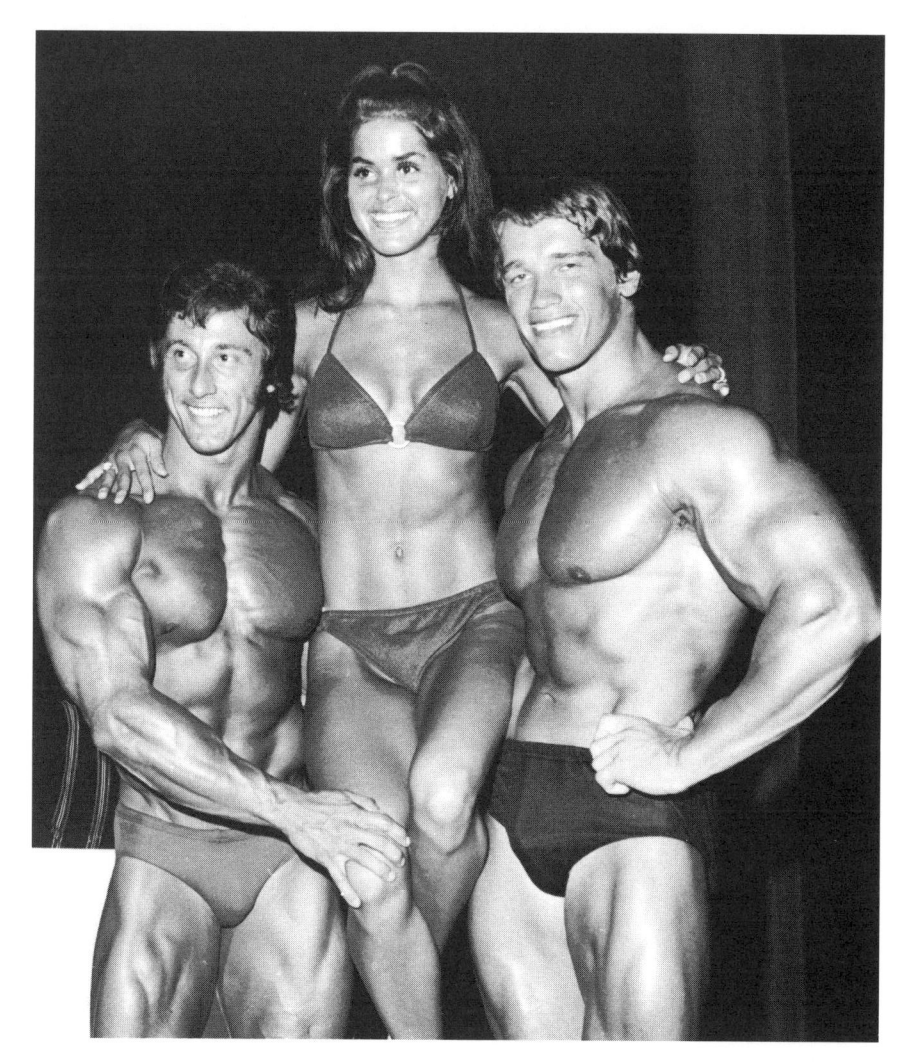

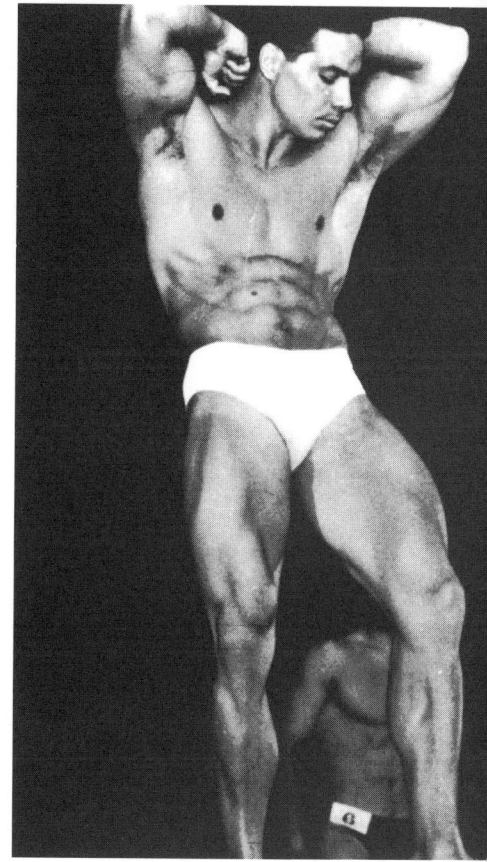

比爾・珀爾

1970 年，弗蘭克・贊恩贏得業餘宇宙先生頭銜，我則是職業宇宙先生賽事冠軍，克莉絲汀・贊恩（Christine Zane）贏得比基尼小姐（Ms. Bikini）賽事冠軍。

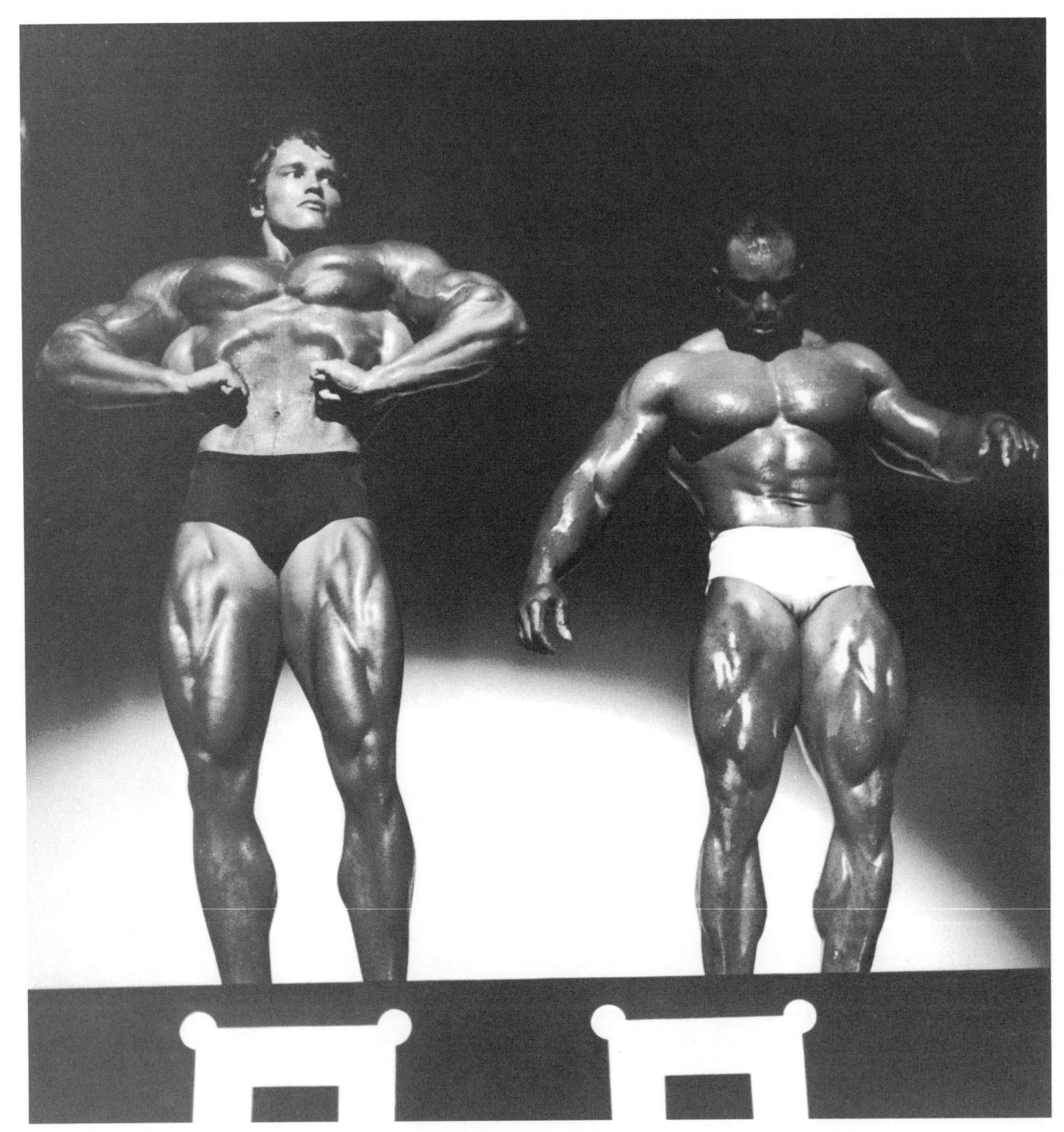

1970 年的奧林匹亞先生賽事，我與塞爾吉奧·奧利瓦一同展示姿勢。

到了 1975 年，奧林匹亞先生賽事邁入高峰。法瑞諾再次回到賽場上爭冠，賽吉·努布雷也回歸，狀態極佳。這是第一次，同時有 6-7 位實力頂尖的冠軍級選手齊聚一堂，因此我對這場勝利感到特別自豪，並在這之後退出競爭舞台。

隔年，健美史上發生一件驚天動地的事情，那就是佛朗哥·哥倫布贏得了 1976 年的奧林匹亞先生頭銜，這是第一次有身形較矮的選手獲得冠軍。

在那之前，總是由高個子組別的選手贏得總冠軍，但 1976 開始，矮個子的選手也開始站上頒獎台。他之所以能勝出，靠的是發達的肌肉和極低的體脂，這樣的狀態需要近乎科學方法般嚴謹的訓練和

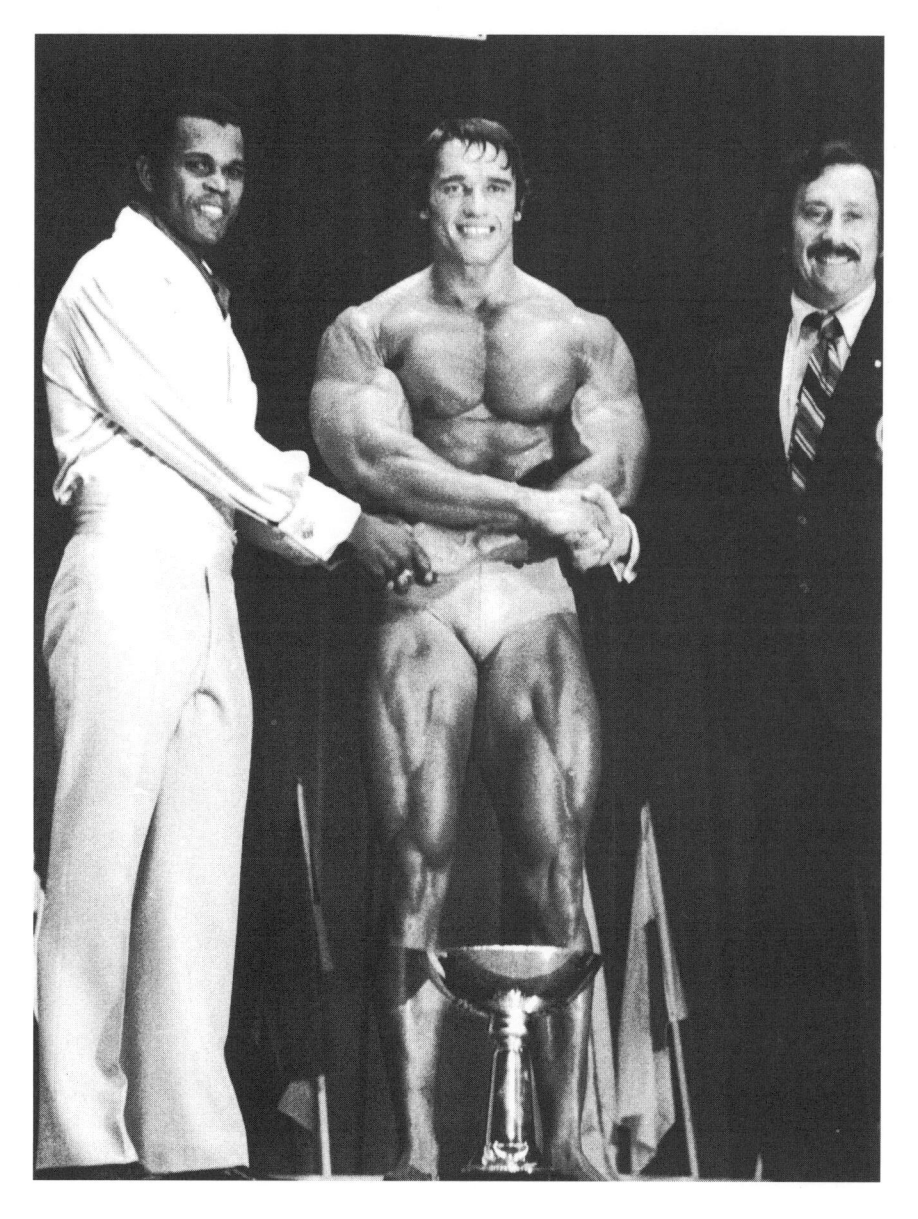

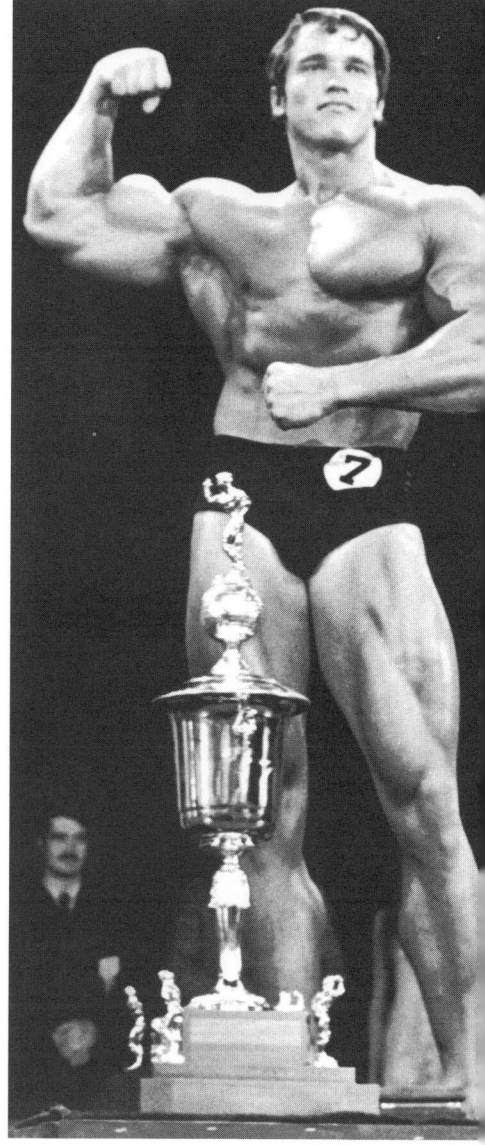

1970 的世界先生賽事

1971年奧林匹亞先生賽事，與賽吉·努布雷和喬·韋德合影。

塞爾吉奧·奧利瓦

1972年奧林匹亞先生賽事，與賽吉·努布雷和塞爾吉奧·奧利瓦一同展示姿勢。

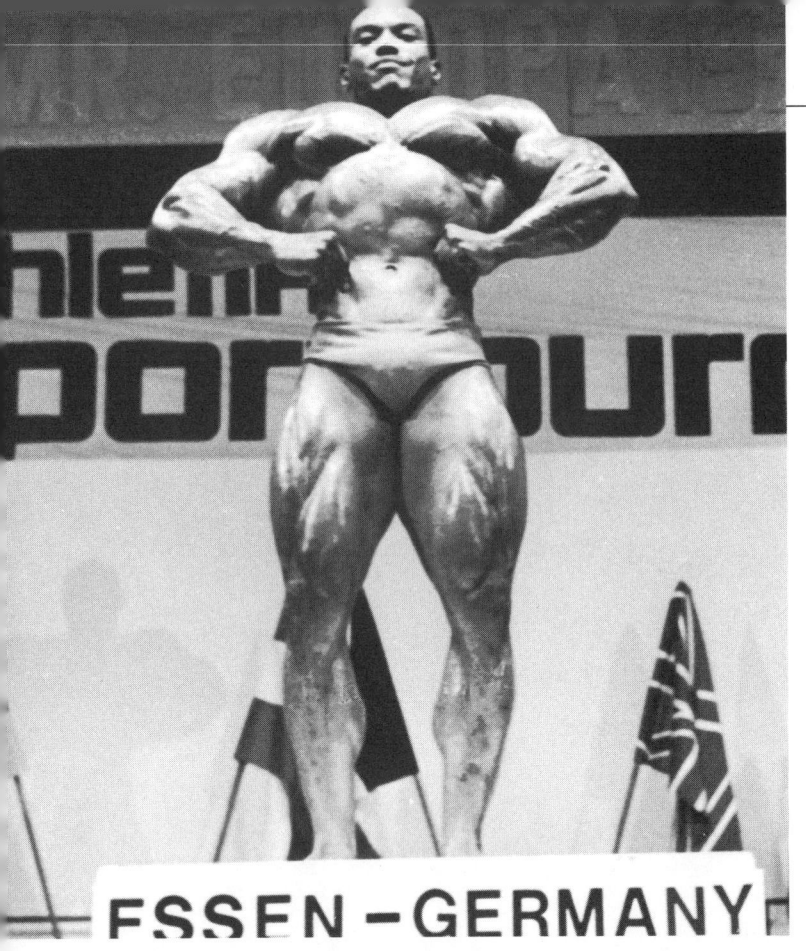

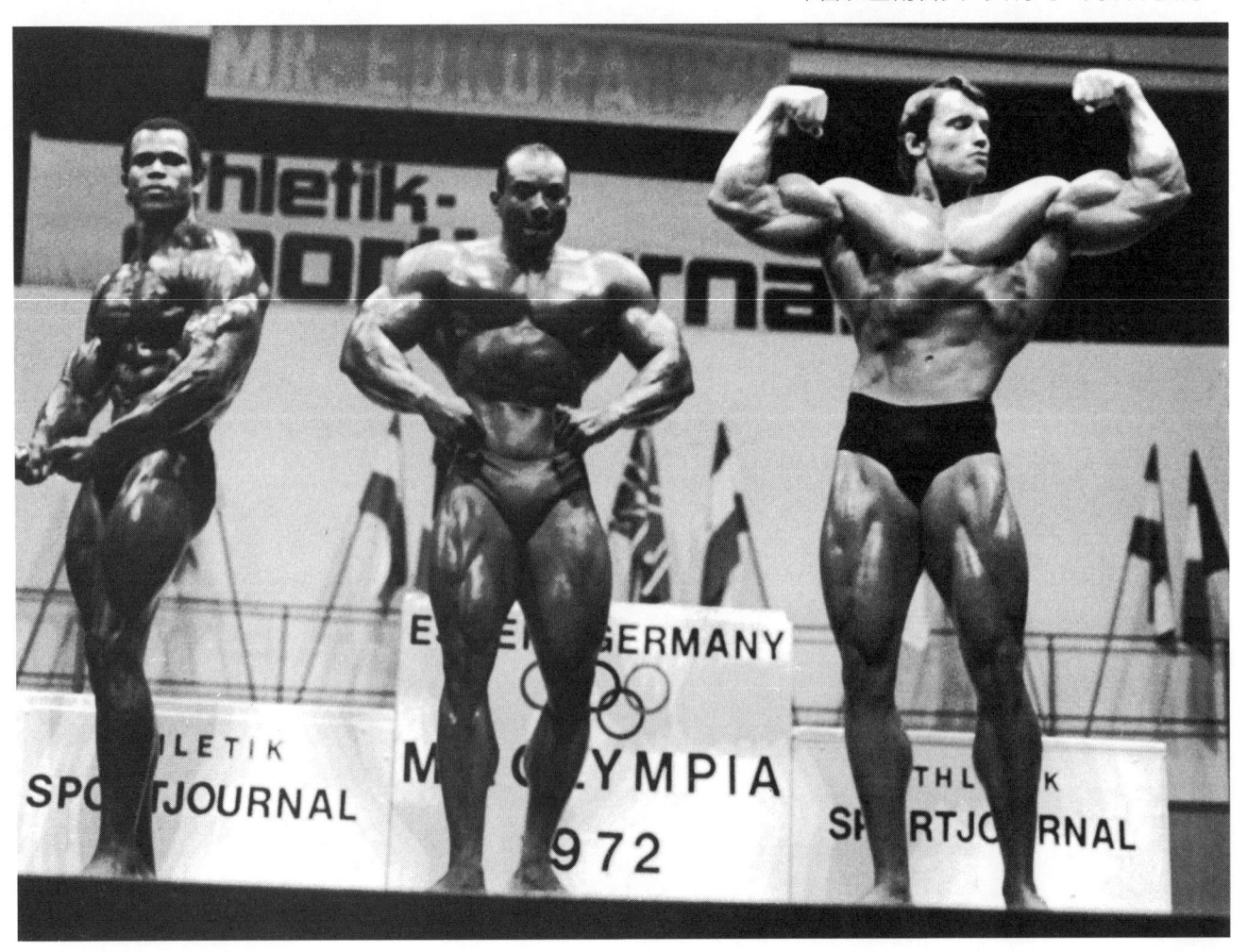

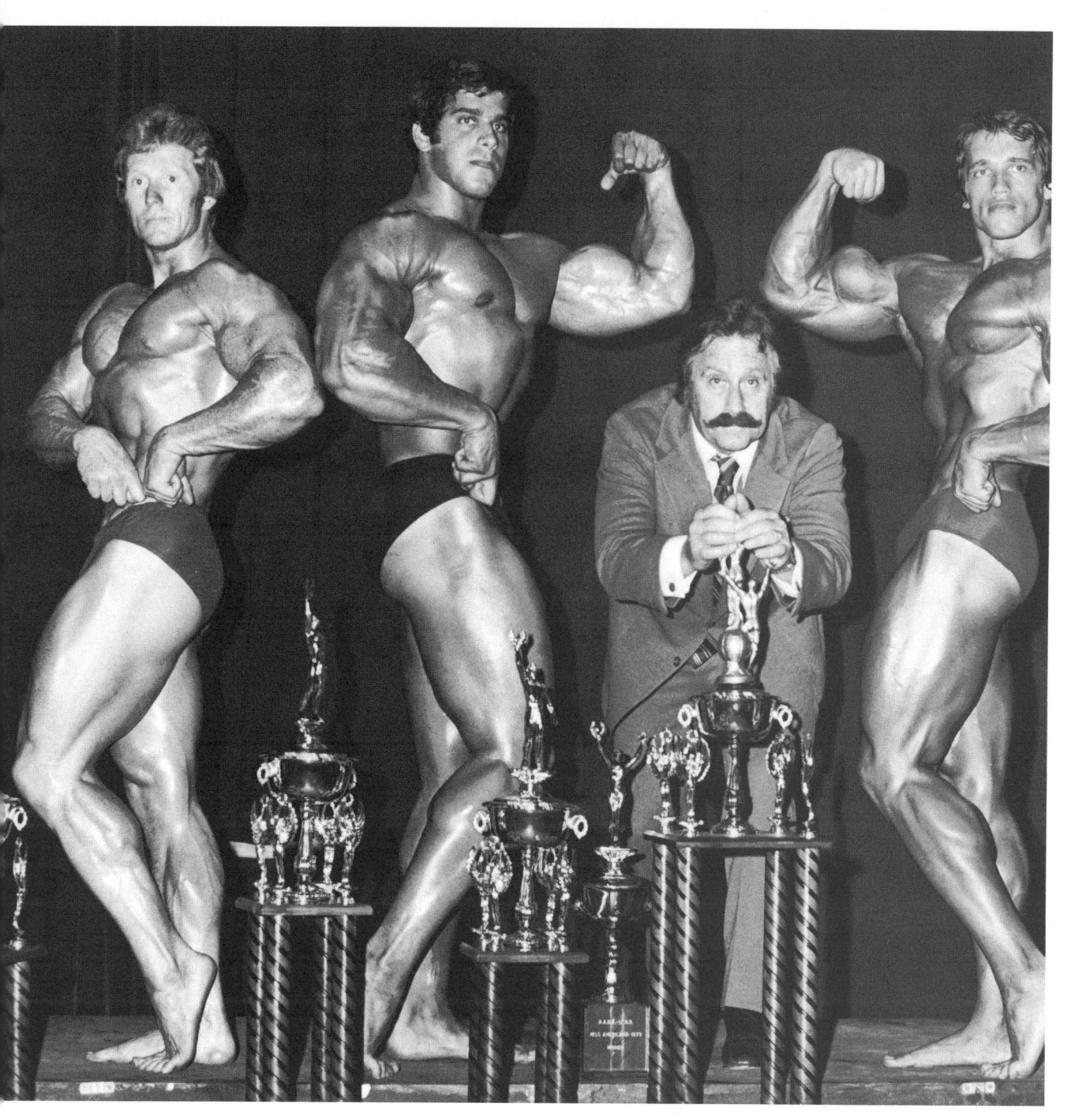

喬·韋德將獎盃頒發給 1973 年的年度冠軍選手，包括世界先生肯·沃勒（Ken Waller），美國先生路·法瑞諾，還有贏得奧林匹亞先生的我。

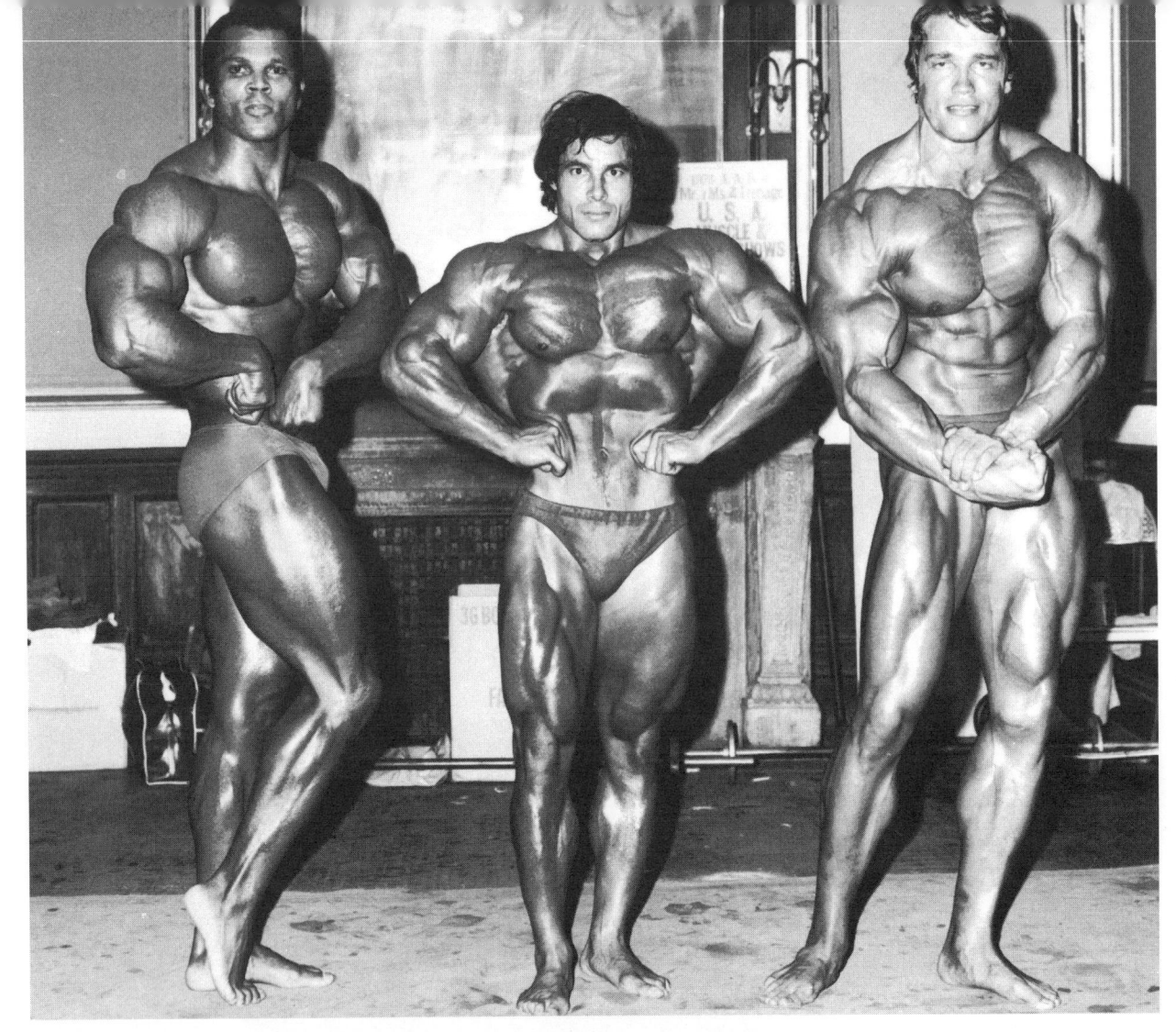

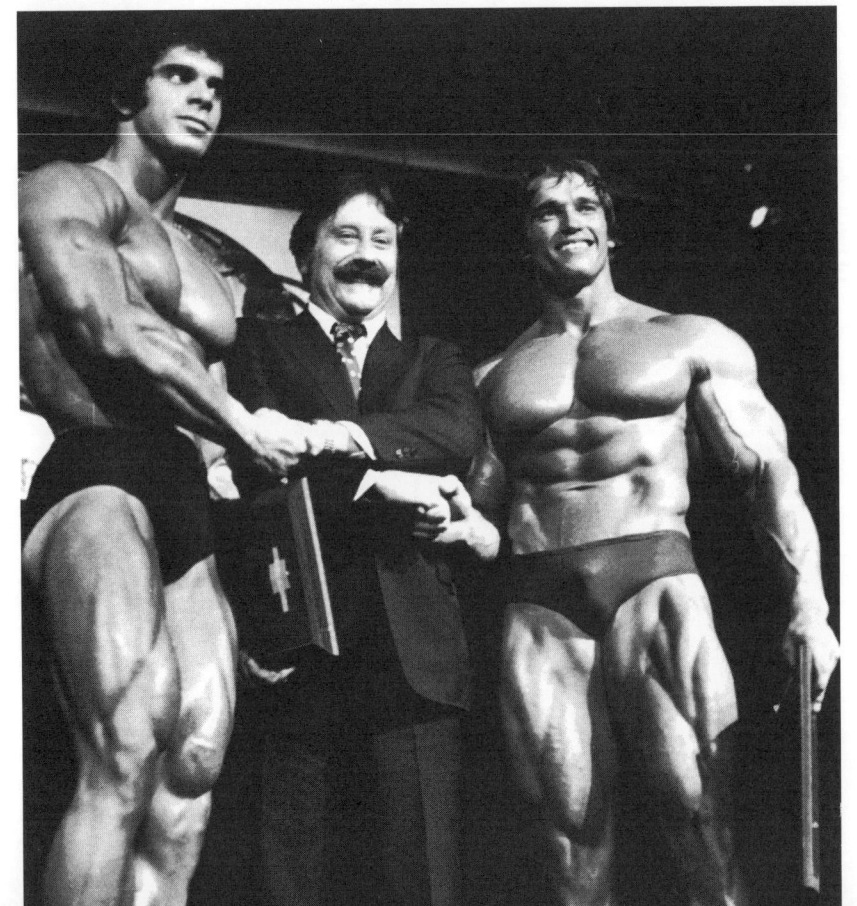

1973 年奧林匹亞先生賽事，我與賽吉‧努布雷和佛朗哥‧哥倫布一同展示姿勢。

1974 年奧林匹亞先生賽事，我和路‧法瑞諾以及喬‧韋德合影。

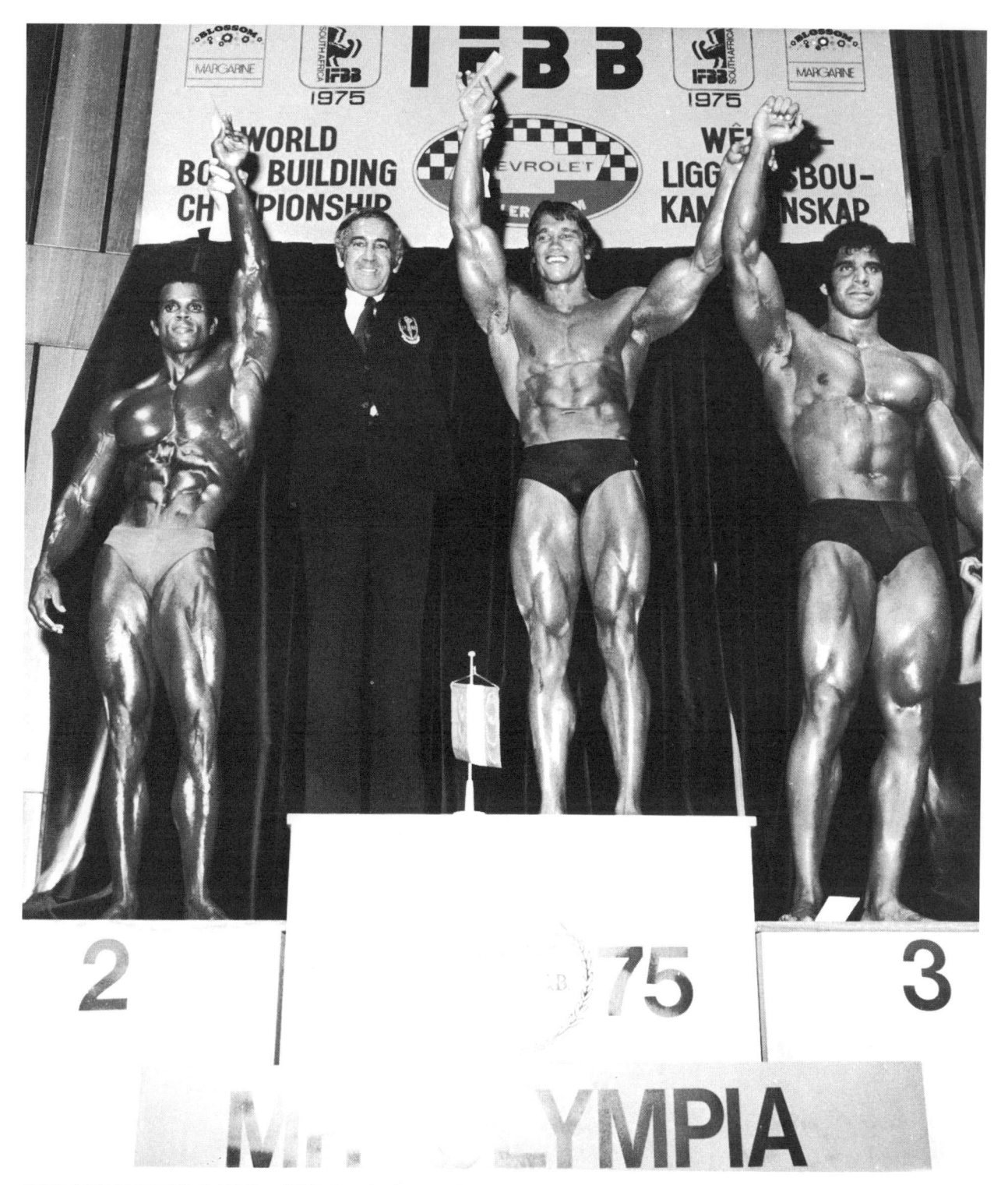

1975年奧林匹亞先生賽事，與賽吉·努布雷、班·韋德（Ben Weider）、
路·法瑞諾合影。

1975年奧林匹亞先生賽事，我與佛朗哥·哥倫布的合影。

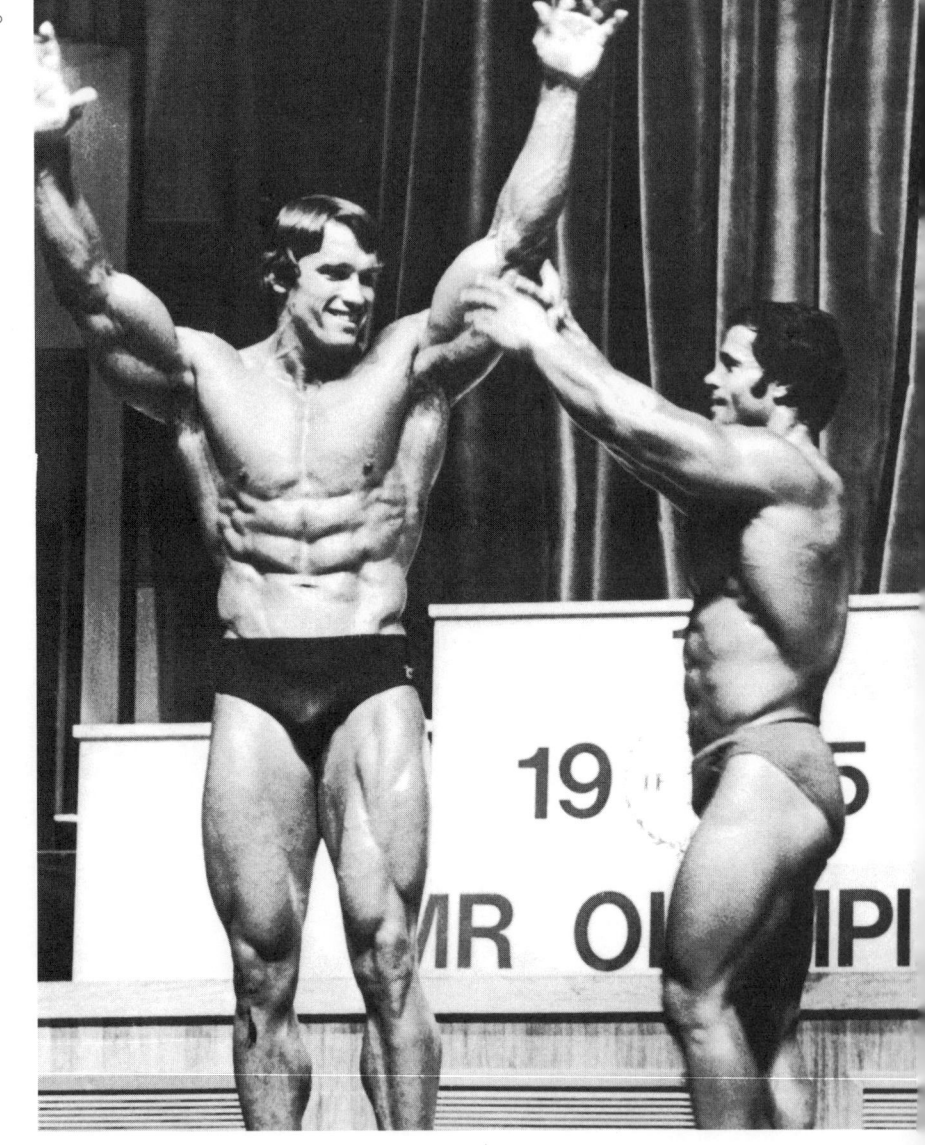

佛朗哥·哥倫布

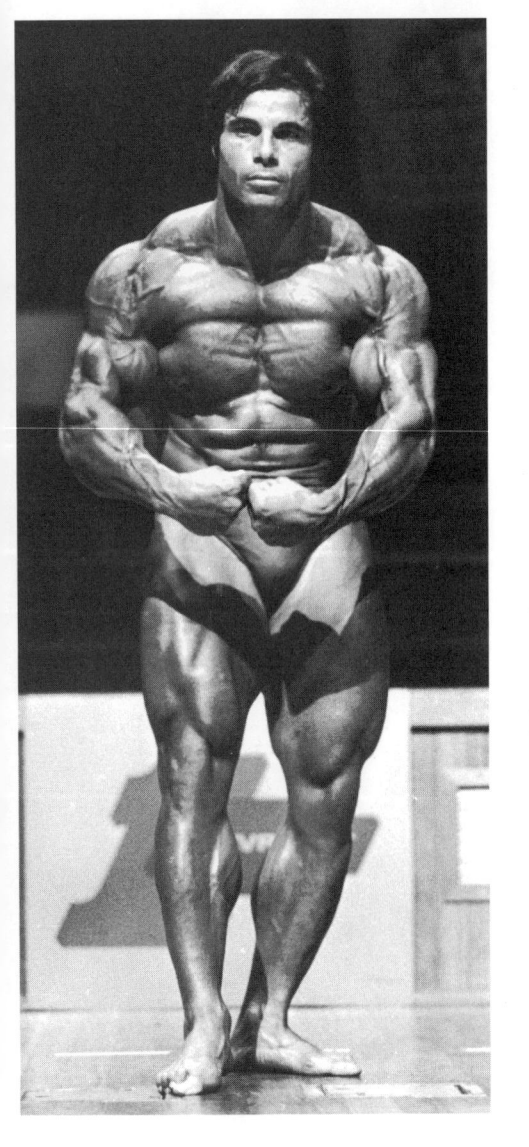

飲食才能實現。1970年代尾聲，弗蘭克·贊恩迎來健美生涯顛峰，憑藉完美的體格連續三度奪得奧林匹亞冠軍。羅比·羅賓遜（Robby Robinson）也在當時站上世界舞台，展現自己優美的體態及高品質的肌肉狀態。相比之下，卡爾·斯卡拉克（Kal Szkalak）之所以能奪得1977年世界業餘健美冠軍，是因為他的體型相當魁梧、肌肉尺寸驚人，這與弗蘭克·贊恩充滿對稱之美的身體不同。

1980年，我復出並參加了在澳洲雪梨舉行的奧林匹亞先生賽事。當時的競爭相當激烈，讓我簡直不敢置信，我也難以想像如克里斯·迪克森（Chris Dickerson）這樣身材矮小的選手竟能對我造成威脅。我的對手們都狀態極佳，他們的肌肉狀態也完全超乎我的想像，

湯姆・普拉茲（Tom Platz）的腿、羅伊・卡倫德（Roy Callender）的背闊肌，肌肉都無比結實，尺寸、厚度也令人難以置信。我的職業生涯比大多數人持續的時間更長，部分的原因應該是我從很年輕就開始參加比賽，但到了 1970 年代，這項運動日益普及，也讓許多 1960 年代的健美明星得以持續活躍，與 1970 年代崛起的新星相抗衡。

　　1970 年代，IFBB 崛起成為最主要的健美組織。在主席班・韋德的領導下，IFBB 擁有一百多個成員國，並成為世界第 6 大體育協會。此外，「奧林匹亞先生」也成為公認的健美頂級職業賽事，可與網球界的溫布頓和高爾夫界的美國公開賽相媲美。

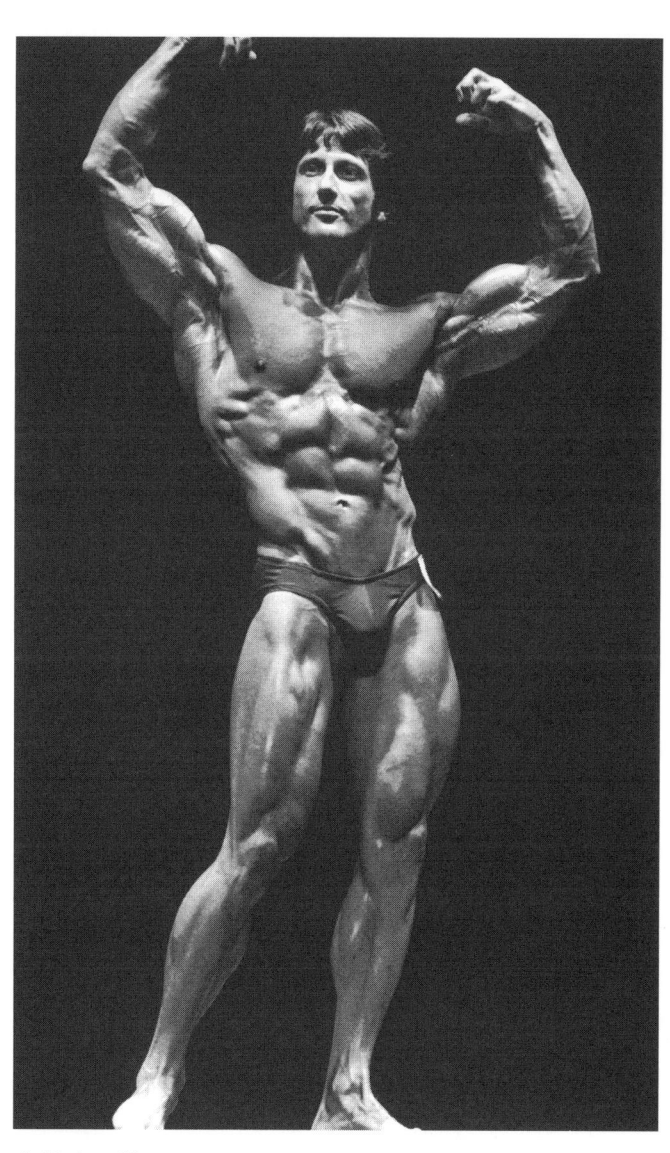

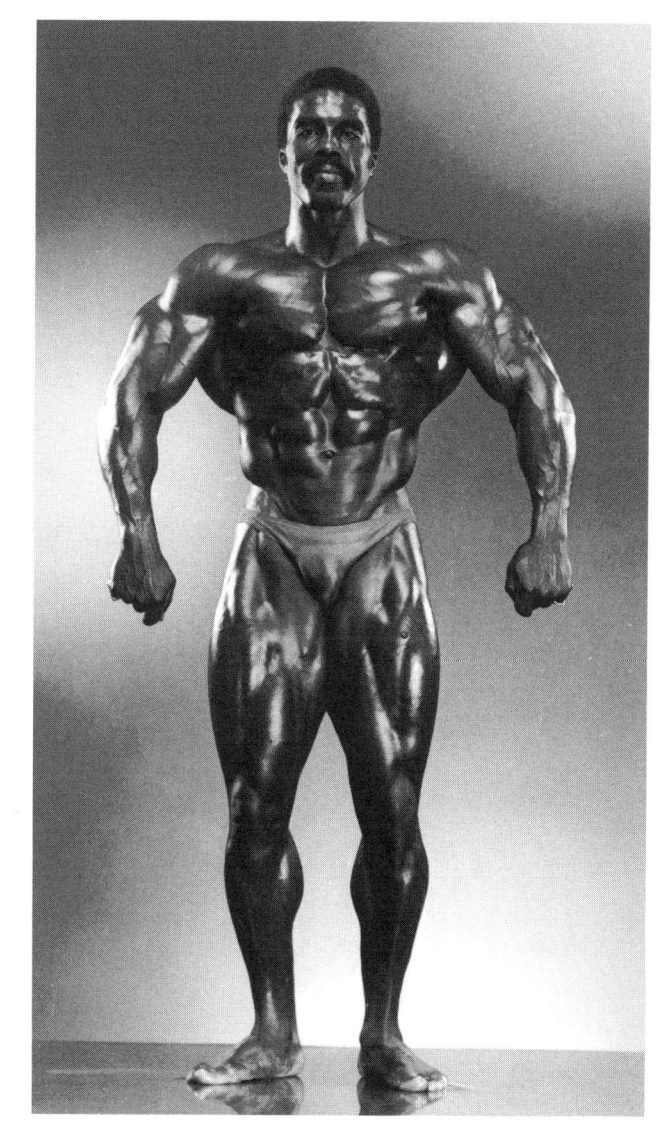

弗蘭克・贊恩　　　　　　　　　　　　　　羅比・羅賓遜

紀錄片《史瓦辛格健美之路》(Pumping Iron)

在 1970 年代，對健美運動影響最大的作品就是《史瓦辛格健美之路》，這本著作原本是書籍，後來改編爲電影。查爾斯·蓋恩斯和喬治·巴特勒（George Butler）選擇了健美這個大衆完全不了解的主題，並讓這項運動成爲熱門話題長達 10 年之久。這是第一次有人讓健美走入大衆的眼界，讓他們了解健美是什麼，以及健美選手們到底在做什麼。蓋恩斯和巴特勒吸引大家來關注一項長期遭到忽視和誤解的運動，而《史瓦辛格健美之路》的成功也爲未來 20 年健美運動的爆炸性成長、普及奠定了堅實的基礎。這部作品的成功不僅推動了我的職業生涯，也幫助健美打入體育廣播和電影大片的市場，更讓原本屈居於地區高中體育館的健美文化有機會走入雪梨歌劇院、紐約惠特尼美術館等殿堂。健美選手開始躍上雜誌封面，健美也成爲許多暢銷書的主題。

1990 年代的健美運動

曾經，我還有機會參與奧林匹亞先生賽事，並接受 1-2 位參賽者的挑戰。1980 年，登上奧林匹亞舞台的選手有弗蘭克·贊恩、克里斯·迪克森、邁克·門澤（Mike Mentzer）、博耶·科伊（Boyer Coe）、肯·沃勒、羅傑·沃克（Roger Walker）、湯姆·普拉茲、薩米爾·班努特（Samir Bannout）、羅伊·卡倫德等人。在 1967 年，還未曾見過如此天賦異稟的選手們齊聚一堂的光景，但早期的塞爾吉奧·奧利瓦、賴瑞·史考特、雷格·帕克、哈羅德·普爾等人放到那個時代仍是非常強勁的選手。我並不是說現在的選手比以前更強，而是頂尖選手的數量比以往的任何時候都來得多。

進入 1980 年代之後，這種戰場擴大的競爭模式必然會持續下去。1981 和 1982 年的奧林匹亞先生分別是經驗豐富的選手佛朗哥·哥倫布和克里斯·迪克森，但沒過幾年他們就退役了，於是我們進入一個由體格魁梧的健美冠軍統治的時代。在那之前，身材矮小的選手還能與高大者同場競爭奧林匹亞先生的稱號。1980 年代初期，90 公斤以下的選手（如史考特、贊恩、哥倫布、迪克森等人）勝出的機率甚至高於 90 公斤以上的選手（如奧利瓦、班努特和我），而另一位健美明星薩米爾的體重也只比 90 公斤稍重一些。

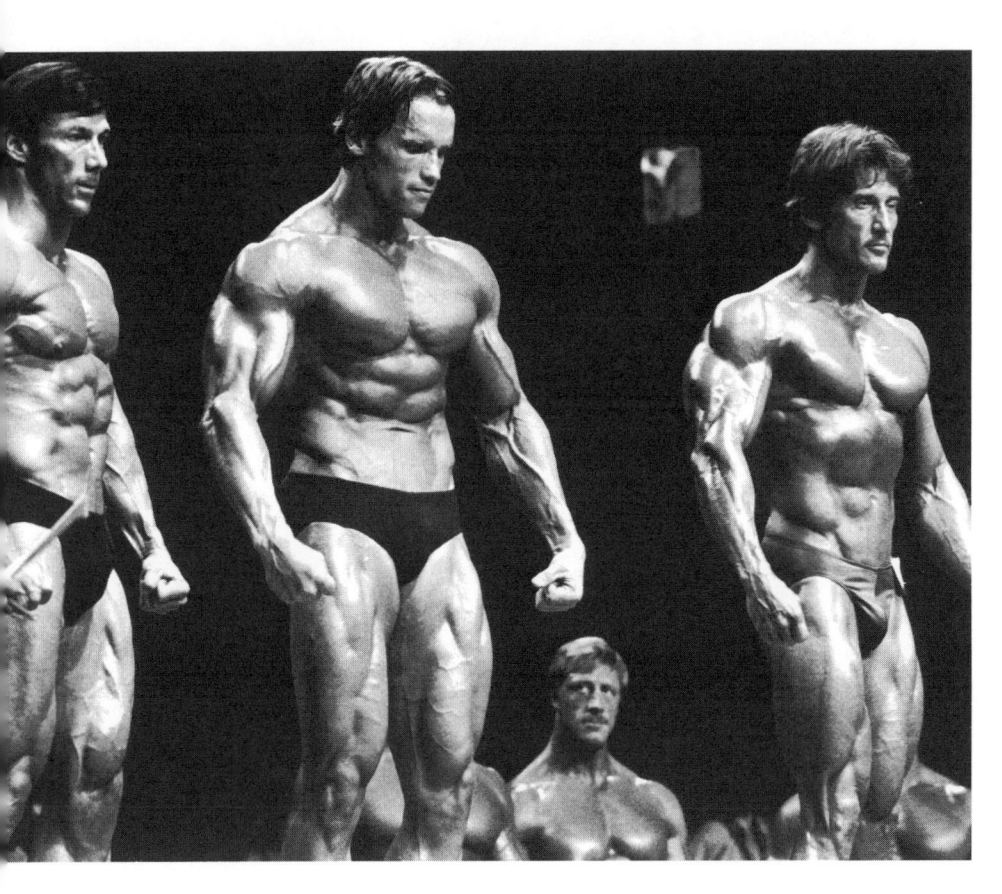

1980 年的奧林匹亞先生賽事，我與博耶·科伊、弗蘭克·贊恩一起展示姿勢。

1981 年的奧林匹亞先生賽事，佛朗哥·哥倫布。

　　後來李·哈尼出現了，他那龐大勻稱的體格助他橫掃了 8 屆奧林匹亞先生冠軍，打破我 7 次奪冠的紀錄。在李·哈尼之後，多利安·耶茲（Dorian Yates）也橫空出世，他宛如英國版的拉什莫爾山一般雄壯，憑藉自己 120 公斤重、大力士一般的魁梧身材，在各大賽事中無往不利，贏得了多場奧林匹亞先生的頭銜。如果有健美愛好者從 1960 年代中期坐時光機到 1990 年代中期，看到那時的奧林匹亞先生陣容，肯定會以為地球被外星物種入侵了，因為每個站上舞台的人都壯碩無比。在多利安旁邊，還站著納賽爾·艾爾·桑巴蒂（Nasser El Sonbaty），身形與他不相上下，還有保羅·迪萊特（Paul Dillett）、尚皮耶·富克斯（Jean-Pierre Fux）和凱文·萊弗隆（Kevin Levrone），體型都相當驚人。如果你較為矮小，就要讓肌肉達到像肯恩·雷（阿諾盃經典賽冠軍）和李·普里斯特（Lee Priest）那樣的狀態，才能站上舞台。1990 年代的健美運動有著鮮明的標誌，那時的弗萊克斯·惠勒體型與我最後一場奧林匹亞先生奪冠的狀態相似，都相當完美，但他卻永遠無法在舞台上角逐冠軍席位。

　　很顯然地，這種崇尚魁梧體型的趨勢不可能永久持續下去。沒錯，確實有體重 122 公斤的奧林匹亞先生，但健美運動的宗旨是肌

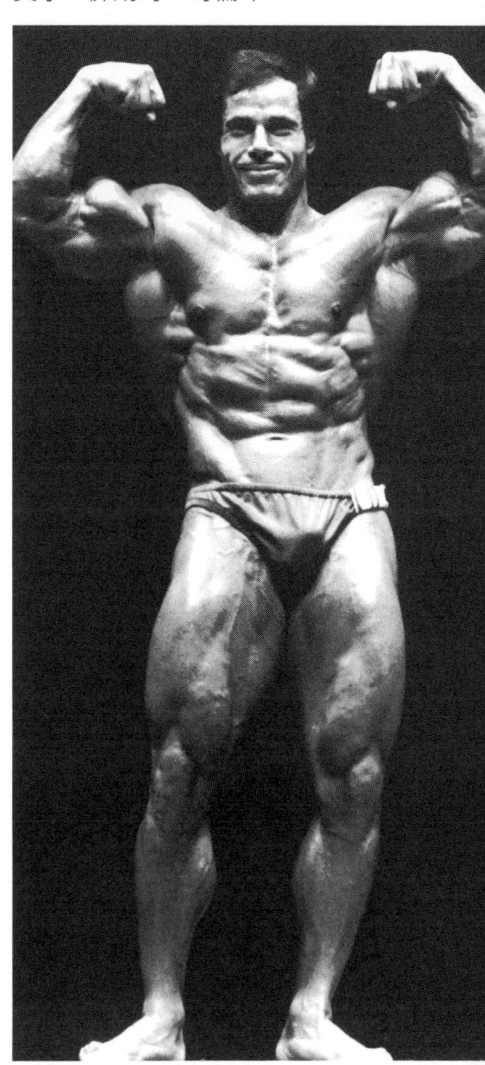

1982 年的奧林匹亞先生賽事，克里斯・迪克森

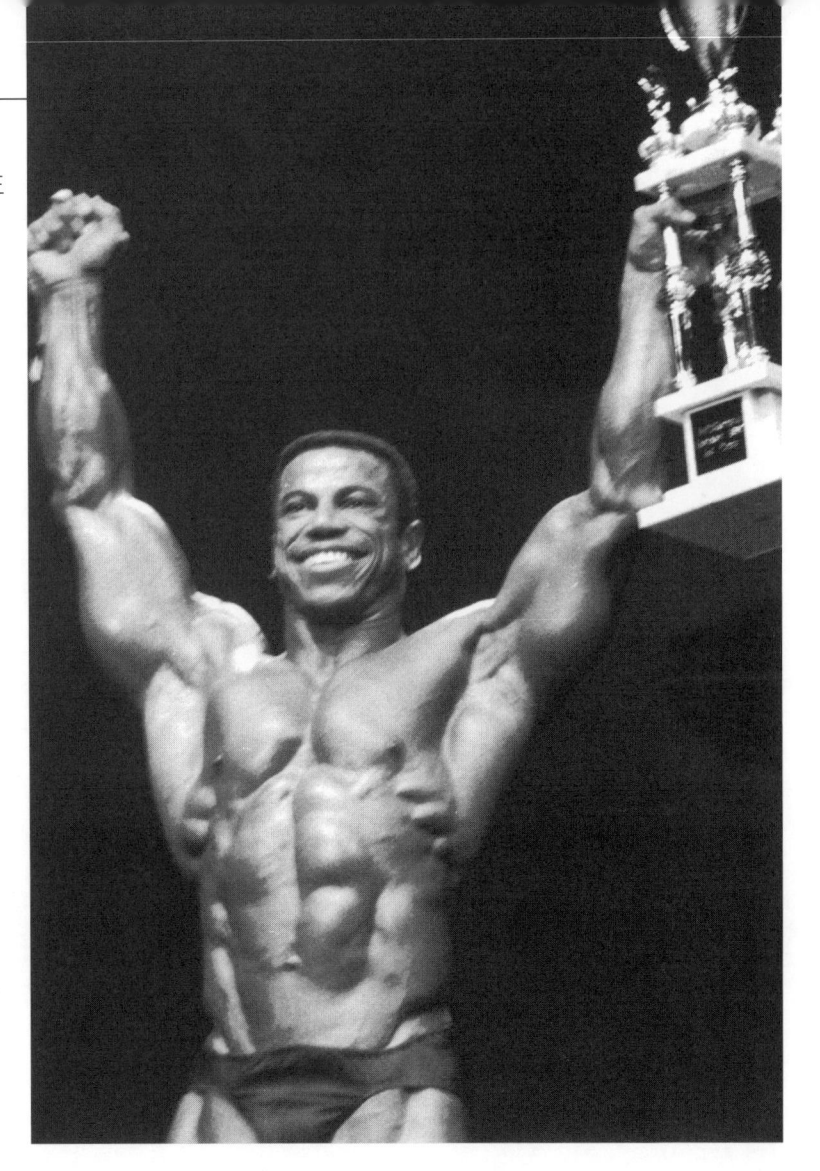

肉的對稱、比例和線條等細節，所以體重不可能再進一步增加。體重 145 公斤的健美選手不可能雕塑出 100 公斤的選手那樣完美的體態。不僅如此，隨著時間過去，健美觀眾也開始對評審偏好巨大體型的評分標準感到不耐，並認為應該要重視傳統的美學理念。但健美運動和大多數事物一樣都有一個循環，就像擺動的鐘擺必定會回到中心、再擺到下一個極端一樣。

健美運動的爆炸性成長

1980 年代是健美運動崛起的時期，健美不再只是一項競技運動，也能對我們的文化、大眾造成影響。到了這個時期，IFBB 已經成為一個成熟的組織，擁有一百多個成員國。直到 1990 年代，IFBB 已涵蓋 160 個國家，根據主席班・韋德的說法，IFBB 已成為世界上最大的體育協會。

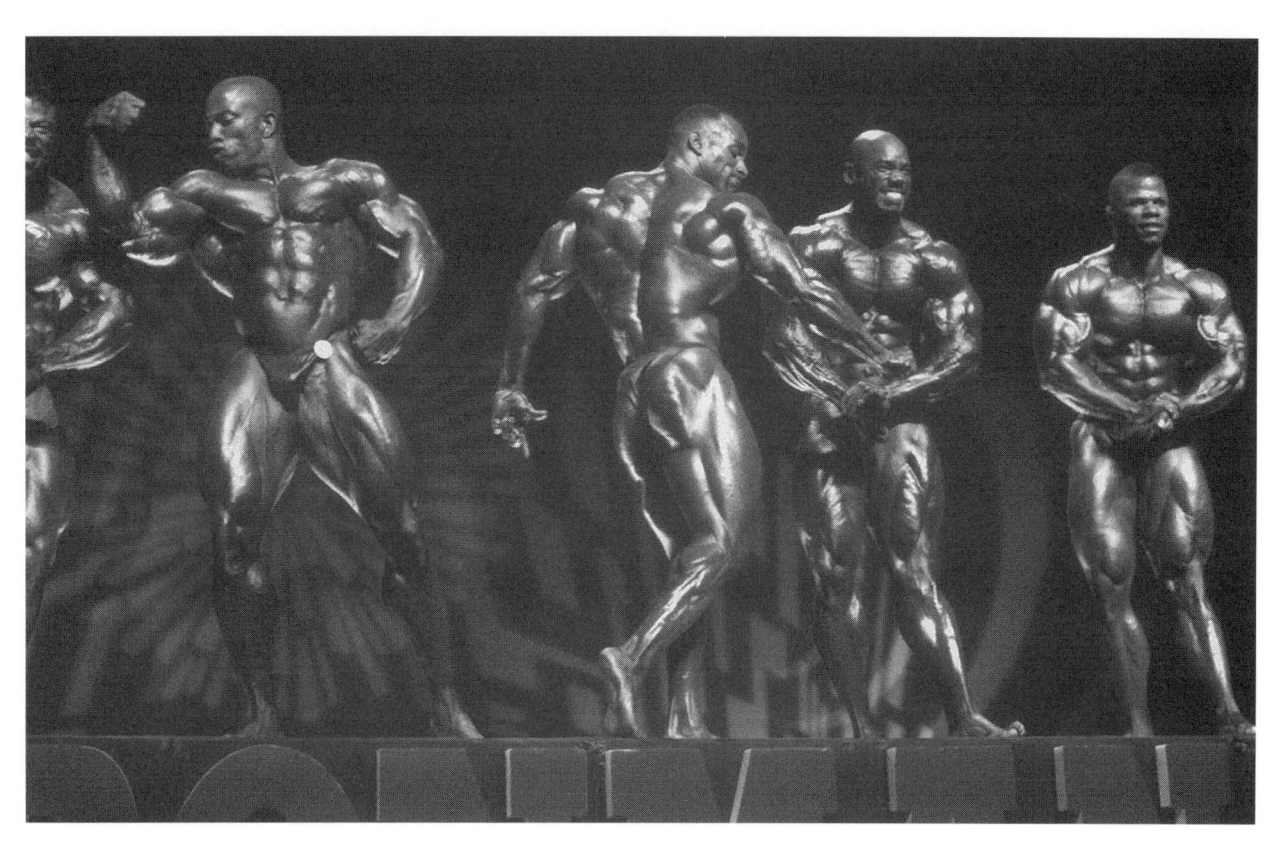

1990 年代的選手都十分魁梧

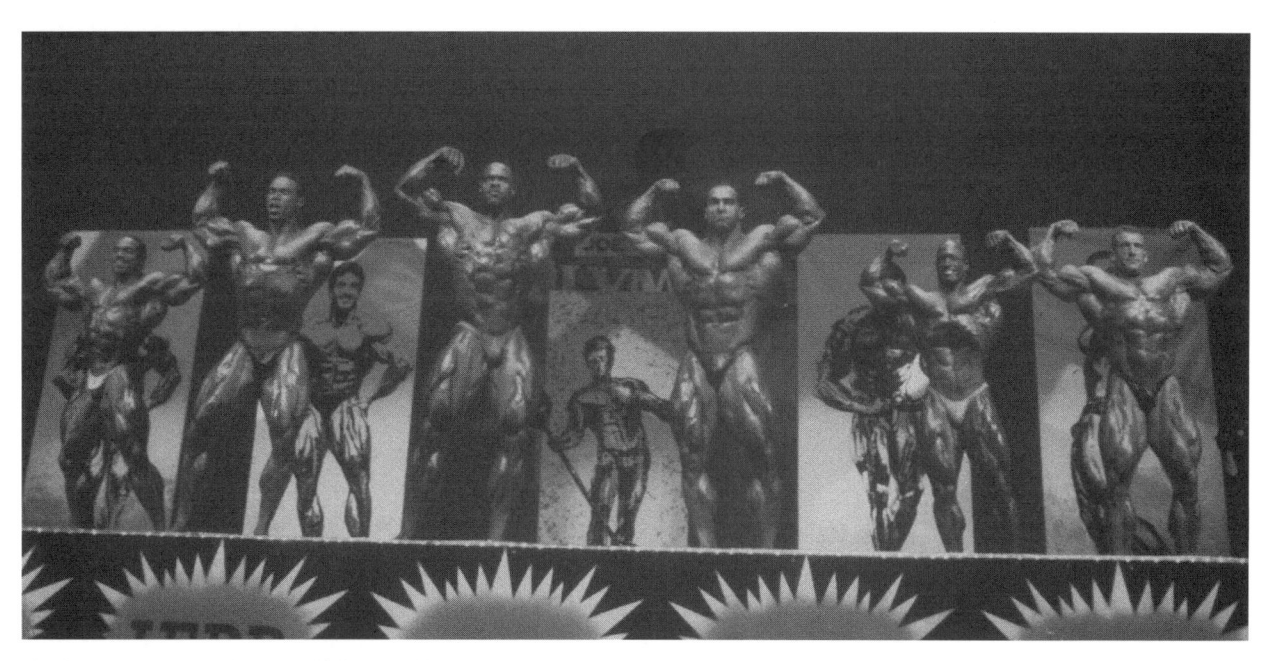

當時的選手仍須保持肌肉的對稱、比例和細節等標準,正如這場奧林匹亞先生賽事所示。

蘇聯在1980年代中期成為IFBB會員，蘇聯解體後，各加盟國也紛紛申請加入IFBB，此舉也讓IFBB組織更為龐大。1990年，中國也加入了IFBB，開始舉辦比賽，且不只有男子賽事，也為女性健美選手提供舞台。

　　1997年，健美運動獲得國際奧委會的正式認可，也代表著這項運動發展至頂峰，健美運動因而成為國際業餘運動社群的正式成員。

　　同時，我們也看到印刷品和電視廣告中越來越常出現肌肉發達的體格，可見健美對現代文化的影響相當顯著。某家銀行也用發達的二頭肌來代表其作為金融組織的實力。還有一個廣告用奇招吸引觀眾打他們的免付費專線，那就是派出外貌、聲音都酷似阿諾・史瓦辛格的健美選手羅蘭・基金格（Roland Kickinger）來出演廣告。健美改變了電影動作英雄的體格。由於大眾習慣了《王者之劍》（Conan the Barbarian）裡的柯南、《第一滴血》（First Blood）的藍波（Rambo）還有尚克勞德・范・達美（Jean-Claude Van Damme）演的武打片，所以這些角色壯碩的身體形象也影響了未來的電影和年輕的演員、模特兒們，促使影視界對身材管理更加重視。

　　當然，健美的成長也體現出一些問題。規模越大，吸引的注意力就越多，且同時包含正面、負面的關注。當時，布希總統想透過總統體適能與運動委員會來推動健美訓練，《今日美國報》等刊物也發表文章讚揚健美選手，並闡述重訓的好處，但反對者的批評力道也持續加劇。

　　其中，最嚴重的指控就是聲稱健美運動大量使用合成代謝類固醇和其他藥物。健美界確實有藥物濫用的問題，但人們常常忘了，同樣的問題在其他運動專項也會出現。《運動畫刊》有一次發表文章，揭露某位前健美選手的醜聞，他已經大約15年沒有參賽了，但他的所作所為卻代表了健美這項運動，使健美跟用藥污名畫上等號，因此許多人都認為這篇文章的報導相當不公道、不負責任。

　　但是IFBB為了回應輿論壓力，並因應國際奧委會提出的要求，所以宣布協會將會制定藥檢計畫，擴大IFBB世界業餘健美錦標賽（也就是先前的宇宙先生賽事）中既有的定期藥檢。我希望這個計畫能教育年輕的健美選手，讓他們了解禁藥的危險性，進而阻止他們施用禁藥。同時，我也希望此作為能說服公眾，讓大眾認知到健美確實是一項合法、充滿熱血的運動，而且健美冠軍也是合法、值得敬佩的運動員。

阿諾的經典週末

1994 年，我和我的長期合作夥伴吉姆‧洛里默開始了一項新計畫，那就是在俄亥俄州哥倫布市開辦一系列的競技健美活動。從健美界進入電影業之後，我更加意識到健美運動沒有得到應有的重視。因此，吉姆和我設計了一整套活動，包括男子阿諾盃經典賽（Arnold Classic）、國際小姐賽事（Ms. International）、女子健身健美賽事、大型健身業展銷會還有刺激的武術比賽與展覽。

如此豐富的週末活動吸引了許多健美愛好者，大批人潮湧入哥倫布市，吉姆告訴我，這是哥倫布市參加人數第 3 多的年度活動，只有全國和國際馬術表演贏過我們。於是我打趣地告訴吉姆：「難怪他們能吸引更多遊客，畢竟人再壯也壯不過馬！」

健美作為一門職業

阿諾盃經典賽的成功只是一個徵兆，象徵著健美運動將成為主流。由於健美運動越來越受歡迎，其商機也越來越大。約翰‧格里梅克、比爾‧珀爾、雷格‧帕克等健美明星都靠自己的體格賺了不少錢，他們在 1950 年代的各種研討會和展覽都非常受歡迎，但能將健美當作本業的健美明星相當罕見。即使到了 1970 年代中期，我也認為以健美為業的只有佛朗哥和我。請記住，1965 年第一屆奧林匹亞先生賽事的冠軍獎項只有一頂王冠。到了 1998 年，頂級職業賽事的大約可以贏得 11 萬美元（當時約 350 萬台幣），且奧林匹亞先生與阿諾盃經典賽的獎金總額也已攀升至美金 6 位數。

只要有了錢，就會有天翻地覆的轉變，而成功的結果又會孕育更多的機會。許多健美明星都開了自己的健身房，開始製造器材，或打造專屬的服裝、營養品品牌。大多數人也會販售郵購產品、參與研討會和展覽，以增加財源。

隨著主流文化越加重視健身，健美運動的發展也更加蓬勃。過去幾年，健身越來越熱門，所以全國各地的健身房和會員數量都大幅增加，健身服裝、器材的銷量也顯著提升，這些現象都印證了健美的盛況。

在整個 1980 年代，健美運動在電視上的能見度越來越高，美國三大電視網、娛樂運動電視網及其他有線電視媒體都報導了相關的

內容。不幸的是，到了1990年代，媒體對健美的關注沒有進一步擴大，原因就是藥物爭議。儘管其他運動專項也有藥物濫用的問題，但大眾往往會放大檢視在健美健體賽事發生的狀況。如果健美運動想要真正取得成功，就勢必得解決藥物濫用的問題本身，讓大眾對健美運動改觀。

喬・韋德

　　若要討論健美，就不得不提到喬・韋德和他開辦的雜誌《肌肉和健康》（Muscle & Fitness）和《彈性》（Flex）。自1940年代初期以來，喬就持續對健美界作出貢獻，他不僅透過文章、照片詳細介紹健美賽事、訓練方法，也編撰專文介紹許多健美明星的個人特質。喬還成功蒐集、保存了許多珍貴的訓練資料，並利用他的雜誌、書籍、錄影帶，將這些資訊公開給一代又一代的年輕健美愛好者。

　　多年來，喬也花了很多時間造訪各國的健身房，觀察明星們如何訓練。舉例來說，早在1960年代，他就注意到賴瑞・史考特用牧師凳（Preacher bench）做彎舉，而實力超強的查克・西普斯則會在組間快速減輕槓鈴重量，一組接著一組完成超高強度的訓練。喬會把這些方式記下來，為其命名。史考特本人並沒有把自己的動作稱作「史考特彎舉」，西普斯也沒有意識到自己做的是「遞減法」（Stripping Method）。但是，在喬的努力之下，每個人都能很快地獲得這些寶貴的訓練技巧。

　　在奧地利時，因為每天行程的限制，我每天都練2餐，早晚各1次。現在，這種方式稱作韋德雙分部系統（Weider Double-Split System），世界各地的健美運動員都在使用。韋德訓練法則是迄今為止最完整的健美訓練體系。喬・韋德研究出這些原則後就會用自己的名字來命名，像是韋德直覺原則（Weider Instinctive Principle）、韋德優先原則（Weider Priority Principle）、韋德頂點收縮原則（Weider Peak-Contraction Principle）等等，並在雜誌上推廣這些內容。無數的健美愛好者都受惠於喬所編撰的資訊內容，得到訓練、營養、飲食以及其他有助健美運動表現的知識。

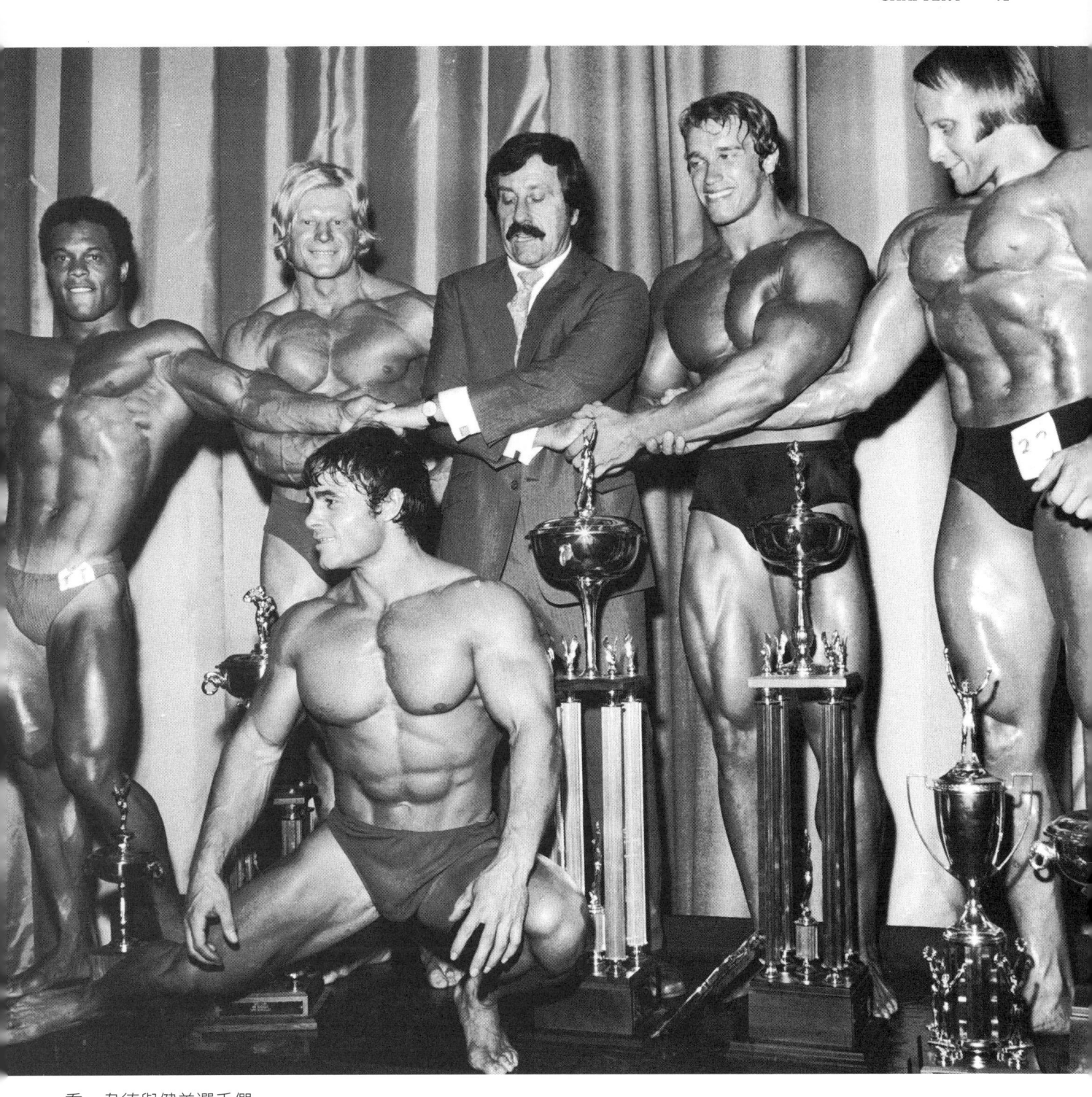

喬・韋德與健美選手們

現代訓練的演變

幾十年來，健美選手都變得更魁梧、更結實、更精壯，主要原因就是他們透過反覆試驗，找到了更好的訓練及飲食方法。過去的 5 年中，每一種專項運動都有所進步，健美也不例外。事實上，有些人認為各項運動之所以能變強，也與健身技巧的普及有關。

在約翰·格里梅克的時代，健美選手的訓練內容仍然跟舉重選手一樣，他們通常會每週鍛鍊全身 3 次。現在，健美訓練已經變得更複雜了。練健美的人會更強調個別部位的訓練，他們會從不同的角度刺激所有肌肉、會做更多不同的動作、使用各種不同的器材，也意識到要在短時間內完成高強度訓練，再讓身體休息、恢復、成長。曾經，健美的唯一目標就是肌肉變大，但現在的健美選手更重視肌肉的品質，他們會想打造出精實、對稱的體格，且每塊肌肉都要分離、線條清晰，在這樣的標準之下，如今的頂尖健美選手們看起來都像是行走的解剖學教科書一般。

隨著新技術的出現，用來雕塑身體的工具也改變了。以當今的標準來看，1930、1940 年代的健身房可說是相當簡陋。已故的現代健身房創始人之一維克·坦尼（Vic Tanny）以及其他健身房老闆貢獻良多，他們嘗試了各種類型的滑輪、繩索器材，讓顧客有更多選擇，但槓鈴和啞鈴仍然在健身房占據主導地位。1960 年代初期，健身器材的普及使得我們可以嘗試更多動作。現在，Cybex、Hammer Strength、Body Masters、Paramount、Universal、Nautilus 和許多器材製造商都推出各種訓練設備，都讓健美愛好者有更多除了自由重量以外的選擇。在著名的健身房品牌 World Gym 當中，同為金牌健身中心創辦人的喬·戈爾德（Joe Gold）設計、製造了許多厲害的器材，所以世界各地的健身房都群起仿效，讓各式器材變得更加普遍。

健美愛好者們也越來越了解飲食和營養學的知識。我們現在重視的精瘦、線條分明的體態，在過去並不是健美賽事評審們青睞的特質，他們過去更看重純粹的肌肉量多寡。但健美選手們逐漸意識到，由體脂肪堆疊出的碩大體格不等同於高品質的體態，所以應該要盡可能去除脂肪，才能充分展現出肌肉的狀態。

於是健美選手就不再讓自己增重、變得更魁梧了。他們學會在高強度訓練下仍遵循嚴格的飲食習慣，並補充維生素、礦物質、蛋白質補充品來增進肌肉成長。同時，他們也研究了類固醇、甲狀腺和各

種生物製藥對身體的影響。健美愛好者會使用一些心理學的技巧來讓自己更有訓練的動力，甚至有些人會用催眠法來控制自己的意志，好讓身體鍛鍊的結果再創顛峰。這也是為什麼醫生和醫學科學家開始注意這群為進步無所不用其極的健美選手，因為他們發現練健美的人所發展的體格已經超出當時對運動的理解範圍，健美對身體的影響也超乎想像。此後，健美就在運動界掀起了一場革命，並讓許多訓練技巧變得更加普及。

無論在美國或全世界，我們都可以看到健身房遍地開花的景象，象徵著重量訓練正式成為眾所矚目的焦點。以前我還是個四處旅行的年輕健美選手時，要在各地找到能讓我好好訓練的健身房非常困難，但現在到哪裡都有 World Gym 或其他連鎖健身房，器材相當齊全，而且一般運動中心的設備也與專業健身房越來越接近。人們終於了解了肌力訓練的重要性，也意識到不管是想保持健康或成為健美小姐、先生，都要廣泛接觸各種訓練動作與健身器材。

健美運動的未來

遊歷世界期間，我看到了許多傑出的美國健美選手，也有越來越多來自歐洲的競爭者在國際賽事贏得冠軍，因此健美的前景可說是一片光明。健美是非常專業且困難的運動，所以願意全心投入鍛鍊的人並不多，更遑論積極備賽、贏得國際獎項的人，更是少之又少。但是，現在也有越來越多其他專項的選手開始考慮轉向健美運動，這件事說明了健美還在持續成長，賽事的強度有望提升，眾人也將投以更多目光。

毫無疑問，頂尖的健美選手必定會比過往更加壯碩。我很喜歡用拳擊來打比方，幾年前，重量級的冠軍通常不會超過 90 公斤，像是喬‧路易斯（Joe Louis）或者洛基‧馬西安諾（Rocky Marciano）都是典型的例子。但是現在不一樣了，就算是重量級最輕的選手，也必定超過 90 公斤，瑞迪克‧波威（Riddick Bowe）等破百公斤的選手已經越來越常見。然而，儘管美式足球、舉重或其他運動專項選手的體型都有變大的趨勢，也沒有出現過 120 公斤的拳擊手，未來也不會有。增重絕對會對運動表現產生影響，而且會帶來負面而非正面的結果，這個原則在拳擊、網球、足球等運動皆適用，在健美運動中也是不變的鐵則。

比起我剛愛上健美的時期，現在健美運動的地位已不可同日而語。過去的健美只有賽事，如今卻多了娛樂、休閒的面向，越來越多人把健美當作增進體能、維持體態的方法，還能讓人變得更有自信。此外，骨科醫生也開始把重量訓練當作某些病人的復健方法，老年人則會用健身抵禦老化帶來的健康問題。競技運動領域的許多運動員都發現，重訓可以讓自己在場上表現得更好。健身已經成為不分男女、闔家大小都能從事的活動，此趨勢不僅是風行一時，而是會深植在每個人的生活中。

隨著健美選手們越變越強，獎金也越來越多，但我們仍不能忘記健美的初衷，若沒有真心喜愛這項運動，選手們之間英雄惜英雄的情誼將蕩然無存，健美帶來的快樂與成就感亦將不復存在。如果你只在乎獎金，那麼你比賽失利的時候就不只是輸了而已，還會影響生計，這樣一來，你就會開始憎恨對手，甚至憎恨健美這項運動。

我想要把健美推廣給更多人，特別是那些健美比賽圈之外的人，因為健美是加強身體素質的最佳途徑，了解訓練好處的人越多越好。IFBB 常常忘了，健美還有競賽以外的面向，所以才會去限制誰可以參與健美研討會，以及哪些地方有資格辦這樣的活動給哪種人參加。我認為，不管在哪裡、觀眾是誰，我們都應該要大力推廣健美運動。比起劃分界線，我認為利用更強壯的身體來改善整體生活才是我們的第一要務。

健美運動產業當中有一個新興市場，那就是健美選手成為私人教練這條路。雖然很多人看到健美選手都會說：「我不想練成那樣。」但這些人似乎也知道，除非特別去鑽研訓練的知識，不然根本很不可能把自己練得如此精壯。因此，越來越多人找健美選手當私人教練，這種商機緣自加州，現在則已經蔓延到全國和世界各地。健美的訓練技巧對所有人的身體都適用，還可以幫我們達到各種目的。所以說，誰能比專業的健美選手更有能力教你最好、最有效的訓練方法呢？這也是為什麼，儘管我對健美變成大眾運動不抱期待（遙遠的將來或許有可能吧！誰知道呢？）但我相信健美運動員對整個文化的影響力會是來自私人教練這個角色。

女子健美

　　女性健美是健美運動的一大里程碑，越來越多的女性開始訓練培養體能、健康、肌力也體現出健美運動正蓬勃發展。

　　1970 年代，現代女子健美賽事嶄露頭角，其中喬治・辛德（George Synder）舉辦的「世界最佳」賽事可能是最成功的，但女性還是得穿著高跟鞋上台。1980 年，美國全國健美協會（National Physique Committee）舉辦了第一屆全國女子健美錦標賽，IFBB 也核准第一屆奧林匹亞小姐賽事。從此之後，女子健美正式成為業餘、職業選手所公認的全國、國際運動。

　　第一位女性健美明星叫作麗莎・里昂（Lisa Lyon），就是她發明了把姿勢和舞蹈結合的方法，而且這種表演模式至今仍是女子賽事的一大特色。麗莎也找了海爾穆・紐頓（Helmut Newton）和羅伯特・梅普爾索普（Robert Mapplethorpe）等頂級攝影師來記錄她的身影，讓許多人看見發達的女性身體肌肉有多麼美麗。此外，健美界也非常幸運，能讓瑞秋・麥克利（Rachel McLish）成為第一位奧林匹亞小姐。瑞秋的外貌集時尚、性感、個性於一身，同時擁有完美的肌肉、體格，於是她的形象也從此成為女性健美運動員的楷模。柯莉・艾弗森（Cory Everson）和蓮達・穆雷（Lenda Murray）則統治了 1980 及 1990 年代，兩人各自贏得了 6 次奧林匹亞小姐的頭銜。緊隨其後的是 3 屆奧林匹亞小姐桂冠得主金・奇澤夫斯基（Kim Chizevsky）。金的肌肉品質和分量都相當驚人，而她那精壯無比的體態也引起爭議，與奧林匹亞先生賽事常勝軍多利安・耶茲所遭受的批評非常相似。

　　由於女性健美是非常前衛的概念，所以難免引起反對聲浪，畢竟人類史上從來沒有女性會為了變美而練肌肉。這也就是為什麼《史瓦辛格健美之路》的作者查爾斯・蓋恩斯要把健美的女性形象稱作為「新原型」（new archetype）。很多人不贊成女性練健美，也不喜歡充滿肌肉的女性身體。雖然每個人都可以表達意見，但我認為女性的肌肉與男性沒有兩樣，所以她們想怎麼練都沒問題，不勞旁人置喙。健美運動是一項男女共享的活動。這就是我每年都在哥倫布市舉辦阿諾盃經典賽和國際小姐賽事的原因。時代改變了，現在的女性開始投入許多過去無法參與的活動和職業。身為兩個女兒的父親，我相當樂見這樣的轉變。能看到女性逐漸突破社會的枷鎖，我感到非常欣慰。女性健美運動只是文化轉型的案例之一。

但就我而言，我認爲女性健美最重要的面向就是其對健康和身體素質的影響。因爲沒有好好鍛鍊肌肉，我們社會中的女性常常有肌力和肌肉不足、身體素質有限等問題，隨著年齡的增長更是如此。很多女性都只專注於有氧運動，也覺得鍛鍊肌肉會讓自己變成金剛芭比，所以就忽略了阻力訓練的重要性。而且她們也常常用極端的方式減肥，所以骨骼、肌肉都會流失。我非常希望女性健美選手可以成爲她們的榜樣，傳播女性健美和均衡飲食的好處，好讓更多女性享受健康的好處，並擁有強壯又勻稱的身體。

那麼，爲什麼這本百科大全沒有專爲女性設計的計畫呢？主要是因爲兩性的肌肉訓練和飲食計畫的基本原理大致相同。儘管女性不想把肌肉練到最大，她們還是可以做一樣的訓練動作，只需要調整重複次數、組數、動作搭配和選擇，就可以幫助女性達成訓練目標。而飲食的重點就是攝取各種必需的營養素，並搭配適當的熱量。女性身體對這些刺激的反應確實不同，但每個人都要自行調整訓練和飲食計畫，以滿足個人需求，這是不變的道理。因此，我建議女性們可以盡量學習本書中的健美技術，並盡量去練習，只要妳願意長期投入時間、心力，就能看到鏡子裡的自己變得不一樣！

第 2 章 — CHAPTER 2

健美的基本知識

運動與鍛鍊系統

　　若要發展肌力，健美是效率、效果最佳的運動系統。有些人認為健美只存在競技賽事當中，不能稱作一項人人皆可參與的運動，但我不這麼想，我認為健美有很多特點都足以說明其本質為運動。首先，練健美確實要花費很多體力、採用很多高強度訓練，才能達成能夠參賽的體態。其次，也要有強大的身體素質才能在健美賽事取得好的表現，也就是在舞台上屈伸肌肉、擺出完美的姿勢。後面我會更詳細說明健美選手該如何擺姿勢，展示自己的肌肉，並告訴你們如何長時間用力、保持固定姿勢，這件事相當耗費體力，也需要全程控制整個身體，強度堪比連打 12 回合世界拳擊賽重量級選手。

　　人們之所以對健美產生誤解，是因為運動通常有 2 種評分方式，一種是用速度、長度、高度等標準測量出結果的運動，另一種是像體操、跳水、花式滑冰等依照身體姿態評分的運動。健美乃是評判身體姿態的運動，但不是看運動中的身體，而是看身體本身，也就是肌肉尺寸、形狀、比例、美感、分離程度，而這些重點都得長期在健身房累積、透過飲食控管才能達成，同時也要透過健美姿勢展現出來。

　　雖然健美還沒進入奧運殿堂，卻也已經得到國際業餘運動社群的認可，並在亞運、泛美盃納入賽事項目，這些肯定都說明了健美確實是一項運動。

漸進式阻力訓練

理所當然，大部分練重訓的人都不是以參賽為目標，這個道理跟網球、高爾夫愛好者們一樣，他們參與這項運動並不是為了打進溫布頓或大師賽。你的目標可能是朝著選手的體態邁進，或是想改善專項運動的表現，又或者是想讓身體更健康窈窕、身形更好看、從運動傷害中復原，只要使用相同的基礎訓練原則，就可以達到上述目標，而這個原則所圍繞的核心就是漸進式阻力訓練。

漸進式阻力訓練之所以能奏效，是因為身體的運作機制會讓我們適應新的刺激，並成長得更為茁壯，以應付比過往更大的壓力。如果你每天都跑 2-3 公里，那麼跑 8 公里就會讓你的肌肉花費更大的力氣，你的心肺系統也要能供給更多的氧氣及營養，才能讓肌肉在更大的負荷下正常運作。

若要增肌，道理也一樣。肌肉會產生適應，以應付一定程度的活動需求，而適應的多寡就取決於你在訓練當中的負荷量或是強度。如果你把強度、負荷量增加，肌肉就得更大、更強壯才能執行新的活動。肌肉只要適應了訓練的強度、負荷量，就會持續變壯，也就是說，你要隨著時間漸進地增加肌肉的壓力，才能達到效果。

內華達大學的教授勞倫斯·高汀博士（Lawrence Golding）解釋道：「如果你讓只有 10 匹馬力的馬達產生 12 匹馬力的功率，馬達就會壞掉。但如果是一副有 10 匹馬力的人類身體，使其產生 12 匹馬力的功率，最終就會鍛鍊出有 12 匹馬力的人體。」

然而，並不是所有負重訓練的目標都是為了雕塑出健美身形。重點其實是你要做正確的動作、使用正確的技巧，才能傳達給你的神經系統特定的訊息，讓它告訴身體該怎麼適應，最終達到你的訓練目的。這就是訓練的特殊性（specificity），也是練得好比起練得多更重要的原因。我很喜歡拿電腦來打比方，每個有用過電腦的人應該都知道，電腦有時候做不到你下的指令，無論你試了多少次也沒有用，最後才發現是軟體或電腦主機出了問題。而你沒做好的地方其實微乎其微，例如把該放句點的地方輸入成逗點那樣微小難以察覺的失誤，但無法思考的電腦就這樣跟著你的指示，做出與你的想法相違背的結果。從這個例子我們就可以學到，訓練的特殊性有多麼重要，因為人體就跟電腦一樣，它們不會知道你想要做什麼，只知道你實際上命令它們做什麼。

健美的原則就是如此，身體對我們的想法一無所知，它只能接收我們訓練時給予的特定指令，並對其產生適應。有時候，你可能會以為自己在讓肌肉變壯、覺得自己已經很認真訓練、流了一堆汗、全身痠痛，卻沒有得到期望的效果，那就是因為你沒有對身體發送正確的信號。在這裡，我們所說的正確信號，就是正確的漸進式阻力訓練觀念。

舉重、阻力訓練和健美運動

很多人都會問我，健美選手是真的很壯，還是那些肌肉只是表演、展示用的。答案是，有些健美運動員確實很強壯，但對健美運動員來說，肌力只是達到目的的手段，而不是最終目標。舉重選手才是最在乎最大肌力的人。

舉重的表現好壞取決於選手可以在各種舉重情境中舉起多大的負荷。從古至今，有很多不同類型的肌力測試及舉重比賽。現在，公認的舉重賽事有兩種基本類型：奧林匹克舉重（包括抓舉、挺舉）和健力運動（包括硬舉、臥推和深蹲 3 個項目）。

現代的舉重選手會做大量的健美訓練，也就是說，他們也會平衡全身肌肉群的發達程度，不過首要的目標仍是<u>肌力訓練</u>。不僅奧運舉重選手是如此，健力選手更要盡可能發展肌力，因為奧林匹克舉重更講求技術、時機和協調性，相對而言，健力則是考驗純粹的肌力與爆發力。

舉重選手和健美運動的訓練有一個主要的差別，那就是前者的動作重複次數範圍普遍偏低。也就是說，就跟這本百科大全裡的訓練計畫一樣，健美選手會以較小的負荷做較多重複次數，而舉重選手因為在比賽中只要舉起自己的<u>最大負荷量 1 次</u>，所以他們在訓練時更強調大重量，1 組可能會做 3 下、2 下，甚至只有 1 下，好讓他們在比賽中舉起驚人的負重。

健美體格

許多運動專項的選手也會練出很壯的身材，但健美運動強調的是整體體格美學發展的極致。理想的健美體格看起來應該是這樣的：有寬大的肩膀及背部，向下延伸至腰部的線條如漏斗一般，腰部相當

緊實纖細，雙腿與軀幹呈現適恰的比例。肌肉尺寸巨大、形狀明顯、比例和諧，從肌肉到關節呈現出由粗到細的視覺效果。包括後三角肌、下背部、腹肌、前臂、小腿肌等等每個身體部位都要經過鍛鍊。肌肉線條要足夠清晰，呈現出完美的分離度。

當然，每個運動專項都沒有完美的運動員。運動員總是有優點和缺點。在健美運動中，所有訓練者都有弱點，而我們就是要努力用特定的訓練動作和姿勢技巧來克服這些弱點。由於自然界的遺傳多樣性，有些人的身體素質比其他人更好、比例更協調、對訓練的反應也更靈敏。

在過去的幾年裡，出現了像弗蘭克‧贊恩這樣的冠軍人物，他的體型非常優美，也是一位姿勢大師，但許多人覺得他肌肉的尺寸跟密度都不足，所以沒有冠軍相。佛朗哥‧哥倫布贏得了2次奧林匹亞先生，但他的身高卻比同級別賽事的其他冠軍人選矮上許多。多利安‧耶茲是奧林匹亞先生常勝軍，他的成就當之無愧，但也有些人一直批評他，因為他的身形太笨重、肌肉僵硬，缺乏健美選手的身體應有的美感。

肌肉太多也可能是缺點，聽起來很不合理，但健美這項運動並不是肌肉越大越好，太厚重、線條不夠柔順美觀的肌肉也可能造成反效果。許多看似魁梧的健美選手其實骨架和關節都很小，這樣一來肌肉到關節的形狀會更加美觀。即使在我最重的比賽體重下，一般人還是可以用大拇指和食指圈住我的手腕，很多人聽到這件事都相當驚訝。我的肌肉很大塊，但骨架不大，這也是我能在競技生涯中無往不利的原因。李‧哈尼在1980年代宰制了整個奧林匹亞先生賽事，因為兩度在踢足球時腿部受傷，他才因緣際會轉換跑道，踏入健美界。他有巨大無比、充滿爆發力的肌肉，同時骨骼較為纖細，襯得身形更為優美。

在各種運動或各種生活情境當中，都有些人明顯更具天賦，所以說，健美冠軍是練出來的，也是天生的。你要有得天獨厚的條件才能脫穎而出，因為骨骼粗細、身體比例是練不出來的，但訓練後骨骼確實會變得更粗、更強韌。請謹記，天賦並不是一時半刻就能觀察出來，要在幾年的訓練後，你的潛能才會慢慢浮現。

我還是要說，天分不是一切，最重要的是克服困難、激發自己的所有潛力，畢竟有許多天才運動員都沒能竭盡全力，讓自己踏上頂峰。奧運十項全能的冠軍布魯斯‧詹納（Bruce Jenner）曾跟我說，他

高中時在專項運動的領域並不突出，但他年復一年地努力，最終讓他習得了所有十項全能項目，並登峰造極，最終贏得「世界最佳運動員」的頭銜，我想這就是龜兔賽跑的寓言最大的啟示。

不管你的運動細胞怎麼樣，影響肌肉生長的最大因素是你所採用的訓練內容，如果你想當厲害的健美選手，那麼你應該要打造形狀清晰的肌肉，要達到這樣的成果需要鍛鍊全身每一個肌群、每一條肌肉，還要從各種角度來刺激肌肉，才能充分訓練到每根肌肉纖維。肌肉是由無數細胞集結而成，其中有一束一束的肌纖維，每次用不同的方式發力，你都會刺激到不同的肌束組合，並活化其他的肌纖維。健美選手的目標就是訓練身上的每塊肌肉，讓每個肌群都發展到極致，讓不同的肌群之間呈現和諧的比例，並達到完美的對稱狀態。

要像健美選手一樣發展全身的肌肉，就要有完備的知識以及訓練技巧。在隨機的訓練下改變胸肌的形狀、讓二頭肌更突出、讓上下半身的肌肉更平衡，這是不可能的，因此，那些真正的健美選手都得了解全身肌肉組織的運作模式、明白訓練如何影響身體、懂得那些技巧可以帶來特定的訓練成效。

健美訓練的原理

現在，請想像你手中有一只槓鈴，而且你要把槓鈴肩推過頭。這時候會有許多事情同時發生：首先，你肩膀上的三角肌會把你的手向上舉起。接著你上臂後面的三頭肌會收縮，讓你的雙手伸直。你做的所有動作都是各種肌肉收縮造成的複雜結果，無論是肩推過頭、走路、甚至呼吸都是如此。

相對之下，一條肌纖維的運動模式就單純許多，肌纖維會在刺激下收縮，並在刺激消失後放鬆。肌肉收縮就是一條條細小肌纖維收縮的結果。肌纖維只有收縮或不收縮，沒有中間值，也就是說，它們只會盡可能收縮到極限，否則就是完全不收縮。然而，多次收縮之後肌纖維也會疲乏，這時候它能收縮的幅度就會大幅降低，如果你舉起自己的最大重量一次，就只會使用到所有肌纖維當中的一小部分。也就是說，影響你最大重量的條件有3個：①你能徵召多少肌纖維，②你的每一條肌纖維有多強壯，③你的舉重技巧如何。

如果你一個動作只做1-2下，身體就沒有機會徵召其他肌纖維，來為那些疲累、虛弱的肌纖維代勞。舉重選手要學習如何在單一次最

大重量的動作中徵召非常大量的肌纖維，但他們會讓身體的肌纖維適應，並讓肌纖維更強壯，好讓肌纖維得以承受極大的壓力，這件事就稱作肌纖維肥大（hypertrophy）。

無論舉重者在一次最大負荷動作中使用多少肌纖維，其所徵召的肌纖維數量都還是比多次重複的情境少。因此，他只會訓練、強化一部分的肌肉結構。同時，舉重選手會做的舉重動作數量也有限，所以有很多角度的肌肉都沒有訓練到。

健美人士則體認到，不同類型的訓練動作可以讓身體的樣貌產生很大的轉變。比起用最大重量做 1 下，練健美的人更傾向用較小的負荷重複多次，並且每組都做到力竭，直到肌肉無法再做任何一下動作為止。做完 1 組後，他們就會短暫地休息，接著馬上做更多組，所有訓練身體各部位的動作加起來可能會多達 15-20 組。

他們怎麼知道自己要做多大的負重，還有做多少下、多少組呢？畢竟，同時是健美傳奇人物、也是 19 世紀的尤金‧山道，曾經同一個動作做了數百下！最簡單的回答就是，他們是在反覆試驗之後才發現了這個原則。早期沒有任何專家教他們如何訓練，是這些健美人士自己發明了這個訓練系統。

健美體格的進展證明了他們走在正確道路上。看了史蒂夫‧瑞夫斯、比爾‧珀爾、雷格‧帕克、塞爾吉奧‧奧利瓦、李‧哈尼和我的身材之後，還有人敢說我們不懂練肌肉的原理嗎？最近，運動生理學已經證實了我們的健美訓練系統。一般來說，最大負荷量的 75% 左右是最能有效增加肌肉量的負重，最大負荷量指的就是僅完成 1 下動作時可以舉起的最大重量。對於大多數人來說，如果使用最大負荷量的 75% 的重量，上半身的動作可以重複 8-12 下，下肢則可重複 12-15 次。

當然，僅僅刺激成長是不夠的。肌肉也需要休息，並吸收足夠的營養來恢復，才能長得更大。這就是為什麼我在這本百科大全裡不只會教你怎麼做特定幾個動作、組合不同的訓練動作，還會教你其他別於訓練本身的事情。我們會談到整體訓練計畫及單次訓練的內容，也會協助你安排訓練頻率，更會告訴你哪些飲食會有助於肌肉生長。

健美和有氧耐力

耐力有 2 種完全不同的類型，那就是肌耐力和心肺耐力：

- 肌耐力（muscular endurance）是指肌肉在動作中反覆收縮、募集最大量肌纖維來執行該動作的能力。舉例來說，在做大重量深蹲時，腿部的肌纖維很快就會疲勞，如果想完成整組動作，就需要能夠快速恢復的肌纖維，也要盡可能在一組內徵召更多閒置的肌纖維。
- 心肺耐力（cardiovascular endurance）是指心臟、肺部和循環系統向肌肉輸送氧氣，提供運動所需的能量，並進一步帶走廢物（乳酸）的能力。

雖然這兩種耐力截然不同，但兩者相互有關聯。如果你的心肺耐力很好，但你所使用的肌肉跟不上運動的強度，馬上就沒力了，那又有什麼用呢？如果你的肌耐力很強，但循環系統卻無法提供所需的氧氣，運動表現又能好到哪裡去呢？

幾乎每個人都知道，大量的有氧運動可以提高心血管能力，這類運動會讓你呼吸急促、心跳加速，且可以持續較長時間。從事有氧運動時，你會：

- 增強肺部從空氣中獲取氧氣並將其轉移到血液中的能力。
- 讓心臟能將更大量的血液打入循環系統，並輸送更多血液至肌肉。
- 將血液輸送到特定肌肉的微血管，數量和尺寸皆增加。
- 增加心血管系統將乳酸（在劇烈運動下會造成肌肉灼熱的感覺）從肌肉排出的能力。

增加肌肉收縮的次數有助於增加肌耐力。當你鍛鍊肌耐力時，你會：

- 增加特定肌肉的微血管大小和數量。
- 增加肌肉儲存肝醣（碳水化合物）的能力，肝醣是肌肉收縮產生能量所必需的燃料。
- 增加肌肉粒線體（能量工廠）的數量，粒線體將肝醣轉化為ATP（腺苷三磷酸）等物質，可以促進肌肉收縮。
- 發展出肌耐力運動中主要使用的肌纖維類型。

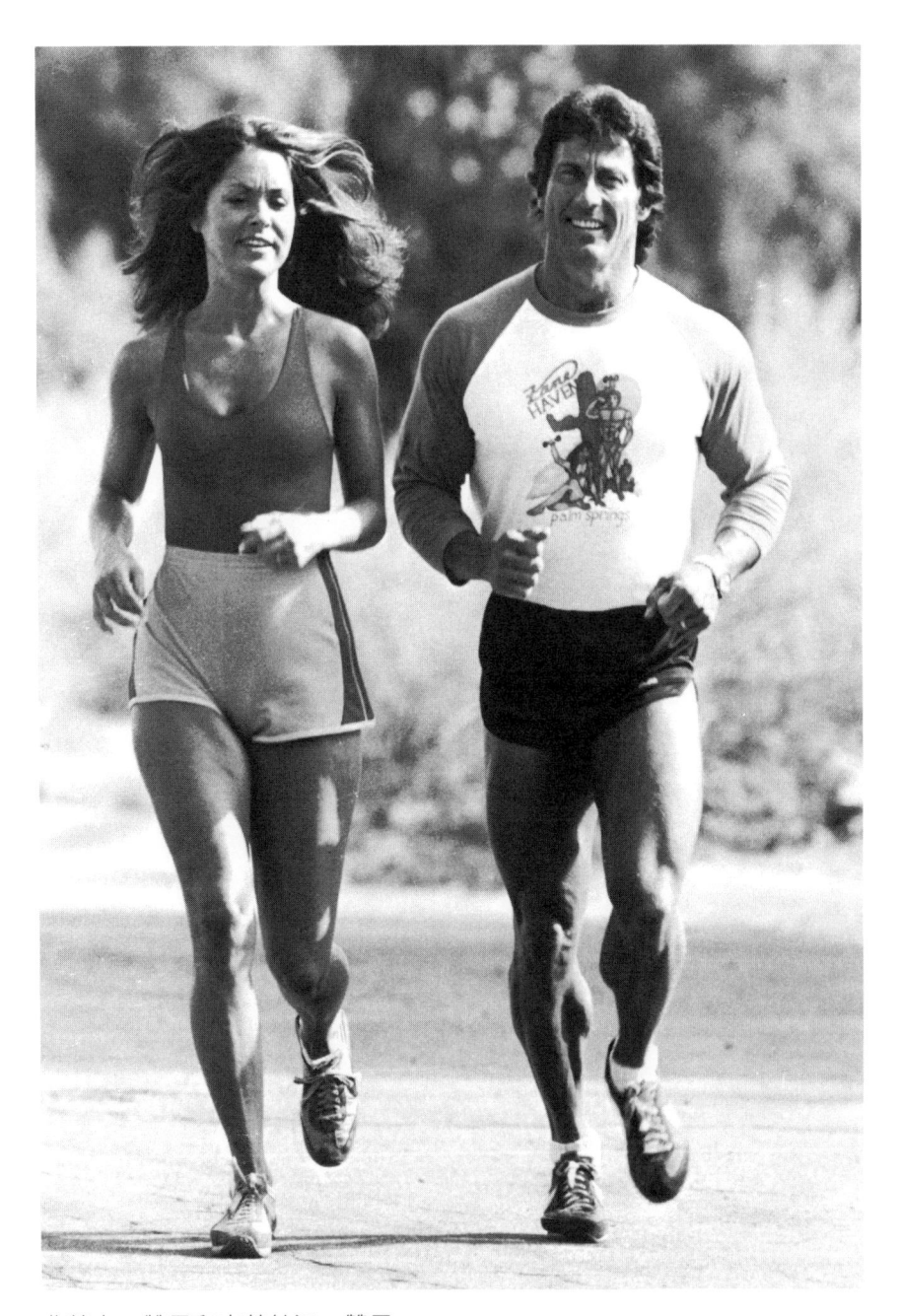

弗蘭克・贊恩和克莉絲汀・贊恩

肌纖維有許多居間的纖維類型，但基本上有 2 種類型：

1. 白色的快縮肌纖維（fast-twitch fiber）是非有氧（nonaerobic）的爆發力肌纖維，可以在短時間內劇烈收縮，但耐力較差，恢復期相對較長。
2. 紅色的慢縮肌纖維（slow-twitch fiber）比快縮肌纖維小 20%，收縮力量不如快縮肌纖維，但慢縮肌纖維可以幫助我們進行有氧活動，只要有足夠的氧氣，就可以持續長時間收縮。

由於健美運動所需的訓練量比舉重更高，組數和次數皆然，所以健美訓練對心血管有一定的好處，還能提高肌耐力。健美選手的訓練步調通常略低於心肺耐力閾值，也就是說，在不超過身體為肌肉供氧能力的情況下，他們會盡量快速地完成訓練。這種訓練模式沒辦法讓他們直接變成跑步、自行車高手，但可以讓他們保持良好的心血管狀態。如果要增進特定活動的運動表現，就要處理<u>訓練特殊性</u>，以及<u>身體適應的特殊性</u>。也就是說，自行車運動員要在自行車上訓練才能騎得更快，跑者必須努力練跑才能成為更好的跑者。但是，訓練有素的健美運動員身體狀態通常都很棒，無論跑步或自行車，都能表現得十分出色，只要他的體重不要太重、身形不要太龐大，也能進步得非常快。

　　我一直相信，心肺耐力對健美選手來說幾乎和肌肉耐力一樣重要。乳酸是肌肉收縮、產生能量的過程中產出的廢物，所以高強度訓練會導致我們所使用的肌肉產生乳酸堆積的情形。如果心臟、肺和循環系統能夠向某個部位提供足夠的氧氣，身體就會重新加工乳酸，使其成為新的能量來源。如果沒有，乳酸堆積就會造成肌肉無法收縮，肌肉完全力竭。

　　我很喜歡用跑步來訓練我的有氧能力，所以每天都會跑好幾公里。但是有些健美選手覺得自己不適合跑步，或是覺得跑步對他們的腿部跟腳踝不好，因此，他們會用其他方法來發展有氧體能，像是踩飛輪、跑步機、踏步機等有氧訓練器材。你的心臟、肺和循環系統的狀況越好，在健身房能進行的訓練強度就越大，進而幫助你在健美上取得進步。

有氧運動和肌肉分離度

　　有氧運動除了可以幫助健美選手維持體能，還可以燃燒更多熱量，達到絲毫沒有贅肉、肌肉清晰分離的體態，又同時能攝取更多卡路里，滿足身體營養需求。因此，每一個想認真鍛鍊、渴望強壯精瘦身材的健美運動員，都要做夠多的有氧訓練，以燃燒掉多餘的卡路里。湯姆·普拉茲的雙腿宛如傳奇一般壯碩無比，我記得他當時會在健身房把雙腿練到筋疲力盡，然後再去騎 32 公里的腳踏車。儘管訓練量驚人，他的雙腿還是非常巨大，而且股四頭肌清晰度和肌肉分離度都很完美。

有氧運動確實可以幫助減肥。如果用有氧運動額外消耗了 100 大卡，就代表你用了 100 大卡的熱量來燃燒脂肪，也代表你可以在備賽期間多攝取 100 大卡的優質蛋白質，同時維持減肥的成效。

然而，身體所能承受的有氧運動壓力其實有限。我們等等就會談到，過多的有氧運動最後可能適得其反。有人曾經在賽前做了好幾個小時的有氧運動，結果後悔不已！因為有氧活動會削弱其所使用到的肌肉，也會消耗整個身體系統的恢復能力，導致肌肉組織開始自我吞噬，即把較大的白色肌纖維作為較小的紅色肌纖維的燃料，導致身體進入過度訓練（overtraining）的狀態。

「過度訓練」不只是因為練太多而痠痛疲勞而已。這是一種因長時間運動過多而導致的健康問題，會讓你的身體當中的某些機制失靈，無法供給能量，也讓你的身體無法恢復。過度訓練是一種慢性的狀態，此時無論你多麼努力，運動表現都不會好。如果你發現自己訓練過度，唯一的補救辦法就是休息，有時甚至要停下來幾週的時間。但是，你可以避免這樣的情況，只要正確安排訓練、確保休息時間和食物中的營養足夠，就可以避免過度訓練症候群。我會在本書的第五卷告訴你們如何安排這些內容。

但防止過度訓練的其中一個好方法，就是不要做太多有氧訓練。請記住，若你想看起來像個健美選手，就要像健美選手一樣訓練。為了滿足適應特殊性的概念，並從中得到雕塑體態、發展肌肉效果，你要做的就是漸進式阻力重量訓練，你該做的不是有氧運動，而是拿起地上的啞鈴。

運動員練健美

現在的運動員比以往都還要更強壯、更高大、更快速，過往的紀錄不斷被打破、甚至粉碎。在我看來，運動表現整體提升有一個原因，那就是任何運動專項的菁英運動員都一定會做某種阻力訓練。

但不久前，傳統的教練不僅不鼓勵運動員做重訓，幾乎還禁止他們做任何有關負重的訓練。這些傳統教練覺得，舉槓鈴、啞鈴會讓運動員練出僵硬、筋肉糾結的身材，影響他們的敏捷和柔軟度。而且，他們也會認為做重訓是「不自然」的活動，因此要求運動員們在農場或牧場做伐木或其他有「男子氣概」的戶外活動來增強身體。如果你不太理解，那就想想電影《洛基 4：天下無敵》裡面的洛基，他

為了跟蘇聯拳擊手伊萬對打，做了一連串的訓練，拖著一根沉重的原木在雪地裡爬行，還在零度以下的天氣裡砍柴，這就是當時的人對訓練的想像。

國際運動科學協會（ISSA）成員哈特菲爾德博士（Frederick C. Hatfield）解釋道：「幾十年來，大家都覺得重訓會拖累我們的速度，會讓你練成筋肉人，破壞你的手感和協調性。」之所以會有這樣的誤解，是因為他們混淆了重訓跟舉重兩種觀念，舉重要提升的是肌力的極限，目的是為了讓你單次能承受的最大重量提升，這種舉重或健力訓練其實並不適合大部分的運動員，因為對他們而言更能增進運動表現的是速度，而非絕對肌力。

哈特菲爾德博士認為，現在的重量訓練在運動當中的角色，是幫助我們以最基礎、最小程度的訓練來發展身上各個肌群，好讓運動員發揮出最佳的運動表現。此種「最佳化」肌力訓練不應只關注增肌和提升肌力極限，除非某個專項運動非常仰賴肌力。哈特菲爾德博士補充道：「如果你把肌肉力量奉為圭臬，那你的速度、活動度、柔軟度、敏捷性和協調性等等能力都會出問題。」

有些運動專項比其他運動更早接受「最佳化」肌力訓練的觀念，同為演員及前 NFL 美式足球員的佛瑞德·德萊爾（Fred Dryer）曾經說過，在他剛成為職業美式足球員生涯的 1960 年代，根本沒有人在做重訓，但到了他退役的 1970 年代末期，隊上幾乎每一個人都會花時間待在健身房。

1976 年奧運的十項全能冠軍布魯斯·詹納，早在 1970 年代初期就意識到，如果要精通十項不同的運動，並拿出最好的表現，就不能不做肌力訓練來大幅增加肌力與肌肉量。他說：「十項全能是考驗一個運動員是否具備全面能力的運動，包含各種跑、跳、丟擲的動作。一開始，我是精瘦型的身材，但後來我發現自己的身形要更魁梧、更強壯，才能得到更高的總分，可是我也不能變得太壯，因為臃腫的身材也會對運動表現造成負面影響。」那時，田徑選手們才剛開始採用重量訓練，所以詹納在選擇訓練計畫時相當謹慎，也會小心選擇負重。他回憶當時的情景，並說：「其實，當時因為對訓練了解有限，所以比起重量訓練，我做了更多的舉重訓練，我覺得舉重訓練會讓我覺得自己更加強壯。儘管當時可能有很多做得不恰當的地方，但我的肌力確實提升了，肌肉量也增加，讓我最終得以贏得 1976 年的蒙特婁奧運。」

一般來說，各種運動專項都會有較理想的體型，儘管我們還是會看到某些人的身材與運動項目不相符，卻還是成為佼佼者；因此，訓練時應該要以自身專項的理想體型為目標，而不是反其道而行之。運動生理學專家威廉・麥卡德爾（William McArdle）、福蘭克・凱芝（Frank Katch）、維克・凱芝（Victor Katch）在他們於 1994 年出版的《運動生理學：能量、營養和人類運動表現》（Exercise Physiology: Energy, Nutrition and Human Performance）第四版中指出：「評估運動員的身體組成之後，我們發現每種運動確實有各自容易發展出的體態。舉例來說，田賽項目的運動員通常瘦體組織較多，同時體脂肪也較高，長跑跑者的瘦體組織及脂肪重量則皆最低……成為專項運動冠軍的關鍵就是體能特質加上高度發展的生理輔助系統。」

儘管在許多運動中，太壯並不是好事，運動員還是要發展出一定的肌肉量，才能在賽事中致勝。舉例來說，如果你比較一下 1960 年代跟現在的美式足球線衛，就會看到很大的差別，不只是體型有差異，身體組成也大相逕庭。在 30 年前，一位 136 公斤的線衛可能體脂肪為 15-25%，但現在所有相同體重的美式足球員體脂肪都低於 12%，有些人的身材甚至更精瘦。

傳統上，拳擊和摔角等運動都會避免重量訓練。其中一個原因是，增加肌肉量會讓你進入更重的量級，就得面對那些天生就比你強大的對手。另一個原因是，有練重訓的年輕拳擊手比較會用「蠻力」來出拳，忽略了速度、時機和協調性等重要的拳擊技巧。後來，拳擊手伊凡德・赫利菲爾德（Evander Holyfield）的體重一舉增加了 13 公斤左右，從輕量級晉升到重量級，還拿下了冠軍，震懾整個拳擊界，這位拳王其實受到奧林匹亞先生得主李・哈尼很大的幫助。

哈尼說：「很多拳擊手幾乎完全依賴傳統的訓練和飲食方法，但伊凡德的心態相當開放，為了在重量級殺出一條血路，他別無選擇，只能變得更壯碩。他發現健美選手是最擅長增加肌肉量的運動員，所以他參考了很多健美的訓練、飲食方法，也以科學的方法鍛鍊自己的有氧能力和敏捷性。」

伊凡德之所以成功，有一部分原因是他從未忘記拳擊是一項速度運動，也非常需要肌耐力和心肺耐力。於是，他意識到健美的重要性，伊凡德曾說：「我之所以能成功，有部分原因是我持續進行重量訓練的計畫，重訓讓我的身心都保持健康，所以也更有自信。」因此，對伊凡德來說，用舉重和飲食來增強身體只是第一步，有了好的

基礎,才開始集中精力強化他的拳擊技巧。

在魔術強森(Magic Johnson)進入 NBA 的時代,年輕的籃球選手們就已經意識到肌力訓練的好處了。有趣的是,魔術強森在多次採訪中聊到,自從退休之後,鍛鍊、保持體型變得更加重要,運動讓他一直保持在最佳的健康狀態,幫助他對抗病魔的摧殘。我以為自己已經很常運動了,但魔術強森描述的日常養生計畫聽起來連我都覺得會累,他會做有氧運動課程、重量訓練,也會在強度僅次 NBA 的球場打球,儘管他的業務及媒體活動行程滿檔,還是如此認真訓練。

洛杉磯湖人隊有一位教練,多年來都會把球員帶到 World Gym,鍛鍊他們的肌力、促進肌肉發展,魔術強森就是其中之一。我跟威爾特・張伯倫(Wilt Chamberlain)在電影《王者之劍》續集裡合作的期間,我發現這位教練早在大眾還沒接受重訓觀念之前,就已經開始訓練了,那時代的其他教練可是會要球員遠離健身房的。我相信,這就是魔術強森能在職業生涯中成為傳奇球員的關鍵。

高爾夫球運動員弗蘭克・史特納漢(Frank Stranahan)甚至早在

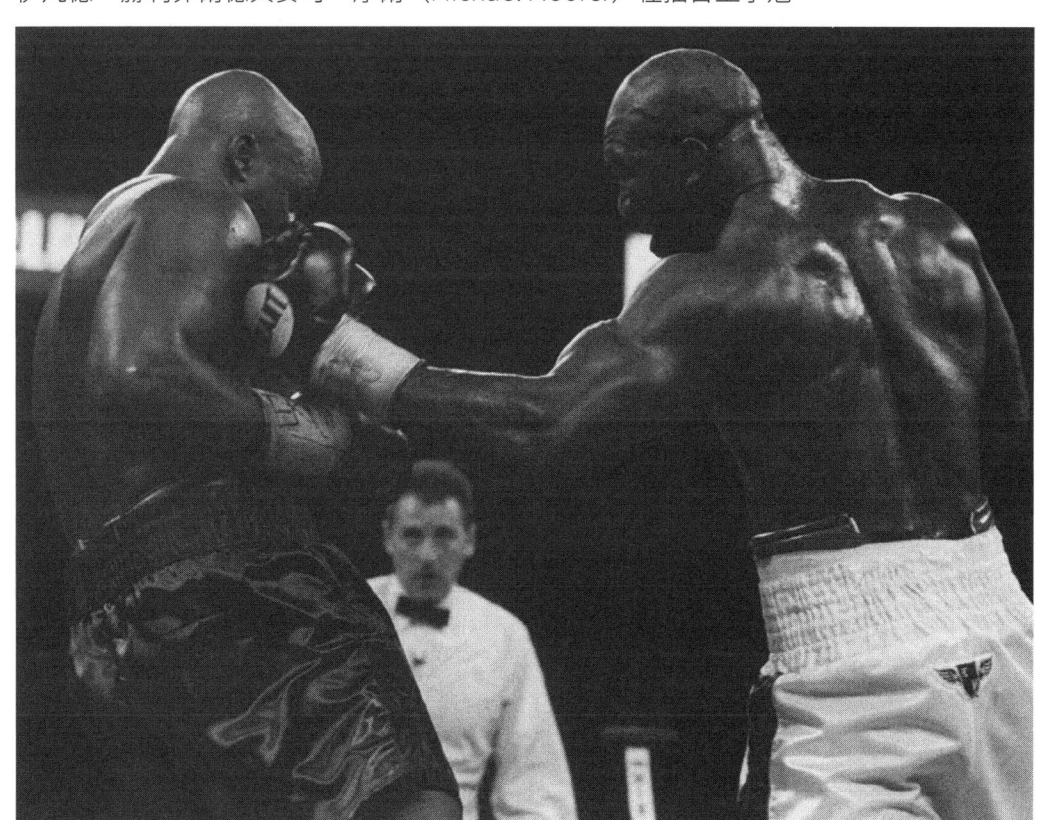

伊凡德・赫利菲爾德與麥可・摩爾(Michael Moorer)在擂台上爭冠。

1950年代就開始利用重訓鍛鍊身體、提升球技。現在，有許多高爾夫球運動員會把阻力訓練納入整體計畫中，但利用重量訓練加強高球技巧的方法尚未像其他運動那樣普及。因此，弗蘭克・史特納漢對重量訓練益處的理解，其實比他的時代領先了30年之久。

另一個過去很排斥重訓的運動項目是棒球。不久以前，多數棒球選手的身材普遍矮小、精瘦、速度快、協調性強，菁英棒球隊伍中體重超過90公斤的大個子並不多。到了現在，體重破百的全壘打強打者比比皆是，而且除了擊球以外，他們也能跑動和防守。看看馬克・麥奎爾就知道了，他的打擊非常有力，可以把原本的高飛球敲成全壘打。之所以會有這樣的差別，就是因為重量訓練的盛行，現在的運動員從國、高中開始就會接觸這類訓練，也會學習如何用飲食提升運動表現，也就是所謂的飲食和營養科學。

過往，美式足球隊只有線衛跟後衛會去重訓室，只有他們需要發展肌肉、讓身形變大，來增加自己的守備範圍。但後來，達拉斯牛仔隊的四分衛特洛伊・艾克曼（Troy Aikman）也開始把重訓納入體能訓練的一部分。艾克曼利用舉訓來增強手臂、肩膀等上肢肌力，但正如他在《男士雜誌》（Men's Journal）1998年9月號所說的那樣，他也覺得自己需要鍛鍊臀、腿，因為要做出宛如長程炸彈的投球，就得使用到下肢肌力。艾克曼非常聰明，他做了涵蓋全身肌肉的訓練動作，不只讓他能丟擲得更遠，也讓自己的體格更加平衡、全面，且全身都不易受運動傷害侵擾。

另一位相信重訓好處的人就是舊金山49人隊（San Francisco 49ers）的傳奇外接手詹尼・萊斯（Jeny Rice）。接受膝蓋手術之後，萊斯開始執行一套健身計畫，目標是讓他能好好復健，用更好的狀態重返足球場。他1週6練的訓練計畫中，包含早上2個小時的心肺訓練和下午3小時的重量訓練。針對專項運動打造的重量訓練現在變得越來越普及。F1傳奇賽車手德國的麥可・舒馬赫（Michael Schumacher）會執行一套非常嚴格的體能訓練計畫，其中也包含負重訓練。阿根廷足球名將迪亞哥・馬拉度納（Diego Maradona）到了職業生涯晚期才發現重量訓練對提升運動表現的成效，其他像是網球、游泳、撐竿跳、甚至賽馬等等的運動選手也都開始練重訓，試圖在賽場上取得更大的優勢。

重訓、體能訓練對於菁英選手而言都非常有效，因為他們的專項運動技巧都已經非常出色，很難再提升、進步。名留青史的跳高運

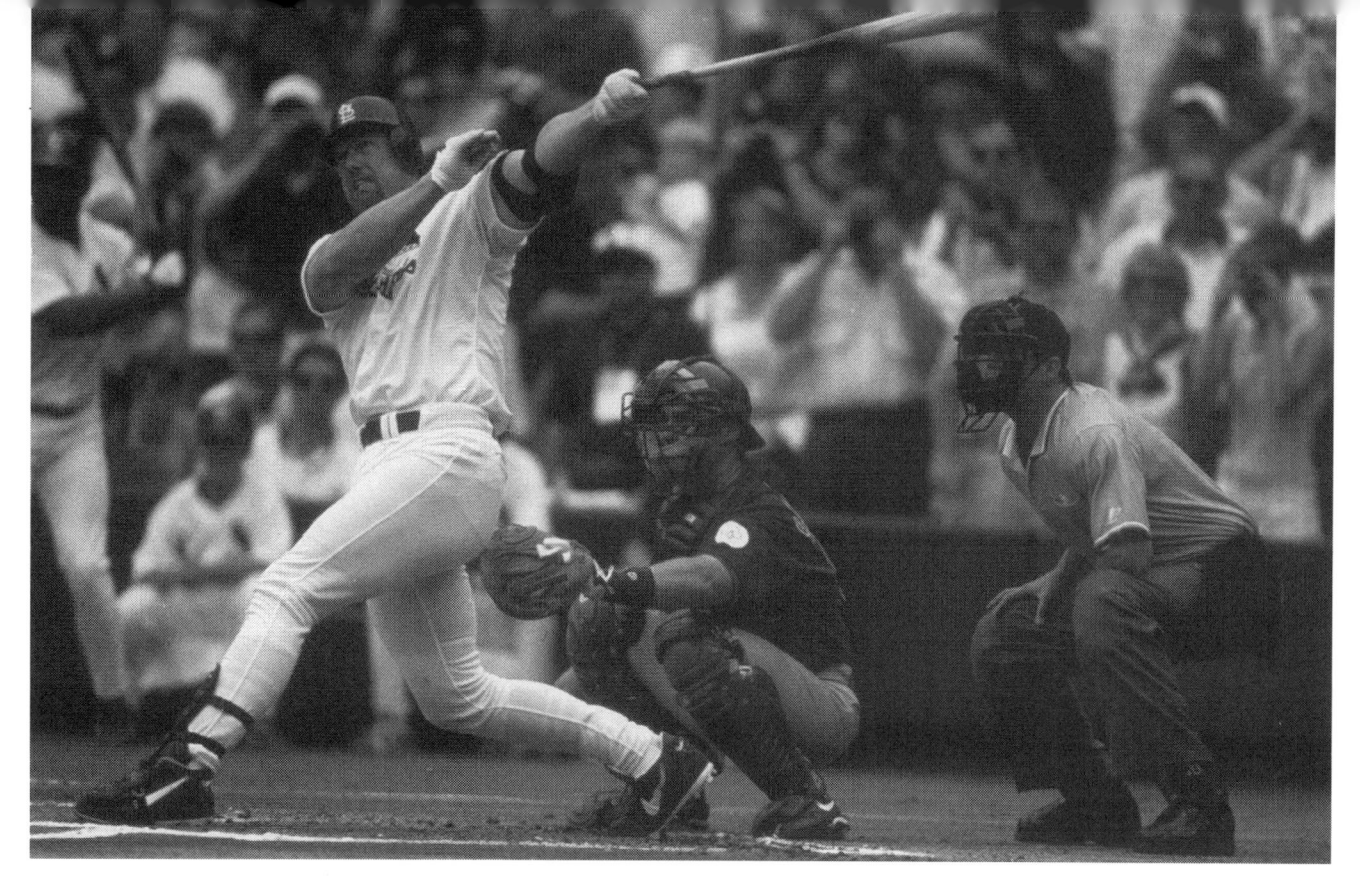

馬克・麥奎爾轟出生涯第 61 支全壘打。

動員德懷特・史東（Dwight Stone）就是個很好的例子，他一週的訓練課表中，會花很多時間做重量訓練，練習跳高的時長反而不多。這是為什麼呢？因為他在多年的努力訓練之後，跳高技巧早已臻至完美，就跟報酬遞減的法則一樣，就算再投入更多的時間也很難再進步，因為他的跳高潛能與神經協調狀態都已經達到顛峰。德懷特真正需要的，就是能讓他展現跳高能力和技巧的「工具」，這也是他花那麼多時間泡在健身房的原因。

重訓不只能讓肌肉變壯，針對那些導致專項運動動作不協調的弱點，也能予以改善。勞倫斯・莫瑞修斯博士（Laurence Morehouse）在他 1974 年出版的著作《最佳表現》（Maximum Performance）中提到：「神經系統會走那條阻力最小的路，如果你用較弱的肌肉來完成一個動作，那麼你的神經就會傾向徵召較強壯的肌肉來代勞……最後就會造成肌肉不平衡、運動表現不理想，甚至可能造成身體發育異常的情況。」

當你學習、練習、從事一項運動的時候，你的肌肉就會隨著運動強度提升而發展，但僅此而已，不會再變得更強壯。其中，較少或者不會用到的肌群就會逐漸退化，最終造成身體肌力不平衡。因此，專注於一項運動好幾年之後，運動員的肌肉就會嚴重失衡，變得很容易受傷。若長期從事單一種強度較高的運動，也會消耗你的身體，除

非利用其他類型的運動來抵銷此種情形，否則久而久之就會造成受傷的風險，也會使運動表現下滑。

舉例來說，因為跑者的股四頭肌比起股二頭肌強壯太多，所以很常拉傷大腿後側的肌群。另外，高爾夫球運動對肌力的助益較小，但打高爾夫球時大力旋轉軀幹的動作，會對許多運動員的下背部造成壓力，容易造成運動傷害，年長的高球選手更是如此。短跑跑者若增進上肢肌力，就有機會增進整體的運動表現，這是純粹練習衝刺得不到的效果。網球選手的肌肉發展常有左右不均的情形，看職業網球選手就知道，他們總是會有一隻手臂明顯地更為粗壯，肌力不均衡的情形不只會造成運動傷害，也會長期影響整體的運動表現。

若你從事一般性的肌力訓練，即用此本百科大全中的一套基礎的訓練計畫來執行特定的訓練菜單、動作、技巧、組數、重複次數，就能增進全身的肌力發展，得到更棒的體格，進而讓運動專項的表現更佳，也能處理平時運動習慣造成肌力不平均的問題。只要手握啞鈴，你就能創造、雕塑出最適合你的專項運動的身形，無論是肌肉量、肌力、體重都在你的掌控之中，這都是其他運動計畫做不到的。

位在佛州布雷登頓的國家運動表現協會（National Performance Institute）總監馬克・維斯特根（Mark Verstegen）說：「你要讓你的身體更強壯，不只要增加肌力、速度、耐力等運動表現，也要減少運動傷害的風險。重訓可以幫助運動員雕塑出最適合自身專項運動的體態，變強壯、降低體重等需求皆可以達成，還能在維持體重的情況下達到最大肌力。」維斯特根會幫職業選手設計客製化的訓練計畫，他的菜單範圍很廣，從健美操（calisthenics）到敏捷性操練、藥球、自由重量、器械式訓練都會採用。

維斯特根的客戶包括美國大學聯賽 NCAA 籃球項目的最強得分手、NBA 新星、NFL 美式足球員，還有洛杉磯湖人隊的傳奇球星柯比・布萊恩（Kobe Bryant），維斯特根補充道：「若要變得更強，就必須增進身體素質，無論是爆發力運動還是耐力運動，你都要增加肌力，讓自己能夠輸出更多力量；你要增進核心，讓姿勢更協調穩固；你要強化關節，才能降低運動傷害的風險。」

然而，要知道各個專項運動最適合哪些重量訓練計畫，可不是那麼簡單。運動生理學家喬治・布魯克斯（George Brooks）和湯馬斯・費伊（Thomas Fahey）在 1987 年《人體表現的基礎》（Fundamentals of Human Peiformance）中指出，張力的強度與持續時間是促

進肌力發展最重要的因素，所以我們要評估各項運動所需的肌力，才能發展出適當、具特殊性的訓練計畫。一般來說，需要肌耐力較多的運動，會採取重複次數較高的肌力訓練，需要肌力較多的運動，則會採用重複次數較少的肌力訓練。」由於專業肌力教練有足夠的知識因應不同的運動設計具特殊性的訓練計畫，故運動員應該要在肌力教練的指導下訓練。儘管如此，不管你從事什麼運動，都可以運用以下通則來安排自己的肌力訓練計畫：

1. 廣泛以健美為主的重量訓練是控制身體組成最理想的系統，可以幫助你變得更壯碩，在體重不增加的前提下變得更有力，也可以幫你減掉多餘的身體脂肪，變得更精瘦結實。此類訓練要量身訂制，才能打造最適合你運動需求的體格。在你從事的運動上，「太大」或「太笨重」可能和不強不壯的身體一樣糟糕。

2. 飲食和營養也是控制身體組成的關鍵，跟重訓一樣重要。你必須保持營養均衡的飲食才能增肌、減脂、變壯。

3. 運動員練重訓的主要目標是雕塑體格，讓身體成為更好的運動工具，並適當強化肌力弱點。若要透過重訓改善特定運動動作，則應在合格教練的指導下進行。

4. 健美型重量訓練之所以對運動員有好處，是因其「不具特殊性」的本質，因此請記住，比起器械式訓練，自由重量可以讓身體產生更普遍的適應。

5. 請記住，舉重是一個運動專項，有其專業舉重技術，也仰賴運動員最大肌力的發展。另一方面，不同專項的運動員做重量訓練的目的是發展最佳肌力，而非最大肌力，同時鍛鍊弱點部位，讓各肌群之間取得平衡。

重量訓練和體能

你是否知道，根據《時代》雜誌調查，重訓已經成為全美國最熱門的運動方式，也是全美最風行的體育活動？

本書第 1 版出版的那一年，已經有越來越多非健美選手或專業運動員的人開始採用重量訓練，他們的目標可能單純想變得更苗條，或者讓心情、體態變更好，幫助身體免受老化影響，保持年輕活力。

利用健美訓練來保持體態，讓身材更窈窕、健壯，這確實有效，

畢竟這些訓練方法若能打造出奧林匹亞先生，就必定能幫助目標更簡單的普羅大眾。而且你既然都想運動了，那就要做到最好。有人會跟我說：「我想要變瘦一點，讓身材更緊實，可是我不想練太壯。」這時我就會問他：「你上網球課會跟教練說不想變太強、不想打進大滿貫嗎？」你會不會跟高爾夫球選手說：「教我打高爾夫，但別把我教得跟老虎伍茲一樣厲害」？

實際上，大多數人發展肌肉的基因本來就不強，也沒那麼多時間、精力能練出如健美選手般壯碩的肌肉。既然你已經很少運動了，那為何不使用最有效率、效果的方法來鍛鍊你的身體呢？畢竟，沒有人想要浪費時間卻看不到效果吧！

為什麼肌力如此重要呢？就如我們先前所述，肌肉有適應性，會依照身體需求產生改變。人類史上大多時候都是由人的身體來勞動、完成工作，所以以前的人不需要運動，反而需要休息！在一百年前，就算是當時較為靜態的活動，也可以把現在的大多數人累個半死。1950、1960 年代，我還只是個孩子，那時的娛樂就是跑來跑去、爬山丘、玩各種運動，根本不會黏在電視機或電腦桌前。

所以現代久坐族的肌肉會變成什麼樣子呢？答案很簡單，因為我們往往能坐車就不走路，能用遙控器就絕不走到電視機前切換頻道，所以肌肉肯定會因閒置而退化。肌肉若不使用就會流失，你 20 歲的時候肌肉退化的速度很慢，30 歲之後就會開始一點一點變少，50 歲後更會加速流失。恩斯特・喬克醫生（Ernst Jokl）就指出：「成年男性從 18 歲開始到 65 歲，會失去一半的肌肉量。」但你的身體其實可以不用發生這些變化，我們其實可以改變這一切，而能夠扭轉老化、阻止年輕時期的肌肉量消失的祕訣，就是健美訓練。

別擔心會「練太壯」，你該想的是如何保住現狀。就像《愛麗絲夢遊仙境》裡的愛麗絲，有時要跑得夠快才能待在同一個地方。

強壯、緊實的肌肉能讓你看起來更年輕，也會讓你更有本錢嘗試各種運動，儘管你可能只是個週末運動員。比起大重量的舉重訓練，持續時間長、高重複次數的健美訓練也能讓血壓更穩定，或長期保持低位，健美訓練也能強化背肌，減緩下背疼痛的問題，並增加皮膚表面的血流量，讓你的氣色更紅潤年輕、皮膚更有彈性。此外，運動本身就能減輕壓力，心理負擔少，免疫系統的功能就好，心血管疾病和癌症的風險也會下降。

研究已經證實，我們一天消耗的熱量多寡不只取決於你做了多

少運動，也跟身體的肌肉量多寡有關。肌肉本身可以燃燒熱量，「燃燒」一詞指的就是細胞裡的氧化反應，能製造出運動所需的能量。因此，肌肉量越大，就越能減重、保持窈窕身材。

當然，舉重與大負荷量有一定的風險，而且舉重選手們因專項運動的需求，也或多或少會有運動傷害的情形。但健美型態的重量訓練很「節制」，我們會用低於最大負荷量的阻力、高組數和重複次數來訓練。因此，只要注意姿勢並遵循正確的訓練原則，那麼所有練重訓的人都不會遭受訓練致使的運動傷害，僅會感受到肌肉痠痛或偶有輕微的拉傷、扭傷等情形。

最後，健美其實是一個非常正向健康的嗜好，可以讓生活更加自律。若你開始訓練，就會關注起自己的飲食和生活習慣，畢竟沒有人想讓厚厚的脂肪掩蓋了自己辛苦練出的肌肉吧！另外，你也會好好安排、利用自己的時間，為自己騰出訓練的機會。壞習慣更不用說，抽菸、過度飲酒都對訓練本身和體格發展有負面影響。沒辦法早起？那就別熬夜看電視了！如果你把健美的精神融入你的生活原則當中，那健美的概念就不只會改變你的身體、讓你更有活力，也能改變你整個人和周遭的生活圈。

第 3 章 ——————————————— CHAPTER 3

訓練的體驗

　　每個練健美的人都愛照鏡子，他們會擺出姿勢，打量自己全身上下的肌肉，還會用量尺來檢視各個部位的肌肉有多粗、多厚。但對我而言，訓練的體驗本身就讓我很愉悅、很有成就感。每天待在健身房的時光就是我享受的時刻。我很喜歡鍛鍊時泵感，也喜歡竭盡全力後身體放鬆的感受。也就是說，我不只享受<u>當</u>一位健美運動員，也很喜歡<u>練</u>健美這件事情。

　　訓練時，有這樣的熱忱極為重要。除非你真的很喜歡鍛鍊身體，不然每天到健身房把自己累得像隻狗真是太辛苦了。比起每天迫不及待到健身房報到的人，強迫自己訓練的人永遠無法成功。有些運動員需要一點鼓勵，才願意接受強度更高的訓練，某些運動員卻需要有人來阻止他們練太多。就我所知，後者才會是脫穎而出的人。

所想即所得

　　說到健美，你的意念幾乎和身體一樣重要。我認識的健美冠軍都很正向積極，他們會把所有的意志投注在肌肉成長這件事情上。但我們的思想之所以重要，還有另一個原因。若要在健美或任何其他運動取得成就，就要學會思考。你得明白自己在做什麼，並掌握訓練技巧。你必須超越健美的基本原則，找出真正適合自己的方法。你必須

培養自己的直覺，就跟你鍛鍊肌肉、學會傾聽身體的聲音一樣。當然，你必須非常努力訓練，但效果若要好，就得聰明地練。

　　無庸置疑，你必須花上好一段時間才能得到相應的成果。訓練初期，每個健美愛好者都要謹記基礎知識。在起步階段絕不能憑感覺來訓練，因為你不知道正確的訓練感覺是什麼樣子。要有足夠的經驗，才能抓到正確的感受。若想正確訓練，訣竅就是掌握正確的訓練技巧，你要先習慣最標準的訓練方式，才可以依靠「感覺」或「本能」來引導你。

　　我和其他健美運動員一樣，都是從基礎開始。過了一段時間後，我會自己實驗、思考自己在做什麼，我發現自己可以1次做很多組胸肌或背闊肌訓練，還可以用超高強度訓練這些肌肉，但效果卻比不上我的超級組訓練，也就是把背部、胸肌2個部位，和推、拉2種動作模式結合起來的組合訓練。但同樣的作法並不一定適用於每一塊肌肉，也不是每個健美運動員都能如法炮製，得到跟我一樣的驚人成效。你得吸收所有的訓練技巧，再慢慢研究每個技巧會如何影響你的身體。這才是真正的健美藝術。

　　要做到這點，首先要準確了解自己在健身房中所做的事情，並學會解釋日常訓練中經歷的感受。請記住，如果你立志當一個健美運動員，那你的對手很可能跟你一樣對訓練技巧很熟悉。所以這時真正重要的就是運用直覺、感受的能力。

　　無論一位健美選手有多麼厲害，還是可能有盲點，這也是為什麼我說思考很重要，因為你得分析自己正在做的事，並評估進步的幅度。即使是奧林匹亞先生也會不滿足於眼下的訓練成效，並開始嘗試各種訓練原則，以找出效果更好的方法。因此，你應該要學習各種不同的訓練原則，以準備適合自己的替代方案。

　　上述所說的內容，都展現出為何我不只想寫一本如何運動的書，而是要創作出一部健美百科大全。我會描述怎麼做臥推和槓鈴彎舉、怎麼選擇訓練動作、怎麼把不同動作安排在一份訓練課表當中。我會幫你安排基礎訓練，接著告訴你進階訓練的內容和銜接方式，如果你想踏進競技健美的殿堂，就可以參考進階的部分。你也會學到如何透過飲食來增肌、如何節食減脂、如何擺姿勢、如何美黑，還有許多與健美和鍛鍊有關的大小事。但是，正如我所說，雖然努力是成功的必要條件，但只有努力也是不夠的。你還得聰明地思考和學習訓練知識、運用直覺與感受，並吸收與自身健美目標相關的知識。

在你開始學習訓練基礎原則之前，我覺得你也要知道鍛鍊的過程中會有哪些特定的感受，像是「泵感」（pump）、訓練強度的本質、肌肉痠痛和肌肉疼痛的定義和差別等，我也會告訴你訓練夥伴有多麼重要，以上內容都會在本章餘下的部分向你們娓娓道來。

泵感

只要你開始訓練，就會馬上體驗到肌肉的泵感。你的肌肉會脹得比原本的尺寸還大，青筋會浮現，而且你會覺得自己變得更強壯、更有力量和能量。通常這種泵感會在 4-5 組後出現，而且因血液持續流入運動中的肌肉，供給新鮮的氧氣和營養物質，讓肌肉能繼續強烈收縮，所以通常整個鍛鍊的過程都會有這種泵感。

之所以會有泵感，是因為血液在肌肉的施力和心血管系統的壓力下流入該區域，但沒有相應的力量將血液抽離肌肉。這樣一來，就會有多餘的血量在肌肉中停留一段時間，使肌肉脹大。健美選手會喜歡在擺姿勢之前讓肌肉產生泵感，就是因為肌肉會因此泵大、視覺效果更強。在強敵環伺的比賽中，每一丁點優勢都可能成為致勝關鍵。

我覺得這種強烈的泵感是世界上最舒服的感覺。因為真的太享受這種感覺，所以我在電影《史瓦辛格健美之路》中還把泵感跟性愛相提並論。健力冠軍兼運動生理學專家哈特菲爾德博士（粉絲都叫他「深蹲博士」）曾說：「若大量的血液湧入肌肉，就會刺激本體感覺神經。運動和隨之產生的泵感會誘發一系列荷爾蒙反應，像是釋放內啡肽（endorphins）和腦啡（enkephalins），是天然的止痛藥。」就和「跑者高潮」（runner's high）一樣，泵感就是健美愛好者的最大享受，而這樣的興奮感也是因為分泌內啡肽等激素而產生。哈特菲爾德博士還指出，長期訓練後，運動和訓練後的興奮感會產生強烈的連結，兩者之間的關聯性越強，你得到的正向感受就會越多。

這種身心結合的狀態會深刻影響你的情緒和訓練強度。產生泵感之後，你的心情會更好，也會覺得自己更加強壯，進而激勵自己努力訓練，將訓練強度拉高。有時，這種感覺會讓你自信暴增，覺得自己彷彿是健身房裡的無敵金剛！當然，每天的狀態都會有所不同。有時候一踏進健身房就覺得很疲倦、不想運動，但做了幾組之後泵感席捲而來，你會突然覺得自己又強大又壯碩，而且精力相當充沛，隨時準備好舉起各種負荷。

但是，你還是會有懶散無比的時候，無論做什麼都無法產生泵感。有時候，這種情況有跡可循。可能是睡眠不足，也可能是你已經連續做太多次高強度訓練，也有可能是因為你在節食，導致身體缺乏讓泵感產生的營養素。但在大多數情況下，我發現無法產生泵感往往意味著精神不夠集中。無庸置疑，得到足夠的休息、避免過度訓練相當重要，你也要保持營養充足，讓身體有鍛鍊所需的能量，但無論狀態有多差，當天多沒有精神，還是可以透過強大的專注力讓泵感重新充斥全身。

訓練強度

我認為自己是個重視結果的人。若開始做一件事情，我最感興趣的就是結果。我在健美生涯剛開始沒多久就發現，投入的程度會決定訓練收穫的多寡，就跟做其他事情一樣。你越努力就會看到越多成果，<u>前提是你的訓練方法正確</u>。

但成長到了某個程度，從鍛鍊中得到成效就會越加困難。因為你已經盡最大的努力，所以負荷量無法再增加了。在不過度訓練的前提下，你盡自己所能地去健身房訓練，也做了最多的組數。那現在該怎麼辦呢？

這時候，如果還想更進步就得增加訓練強度。這是什麼意思？很簡單。<u>強度不是用來衡量你投入的程度，而是用來衡量你從訓練中得到什麼</u>。那要用哪些方法來增加強度呢？舉例來說，你可以：

- 增加動作的負荷重量。
- 增加重複的組數、次數。
- 減少組間休息時間。
- 在不休息的情況下連續完成 2 回或 2 回以上的訓練，也就是超級組（superset）的概念。

此外，還有其他特殊強度的訓練技巧，都會需要與夥伴一同執行，包括強迫次數（forced reps）、燃燒組（burns）、強迫反向用力（forced negatives）、超級組、巨人組（giant sets）、行程縮減組（partial reps）、暫停訓練法（rest/pause）等。在第二卷介紹「訓練計畫」時，都會詳細敘述這些概念。

心肺耐力是強度無法增加的原因之一。如果你的活動強度超過心血管向肌肉供氧的能力，肌肉就會過早進入力竭狀態，也會無法完整刺激到肌肉。但如果你選擇逐漸減少休息時間，並加快訓練速度，身體就會有時間適應，進而增進耐力，也有助於提高訓練強度。

　　增加訓練強度也會讓你更快疲勞。也就是說，如果你練得很辛苦，就沒辦法練太久。這就是為什麼現代健美運動員會把身體各個部位分開訓練，每次訓練中只鍛鍊少數肌群，而不是一次就練完全身。如果你做的是雙分部訓練（double-split），強度會更高，因為這種訓練方法會把一天的訓練分成 2 次，在兩餐訓練之間則會有充足的休息時間。比賽期間，我有時會想要用更高的強度來訓練，所以我會把負荷量最大的訓練安排在早上而非晚上，因為那時候的我最有力氣。順帶一提，組織、安排訓練內容的方法也會留待第二卷時向你介紹。

　　當然，入門、進階或職業健美選手所需要的強度，或者有能力達到的強度都會有所不同。若你剛開始訓練，那就連完成一份課表都會很困難，所以不需要額外考慮強度。但是，若你已經有訓練的經驗，就要思考怎麼樣刺激自己的身體，讓肌肉進一步增長。競技健美選手則追求突破身體的極限，所以他們的訓練強度必然是常人難以想像、達到的。

　　你變得越強，就會越難進步，訓練強度也要拉得越高。這就是所謂的「報酬遞減法則」（the law of diminishing returns）。1971 年，有天我 1 次練了 30 組肩膀訓練動作，但我那位身為職業摔角選手的訓練夥伴告訴我，不必再增加重複次數，只要跟著他練就好。我們從 45 公斤的啞鈴肩推開始，接著重量減至 41 公斤、36 公斤、18 公斤，然後還不間斷地做側平舉。做完一輪休息 1 分鐘後，我們就再重複一次剛剛的循環。在 1 個小時之內，我所做的組數和重複次數比平常更多，肩膀簡直像被卡車輾過了一樣！重點是，這樣的訓練確有其效。

疼痛與肌肉痠痛

　　每個練健美的人都聽過「沒有痛苦，就沒有收穫」這句話，但並不是所有痛苦都是良藥，對健美人而言，分辨訓練造成的肌肉痠痛與身體受傷產生的疼痛感非常重要。

　　練健美的人都經歷過高強度訓練後的痠痛，會有這種感覺是因為你的肌肉、韌帶或肌腱在鍛鍊後出現微小的創傷或撕裂（microdamage）。訓練一定會造成肌肉痠痛，這就是高強度鍛鍊的痕跡。

造成痠痛的另一原因是肌肉中的乳酸堆積，會造成這個現象是因為乳酸會出現在你活動的部位，且堆積的速度比循環系統移除的速度還快。如果你做的是高強度、多重複次數的訓練時，就會特別容易造成乳酸過度堆積，進而導致灼燒感，運動後也會有痠痛的感覺。

肌肉痠痛不是件壞事，而且是你訓練強度足夠的象徵。但如果痠痛的程度嚴重到影響訓練、生活，就應該放鬆一段時間。輕微的痠痛代表訓練強度夠高、品質夠好，如果太過疼痛，就代表你只是在虐待自己的身體，應該要讓自己練得輕鬆一些。

當然，我也曾經違反過這個原則。16歲的時候，我對訓練非常狂熱，任何疼痛都無法阻止我繼續鍛鍊。其實我第一次去健身房就把自己練得筋疲力盡，回程還從腳踏車上摔了下來，因為雙腿已經痠到麻痺了。到了隔天，我全身痠痛到無法拿起咖啡杯、舉起手臂梳頭髮。但我很享受這種感覺，因為這代表我確實從訓練中得到了一些東西。有幾次，我故意用高強度動作轟炸某個肌群，像是一整天都在做引體向上，或做無數組深蹲等等，結果痠痛了一整個星期！如果這樣的疼痛會讓我的肌肉成長，那麼再痛我都不介意。

但是，痠痛卻常常是「反向」的動作引起，而不是「正向」的動作造成，也就是說如果你出力放下重量，反而比出力舉起重量，更容易引發痠痛。原因在於，「放下重量」會讓肌肉離心收縮，此時會對支撐肌肉的肌腱和韌帶施加不成比例的壓力，所以會造成微小的創傷或撕裂。

一般來說，就算痠痛，還是可以訓練。而且若開始鍛鍊，痠痛反而會消退，因為你會把更多的血液打入不適的部位。桑拿、按摩等治療方法也可以改善痠痛，但最終你還是得休息個幾天，讓承受過大壓力的組織痊癒，然後才能完全恢復。

但肌肉的不適也可能是受傷的訊號，這與單純的痠痛有很大不同。疼痛是種警告，讓你知道自己已經處在嚴重運動傷害的風險之中。如果你的疼痛源於拉傷、扭傷或其他和壓力相關的傷害，那麼你應該要立即停止訓練！因為運動不可能幫助你復原，只會讓傷勢更加嚴重。唯一的辦法是讓受傷的部位休息，如果一直沒有好轉，請尋求醫療協助。若要了解如何辨別、處置運動傷害，請見第774頁的〈受傷及處置〉章節。）

如果你想在健美運動取得好表現，那你終究要學會區分「好」

的疼痛和受傷的疼痛。在真正受傷的情況下繼續訓練非常危險，因為若傷勢變嚴重，就會有很長一段時間無法參賽，甚至會讓急性損傷轉為慢性症狀，導致你必須長期與運動傷害搏鬥。

但在健美運動中，有些疼痛不可避免，而且必不可少。在你的肌肉開始燃燒、告訴你快停下來的時候，如果你願意多做幾下，往往就讓你從停滯轉向進步。做槓鈴彎舉時，若你願意在二頭肌極度痠痛、每一條肌纖維都在痛苦尖叫的情況下再堅持個 2 下，那這第 10、第 11 下槓鈴彎舉就可能造就你的冠軍手臂，這種方式也是肌肉成長的不二法門。這種竭力訓練、直到肌肉灼熱難耐的情境也不只發生在健美運動中。有一次，有人問拳王穆罕默德·阿里（Muhammad Ali）備賽冠軍戰時做了多少次仰臥起坐，他回答不知道。他說：「感覺到痛之後，我才會開始數。」

障礙和挫折

健美運動的進展通常不會穩定成長、持續向上的趨勢。不過一旦開始進步，結果都會非常顯著、令人欣慰。我記得曾經有一段時間，我每隔幾個月就會看到手臂變粗 2.5 公分，規律得像手錶一樣。那段期間，不管怎麼練我都可以每年增加 9 公斤以上的肌肉。

但有時候，就是會出現各種阻礙，讓你無法進步。你有可能會生病。若一般人得了流感，可能會對生活造成一些不便。但如果是距離比賽剩 8 週的健美選手得了流感，那可能是一場災難。就算再不舒服，你也很難就這樣躺在床上，讓自己數月來的努力白費，可是不舒服的情況下也無法好好訓練。這時，你至少要找一位運動醫學專門的醫生，因為他能夠了解運動員的情況，也會盡其所能幫助你康復，讓你在生病期間仍能處在相對較佳的狀態。此外，還有更可怕的阻礙。我認識一些健美運動員，他們患有嚴重的青少年糖尿病，儘管如此，他們仍努力訓練、控制飲食，最終贏得了業餘健美冠軍。美國健美冠軍丹尼斯·紐曼（Dennis Newman）也是如此，他戰勝白血病，最終如願回到 IFBB 職業賽事，重啟職業健美生涯。

克服障礙的關鍵就是自我調適的能力。某年紐約的冬天冷得不得了，所以我沒辦法出門跑步練有氧。當時的我怎麼辦？我決定在紐約柏寧飯店的樓梯間訓練，跑上跑下的隔天，全身痠痛的感覺就讓我知道昨天的訓練強度非常足夠。現在，幾乎所有高級一些的飯店都會

有健身器材，而且現在也很容易在旅遊各地找到健身房，所以出門在外要保持訓練也不如以往困難。儘管我建議你們去設備齊全的健身房，但在時間緊迫、沒有其他選擇的情況下，利用阻力帶、阻力彈簧等輕便的器材還是比什麼都不做要好得多。再說一次重點，不練就得不到成果，無論你找了什麼藉口都一樣。

　　有時，環境因素也會影響訓練。某次，我在科羅拉多州的丹佛辦新書宣傳會，當時和電視節目工作人員一起去了健身房。開始錄影之後，我非常亢奮地做了很多臥推和其他動作，不到 20 分鐘我就氣喘吁吁，幾乎站不起來。最後，當製作人告訴我：「好吧！收工吧！」我唯一的想法就是：「感謝老天！我快不行了！」後來我發現自己之所以會那麼虛弱，是因為待在海拔 1,600 公尺以上的高山，身體的氧氣不足。我了解到，如果要在高海拔訓練，就要小心調整自己的節奏，才能完全適應空氣稀薄的環境。

　　濕度太高也會讓訓練變得非常辛苦。如果在夏天、沒有空調的佛州或夏威夷訓練，你就會發現自己很難做完高強度課表。我有一次和雷格‧帕克去南非，當時是奧地利的冬天，而南半球正值炎熱潮濕的夏季，結果我發現自己幾乎所有動作都減少了十幾公斤的負重，有些動作甚至少了 20 公斤。在那裡待上 1-2 週之後，我的身體才習慣濕熱的氣候。

　　寒冷的天氣也會影響身體狀態。拍攝《王者之劍》的空檔，我從西班牙飛往奧地利，那時是聖誕節，佛朗哥‧哥倫布陪著我，每天頂著酷寒的天氣，在一個沒有暖氣的車庫裡訓練，甚至還有一扇門是打開的。那是我經歷過最冷的一次訓練，我發現很冷的時候更要徹底熱身，即使開始流汗也要穿上保暖的衣物，才能讓身體真正適應天氣。還有一點需要注意，那就是低溫有可能讓你的手直接黏在金屬啞鈴和槓鈴上。我很快就適應了那次嚴寒的冬天，因為我小時候也在很寒冷的地方訓練過，但儘管如此，脫離了陽光明媚的加州，我還是得花好大一番力氣才能適應冰天雪地的訓練環境。

　　運動傷害也是一大阻礙。雖然練健美的人大多都沒有嚴重受傷的經驗，但你還是要設想這樣的情況。我最嚴重的傷不是在訓練時發生的，而是在南非的一場比賽中，我站在一個台子上擺姿勢，結果台子突然垮了下來。我的膝蓋受了重傷，當時還有人擔心我會從此結束健美生涯。我看的第一個醫生建議我不要再繼續訓練了，但我很快就意識到，他其實不懂運動員，也不了解運動傷害，所以很乾脆地轉向

其他醫生求助。

我經歷了一段非常沮喪的低潮期。我花了 5 年的時間，才讓大腿圍 58 公分成長到 71 公分，但事故發生 2 個月後，我的腿圍又掉回 23 公分了！5 年來的汗水和犧牲彷彿付諸流水。

幸運的是，我找到了一位專家，文森‧卡特博士（Vincent Carter）。他告訴我：「你不知道受傷後身體會比以前更強壯嗎？骨折後的癒合功能會比骨折前更強！所以我們會馬上讓你回到顛峰體態！」他積極的態度讓我馬上打起精神。我做了手術，但石膏拆除後，我的大腿圍剩下 58 公分。

現在，我不僅要治療受傷的膝蓋，還要應付心理挫折。我找了一位名為戴夫‧伯格（Dave Berg）的物理治療師，他讓我做一套很嚴格的訓練計畫，內容一點也不輕鬆。短短 3 個星期，我的大腿就長了 3.8 公分，而我沒過多久就又開始做深蹲了。回去找卡特醫生時，他問我深蹲可以做多少重量，我告訴他 61 公斤。結果他說：「為什麼？你這人怎麼回事？你的傷明明就好了，你過去明明可以蹲 180 公斤，為什麼現在變成這樣？是時候重新開始訓練了。」

我當時受傷和手術的時間點是 1971 年 11 月，到了 1973 年 3 月，我已經痊癒，並準備再次全心投入訓練。距離奧林匹亞先生比賽還有 7 個月，所以我決定忘記傷病、積極備賽，最終，我又如願抱回奧林匹亞先生冠軍頭銜。如果我當時沒有保持積極的態度，想盡辦法找到能讓我完全康復的醫生，並勇敢對抗自己的負面情緒，我的職業生涯可能早就完蛋了。

訓練夥伴

健美生涯中，合得來的訓練夥伴就是我的成功關鍵。佛朗哥‧哥倫布是我最棒的訓練夥伴。跟佛朗哥一起訓練的幾年，我的進步幅度比起自己訓練時更多。

好的夥伴要有哪些特質呢？首先，他要懂得付出。他要把你的成功和自己的進步看得一樣重要。他不能只練自己的，而是要成為陪伴你的人。他會說「好吧，昨天你做了 8 下，今天來試試看 9 下吧！」如果你今天想 5 點訓練，好的訓練夥伴就跟你同時出現在健身房。他會打電話給你，問你：「你今天狀況還好嗎？」他不僅會準時出現在你面前，還會邀你：「嘿！我們一起練習擺姿勢怎麼樣？」理

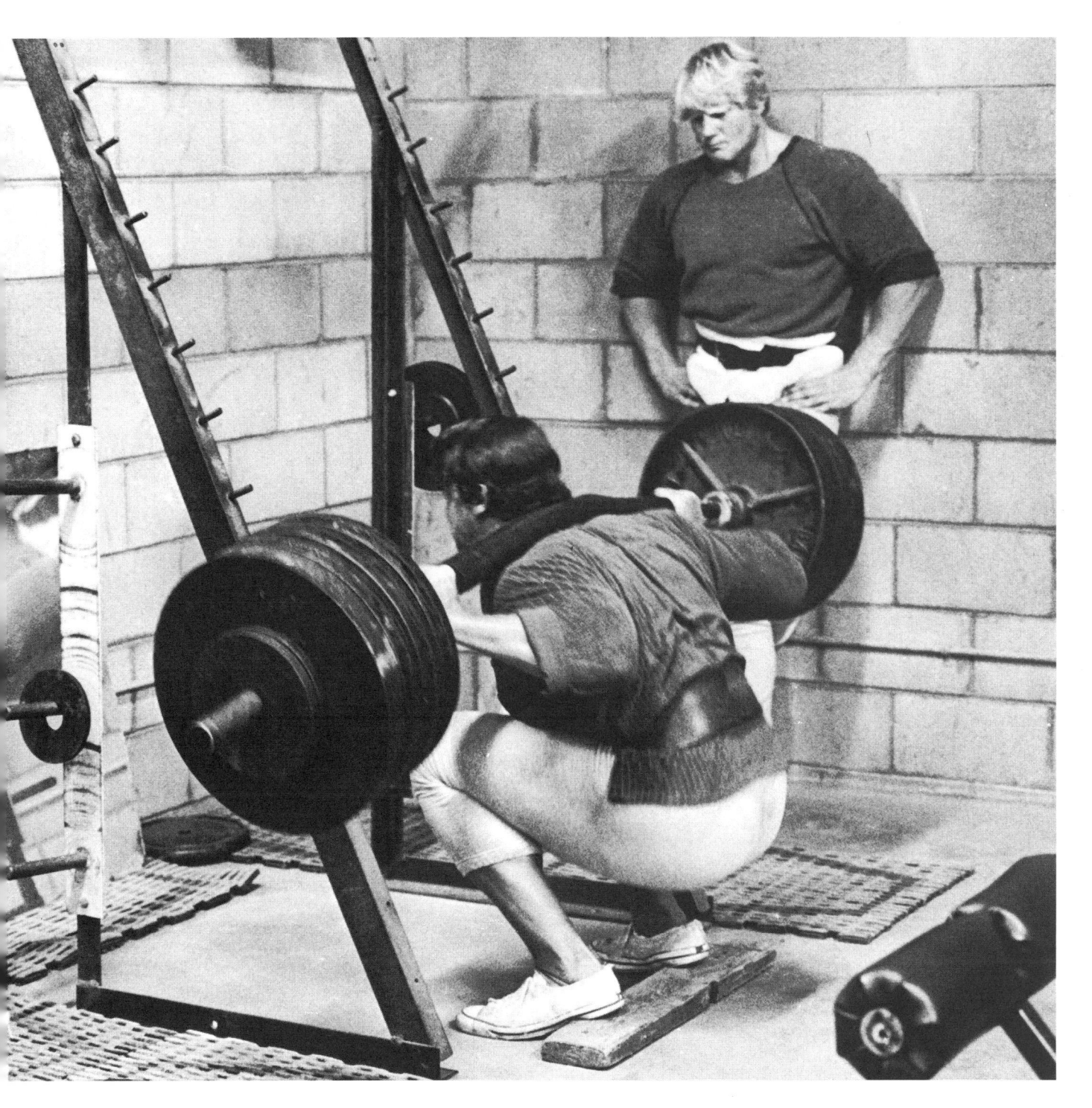

戴夫・德雷珀是當初的「健美金童」。對歐洲人來說，他的形象就是經典的加州健美選手。

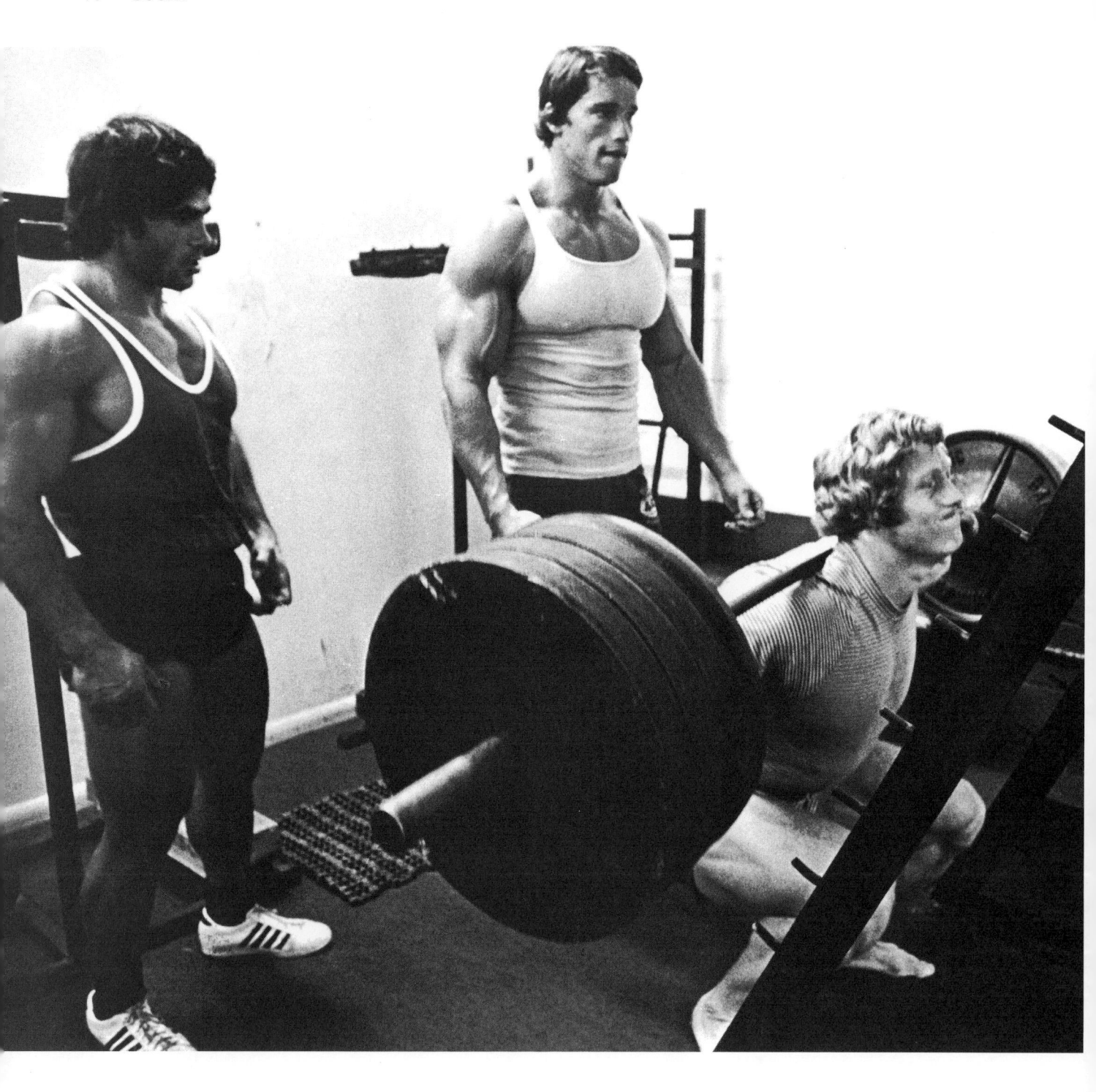

有了佛朗哥・哥倫布和肯・沃勒陪我一起訓練、
推動著我,我的訓練總是成效極佳。

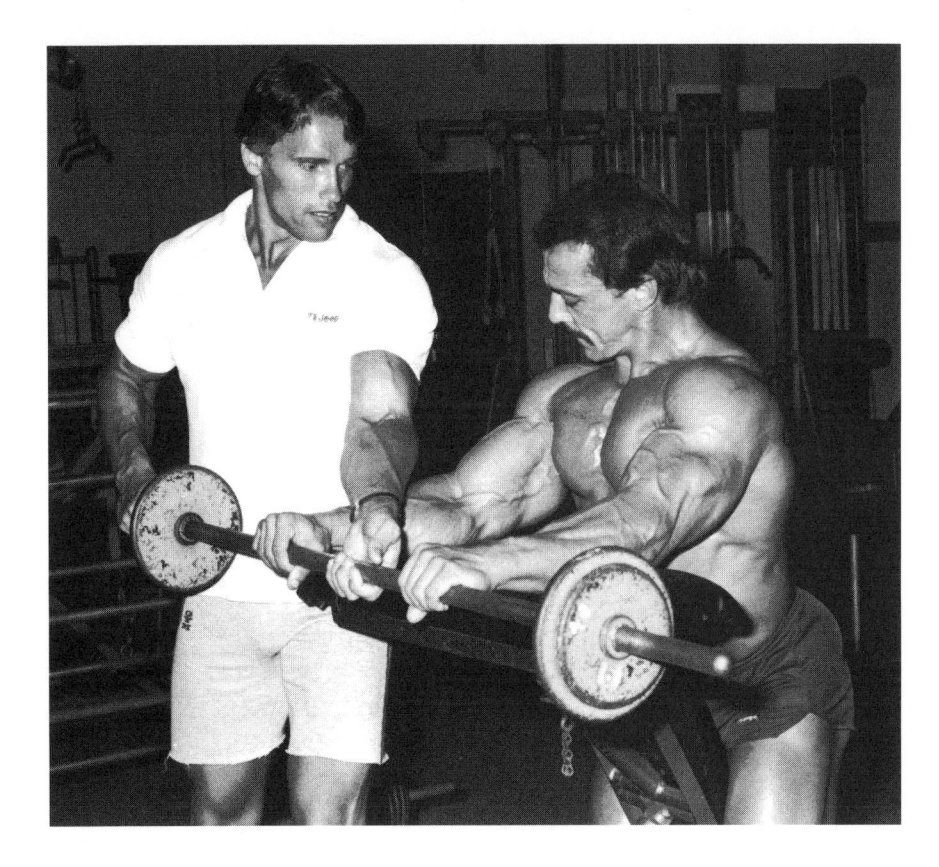

凱西・維亞托（Casey Viator）也是我最強大的訓練夥伴之一。

想情況下，你們的目標應該要一致。如果你正在備賽，如果你臥推想要做到 180 公斤，如果你在飲食控制、想要減掉大量體脂肪，那麼一個理想一致的訓練夥伴，會讓你更容易達成目標。

訓練夥伴應該要為你加油打氣。沒有人每次健身都處在最佳的狀態，所以如果狀況不佳，那麼夥伴應該要激勵你，幫助你進入狀態、推著你前進，而你如果是狀態較好的那個人，也應該要反過來幫他。無論天氣如何、前一天晚上睡了多久、身體的感覺如何，有人在健身房等待你出現，就是最棒的訓練誘因。

以前，我都會和佛朗哥比賽，看誰可以比對方舉更重、做更多組或更多下，但我們不是為了打敗對方而競爭，而是利用競爭來營造一種氛圍，在這種單挑的情境中，我們彷彿無所不能，願意用盡全力來贏過對方。

我會依照他們的個人特質，在不同的情境選擇依靠不同的訓練夥伴，來獲得不同的效果。早上，我會跟佛朗哥一起訓練，因為他每天只練 1 餐，內容主要是爆發力訓練。我還會跟戴夫・德雷珀一起練背闊肌，因為我想做更多組，好讓背肌更厚實；戴夫非常喜歡在健身房鍛鍊，一天可以練好幾個小時不休息。弗蘭克・贊恩也是很棒的訓

BOOK 1

跟艾德・科尼（Ed Corney）一起訓練讓我在 1975 年的南非奧林匹亞先生大賽保持最佳狀態。

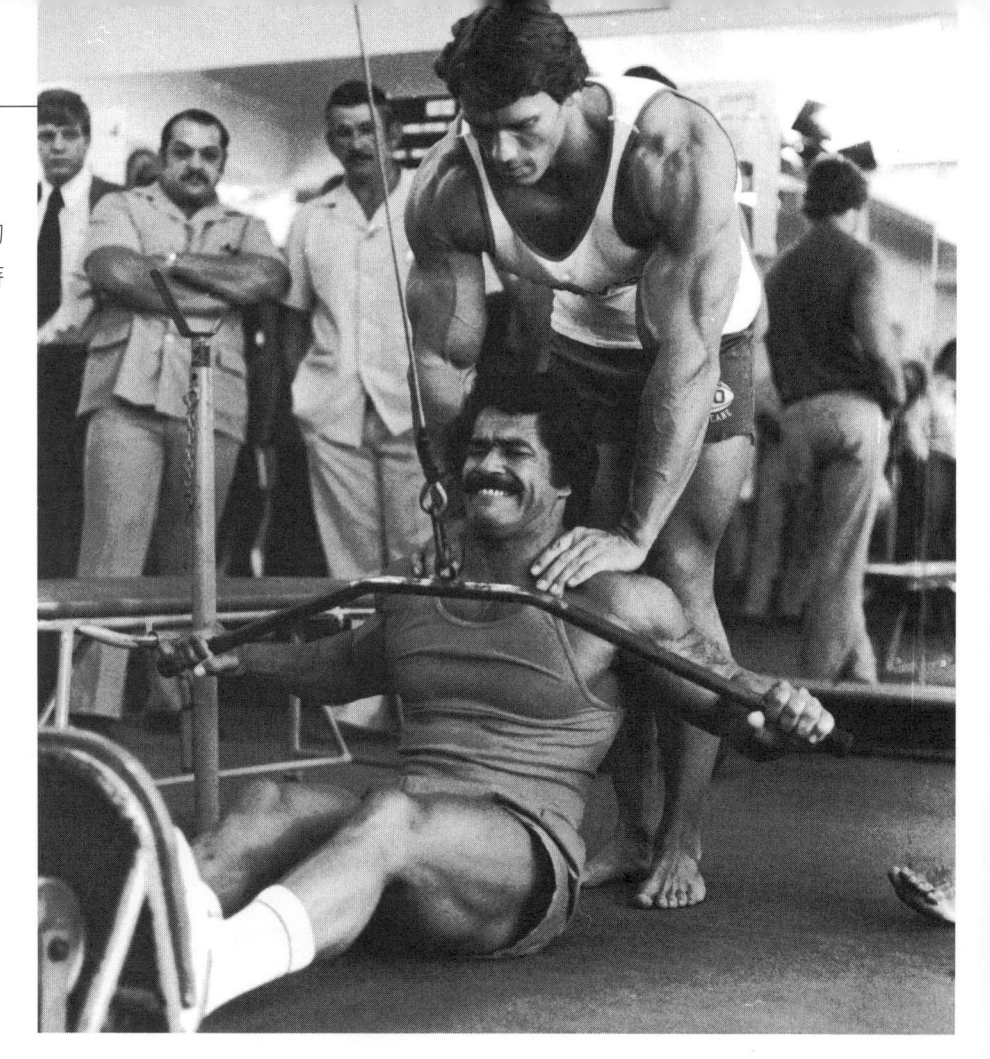

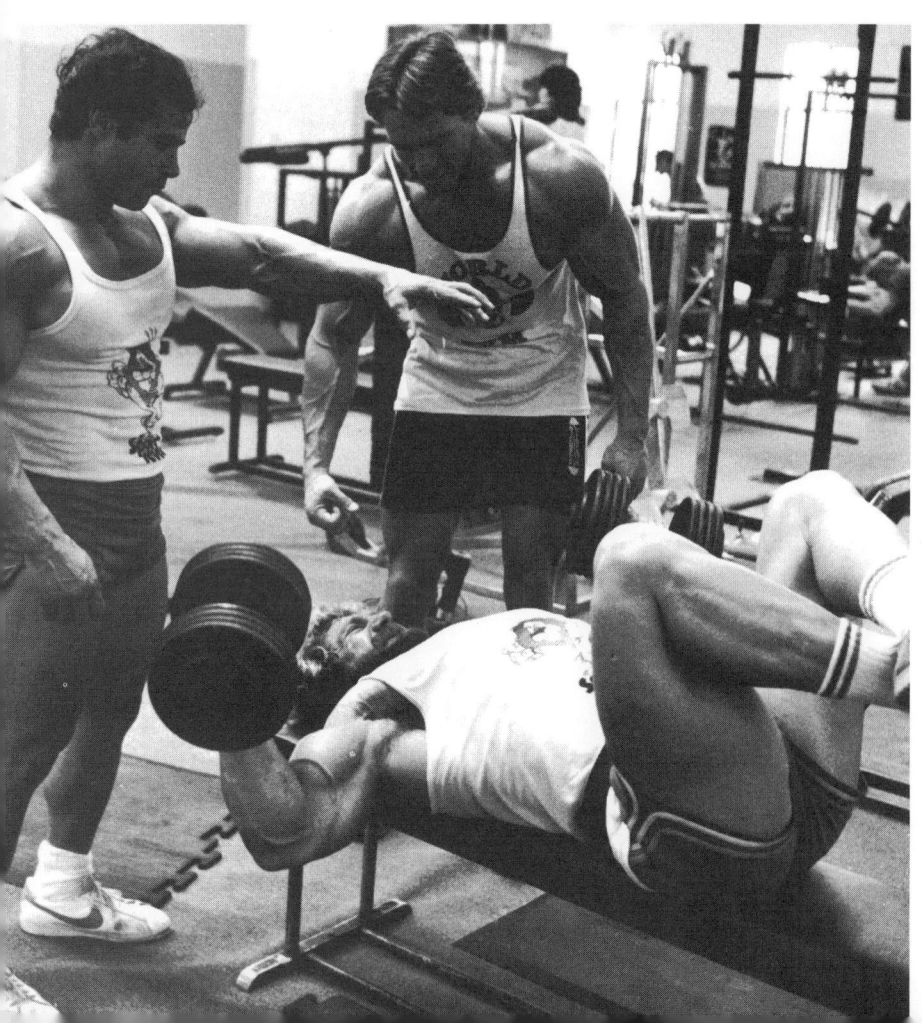

佛朗哥・哥倫布、尤蘇普・維科茲（Jusup Wilkosz）和我，都是從舉重開始練起，所以我們的肌肉密度比一般沒有做爆發力訓練的健美人要更高。

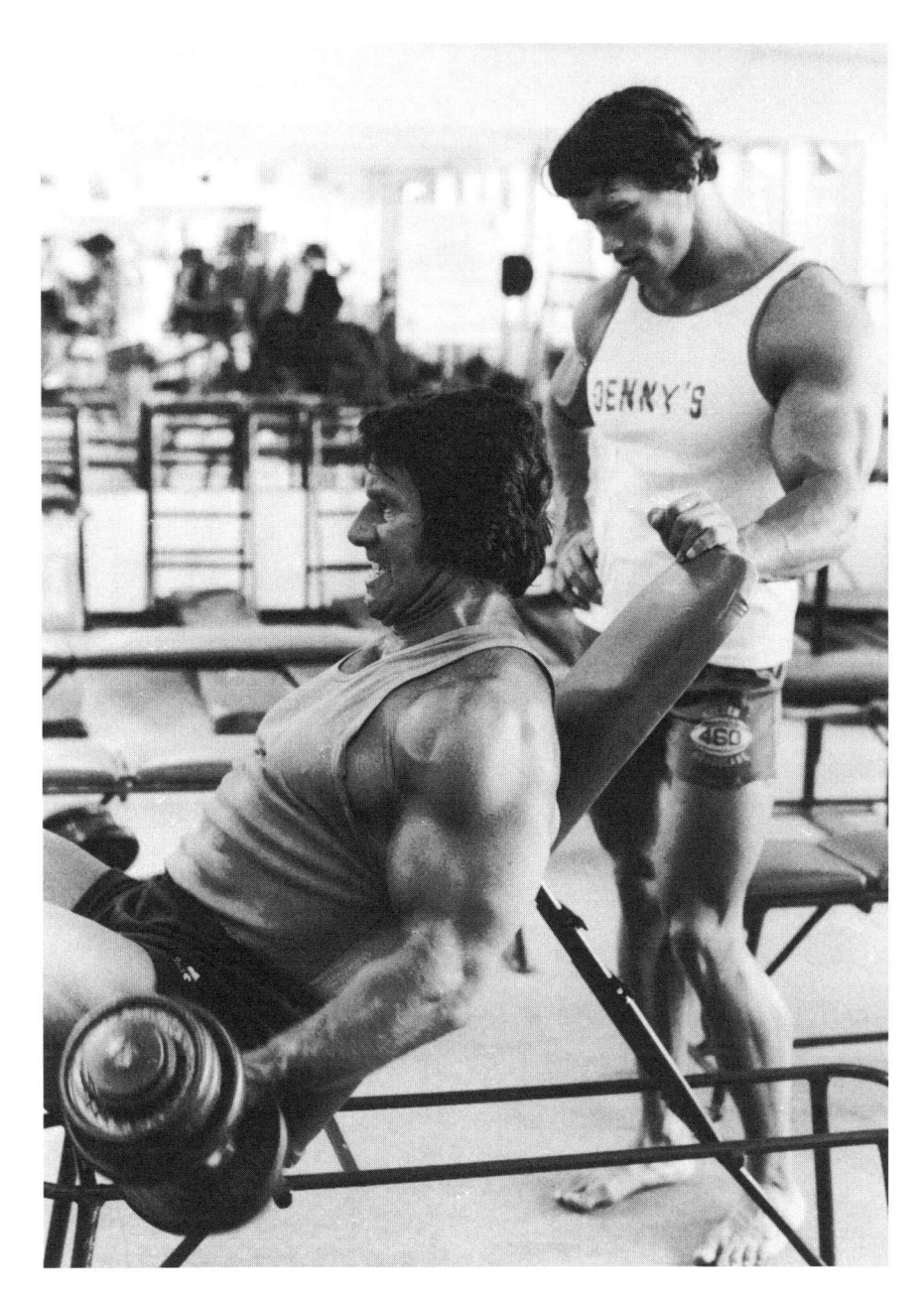

我人生中最振奮的一刻，就是跟我的偶像雷格‧帕克一起訓練、同場對決。

練夥伴，他可以幫助我練出更具分離度的肌肉。每個夥伴都有其獨特的價值，因此跟多一點人訓練，帶來的好處就更多。

　　選擇訓練夥伴就跟結婚一樣，你會想和一個對你的生活有幫助、讓你過得更好的人結婚，畢竟你不會想在婚後才說：「哇，原來結婚這麼可怕！我給自己惹大麻煩了！」不是只有健美選手要找訓練夥伴，剛開始練健美的人也會想找比自己厲害的人一起訓練，但那些強者可能想專心雕塑自己，而不想把時間花在基本動作、建立肌肉結構上面，因此，跟厲害的人一起重訓可能無法讓初學者受益。一個只是想維持身材的上班族，如果跟職業健美選手一起訓練，那肯定會很辛

苦。原則非常簡單：能讓你更快進步、成長更多，就是好的訓練夥伴，如果他會阻礙你前進，無論何種形式，就是糟糕的訓練夥伴。

安排訓練計畫

如果你夠有熱忱，那麼你無論如何都會找到訓練的時間與方法。

我最常聽到的抱怨就是自己沒時間運動。我聽過年輕的健美選手這樣跟我說，因為他們要上學或工作，所以很難安排運動時間。他們都會告訴我：「我好羨慕那些職業健美選手，他們整天除了訓練、吃飯和睡覺之外什麼都不用做。」每次聽到這些話，我就會想到塞爾吉奧・奧利瓦，他晚上要做完屠宰的工作，接著才去健身房做強度驚人的殺手級訓練。我也會想到，我跟佛朗哥剛來美國的時候遇到的情況，為了維持生計，我們得白天搬磚、晚上訓練。

在奧地利軍隊服役期間，我才剛開始練健美，但進步很多，當時我還有很多任務在身。有一次，在捷克斯洛伐克邊境演習6週的期間，我每天要駕駛坦克車15個小時，還得手動加油，與巨大的油桶搏鬥，也要自己換車輪、修坦克車。我們睡在坦克車下方的戰壕，早上6點就要醒來。但我想出了一個鬼點子：我和當時的夥伴會5點起床，打開我們放槓鈴的工具箱，在其他人醒來之前鍛鍊1個小時。當

比爾・珀爾沒有成功說服我吃素，但他確實讓我相信，素食者也可以成為健美冠軍。

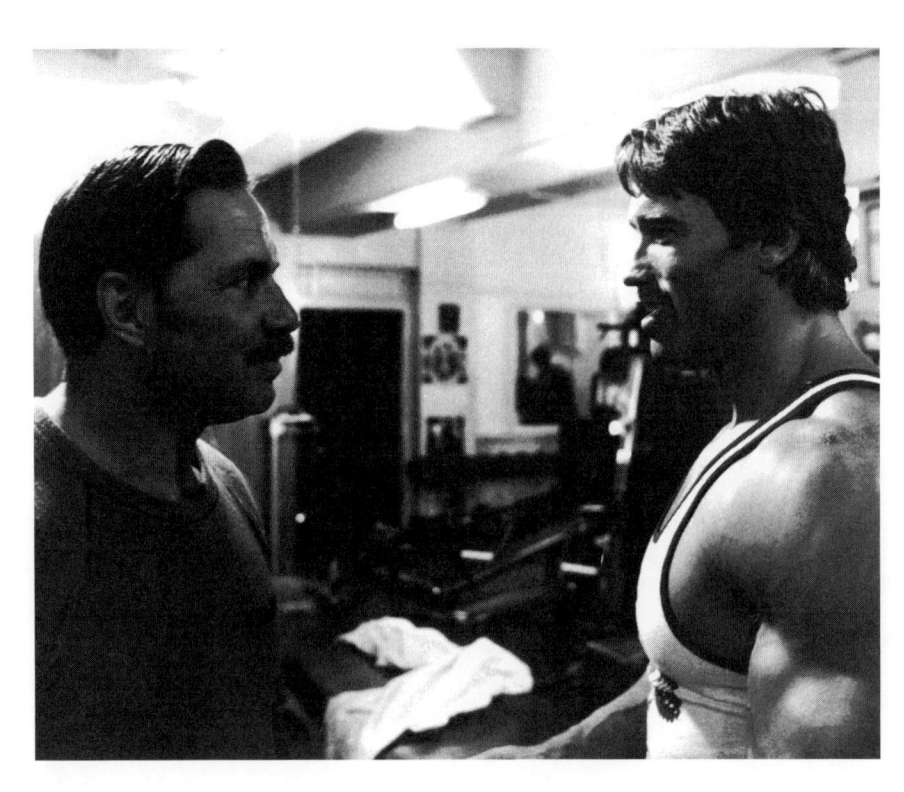

天的演習結束後，我們還會再練 1 個小時。因為沒有比當時更艱難的訓練環境，所以我認為找不到時間和精力進行運動只是缺乏動機和想像力的藉口而已。每個練健美的人都必須找到適合自己的訓練時間。

即便到了現在，我還是得排開時間訓練。例如，在我拍攝《蝙蝠俠 4：急凍人》（Batman & Robin）期間，凌晨 5 點就要開始化妝，全程得花上 3 個小時，所以早上就沒有時間訓練了。但在工作期間如果出現更換布景的空檔，我就會馬上問他們要花多少時間。他們說：「1.5 小時。」於是我就會花時間脫掉我全身上下的「急凍人」盔甲，用卡車裡的器材做一些較輕的運動，在不把妝弄花的前提下讓我的肌肉產生泵感。拍攝其他電影時，會有 1 小時的午餐時間，但我認為吃飯不需要花 1 個小時。所以我會運動 30 分鐘、花 15 分鐘吃飯，接著在最後一刻定妝，準備下次拍攝。

所有跟我在電影裡合作過的演員都知道，我會在清晨或工作期間鍛鍊，而且我還會一直邀請他們來跟我一起運動。每次他們上脫口秀節目，回答跟我一起拍電影的問題，都會說：「拍電影很容易。難的是要跟阿諾一起運動啊！」

所以我很清楚，對於那些沒有把競技健美當作志業的人來說，騰出時間運動可能是一個問題。因為忙於工作、事業、家庭或養育孩子，所以大家就會覺得空出 1 個小時運動很困難。但重點是，如果你不擠出時間，如果你不運動，就不會得到結果。你確定自己完全沒空嗎？我曾經讀過一篇報導，裡面寫道，一天中最容易浪費掉的時間是晚上 10 點到午夜之間。對你來說，最愛看的深夜節目有比塑造好體格更重要嗎？為什麼不早 1 個小時睡覺，隔天早點起床？我一直以來都會在早上 5 點做大量的訓練，雖然需要時間適應，但我在清晨做的訓練品質往往是最好的。

1980 年代，當我和妻子瑪麗亞覲見教宗時，他告訴我們，他都是每天早上 5 點運動。美國前總統雷根和小布希在任期間每天都運動 1 小時。很多商界名人、電影明星告訴我，他們會盡己所能保持運動，他們會盡可能每一天都做運動。他們可是世界上最忙碌的人呢！這是怎麼辦到的？他們善於安排自己的時間，也認識到訓練融入生活的重要性。

有時確實很難按計畫行事，因為你周圍的人往往會竭盡全力阻止你實現目標，儘管他們有可能是出於好意。請問你的家人、朋友或配偶支持你訓練嗎？如果你周遭的人都對訓練抱持負面態度，就可能

很難解決。如果身邊的人不接受你的目標，就要付出額外的努力來保持自信，並堅持你的訓練日常。他們可能會問：「為什麼你不來一起暢飲啤酒、享用披薩？」如果你說自己在控制飲食、必須早起，他們可能會報以噓聲。因為他們不了解訓練對你的重要性，也不了解追求健美的目標要花上多少心力，所以他們可能會覺得你很「自負」或「自我中心」，但他們才是最自私的那個人。我很確定，我不是唯一每天早上5點去健身房結果被女朋友抱怨的人。

你的飲食習慣也可能為人詬病。跟朋友一起吃飯是一種非常愉快的社交儀式，但若你有健美的目標，就常常得放棄這種享受。旁人儘管知道你正在接受訓練，還是會一直要你吃不該吃的食物，這就代表他們不理解，或者更糟的是，他們並沒有把你的目標放在心上。

許多認真練健美的人都會隨身攜帶食物去公司，甚至工作的地方有烹調的器具，好讓他們白天工作時也可以自己做飯。如果你的老闆願意支持你、理解你，那非常棒。如果情況不允許，就做好自己能做的即可。

女性的健美訓練

女性健美訓練與男性有何不同？在我看來其實差不多，這就是為什麼我沒有在本書中特別花篇幅專門討論女性的訓練。

有些人無法理解這件事。女性比較嬌小。她們的荷爾蒙與男性不一樣。她們沒那麼壯。說得沒錯，但肌肉還是肌肉，臥推仍然是臥推。女性上半身的肌肉比男性少，所以比起腿部，她們通常得花更多時間鍛鍊上半身。雖然女性通常無法跟男性做一樣的重量，但世界上有許多女性可以臥推超過135公斤！女性訓練之所以與男性不同，是因為她們的目標常常是消除贅肉、讓身材更緊緻，而不是練出大塊肌肉。因此，她們跟男性做的訓練動作雖然一樣，都會特別針對臀、腿和三頭肌等部位，但訓練菜單可能與男性相差甚鉅，最有可能不同的地方是女性不會做那麼多組，而是會做較多重複次數。這種練法可以增強肌肉耐力，同時犧牲掉增加肌肉尺寸的機會。儘管如此，動作的執行方式仍然完全相同。我們都需要根據個人需求、優缺點去制訂訓練計畫。男性和女性的目標其實是一致的，我們都想讓體格身材臻至完美。

女性可以跟訓練夥伴一起進步、需要面對痠痛挫折、需要避免

過度訓練、會感受到強烈的泵感、需要處理運動傷害的狀況，這些情境都跟男性完全相同。事實上，我常跟女性訓練夥伴一起鍛鍊，因為跟她們一起訓練非常有挑戰性、能夠激發我的鬥志。因此，我要對真正想認真訓練的女性說：你的肌肉細胞不知道你是女人。這些細胞跟男人的一樣，會對漸進式阻力訓練產生反應。如果妳喜歡瑞秋‧麥克利、柯莉‧艾弗森、安亞‧蘭格（Anja Langer）、蓮達‧穆雷等人的體格，請不要忘記，她們為了練出這樣的身材付出了多少努力。她們跟男性一起在健身房裡揮汗如雨。健美是一項運動，男人和女人都會從事的運動，就像男人和女人都打網球、籃球和排球一樣。就訓練本身而言，完成下 1 次、下 1 組動作，再次進入健身房做下 1 回訓練才是最重要的。唯有正確的訓練方法，才能帶來最佳效果。

第 4 章 ─────────────────── CHAPTER 4

健身場所

　　如果你是健美運動員，那麼健身房就是你的辦公室。這裡就是你處理業務的地方。你應該很常在健身房裡待上 3-4 個小時，也就是說，健身房裡應該要有你需要的設備，在你周遭訓練的人應該要給你帶來能量，而且氣氛要能有助於你實現個人目標。

蓬勃發展的健身產業

　　我剛開始認真練健美時，很難找到器材齊全的訓練場所。好的健身房少之又少。舉例來說，我年輕時在奧地利，完全沒有標準的上斜健身椅，就是那種可以斜躺在上面的。那裡只有站立式的斜板健身凳，但這兩種器材完全不同。為了做斜板槓鈴肩推，我們得把槓鈴從地板上拿起來，用上搏的方式放到肩膀高度，然後靠在長凳上，才能做一組斜板槓鈴肩推。我保證，那樣做非常困難。

　　後來到了慕尼黑生活之後，我很幸運能到好友艾伯特・布塞克的健身房訓練，那間健身房在當時非常先進，提供我所有的設備，讓我能夠成為宇宙先生和奧林匹亞先生。到了加州，我就在喬・戈爾德的健身房訓練，那裡的設備與眾不同，因為大部分都是喬本人所設計打造。

　　現在，要找到一家設備齊全的健身房比較容易了。以 World Gym 為例，這個連鎖健身品牌在美國和世界各地都有展店。金牌健

身中心和 Powerhouse 的健身房在美國也很常見。而美國的倍力健身（Bally's）、家庭健身中心（Family Fitness Centers）和許多其他優秀的連鎖健身品牌都隨處可見，城市或小鎮皆有設點。當然，大多數健身俱樂部和健康休閒中心並不是以完整的健美訓練為導向，除了沒有器械、滑輪和其他健身設備之外，至少都有一些自由重量的設備。學校和大學、軍事基地、基督教青年會、飯店、企業辦公大樓和高級公寓大樓，也都有訓練設施。

健身房會員資格通常可以用日、週、月和年為單位計費。若你選擇加入連鎖健身房，通常會同時得到會員權益，讓你可以只花一點錢或免費，就能在相同連鎖品牌的其他健身房訓練。

選擇健身房要注意的地方

選擇健身房時，要先了解他們提供的空間、設備和器材：

1. 健身房不宜太大或太小。如果太小，你就得一直排隊等待器材，無法跟上訓練課表的節奏。但如果健身房太大，你可能會因為身旁的東西太多而分心。
2. 如果你想大幅進步，那麼你選擇的健身房就要有全套的自由重量器材和健身椅。其提供的啞鈴組應該要夠重，才能讓你做到最大重量。健身房裡也要有器械式設備和滑輪裝置，讓你可以鍛鍊到全身上下的主要肌群。
3. 健身房裡也要有有氧訓練的器材，像是跑步機、飛輪、踏步機等訓練心肺能力必備的器材，若有提供有氧課程亦可。
4. 有些健身房和健身俱樂部還會有其他設施，像是桑拿、蒸氣浴、職業按摩治療師、游泳池，甚至還有室內跑道。因此，如果你有自己偏好的設施，最好在註冊會員之前先確認是否滿足你的需求。

健身房的環境和氣氛

除了健身房必備的「硬體」，你還需要考慮裡頭的氣氛是否有助於激發活力、鬥志，並且要觀察健身房的整體氛圍是舒適或是令人不安。

很多健美選手都不太喜歡在健身房訓練，因為他們覺得那裡太華麗了。鍛鍊終究是辛苦、大汗淋漓，不會像下午茶會那麼精緻。在 1968 年，我贏得第 2 個 NABBA 宇宙先生頭銜後，我在倫敦的一家健康休閒中心訓練了一段時間，那裡的風格非常優雅、豪華，但我發現無論我再怎麼努力，都沒有辦法產生泵感。那個空間就像客廳，有漂亮的地毯、鉻合金材質的設備，就跟醫生診間裡的器具一樣一塵不染。我得一面專注於訓練，一面阻止自己分心聽旁人又買了哪張股票、考慮買哪輛轎車。我了解對在那裡訓練的人而言，健康休閒中心的氛圍可能很完美，畢竟他們只是想塑身，把腰部贅肉減掉幾寸。但那個空間完全不適合想認真練健美的人。

當然，就算從事競技健美的硬漢，也不會想在臭氣熏天的地牢裡訓練，所以也不用特別選擇像垃圾場一樣可怕的環境，儘管我也曾在垃圾場練出一身傲人的肌肉！再說一次，選擇健身房最重要的不是空間漂不漂亮，而是帶給你的感覺。另外，音樂也是個問題。我喜歡訓練時聽非常響亮的搖滾樂，但有些人可能喜歡別的音樂，或根本不聽音樂。所以，你也可以觀察一下那間健身房都放什麼類型的歌曲。

另外，有些健身房會設在地下室，但我個人完全無法忍受在地下室那樣的地方訓練。我更喜歡一樓或較高樓層的健身房。健身房的氣氛很重要。因為你會在健身房待 3-4 個小時，所以一個不讓你感覺格格不入的地方很重要。我喜歡的類型是比較嚴肅、工業化的裝潢，因為這種風格會讓我覺得自己是來認真鍛鍊的。

總而言之，我們的生活各方各面都很講求適合的環境，這也是為什麼有些人比較喜歡去某間餐廳，有些人則偏愛某間酒吧。其中的食物、飲品可能差距不大，但氛圍的差異就會帶給你不同的心情和狀態。就跟你會布置自己的家，打造出專屬自己的小窩一樣。以洛杉磯蓋蒂中心（Getty Center）為例，就是因為這間偉大博物館營造了一種特殊的氛圍，才讓裡頭參展的藝術品別具意義。餐廳、服飾店、你家、健身房，在這些地方你都會感受到難以形容的氛圍，卻會對你的體驗造成很大的影響。

每年在哥倫布舉辦的阿諾研討會和阿諾盃經典賽，我都會談到環境如何影響兒童的發展，以及健身房環境如何影響健美運動員，並將兩者相比較。如果你身邊的人都很成功、積極向上，你也會變得很有企圖心；如果在貧困的環境長大，周圍的人沒有什麼希望和動力，那麼你的一生都得對抗這股消極的力量。

健身房的成員

　　1968 年，我來到加州，在喬・戈爾德那間威尼斯的健身房裡訓練。我當時已經是 2 屆 NABBA 宇宙先生了，但每天都和弗蘭克・贊恩和戴夫・德雷珀等健美明星一起訓練。健身房裡到處都是美國先生、宇宙先生，有時塞爾吉奧・奧利瓦這樣的大人物都會出現，所以我幾乎別無選擇，只能奮發進步。

　　跟你一起在健身房鍛鍊的人會改變你。如果你周圍的人都很認真，而且訓練強度很大，那麼你就會仿效他們。但如果你身邊的人只是來混水摸魚，那你也很難練出最佳的成果。這就是為什麼優秀的人都會聚集在某幾間健身房。如果可以不斷樹立榜樣，你就會更努力地訓練。

　　這就是為什麼喬・戈爾德在加州威尼斯開的第一間健身房會那麼成功，變成當地的健美聖地，那裡空間雖小，但有足夠的設備，而且那裡聚集了成就斐然的偉大健美選手，像是佛朗哥・哥倫布、艾德・科尼、戴夫・德雷珀、羅比・羅賓遜、弗蘭克・贊恩、塞爾吉奧・奧利瓦和肯・沃勒等人，能每天見到他們、跟他們一起鍛鍊簡直是一種榮幸。現在，已經很難在同一個地方看到那麼多健美冠軍了，但就算沒辦法跟弗萊克斯・惠勒、肖恩・雷、納賽爾・艾爾・桑巴蒂、多利安・耶茲拿同一只啞鈴，牆上或展示的冠軍獎盃或健美明星的照片、海報也能讓你充滿鬥志。

　　1980 年，為了參加我的最後一場奧林匹亞先生賽事，我在 World Gym 訓練，有一天早上 7 點，我到了健身房，在那兒的陽台上散步了一會兒。突然，陽光透過雲層照射進來。當下的景致太美了，所以訓練的動力頓時消失。那時的我心想，也許我應該去海灘。我想了很多藉口，其中最有說服力的理由，就是前一天已經跟壯碩無比的德國健美選手運動員尤蘇普・維科茲一起訓練過了，所以今天可以放鬆一下；但是，接著我就聽到健身房裡傳出重物碰撞的聲音，維科茲在鍛鍊腹肌；肯・沃勒在練肩膀，上肢的青筋展露無疑；佛朗哥在練臥推，他的爆發力驚人，負重量超過 180 公斤；薩米爾・班努特在練彎舉，用啞鈴盡情地撕裂自己的二頭肌。

　　我視線所及之處，全都是厲害的選手在汗如雨下、做著高強度訓練的畫面，於是我想通了，如果要跟這些冠軍競爭，我就不能不努力。他們是我的榜樣，在前方吸引著我，讓我對訓練更加期待，期待

自己能用肌肉與笨重的鐵塊抗衡。結果，那次訓練時我得到前所未有的泵感，本來即將被我浪費掉的早晨，變成了我一生中最暢快淋漓的一次鍛鍊經驗。如果我沒有去 World Gym、沒有其他健美選手激勵我，那天的我就達不到如此滿意的成效。

即使在今天，我也會因為其他原因而鍛鍊，可能是為了出演電影而要保持最佳體態，或者只是想維持身材，這個時候，我都會讓周遭練健美的人們激勵我、給我更多能量。這就是為什麼我現在還是喜歡去健美選手雲集的健身房。即便到了今天，經過這麼長時間，這樣的環境仍然激勵著我。

不用飛到洛杉磯也能練健美

很多人都問我，年輕的健美選手是不是一定要去加州，才能成為冠軍選手；也有人問，年輕的健美運動員可不可以去德梅因（Des Moines）、匹茲堡（Pittsburgh）、西雅圖等地方，在那裡能不能鍛鍊出驚人的體格。我的回答很簡單：如果你有熱情、願意刻苦訓練、健身設備齊全，並學習我在這本百科大全中詳細介紹的訓練基礎知識，那麼你不管在哪裡都能好好發揮自己與生俱來的潛能。

我剛步入職業健美生涯那段期間，情況跟現在不同。那裡的健美選手不多，也很少媒體報導相關的新聞，適合鍛鍊的地方更是少之又少，所以很多頂級冠軍聚集在加州是非常合理的。傳統也是一大因素。1940 年代末期最出名的肌肉海灘就在加州威尼斯海灘附近的聖塔莫尼卡。那個時代的健美明星創造了全新的生活方式，將健美、陽光、樂趣等元素融合為一。大約 15 年後，我在喬‧韋德出版的雜誌上看到「健美金童」戴夫‧德雷珀在海灘上的照片，旁邊還會站著喬可愛的妻子貝蒂，所以我就決定有一天要到洛杉磯生活和訓練。

現在，威尼斯地區還是出產很多健美冠軍，但他們大部分都在其他地方訓練，後來才到加州發展事業，同時又能享受加州美好、溫暖的氣候。

有很多年輕的健美運動員受到健美前輩的啟發，所以想跟宇宙先生或阿諾盃經典賽冠軍並肩鍛鍊，他們會先在 World Gym 或金牌健身中心等地方訓練一陣子，然後再回到家鄉，我覺得這樣很棒。但我不建議健美新星們一開始就來洛杉磯生活。雖然跟頂尖選手一起訓練很有趣，但也會讓人很挫折，因為他們領先年輕選手太多。我認為

未來可期的年輕人若能在家鄉訓練，會更有意義，他們可以先參加當地或區域的賽事，再一步步努力往上爬，偶爾到加州「試試水溫」就好，健美聖地可以給你很多刺激，讓你回到家鄉更有目標和動力。

業餘健美愛好者的健身房

現在跟我剛開始訓練的年代有個很大的區別，就是像健美選手一樣訓練的人變多了，他們都會遵循很紮實、高強度的訓練計畫，卻無意參加比賽。他們之中有些人是醫生、律師、會計師、教師、商人、軍人，還有很多跟我在電影界合作過的演員。問題在於，他們既然沒有想成為奧林匹亞先生或奧林匹亞小姐，是否還需要像健美選手一樣那麼嚴格地訓練、使用那麼高級的器材？

答案當然是不一定，但這絕對不是壞事。畢竟，如果你揮桿能力很好，就可以用任何球桿打出好球，如果你的設備是最先進的，那麼無論你是不是健美選手，都可以練得更好。

健美訓練的重點是以合乎比例、平衡的方式鍛鍊身體的每個部位。無論你是誰、無論你的目標為何，都需要利用多種、多樣的設備才能做到這點。當然，你可能不需要一對 70 公斤的啞鈴。但至少要有基本的自由重量器材跟健身凳，才能讓你完成所有的基本動作。一間健身房可能無法集齊所有你需要的設備，但至少要滿足一定的需求，否則就沒辦法好好訓練。因此，如果你現在去的健身房不符合上述標準，請務必另尋他處。

請記住，肌肉就是肌肉，你的肌肉就跟其他人一樣，會對相同的訓練動作產生反應，需要跟其他人一樣的設備才能鍛鍊到全身。因此，如果你很想達成自己的健身目標，就請找一家設備齊全、與你風格契合、周遭的人能讓你更有訓練動力的健身房。

居家訓練

我的家裡有一些基本的訓練器材。喬・韋德把自己的車庫打造成應有盡有的健身房，路・法瑞諾也是如此。幾年前，《花花公子》（Playboy）雜誌創辦人休・海夫納（Hugh Hefner）更在辦公大廈的地下室打造了一個精美的小健身房。儘管這些替代方案仍無法取代一間好的健身房，但居家訓練的成效也不錯。舉例來說，有了仰臥板

（abdominal board）就可以做各式各樣的腹肌訓練動作。只要一張簡單的健身凳和一組基本的重量，就能滿足大部分的訓練需求。如果你沒辦法偶爾上健身房，或者沒辦法在健身房待太久，導致無法鍛練到全身，那居家健身對你而言就很有價值。當然，家裡或其他地方也可以用跑步機、踏步機、飛輪做有氧運動。

如果有預算的話，有很多高品質的居家訓練設備可供選擇。運動用品店幾乎都會賣健身凳和啞鈴組，幾千塊就買得到，百貨公司也會販售舉重訓練器材。此外，現在有很多市區的健身用品專賣店會賣啞鈴、槓鈴，甚至是複雜的多站位重訓器材，價格則高達數萬元，這類店家都會刊登廣告在黃頁上頭。走進這樣的商店，你會看到 Para-Body、Pacific Fitness、Vectra、Hoist 和 Ivanko 等品牌的器材。也可以利用健美雜誌上的資訊來郵購設備。

但是在家訓練與在外面健身房訓練相比，就有點像在後院修車與在設備齊全的專業修車廠修車一樣。在後院樹蔭下當然可以修理簡單的故障，但如果問題更複雜、修整的要求更高，就很難在相同情境下實現。同樣的道理，家庭健身房的器材不可能那麼完整、多樣，除非你家裝潢得像 World Gym 一樣，但這種情況並不常見。

家中有設備的人都會做一些訓練，作為上健身房以外的補充訓練，但不會把健身房裡做的那套全部照搬到家裡。如果你想在家中鍛鍊，就要好好思考自己想在家裡鍛鍊哪些部位。想要練主要肌群，還是只有腹肌之類的部位？你偏好自由重量，還是對器械式設備更感興趣？你喜歡多台健身器械各司其職，還是一台就能做多種訓練動作？你的空間有多大？如果你要做有氧運動，那要選擇哪款跑步機、飛輪、踏步機？最重要的就是，你想花多少錢？你在健身房用的器材通常每樣就要價幾萬元。你可能不用買到「太專業的設備」，但跟那些優質健身房裡最先進的器材相比，平價的款式可能會讓你練起來沒那麼「開心」。因此，買器材之前建議先試用一下，確保它適合你。

此外，像是跑步機等便宜的器材往往比你想像中更容易損壞。如果你買的是 Trotter 的頂級跑步機，或者 Lifecycle 的飛輪，那肯定相當耐用。但如果你選擇平價的品牌，就要確保故障時找得到地方維修。當然，有些便宜的設備也很好用。我家裡有一個簡單的腹肌訓練裝置，我還會帶它上飛機，在吃晚餐前做個 200 下。

通常，很少人會誇耀自己用居家訓練進步了多少。如果連基因過人的頂級健美冠軍都無法靠居家訓練登頂，那麼天生條件、訓練動

力不如他們的普通人就要好好考慮是否要以居家訓練為主。當然，還是有一些例外。像是弗蘭克·贊恩當職業選手期間就曾在家中練出不錯的成果。我跟佛朗哥·哥倫布之前也會在他家練某些部位。但我一直覺得健身房的氛圍更能激起我的鬥志，讓我想跟身邊一起訓練的人互動。無論如何，就算你在家中練得很順利，我還是建議你好好熟悉健身房、充分利用那裡的設施。據我所知，所有的冠軍健美運動員背後都有一家好健身房，如果你真的想練出健壯的體格，建議你找一間健身房作為自己的訓練場所。

第 5 章 ———————————————— CHAPTER 5

開始訓練

　　對一名健美選手而言，待在健身房的時間應該是他一天中最棒的時刻。他無時不刻都在思考下一次訓練要做什麼。一旦完成一次訓練，他就會馬上開始期待下一次。因此，我雖然堅信原則和動作技巧的重要性，但踏入健身房、開始訓練才是最關鍵的。就如同那句廣告口號：「Just do it，做就對了！」

　　如果你剛開始健身，請記住一句老話：「千里之行始於足下。」如果能學習越多當然越好，但你不必掌握這本百科大全裡的全部知識，也可以開始重訓。在入門階段，最重要的是精力和熱情。醫學院的學生不會在第一天就做心臟手術，新手飛行員也不用像《捍衛戰士》裡的飛官一樣駕駛 F-14 戰機出任務。攀登聖母峰時，你是從山腳開始，而不是山頂。人生是一個不斷學習的過程，健美也不例外。

　　大多數年輕的健美運動員都很有動力、熱情。他們就像我一樣急著想進步，太陽升起之前就會站在健身房門外等待開門。但充滿熱情並不代表你就要毫無計畫地開始訓練。打從一開始，你就要為自己設定一個明確目標。為什麼你要做重訓？我還是個初學者時，人們會去健身房鍛鍊的原因只有一種，那就是健美、健力或奧林匹克舉重。這些原因當然重要，但現在人們也有其他理由到健身房訓練，例如：

- 提升各項運動的能力。
- 變得更強壯、能夠從事仰賴體力的工作。

- 改善整體健康狀況。
- 增加或減輕體重。
- 打造更結實、更美觀的體態。
- 遵循復健計畫。

設定這些目標有助你決定訓練地點、頻率和強度，也可以幫助你選擇訓練夥伴，並找好哪個健美明星要當你的楷模。請記住，這些訓練目標隨時可以更改。很多冠軍選手一開始只是無心插柳，卻在接觸舉重後成為健美明星，他們起初可能只是想提升體型和肌力，以在足球專項表現得更好，或者他們從校隊畢業，想找一些別的運動來維持身材。

開始鍛鍊前，我建議你拍攝身體的正、背、側面，以記錄自己的體態。你要記下自己各個部位的數據，像是頸圍、胸圍、二頭肌、前臂、手腕、腰圍、大腿和小腿圍、體重等。這樣你就可以隨時回顧，看看自己進步了多少。順帶一提，如果你對自己的身體沒有自信，所以不想拍照片，那就更能說明健美運動能為你帶來多大的幫助。我們都想練出穿泳衣也好看的身材，想要裸體站在鏡子前仍充滿自信，更希望其他人看到我們的身體覺得賞心悅目！為什麼不讓自己穿不穿衣服都好看呢？當然，你現在肯定不想脫下你的衣服，正如我那兩位脫口秀兄弟「漢斯與法蘭茲」（Hans and Franz）說的一樣，脫衣服可能會導致「肥肉橫飛」。

如前所述，你要找到適合自己的訓練場地。還必須掌握本書中的基本訓練動作。請記住，你的首要任務是建立結實、高品質的肌肉結構。有經驗的人會想要改善肌肉形狀、實現肌肉分離、結合不同肌群，但初學者完全不需要關心這些。

剛起步的時候，我發現找到一個可以效仿的人非常重要。一個上班族若想打造能和肯恩·雷媲美的體格，那無異是浪費時間；像多利安·耶茲這樣體格、比例兼具的健美人，不該花時間研究弗萊克斯·惠勒的照片；而身高高於一百八的健美選手則不應把像李·普里斯特這樣的矮個子當作榜樣。如果你想雕塑出像時下年輕演員或模特兒那樣苗條、肌肉發達的體格，那麼超重量級健力運動員的照片就不太合適貼在你的冰箱門上面，對吧？

以我為例，我的偶像就是雷格·帕克，他身材魁梧、肌肉發達。我會在牆上貼滿雷格的照片，然後無止盡地研究它們，並在腦海中想

像這樣的體格在我的身上是什麼樣子。健美運動有很大一部分的精神性，如果你想取得好成績，就要知道自己想成為什麼，以及自己要去哪裡。

許多練健美的人還沒學會走路就想飛。他們會模仿我的日常訓練，或模仿其他冠軍的訓練課表，結果做了一堆不適合自身程度的動作。然而，如果經過 6 個月左右的訓練，你開始有了參賽的想法，那就別猶豫，朝著這個目標努力！請去了解你的身體，弄清楚肌肉成長的原因，分析身體的優勢和弱點，並在你的腦海中描繪出自己期望的模樣。

我所說的堅持基本原則，就是指執行一套真實的健美計畫，無論你有沒有要參賽都是如此。請記住，本書中的訓練計畫適合每一個人。在剛起步的時候，我希望你只專注那些能讓你在短時間取得最大進步的訓練動作和方法，等到完成一系列基礎訓練、小有成就後，再仔細雕琢，讓自己邁向冠軍體格。再說一次，即便你沒有想當健美選手，就算你只是為了增進健康和肌力而訓練，也不該浪費時間做沒有效益、效率的訓練。

你得先打好底子，學習如何正確訓練，了解飲食和營養知識，然後給身體時間成長。在多年累積下，儘管速度不快，你還是會發現自己的身體產生徹頭徹尾的改變，你也會得到很多經驗，學會如何依照自己的身體需求安排個人的訓練計畫。

就跟你拍照片、記錄身體數據一樣，我也建議你寫一本訓練日誌。你可以在裡面寫出與目標相符的訓練計畫，記下自己每個動作做了幾組、負重多少，以便你將來回顧自己的訓練歷程，並衡量自己的進步幅度。

你也要學會記錄自己的飲食習慣，寫下每週喝了多少蛋白質飲品、節食多長時間、遵循哪種飲食法。這些動作都可以供你多年後回過頭檢視，儘管你的腦袋已經記不得實際情況，還是可以準確地看到自己鍛鍊的過程中做了與沒做什麼。

成長步調的快和慢

有些人認為,肌肉肯定會隨著訓練時間拉長而成長,只是速度可能不快。這就是為什麼他們會經常問其他人:「你練多久了?」或者會問:「我要花多少時間才能練得這麼壯?」在他們看來,一位健美運動員之所以比另一位更壯、更魁梧,僅僅是因為他或她練得更久。但現實是,並不是每個人的肌肉成長速度都一致,也不是每個人都有能力達到一樣的高度。

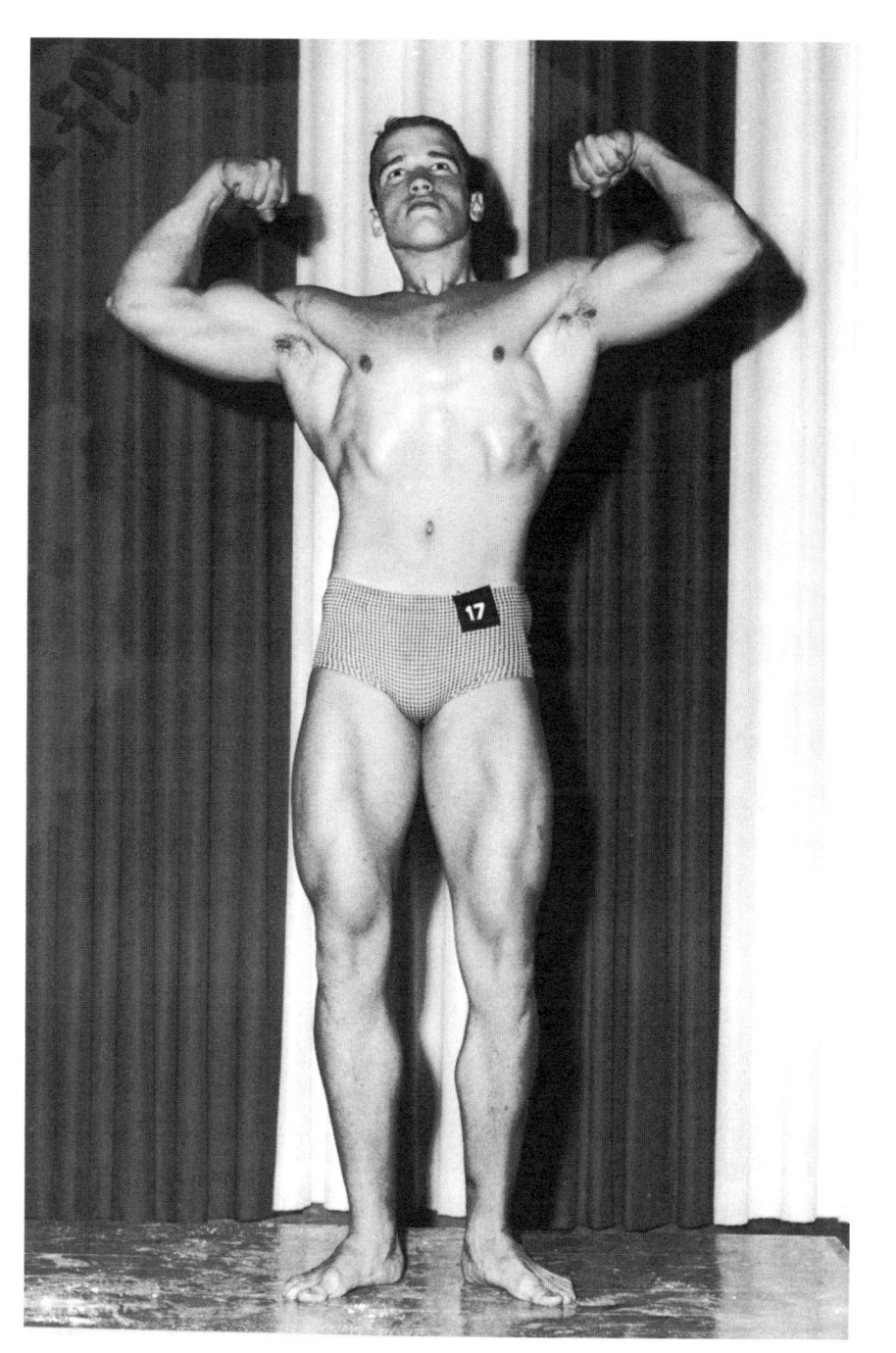

16 歲的我

個人基因與身體對訓練的反應都會強烈影響訓練成果。以我為例，15 歲開始訓練 1 年後拍的照片就有 7 屆奧林匹亞先生的冠軍相。每隔 1-2 個月，我的手臂就會變粗 1 公分，所以大家都說：「你是當健美運動員的料。」凱西・維亞托很小的時候就從健力轉向健美，並在 19 歲時成為第 1 位、也是唯一的青少年美國先生。看看奧林匹亞先生李・哈尼 19-20 歲時的照片，體格就已經相當成熟了。德州警官兼健美選手羅尼・科爾曼（Ronnie Coleman）開始認真訓練僅 2 年後，就抱得世界業餘健美錦標賽金盃。

但並不是所有成功的健美選手都在初期就達到巔峰。弗蘭克・贊恩在 1960 年代就非常優秀，贏得了幾場比賽，但直到 1970 年代，他的體格才臻至完美，讓他橫掃 3 屆奧林匹亞先生賽事。女子健美運動員約蘭達・休斯（Yolanda Hughes）經歷了 12 年的業餘和職業賽事後，終於取得突破，並贏得了她的第一場職業比賽，也就是我每年在哥倫布推廣的國際小姐賽事。對於這樣大器晚成的人來說，無法快速取得成效會是很大的問題，因為進步是訓練動力的最佳來源。但健美運動就像龜兔賽跑，到了最後一刻，長期的決心和耐力就能征服那些起步快的對手。

你也要注意，別把自己跟那些一夜成名的人比較，並因此灰心喪志。一個 24-25 歲，成就斐然的年輕健美運動員，很可能從 12-13 歲就開始訓練，如果十幾歲開始參賽，那就可以稱他為老將了。在高爾夫球界也是如此，老虎伍茲在二十出頭就展露頭角，贏得大師賽冠軍，大家都在說他有多年輕，卻忘了他從學齡前就開始練習高爾夫，當他成為冠軍時，正值青春期的他早已擊球數 10 萬次！

但我也記得，老虎伍茲在某次延長賽輸給一位大器晚成、三十多歲才贏得職業錦標賽的高爾夫球選手。該場比賽的關鍵是誰能打出最低桿數就贏了，而不是哪位選手比較年輕或比較早成名。勝利取決於誰用最少的桿數將球打進洞，而不是誰最有名或誰影響力最大。

請記住，關鍵不是你進步的速度有多快，而是你能進步多少。評審不會看著台上的選手說：「那個選手已經練 8 年了，所以另一個更強，因為他只練了 3 年！」他們不會這樣做，因為重點在於你有多強，而你沒辦法讓肌肉用超越天生身體素質的速度增長。

不過，慢慢進步絕對是可行的，但請你不要去相信速成的訓練，也不要逼迫自己趕快達到目標。我記得，當時佛朗哥・哥倫布訓練了 2 年，收穫卻不大。然後他看到我贏得了 NABBA 宇宙先生，就突然

下定決心，說自己也想贏得這個頭銜。此後，他每天努力訓練 2-3 個小時，在很短的時間內就取得驚人的進步。因為他的大腦相信自己可以鍛鍊出完美的體格、巨大的肌肉，也能夠想像自己捧著冠軍獎盃走上舞台的畫面，所以他的身體做出了反應。

自由重量和器材──關於重力

對於剛開始練健美的人來說，自由重量是最重要的訓練方式。我們生活在一個科技時代，現在設計和製造的健身器材都比以往更好。但是你的肌肉是演化的產物，是用來克服重力，而不是對抗機器的阻力。因此，如果你想有效增進體型和肌力，使用槓鈴、啞鈴做舉重訓練會是你的最佳選擇。

另外，我認識的優秀健美運動員通常也是健力運動員，這個主題我稍後會詳細討論。迫使身體抵抗重力抬起負重、用自己的肌力平衡負重，都有助於打造更高品質的肌肉，這些是高重複次數、低強度的訓練所達不到的。此外，《肌力與體能訓練研究期刊》（The Journal of Strength and Conditioning Research）的一份報告就寫道，大肌群、自由重量的訓練會同時使用、協調多個主要肌群，此時睪固酮的濃度會增加，例如深蹲、硬舉以及現在不太常見的瞬發上搏，都有類似效果。孤立式自由重量訓練動作或器材訓練對增加睪固酮的效果就沒那麼好。睪固酮具有合成代謝作用，體內睪固酮越多，你就會變得更強壯，而且可以更輕鬆地鍛鍊出更大的肌肉。

但健美運動的目的是雕琢肌肉，並讓肌肉變得又大又壯。自由重量讓經驗豐富的人可以自由地單獨訓練某些肌群，並用多樣、充滿創意的方式鍛鍊身體。而且自由重量可以依據不同身高、體重、比例的身體自由調整，無論手臂、腿部長短，都能盡情訓練，不受器材限制。反而，有很多器材的設計看起來都只是為了服務健康休閒中心的那些「一般客戶」。

我再次強調，我並不反對器械式訓練。喬・戈爾德是一位健身器材建造大師，他為 World Gym 創造了許多有用的器材和設備。現在，每當我去不同的健身房，使用各種不同的器材，都會覺得其中的技術簡直是天才。我們曾經發明過以空氣、水為阻力的器材，現在的設計更加基本、單純，品質卻比以前好上一百倍。Cybex、Hammerstrength 及其他頂級健身器材製造商都非常努力，打造出好

用又順暢的器械式訓練設備。以前的器材都只是把一些金屬片焊在一起，就要我們拿不堪用的器材訓練，還沒達到全部活動幅度就卡死了，使用起來很不順，而且常常壞掉。

我自己鍛鍊時使用了很多器材。舉例來說，要完整地訓練所有大腿肌群，就要有腿部伸屈或腿部彎舉機，如果要單純練到胸肌內側，就一定得使用蝴蝶機或滑輪機。如果你偶爾用不常用的器材，或以循環式訓練的方式使用多種器材，而不是一般的自由重量，可能可以收穫奇效。但我相信，一個好的健美課表不應該有超過 30-40% 的器械式訓練。當然，使用啞鈴或槓鈴做彎舉的效果更佳，因為這樣可以單獨刺激二頭肌，但如果沒有背闊肌下拉機，很難真正鍛鍊到那個肌群，如果沒有滑輪，就很難練三頭肌下壓。

不過，器材只讓阻力沿著一個平面作用，代表肌肉必須按照器材給定的路線出力，或者根本無法出力。由於這類的運動不需要平衡跟控制阻力，最後你也沒辦法使用到比較多的肌肉。但健美和肌力訓練的核心觀念，就是要你使用越多肌肉越好，所以器材根本無法發揮這方面的優勢！確實，肌肉不會「知道」自己在對抗的是什麼樣的阻力。這樣看來，阻力就是阻力，沒有器械與自由重量的區別。但是，肌肉確實會對來自多種不同角度、方向的阻力產生反應，如果阻力都沿著可預測的路線出現，對肌肉的刺激就較少。而且佛朗哥告訴我，他整脊治療的結果發現，大部分肌肉拉傷、關節受傷的狀況都起於使用器械訓練，其施加在身體上的壓力是不自然的，會導致我們的姿勢過於僵硬。

肌肉的使命是對抗地心引力，如果我們生活在月球上，那所需的肌肉就只有地球上的 1/6；若是在引力更大的木星上，肌肉就得厚得跟大象一樣，否則會動彈不得！舉起物品的動作讓我們體驗到「重」，但透過軌道推動重物就不一樣了，就好像我們推一面穩固的牆，確實是對抗阻力的動作，但這時候得到的感覺並不是「重」，這就代表你的肌肉還沒有發揮出該有的反應能力。

如果你在沒有自由重量設備的地方訓練，而且無法改變現狀，那麼就善用你手邊能使用的物品來練！最重要的是要想辦法鍛鍊，只要有效就是好方法，這是身為健美人最該關心的事。

鞋子

　　鞋子在訓練當中是非常重要的配件，可以穩定你的足部，讓身體更加平衡。但並不是所有鞋都好，有很多跑鞋太軟、太輕，這樣的鞋很適合跑十幾公里，但沒辦法支撐你的足部，所以不適合用來訓練。另外，鞋子除了支撐以外還要有其他功能，健力選手在比賽硬舉的時候常常只會穿很薄的拖鞋，因為只要鞋底的厚度差上一分一毫，就有可能影響當下試舉的成敗。

　　有些運動鞋是厚底、材質較硬、可以支撐足弓的款式，我也曾看過有人重訓的時候穿登山靴、軍靴或是其他各式各樣的鞋款。你一定要注意自己做大重量深蹲這類動作的時候，腳掌、足弓會承受多少壓力，依照自己的訓練計畫來決定穿哪雙鞋比較合適。

手套

　　很多厲害的人會在訓練時穿戴手套，以保護手掌，也有些人會用輪胎的內胎來增加抓握時的摩擦力，這些方式都沒問題，但我個人更傾向不戴手套訓練，如果手太滑，就用一些止滑粉。健力運動員通常負重更大，卻都不用這些東西輔助。如果你的皮膚特別敏感，或者你是專業整脊師、職業鋼琴家，務必得保護雙手，那就千萬要戴手套！若非上述情況，那我建議所有練健美的人都赤手做重訓，讓手掌自然地變粗糙、長繭。別花時間想海綿墊、手套等等配件了！

助握帶

　　助握帶是讓你綁在手腕上，然後繫在槓鈴上增加抓握力的配備，但我個人對助握帶的看法跟手套一樣，這類配件都會讓我們的手部抓握力無法自然而然地進步。之所以要使用助握帶，就是為了要在高強度訓練中抓住對自己較有挑戰性的負重。儘管如此，厲害的健力選手不用助握帶還是能拉起驚人的負荷量，我跟佛朗哥訓練時也都不用助握帶。如果你願意赤手訓練，那麼你的抓握力就會漸漸變強，如果選擇讓助握帶幫你拉起負重，抓握力就不會成長。雖然我這麼說，但你還是可以依照自己的偏好決定要不要配戴。

100　BOOK 1

倒立鞋／重力靴

槓鈴和啞鈴

穿戴式足部負重

腰帶

手套

負重頭帶

鞋子

助握帶

訓練日誌

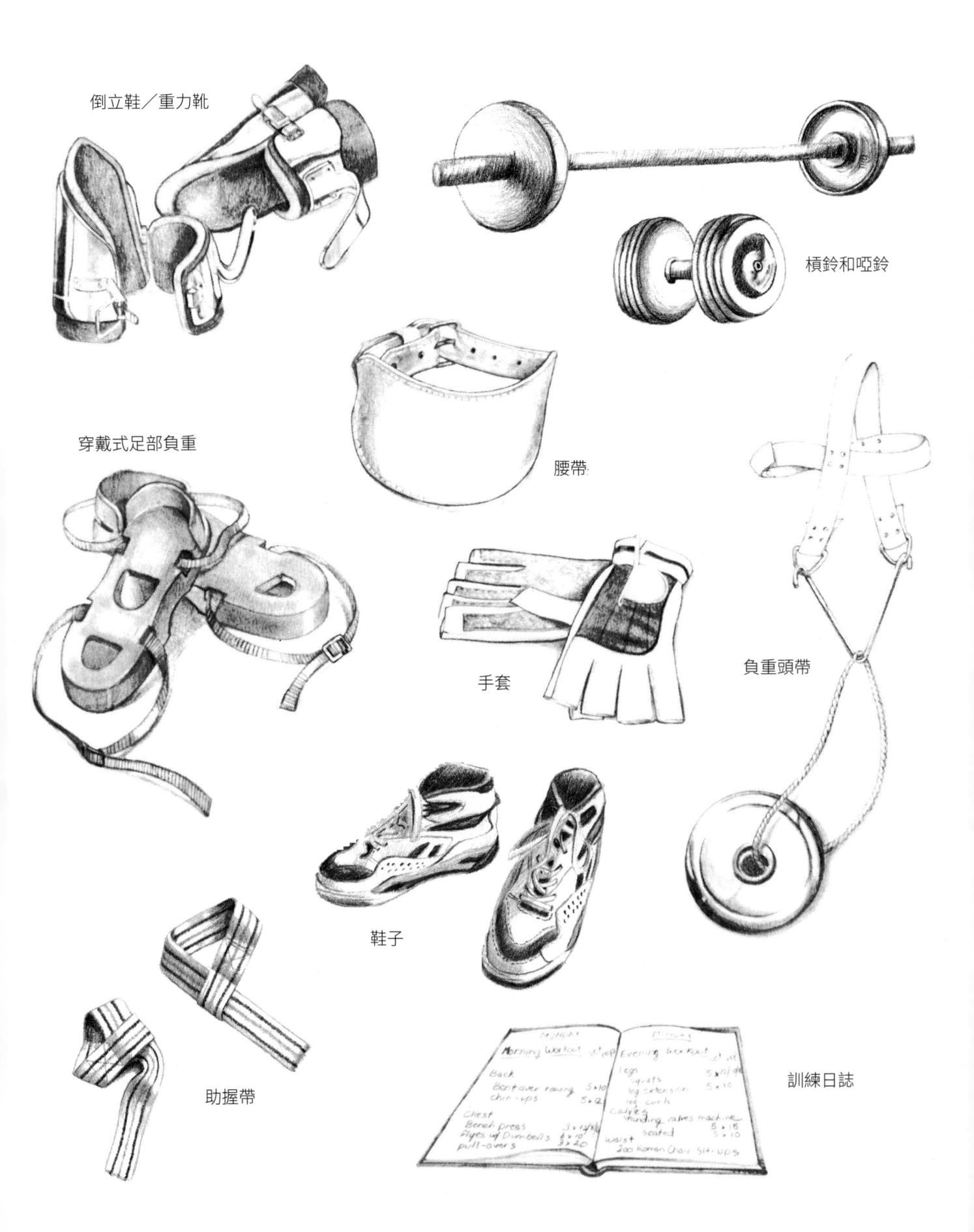

腰帶

之所以要配戴重訓腰帶，是為了在使用大重量時保護下背部。一開始，腰帶是練健力時做過頭肩推這個動作要使用的，但現在很多人都覺得做大重量深蹲、大重量肩推、高負荷的站姿提踵等動作都一定要穿戴腰帶。近幾年的研究指出，儘管腰帶可以增加腹腔的壓力，以保護上半身，但可能無法如我們所想像地完整保護脊椎。在我看來，現在有太多人訓練時一直穿著腰帶，這樣其實會約束下背的肌肉，使肌力無法成長。腰帶造成的虛假安全感反而會造成危險。因此，我建議你除非是接近能力極限的負重，不然不要把腰帶當成練健美的流行配件，隨時穿在身上。

護具

通常護具會用來保護受傷或脆弱的關節或肌肉。有時候，你會看到練健美的人因受傷而在單邊或兩邊手肘戴上護肘。但更常見的是大重量深蹲的時候穿戴護膝，或是做臥推的時候戴護肘。但除非關節有受傷或其他問題（建議尋求醫療協助），否則你完全不必每天戴著護具訓練，如果不是想突破自己的極限、用超大的負重，那就不需要把自己的膝蓋包起來。彈性繃帶是最常見的護具類型，要紮實地纏繞在需要保護的部位，但不能纏得太緊。請謹記，繃帶纏繞得要夠密，以提供關節或肌肉支撐力，但也別繞得太緊，否則會限制了動作的柔軟度。

負重頭帶

自從幾年前開始，許多練健美的人開始用一種穿戴在頭部上的韁繩，並在上面繫上啞鈴或槓片，用來做頸部的漸進式阻力訓練。「野蠻人兄弟」（Barbarian Twins）裡的大衛（David）和彼得·保羅（Peter Paul）就曾經在金牌健身中心用驚人的負重訓練頸部肌肉，甚至還會把頭帶繫在轎車上，把車子拖行過整個停車場。

這種訓練動作應該已經退流行了，但或許我們不該遺忘這種鍛鍊方式。如果你覺得自己的脖子太細，就找個方法來練。我還曾經看過器材製造商做脖子專用的訓練器材呢！儘管我這麼說，但一套完整

的訓練計畫應該就能讓你的脖子肌力增加，所以除非必要，否則別浪費時間在這種訓練上，就跟車子沒壞就別亂修是一樣的道理。

倒立鞋／重力靴

還有一個曾經很熱門，但現在已經退流行的訓練配備，那就是重力靴，這種裝置可以讓你倒吊、伸展脊椎。重力靴愛好者認為，我們的身體平常站著的時候都受到阻力的壓抑，所以脊椎會被壓縮，身體裡的器官也會被重力往下拉，這也就是為什麼我們老了之後都會比年輕時矮上幾公分。倒掛過來伸展脊椎、減輕器官的壓力，就可以扭轉這種趨勢，而且感覺會非常放鬆。

然而，倒掛本身對於肌肉增長並沒有效果，也會對下背造成壓迫，所以這樣的動作不應該是訓練的固定動作，只能是附加、輔助的。如果你要用重力靴，則一開始可以先吊掛一小段時間就好，不要超過 1 分鐘，若真的習慣了頭下腳上的感覺再拉長時間。如果你覺得自己很需要吊掛放鬆，也可以逐漸拉長時間。你還可以去看看有一種板凳式的倒立機，讓膝蓋可以保持彎曲，同時減輕下背部的壓力。

橡膠套裝

健美運動員穿這種套裝主要是為了賽前脫水。然而，在大熱天穿這樣的衣服做高強度訓練可能會導致熱衰竭，這種體溫升高的症狀很危險，可能會導致健美選手因脫水而送醫，所以我真的不建議穿戴這樣的裝備。請記住，你用橡膠套裝減掉的水分都只是暫時的。

訓練日誌

探險家利用地圖指路、船長依靠航海圖航行、太空人仰賴恆星定位，健美人則用訓練日誌來追蹤自己的現在和未來的前進方向。

我剛開始訓練時就寫下了所有訓練內容，包括訓練安排、組數和重複次數、飲食狀況等等。直到 1980 年贏得奧林匹亞先生，我都還保持著這個習慣。我會走進健身房，用粉筆在牆上畫一條線，記錄接下來要做的每組動作。我總是每個動作都做 5 組。舉例來說，我的在練胸日的欄位的畫下「／／／／／／／／／／」就代表 5 組臥推和 5 組啞

鈴飛鳥。每做完一組動作，我就會劃掉一條線。所以做完臥推之後，我劃記的內容看起來就會是像這樣：XXXXX / / / / /，這樣一來，我就永遠不會忘記今天是做 3 組還是 4 組。因為我為自己設定的目標一直都是 5 組，所以想都不用想。一邊運動，一邊在牆上劃掉完成的組數，總是給我一種巨大的滿足感和成就感。這些記號就像一支入侵的軍隊，粉碎了所有阻擋在前的敵人。視覺上的回饋可以讓更我清楚地記住訓練目標，也會讓我每次鍛鍊都更有決心與鬥志。

我的作法完全符合人類的本能，而我也偶然發現了一個概念，是現在的教育學家和心理學家一致認可的，那就是個體若獲得正向的回饋時，他們就能好好地學習、產出。知道自己完成了某件事是一回事；看到自己的成就又是另一回事。將成果視覺化會讓你覺得更具體、更有成就感，進而激勵你下次更加努力。

如果狀況不好，這些寫下來的內容也可以讓你知道。記憶可能會出錯，但訓練日誌裡的資訊就在那裡等你翻找查看。如果你突然表現得很好，就可以回顧一下什麼樣的運動計畫和飲食習慣可能是進步的原因。如果出現進步趨緩、肌力流失等問題，你也可以檢查自己的記錄，分析自己可能哪裡做錯了。

長期堅持寫訓練日誌對我而言很有用。每個月初，我都會坐下來規劃接下來 30 天的訓練內容，包括我要在哪幾天訓練、要鍛鍊哪些部位、要做什麼動作等。一段時間後，如果發現那些地方進步較慢，或者我決定要特別加強某些肌群，我就會調整這份 30 天計畫，加入必要的訓練內容。

我會嘗試各種營養補充品，檢視這些產品對我的外表、感受有什麼影響，並把感想都寫下來。我會記下自己的精神如何，是精力充沛還是疲憊不堪，並且在隔天回顧日誌，看看自己為什麼這 2 天會有不同的感受。我會記下自己哪天取消了訓練，也會標記自己成效特別好的日子。

我還會仔細記錄體重，每個月都會測量脖圍、肩寬、放鬆的二頭肌和緊繃的二頭肌粗度、前臂粗度、放鬆和真空收腹時的腰圍等，這樣我就可以比較不同時期的進步幅度。

因此，一定要寫好訓練日誌。寫下你的整個計畫；記下組數、次數和負荷量；記錄身體的各個測量數據，並定期拍攝自己身體的照片，追蹤體格發展的狀況。這樣，你就會很清楚自己的訓練計畫，也可以隨時回顧、檢視過去的情形，並追蹤這份計畫的成效。

青少年健美

我不喜歡看小孩練舉重。他們的身體還沒成形，骨骼太軟，無法承受舉重訓練的壓力。我曾看過 5-9 歲的小男孩，小小年紀就被父母逼去做重訓，電視節目還把他們描繪成健美選手。我還看過一個體重只有 27 公斤左右的女孩，在哈克深蹲機上舉起約 180 公斤的重量，但踏板實際上幾乎沒什麼動。我一點都不想要這些孩子因為重訓活動而受傷，因為我不認為身體不成熟、脆弱的孩子適合從事這種運動、承受這些身體壓力。

在我看來，青春期前的訓練應該以大量的體育活動為主，才能開發身體的潛能，他們可以做徒手動作、體操，像是伏地挺身、屈膝下蹲等自重運動，但絕不能做臥推、深蹲這類的重量訓練。

一旦身體開始成熟，就可以開始重量訓練。我自己是從 15 歲開始，但這並不代表每個 15-16 歲的孩子都得這麼早就走上競技健美這條路。光是學會各種動作、了解訓練的感受就需要幾個月、甚至 1 年的時間。青少年時期使用低負荷、相對較高的重複次數是很重要的。你越早下定決心認真訓練，一路走下去的機會就越大。

大器晚成

很多人都會問我：「我現在才開始健身，是不是太老了？」我通常會這麼回答：「你已經老到非重訓不可了！」隨著年齡的增長，肌肉結構會以越來越快的速度萎縮。健美運動，就是你最理想的補救方法。

但如果是競技健美，起步得晚肯定是個劣勢。當然，也有一些比較晚才開始訓練，後來卻成為可敬對手的健美明星，像是艾德・科尼就是我那個時代的姿勢大師。儘管如此，較晚起步的人成為宇宙先生或職業冠軍的機會，仍然會低許多。但健美運動和其他運動不一樣。很多冠軍是到 20 歲出頭才開始訓練，並在接下來的 10 年內成為業餘、職業冠軍。然而，這些後來居上的人通常已經是其他專項運動的強者，只是轉換跑道而已。他們的身體早就在其他運動的訓練下悄悄成形。世界業餘健美冠軍羅尼・科爾曼就是一個例子。佛朗哥・哥倫布最初是一名拳擊手，後來成為健力運動員，直到二十多歲才轉來練健美。

在健美世界，你不僅可以晚點開始，而且還可以在許多專項運動員退役後的年紀持續參加賽事，當然，職涯普遍長壽的高爾夫球選手不在此限。四十多歲健美人的體格必然會不如以往。肌肉會磨損、荷爾蒙會變化、肌肉也會縮短，而且年長的參賽者其實常常比剛開始訓練的年輕選手更忙碌，要顧及家庭、小孩、工作，所以年紀較大的選手更難百分百投入訓練和飲食計畫。

　　現在，健美大師賽的年齡層已經延展至 40-50 歲，甚至有更年長的參賽者。就連過去的頂尖職業選手都登上阿諾盃經典賽、奧林匹亞先生賽事，與年輕人一同爭奪冠軍頭銜。令人驚訝的是，許多冠軍老將現在仍然寶刀未老，肌肉依舊發達、身材依舊勻稱。

健美和年長者

　　正如先前提到的，老化的主要表現就是肌肉量逐漸減少。但最近的研究證明，肌肉不一定要隨著年齡的增長而萎縮。即使是高齡者，經過適當的訓練之後，肌肉量也可以增加到令人驚訝的程度。簡而言之，最近的科學研究已經證明，健美可以成為青春的來源。

　　但年紀越大，開始練健美時就越要小心。對 60-70 歲的人來說，「請先諮詢醫生」不只是形式上的免責聲明而已，而是一定要再三確認的事項。諮詢醫生，找一個好教練，做好預防措施，學習正確的訓練動作，並漸進式地加強訓練。一旦受傷，年紀越大的人就需要更長的時間才能恢復，因此要注意盡可能避免任何運動傷害。

　　儘管有許多要注意的地方，但訓練的成果可以令人刮目相看，讓肌力回復青春，身體也會更加年輕，更有活力，靈活度會增加，生活品質也會提升。充滿自信，也能自立自強。請記住，看起來無法避免的老化現象，其實只是因為我們沒有充分利用身體、忽視了自己的肌力。隨著年齡的增長，你可以選擇不要失去肌肉、骨質，你不僅可以保住自己原本就擁有的一切，甚至可以建構更多。

驅動轉變

　　從為了健康、體能而訓練，轉為以賽事為目標努力，是一種意識上的蛻變。你會開始珍惜自己從未留意過的身材優勢和潛力，你的訓練態度會轉變，會開始問自己，我的目標究竟是什麼？你會開始思

考，健美是否仍是生活中微不足道的一部分，還是與你這個人的存在產生密不可分的關係？

當時，我很快就決定自己要成為宇宙先生，而佛朗哥在下定決心之前還當了一陣子的健力運動員，麥克‧卡茲（Mike Katz）原本是職業美式足球員，已故的卡洛斯‧羅德里格斯（Carlos Rodriguez）本來是牛仔競技表演者。下決定是早是晚都無所謂，重點在於，如果你發現自己已經深陷在訓練的魅力之中，每天都迫不及待要到健身房報到，並享受體格成長之後，身體的每一個平面、每一個角度都產生蛻變，那麼你可能就會不得不走上健美這條路。為了讓你成功進入競技健美的殿堂，你可以參加各地的業餘賽事。你可以透過賽事經驗的累積，了解自己是否喜歡競爭激烈、標準嚴格的比賽情境。

現在職業健美運動員的收入比我剛出道時多上許多，所以許多專項運動員都開始轉向職業健美。但現在，業餘選手的機會也越來越多，許多健美選手同時也是醫生、律師、脊骨神經手療師（chiropractor）或商人，他們一邊完成本業的使命，一面持續訓練和比賽。

健美人通常好勝心都很強，但有些人從事健美只是因為這項運動讓他們的生活更有意義，所以勝利與否不那麼重要。健美不僅是一項運動，更是一種生活方式。健美是一種生活思維，是一個價值系統，可以為我們許多人關心的大哉問提供解答，而那個問題就是：人生中有什麼事情值得去做？卓越、成就的價值是什麼？健美是一種追求自我價值和檢驗自我的方式，讓我們培養對自己設定目標、試圖達成的能力，同時滿意這樣積極的自己。

當然，每個健美人的個人經驗都不同，但所有堅持下去的人都會體會到，我們的體格其實有更深層的意義。

健美賽事

除了參加健美賽事之外，我也有別的事想做，但我生活的各個方面都受到健美賽事的影響，也因刺激的賽事經驗而受益。我相信健美訓練適合所有人，但適合參加健美賽事的人少之又少。如果你對參賽有點興趣，那我強烈建議你好好考慮一番。我很希望你也能體會到我深愛的健美運動，哪怕一小部分也好，因為我知道嘗試比賽絕對不會後悔。

只要記住一件事，那就是只要你認真看待，健美賽事就會充斥

你的生活。健美將決定你在哪裡生活、吃什麼、跟哪些人當朋友、你的婚姻的進展如何。你也可以只參加地區的小比賽，不用完全屈就備賽期間嚴謹的生活方式，還是能過著「正常」的生活，但你在健美世界堅持得越久，就會對自己越嚴格。

其實這個狀況很正常。想想看，那些奧運選手要花費多少努力準備比賽。那些網球、高爾夫球星要花多少時間練習、全心投入專項運動。跑馬拉松也是一樣，需要長期的耕耘。每一項運動都需要投注大量的心力，這是大部分的人難以想像的。沒有犧牲，就無法成功。健美也不例外。

健美名人堂
BODYBUILDING HALL OF FAME

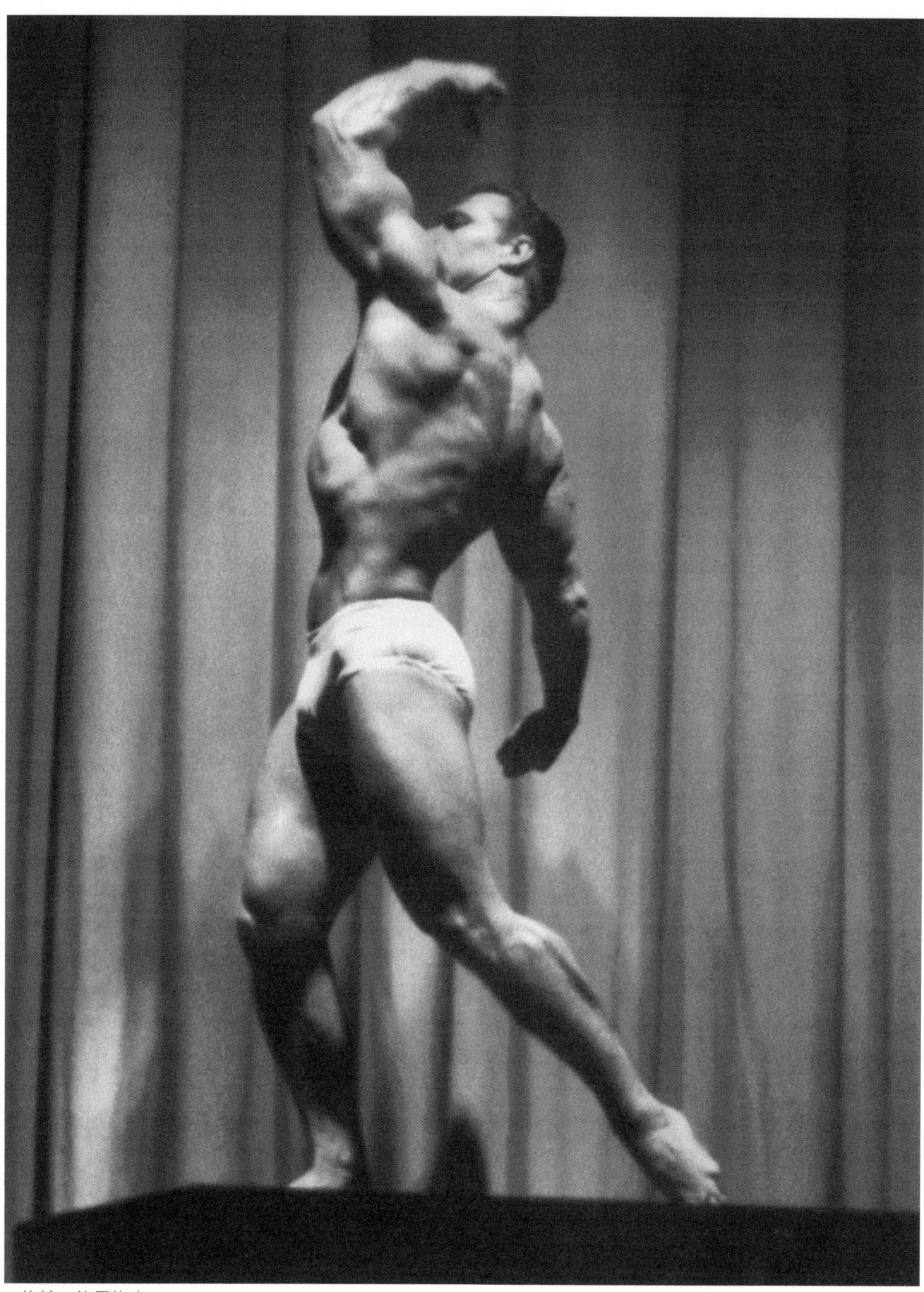

約翰·格里梅克

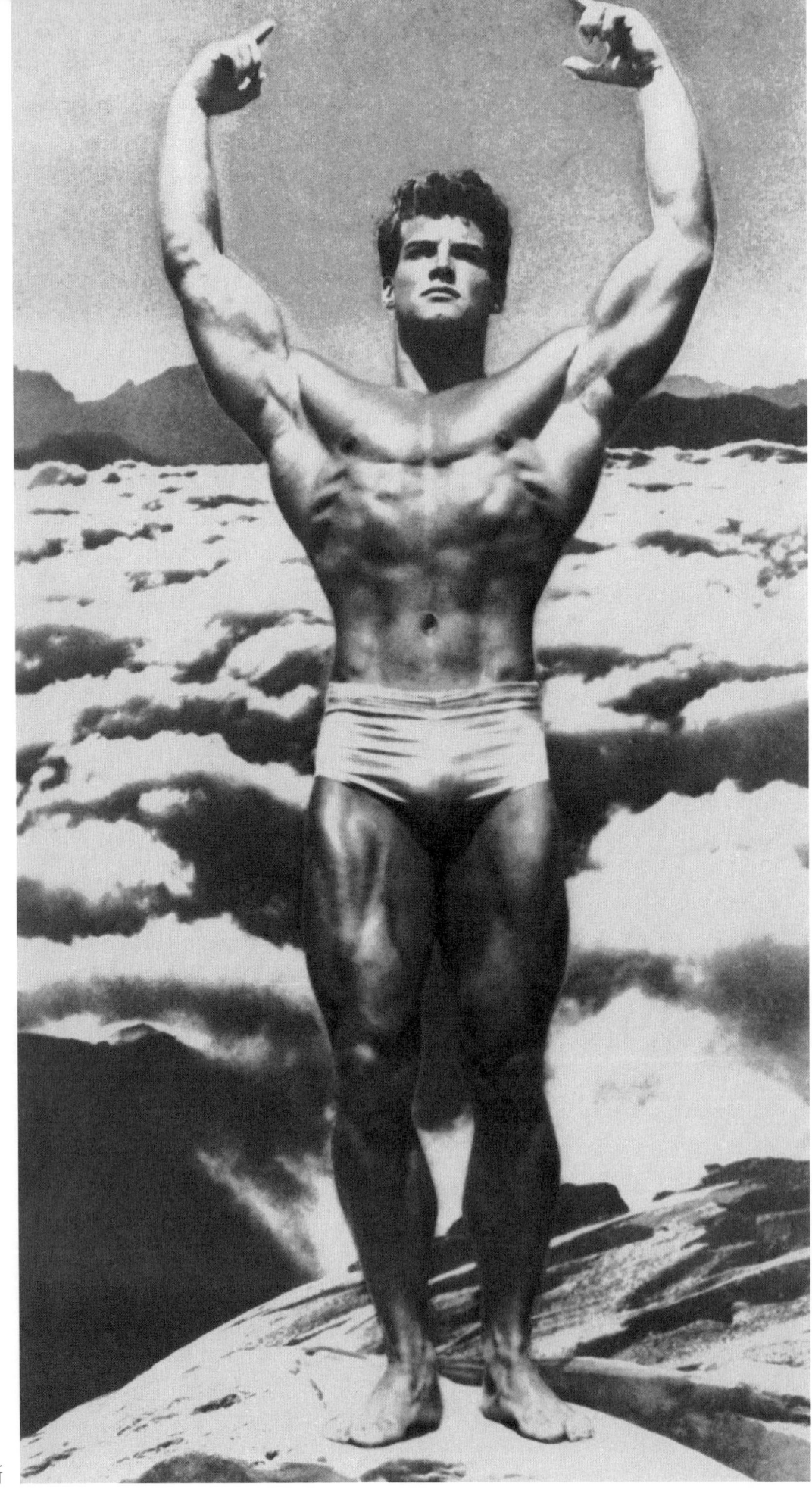

史蒂夫·瑞夫斯

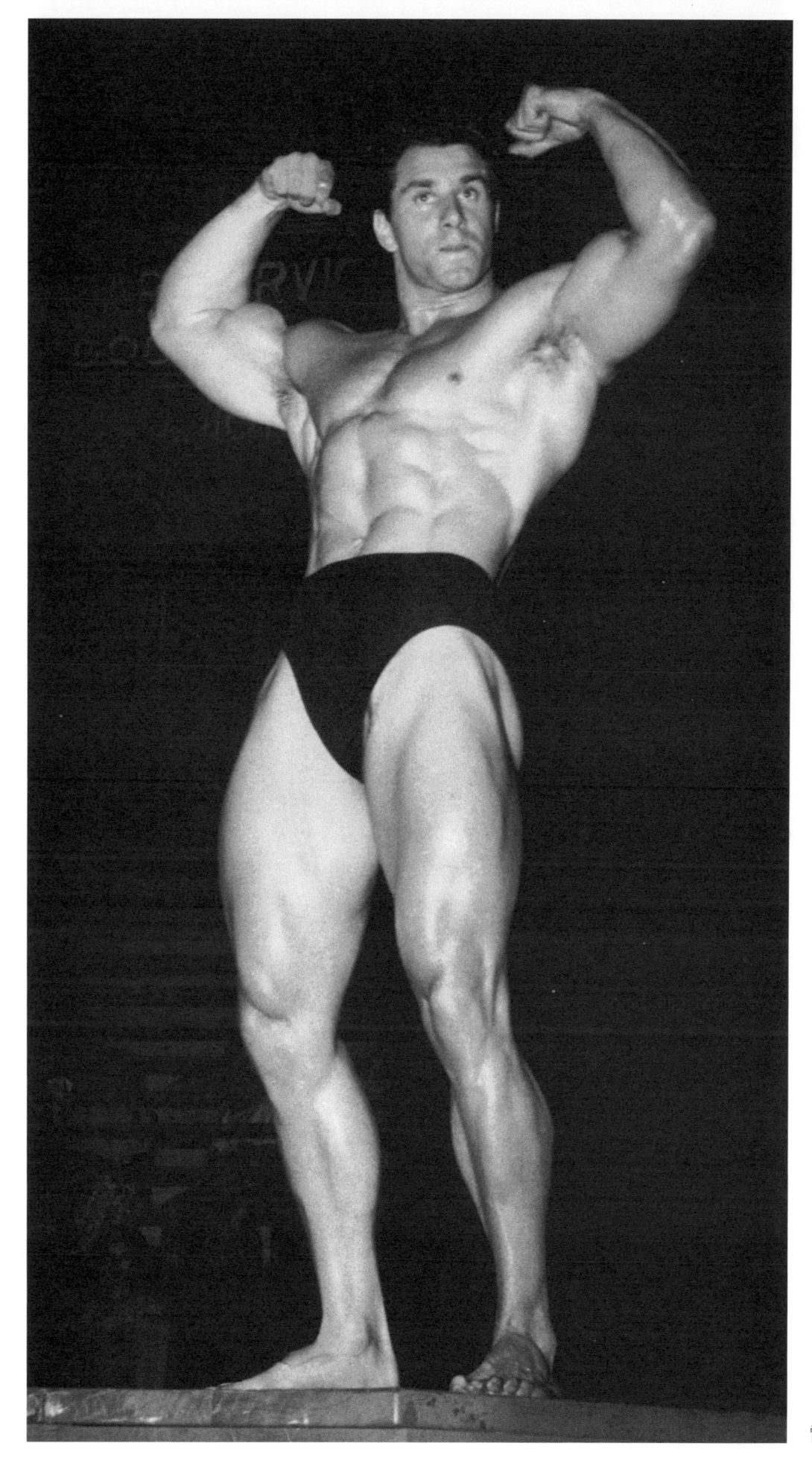

雷格·帕克

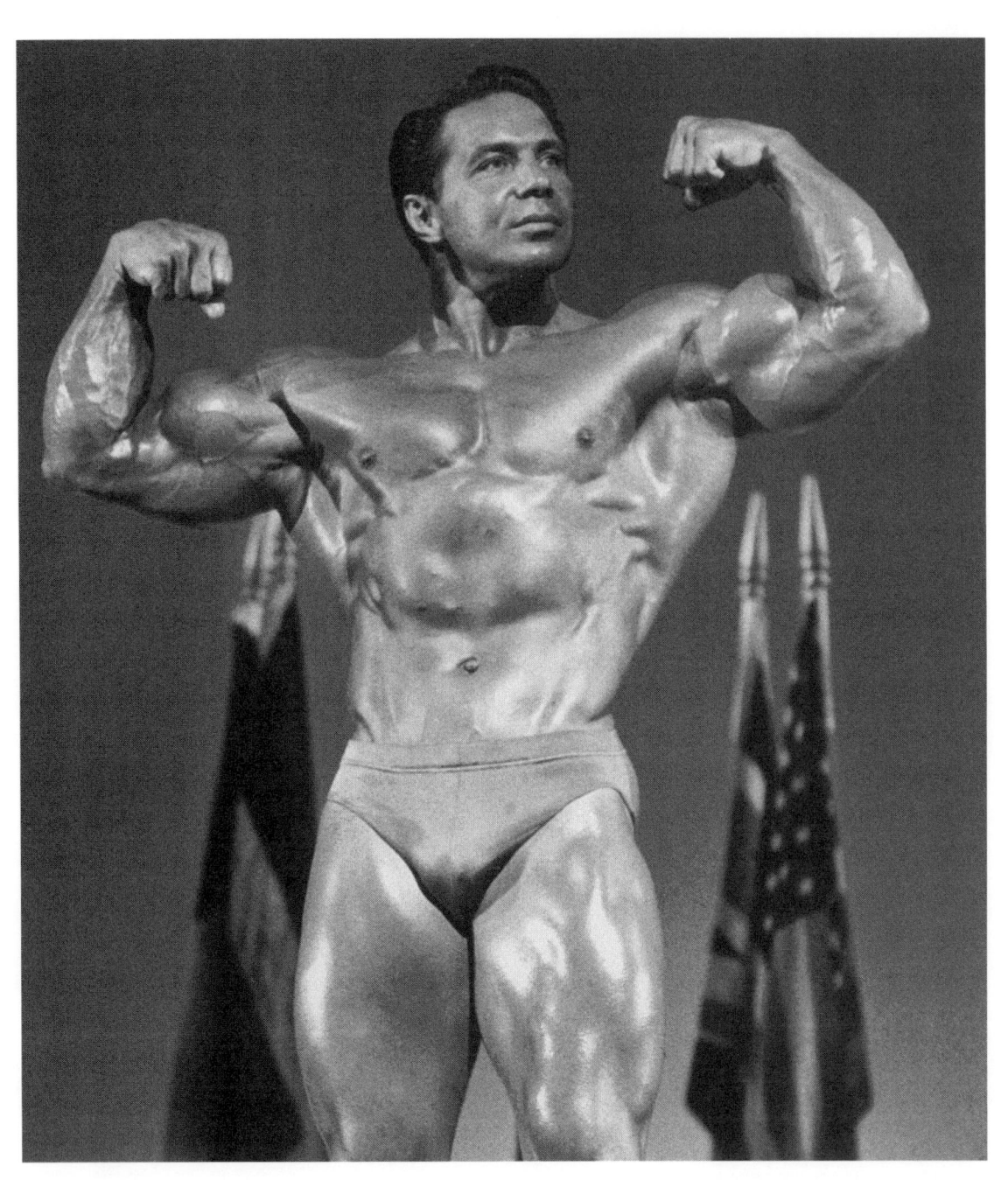

比爾・珀爾

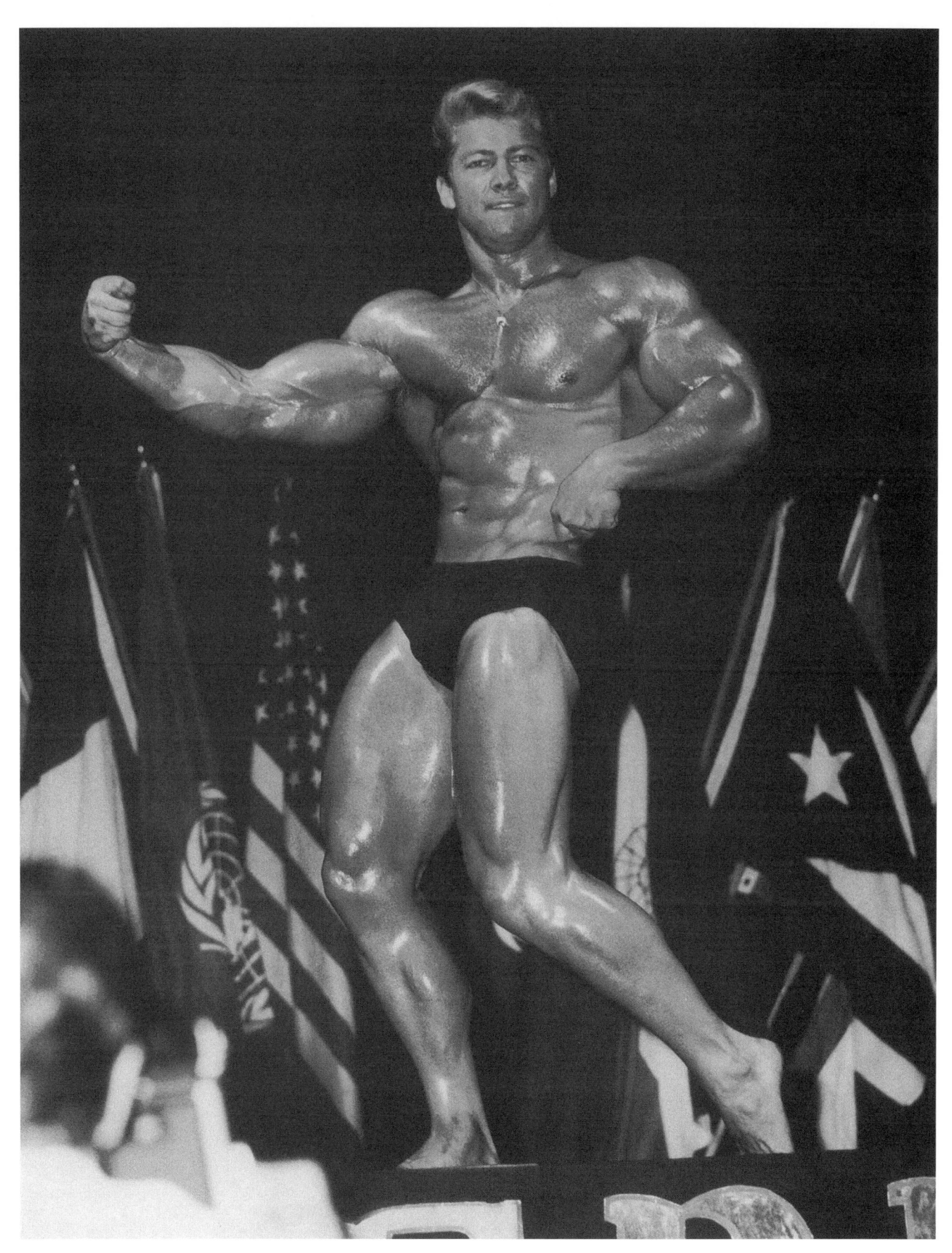

賴瑞・史考特

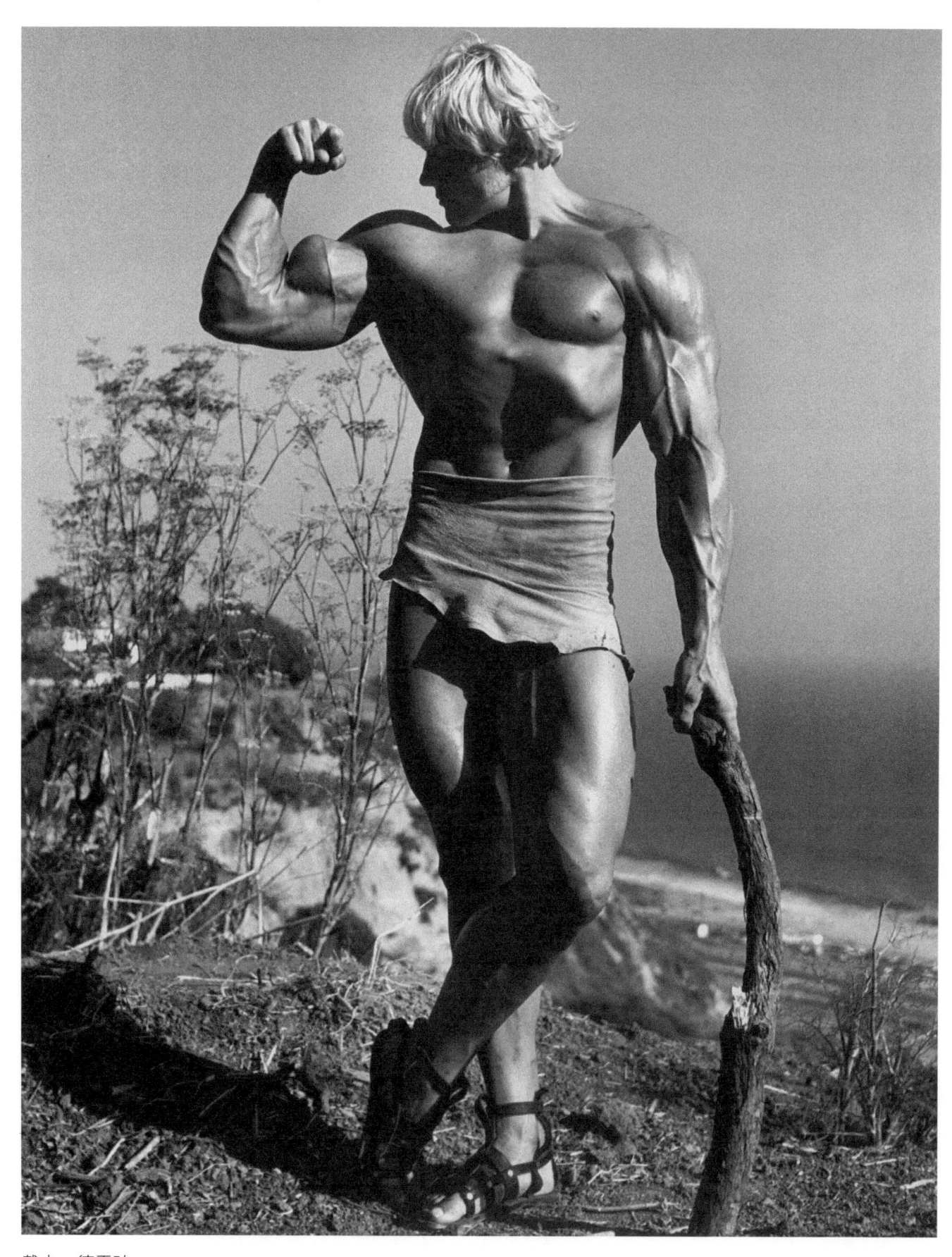

戴夫·德雷珀

塞爾吉奧·奧利瓦

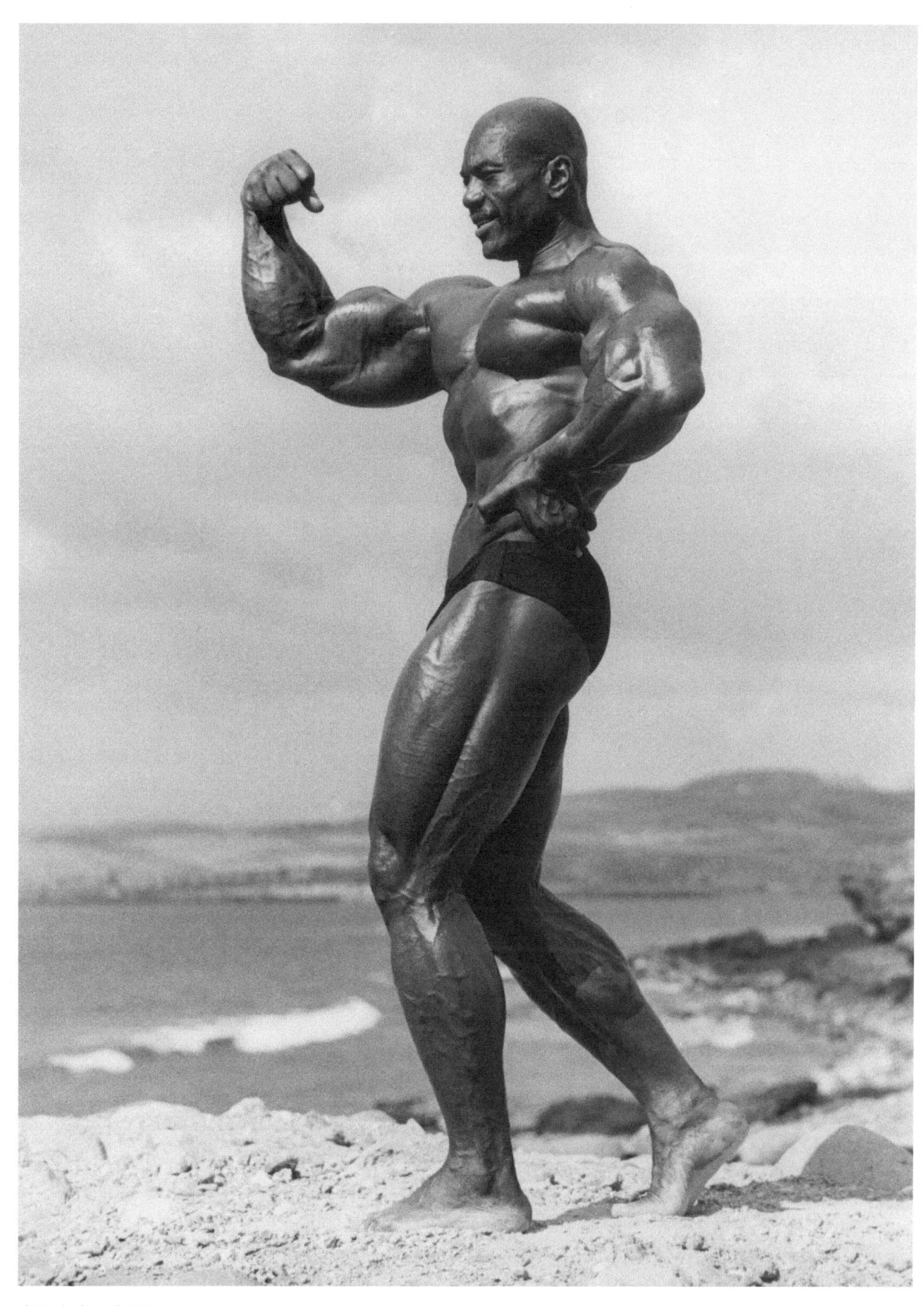

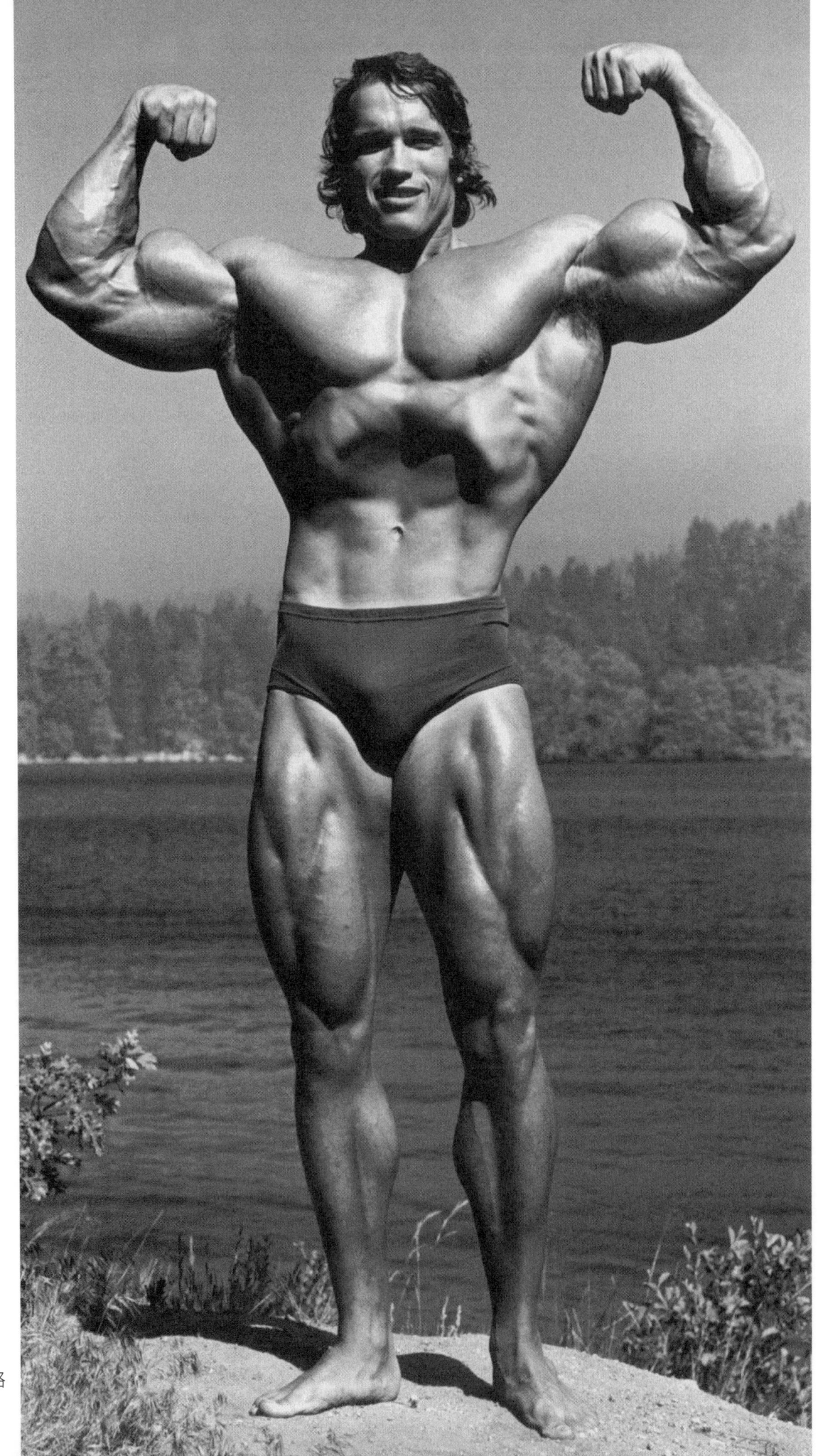

阿諾・史瓦辛格

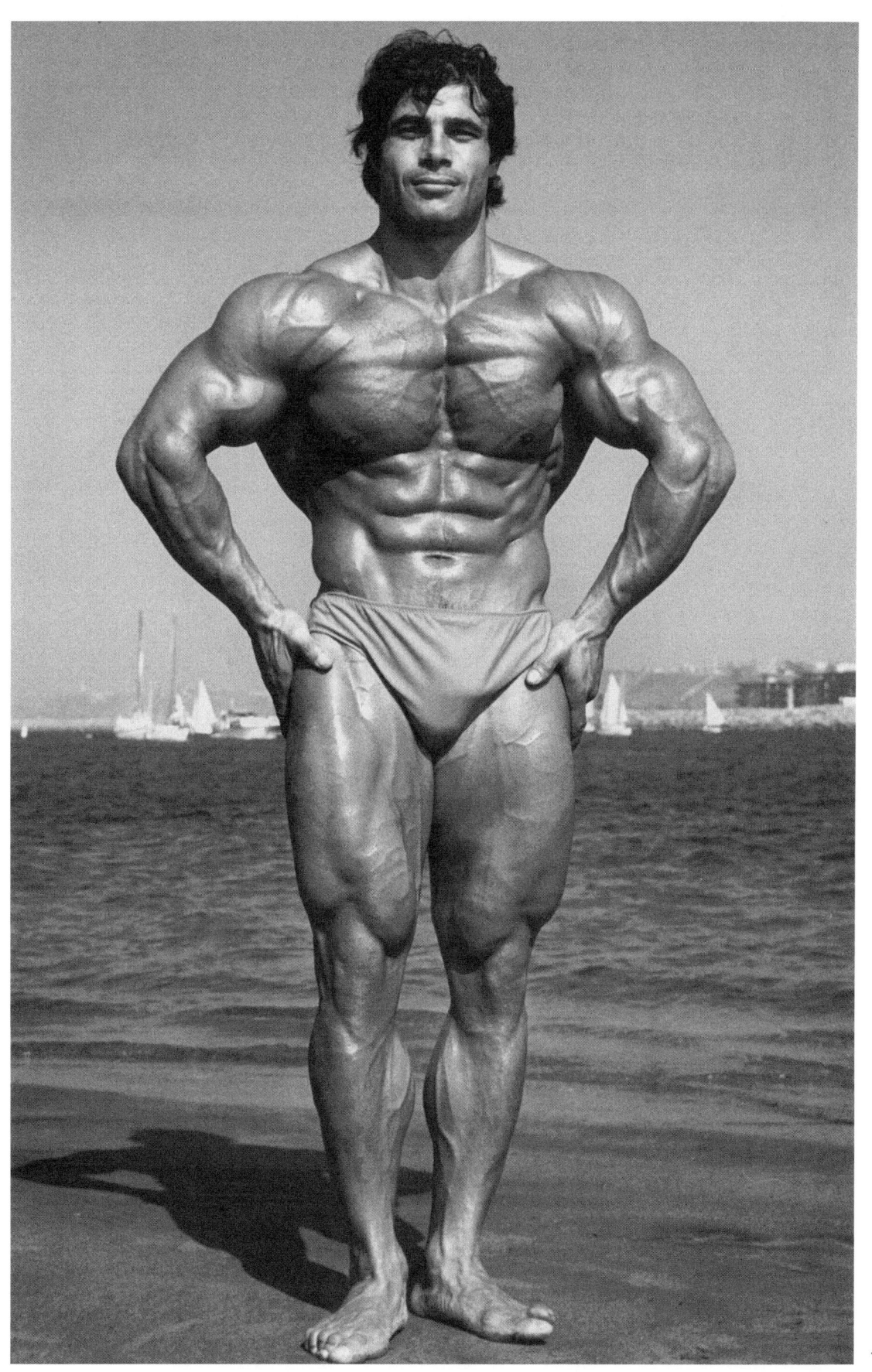

佛朗哥·哥倫布

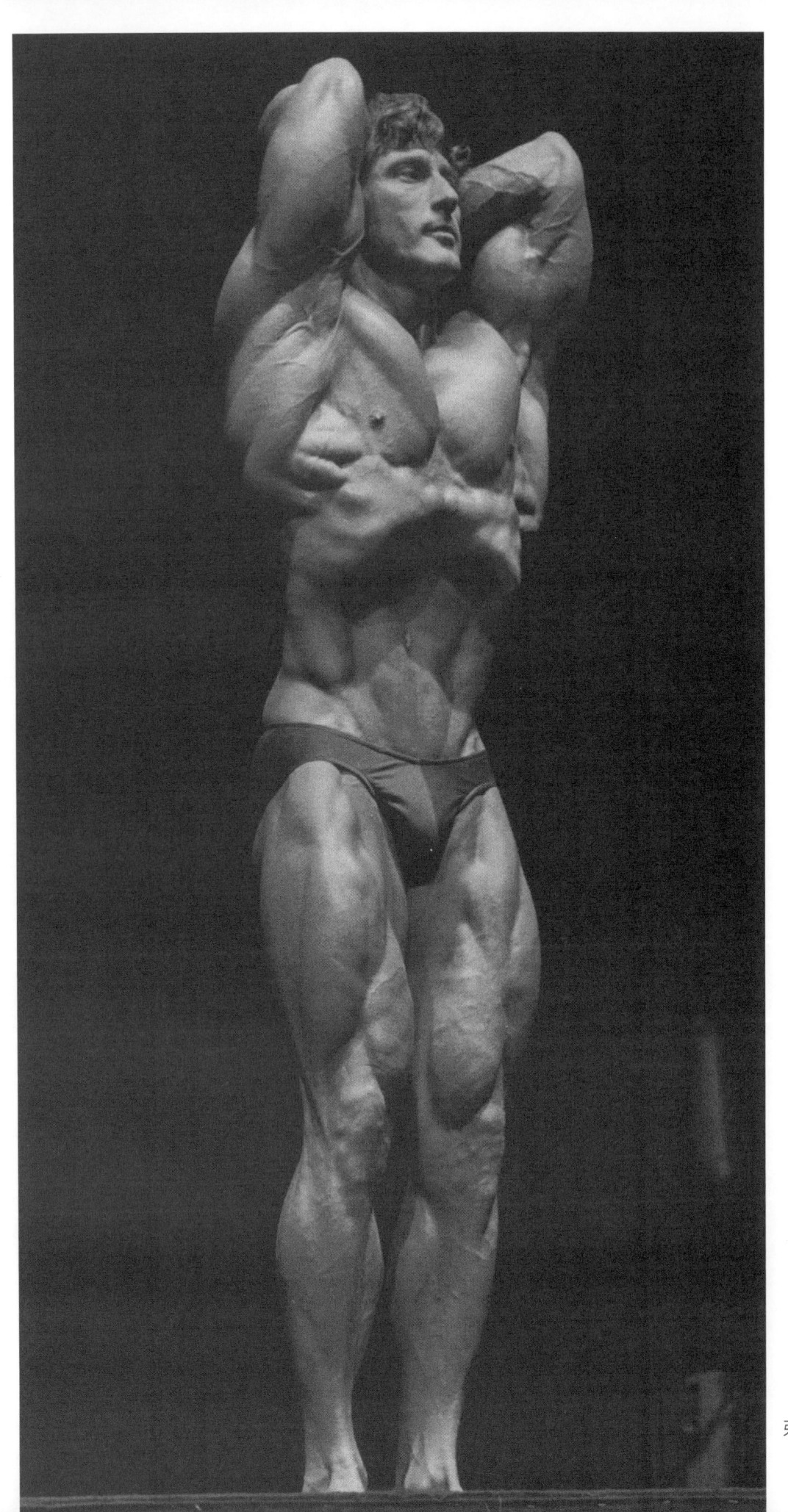

弗蘭克・贊恩

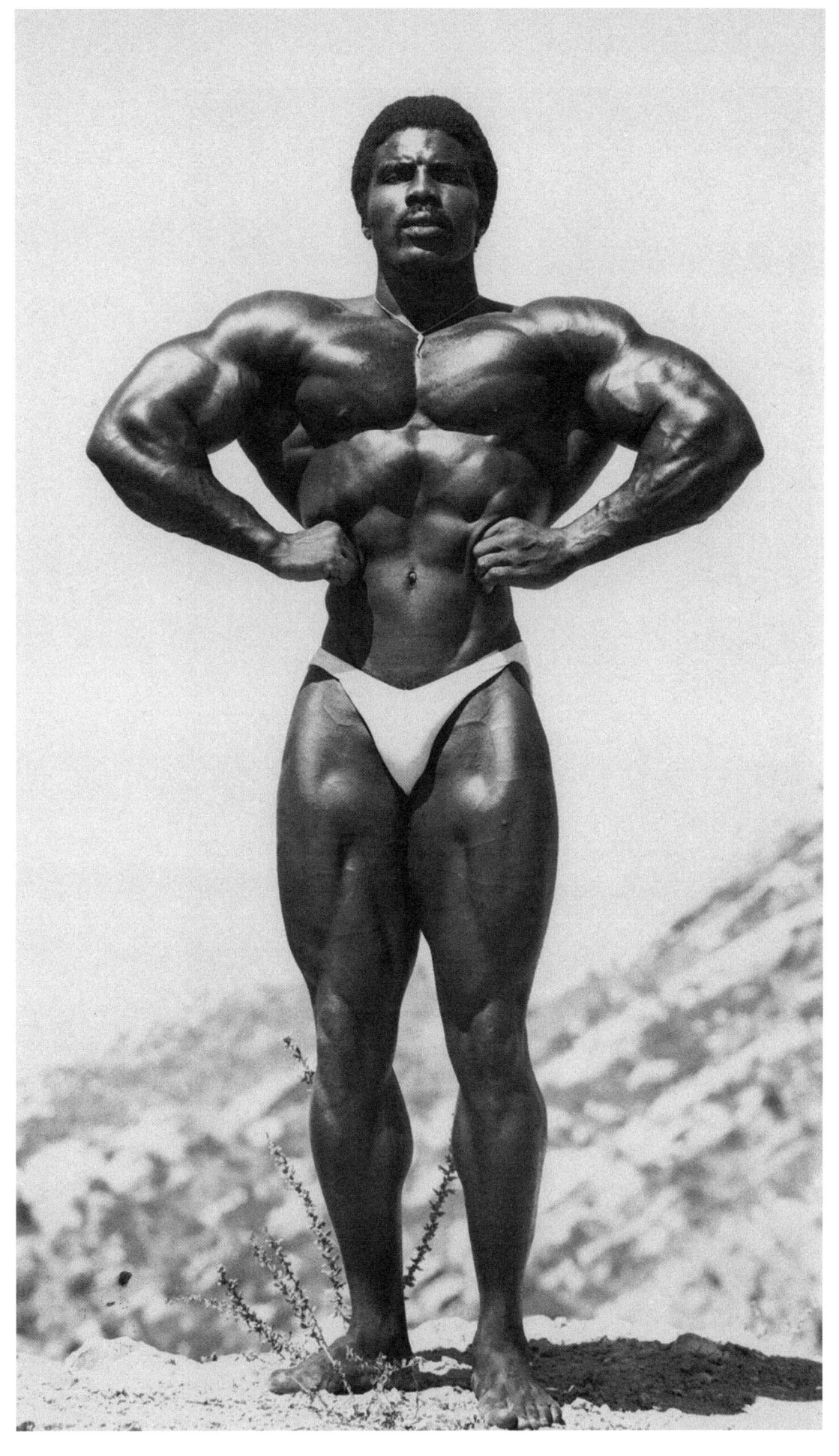

羅比・羅賓遜

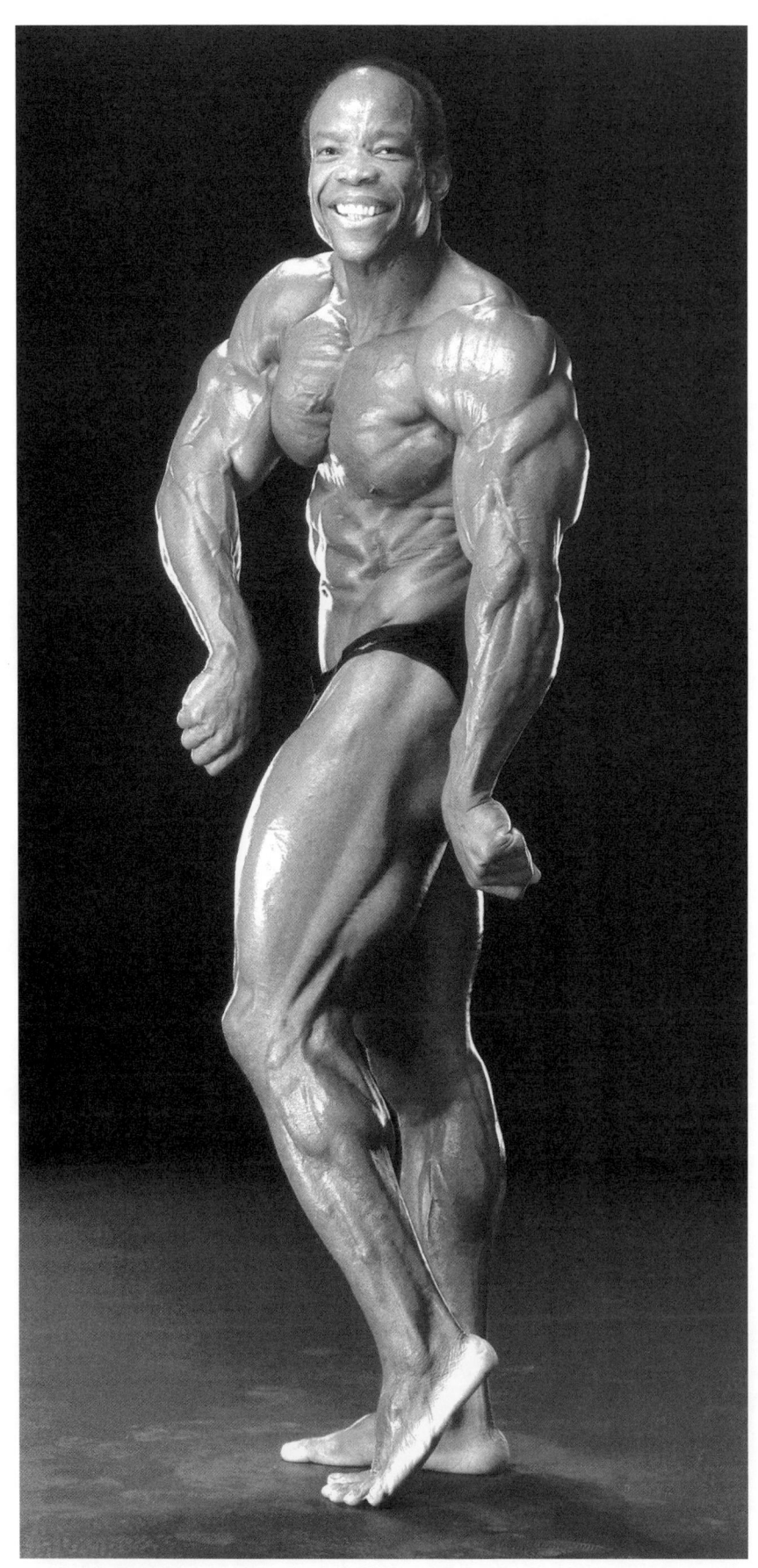

亞伯特・貝克爾斯（Albert Beckles）

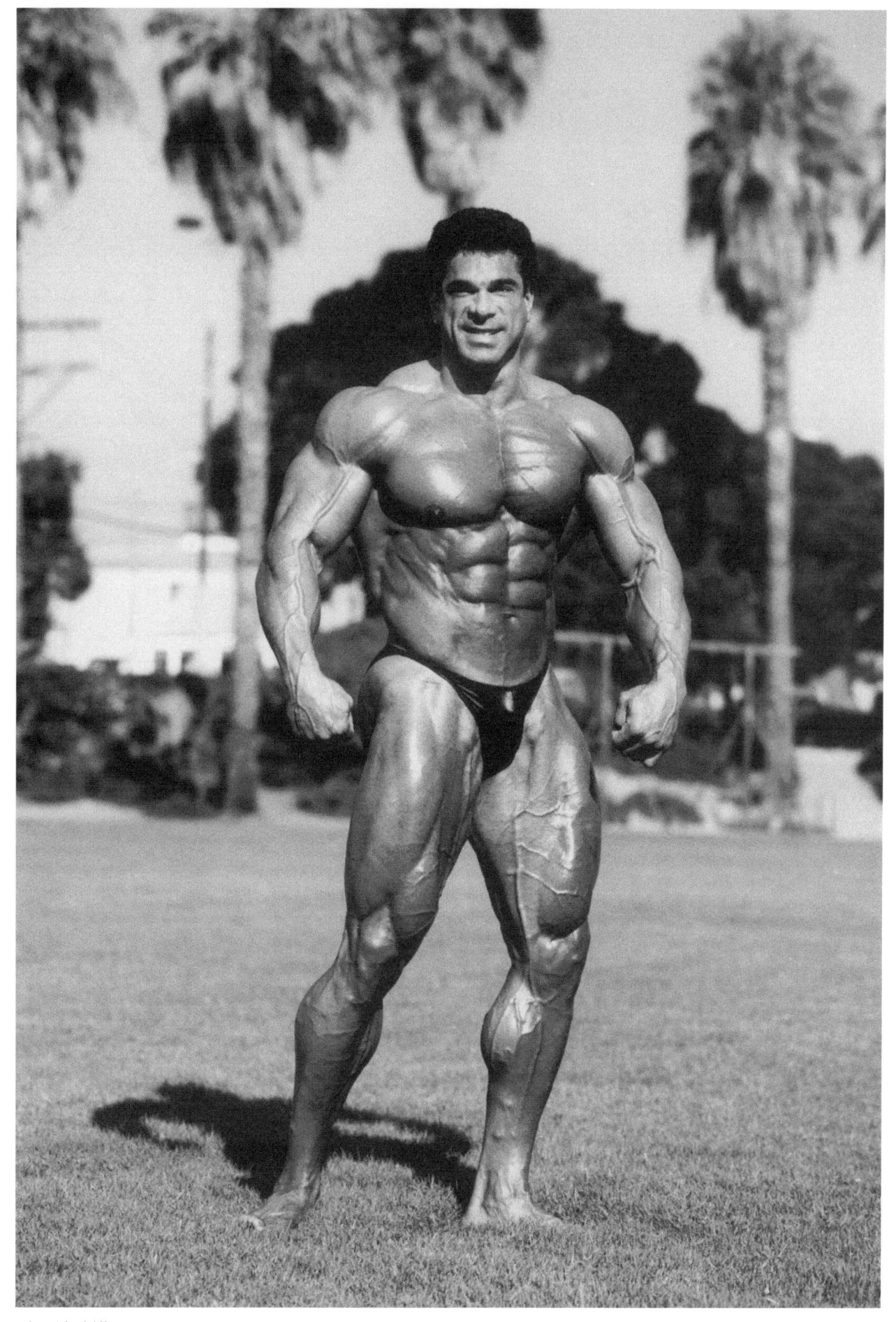

路・法瑞諾

汤姆·普拉兹

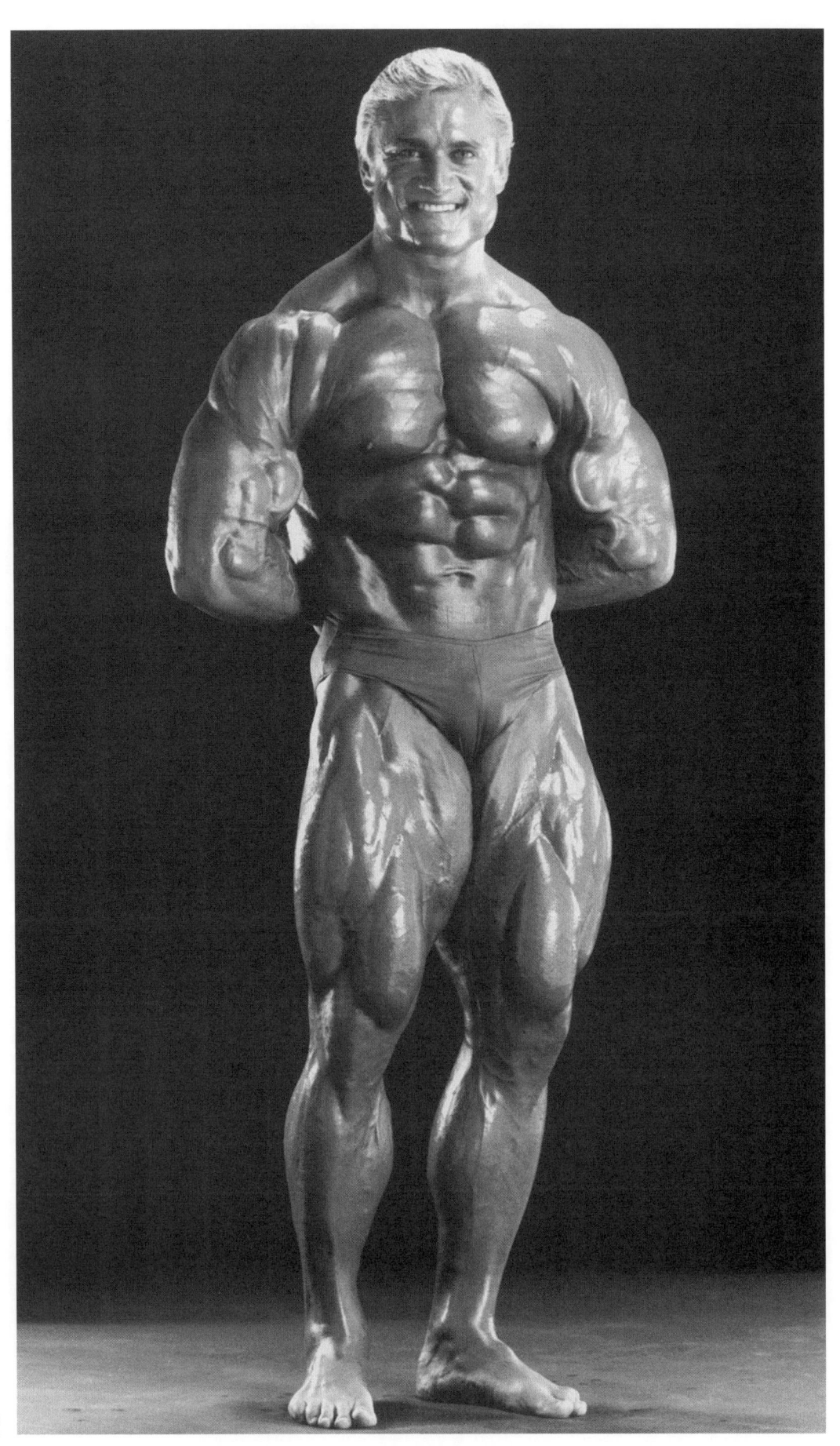

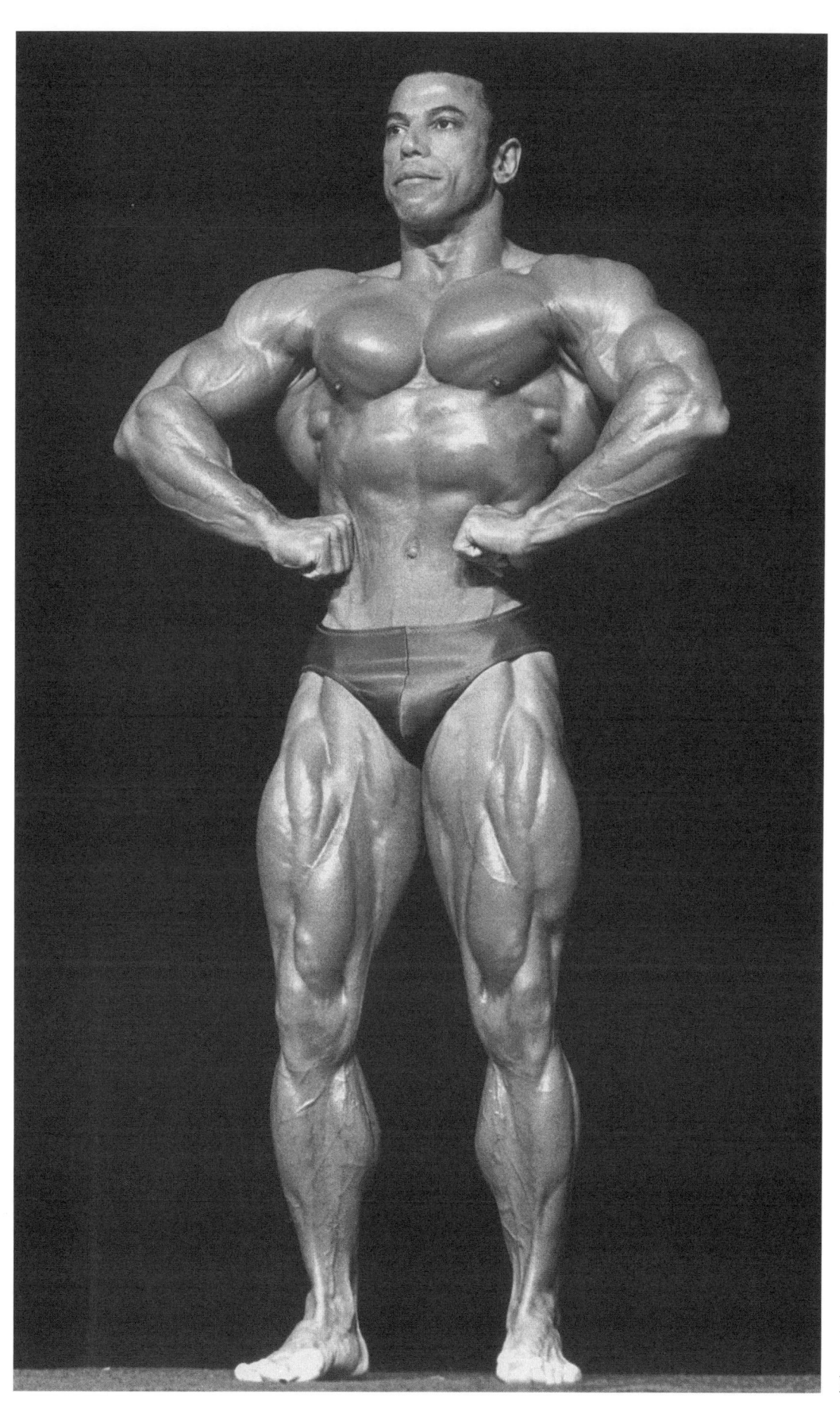

克里斯・迪克森

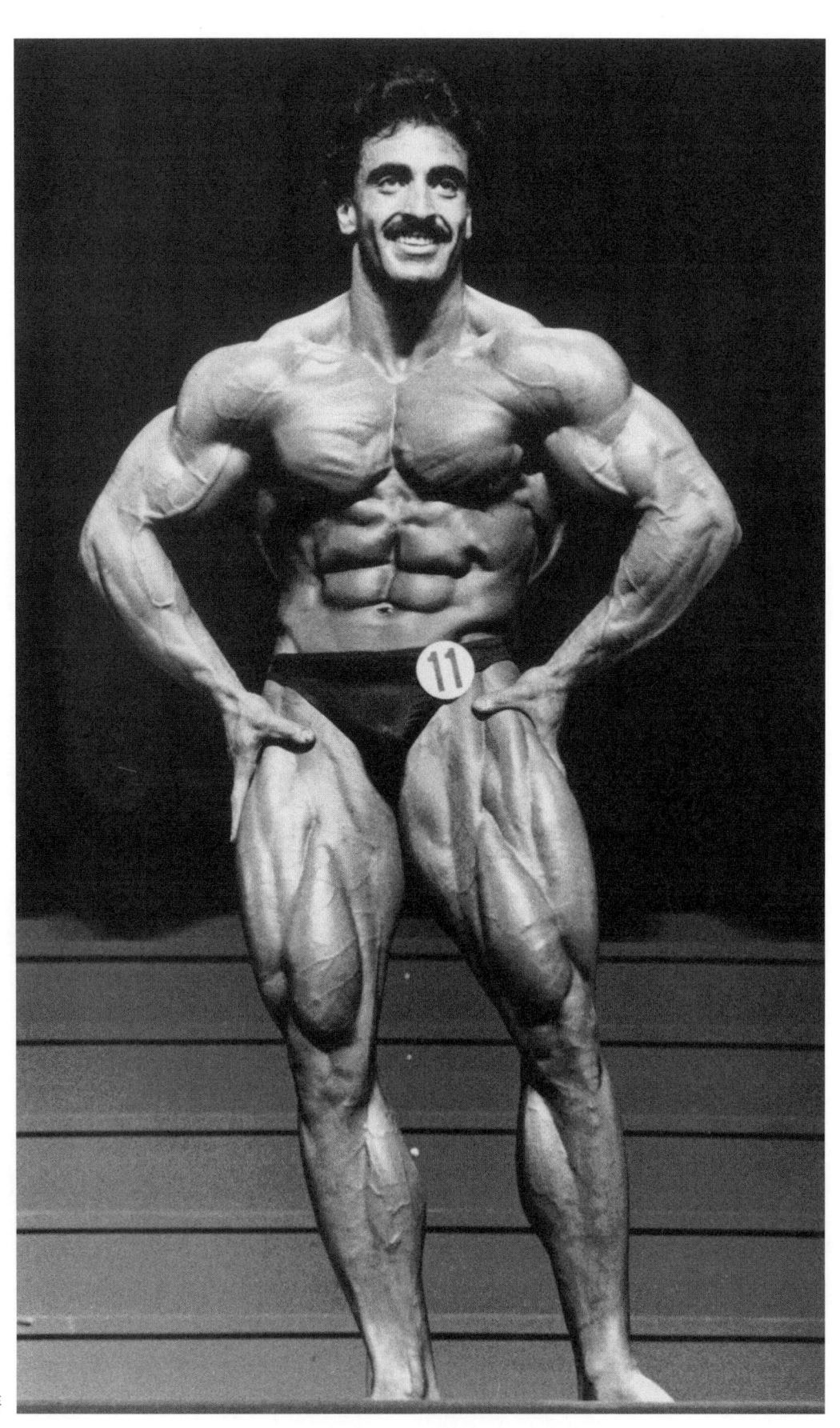

薩米爾·班努特

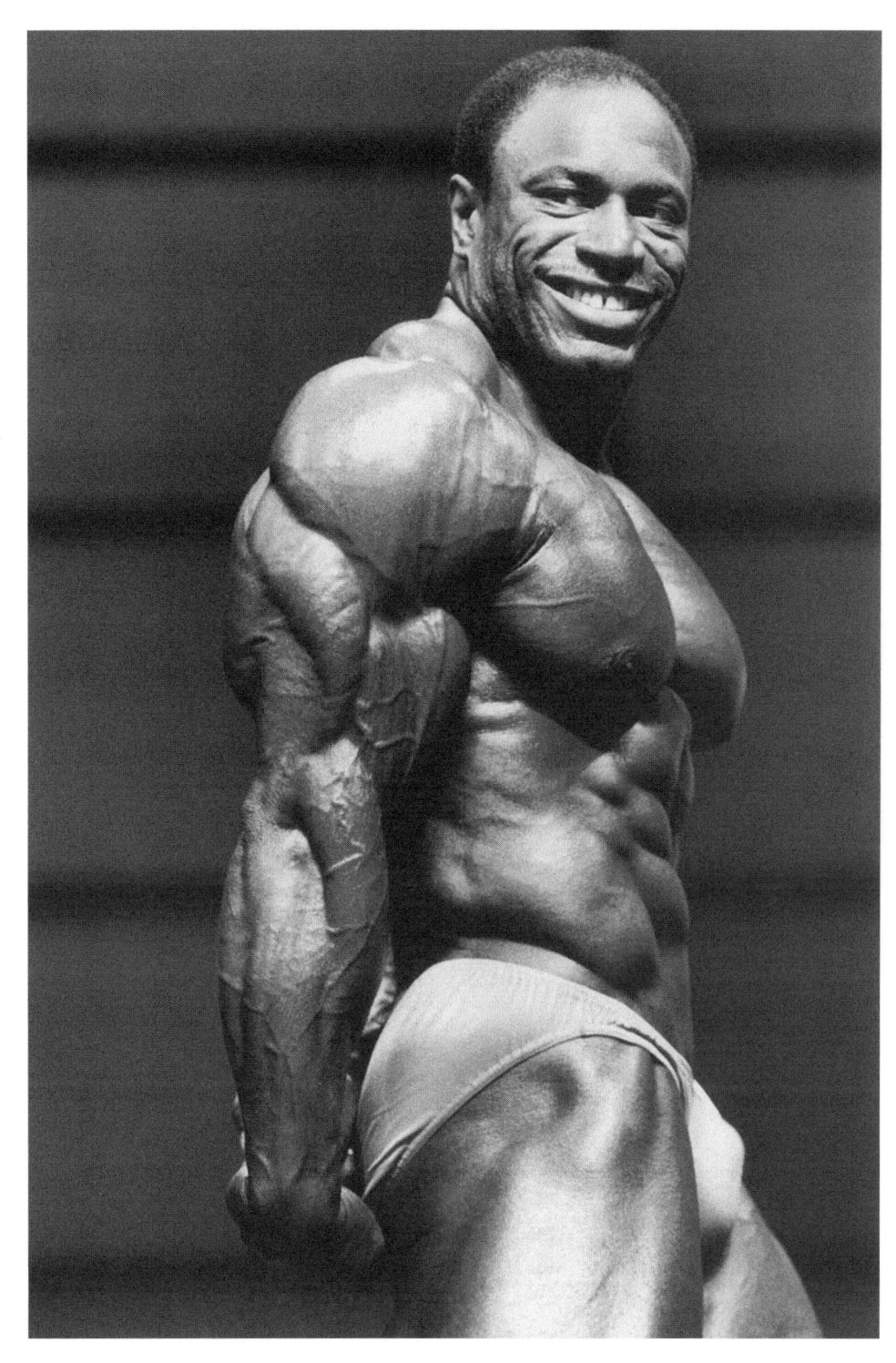

李·哈尼

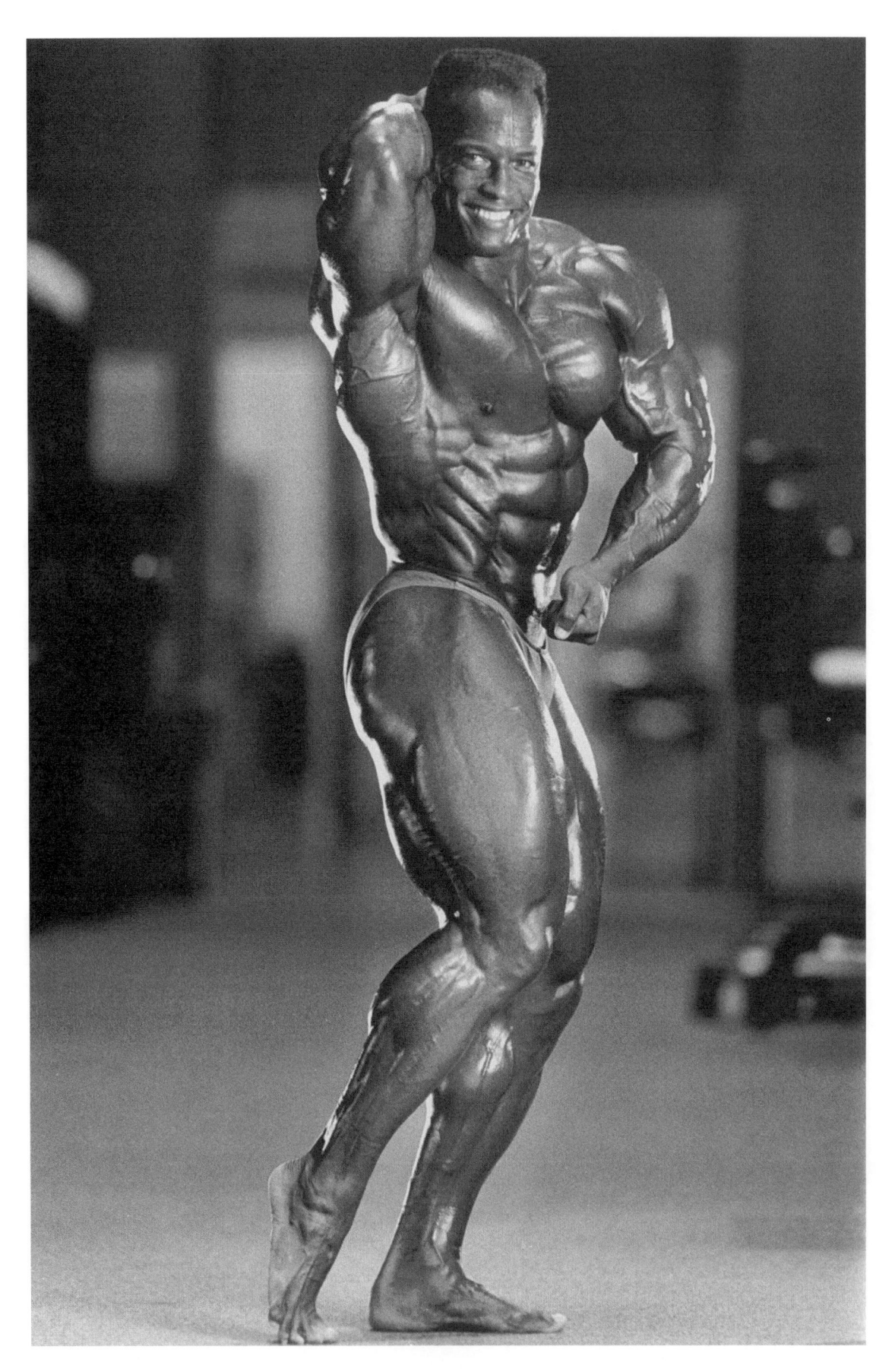

肖恩·雷

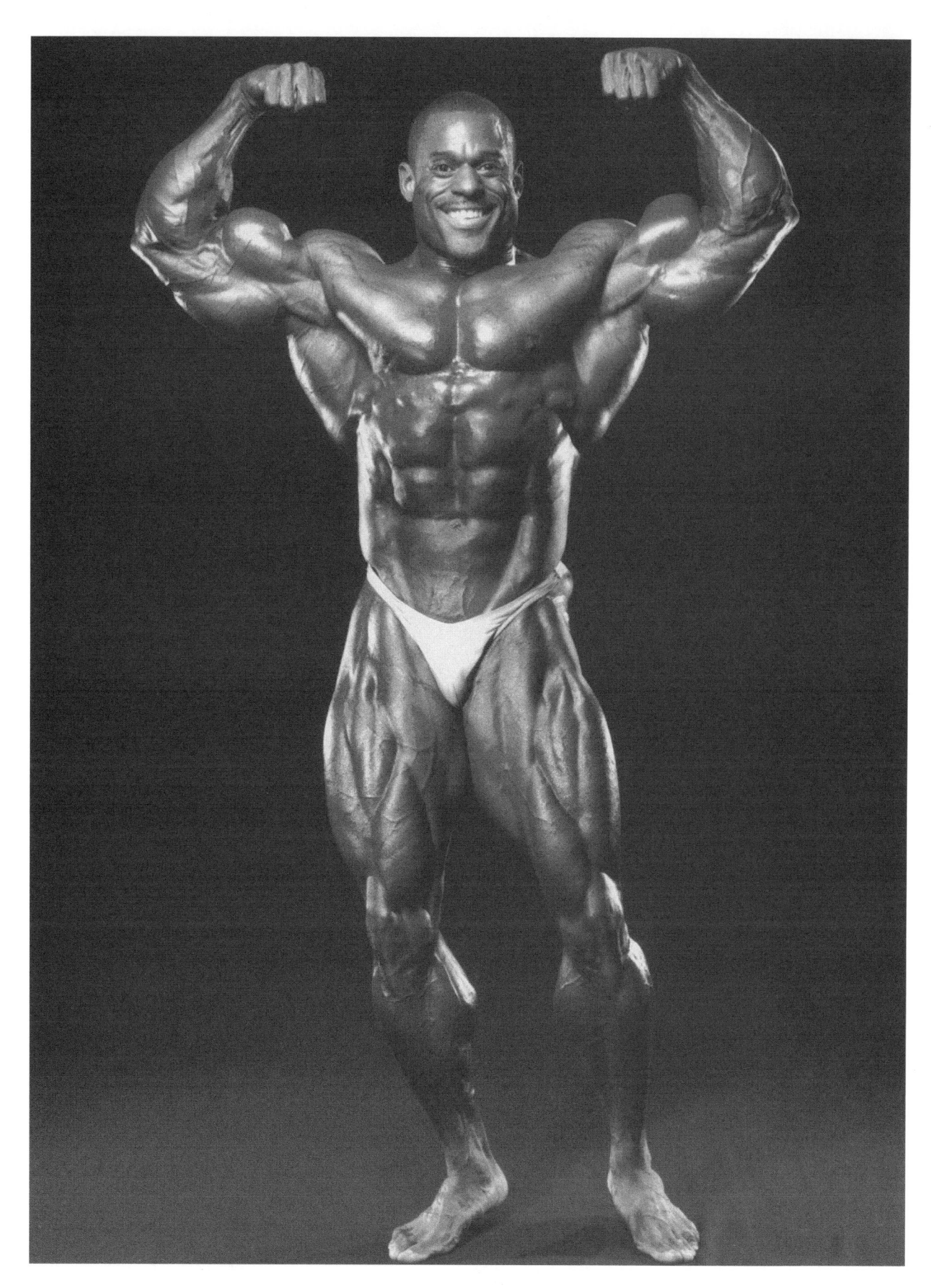

文斯·泰勒（Vince Taylor）

多利安·耶兹

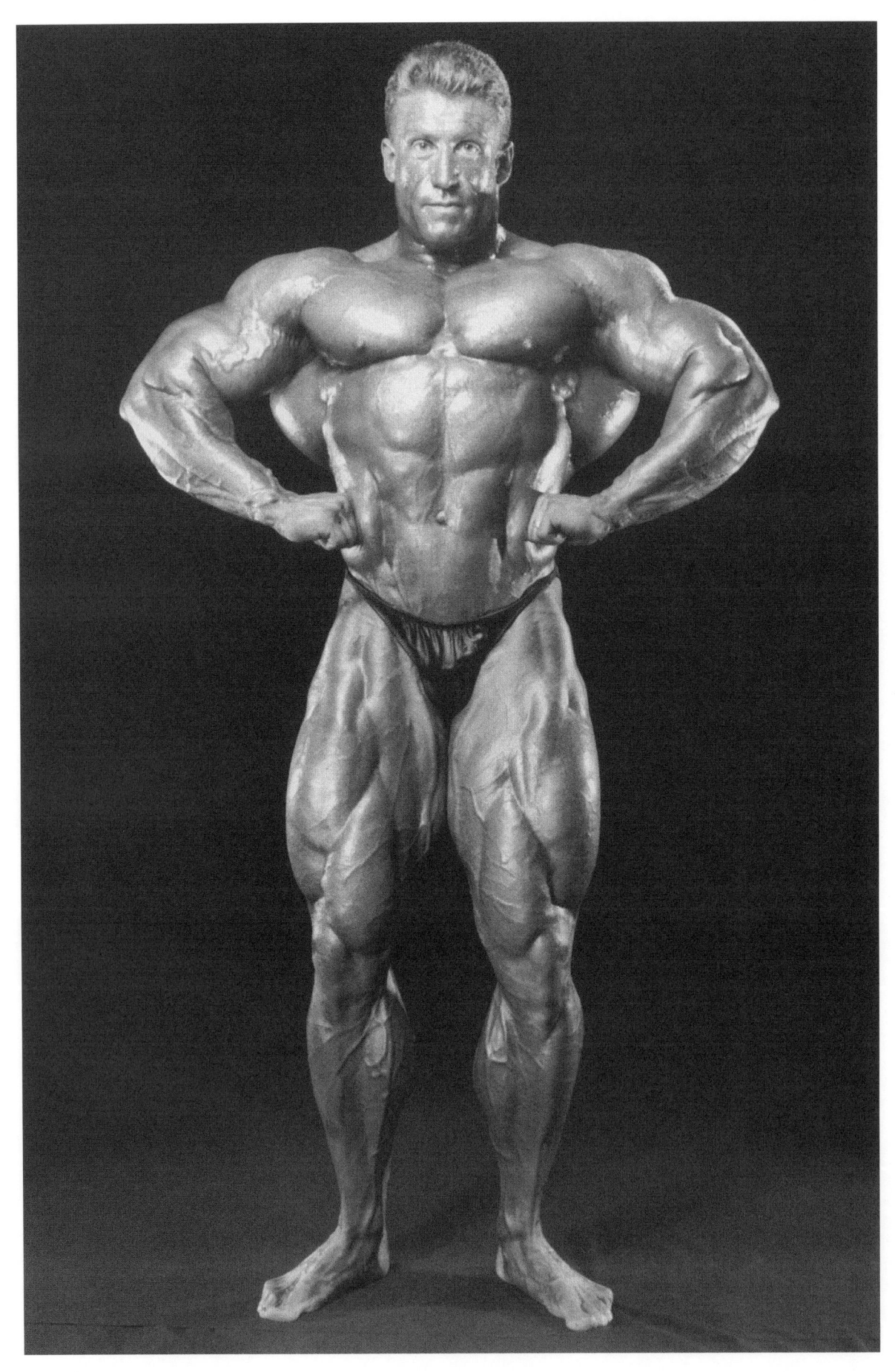

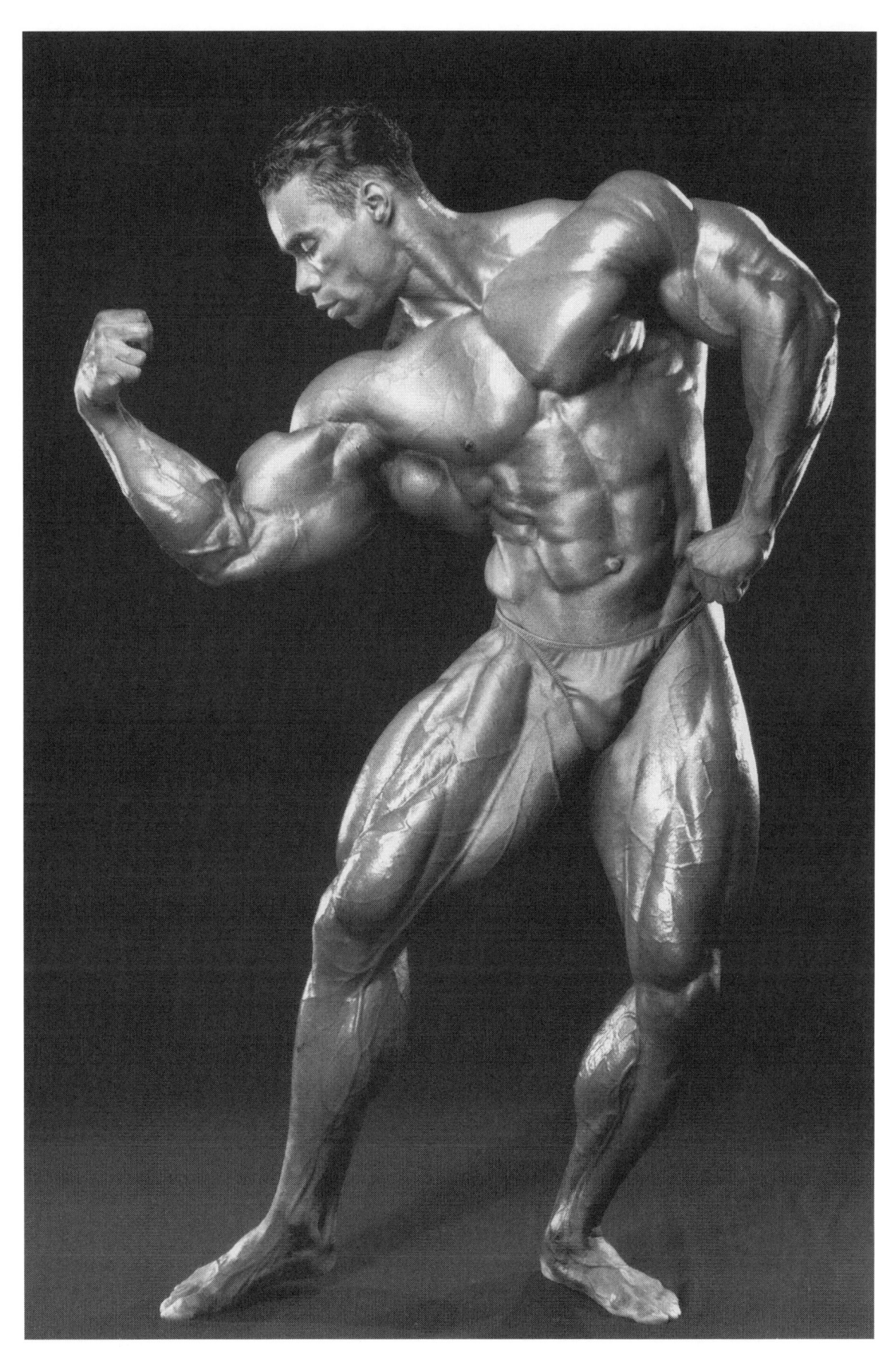

凱文·萊弗隆

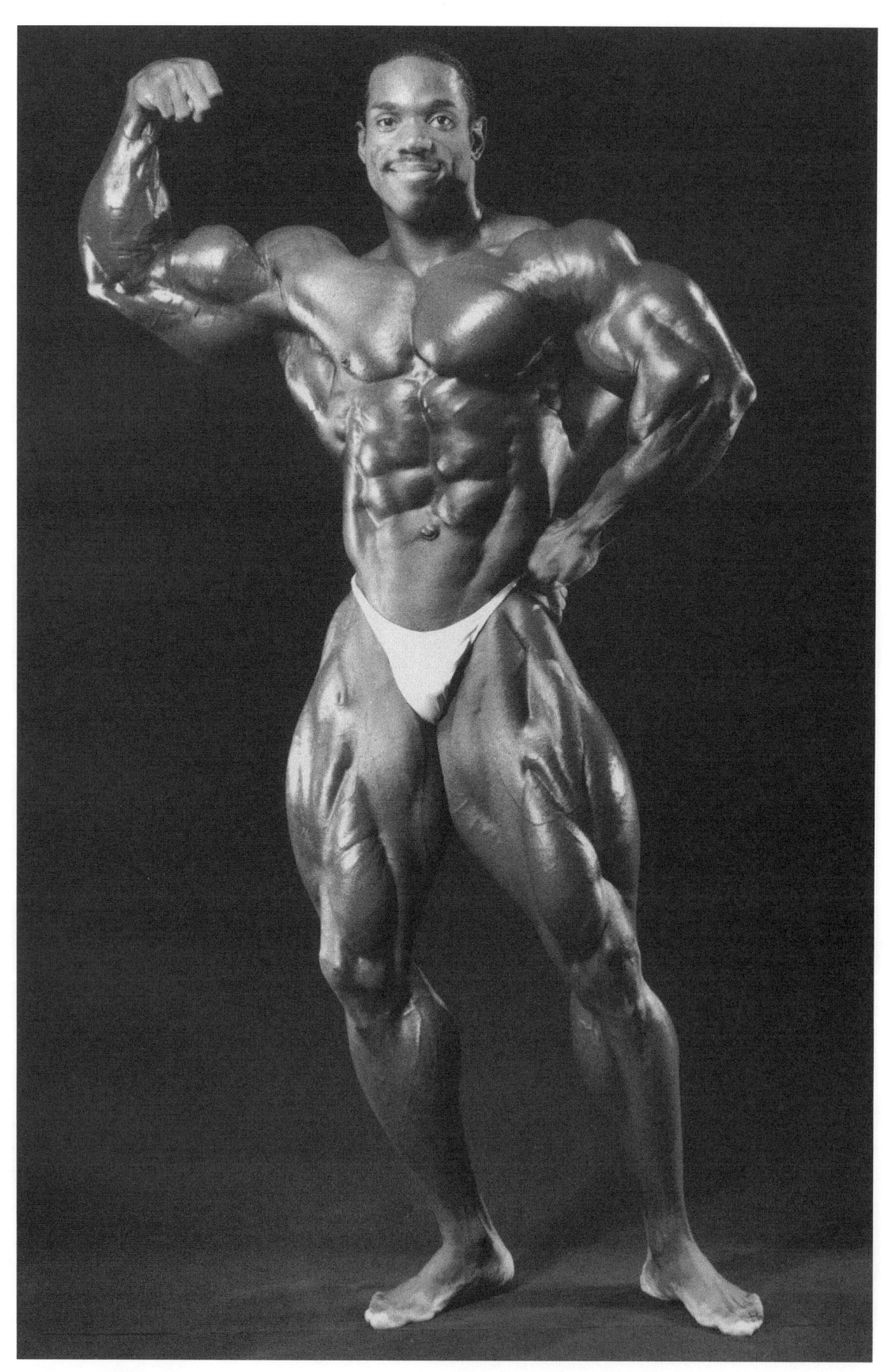

弗萊克斯·惠勒

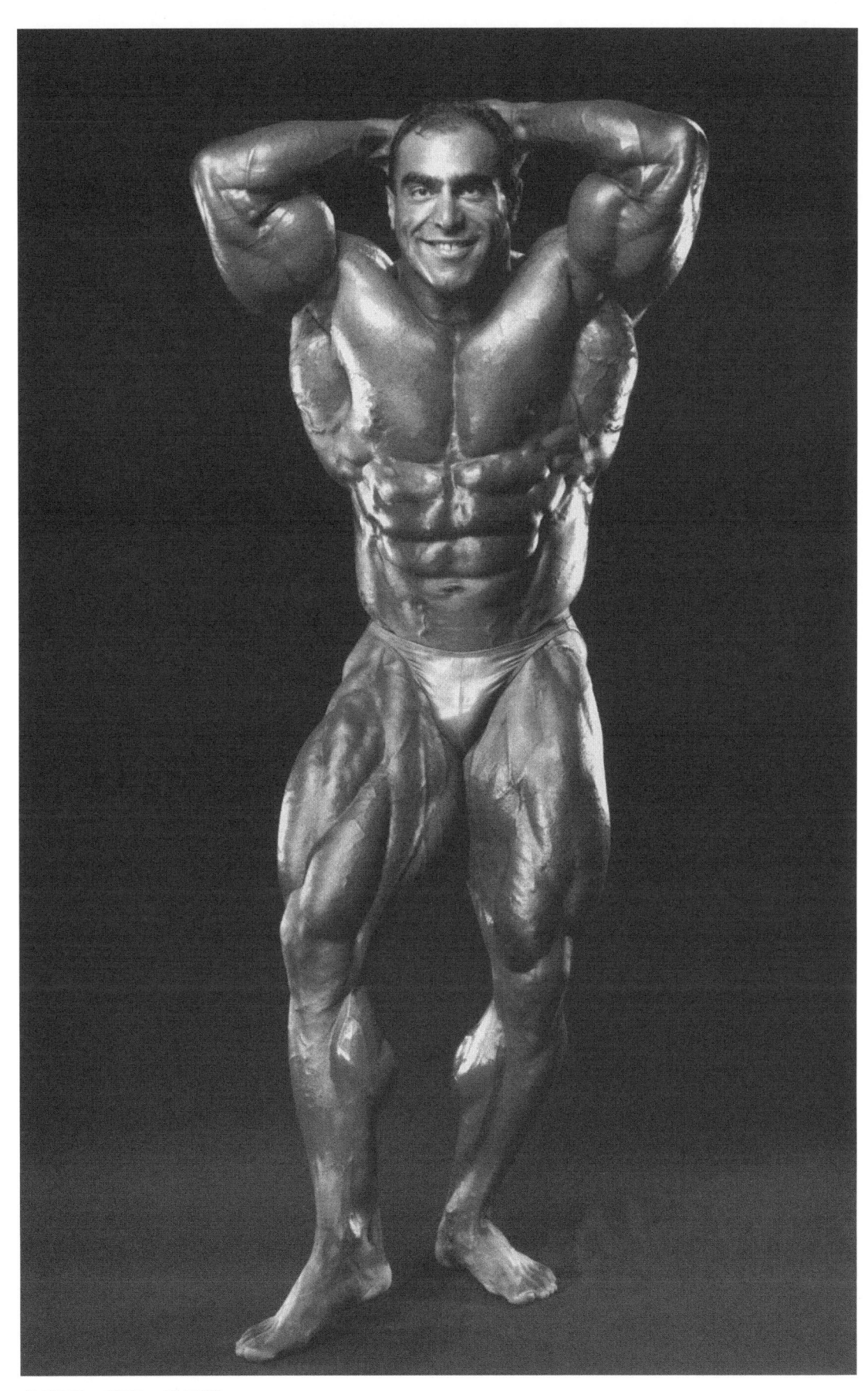

納賽爾・艾爾・桑巴蒂

BOOK TWO

第 二 卷

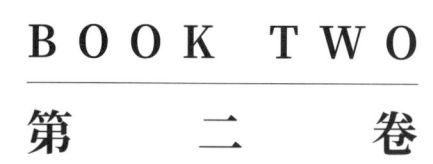

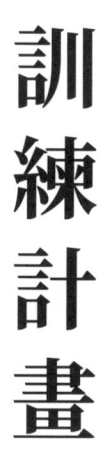

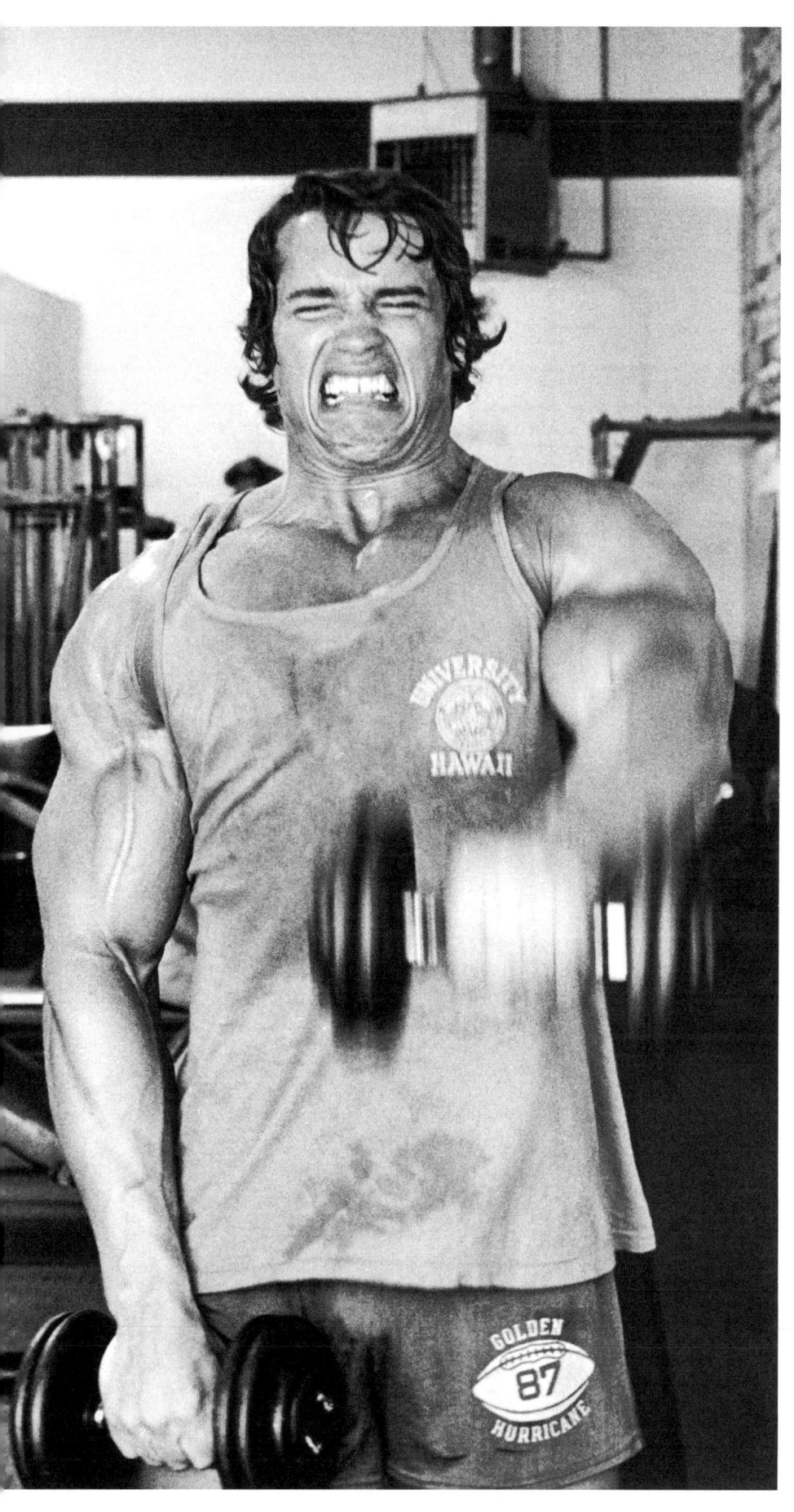

訓練計畫

第 1 章 —————————————————— CHAPTER 1

基本訓練原則

　　想看起來像個健美運動員，就要練得跟他們一樣。足球、角力、舉重等等運動員的肌肉量都很大，但只有健美運動員那勻稱、比例協調、肌肉均衡發展的身材才會讓我們聯想到健美賽事。如果你想要看起來像個健美運動員，或者你已經是健美人了但想要更像，就需要學習並掌握健美選手在過去五十多年反覆試驗、發展出的訓練技術。就像打網球、揮高爾夫球桿有特定的技巧一樣，健美訓練也有技巧，只要遵照其背後的原理訓練，就能最有效率、效果地鍛鍊肌肉。

　　打造出色的體格是個艱鉅的工程，僅靠努力並不足夠。除了努力之外，你還需要聰明地訓練，也就是要掌握健美的基本原則。打從第一次踏入健身房，就要學習、實踐這些原則。比起改掉錯誤習慣再重新來過，不如一開始就學好正確的方法。隨著實力進步，你將會接觸到越來越複雜的訓練方法，但一開始不用太在意進階的內容。這本百科大全會逐步引導你認識進階的訓練概念，讓你能夠分別了解、掌握初階和進階的內容。

個人需求

　　每個人都有自己練健美的理由。有些人只是想讓體態跟心態都變得更好。有些人則是為了提升專項運動的表現。其中還有很多人是想練出肌肉發達、令人刮目相看的身材，並以健美賽事當目標。

學習正確健美觀念時要注意，有些基本技術和原則適用於所有人，有些則必須根據個人的需求進行調整，通常需要經過反覆試驗的階段。無論每個人從事健美的原因為何，都需要掌握基本原理，並了解訂定訓練計畫的各個要素。最重要的是，無論你多強多厲害，基本動作都不可或缺，這些內容對每個階段的人一直都很重要。

但我也明白，每個人都不一樣。大家的體型、肌肉增長速度、代謝率、弱點和復元時間都不同，只是個體差異的一小部分。我已經試著在這本書中涵蓋所有重要變數，確保我提供的內容可以讓每個人參考運用，幫助各位打造理想的體魄。

在高爾夫球界，許多冠軍名將的揮桿動作就是與老虎伍茲的不一樣，但每一次好的揮桿都有個共通點，就是球桿面要以恰到好處的角度與球接觸。不是每個滑雪高手的風格都和奧運金牌得主赫爾曼·邁爾（Hermann Maier）一模一樣，但有些基本功是所有滑雪者都必須掌握的，否則就永遠無法順利滑到終點。

若你走進充滿競技健美運動員的健身房，也會發現他們很多人的訓練方法截然不同。在健身房，我經常聽到「每個人的身體都不一樣」這句話，此言確實不假，不過每個人的本質仍然大同小異，所以應該要熟練、掌握基本原則，再讓你的身體隨著時間告訴你，自己需要哪些個人變化和技術來實現你的潛力。

漸進式阻力

肌肉只有在承受超負荷時才會生長。他們不會對自己已經適應的東西作出回應。除非你逼迫肌肉生長，不然他們不會自動變大、變強。只要讓你的肌肉對抗一個它們不習慣的阻力，肌肉就會想辦法去適應，並且變強。一旦充分適應了壓力，就會停止進步。成長停滯的時候，唯一讓肌肉繼續增長的方法就是進一步對其施加更大的負荷。要做到這點，主要的方式就是增加重量。

當然，增加阻力的過程要逐步進行。如果過早使用過大的負重，不僅很難用正確的姿勢技巧完成訓練，還會增加受傷的風險。

重複次數

　　1次重複次數指的是1下完整的動作，肌肉會完成收縮、伸張的循環，也就是將負重舉起、放下的動作。1組指的是在一段連續的時間內所做的重複次數，1組內做了幾下，取決於你做的是什麼類型的組別。舉例來說，研究與實證都指出，健美選手增肌效果最佳的負重大約是最大肌力的 70-75%。所謂的最大肌力，就是一組內僅能完成1下的負荷量（1RM）。如果你使用上述的最佳負重，1組的重複次數應如下：

上肢訓練動作1組能完成 8-12 下。
下肢訓練動作1組能完成 12-16 下。

　　這些數字只是近似值，但大部分情況下都會落在此區間。

　　為什麼下肢能比上肢動作做更多下呢？原因很簡單，就是因為大腿肌力在1組當中消耗的速度比上肢慢，上半身肌肉的耐力本身就較為不足。上述的重複次數區間都是最大肌力 70-75% 的負荷量應有的重複次數。

　　我們偶爾會使用比最佳負重更輕的負荷量做更多下，也會使用更大的負荷量，做較少重複次數，例如使用最大肌力的低重複組。我們所介紹的訓練原則已經涵蓋大多數人的健美訓練內容，特別是健美初學者，更應該依此原則安排負荷量。

完全力竭

　　健美訓練中，「訓練至完全力竭」不代表你要把自己練到虛脫。簡單來說，力竭的概念是指在1組中重複動作，直到無法以相同重量再做出1次完整的動作、必須休息為止。為什麼會力竭呢？基本上是因為負責動作的肌纖維逐漸疲勞，且肌肉無法徵召更多肌纖維來替代之。肌肉收縮的過程涉及氧化反應，實際上是燃燒的一種形式，所以我們才會說運動時會燃燒卡路里，也就是通過釋放能量產生熱量。氧化作用需要燃料，若是在肌肉中，燃料就是腺苷三磷酸（ATP）和氧氣。當燃料或氧氣供應不足時，肌纖維就無法收縮，直到你休息、復元後燃料才會補充。

另一個造成力竭的因素是肌肉收縮、釋放能量造成的廢物堆積。持續重複動作會使肌肉產生灼熱感，就是因為乳酸在該區域累積。停下來休息過後，身體就會把該區域的乳酸排出，讓你能再做下一組。

有氧運動就是指「伴隨氧氣」的運動形式，動作次數較高，強度也夠低，所以身體能夠向肌肉供應足夠的血液和氧氣，跑馬拉松就是一個例子。有氧體操課程也是一樣的概念。舉重訓練是無氧運動，是不涉及氧氣的運動形式，其所使用的肌肉收縮過於激烈，以至於氧氣供應無法跟上。因此，肌肉耗盡氧氣會使人感到疲累、必須休息，好讓身體將更多的血液和氧氣輸送到疲勞的部位。

為何訓練到力竭這麼重要？若你使用比最大肌力還小的負荷量做多次重複，就不會一次徵召所有可用的肌纖維同時參與運動。你會先使用一些肌纖維，這批肌纖維疲勞之後，身體會徵召其他肌纖維來替代。也就是說，將 1 組動作做到力竭，會把所有可用的肌纖維用盡。何時會發生力竭取決於你在特定動作使用的負重。如果你在練上肢，想在 8-12 下之間達到力竭，就要選擇相應的重量。如果你可以完成 15 下，下一組就要增加重量，才能讓力竭的時間點進入理想範圍。如果只能做 5 下，就該稍微減輕重量，才能在肌肉力竭前再多做幾次。絕不要只是數到一個數字就停下來、覺得自己做完 1 組了。

其中一個評估進步的方式，就是檢視自己力竭時間點的變化。隨著肌纖維變得更強壯，能夠調動的肌纖維就更多，同時，你的身體在 1 組動作中向肌肉提供氧氣的能力也會增加，這些都是訓練帶給身體的變化。因此，你會發現自己在相同的重量時可以做更多下，達到力竭點時的次數變得更多。這就代表你該增加負荷量了。

當然，你不是機器，所以訓練方式不必那麼機械化。有些動作本來就比其他動作更難、強度更高。我接下來要介紹一個有經驗的人常會使用的上肢訓練方式：

第一組：先用較輕的重量熱身，完成 15 下或再多一些。
第二組：增加重量，讓肌肉在大約 10-12 下達到力竭。
第三組：增加重量，使力竭點降至 8-10 下之間。
第四組：為了鍛鍊最大肌力，可以增加多一點負荷量，讓肌肉在第 6 下後就力竭。（爆發力訓練組）
選擇性第 5 組：使用相同的重量，嘗試再做 6 下；如有需要，可以請訓練夥伴幫忙完成這 1 組。（強迫次數組）

這種訓練方式的效果最好：一開始重量較輕，讓肌肉有充足時間準備這個動作；接下來再以較重的重量完成較少次數，讓大量血液進入肌肉、產生泵感；最後，再增加重量，這樣你就可以做更大重量的爆發力和肌力訓練。

組數

在基礎訓練計畫中，除非有其他需求，不然我通常會建議每個動作做 4 組。我之所以會以 4 組為原則，有以下幾個原因：

1. 至少要完成 4 組才能達到足夠的訓練量，完全刺激所有可用的肌纖維。如果你每個動作做更多組，訓練總量會太大，可能會有過度訓練的風險。

2. 每個動作做 4 組的前提下，基礎訓練計畫的每個身體部位共會做 12 組；若是進階訓練計畫，則各身體部位可以完成 20 組，這樣一來你就能做更多不同的動作，刺激比較難鍛鍊到的上下背肌、背闊肌內外側等。

3. 50 年來，健美前輩們的經驗都已經證明，如果你用的重量夠大，讓你剛好能完成 4 組訓練，就能有效刺激肌肉增長。

小肌肉所需的訓練量跟大肌肉、肌群有所不同。舉例來說，如果我在練背部，那背部不只有一塊肌肉，還有多種不同肌群，例如背闊肌、菱形肌、斜方肌、下背部的豎脊肌等，每一個區塊都需要專門的訓練動作。大腿也是如此。大腿由 4 塊強而有力的股四頭肌組成，還有位於大腿內側的內收肌群。要完全鍛鍊這個部位，就要使用強調爆發力、孤立的動作，也要從不同角度鍛鍊肌肉的起點、止點，無法用幾組動作就達到此目的。

另外，若是訓練較小的二頭肌和三頭肌，需要的總組數也較少，因為這些肌肉沒那麼複雜。例如，總數約 9-12 組就能達到完整的二頭肌訓練，而大腿則通常會做 16-20 組。三角肌後束尺寸較小，通常做 4-5 組就足夠。然而，我們也要考慮肌肉生理學。二頭肌是復元速度最快的肌肉，所以你若想跟我一樣採取更高組數，二頭肌還是能在組間恢復肌力。小腿肌肉也是較小的肌群，因為小腿肌本身的功能是在步行、跑步時承受幾乎無限次的重複，使用高組數的效果會更好。

但不要急著記住每個肌群該做多少組。我會在接下來的訓練章節中詳細敘述。

最大化活動幅度

在大多數情況下，健美訓練應該讓所有肌肉都達到最大的活動幅度，有些例外的情況我稍後會討論。做動作時，你應該要讓肌肉完全伸展，然後再完全收縮。這是唯一能全面刺激肌肉、盡可能徵召所有肌纖維的方法。因此，若我建議你做 8 下、10 下或重複更多次，都是假設你會做完動作的全程。

收縮的品質

健美訓練的重點是鍛鍊肌肉，而不是單純的舉重。你要使用適當的負重和正確的技巧來鍛鍊特定的肌肉或肌群。重量只是達成目的的手段。為了有效達到目標，就得專注於當下動作所鍛鍊的肌群。是不是有人跟你說過，抬東西時要用腿而不是用背？這種方式可以讓你調動更多肌纖維，進而保護肌肉免受傷害。如果你是鋼琴搬運工或建築工人，此說法確實有道理。但健美人士的任務不一樣。我們不想讓重量訓練變輕鬆，而是想讓強度更大！所以，你會希望目標肌肉能夠獨立完成所有的工作，不要讓其他肌群代勞。

只要技術夠好，就能做到這點。選擇合適的重量也有幫助。一旦負重超過目標肌肉能承受的範圍，身體就會自動徵召其他肌肉來協助。這是神經系統與生俱來的功能。能舉起某個重量並不代表動作正確，也要確保這個重量是只有目標肌肉在施力。

該怎麼做呢？你可以從非常輕的重量開始舉，並專注於肌肉施力的感覺。接著再逐漸增加重量。但是，負荷量增加到某個階段後，你就無法再感受到肌肉像剛才那樣出力，這樣就可能是重量太重了，需要減少幾公斤，讓那種「感覺」回來。

熱身

每次談到熱身，我們似乎都不太知道這個詞該如何從字面上解讀。請記住，肌肉中的氧化實際上是一種燃燒的形式。因此，在使用一塊肌肉時，該部位的溫度會隨之上升，進而讓肌肉強力收縮的能力增強。

熱身還能將新鮮、含氧的血液輸送到該區域，提升血壓並增加心率。血液活絡之後，身體就會得到大量的氧氣，讓運動產生的廢物從使用中的肌肉排出。

最後，適當的熱身能保護身體免於過度壓力，也能為高強度訓練做好準備，減少扭傷、拉傷等受傷風險。

有很多方法可以暖身。有些人在鍛鍊之前會做一些心肺訓練，像是使用跑步機、飛輪或慢跑等，讓心臟開始適應身體的活動，同時不消耗太多能量。徒手動作和其他輕度運動也有助熱身，且不會對身體造成過大壓力。但最受歡迎的熱身方法仍是加入槓鈴、啞鈴。你可以先伸展一下，再用槓鈴或啞鈴做一些輕鬆的動作，依序鍛鍊每個身體部位，直到身體準備好進行更劇烈的運動。

然後，在每個動作之前都先做 1 組輕量的熱身，好讓目標肌肉準備好做特定的動作。如果你用低於最大肌力的負重完成 1-2 組較高重複次數的動作，肌肉就會準備好應對更大重量的負重和多組 6 下的強度。

重訓之前的熱身非常重要，因為你會讓身體承受很大的壓力。我認為要先讓身體適應壓力較小的一套動作，再加大負荷量，這樣是最好的。

運動的時機點也會決定你該怎麼熱身。如果早上 8 點運動，那身體的感覺可能比晚上 8 點更為僵硬，因此需要更多的伸展和熱身，因此請依狀況調整自己的暖身活動。

暖身一定要確實。舉例來說，做大重量肩推之前，要意識到這個動作不只會活動到三角肌和肱三頭肌。頸部肌肉和斜方肌在肩推過程中也會劇烈收縮，所以這些肌群也需要作好準備。

在健身房受傷，通常會有 2 個主要原因：要麼是技術不當，使用過重的重量，或沒辦法好好控制負重，不然就是沒有做充分伸展和暖身。

年齡對體型和運動能力的影響也值得關注。我們都覺得，年紀越大的人越要做好暖身和伸展運動，來保護自己的身體。年輕人不熱身確實不會那麼嚴重，但學習正確的訓練技巧、伸展和熱身流程對所有健美人士都有好處，這點放諸所有年齡層皆準。越早將這些觀念養成終身習慣，長遠來看好處就越多。

爆發力訓練

測量肌力的方法有很多種。舉例來說，我能舉起130公斤，而你只能舉起100公斤，那麼我的最大肌力就比你強。但是，如果你能舉100公斤10次，而我只能做8下，那麼這種肌力就跟前者不同，而是你的肌耐力更勝於我，所謂的肌耐力就是在1組間持續輸出肌力的能力。

若要雕琢、發展我們的身體，耐力訓練就很重要，我們要採用適當的組數和次數。但我也相信，若沒有低次數的肌力訓練，就無法創造結實、肌肉密度高的完美體格。

在約翰·格里梅克、克拉倫斯·羅斯、雷格·帕克稱霸的時代，幾乎所有健美選手訓練的目的，都是為了爆發力。當時肌力大小跟完美的體格是一樣重要的。但是，請記住，當時和現在所注重的肌力是不同的。傳奇人物傑克·拉蘭內（Jack La Lanne）在最大肌力比賽上，從來沒有贏過雷格·帕克，但傑克可以無止境地做引體向上和雙槓撐體等動作，持續到那些肌肉海灘上比他更魁梧的壯漢全都力竭倒下為止。

雖然1940-1950年代的選手肌肉線條不如現在的健美明星，他們仍極其強壯、結實，體格也可堪稱模範。在1980年代，我覺得當時的健美風氣有些矯枉過正，健美選手們忽視了將傳統爆發力訓練納入整體訓練計畫的重要性。如今，有越來越多的選手在職業賽中以104、108公斤或更高的體重參賽，高強度爆發力訓練再次成為主流。如果你想達到像多利安·耶茲這樣肌肉厚實、壯碩無比的體型，就要承受令人難以置信的負荷量。

我的朋友佛朗哥·哥倫布曾說過：「如果你不做大重量，一站上舞台就會一目瞭然。因為你看起來會很柔弱，一眼就能看出負重不足。」這件事也得到科學和生理學的證實。爆發力訓練會對數量較少的肌纖維施加巨大壓力，使其變得更大更厚，也就是所謂的肌纖維肥

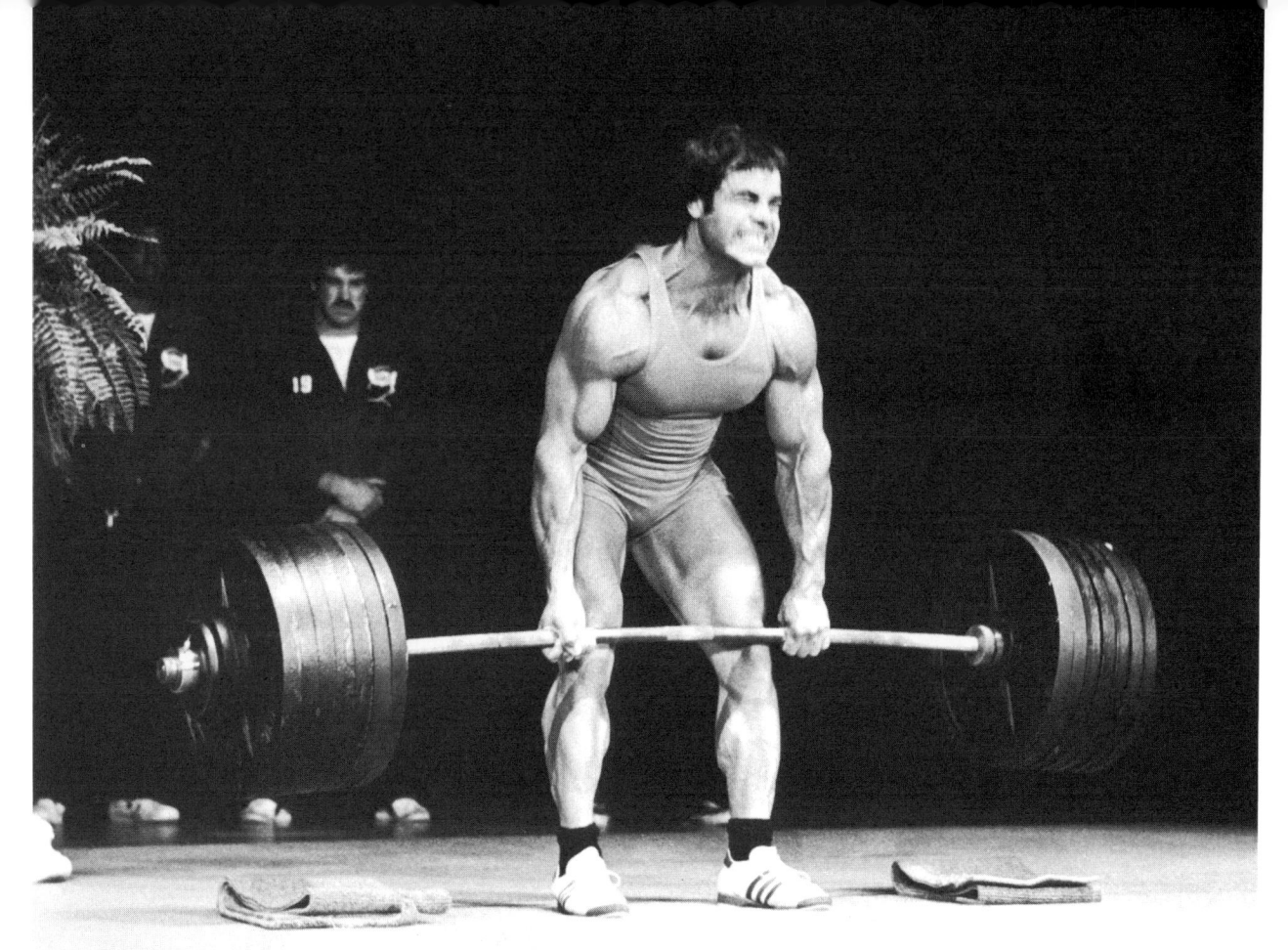

佛朗哥・哥倫布硬舉負重 331 公斤

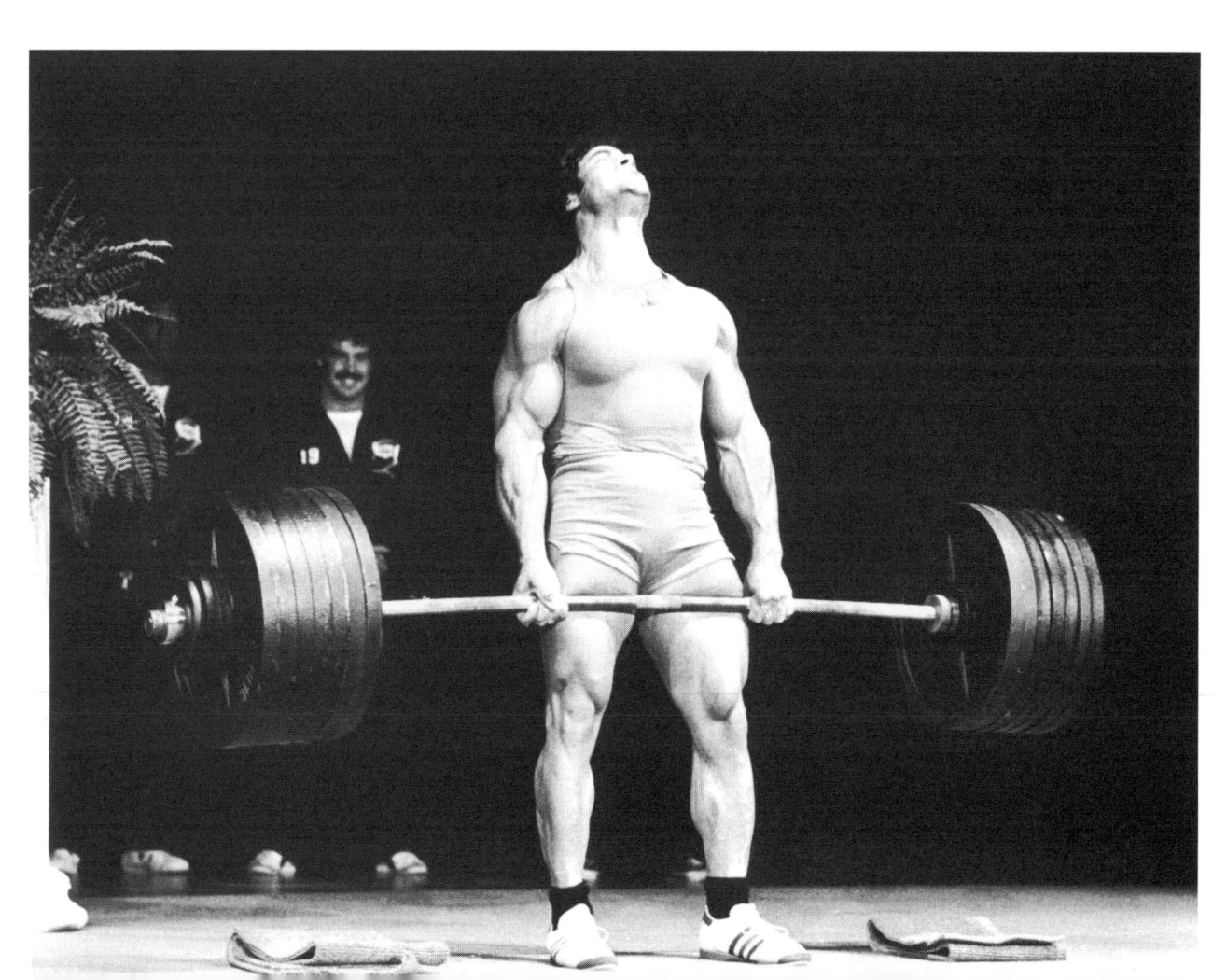

大，同時，肌纖維之間的排列也會更緊密。有了這樣的訓練，才造就了早期健美冠軍們魁梧、結實的體格。

你也可以在訓練計畫加入爆發力訓練組，以提升整體訓練效果。更快速地拉更重，會使你的肌肉成長得更快，也能強化你的肌腱和肌肉，讓你在高次數、低負荷的訓練時，即使稍微恍神以至於姿勢不夠標準，也不太會因此拉傷。

高強度訓練能強化肌腱與骨骼的連結。若肌腱從骨頭分離，就稱作撕除性骨折（avulsion fracture，參見第 775 頁），而正確的爆發力訓練就可以盡量降低這種受傷風險。

大重量訓練所打造的肌肉尺寸和密度往往可以維持更長的時間，即使只有最低限度地維持訓練，還是能保有訓練效果。若只專注於高重複次數的訓練，那麼肌肉的成長大多是暫時性的，如體液滯留和肝醣儲存等。然而，爆發力訓練打造的肌肉如花崗岩般堅硬，就是因為此種肌肉增長是源於肌纖維尺寸的增加。就如佛朗哥跟我說的那樣，肌肉細胞本身也會變得更加厚實、堅韌，進而避免萎縮的情形。

此外，爆發力訓練能夠幫助你發現身體真正的潛能，了解到自己能舉起多少重量，也會讓你感覺自己比沒有做爆發力訓練的人更加強大。

現代健美人士要學很多複雜的技巧，但還是不能忘記健美的基礎就是利用舉重來增加肌肉量。這也不代表健美人要跟舉重運動員練一樣的東西。我個人認為，在一份全面的訓練計畫中納入一定分量的爆發力訓練，能讓你同時得益於兩種不同類型的刺激。

大重量日

剛開始訓練時，我常做大量的健力訓練。健力訓練是舉重的一種形式，包含 3 個特定動作：臥推、背蹲舉和硬舉。隨著自己變得越來越強、在更高級別的賽事取勝，我的訓練目標更專注於打造完整、平衡、高品質的體格，畢竟在健美的路上走得越遠，競爭就越激烈。

請記住，在所有運動項目的菁英層級，每個人都是天賦異稟的強者，這也是為什麼他們能踏入頂尖殿堂。因此，在他們那裡單靠天賦或基因是不夠的。舉例來說，如果你已經打進宇宙先生或奧林匹亞先生賽事，評審就會變得更嚴格，他們關注的不是你的優點，而是你缺乏什麼，所以完整、全面的體格發展就變得更為重要。

克里斯·科米爾（Chris Cormier）的手臂爆發力非常驚人，他能用驚人的爆發力做頸後三頭肌屈伸。

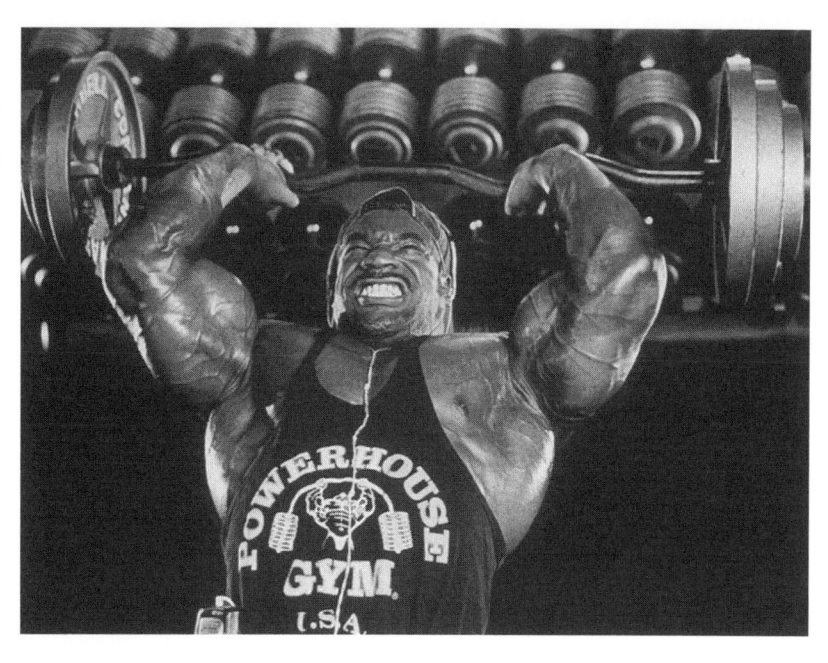

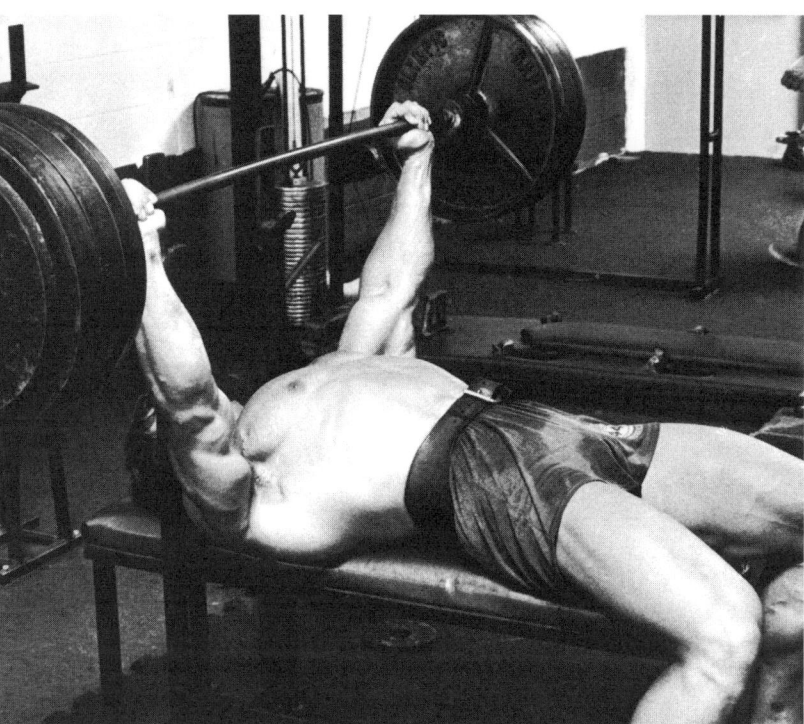

因為我手臂很長，所以如果用 180 公斤的負重做 8 下臥推，就得全神貫注。

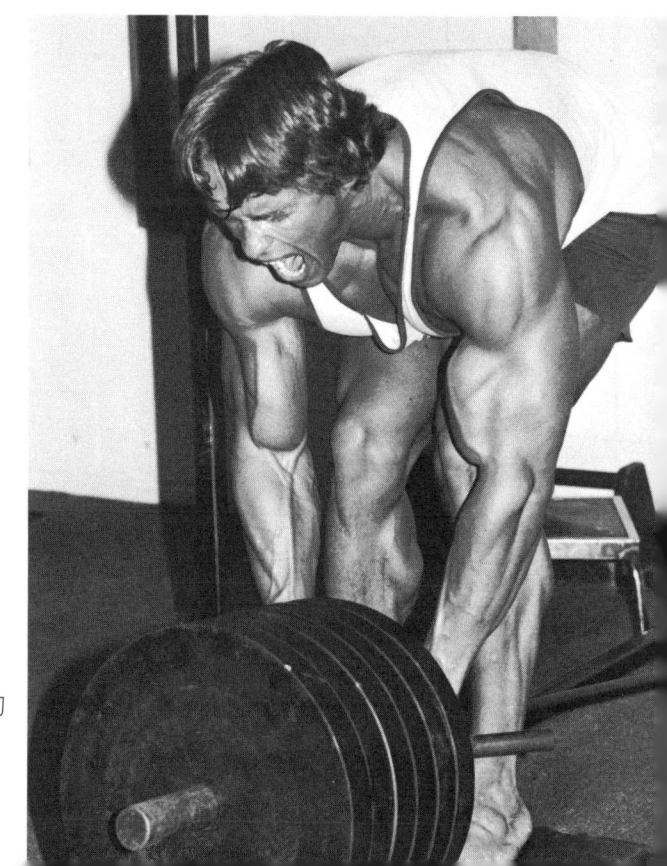

大重量的 T 槓划船是背肌的最佳爆發力訓練。

我的因應方式是做更多高次數的孤立訓練（isolation training），確保每一塊肌肉都精雕細琢，打造出線條清晰、分離度高的肌肉。儘管如此，早期健力訓練打下的基礎仍然很重要，我一點也不想失去當時累積的肌肉厚度、密度和硬度。這就是為什麼，我總是會在訓練計畫裡安排「大重量日」。我大約每週會安排 1 天，針對 1 個身體部位，做逼近負荷極限的肌力訓練動作。

舉例來說，如果是腿部，我就會嘗試最大重量的背蹲舉，若是胸部，就會以最大負重的臥推為目標。這樣的訓練方式不會讓身體負荷過重，所以在下一次鍛鍊前仍可以復元。定期挑戰自己的最大肌力有很多好處，我會非常了解自己的肌力進步了多少，而且偶爾衝撞一下自己的極限也可以彌補平時高次數、低負荷訓練的不足。

所以，我建議你也嘗試一下。每週 1-2 次，選擇 1 個身體部位，測試你的最大肌力。建議讓你的訓練夥伴在旁邊協助，這樣就不必擔心安全的問題。在大重量訓練之前，要記得伸展、熱身。另外，在訓練日誌寫下負荷量也很重要。隨著肌力增強，負重量也會上升，讓人非常有成就感。有了做大重量的能力，訓練的信心和熱忱也會同時大幅增加。

過度訓練和復元

你越是努力鍛鍊，身體就需要更多的時間恢復（recover）和復元（recuperate）。休息和復元是訓練中非常重要的一環，透過訓練刺激肌肉成長之後，還需要有一段復元期緊隨其後，才能讓肌肉有時間增長、產生適應。這就是為什麼很多健美人士在遇到瓶頸時，往往會選擇增加休息時間，而不是加以更高強度或頻率的訓練。

過度訓練源於過於頻繁地鍛鍊肌肉，且肌肉沒有時間完全復元。你可能聽過，有些人會說訓練就是破壞肌肉，再讓它自行重建，但這個說法在生理學上不完全正確。大重量訓練可能會造成些微的組織損傷，而這種損傷與訓練後的肌肉痠痛有關。但痠痛只是副作用，並不是肌肉在大重量訓練後需要時間復元的主要原因。

劇烈的肌肉收縮會伴隨多種複雜的生化過程。收縮過程中會導致乳酸等有毒廢物的堆積。運動過程也會消耗儲存在肌肉裡的肝醣。

人體需要時間來回復肌肉細胞的化學平衡，清除殘留的廢物，並補充耗竭的肝醣存量。但另一個的因素更重要，那就是細胞需要時

間去適應運動的刺激，進而生長。畢竟，健美就是爲了讓肌肉生長。所以，如果過度訓練肌肉，前一次訓練後馬上又做高強度運動，肌肉就沒有機會成長，反而會讓進步停滯。

不同肌群在運動後的恢復速度各不相同。正如先前提到的，二頭肌恢復得最快。下背肌恢復得最慢，通常需要大約 100 小時才能從高強度訓練完全復元。但在大多數情況下，讓一個部位休息 48 小時就已經足夠，也就是說，訓練一塊肌肉後可以隔 1 天再重啟訓練。

基本訓練的強度適中，因此復元所需的時間較短。一旦採用進階的訓練內容，就需要增加強度，以克服更大的阻力，並達到肌肉成長、適應的效果。另一個重要的因素，就是經過訓練的肌肉從疲勞狀態中恢復的速度，比未經訓練者更快。隨著你的進步越來越多，恢復速度也會加快，讓你得以採用更高強度的訓練計畫。

組間休息

在訓練過程中，適當調配自己的節奏很重要。如果練得太快，你可能會在肌肉得到足夠的刺激之前就喘得不得了，造成提早力竭。另外，練得太快也可能會讓你的動作變馬虎，做一組動作時沒有正確完成每個環節，只是把啞鈴甩來甩去。

但是，練得太慢也不是件好事。如果你在每組之間休息 5 分鐘，心率就會減慢，肌肉的泵感會消失，身體也會冷掉，使運動強度瞬間歸零。

因此，我們的組間休息時間應保持在 1 分鐘以內。做完 1 組動作後的第 1 分鐘，你會恢復了 72% 的肌力，而 3 分鐘就可以讓你恢復了所有能夠恢復的肌力，不需要更長時間的休息。但請記住，此種訓練模式的目的是刺激最多的肌纖維，並使其達到疲勞狀態，要做到這點，就得讓身體被迫調動額外的肌纖維，以取代原本疲勞的肌纖維。因此，讓肌肉在組間過度恢復不是件好事，只要恢復到能繼續訓練、可以持續迫使身體徵召越來越多肌纖維的狀態即可。

關於組間休息，還要談到一件事，那就是生理學家早就注意到最大肌力與肌耐力之間的關聯性。你越強壯，就能舉越多下低於最大肌力的負重。也就是說，隨著你的肌耐力提升（此處指的並不是有氧耐力），肌力也會變得更強。所以在訓練中保持穩定的節奏，其實有助於提高整體肌力。

呼吸

很多人都會問我訓練時該怎麼呼吸，我很驚訝大家竟然會問我這件事。呼吸對我來說一直都是順其自然，所以我總是忍不住說：「就放輕鬆，自然地吸氣、吐氣就好。別去想這件事。」

然而，現在我意識到，呼吸這件事對某些人並不容易，於是我會告訴他們一個簡單的規則：出力時呼氣。舉例來說，在做背蹲舉的時候，肩上扛著槓鈴站立，下蹲時吸氣，站起來時呼氣。呼氣時不要憋氣。

這麼說是有道理的。肌肉強烈收縮通常也會伴隨著橫膈膜收縮，腿推或背蹲舉等動作時特別明顯。橫膈膜收縮會增加胸腔內的壓力，而胸腔也是肺部所在之處。如果憋氣可能會傷到自己。舉例來說，你可能會傷到你的會厭（epiglottis）（編注：位於舌頭及舌骨稍微偏上的後方，和舌根部相連並覆蓋了一層黏膜組織的軟骨），阻塞空氣經過喉嚨的通道。因此，在用力的時候呼氣可以保護自己，也有些人認為，這種呼吸方式能讓你變得更強壯。

伸展運動

伸展運動是訓練裡最容易忽視的環節。如果一頭獅子從午睡中醒來，並緩緩站起，牠會馬上把全身延伸到極致，準備好每一塊肌肉、每一條肌腱和韌帶，以便隨時出擊。獅子有一種本能，知道伸展可以激發自己的力量。

肌肉、肌腱、韌帶和關節結構都是有彈性的組織。這些組織可能會僵硬，並限制你的活動幅度，但它們也可以伸展，讓你的活動幅度增加，並收縮更多肌纖維。這就是為什麼訓練之前做伸展，可以提升訓練品質。

伸展運動也能確保訓練的安全。當你在負重的情況下做出拉的動作使肌肉完全伸張時，若原本的動作範圍不足，肌肉就很容易拉過頭。過度伸張肌腱或韌帶會導致拉傷或扭傷，這些運動傷害都會妨礙你的訓練計畫。但是，如果你預先伸展相關部位，身體就會根據強大阻力拉動相關肌肉、肌腱等結構的狀況去作調整。

如果有做適當的伸展，柔軟度也會提高。肌肉可以收縮，但無法自行伸展，要透過拮抗肌的作用才能伸展開來。如果訓練時能達到

最大活動幅度，那正在收縮的肌肉就會自動伸展對側肌群。舉例來說，做二頭肌彎舉時，二頭肌會收縮，而三頭肌會伸展。做三頭肌屈伸時，情況正好相反。做一些刺激最大活動幅度的運動，有助於提高柔軟度。

但這樣還不夠。肌肉在對抗強大阻力、產生收縮時，往往會因為用力而縮短。因此，為了增進訓練效率、降低受傷風險，我建議在訓練之前做伸展，而且訓練之後也要安排伸展動作，以放鬆緊繃、疲勞的肌肉。

在鍛鍊之前，你可以做我在後面要介紹的標準伸展運動，任何一種都可以，次數不拘。你也可以考慮參加瑜伽或伸展課程。有很多練健美的人覺得不用額外花時間練柔軟度，但像湯姆・普拉茲就非常重視伸展，認為伸展可以增強訓練效果。我曾經看過湯姆熱身的樣子，他盤著那雙無比粗壯的腿，好像蝴蝶餅一樣，那景象真教人難以置信。在鍛鍊小腿肌之前，他會花一段時間盡量伸展小腿，而且會使用非常大的重量去做，因為他知道，小腿肌肉伸展越多，就會有越多肌纖維參與收縮。

鍛鍊之前和之後的伸展很重要，但我認為，即使在訓練期間，也必須做某些類型的伸展運動。如前所述，在組間可以稍微繃緊肌肉、擺出姿勢，此時也可以伸展幾個肌群。像是背闊肌就建議在引體向上、下拉之間穿插伸展動作，仔細地延展整個肌群之後，訓練效果會更好。你會發現，我把伸展的元素加入各種動作中，因為我認為伸展特別有用。

畢竟，魔鬼就藏在細節裡，只要你一站上舞台，這些差異就會立刻展現出來，讓冠軍與其他人之間高下立判。伸展的效果也不只會展現在體格上，讓你的肌肉線條更清晰、分離，也會改變你的氣質，讓你看上去更優雅自信。如果肌肉、肌腱和韌帶很緊繃，活動度受限，那麼即便是現代最會擺姿勢的健美選手艾德・科尼，也沒辦法優雅地展現姿勢。

儘管如此，我還是不建議花太多時間在伸展運動上，除非你的柔軟度非常差，或者正在復健受傷的部位。通常我認為在運動前後花大約 10 分鐘做 10 個動作，伸展各個大肌肉群就足夠了。

伸展的動作要緩慢、溫和，不能太急躁、動作變化過於迅速。如果突然對肌肉或肌腱施加壓力，它們就會收縮以自我保護，這樣就達不到伸展的效果了。

另一方面，如果你小心地慢慢伸展肌肉，並維持姿勢長達 30 秒以上，肌腱就會逐漸放鬆，讓柔軟度變更好。

接下來，我會介紹幾個動作，每個動作建議的時長大約是 1 分鐘。但這只是最低標準。花在伸展上的時間越多，身體就會越柔軟。

伸展動作

側屈 (SIDE BENDS)

訓練目的：伸展腹斜肌及軀幹側面的其他肌肉。

操練方式：站直，雙腳比肩略寬，雙臂放在身體兩側。將右臂抬至頭頂上方，然後身體慢慢向左側彎曲，讓左手沿著大腿滑下。盡量彎曲身體，並保持這個姿勢約30秒。回到起始位置，換邊重複動作。

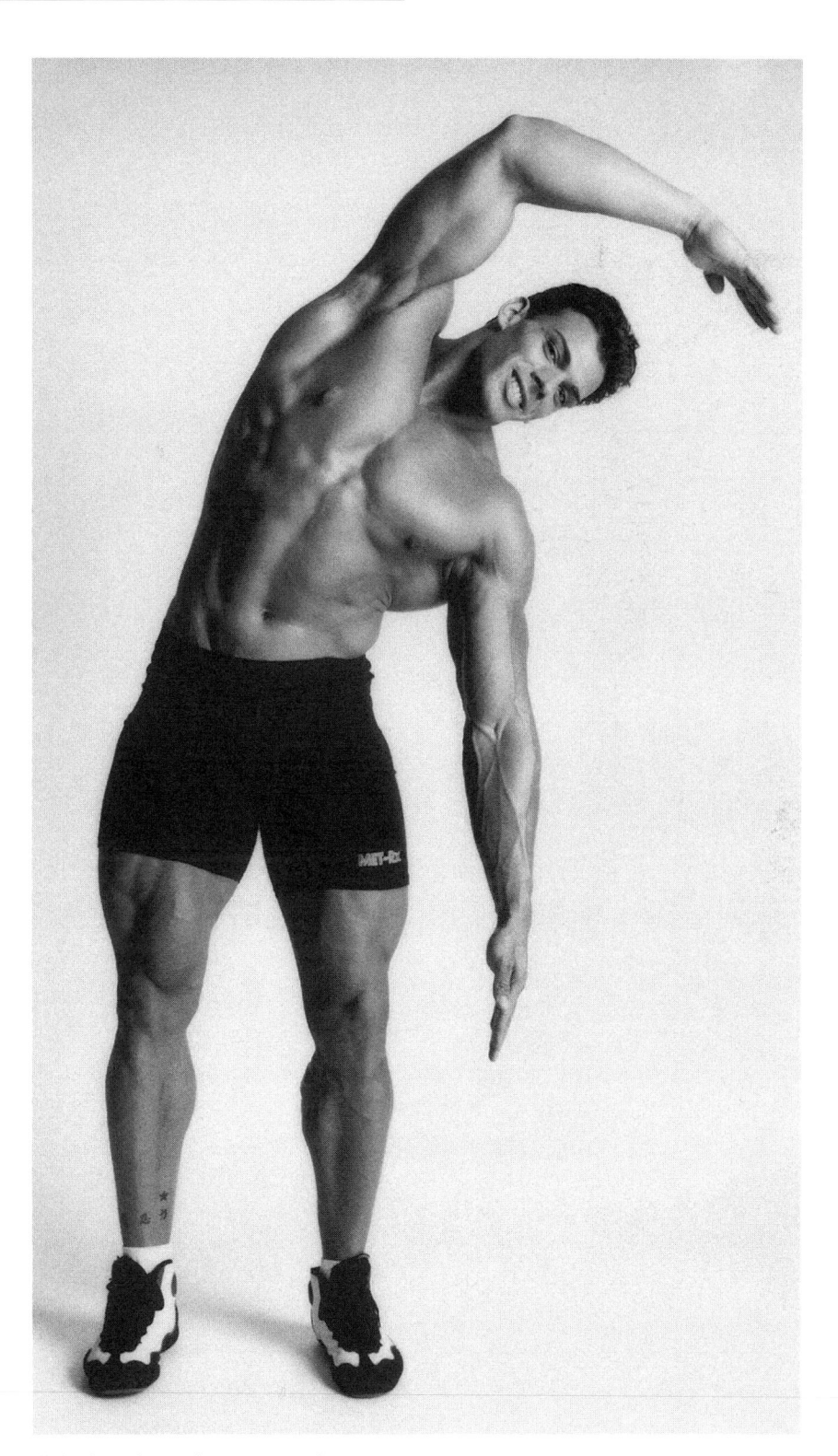

弗蘭克・塞佩（Frank Sepe）

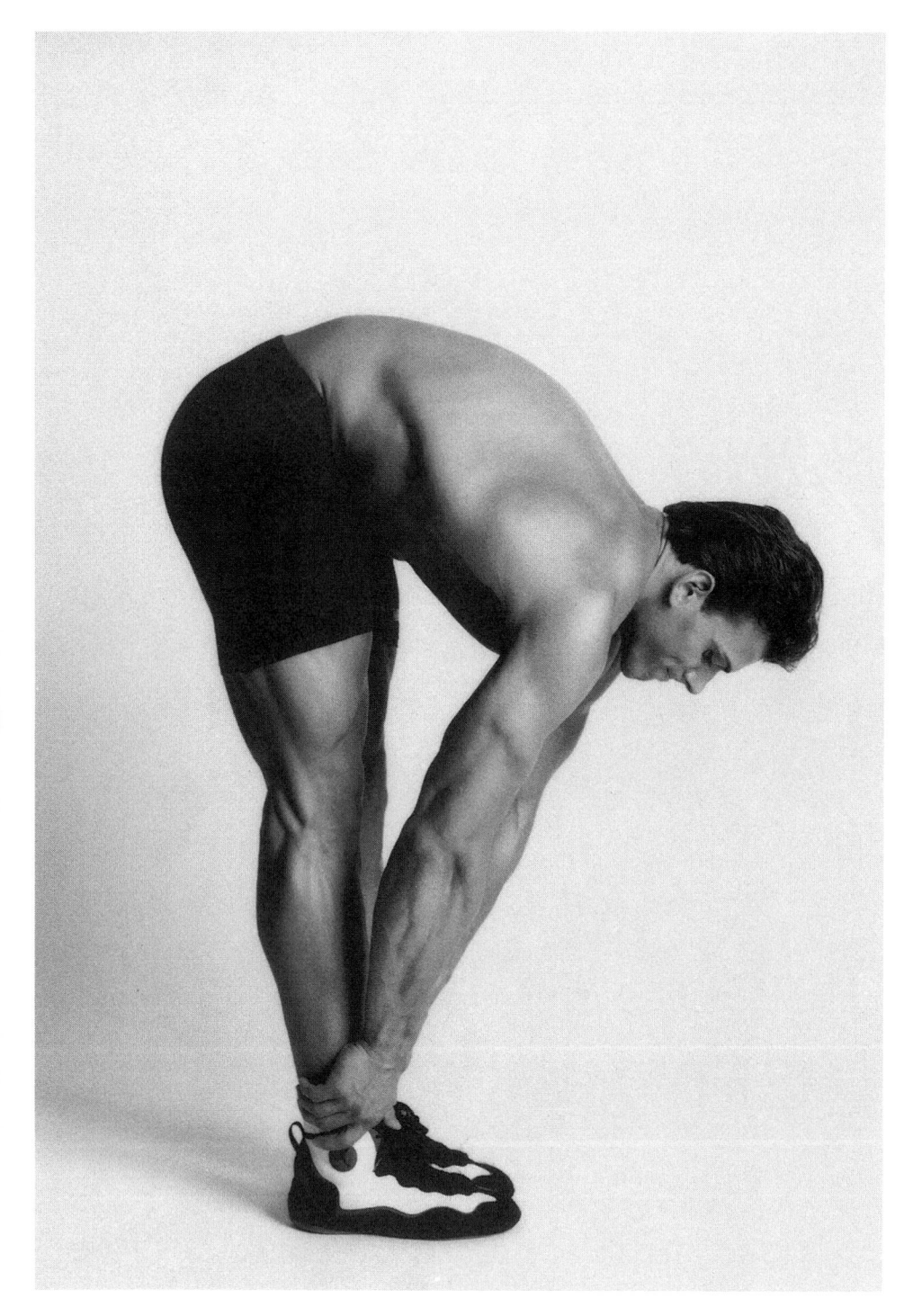

前屈 (FORWARD BENDS)

訓練目的：伸展大腿後側肌肉和下背部。

操練方式：站直,雙腳併攏。向前彎腰,上半身盡量向下延伸,抓住自己的膝蓋、小腿或腳踝後方。用手臂輕輕拉動身體,讓頭部盡量靠近雙腿,以充分伸展大腿後側肌肉和下背部。保持這個姿勢 30-60 秒,然後放鬆。

大腿後側伸展 (HAMSTRING STRETCHES)

訓練目的： 伸展大腿後側肌肉和下背部。

操練方式： 將一隻腳或腳踝放在健身凳或其他支撐物上。放在凳上的腿伸直，身體朝向抬起的腿前彎，沿著腿部盡量向前延伸，抓住自己的膝蓋、小腿、腳踝或腳掌。輕輕施加力量，讓大腿後側肌肉充分伸展。保持大約 30 秒，放鬆，再換邊重複動作。

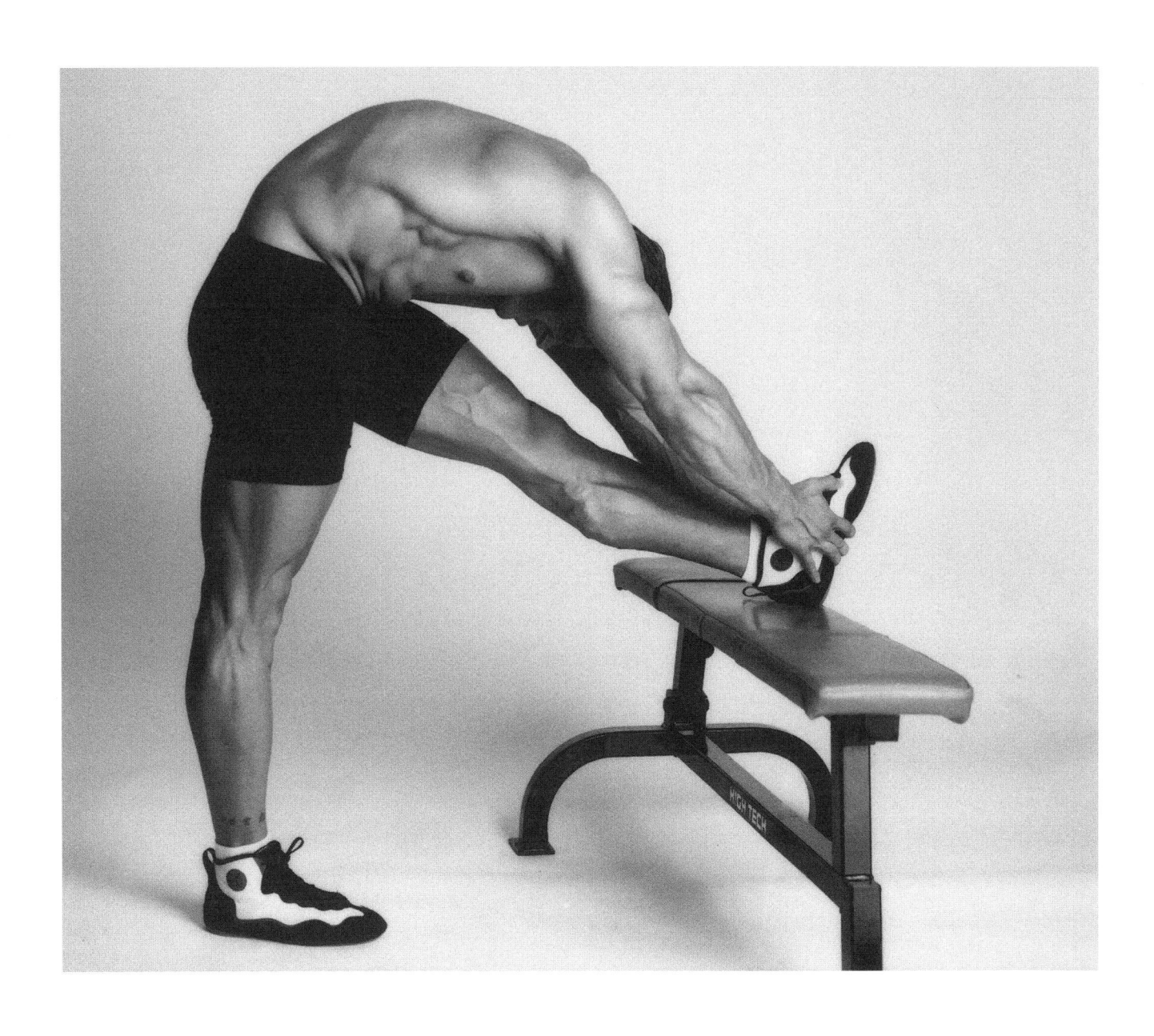

弓箭步 (LUNGES)

訓練目的：伸展大腿內側、後側肌群和臀肌。

操練方式：①站直，其中一隻腳向前踏一步，然後彎曲膝蓋，讓後腿膝蓋觸碰地面。將雙手放在前腳兩側，身體向前傾，讓大腿內側充分伸展。

②接續前一個動作，將前腿完全打直，伸展大腿後側。彎曲前腳膝蓋，回到弓箭步姿勢。重複此動作，先伸直前腳，再彎曲前腳膝蓋，回到弓箭步姿勢。再次站直，另一隻腳向前跨，重複伸展動作。

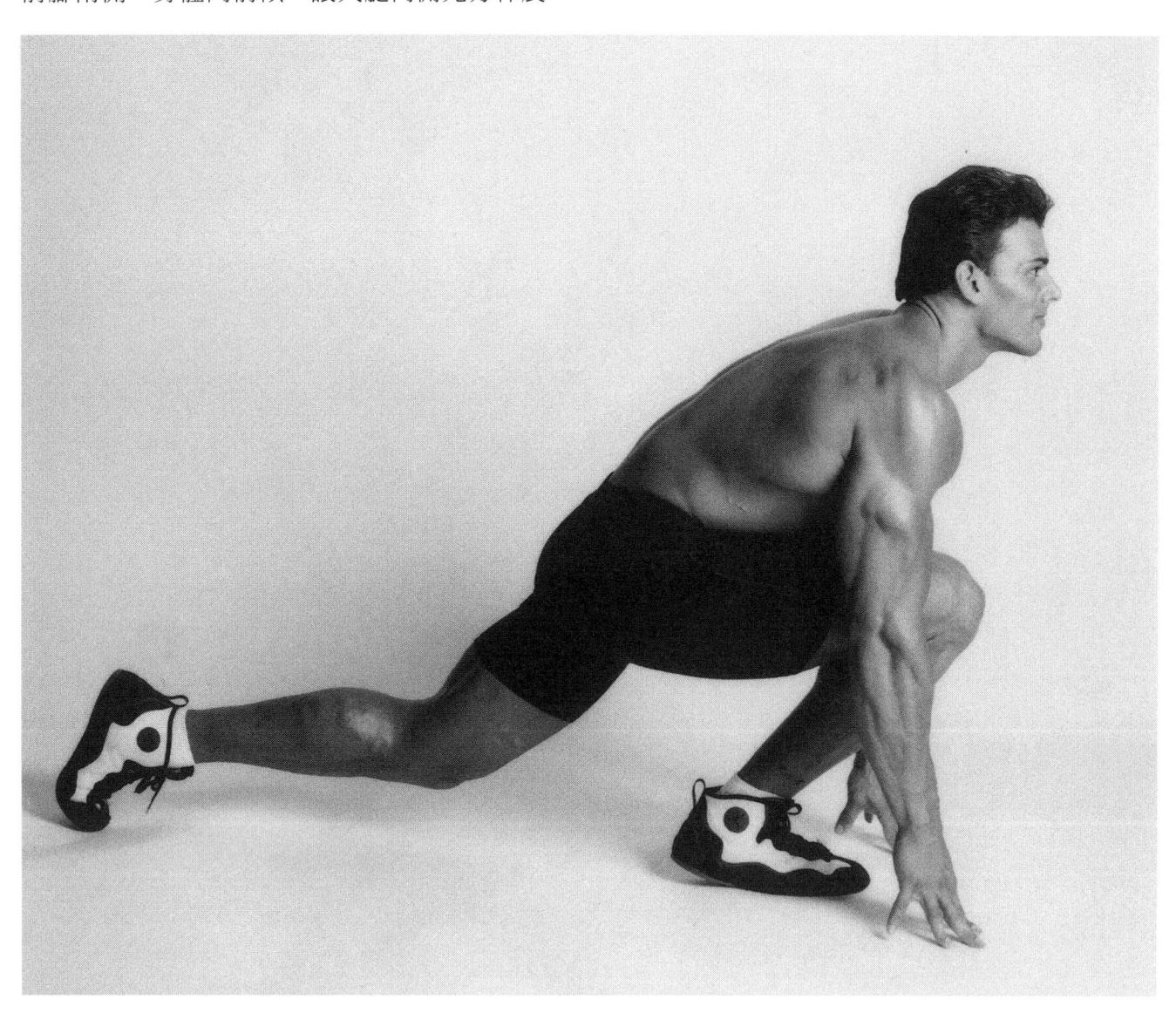

CHAPTER 1   155

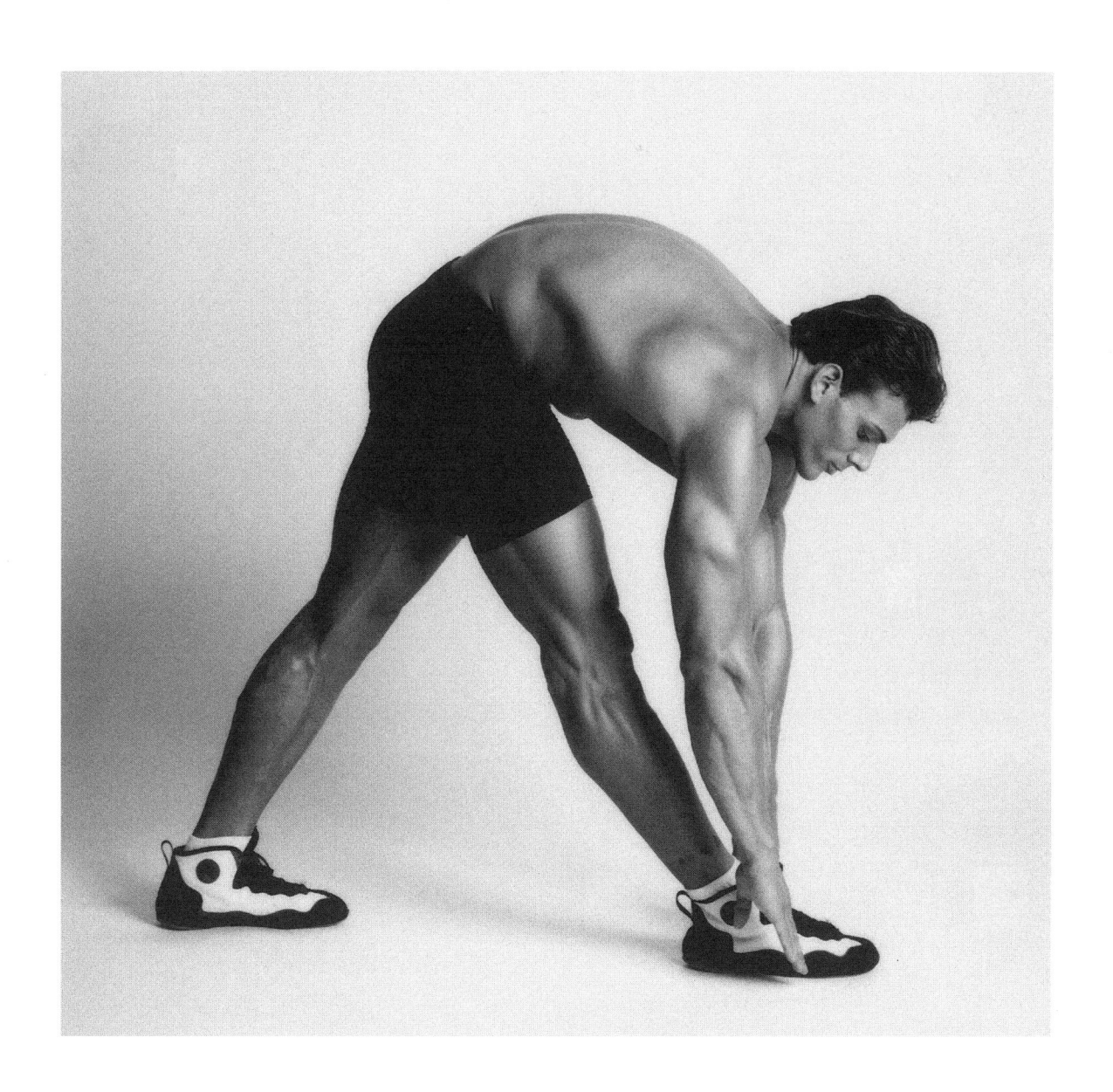

開腿坐姿體前彎
(FEET APART SEATED FORWARD BENDS)

訓練目的： 伸展大腿後側肌肉和下背部。

操練方式： ①坐在地板上，雙腿伸直並盡量分開。身體前傾，盡量讓雙手向前伸。②保持幾秒鐘，然後將手移向其中一隻腳，盡可能向前延伸，抓住膝蓋、小腿、腳踝或腳掌。輕輕施加力量，讓大腿後側肌肉和下背部充分伸展。維持此姿勢大約 30 秒，然後將雙手移向另一隻腳，重複動作。

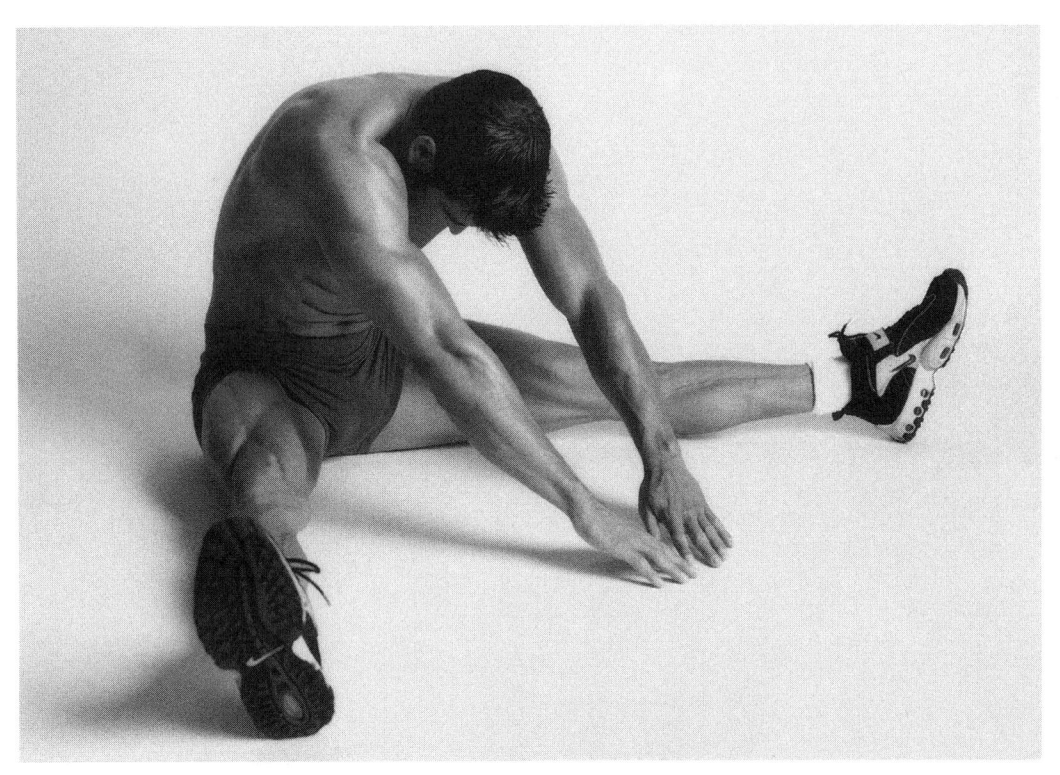

T・J・霍本（T. J. Hoban）

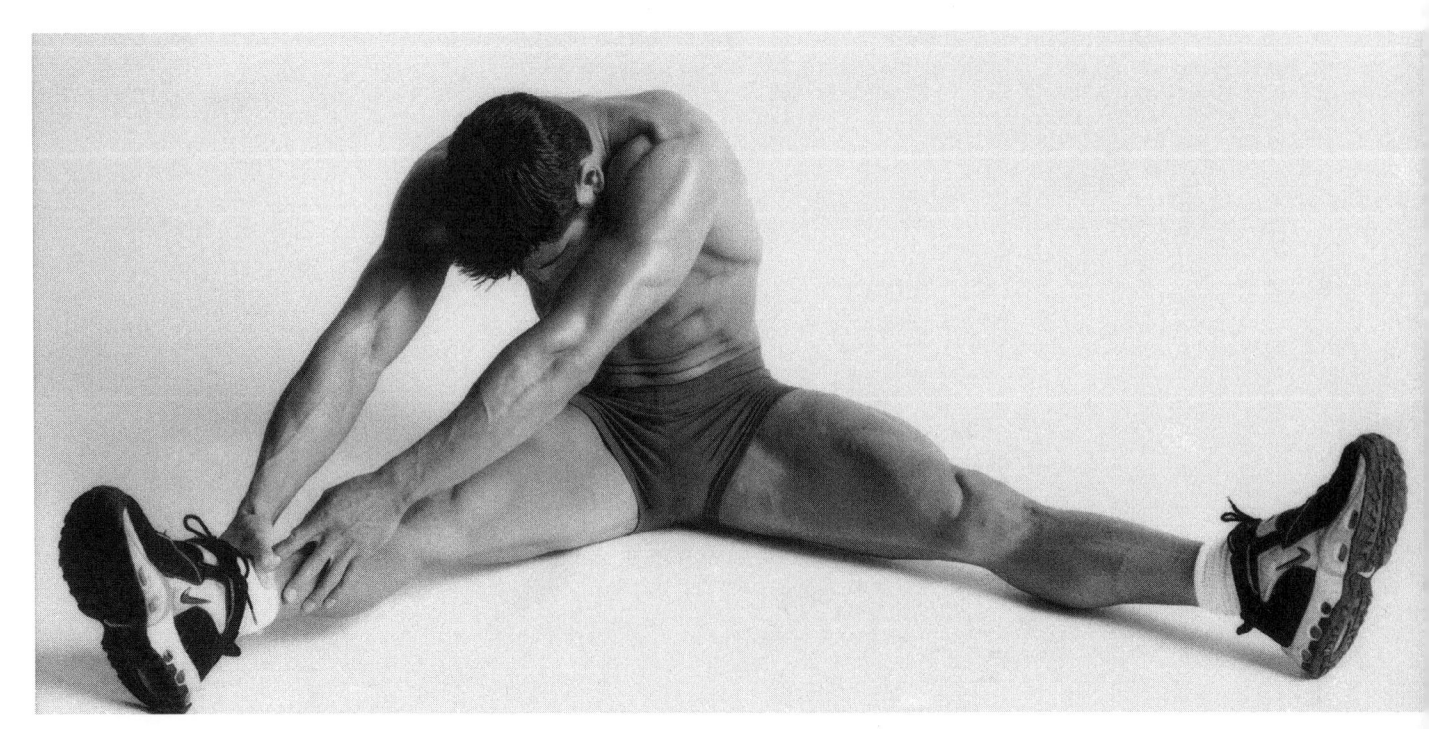

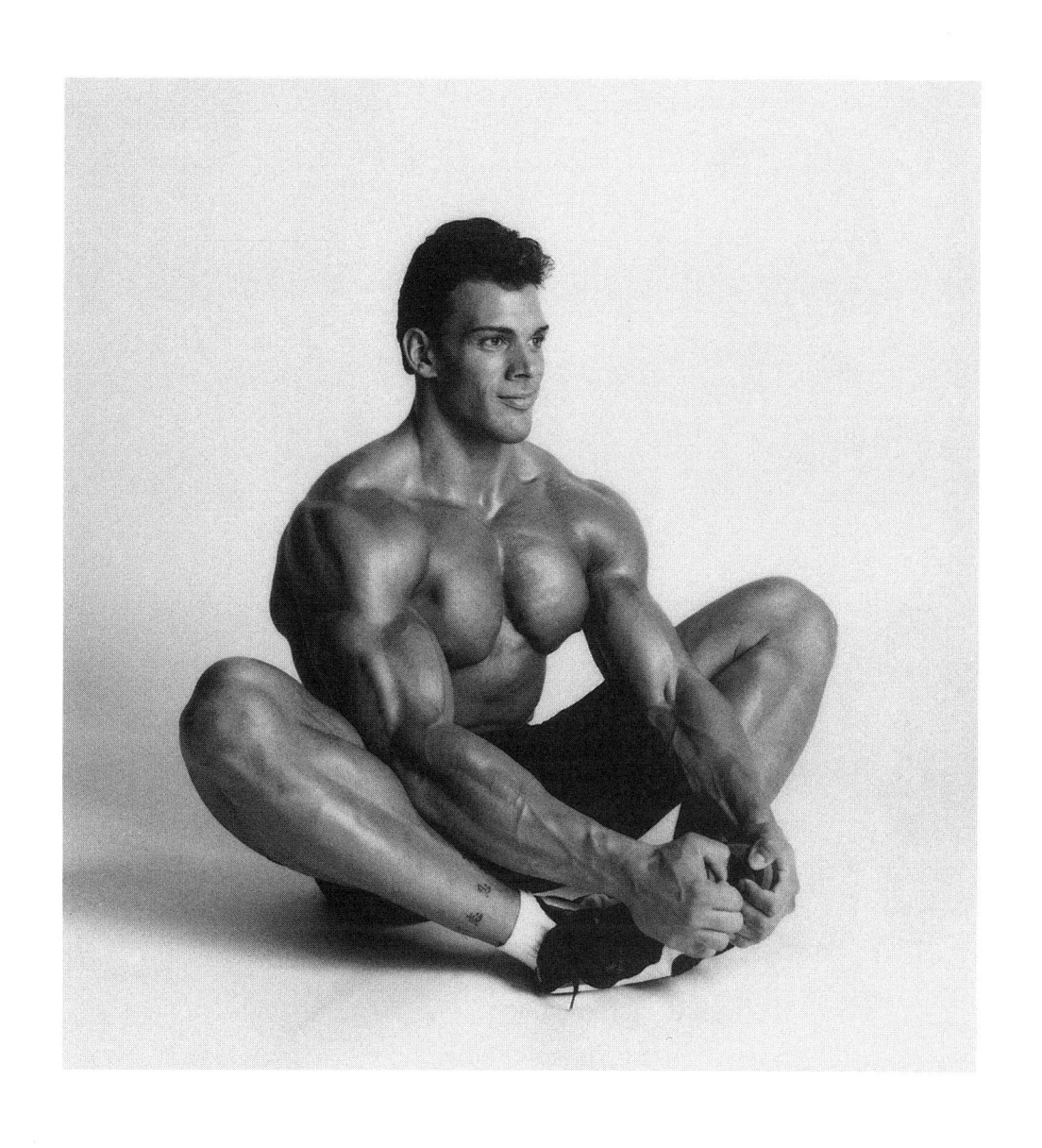

大腿內側伸展 (INNER THIGH STRETCHES)

訓練目的：伸展大腿內側肌肉。

操練方式：坐在地板上，雙腳平放彎曲，小腿向身體內收，使腳掌相對如圖所示。抓住腳掌，並盡量將腳掌拉向腹股溝。放鬆雙腿，膝蓋向地面下壓，伸展大腿內側肌肉。用手肘壓住膝蓋，達到充分伸展的效果。保持 30-60 秒，然後放鬆。

股四頭肌伸展 (QUADRICEPS STRETCHES)

訓練目的：伸展大腿前側肌肉。

操練方式：跪在地面上。將雙腳張開至適當寬度，讓自己能坐在雙腳之間。將雙手放在背後的地上，身體盡可能向後傾，感受股四頭肌伸展的緊繃感。如果柔軟度不太夠，可能只能稍微向後仰；柔軟度很強的人則能躺在地面上。保持這個姿勢 30-60 秒，然後放鬆。

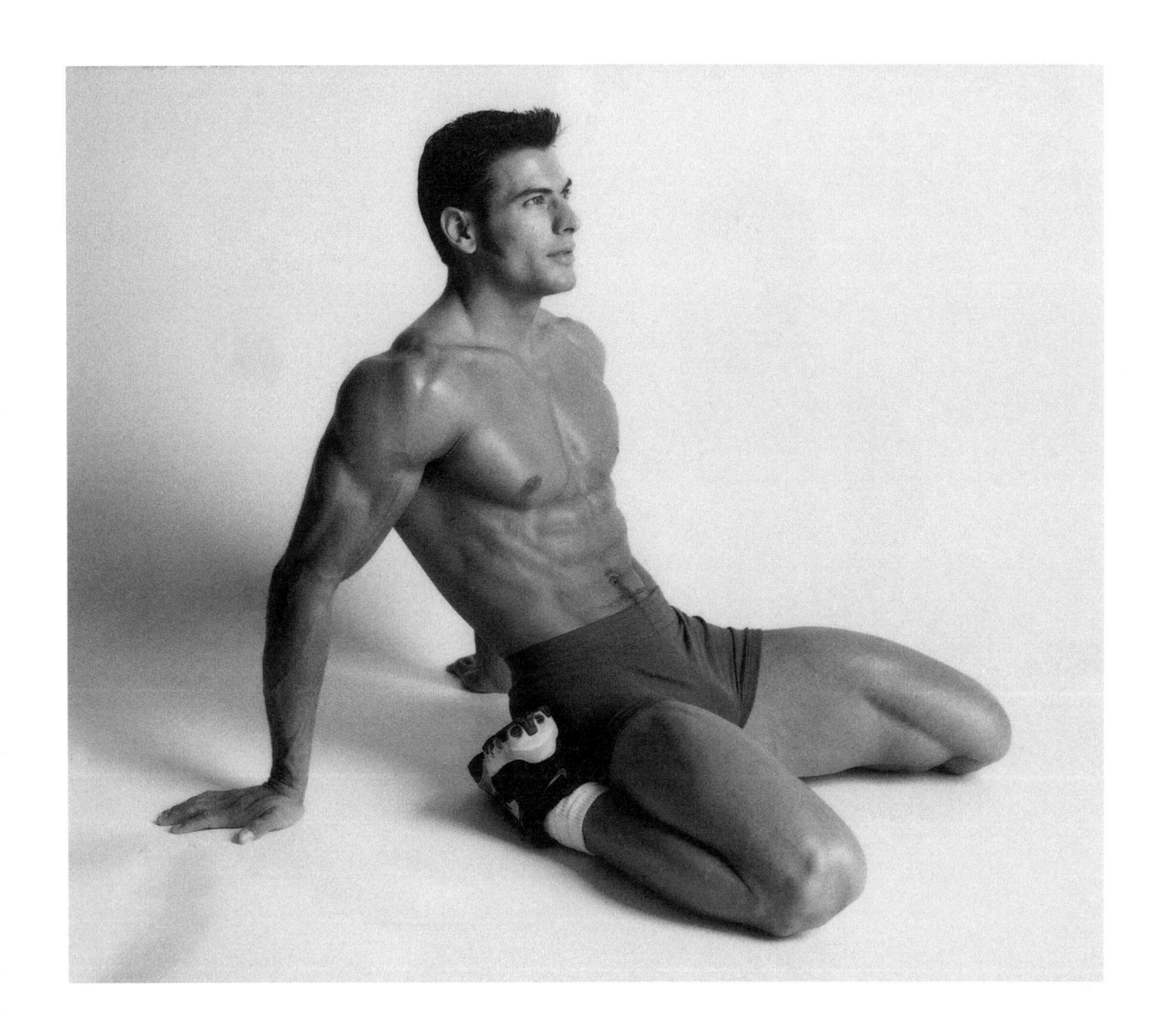

跨欄式伸展 (HURDLER'S STRETCHES)

訓練目的：伸展大腿後側和內側肌肉。

操練方式：坐在地板上，一隻腳向前伸，另一隻腳彎曲平放在身體側邊。向前彎腰，身體沿著腿部盡量向前延伸，抓住自己的膝蓋、小腿、腳踝或腳掌。輕輕施加力量，充分伸展並保持姿勢約 30 秒。換邊，重複動作。不要過度擠壓彎曲的那隻腳。

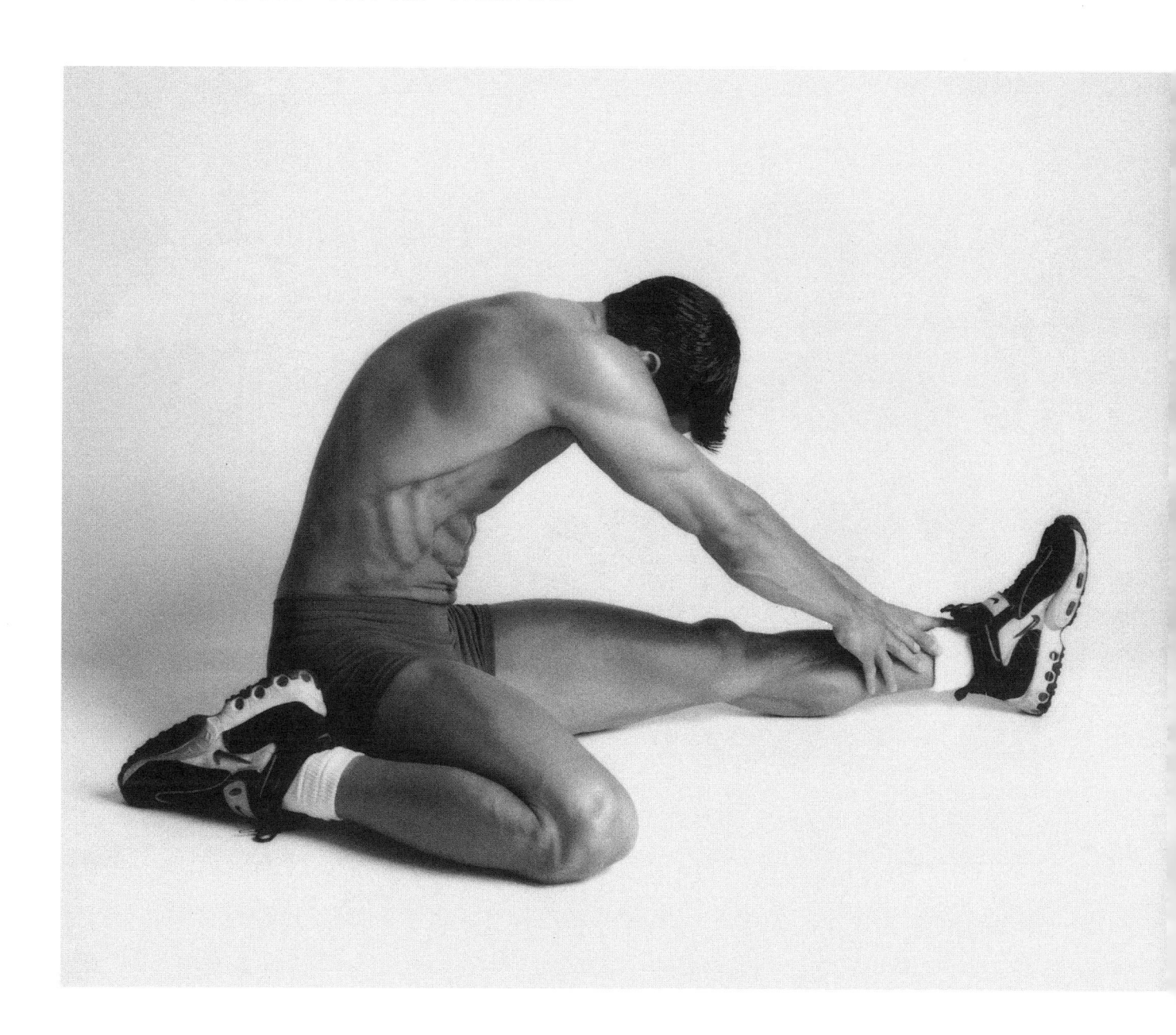

脊椎扭轉 (SPINAL TWISTS)

訓練目的： 增加軀幹旋轉範圍並伸展大腿外側。

操練方式： 坐在地板上，雙腿向前伸直。右膝在身體前方彎曲，然後扭轉身體，使左手肘靠在右膝的外側。將右手放在背後的地板上，身體繼續向右扭轉。扭轉到活動幅度的極限，並保持動作30秒。右膝伸直放回地面，再抬起左膝，換邊重複動作。

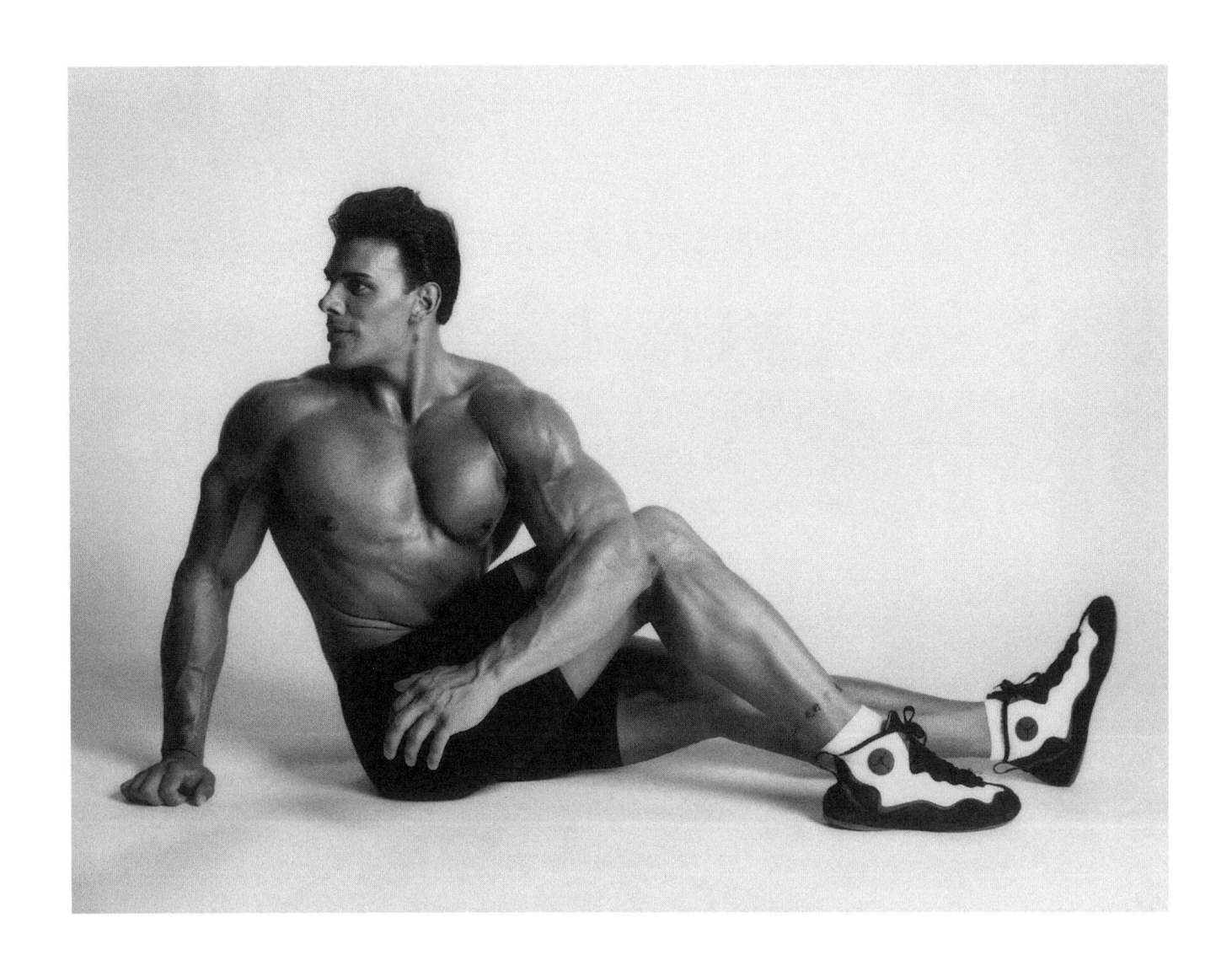

懸吊式伸展
(HANGING STRETCHES)

訓練目的：伸展脊椎和上半身。

操練方式：雙手抓住引體向上槓，讓身體懸掛在槓下。保持至少30秒，讓脊椎和上半身充分放鬆、伸展。如果有重力靴或其他合適的器材，可以嘗試倒掛，加強脊椎的伸展。

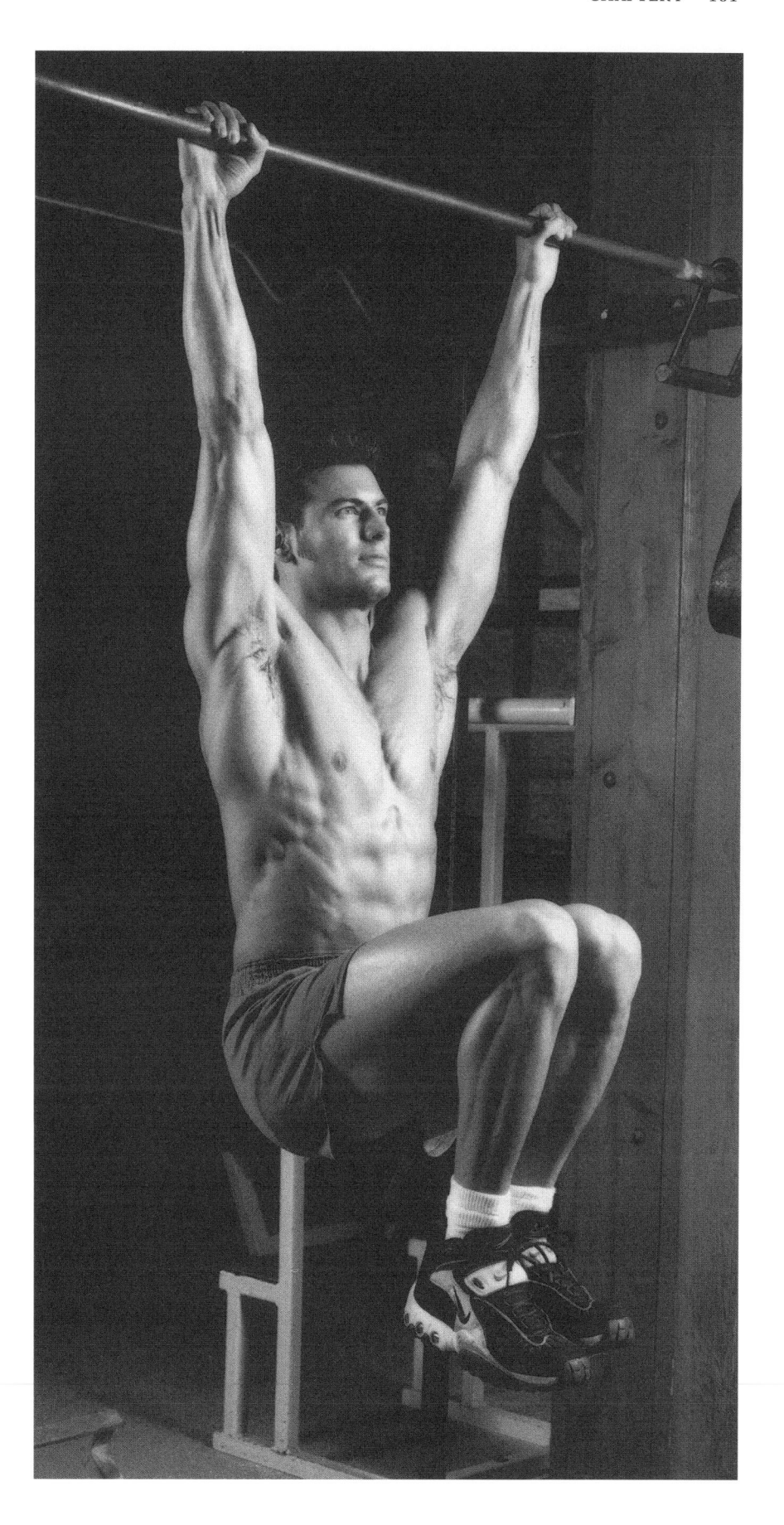

第 2 章 ──────────── CHAPTER 2

了解自己的體型

任何去過海灘、游泳池或健身房更衣室待過的人都可以證實，人類天生下來就有不同的身體特徵。有些人比較高，有些人比較矮；有些人膚色深，有些則膚色淺；有些人肩膀寬，有些人肩膀窄；有些人腿長，有些人腿短；每個人天生下來的耐力有高低之差，擁有的肌肉細胞類型不同，肌肉和脂肪細胞數量也各異。

有一種常見的方法，可以把不同的體型分為 3 種基本類型，稱為體型分類法（somatotypes）：

- 瘦長型（ectomorph）：特徵為上半身較短、腿和手臂長、腳掌與手掌整體看起來也較細長，脂肪極少；胸部和肩膀寬度較窄，肌肉通常又長又細。
- 中等身材型（mesomorph）：胸部寬大、軀幹較長，肌肉結構穩固，肌力也較強。
- 矮胖型（endomorph）：肌肉組織柔軟、臉型圓潤、頸短、臀部較寬且儲存大量脂肪。

當然，沒有人完全屬於一種類型，大家都是三種體型的結合。這套分類系統總共區分出 88 個次類別，之所以有這麼多種，是將每個基本類別劃分出 1-7 級後計算而成的。舉例來說，一個人的體型分數可能是瘦長型 2 分、中等身材型 6 分、矮胖型 5 分，所以可以歸

CHAPTER 2 163

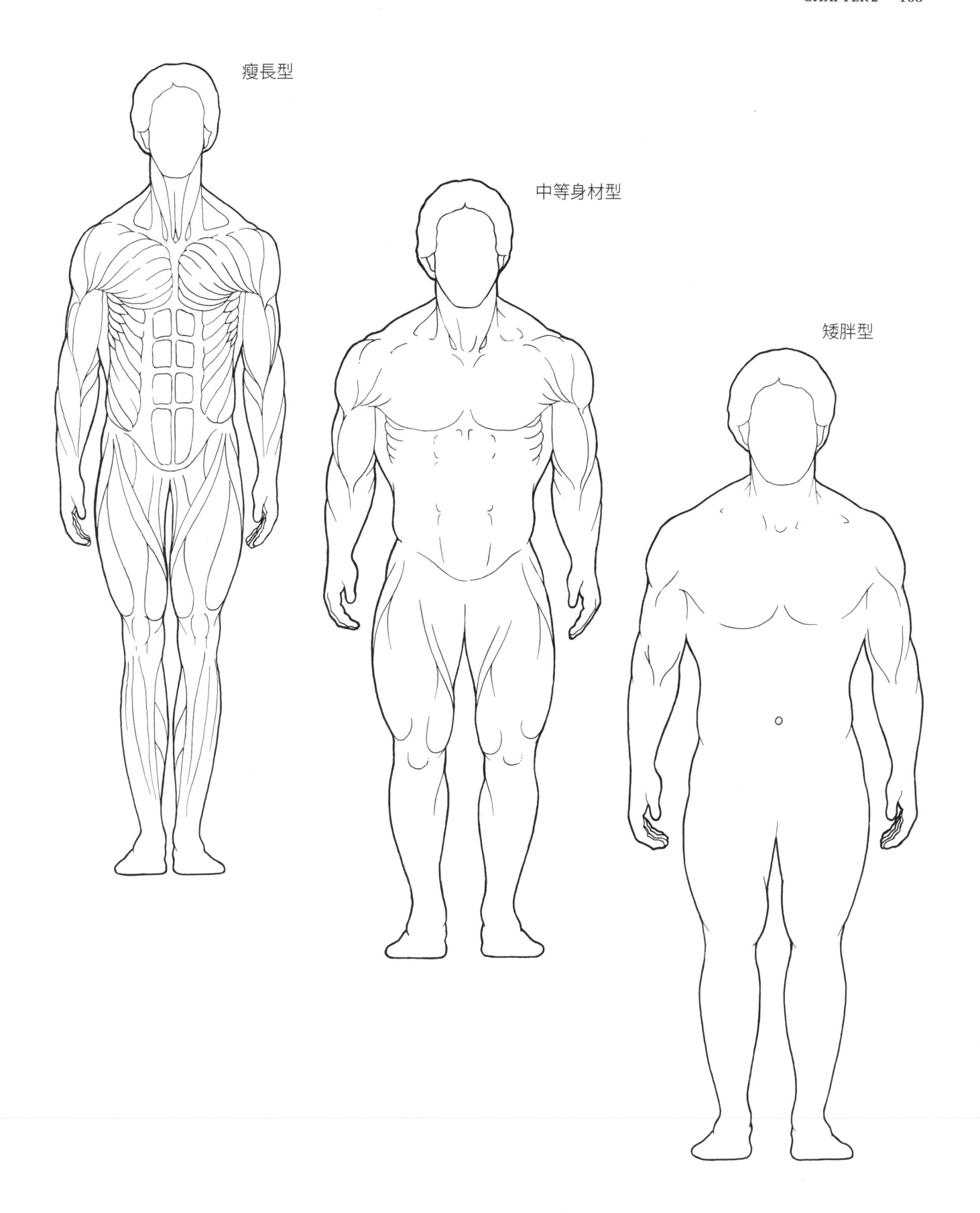

瘦長型

中等身材型

矮胖型

類為矮胖中等身材型（endo-mesomorph），這種體型通常運動神經不錯、肌肉發達，但比較容易堆積脂肪。

雖然健美訓練的基本原則適用所有體型，但不同體型的人對訓練的反應往往差距很大，對某一種體型有效的方法未必對另一種也有效。只要經過適當的訓練、採用均衡的飲食法，每一種體型的人都可以發展肌力，但不同身體類型的人雖然長期目標一致，剛開始訓練時卻要有不同的目的。

認識身體類型

無論你是哪種體型，都有機會成為冠軍。1970 年代知名的健美選手著名的競爭者史提夫‧戴維斯（Steve Davis）曾重達 122 公斤，代表他的身體偏向矮胖型。保持肌肉量的同時，史提夫也需要減掉大

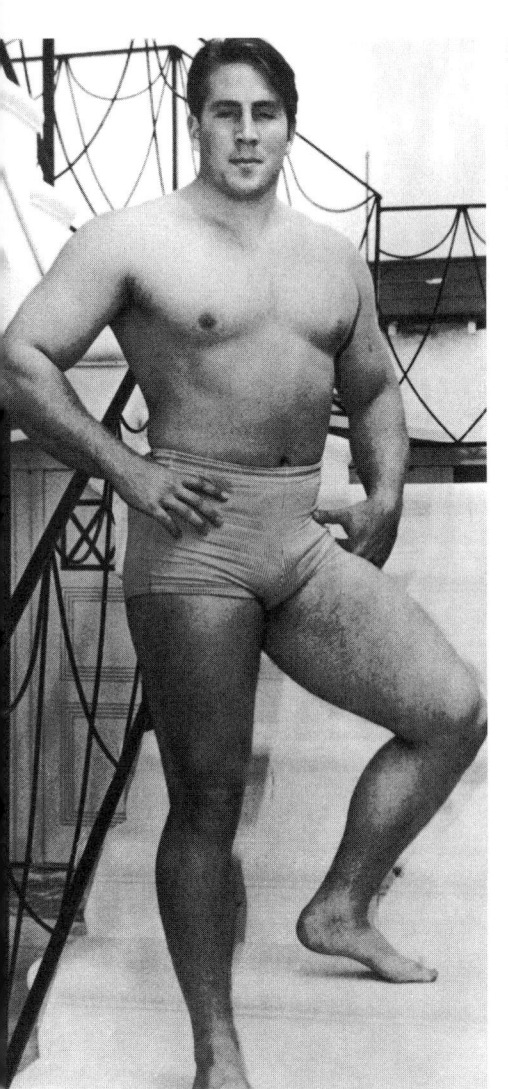

這是健美訓練改變身材的最佳範例。史提夫‧戴維斯以前看起來完全是矮胖型身材。

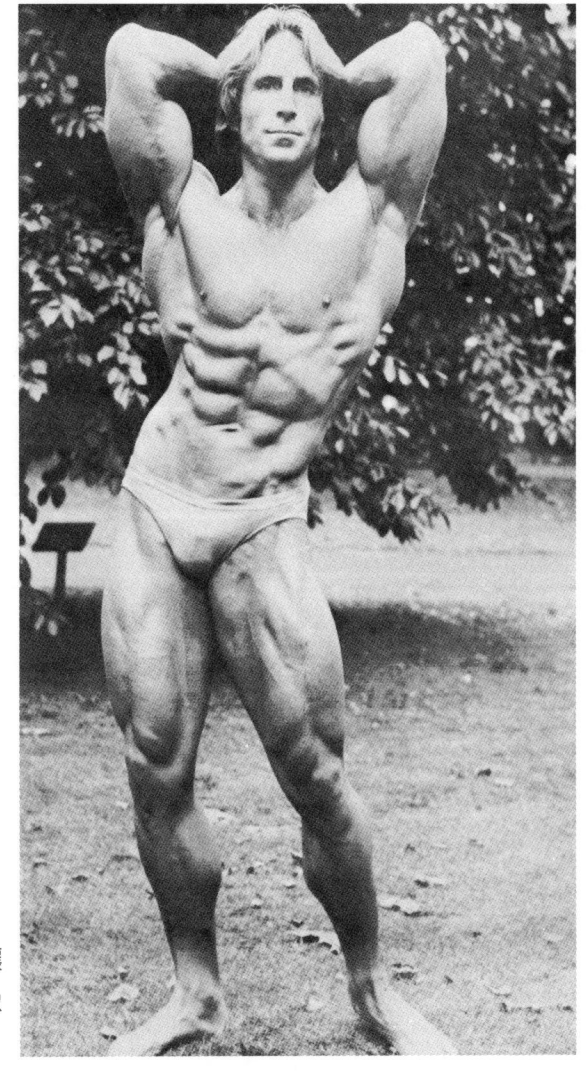

經歷訓練後，他讓自己的身材變得像中等身材型。

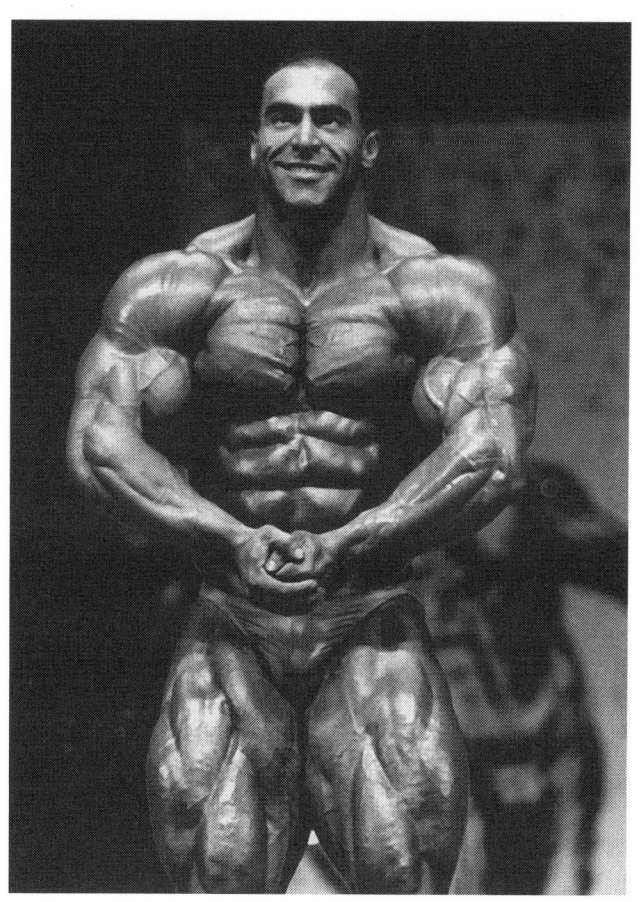

納賽爾·艾爾·桑巴蒂就是我們
前面提到的矮胖中等身材型。

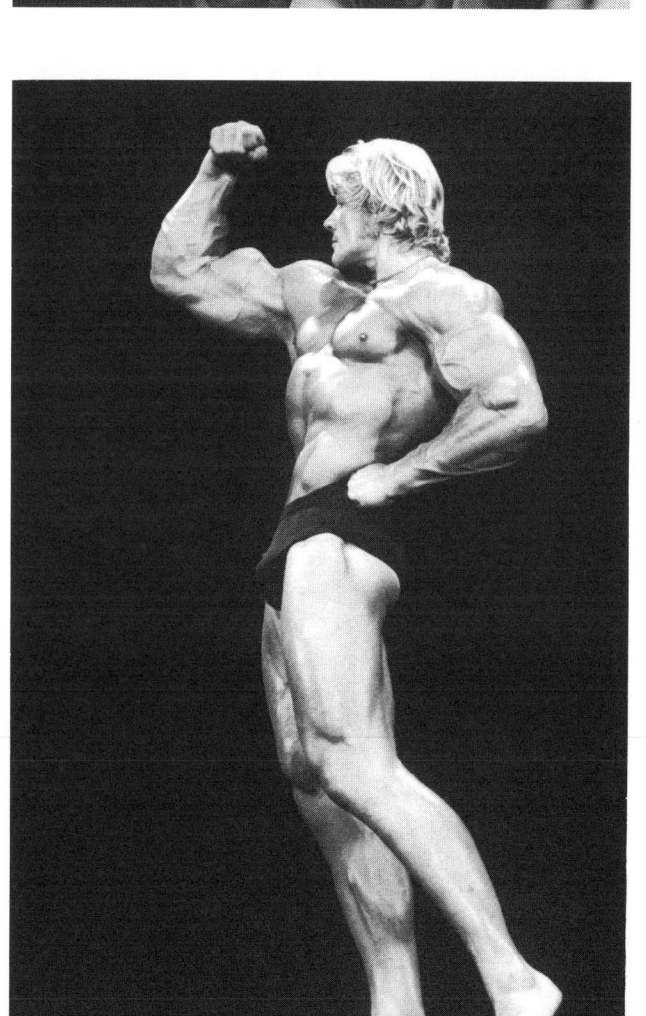

弗蘭克·贊恩，瘦長中等身材型。

戴夫·德雷珀是經典的
矮胖中等身材型。

克里斯·迪克森,矮胖中等身材型。

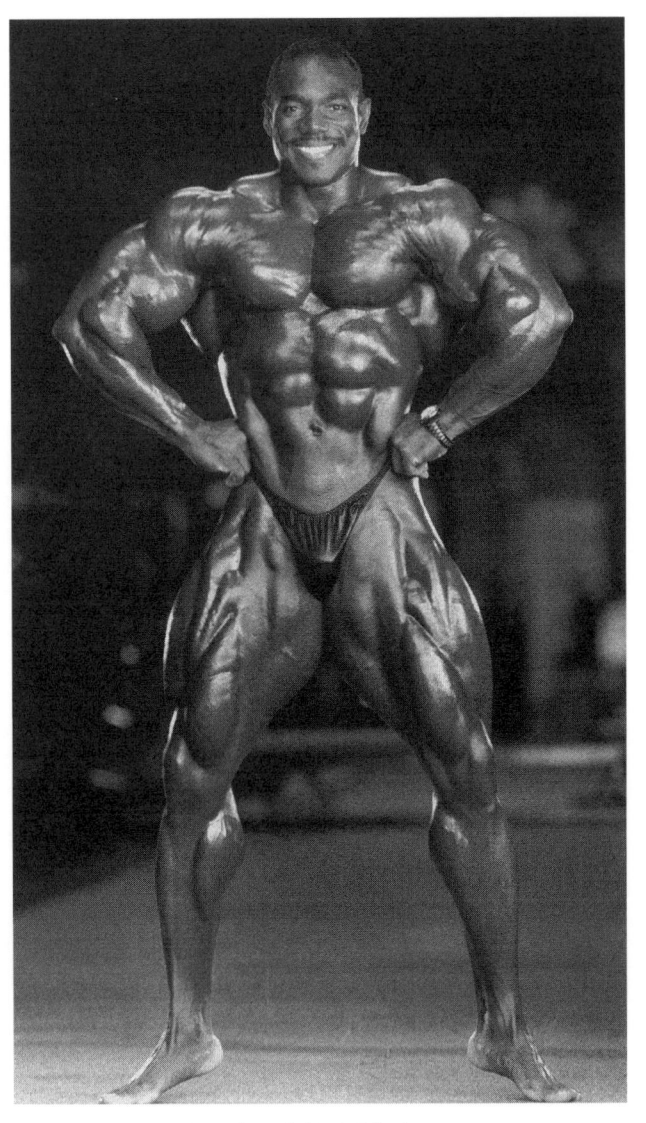

弗萊克斯·惠勒,瘦長中等身材型。

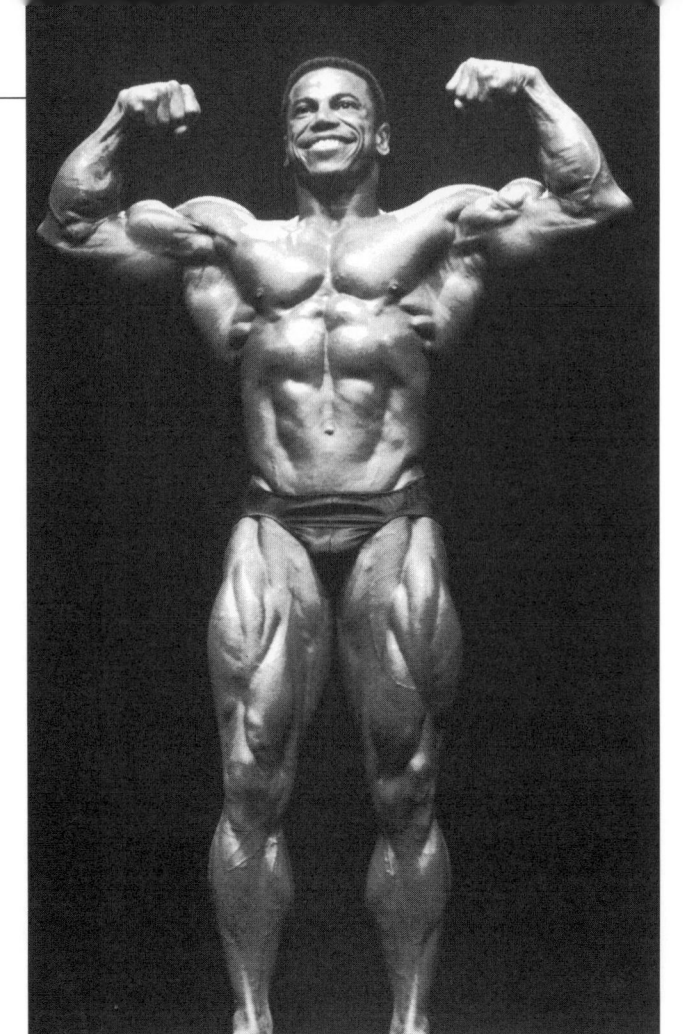

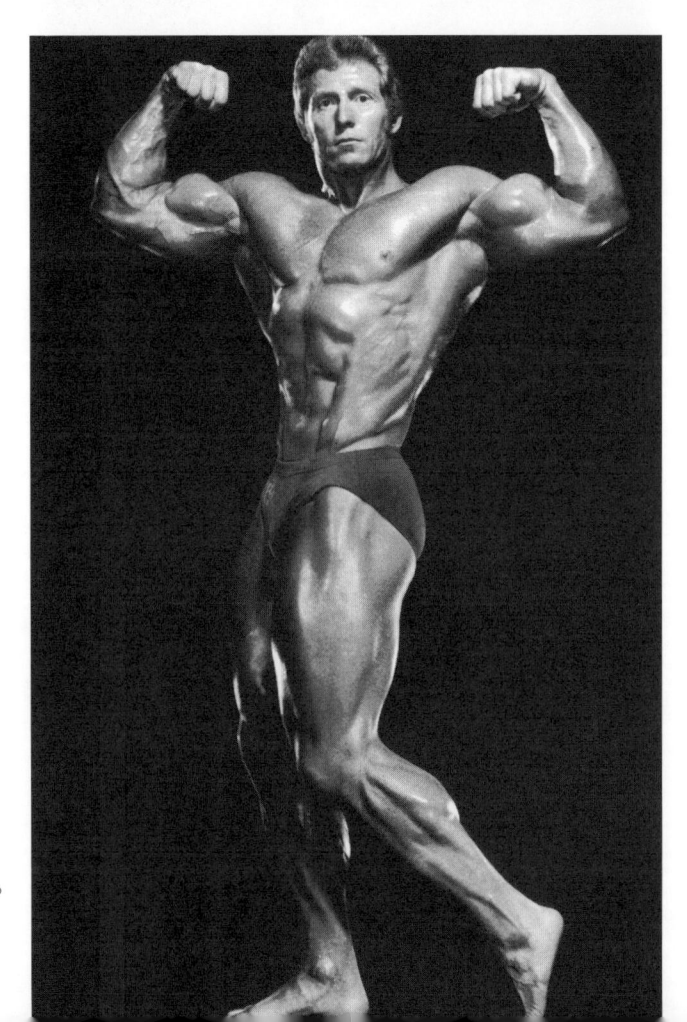

肯·沃勒,矮胖中等身材型。

CHAPTER 2 167

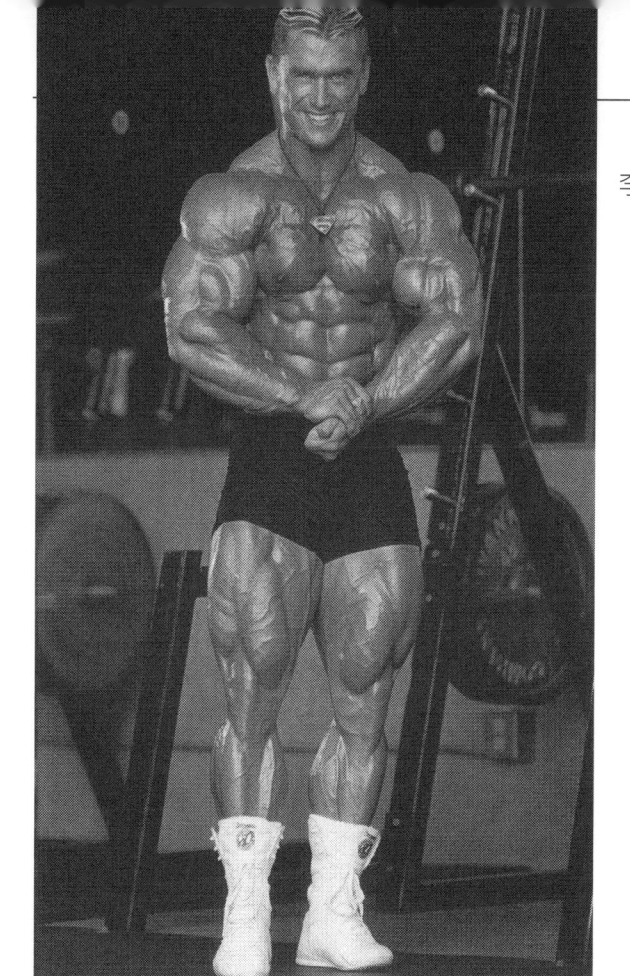

李・普里斯特，矮胖中等身材型。

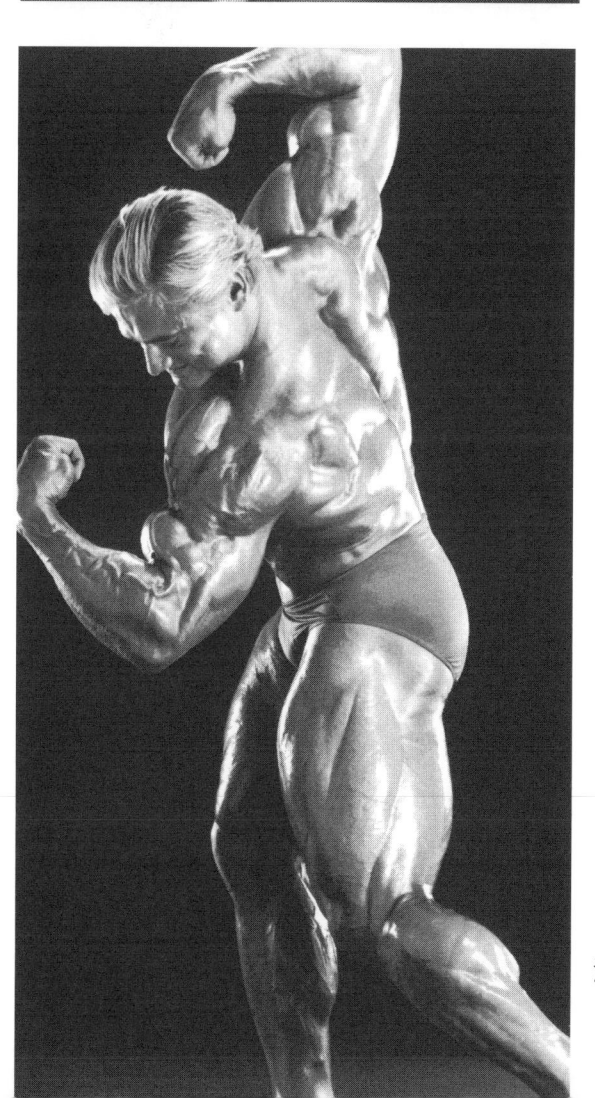

多利安・耶茲，中等身材型。

湯姆・普拉茲，又是一位經典的中等身材型選手。

量脂肪，才能贏得健美冠軍。奧林匹亞先生多利安・耶茲是名留青史的冠軍之一，他在比賽時的體重也接近 122 公斤。然而，在休賽期間，多利安的體重超過 136 公斤，所以他的體型其實更接近矮胖中等身材型。傳奇人物戴夫・德雷珀也是矮胖中等身材型，但他的肌肉較少，跟多利安相比更接近矮胖型，這種身材容易增重，線條也較不明顯，但仍能在刻苦訓練和嚴格飲食下維持賽間精壯、結實的體格。

弗蘭克・贊恩則更偏向瘦長型。弗蘭克增肌要花的時間比別人長，但他仍然 3 度奪得奧林匹亞先生頭銜。像弗蘭克和肯恩・雷這樣的健美選手，他們並不是天生就強壯、有肌肉的人，但在 90 公斤的體重下，他們就已經擊敗許多比自己更魁梧的對手。他們之所以能站上頂峰，靠的就是大量且勤奮、專注的訓練。第一屆奧林匹亞先生、身材屬瘦長型的賴瑞・史考特曾經說過：「我的肌肉並不是與生俱來的。我曾經很瘦弱，體重只有四十幾公斤，所以才下定決心要透過健美訓練來增強體格。」

我個人屬於中等身材型，相對之下更容易增肌，曾經重達 109 公斤，但我的自然體型其實更瘦一些，所以我的身材應是瘦長中等身材型，而非純粹的中等身材型或矮胖中等身材型。

弗萊克斯・惠勒的體型和比例廣為人所稱頌，他也是瘦長中等身材型的選手。看看弗萊克斯的身材，你就會發現儘管他的肌肉尺寸很大，但他的骨骼和關節相對較小，跟多利安這樣的選手相比之下會更為明顯。在健美術語中，弗萊克斯、弗蘭克・贊恩和我都算是阿波羅體格（Apollonian physique），因為我們的肌肉發達，但身材較為瘦長，因此體態更具美感，不只是純粹的強壯而已；而體型較厚實的健美選手如多利安、納賽爾・艾爾・桑巴蒂、湯姆・普拉茲、凱西・維亞托、邁克・門澤等人則是海克力士體格（Herculean physique），也就是典型的中等身材型或矮胖中等身材型。阿波羅體格和海克力士體格都可以鍛鍊出完美的身材，但看起來很不一樣。我們現在通常會認為阿波羅體格的線條、比例更好，所以較具藝術性或美感，但如果你回顧古典藝術作品，就會發現海克力士體格通常更受歡迎。

因為現在的頂尖健美選手各個體型都相當驚人，所以要將他們分成不同的體型有點困難。但在業餘賽事中，各種體型之間的差異就相當明顯。

不過，頂尖的健美選手都不會太過偏向瘦長或矮胖型的兩個極端。因為這兩種身材的比例較差，肌肉量、對稱性、肌肉線條也稍嫌

不足。請記住，健美不只是強調肌肉的增長，讓肌肉達到最完美的狀態也很重要。精瘦、線條分明的救生員體格很賞心悅目，但肌肉量與品質不足，無法進入頂尖的健美賽事。厚實、魁梧的中等身材很適合從事舉重、鉛球等運動，也可以當美式足球前鋒，但站上健美舞台就沒那麼出色。

　　了解自己的身體類型可以讓你省下很多時間，免去很多挫折。瘦長型的人如果跟矮胖型的人用同種方式訓練，很可能會過度訓練，肌肉也無法增長。如果有個矮胖型的人認為自己接近中等身材型，那他在訓練之下還是會進步，但減掉體脂肪就會是他的一大阻礙。有些訓練原則可以適用所有人。但是，安排訓練、結合飲食習慣的方式就會依體型的不同而有很大的差異。

代謝和增肌

　　新陳代謝是造成體型差異的其中一個因素。有些人天生就是會燃燒比較多卡路里。有些人天生就傾向把食物的熱量轉換至肌肉或脂肪當中，卻有人把這種能量轉換為運動的燃料。然而，隨著身體變化，你的代謝也會隨之改變。肌肉會燃燒卡路里，因此體重天生較重的矮胖型體格若能增肌，就會更容易變得精瘦一些。此外，人體的適應能力很強，我們體內不眠不休、數以千計的新陳代謝過程往往會根據身體需求而改變，舉例來說，我們會把蛋白質攝入轉化為肌肉，或讓體脂代謝為能量的能力增加。

　　如果你非常瘦或非常重，就要採取預防措施，讓醫生檢查甲狀腺功能。甲狀腺在調節新陳代謝上扮演著重要角色。若甲狀腺功能減退、呈現甲狀腺功能低下狀態，就很難燃燒多餘的體脂肪；若甲狀腺過於活躍、處於甲狀腺功能亢進狀態，就很難增加任何體重。但是，對於那些甲狀腺功能正常的人，我完全不認同用甲狀腺來增加代謝、雕塑肌肉線條的方法。改變激素這件事非常危險，還可能永久損害你原有的甲狀腺功能。

瘦長型訓練

　　對於身材極度偏向瘦長型的人，首要的目標是增加體重，而且增加的重量最好是高品質的肌肉。這樣的人會缺乏跑馬拉松的肌力與

耐力,並且會發現肌肉增長非常緩慢,而且還常常得強迫自己攝取足夠的熱量,才能確保增肌。因此,我會建議瘦長型的人:

1. 在健身計畫中加入爆發力訓練,以大幅提升肌肉量。你的訓練計畫應該要以大重量、低重複次數為原則,在充分熱身之後,每組僅做 6-8 下。

2. 瘦長型的人要學會採用高強度訓練,讓每一組都發揮最大效果。這樣一來,你的鍛鍊時間雖較短,卻仍能保有顯著的效果,每個主要肌群大約只要做 14-16 組,不用做到 16-20 組那麼多。請確保組間休息充足,給自己足夠的時間復元。

3. 同時,你也要注意營養攝取,並吸收比平時更多的卡路里,如有需要,可以利用增重飲品和高蛋白飲品作為額外補充。

4. 請記住,你要做的是把食物的能量轉換為體重,因此要注意,別做太多有氧運動,如跑步、游泳等,因為這些運動都會消耗過多能量。有些類型的有氧運動是保持健康的重要方式,但如果在健身房之外花太多力氣做有氧,在健身房內增肌就會相對困難許多。

中等身材型訓練

對於中等身材型的人來說,增肌相對容易,但必須確保在健身計畫裡的訓練動作夠多樣,才能讓肌肉線條更勻稱、優美,且不會造成笨重、臃腫的外型。因此,我建議中等身材型的人:

1. 注重訓練的品質、細節,並著重於孤立訓練,同時結合基礎的爆發力訓練。因為增肌對你而言很容易,所以可以從一開始就著重於雕塑肌肉線條和分離度。

2. 正是因為增肌不難,所以他們不用太擔心該怎麼節省能量或避免過度訓練。他們可以執行標準的鍛鍊組數,也就是每個肌肉群做 16-20 組動作,並可以根據自己的需求決定組間休息的長短。

3. 要保持均衡的飲食,攝入充足的蛋白質,並維持熱量攝取,讓自己全年的體重維持在賽間體重的正負 4.5-7 公斤之間。不要讓自己增重十幾公斤,到備賽期間才煩惱該怎麼減掉那些無用的體重。

矮胖型訓練

一般來說，矮胖型的人要增肌不太困難，但需要注意減脂，飲食上要非常謹慎，以免體重回升。因此，對於矮胖型的人，我建議：

1. 大部分的課表要是高組數、高次數的訓練，也就是要大於 10-12 下，組間休息可以縮短，以燃燒更多脂肪。在努力減脂期間，多做幾組額外的動作絕對會有幫助。

2. 你要做額外的有氧運動，如騎自行車、跑步或其他燃燒卡路里的活動。在健身房訓練也能燃脂，但相比之下，30-45 分鐘以上不間斷的有氧運動可以消耗更多熱量。

3. 飲食要營養均衡，且熱量要低（詳見第 703 頁）。我不是要你什麼都不吃，而是要求攝取最低限度的蛋白質、碳水化合物和脂肪，同時補充維生素和礦物質，以確保身體有攝取所有必需的營養。

身體組成測試

就算我們天生就屬於某種身體類型，但增加瘦體組織、減去脂肪之後，身體組成也會隨之改變。因為訓練會帶來很大的肌肉量，所以你的身體組成也會在不知不覺中變化，這種差異其實很難追蹤。鏡子、體重計、皮尺有時可以派上用場，但這三種量測方式也有其限制。除了簡單的照鏡子、檢視體態，最能幫我們追蹤體格變化的方式就是身體組成測試，因為它可以告訴你身體當中肌肉與體脂肪的比例，所以就能展現出減去體脂肪、增加肌肉的趨勢。其中，最常見的身體組成測試有以下幾種。

- 皮層厚度測試（skin-fold testing）：皮層厚度測量夾（callipers）可以夾在身體各處，以量測皮下脂肪，進而計算出身體組成。
- 水浸測試（water-emersion testing）：測試者首先在水外稱重，再進入水中稱重，同時還會量測其他數值，像是肺部殘氣量等。接著，會將以上數值套入一個公式中，來估算出脂肪與瘦體組織的比例。其中，瘦體組織由肌肉、骨骼和內臟組成。
- 電阻抗測試（electrical impedance testing）：在此測試中，微弱的電流會通過身體。由於脂肪、肌肉、水對電流的電阻各不相同，所以電流遇到的電阻量可以用來計算身體組成。

測量身體組成可以有效幫助我們了解訓練及飲食控制的成果，但請注意，每一次測試的變化趨勢比單一次測量的結果更重要。原因在於，每一個透過公式測出來的數值都會有假設的成分在其中，而這些假設往往不適用於健美選手大量、高強度訓練的生活模式。也就是說，如果你某一次測出體脂肪為 12%，隔 2 週後變為 9%，你就可以很確定自己的訓練方向是正確的；但是你也要確保 2 次測試使用相同的方法，以相同的方式計算，這樣複檢的數值才會更精準、更可靠。

關於體脂測量，我曾聽過一些荒謬的說法，像是有運動員就聲稱他們的體脂率僅有 3%。所有醫生都會跟你說，3% 的體脂肪可能是屍體的狀態，絕不可能是強壯、健康的運動員會有的狀況。根據用各種方法在 IFBB 和美國國家體格委員會（National Physique Committee, NPC）賽事裡測試和觀察的結果，如果參賽選手非常精壯，那麼身材越魁梧的健美選手體脂肪往往越高。一位壯碩魁梧的健美選手在體脂率 12% 時看起來就會很精壯了，但若是輕量級的業餘選手，7% 或 8% 的體脂率可能會讓體態更完美。

這是為什麼？因為我們過去所認為的脂肪並不是身體唯一的一種脂肪。除了體脂肪外，還有肌內脂肪，也就是位於肌肉之間的脂肪。因此，如果一個非常壯碩的健美選手瘦到一定程度後還繼續節食，可能肌肉量就會流失，無法變得更精壯。雖然身體組成測試很有用，但也別忘了利用鏡子或照片來追蹤自身體態的變化。請記住，健美賽事的裁判根本不看你的體脂肪多少。他們只相信自己的眼睛。所以你也要相信自己的雙眼。

第 3 章 — CHAPTER 3

基礎訓練計畫

　　健美初學者面臨的首要任務,就是打造堅實基礎,他們應該要增加真正的肌肉重量,而非讓身體臃腫的脂肪。訓練一段時間後,你就能開始努力把身上的肌肉雕塑均勻、完美的體格狀態。

　　要做到這點,需要打下堅實的基礎,並承受艱苦枯燥的訓練內容,用大重量日復一日地鍛鍊,直到身體開始產生變化。我所指的基礎訓練不只有臥推、俯身划船、深蹲這幾個動作,而是包含 30-40 個以刺激、鍛鍊身體主要肌群的動作。

　　在基礎訓練告一個段落之後,你會希望自己已經準備好雕塑完美體格的基本材料。就我本人或戴夫・德雷珀、李・哈尼等等健美運動員而言,我們在二十出頭的年紀就已經實現了這個目標。我的體重曾經重達 109 公斤,那時候的體態看起來未經雕琢,就像隻年幼笨拙的大型犬一樣,還沒長成與腳掌相稱的體型。雖然我當時贏得了大賽冠軍,卻仍是一塊未經打磨的璞玉。但是,我已經累積充實的基礎,因此首要任務就是打造完美、精緻的體態,好讓自己可以達到最佳的狀態。

　　像這樣的初期階段可能會持續 2-3 年,甚至長達 5 年之久。這個過程的長短取決於許多因素,像是基因、體型,以及投入訓練的精力和動力多寡等等。對練健美的人而言,進步的快慢不代表最終能否達到完美體格。重要的是能走多遠,而不是走多快。舉例來說,壯碩無比的多利安・耶茲直到青春期尾聲、二十多歲的年紀才開始認真投入

健美。所以無論你何時開始，無論你的年齡或體型如何，過程都是相同的，要走過強度足夠、長期堅持、全心投入的訓練。

分部式訓練

分部式訓練指的就是每次訓練只鍛鍊部分肌肉，而不是一次練全身。

19 歲的我已經有 4 年的訓練經驗

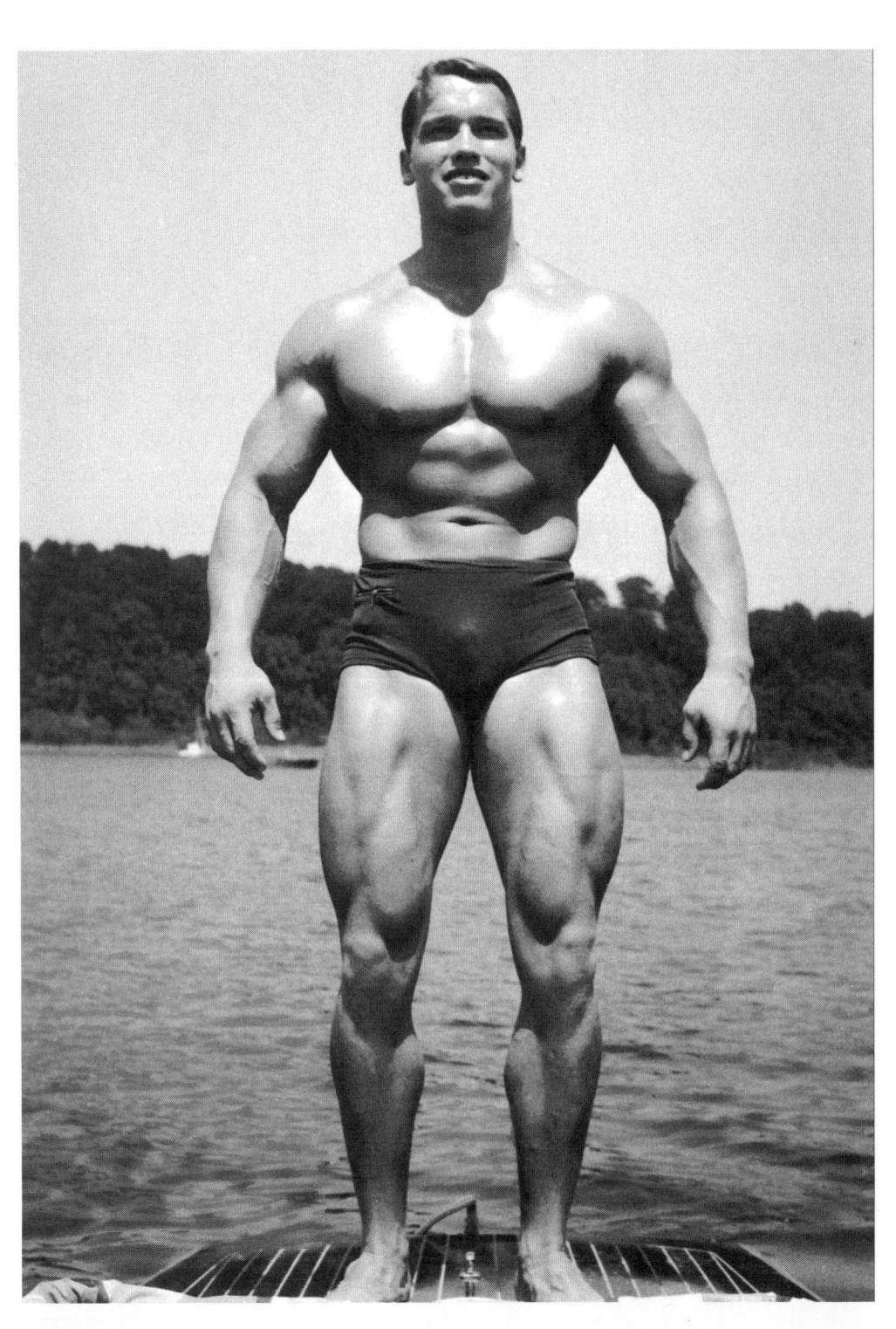

以前約翰‧格里梅克、克拉倫斯‧羅斯等健美冠軍主宰的時代，健美選手們通常會每週練全身 3 次。因為他們每個部位通常只做 3-4 組，所以 1 次訓練裡練完全身是有可能的。然而，隨著健美運動的發展，現在的我們明顯需要更具特殊性的訓練，才能雕塑、開發全身的肌肉。要做到這點，就得採用各種不同動作，以從各種角度鍛鍊肌肉，而每種動作也要做更多組數，才能刺激到最多肌纖維。這也代表，已經沒辦法一次訓練就練完全身了。因為一次練完會花太多時間、精力，所以分部式訓練系統（Split System）才會問世。

最簡單的分部訓練方式就是把身體分為 2 部分：上半身肌肉和下半身肌肉。為了更強烈地鍛鍊每一塊肌肉，上下半身的肌肉還能再進一步劃分，並用 3 段訓練鍛鍊到全身。舉例來說，你可以在第 1 段訓練中鍛鍊所有「推」的肌肉，包括胸、肩、三頭肌，第 2 段訓練則專注於「拉」的肌肉，即背、二頭肌。第 3 段訓練專門用來鍛鍊腿部。多年以來，各路健美人士都依照自己的需求，發展出不同的分部式訓練系統。

在接下來的訓練計畫中，我會告訴你我對分部式訓練系統的理解，並告訴你最好的執行方式。

基本肌群

人體有超過 600 塊不同的肌肉，但在學習健美基礎知識時，注意其中少數幾塊肌肉就足夠了。

在健美界，我們通常會將身體分為以下幾個基本類別或肌群：

- 背部
- 胸部
- 前臂
- 腰部
- 肩膀
- 手臂
- 大腿和臀肌
- 小腿肌

19 歲的戴夫‧德雷珀

但是，若要真正雕塑、鍛鍊身體的每一個重要部位，就需要進一步細分上述肌群：

- <u>背肌</u>：背闊肌的寬度和長度、背肌厚實度、中背部的肌肉量，以及下背部豎脊肌的肌力。

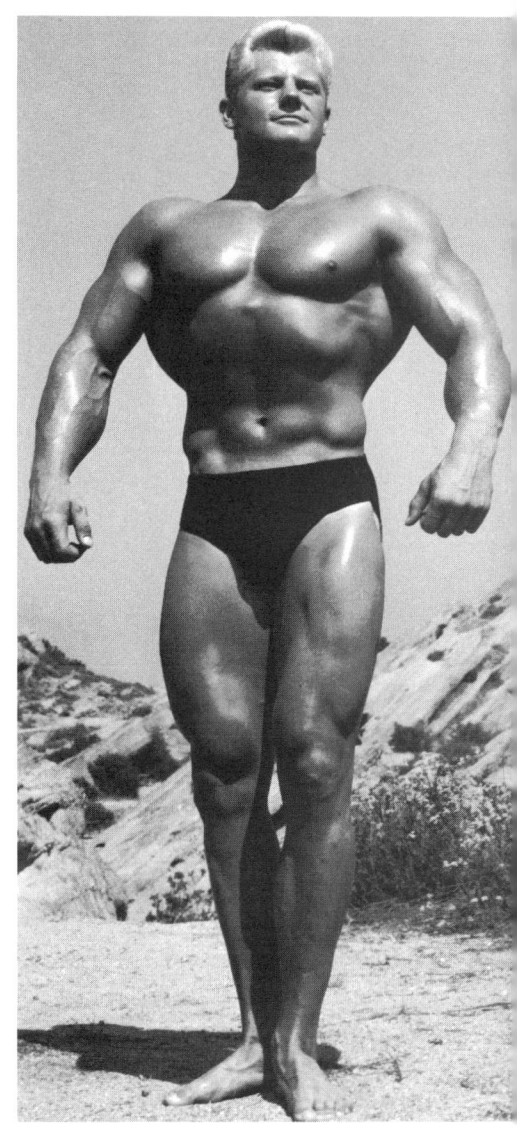

- 肩膀：肩膀的寬度與飽滿度，包括三角肌的前、中、後三個頭的肌力，還有斜方肌。
- 胸部：分為上胸和下胸、胸肌中段的厚度、胸廓的飽滿度；側腹部及前鋸肌和肋間肌等較小的肌群。
- 二頭肌：上二頭肌和下二頭肌的整體長度、厚度。
- 三頭肌：三頭肌三個頭的肌肉發展、分離度、肌肉量及厚度。
- 前臂：伸肌與屈肌的肌肉發展，肱肌在肘部的融合（tie-in）。
- 股四頭肌和臀肌：股四頭肌 4 個頭的肌肉發展、分離度，外側大腿肌和內側的內收肌群。
- 大腿後側肌肉：股二頭肌的線條和飽滿程度，大腿後側肌肉與股四頭肌之間的分離度。
- 腹肌：上腹部和下腹部，腰側的腹斜肌。
- 小腿肌：小腿肌上半部的腓腸肌、小腿肌下半部的比目魚肌。

每個肌肉群都有許多不同的訓練方式。從基礎訓練到進階訓練，你會發現我推薦的內容將更具特殊性，也更關注各個大肌群當中的小肌群。

組織訓練計畫

關於基礎訓練計畫，我有以下建議：

等級一：各部位每週做 2 次訓練，並使用 3 天式分部訓練，即用 3 天訓練完全身各肌群。

等級二：各部位每週做 3 次訓練，並使用 2 天式分部訓練，即用 2 天訓練完全身各肌群。

腹肌：每次都要鍛鍊到，等級一、二皆是。

從以前到現在，我最喜歡的模式就是 1 週 6 練，把週日作為休息日。這樣一來，我就能輕鬆地記錄我的健身計畫：週一，針對特定的肌群；週二，練其他肌群，以此類推。如果你把休息日安排在不同天也沒關係，只要根據上述原則安排訓練即可，週一不一定要是訓練第 1 天，只要把第 1 次訓練當成 1 週訓練計畫的開始就好。

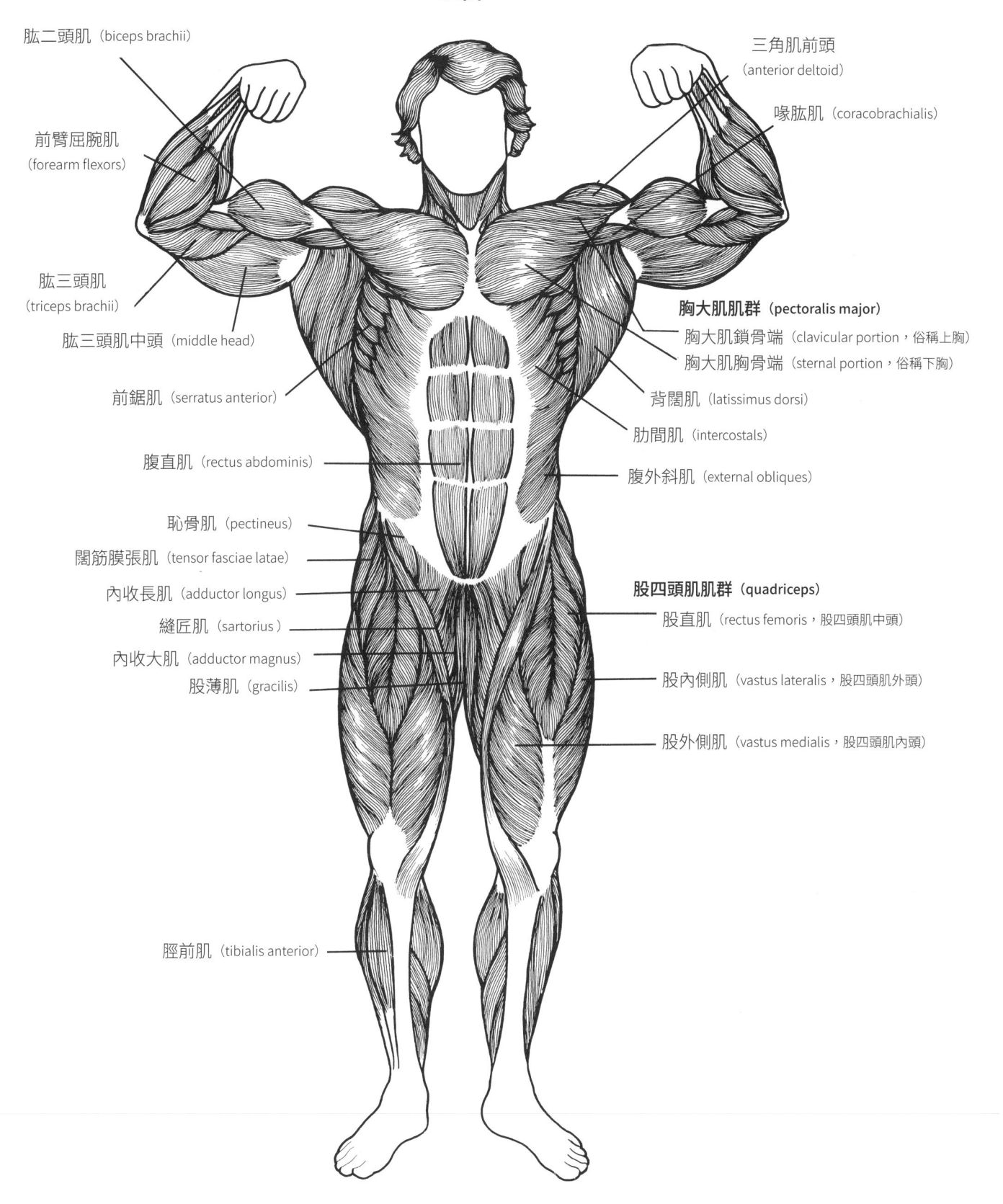

正面

- 肱二頭肌（biceps brachii）
- 前臂屈腕肌（forearm flexors）
- 肱三頭肌（triceps brachii）
- 肱三頭肌中頭（middle head）
- 前鋸肌（serratus anterior）
- 腹直肌（rectus abdominis）
- 恥骨肌（pectineus）
- 闊筋膜張肌（tensor fasciae latae）
- 內收長肌（adductor longus）
- 縫匠肌（sartorius）
- 內收大肌（adductor magnus）
- 股薄肌（gracilis）
- 脛前肌（tibialis anterior）

- 三角肌前頭（anterior deltoid）
- 喙肱肌（coracobrachialis）
- **胸大肌肌群**（pectoralis major）
  - 胸大肌鎖骨端（clavicular portion，俗稱上胸）
  - 胸大肌胸骨端（sternal portion，俗稱下胸）
- 背闊肌（latissimus dorsi）
- 肋間肌（intercostals）
- 腹外斜肌（external obliques）
- **股四頭肌肌群**（quadriceps）
  - 股直肌（rectus femoris，股四頭肌中頭）
  - 股內側肌（vastus lateralis，股四頭肌外頭）
  - 股外側肌（vastus medialis，股四頭肌內頭）

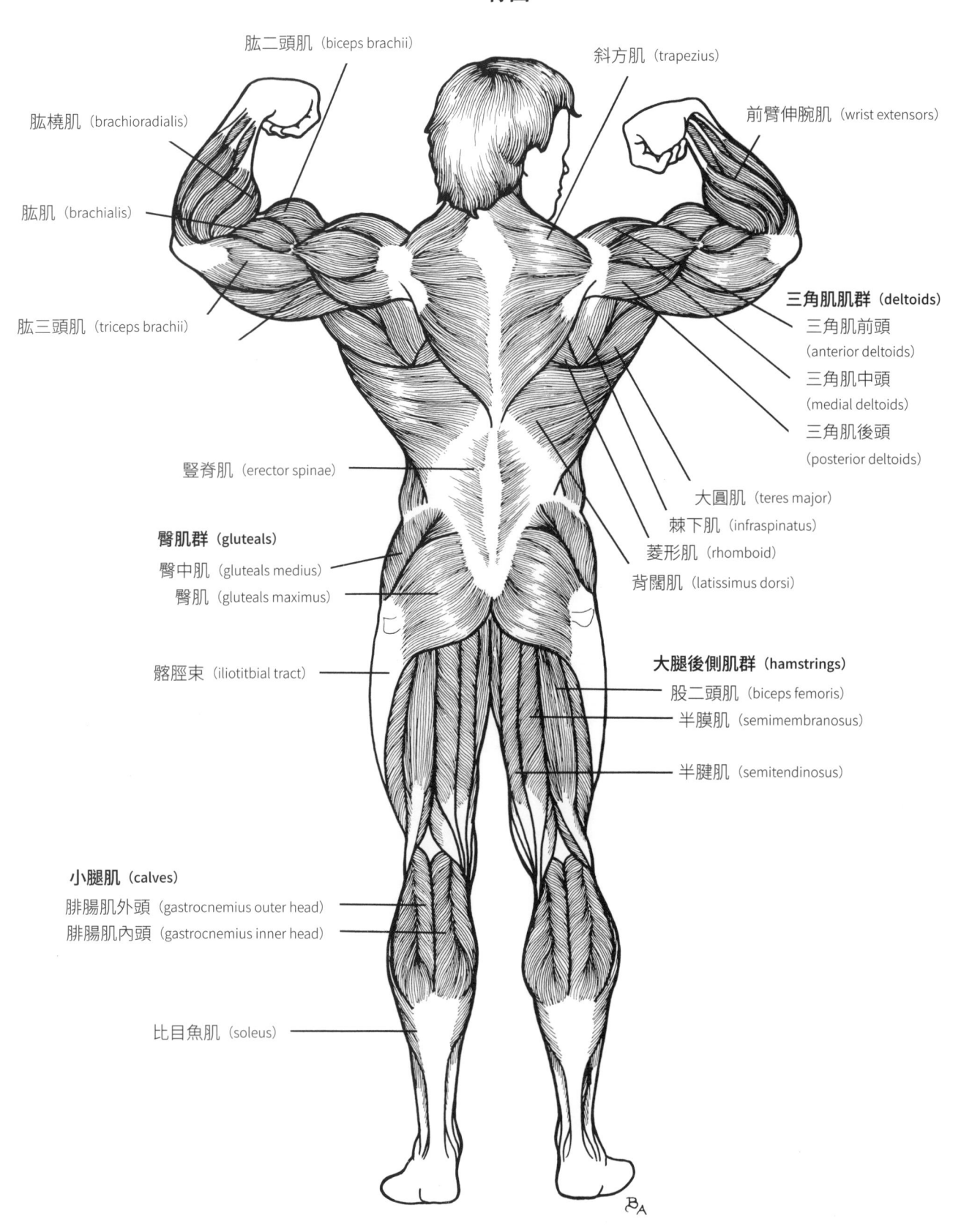

背面

- 肱二頭肌（biceps brachii）
- 肱橈肌（brachioradialis）
- 肱肌（brachialis）
- 肱三頭肌（triceps brachii）
- 豎脊肌（erector spinae）
- **臀肌群（gluteals）**
  - 臀中肌（gluteals medius）
  - 臀肌（gluteals maximus）
- 髂脛束（iliotitbial tract）
- **小腿肌（calves）**
  - 腓腸肌外頭（gastrocnemius outer head）
  - 腓腸肌內頭（gastrocnemius inner head）
- 比目魚肌（soleus）

- 斜方肌（trapezius）
- 前臂伸腕肌（wrist extensors）
- **三角肌肌群（deltoids）**
  - 三角肌前頭（anterior deltoids）
  - 三角肌中頭（medial deltoids）
  - 三角肌後頭（posterior deltoids）
- 大圓肌（teres major）
- 棘下肌（infraspinatus）
- 菱形肌（rhomboid）
- 背闊肌（latissimus dorsi）
- **大腿後側肌群（hamstrings）**
  - 股二頭肌（biceps femoris）
  - 半膜肌（semimembranosus）
  - 半腱肌（semitendinosus）

休息和復元

　　安排訓練計畫時，一定要納入休息日。請記住，在做高強度訓練時，一定要有足夠的休息才能讓身體復元，並增加肌力和肌肉量。也就是說，你絕對不能睡太少，8小時的充足睡眠是最理想的狀態。此外，你也要注意幾個原則。如果你的目標是增肌，就要小心別讓自己做太多其他運動或身體勞動，以避免過度疲勞的狀況，就好像你要有存錢的習慣，才能買房、買車一樣。

　　到了休息日，你就該好好休息。我不是說你要整天躺在床上一動也不動，而是若你週日還去跑馬拉松，或去比夏威夷獨木舟比賽，那麼週一就沒力氣到健身房鍛鍊了。

訓練時機

　　我早上的時候總是狀態最好，精神飽滿且充滿活力。有些人喜歡晚一點訓練，但我接觸過的健美選手們大多也喜歡把訓練當作一天的開始。直到今日，比爾‧珀爾還是會在清晨5點訓練，練完才開始做其他有興趣的事。如果你有穩定的正職工作，就代表你需要非常早起來訓練。每次我跟弗蘭克早上7點到健身房，都常常會看到律師、會計師、老師跟其他上班族剛練完，已經要洗澡、去上班了。他們非常認真，也是因為他們如此投入，才能得到最佳的成果。

　　如果你必須在晚上訓練，或者你偏好晚上去健身房，一樣也可以練出效果。你可以問問自己，現在的訓練方式是否已經完全激發自己的潛能，也可以想想看，自己偏好晚上訓練，是不是因為早上爬不起來，沒辦法固定早上健身。

基礎訓練計畫：等級一

鍛鍊 1	鍛鍊 2	鍛鍊 3	鍛鍊 1	鍛鍊 2	鍛鍊 3
週一	週二	週三	週四	週五	週六
胸肌 背肌	肩膀 上臂 前臂	大腿肌 小腿肌 下背肌	胸肌 背肌	肩膀 上臂 前臂	大腿肌 小腿肌 下背肌
每天都要訓練腹肌					

鍛鍊 1　週一、週四

胸肌
- 臥推
- 斜板臥推
- 拉舉

背肌
- 引體向上（盡可能做越多下越好，累積共 50 下）
- 俯身划船

爆發力訓練
- 硬舉，3 組，次數分別為 10、6、4 下，重複至力竭

腹肌
- 捲腹，5 組，各 25 下。

鍛鍊 2　週二、週五

肩膀
- 槓鈴上搏肩推
- 啞鈴側平舉

爆發力訓練
- 大重量立正划船，3 組，次數分別為 10、6、4 下，重複至力竭

- 借力肩推，3 組，次數分別爲 6、4、2 下，重複至力竭

上臂
- 站立槓鈴彎舉
- 坐姿啞鈴彎舉
- 窄握肩推
- 站立啞鈴三頭肌屈伸

前臂
- 手腕彎舉
- 反向手腕彎舉

腹肌
- 反向捲腹，5 組，各 25 下

鍛鍊 3　週三、週六

大腿肌
- 深蹲
- 弓箭步
- 腿部彎舉

小腿肌
- 站姿提踵，5 組，各 15 下

下背肌

爆發力訓練
- 直腿硬舉，3 組，次數分別爲 10、6、4 下，重複至力竭
- 槓鈴早安，3 組，次數分別爲 10、6、4 下，重複至力竭

提醒：雖然爆發力訓練的動作都會直接鍛鍊到下背部，但也會刺激到三角肌和股二頭肌，讓整體肌力提升。

腹肌
- 捲腹，5 組，各 25 下

基礎訓練計畫：等級二

鍛鍊 1	鍛鍊 2	鍛鍊 1	鍛鍊 2	鍛鍊 1	鍛鍊 2
週一	週二	週三	週四	週五	週六
胸肌	肩膀	大腿肌	肩膀	胸肌	肩膀
背肌	下背	小腿肌	下背	背肌	下背
大腿肌	上臂	下背肌	上臂	大腿肌	上臂
小腿肌	前臂		前臂	小腿肌	前臂

每天都要訓練腹肌

鍛鍊 1　週一、週三、週五

胸肌
- 臥推
- 斜板臥推
- 拉舉

背肌
- 引體向上（盡可能做越多下越好，累積共 50 下）
- 俯身划船

爆發力訓練
- 硬舉，3 組，次數分別為 10、6、4 下，重複至力竭

大腿肌
- 深蹲
- 弓箭步
- 腿部彎舉

小腿肌
- 站姿提踵，5 組，各 15 下

腹肌
- 捲腹，5 組，各 25 下

鍛鍊 2　　週二、週四、週六

肩膀
- 槓鈴上搏肩推
- 啞鈴側平舉

爆發力訓練
- 大重量立正划船，3 組，次數分別為 10、6、4 下，重複至力竭
- 借力肩推，3 組，次數分別為 6、4、2 下，重複至力竭

下背肌

爆發力訓練
- 直腿硬舉，3 組，次數分別為 10、6、4 下，重複至力竭
- 槓鈴早安，3 組，次數分別為 10、6、4 下，重複至力竭

提醒：雖然爆發力訓練的動作都會直接鍛鍊到下背部，但也會刺激到三角肌和股二頭肌，讓整體肌力提升。

上臂
- 站立槓鈴彎舉
- 坐姿啞鈴彎舉
- 窄握肩推
- 站立槓鈴三頭肌屈伸

前臂
- 手腕彎舉
- 反向手腕彎舉

腹肌
- 反向捲腹，5 組，各 25 下

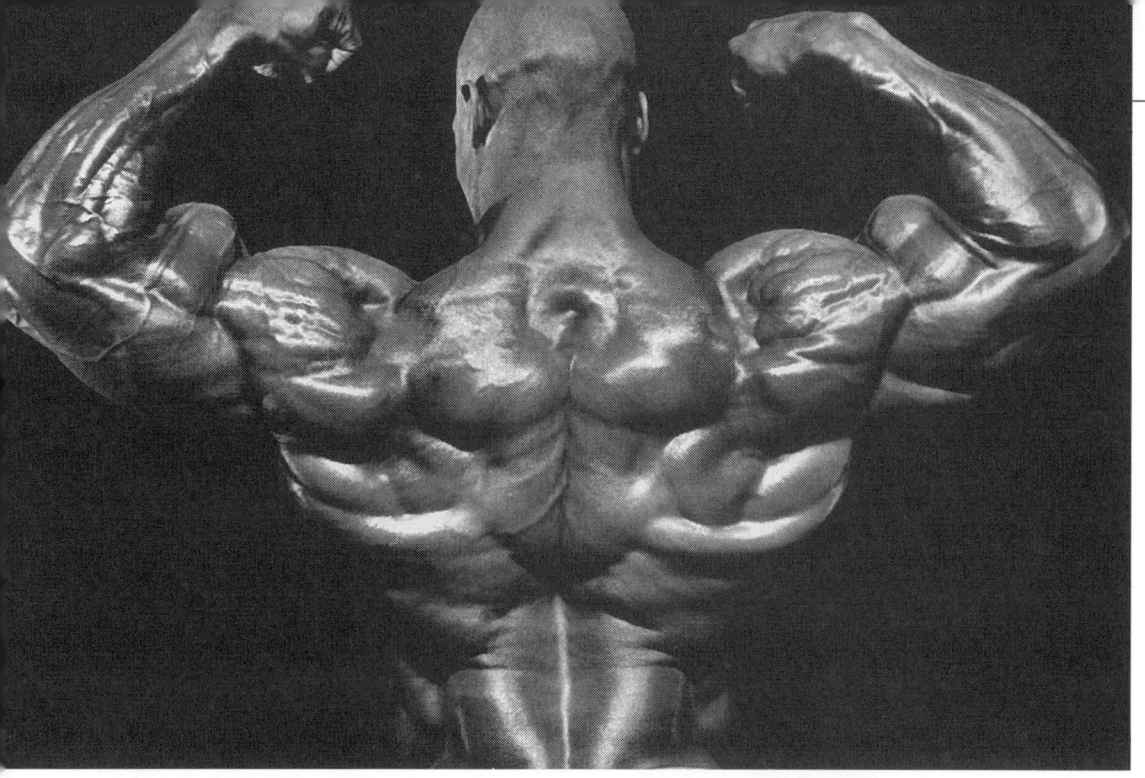

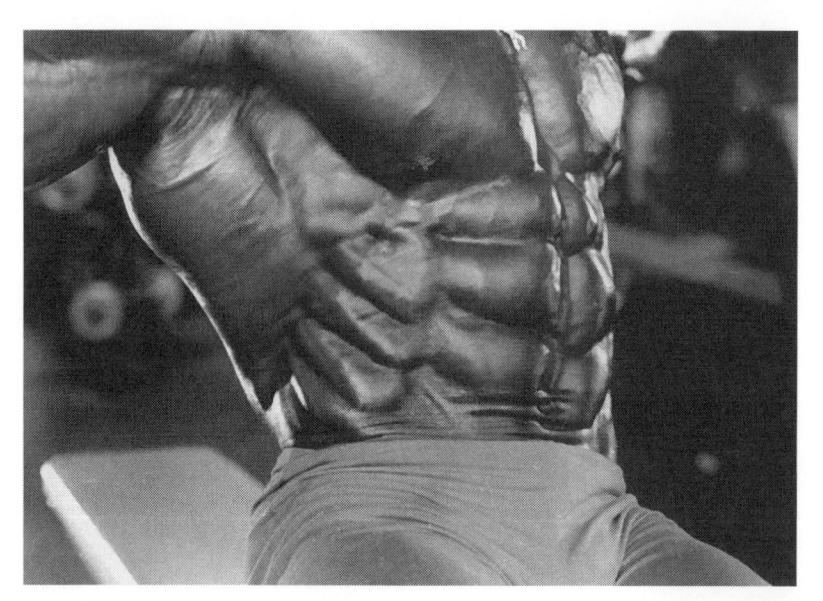

圖中人物為羅尼‧科爾曼。在現代健美選手崛起之前，只有在解剖圖上才能看到這些肌肉細節：強壯的前臂，飽滿且線條清晰的肱三頭肌，像山峰一樣堅挺傲人的二頭肌，三角肌的3個肌肉起端塊塊分明，頸部下方粗壯的斜方肌，寬闊強壯的背闊肌，還有精雕細琢的豎脊肌。

健美體格的整體形狀和比例極為重要，且整體也是各個部分的總和，因此雕塑身材要讓每一個細節都臻至完美。

非凡的六塊肌。圖中人物為肖恩‧雷。他的腹肌宛如雕像一般，肋間肌發達、線條清晰可見。

圖中人物為羅尼‧科爾曼。健美體格的重點就是細節：三角肌、肱三頭肌、肱二頭肌的2個頭、上胸肌和下胸肌、腹肌，以及軀幹側面的所有小肌肉都要全面發展。

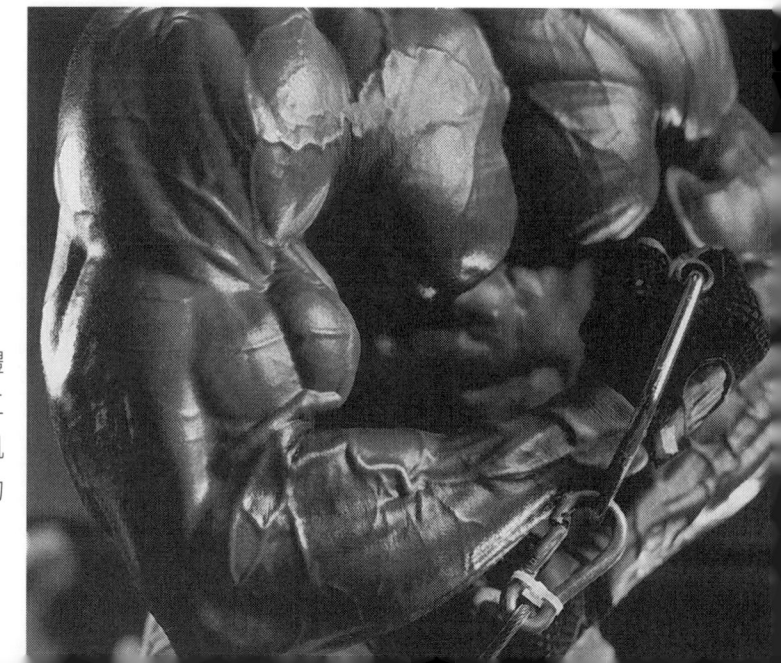

右圖為羅尼·科爾曼。頂尖的選手體格要讓肌肉和肌群之間細緻地「融合」(tie-in)。肌肉不只是並排在一起而已，而是相互連結、交織的結構。請看看圖中上、下胸肌之間明顯的分界。

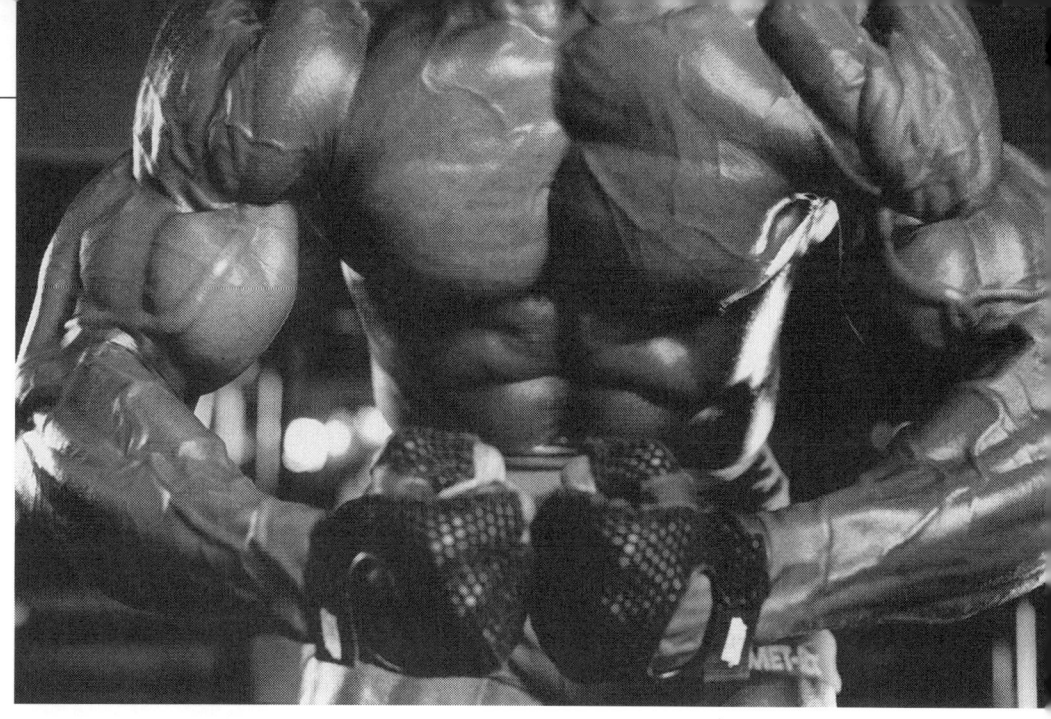

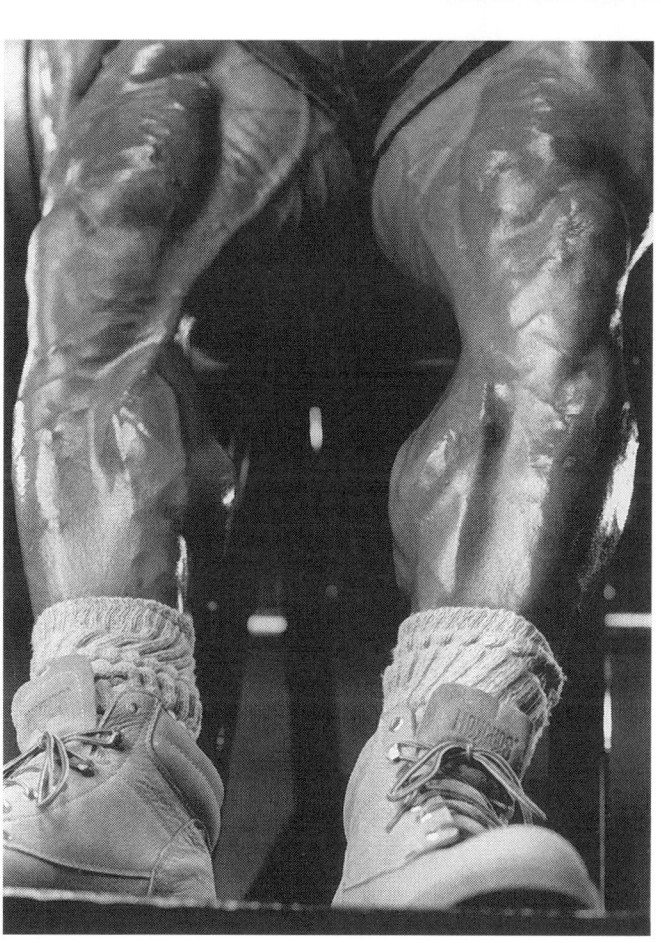

圖中人物為納賽爾·艾爾·桑巴蒂。大、小腿肌需要相互平衡，如果股四頭肌和內收肌很強壯，小腿肌卻不夠粗，整體線條就無法讓人驚豔。

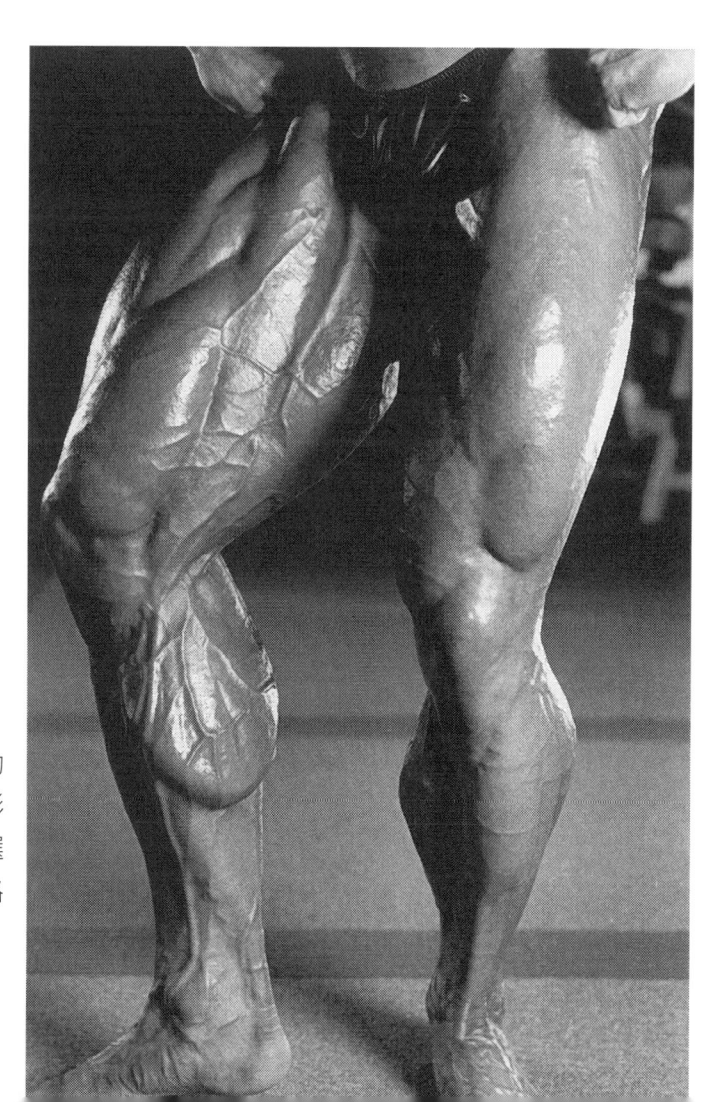

圖中人物為多利安·耶茲。在健美運動的早期，選手較注重肌肉的尺寸和形狀。現在，除了肌肉大小之外，頂尖選手們還要讓自己的線條像蘭德麥奈利路網圖一樣細緻。

圖中人物為多利安·耶茲。理想情況下，小腿應該要跟上臂差不多粗。

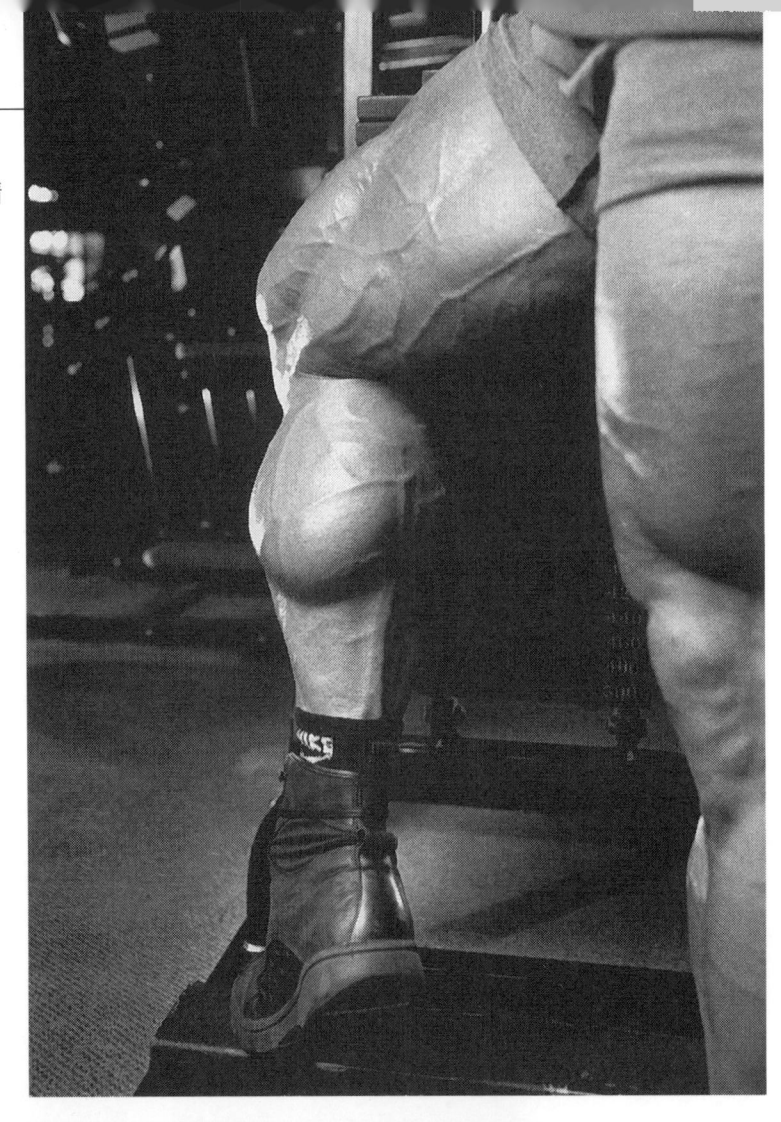

圖中人物為恩尼·泰勒（Ernie Taylor），他的肱二頭肌肌峰簡直完美。手臂的肌肉會因整個上半身訓練有成而更加壯碩。

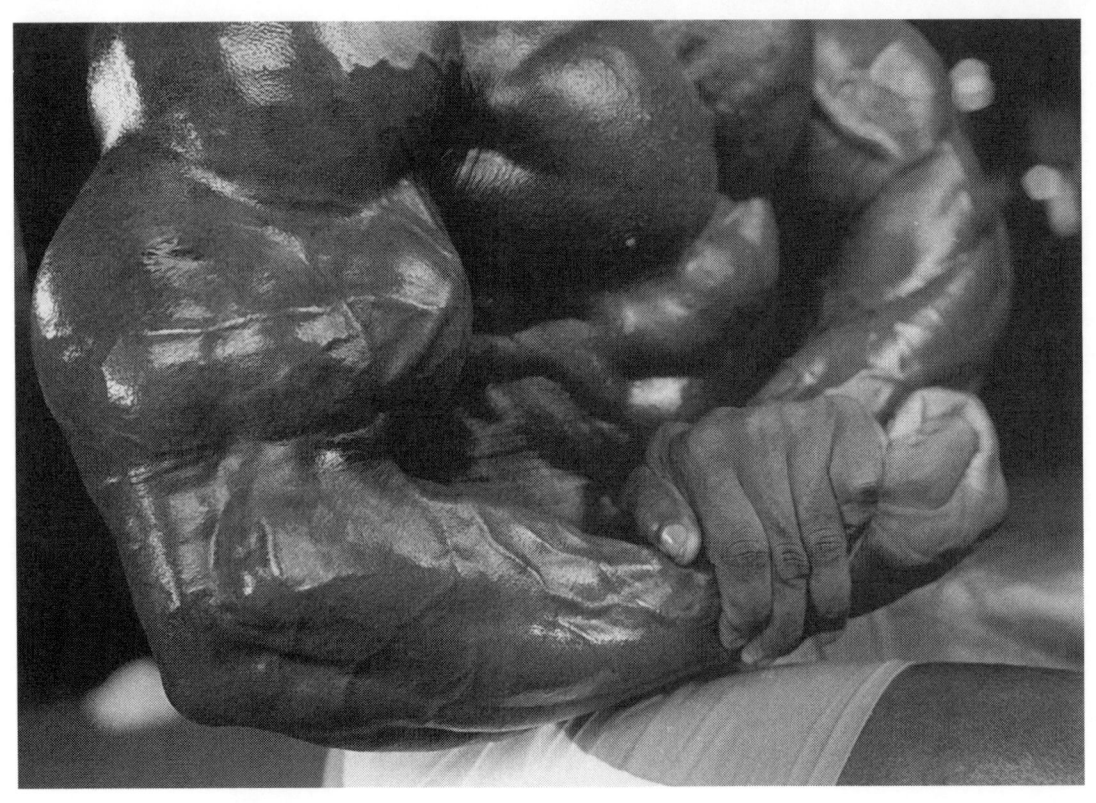

第 4 章 ———————————————— CHAPTER 4

進階訓練原則

　　漸進式阻力訓練要有效果，強度是很大的關鍵。什麼是強度？強度有 2 個面向，其一是你感覺自己付出了多少努力，稱為努力強度（intensity of effort）。另外一面是你能夠提供給肌肉的刺激量，其多寡會促使肌肉作出反應並成長，這就稱為效果強度（intensity of effect）。了解這兩種強度之間的差異非常重要，否則你可能會一味地提高強度，而沒有掌握本章中的原則，讓訓練效果最大化，還很容易導致受傷。

增加訓練強度

　　訓練初期，提高強度並非難事。如果你會的動作夠多、姿勢夠正確，肌力就會變強，體能也會進步，好讓你能夠花更長時間、更努力地訓練，給肌肉施加更多壓力。然而，一旦你的身體適應了這種強度，要繼續以相同的步調提高強度就會越加困難。

　　如果你休息時間過長、訓練速度非常緩慢，得花上半天才能完成菜單，那麼努力強度當然會很低。因此，時間是調控訓練強度的關鍵因素。你可以用 2 種基本方式來控制時間，以增加強度：①完成相同訓練量的時間縮短。②相同的時間完成的訓練量變多。

　　但是，要提高訓練量，最簡單的方式就是增加重量。另一個有效的方法則是縮短組間休息，嘗試連續 2-3 個動作不休息。這樣一

來，對耐力的要求就更高。耐力就跟肌力一樣，是可以逐步培養、一點一滴增強的。你能在不影響姿勢的前提下，以最快的速度完成指定的訓練量。這樣一來，就能在最短的時間內做完最多訓練。

提高強度的方法除了調控時間或增加重量，還有其他特殊的訓練技巧，可以讓你在入門、進階訓練取得進步。這些方法都會對肌肉施加額外、不尋常或無法預期的壓力，這樣才能迫使它們產生適應。

強度技巧

衝擊原則

衝擊原則（Shocking Principle）從字面上看來就是衝擊我們的身體，改變訓練的各個面向，給身體帶來驚喜。人體的適應能力極強，即使馬匹也無法承擔的負荷量，人類也能習慣。然而，如果你總是以相同的方式對身體施加一樣的壓力，身體就會習慣這種狀態，即使是非常強烈的訓練，效果也會不如預期。你可以增加負荷量、重複次數或組數、加快訓練節奏、縮短組間休息、做自己不熟悉的動作、用不熟悉的順序鍛鍊，或者使用上述所有方法來提供刺激。

改變這件事會衝擊你的身體，即使這個改變本身的強度不如你原本做的那些鍛鍊也是如此。經年累月的訓練後，你會進入停滯期，這時如果不對肌肉施加刺激，就難以讓肌肉變更大、更有力、更飽滿、更堅硬、更有線條。我會使用一種衝擊身體的方法，那就是每週做1次超大重量，通常是週五。我們會在每項動作中加入幾組超負荷訓練，以真正提升爆發力，然後在週六休息，讓肌肉從痠痛中恢復。詳細內容請見頸後肩推（見第273頁）、啞鈴肩推（見第274頁）和斜板啞鈴臥推（見第329頁）的照片，你會更了解我在說什麼。

強迫次數

有一種讓重複次數增加的方法，就是讓你的夥伴輔助一些重量，以繼續完成動作。但是，我其實不喜歡這種方法，因為你的夥伴不會知道要幫你補多少重量，也不知道你能夠獨立舉起多少負荷、自己實

際需要出多少力。關於強迫次數，我更喜歡暫停訓練法（Rest/Pause Training）。在暫停訓練法當中，我們會用非常大的重量做到力竭。接著停下動作，讓負重放在旁邊幾秒鐘，接著再勉強再做 1 下。接著再 1 次，只休息幾秒鐘就又做 1 下。這種方法是利用肌肉剛運動完的快速恢復期，以強迫自己再多做幾下。但是，如果休息時間拉太長，肌纖維恢復的數量就會太多，所以只會使用到既有的肌纖維，而無法刺激新的肌纖維。若你想用暫停訓練法達到強迫次數，可以將重量暫時放下，然後再拿起來，強迫自己多做幾下。如果是引體向上這類的動作，則可以先完成幾下，然後鬆開雙手暫時休息，接著再嘗試多做幾次。

行程縮減組

若無法完成全程動作，我就會選擇行程縮減組作為衝擊訓練的方法，此法幾乎適用於身體的任何肌肉，也是多利安‧耶茲最愛的祕密武器。多利安很常利用行程縮減組、強迫次數等方式，讓肌肉達到瞬間力竭的臨界點，把所有力氣幾乎完全耗盡。行程縮減組在一組結束、幾乎筋疲力竭時最為有效。例如，做牧師彎舉時，你的訓練夥伴會幫你舉起重量，然後你將角度稍微放低，再盡可能舉到最高，就算只有幾公釐也好；接著，你會稍微把角度再降低一些，從那個位置開始做幾下行程縮減組，如此反覆進行，直到你的肌肉燃燒殆盡為止。

孤立訓練

孤立訓練（Isolation Training）專注於某一特定肌肉或肌群，甚至只針對肌肉的某一部分，並從其他肌肉孤立出來。有一個例子可以說明如何做孤立訓練：像臥推這樣的複合訓練，會牽涉到胸肌、三頭肌和前三角肌等肌群；而啞鈴飛鳥的動作則可以單獨鍛鍊胸肌，讓你以最大強度刺激它。如果還要增加強度，你可以做斜板啞鈴飛鳥，以此孤立上胸肌來鍛鍊。若要再拉高強度，則可以嘗試斜板滑輪交叉，並且要特別注意交叉雙手，以達到最大程度的頂點收縮（Peak Contraction）。此種方式可以孤立隔離並發展上胸的內部肌肉。

孤立訓練能讓你的身體各部分都充分得到刺激，提升所有弱點，並讓肌肉更加分離、線條也更清晰，實現雕像般的冠軍體格。

反向用力法

我們會用肌肉的收縮力舉起重量，此時做的就是所謂的正向動作（positive movement）；放下重量時，我們會延展使用中的肌肉，此時就稱作反向動作（negative movement）。反向用力法指的就是對肌腱和支撐結構施加比肌肉本身更大的壓力。這件事是有益的，因為肌腱的強度會隨著肌力一起成長。為了在平時的訓練中充分利用反向用力的優勢，你應該要習慣慢慢放下重量並保持控制，而不是讓負重自由墜落。如果要更專注於反向用力訓練，就可以用作弊的方法先舉起一個理應超過負重能力範圍的重量，再慢慢地、專注地放下它，詳情請見下文的「作弊法」（Cheating Method）。你可能無法舉起那個負重，但你的肌肉可以控制它慢慢放下。在一組結束、肌肉非常疲勞時，可以請夥伴稍微幫助你舉起重量，再讓自己完成嚴格的反向用力訓練。

強迫反向用力

若要增加反向用力法的強度，就可以讓你的夥伴在放下重量時向下施壓，迫使你控制更大的阻力。執行強迫反向用力時，請務必小心，並確保動作順暢，避免讓肌肉和肌腱突然受到衝擊。比起自由重量，器械或滑輪機更容易做強迫反向用力的訓練。

作弊法

「作弊法」是嚴格的健美規則的例外。但是，我所說的作弊法並不是用拙劣的姿勢完成動作。這是一種方法，會讓你故意使用其他肌肉或肌群，並使其與目標肌肉協同運作。我們並不會每天都使用作弊法，但此法對於某些目標特別有用。

假設你要做 1 組很重的槓鈴彎舉。你把槓鈴舉起 5-6 次之後，發現自己已經太累，無法繼續做完全程動作。這時候，你可以稍微用肩膀和背部幫忙，讓自己再做 4-5 下。但你只能適度地借力，讓這組動作可以繼續進行下去，二頭肌還是得盡可能用力。作弊法能讓你做彎舉的次數比沒有其他肌肉幫助時更多，所以你對二頭肌施加的壓力並不會比較小，而是會多上許多。

作弊法的用意是增加強度，而不是讓訓練變得更輕鬆。在沒有訓練夥伴幫助的情形下，作弊法也能讓我們達到強迫次數的效果。但要讓作弊法奏效，就必須確保對其他肌肉的出力程度恰到好處，不應過度用力，才能讓目標肌肉持續處於被迫劇烈收縮的狀態。

重型訓練法

重型訓練法（Heavy-Duty Training）是一種鍛鍊模式，有很多種訓練方法都可以稱作重型訓練。對某些人來說，重型訓練就代表著大量的延伸組，也就是在完成一般的 1 組後，繼續做強迫次數、反向用力、強迫反向用力、行程縮減組直到力竭。以我個人而言，重型訓練這個術語代表的是在充分熱身之後直接挑戰最大負荷量，而不是逐漸增加重量、減少次數的金字塔式訓練。比如說，如果我能嚴格控制自己做 3 公斤啞鈴彎舉的姿勢，那麼我會先做 2 組低負荷的熱身，接著立刻拿起 30 公斤的啞鈴，按照平常的次數和組數訓練，讓我的二頭肌從頭到尾都用最大強度來鍛鍊。這種訓練的關鍵在於不要用過大的重量，以完成正常的組數和次數，比如 5 組、每組 8-12 次等。如果你只能做 6-7 下，那重量就太重了。

爆發力訓練原則

爆發力訓練是舉重選手為了提升最大肌力和爆發力所做的訓練。首先，你可以先做幾組熱身，然後選擇一個較重的啞鈴，讓自己只能做大約 8 下，再不斷增加重量，讓次數變成 6 下、4 下、3 下，最後做幾組將重量增加至只做 1 下。這種訓練方式會教導你的肌肉，使其能夠應對最大重量，效果比起低負荷、多次重複的訓練更佳。爆發力訓練最適合鍛鍊範圍較廣的動作，例如臥推、深蹲、硬舉等。更多關於爆發力訓練的內容請參見第 142 頁。

穿插組

穿插組（Staggered Set）包含在整個訓練過程中，即交替做各個動作時，針對想加強的部位做多組、更高強度的訓練。舉例來說，如

果我要加強小腿，我會在健身房先做幾組小腿訓練動作，接著做幾組臥推，再繼續回來做數組小腿訓練，接下來則是斜板啞鈴臥推，然後回到小腿訓練，整個課表結束後，我已經完成了至少 25 組小腿訓練動作，讓小腿真正得到刺激。接下來幾天，我還是會做小腿動作，再利用穿插組徹底衝擊、撼動我的小腿肌。

優先原則

優先原則（Priority Principle）指的是在訓練計畫中，讓較弱或不如其他肌群的部位擁有特別優先權。這件事很重要，因為每個健美的人都會有不足之處。即使贏得無數冠軍頭銜，也不可能稱自己擁有完美的體格。無論你是誰，無論你的基因多麼優良，都會有某些肌群總是發展得比部位更好、更快。要應用優先原則，有許多方法：

- 在休息日後立刻訓練特定部位，讓自己在精力充沛、復元良好且強壯的狀態下訓練。
- 在訓練的一開頭就安排特定部位的訓練，不要等到身體更疲累之後才做。
- 選擇能幫你達到目標的訓練動作，而我所說的目標就是指增進肌肉尺寸、形狀、線條、分離度等。
- 改善自己的基本訓練技巧，以提高訓練的效率和效果。
- 調整自己的訓練計畫，使用前面章節提到的強度技巧，以更高強度刺激不足的部位。

優先訓練法（Priority Training）來可以讓我們增強股四頭肌的尺寸和線條、讓手臂更粗壯、讓二頭肌的尖峰更挺拔、讓三角肌更加清晰可見，或者改善身體上任何的弱點。我還是年輕健美選手的時候，就知道自己未來如果想當冠軍，就得好好鍛練小腿肌，因此我總是會先訓練小腿肌，把它放在其他部位之前，並用各種強度技巧來逼迫小腿肌生長，也常常在訓練過程執行穿插訓練法。因為我的三頭肌沒有二頭肌那麼壯碩，所以我若要打敗塞爾吉奧・奧利瓦這個肩膀肌肉完美的對手，就得在賽前訓練優先鍛鍊三頭肌，好讓我的臂膀壯得能擊敗「神話」塞爾吉奧。準備拍攝第 2 部電影《王者之劍》期間，我的身材雖保持得很好，卻對自己的腰間肉不夠滿意。因此，我的日常課表就加入了更多腹肌訓練，不斷增加訓練組數，最終在拍攝開始前讓腰圍縮小了 5 公分。

肯恩·雷也是優先訓練法的另一個典範。多年來，他總是會優先鍛鍊背部，每次參加奧林匹亞先生賽事，他的背部都會變得更寬、更厚實，所以才能從眾家高手中脫穎而出、占有一席之地。為了打敗多利安·耶茲，納賽爾·艾爾·桑巴蒂也強化了自己的背部肌肉，同時減少了腰圍，讓他的倒三角身形更為完美。我還有說不完的例子，但總而言之，最重要的就是每個人的體型不同，如果有個部位的鍛鍊效果不佳，不要只是接受而已，還要採取行動。其中一個最重要的方法就是優先原則。

超級組

　　超級組（Supersets）是指連續完成 2 組不同的動作，組間不休息。為了增加強度，甚至可以連做 3 組不間斷（triset，又稱三組式訓練）。對一般人而言，需要一段時間建立耐力才能承受超級組訓練，但如果持續努力，體能就會逐漸進步。

　　超級組訓練方式有 2 種：①同一肌群連續做兩組不同動作，例如滑輪划船與滑輪下拉。②訓練兩個不同的肌群，例如臥推後接引體向上。針對同一肌群做超級組訓練，會讓該部位的訓練強度大幅提升，並給予肌肉很大的刺激。你會驚訝地發現，原本看似完全力竭的肌肉，如果改為做稍微不同的動作，其實還是有一定的肌力。但是，為了完成超級組，還是得從最困難的動作開始，接著才是相對輕鬆的動作，例如俯身划船及坐姿滑輪划船。

　　超級組也可以結合兩個不同的肌群，舉例來說，我最喜歡的其中一個組合就是胸部和背部，或者二頭肌和三頭肌。這樣一來，做其中一組時另一個肌群就能休息，讓你能夠持續運動，對心肺耐力非常有幫助。就我個人而言，我很喜歡用超級組來訓練拮抗肌，因為這種方法能帶來極佳的泵感，讓你感覺的身材宛若金剛一般。

遞減法

　　遞減法（Stripping Method）的意思就是在一組結束、感到力竭時減少負重，以繼續做更多的重複次數。第 1 次學習健美訓練時，我就發現自己完成一組動作後，雖然感到筋疲力盡，卻不代表所有肌肉都沒有力氣了。那個時候的肌肉只是太累了，無法舉起那麼大

的重量。如果拿走 1-2 個槓片，就可以再做更多下。然後又拿走 1 個槓片，就可以繼續訓練更長時間。每次這樣做都會迫使肌肉徵召更多的肌纖維。事實上，我當時不知道，早在 1947 年，《活力》（Vigor）和《人體文化》（Body Culture）雜誌的主編亨利‧阿特金斯（Henry Atkins）就已經發表了遞減法相關的內容，並稱之為多重量系統（multi-poundage system）。遞減法不該在剛開始訓練時使用，只有在最後一組才可以啟動此方案。

為了使肌肉沒有時間復元，更換負荷量的速度要夠快，最好有一個夥伴能隨時準備，幫忙從槓上卸下槓片，或移動器械的插銷。舉例來說，你可以嘗試用最大負荷量做 6 下臥推，我這邊假設重量是 136 公斤。在你力竭後，你的夥伴會迅速卸下負重，讓你能用 113 公斤左右的重量做更多的次數。我不建議重量減得太輕，因為負重過輕不利於肌肉增長，除非你是為了追求更清晰的線條。許多人都會以不同的方式實施遞減法，隨著練的組數越來越多，身體越來越疲憊，他們就會去架上換成較輕的啞鈴。

遞減法有一個變體稱為「跑啞鈴架」（Running the Rack），你會先以某個重量做一組動作至力竭，放下重量後，再使用下一個較輕的重量繼續重複至力竭，然後持續這個過程直到肌力徹底耗盡。

壓塑定型原則（Isotension Principle）

組間休息的那 1 分鐘，別再只是坐著看你的訓練夥伴練得如何了。應該要繼續繃緊、收縮你正在訓練的肌肉。這個動作會讓肌肉更加膨脹、充血，隨時準備迎接更多挑戰，而且此動作本身也對鍛鍊非常有益。屈肌的動作是一種等長運動（isometric exercise），而等長運動的肌肉收縮程度非常劇烈，但等長運動比較少在健美中談到，因為此種動作沒辦法讓肌肉達到全部活動幅度。對練健美的人而言，在健身房擺姿勢、在鏡子前展示肌肉，是他訓練中非常重要的一環。

事實上，我認為如果你不在組間練習壓塑定型（Isotension）的等長運動，就沒辦法贏得大型賽事。只有強壯的肌肉是不夠的，你還要能夠控制它們，這是健美選手必學的技能。擺姿勢可以讓你得到跟高強度訓練一樣的好處，這件事我們會在後面的篇幅討論，參見第 565 頁的擺姿章節。

直覺原則（Instinctive Principle）

　　剛開始練健美時，你會先嘗試掌握基本動作、建立肌肉的基礎結構，所以此時遵循一個既定的計畫是件好事。但訓練一段時間後，你就會發現一個能進步更快的方法，那就是學著感知、理解身體對訓練的獨特反應，並相應地調整訓練計畫。我剛開始練健美時，往往都會用固定的模式訓練，每次都一成不變。開始跟戴夫・德雷珀一起訓練後，他教了我另一種方法。每次戴夫踏入健身房，就已經知道要練哪些部位、做哪些動作，但他會根據當天的狀態來調整動作的順序。通常，他會先用寬握引體向上練背，有時候可能會改為先做俯身划船，最後才做引體向上。他已經學會信任自己的直覺，讓直覺引導自己完成訓練。有時，他會放棄平實的課表，做一些完全不同的練習，像是 15 組臥推、低組數的超大重量訓練，或是迅速完成很多組。我從戴夫身上學到，身體有自己的節奏，而且每天都不一樣。隨著自己越來越進步，就越要注意這類變化和規律。但我還是要提醒你，這種直覺不是一夜之間就能變出來的，通常要 1 年或更長時間的訓練經驗，才能偶爾透過這種本能的調整而取得進步。

預先疲勞原則（Pre-exhaust Principle）

　　你的體格之所以會成長，是源於充分刺激並徵召最大量的肌纖維。但是，有些肌肉尺寸比其他肌肉大，所以如果你把大、小肌肉一起使用，則即使較小的肌肉已經完全疲勞，大肌肉可能還會有未利用殆盡的肌纖維。此時，你可以調整一下訓練計畫，先孤立鍛鍊大肌肉，使其疲勞，然後再同時訓練大、小肌肉。做臥推的時候，實際上會用到胸肌、前三角肌和三頭肌。其中，胸肌是三者中最強壯的肌肉，因此你在把重量推舉起來的時候，較小的三角肌和三頭肌會比胸肌更快力竭。為了解決這個狀況，你可以先做啞鈴飛鳥，就能先消耗胸肌的肌力。此時再進行臥推，就能讓已經疲勞的胸肌和其他肌肉在接近的時間達到力竭。這就叫預先疲勞法（pre-fatigue），以其他部位為例，你可以在背蹲舉之前先做腿部伸屈，讓股四頭肌預先疲勞；也可以在肩推之前先做啞鈴側平舉，讓三角肌預先疲勞；又或者先利用 Nautilus 拉舉機讓背闊肌疲勞，再做坐姿划船、T 槓划船或其他二頭肌划船的動作。

輪番上陣（I Go/You Go）

接下來，我要介紹另一個增加訓練強度、刺激肌肉的方法，那就是你或訓練夥伴做完一組動作後，馬上把重量交給對方，不要讓槓鈴或啞鈴落地。我記得有一次做槓鈴彎舉就用了這個方法，我做完一組就把槓鈴交給佛朗哥，一次又一次地來回，幾乎沒有算到底做了幾下，只想著做到極限。做了幾回後我就開始痛苦地大叫，要佛朗哥別做得那麼快，因為我的二頭肌已經痛得不得了。因為肌肉會持續痠痛，又要從夥伴手上接過槓鈴，所以能做的次數就越來越少。這個方法的重點是，無論你準備好了沒有、不管你有多累，只要輪到你就得上。如此一來，強度就能大幅提升，這就是我說的衝擊身體！唯一的缺點就是你隔天會痠痛得叫苦連天。

此訓練法適合較小的肌群，如二頭肌、小腿肌等，如果是大腿、背部等大肌群，不建議採用此法。深蹲、俯身划船等動作會消耗大量能量，即使沒有用我說的方法，也會很快就筋疲力盡。

大量充血法

大量充血法（Flushing Method）指的是用較輕的負荷量，在動作全程的各個點撐住、不要移動，迫使肌肉長時間持續收縮。舉例來說，做完啞鈴側平舉原本的訓練量後，我會把手臂伸直，撐在身體兩側，然後將手臂抬起約十幾公分的高度，讓雙手遠離大腿，感受三角肌的緊繃、收縮的感覺。保持這個姿勢大約 10 秒鐘，就會感受到乳酸堆積帶來的灼燒感越來越強烈。在每個動作的尾聲施加額外的張力，就可以讓肌肉更具分離度，而且此方法適用多個肌群。如果是背闊肌，就可以懸掛在引體向上的橫桿上，讓自己的身體僅抬起幾公分的高度；如果是做滑輪交叉，就可以讓雙手交叉，胸部保持完全收縮，讓血液流入胸肌；做彎舉的時候，也可以在不同角度穩定地多停一會兒；若是做腿部伸屈，則可伸直雙腿，將腿完全打直，保持這個姿勢越久越好。

多重動作組

為了讓身體得到更大的刺激，我不會每個肌群只用 1 個動作

做 5-6 組，而是會用不同的動作來搭配。多重動作組（Multi-exercise set）跟超級組不一樣，會有組間休息，但每個動作只做 1 組，做完就會換別的動作。舉例來說，你可以先做 1 組槓鈴彎舉，休息 1 分鐘，再換成啞鈴彎舉、滑輪彎舉、斜板彎舉等動作各做 1 組，直到二頭肌完全力竭為止。這種方法的目的是讓每組的壓力略有不同，好從各個角度攻擊某個肌群，以確保整個肌肉都得到鍛鍊，也會對身體造成衝擊，使其對外在壓力產生更多反應。

「一又二分之一法」("One-and-a-Half" Method)

另一個對肌肉施加額外壓力的方式，就是先完成 1 次完整的全程動作，再做半程動作，接著交替完成全程、半程的動作，直到完成整組訓練。如果要用這個方法，就要確保半程動作做得夠慢，而且要嚴格要求姿勢。在動作的最高點要再撐一下，然後再慢慢控制負重向下移動。

三階段系統（21 訓練法）

這個系統比一又二分之一法更複雜，因為你會做很多的半程動作，首先做動作低位的半程動作，再換成高位的半程動作，最後則是全程動作。要做幾下由你決定，但我通常會 3 種各做 10 下，只要維持你的半程、全程的重複次數相同即可。通常健美選手會選擇做 7 下，所以也會有人稱此訓練法為「21 訓練法」，因為總共有 3 種階段、每種要做 7 下。此方法的壓力來源就是在某個地方撐住不動，這個訓練方法會提供額外的壓力，讓肌肉以不習慣的方式發力。

漸進式負荷

沒有人可以每次訓練都全力以赴。如果使用此訓練系統規劃每週 3 次的訓練，就會把第 1 段訓練設計得較為密集，採用相對較高的次數、組數，但不會做最大的重量。第 2 段訓練的負荷量會提升，但仍然不會達到最大肌力。到了第 3 段訓練，你就要用最大的重量，每組的重複次數控制在至多 4-6 次。只要每週都逐漸增加每次鍛鍊的強度，就能讓你的身體準備好適應更大的重量帶來的衝擊。

彈震式訓練

彈震式訓練（Ballistic Training）是舉起負重的技巧，可以讓你用更爆發的方式驅動負重，同時保持動作平穩、可控，與等速提起重量是不一樣的。通常做彈震式訓練會使用較大的重量，所以舉起重物時的速度並不會太快。之所以要用更快的速度移動負重有以下目的：

1. 會產生變動的阻力。為什麼呢？因為槓桿效應的原理，你在動作中的某個時間點出的力會比另個時間點更強。如果出的力較大，重量就會加速得更多一點。加速的物體比沒有加速或加速較少的物體更重。因此，如果你出較多力，重量就會較重，反之亦然，這就是變動的阻力。

2. 彈震式訓練可以徵召最多白色快縮肌纖維，這些纖維的尺寸比紅色慢縮耐力纖維大 22%，而且更強壯。

3. 彈震式訓練會持續造成力竭。肌肉如果做超乎能力範圍的事情，就會開始成長。讓重量加速的幅度是有限的。你的肌肉無法讓重物再加速。因此，你不是只有在一組的尾聲達到力竭，而是在每次重複都經歷了一定程度的力竭。

彈震式訓練主要應該要以大肌群動作為主，例如臥推、肩推和背蹲舉等。並且使用平常可以做大約 10 下的重量。因為加速會讓重量更重，所以你會發現若使用彈震式訓練，同樣的重量只能做大約 7 下。彈震式訓練所需的技術與一般正常、等速的動作模式是不同的。

1. 放下負重的速度要穩定、緩慢。放到最低時暫停一下，接著加速舉起重量，並保持整個動作流暢。

2. 繼續重複動作，但不要做到力竭，只要持續至失去爆發力即可。也就是說，若無法再加速舉起負重，只能慢慢抬起，就代表完成了這一組。如果超過此臨界點，就失去了彈震式訓練的意義。

3. 組間休息時間要充足，約 1-2 分鐘。白色的快縮肌纖維的復元時間比紅色肌纖維更長，而彈震式訓練所針對的就是白色肌纖維。

學習使用進階訓練原則

　　羅馬不是一天建成的，頂尖的健美體格也不是。要打造精實、充滿肌肉的身材，就得從基礎練起，學習必要的技能，隨著訓練量累積，肌力、體能都會成長，接著就能逐漸提高訓練強度，此時需要應用各種進階訓練原則才能有效增加強度。

　　為了讓效果更顯著，訓練計畫應以目標為導向，而且經過一段時間之後目標也可能會變化。一開始，你的目標是先入門，學習基本技巧，讓身體具備基本的肌力和體能，以準備好完成各種訓練動作。有些人健身的目的只是為了保持體力和健康，由於每週花幾小時鍛鍊已經是這一類人所能達到的最高要求了，所以他們無法投入更多心力訓練。

　　但是若想追求更高的目標，想要練出更強健的肌肉或有意願參賽，那下一階段就要增加強度，不只要增加負重，還要運用適合的強度技巧。

　　我會建議你1次只要專精1種強度技巧就夠了。選擇特定的一款技巧，熟悉並觀察這個訓練法帶給你的感受，及其對身體的影響。如果你已經完全掌握這個訓練法，而且也能很輕鬆地執行，就可以繼續以同樣的方式嘗試別的訓練法。並不是每個練健美的人都會想動用到所有的方法。但是熟悉這些知識，了解運作方式及實際訓練的感覺之後，你就能依照自己的情況，選擇最適合納入未來訓練計畫的訓練方法。

第 5 章 ——————————————— CHAPTER 5

打造優質體格：進階訓練計畫

　　如果你想自我挑戰、不滿足於現狀，且想讓自己的體格更壯碩、更引人矚目，那麼進階訓練計畫很適合你。對於這類人而言，增加幾公斤的肌肉量是不夠的。他們不只想讓肌肉量和肌力大幅成長，還想雕塑自己的體型，讓形狀更清晰、肌肉更分離、肌肉群的比例更和諧，並打造出引人稱羨的肌肉線條。

　　光憑空想沒有用，你還得學習怎麼實現這個目標。沒有人會想當個對人體一知半解、連身體結構和各部位的作用都不懂的外科醫生。如果想當一個出色的健美人，就得全面了解人體，也就是說，你要了解身體的各個部位和肌肉名稱、身體各區域的差異、各部位如何相互連結，以及身體對各種訓練計畫的反應。如果不了解這些事情，那無論動機多強烈，都沒辦法完全發揮身體的潛能。這點我會在本章和後續章節持續探討。

　　健美人士的體格都是各個條件精心平衡的結果，肌肉形狀、比例和對稱性都要仔細調配。健美運動就像雕塑，而健美體格就像藝術家從大理石或花崗岩鑿出來的雕像一樣。對練健美的人而言，他唯一的材料就是肌肉。

　　在基礎訓練學到的動作和訓練原則並不足以讓你完全掌控自己的身體，並塑造出雕刻般的冠軍體格。如果想要達成更高的目標，就要採用更多樣的訓練內容，並了解如何設計訓練計畫，讓成效更加明顯，另外，也要有提升強度的能力，讓身體進一步成長、蛻變。不能

遺漏任何一塊肌群。訓練課表必須包含所有部位，像是前臂、2塊主要的小腿肌、下背部、後三角肌、前鋸肌、肋間肌等，統統缺一不可。而且，光有強壯的肌肉仍然不夠。以胸肌為例，上胸、下胸和胸部中段的肌肉都很重要，內、外側胸的肌肉量和飽滿程度也必不可少。光是三角肌，就有3個起端肌肉需要鍛鍊、使其輪廓更加分離。為了完整起見，還得訓練斜方肌、上背部、背闊肌和下背部。你不只要鍛鍊股四頭肌和大腿後側肌群，還要讓兩者之間有清晰的分野。二頭肌不是只有尺寸大小之分，長度、厚度和隆起的高度也是關鍵。

　　進階階段的發展對參賽很重要，等到開始備賽才來練這些細節和弱點訓練就太遲了。所以，你應該要早一步開始進階訓練，這樣未來參賽時才能進一步調整的訓練計畫。

　　當然，設定更遠大的進階訓練目標代表要投入更多的時間、精力、熱忱以及堅持。而且這個階段更考驗心志，你需要有堅定不移的目標意識。我們的目的不僅是意志的行動，還要包含一種真實而愉悅的動力，你必須渴望實現自己的目標，而達成目標付出的努力不應視為負擔，而是機會。你心裡想的不該是「該死，我今天得去健身」，而是「哇，我迫不及待想去健身房重訓了」。如果想進步的欲望夠強，那些外加的訓練負荷根本不算什麼。

　　要達到這樣的心境有一種方法，就是去設想一個願景，在心中清楚地描繪你要去的方向，以及你想成為什麼樣的人。我將在第7章詳談這件事。我還年輕的時候就一直關注雷格·帕克擺出經典姿勢的各種照片。看到他如大力士一般壯碩卻又極為精緻的體格，我就明白了自己若要成為宇宙先生，就得以他的體格為榜樣，尤其是他的腹肌、下背部和小腿肌。我只要閉上眼睛，腦海中就會清晰地展現出冠軍體格應有的模樣，那樣的畫面總是會引導著我，讓我繼續堅持嚴格的訓練、飲食，並全心投入姿勢練習和所有與健美相關的事物。

　　總結來說，在進階訓練階段，你要努力達到的具體目標如下：

1. 讓肌肉量更上一層樓，形成完美的肌肉形狀。
2. 不僅專注於肌肉量，還要仔細關注每個肌群的細節。
3. 打造平衡、比例和對稱之美的體態。
4. 讓肌肉與主要肌群之間的分離度更高。
5. 學習完全掌控身體的成長，以處理弱點或不平衡、不完美的區域。

進入進階訓練的時機

如果你的肌肉量已經增加 7 公斤左右，手臂變粗約 7-8 公分，胸部和肩膀變寬約 13 公分，大腿粗度增加約 10 公分，小腿則是增加 7-8 公分左右，就可以在訓練計畫加入更多樣的內容，以打造更堅實的體格與更平衡美觀的肌肉。

但你無法一步登天。學習新動作需要時間，才能了解各動作如何以不同的方式影響身體，並學會用新的訓練原則、動作來加速身體對訓練的反應。

由於訓練量是逐漸增加的，所以沒辦法在短時間內從基礎階段過渡到進階訓練。如果你想擁有冠軍級的身材，就要以冠軍級的強度、技術和知識來做訓練。這項任務很艱難，但也可能成為你人生中最有成就感的挑戰之一。

「高組數」訓練

有些訓練系統主打每個部位練個幾組就能帶來很大的進步，實際上，這個觀念已經不新鮮了，也是早期健美人訓練的方式。雷格·帕克剛開始踏入健美界時，很多健美人還在使用過時的低組數訓練。雷格說過：「跟舉重運動員一樣用大重量鍛鍊爆發力在過去會奏效，因為我們會打造出堅實的肌肉基礎，但我一直到開始嘗試 15、20 組的高組數訓練後，才感覺到身上的肌肉線條與形狀更明顯。我覺得早期健美運動員如果知道現在的高組數訓練法，一定也會進步更快。」

他說得沒錯，但隨著你在健美方面越來越進步，身體也會逐漸傾向抵抗肌肉發展。也就是說，訓練的強度會變得更加關鍵，你必須努力提升強度，成效才會最佳。為確保肌肉能持續成長，進階訓練計畫要求的組數更高。這件事不是隨便說說，也不只是我的個人喜好而已，而是有生理學根據：①徵召、活化每條肌肉內可用的肌纖維，透過特定動作讓肌纖維全數達到疲勞狀態。②讓每個身體部位都做到多種不同的動作，以便從各個角度鍛鍊每塊肌肉，打造出最全面的肌肉形狀，讓肌肉發展更臻完美，並確保身上所有主要肌群都能得到完整的刺激。

有些訓練系統會要你做高達 75 組動作，但這不是我所說的高組數。我認為，理想的訓練計畫裡每個動作應做 4 組。能夠在組間休息

較短暫的情況下連續做 4 組，就代表你做完前幾組後還有一些新鮮、未使用過的肌纖維可以調動。我認為第 2 項任務絕對必要，因為沒有任何單一的動作可以完全鍛鍊到目標肌肉，儘管只是結構最簡單的肌肉。舉例來說，尺寸較小的二頭肌就可以訓練上半部起點的位置、下半部止點的位置，也可以著力於肌肉的厚度、內側和外側，也可以專注於提升二頭肌隆起的高度。一旦開始鍛鍊更大、更複雜的肌群，就會有更多方式來訓練和塑造這些部位。

就算不是數學家也算得出來，如此龐大的任務不可能每個部位僅做 3-5 組就完成。有些現代健美人士被迷惑了，開始追隨用現代新科學包裝的老派理論，而這些人的體格肯定會有所欠缺。訓練每個主要肌群至少需要 4-5 種動作，小肌群則至少需要 3 種，這樣加起來總共可能有 20 組之多。

有了正確的菜單，你不僅能全面發展每一塊肌肉，還能打造出清晰的肌肉線條、紋理及明顯的分離度。

雙分部訓練

要應對進階訓練的內容，你可以使用雙分部訓練法（Double-Split Training），也就是把每天的訓練內容分為 2 次，在 1 天內練 2 餐。

我之所以會發現雙分部訓練法，純粹是出於必要。經過 1 年的訓練，我決定要真的把自己的身體推向極限。我想要盡可能地鍛鍊每一個身體部位，過一段時間再回到健身房，更用力地衝擊我的身體。有一次，我走進健身房練了胸和背肌。那天狀態非常好。接著我又練了腿，但我發現當下的強度和熱情遠不如剛剛練上半身那麼高昂。當時，我看著鏡中正值青春期的身體，不得不承認下肢的訓練成果遠不如上半身。到了隔天，訓練肩膀、二頭肌、三頭肌、前臂和小腿後，我又檢視了自己一番，發現三頭肌、前臂、小腿肌也不夠強壯。這些肌群明顯進度落後。

我仔細思考這件事，並認為自己不是沒有能力開發這些弱點，所以一定是我的訓練方法出了問題。於是，我開始嘗試不同的飲食，對吃的東西更加謹慎，努力保持血糖恆定，雖然確實有幫助，但帶來的進步仍然有限。

深入分析自己的訓練之後，我發現自己總是在多組訓練後很累的時候，才鍛鍊這些部位。一天內練完胸、背、腿是非常辛苦的，於

是我想到自己可以早上練胸、背，下午晚些時候再回來，讓精力充分恢復後，再更激烈地鍛鍊腿部，這樣一來，我訓練每個部位的強度就能提升。當時，我不知道有沒有其他人也這樣訓練，也未曾替這個訓練法命名，我發現自己要鍛鍊到全身的肌肉，就只能使用雙分部訓練法，因為只有這種強度才能讓我成為宇宙先生。

進階訓練通常包括 75 組動作，即身體 4 個區塊各 15-20 組，也可以分成 3 個區塊加上小腿、腹部的訓練。在 1 次鍛鍊就要完成這些內容，簡直難如登天，特別是有些肌群在各種動作中都會使用到，如果這些肌肉過於疲勞、沒有機會復元，就會嚴重影響訓練效果。

如果要一次做完 75 組訓練，大概要 3 個小時才能完成，練這麼久不休息肯定會耗盡所有能量。為了做完這麼多訓練量，有些人會控制節奏，頭 2 個小時不要那麼全力以赴，因為他們知道如果太認真練，到了最後會撐不下去。但這樣的作法會使強度降低，無法讓身體被迫做出反應並成長。如果你想要達到最大的效果，就必須每一組都全力以赴。

雙分部訓練可以讓你在早上全力訓練，復元一陣子後重新回到健身房，再次充滿活力地挑戰極限。我個人傾向 2 餐訓練之間一定要有 8-10 小時的充分休息，確保身體完全恢復。唯有這麼長的時間才能讓身體真正修復。如果你白天練得太激烈，那麼 10 小時的休息也不會夠。

當然，在傍晚、晚上又得訓練一次，肯定會占用許多時間，所以會需要調整自己的行程安排。雙分部系統的另一個好處是可以燃燒更多熱量，比起 1 天 1 練，就不用那麼嚴格地控制飲食。

進階訓練計畫的實務

進階計畫的 2 個等級

　　就跟基礎訓練計畫一樣，進階訓練也有 2 個等級，好讓你逐步增加訓練量，並漸進式提升強度。

　　無論是等級一、等級二，都會每週訓練各個身體部位 3 段。但是，等級二的菜單要求更高，有大量的超級組與額外的動作。

　　請從等級一開始訓練，花時間徹底學習每一個新的動作，如果需要額外的復元時間，就再好好學習並訓練一回。在等級一訓練六週以上之後，若你覺得自己的體能和復元能力還有餘裕，就可以開始在課表加入新的動作，慢慢過渡到等級二。最後請注意，如果訓練完非常痠痛，請多休息一天。根據建議的訓練量來完成訓練。

進階訓練計畫：等級一

鍛鍊1	鍛鍊2	鍛鍊1	鍛鍊2	鍛鍊1	鍛鍊2
週一	週二	週三	週四	週五	週六
早上					
・胸肌 ・背肌	・肩膀 ・上臂 ・前臂 ・小腿肌	・胸肌 ・背肌	・肩膀 ・上臂 ・前臂 ・小腿肌	・胸肌 ・背肌	・肩膀 ・上臂 ・前臂 ・小腿肌
晚上					
・大腿肌 ・小腿肌	—	・大腿肌 ・小腿肌	—	・大腿肌 ・小腿肌	—
每天都要訓練腹肌					

鍛鍊 1　　週一、週三、週五

胸肌

槓鈴臥推	5 組，第 1 組 15 下暖身，再做 4 組，每組分別為 10、8、6、4 下，最後 2 組為遞減組
斜板槓鈴臥推	5 組，第 1 組 15 下暖身，再做 4 組，每組分別為 10、8、6、4 下，最後 2 組為遞減組
	每到第 3 次鍛鍊，就將槓鈴臥推、斜板槓鈴臥推替換為啞鈴臥推、斜板啞鈴臥推
啞鈴飛鳥	3 組，每組分別為 10、8、6 下
雙槓撐體	3 組，每組分別為 15、10、8 下
拉舉	3 組，每組 15 下

背肌

引體向上	4 組，每組至少 10 下，請將啞鈴綁在腰間增加阻力，並且每次訓練交替做頸後引體向上和一般引體向上
窄握引體向上	4 組，每組 10 下
T 槓划船	4 組，每組分別為 15、12、8、6 下
俯身槓鈴划船	4 組，每組 8-12 下

大腿肌

深蹲	5 組，第 1 組 20 下暖身，再做 4 組，每組分別為 10、8、6、4 下
前蹲	4 組，每組分別為 10、8、8、6 下
哈克深蹲	3 組，每組 10 下
腿部彎舉	4 組，每組分別為 20、10、8、6 下
站立腿部彎舉	4 組，每組 10 下
直腿硬舉	3 組，每組 10 下

小腿肌

騎驢提踵	4 組，每組 10 下
站姿提踵	4 組，每組分別為 15、10、8、8 下

腹肌

捲腹	3 組，每組 25 下

彎腰轉體	一邊 100 下
器械式捲腹	3 組，每組 25 下
捲腹	50 下

鍛鍊 2　　週二、週四、週六

肩膀

頸後槓鈴肩推	5 組，第 1 組 15 下暖身，再做 4 組，每組分別為 10、8、8、6 下
側平舉	4 組，每組 8 下
屈體啞鈴側平舉	4 組，每組 8 下
啞鈴聳肩	3 組，每組 10 下

上臂

站立槓鈴彎舉	5 組，每組分別為 15、10、8、6、4 下
斜板啞鈴彎舉	4 組，每組 8 下
集中彎舉	3 組，每組 8 下
躺臥頸後三頭肌屈伸	4 組，每組分別為 15、10、8、6 下
三頭肌滑輪下壓	3 組，每組 8 下
單邊三頭肌屈伸	3 組，每組 10 下

前臂

槓鈴手腕彎舉	4 組，每組 10 下
反向手腕彎舉	3 組，每組 10 下

小腿肌

坐姿提踵	4 組，每組 10 下

腹肌

反向捲腹	4 組，每組 25 下
坐姿轉體	一邊 100 下
雙槓垂直捲腹	4 組，每組 25 下

進階訓練計畫：等級二

鍛鍊 1　週一、週三、週五

腹肌　開始訓練前先使用羅馬椅（Roman Chair）器材 5 分鐘

胸肌和背肌

超級組	臥推	6 組，第 1 組 15 下當作暖身，再做 5 組，每組分別為 10、8、8、6、4 下
	寬握引體向上（背後式）	5 組，每組 10 下
超級組	斜板啞鈴臥推	4 組，每組分別為 10、8、8、6 下
	窄握引體向上	4 組，每組 10 下
啞鈴飛鳥		4 組，每組分別為 10、8、8、6 下
雙槓撐體		4 組，每組分別為 15、10、8、8 下
T 槓划船		4 組，每組分別為 15、10、8、8 下
俯身划船		4 組，每組 10 下
超級組	坐姿滑輪划船	4 組，每組 10 下
	直臂過頭拉舉	4 組，每組 15 下

大腿肌

深蹲		6 組，每組分別為 15、10、8、8、6、4 下
前蹲		4 組，每組分別為 10、8、8、6 下
超級組	哈克深蹲	5 組，第 1 組 15 下當作暖身，再做 4 組，每組分別為 10、8、8、8 下
	躺姿腿部彎舉	5 組，第 1 組 15 下暖身，再做 4 組，每組分別為 10、8、8、8 下
超級組	站立腿部彎舉	4 組，每組 10 下
	直腿硬舉	4 組，每組 10 下

小腿肌

騎驢提踵	4 組，每組 10 下
站姿提踵	4 組，每組 10 下
坐姿提踵	4 組，每組 10 下

腹肌

懸吊式反向捲腹	4 組，每組 25 下
坐姿屈髖	4 組，每組 25 下
彎腰轉體	一邊 100 下

鍛鍊 2　　週二、週四、週六

腹肌　　開始訓練前先使用羅馬椅器材 5 分鐘

肩膀

超級組	頸後啞鈴前肩推	5 組，第 1 組 15 下暖身，再做 4 組，每組分別為 10、8、8、6 下
	啞鈴側平舉	4 組，每組 8 下
超級組	器械式肩推	4 組，每組 8 下
	彎腰側平舉	4 組，每組 8 下
超級組	立正划船	4 組，每組 10 下
	坐姿單邊滑輪側平舉	4 組，每組 10 下

上臂

超級組	站立槓鈴彎舉	4 組，每組分別為 15、10、6、4 下
	躺臥頸後三頭肌屈伸	4 組，每組分別為 15、10、6、4 下
超級組	交替啞鈴彎舉	4 組，每組 8 下
	三頭肌滑輪下壓	4 組，每組 8 下
超級組	集中彎舉	4 組，每組 8 下
	單邊三頭肌屈伸	4 組，每組 12 下
反向伏地挺身		4 組，每組 15 下

前臂

三組式訓練	腕部彎舉	4 組，每組 10 下
	反向彎舉	4 組，每組 10 下
	單邊腕部彎舉	4 組，每組 10 下

小腿肌

站姿提踵	4 組，每組分別為 15、10、8、8 下
在腿推器材上做提踵	4 組，每組 10 下

腹肌

雙槓垂直捲腹	4 組，每組 25 下
坐姿轉體	一邊 100 下
滑輪捲腹	4 組，每組 25 下
俯臥挺身練下背	3 組，每組 10 下

邁向極限

在基礎訓練中，我們已經提過偶爾要有「大重量日」，嘗試在某些動作達到負重的極限。到了進階訓練，大重量日也變得更重要。

我會建議你偶爾把常規訓練放在一旁，做一次只有大重量或高負重彈震式訓練的課表。請記住，肌肉細節、比例和均衡度是建立在足夠的肌肉量上，所以必須偶爾挑戰身體、改變訓練內容，用最大肌力來訓練，讓肌肉變得更結實。

改變你的計畫

在進階訓練階段，每3-6個月需要更換1次課表，淘汰某些動作，並以新的動作取代。因為這麼做是必要的，有以下幾個好處：①讓身體做出多樣化的動作，開發每一條肌肉和肌群。②迫使身體做新的、意想不到的動作，促進其成長。③避免對訓練感到怠惰。

看起來相似的動作，可能帶來截然不同的感受。舉例來說，如果你習慣用槓鈴做肩推，那麼用啞鈴做的感受會完全不同，儘管兩者都是訓練前三角肌。因為啞鈴需要平衡、協調2個重物，跟槓鈴只需控制1根槓不同，所以啞鈴對肌肉的要求截然不同。練了幾個月的頸後槓鈴肩推後換換口味，改成做啞鈴肩推是很好的選擇。

但是，有些基本動作仍然很重要，所以每次訓練都要做到。持續探索多樣化的動作模式，能讓你更了解哪些動作適合自己。最終，反覆嘗試會讓你更能掌握自己的身體，並獲得最佳效果。

其他鍛鍊範例

腹肌　開始訓練前先使用羅馬椅器材5分鐘

胸肌和背肌

超級組	器械式臥推	5組，每組分別為12、10、8、8、8下
	寬握距下拉	5組，每組分別為12、10、8、8、8下
超級組	器械式斜板臥推	4組，每組分別為12、10、8、8下
	窄握距下拉	4組，每組分別為12、10、8、8下
啞鈴飛鳥		4組，每組8下

下斜啞鈴臥推		4 組，每組分別為 12、10、8、8 下
俯身划船		4 組，每組 8 下
單邊啞鈴划船		4 組，每組 10 下
超級組	坐姿滑輪划船	4 組，每組 10 下
	器械式拉舉	4 組，每組 10 下

大腿肌

深蹲		6 組，每組分別為 15、10、8、8、6、4 下
器械式前蹲		4 組，每組 8 下
超級組	垂直式腿推	4 組，每組 8 下
	躺姿腿部彎舉	4 組，每組 10 下
超級組	站立腿部彎舉	4 組，每組 10 下
	槓鈴早安	4 組，每組 10 下

小腿肌 　跟一般課表一樣做騎驢提踵、站姿提踵、坐姿提踵

腹肌

捲腹	30 下
坐姿屈髖	30 下
懸吊式反向捲腹	30 下
坐姿轉體	一邊 50 下
真空收腹	5 分鐘

肩膀

超級組	啞鈴肩推	5 組，每組分別為 10、8、8、8、6 下
	單邊滑輪交叉側平舉	5 組，每組一邊 10 下
超級組	啞鈴前平舉	4 組，每組 8 下
	屈體滑輪側平舉	4 組，每組 8 下
超級組	寬握立正划船	4 組，每組一邊 8 下
	躺姿側平舉	4 組，每組 10 下

上臂

超級組	站立啞鈴彎舉	5 組，每組 8 下

超級組	躺臥啞鈴屈伸	5 組，每組 10 下
	斜板彎舉	4 組，每組 8 下
	站立槓鈴三頭肌屈伸	4 組，每組 10 下
三組式訓練	牧師彎舉	4 組，每組 8 下
	雙槓撐體	4 組，每組 10 下
	單邊滑輪反向下壓	5 組，每組一邊 10 下
啞鈴俯身臂屈伸		5 組，每組 12 下

前臂

反向牧師彎舉	4 組，每組 8 下
背後腕部彎舉	4 組，每組 10 下
單邊腕部彎舉	4 組，每組 10 下

針對弱點的訓練

一旦你發展出足夠的肌肉量，就必須開始專注於肌肉的品質。因此，雖然健身房裡的夥伴可能已經很樂意聊你的弱點了，但你還是要常常照鏡子、看自己的照片，試著找出不足之處。以我為例，我一開始的弱點是大腿和小腿，所以我調整了訓練計畫，更加重視腿部訓練，以提升下肢肌力，使上下半身比例更均衡。

1 年後，我準備參加歐洲先生和 NABBA 宇宙先生賽事，我的大腿和小腿雖仍有不完美，但確實進步很多了。當時我最大的不足就是肌肉分離度和線條。所以我的課表需要有更多相關的動作。舉例來說，我做了很多前平舉，要分離胸肌和三角肌，也用拉舉來分離前鋸肌和背闊肌。

這樣還不夠。有人告訴我：「你中背部的肌肉量不夠。」所以我做了更多俯身划船、滑輪划船等動作。他們還會說：「你的股二頭肌不如股四頭肌。」「你的後三角肌可以再加強。」每次我聽到自己有需要改善的地方，就會改變計畫，試圖克服所有弱點。

太多健美的人只知道加強優勢，卻忽略補足弱項的重要性。擁有冠軍手臂、雙腿卻以虛弱出名的健美人，卻只會日復一日地泡在健身房鍛鍊上肢！他會不斷重複著二頭、三頭肌的訓練，一組接一組，但任何人看到他都會明白，他可以一整年都不用認真練手臂，卻不能

不好好鍛造自己的大小腿，讓這些肌群也達到冠軍水準。可是，這類人似乎對「完美體格」沒有概念，難以判斷他是否有一天能學會如何均衡肌肉發展。

有很多健美選手一開始對完美體格一知半解，到後來才逐漸學會其意涵。其實，就算體格有明顯的弱點，還是有可能取得不錯的成績、贏得宇宙先生頭銜。然而，業餘宇宙先生冠軍若想直升職業賽事，往往會表現不佳，甚至敬陪末座！

從一個層級跳躍到另一個層級、從州際賽晉升到全國錦標賽，從全國錦標賽再到世界賽，從業餘到職業、再到奧林匹亞先生，在這些升級、跳階的過程中，你會發現身體的弱點影響越來越大。健美運動員常常會覺得沒辦法投入那麼多努力去解決弱點，畢竟去處理自己的弱項往往意味著要重新開始訓練。在賽場上成功順遂了這麼多年，你還是必須承認，自己有個需要 1-2 年才能完全彌補的缺失。在健美職涯當中，下定決心克服弱點需要極大的勇氣。

我剛來到美國時常被說小腿不夠壯，所以我就把褲腳剪掉，讓小腿的形狀展露無遺。這件事不只提醒我要更努力鍛鍊弱項，也讓其他人都能看到我的弱點，讓我更有動力解決問題。

再舉個例子，我的左臂以前比右臂稍微細一些。我注意到，每次有人要我秀出二頭肌，我都會自動舉起右臂。所以我很努力，刻意讓左臂練得更多，我選擇正視弱點，而不是假裝看不見，最終才成功讓左二頭肌和右邊一樣強壯堅挺。

因為所謂的完美體格並不存在，所以這個追求完美的訓練階段其實是無止境的，你總是可以找到弱點，選擇繼續提升自己的體格。年復一年，隨著訓練、賽事的經驗累積，你會更加了解自己的身體，並知道哪些飲食和訓練計畫是最有效的。基本功沒有做完的一天，只是變出一些新花樣而已。

訓練弱項部位

健美既是一門藝術也是一門科學，因此訓練計畫不能總是一成不變。從第 1 天走進健身房開始，你可能就會明顯感覺某些部位比其他地方弱很多。要解決肌力不平衡有一個基本方法，就是使用優先原則，在狀態最好、最有力氣的時候先練你的弱項。或者，你也可以安排一下自己的雙分部訓練課表，在其中一次訓練只練弱項。

還有另一個方法，就是在訓練弱點的時候把組數從 5 組增加到 7 組。你要不厭其煩一直做，直到看到進步為止，最後再回到原本均衡刺激各部位的課表。這也是使用穿插組的好時機。每次各個動作做到第 3 或第 4 組，就加入 1 組針對弱點的動作。

有時候，過度訓練也有可能會造成某個部位表現不佳，因為你太頻繁、太強烈地鍛鍊它，導致肌肉沒有機會休息、復元和成長。要解決這個問題很簡單，就是給過勞的肌肉一個休息和恢復的機會，同時調整訓練計畫，避免再次過度訓練。記住，健美訓練過猶不及，太多、太少都不好。

但是，我們該如何知道進步停滯的原因是訓練不足還是過度訓練呢？其實隨著訓練經驗累積，你應該可以本能地學會判斷這件事情，但我可以告訴你一個很準確的經驗法則：

1. 若要解決刺激不足的問題，通常可以更努力、更高強度地練，或使用額外的強度技巧，而不是大幅增加組數。

2. 訓練過度常常是組數過多、訓練太頻繁，且每段鍛鍊之間身體各部位的休息時間過短。而過度訓練的其中一個跡象就是運動時不會有肌肉充血的泵感。請記住，現在之所以有這麼多優秀的健美運動員，其中一個原因就是他們學會在短時間內完成極高強度的訓練，同時讓肌肉在下次訓練前得到充分的休息和復元。你也要謹記，訓練會刺激成長，但真正的成長是在你休息的時候發生的。

有時候弱點可能集中在某個特定部位，像是二頭肌可能形狀很漂亮，但厚度不足；背闊肌可能足夠寬闊、線條流暢，但中背部肌肉的肌肉量或密度有待加強。正確的解答就是選擇針對特定部位的動作，並妥善安排訓練計畫，優先執行針對弱點的動作。

在動作介紹的章節（從第 247 頁開始），我會完整分析各個身體部位，幫助你找出弱點，並提供具體的動作或技巧指導，讓你能彌補所有不足之處。

第 6 章 ─────────────── CHAPTER 6

賽事訓練計畫

現在,很多健美人士每天都會花 2-3 個小時訓練,致力打造更壯碩、更完美的體格。但是,這些看似充滿熱忱的人只有極少數繼續邁出下一步,開始為賽事作準備。

若要踏入健美競賽殿堂,需要克服很多困難,而心理的阻礙往往大於身體的限制,你必須下定決心,相信自己真的想要加入健美選手的行列,跟那些你以前仰慕或者曾經激勵你的人競爭。

打造競賽體格

比起平時的訓練,賽場是一個完全不同的領域。突然間,你就得開始關注膚色、展示、自選姿勢(posing routine)等等原本未曾想過的問題;最重要的是,你還要學會一個新的壓力來源,是過去在健身房裡不曾出現過、而且對其毫無防備的壓力。

此外,你的身材目標也會改變,不再只是壯碩、均衡、線條清晰的體態。現在你必須追求極致完美,每條肌肉和每個肌群都要雕塑到最佳狀態,體脂率也要壓到最低,好讓每一處肌肉都有明顯的分離度和清晰的線條紋理。在進階訓練部分,我們討論了如何鍛鍊身體各部位的肌群。如果要開始備賽,訓練計畫就會更複雜,通常需要考慮以下細節:

- 胸肌：上胸、中胸和下胸肌的肌肉；上胸與下胸之間的區隔；沿著胸骨生長的內胸肌；沒入三角肌下方的外胸肌；胸肌的條紋；胸肌與前三角肌之間的分離度；前鋸肌的線條清晰度。
- 背肌：背闊肌的寬度和厚度、沒入腰部上方的背闊肌長度；菱形肌和中背部的細節和肌肉量；下背部的豎脊肌；肋間肌的線條清晰度。
- 肩部：肌肉發展及三角肌前、中、後三頭的分離度；斜方肌的肌肉量和厚度；斜方肌與背肌、後三角肌的分離度。
- 二頭肌：上部、下部肌肉發達程度，寬度、厚度和肌峰高度也是關鍵。
- 三頭肌：三個頭的厚度和長度，以及整體肌肉發達程度。
- 前臂：屈、伸肌的發達程度；手肘部分肱肌的發達程度。
- 腰部：上腹和下腹肌的發達程度和線條清晰度；腹斜肌的發達程度，以及腹肌、腹斜肌之間的分離度。
- 股四頭肌：4個頭的肌肉量和分離度；外側大腿肌和股四頭肌下部沒入膝蓋處；大腿內側內收肌的發達程度。
- 大腿後側肌群：股二頭肌兩個頭的肌肉發達程度，大腿後側肌群與股四頭肌之間的分離度；臀肌上的條紋和肌肉發達程度，大腿後側肌群與臀肌之間的分離度。
- 小腿肌：底層的比目魚肌和上方腓腸肌的肌肉發達程度；小腿肌的尺寸、長度和肌峰高度。

請想想看，自己需要付出什麼樣的努力才能符合上面的描述，你的競爭對手也正在後頭努力追趕著你呢！如果要達到上述目標，就要了解哪些動作對各個部位有效，再將這些動作融入訓練當中，找出訓練每塊肌肉所需的角度，以及該用多大的強度來達到效果。進步之後，你一定會逐漸納入更多動作，因此整體的組數也會增加，所以對體能和耐力的要求會更高。

就算訓練課表相當先進，還是有可能沒辦法掌握雕塑完美體態的關鍵。我在歐洲贏得了 NABBA 宇宙先生的頭銜，卻沒有意識到自己的小腿肌其實不足。我那時不知道，小腿肌應該要長得跟手臂一樣粗。來到美國之後，喬・韋德等人就跟我說：「你的腰應該要更細，你的前鋸肌要再多一些。你的小腿肌要再粗壯一點。你的肌肉量和線條清晰度還要再加強。」從那時候開始，我就認真地雕琢每個細節、

消滅所有弱點，如果我早點明白這些事情，就不會浪費那麼多時間，也不會輸給切特・約頓、弗蘭克・贊恩，或許還能贏過塞爾吉奧・奧利瓦。

賽事訓練的組數和重複次數都更多，所以訓練量會全面提升，而且範圍不僅限於健身房內的運動，額外的有氧訓練也算在內。與此同時，為了減掉體脂肪，食物攝取量也要減到最低限度。因此，此種計畫幾乎不可能讓你增肌、提升肌力，因為其目的是雕塑體格，而不是增強基礎的肌肉量和肌力。

賽事訓練加上嚴格飲食是較為極端的狀態，如果一個不小心，往往會流失辛苦得來的肌肉。由於健美運動近年來相當熱門，所以很多頂尖冠軍選手得到更多比賽、商演機會，也可能因此放慢了進步的幅度。他們參加了很多比賽、展覽和研討會，所以生活大部分時間都保持在接近比賽的狀態。但理想情況下，賽事訓練應該是短期、專一的計畫，用來在短時間內準備特定賽事，而不是可以長期、反覆執行的生活模式。過去，健美運動員一年只會參加幾場賽事，而且比賽通常集中在每年的某個時期，所以有充裕的時間在休賽季做更多訓練，以增加肌肉量、讓身體成長。因此，正常的健美運動員一年間會花大部分時間做大量爆發力訓練，並攝取足夠的飲食。然後，才進入備賽的訓練階段，朝著上台展示所需的品質和精緻度邁進。

但是，現在的頂尖的業餘、職業健美運動員的訓練方法已經大幅改變，他們得小心選擇賽事，休賽期間也要努力維持，確保身材不走樣。以我個人而言，當然會堅守不要參加每一場賽事的原則，只選擇特定幾場重要的比賽；但許多職業健美選手卻把自己累垮，不斷參加一場又一場的大獎賽。他們的策略有其代價，因為保持賽事體態太久會讓身體無法達到最佳狀態，也會讓肌肉量下降、肌力變弱。因此，我更建議你只參加對個人賽事生涯真正重要的比賽。一年只比1場並贏得冠軍比起一年到頭都在比賽卻表現不佳好多了。不過，由於賽事數量越來越多，決定在哪裡、於何時參賽也越來越困難。

但是，如果你是健美賽事的新手，或者比賽經驗不多，就可以等到變資深後再煩惱這個問題。就現在而言，最重要的就是了解賽事訓練的作用和限制：賽事訓練不會增加肌肉量，不會讓你變得更魁梧、更強壯，有時甚至會有相反的效果，但賽事訓練能夠凸顯肌肉的品質，去除不必要的部分，讓你的每一處肌肉都宛如鑽石般閃耀。

變小的恐懼

有很多健美選手做賽事訓練的時候會面臨一個心理障礙，與他們對自身體型的認知有關。無論每個選手一開始練健美的動機為何，肯定都會想變得更強壯。因此，任何讓他們變渺小的事情都是一種威脅。這就是為什麼許多健美運動員會因為賽事訓練而非常焦慮。

賽事體型就是要讓瘦體組織越多越好，同時去除多餘的體脂。因為我們都會說：「肥肉是見不得人的。」但是，體內的脂肪其實會讓你看起來更魁梧，而這種身形龐大的感覺對大多數健美選手來說很有成就感。

對普通男性來說，體重 109 公斤、體脂率落在 16% 的身材，算是精瘦，但對於健美運動員來說，卻不是如此。如果這個身材的人開始為健美賽事訓練、調整飲食，最終將自己的體脂率降至 9%，那這代表什麼？

在體重 109 公斤時，他身上有 17 公斤的脂肪。因此，他的瘦體組織重約 92 公斤。體脂肪率僅 9% 的情況下，假設他沒有流失任何肌肉量，則體重約為 101 公斤。因此，他的肌肉尺寸其實一樣，但看起來卻會變小很多。這種變得渺小的感覺會讓某些人非常煎熬，最終無法繼續堅持賽事訓練計畫。

我自己也經歷過這種情況。1968 年來到美國參加 IFBB 宇宙先生賽事，那時我的體重是 111 公斤。我以為我的身材已經完美了。但是，喬·韋德一看到我，就笑稱我是最胖的健美選手。我來美國是為了讓眾人對我刮目相看，結果卻沒能抱回冠軍金盃！弗蘭克·贊恩憑藉他精瘦、完美的身材奪得了宇宙先生頭銜。這件事給了我一個寶貴的教訓。

1 年後，我的體重來到 104 公斤，並一雪前恥，以壓倒性的優勢打敗了對手，贏得了 NABBA 和 IFBB 的宇宙先生雙料冠軍。我發現，龐大的體格不是頂尖冠軍的唯一要素。減去多餘的脂肪不是 2-3 個月就能做到，我最終花了一整年的時間才達成。因為我花了這麼多時間，所以有辦法漸漸適應自己的新體態，並意識到體重減輕並不代表我變小隻了，我會告訴自己，我的手臂仍然很粗壯，大腿也是。不過，瘦下來之後，所有衣服的腰身都變寬鬆了，這代表我真的減去了一些不需要的贅肉。結果呢？改變身體組成讓我百發百中，贏得了每一場比賽。

肌肉量對健美選手的體型至關重要。但唯有精雕細琢的肌肉形狀和品質才能讓你拔得頭籌。如果你只看捲尺或體重計上的數字、只努力追求衣服緊貼身體的感覺，卻沒有認真減脂，達到雕塑線條、增加肌肉品質的目的，最終只會有一個結果——你會輸掉比賽。身為一個健美前輩，這就是我給你的建議。

賽事訓練要素

　　若是為了比賽而訓練，就需要為自己設定一些特殊的目標：
1. 你需要更加專注地練習，單獨訓練每一個部位及每一塊肌群。
2. 你需要各種技巧來增加強度，並採納更多樣的訓練動作。
3. 你需要增加總組數和負荷量。
4. 你需要改變訓練速度，做更多超級組和三組式訓練，大幅減少組間休息時間。
5. 你必須在飲食上作出重大改變，詳情請參見第 748 頁的備賽飲食策略。
6. 每組訓練間都要不斷地擺姿勢、展示肌肉。
7. 你要清楚知道訓練夥伴的好處，並讓他幫助你集中精力，創造超高強度的訓練，詳見下文。

　　在備賽期間，分析、改正你的弱點是一大關鍵。以前你可能會優先關注弱項，但現在你則必須瘋狂地主動修正所有不平衡的地方。當然，你也要知道僅僅幾週、幾個月的訓練效果有限，要徹底改善每個弱點可能需要 1-2 年的時間，但就算時間很短，還是能改變特定問題，像是加強後三角肌、讓股二頭肌的分離度更佳，這些小小的改變都能增加你在比賽中脫穎而出的機會。

依賴你的夥伴

　　備賽期間，擁有一位可靠的訓練夥伴是最大的優勢。隨著比賽日接近，每次鍛鍊都至關重要，訓練強度絕對不能妥協。夥伴不止能激勵你，還能幫助你維持嚴格的飲食和訓練。當然，這段關係是雙向的，你也要幫助你的訓練夥伴。

　　如果你是比賽新手，最好找個經驗比你豐富的人一起訓練，因為他能帶你少繞許多遠路，讓你的備賽過程更輕鬆、效率更好。

有一次，我在 World Gym 準備 1980 年的奧林匹亞先生賽事，就有幾天的時間是陪著 2 位年輕的健美選手一起訓練，他們當時在為生涯首場比賽作準備。他們 2 個都很年輕，而且非常強壯，所以給了我很多動力。另一方面，因為我資歷較深，所以能夠傳授一些他們沒聽過的訓練技巧，也能教他們如何擺姿勢、該怎麼控制飲食。這是很公平的交換，他們用能量活力換取我的知識。我們都從中收穫了更好的效益。

訓練量

備賽時期的組數與動作數量都要提升。但如先前所述，過度訓練跟訓練不足同樣糟糕。所以我要告訴你們以下的建議訓練量：

胸、背、腿、肩	低訓練量：16-20 組 高訓練量：20-26 組
二頭肌、三頭肌、大腿後側肌群	低訓練量：12-16 組 高訓練量：16-20 組
小腿肌	低訓練量：10 組 高訓練量：15 組
腹部	低訓練量：3 種動作 高訓練量：4-6 個動作

選擇你的訓練

在賽事訓練計畫中，我建議跟先前的訓練計畫一樣安排特定的動作。如你所見，賽事訓練計畫裡列出的動作數量遠超過 1 次訓練能做完的量。如果你的能力已有資格參賽，就該有足夠的經驗能為自己作決定。不過，我還是有一套標準讓你在制訂個人訓練計畫時遵循：

1. 一定要納入增肌、大重量、彈震式訓練，也要有孤立訓練動作，以雕塑每個肌群。
2. 增加肌肉量或肌力時以自由重量訓練為主，孤立訓練則可使用滑輪和器械。
3. 也要安排能練到每一部位的每一條肌肉的動作。請參照以下方案：

分部式訓練

賽事訓練計畫的內容有 2 種常見的區分方式：

- <u>2 日分部式訓練</u>：分 2 天練完全身，每個部位每週練 3 次。
- <u>3 日分部式訓練</u>：分 3 天練完全身，每個部位每週練 2 次。

我習慣 1 週 6 練，只有週日休息，我的同儕們也大多是如此。如果你受限於生活習慣或上班時間，也可以把你的鍛鍊記錄為鍛鍊 1、鍛鍊 2，不必按照星期幾來記錄。

<u>2 日分部式訓練</u>的課表如下：

鍛鍊1	鍛鍊2	鍛鍊1	鍛鍊2	鍛鍊1	鍛鍊2
週一	週二	週三	週四	週五	週六
早上					
・胸肌 ・背肌	・肩膀 ・上臂 ・前臂	・胸肌 ・背肌	・肩膀 ・上臂 ・前臂	・胸肌 ・背肌	・肩膀 ・上臂 ・前臂
晚上					
・腿部	——	・腿部	——	・腿部	——
每晚訓練都要練小腿肌和腹肌					

<u>3 日分部式訓練</u>的課表如下：

鍛鍊1	鍛鍊2	鍛鍊3	鍛鍊2	鍛鍊1	鍛鍊3
週一	週二	週三	週四	週五	週六
早上					
・胸肌 ・背肌	・肩膀 ・斜方肌	・大腿	・胸肌 ・背肌	・肩膀 ・斜方肌	・大腿
晚上					
・前臂	・上臂	・大腿後側肌群	・前臂	・上臂	・大腿後側肌群
每晚訓練都要練小腿肌和腹肌					

賽事訓練計畫

請依照前述的訓練課表，為各個身體部位挑選適量的訓練動作。

腹肌　開始訓練前先使用羅馬椅器材 10 分鐘

胸肌和背肌

硬舉		3 組，每組分別為 10、8、6 下
超級組	負重頸後引體向上	4 組，每組 10 下
	斜板槓鈴臥推	4 組，每組分別為 15、12、8、6 下
超級組	臥推	4 組，每組分別為 15、12、8、6 下
	引體向上	4 組，每組 15 下
超級組	啞鈴飛鳥	4 組，每組 10 下
	寬握俯身槓鈴划船	4 組，每組 12 下，使用遞減法
三組式訓練	器械式拉舉	4 組，每組 15 下，使用遞減法
	雙槓撐體	4 組，每組重複至力竭
	滑輪飛鳥	4 組，每組 12-15 下
三組式訓練	坐姿滑輪划船	4 組，每組 10 下，使用遞減法
	單邊滑輪划船	4 組，每組 12-15 下
	啞鈴拉舉	4 組，每組 15 下

肩膀

三組式訓練	器械式前肩推	4 組，每組 10 下
	啞鈴側平舉	4 組，每組 10 下
	屈體側平舉	4 組，每組 10 下
三組式訓練	槓鈴肩推（前後交替）	4 組，每組 12 下
	滑輪側平舉	4 組，每組 10 下
	躺姿斜板側平舉	4 組，每組 10 下
三組式訓練	啞鈴前平舉	4 組，每組 10 下
	坐姿滑輪向後側平舉	4 組，每組 10 下
	聳肩	4 組，每組 10 下

大腿肌

超級組	腿部伸屈	5 組，每組 12 下
	深蹲	5 組，每組 15-20 下
超級組	前蹲	5 組，每組 12-15 下
	腿部彎舉	5 組，每組 12 下

超級組	哈克深蹲	5 組，每組 15 下
	腿部彎舉	使用遞減法
直腿硬舉		3 組，每組 6 下，站在瑜伽磚或健身椅上

上臂

超級組	槓鈴彎舉	4 組，使用遞減法
	站立窄握槓鈴三頭肌屈伸	4 組，每組 10 下
三組式訓練	槓鈴牧師彎舉	4 組，每組 10 下
	躺姿槓鈴三角肌屈伸	4 組，每組 10 下
	槓鈴牧師反向彎舉	4 組，每組 10 下
三組式訓練	躺臥啞鈴屈伸	4 組，每組 10 下
	斜板彎舉（每組增加斜度）	4 組，每組 10 下
	躺姿反握槓鈴屈伸	4 組，每組 10 下
超級組	集中彎舉	4 組，每組 15 下，使用「一又二分之一訓練法」
	站姿單邊三頭肌屈伸	4 組，每組 12 下
超級組	跪姿滑輪三頭肌屈伸	4 組，每組 12 下
	跪姿滑輪三頭肌屈伸	使用繩索，4 組，每組 12 下

前臂

三組式訓練	槓鈴反向腕部彎舉	4 組，每組 10 下
	槓鈴腕部彎舉	4 組，每組 10 下
	單邊啞鈴腕部彎舉	4 組，每組 10 下

小腿肌（可以改變雙腳位置，例如腳趾朝內、朝前、朝外）

騎驢提踵	5 組，每組 15 下
站姿提踵	5 組，每組 10 下，負重越大越好
坐姿提踵	5 組，每組 15 下
前腳掌提踵	5 組，每組 15 下
在腿推器材上做提踵	4 組，每組 12 下
站姿單腳提踵	4 組，每組 12 下
騎驢提踵	4 組，每組 12 下

腹肌

（每個循環 4-6 個動作，組間不休息）

捲腹	30 下
反向捲腹	30 下
轉體	一邊 50 下
坐姿屈髖	30 下
雙槓垂直捲腹	30 下
俯臥挺身練下背	15 下
轉體捲腹	30 下
懸吊式反向捲腹	15 下
彎腰轉體	一邊 50 下
器械式捲腹	15 下

個人化訓練計畫

一旦達到比賽水準，就該制定一份適合自己的訓練計畫。因為每個人有不同的優勢和弱點，所以我無法提供一個適用所有人的版本。但我可以給你一個普遍的方法，告訴你如何設計更好的計畫，幫助你燃燒更多熱量、打造更多肌肉量和線條；儘管如此，你還是要盯著鏡子好好檢視自己的弱點在哪裡，從上、中、下胸到二頭肌、三頭肌、背闊肌，全都不能放過。

假設你不滿意自己的下背闊肌。則可以增加大約 4 組動作來加強。但現有的課表再增加 4 組可能會太多，所以你可以每個動作各減 1 組，像窄握、寬握引體向上、坐姿划船以及 T 槓划船各減 1 組等。你還是會練這些動作，但組數減少，因此整體訓練量大致保持不變。

這份計畫列出許多特定的動作，但如果你經驗夠豐富，也了解自己的弱項，就可以直接看動作介紹的章節，找到最能幫你改善問題的動作，並根據需求自由調整計畫內容。

所有頂尖的健美運動員都會經歷這個過程。我當時和佛朗哥一起訓練時，我們會各自在某些部位多做幾組別的動作。舉例來說，佛朗哥的大腿肌肉線條不夠明顯，所以他會用史密斯機另外練前蹲，讓股四頭肌的線條更加清晰。我沒有這方面的困擾，所以會把力氣花在肩膀、三頭肌、腹肌或其他最需要鍛鍊的部位。我可以保證，像李·哈尼、多利安·耶茲、肖恩·雷、弗萊克斯·惠勒等頂尖選手也會經歷相同的過程。

調整訓練時，確保不要挖東牆補西牆，改正某個弱點時又產生新的缺陷。即使你很努力彌補弱項，還是要持續關注其他身體部位。

肌肉分離度

我先前有談到肌肉品質的重要性，若要達到這個標準，肌肉分離度是很關鍵的指標。肌肉分離度的概念遠超過單純的肌肉線條。訓練和飲食可以讓你的肌肉線條分明，但要成為行走的肌肉解剖模型，並贏得比賽，還得付出更多努力。

高品質體格的各個肌群是相互分離的。舉例來說，當你擺出背後雙手肱二頭肌的姿勢，二頭肌、三頭肌、肩膀、斜方肌以及上下背部之間的界線應該要很明顯，讓評審們印象深刻。另外，每個肌群本身也要有明顯的內部分區：比如二頭肌的 2 個頭（肌肉起端）、三頭肌的 3 個頭等。而且每個肌肉起端要都要有清晰的條紋，展現出肌纖維束的紋理。

之所以能達到完美的分離度，靠的是對每塊肌肉的徹底鍛鍊，所有肌群的平面、輪廓、方向都展示得一覽無遺，而且體脂肪要夠低。若要達成這個目標，就要有大組數和大次數，每個部位也要採用多樣的動作。此外，必備的技術如下：

1. 必須單獨訓練每一塊肌肉，也要刺激到每一塊肌肉的各個分區，以活化每一根可用的肌纖維，進而讓每一塊肌肉和身體部位之間的界線更加明顯。要做到這點，就要透徹地了解每個動作對肌肉的影響，並安排一份能幫助自己達到目標的計畫。

2. 要達到極致的肌肉分離，就必須在動作過程中嚴格控制肌肉，動作範圍全程都要非常專注，好讓每個參與動作的肌纖維都受到最大壓力的刺激。只要有任何一個環節的螺絲鬆了，目的就會落空。

如果孤立訓練沒做確實，就無法有效鍛鍊到訓練動作所針對的細小範圍。以啞鈴前平舉為例，若想讓三角肌與胸肌更分離，就不能用甩動的方式舉啞鈴，而是要讓肌肉完全發力，讓肌肉的形狀能夠充分展現，以達到你所追求的分離效果。如果要鍛鍊特定的部位，執行動作時就要夠嚴格，才能讓你想加強的地方真的有疲勞的感覺。

3. 可見得如果肌肉上覆蓋著一層脂肪，就不可能有分離度。因此，利用飲食控制降低體脂肪，也是達到肌肉分離的關鍵。

雄偉身材與清晰線條：分析進步的方法

在比賽舞台上，你的外表會決定最終評分的高低，因此體態與姿勢就是當下的關鍵。正如先前所述，有很多方法可以檢視自己的進步幅度，但也可能有各自的隱憂。舉例來說，在 1980 年 AAU 的美國先生賽事，雷・門澤（Ray Mentzer，邁克・門澤的弟弟）加入了角逐冠軍的行列，想爭取世界業餘健美錦標賽美國代表隊的資格。賽前幾個月，他每 3 週就會去測 1 次身體組成。賽前，他看起來自信滿滿，因為上次測試的結果是體脂率低於 4%。

雖然體脂率看起來很樂觀，他仍未能擠入代表隊，我認為這是因為他的身材在台上看起來太平滑了，線條跟肌肉量都不夠。他沒有意識到，體重、肌肉尺寸、體脂率都跟健美比賽的輸贏沒有直接相關，外觀才是關鍵。畢竟，裁判不會使用水下稱重法、捲尺或其他工具來輔助判決。他們唯一的工具就是自己的眼睛。所以你也要相信自己的雙眼。

當然，使用一些客觀的量測方式一定有幫助。將兩事物相比較一定比單獨分析一物來得容易。所以，我會推薦一個好方法，那就是定期拍照，把現在的照片跟以前比較。另一個方法就是跟健身房裡的另一位健美選手一起擺動作，看看自己與對方的差距。

但最終的考驗還是在舞台上，無論成敗都得面對。所以，有時候參加多場比賽也是評估進步的好方法。每一場比賽得到的評價都會清楚地告訴你，這次的訓練方法是否有效。

不過，如果要在短時間內評估身體狀態，鏡子會是你最誠實的夥伴。身體組成測試不會告訴你肌肉分離度夠不夠；捲尺無法分析你的肌肉量，也看不出線條是否清晰；體重計更沒辦法幫判斷身材比例是否勻稱。但照鏡子時不能只看自己想看的，這樣的人當不了冠軍。你必須誠實面對自己的身體，不過度美化，也不輕易貶低。

另外，也要記得寫訓練日誌，把自己的進步內容寫下來。為 1980 年的奧林匹亞先生賽事訓練期間，我每週都會請佛朗哥幫我拍照，並仔細研究這些照片，觀察自己的身材有沒有變得結實、線條有沒有更清晰、肌肉量有沒有增長。透過照片及鏡中的自我，再輔以佛朗哥中肯的評論，讓我總是能清楚掌握自己的狀況，所以才能以完美的體態抵達澳洲，抱回我的第 7 座奧林匹亞先生冠軍。

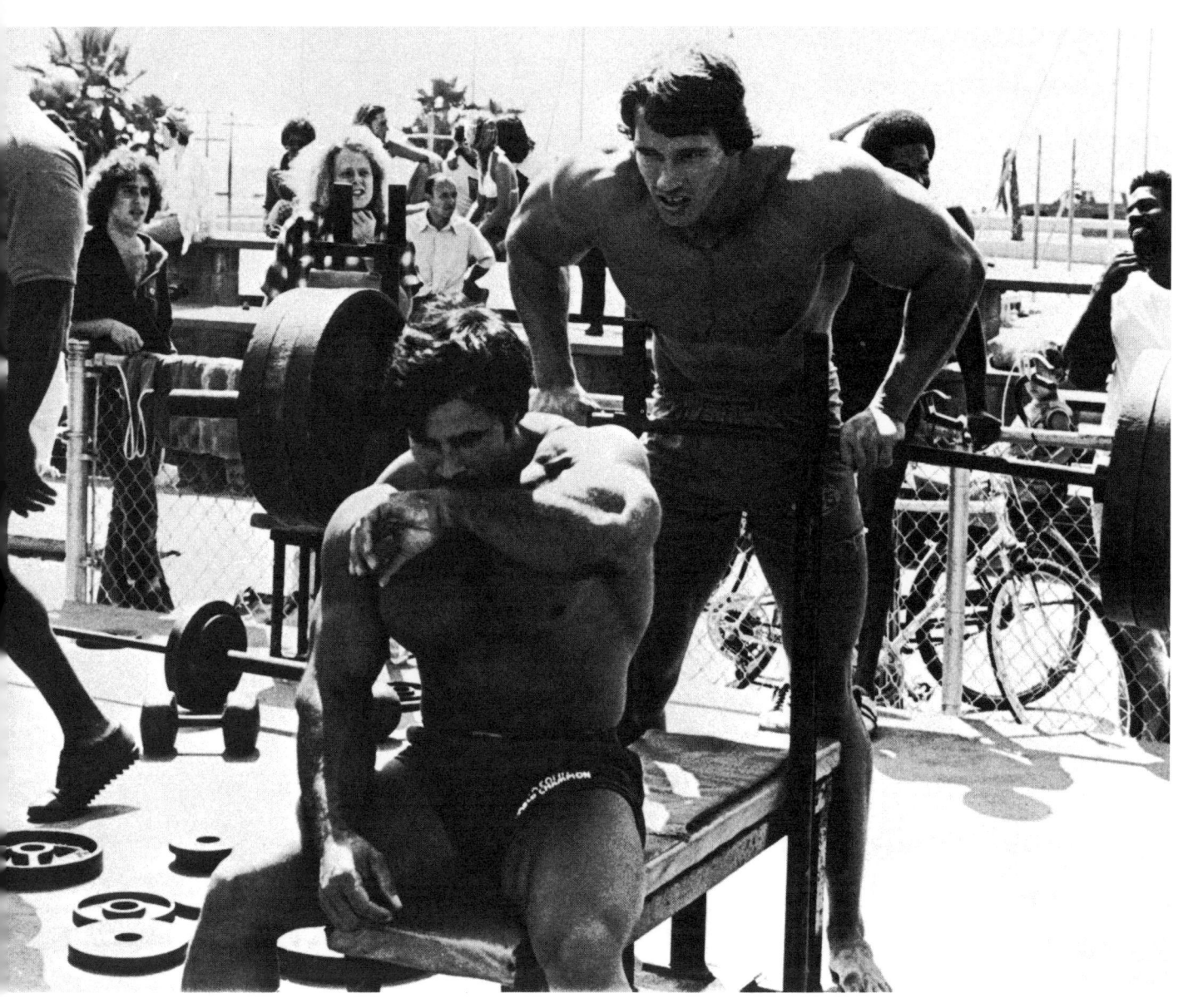

佛朗哥和我在威尼斯海灘

戶外訓練

  我最喜歡在天氣好的時候到戶外訓練。在陽光下訓練會讓你看起來更健康，皮膚更緊緻，也能達到天然美黑的效果。早在肌肉海灘時期，健美人就很擅於享受陽光普照的天氣，以及室外的訓練環境。

  打從基本訓練的第 1 天起，你就可以在戶外做一些低強度的運動；但戶外訓練最有價值的時刻就是賽前，因為在戶外最能幫助我們雕塑完美的體態。我跟佛朗哥在威尼斯海灘訓練時，會先鍛鍊一陣子，然後在沙灘上躺一會兒，接著再回到訓練場做更多訓練。我的膚色曬得更黝黑，台風也因為總是在眾人前訓練而進步許多。

如果在戶外訓練，我會建議節奏放慢一些，但要使用極大的重量。這樣一來，不僅可以從平時高強度的訓練中抽離、放鬆一下，也能以另一種方式衝擊身體。

不是每個人家門口都有加州得天獨厚的海灘，但我在奧地利、慕尼黑的時候，都會和朋友去當地的湖泊練一整天。你也可以去公園、遊樂場訓練，甚至在某人的後院享受獨自訓練的樂趣也沒問題。

第 7 章 ———————————————— CHAPTER 7

心靈至上：
意志是最強大的武器

除非你了解怎麼訓練自己的心靈，不然你的身體不會對鍛鍊產生反應。心靈是發電機，是能量的來源。心靈所提供的能量可能是負面的，會阻止你達成目標，但你也可以駕馭自己的心靈，讓自己充滿活力，做一輪暢快淋漓的訓練，並實現自己理想中的完美體態。高爾夫球的老虎伍茲、籃球的麥可·喬丹、田徑的麥克·強森（Michael Johnson）、滑雪的赫爾曼·邁爾，所有這些家喻戶曉的運動明星都是靠著自己的心志披荊斬棘過來的，而不是空有技巧或力量。若沒有像他們一樣強大的心理和身體素質，就不可能有同等的運動表現。

人若有足夠的決心、動力，就連踏在滾燙的煤炭上都做得到，也能忍受美國海豹部隊的鐵血訓練，還能穿越無盡的沙漠、攀上聖母峰、游過英吉利海峽、騎腳踏車環遊世界、拉雪橇通過廣漠的冰原，更能舉起令人難以置信的超大重量。這些超人們即使要承受病痛、面臨阻礙，也會勇往直前。

提供你以下方法，讓你也能掌控自身心靈的力量，達成目標：

1.願景：就如同我在第 5 章所談到，實踐理想的第 1 步就是要有清晰的目標，知道自己要往哪裡去、想達成什麼。有一句深得我心的名言說道：「心之所向，身必跟隨。」如果你想成為美國先生或宇宙先生，就要有清晰的願景，看見自己達成目標的模樣。只要你的信

念夠堅定，所有事物都會水到渠成，無論是你的生活方式、工作模式、朋友圈、飲食習慣、興趣嗜好都會成為你的助力。願景就是目標，所以只要願景夠清晰，人生的抉擇也會豁然開朗。願景會創造信念，信念會創造意志力，只要有信念，焦慮就會煙消雲散，留下的只有絕對的自信。

2. 意象訓練：光是想要「變強壯」是不夠的，健美不僅僅是如此，肌肉量、形狀、對稱性和線條也是關鍵。健美是一種雕塑，幾乎可稱作是一門藝術。在你心中要有清晰的畫面，描繪出能達成目標的理想身材。照鏡子的時候，你要對自己誠實，看見真實的自己，但同時也要看見理想中的自己。你必須在腦海中描繪自己想打造的肌肉分量，並想像自己未來強壯的體格。這種意象訓練會讓你的心靈有一個明確的任務，並且有清晰的目標可以追求。

3. 偶像：在第 5 章，我談到以前自己有多麼崇拜雷格‧帕克那海克力士般的體格，還會鉅細靡遺地研究他的照片，希望有一天能變得跟他一樣。1970 年代，我與佛朗哥‧哥倫布一起旅行期間，很多矮個子的健美人都會特別來感謝佛朗哥，說他啟發了他們進入競技健美界。若是中等身材、追求雕像般俊美身形的人，可能會選擇弗蘭克‧贊恩或肯恩‧雷作為榜樣。肌肉結實、體態魁梧的選手則可以把多利安‧耶茲、納賽爾‧艾爾‧桑巴蒂當作目標。如果你找到一個符合理想身材的對象，就可以盡可能地研究他的照片，並把照片從雜誌上剪下來貼在牆上、冰箱上，用各種方式讓自己專注於眼下的目標。

4. 動力：動力能讓你專注於眼前的目標，讓你有堅定的意志，每天泡在健身房 2-4 個小時，經歷嚴苛無比的訓練。從這件事就可以看出，那些只是跑完課表、作作樣子的人跟把身體真正推向極限者的差距。動力造就自律。自律則來自你對於心中清晰藍圖的興奮、期待感，會讓你更加享受鍛鍊的過程，並更認真做好每 1 下、每 1 組，持之以恆實踐理想。

5. 訓練策略：除了想像訓練的成果之外，你還要決定自己的主要肌群應如何發展，也要知道哪些特定的運動和技術能實現此目標。目的地已定，所以現在要規劃如何到達那裡。你需要為自己量身打造一套訓練計畫，並了解自己的身體會對哪些動作、強度產生反應，最後選擇一種策略來打造心目中的完美體格。除此之外，還要考慮先前提過的重點，像是該在哪個健身房訓練、什麼樣的夥伴能幫助你成功，也要思考各種外在因素是訓練的助力或阻力。

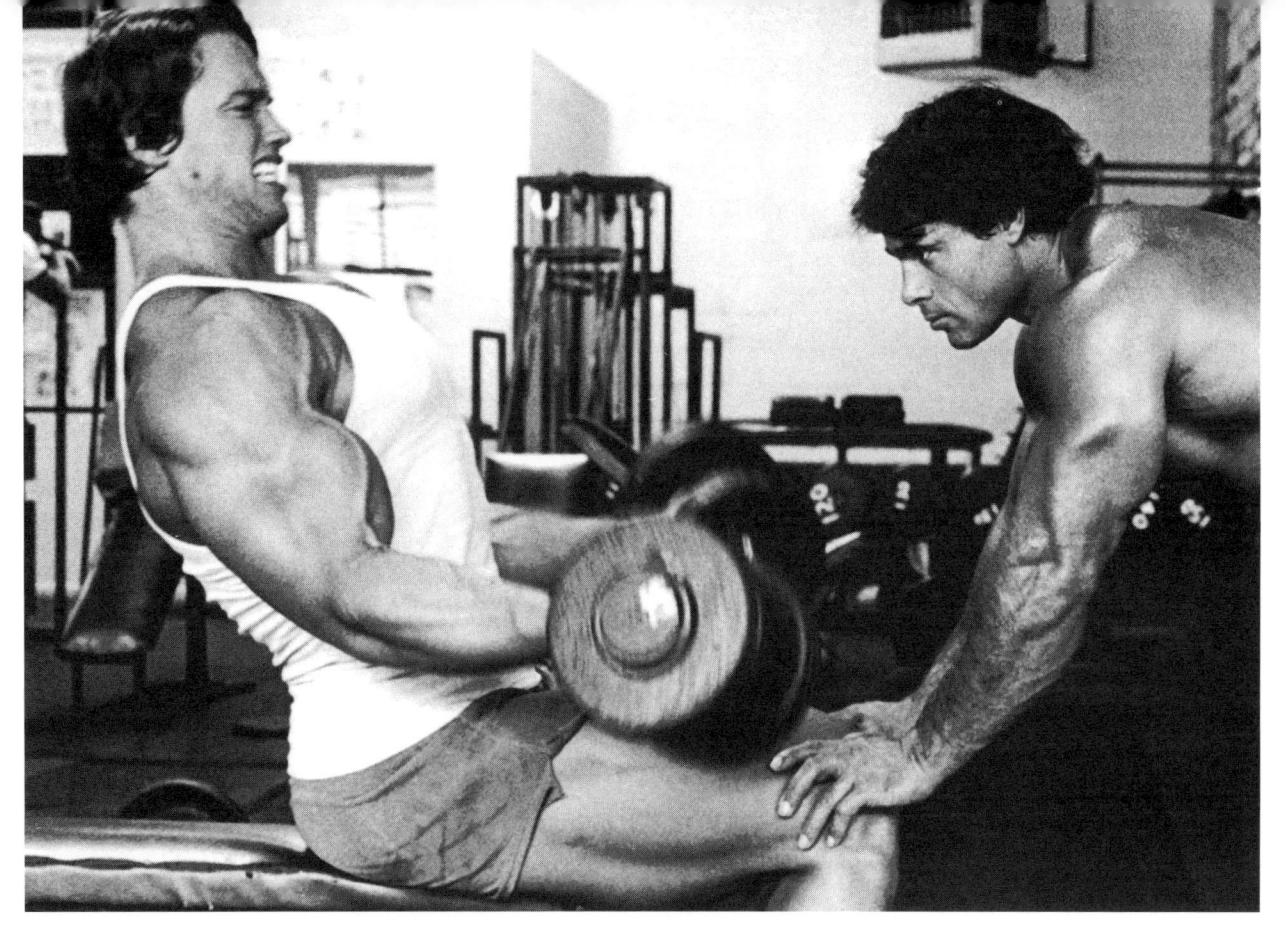

我最好的夥伴佛朗哥・哥倫布在訓練時助我一臂之力。

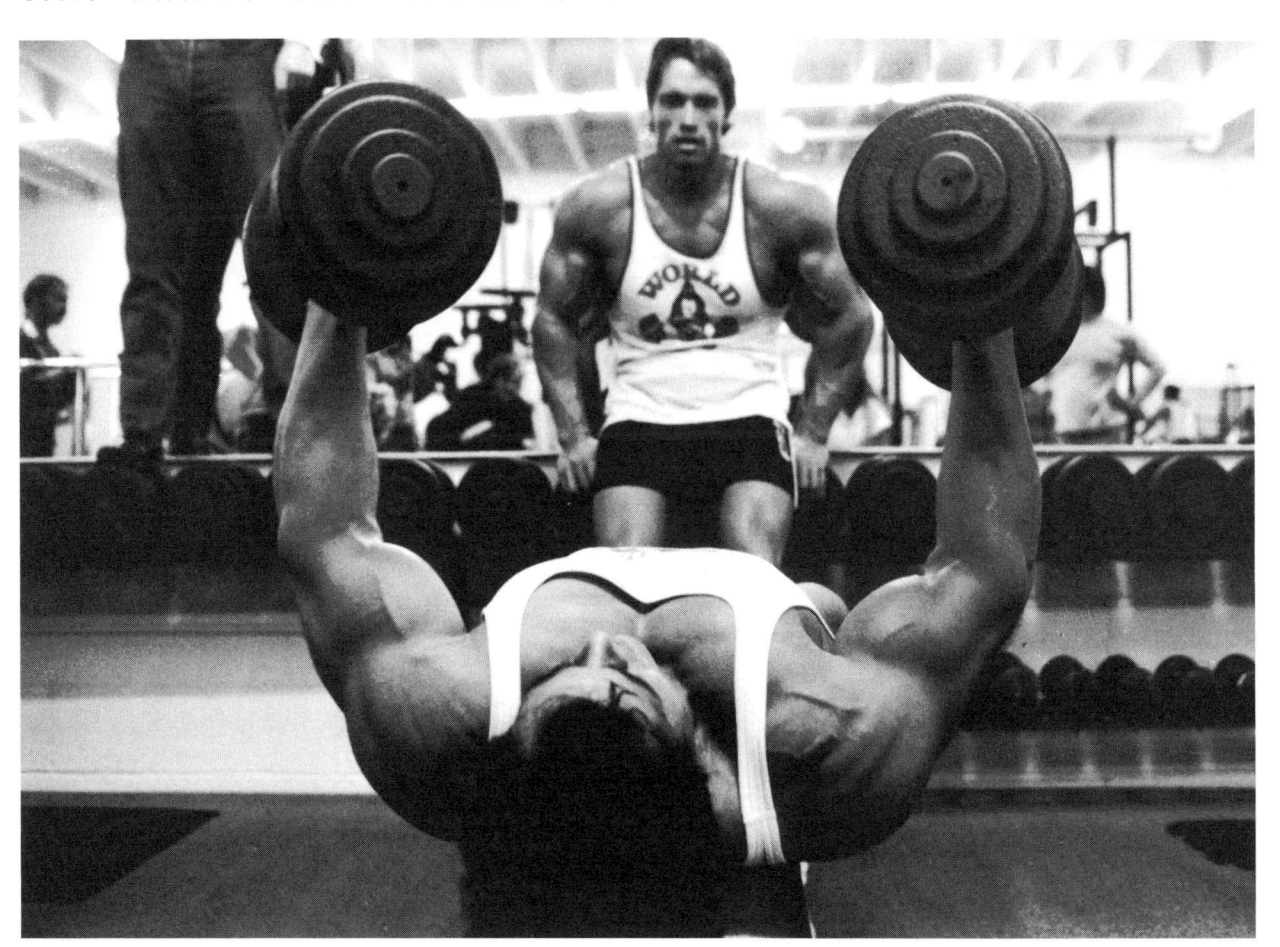

夥伴之間可以彼此激勵，
創造超越極限的強度。

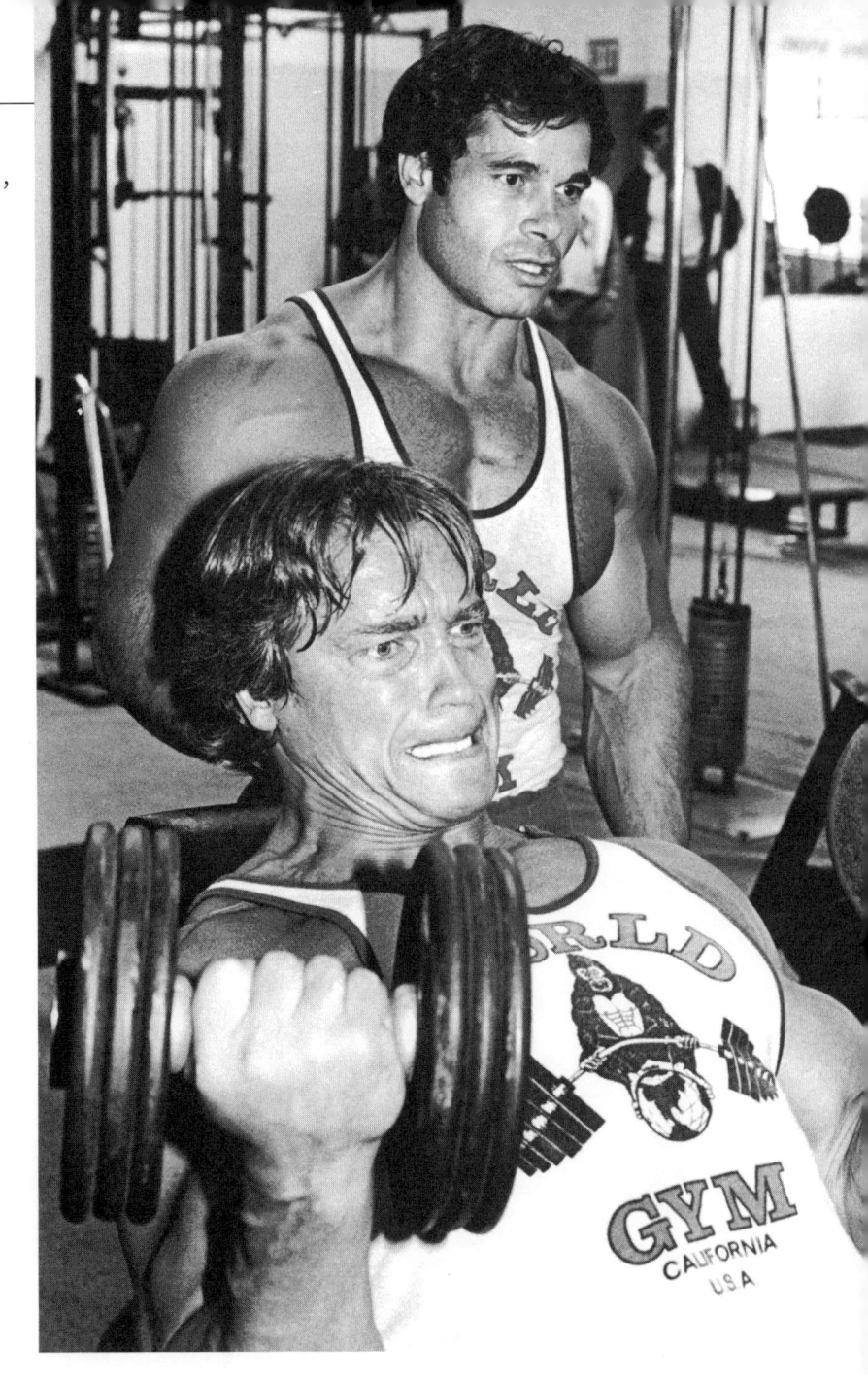

6. 全神貫注在肌肉上：成功的關鍵就是把專注力放在肌肉上，不要總是去想負重量多寡。如果你只想著重量，沒有關注肌肉本身，就無法真正感受到肌肉用力的過程，動作也會隨之失控。你會沒辦法深度收縮、伸展肌肉，取而代之的只有蠻力。這樣一來，你的活動就會超出適當的動作範圍，無法平穩、專注地控制肌肉。舉例來說，我在做槓鈴彎舉的時候都會想像自己的二頭肌跟山峰一樣堅挺，不只是大而已，要達到巨大、令人生畏的程度。因為我的意念全都在肌肉上面，所以可以感受到它所發生的一切。我知道自己的動作是否有做完整，回到起始位置時是否完全伸展肌肉，並在舉起負重時完全收縮。

大目標和小目標

　　面對競技健美，你會為自己設定大方向的目標，像是要達到什麼樣的體格，或贏得哪場賽事等等，但是你也要為自己訂定一些小目標，可能是每一天的小挑戰，或者是短期能企及的成就。在手臂長到近 50 公分粗之前，你一定得從 40、41、42 公分起步，在臥推達到 180 公斤之前，還是要先以 120、150 公斤為目標慢慢進步。

　　有時若只看長期願景，會讓人沮喪、挫敗。但就如同那句諺語：「千里之行，始於足下。」我每個時期都會為自己立下一些規劃。整年的訓練計畫可能是為了要贏得奧林匹亞先生頭銜，但在其中我也會安排一些以月為單位的目標，並且過一段時間就回頭檢視自己的進步，依此調整下一個 30 天的目標，像是再多練一些三頭肌，或是減掉一點腰間肉等等。現在，投入電影事業的我也是如此，我會告訴自己：「離拍攝只剩 2 個月了，我應該要更常去健身房報到，而且要多練點有氧。」因此我建議，不要只是遙望著地平線彼端的夢想，而是要把長期願景切分為更細小、更實際、能逐步達成的小目標。

從失敗中學習

　　凡是執行困難的任務，就有可能要面對短期的失敗，也需要克服路途上的阻礙。經歷失敗不一定要感到沮喪。你應該要感謝這樣的經驗，因為失敗可以是很好的訓練工具。因為挫敗會幫你劃清能力的界線，告訴你訓練計畫的哪些部分是正確的，哪些沒有正常運作；也會讓你知道，在朝向目標的階梯上，自己站在哪一階，並激勵你繼續爬到更高處。對於有自知之明的人來說，失敗並不是痛苦的原因，真正阻礙我們的往往是對失敗的恐懼。恐懼會讓你無法用盡全力，無法把全部的心力都投注在訓練上頭。但其實主動迎接失敗是件好事！你應該要盡力練，發掘自己真正的實力，刺探耐力的極限。你要堅持不懈地努力，直到遇到瓶頸，再也無法前進。我常聽到一句話：「唯有看到卓越、超人的表現，才會知道什麼是足夠。」

　　一旦你經歷過舉不起負重、無法完成訓練，或在賽場失利等失敗經驗，你就會更了解自己，並在下次以更好的心態及智慧規劃下一階段的訓練。請從失敗中學習，讓自己得到新東西，也請不要因為害怕再次失敗而失去勇氣。你可以試著舉起自認無法負荷的重物，但仍

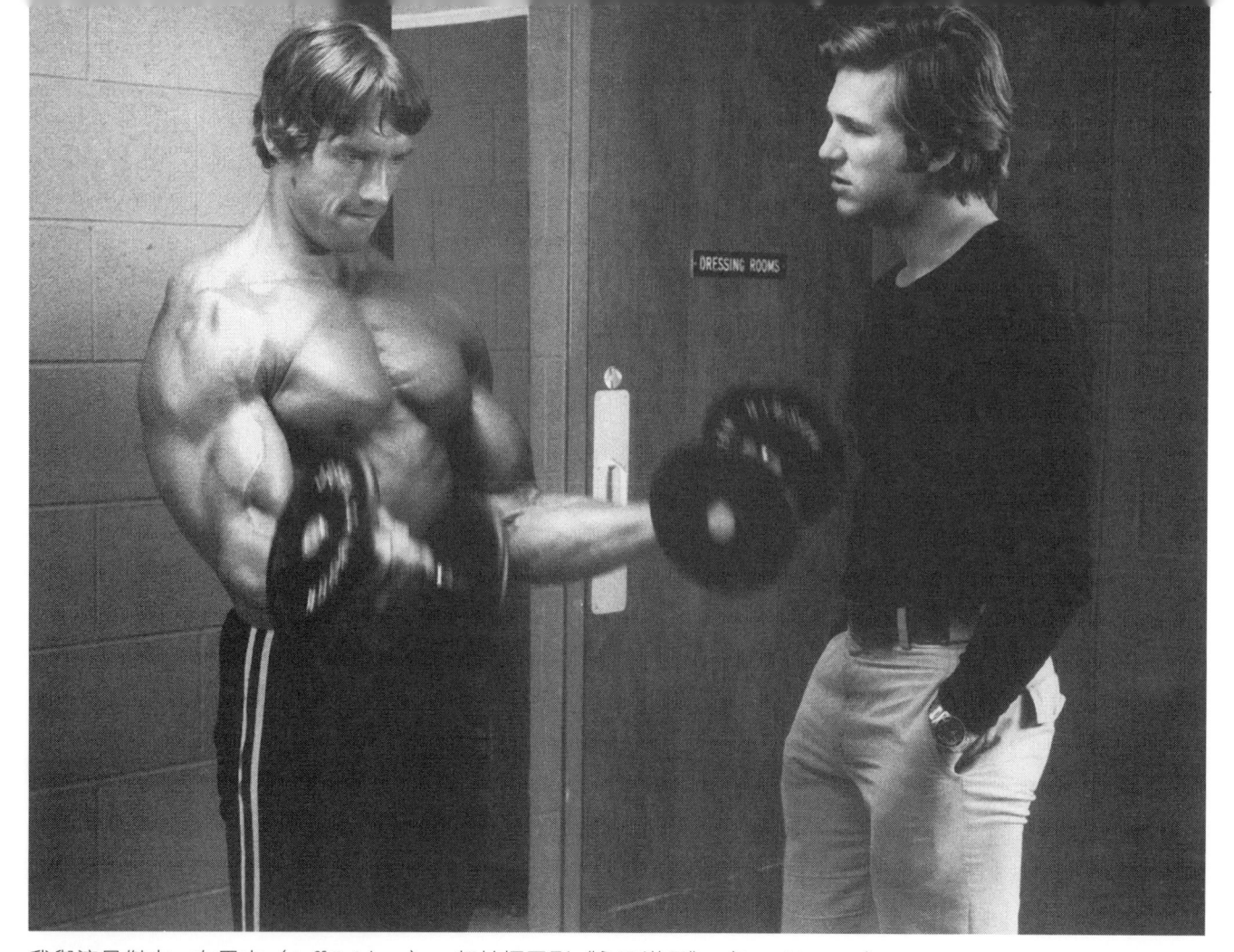

我與演員傑夫・布里吉（Jeff Bridges）一起拍攝電影《永不滿足》（Stay Hungry）。

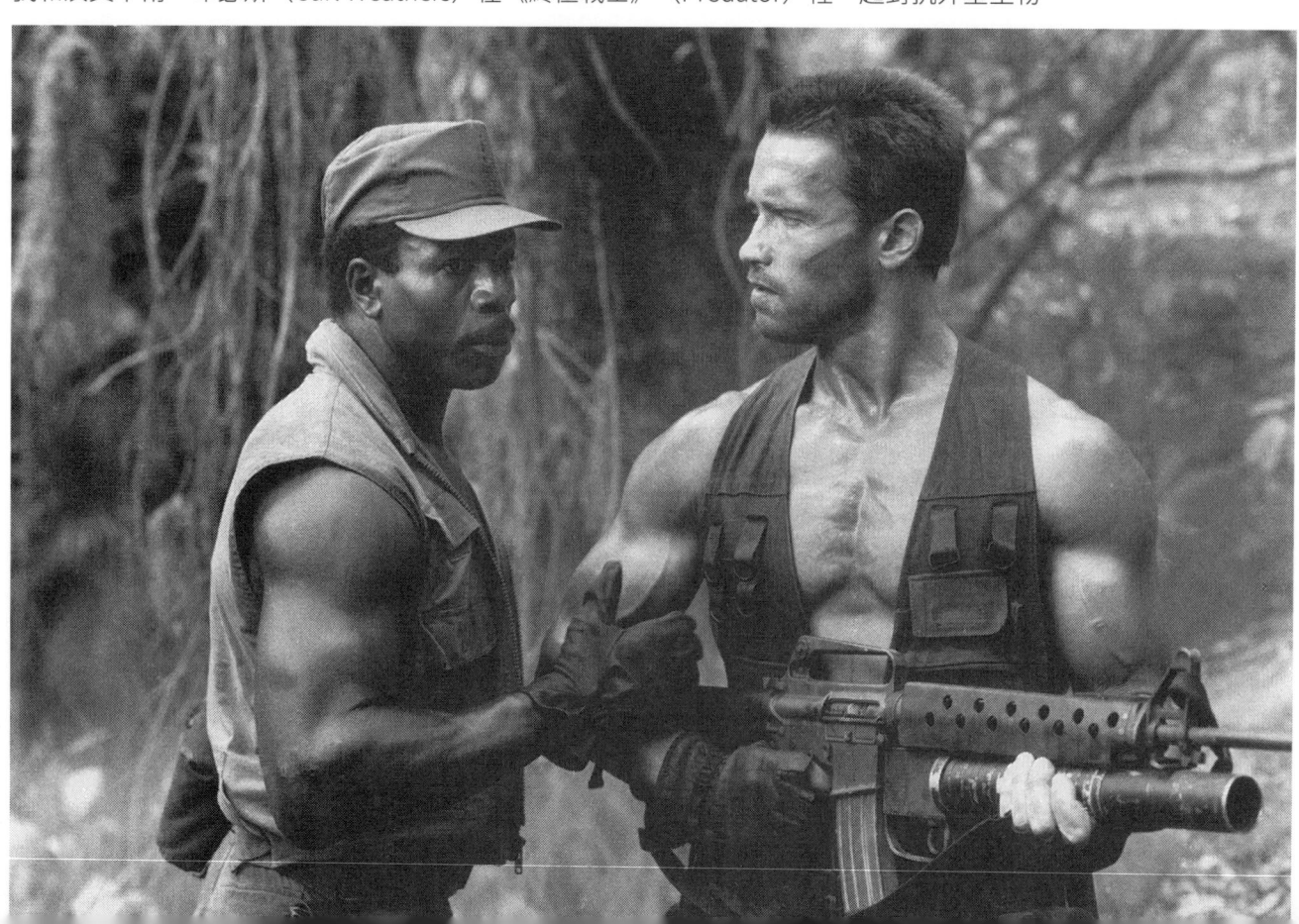

我和演員卡爾・韋瑟斯（Carl Weathers）在《終極戰士》（Predator）裡一起對抗外星生物。

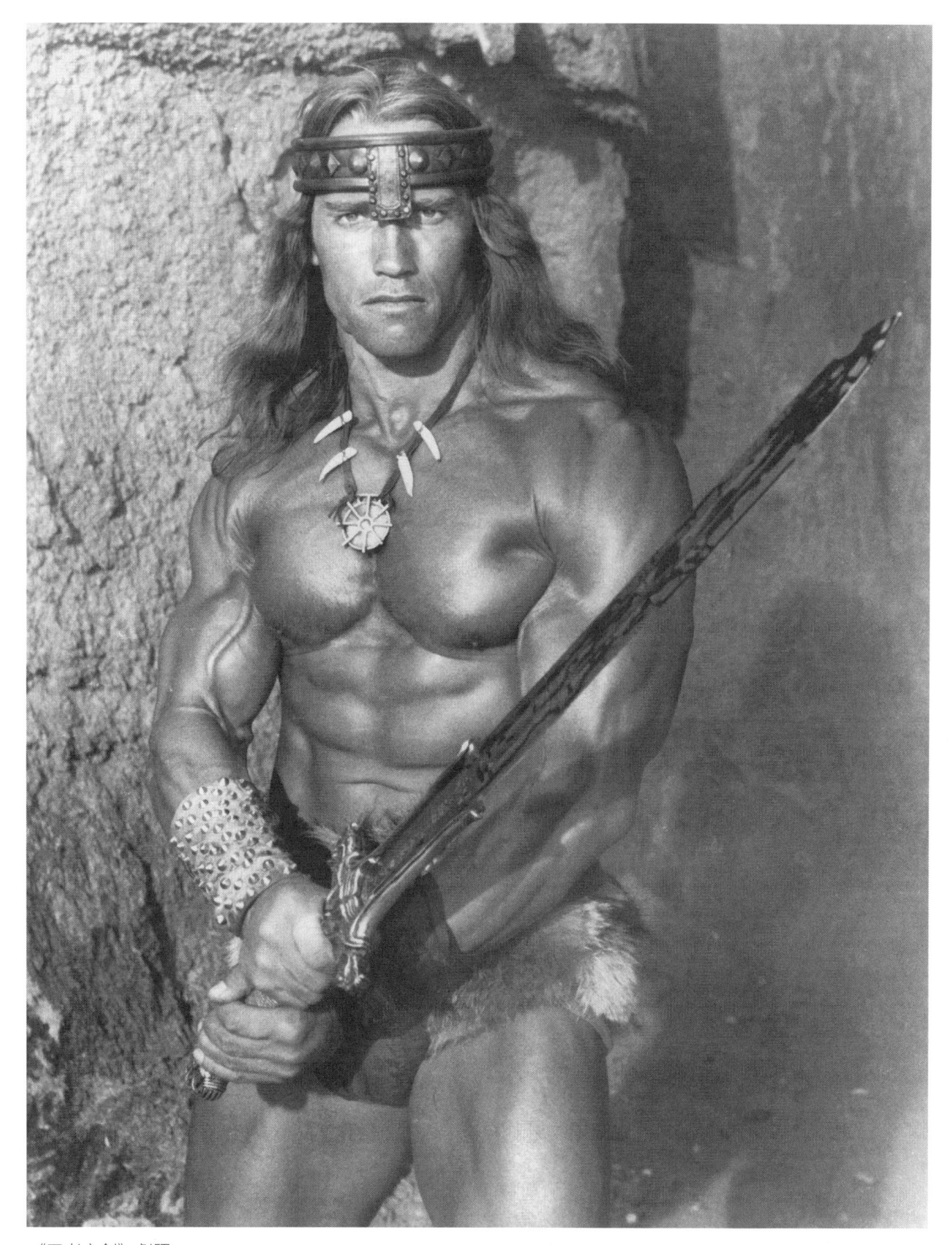

《王者之劍》劇照

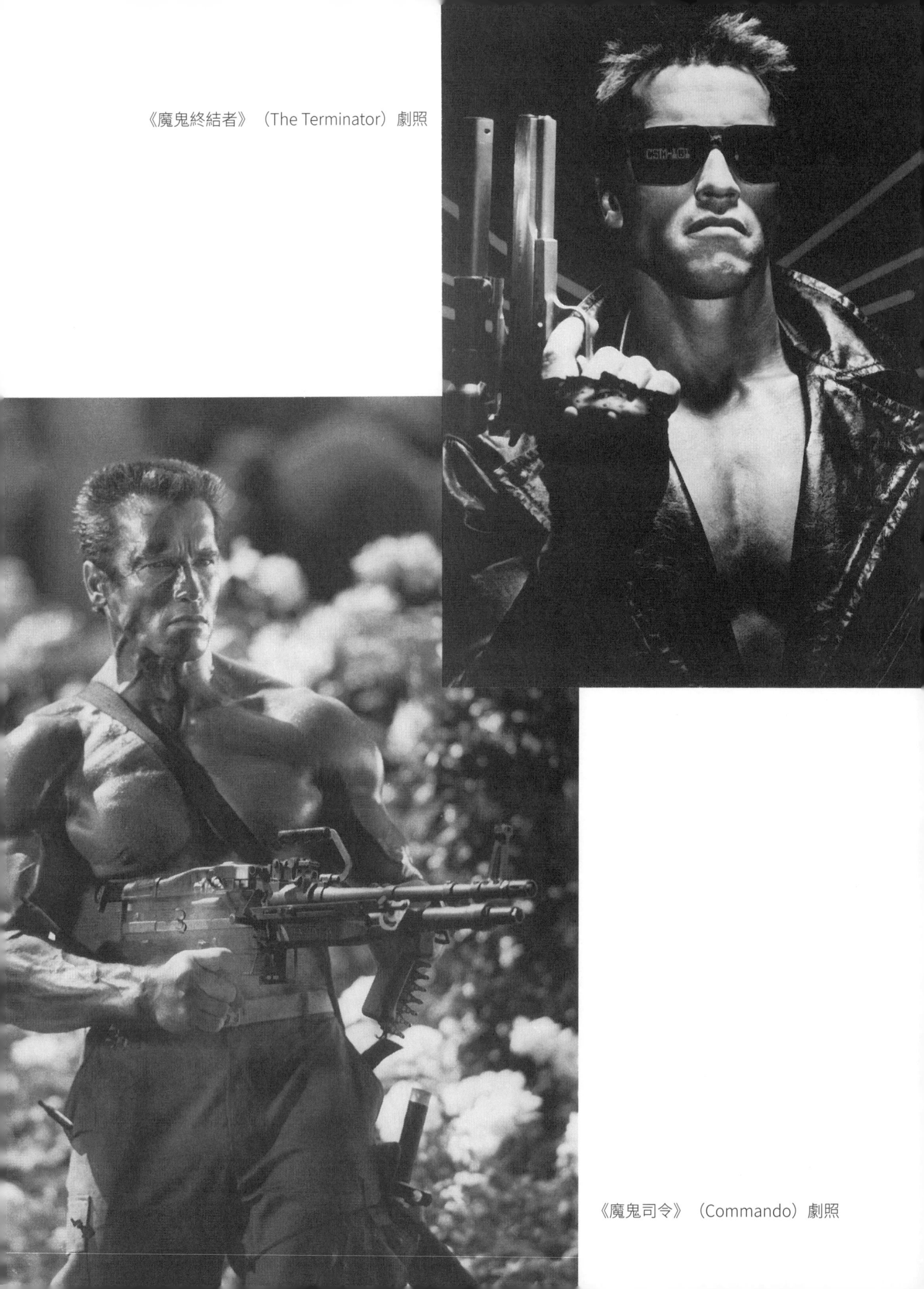

《魔鬼終結者》（The Terminator）劇照

《魔鬼司令》（Commando）劇照

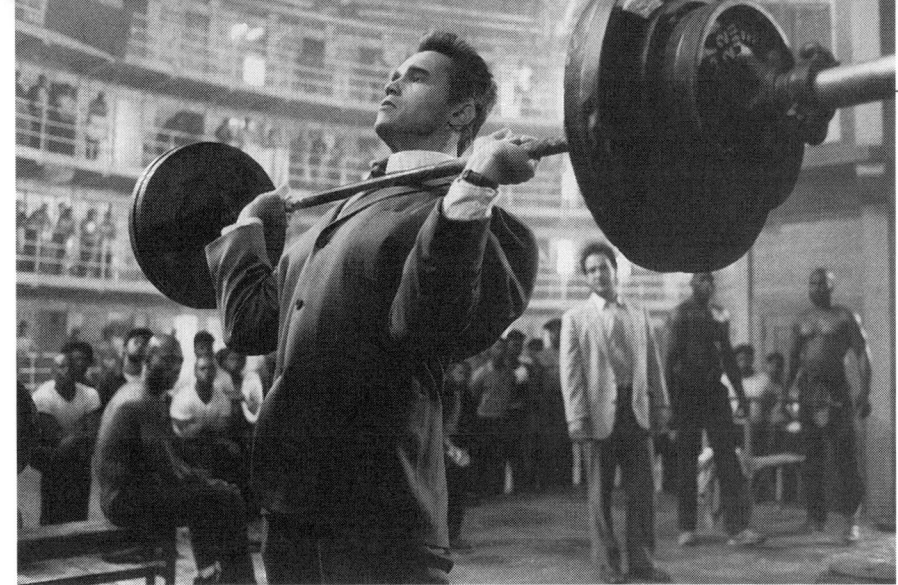

拍攝《魔鬼紅星》（Red Heat）時，演員吉姆・貝魯什（Jarnes Belushi）看著我健身。

《魔鬼終結者 2》

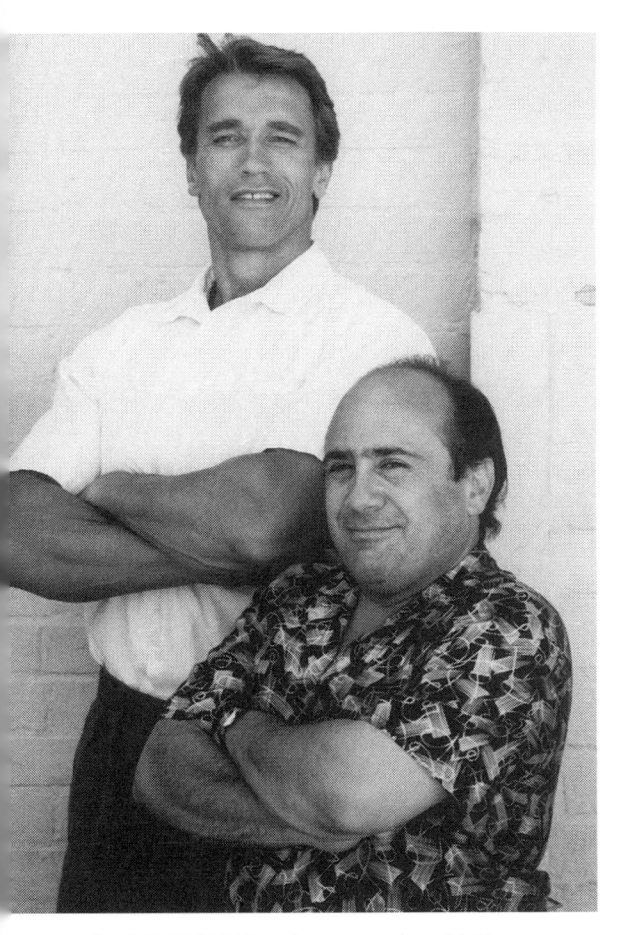

在《龍兄鼠弟》（Twins）中，丹尼・狄維托（Danny Devito）跟我演長得完全不像的雙胞胎。

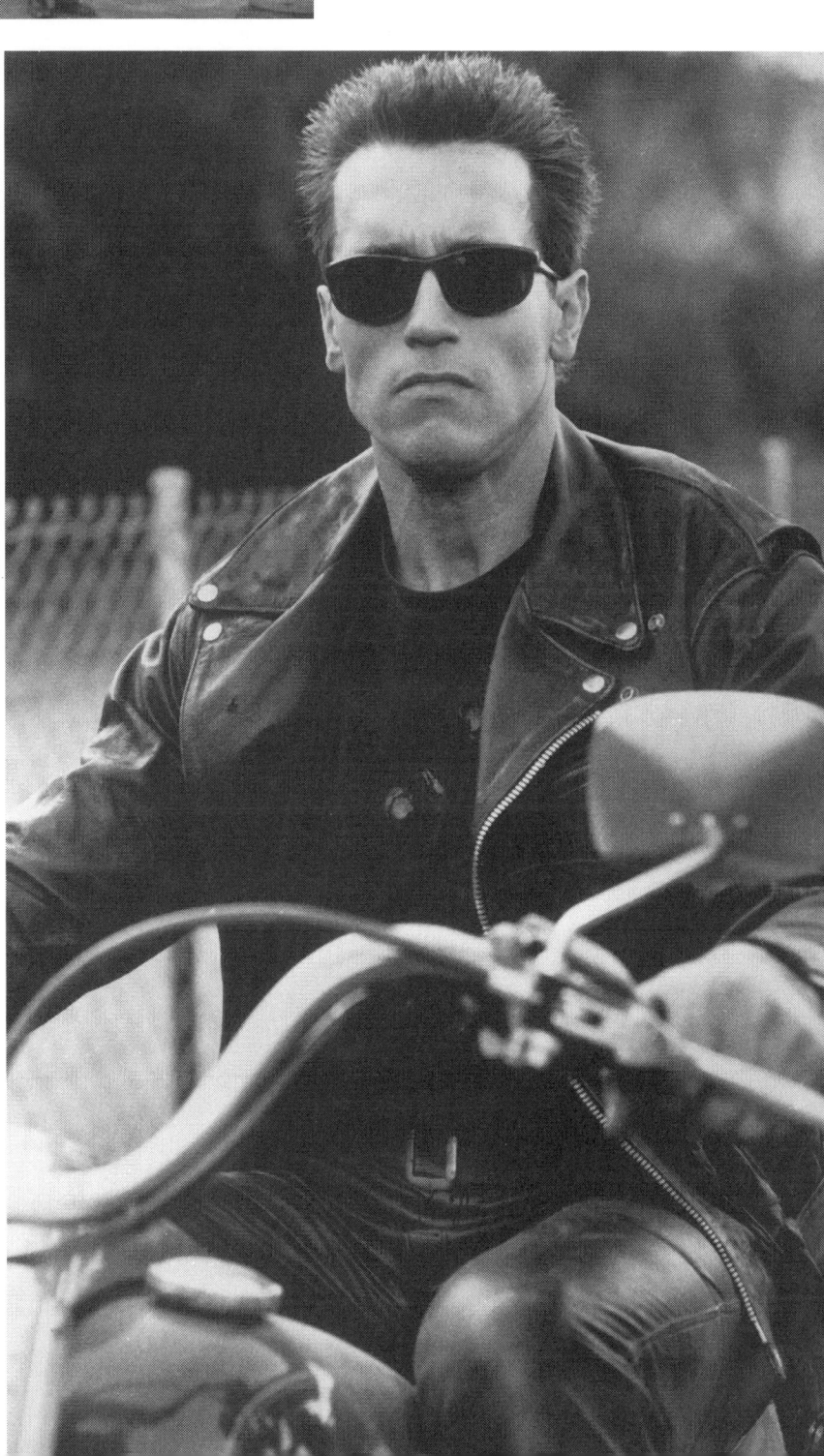

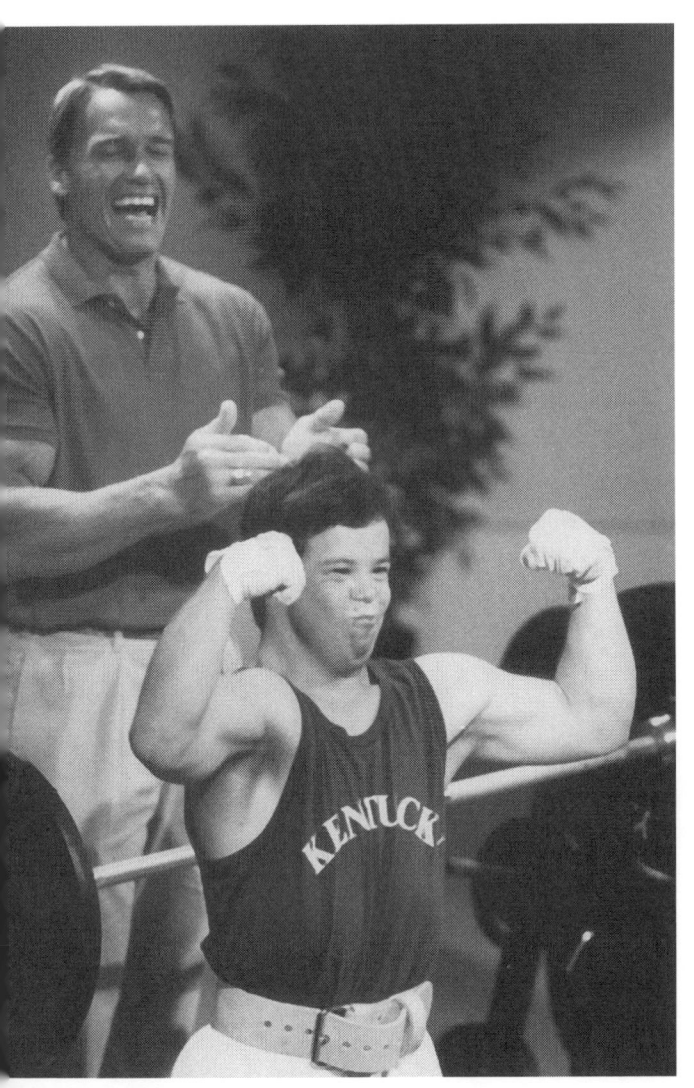

多次獲邀參加特奧會（The Special Olympics）讓我感到很榮幸。這才是體育運動的真諦，不是跟其他人競爭，而是和自己比，你要集中精力，才能超越自己、達成理想。

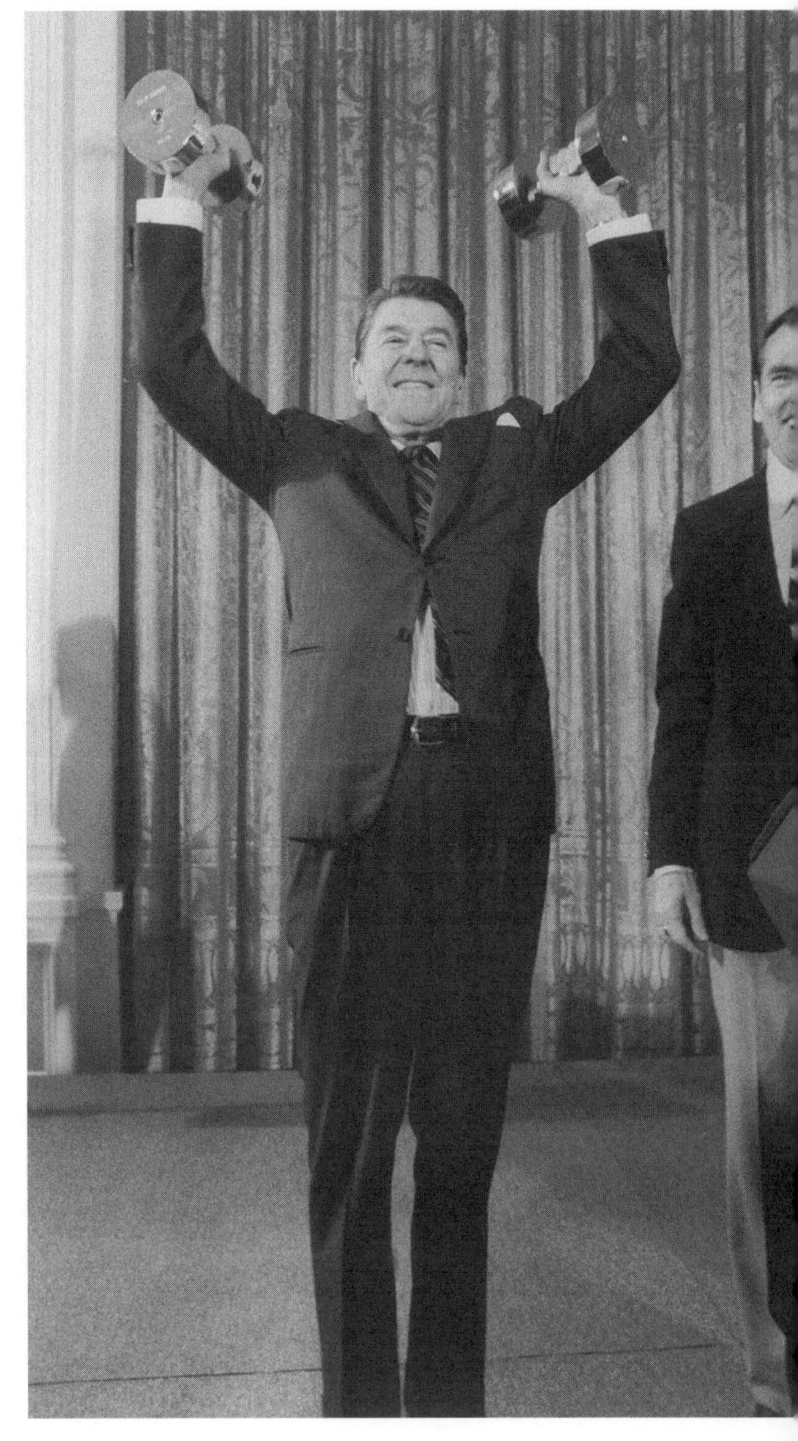

雷根總統提倡舉重的好處，他曾說過：「訓練過的身體才是真的有實力。」

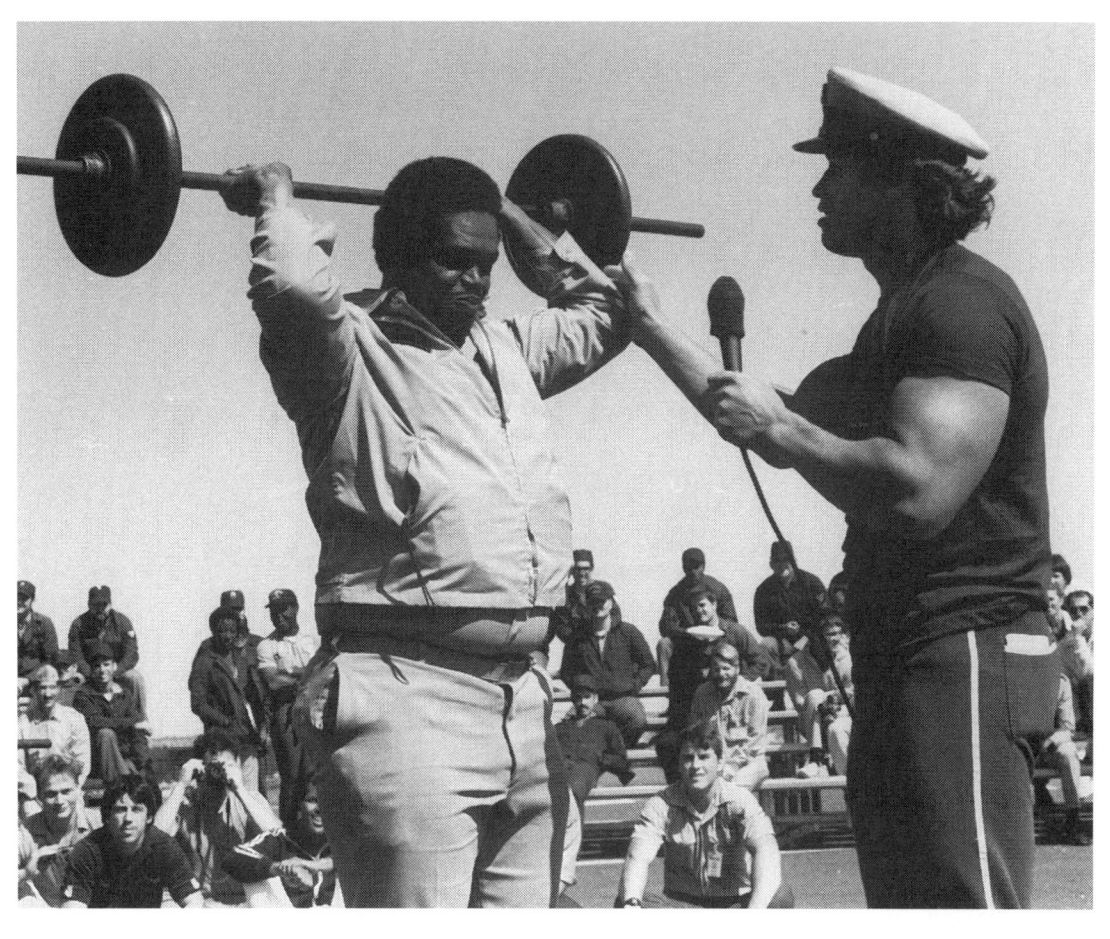

加入總統體適能與運動委員會之前，我就已經與軍方長期合作了。如左圖所示，我跟海軍航空母艦的船員一起鍛鍊。

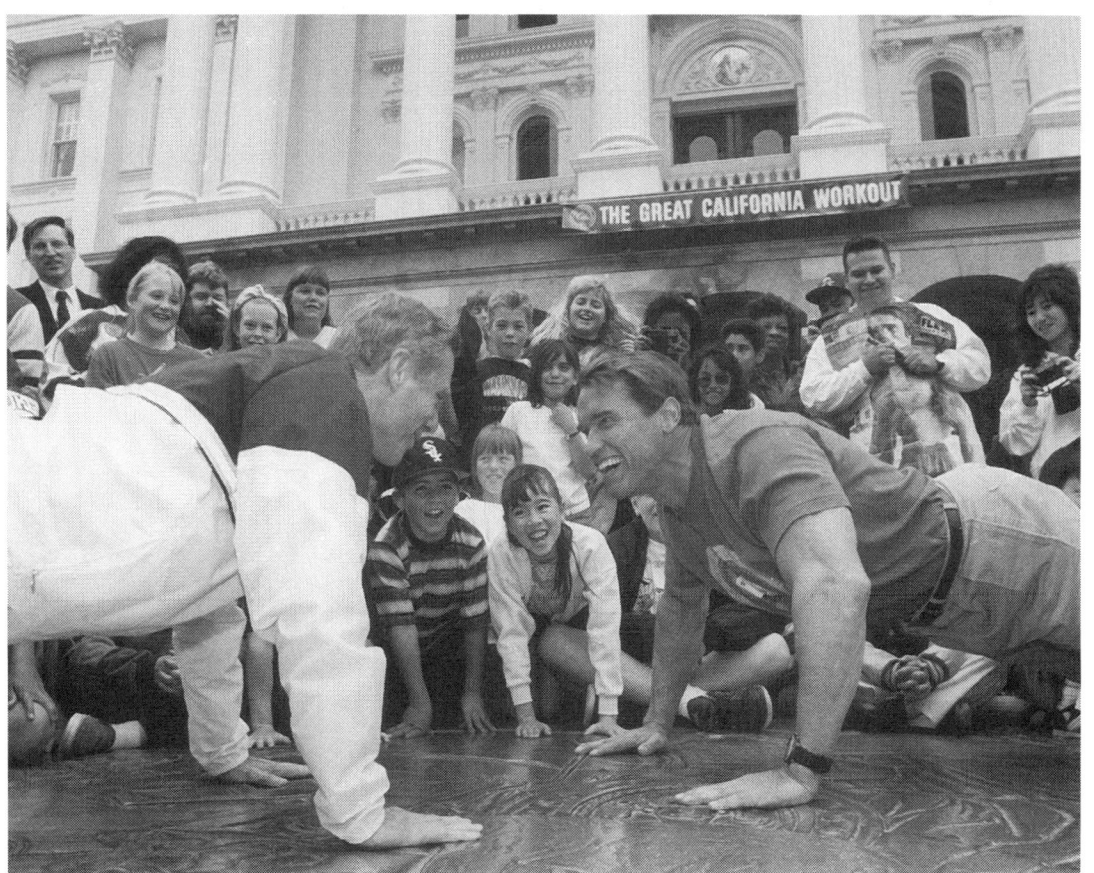

我跟加州州長彼得·威爾遜（Pete Wilson）一起在「加州大健身」（the Great California Workout）活動中做伏地挺身。

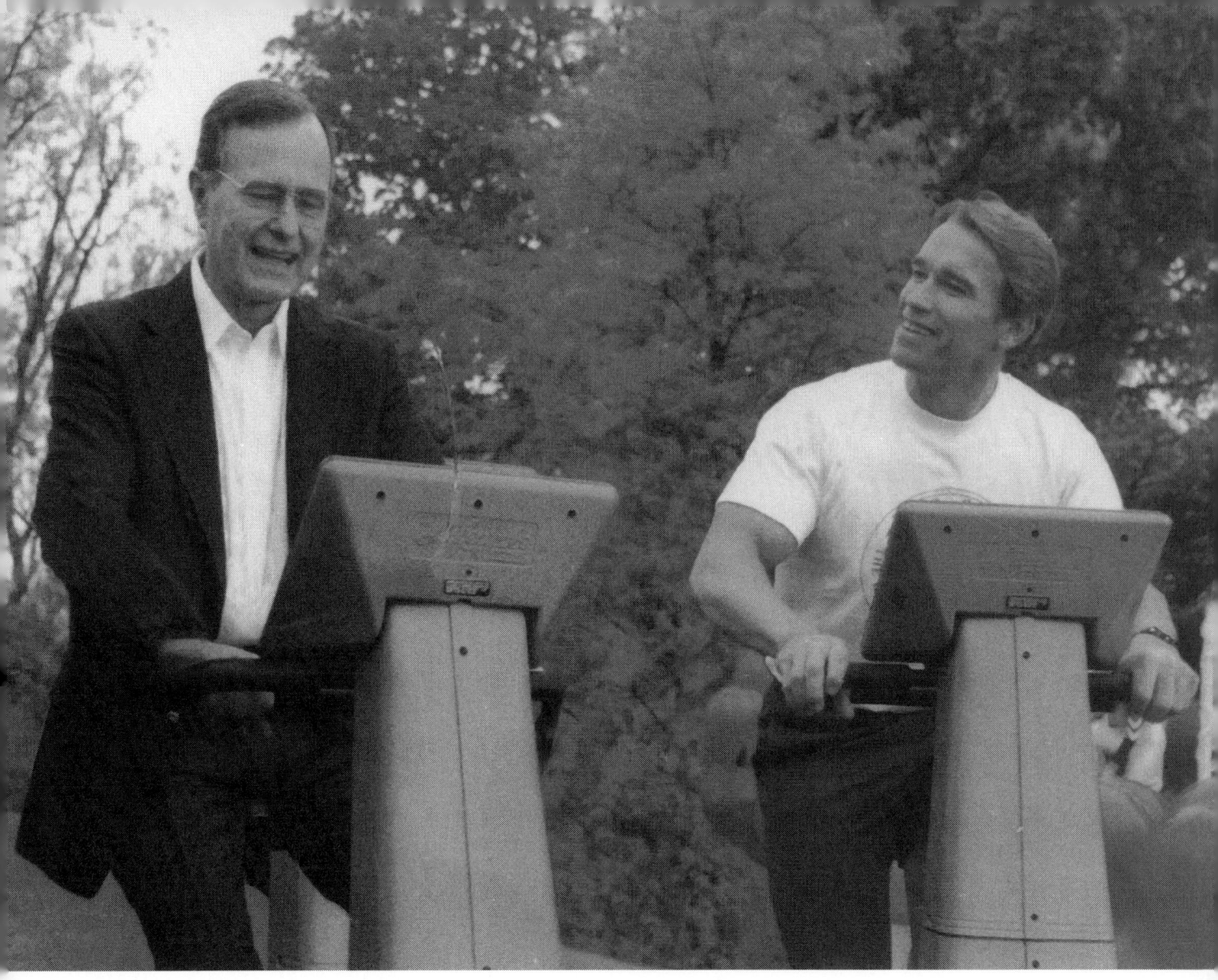

我與布希總統在白宮舉行的「美國大健身」（the Great American Workout）活動同框，一同促進全美人民的健康與體能。

要保持勇往直前的態度！跨越自我界線後所帶來的成就感和自信心很龐大，如果害怕挑戰，突破自我的機會永遠不會降臨你身上。

肌肉抑制

　　肌肉收縮時，大腦不僅會發出刺激肌纖維收縮的信號，也會發出抑制收縮的信號。這樣的機制可以防止肌肉過度收縮造成傷害，但同時也限制了肌肉受到刺激的程度。回想一下肌肉發生痙攣或抽筋等情況，你就會知道沒了這些信號會發生什麼事。

　　訓練之所以會有成效，一部分的原因是你讓自己的肌纖維更強壯了，另一部分則是因為你漸漸地重新調校了自己的神經系統，使刺

激信號強度下降，讓收縮更強烈。要讓肌肉抑制的功能受限，就需要有足夠的能量來突破保護機制。你越能運用自己的意念，專注於肌肉的程度就越高，進而越能突破大腦創造的肌肉抑制功能，訓練效果、進步幅度也都會迅速提升。

強化訓練動機

我們每個人都會有幾個部位，訓練起來特別起勁，成果也更為特出，但也有些部位必須勉強自己訓練，而且這些肌群往往反應遲鈍、不易見效。就我而言，訓練二頭肌一直都輕而易舉，但三頭肌鍛鍊卻從未有過得心應手的感覺。但是，有比賽野心的健美選手不能放任這種情況發生。他必須非常專注，把心思放在肌肉上，並精確地控制每個部位的每一塊肌肉。

我跟喬・韋德在阿諾盃經典賽上頒發獎盃給弗萊克斯・惠勒。

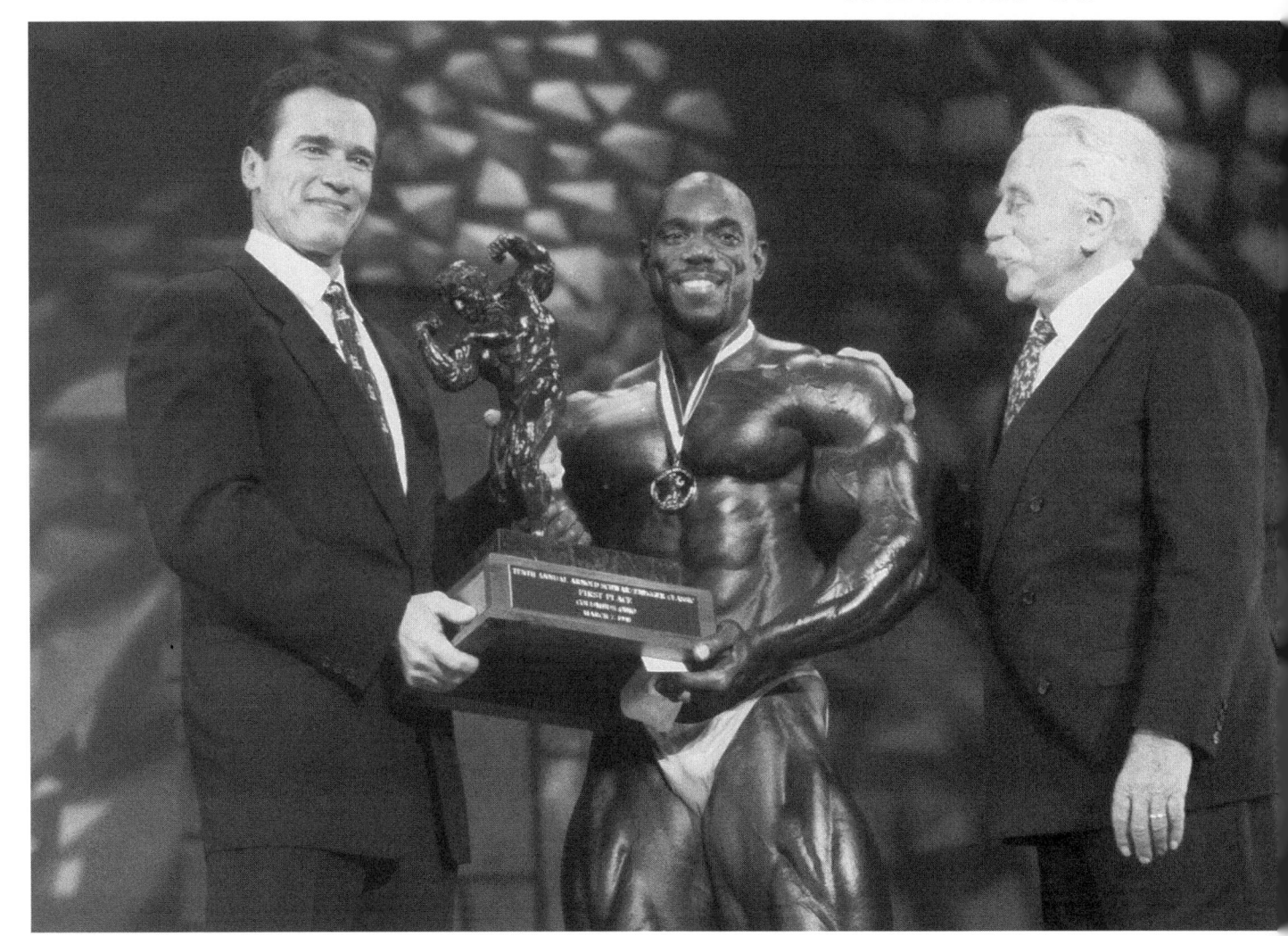

但人的精神是有限的。優秀的健美選手也要有足夠的智慧，可是訓練也不完全是心智的活動。我們會對訓練動作產生實際的感覺，動作中會產生一種深層的動力，讓你更加興奮、持續推動你，促使你產生情緒上的變化。這些東西無法用坐下來用想像的，就像你無法刻意感受到心動、戀愛的感覺一樣。在這兩種情況下，外在事物的激勵就很重要。

1975年奧林匹亞先生賽前，我和艾德・科尼一起訓練，但某天，我就是無法認真練背。這時，艾德告訴我：「你要記住，在南非要跟路・法瑞諾交手，他的背闊肌壯得不得了，在舞台上如果你站他後面，觀眾根本看不見你。」

當然，光是想到要跟路競爭，想到他那強壯的背肌，我就迫不及待地想做引體向上、俯身划船和其他背部鍛鍊的動作。艾德的一番話激勵了我，讓我得到一股無法獨自創造的活力。

打破高牆

每次陷入瓶頸，最先崩潰的往往是心態，而不是身體。我能想到最好的例子就是佛朗哥，有一次我跟他在以前的金牌健身中心練深蹲。佛朗哥蹲了226公斤的重量，卻站不起來。我們抓住橫槓，幫助他把槓鈴放回架子上。就在那天，就算要他以同樣的重量再做一下，也相當勉強。

就在那時，有4-5個來自紐約的義大利裔美籍年輕人走進來。他們就說：「那是佛朗哥！嘿，佛朗哥！」他們是佛朗哥的忠實粉絲，很期待看他的訓練，但他剛剛已經失敗過一次了，所以下一次嘗試可能也不會成功。

我把佛朗哥拉到一旁，告訴他：「佛朗哥，這些人為你瘋狂。所以你下一把一定要成功。」突然間，他的臉色就改變了。他用大大的眼睛看著我，意識到自己的弱點展露無遺。然後他走到街上，花了一段時間鼓舞自己、深呼吸，並集中注意力在下一次試舉。

他走回健身房，抓住槓鈴，本該用226公斤做6下，他竟然蹲了8下！一放下槓鈴，他就瀟灑轉身離去，彷彿什麼都沒有發生。

顯然，休息那幾分鐘並沒有讓佛朗哥的肌肉變得更強壯，肌腱也沒有變大；真正改變的是他的心境、他的動力和他對目標的渴望。由此可見，心理對身體的影響是非常驚人的。

健美與心靈

　　我們先前一直討論到心靈對身體的影響。但是，健美對心靈的影響也同樣顯著。高強度訓練會讓身體釋放內啡肽，也就是天然的嗎啡，可以幫我們提振心情。充滿氧氣的血液在體內流通對身心很有益，但另一方面，健美對個性、生活方式以及造就人生成功的處事能力也有深遠的影響。

　　紀律是健美的成敗關鍵。專注力也很重要，你更要有為自己設定目標、不讓任何事情阻礙你的能力。然而，儘管健美對個人的要求很高，卻會回饋給我們更多。

　　我曾幫助過成千上萬個夢想當健美選手的年輕人。我曾教過特奧會選手、監獄囚犯，帶著他們做重訓，並與物理治療師、醫學科學家以及 NASA 的專家討論重量訓練的重要性。我所見過所有練過健美的人，都會提升自尊、自信心以及生活樂趣。

　　在 1995 年我資助洛杉磯的內城運動會基金會（Inner-City Games Foundation），也有相同的想法。內城運動會的使命是提供年輕人機會，讓他們參與體育運動、教育、文化和社區提升計畫；幫助他們建立信心和自尊；並鼓勵年輕人拒絕幫派、毒品和暴力，擁抱希望、學習和生命。

　　像特奧會和內城運動會等活動之所以能成功，是因為自愛要建立在實際的事物上；我們不只要「相信」自己，還要真的能達到實質的目標。不管是這些年輕人或我們所有人，鍛鍊心智、磨練才能、塑造更健康的身體都是能實際提升自尊心的方法。身材變好帶來的自信、驕傲並不是自我膨脹的展現，因為自我膨脹只不過是在吹噓自己沒有的特質罷了。

　　健美能改變你。不只讓你變得更有自信，也讓周遭的人對你的態度更好。而且健美是對所有人開放的康莊大道，無論女性、男性、孩童、長者，都能透過適當的訓練改善身體健康，讓自己更有自信。退伍軍人鮑伯．威蘭德（Bob Wieland）就是很好的例子，他在越戰中失去了雙腿，但他沒有把自己當成不良於行的人，而是開始在健身房認真鍛鍊，後來還參加了好幾場健力賽事。鮑伯不認為自己是殘疾人士，且在訓練之下進步很多，最終如願得到那當之無愧的冠軍榮耀。

　　我一直覺得健美是與現實接軌的好方式。每次鍛鍊身體的時候，你手中都握著冰冷的、真實存在的啞鈴，而你有可能舉不起它，也有

可能征服它，這就是我所謂的現實。此外，我們付出的努力還能得到實質的回報，只要以正確的方式訓練，就能取得進步；反之，如果練的方式不對、強度不夠高，也有可能成效不彰，甚至什麼都得不到，你完全沒辦法假裝，只能面對現實。

人類的身體不是用來久坐，而是用來獵捕劍齒虎、日行 60-70 公里。如果我們不讓身體的力量有出口釋放，壓力就會在體內累積，進而導致我們就算面對小小的困難，情緒也會激烈起伏，可能哪天開車出門遇到有人擋道，就會氣得像有深仇大恨一般。這代表我們人體的「戰逃本能」（fight or flight）失靈了，體內的腎上腺素氾濫、血壓則是嚴重飆升。不論是廣義的運動或者特別採取健美訓練，都可以讓我們體內的壓力得到抒發的管道，滿足身體高強度活動的需求。

如果運動對大部分人而言都是必需的，那麼身處於極端情況下的人們必然也需要運動。像是監獄裡的受刑人、特奧會的選手們，又或者身處幫派、藥物氾濫地區的孩童，都需要透過運動來滿足最基本的需求。

有一陣子，我在全國各地教導受刑人練健美，並發現到重訓是幫助他們回歸社會非常有效的方法。大部分待在監獄裡的人都很沒有自信，覺得自己不受他人重視，而且在進入監獄以前往往就存在經濟、社會的隔閡，宛如身在一座無形的牢籠。

很多受刑人都會把自己悲慘的人生歸咎於他人，還會合理化自己犯法的行為，卻不為自己的行為負責。但是，一旦他們開始認真練重訓，這些問題行為都會煙消雲散。一組接一組的訓練會讓他們的肌力增長，推動他們學習紀律，進而影響整個人的身體與心靈。受刑人過去可能是用反社會的行為來引起注意，現在則是用自己過人的成就吸引他人的掌聲。得到景仰的目光後，自信與尊嚴也會油然而生，這就是為什麼全國上下的監獄都流行健美運動。對特奧會而言，重訓的好處更加顯著。我曾經在華盛頓特區帶領幾個孩子訓練，他們會在健身椅旁排成一列，等著輪到自己做臥推，那時，我讓躺在健身椅上的孩子舉一根沒有槓片的槓鈴，結果他完全承受不了，因為他心理沒有準備好做這麼大的重量。我沒有給他壓力，而是換了下一個男孩；結果幾分鐘後，我發現他在旁邊默默地看著別人訓練。最後，他終於告訴我他想試試看，於是我幫著他推了 3-4 下，但他還是很害怕，做完就馬上跳下健身椅。不過，過了沒多久他又回來了，這次他更有自信，我不用幫他太多，就能自己完成很多下。

從那刻開始，他就愛上重訓了。他不只站在那裡排隊等著器材，還想把別人趕走，好讓自己能趕快開始鍛鍊。在這個總是讓他挫折、失望的世界裡，竟然有一件事情是他可以用自己的力量去抗衡，這個男孩嘗試接受、克服身體上的挑戰，並得到了前所未有的自信心。

　　其實，我們就跟這個男孩一樣，只是因為我們有自力更生的能力，所以我們對力量的需求並不明顯。但這就是我們的天性。我們所有人都有極限，會遭遇挫敗與失望，而且僅有極少數人能實現人體在演化過程中發展出的強大潛能。但是，身體與心靈是緊密連結的，是事物的一體兩面。隨著身體變健康，心靈也會更強大，而健美就是讓身心達到平衡的絕佳工具。

BOOK THREE
第 三 卷

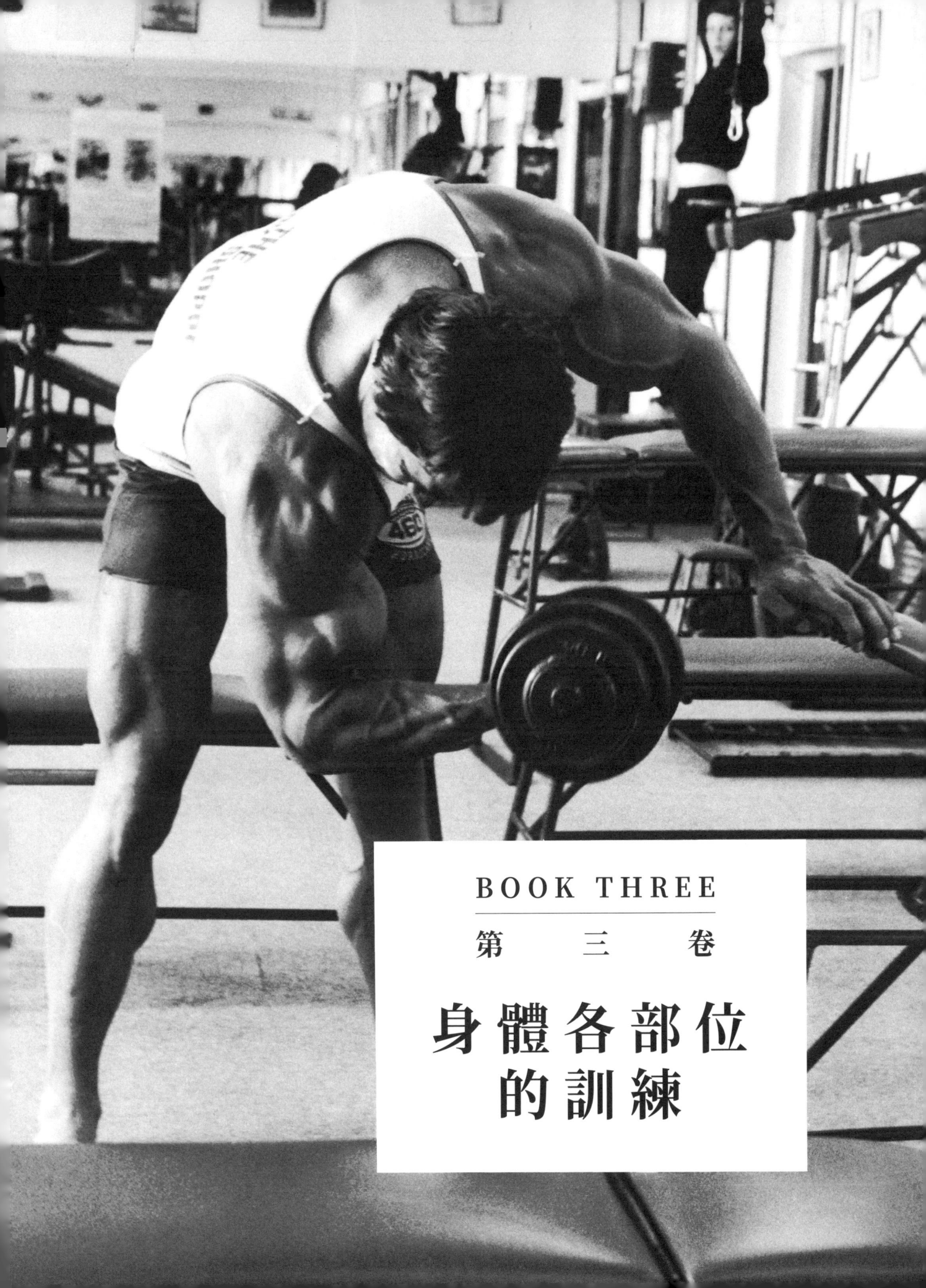

身體各部位 的 訓 練

儘管我在大大小小的健美賽事無往不利，但我首先得承認，沒有人的體格是完美無缺的。如果是胸肌、二頭肌等部位，我覺得自己不會輸給任何人。但有哪位健美人能夠自信滿滿地說要跟佛朗哥‧哥倫布比背闊肌，或跟湯姆‧普拉茲比誰的腿更粗壯呢？如果要跟尤蘇普‧維科茲比誰的手臂更粗，那你的肱三頭肌一定要很出色；若是跟丹尼斯‧蒂尼里諾洗衣板一般結實的腹肌較量，那你的線條一定得清晰無比。

為了讓我們更接近完美的體態，並確保這本書是稱職的健美百科，我選了幾位健美頂尖冠軍當作各個部位的模範，請他們來幫助我凸顯此章節中的不同訓練動作。請你特別注意照片中的細節，並檢視訓練動作中頭部、軀幹、手和腳的位置，以確保動作有效且安全無虞。學會每個動作之後，也都要回頭檢視照片，確保姿勢沒有跑掉。只要嚴格執行我說的技巧，你的肌肉一定可以迅速增長。

我也選了一些自己的照片當作插圖，這些內容都精選自我的收藏與喬‧韋德的照片庫，是從我最早的比賽一直到現在的各種照片。這組照片呈現了我的身體各個階段的發展，因此既是描繪個人歷史的相簿，也是一組健美技術示範圖。

肩膀 THE SHOULDERS

肩膀的主要肌肉

三角肌（deltoid）的面積很大，共有 3 個啟端，是一片厚實的三角形肌肉，始於鎖骨（clavicle）和肩胛骨（scapula）後部，向下延伸至位於上臂的止點。

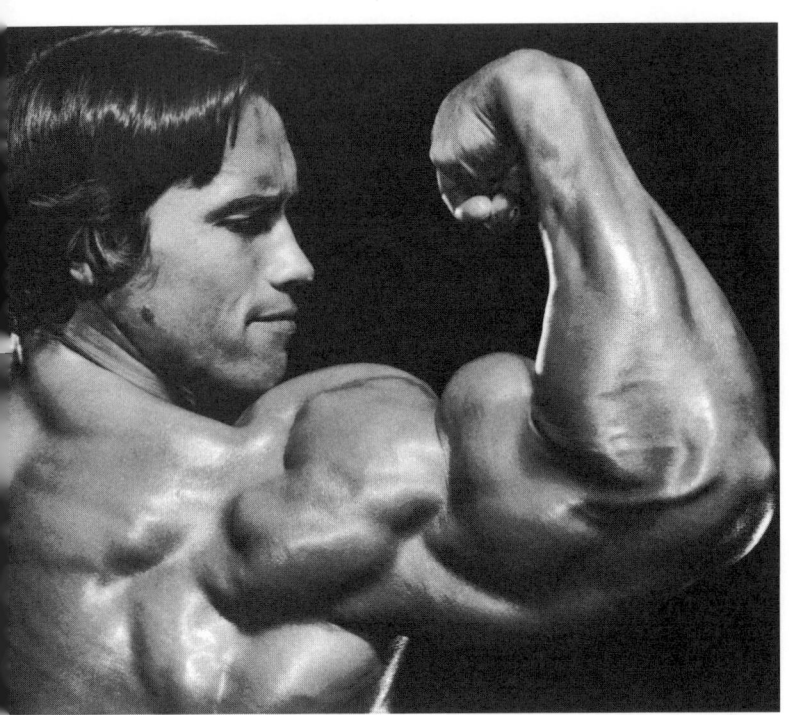

主要功用：旋轉、抬起手臂。三角肌前束能將手臂在前方舉起，三角肌側束將手臂側向抬起，三角肌後束則讓手臂向後抬起。

斜方肌（trapezius）是扁平的三角形肌肉，從頸部向外、向下延伸至肩胛骨處。

主要功用：提升整個肩帶（shoulder girdle），讓肩胛骨向上、向下、向側方移動，並協助轉動頭部。

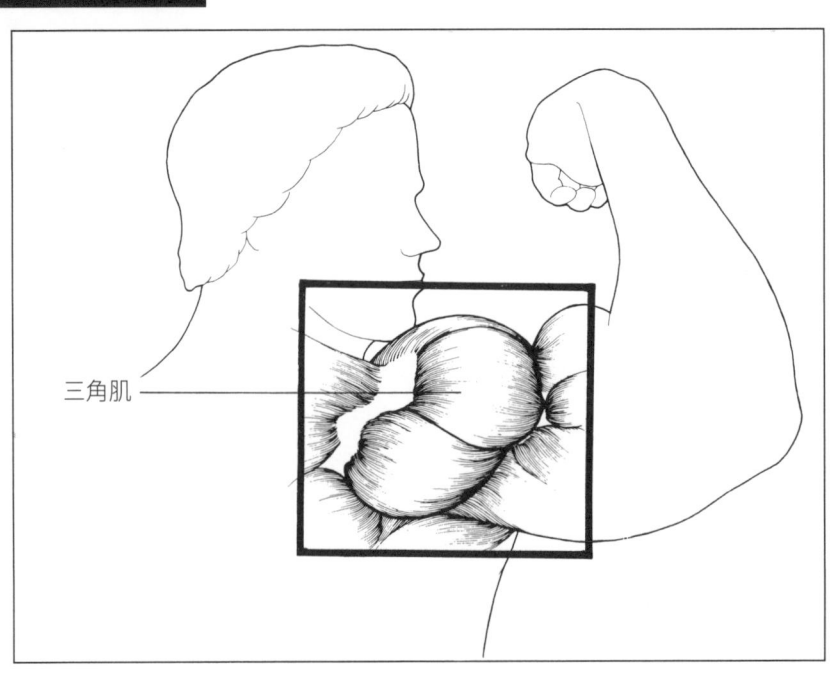

三角肌

盯著肩膀看

在 1940 年代，男性會穿著墊肩寬大、有收腰設計的外套，讓上半身呈現誇張的 V 字形，而這種風格似乎最近又重返流行。正好，這就是健美人非常努力想要練出來的身形，要有這般體態的關鍵就是寬闊、肌肉發達的肩膀。

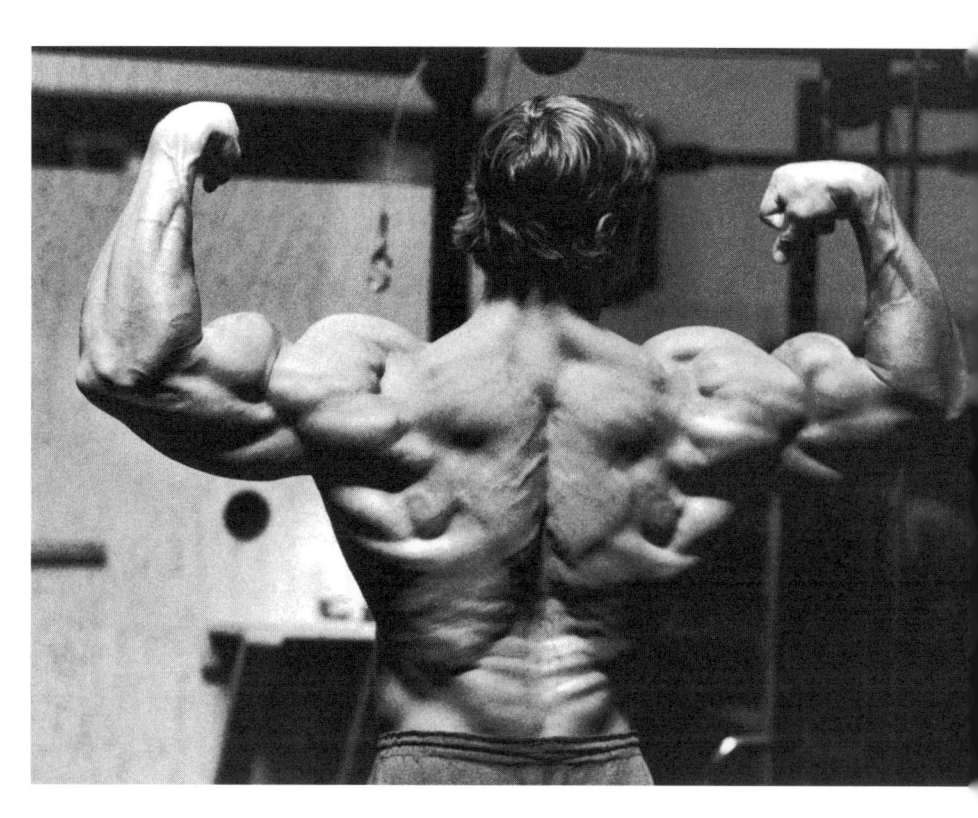

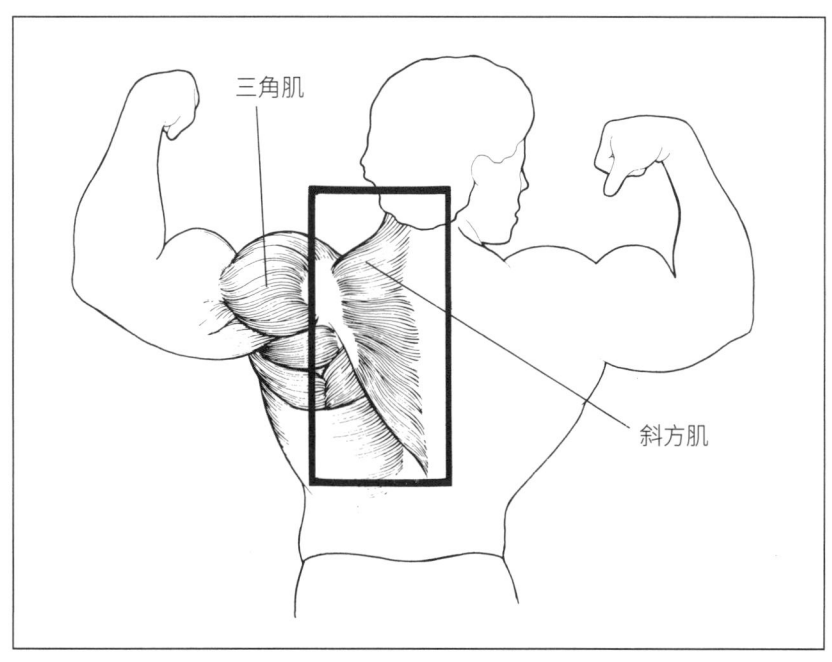

三角肌

斜方肌

弗萊克斯·惠勒

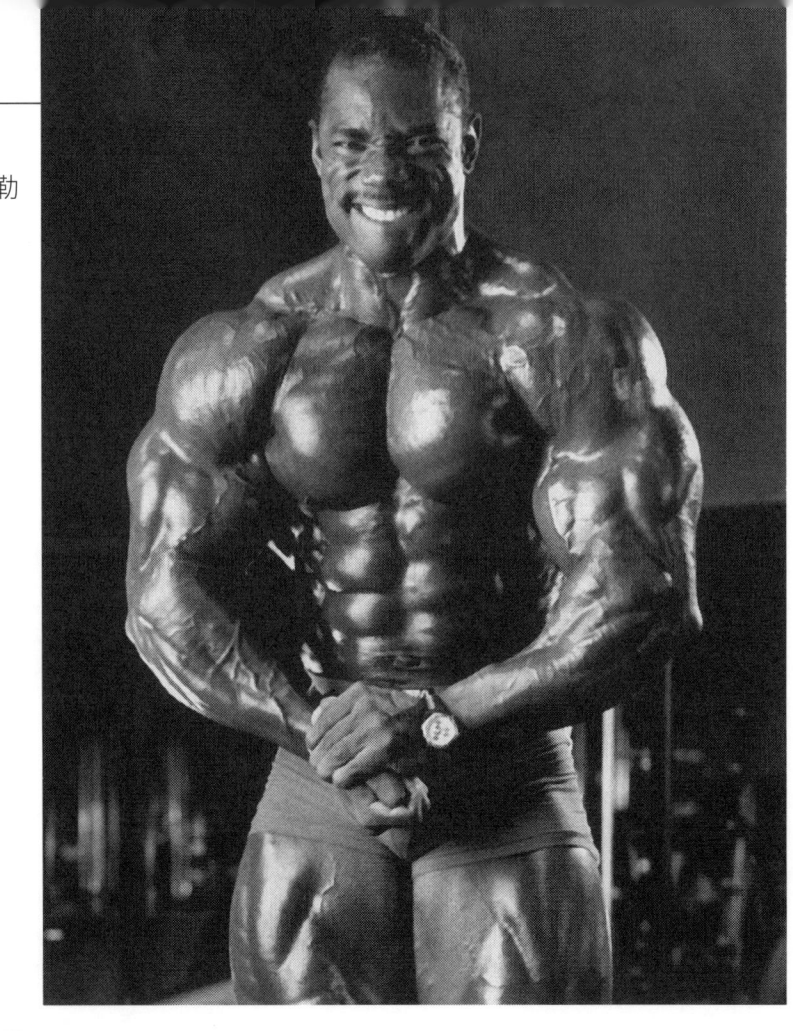

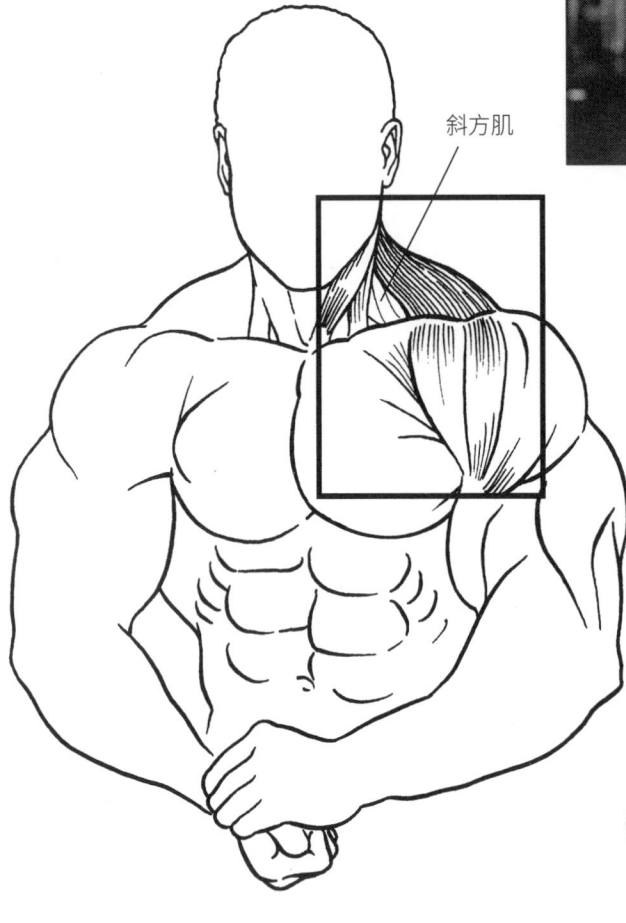

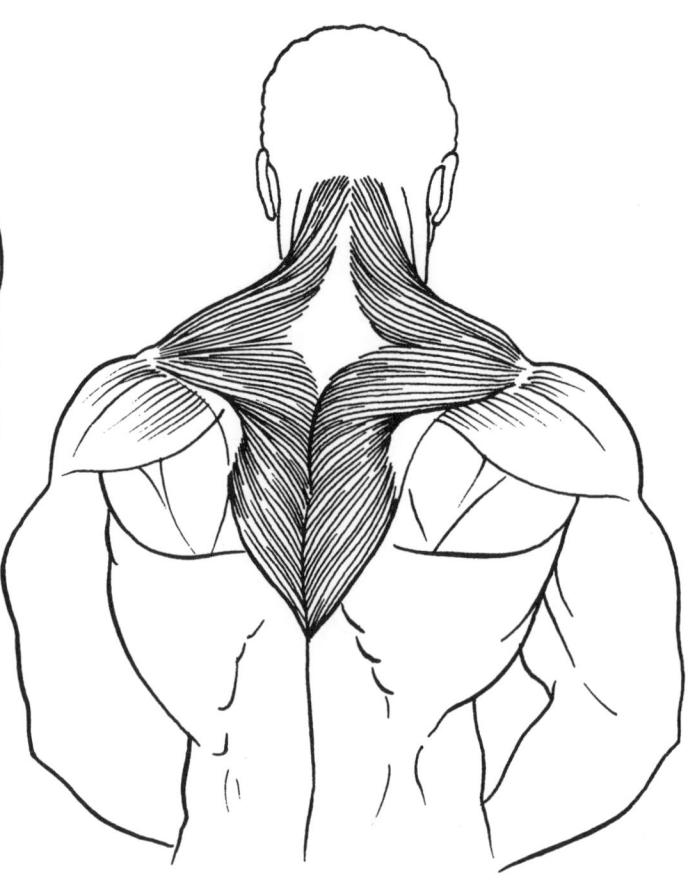

斜方肌

史蒂夫‧瑞夫斯是最早一批練出了經典 V 型身材的健美人。他之所以能練出這種外形，是因為天生肩膀寬闊、腰部纖細。這樣的比例很有優勢，較容易達到健美的理想體態。

肩寬基本上取決於骨骼結構。這是與生俱來的。像史蒂夫‧瑞夫斯這樣的健美人，光是放鬆站姿，就能展現出擁有寬闊的肩膀所帶來的巨大優勢。唐‧霍沃斯（Don Howarth）、戴夫‧德雷珀、弗蘭克‧贊恩是與我同期開始訓練的冠軍，也都具備驚人的肩寬、外形方正的肩膀。凱文‧萊弗隆和納賽爾‧艾爾‧桑巴蒂也是如此。

還有一種體格的肩膀並不是窄，而是有「溜肩」的情況，像雷格‧帕克就是如此，他的肩膀不窄，但斜方肌、肩膀的線條卻向下溜；我自己就有點溜肩，所以放鬆站姿看起來肩膀就不寬，要擺出背闊肌伸展等等姿勢才能展現出我真實的肩膀寬度。你可以看看保羅‧迪萊特站在舞台上的照片，就能看到類似的體型結構。

另一個能凸顯肩寬的重點就是側三角肌，如果能練出飽滿厚實的側三角肌，就能在肌肉用力的時候展現出驚人的體魄。舉例來說，塞爾吉奧‧奧利瓦、湯姆‧普拉茲的肩膀都練得非常壯，但在台上的放鬆站姿看起來卻沒那麼寬闊、方正。對於競技健美運動員而言，最理想的肩膀要有方正的骨骼結構，三角肌也要練得非常壯碩，看看多利安‧耶茲的肩膀，你就會知道打造這樣的體態有多麼了不起。

肩寬傲人的健美人通常肩膀肌力也超乎尋常，像是塞爾吉奧和佛朗哥以前就可以做 102 公斤的頸後肩推，前肩推的負重更可達 143 公斤；肯‧沃勒的前三角肌特別有力，可以雙手各舉 64 公斤的啞鈴做啞鈴肩推。

但是，肩寬與三角肌側束的肌肉發展只是肩膀整體肌肉的一部分，我們的肩膀也要夠厚實，才能展現出前、後束三角肌，並將胸肌、二頭肌、斜方肌還有整個背部肌肉融合起來。

三角肌有多個面向，為了讓手臂能向後、向側、向上運動，所以三角肌有 3 個起端，分別是三角肌前頭、中（側）頭、後頭。

在每個健美姿勢當中，三頭肌都扮演了很重要的角色，可以讓你做雙手肱二頭肌姿勢時看起來更魁梧壯碩，也能幫助你在展示最大肌肉量的時候看起來更結實。因此，對於展示身體側面的側胸大肌、三頭肌姿勢而言，三個頭的肌肉量與厚度就非常關鍵。如果是做背面雙手肱二頭肌姿勢，那麼三角肌後束的形狀、分離度、線條清晰度就會影響成敗。

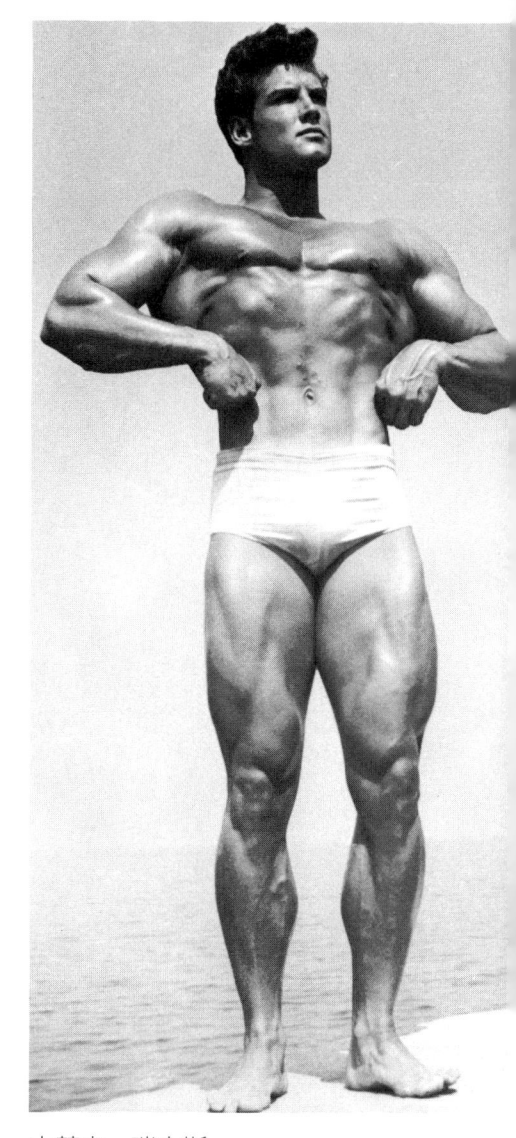

史蒂夫‧瑞夫斯

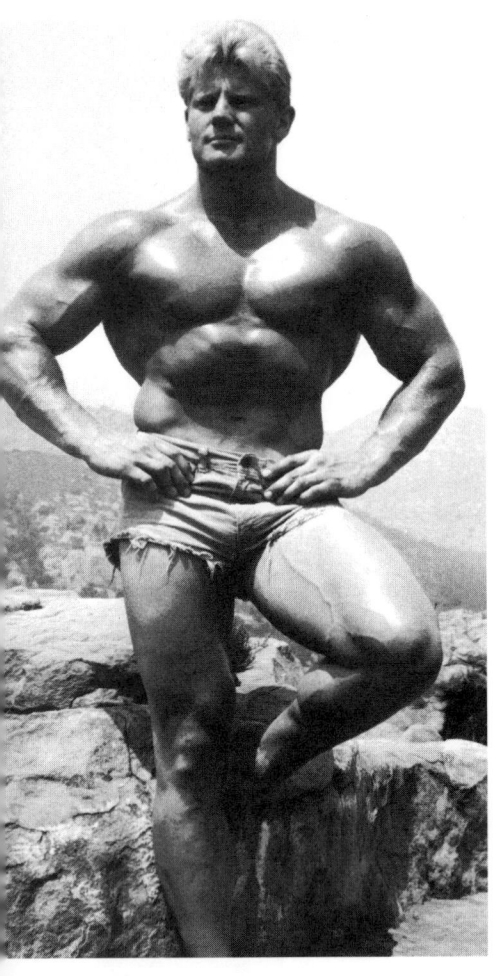

你的三角肌要練到做任何動作都能有明顯的線條與條紋，不管是擺出上述每一個姿勢，還是姿勢間的轉換，都要能展現出這一點。而且，三角肌的 3 個頭要相互緊密連結，才能與相鄰的肌肉和諧地運動，讓你看起來更結實強壯。

儘管是站著放鬆的時候，三角肌還是很重要。厚實的側三角肌能讓你從正面、背面都看起來更魁梧。從正面觀，你的胸肌與三角肌之間的分界會更明顯，對某些人而言，這種分離度是與生俱來的，但有些人就要很努力針對弱點訓練才能達到。從側面看，後三角肌如果練得夠好，肩膀後部就會有明顯的隆起，就跟名留青史的冠軍弗萊克斯·惠勒、多利安·耶茲等人一樣，如果從背面觀察，後三角肌和斜方肌都會大幅影響視覺效果。

當然，肩寬和三角肌其實是兩回事。以史蒂夫·瑞夫斯為例，儘管他的肩膀非常寬，但三角肌並不是特別厚實壯碩。與他相比，贏得 1960 年首屆奧林匹亞先生賽事的賴瑞·史考特的三角肌就很完

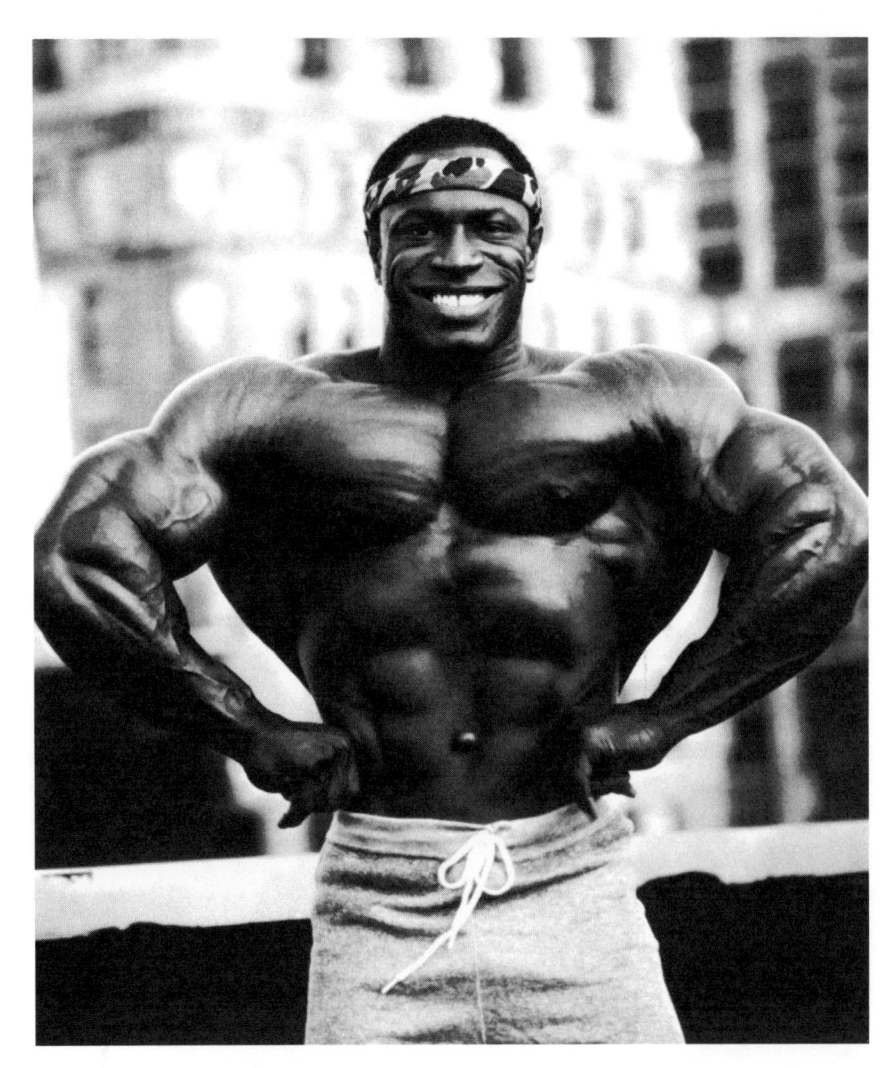

戴夫·德雷珀

李·哈尼展示正面背闊肌姿勢。他的肩膀線條方正俐落，三角肌發達壯碩，就算是一個簡單的姿勢也令人驚嘆。

呈現肩膀肌肉的線條、形狀也是擺姿勢的一大重點。我在台上比賽的放鬆站姿，溜肩的狀況就很明顯……

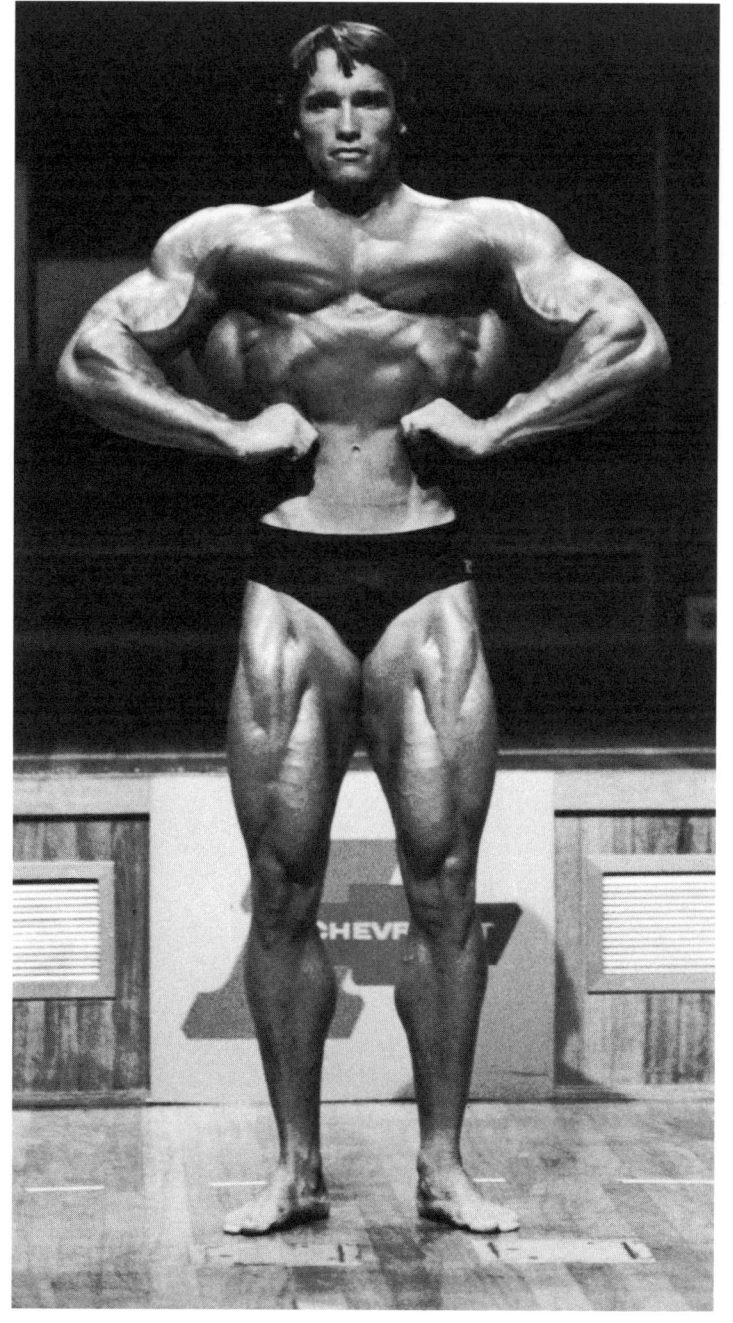

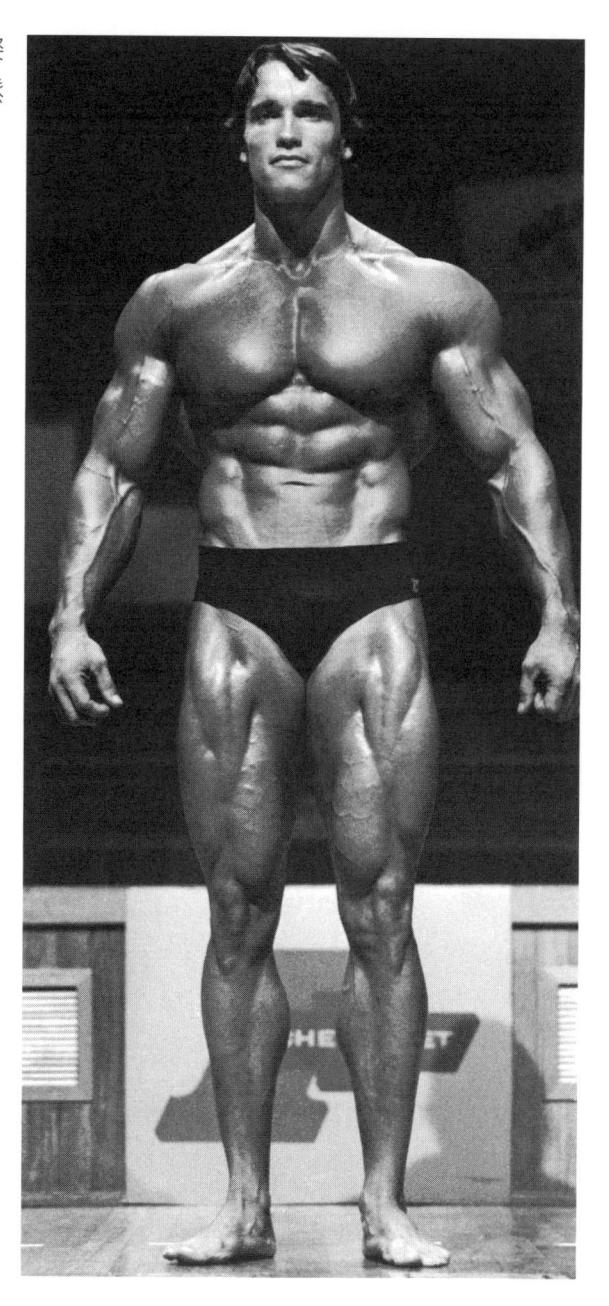

……一旦我做了正面背闊肌，你就可以看到我的肩寬大幅增加。

薩米爾·班努特

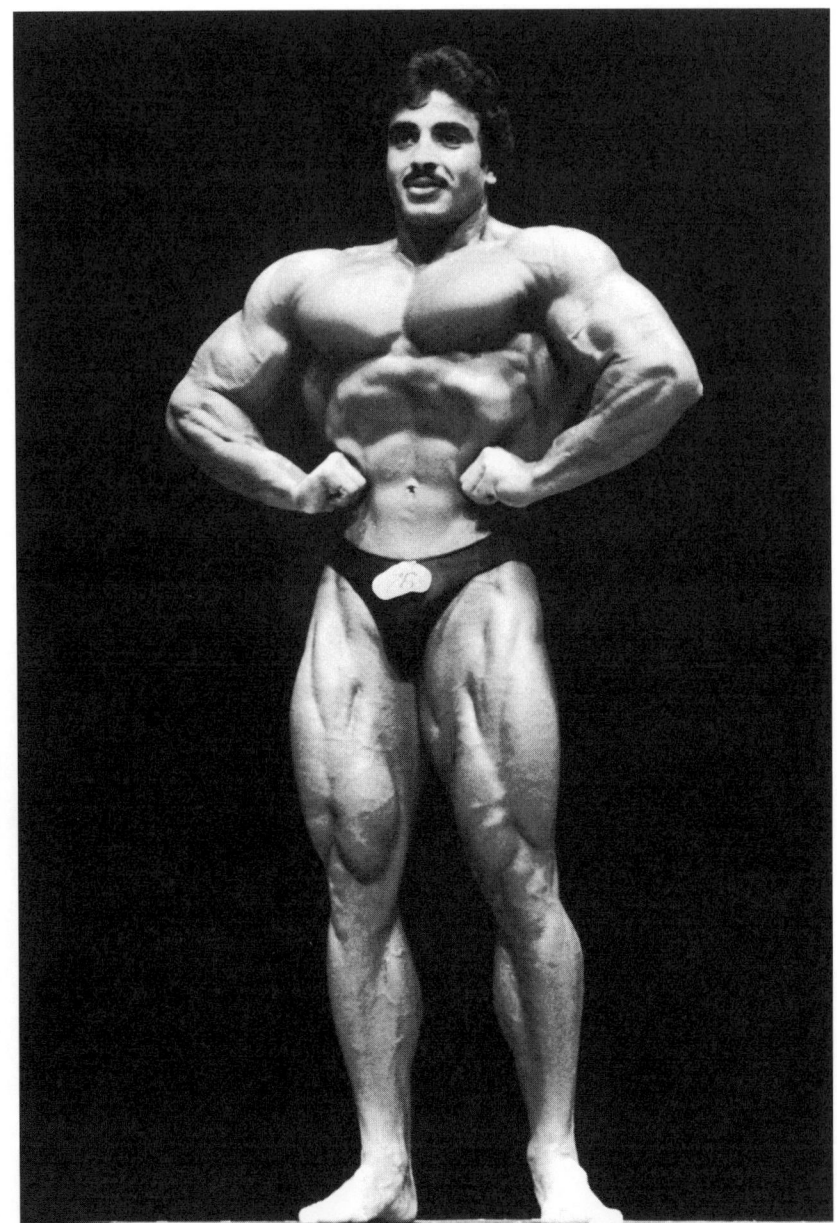

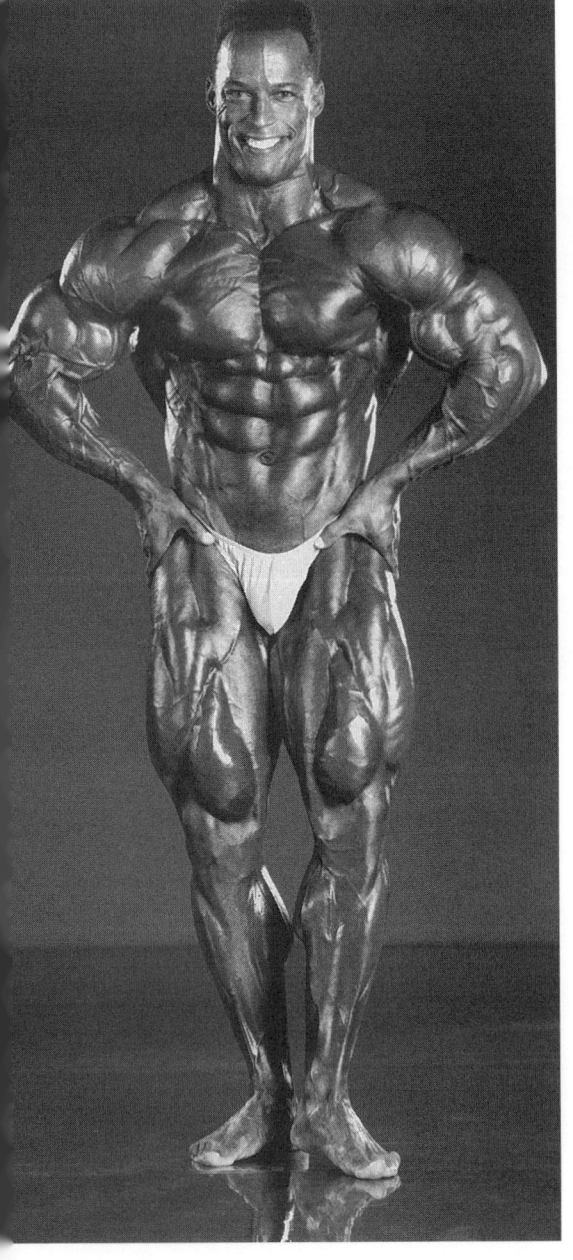

肖恩·雷

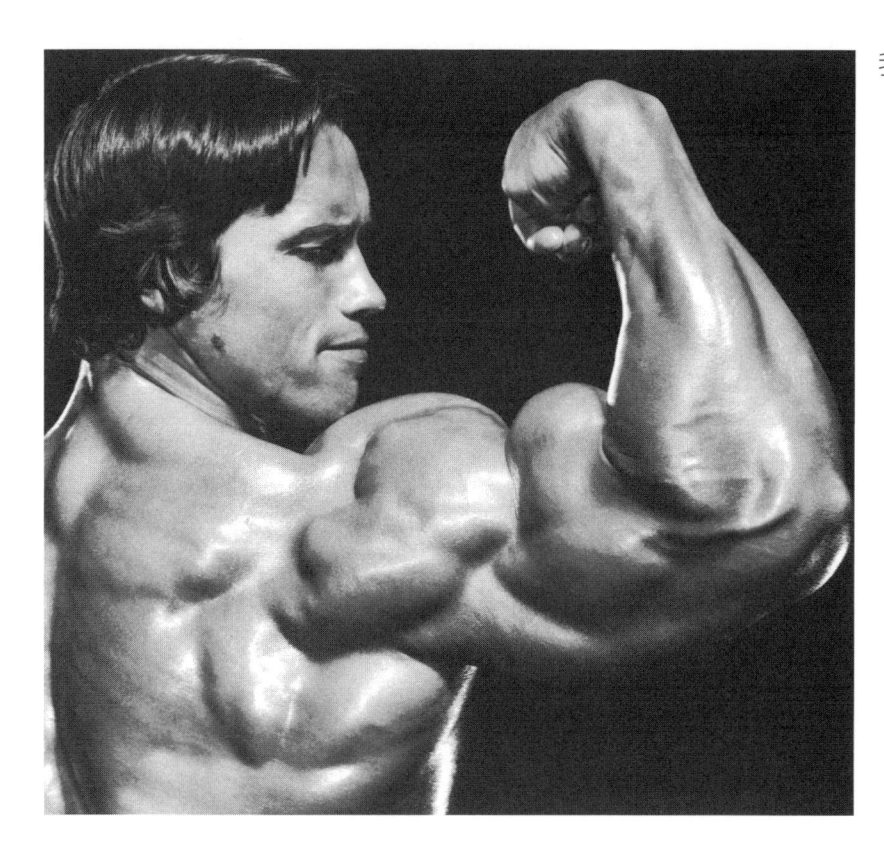

肩膀 The Shoulders 257

我示範的二頭肌姿勢

佛朗哥・哥倫布擺出最大肌肉姿勢
（most muscular pose）

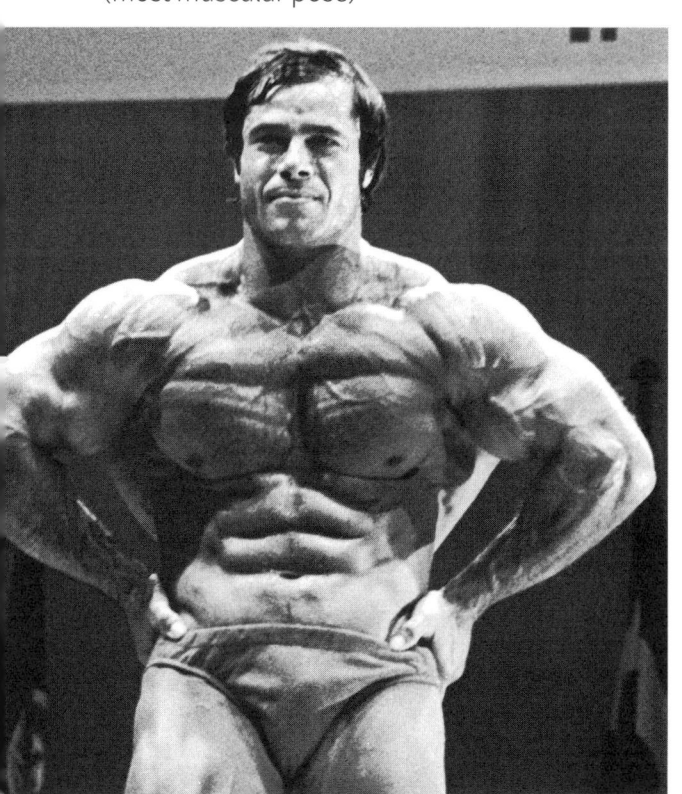

羅尼・科爾曼擺出漂亮的背面雙手二頭肌姿勢

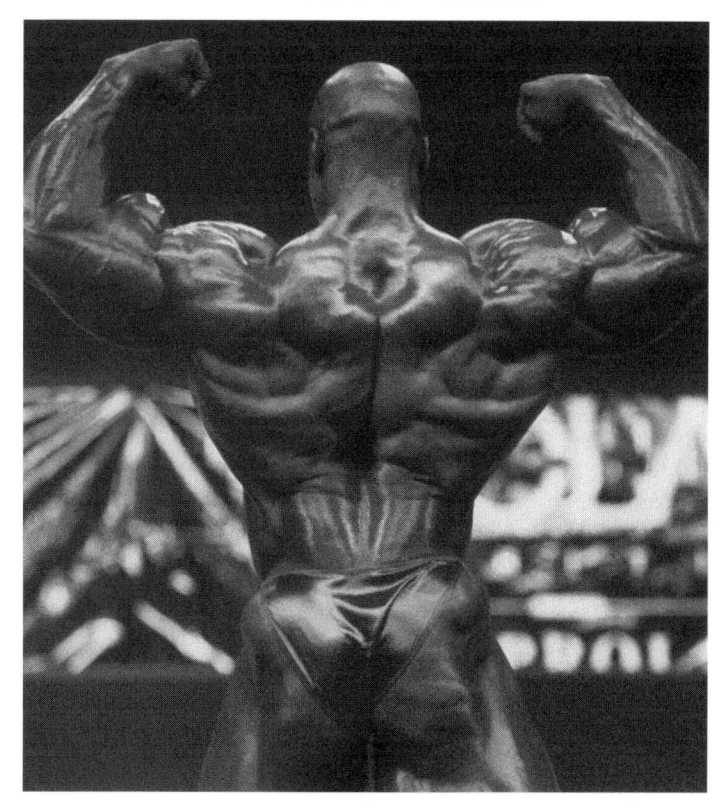

美,是個能掩蓋窄肩寬的巨大優點。肯恩・雷的肩寬其實並不突出,但他的三角肌練得非常壯碩,所以你不會發現他的身材缺陷。

有很多健美選手肩膀太窄,但因為三角肌夠壯,所以彌補了原有的缺點。我最喜歡的例子就是雷格・帕克。雷格非常認真彌補骨架較小的劣勢,所以才能練出人人羨慕的肩膀。他是第 1 位臥推達 500 磅(約 226 公斤)的健美運動員,他之所以能達成這個目標,就是因為三角肌夠壯、肌力夠強,而三角肌、胸肌和三頭肌就是臥推動作當中最主要使用到的肌群。

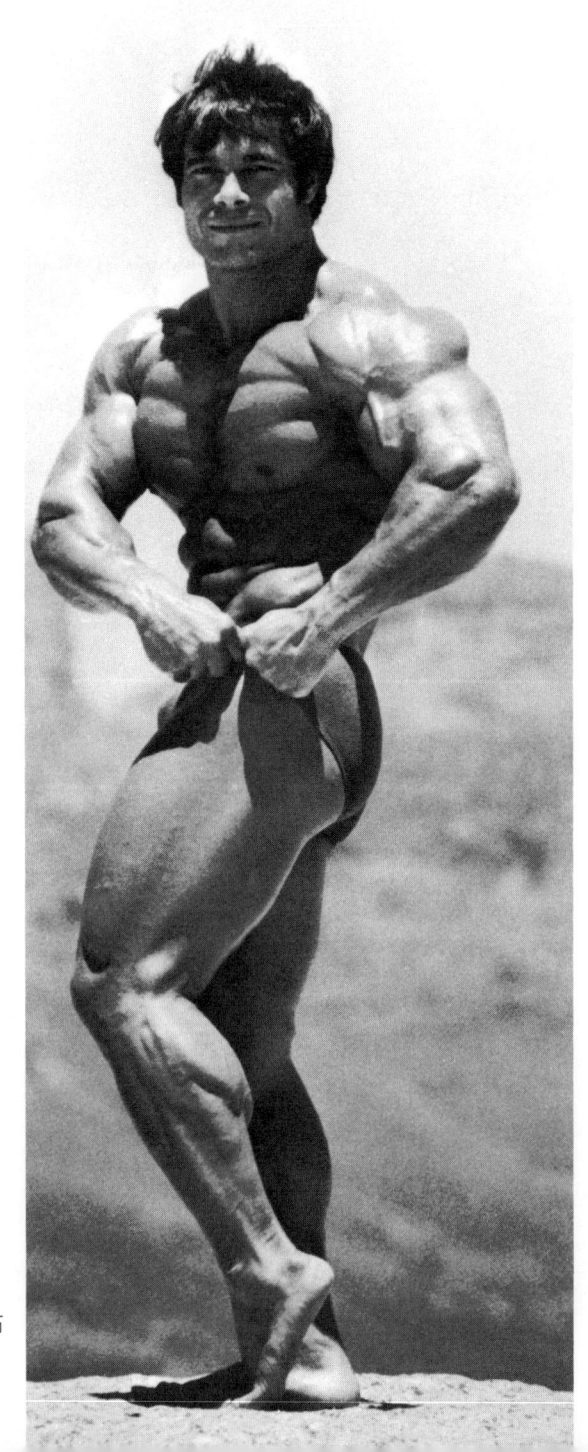

佛朗哥・哥倫布

另一個重點是，這些健美冠軍的訓練方式各不相同。因為佛朗哥肩推練得很勤，前三角肌非常有力，所以他還得在訓練中增加許多後三角肌的訓練動作，讓肌肉達到平衡。賴瑞・史考特的訓練祕訣是使用遞減法，先從大重量開始，再每組逐步減輕重量，啞鈴的重量一路從 40 公斤減至 14 公斤，徹底燃燒三角肌。多利安・耶茲則是花了數年時間執行一套高強度訓練，利用低組數、高強度的訓練方式，如：反向用力、強迫次數、強迫反向用力、行程縮減組等。

我認為，每個人的身體都不同，所以也不會以完全相同的方式鍛鍊身體的各個部位。所有的健美人都得自行調整訓練計畫，以克服自身弱點，打造勻稱、均衡的體態。

訓練三角肌

有 2 個訓練三角肌的基本動作，就是直臂上舉（Straight Arm Raise）和肩推。

直臂上舉會需要你將手臂以畫圓的方式向上舉起，因此可以孤立訓練各個肌肉起端。向前、向側、向後舉都要做到。做直臂上舉不會動用到三頭肌，可以幾乎完全孤立訓練三角肌的前側後等等肌肉束。但因為只使用到三角肌，手臂幾乎全程打直，所以負重無法像肩推那麼大。

肩推的時候，你的手臂會先彎曲，把槓鈴或啞鈴放在肩膀的高度，再將其直接向上推到頭頂上方。因為在向上推的時候手臂會伸直，所以肩推會用到三角肌和肱三頭肌。只要稍微改變肩推的方式，就能將壓力轉換至三角肌的 3 條肌肉束上，可以利用槓鈴、啞鈴或各種器械做前肩推或後肩推，以達到此目的。

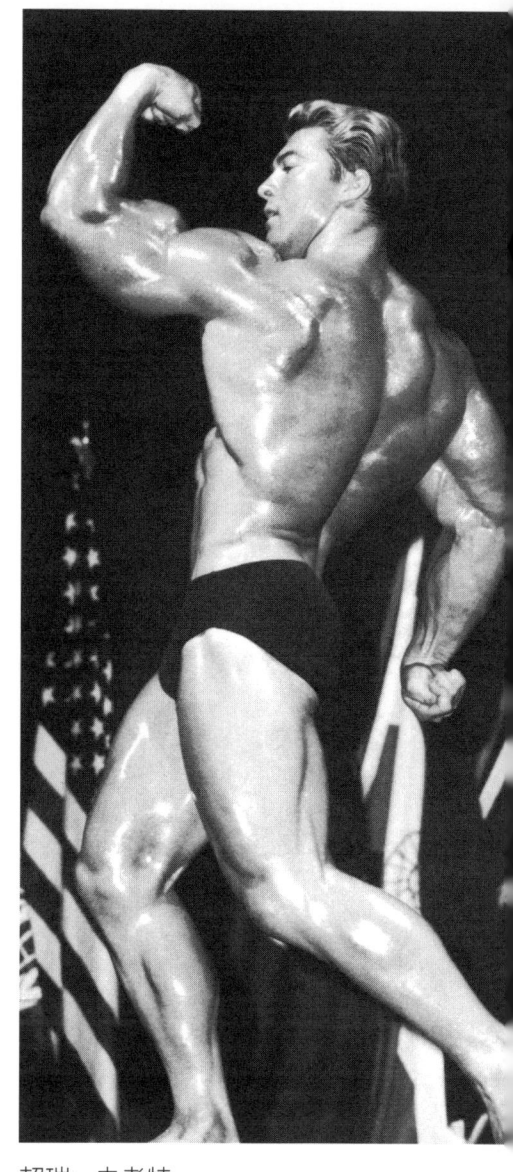

賴瑞・史考特

基礎訓練

無論你有多厲害，大量的爆發力訓練肯定還是對鍛鍊肩膀很有幫助。但爆發力訓練的好處可能在初期會最明顯。三角肌對高負荷的反應通常很好。只要三角肌練得好，整體就會進步，因為其他大重量的訓練動作，像臥推、硬舉、俯身划船等，都需要很強的肩部肌力。

因此，一開始建議除了做啞鈴側平舉外，還要加入上搏肩推（Clean and Press）、大重量立正划船和借力肩推等動作。這些動作會

讓你的肩膀肌肉量、肌力增加，讓你能夠進入進階訓練。如果是初學者，我喜歡讓他們先練上搏肩推，而不是單純的肩推。原因在於，從地板舉起槓鈴、放到肩膀高度、把手臂放在槓下支撐等額外的動作，會動用到三角肌以外的許多肌群，像是背部、斜方肌和三頭肌等。

進階訓練

達到進階訓練的階段後，需要的就不僅僅是肌肉量和肌力。此時，你要專注於整體肩膀肌肉的雕塑，包括三角肌的 3 條肌肉束及斜方肌。所以除了要練可刺激三角肌側束的啞鈴側平舉，我還加入了頸後肩推的動作，用以鍛鍊三角肌前束，另外還有針對三角肌後束的俯身側平舉，以及鍛鍊斜方肌的聳肩動作。順帶一提，如果你以為斜方肌跟背部比起肩膀的關聯性更大，那就要記住，做任何側平舉或肩推動作時，手臂因為會抬高到超過頭部的高度，所以斜方肌會大量介入，將肩膀向上、向內拉，讓你能夠做出全程的動作。

在這份訓練計畫當中，你還會看到超級組的訓練，是我為了進一步刺激和衝擊肩膀肌肉而設計的，裡頭的動作有立正划船（針對三角肌前束和斜方肌）、器械式肩推（鍛鍊三角肌前束，負重可以比用槓鈴的時候放得更低）、單邊滑輪側平舉（可單獨訓練三角肌側束）和屈體滑輪側平舉（針對三角肌後束）。

賽事訓練計畫

三角肌的功能非常複雜，可以讓你的手臂幾乎達到 360 度旋轉，代表肩膀的訓練可以有很多角度，才能充分刺激肩膀肌肉成長，並精修肌肉形狀。

因此，我會在賽事訓練計畫設計一些額外的動作，像是躺姿斜板側平舉和坐姿滑輪後平舉等等。因為把每個動作都放在超級組或三組式訓練中，所以從時間來看強度也越來越大。這種高強度訓練對於精修三角肌非常有效，讓你的肌肉看起來更融合（tie-in），肌肉條紋（striations）也更明顯。

從這個姿勢可以清楚看到我的前三角肌與胸大肌的分離度，要達到這點，可以做啞鈴前平舉、槓鈴立正划船等訓練動作。

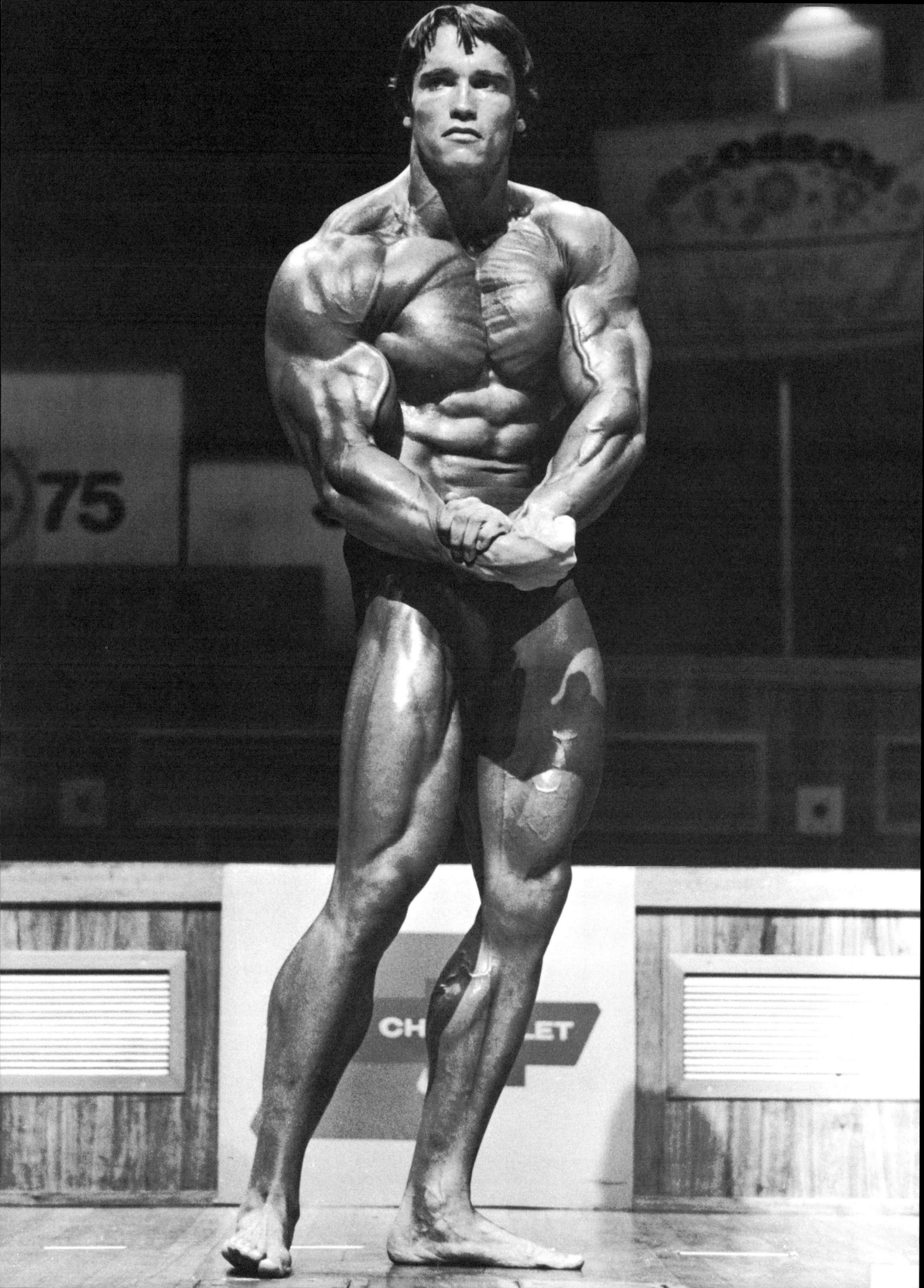

備賽期間一定要密切關注所有細節。不僅每一個肌肉起端的肌肉發展都要合乎比例，而且還要各自分離，讓 3 條肌肉束都清晰可見、線條明顯。此外，三角肌的結構要跟上臂肌肉、斜方肌、上背部分離；而前三角肌跟胸肌也要有明確的界線。

不只這樣，如果要在最高階的賽事脫穎而出，那麼肌肉的條紋和橫紋也很重要。要做到這個程度當然一點都不容易。你沒辦法隨便用一份課表就練出冠軍三角肌。而是要不斷增加強度，採用超級組、三組式訓練、遞減法等訓練技術，更要常常動用衝擊原則來刺激肌肉。如果你發現自己已經很努力，三角肌還是不夠完美，那麼高強度訓練就是唯一解方；你也要深入研究針對弱點訓練的內容（參見第 265 頁），並思考如何重新安排訓練，專攻肩膀弱點。

1971 年，我和佛朗哥一起訓練時，我們的啞鈴肩推是從 45 公斤開始做起，再一直不斷加重到極限，然後再馬上換成側平舉，練到手臂完全抬不起來為止。有時我們會做三組式訓練，用 3 組動作依序練到前、側、後束的三角肌。相信我，練幾組之後，肩膀就會跟著火一樣，每一條肌纖維都會尖叫求饒。

訓練斜方肌

斜方肌是上背部的視覺重心，串連了頸部、三角肌、背闊肌的梯形結構。無論是正面、背面的姿勢，斜方肌都扮演了重要的角色。做背面雙手肱二頭肌的時候，斜方肌會幫你創造出驚人的效果，讓你手肘以上的肌肉峰峰相連，整個背部上方都會看起來非常雄壯豐滿。在做背面背闊肌的姿勢時，背闊肌會迸出來，隨著用力而展開，而斜方肌就會在背部中間形成一個明顯的三角形肌肉。斜方肌若練得好，也能讓三角肌後束與上背部分離。在大多數的正面姿勢中，頸部到三角肌一帶的斜方肌線條非常重要，如果你想要做出讓眾人印象深刻的最大肌肉姿勢，就不能不加強斜方肌。

但斜方肌也要跟身體其他部位保持平衡。如果斜方肌太壯，從脖子到肩膀的線條太斜，三角肌看起來就會太小。

斜方肌的作用是舉起整個肩帶，與背闊肌向下拉的下拉功能相反。在基礎訓練計畫中，我把大重量立正划船列為爆發力訓練的一部分，好讓斜方肌的肌肉量與肌力在訓練初期就大幅提升。但槓鈴上搏肩推和大重量硬舉也能刺激到斜方肌，所以也納入這些項目。

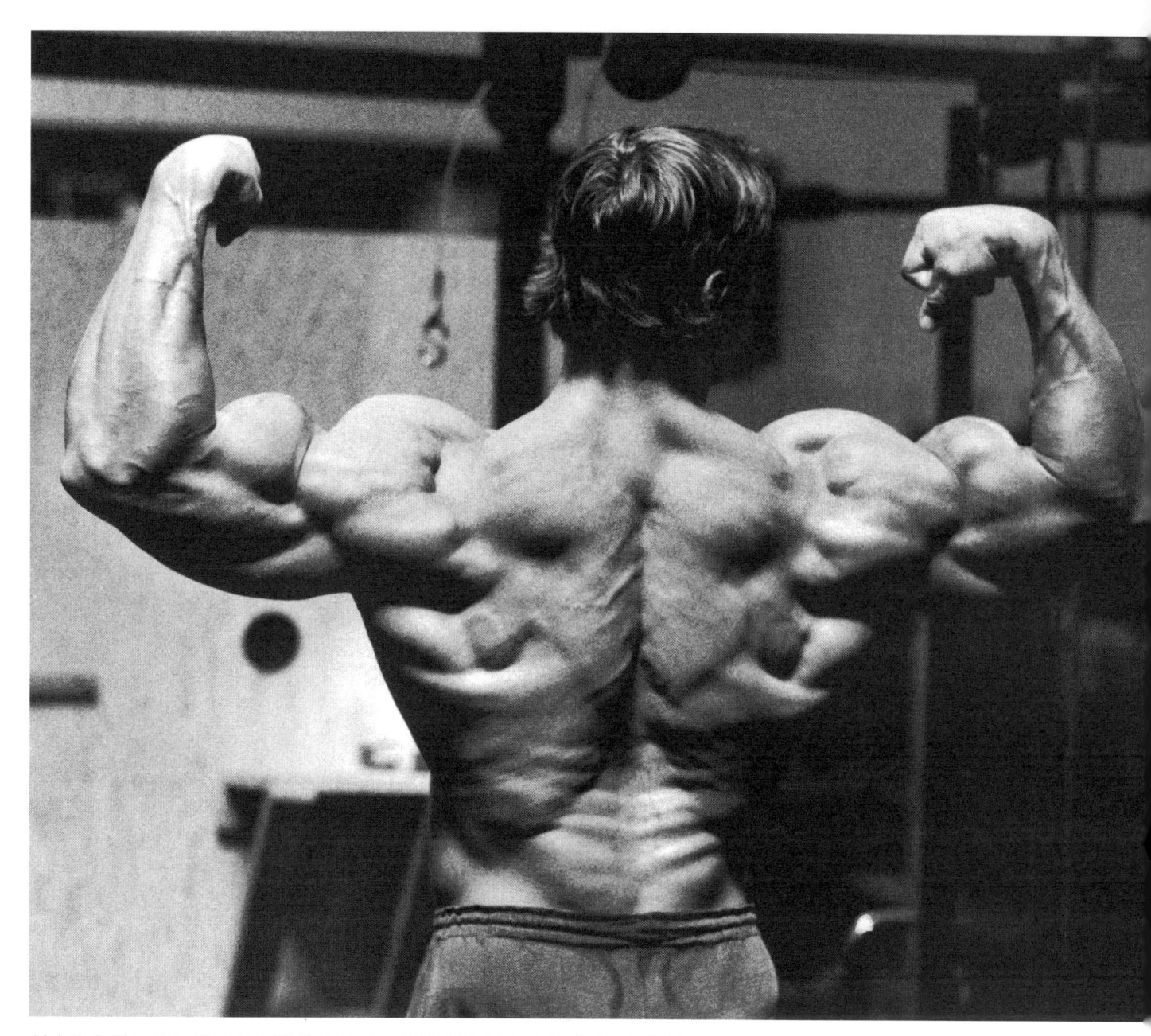

斜方肌對於正面和背面的姿勢都很重要。看看斜方肌在背面雙手二頭肌姿勢裡把整個背肌連成一塊的樣子，就會知道我在說什麼。

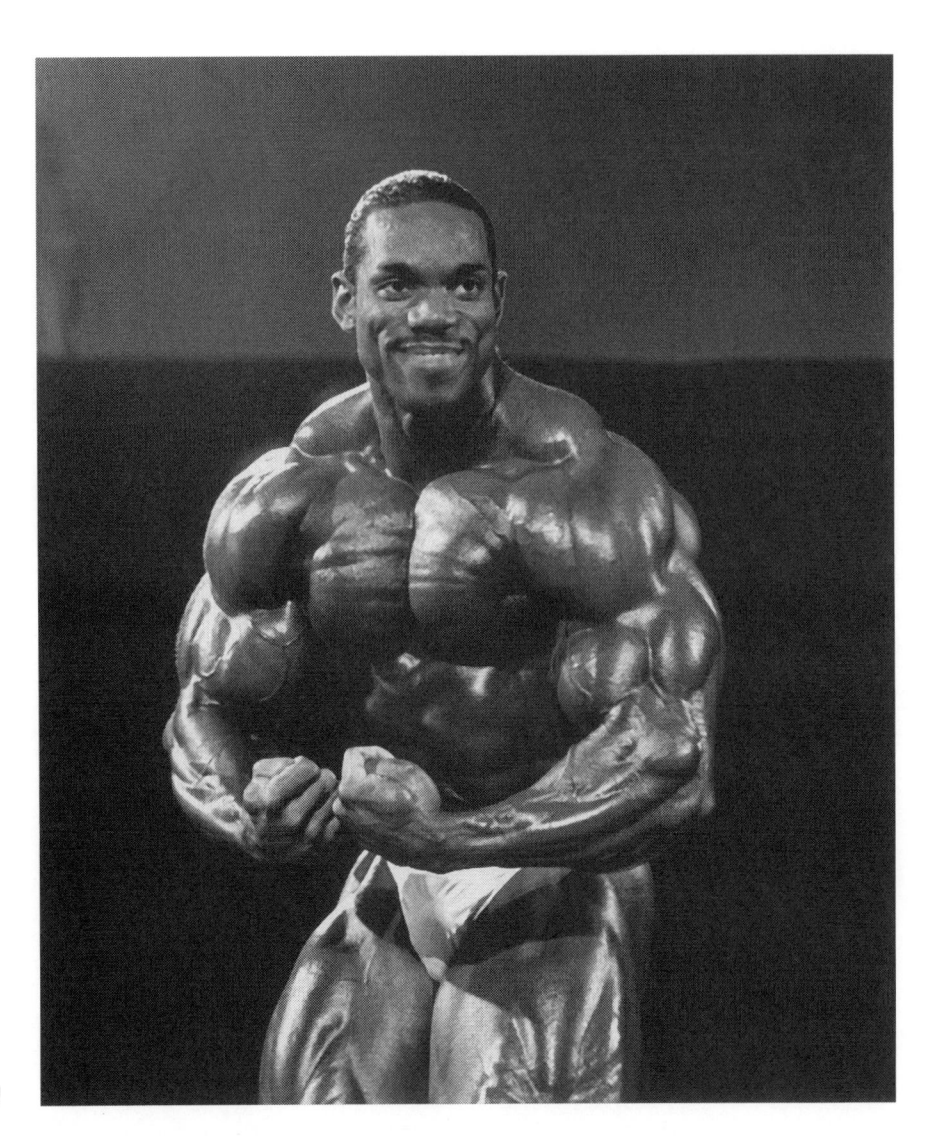

弗萊克斯・惠勒

　　順帶一提，啞鈴側平舉也會訓練到斜方肌，但一定要遵照我在動作介紹當中的說明，也就是起始動作的啞鈴要放在大腿前面，而不是垂放在身體兩側。

　　在進階訓練計畫中，我會把啞鈴聳肩放入斜方肌訓練菜單。這個動作會直接刺激到斜方肌，而且負荷量也可以增加到非常驚人的程度。在進階、賽事訓練計畫裡，也有許多訓練斜方肌的動作，雖然划船、肩推等動作並不是針對斜方肌。舉例來說，俯身槓鈴划船、槓鈴或啞鈴動作都會牽動到斜方肌，但其他肌群也會出力。也就是說，只要練成強壯的斜方肌，其他動作的負荷重量也能大幅增加。

針對弱點的訓練

　　如果肩膀是你的弱項，就要調整你的訓練計畫，讓肩膀訓練的組數和動作增加，同時也要大量使用衝擊原則，讓肩膀的訓練強度達到最大。

　　我喜歡用遞減法來鍛鍊肩膀。使用啞鈴時先從重的開始，再逐步減輕負重；做器械式肩推或滑輪側平舉時，只要每組之間把插銷往上移一格即可。

　　另一個讓三角肌進步更快的方法就是超級組。舉例來說，可以先做槓鈴肩推，再做啞鈴前平舉或立正划船，徹底衝擊前三角肌。如果要做高強度三角肌訓練，就可以考慮三組式訓練法，分別做肩推、啞鈴前平舉、立正划船 3 個動作，但一定要做好痠痛得不得了的心理準備。

　　如果側平舉要達到最佳效果，就請記住 2 件事：

　　1. 整個動作過程中手掌都維持向下；或者更好的方式就是，將手腕稍微多轉一些角度，讓小拇指高於大拇指，像用水壺倒水的動作一樣。這個角度更能單獨練到三角肌，使其在運動過程中完全收縮。

　　2. 動作要力求標準。操作時不要作弊，放下重量的時候也要控制住肌肉。你越嚴格，就越能刺激到三角肌。

　　還有另一個方法可以增加三角肌的訓練強度，那就是做完每組啞鈴側平舉之後，就到器材架上拿一組更重的啞鈴，然後盡量把啞鈴向外舉至兩側，保持姿勢越久越好。這種「等長側平舉」的訓練能充分鍛鍊到三角肌，讓肌肉條紋更加明顯。

　　另外，如果要特別加強後三角肌，可以和我一樣在床下放 1 個約 9-10 公斤的輕啞鈴，每天早上起床後就馬上連續做 5 組躺姿側平舉。但是，這個額外的動作完全不會算在我的肩膀訓練當中。我會一次做 2 個動作，首先是臉朝下方的斜板側平舉，當我做到接近力竭，無法再做完任何一下的時候，就會換成一個類似啞鈴划船動作，讓後三角肌完全燃燒殆盡。

接下來，我會介紹一些額外的訓練動作和技巧，讓你針對自己的弱項作加強。

三角肌前束

器械式肩推，因為器械式訓練可以將負重放得比槓鈴或啞鈴更低，所以三角肌前束的伸展幅度可以達到最大範圍。另外，作任何的肩推動作時，手都不要在頂端完全打直。

盡量利用啞鈴來肩推，更能刺激三角肌。

阿諾肩推是我最喜歡的三角肌前束訓練動作，而且要搭配跑啞鈴架、遞減法等技巧來訓練，詳情參見第 193 頁。

啞鈴前平舉可以促進三角肌前束與胸肌的分離度。

槓鈴前肩推

立正划船

斜板槓鈴與啞鈴肩推

斜板啞鈴飛鳥（參見〈胸肌訓練〉一節）

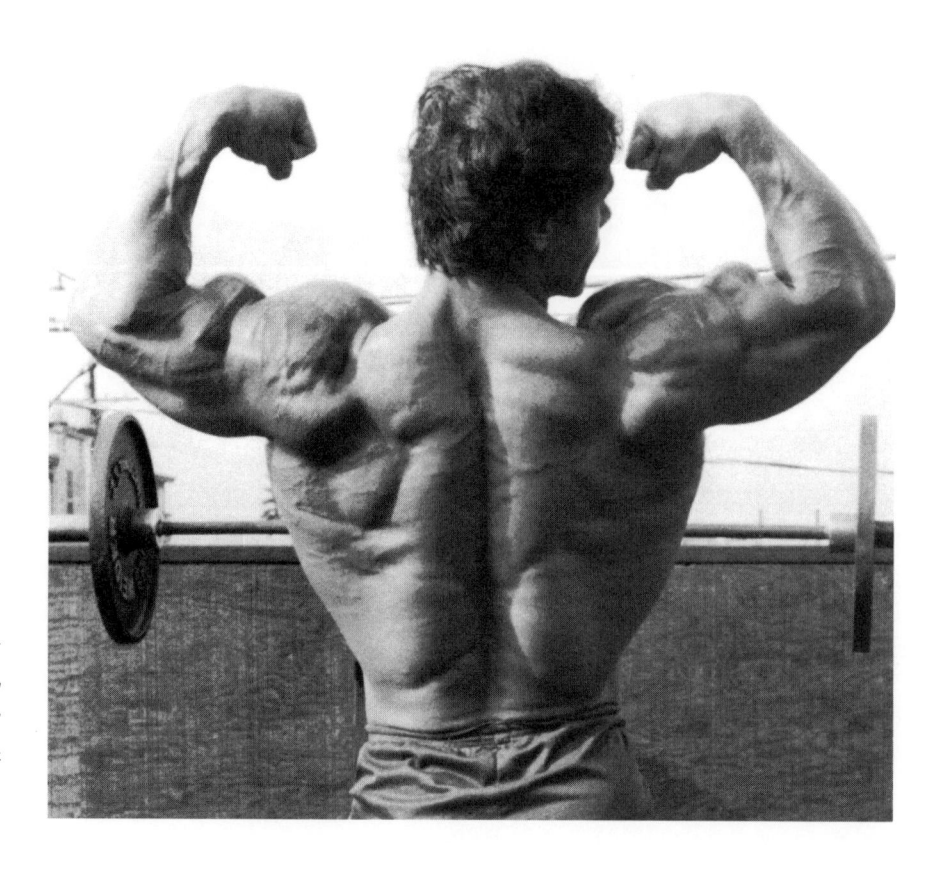

有許多健美人會忘記，三角肌前束對於背部姿勢也非常重要。佛朗哥就用背面雙手二頭肌，示範了清晰可見的三角肌前束。

肩膀 The Shoulders

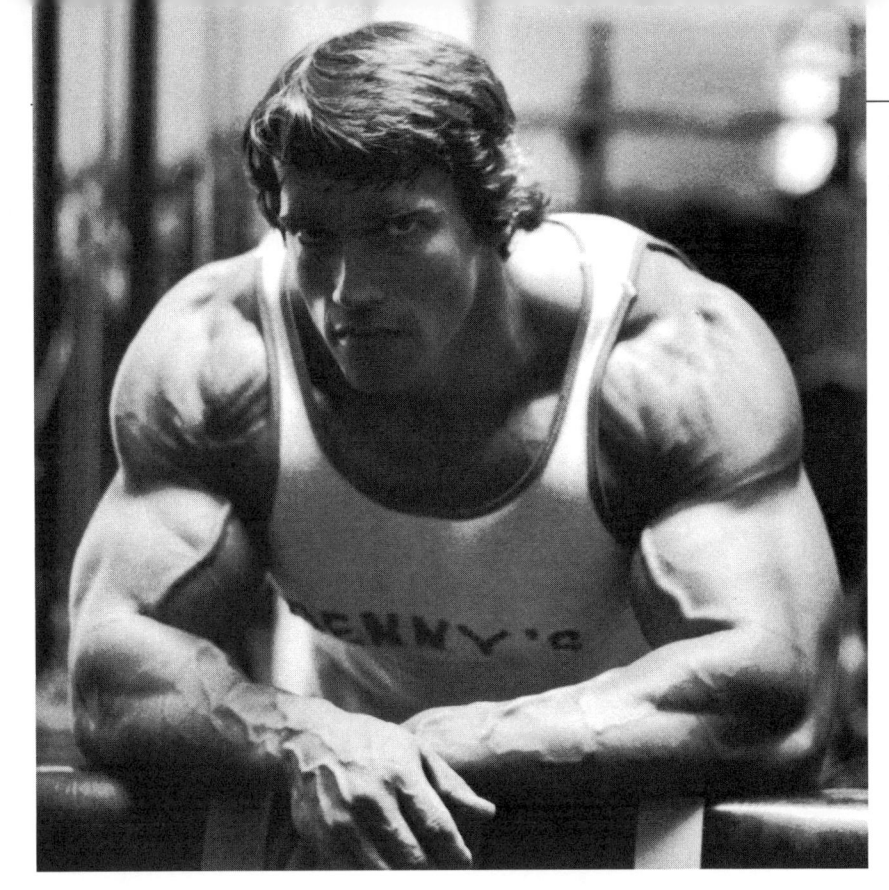

在這個半放鬆的姿勢中，你可以看到三角肌前束不只有尺寸大和分離度，也有線條清晰度和條紋。

在所有肩推動作中，前臂都應保持筆直，而不是向內夾，以免過度使用到三頭肌。

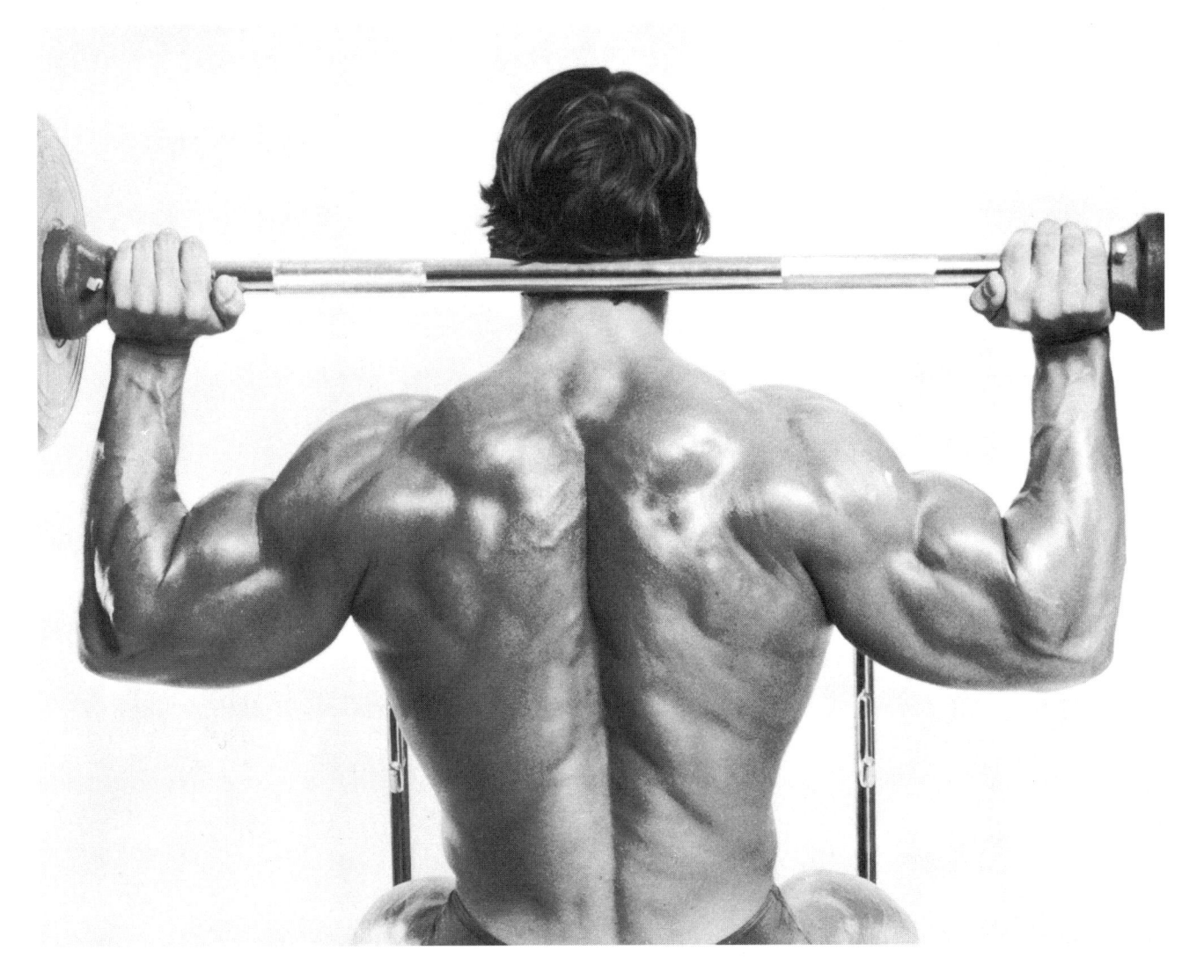

三角肌側束

啞鈴側平舉,起始動作是將啞鈴放在身體兩側,而不是大腿前方,無論是站姿或坐姿,背部都要挺直。

要做標準的側平舉動作,不要把啞鈴高舉過頭,這樣才能針對三角肌,避免讓斜方肌代勞。

做完側平舉之後,要讓你的三角肌燃燒,也就是直臂側舉非常重的啞鈴,位置大概距離大腿 25 公分處,舉著超過 30 秒,而且越久越好。

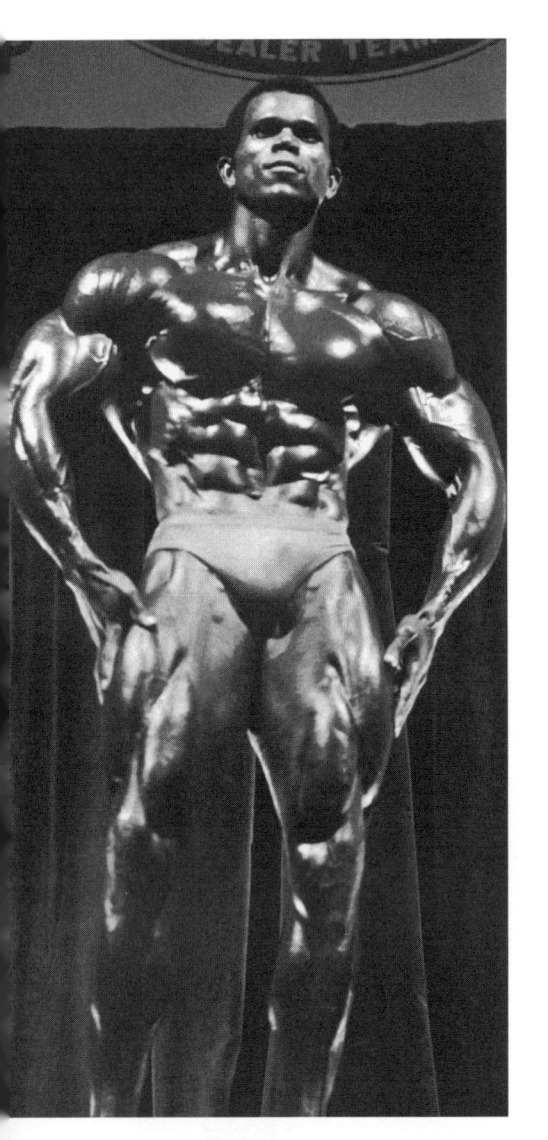

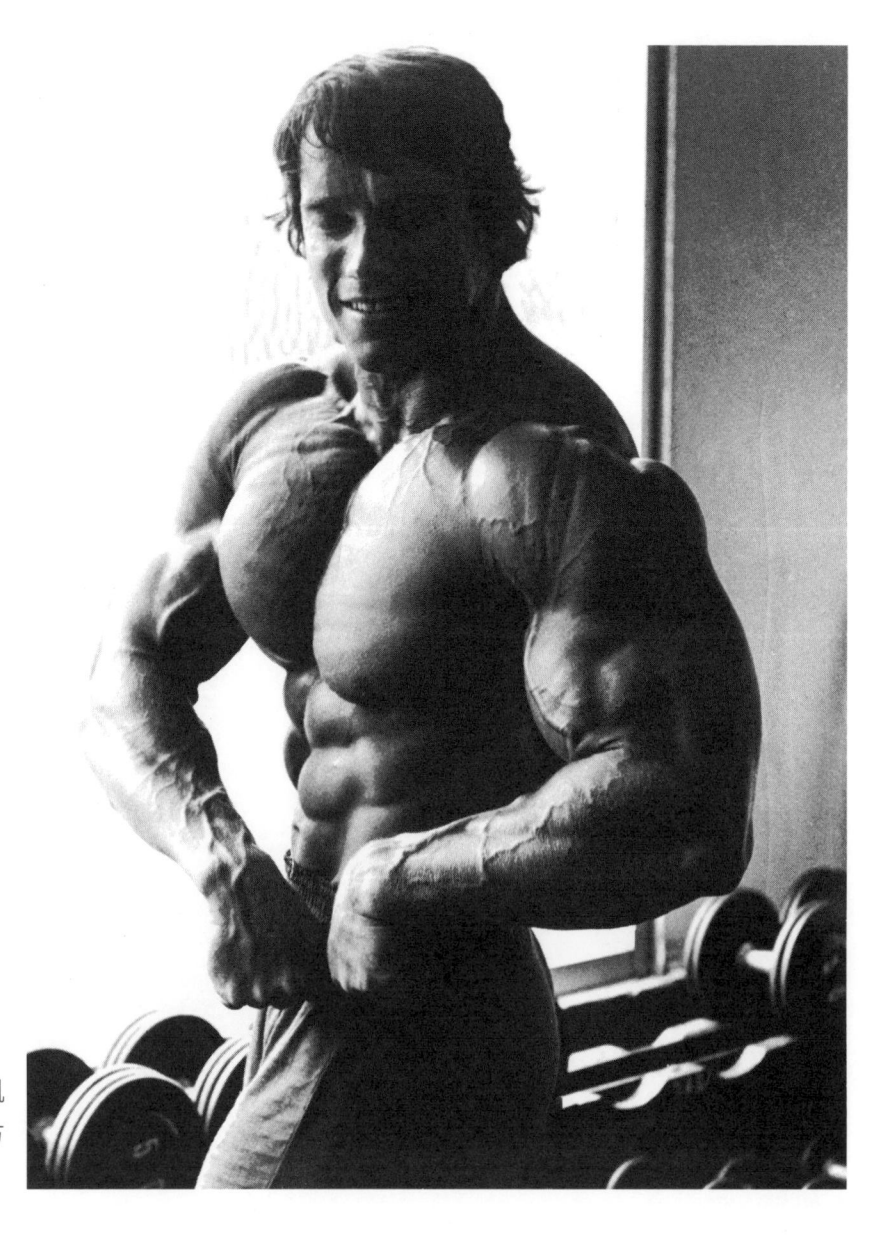

三角肌側束可以讓你的體型更寬闊,即便賽吉・努布雷擺的是腹肌動作,也可以看出三角肌的重要性。

從側面看,你可以看到三角肌側束若練得夠好,就會跟上方的斜方肌和下方的三頭肌分離。

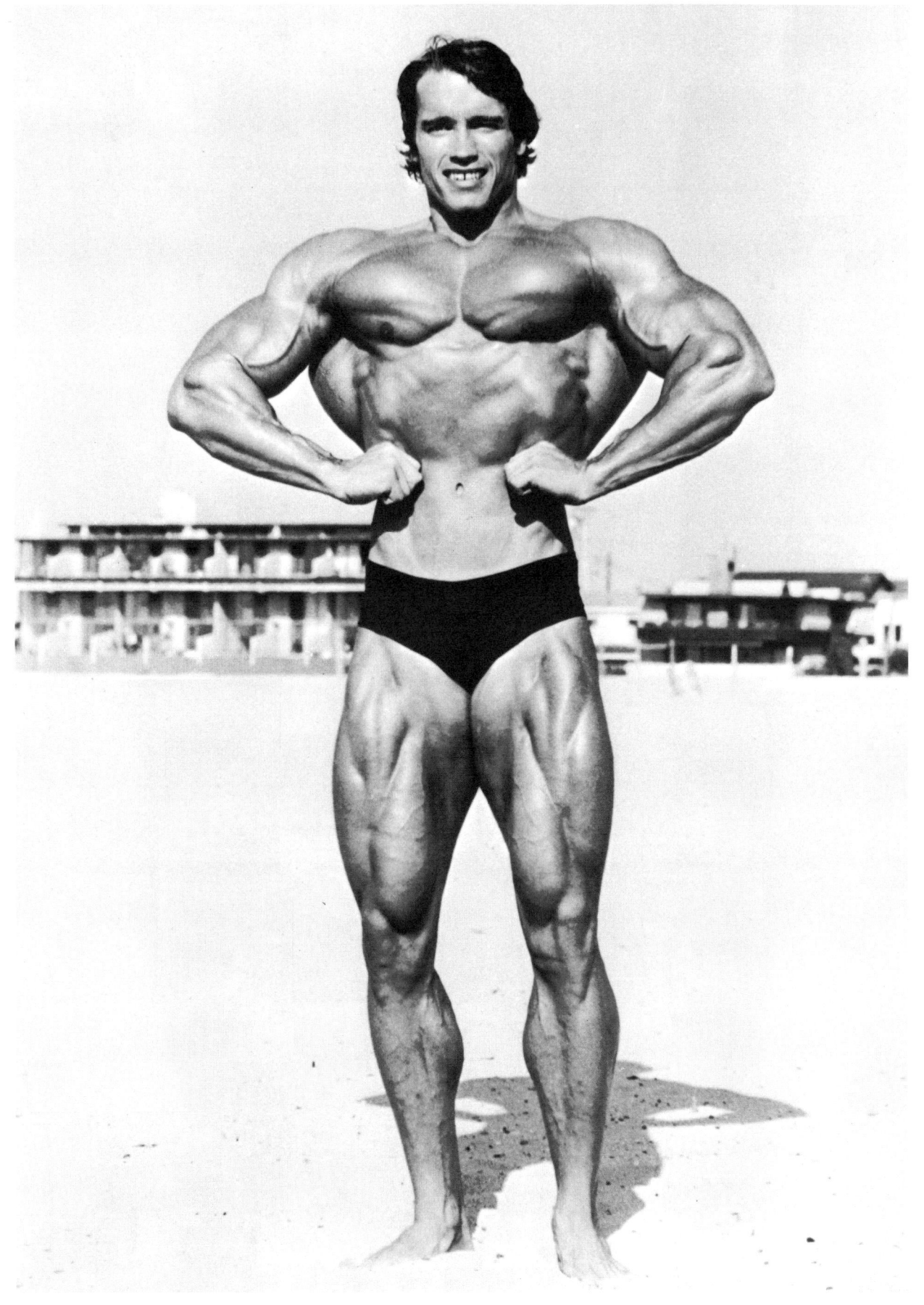

肩膀的三角肌側束夠壯，做正面背闊肌看起來就會更完美。

三角肌後束

使用第192頁的優先原則來做三角肌後束的訓練動作。

可以用以下的動作來額外刺激三角肌後束：彎腰側平舉、屈體滑輪側平舉、俯身槓鈴划船、坐姿滑輪後側平舉、斜板側平舉（臉朝下）或躺姿側平舉，左右手臂連續做10組，組間不休息。我以前就是這樣練，無論今天有沒有練肩膀，每天都做。

練三角肌後束要格外小心，技巧上務必做到最嚴謹的程度，因為只要稍微作弊，就會讓其他肌肉過度代償。

做各種後側平舉的動作時，手腕要像從水壺倒水一樣稍微扭轉，以刺激三角肌後束。

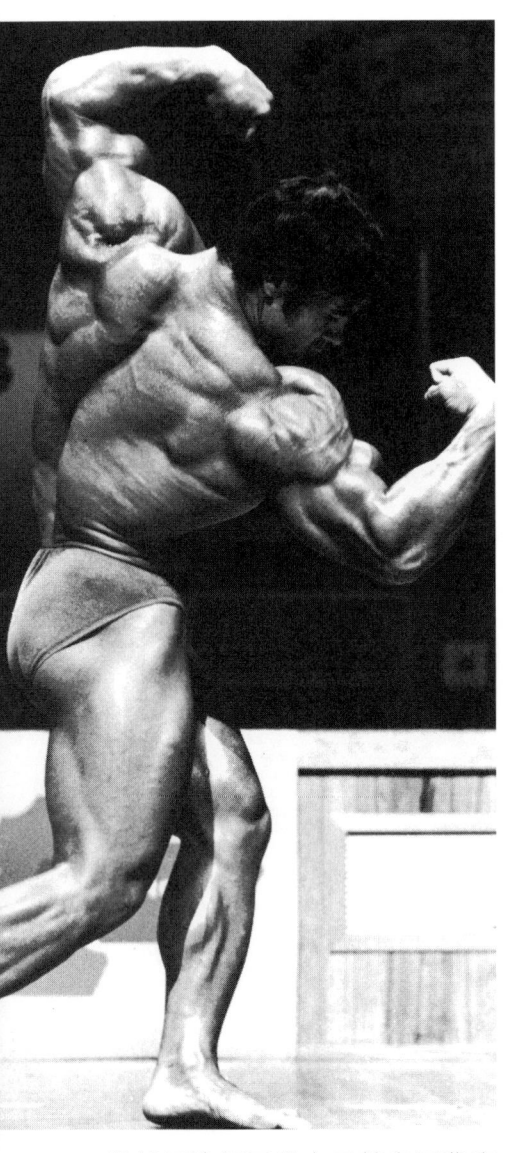

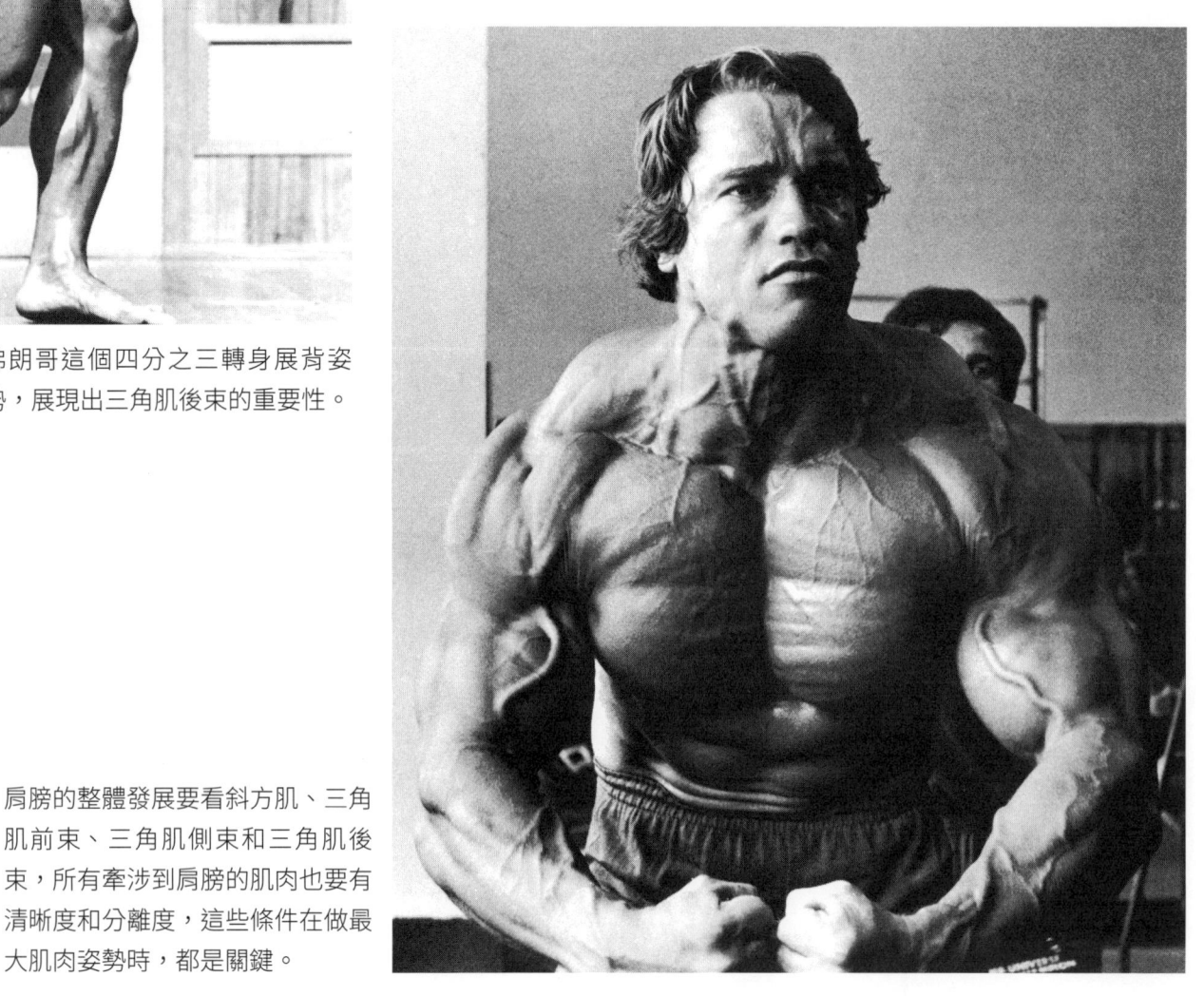

佛朗哥這個四分之三轉身展背姿勢，展現出三角肌後束的重要性。

肩膀的整體發展要看斜方肌、三角肌前束、三角肌側束和三角肌後束，所有牽涉到肩膀的肌肉也要有清晰度和分離度，這些條件在做最大肌肉姿勢時，都是關鍵。

斜方肌

聳肩

立正划船

硬舉

上搏肩推

反向側平舉（這個動作在英國健美人當中非常熱門，是從不尋常的角度刺激斜方肌，也會觸及三角肌前束）

划船，例如 T 槓划船和滑輪划船

滑輪和啞鈴側平舉

除非你的三角肌後束和整個背肌都很發達，不然你的背部扭轉姿勢根本就無法驚豔評審。

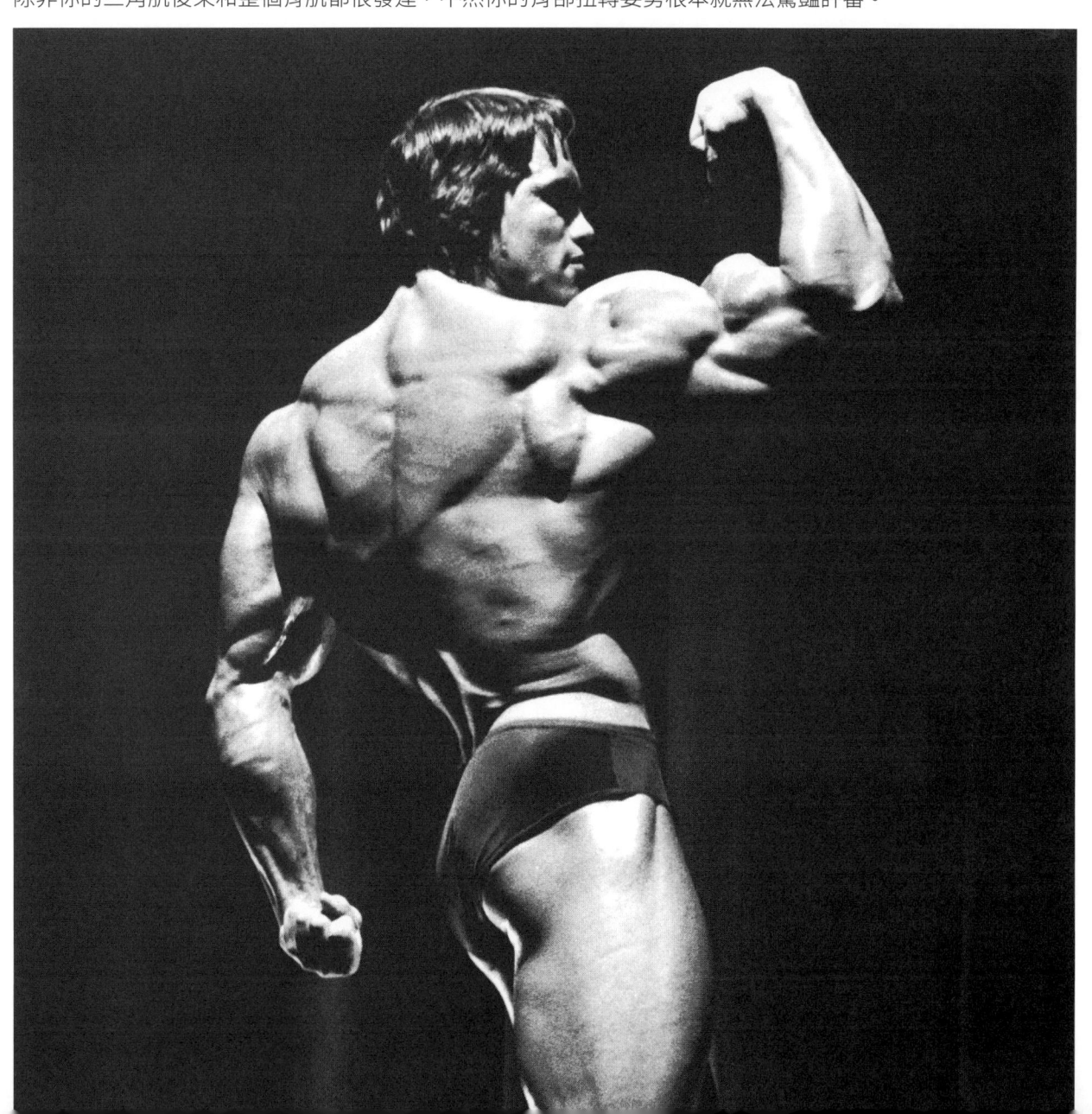

肩膀訓練動作 Shoulder Exercises

阿諾肩推（ARNOLD PRESSES）

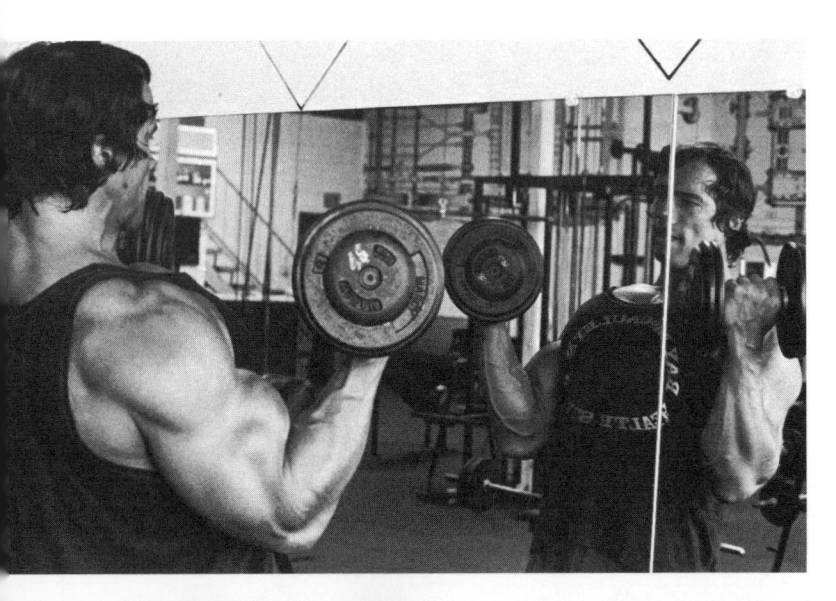

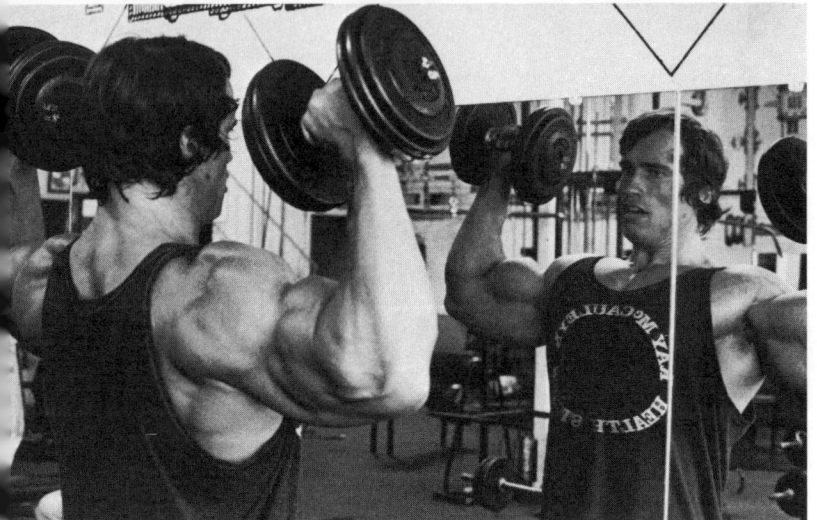

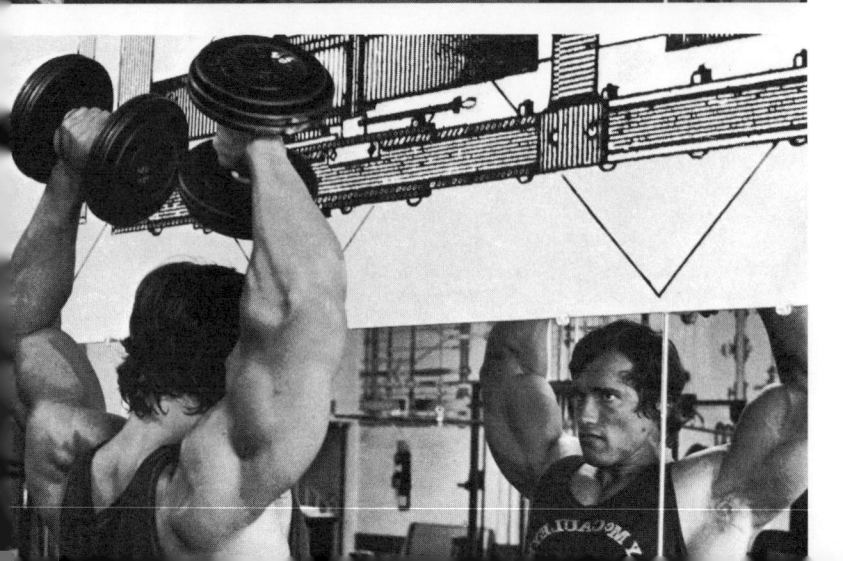

訓練目的： 發展三角肌的前束和側束。這是我覺得最棒的三角肌訓練動作，所以總是會出現在我的肩膀例行訓練裡。放下時將啞鈴擺在身體前方，可以讓動作範圍更大。

操練方式： ①站立，手肘放在身體兩側，1隻手握住1只啞鈴，將啞鈴舉到肩上，手掌轉向自己。②以平穩的動作，將啞鈴推過頭頂，不要把手肘完全打直，動作同時旋轉你的手腕，拇指向內轉動，讓手掌在動作的最高點時朝前。③動作暫停一下，然後把啞鈴沿著剛剛的軌跡放下，並旋轉雙手手腕，回到起始位置。不要一直想著要把啞鈴推過頭頂，這樣會導致啞鈴搖晃，也會造成代償。要嚴格執行動作，確保身體完全控制啞鈴。啞鈴舉過頭頂時，不要把手臂鎖死，這樣才能一直將壓力施加在三角肌上。這個動作一半是側平舉，一半是啞鈴肩推，所以可以徹底鍛鍊到三角肌的前束和側束。

肩膀 The Shoulders 273

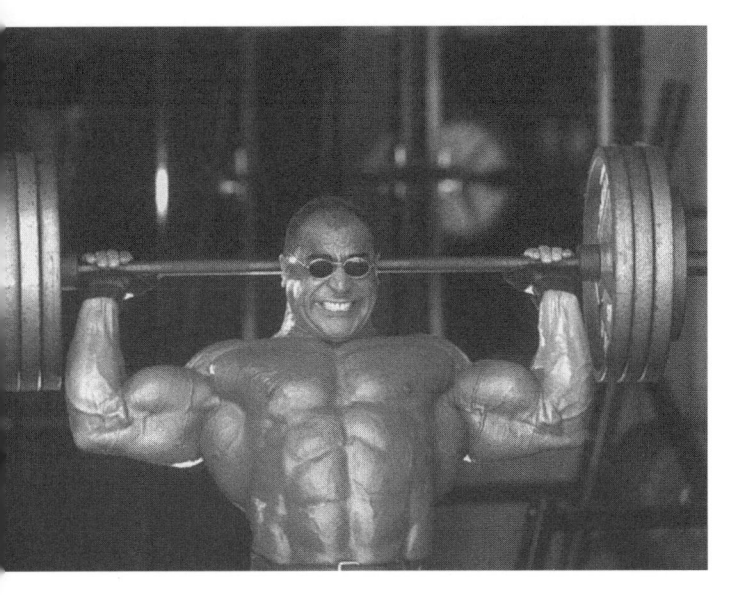

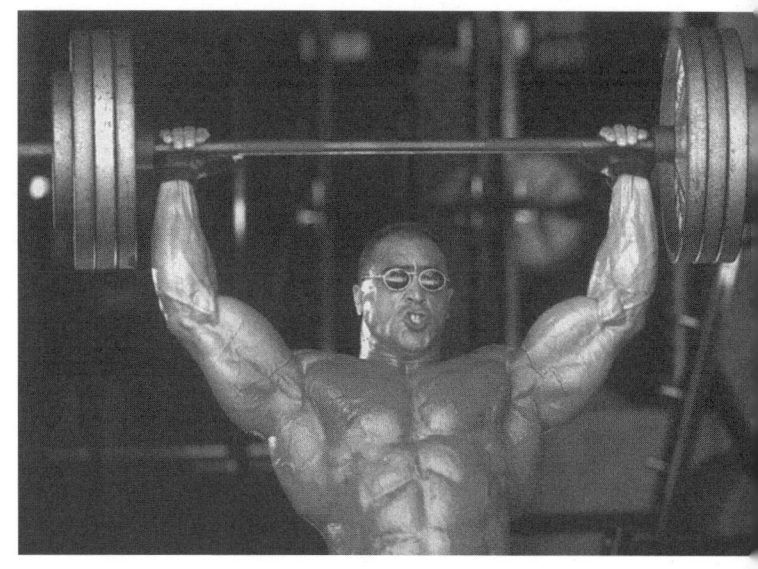

納賽爾・艾爾・桑巴蒂的示範

頸後肩推 (BEHIND-THE-NECK PRESSES)

訓練目的：發展三角肌的前束、側束肌肉。所有肩推的動作都會用到三頭肌。

操練方式：你可以站著做肩推的動作，但我覺得坐著能讓動作更標準。①將槓鈴舉過頭頂，並放在頸後的肩膀上，或者把槓鈴從坐姿的肩推椅架上拿起。我個人偏好用虛握（thumbless grip）的方式握住槓鈴。②將槓鈴垂直向上推，然後再往下降至起始位置，運動過程中要保持控制，手肘盡可能向後放。

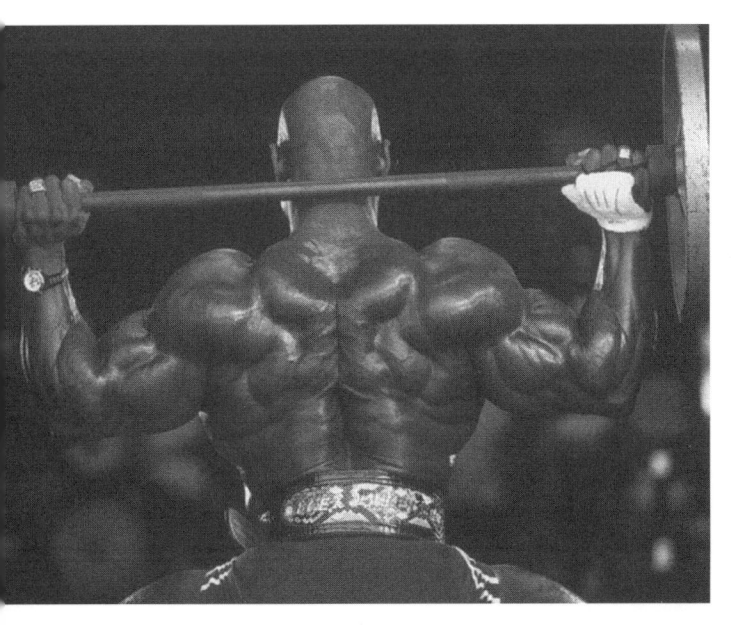

弗萊克斯・惠勒的示範

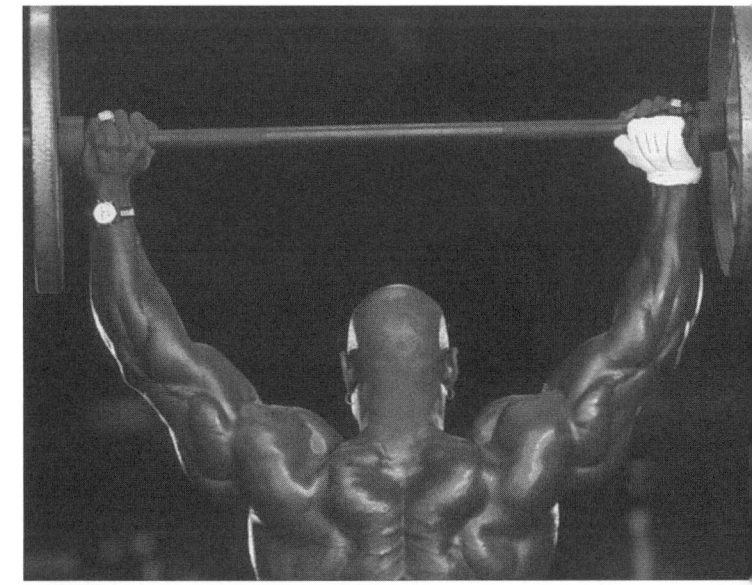

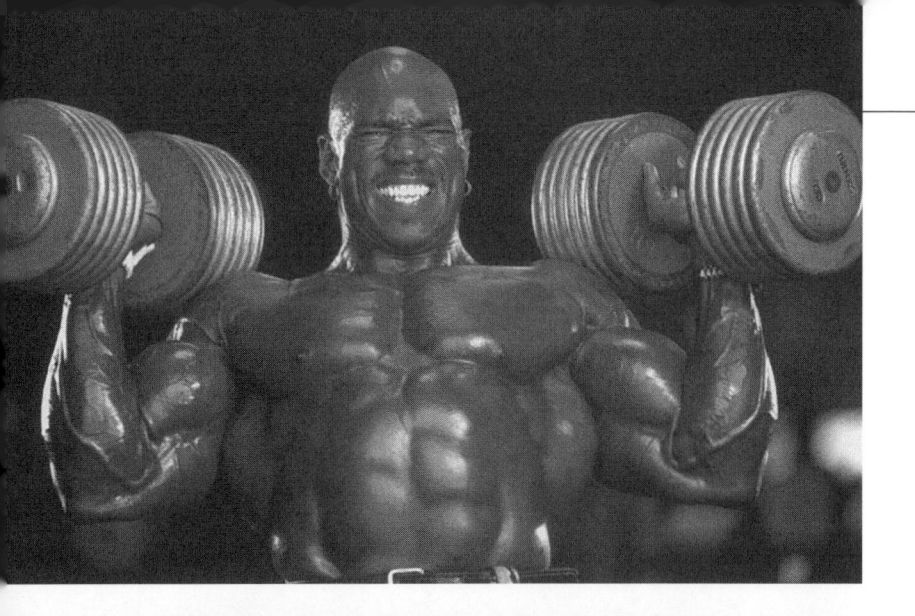

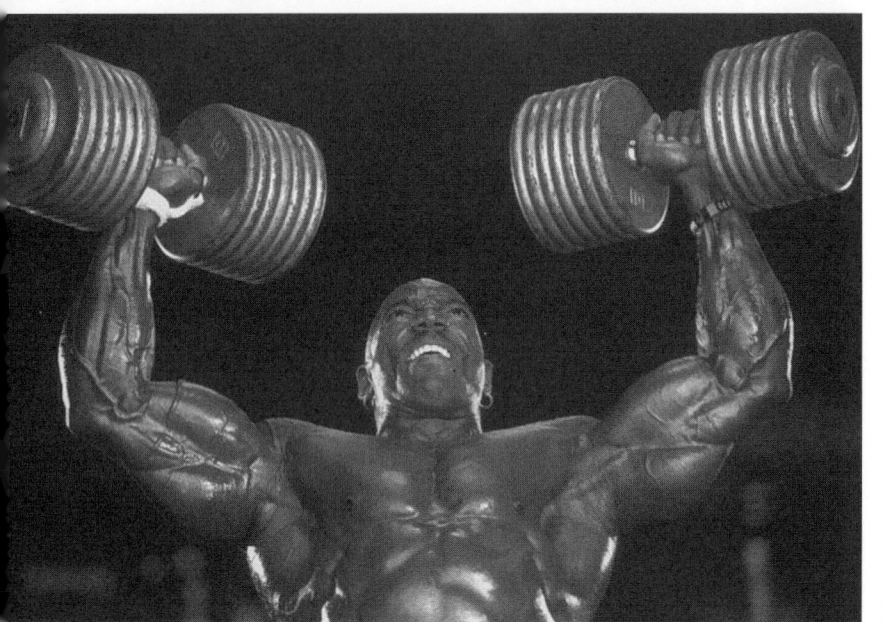

啞鈴肩推（DUMBBELL PRESSES）

訓練目的：發展三角肌的前束、側束。這個動作可能跟其他種肩推很相似，卻有幾個不同之處，最重要的差別就是啞鈴可以讓活動幅度更大。

操練方式：①雙手各握1只啞鈴，舉至與肩同高處，手肘向兩側伸展，手掌朝前。②將啞鈴筆直向上舉起，直到2只啞鈴在最高點相觸，然後再降到最低點。你會發現，啞鈴能放到比槓鈴更低的位置，舉起時也可以伸得更高，但因為雙手都各自要控制一個啞鈴，所以使用的負重重量會稍微輕一些。

弗萊克斯・惠勒的示範

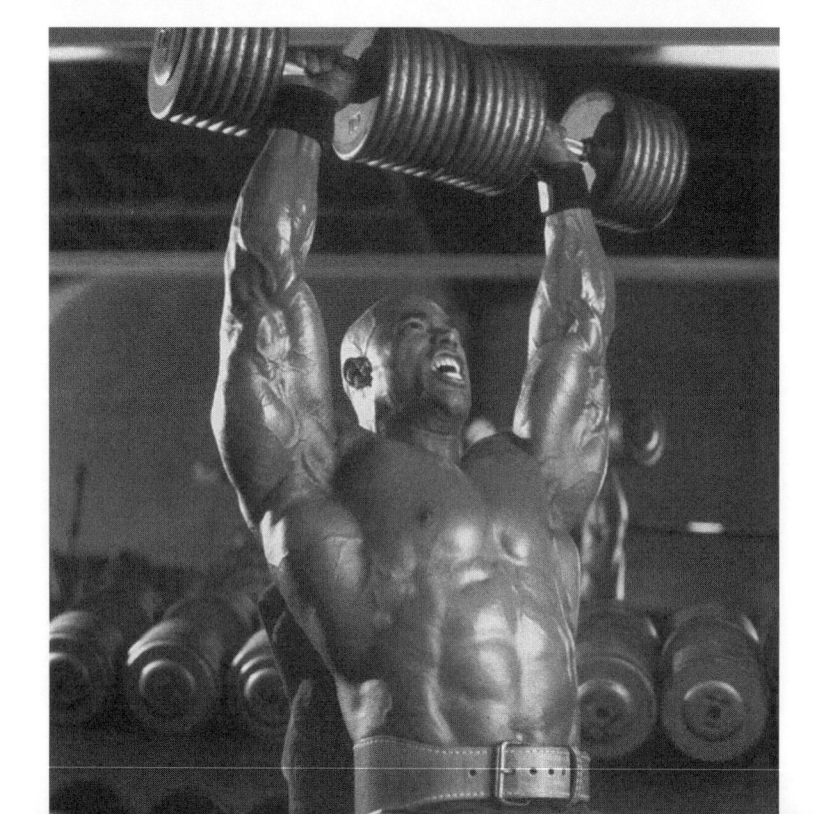

軍事肩推 (MILITARY PRESS)

訓練目的：發展三角肌的前束、側束。軍事肩推是肩膀訓練的鼻祖。坐姿會比站姿更能做出標準的動作。

操練方式：①以坐姿或站姿，正手握住槓鈴，將槓放置到與肩膀水平的位置，手掌在下方提供支撐，雙手比肩寬，手肘彎曲處向內、向下夾。②從與鎖骨齊平的位置開始，將槓鈴向上直舉過頭，直到手臂完全打直，並小心控制槓鈴，保持平衡。接著，將槓鈴放下，回到起始動作。

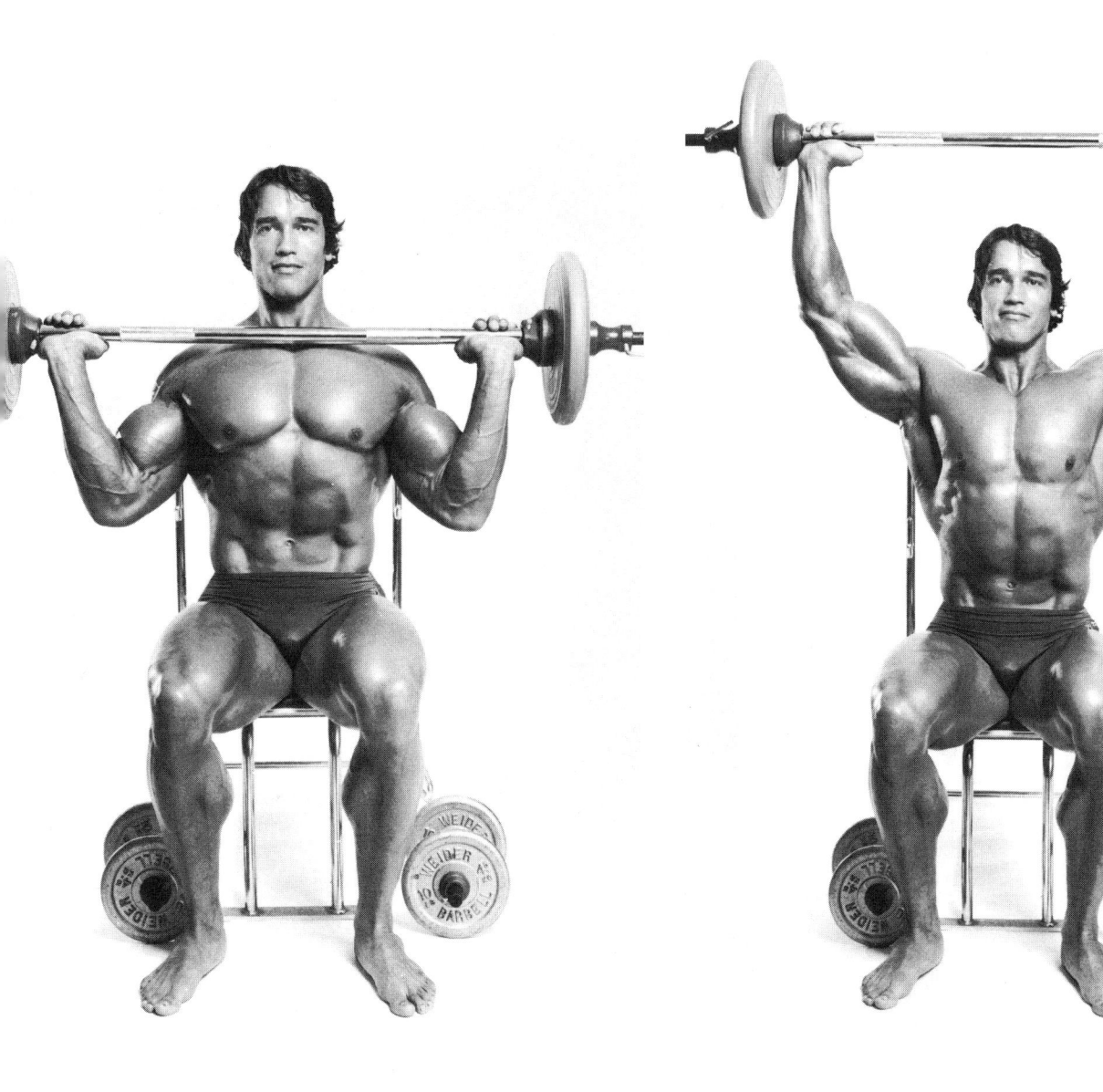

上搏肩推 (CLEAN AND PRESS)

訓練目的：發展三角肌的前束、側束，增強全身肌肉密度和爆發力。

上搏的動作是將槓鈴從地板上舉起來，並放到軍事肩推的起始位置。上搏肩推是很重要的動作，首先，要做夠多腿部訓練才能抬起槓鈴，然後還要用斜方肌、手臂、背部及肩膀的肌力完成動作，可以助你打造出真正的大力士體格。

操練方式：①蹲下，身體前傾，用正手抓住槓鈴，雙手與肩同寬。②雙腿出力驅動上搏的動作，將槓鈴筆直舉至約肩高，然後將手肘向內夾、放在槓鈴下方的位置，以支撐重量，此為軍事肩推的起始位置。③接著，用肩膀和手臂將槓鈴推過頭頂，再放回肩膀高度，然後彎曲膝蓋，用與上搏動作相反的方式將重物放回到地面。

李・哈尼的示範

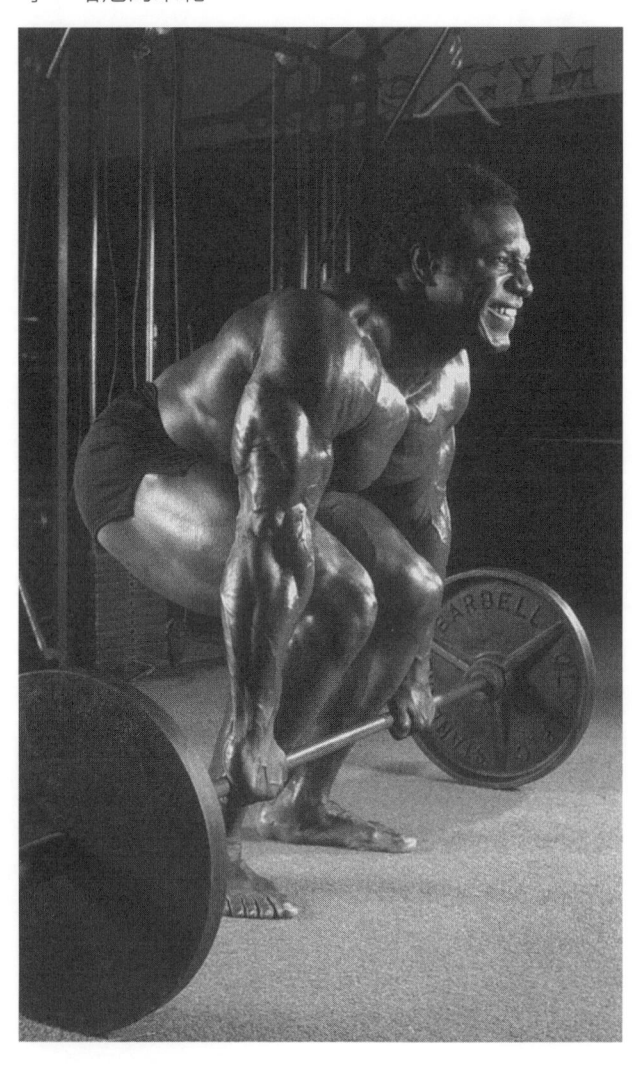

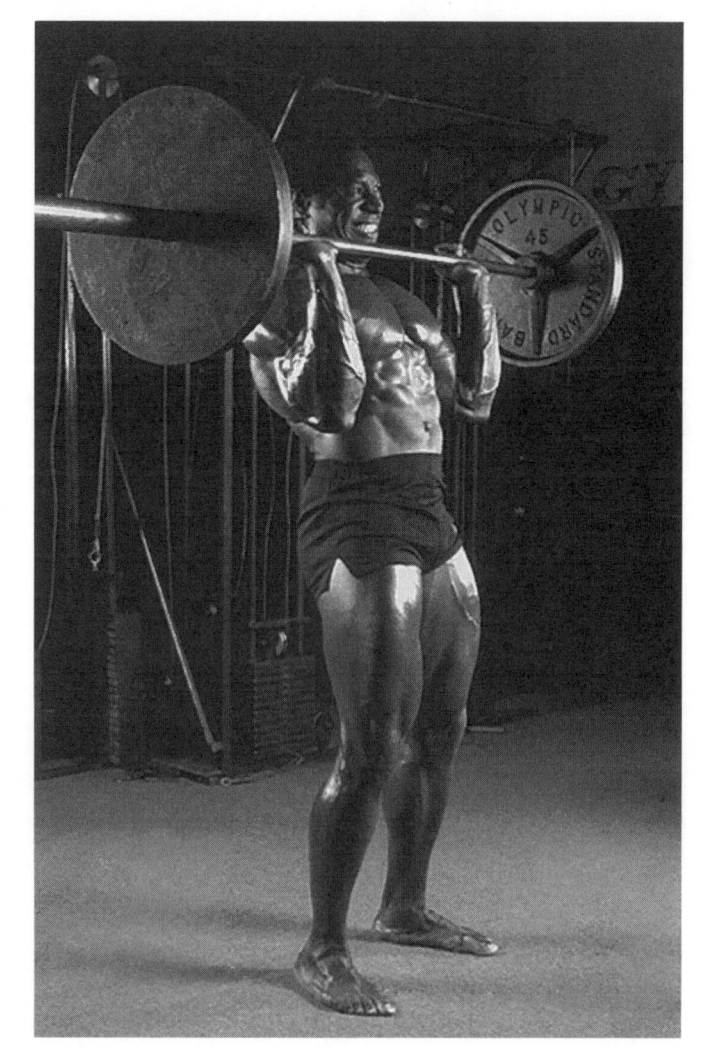

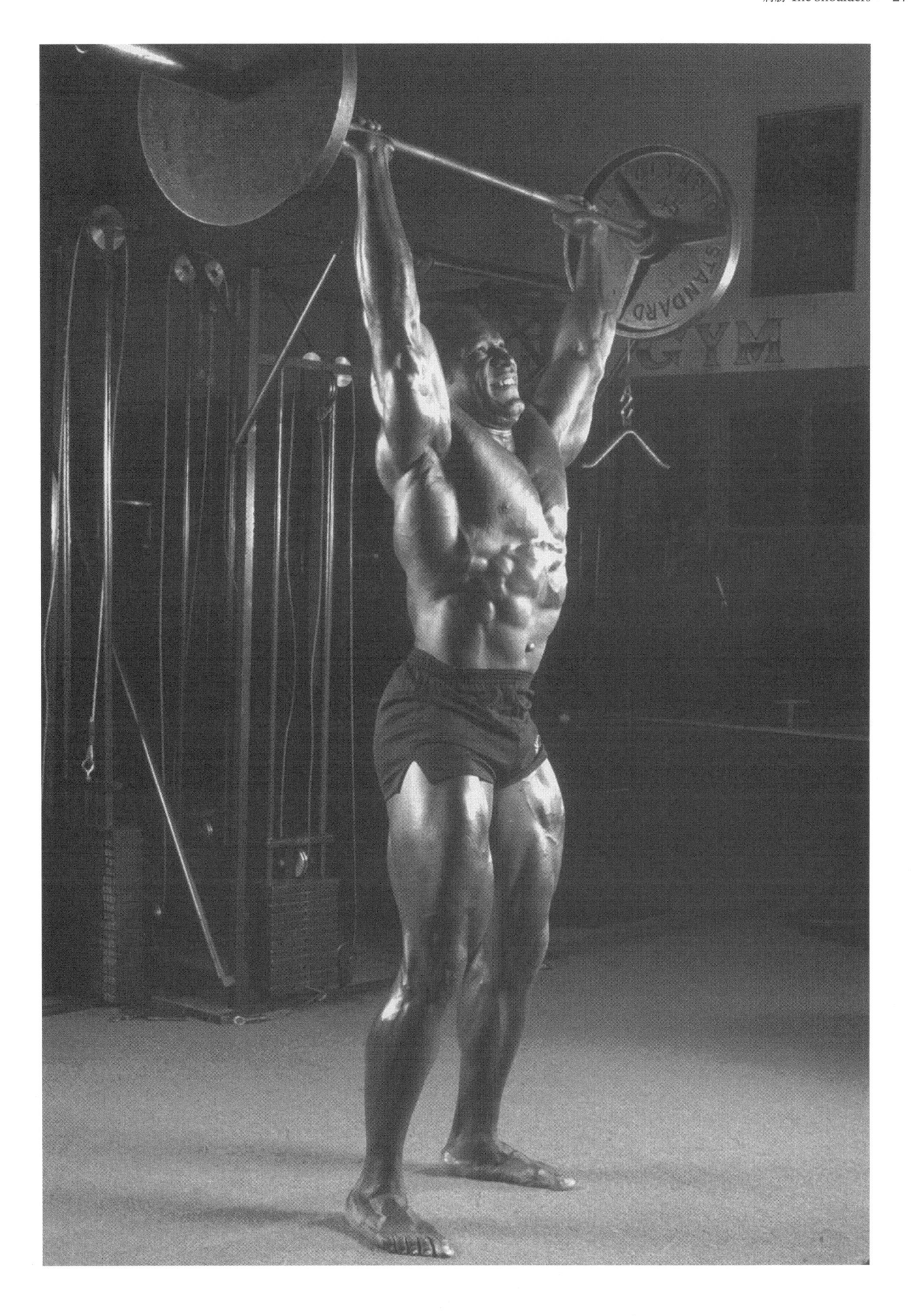

肩膀 The Shoulders 277

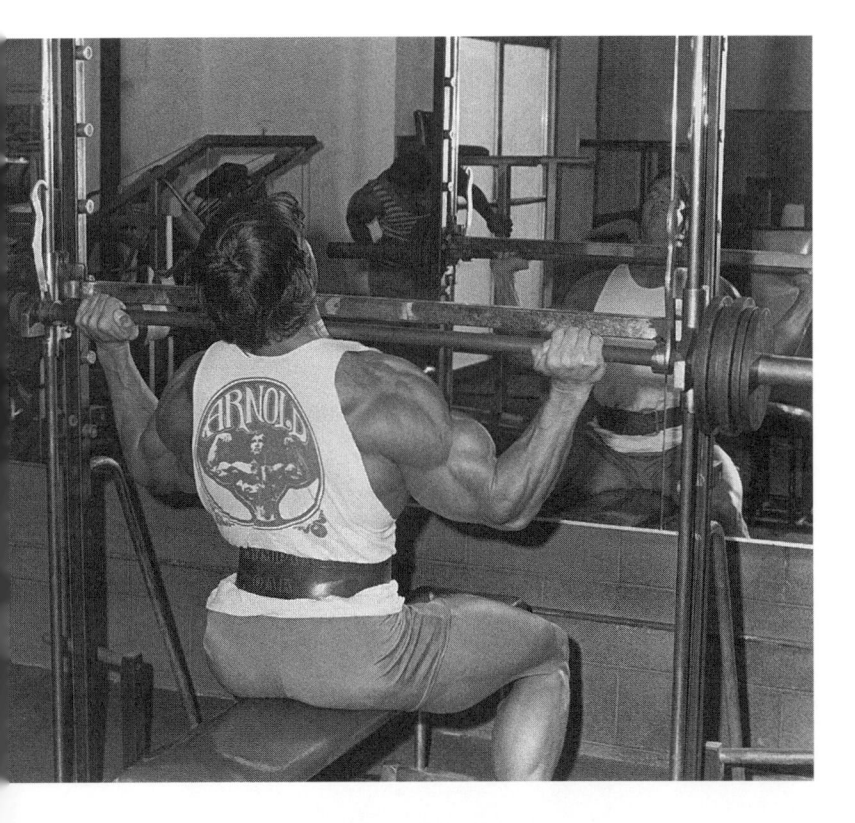

器械式肩推（MACHINE PRESSES）

訓練目的： 發展三角肌的前束、側束。用器材做肩推可以讓動作更標準，也能讓你在身體狀況不佳時免於做出上搏的動作。此外，器材也可以讓重量降得更低，可以額外伸展到前三角肌。像是 Cybex、Nautilus、Hammer Strength 或 Universal 等品牌的器材都有不同的肩推器材，但原理都一樣。

操練方式： ①抓住與肩同高的槓或握把，②向上推，直到手臂完全伸直，然後慢慢回到起始位置，動作範圍越大越好。健身器材也可以做前肩推或頸後肩推；兩者都可以鍛鍊三角肌前束、側束。

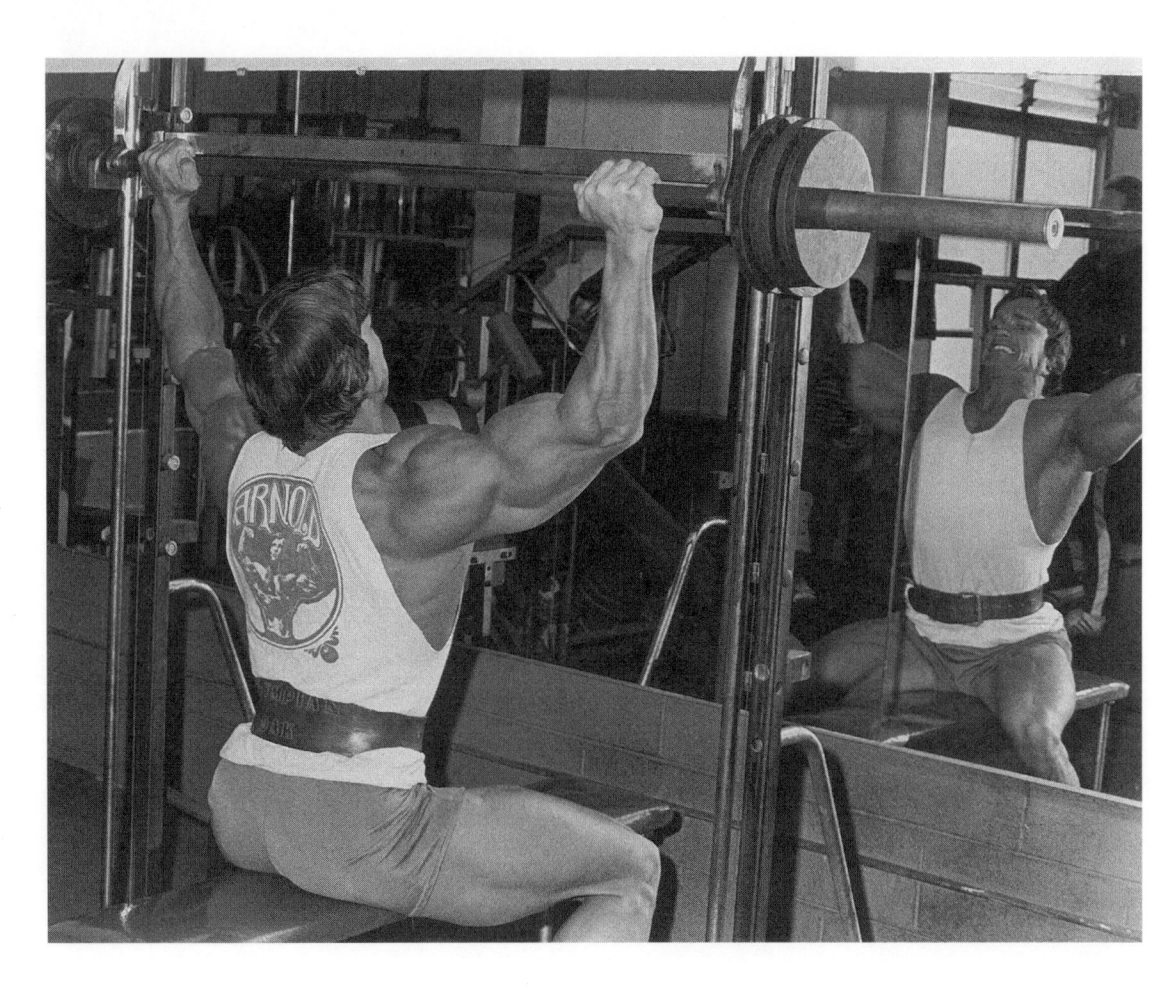

借力肩推（PUSH PRESSES）

訓練目的： 使用比平常更大的負重，或在達到力竭點後繼續重複肩推動作；讓三角肌肌力更上一層樓。

　　這個動作採用了作弊原則。在練爆發力的時候，因為槓鈴重量太重，可能做不了標準的肩推，這時就可以做借力肩推。如果太累沒辦法做完整的肩推動作，也可以在一組結束時使用借力肩推達成強迫次數。

操練方式： ①正手握住槓鈴，雙手略比肩寬，將槓鈴上搏至肩膀高度。②稍微彎曲膝蓋，然後用腿出力向上推，讓槓鈴移動。利用這股額外的動力把槓鈴推過頭頂。將雙手伸直，慢慢回到肩膀高度。

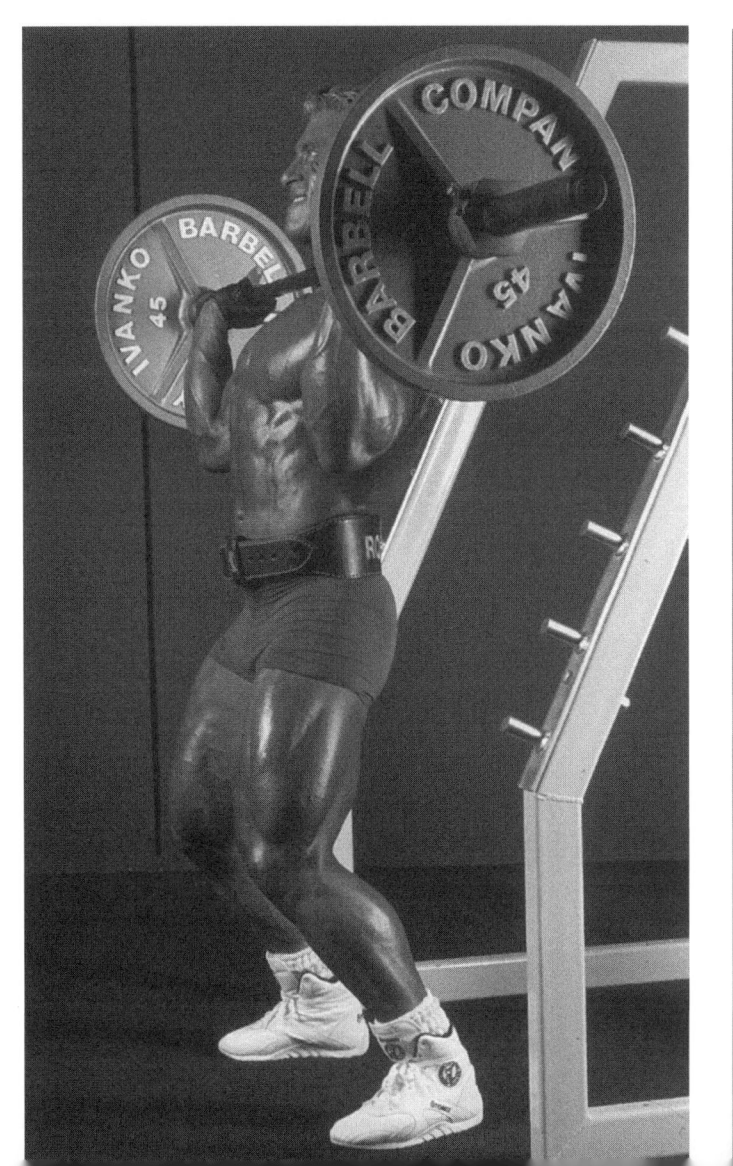

大衛・迪爾斯（David Dearth）的示範

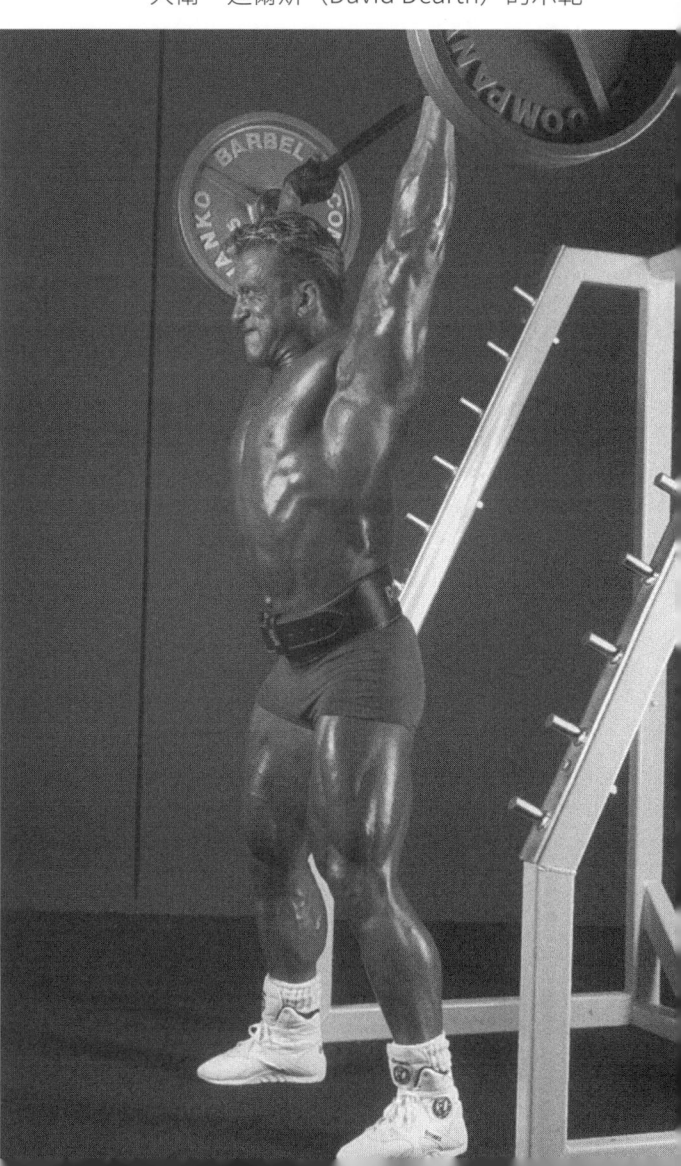

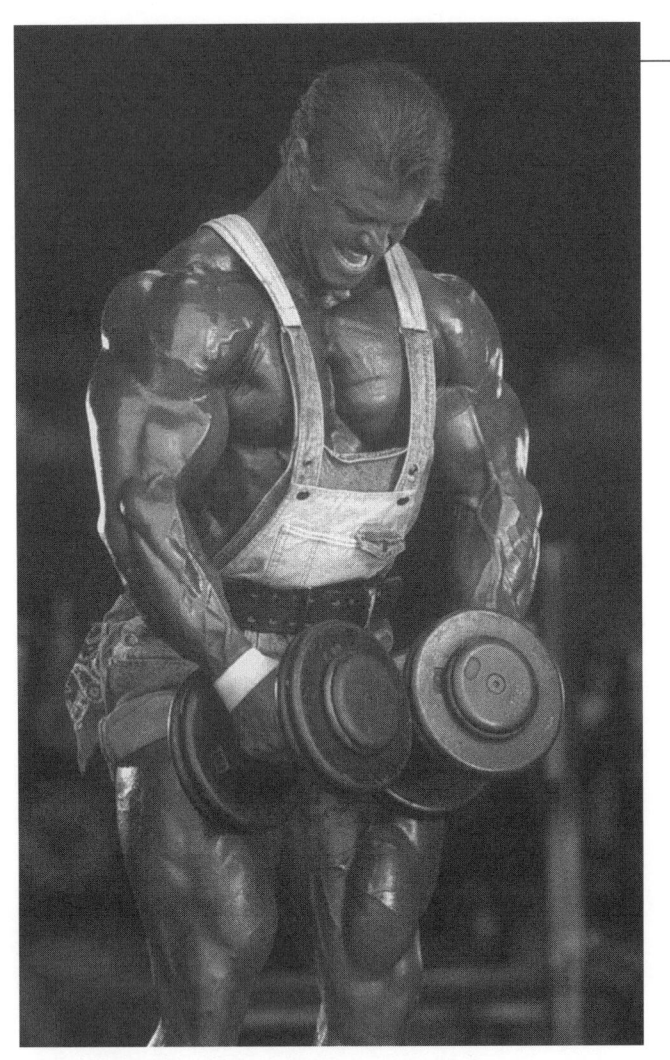

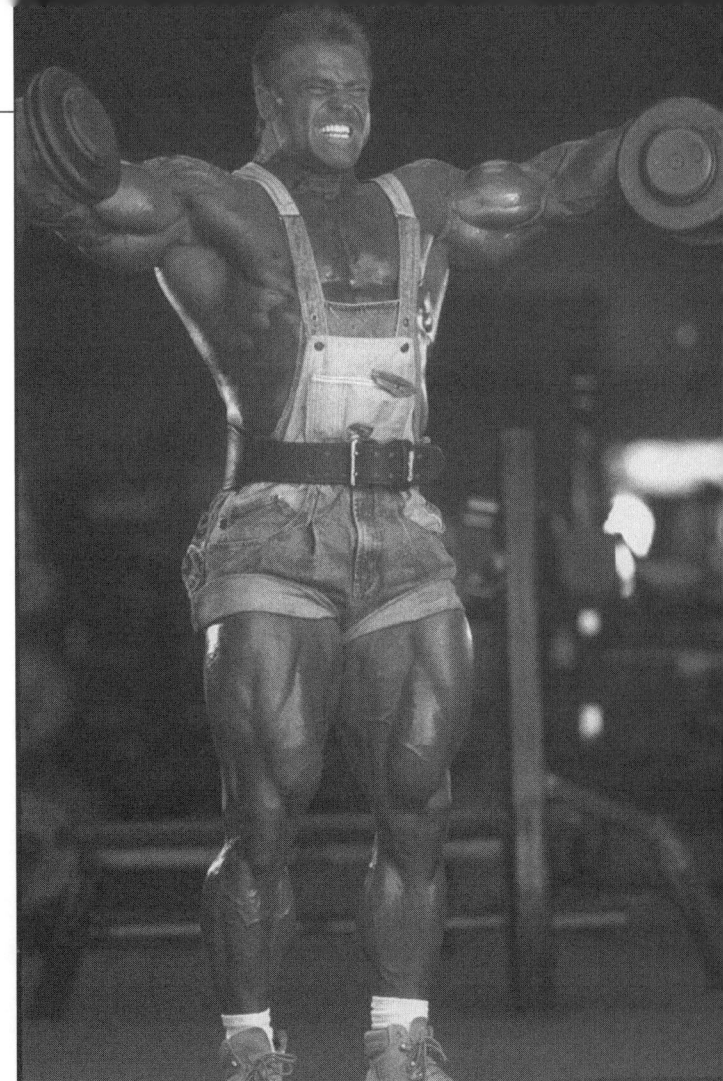

艾迪・羅賓遜（Eddie Robinson）的示範

站立側平舉 (STANDING LATERAL RAISES)

訓練目的：主要發展三角肌的側束，也有益於前束和後束。

操練方式：①雙手各拿 1 只啞鈴，身體稍微向前彎曲，將啞鈴放在自己面前，與身體保持一個手臂的距離。每做 1 下都要從靜止動作開始，不要用晃的方式做完動作。②將啞鈴向上舉至兩側，稍微轉動手腕，想像自己在用水壺倒水，讓啞鈴的後半高於前半。③將槓鈴舉至略高於肩膀的位置，然後慢慢放下，全程都要控制動作。在做側平舉的時候，常見的動作就是把啞鈴用擺盪的方式甩上去，這樣動作的成效就會不佳，我們應該要用三角肌舉起啞鈴。

變化動作：做站立側平舉時很容易不小心作弊，如果採用坐姿就能避免此情形。

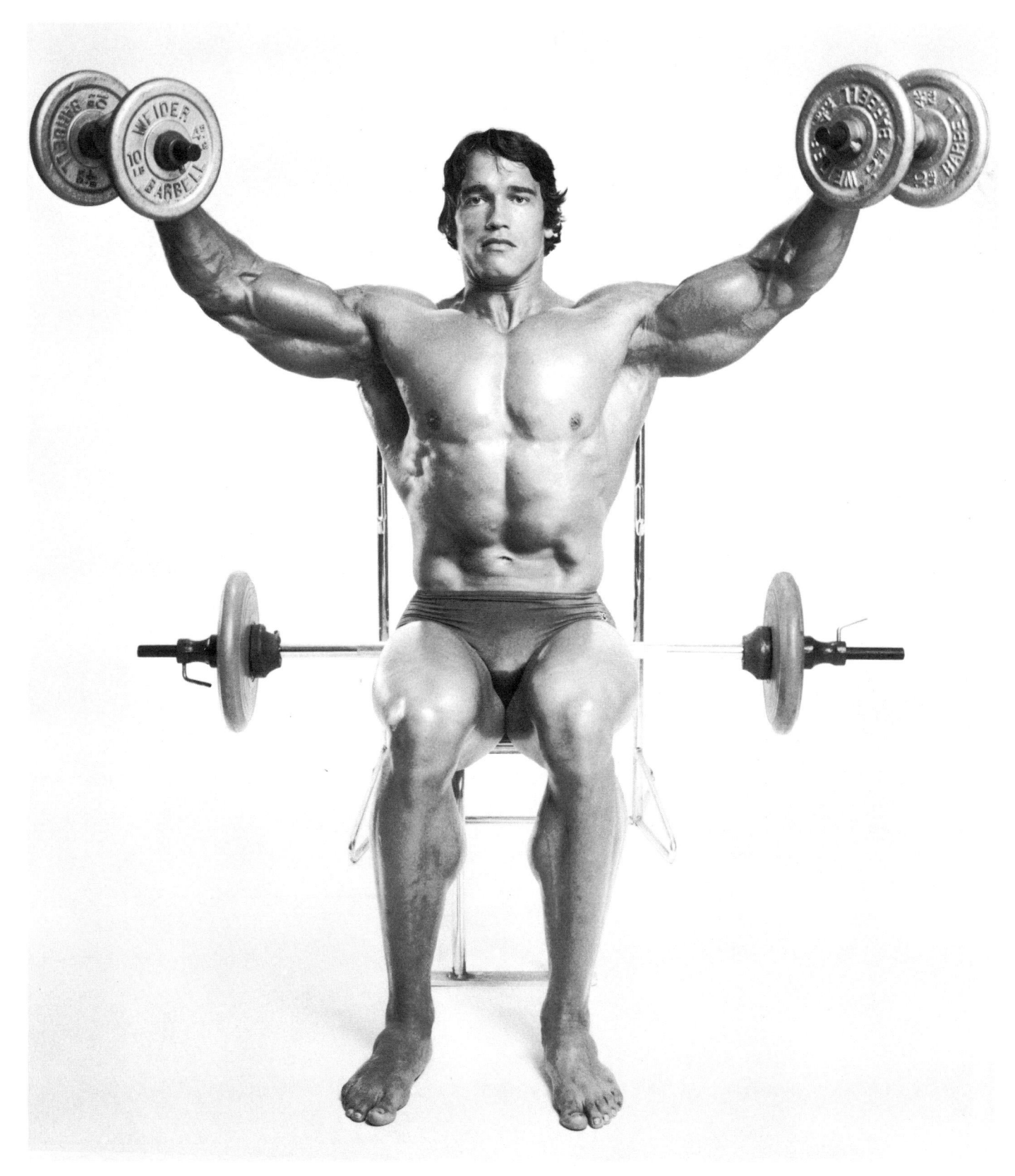

肩膀 The Shoulders 281

坐姿側平舉

單邊交叉滑輪側平舉 (ONE-ARM CROSS CABLE LATERALS)

訓練目的：發展三角肌的外側束，也會稍微練到前束和後束。使用滑輪和地板滑輪做單邊側平舉有 2 個好處：首先，你可以先專練身體某一側，再專注另一側。另外，滑輪的張力是恆定的，不會受到運動時的重力影響。

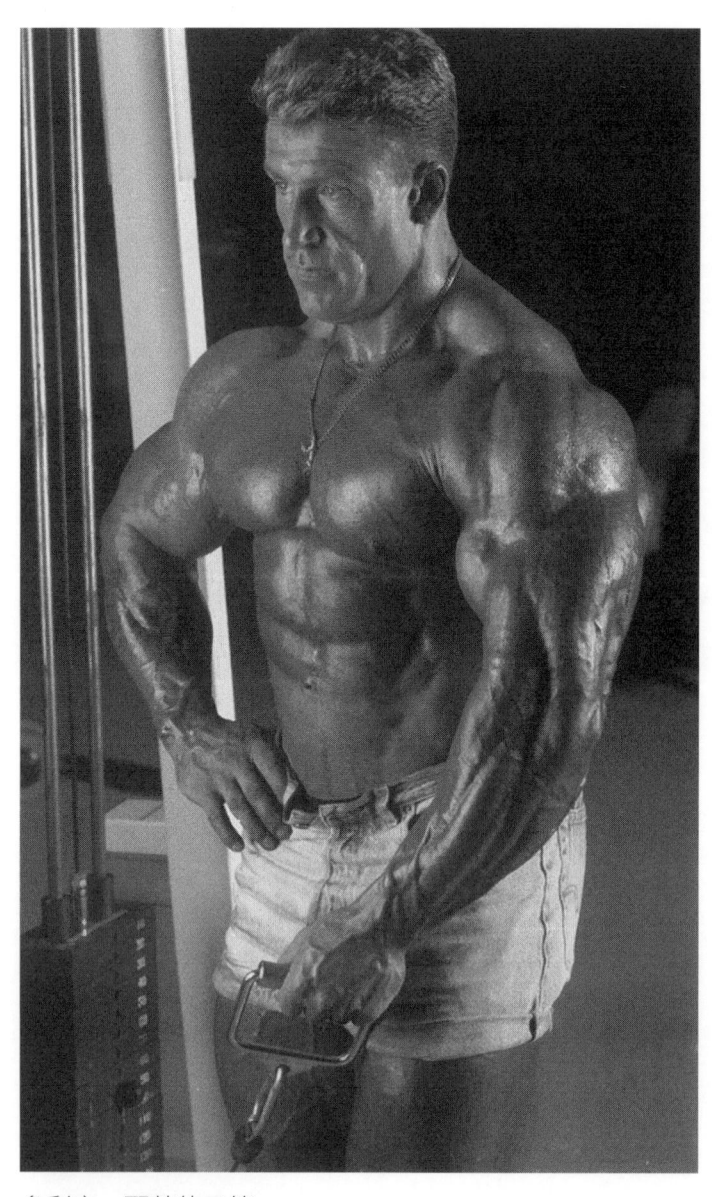

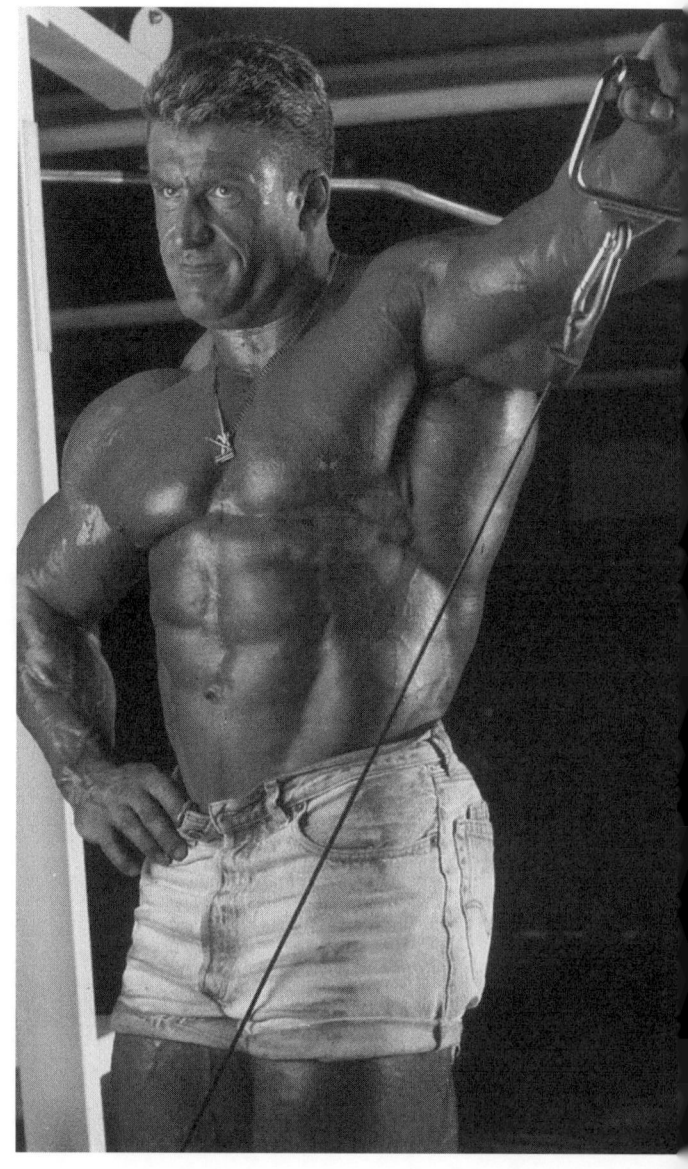

多利安・耶茲的示範

操練方式：①站立並抓住握把，手臂向下並斜向穿過身體，空著的手自然地放在髖部。②平穩地向外、向上拉，全程肘部角度都要固定，最終手臂要略高於肩膀。抬起手臂時同樣要扭轉手腕，姿勢跟倒水一樣。做完 1 組後換邊，另一隻手臂也做同樣次數。不要用身體代償，請專注於你的三角肌。

變化動作：可以嘗試把滑輪從穿越身體前方改往背後。

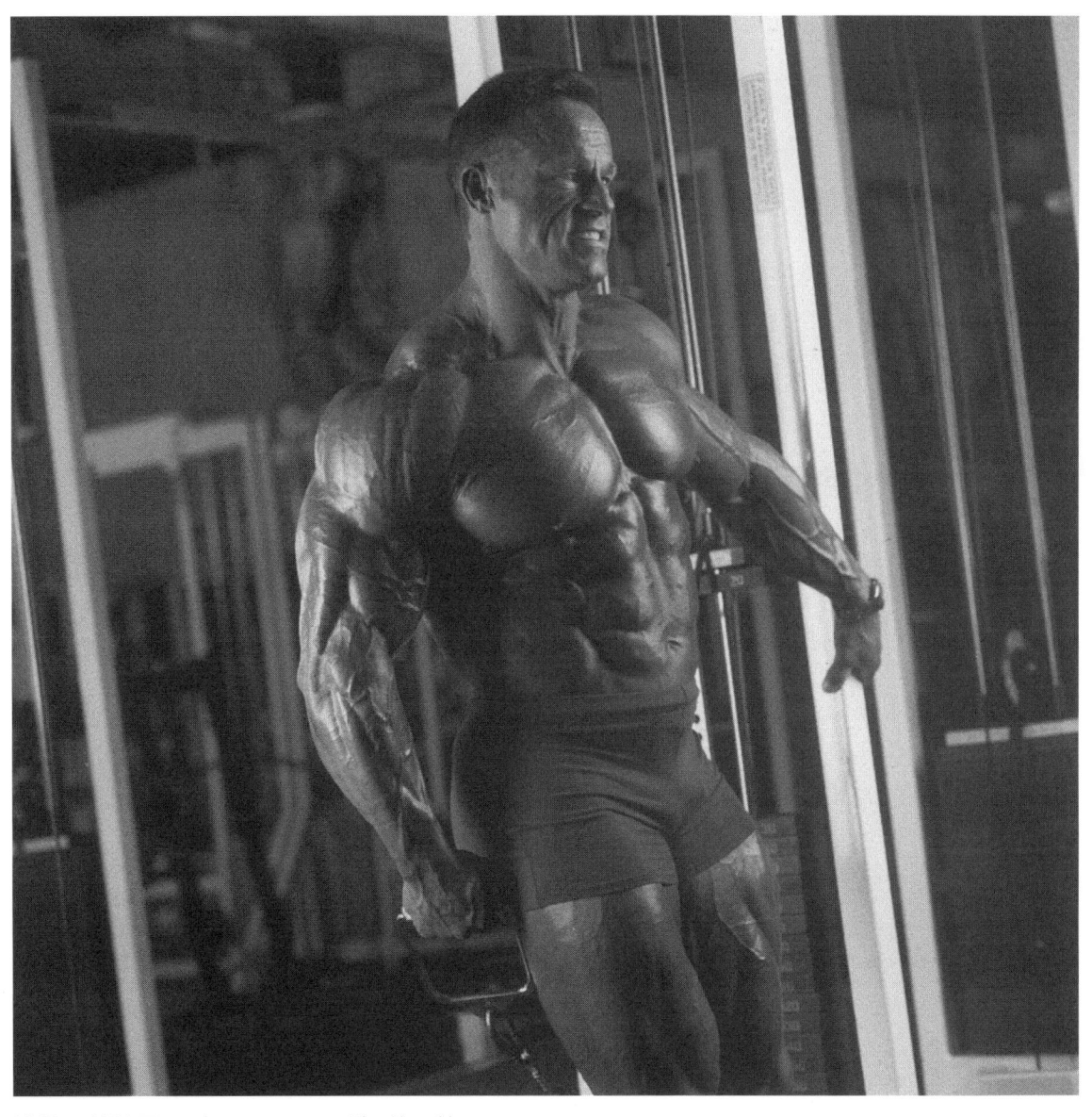

波特・科特雷爾（Porter Cottrell）的示範

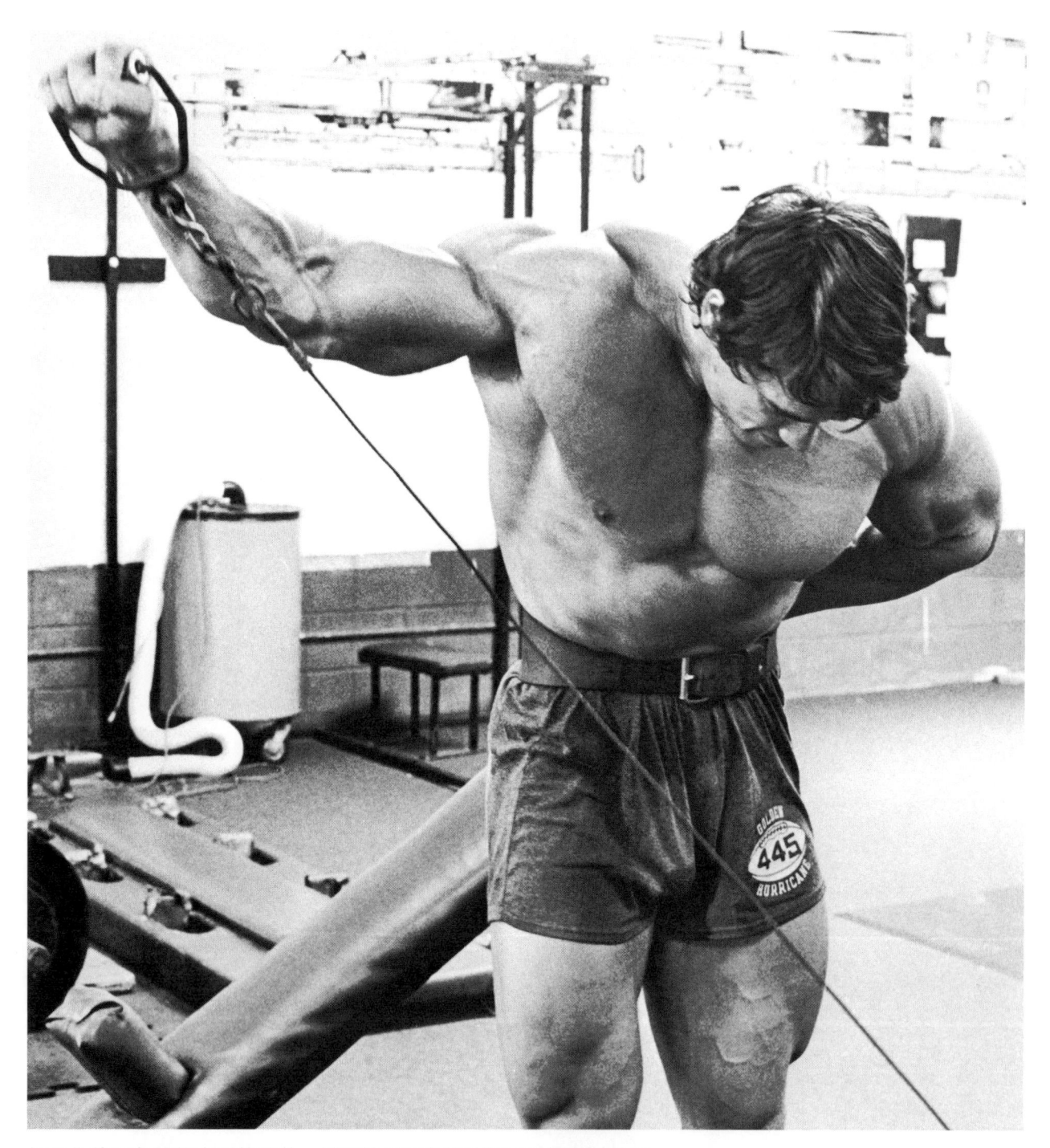

如果你的三角肌後束不夠強壯，做滑輪側平舉的時候可以把軀幹往前傾一點，這樣就能在練三角肌側束的同時，刺激三角肌後束。

單邊滑輪側平舉（ONE-ARM SIDE CABLE LATERALS）

訓練目的：專門針對三角肌側束。這個動作是塞爾吉奧・奧利瓦的最愛，可以讓肩膀輪廓更明顯，也能鍛鍊到三角肌前束、後束。

操練方式：①站立，手臂垂放身體側邊，握住與地面滑輪連接的握把。將另一隻手放在髖部。②手臂打直，以順暢的動作畫一個弧線，將握把舉起到高於頭部的位置。回到大腿側邊的起始位置，重複數次後換邊。

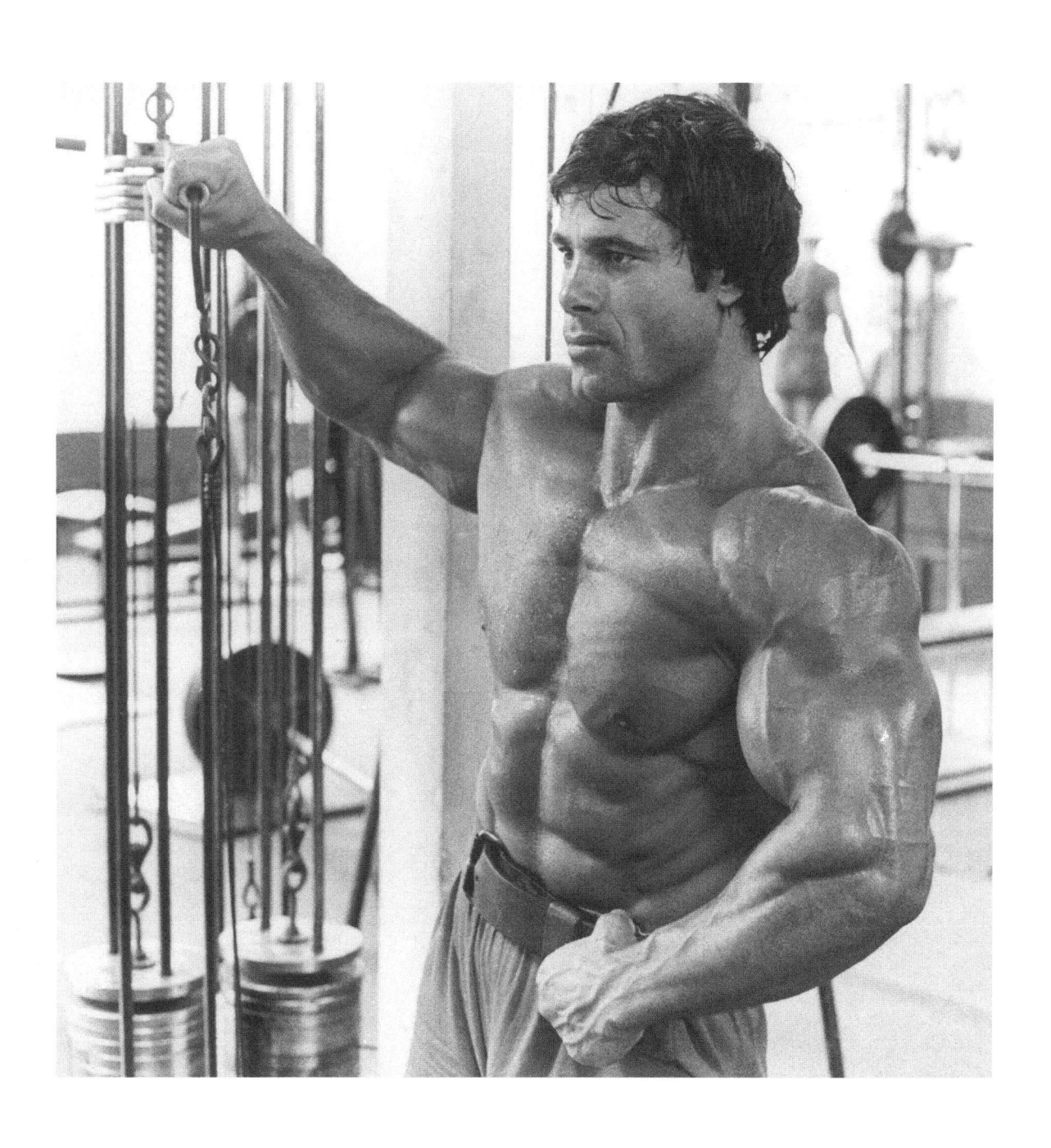

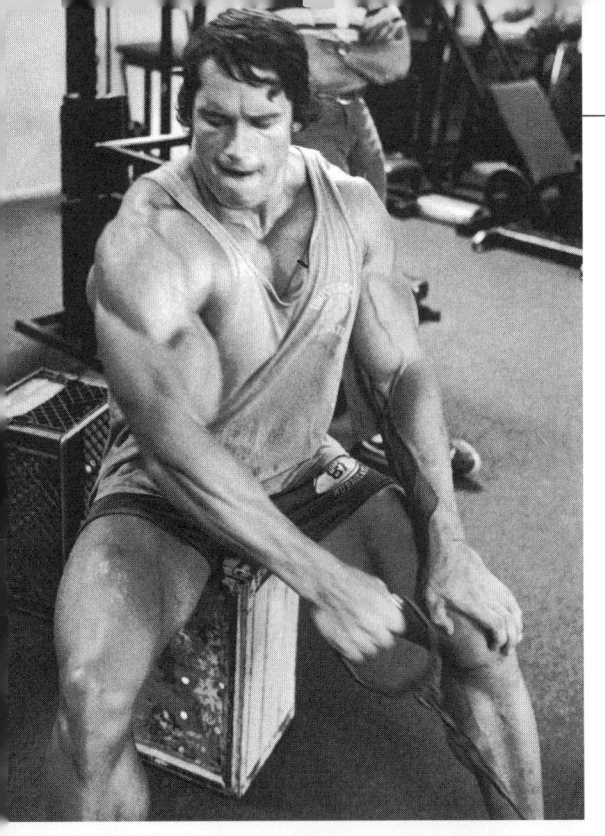

坐姿單邊交叉滑輪側平舉
(SEATED ONE-ARM CROSS CABLE LATERALS)

訓練目的： 在這個動作的最高點，可以孤立並繃緊三角肌後束，藉此鍛鍊增強。

操練方式： ①坐在凳子或矮健身椅上，握住與地面滑輪相連的手柄，讓手臂完全穿過身體前方。②身體盡可能保持靜止，將握把向斜上方拉，直到手臂完全延伸到另一側與肩同高處。③到最高點時繃緊三角肌後束，使其完全收縮。回到起始動作，重複數次後換邊。

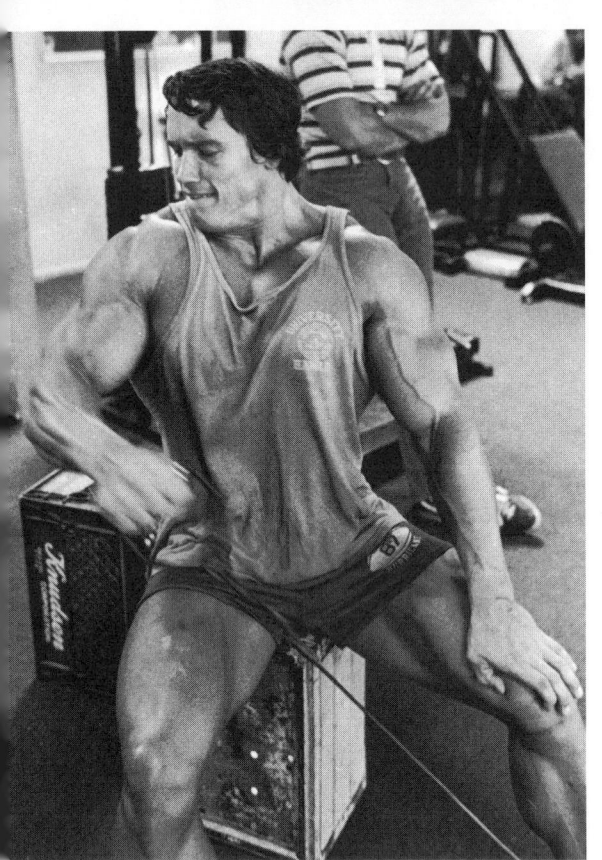

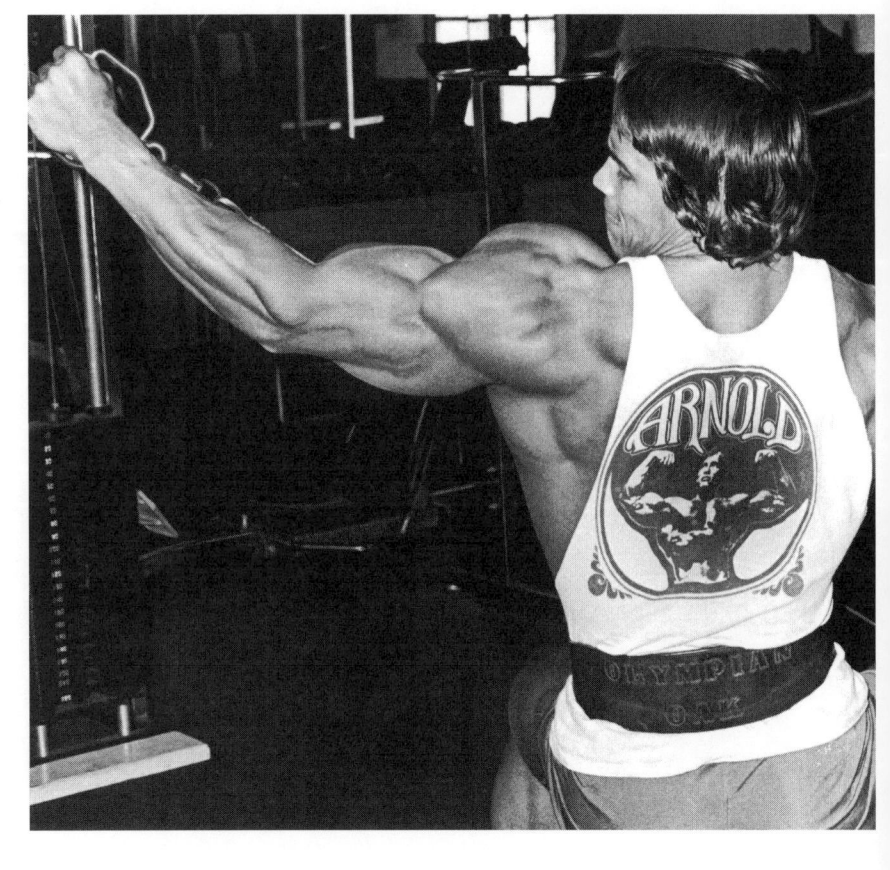

將握把向外、向上拉到最高點時，會孤立並繃緊三角肌後束。

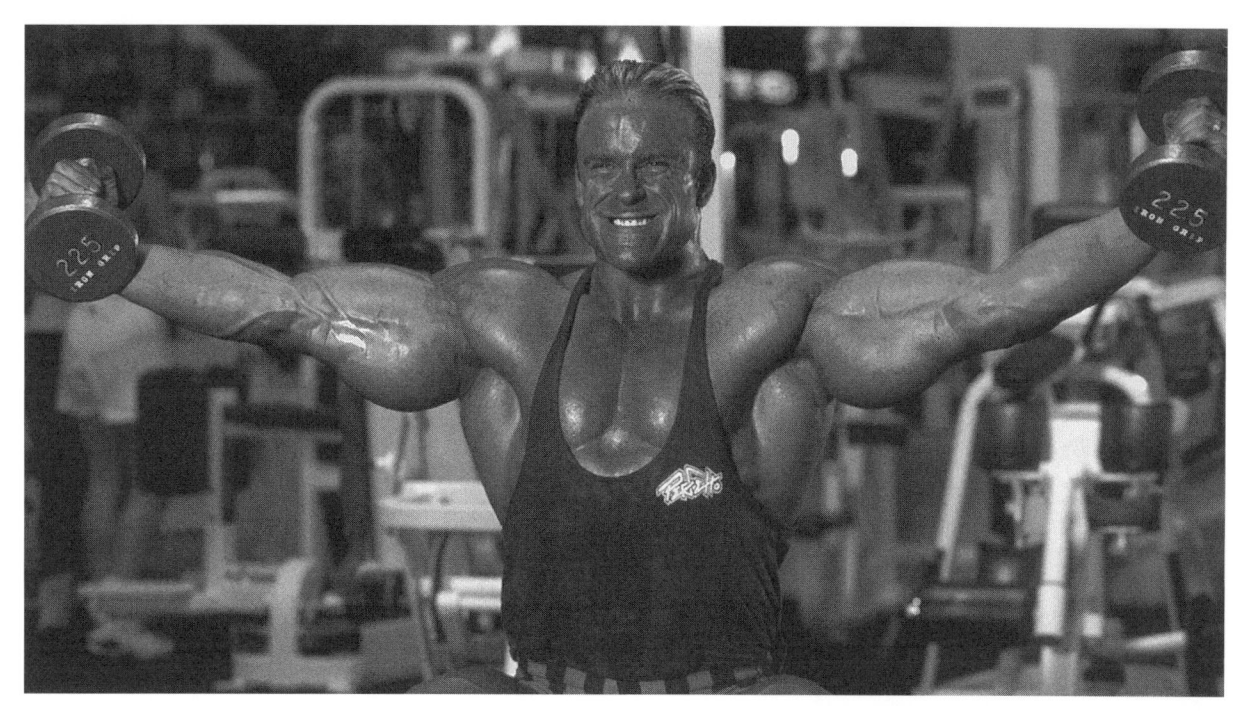

亞倫・曼德倫（Aaron Maddron）的示範

反向過頭啞鈴側平舉
(REVERSE OVERHEAD DUMBBELL LATERALS)

訓練目的：發展三角肌的側束、後束。這個動作是英國健美人的最愛，也能同時刺激到斜方肌。

操練方式：①雙手各握 1 只啞鈴，然後雙臂向兩側伸直，掌心向上。②慢慢舉起雙臂，使啞鈴在頭頂上併攏。到最高點處手臂不必完全伸直鎖死。全程身體都要保持穩定。從最高處慢慢地回到起始位置。

器械式側平舉 (MACHINE LATERALS)

現在已經研發出各種新的器材，可以模擬三角肌的橫向運動，同時不會對手腕、手肘或上臂施加太多壓力。使用這些器材時，無論是單手還是雙手，都要集中精力感受三角肌將手臂側邊向上舉起的發力點，完成器械的整個運動範圍，放下時也要控制力量，全程都要保持對抗阻力的狀態，不可放鬆。

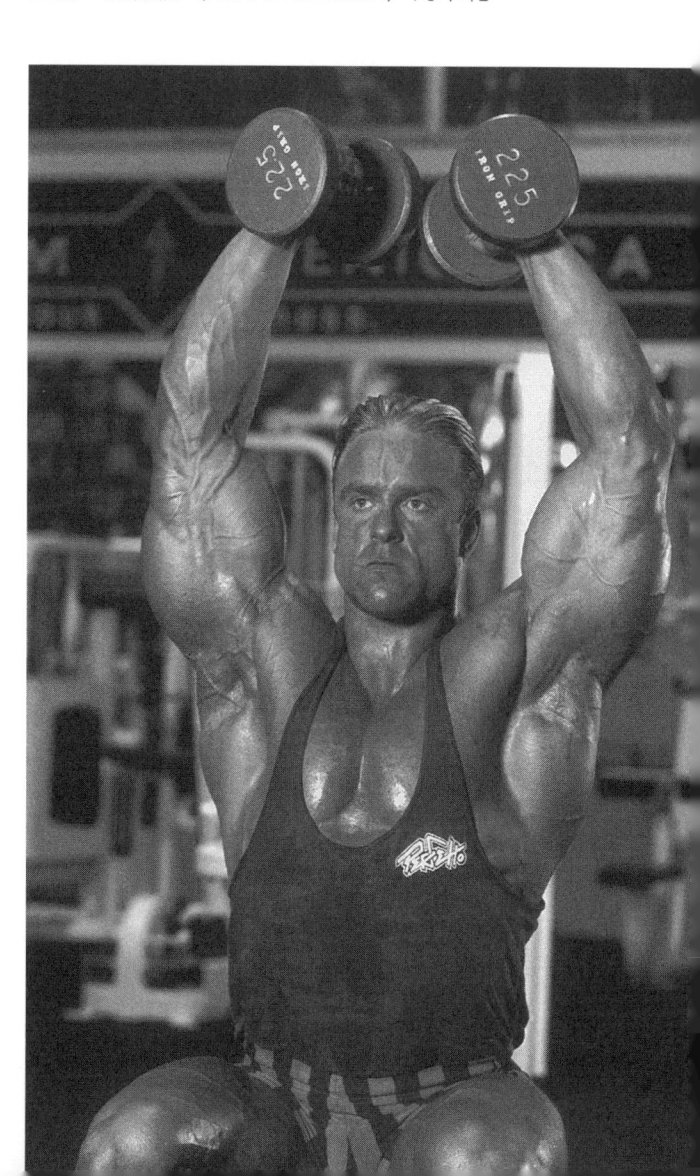

啞鈴前平舉（FRONT DUMBBELL RAISES）

訓練目的：發展三角肌前束。

這個動作不僅會觸及三角肌前束的全部活動幅度，舉至最高點處也會刺激斜方肌。此動作可以站立或坐著進行。

操練方式：站立，雙手各持 1 只啞鈴。①單手舉起啞鈴至高過頭頂的位置，動作軌跡呈弧線。②慢慢地放下啞鈴，同時舉起另一隻手，雙臂要同時移動，所以啞鈴會在臉前方達到相同高度，但一手向上、一手向下繼續移動。為了直接鍛鍊到三角肌的前束，所以要確保啞鈴通過臉的正前方，而不是耳朵的位置。你也可以用槓鈴做同樣的動作。首先，用正手握住槓鈴，垂放在前方，手臂完全打直，將槓鈴舉到比頭稍高的位置，姿勢要盡可能標準，然後再慢慢放下。

變化形式：因為坐姿會使身體無法代償，所以比站姿更能做出標準的動作。

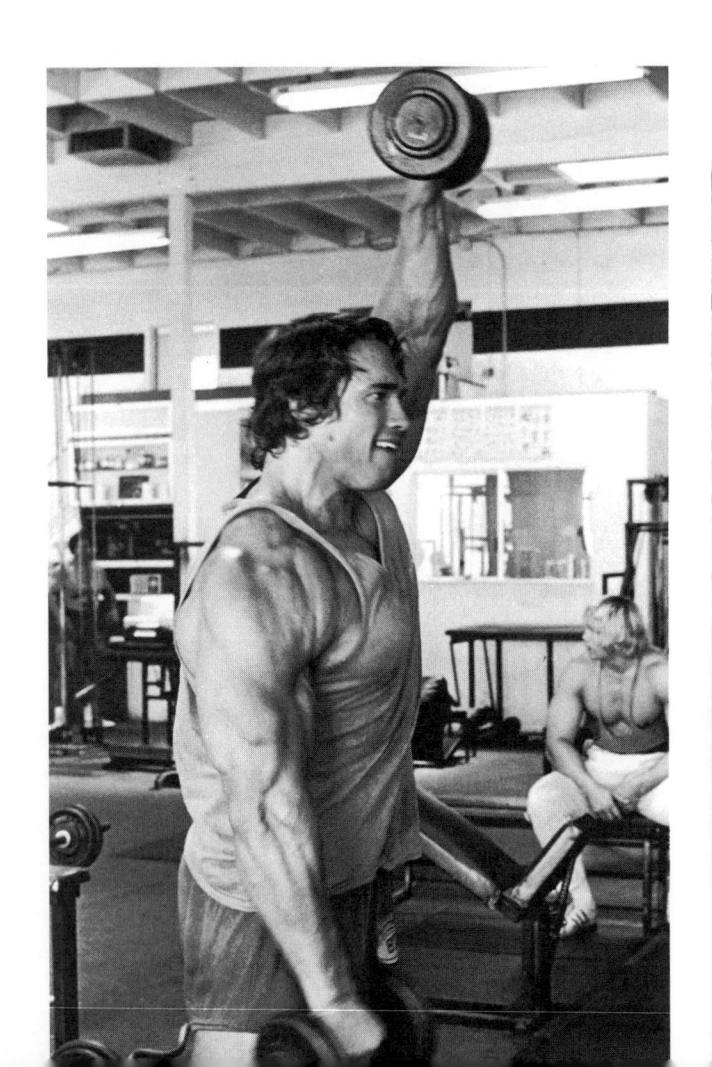

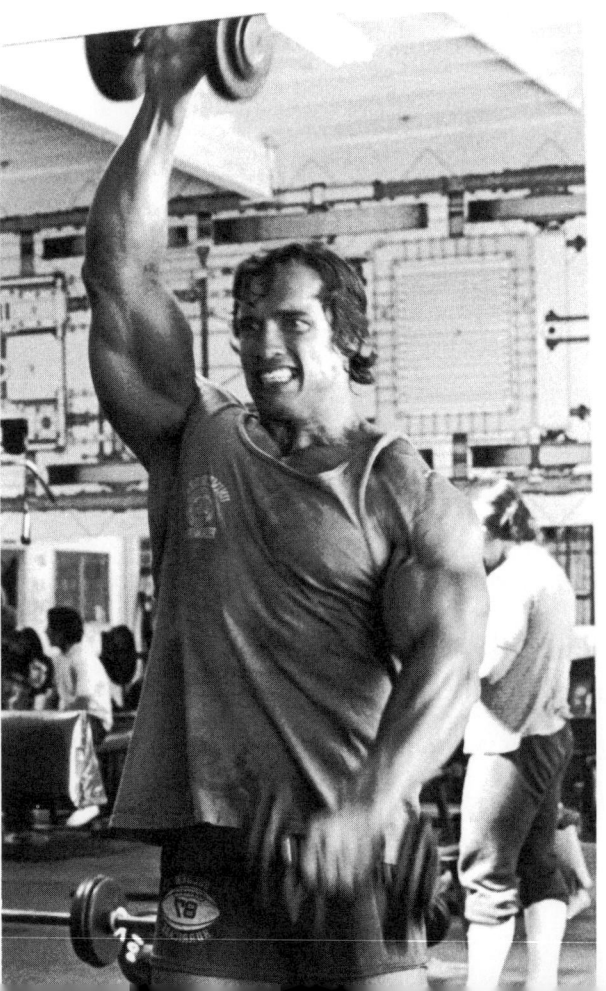

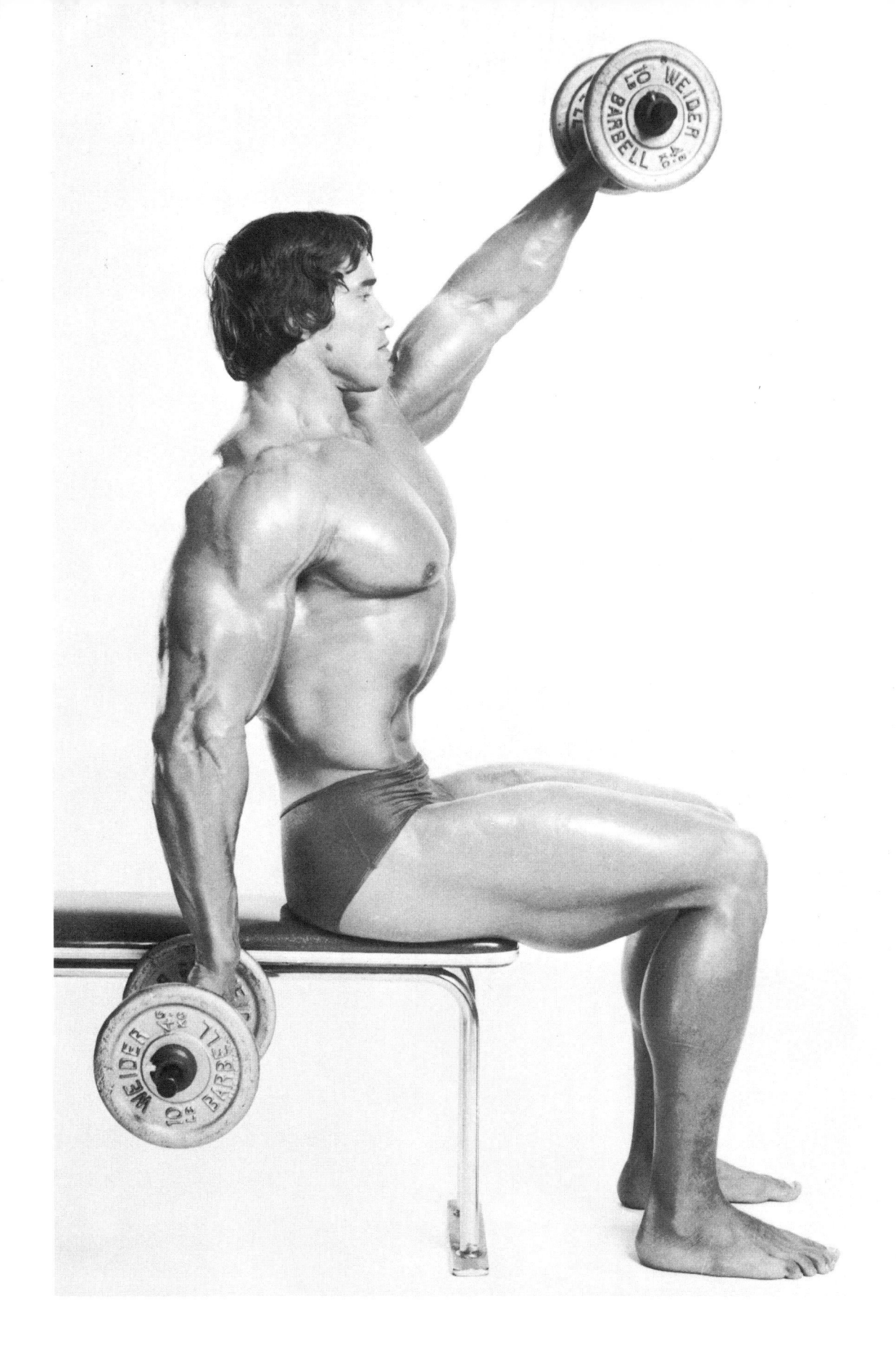

坐姿啞鈴前平舉

坐姿屈體啞鈴側平舉
(SEATED BENT-OVER DUMBBELL LATERALS)

訓練目的：孤立鍛鍊三角肌的後束。

透過彎腰的動作，可以自然地強迫三角肌後束施力。坐姿會比站姿更能做出標準的動作。

操練方式：①坐在健身椅一端，雙膝併攏，雙手各拿1只啞鈴。身體向前彎曲，將啞鈴放在小腿後方。轉動手腕，讓雙手手掌相對。②身體保持穩定，將啞鈴往兩側舉起，同時轉動手腕，讓拇指高度低於小指。不要用身體出力舉起啞鈴。雙臂微彎，將啞鈴舉至略高於頭部的位置，然後膝蓋併攏，慢慢地回到起始動作，全程都要控制動作，不可放鬆。做這個動作盡量不要作弊。要確保啞鈴沒有跑到肩膀後面，而是垂直向上舉起。

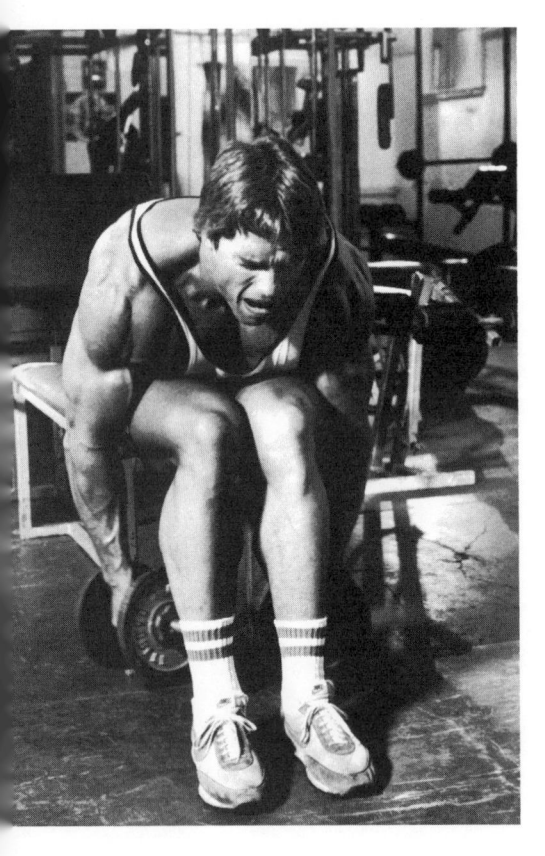

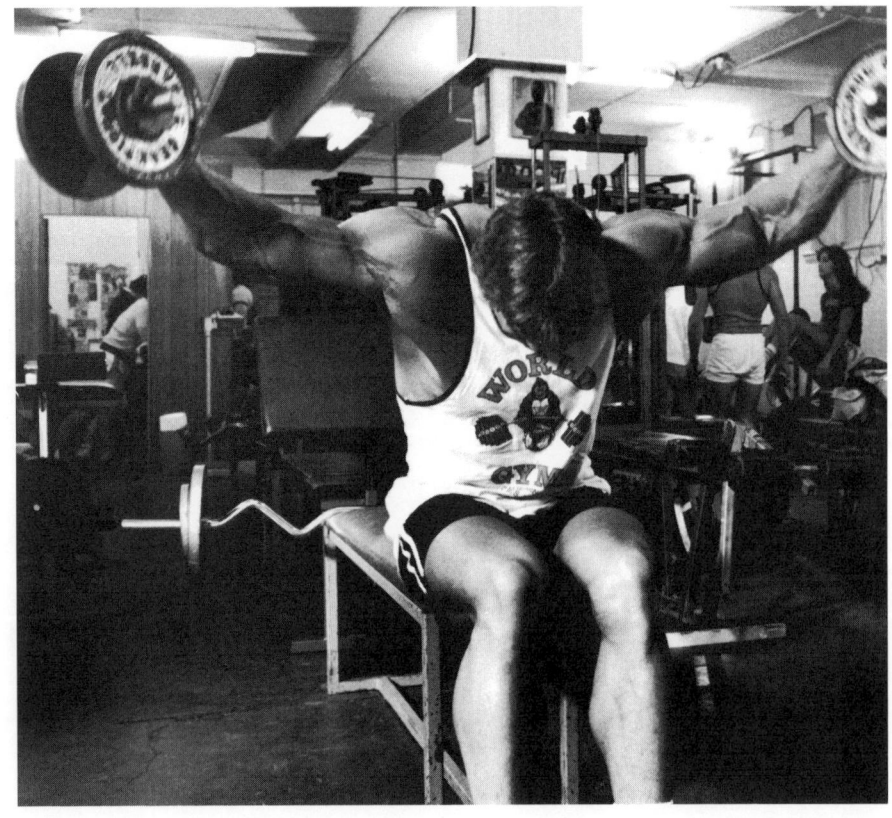

站立屈體啞鈴側平舉
(STANDING BENT-OVER DUMBBELL LATERALS)

訓練目的：發展三角肌的後束。

操練方式：①站立，雙手各持1只啞鈴。身體前傾45度角以上，啞鈴垂放在身體下方1臂距離的位置，雙手手掌相對。②身體保持穩定，不要為了舉起啞鈴而抬起軀幹，並將啞鈴往兩側舉起，同時轉動手腕，讓拇指高度低於小指。要確保啞鈴沒有跑到肩膀後面，而是垂直向上舉起。最後，慢慢地回到起始位置，全程控制動作，不要放鬆。

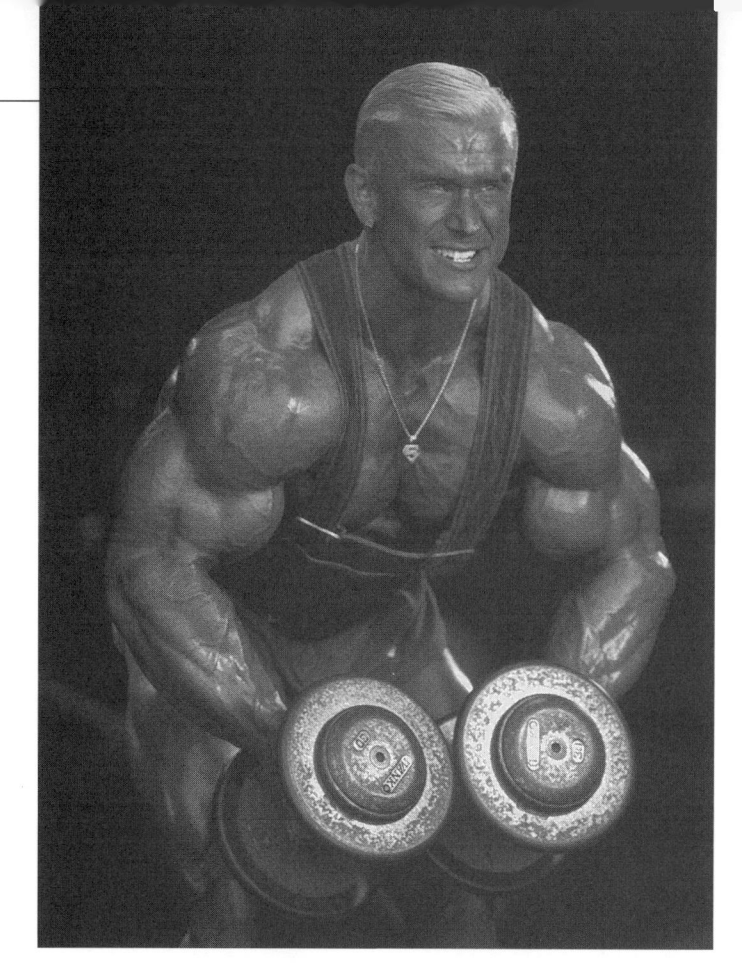

李・普里斯特的示範

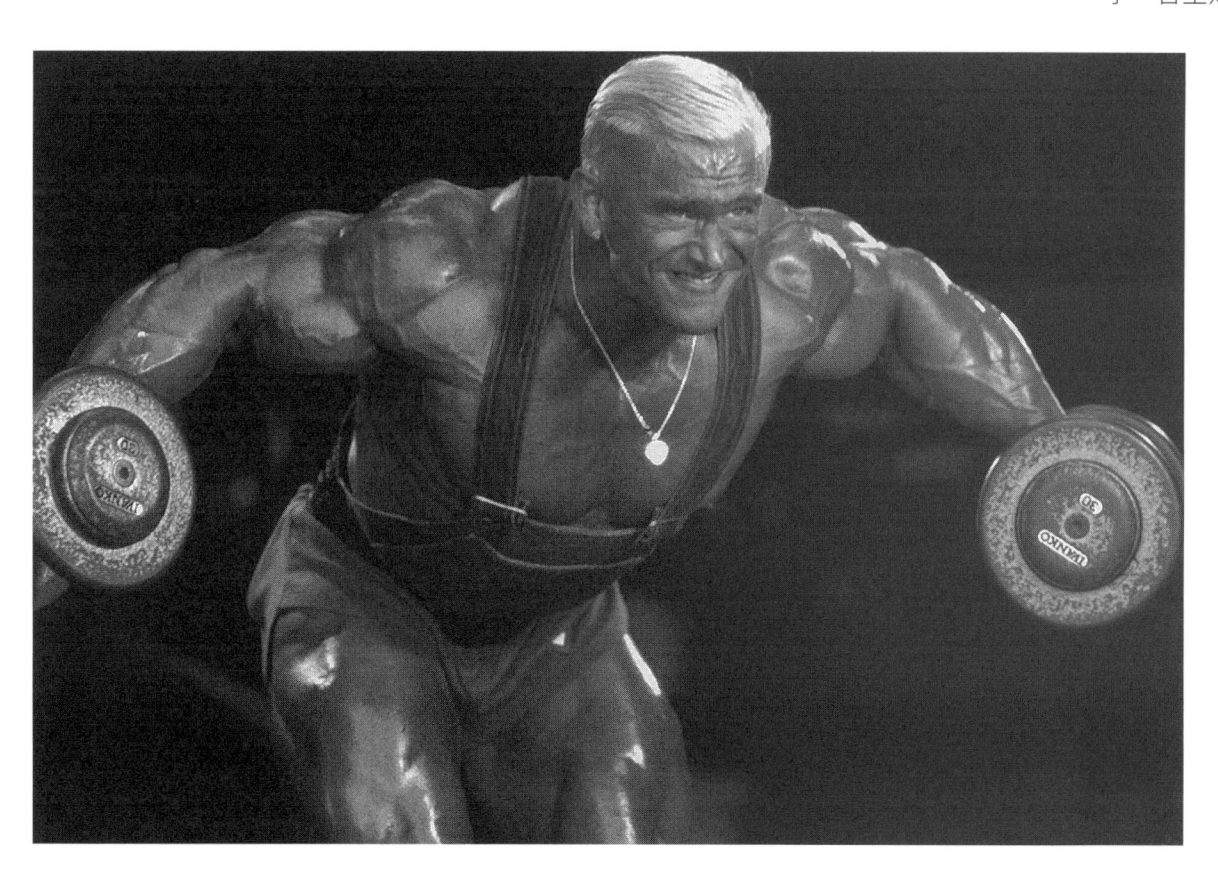

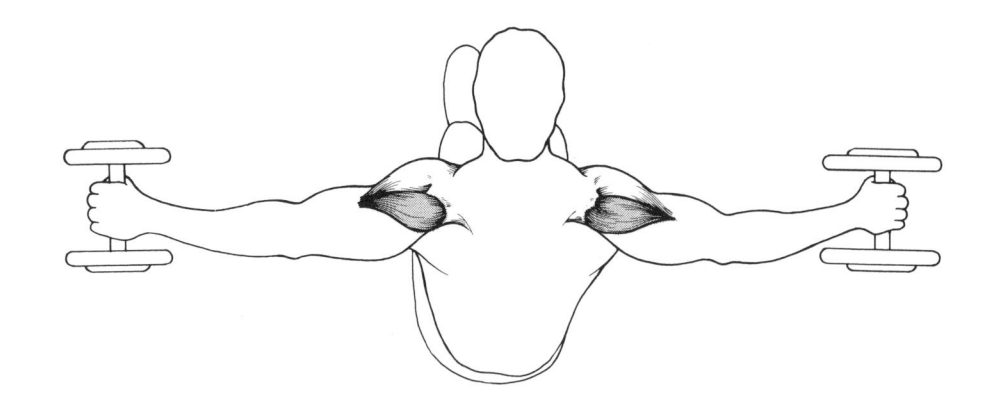

鍛鍊三角肌後束的正確角度是將啞鈴和肩膀放在一條直線上。請注意，啞鈴要保持水平，手掌朝向地板。

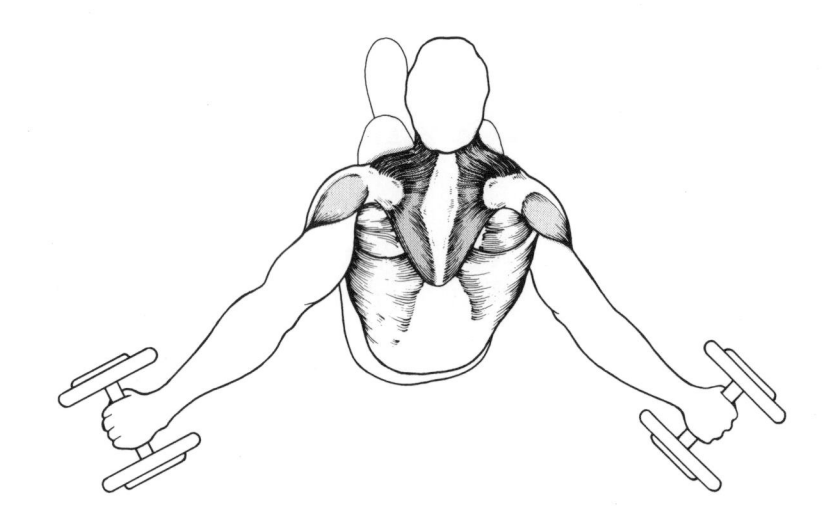

如果啞鈴跑到肩膀後面，就會導致斜方肌和背闊肌出力，訓練三角肌後束的效果也會減弱。

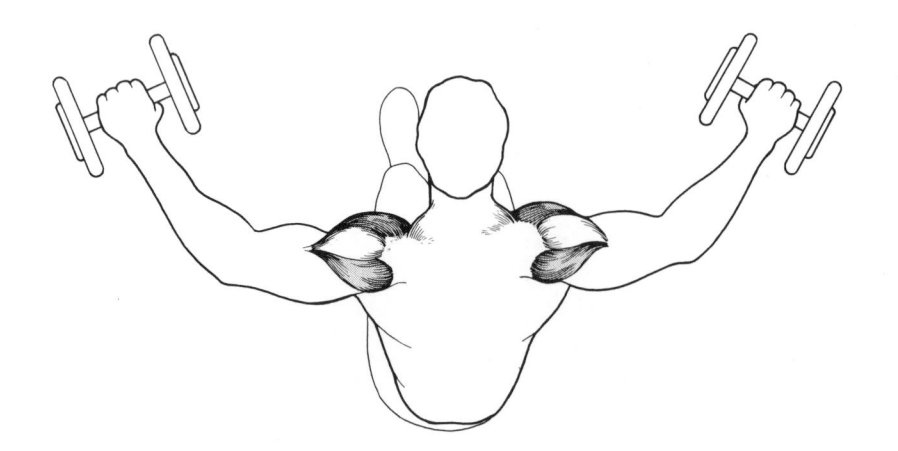

如果啞鈴的位置太前面，就會練到三角肌前束。

屈體滑輪側平舉
(BENT-OVER CABLE LATERALS)

訓練目的：鍛鍊三角肌後束。

　　滑輪機可以增加運動範圍，整個運動過程也會有持續的阻力。佛朗哥・哥倫布最喜歡用這個方式練三角肌後束，而他的三角肌後束練得非常棒。

操練方式：①使用 2 個地面滑輪，一邊一個。雙臂交叉在身體前方，分別握住兩邊的握把，即左手握住右側握把，右手握住左側握把。背部挺直，彎腰，讓軀幹與地板接近平行。

　　②平穩地拉動滑輪，雙臂幾乎伸直，將握把拉過身體，雙臂在身體兩側伸直，並輕輕轉動手腕，讓拇指朝下，像在倒水壺一樣。雙手盡可能往側邊拉，然後慢慢地回到起始位置，也就是雙臂不對握把施加拉力且完全交叉的狀態。

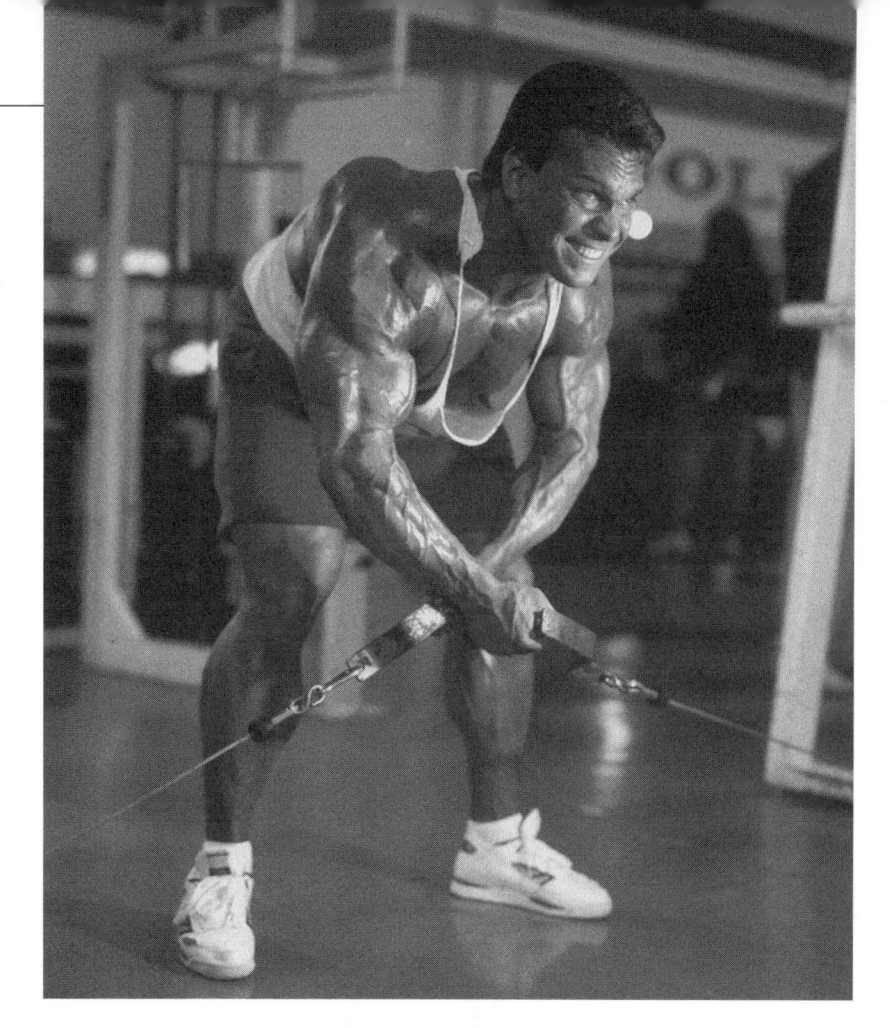

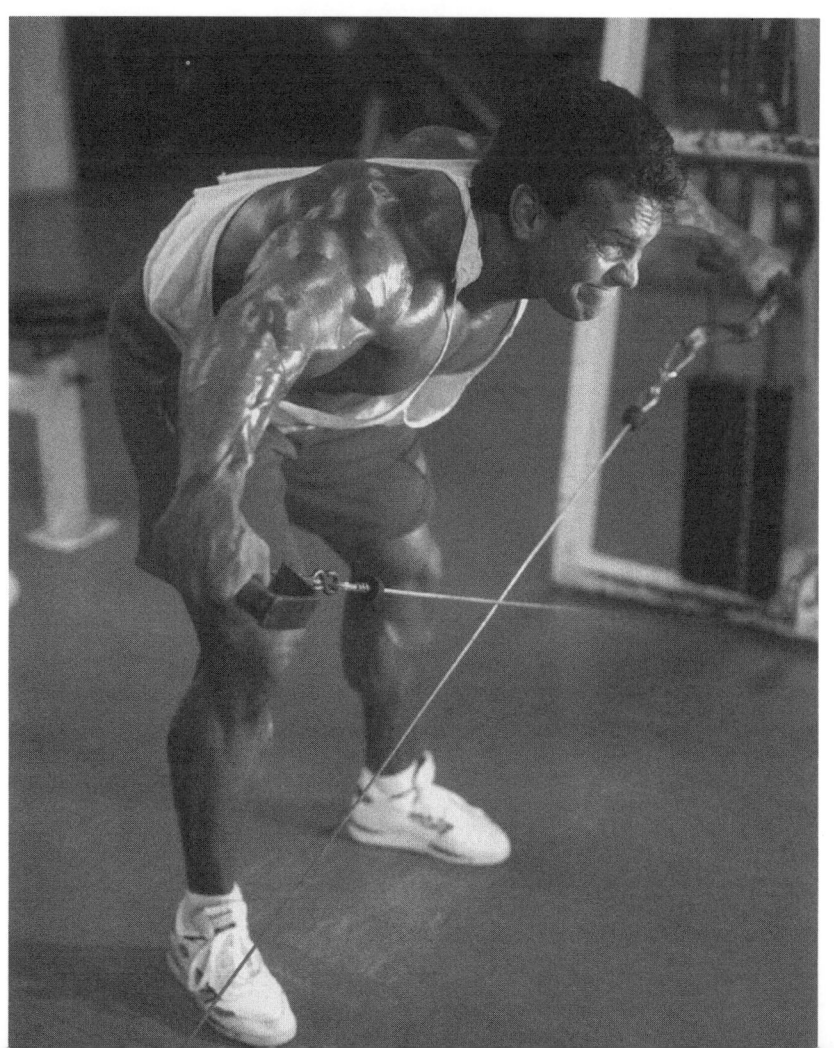

瑞克・加斯帕里（Rich Gaspari）的示範

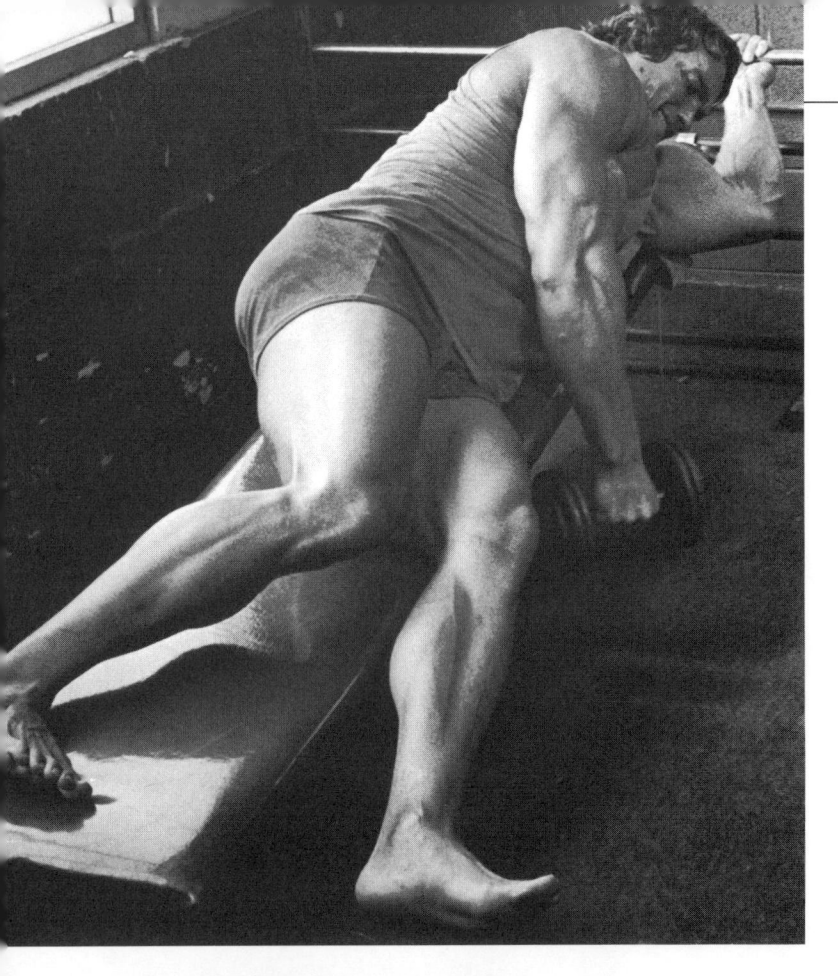

躺姿側平舉（LYING SIDE LATERALS）

訓練目的：鍛鍊三角肌的後束、側束。

因為對三角肌後束和側束的訓練效果非常好，所以法國的賽吉・努布雷很常推薦這個動作。但此動作的負重要適量，而且姿勢要非常標準。

操練方式：做此動作時，最好使用仰臥板，並固定在特定的角度。不用仰臥板也可以做這個動作，但動作範圍會受限。①側躺並抬起頭。一手握住啞鈴，放低至接近地板的位置。②然後將啞鈴舉過頭頂，手臂保持伸直。舉起啞鈴時記得稍微轉動手腕，讓拇指朝下，三角肌後束就能收縮更多。單邊做完1組，就翻身做另一邊。

斜方肌訓練動作
Trapezius Exercises

立正划船 (UPRIGHT ROWS)

訓練目的：訓練斜方肌和三角肌前束，讓三角肌和胸肌的分離度提升。

操練方式：①站姿，正手握住槓鈴，雙手間隔 20-25 公分。槓鈴自然垂放在身體前方。②垂直向上舉起槓鈴，讓槓靠近身體，最終會剛好碰到下巴。背部挺直，做動作時要感覺到斜方肌收縮。舉起槓鈴時，你的整個肩帶應該會上升。舉到最高點，再慢慢放下，全程控制動作，回到起始位置。

這個動作要做得很標準，不要作弊，也不要用甩的方式舉起槓鈴，身體應該要保持靜止，並確保有感覺到斜方肌、二頭肌、前三角肌在發力。你也可以用短槓或滑輪來完成此動作，若使用滑輪，就是滑輪立正划船的變化動作。滑輪的阻力是恆定的，所以有助於維持標準的動作。

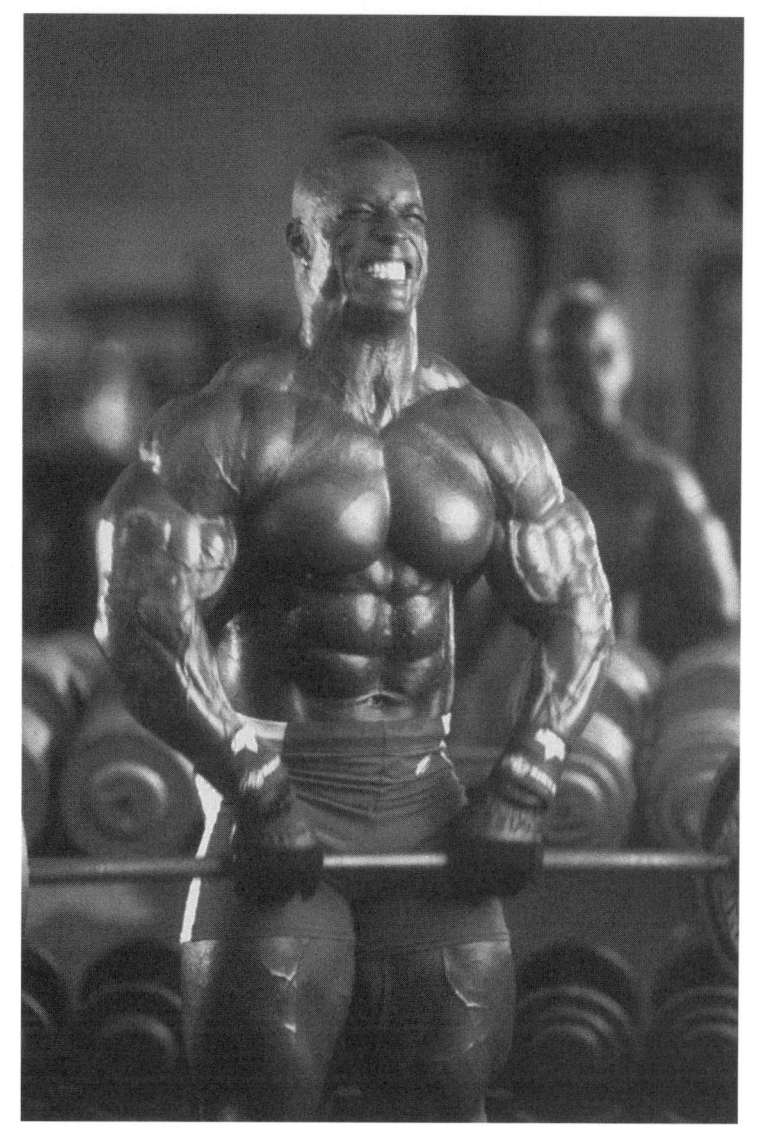

肖恩・雷的示範

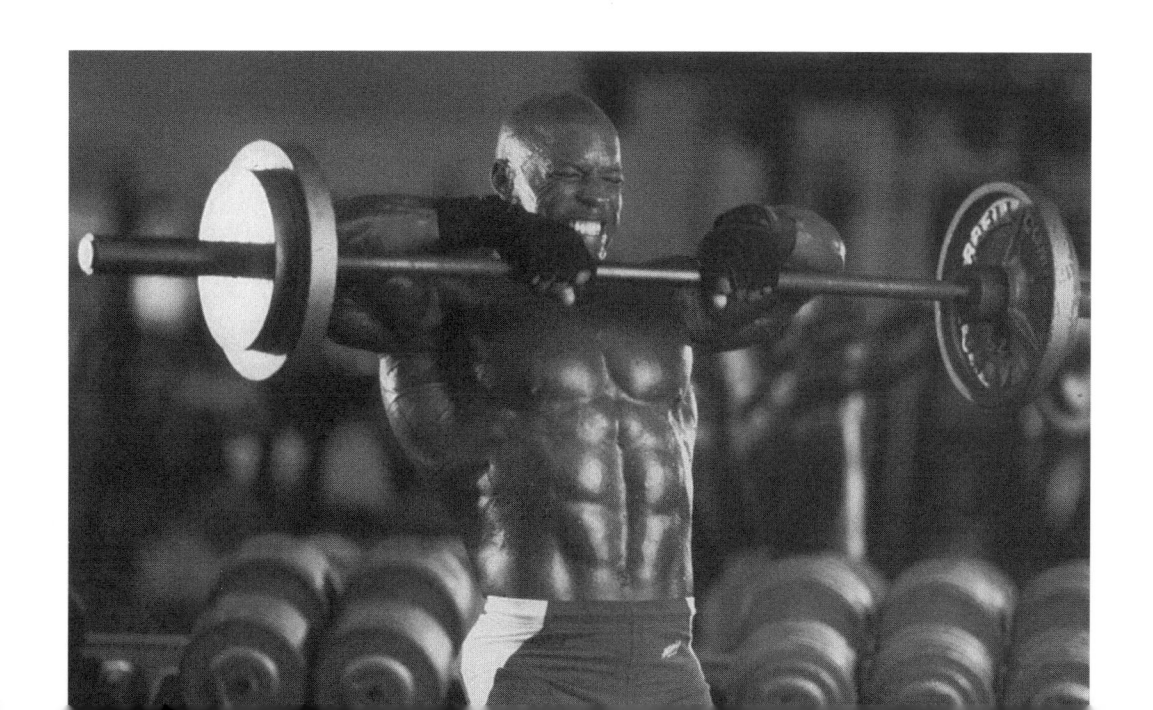

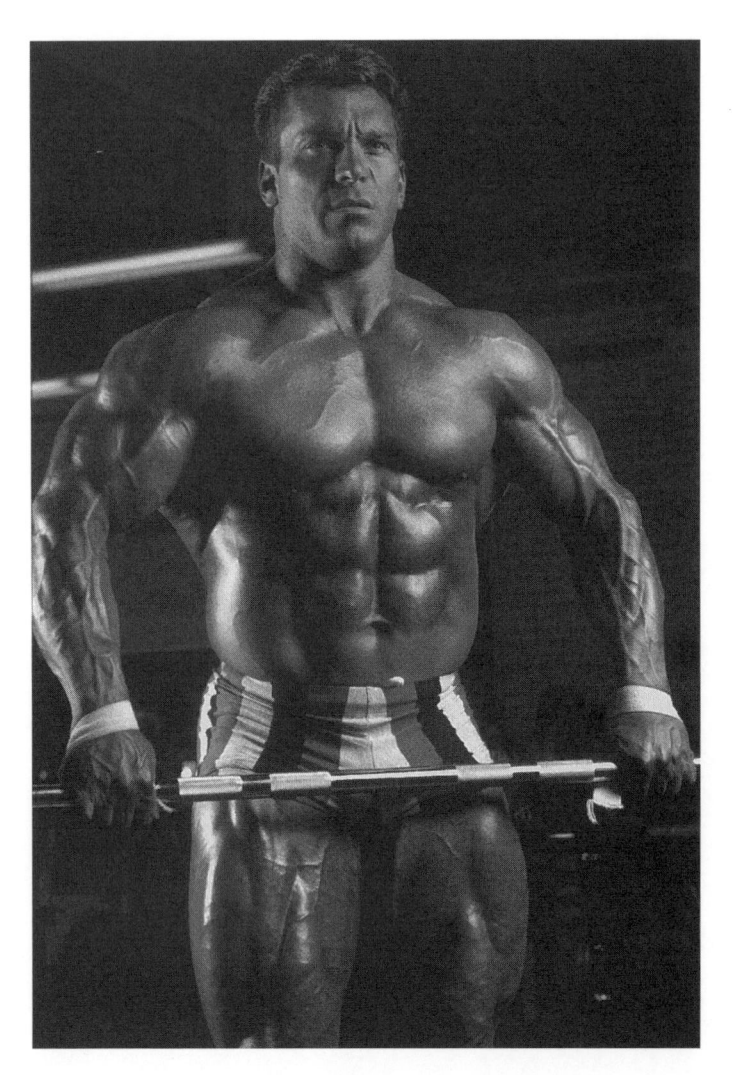

大重量立正划船（HEAVY UPRIGHT ROWS）

訓練目的：此為進階訓練者的重型作弊運動，可以增進整個肩帶和上背部的肌力。

操練方式：①選擇一個重量較大的槓鈴，用正手握住，雙手相距約 30 公分。槓鈴垂放在身體前方。②將槓鈴垂直舉起至下巴下方，讓背部擺動、腿部出力向下推，甚至小腿也可以出力。舉起槓鈴時，手肘要保持向外，且位置要高於槓鈴。最後放下槓鈴，回到起始動作。請記住，這是爆發力訓練動作，所以作弊的元素非常重要。這就是這個大重量立正划船之所以會與標準立正划船很不一樣，後者的動作要很標準，不能借力。

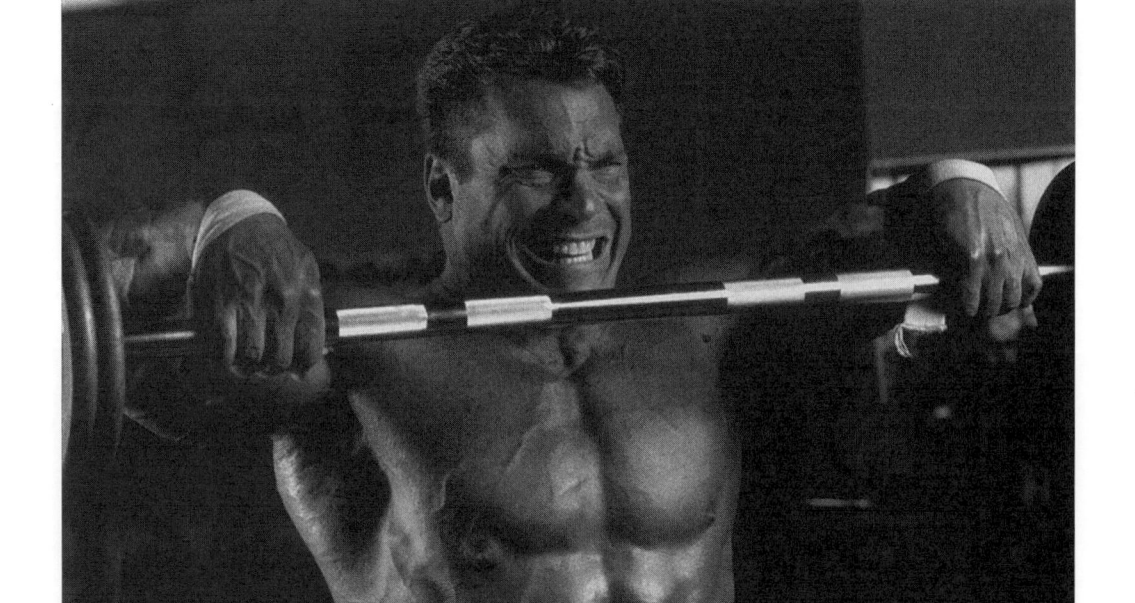

瑞克・加斯帕里的示範

啞鈴聳肩（DUMBBELL SHRUGS）

訓練目的：發展斜方肌。

這個動作可以使用超大負重，能讓斜方肌增厚，進而使背部姿勢更加完美。

操練方式：站立，雙臂放在身體兩側，雙手各握 1 只大重量啞鈴。肩膀盡可能抬高，像是要觸碰到耳朵一樣。在最高處暫停片刻，接著回到起始位置。動作全程盡量只移動肩膀，身體其他部位都靜止不動。

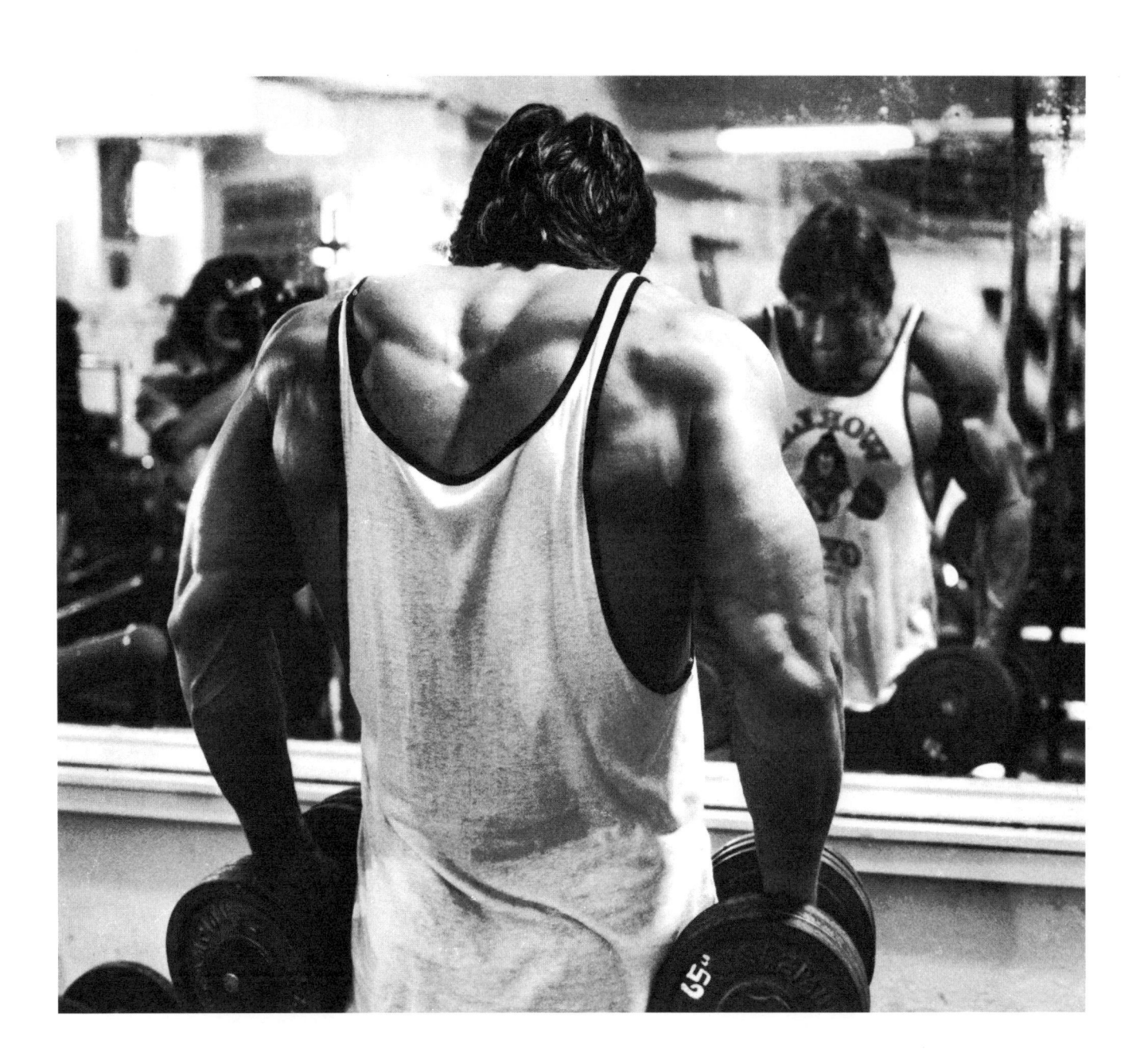

槓鈴聳肩（BARBELL SHRUGS）

訓練目的：發展斜方肌。

操練方式：站立，正手握槓鈴，並將槓鈴垂放在身體前方。肩膀盡可能抬高，像是要觸碰到耳朵一樣。在最高處暫停片刻，接著慢慢回到起始位置。

有些健身房會有聳肩機，你也可以使用各種臥推器材來做聳肩動作。如果要做大重量，則可以用龍門架，將槓鈴放置在下方的安全架上，這樣就不用耗費精力把槓鈴提離地板，能做非常大的重量。

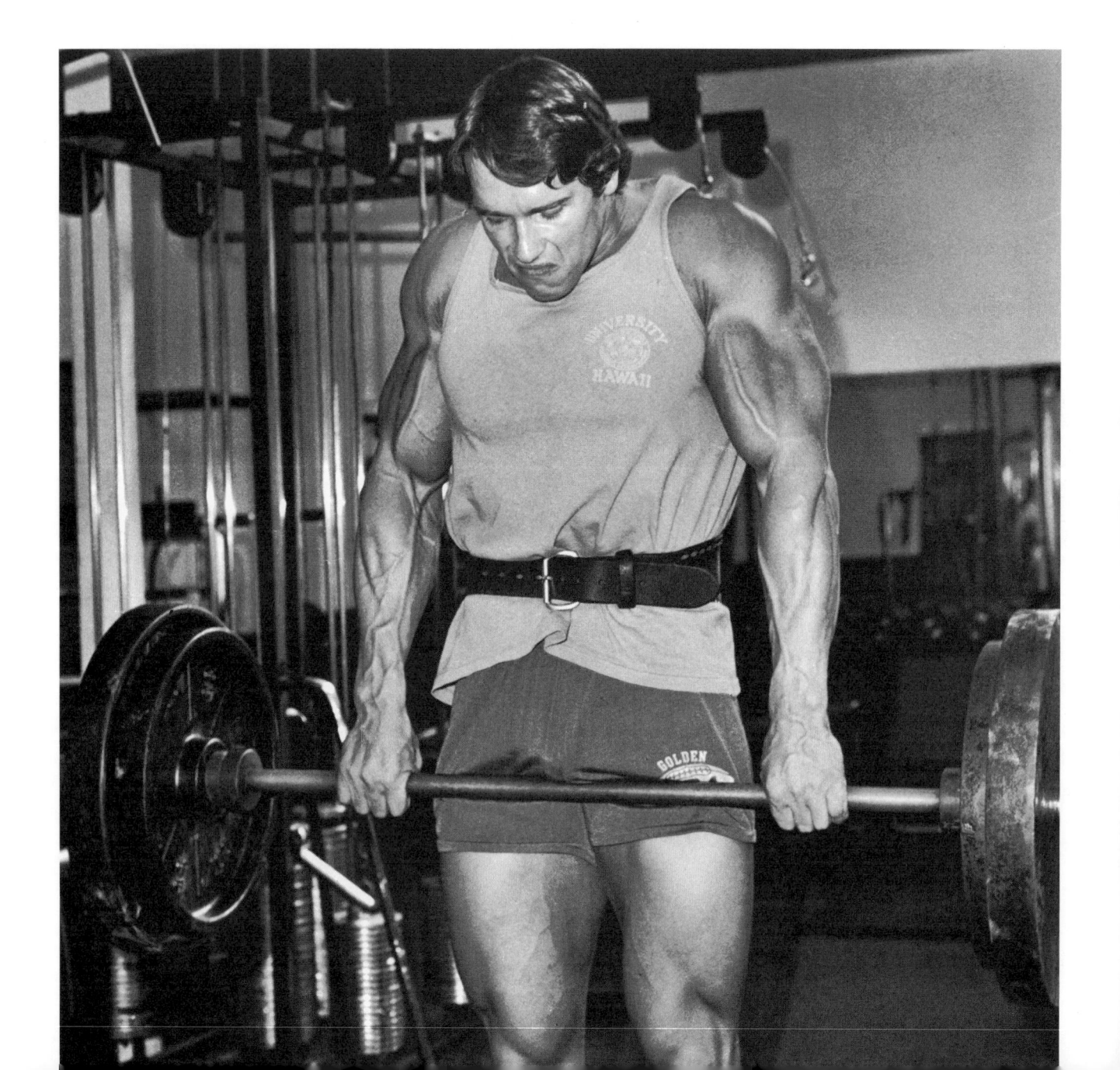

胸部 THE CHEST

胸部的主要肌肉

胸肌包括上半部的鎖骨端和下半部的胸骨端 2 部分。上胸肌連接到鎖骨（clavicle）。沿著身體中線，上胸肌附著在胸骨以及數條肋骨的軟骨上。胸肌當中最大的肌肉（胸大肌）在肱骨（humerus）端的附著點，位於三角肌在肱骨的止端裡側偏上方處。胸肌展開的形狀像扇子一樣，也像是覆蓋著胸廓的盔甲。這塊肌肉橫跨肩膀，起端附著在胸廓中央，讓你可以做出棒球的低肩投法、重訓的寬握臥推，也是撐開瓶蓋、游自由式、雙槓撐體等等動作不可或缺的角色。此外，因為止端附著在肱骨上，所以引體向上很需要胸肌的肌力。事實上，胸部和背部肌肉之間有非常重要且互相依賴的關係。除非上背部的背闊肌有好好增強，胸肌尺寸才可以發展到最大。
主要功用：讓手臂、肩膀向身體前方移動。

鎖骨下肌，鎖骨和第 1 肋骨之間的一塊小圓柱狀肌肉。
主要功用：將肩膀向前移動。

前鋸肌，肋骨和肩胛骨之間薄薄一層的肌肉。
主要功用：旋轉肩胛骨，抬高肩膀，讓肩胛骨向前、向下移動。

胸肌的整體發展

線條深邃、形狀優美的胸肌是健美體格中最重要的元素之一。要做到這一點，就要搭配多種訓練動作，以精修上、下、內、外胸肌，並與三角肌融合（tie-in），擴大整個胸廓，將胸肌發揮到極致。

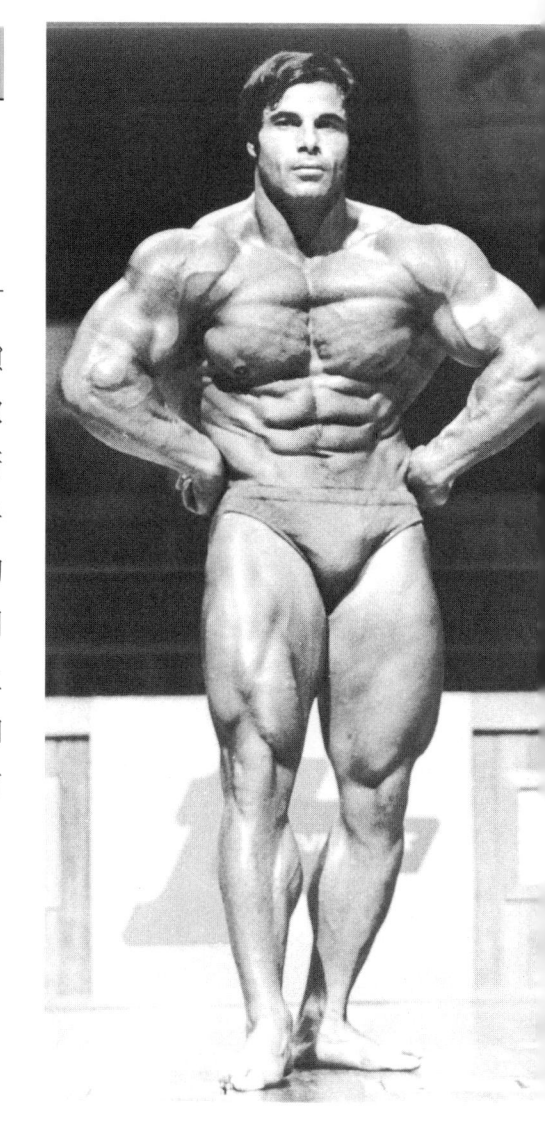

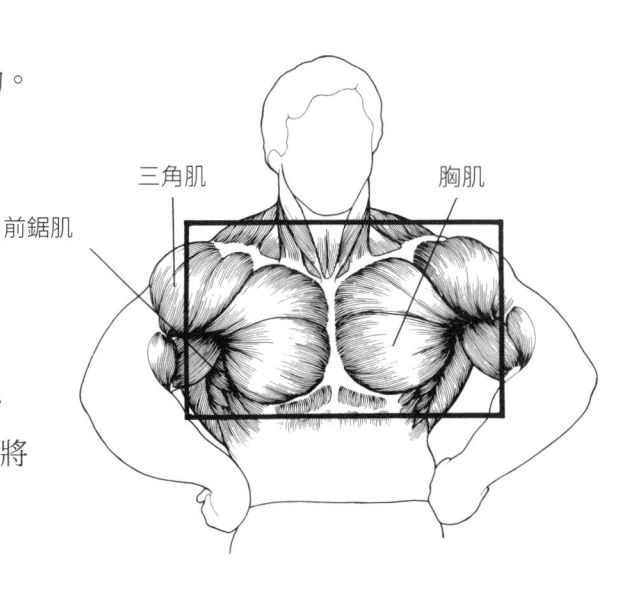

胸肌
前鋸肌

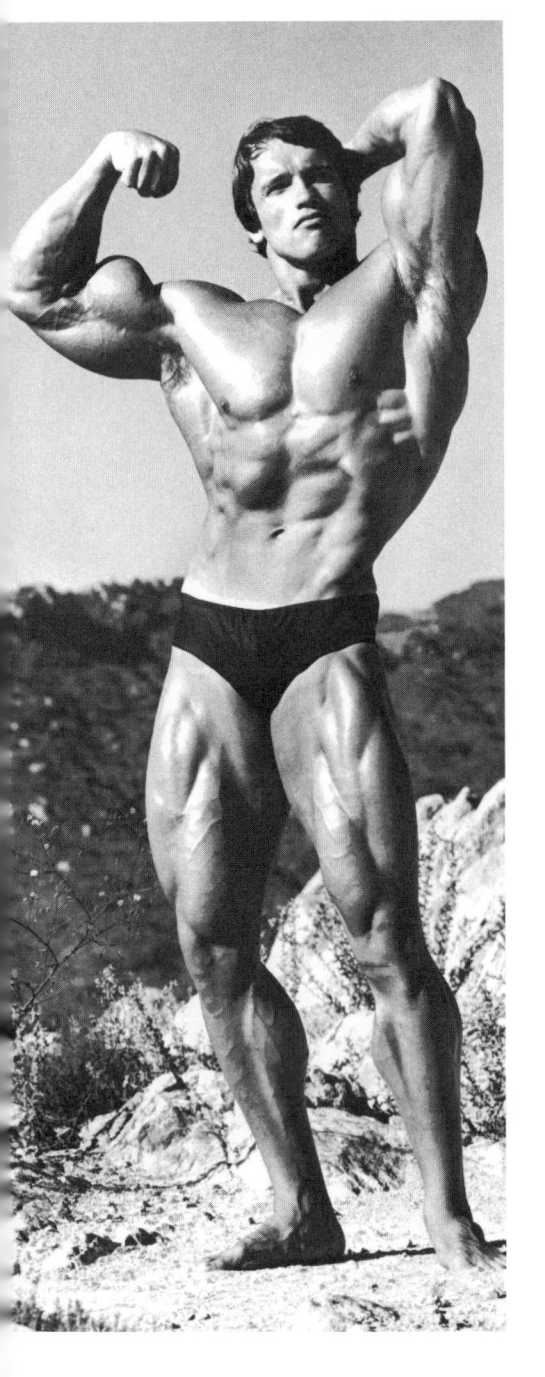

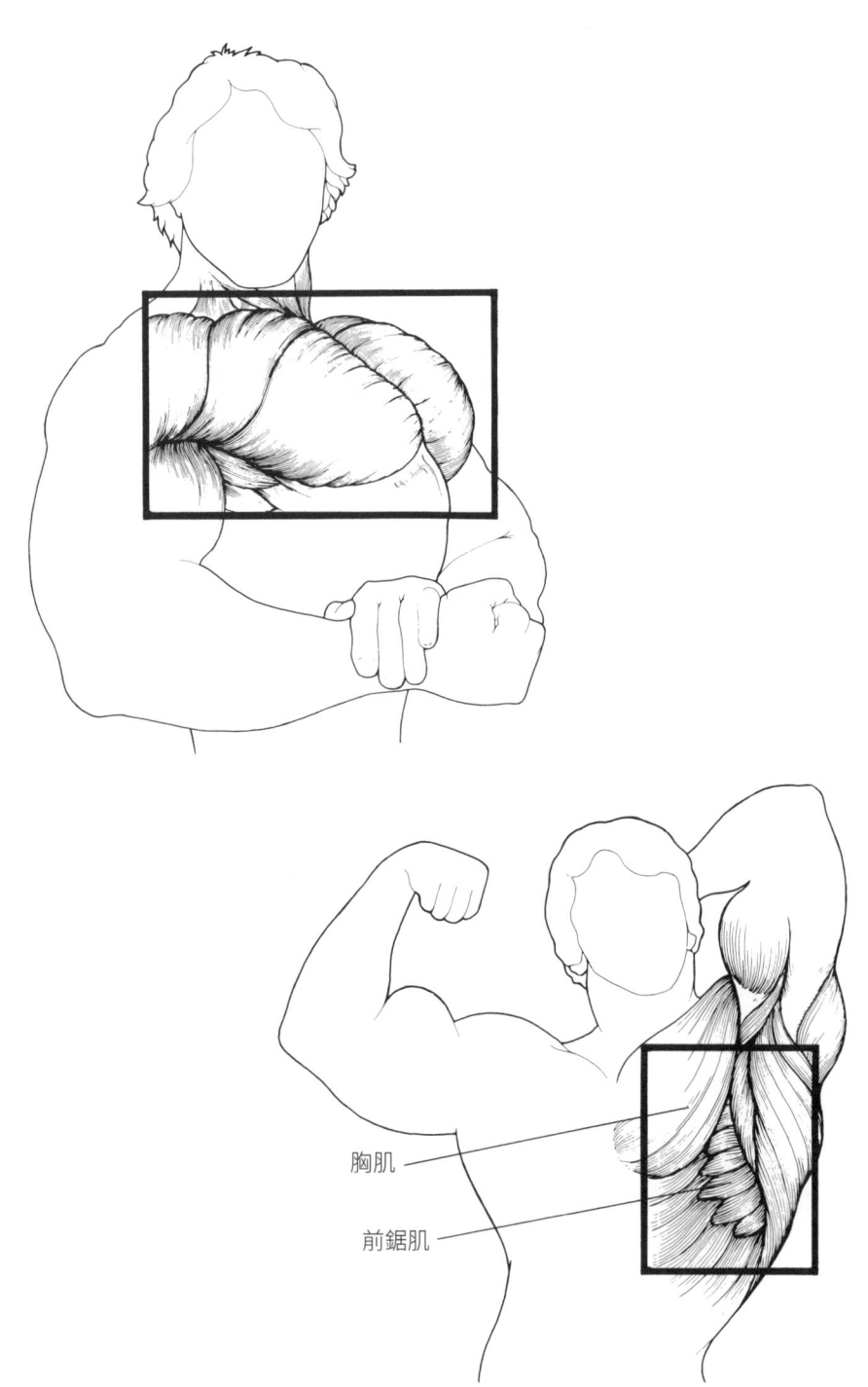

　　但練出完美的胸肌比許多健美愛好者想得更困難。就算胸廓足夠寬闊，胸肌巨大、厚實，這樣的胸部仍不一定完美。真正完美、能夠在健美賽事脫穎而出的胸肌要滿足以下條件：

1. 寬闊的胸廓。
2. 厚實的胸肌。
3. 內、外、上、下胸肌的肌肉發達程度。

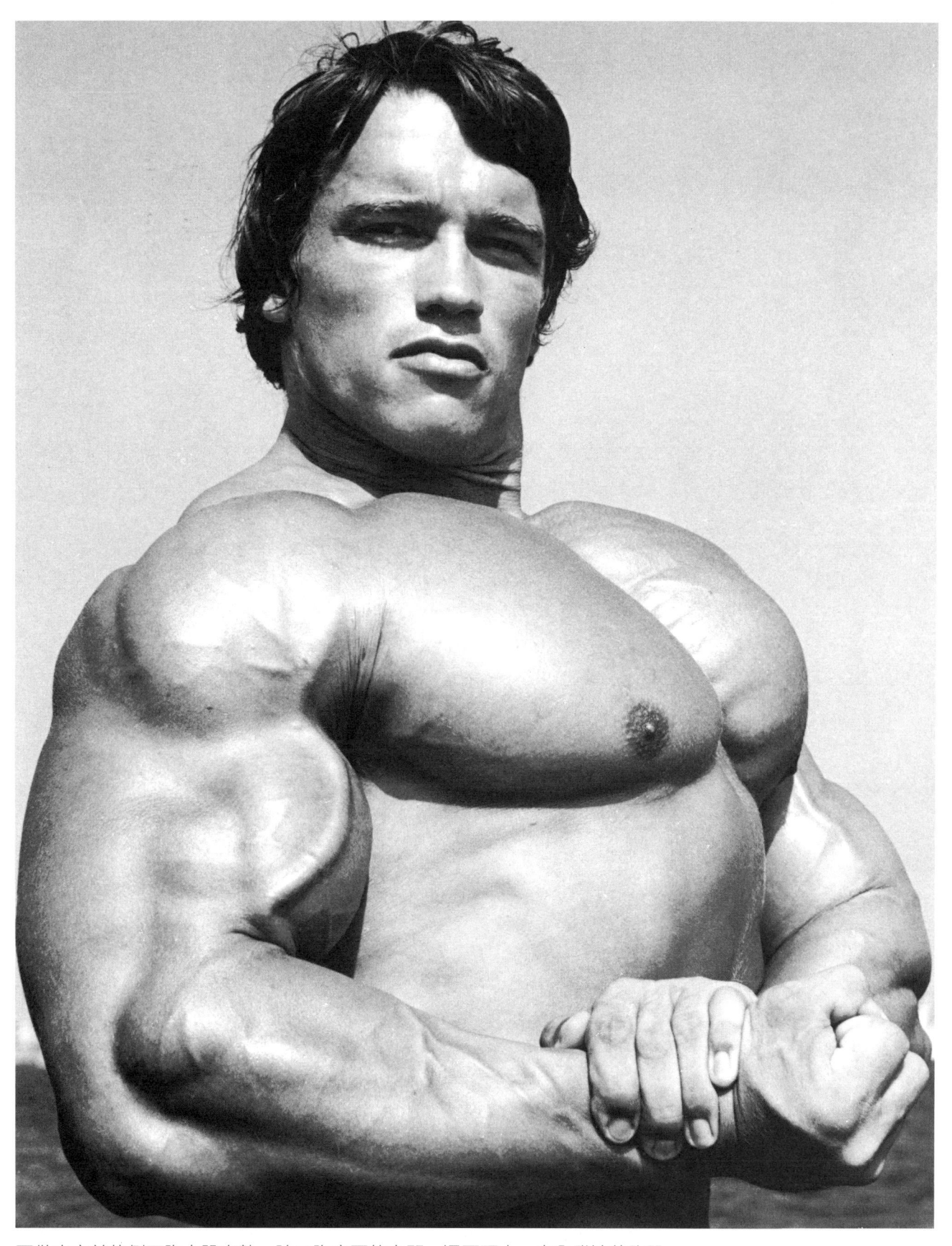

要做出完美的側面胸大肌姿勢,除了胸廓要夠寬闊,還要碩大、完全發達的胸肌。

4. 在擺出如最大肌肉姿勢時，要能看到因胸肌繃緊所產生的條紋，這些條紋從胸廓中間遍布上下胸肌。

5. 上下胸肌分離度要夠高。

6. 形狀要達到漂亮的方形，這點要充分訓練上胸肌才能實現，讓胸肌真正從下垂變堅挺。

7. 肌肉量要足夠，胸大肌才不會在你將手臂舉過頭頂或做正面肱二頭肌姿勢時消失。

我的胸肌訓練計畫就是為了幫你達到上述幾點而設計。當然，有些健美人非常幸運，很容易就能練出胸肌，這是因為天生就有異於常人的基因。像是塞爾吉奧·奧利瓦就只做臥推，但他的胸部肌肉總會像條烤吐司一樣高高地隆起。雷格·帕克的胸廓天生就很寬闊，所以他的胸肌才更讓人稱羨。約翰·格里梅克的胸肌也很完美，所以每次擺出胸部姿勢看起來都棒極了。

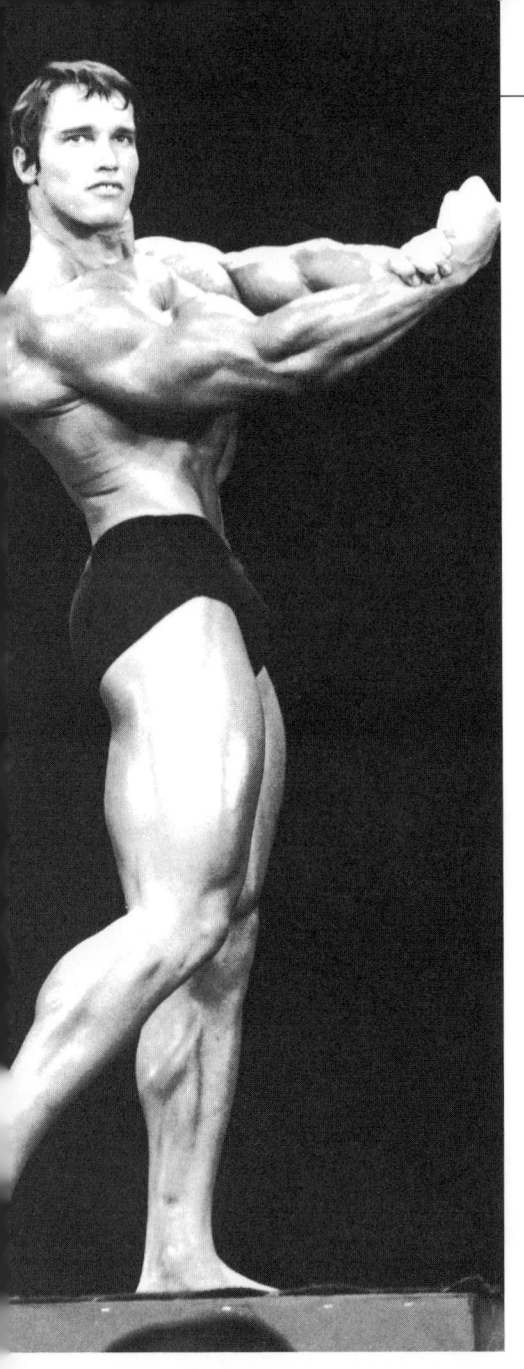

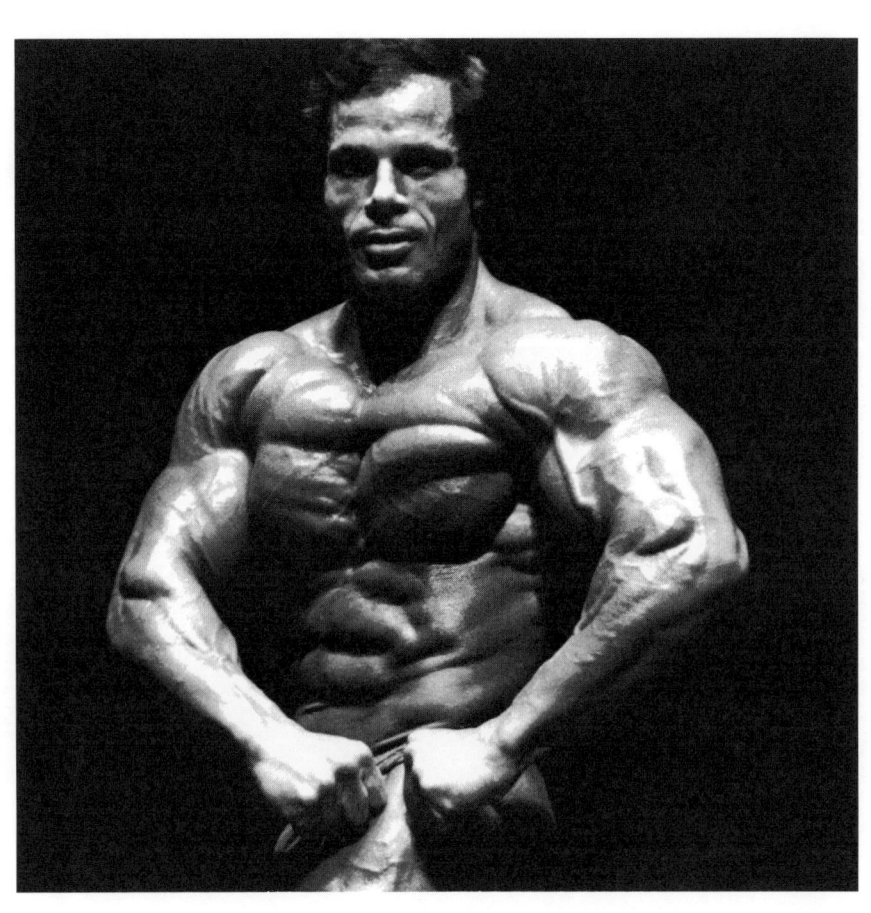

在這個側面直臂姿勢中，你可以看到厚實的胸肌為三角肌和壯碩的上臂肌肉增色了不少。

佛朗哥·哥倫布一擺出胸部姿勢，就可以清楚地看到他胸部的每個區域，有上胸肌和下胸肌，上胸肌與三角肌也清楚分離，兩塊胸肌的內側，以及前鋸肌與胸肌的融合狀態。

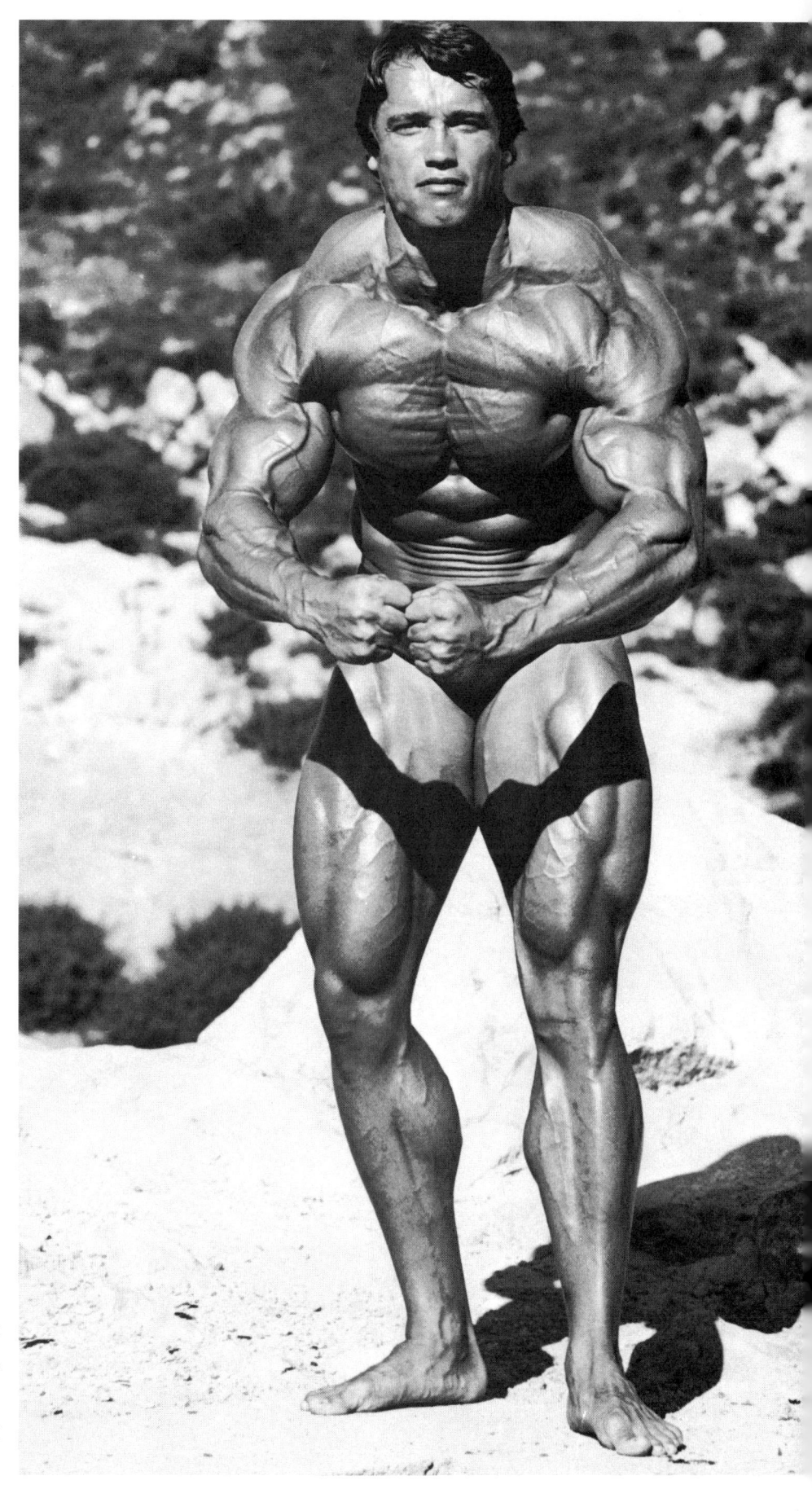

擺最大肌肉姿勢時，胸肌絕對是核心要角。你可以注意看，胸肌的條紋如何將斜方肌、前三角肌、手臂、腹肌等所有其他元素結合在一起。

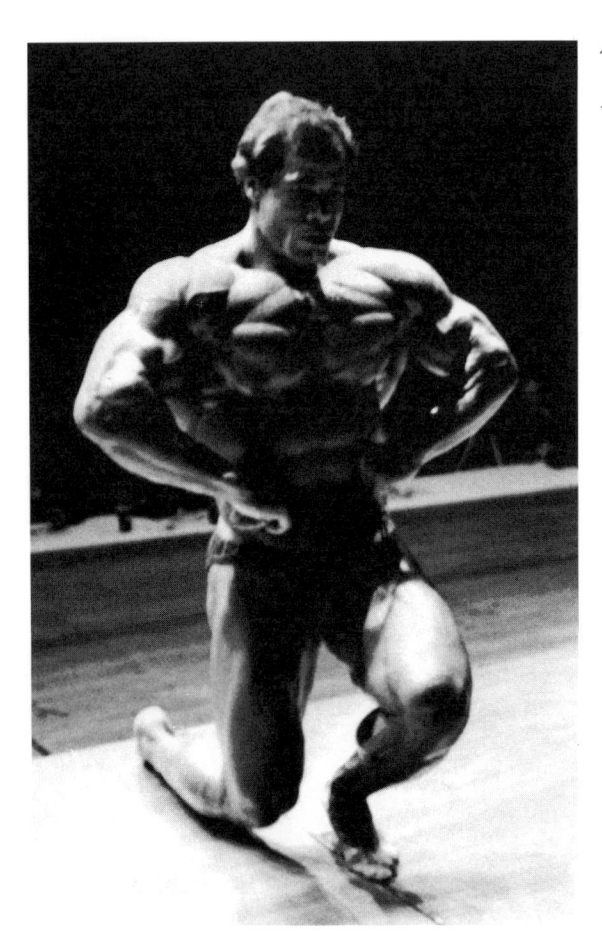

佛朗哥・哥倫布可能是健美界當中上下胸分離度最佳的翹楚。

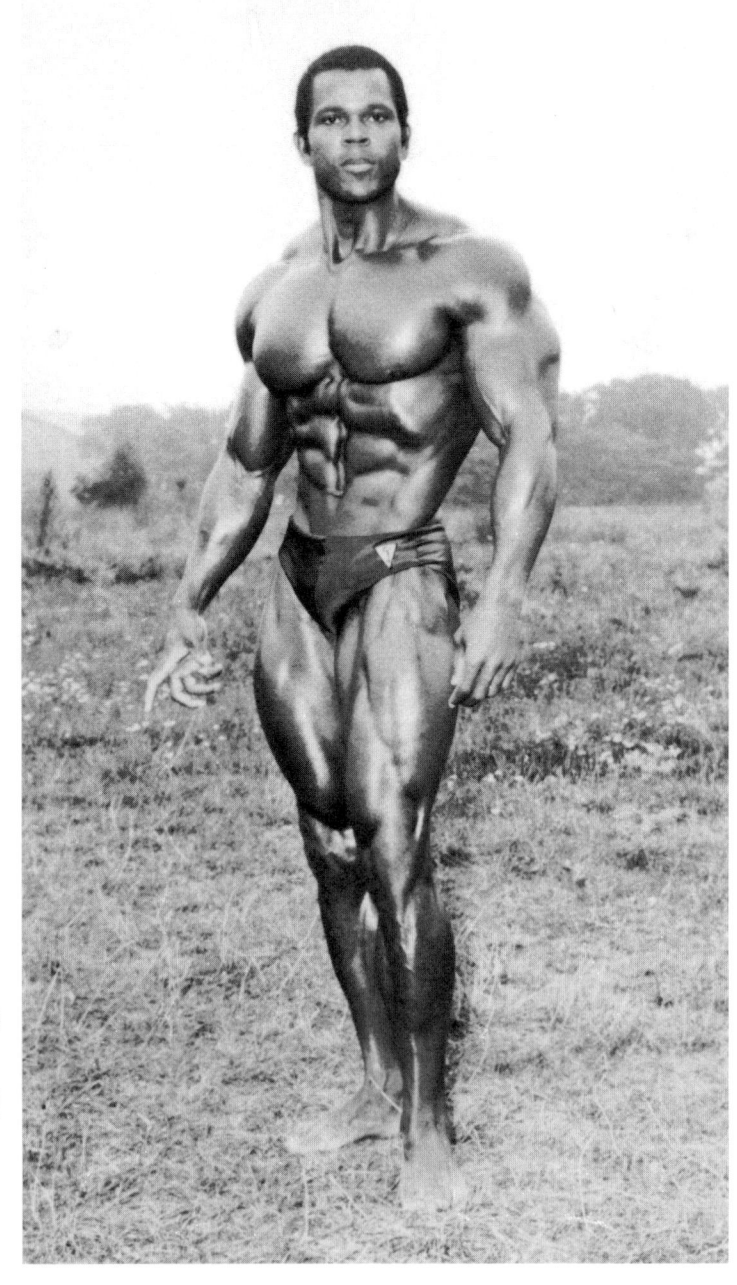

賽吉・努布雷的胸肌相當完整，可以清楚看到上、下、內、外胸肌，所以才能達到圖中如此完美的方正形狀。

身為前健力運動員的佛朗哥·哥倫布，他的胸肌非常發達，因此上胸與下胸之間的分離度非常完美。有時我們常常戲稱這個巨大的縫隙為「大峽谷」。

無論是否有天賦，只要你想成為一名全面的健美人，就要好好練胸肌，也就是說，我們要盡可能用努力、技巧來彌補天生的不足。

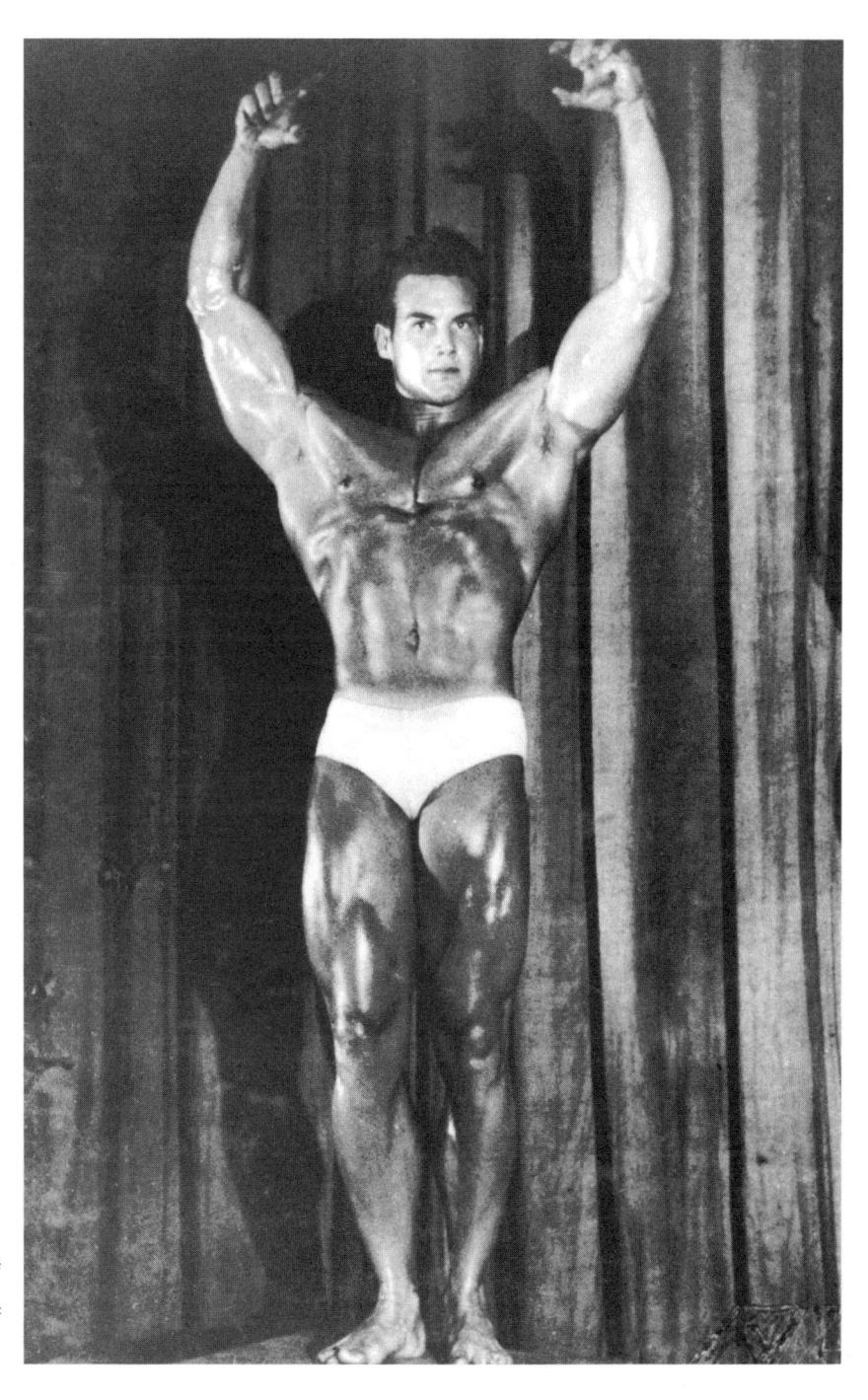

看著史蒂夫·瑞夫斯的模樣就會發現，如果胸肌夠壯碩，那麼手臂舉過頭頂時，胸肌不會消失。

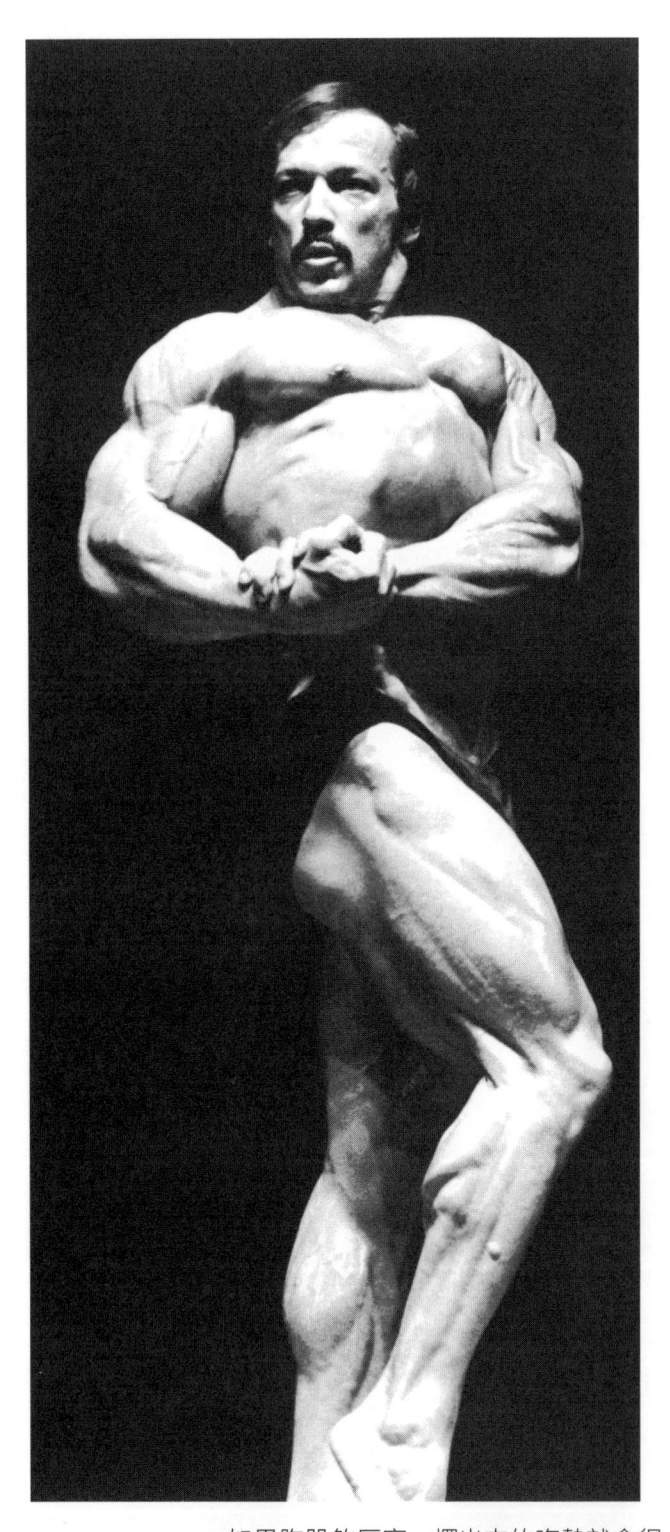

如果胸肌夠厚實，擺出來的姿勢就會很有力量。一講到完美胸肌，就不得不提到凱西·維亞托和多利安·耶茲這 2 位最為人稱道的選手。

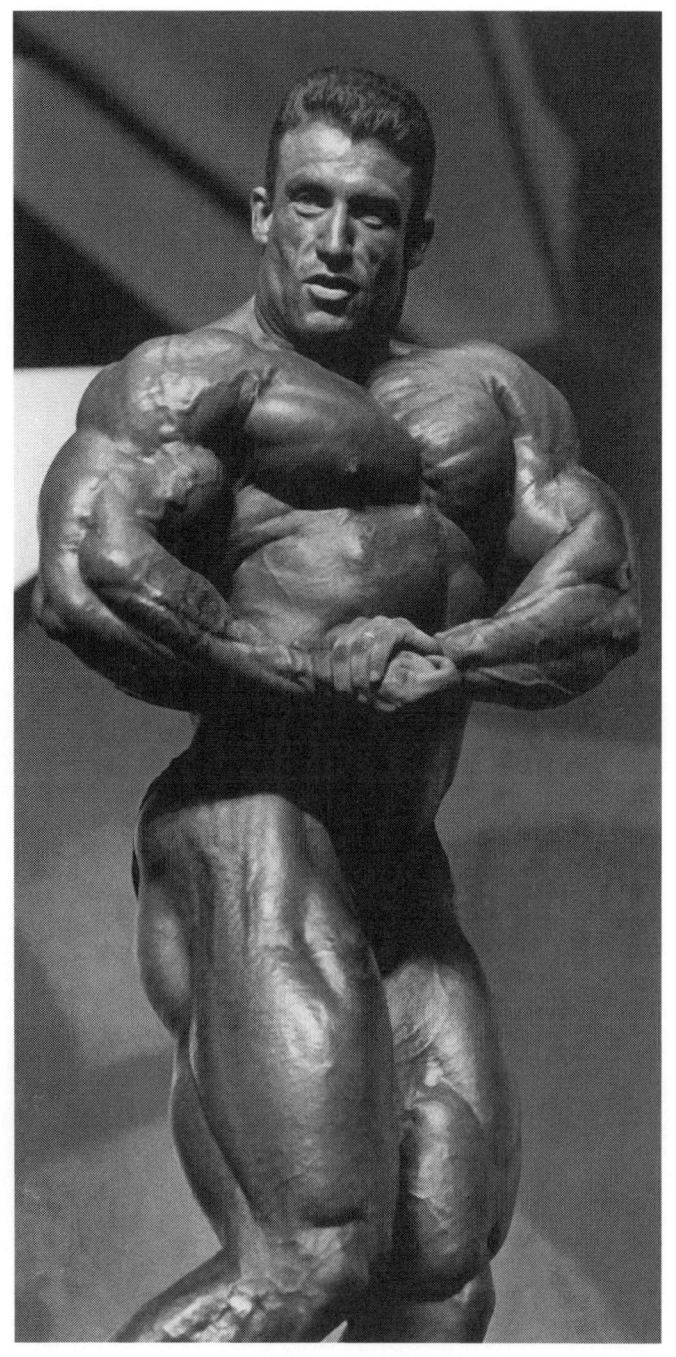

胸肌訓練

　　胸肌訓練動作有 2 種基本類型：第 1 種是飛鳥式（Fly），即把張開的雙臂在胸前併攏，像是擁抱的動作。第 2 種是推的動作，除了主要出力的胸肌，還會用到前三角肌和三頭肌的肌力，將重量從胸部向上推。基本臥推的標準配備就是健身椅、槓鈴，這個動作也是健美人的最愛，更是健力賽事的 3 大動作之一。如果你的臥推姿勢夠標準，即抓握的方式正確、動作範圍夠大，就能練出壯碩完整的胸肌。

　　不過，只要稍微改變臥推的角度，改用斜板，就能將發力部位從胸部中間轉移到上胸肌和三角肌前束。如果一開始就將斜板臥推加入訓練計畫當中，你的上胸肌就能跟中、下胸齊頭並進地發展，不會落後太多。此外，做大量的斜板臥推可以促進上下胸分離度，擺出最大肌肉姿勢時，也會更加完美。

　　跟訓練其他肌肉一樣，動作的活動幅度越廣，肌肉收縮就越強烈，肌肉生長幅度也會越大。因此，尤其是在做飛鳥式的時候，一定要極盡所能伸展胸肌。伸展的動作能促進柔軟度，而柔軟度提高對肌肉增長有幫助。這就是為什麼許多頂尖健美運動員儘管體型壯碩，卻還是很靈活，可以把自己扭成蝴蝶餅的形狀。

　　但是，如果胸廓狹小、無法引人注目，那麼胸肌再大塊也沒用。雖然很多人持不同看法，但我相信做啞鈴拉舉的動作對擴展胸廓很有幫助。但請注意，在器材上做拉舉的動作就沒有擴大胸廓的效果。因為身體受到器械限制，所以背闊肌會承受大部分壓力，胸廓擴張的幅度就較小。

　　程度提升之後，你就更需要專注基礎動作，並鑽研各種細節。為了讓胸肌的每個區塊都均衡發展，我會建議在計畫中加入大量的啞鈴飛鳥、滑輪交叉、雙槓撐體等等胸肌訓練動作。

　　隨著實力更上一層樓，也可以透過背部訓練動作來加強胸肌。我相信胸肌和背闊肌一樣，要施以伸展和阻力訓練才能成長。因此，做了臥推動作之後，應該要馬上做引體向上等動作，才能完全伸展到胸肌。這種訓練方式可以在一個肌群練完後的復元時間，同時鍛鍊另一個肌群，所以非常省時，有助加速訓練、燃燒熱量。

　　進入進階訓練計畫，你就要關注前鋸肌，這塊肌肉緊鄰胸部外側下方。後面我會用一個獨立的章節討論前鋸肌和肋間肌的內容。如果開始練出這些肌肉，就代表你的肌肉品質與分量已經超乎常人了。

初階和進階訓練計畫

剛開始訓練那段時期，我貫徹了自己打好基礎的理念，非常認真練臥推、斜板臥推、啞鈴飛鳥、雙槓撐體、拉舉等動作。3年後，我還是只做這5種基本的胸肌動作。

練了4年之後，我搬到慕尼黑，當時我的胸肌已經很大了，但還是有一些缺點，例如上胸肌肉量不足。去了那裡，我就跟一位名叫萊因哈德・斯莫拉納（Reinhard Smolana）的朋友一起訓練，他教了我一種很不一樣的胸肌訓練方式。我們會先做斜板臥推，方式是站著、身體向後倚靠在健身椅上，也就是說，我們得先把槓鈴上搏至胸前、向後靠在健身椅上才能開始做1組，最後還要想辦法站直並放下槓鈴。做完這個動作後才會繼續練臥推和飛鳥。

我們這麼認真練斜板臥推，得到的效果就是上胸肌明顯地成長，擺出側面胸大肌姿勢的時候胸部上幾乎可以頂著一杯水。透過這次經驗，我學到最重要的一件事情就是如何調整訓練計畫來克服弱點。

順帶一提，這種特殊的斜板臥推訓練法會需要使用上搏的動作，所以還有第2個好處，就是讓我的肌力大幅成長，有了肌力之後，更藉由大重量的爆發力訓練，也讓我的肌肉增加了厚度和密度。

多利安・耶茲的上胸非常壯碩。

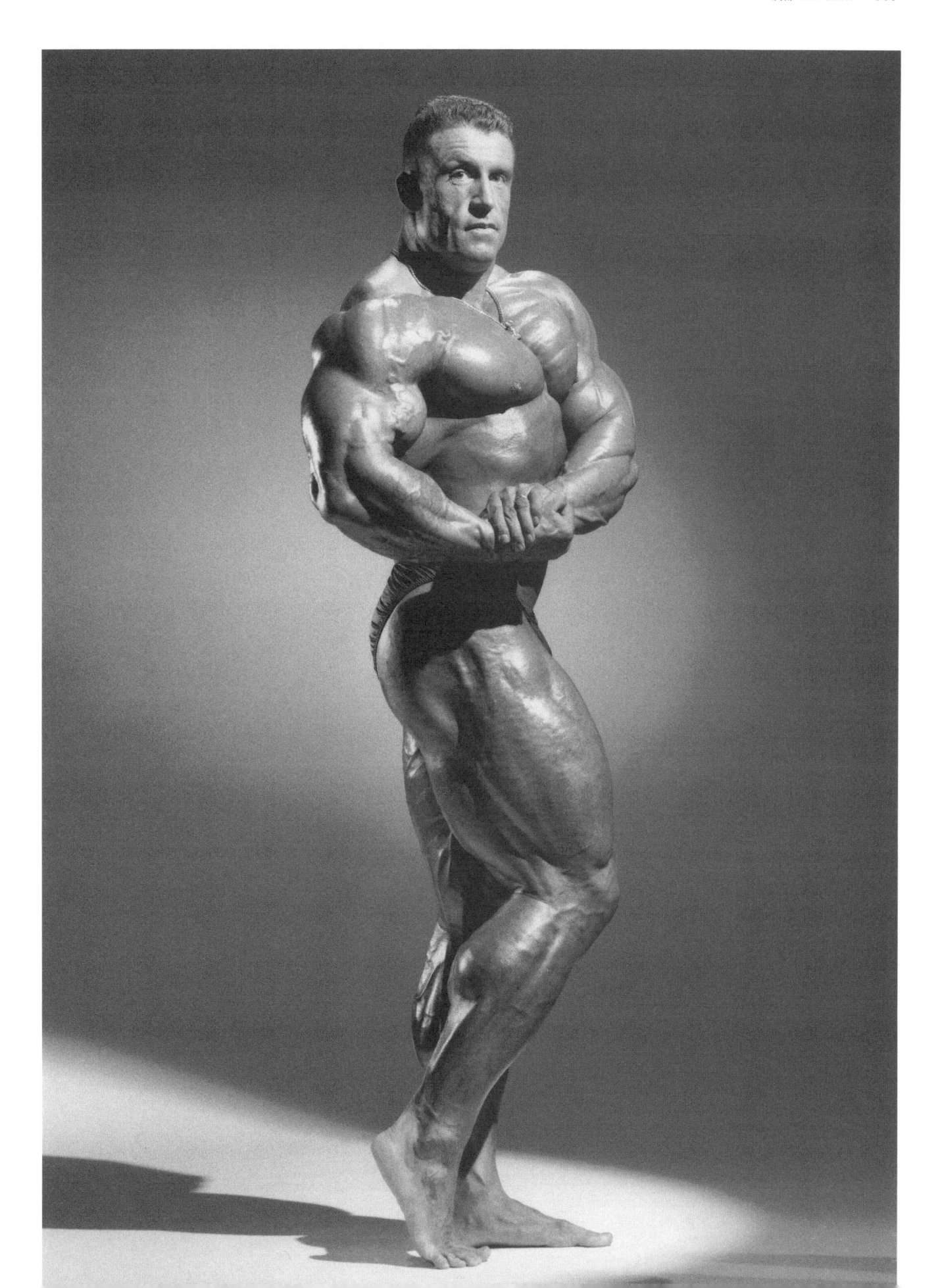

練出上胸的過程中，我學到了 2 件對雕琢身體、訓練完美體格很重要的事情，那就是：① 永遠值得花時間強化自己的弱項，而且一定要在自己精力充沛的時候訓練這些部位，也就是遵循「優先原則」。②你要改變訓練習慣、讓身體用不習慣的方式活動，才能讓肌肉的發展更加快速，此即「衝擊原則」。

我也發現，健身房的氣氛真的會深深影響在那裡訓練的人。像是在奧地利，所有來重訓的人最想做的運動就是彎舉，所以每個人的二頭肌都練得很棒。在慕尼黑，大家都用相同的例行訓練練胸肌，所以每個人的上胸都非常壯碩。在雷格・帕克的健身房裡，每個人都跟雷格一樣，把小腿和三角肌練得特別出色，但胸肌就沒那麼發達，因為雷格本人覺得胸肌練得太大，會影響肩寬呈現的效果。

我也是在那段期間才發現了伸展胸肌的好處。練啞鈴飛鳥或滑輪的時候，我都會把胸肌伸展到極限，也會馬上接著做一些背肌訓練動作，讓胸肌伸展更多。

我們每個人的身體結構都會影響各種訓練動作是否有效。納賽爾・艾爾・桑巴蒂的胸部天生就跟酒桶一樣寬闊，手臂則短小精悍，所以除非用特別大的重量，不然一般的臥推很難帶來進步。因為納賽爾的手臂較短，所以他把槓鈴放到巨大的胸部前、再將槓鈴舉起的過程範圍較其他人小，造成臥推的成效較差。這種體型的人通常會需要做更多斜板臥推的動作，或者做臥推時用啞鈴取代槓鈴，這樣才能把負重降到比胸口更低的位置。但這也不代表他們完全不用做槓鈴臥推，我的意思是他們要加入活動幅度更大的動作。我還曾經見過中間突出一段的槓鈴，就是為了讓我們做臥推時手放得更低，以大幅提升動作幅度。

肯・沃勒在《史瓦辛格健美之路》和《永不滿足》都有亮相，他的三角肌前束非常發達、壯碩。他做臥推的時候總是會用三角肌出很多力，所以胸肌就沒什麼練到，成效不佳。因此，肯都會特別去練下斜啞鈴臥推這個動作。

如果你因為基因遺傳、體型結構而造成做某些動作特別容易或困難，就必須學會相應調整訓練內容。

賽事訓練計畫

剛來美國的時候，我的體形已經夠巨了，所以開始著重細節訓練。我制定了一套更複雜的訓練計畫，其中有很多額外的動作專門針對單一胸部區塊。當時有很多專家給我建議，其中也包括已故的文斯・吉倫達（Vince Gironda），所以我的胸肌才能從單純的碩大變成一流的巨碩發達。

每次參加比賽都有所收穫。漸漸地，我掌握了本書中的所有訓練原則，從遞減法到強迫次數等方式都相當熟悉。我從賽吉・努布雷、弗蘭克・贊恩、佛朗哥・哥倫布等對手身上學到，要練出肌肉發達、輪廓分明的胸部，需要認眞的控制飲食，還得花上無數個小時練習擺姿勢才能達成。

胸肌訓練的最後，我總是會以三組式訓練作結，像是先做啞鈴飛鳥，接著雙槓撐體，最後滑輪交叉，這種練法可以帶來很好的效果。連續3組不停歇的訓練會讓胸肌充滿血液，進而讓你在最後還能逼近極限、全力以赴，絕對不是溫呑緩慢地調整節奏、輕鬆訓練而已，這種激進的方式才能讓你變得更壯碩、線條更深邃，並爲賽事作好準備。

備賽期間，你得專注於更具體的細節，所以平常根本不會注意到的事情就會突然變成非解決不可的弱點。舉例來說，我曾看過有個健美選手擺出側面胸大肌姿勢時，胸肌內側看得見條紋，但胸部上方卻什麼也沒有。這種細節在實力相近的競爭中往往會成爲成敗關鍵。因此，我會建議有這類問題的健美人將槓鈴或斜板啞鈴臥推與滑輪交叉結合爲超級組訓練，來突破這個弱點。塞爾吉奧・奧利瓦常常會用3/4程動作來迫使肌肉完成更高強度、大重量的動作，例如在臥推的時候不把槓鈴推到頂，只推到3/4的高度，這樣三頭肌就永遠不會作用，讓胸部沒有任何休息的機會。使用這種訓練方法持續幾個月後，我發現自己的胸肌變得更精實了，線條也更加分明，這件事告訴我們，只要在訓練中作一點點改變，就有可能讓體格產生巨大的變化。

胸肌的賽事訓練計畫會以推、拉的動作爲主軸，將胸和背的動作組合爲超級組和三組式訓練。這些動作的組合可以帶來強大的泵感，也能眞正刺激到胸部肌肉，讓胸肌具備健美賽事中重視的尺寸、形狀、線條和整體融合（tie-in）的效果。

超級組的動作組合包括負重引體向上加斜板臥推、一般臥推加寬握引體向上、啞鈴飛鳥加俯身槓鈴划船等，這些組合都能讓胸、背同時充血，讓你一次練到胸肌和背闊肌，因為這兩塊肌肉相互拮抗，所以胸肌訓練的時候背肌可以休息，反之亦然。由於此處的超級組涉及拮抗肌，所以每一組背肌訓練都要能伸展到胸肌，這樣也有助於胸部肌肉復元，並為下一組訓練作準備。

針對弱點的訓練

胸肌跟其他身體部位一樣，訓練了一段時間過後，可能會有進步幅度不均的問題。為了彌補發展不平衡的問題，我們需要改變計畫、加入更多能刺激弱項的動作。以下是改善胸肌各個區域的動作列表，但每個動作其實都要和基礎練習一起並進，才能發揮作用。

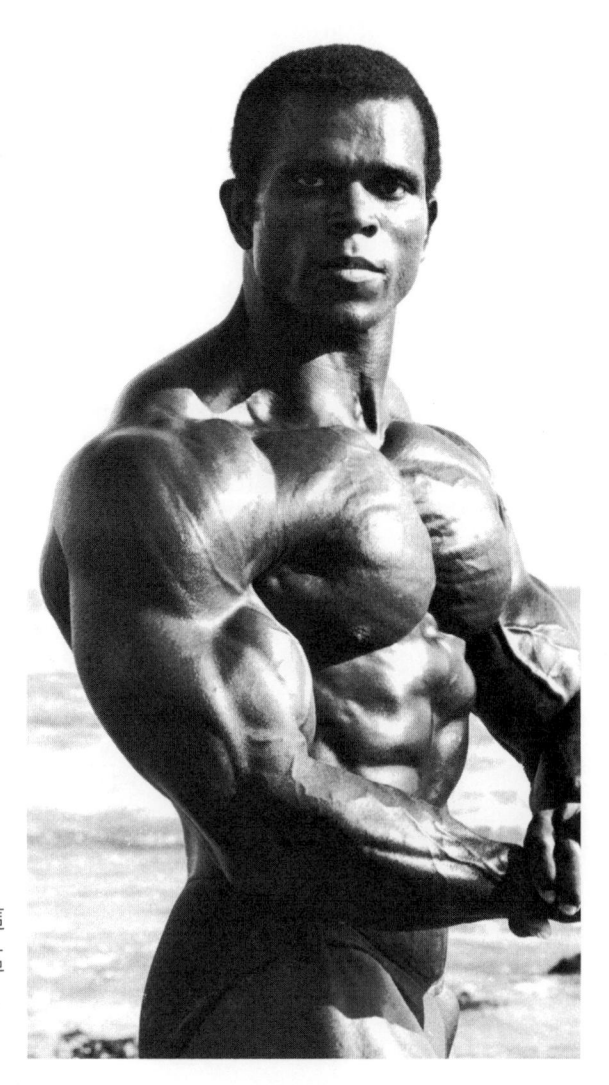

賽吉‧努布雷的胸肌可說是這個時代最完美均衡的，每個區塊與整體的比例都相當精確、符合美感。

上胸肌
　　用槓鈴、啞鈴或史密斯機做斜板臥推

　　斜板飛鳥

下胸肌
　　用槓鈴、啞鈴或健身器材做下斜臥推

　　雙槓撐體

　　下斜飛鳥

　　滑輪飛鳥

胸肌內側
　　滑輪交叉

　　做肩推或飛鳥等動作時，在頂部收縮個幾秒鐘

　　窄握距臥推

胸肌外側
　　做啞鈴飛鳥，但動作要伸展到最大，此時動作範圍會較小

　　雙槓撐體

　　斜板臥推以及採用寬握距、3/4 程的臥推

　　啞鈴飛鳥

　　在底部伸展胸肌的啞鈴臥推，同時只需做到 3/4 的高度，不要讓啞鈴相碰

　　槓鈴斜板臥推

胸廓
　　啞鈴和槓鈴拉舉

　　如果你的胸肌有某個區塊練不起來，就要採用優先原則，在精力充沛時候先鍛鍊自己的弱項。剛成為健美職業選手那段期間，我總是覺得上胸肌練得不太夠。因此，我會先做槓鈴斜板臥推，然後再練斜板啞鈴臥推，這樣就能真正練到上胸。做完這些之後，我才會開始做一般的臥推和其他胸部例行訓練。

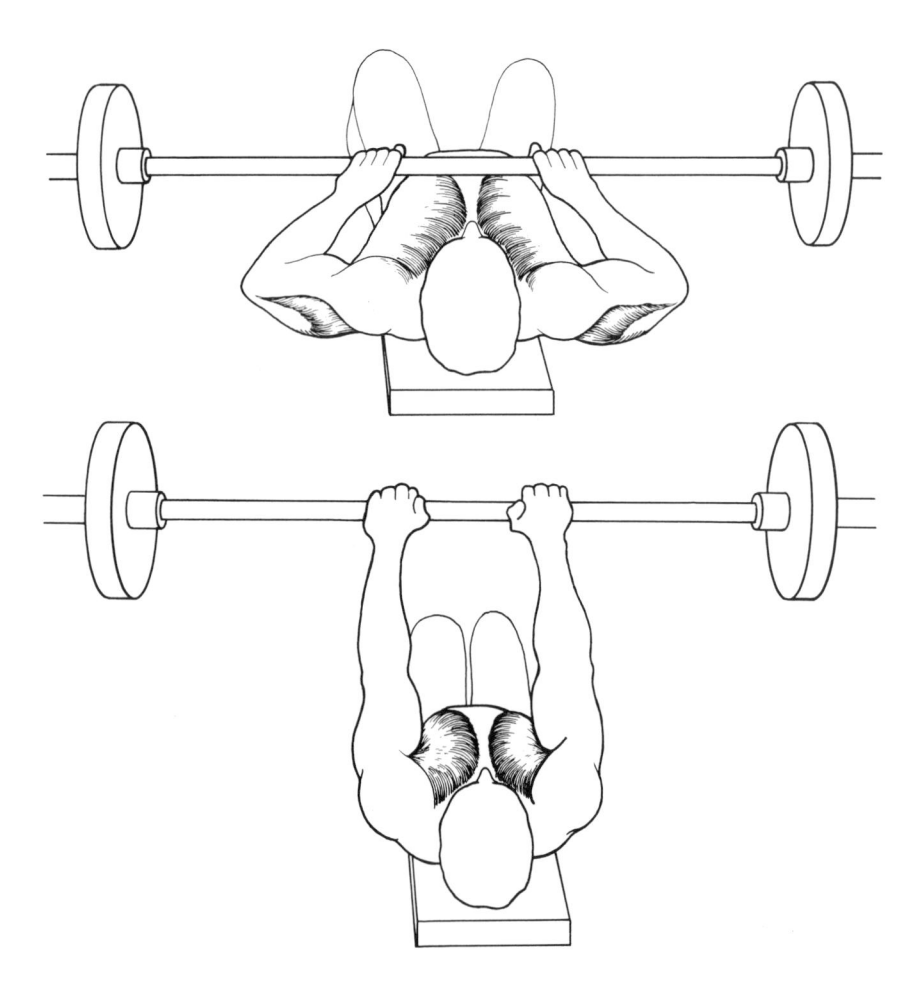

做窄握臥推的正確姿勢，就是在槓鈴降到最低位的時候，讓手肘向外並遠離身體⋯⋯

⋯⋯推到最頂部的時候，要讓胸肌完全收縮，這樣就能練到胸部內側。

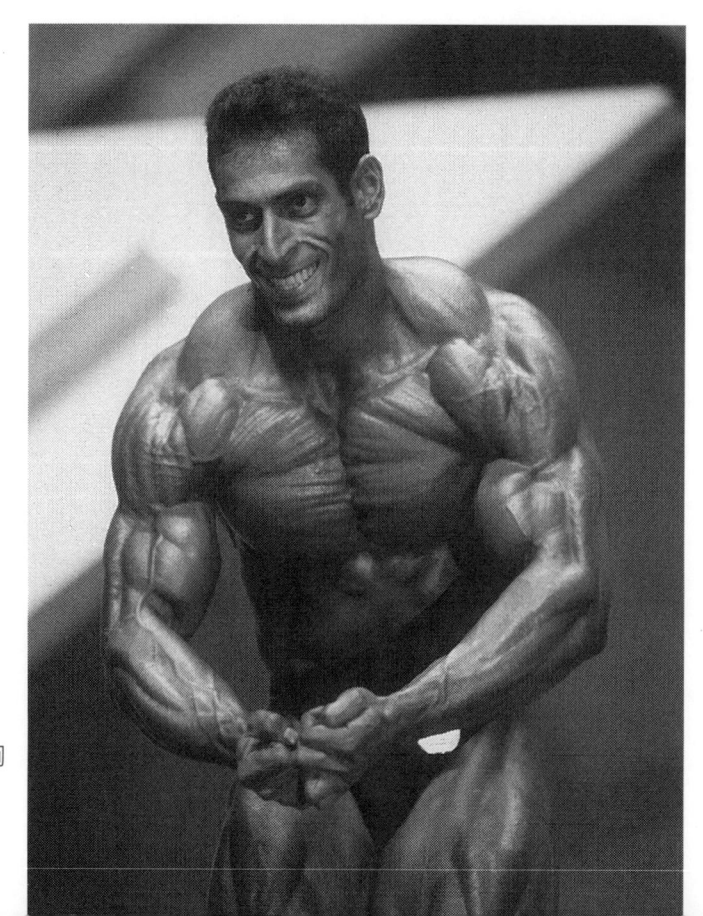

哈姆杜拉・艾庫特魯（Hamdullah Aykutlu）這張照片清楚地展現了他銳利、清晰的內側胸肌線條。

胸部 The Chest 315

以寬握距握住槓鈴……

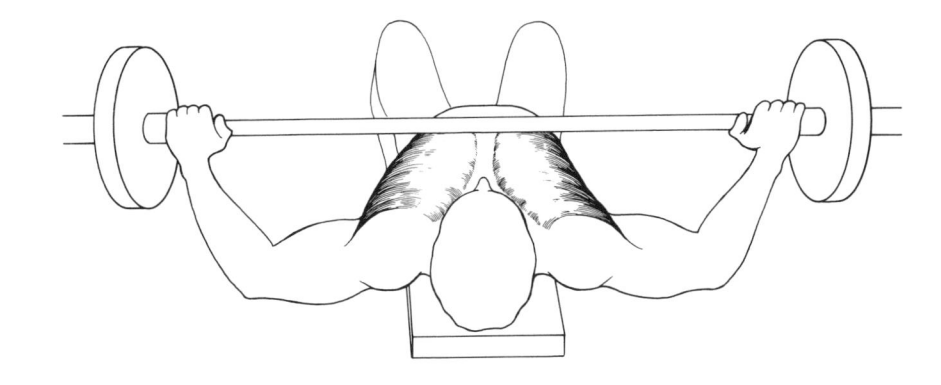

……這樣一來，回到起始動作的時候就能讓胸肌完全伸展。這個方式對外側胸肌很有效。

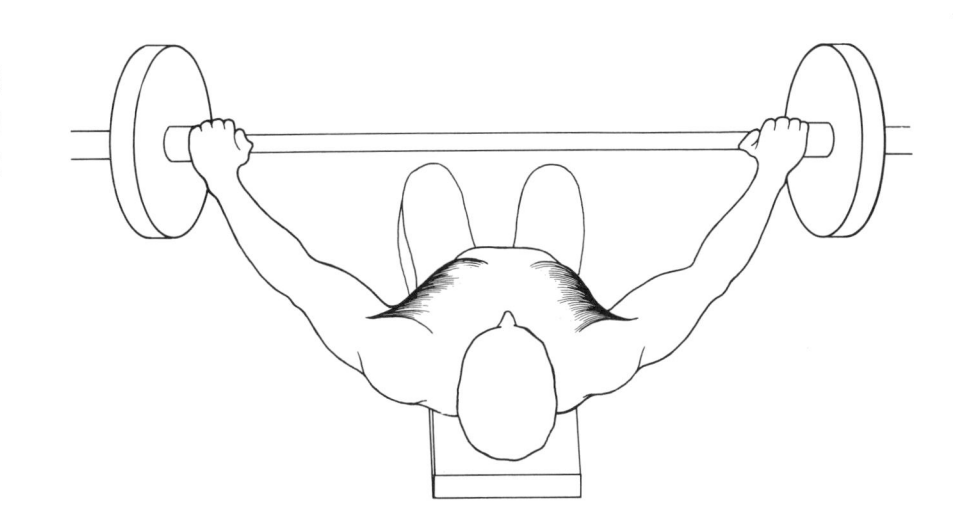

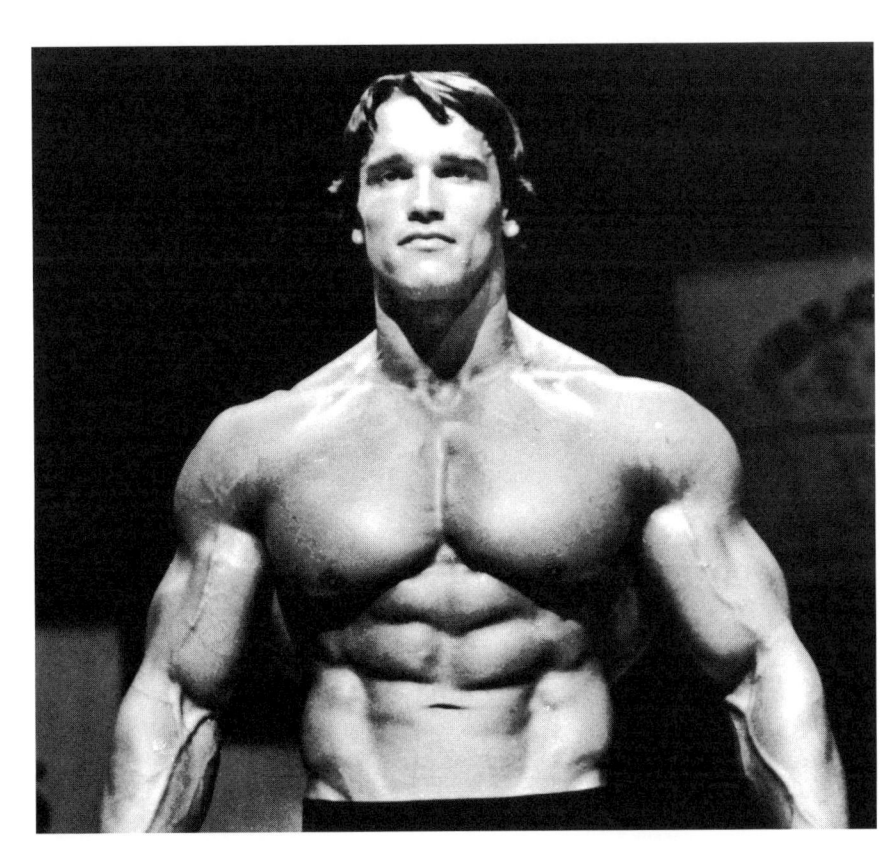

外側胸肌練得夠壯，從正面看起來胸肌就會很豐滿。在這張照片裡，我只是做放鬆站姿，但我的外側胸肌跟二頭肌幾乎要碰在一起。

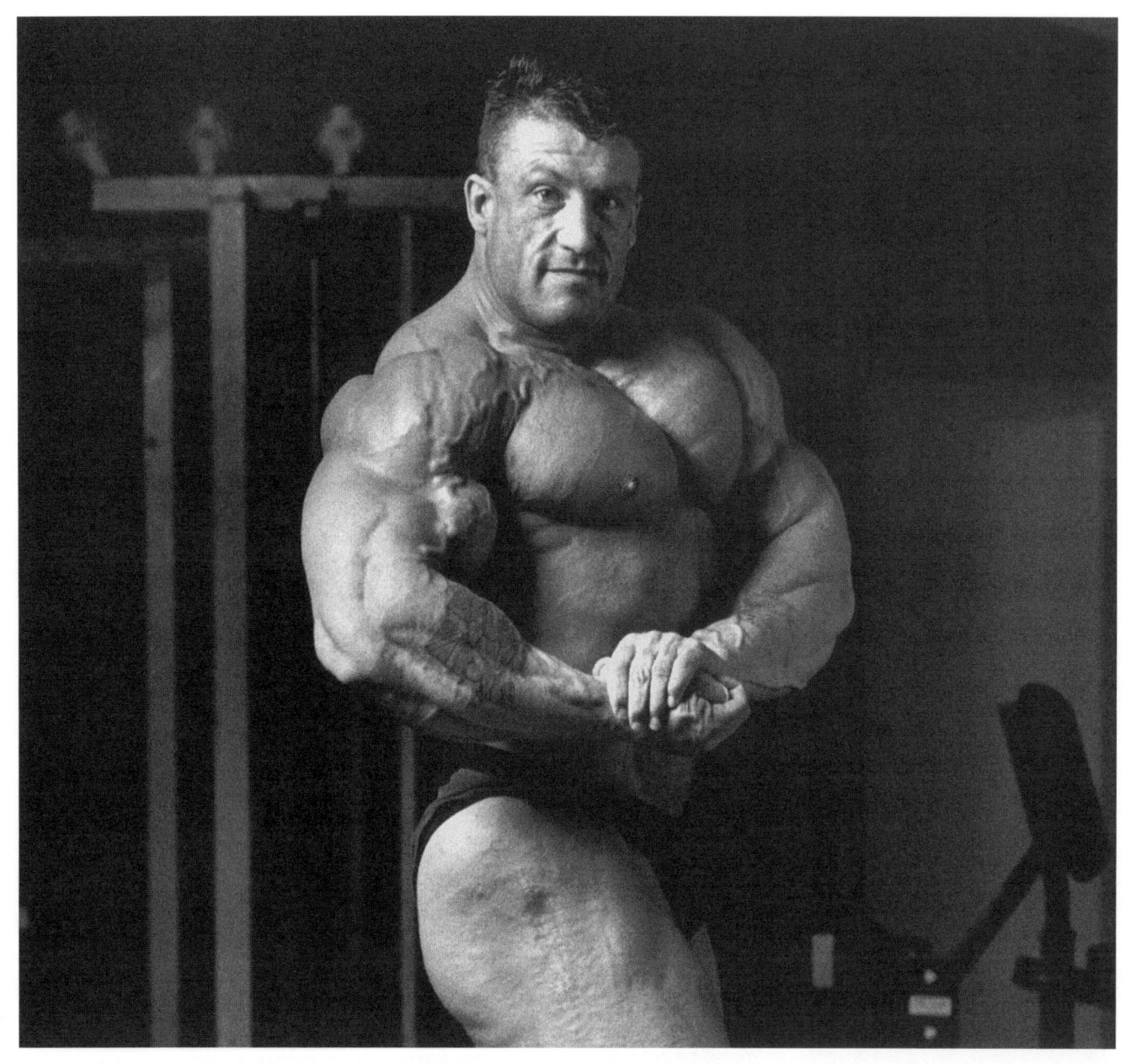

多利安・耶茲這張照片展示出胸廓對側面胸大肌姿勢有多麼重要。

但有些針對弱點的訓練方式不能直接套用。舉例來說，如果你的內側胸肌不夠好，我不會建議一開始訓練就做滑輪交叉。相反地，我會要你在練其他胸肌區塊的時候加強內側胸肌，例如在推的時候暫停個幾秒鐘，讓內胸肌真正地繃緊、收縮。然後在訓練的尾聲多加一些滑輪交叉或其他針對內側胸肌的動作。

練外側胸肌也是一樣。做啞鈴飛鳥的時候，你可以把啞鈴再放低幾公分，或者在其他胸肌訓練動作中做最大程度的伸展，來加強這個部位。如果你的問題出在上、中、下胸部，你不用在訓練計畫裡就將外側胸肌的專門訓練排作最優先的例行訓練，只為了想要處理這個

弱點。針對胸肌的弱點，我頂多會要你在做臥推時擴大握距，以衝擊外側胸肌，或者用窄握距來刺激內側胸肌。

做臥推的時候，你可以用角度來控制以哪個地方發力。舉例來說，如果要練上胸肌，我之前會先做 3 組角度僅 15 度的斜板啞鈴臥推。接著，我就會換成 25 度、35 度、50 度等角度，每個角度做 3 組。做完一整套動作之後，我就可以感覺到整個上胸肌都燃燒起來，每一條上胸肌肉都逃不掉。

如果是用槓鈴做這個動作，負重通常可以更高，這樣也能讓肌肉量、肌力成長更多。啞鈴則可以讓動作範圍更廣，所以收縮、伸展的幅度也更大。滑輪的功用是從多個角度鍛鍊，肌肉形狀的收尾效果更好。胸肌訓練器材有個缺點，那就是器械的角度有限，但如果你就是想用那個角度練到某個弱點，就可以轉劣勢為優勢。

啞鈴飛鳥是練外側胸肌的理想動作，但要用特定的技巧才能讓此動作的效果最大化。躺在健身椅上，把啞鈴放到最低的位置。舉起啞鈴的時候，停在大約 3/4 程的高度。這種方式會讓所有的施力都集中在外側胸肌上，使其在動作全程都保持出力。

內側胸肌也可以用啞鈴飛鳥來鍛鍊，把啞鈴直接舉到最高處，在頂部用力收縮肌肉，還可以稍微交叉啞鈴，這樣就能讓內側胸肌完全收縮。

一般來說，要練到內側胸肌就得著重於胸肌動作的最高點，舉例來說，窄握距臥推時要將槓鈴完全向上推；做滑輪交叉動作時則要讓手臂盡量延伸、相互交叉，這樣才能真正讓內側胸肌收縮。

下斜的動作可以練到下胸肌。像是下斜臥推、下斜飛鳥、下斜滑輪動作和雙槓撐體都很有效果。其中，我很喜歡雙槓撐體這個動作，因為只要身體往前傾或往後仰一些，就能改變承受壓力的部位，就算在一組中間隨時調整也沒問題。

如果你只要把手臂舉過頭頂，胸肌就會消失不見，那我會建議你用不同的角度做各種斜板啞鈴臥推的動作，一開始躺平，再慢慢把角度調得更斜，最後幾乎會變成肩推的動作。這種訓練方式會讓你的胸肌脫胎換骨，就算舉起手臂、做正面肱二頭肌姿勢，都還是能看到壯碩精實的胸肌。

有很多針對弱點的訓練動作是你平常完全不會使用到的。這就是為什麼我會跟年輕的健美人說，不要看到健美冠軍做什麼就跟著做。他可能會用某個特殊角度做單邊滑輪側平舉，來解決自己的弱

點。如果你以為這是自己該做的動作，並將其納入訓練計畫的一環，那麼你最後可能只會浪費大量時間和精力，卻沒什麼進步。

請記住，即使在強化弱點的時候，也不能忽略其他肌群。但是你可以減少強項的訓練量，並用額外的動作來針對弱項。

有些專家說，達到大約二十初的年齡之後，胸廓就無法再擴大了。確實，連接胸腔的軟骨在年輕時更容易伸展、擴張，但我也看過很多年紀更長的人把胸廓練大了，所以我相信這件事有可能達成，只是時間、努力和耐心的問題，就跟其他的健美目標一樣。

請記住，想讓較弱的部位成長，最好的方式就是用各種衝擊原則來增加訓練強度。查克‧西普斯最喜歡用遞減法練臥推。他會從180公斤左右的負重開始，做到接近力竭的時候，再讓訓練夥伴把槓片拿下來，這樣他就可以不用休息，繼續鞭策自己的胸肌。你也可以用強迫次數、暫停訓練法、3/4程動作、穿插組等方式來增加強度。

我特別喜歡利用大重量日來盡情地轟炸我的胸肌。通常，我會每週用一次超大重量來訓練胸肌，像是45公斤的飛鳥，每組最多5到6下；165公斤的斜板臥推6到8下；還會用204公斤的超大重量臥推來增加胸肌的分量和厚度。

爆發力訓練

為了讓胸肌的爆發力、肌肉量、肌力都發展到極致，我會推薦你採用一種訓練計畫：

1. 從臥推開始。第1組做20下，第2組10下。做完這組後增加重量，馬上將次數減少到5下、3下和1下。

2. 繼續做5組以上，越多組越好，重量要大到僅能重複1-2下。

3. 用較輕的重量完成最後1組，接著就可以回復到高重複次數的狀態。

4. 換成做斜板臥推，並以同樣的方式訓練。完成之後再以一樣的練法做啞鈴飛鳥。

擺姿勢和繃緊肌肉

到了大重量日，我會一邊做爆發力訓練動作，一邊特別花時間做大量的姿勢、繃緊練習。據我所知，多做側面胸大肌、最大肌肉姿勢加上高強度訓練，就是練出胸肌條紋的最佳方法。我看過很多練健美的人無所不用其極地弄出這些條紋，像是利尿劑讓自己脫水等，但他們的成果都不如勤做高強度訓練、擺姿勢、繃緊肌肉所長出條紋。

展示胸肌的姿勢需要大量的練習。做側面胸大肌、正面雙手肱二頭肌、最大肌肉姿勢或正面背闊肌姿勢的時候，展現的胸肌區塊都不同，所以每個姿勢都要分開練習，才能達到理想的效果。做正面肱二頭肌姿勢的時候，你要把肩膀向前傾，展現出從胸骨到三角肌的一整片胸肌線條；側面胸大肌姿勢則要保持肩膀下沉，胸部上提，讓胸部看起來更堅挺、更飽滿。訓練的時候繃緊胸部肌肉，是創造胸肌最高清晰度的不二法門，也唯有無止境的姿勢練習，才能讓你在擺姿勢的時候完全掌控自己的每一塊肌肉。

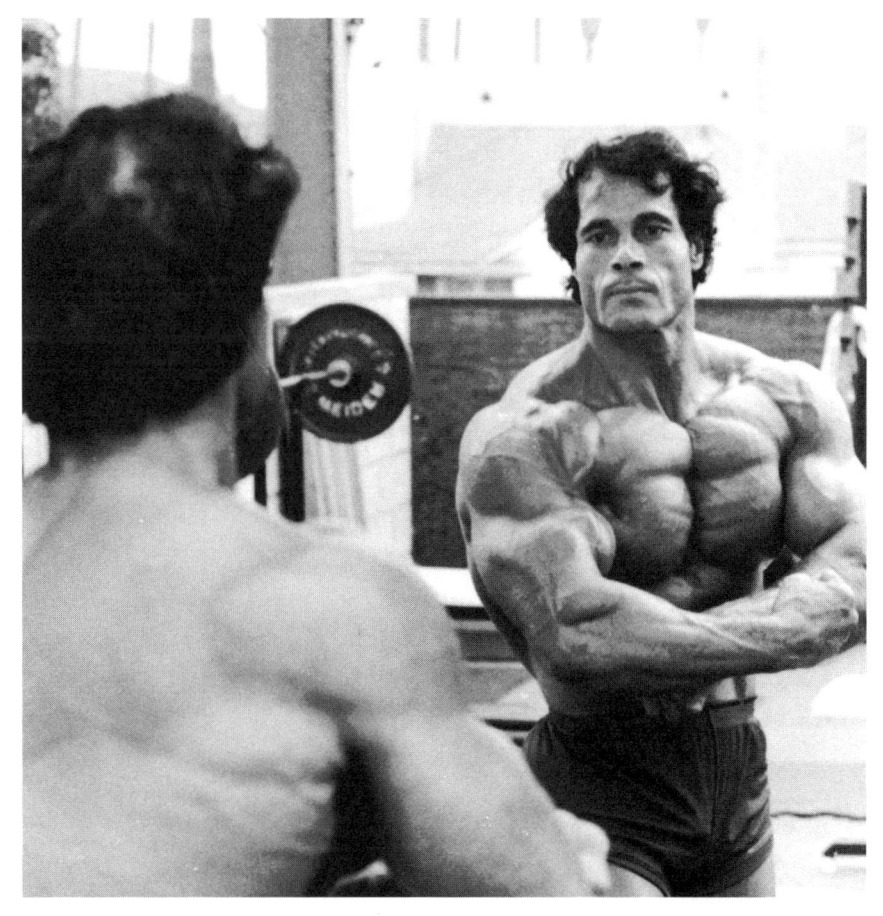

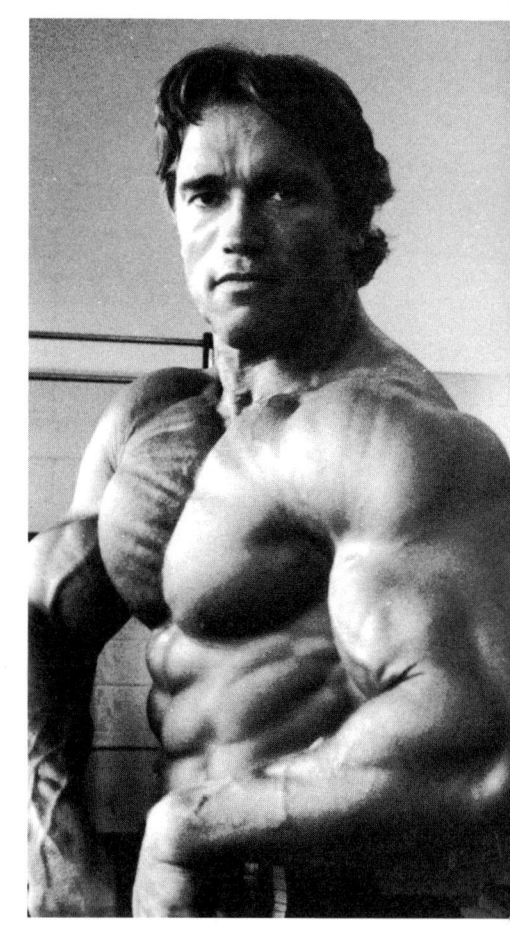

不只要不斷地擺姿勢、繃緊胸肌，還要練習用各種方式展示自己的胸肌。這張照片中，我正在做側面胸大肌。

佛朗哥·哥倫布在觀察自己的內側胸肌。

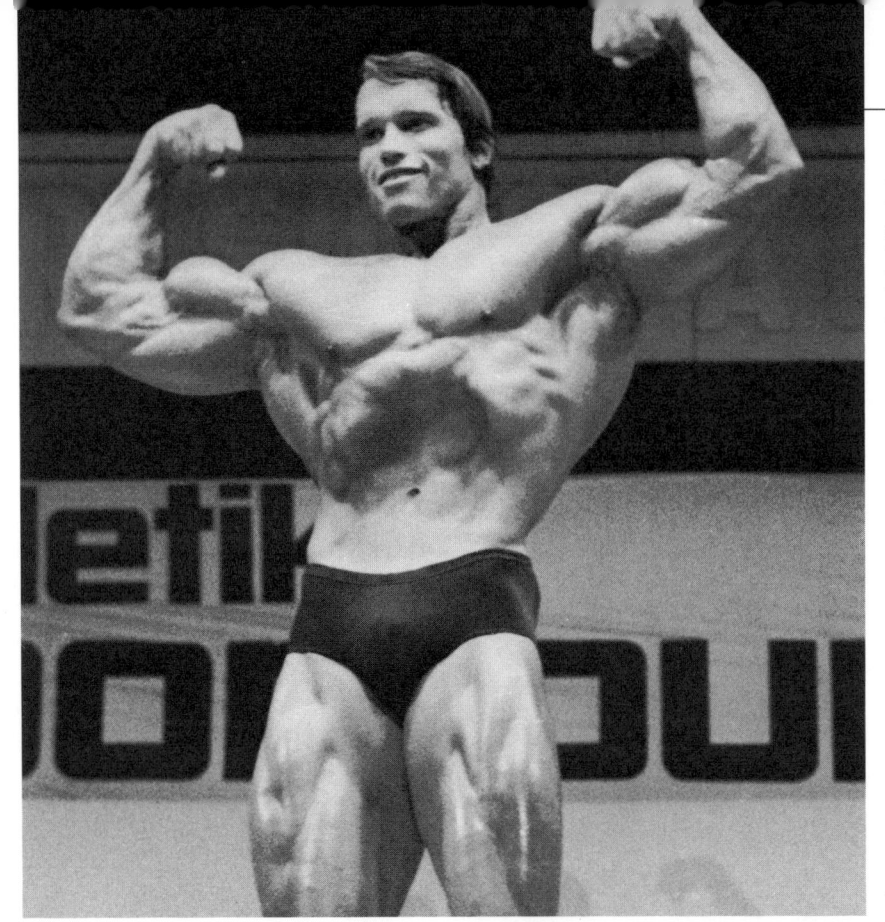

正面雙手肱二頭肌是最難的健美姿勢之一。因為所有缺陷都會一覽無遺，尤其是舉起手臂的時候，胸肌很有可能會消失不見。

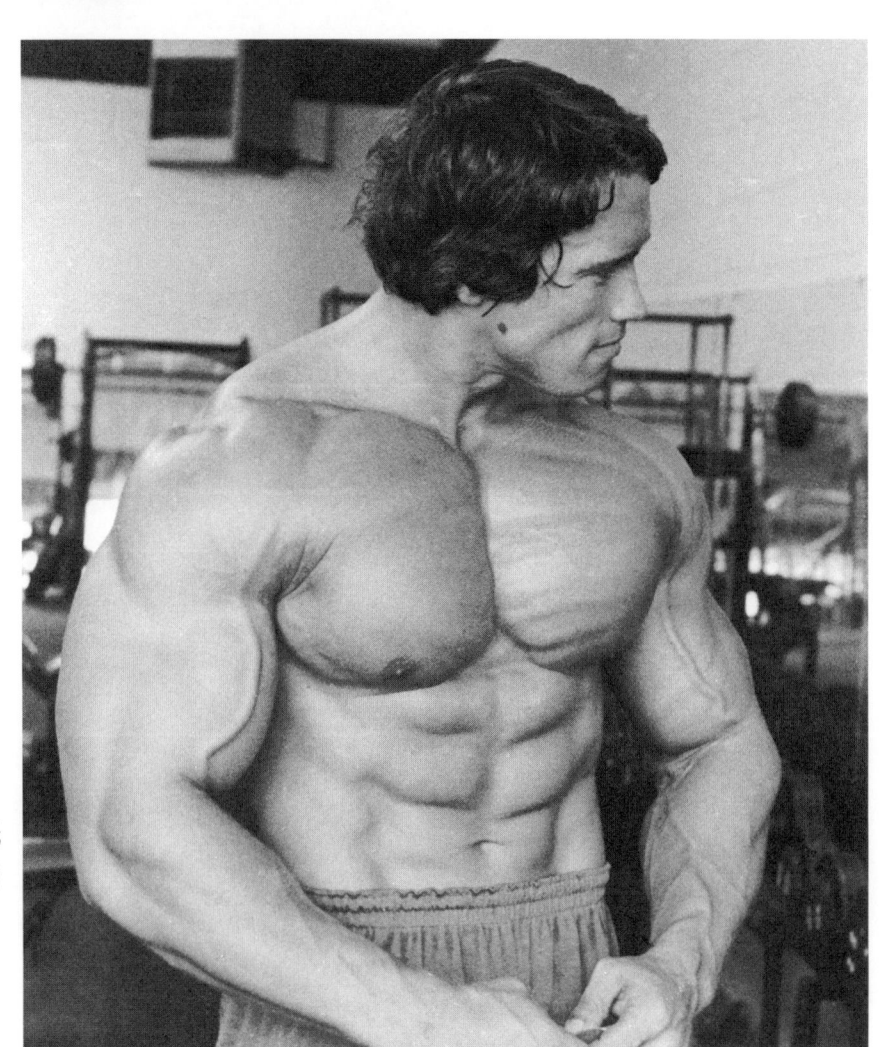

有時候根本不需要擺姿勢，光是極盡所能地繃緊胸肌，停留一下子，就能看到成效。

當你擺出最大肌肉姿勢時,胸部應該要看起來跟人體解剖圖一樣,每個區塊的肌肉都要很明顯、線條清晰、布滿條紋。

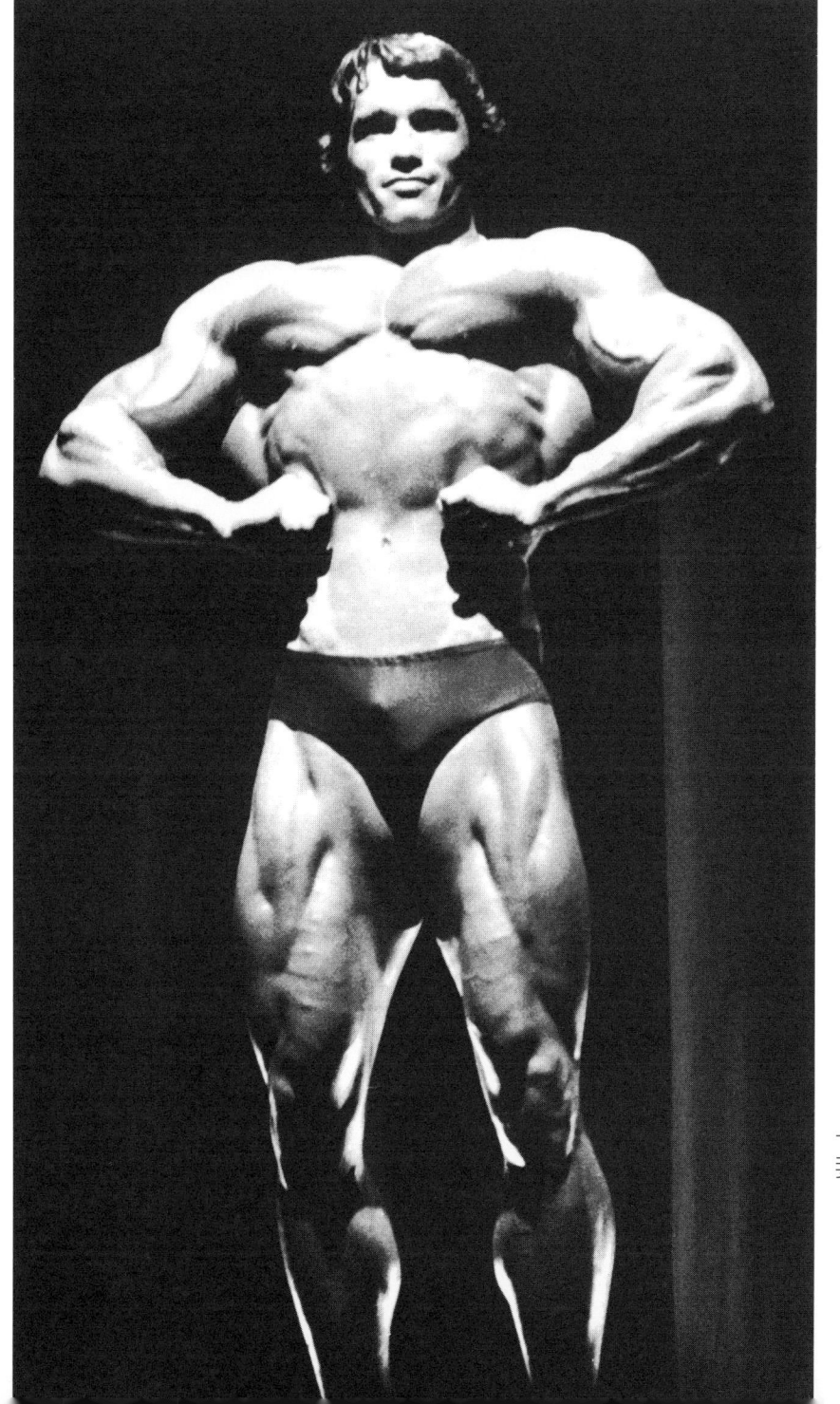

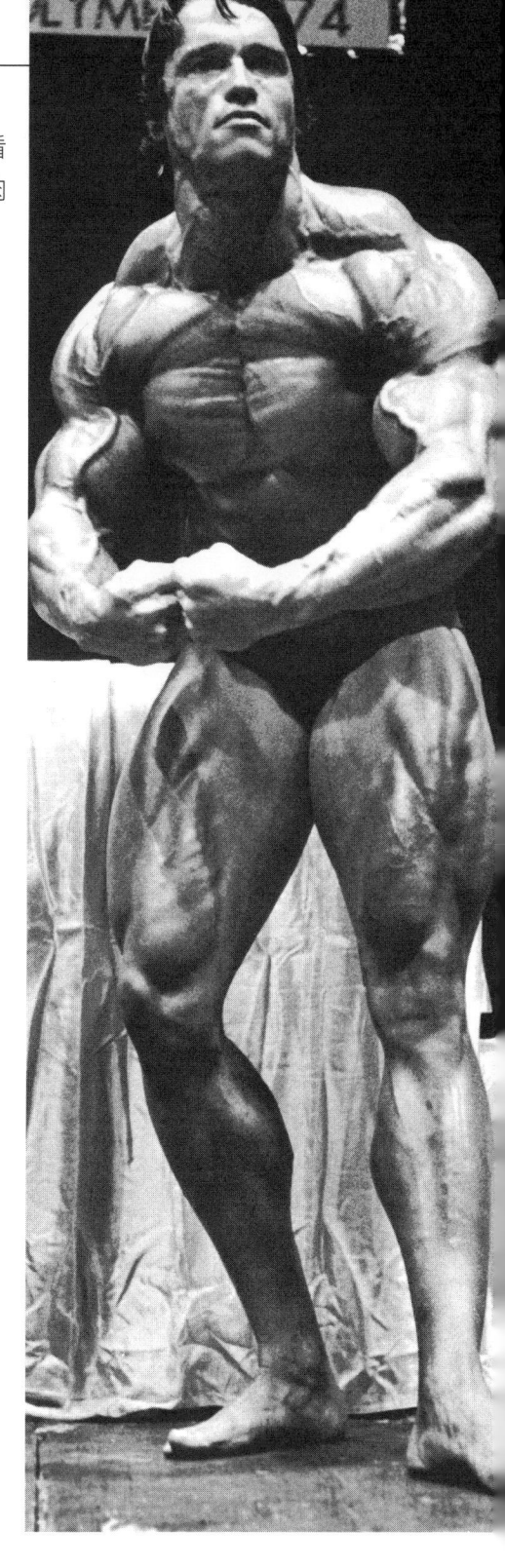

上胸、外側胸肌是正面背闊肌姿勢中很關鍵的部位。

15 歲的史蒂夫‧瑞夫斯

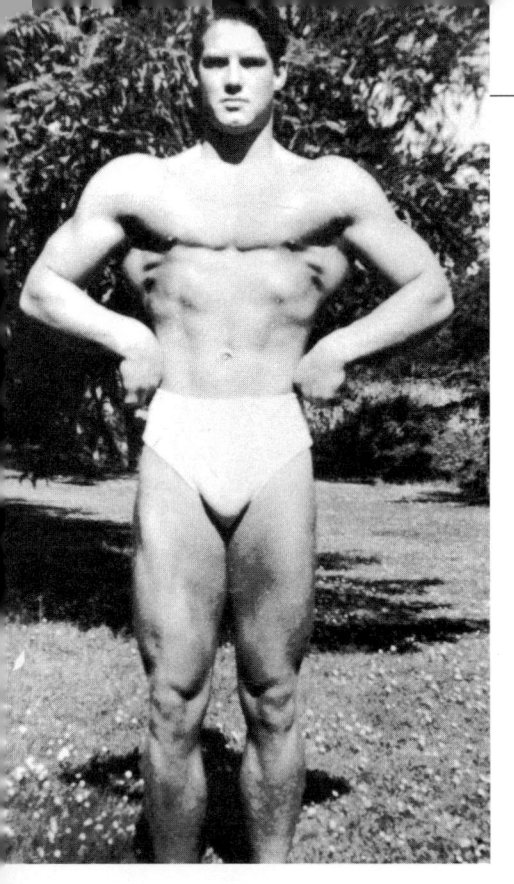

24 歲已經成為宇宙先生的史蒂夫‧瑞夫斯

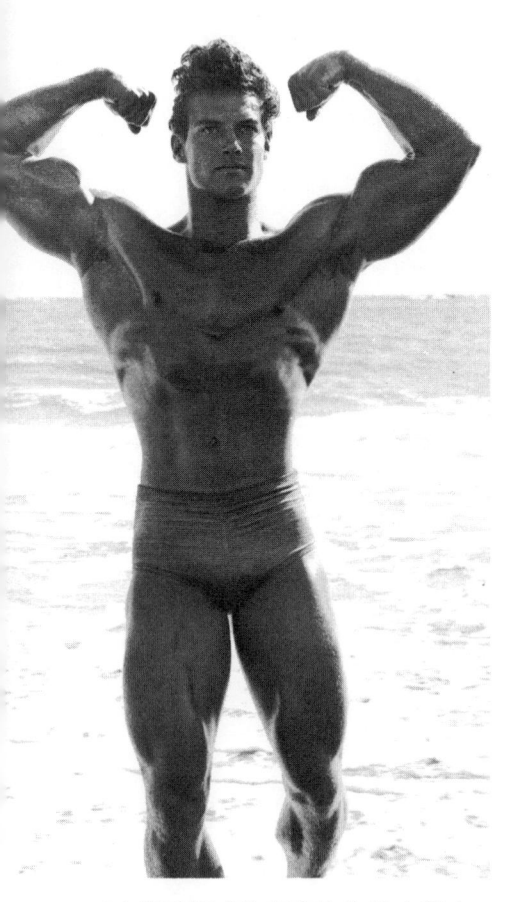

前鋸肌

前鋸肌與肋骨平行，始於背闊肌下方，向前連接胸肌和肋間肌，向下則連接到腹斜肌。如果前鋸肌練得好，看起來會像一根根清晰可見、各自獨立的手指。前鋸肌也跟其他肌肉一樣，不需要用捲尺來測量長得多粗、多厚的發達程度；你的前鋸肌只要清晰可見，就很有威力了。

練出完整的前鋸肌非常重要，第 1 個原因是前鋸肌是刻苦訓練的象徵，只要練出這塊肌肉就代表他對訓練很有一套。第 2 是前鋸肌還能幫我們分離背闊肌與胸肌和腹斜肌，讓這些肌肉在正面看起來更碩大。漂亮的前鋸肌也能讓你的體格更加對稱、更強壯精實。

有些人天生就更能練出明顯的前鋸肌。有一張史蒂夫‧瑞夫斯 15 歲時做正面背闊肌姿勢的照片，他當時只訓練了 1 年，就已經練出清晰深邃的前鋸肌線條了。後來，他繼續鍛鍊並贏得 NABBA 宇宙先生頭銜的時候，前鋸肌已經發展到非常驚人的地步。

比爾‧珀爾的前鋸肌結合了巨大的尺寸與深刻的線條，是力與美的結合，也證明了健美選手可以同時達到頂尖的質與量，絲毫不需妥協。因為有了完美的前鋸肌，珀爾才能擺出各種手舉過頭的正面姿勢，並成為比賽舞台上可怕的對手。

但是，如果你天生就練不出前鋸肌，就可以特別去鍛鍊這片肌肉。弗蘭克‧贊恩花了很大的努力才練成前鋸肌，這個成果也讓他搖身一變，成為健美選手的體格典範，並包辦 3 座奧林匹亞先生冠軍。和比爾‧珀爾一樣，贊恩的前鋸肌讓他擺各種姿勢的效果都更好，雙手舉過頭頂的肌肉線條也更勝旁人。我記得 1968 年跟贊恩一起站在舞台上，體重比他重二十多公斤，卻發現他的背闊肌看起來比我的更壯碩！這就是因為他的前鋸肌增進了背闊肌的分離度。你猜的沒錯，從那之後我就開始加倍努力地訓練前鋸肌了！

瑞夫斯、贊恩和珀爾都是激勵我鍛鍊前鋸肌的啟蒙者。看到他們擺出姿勢，尤其是雙手舉過頭的時候，都讓我看見了完美的前鋸肌應該是什麼模樣。

訓練前鋸肌

　　前鋸肌的基本功能是將肩膀向前和向下拉，所以你做引體向上、窄握下拉、各種啞鈴和槓鈴拉舉，或是用 Nautilus 拉舉器材的時候都會訓練到這塊肌肉。每次我做啞鈴拉舉的時候，我的身體結構都會讓這個動作變成擴大胸廓的訓練。但如果是弗蘭克·贊恩、比爾·珀爾等人，可以用啞鈴拉舉這個動作練到前鋸肌。如果這裡是你的弱點，那麼還有 2 種動作可以更直接地刺激前鋸肌，那就是滑輪下拉和單邊滑輪下拉。在這 2 種動作中，都要把動作做標準才能得到最大的效果。

　　只要用引體向上和拉舉來練背和胸，就多少會練到前鋸肌。但是，如果要讓這塊肌肉更突出，就要有意識地孤立前鋸肌。就跟腹肌、小腿或肋間肌訓練一樣，只用幾組動作練前鋸肌是遠遠不夠的。如果想要達到最完整極緻的體態，就要用最大強度訓練每一塊肌肉

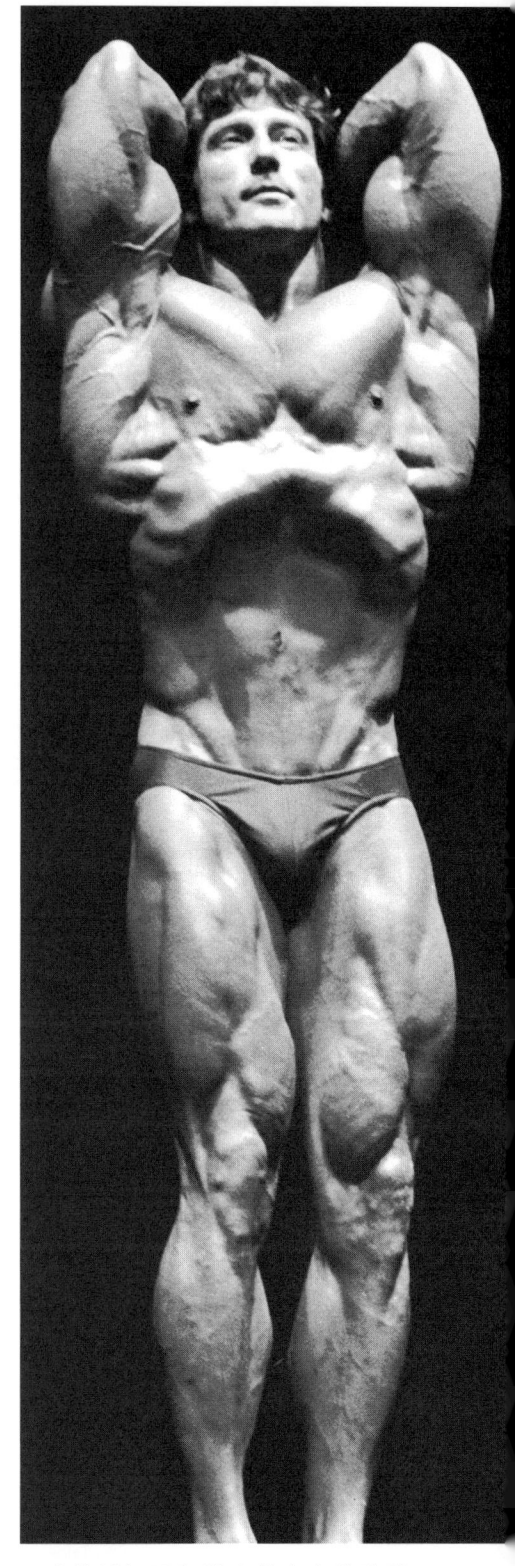

漂亮的前鋸肌與驚人的真空收腹動作相結合，讓這個雙手過頭的姿勢成為弗蘭克·贊恩的招牌之一。

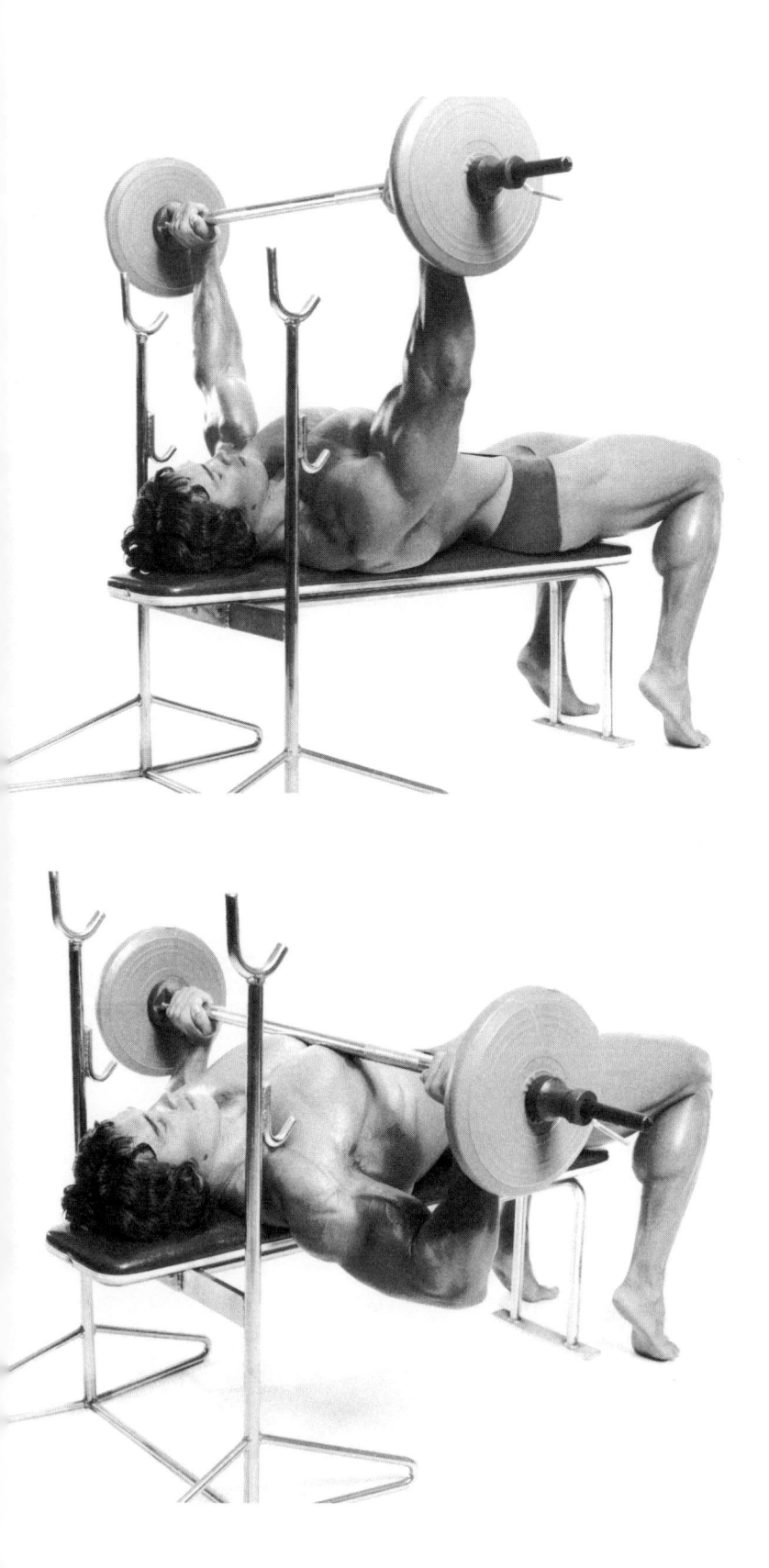

胸肌訓練動作
Chest Exercises

槓鈴臥推
(BARBELL FLAT BENCH PRESSES)

訓練目的：增進胸肌、三角肌前束和三頭肌的肌肉量和肌力。

臥推是上半身的基礎複合動作，不僅可以促進胸部肌肉量生長，也有助提升肌力和肌肉密度，還可以鍛鍊到三角肌前束和三頭肌。

操練方式：①躺在健身椅上，雙腳放在地板上保持平衡。握距寬度中等，即槓鈴降到胸口時，雙手應該要分得夠開，讓前臂能筆直向上，垂直於地面。將槓鈴從架子上舉起，手臂舉直，移至身體上方。②緩慢地放下槓鈴，全程控制動作，直到槓碰觸到胸肌正下方的位置。保持手肘向外，讓胸肌出力。此時動作應完全停止。接著再次向上推槓鈴，直到手臂完全伸直。除非有特殊需求，否則請務必完成動作全程。

胸部 The Chest　325

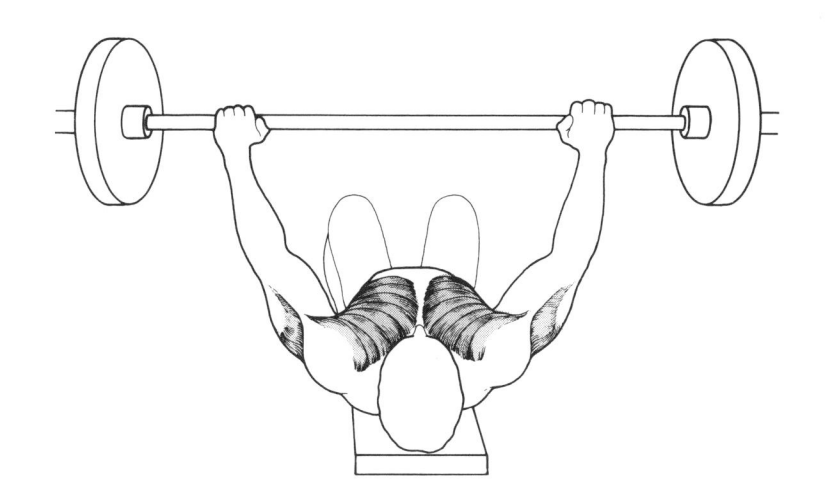

經典的臥推起始位置：雙手放在比肩稍寬的槓上。這樣的動作可以讓胸肌出大部分的力，減少三角肌前束和三頭肌的參與。

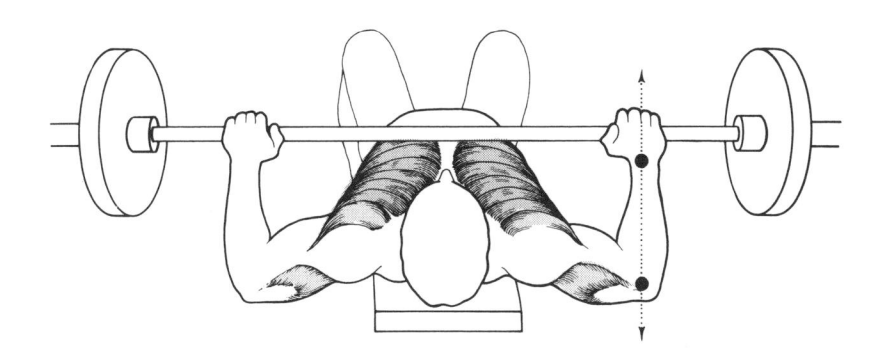

請注意，當重量降低到胸口時，手的位置要讓前臂最終垂直於地面。這樣的手臂姿勢成效最佳，可以徹底增強內側、外側、中心的胸肌。

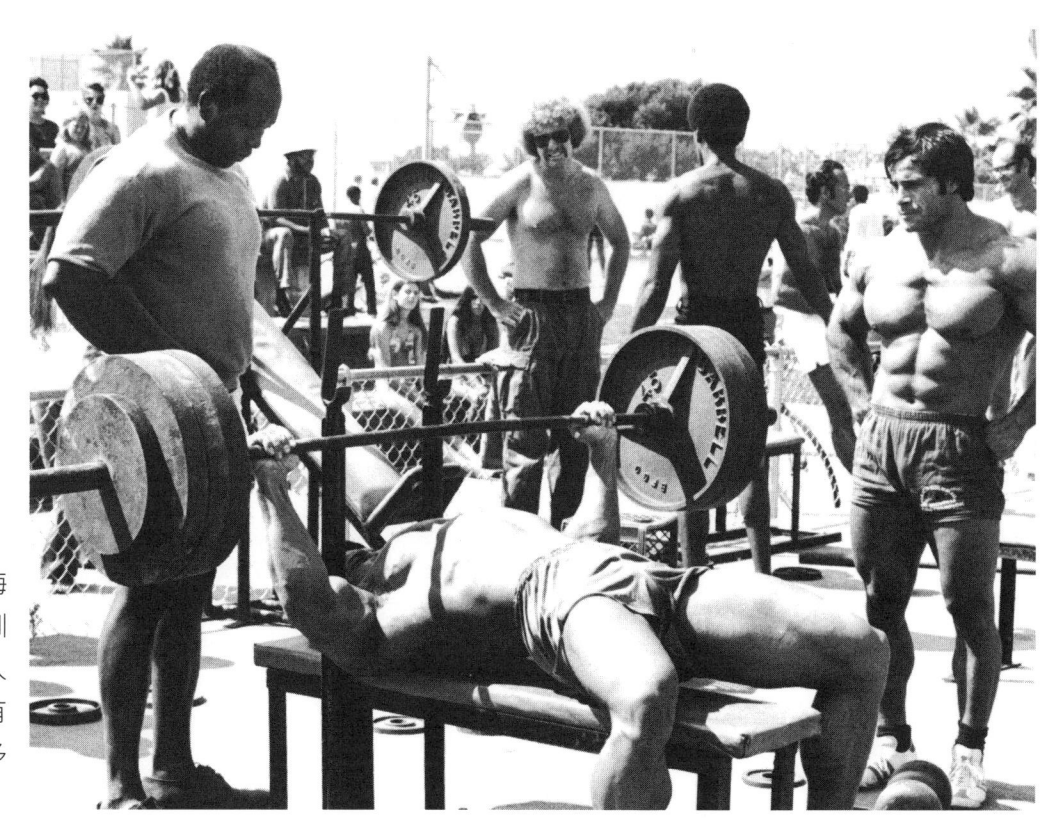

週日我常在威尼斯海灘做大重量臥推訓練。因為身邊很多人在看我，所以我更有動力做更多下兩百多公斤重的臥推。

槓鈴斜板臥推（BARBELL INCLINE BENCH PRESSES）

訓練目的：增進上胸肌、胸肌中段、三角肌的肌肉量和肌力。

　　改變動作角度，用傾斜的方式做推舉，會對上胸肌施加額外的壓力，也會讓三角肌出更多力量。但你會發現自己無法做到跟一般臥推一樣的重量。

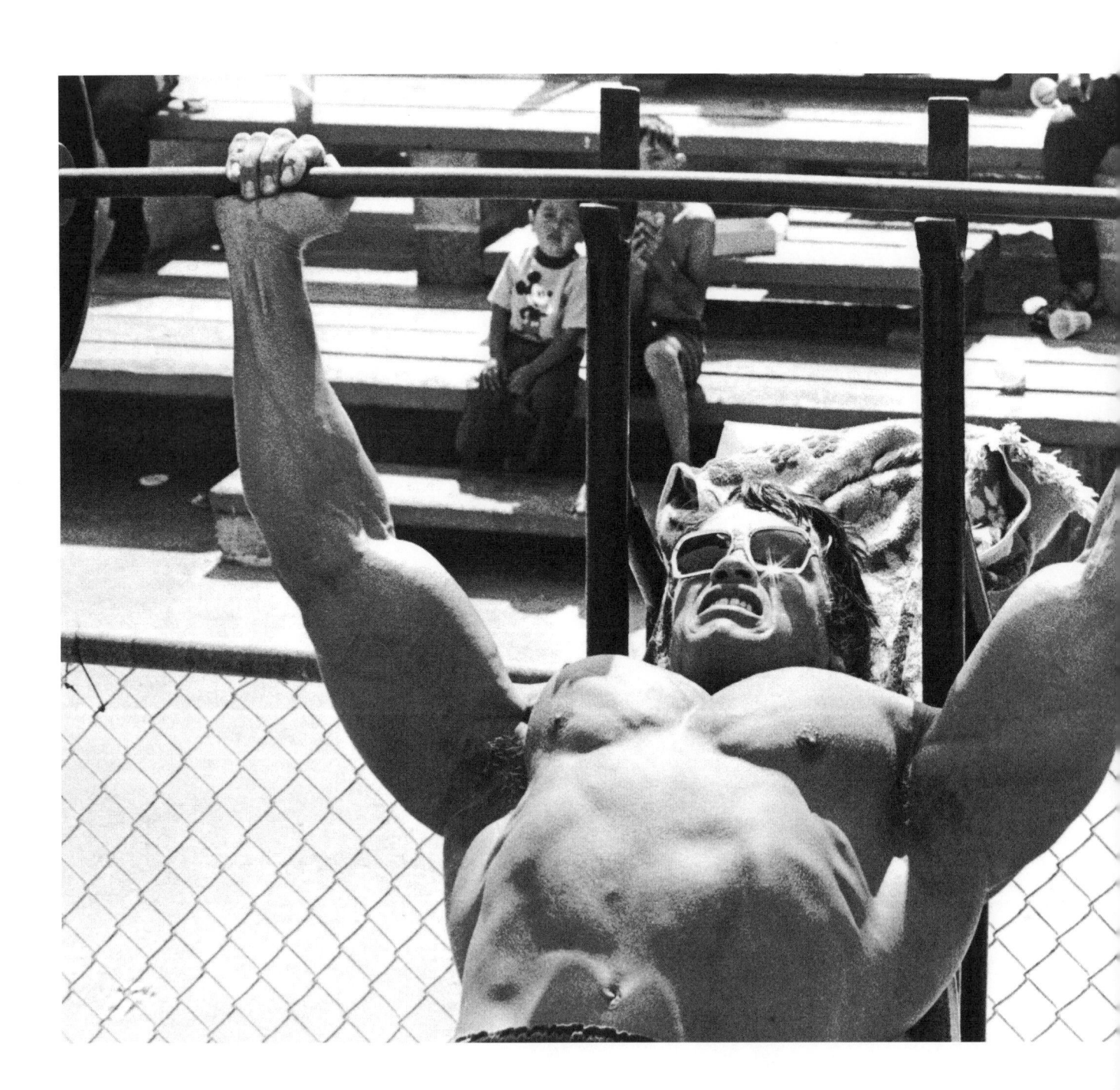

操練方式：①仰臥在傾斜的健身椅上。以中握距抓住槓鈴。將槓從架上舉起，將其筆直舉過頭頂，直至手臂完全伸直。②將槓慢慢放下到上胸部的位置，停留一下，然後再向上推回起始位置。做斜板臥推時，找到正確的「軌跡」（groove）非常重要，不然槓鈴的位置可能會越來越往前。如果你會習慣性把槓鈴向前移動，就可以請訓練夥伴來監視你的動作。

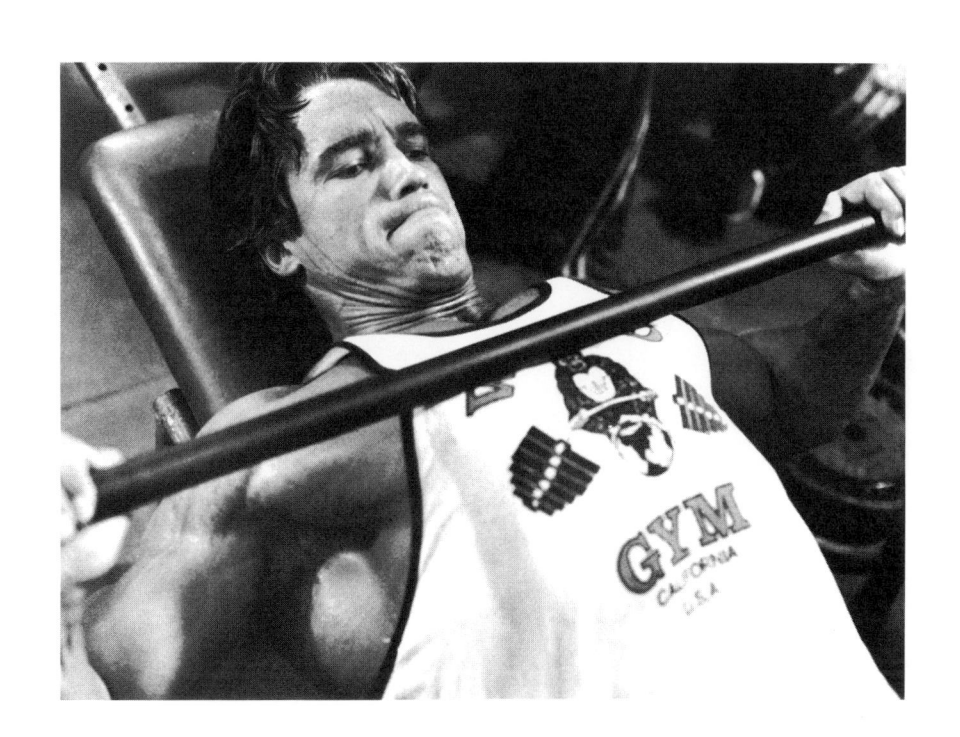

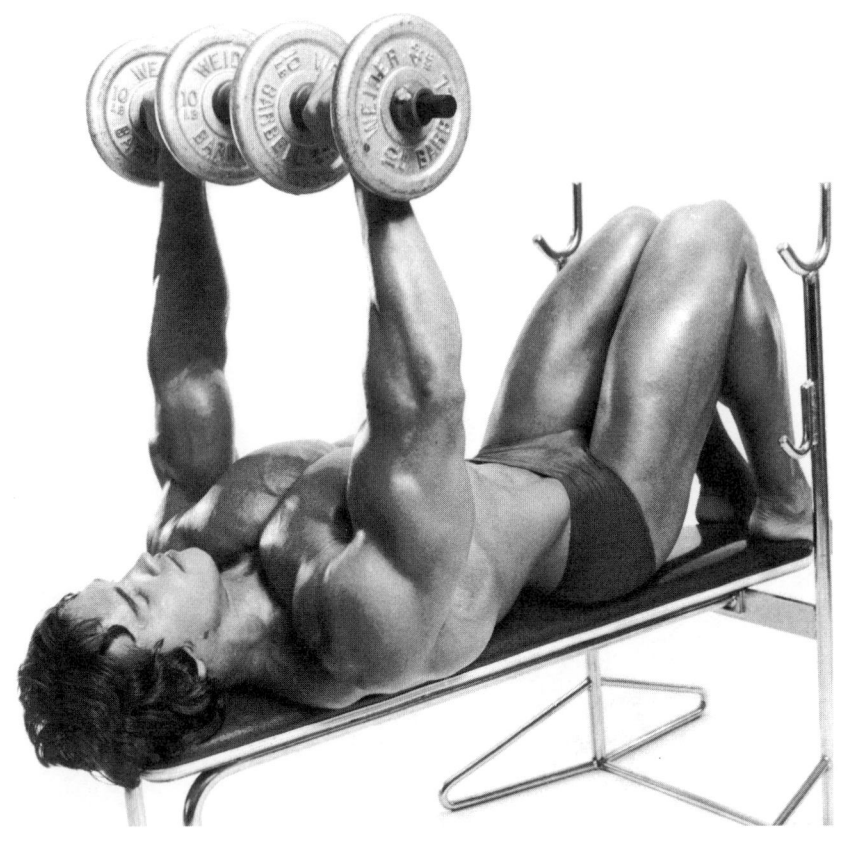

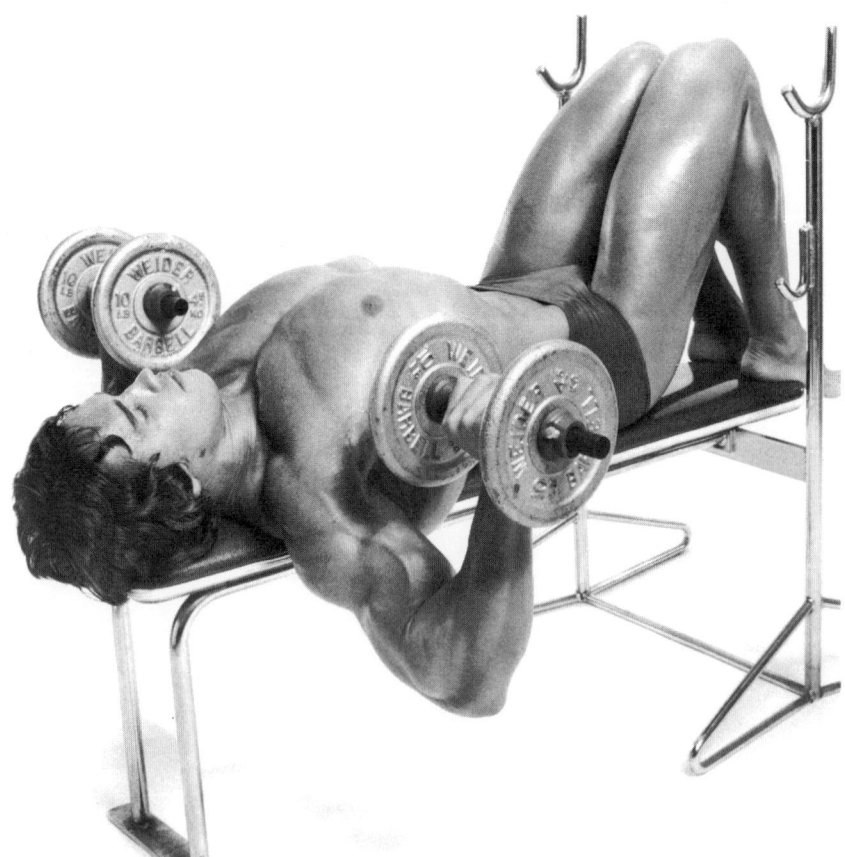

啞鈴臥推

(DUMBBELL FLAT BENCH PRESSES)

訓練目的：增進上胸肌、外側胸肌的肌肉量和肌力。使用啞鈴的動作範圍可以比槓鈴更大，而且平衡、協調兩個獨立的重量也會需要穩定肌的幫忙。

操練方式：①躺在健身椅上，膝蓋彎曲，雙腳平放在健身椅或地板上。雙手各拿一只啞鈴，將啞鈴垂直舉過頭頂。稍微轉動啞鈴，讓手掌朝前。②讓啞鈴向胸肌外側緩緩下降，集中精神，保持啞鈴平衡並控制動作。啞鈴放得越低越好，要感受到胸肌完全伸展。接著將啞鈴向上推，手臂伸直舉過頭頂。

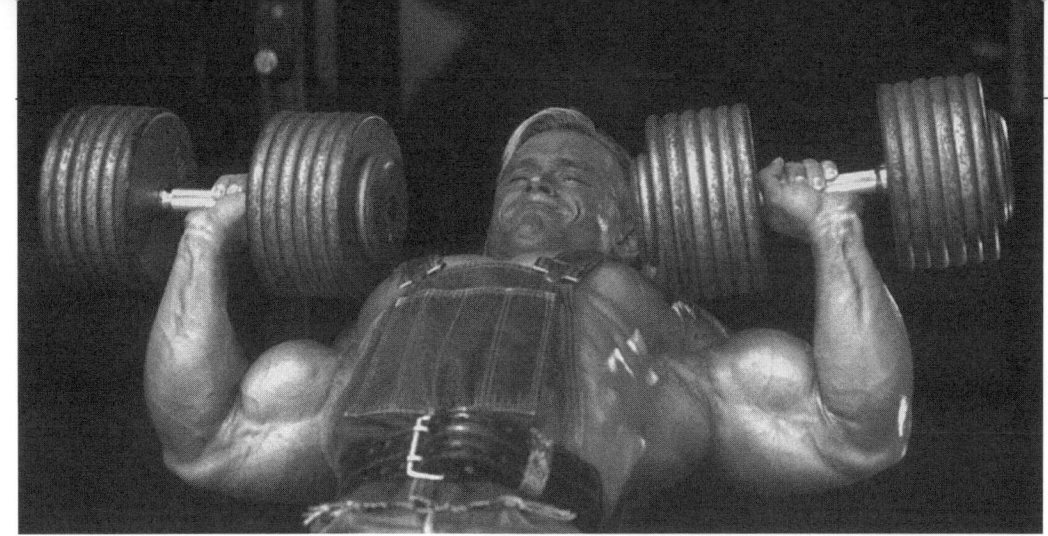

李·普里斯特的示範

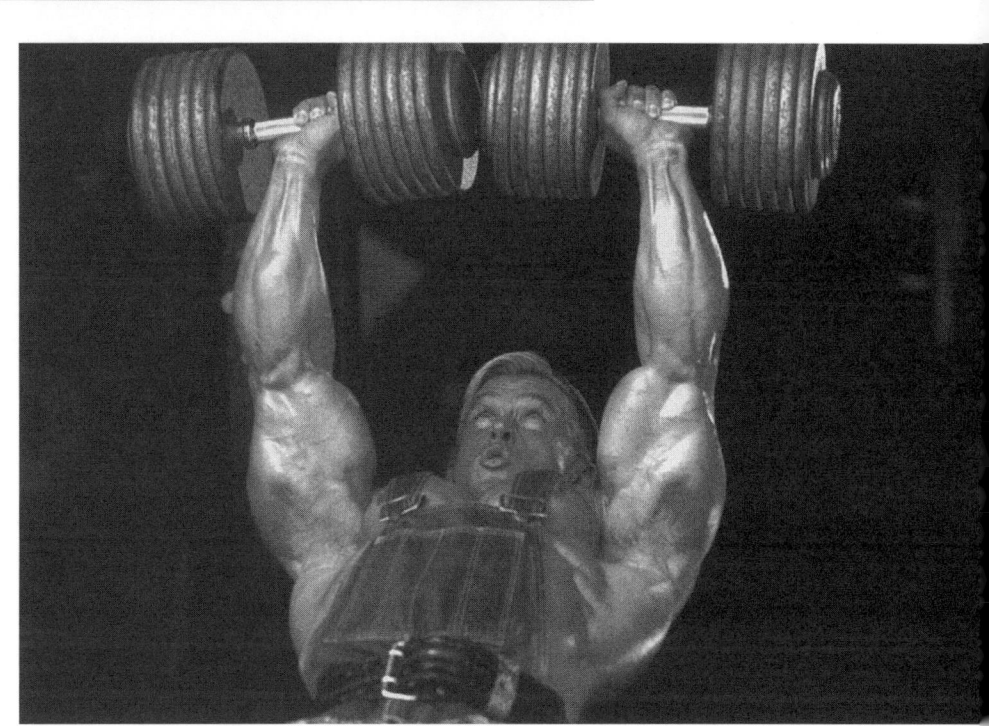

斜板啞鈴臥推（INCLINE DUMBBELL PRESSES）

訓練目的：鍛鍊中、上胸肌。您可以改變斜板的角度，從幾乎平坦到接近直立的角度都可以練。健身椅立得越直，三角肌就出力越多。

操練方式：①雙手各拿一只啞鈴，躺臥在斜板上。將啞鈴上搏至與肩同高的位置，手掌朝前。②接著馬上將啞鈴垂直舉過頭頂，再回到起始位置。斜板臥推是臥推的一種變體，你可以從手掌相對開始，並在舉起啞鈴時扭轉手腕，讓手掌在頂部朝前，放下啞鈴時再轉回起始位置。每次訓練都可以改變斜板的角度，也可以在同一次訓練變換不同的角度。如果你選擇在一次訓練中使用多種角度，請先從較陡的角度開始，然後在組間逐漸減少或增加角度。

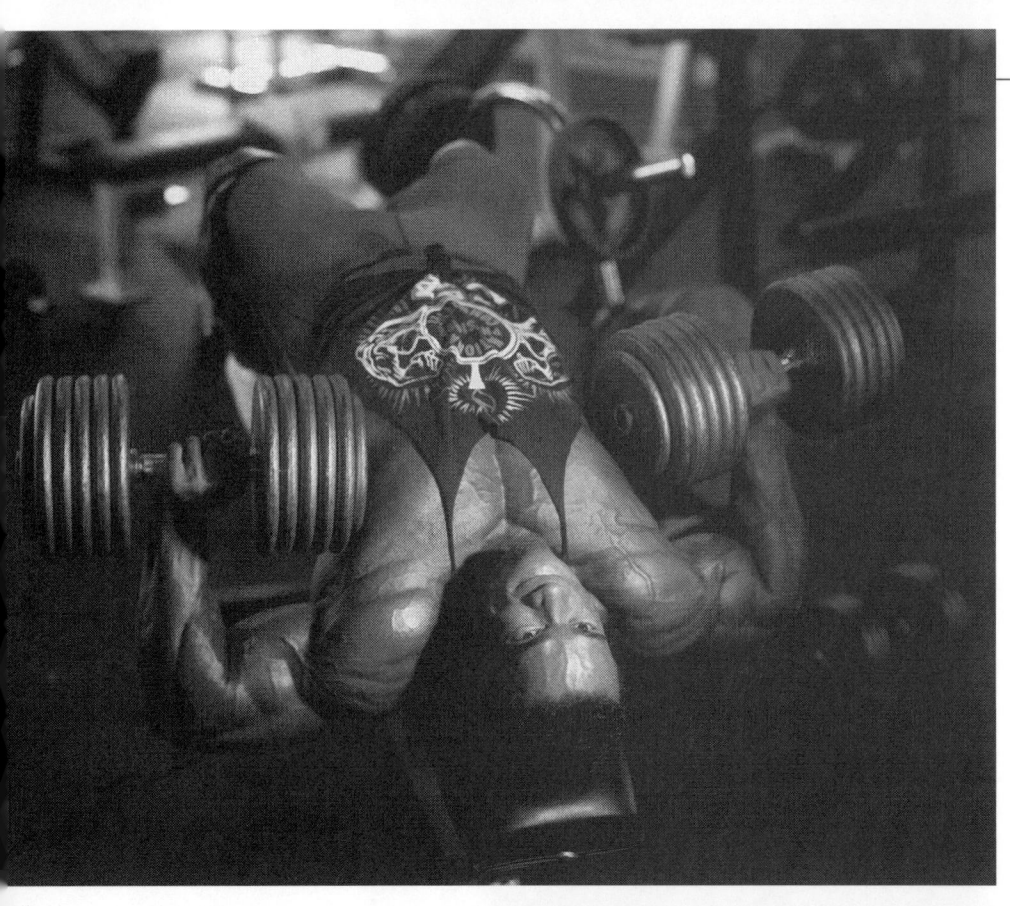

下斜啞鈴臥推
(DECLINE DUMBBELL PRESSES)

訓練目的：發展中、下胸肌。
操練方式：①雙手各拿一只啞鈴，躺臥在下斜的斜板上。啞鈴放在與肩同高的位置，手掌朝前。②直接將啞鈴舉過頭頂，再慢慢放回起始位置。

凱文·萊弗隆的示範

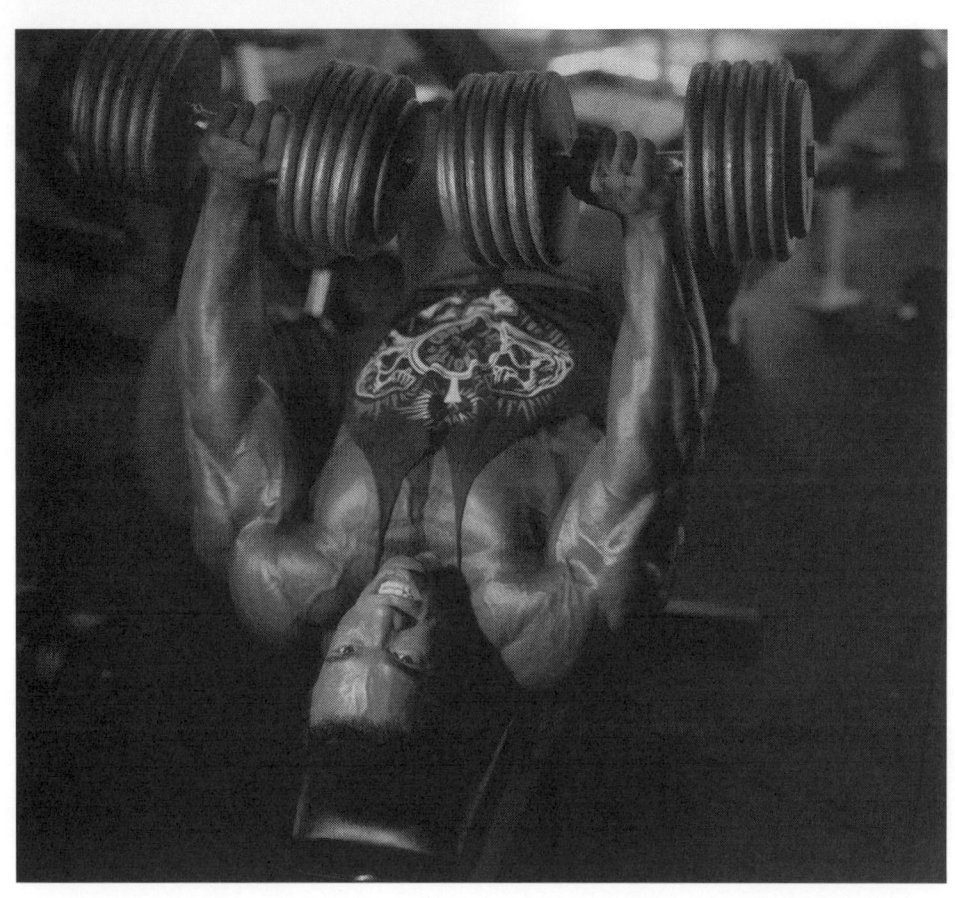

雙槓撐體（PARALLEL BAR DIPS）

訓練目的： 主要發展胸肌，其次則是三頭肌。

雙槓撐體是鍛鍊胸部和三頭肌的動作，對身體的效果跟下斜臥推類似。但是雙槓撐體是用自身的體重訓練，可以在兩腿之間夾住啞鈴或將重物掛在負重專用的腰帶上，以逐漸增加阻力。此動作的活動幅度可以非常廣。

操練方式： ①讓軀幹撐在槓上方，手臂打直，②接著盡可能將身體放低。從最低點將身體向上推回到起始位置，並在最高點繃緊胸肌。做這個動作時，身體向前傾斜越多，就會用到越多胸肌，所以可以把雙腳交叉在臀部後面，讓重心向前移動，就能更刺激到胸肌。

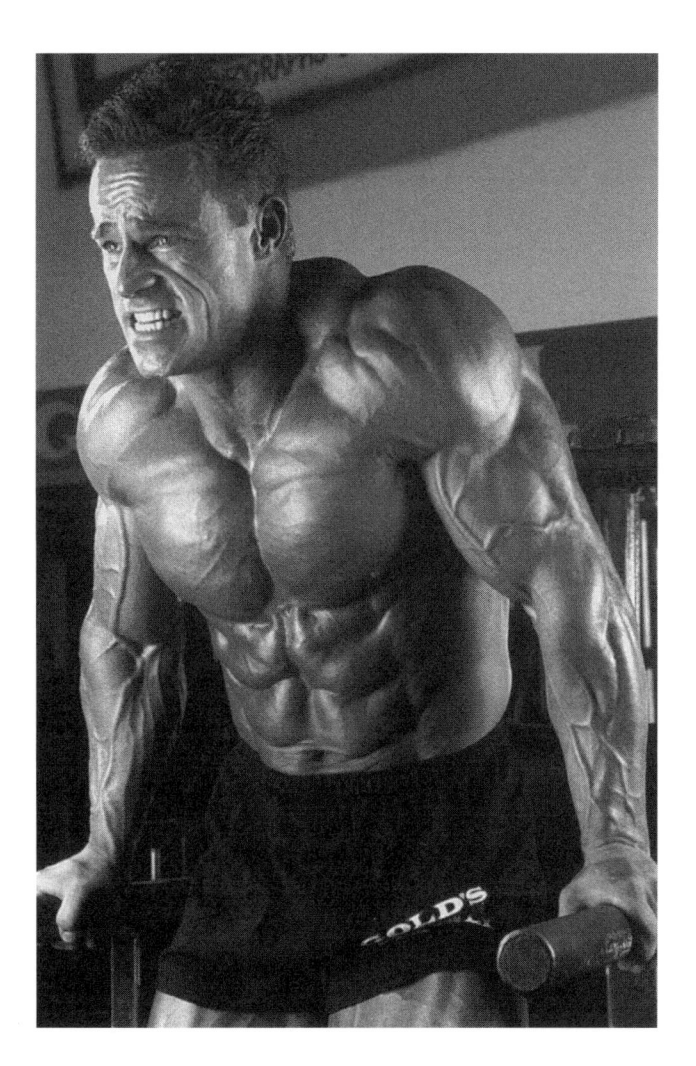

波特・科特雷爾的示範

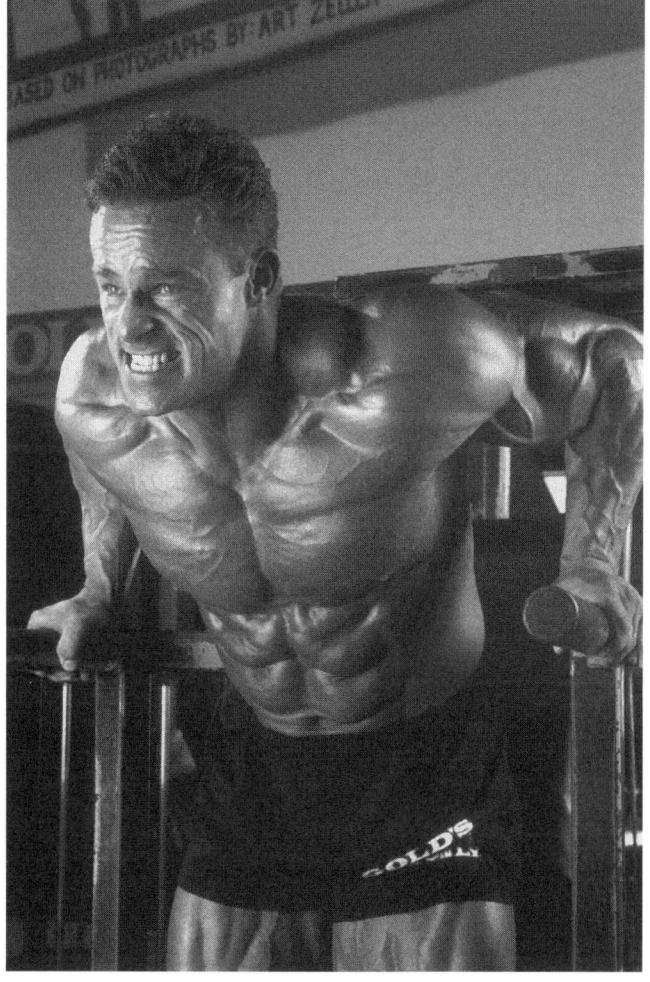

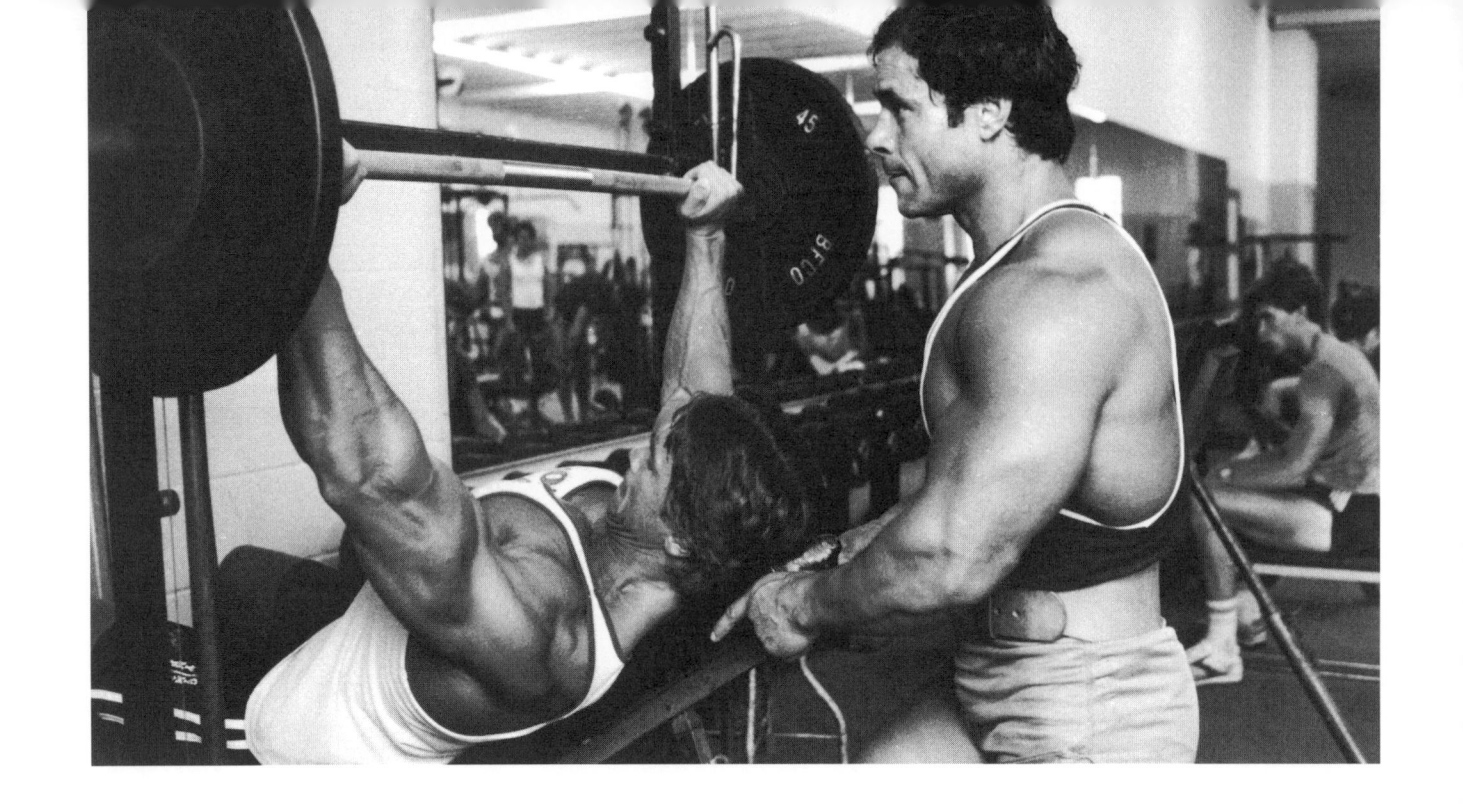

器械式肩推 (MACHINE PRESSES)

訓練目的：鍛鍊胸肌。用器械做肩推的一個優點就是軌跡固定，不用特別花力氣協調、平衡負重。如果肩膀受傷，器械就很有幫助。此外，使用器械做肩推的時候可以讓夥伴用手向下推負重，就可以做出更大負重的強迫反向用力。但是固定的軌跡也代表著這對肌肉的刺激有限。

器械式臥推：健身房裡有很多胸推肌都是專為臥推動作設計的。

斜板器械式臥推：只要使用上斜的健身椅和史密斯機，就可以用完全標準的姿勢模仿自由重量運動的某些角度。

下斜器械式臥推：史密斯機上的下斜凳可以用來做下斜角度的臥推。

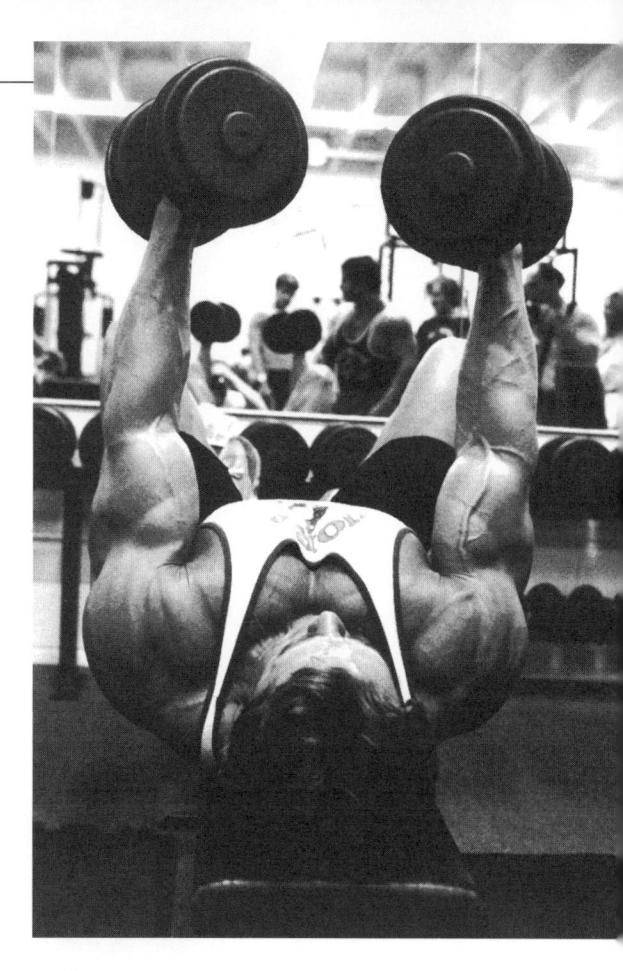

啞鈴飛鳥 (DUMBBELL FLYS)

訓練目的：增加胸肌肌肉量。

　　胸肌的功能基本上是將手臂和肩膀向內拉、穿過身體，而啞鈴飛鳥就是依照此動作設計。

操練方式：①躺在健身椅上，將啞鈴舉在身體上方，手臂伸直，手掌相對。②啞鈴向兩側放低，軌跡像是在畫一個大圓，盡可能放得越低越好，並感受胸肌伸展到極限的感覺。整個動作過程手掌都要保持相對。做動作時稍微彎曲手臂，減少手肘的壓力。將啞鈴放低到跟健身椅等高的位置，停留一下，並讓胸肌盡可能伸展，然後再沿著同樣的軌跡把啞鈴向上推，動作好像在熊抱一個人一樣，不要只是把啞鈴向內拉、向上推。回到起始位置，在最高點收縮胸肌，額外加強肌肉繃緊，讓肌肉出更多力。

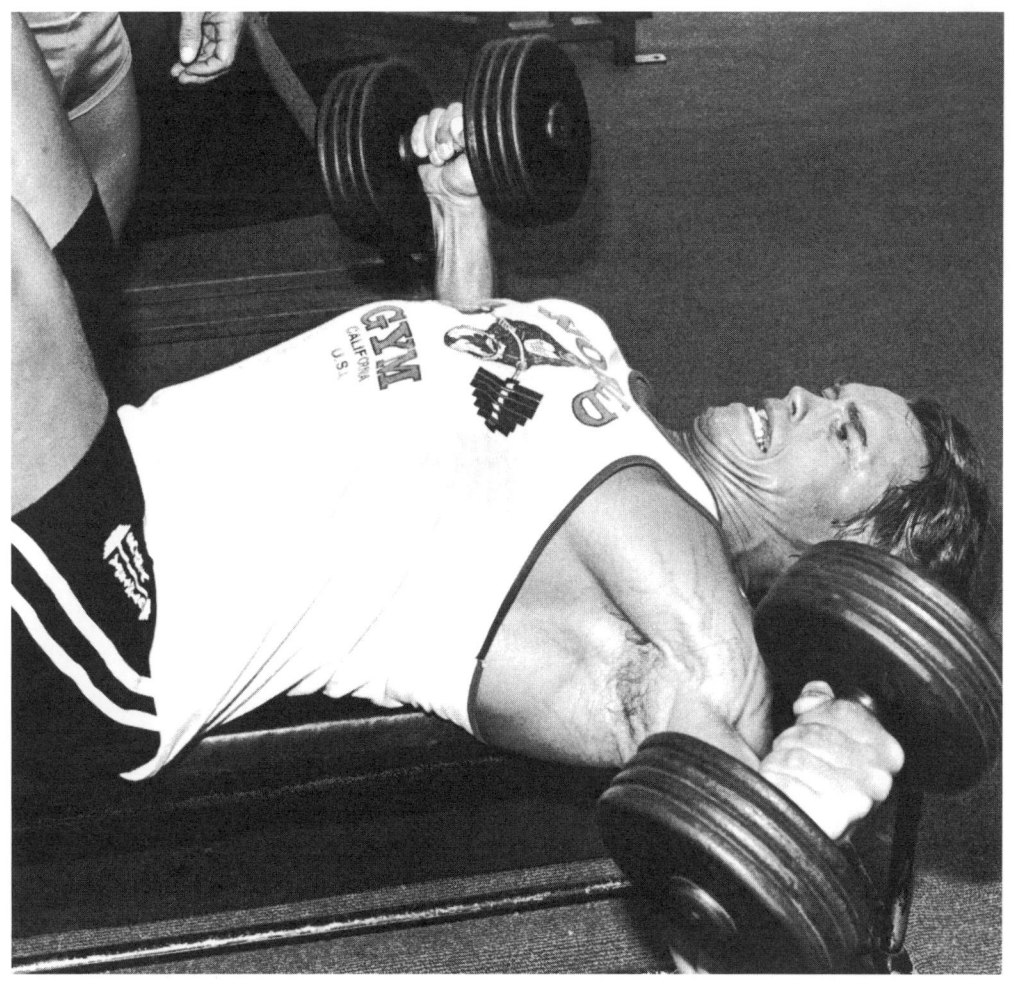

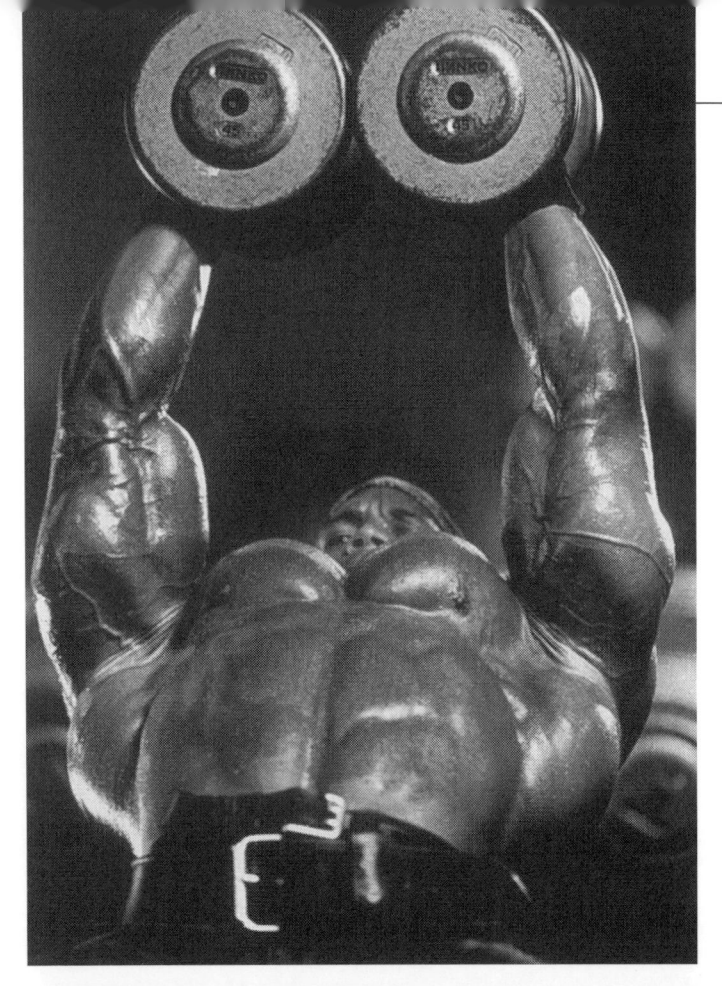

斜板啞鈴飛鳥（INCLINE DUMBBELL FLYS）

訓練目的：建構上部胸肌的肌肉量。

操練方式：斜板飛鳥的動作跟一般的啞鈴飛鳥一樣，只是要躺在傾斜的健身椅上，頭部會高於臀部。①躺在健身椅上，將啞鈴舉過頭頂，手掌相對。②啞鈴向兩側放低，軌跡像是在畫一個大圓，盡可能放得越低越好，雙手手掌一樣相對，手肘微彎。要放低到能感受胸肌伸展到極限的感覺。再沿著同樣的軌跡把啞鈴向上推，動作好像在熊抱一個人一樣，不要只是把啞鈴向內拉、向上推。在最高點收縮胸肌，額外加強肌肉繃緊，讓肌肉出更多力。

肖恩‧雷的示範

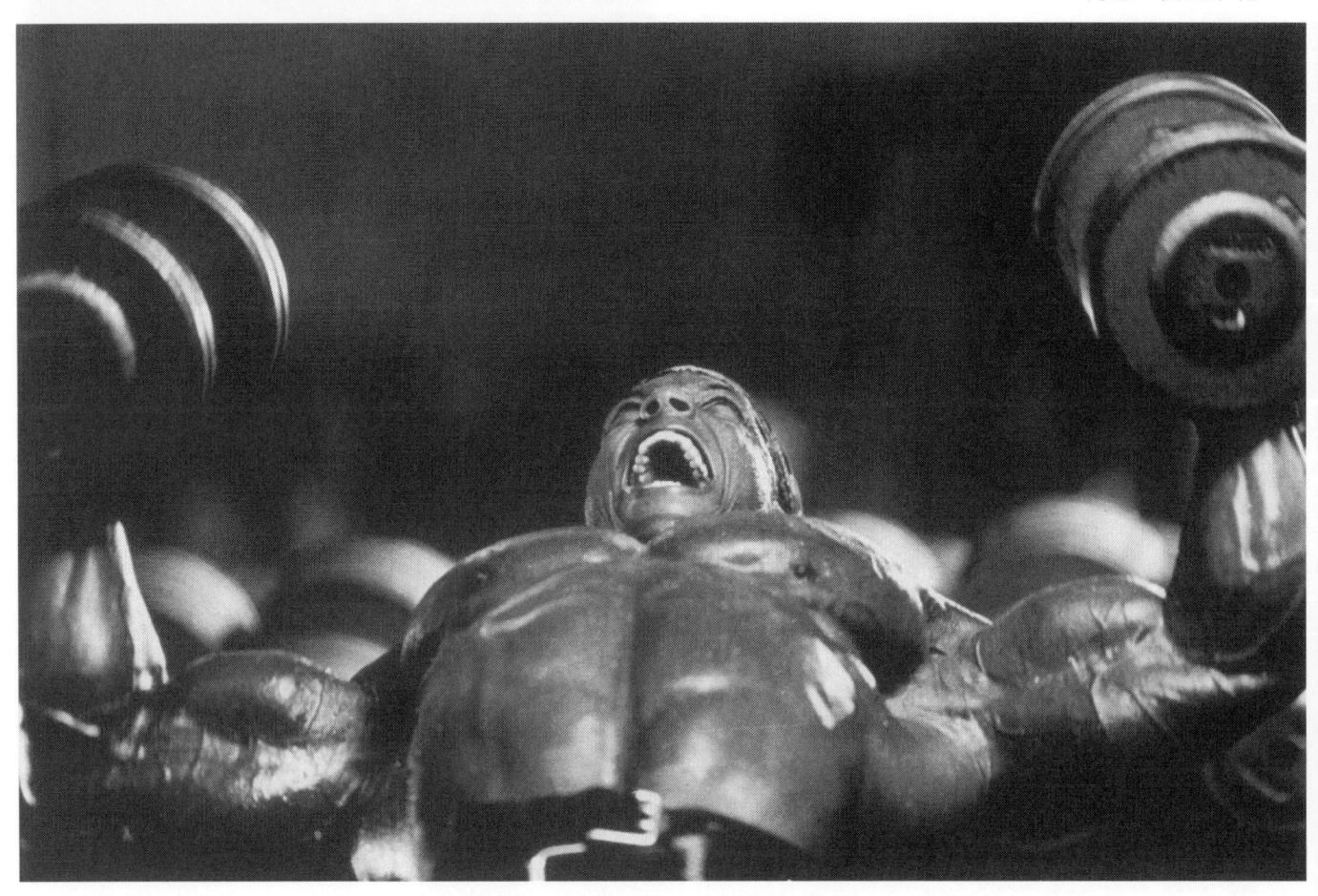

站姿滑輪交叉
(STANDING CABLE CROSSOVERS)

訓練目的：發展內側胸肌。

用滑輪機作為飛鳥動作的阻力是特殊性較高的訓練方式，可以鍛鍊到胸肌的中心地帶，讓橫紋長得更漂亮，也有助於鍛鍊中、下胸肌。

操練方式：①站姿，雙手握住滑輪的握把，兩邊滑輪的高度過頭；站在兩個滑輪之間，向前邁出一小步，雙手打直、向兩側伸展。②微微彎腰，然後雙手向前拉，像在做擁抱的動作，手肘微彎，要感覺到胸肌收縮。雙手在中間交會的時候繼續拉，讓兩手交叉，並盡可能地收縮胸部肌肉。每次重複此動作時，兩手交叉時在上面那隻手要交換。

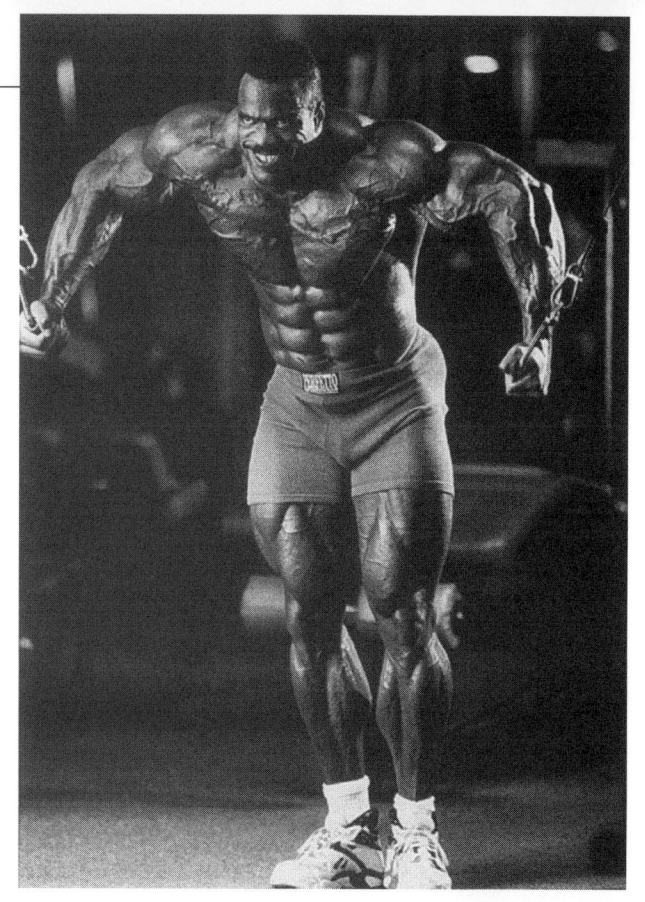

保羅・迪萊特的示範

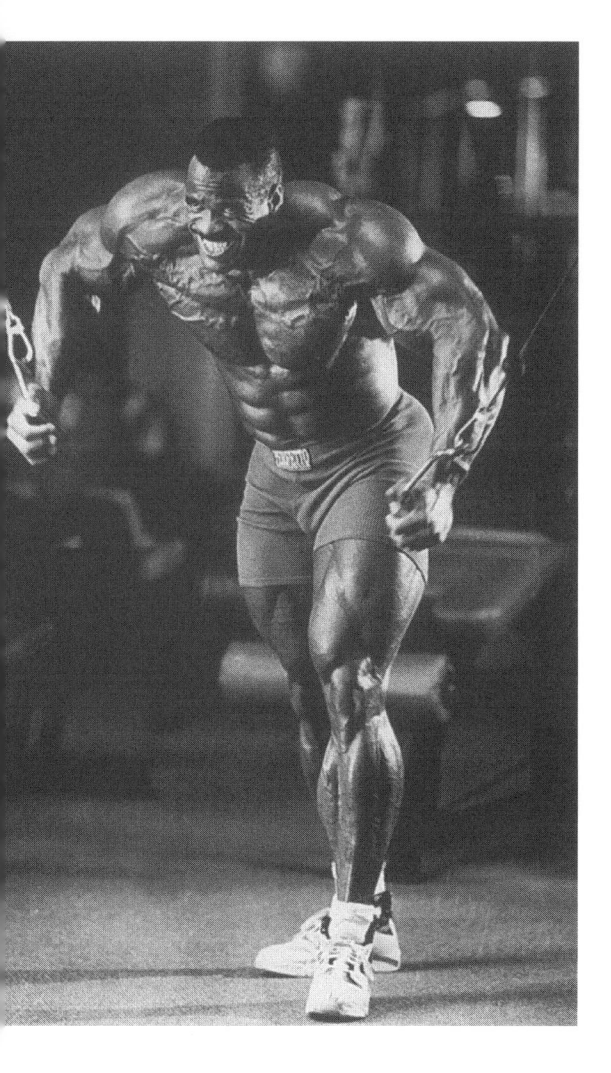

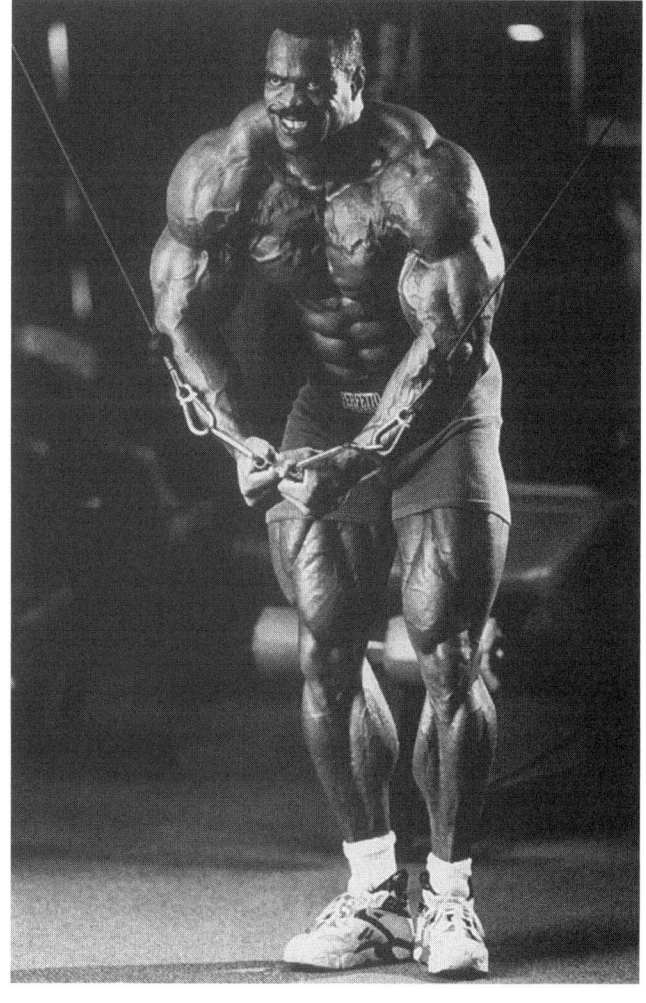

前屈滑輪交叉（BENT-FORWARD CABLE CROSSOVERS）

訓練目的：鍛鍊中、下胸肌的內側。

操練方式：①使用 2 個地面滑輪，雙手各握一個手把，身體向前彎，手臂向兩側伸展。②將雙手向內拉，交叉後再繼續拉，直到胸肌收縮到極限為止。停留一下，並繃緊肌肉，讓肌肉再收縮更多，然後放鬆，讓雙臂回到起始位置。

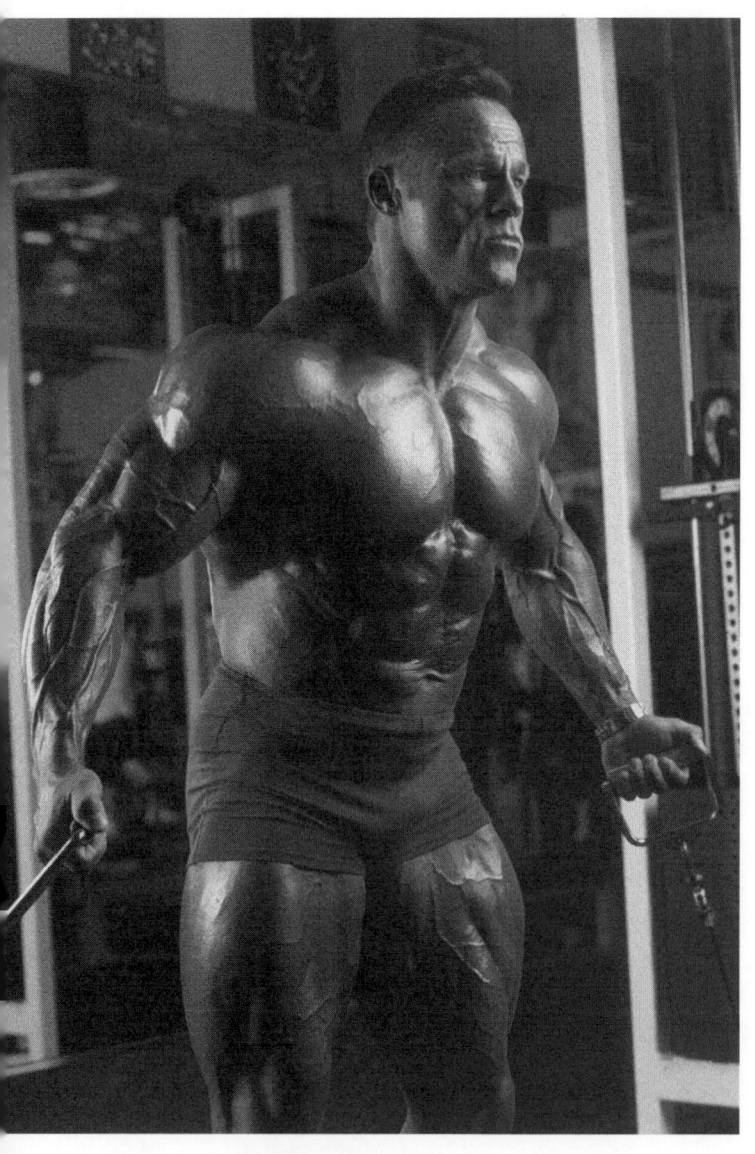

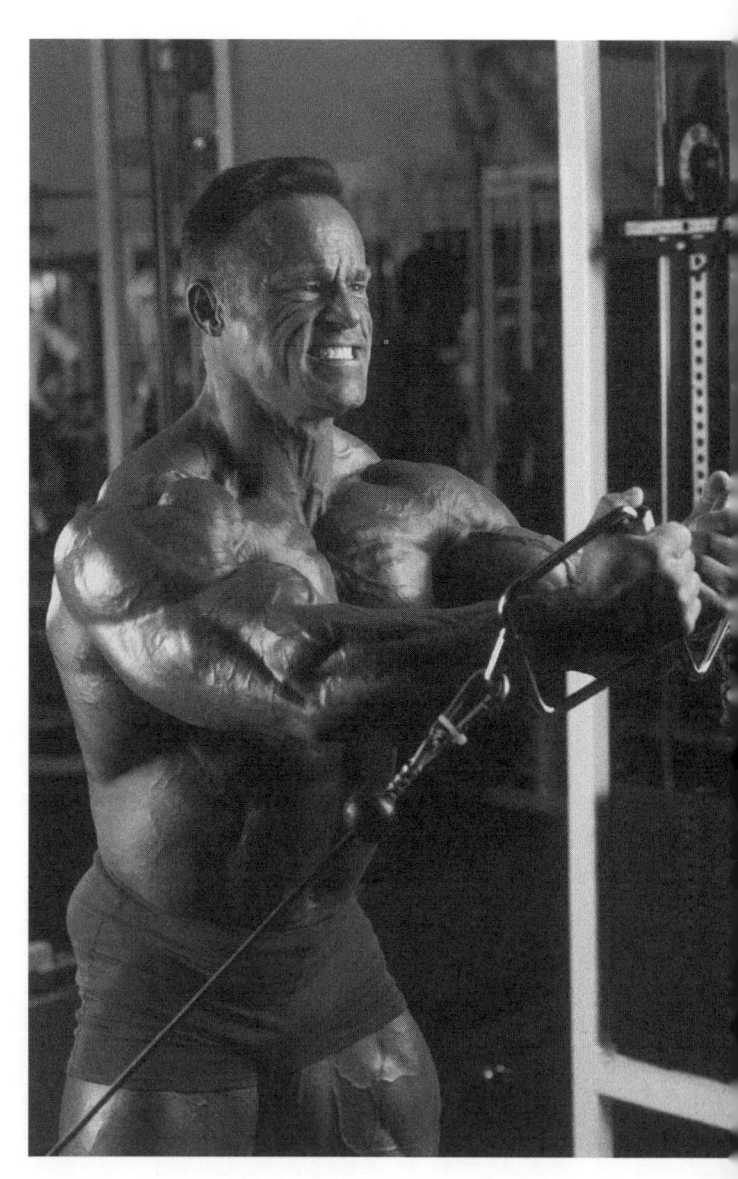

波特・科特雷爾的示範

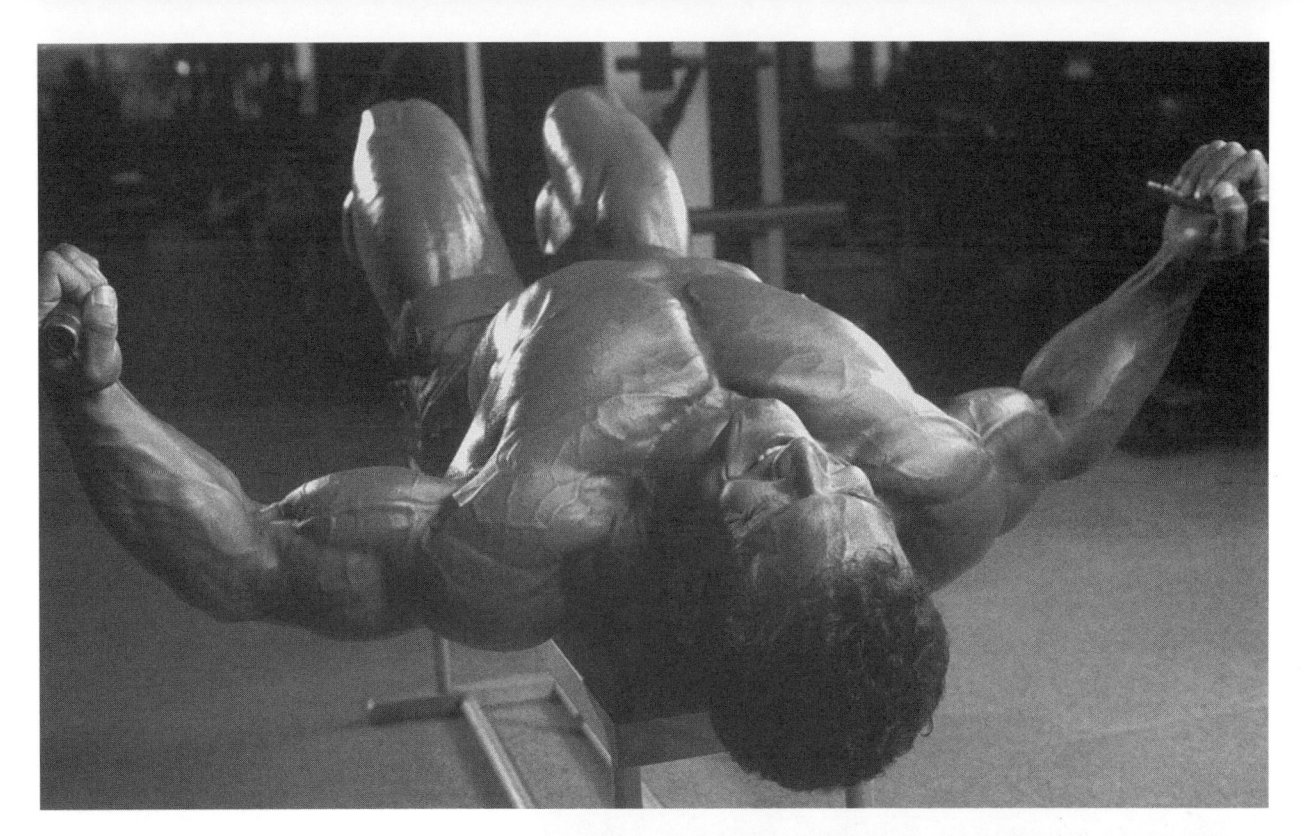

仰臥滑輪交叉
(FLAT BENCH CABLE CROSSOVERS)

訓練目的：增進胸肌中段和內側的肌肉量和線條清晰度。

操練方式：①躺在 2 個地面滑輪之間的健身椅上。雙手各握 1 個握把，2 隻手併攏、手掌相對，手臂伸直於身體上方。

②手肘稍微彎曲，雙手向兩側放低，軌跡為大圓弧形，至胸肌完全伸展為止。雙手回到起始位置，軌跡與剛剛相同，就好像再做一個大大的擁抱一樣。在動作最高點時可以停留一下，也可以繼續拉握把，讓雙臂稍微交叉，這樣就能充分地收縮胸肌。

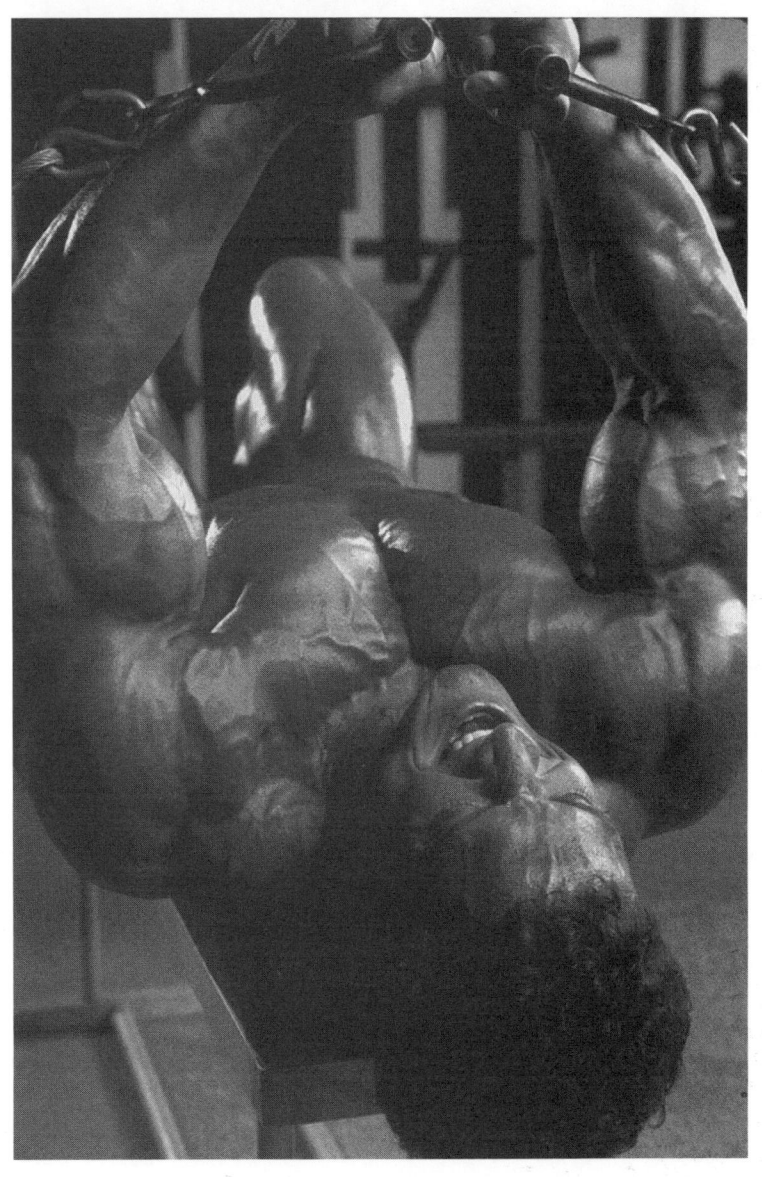

李‧拉布拉達（Lee Labrada）的示範

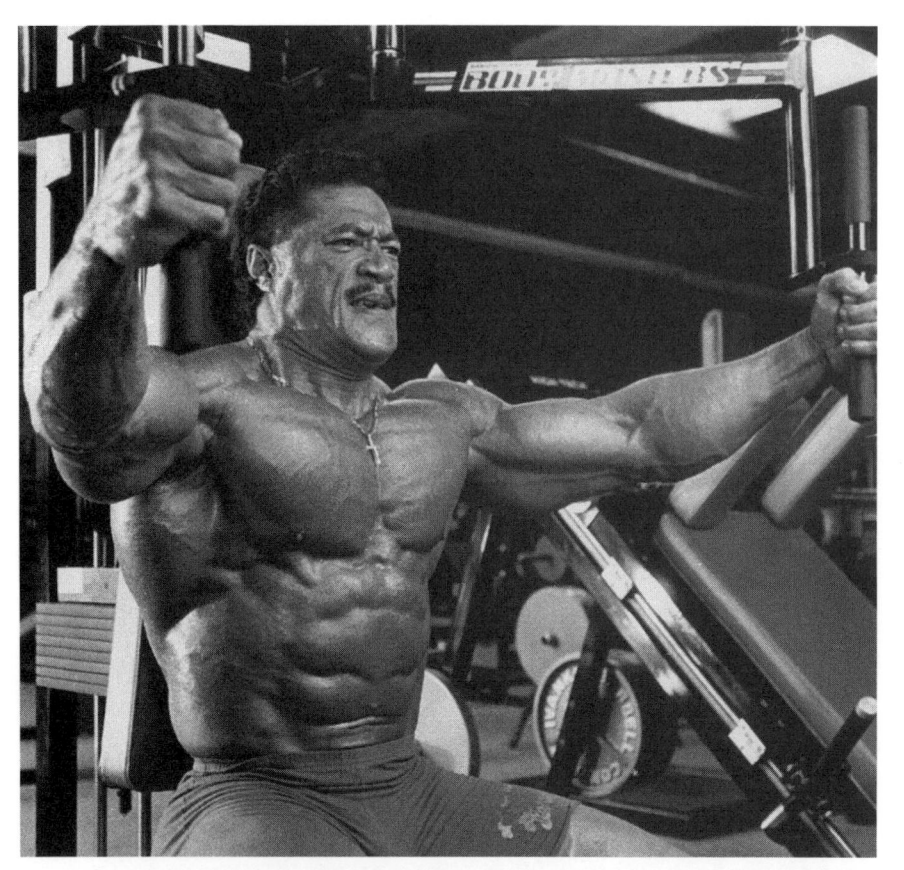

器械式飛鳥
(MACHINE FLYS)

訓練目的： 建構中胸肌肉量、精修胸肌線條清晰度和條紋。蝴蝶機不是增肌的最佳選擇，但創造線條清晰度的效果非常好。

操練方式： 很多健身房都有可以做飛鳥動作的「蝴蝶機」。如果你要在訓練時使用蝴蝶機，就要努力達到最大的動作幅度，在打開雙臂的時後完全伸展胸肌，雙臂夾緊的時候也要盡可能收縮胸肌，達到等長收縮的效果。

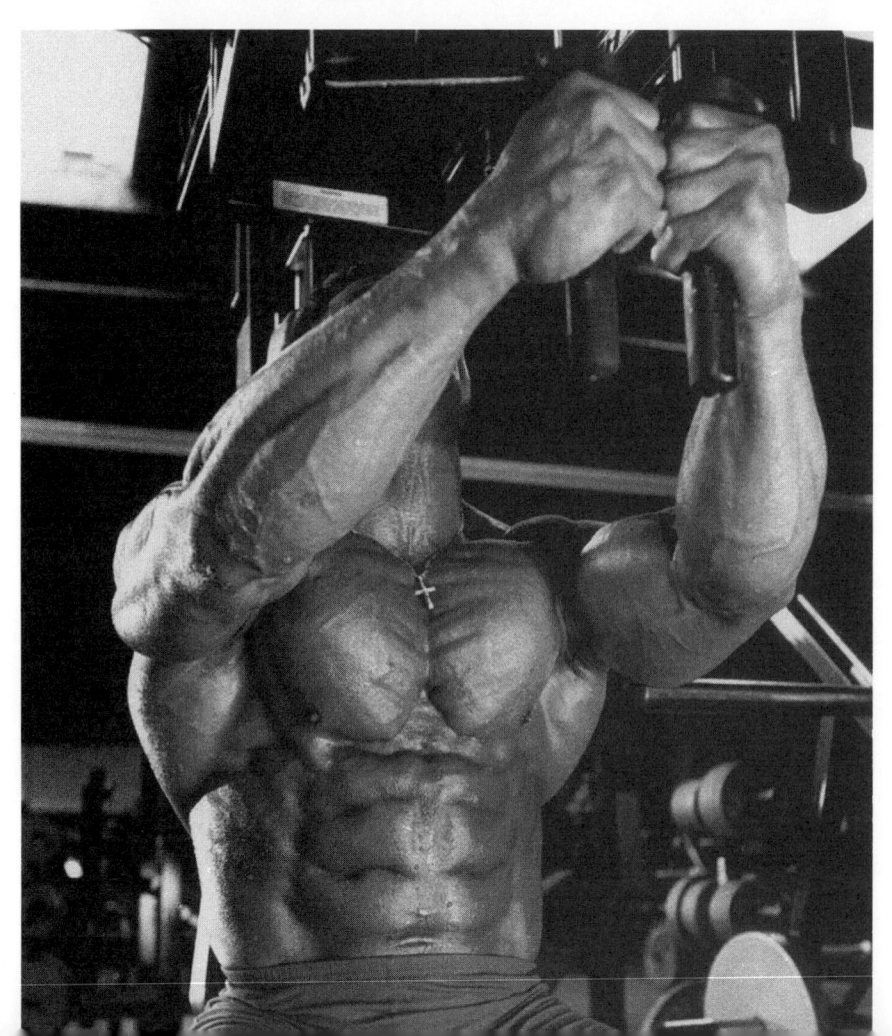

桑尼·施密特（Sonny Schmidt）的示範

直臂過頭拉舉
(STRAIGHT-ARM PULLOVERS)

訓練目的：發展胸肌，並擴張胸廓。

這個動作對擴展胸廓、鍛鍊胸肌和建構前鋸肌效果奇佳。

操練方式：①把 1 只啞鈴放在健身椅上，然後轉身躺在長凳上，此時只有肩膀貼在健身椅表面，身體其餘部位騰空，雙腳平放在地板上。雙手抓住啞鈴，筆直到胸前，雙手手掌托在啞鈴上方圓盤的下面。

②手臂打直，緩緩將啞鈴放回頭頂後方，軌跡呈弧形，同時感受到胸部和胸廓的伸展。此時臀部也可以朝地面移動，讓身體延展更多。將啞鈴放到最低位置後，再以相同的弧線舉回起始位置。舉起啞鈴時不要讓臀部抬起來。在整個運動過程中臀部都要保持低位，好讓伸展的幅度更大，進而達到擴張胸廓的效果。

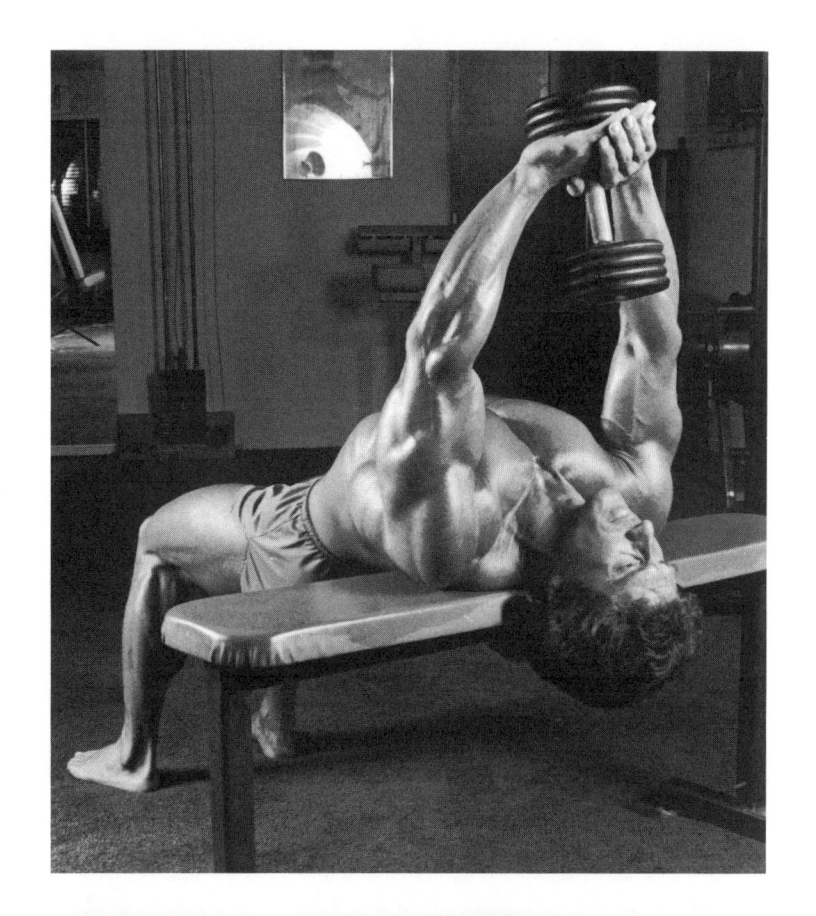

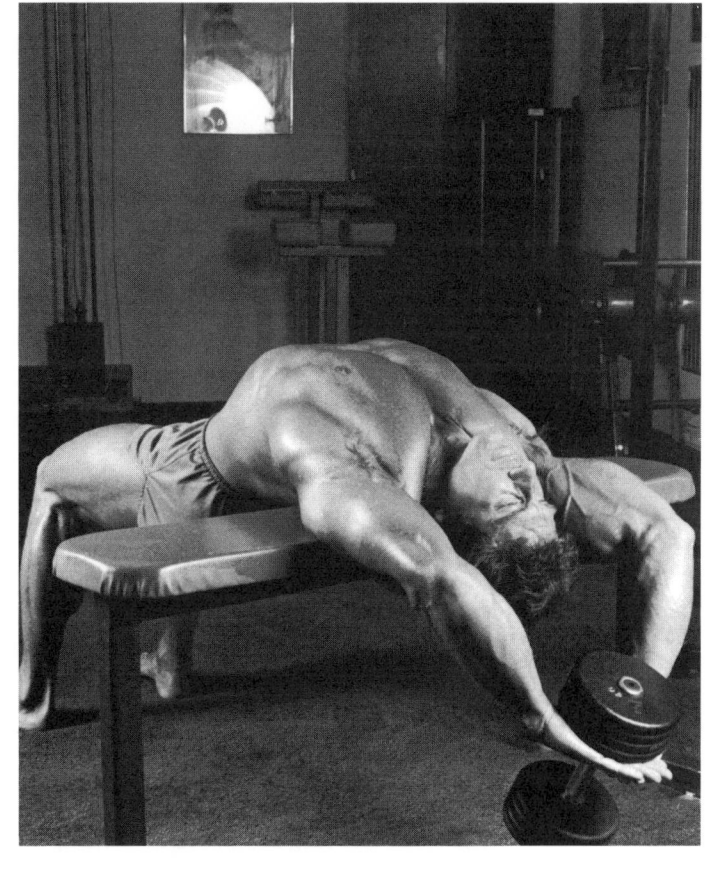

拉舉可以用來練前鋸肌和胸肌。若要強調前鋸肌，就可以做一般的拉舉動作，但要專注地讓前鋸肌出最多力。

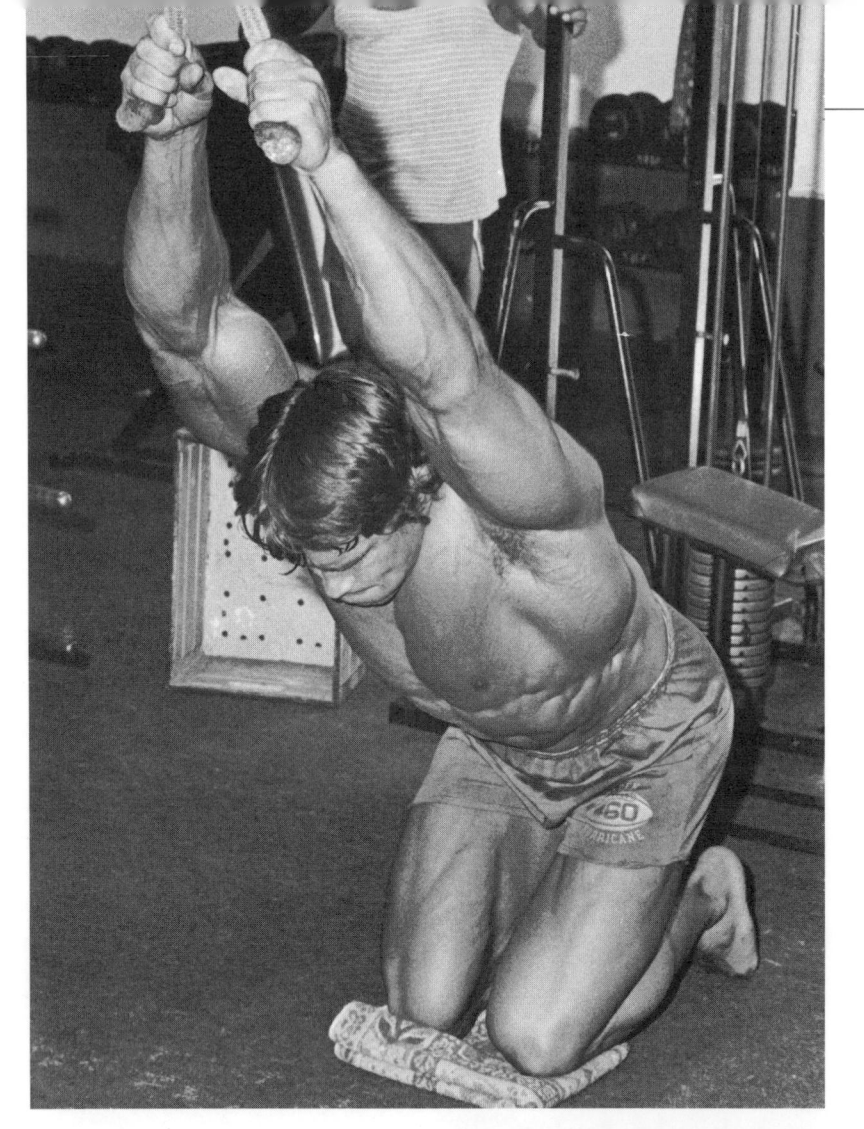

滑輪下拉（ROPE PULLS）

訓練目的：發展前鋸肌。

操練方式：①跪姿，雙手抓住過頭滑輪的握把。②雙臂向上伸過頭頂，身體向前彎曲，並用背闊肌拉動握把，直至頭部靠近大腿。將手肘拉向地面，並用手肘拉動。接著放鬆、回到起始位置，此時要伸直手臂，並感受背闊肌的伸展。做滑輪下拉的時候要非常嚴格，不要以此嘗試最大重量。你要試著讓前鋸肌在做完1組的時後筋疲力盡、彷彿燃燒起來一樣，同時腹肌也會很有感覺。

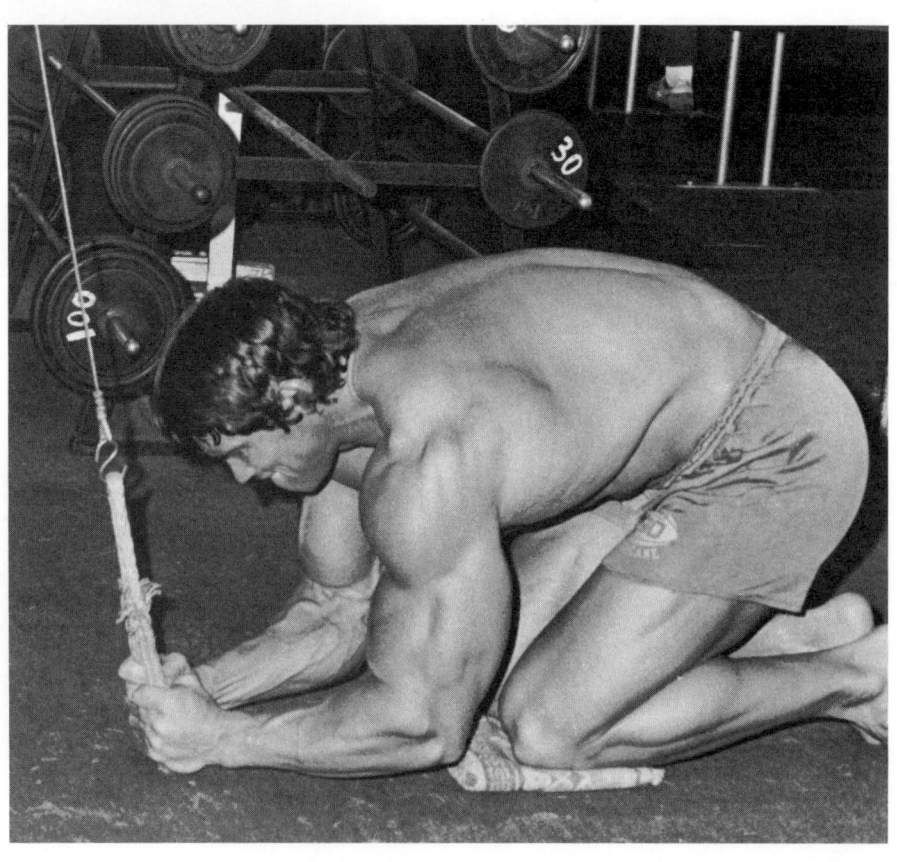

單邊滑輪下拉
(ONE-ARM CABLE PULLS)

訓練目的：鍛鍊前鋸肌。

操練方式：①跪姿，反手抓住過頭滑輪的握把。②用背闊肌拉動握把，手肘靠向膝蓋。此時，有意識地壓塑前鋸肌和背闊肌，讓2個肌群完全收縮。放鬆並慢慢回到起始位置。這個動作一定要做得非常標準。你必須緩慢地做動作，全程控制身體，並專注感受背闊肌和前鋸肌的收縮。換邊重複動作。

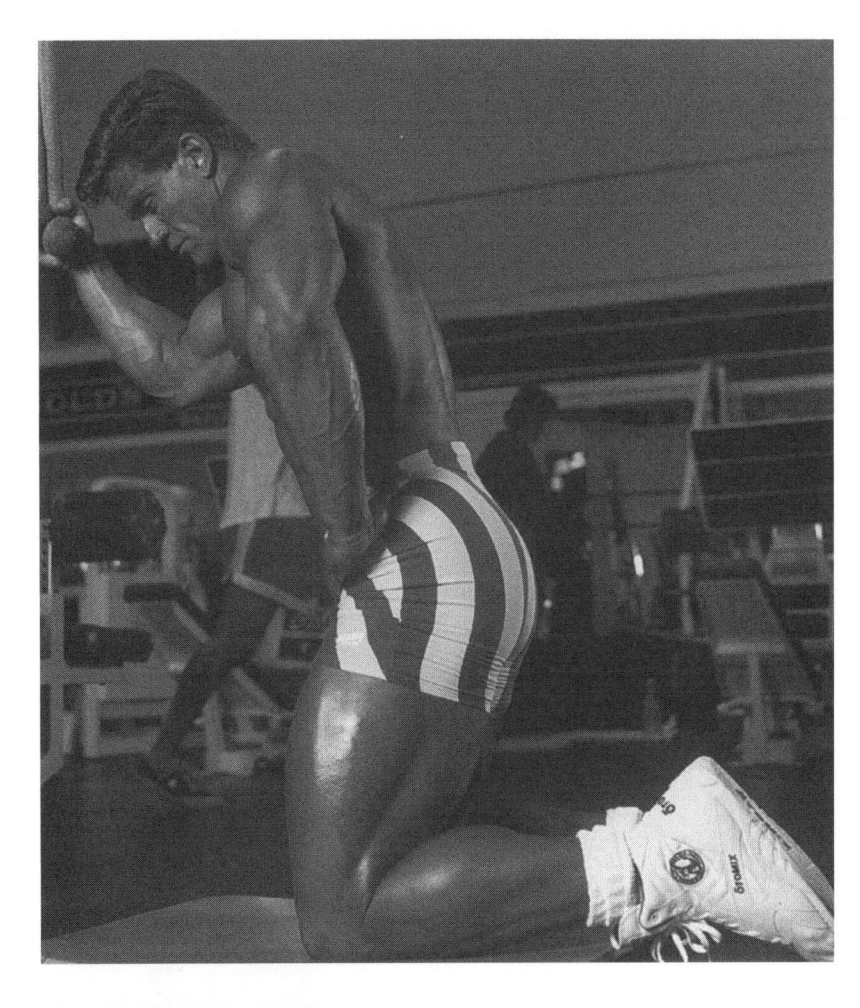

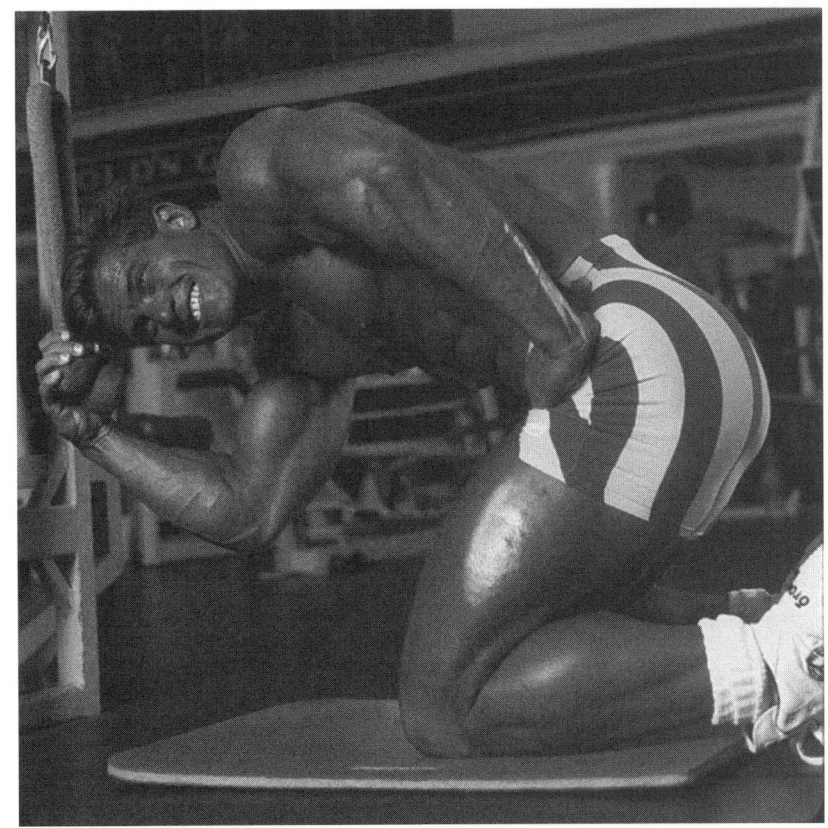

李‧艾波森（Lee Apperson）的示範

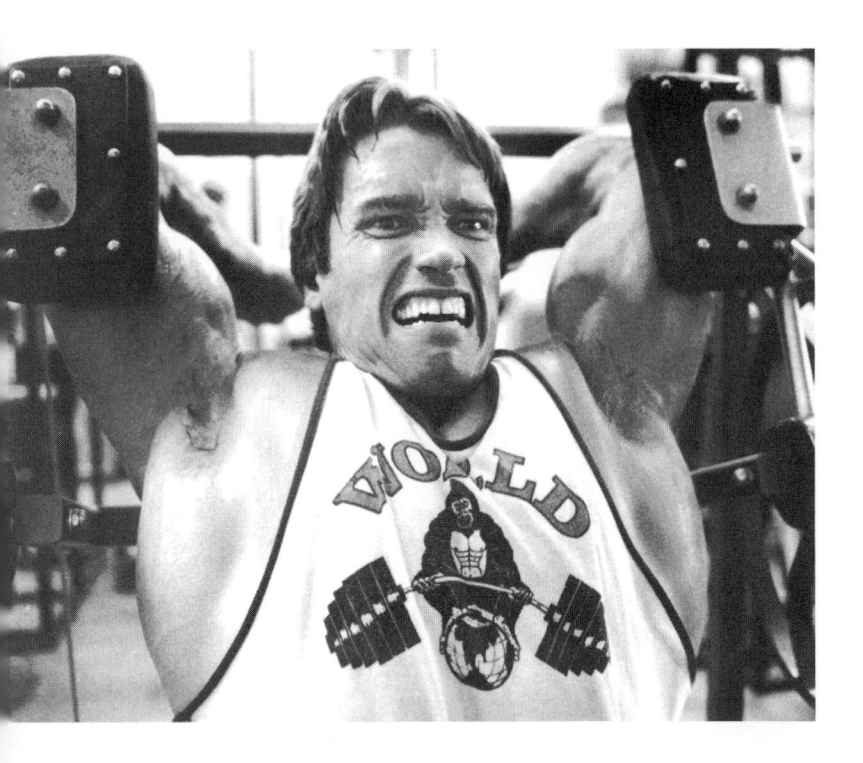

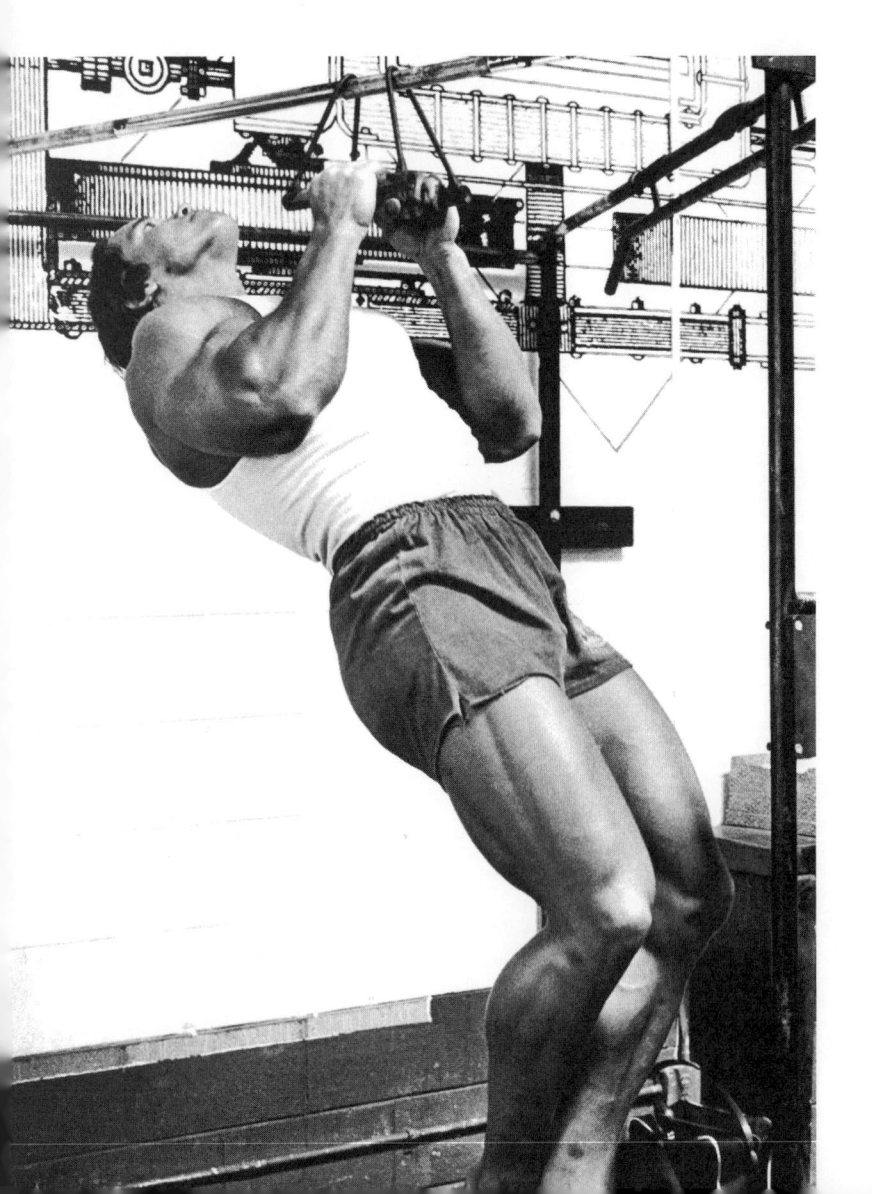

器械式拉舉 (MACHINE PULLOVERS)

（參見第 379 頁）

器械式拉舉練到前鋸肌和背闊肌。你應該要學習前鋸肌出最大肌力的感覺，並調整身體的位置和手肘的動作，讓前鋸肌做出最大程度的收縮。

窄握引體向上 (CLOSE-GRIP CHINS)

（參見第 367 頁）

做窄握引體向上的時候，只要集中精力收縮前鋸肌，就可以把原本訓練背闊肌，變成鍛鍊前鋸肌。

懸吊式前鋸肌捲腹（HANGING SERRATOS CRUNCHES）

訓練目的：孤立並發展前鋸肌。

操練方式：①手掌向前握住引體向上的槓。可以用助握帶減輕手掌和手腕的壓力。②慢慢地將雙腿向上舉，並向左右其中一側擺動，並感覺到有一側的前鋸肌完全伸展，另一側的前鋸肌則是收縮到最大程度。慢慢回到起始動作，下一次重複換邊。你應該要專注於伸展這件事，且盡量用前鋸肌發力，以孤立訓練這塊肌肉。這個動作需要完全控制身體，也得有正確的技術。你應該要讓雙腿一起俐落地向某一邊移動，不要像鐘擺一樣晃來晃去。

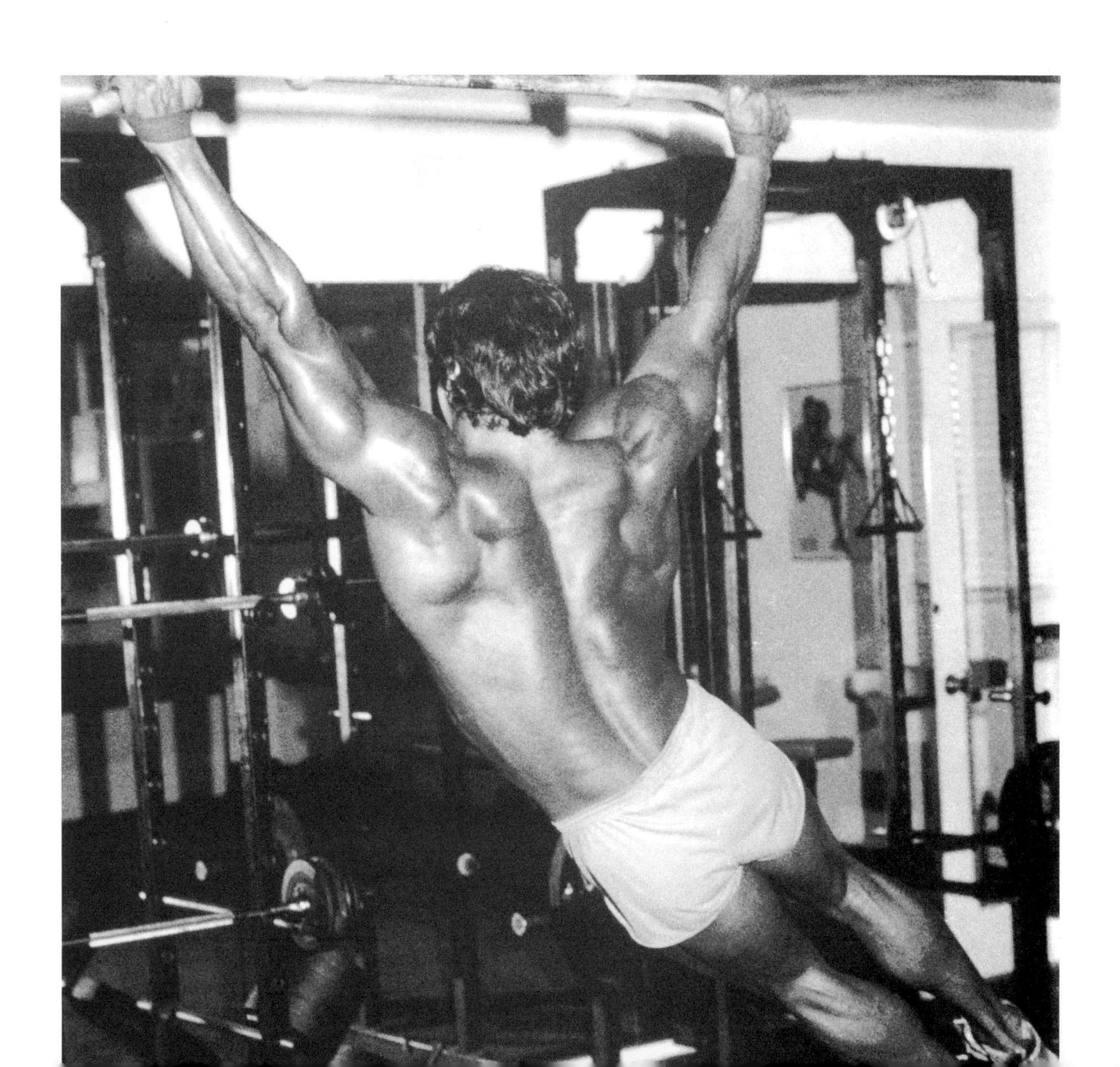

懸吊式啞鈴划船（HANGING DUMBBELL ROWS）

訓練目的：發展前鋸肌的進階動作。

操練方式：①穿重力靴，倒掛在引體向上的槓上。雙手各拿1只啞鈴，讓啞鈴垂在身體下方，同時感覺前鋸肌伸展到極限。②此時，集中注意力，努力讓前鋸肌出力，並將啞鈴舉到自己面前。舉起啞鈴的時候，手肘向前，不要轉向側面。在前鋸肌收縮最大的位置停留個幾秒，再慢慢將啞鈴放回起始位置，並再次伸展前鋸肌。動作過程中，一定要確保手肘和啞鈴盡可能靠近身體。

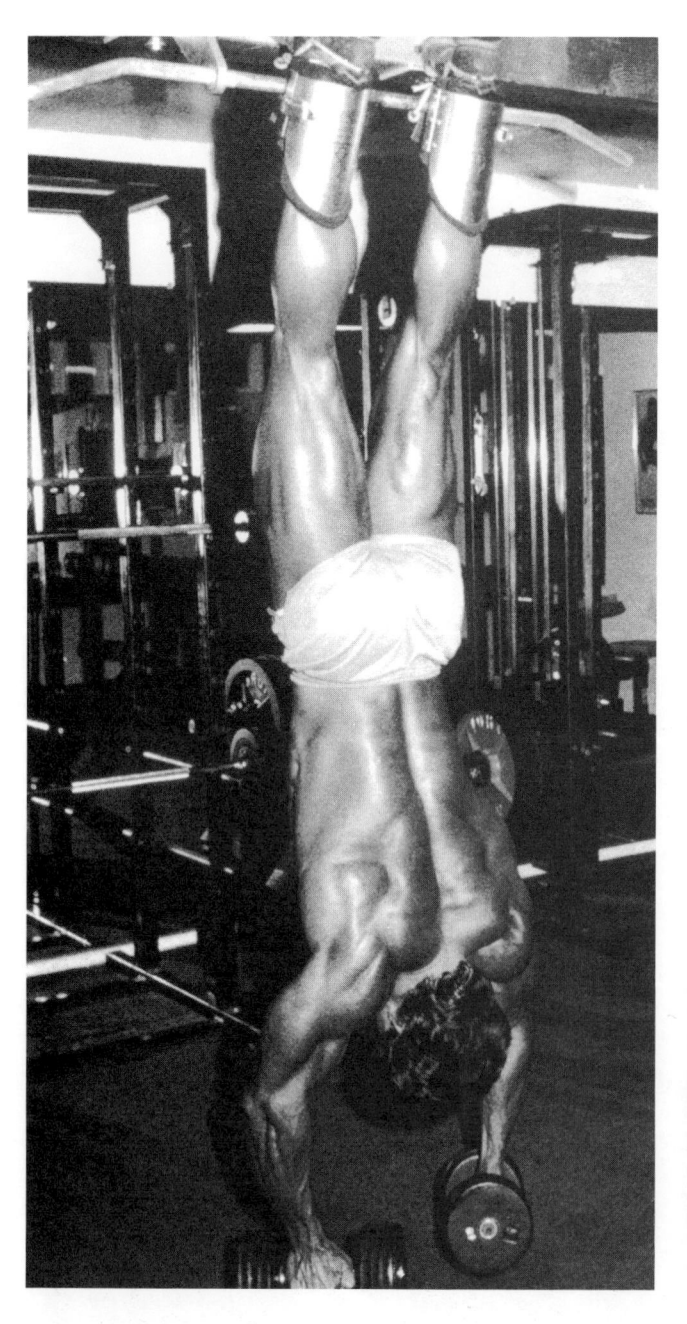

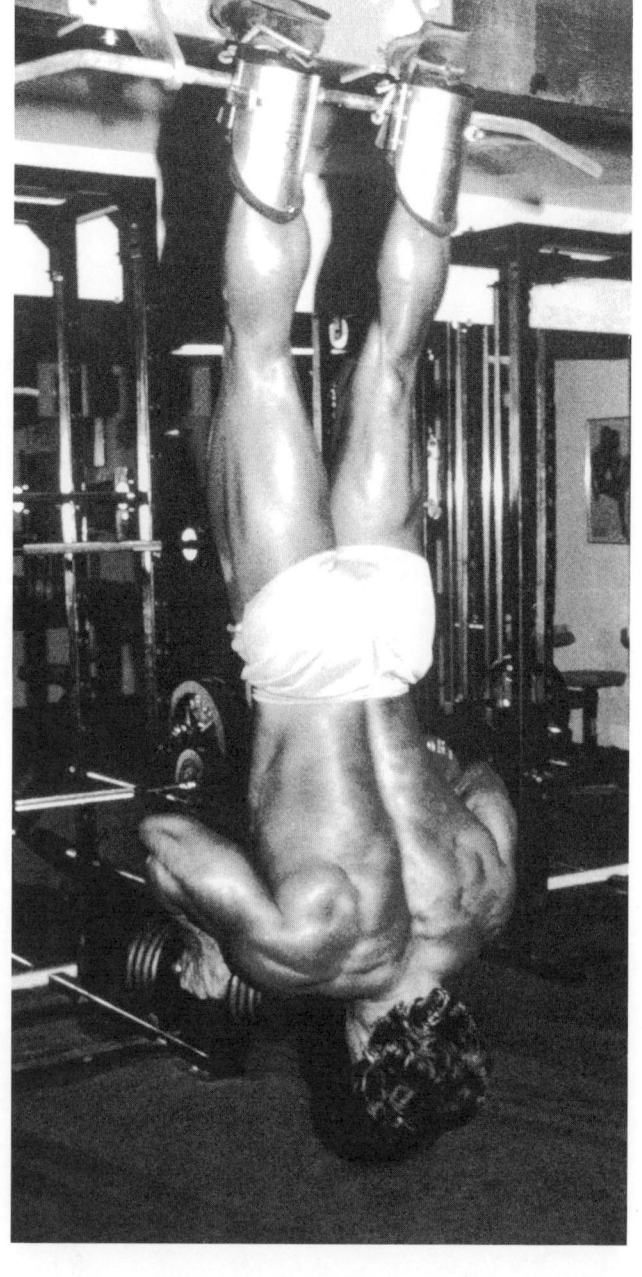

背肌 THE BACK

背部的主要肌肉

背闊肌是一塊大三角形肌肉,從肩膀下方一直延伸到背部兩側的腰間,也是上半身面積最大的肌肉。
主要功用:將肩膀拉至後方。

豎脊肌由多塊下背肌肉組成,可以保護神經通道,並幫助脊椎保持直立。豎脊肌是劇烈運動後復元最慢的肌肉。
主要功用:保持脊椎直立。

提醒:**斜方肌**是一塊扁平的三角形肌肉,從頸部向外延伸至兩側肩胛骨之間,所以分屬肩膀肌群。

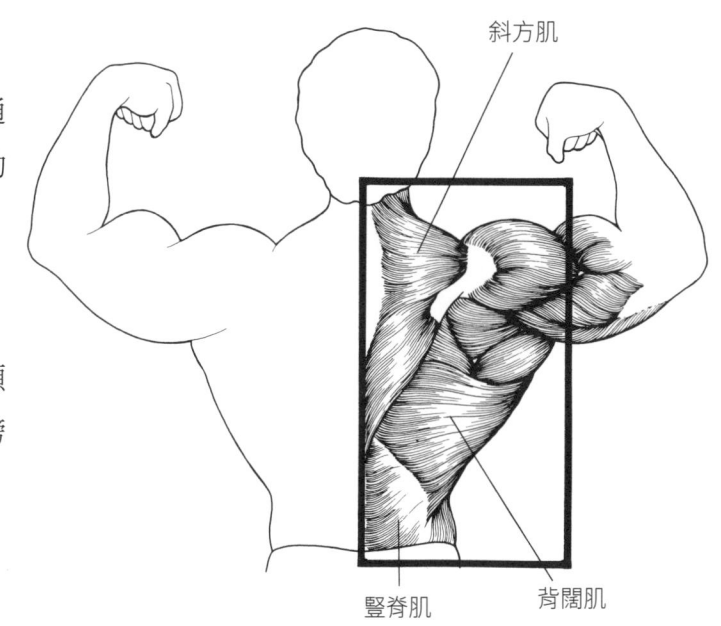

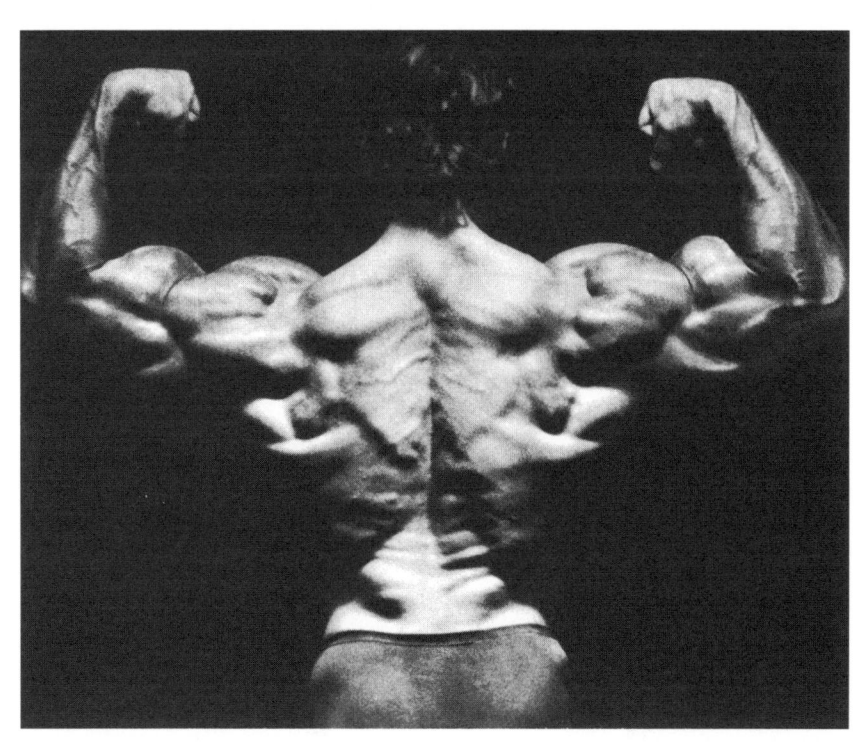

背闊肌

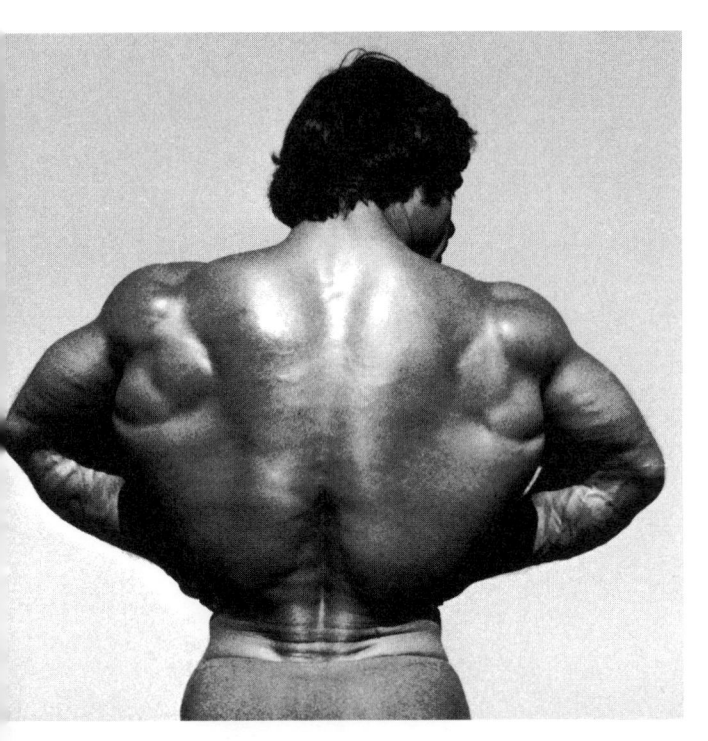

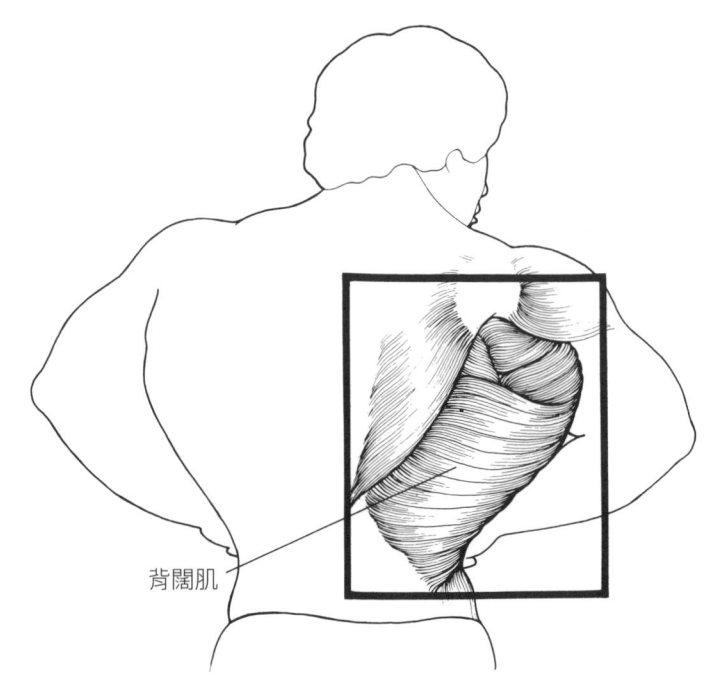

訓練背肌

　　發展寬闊、厚實、壯碩的背部，對於創造標致的健美體態，是絕對必要。強壯的背肌可以幫助我們舉起並搬運重物，發達的背肌也往往是強壯的象徵。

　　2屆奧林匹亞先生賽事冠軍佛朗哥‧哥倫布曾說：「背部就是我用來摧毀對手的武器，我會把拇指放在後背的腰間，開始伸展我的背闊肌。肌肉並不會馬上就冒出來，而是需要經過幾次收縮、繃緊，才能讓背闊肌擴展至最大寬度。只要觀眾和評審們以為我的背肌已經展示得差不多了，我就會更加努力繃緊背肌，讓肌肉源源不斷地迸出，正當每個人都驚訝不已，難以置信人類竟然能練出這樣的體格，我就會舉起雙臂，擺出有力的雙手肱二頭肌姿勢，展示我的肌肉量體、厚度和肌肉分離度。只有最強的健美選手才能在我的連續攻勢下仍屹立不搖，不被眾人的陣陣驚呼擊潰。」

　　健美裁判檢視選手背肌時，會特別注意以下三點：①上背部的厚度和肌肉量。②背闊肌的輪廓和寬度。③下背部和下背闊肌的線條清晰度和肌肉發達程度。

上背部

上背部的發展不只有背部本身而已。做背面雙手肱二頭肌姿勢時，斜方肌、上背部和中背部肌肉皆是要角，但兩個手肘之間的所有肌肉也都會一起作用，包括二頭肌和三角肌後束。

上背部中央的肌肉是斜方肌，這塊肌肉有稜有角，從頸部兩側向下延伸到肩膀，然後在背部中間的脊椎上匯聚。如果背肌練得很好，斜方肌看起來會很飽滿、巨大，而且可以平衡兩側的背闊肌，做背部姿勢時也會呈現明顯的分離度。專門鍛鍊斜方肌的訓練動作大多都會有抬起肩膀的動作，主要有聳肩和立正划船，但也有某些划船、肩推的姿勢，都可以在〈斜方肌訓練計畫〉中看到，詳見第 294 頁。

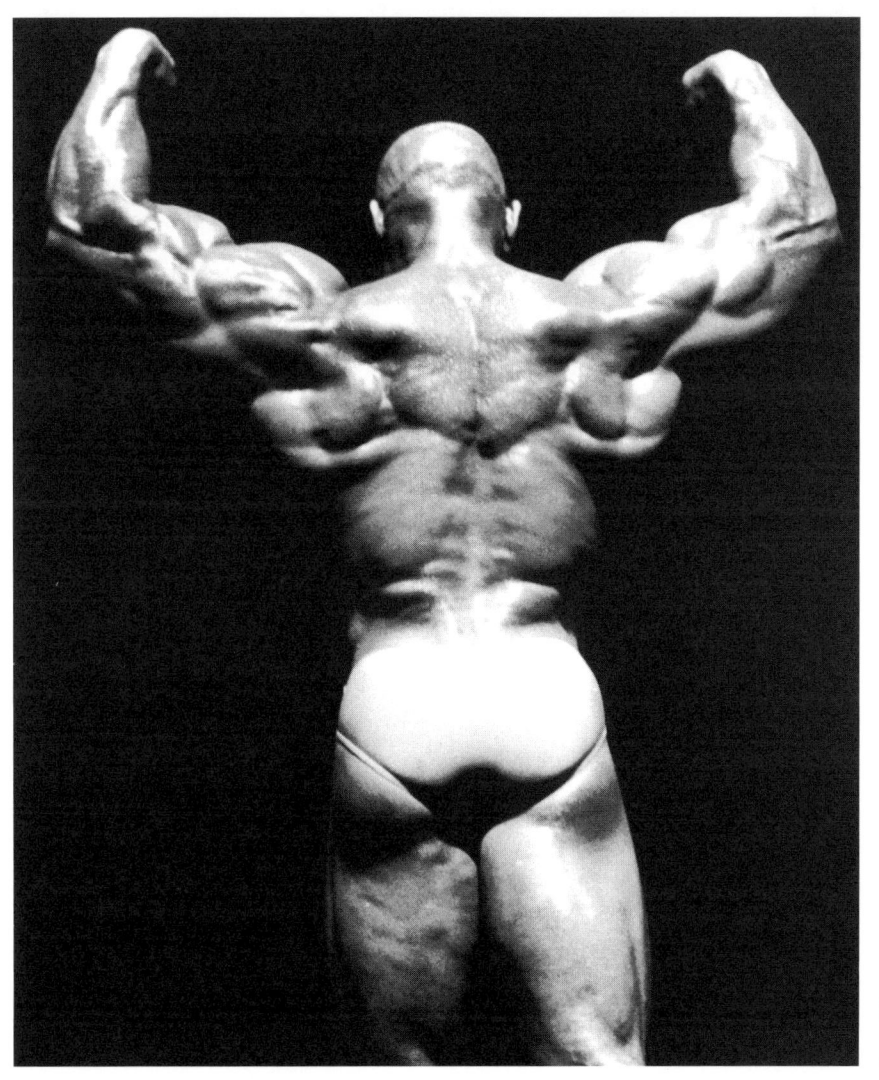

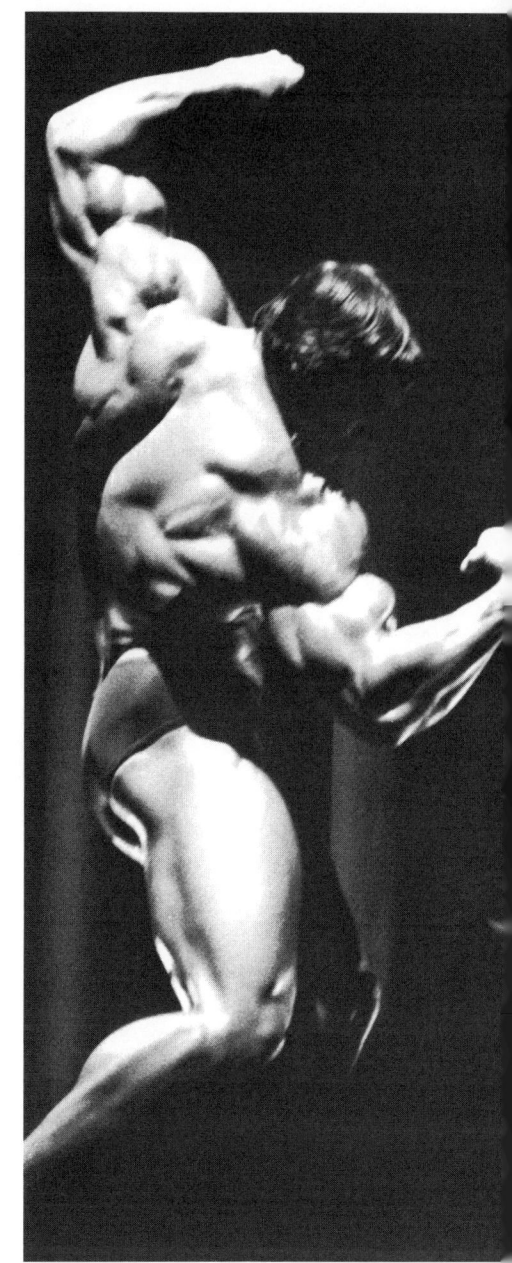

做背面轉體姿勢的時候，厚實、發達的上背部可以幫助我們平衡肩膀、二頭肌、三頭肌和前臂的肌肉。

塞爾吉奧・奧利瓦的厚實上背部是個完美的典範。

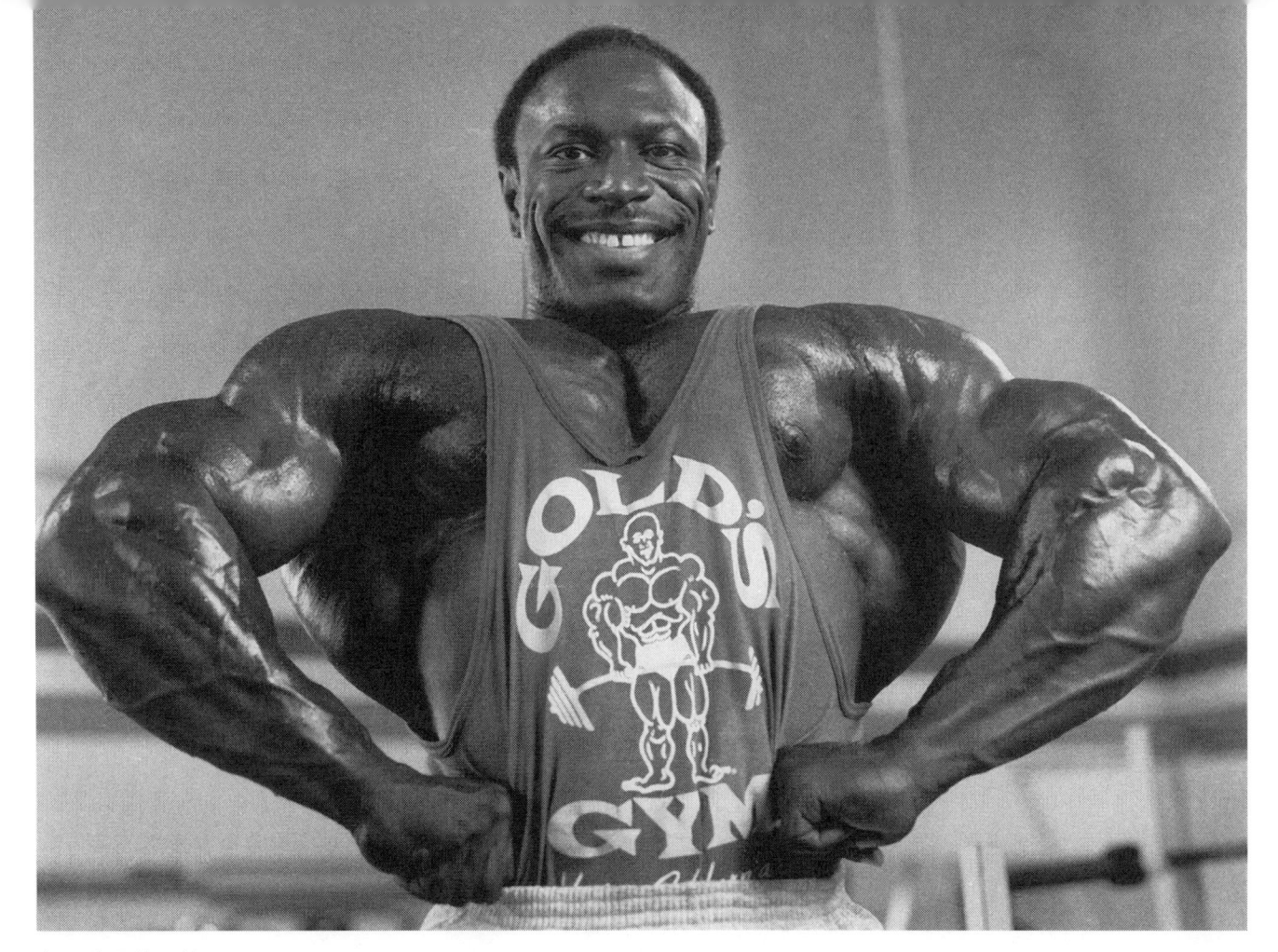

李·哈尼的示範

背闊肌

　　徹底發展的背部肌肉中，最讓人印象深刻的就是大片的背闊肌。背闊肌夠寬厚，才能向世界宣告你是一名真正的健美運動員。就算是第1輪做放鬆站姿，背闊肌也有機會馬上吸引到評審的注意。健美人的傳統倒三角形身材，從寬闊的肩膀慢慢縮小到緊實的腰線，宛如漏斗一般，要擁有這樣的體格，就要把背闊肌練好。我有個朋友曾告訴我，他在舞台上展示背闊肌的時候，都會想像自己的背闊肌已經寬到讓觀眾以為要閉幕了！

　　要練出寬厚的背闊肌，可以做各種類型的下拉動作，像滑輪下拉或引體向上等等。下拉動作的角度、在前或在後、雙手的握距寬度都會影響到背闊肌受刺激的部位。因此，我在背部訓練計畫中融入多個寬、窄握距和前後引體向上、下拉等動作，以全方位增強背闊肌。

　　就算是從正面看，背闊肌也很重要，只要軀幹變寬，就能補足胸肌不夠寬闊的問題，讓背肌的線條擴大胸肌的框架。背闊肌對於前後雙手肱二頭肌和各種扭轉姿勢都相當關鍵，是所有健美選手的必練部位。

李・哈尼、羅尼・科爾曼、羅比・羅賓遜這3位都是偉大的健美運動員,以正背面皆完美無瑕的倒三角形體格聞名,這就是一流的背闊肌發達程度。

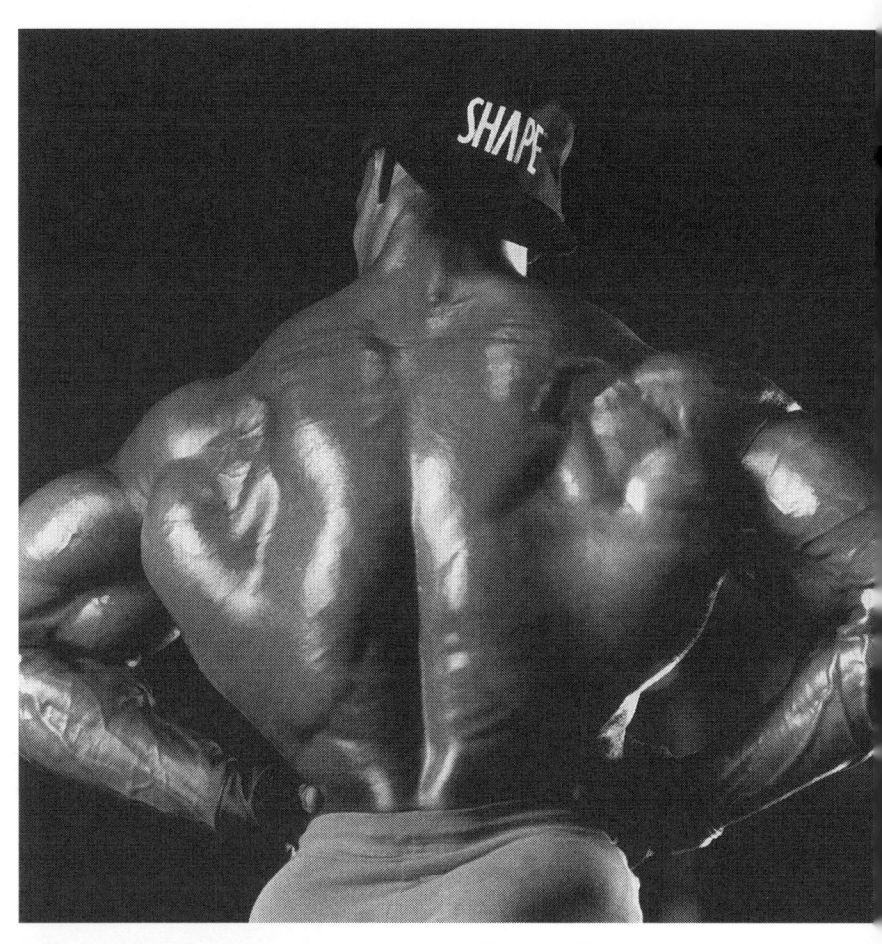

羅尼・科爾曼的背闊肌

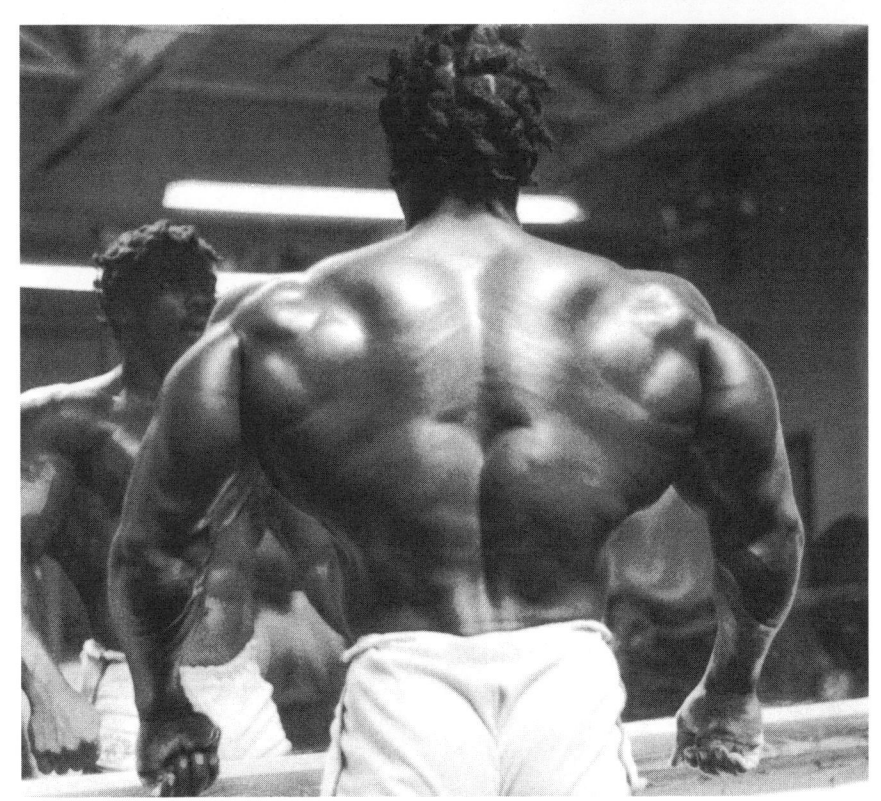

羅比・羅賓遜的背闊肌

下背闊肌

每看到佛朗哥‧哥倫布或弗蘭克‧贊恩的背部轉體姿勢，就會情不自禁盯著那一大片沒入腰間的下背闊肌，美得令人移不開目光。

鍛鍊下背闊肌要使用非常窄的握距，例如窄握引體向上和窄握下拉等，也可以採用單邊滑輪划船和單邊啞鈴划船等動作。在組間伸展很重要，你可以一次用一隻手用力拉住某物體，感受下背闊肌快要向下延伸到臀部的緊繃感。

發達的下背闊肌能讓背面姿勢更完美，因爲下背肌的角度會形成一種框架，展現出富有條紋的下背肌肉。

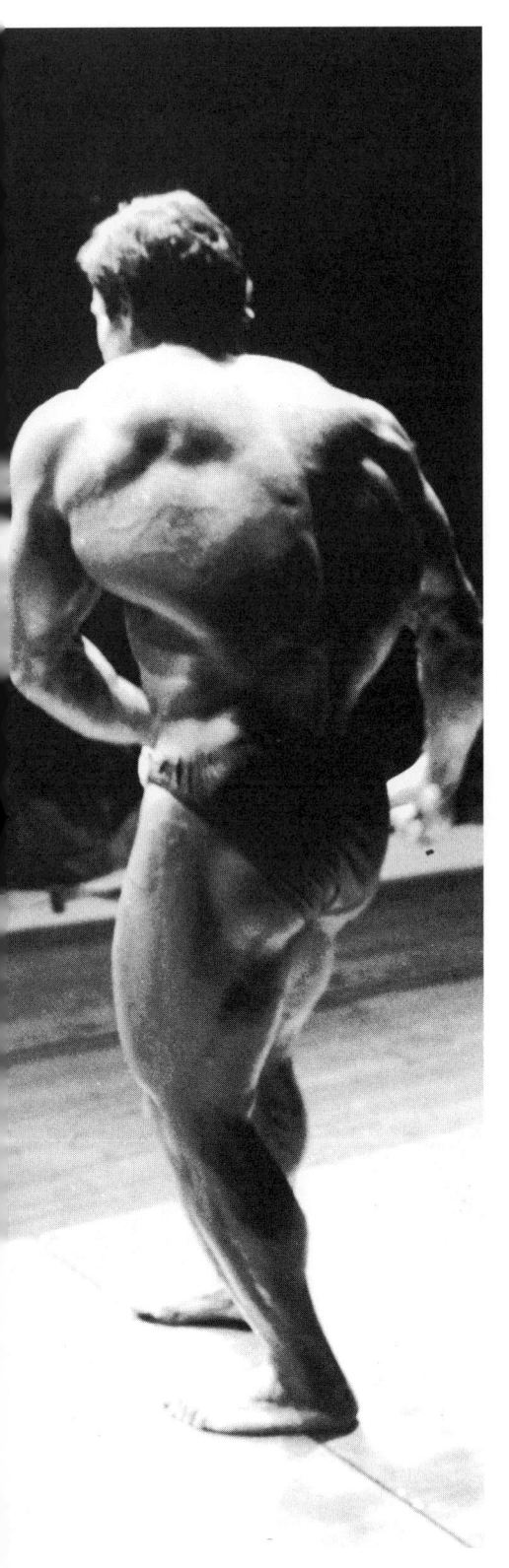

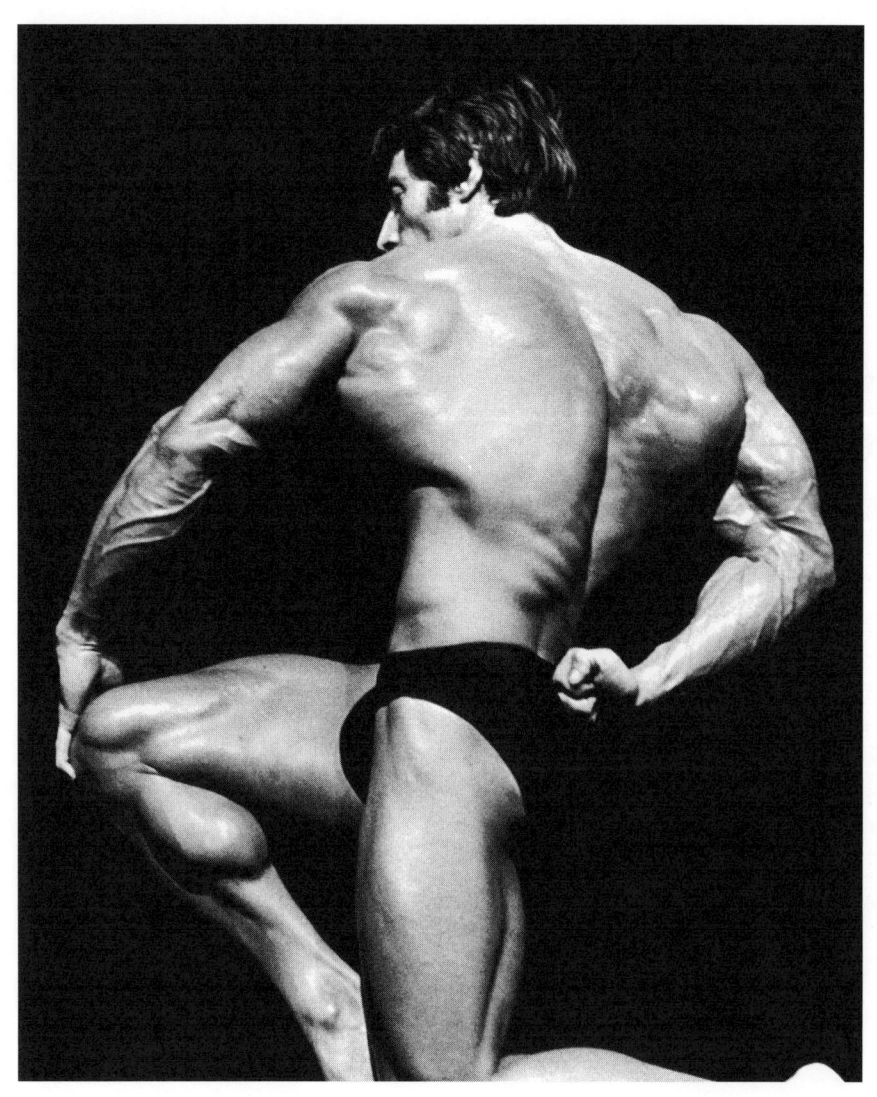

佛朗哥‧哥倫布的下背闊肌

弗蘭克‧贊恩的下背闊肌

中背部的厚度

　　背闊肌不只要又寬又大片，在中背部也要看起來雄厚有力。有很多健美人的背都練得很壯，擺姿勢時卻無法展現優勢，這就是因為中背部的厚度不夠。像是看到多利安・耶茲的時候，就一定會被他粗壯、雄厚的背部肌肉震懾住。就算只是做放鬆站姿，多利安的背部也很有分量感。

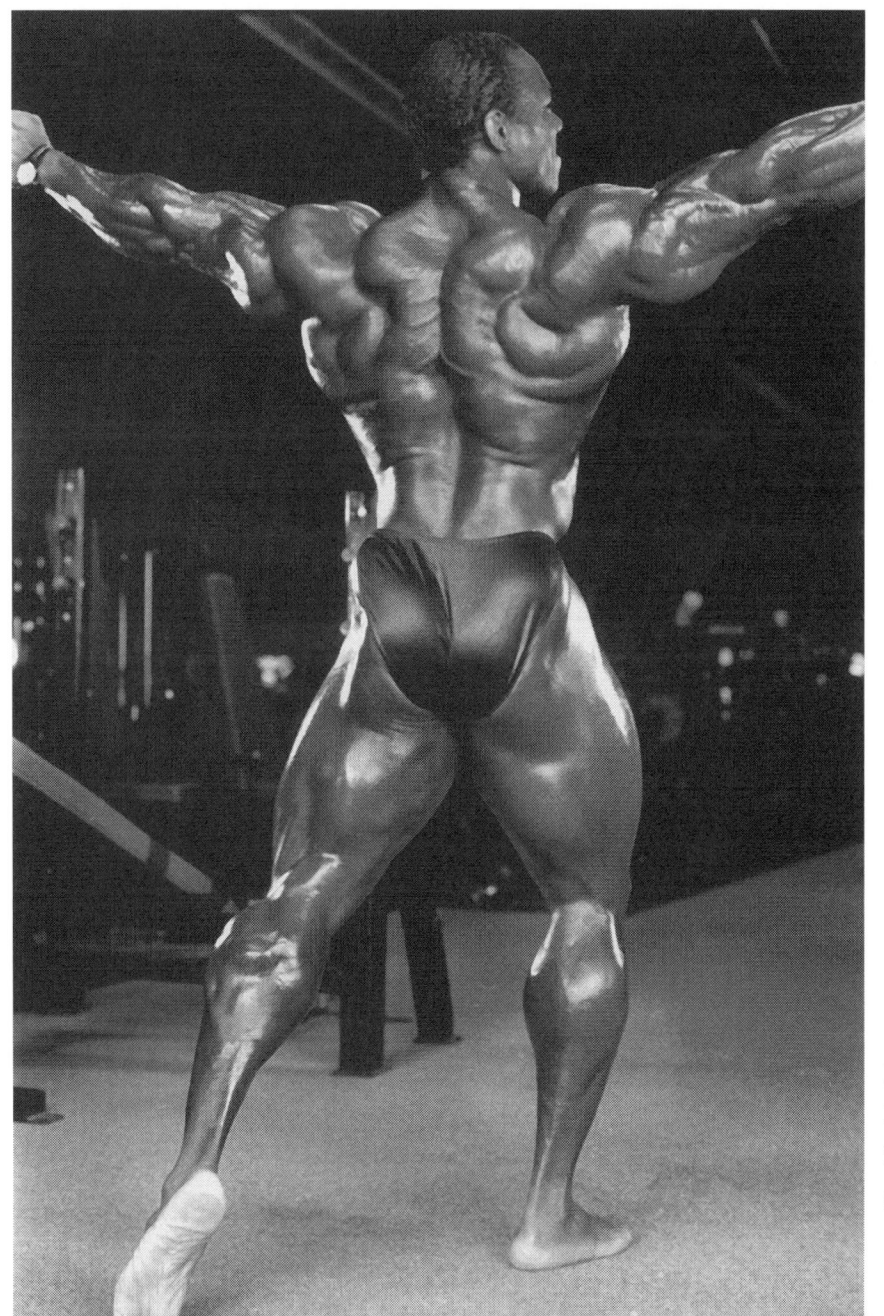

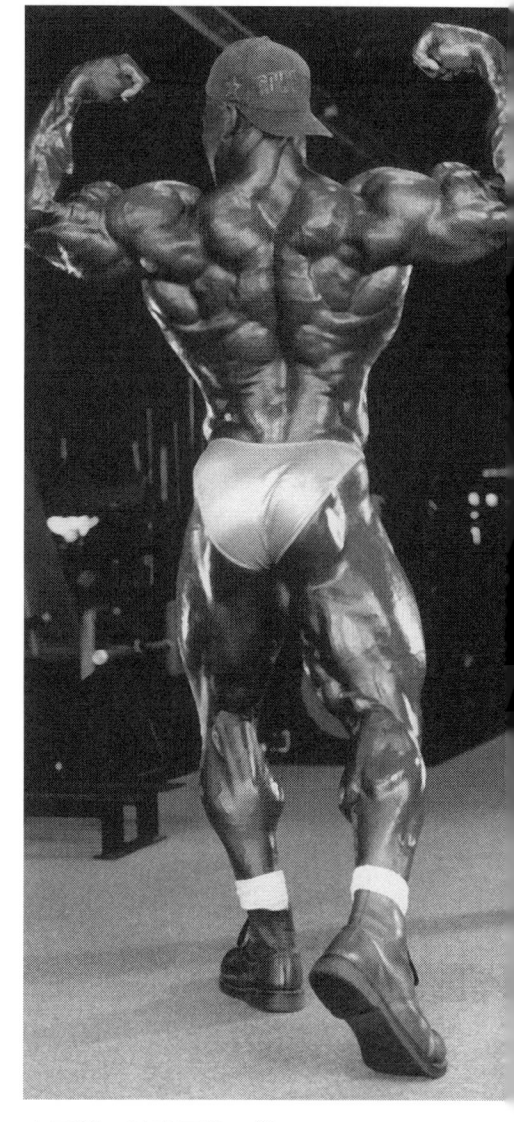

克里斯・科米爾的示範

弗萊克斯・惠勒的基因本來就非常好，但他背部的厚度和肌肉量都展現出刻苦訓練、追求夢想的痕跡。

背部的厚度主要透過划船類的訓練來達成，例如槓鈴划船、滑輪划船、T 槓划船等等。然而，如果你想要鎖定中背部，就做活動幅度更大的划船動作，這樣就可以充分收縮這個部位，例如使用 2 組獨立滑輪做滑輪划船，或做寬握距的單邊划船，或用更寬的握距做槓鈴划船。

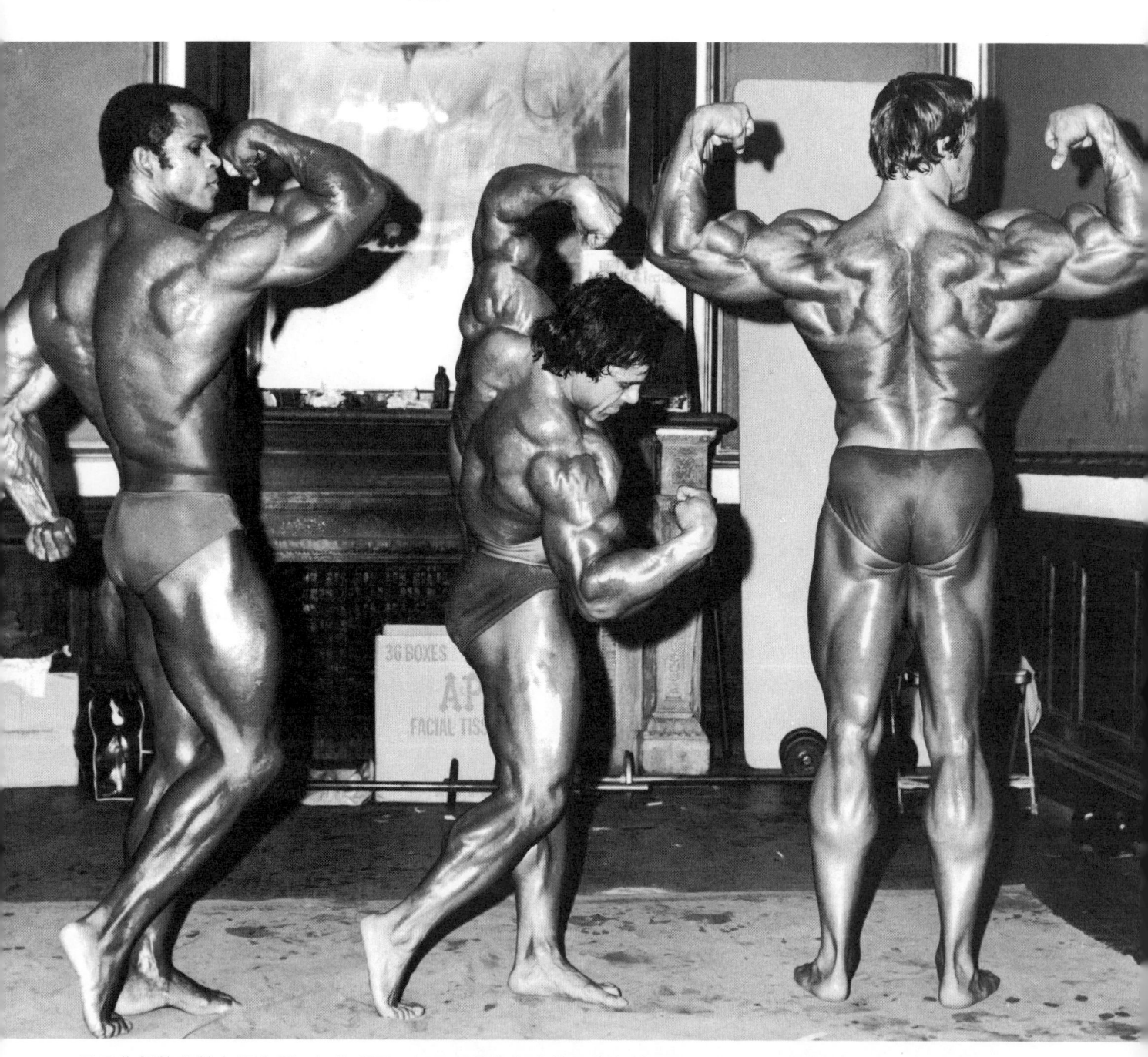

展示背部的姿勢有很多種，如你所見，如果要讓每個姿勢都能有效展現開來，就必須徹底提升背部肌肉。賽吉・努布雷、佛朗哥，以及我的上背部和下背部都很厚實，背闊肌寬大、肌肉發達。

背部

　　許多頂尖健美運動原的上背部都練得很完美，卻沒有把下背部練出應有的程度。真正強壯的下背部會有2列突出的肌肉，就位在脊椎兩側，這就是做大重量硬舉、俯身划船和其他爆發力訓練多年不懈怠的證明。只要博耶·科伊站上舞台，就會注意到他寬大的背闊肌，但只要他站在下背厚實有力的丹尼·帕迪拉（Danny Padilla）旁邊，你肯定會發現下背是他的弱項。

　　真正擁有海克力士體格的人，一定要練出發達厚實的下背肌。看看塞爾吉奧·奧利瓦、佛朗哥·哥倫布、多利安·耶茲、納賽爾·艾爾·桑巴蒂等人，你就會知道下背應該練成什麼模樣。下背部曾是弗蘭克·贊恩的弱點。我當時建議他做俯身划船，且要從相對較輕的重量開始，背部的肌肉成長後再逐漸增加負重。贊恩是一位非常投入訓練的健美人，在短短的時間內，下背部的發達程度就突飛猛進，1年之內就練出了明顯的條紋。

　　雖然肯恩·雷已經贏得了職業健美冠軍的頭銜，但他也發現自己的地位即將受到那些背肌壯碩無比的新星所威脅。肯恩沒有放棄，也沒有盲目地想練更大更巨，而是專注地鍛鍊背部，並且特別著重背部寬度；最終，他苦練有成，在做背面背闊肌姿勢時，就連重他二十幾公斤的競爭對手都贏不了他。

　　因為我們的脂肪通常會大量儲存在腰部，所以擁有精瘦且清晰的下背部線條往往是刻苦鍛鍊的最佳證明。只要擺出背面雙手肱二頭肌的姿勢，評委們必能看到那清晰分明、精雕細琢的下背部，就會立刻了解這位選手下了多少苦功，而且不僅是針對下背部，整片背肌都要練得很好。

　　打從訓練計畫的一開始，我就把練下背部的動作納入其中，這樣一來，用我這套方法訓練的人才不會練了1年後發現自己的下背虛弱不堪。硬舉這類的爆發力訓練動作是鍛鍊下背的好選擇，因為這個動作不僅能刺激下背肌的肌肉發展，還能讓腰部變得更強壯；你也可以做俯身划船等其他動作，這樣下背就不會比上背部更早沒力。

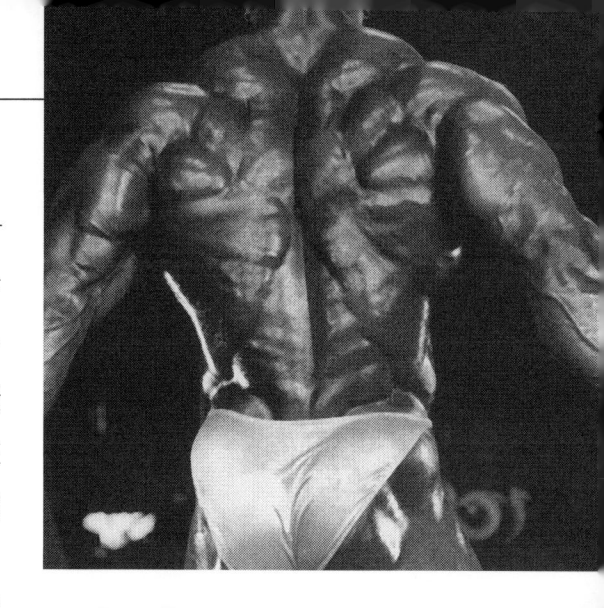

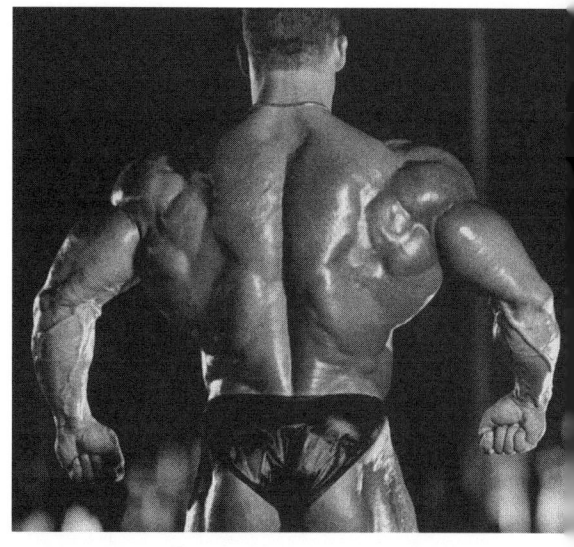

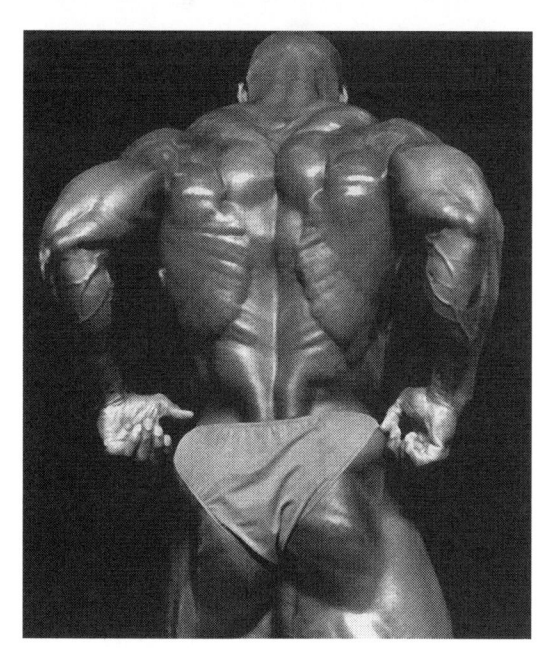

3位頂尖健美運動員克里斯·科米爾、多利安·耶茲和弗萊克斯·惠勒，分別示範了3種展示背部肌肉的姿勢。你可以看到，脊椎附近的條紋和肌肉量跟「聖誕樹」長得很像。

背肌的功能

就健美而言，背闊肌有 2 個基本功能，可以將肩膀向後拉，也就是划船的動作，以及將肩膀向下拉，即下拉或引體向上的動作。做這些動作時，有個常見的錯誤，就是二頭肌出太多力，導致背肌用力不足，或讓下背部肌肉產生晃動，造成背闊肌不是主要施力的肌群。訓練背闊肌時，必須專注於孤立訓練此肌群，不要讓其他肌肉介入。

下背部肌肉的功能則與身上大多數肌肉不同。下背部肌肉屬於穩定肌，可以讓身體保持穩定，與二頭肌在大活動幅度下不斷收縮、放鬆的運作方式不同。因此，在做俯臥挺身、直腿硬舉等大範圍動作時，下背會承受很大的壓力，可能需要 1 週的時間才能完全復元。也就是說，下背肌的大重量、最大肌力訓練每週只需進行 1 次。其他訓練日可以做負重較輕、低於最大負荷量的訓練。

設計背肌訓練計畫

要規劃一份綜合性的背部訓練計畫，就需要考慮每個重要的背部肌肉的功能，才能鍛鍊到每個重點區塊。如果你不了解背肌的複雜性，也不懂要用多少動作才能完整練到背肌，最終就會讓這個部位成為體格上的嚴重弱點。

舉例來說，如果你做 5 組引體向上、5 組頸後引體向上、5 組寬握下拉、5 組窄握下拉，就以為自己已經把背肌練完，那麼你就大錯特錯了。上述的每一個動作都會鍛鍊到背部的下拉功能，從而發展背闊肌的寬度，但真正完整的背部訓練計畫還要能增加背肌厚度、刺激下背闊肌、提升下背肌力和下背肌線條清晰度。

基礎訓練計畫會從簡單的動作開始，包括硬舉和引體向上。之後，你就會在硬舉訓練中加入俯臥挺身、槓鈴早安等其他動作。同樣地，有很多其他下拉的動作可以輔助引體向上的練習，像是你可以偶爾用單邊划船來取代雙手划船等等。在進階和賽事訓練計畫中，我加入了更多種類的背肌訓練動作，如果你已經準備好投入健美賽事，就需要用幾個動作來鍛鍊各個背肌重點部位。

針對弱點的訓練

現在的競技健美選手最常見的問題就是背肌練得不完整。其中一個原因可能只是因為他們更關注身體正面，因此胸部或手臂都練得比背肌還勤。但是，另一個原因有可能是不懂怎麼練背。背部訓練比很多人想得還更困難、更多細節。背闊肌和其他背部肌肉的基本功能是將肩帶向下、向後拉。許多健美人不知道這件事，也不知道做特定動作時該使用哪塊肌肉。如果做動作的時候總是讓身體向後傾，用下背部或肩膀來做動作，那麼背肌就永遠無法做到完整的活動幅度。

從小時候你就學會了協調肌肉的方法，並讓舉起重物的動作更輕鬆。抬起東西的時候，你知道要彎曲膝蓋，盡可能減輕背部肌肉的壓力，並讓施力部位更均勻，使相鄰肌肉也能一起出力。但是這就跟我們練健美的目標相反。若要有效地鍛鍊背部，就要懂得如何孤立訓練各個區塊，而且要讓各個區塊獨自施加更大的力量，而不是讓動作更輕鬆。

我曾經看過有健美人用誇張的負重做俯身划船，但他們得用到全身上下的肌肉才能把槓鈴舉起來。這種作弊的動作是無法讓背肌的品質提升的。很多健美選手練坐姿划船時都會大幅增重，好像做大重量就是唯一目標一樣，接著他們會大幅晃動身體，為了完成動作而用過多的下背肌發力。

此外，有很多練健美的人在做下拉或划船動作時會用太多二頭肌，結果就只練到手臂，導致背肌的鍛鍊效果不彰。手臂其實只是連接槓鈴跟背肌媒介，而不是主要發力的部位。

但是，即便你學會了完全標準的背部訓練技巧，還是有可能遇到困難；這是因為背部肌肉錯綜複雜、相互關聯，各自的發展速度也不一樣。隨著健美經驗的累積，你會更了解自己背部哪些區塊對訓練的反應更快，於是就能調整訓練計畫，轉而關注落後的肌群。

背部外側的發展

窄握划船的動作可以練到背肌外側。這是因為窄握時，握把或槓鈴無法拉到軀幹後方，所以動作範圍就縮小了。我最喜歡的背肌外側訓練動作之一就是 T 槓划船，而且要做到最標準才行。

上背部的發展

我最推薦的上背訓練動作就是大重量俯身槓鈴划船。你也可以採取坐姿寬握的方式，並用長槓來做划船的動作。如果上背肌有一側更為發達，你就可以用單邊啞鈴划船來孤立鍛鍊較弱的一邊。

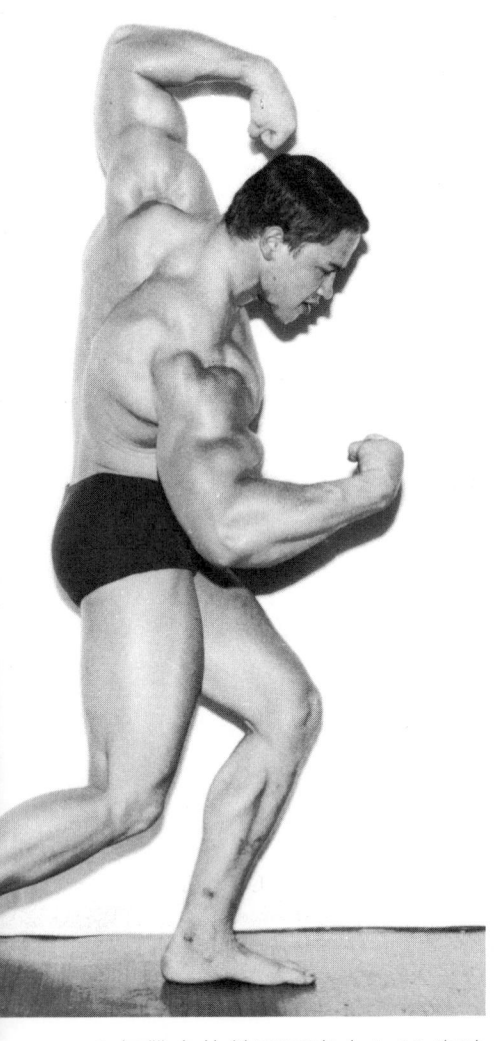

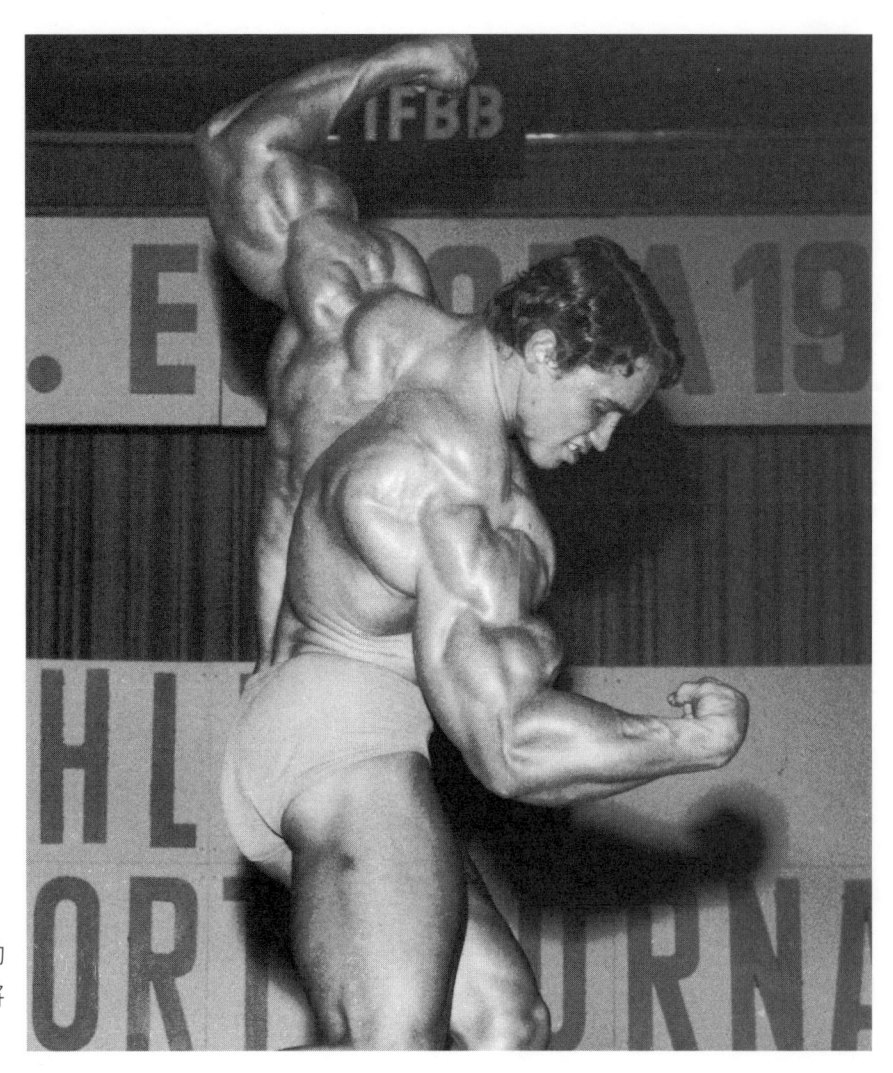

3 年帶來的差距可真大！18 歲時我就意識自己要花更多時間練上背肌⋯⋯

⋯⋯到了 21 歲，經過勤奮地修補弱點，我已經將劣勢化為祕密武器了。

背闊肌的寬度

背闊肌對正面和背面姿勢都極爲重要。多利安·耶茲、凱文·萊弗隆都有眞正的奧林匹亞先生背闊肌，無論做什麼姿勢、從什麼角度看，背闊肌都非常完美。要擴大背闊肌的寬度和面積，可以做側向拉背闊肌的動作，像是寬握引體向上、寬握下拉等。

多利安·耶茲的示範

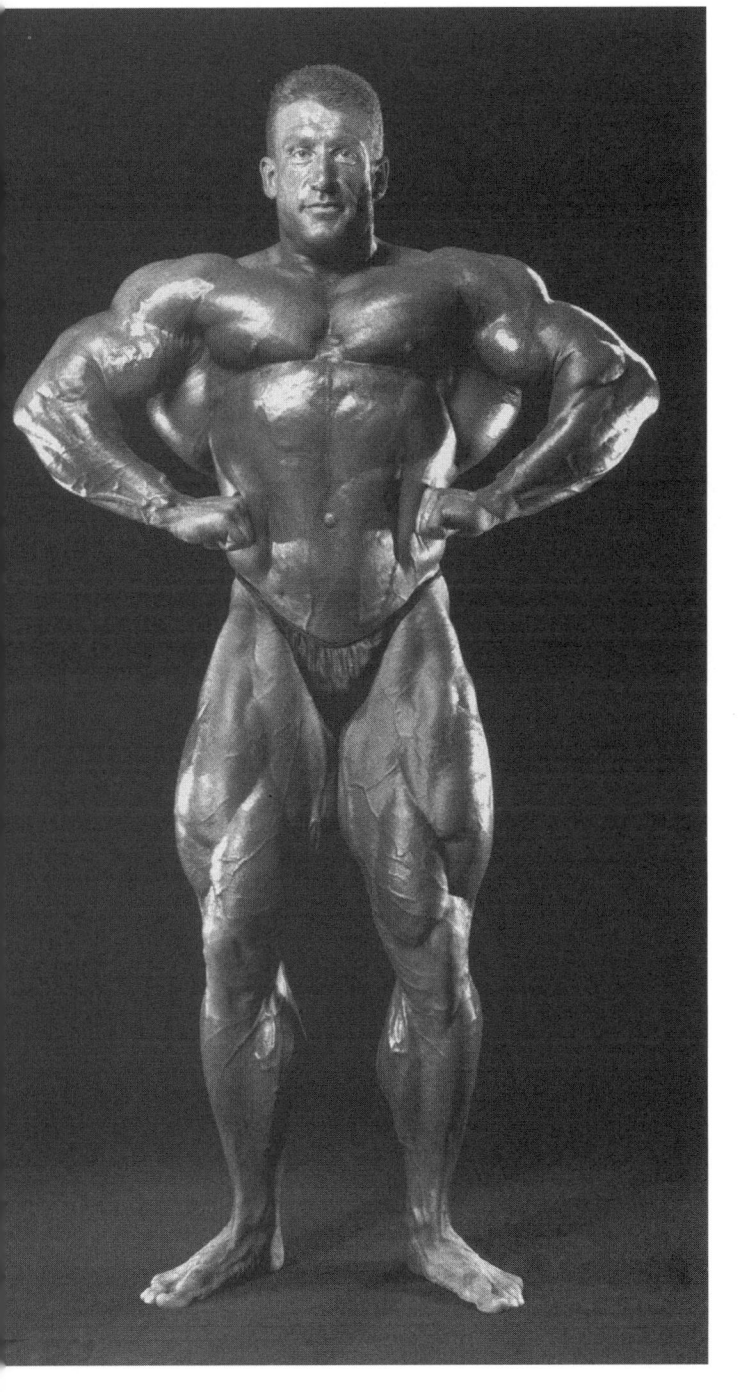

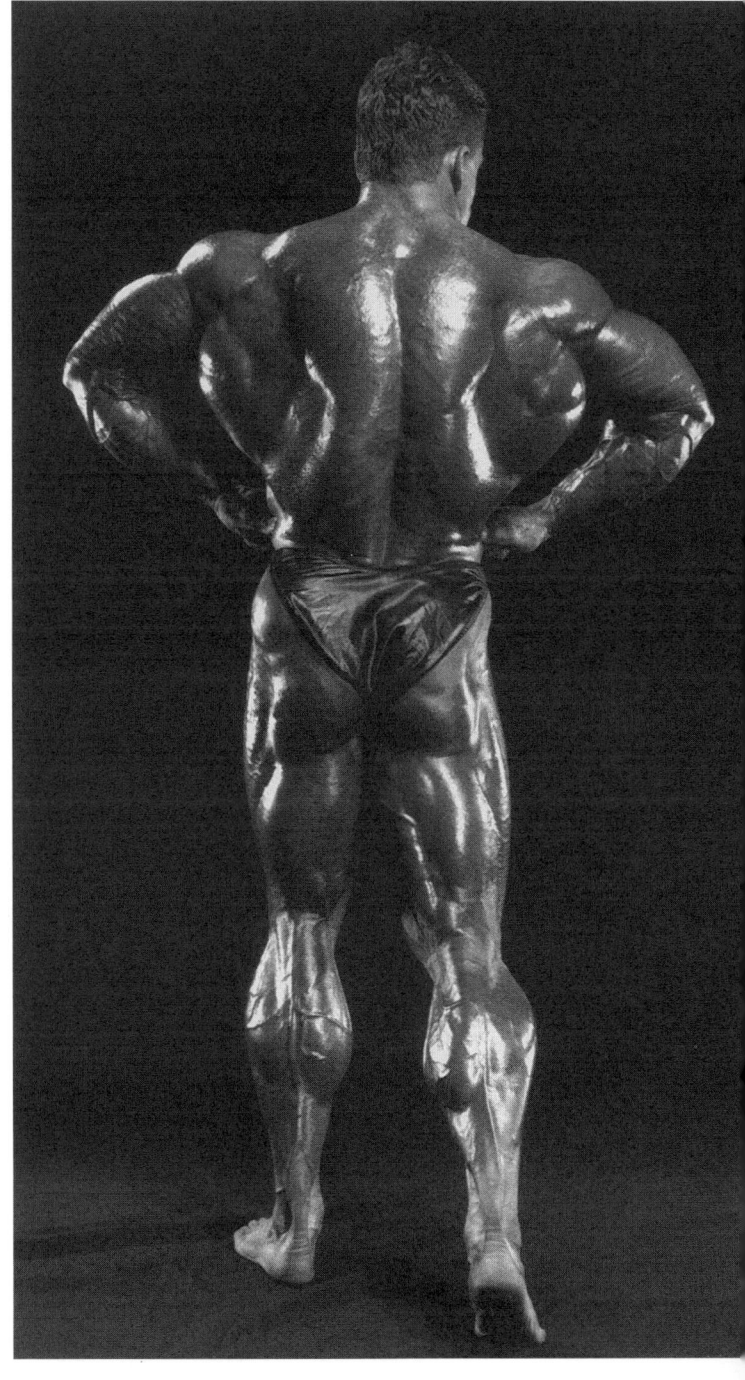

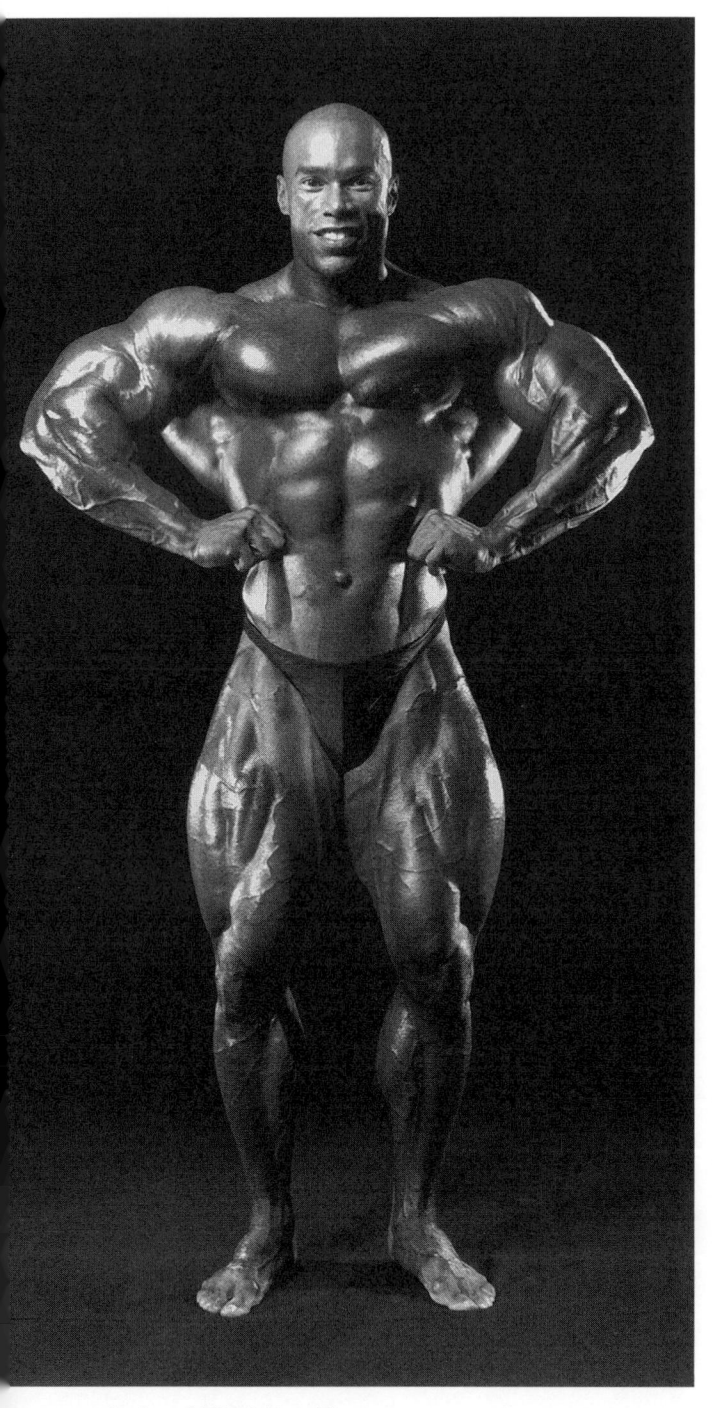

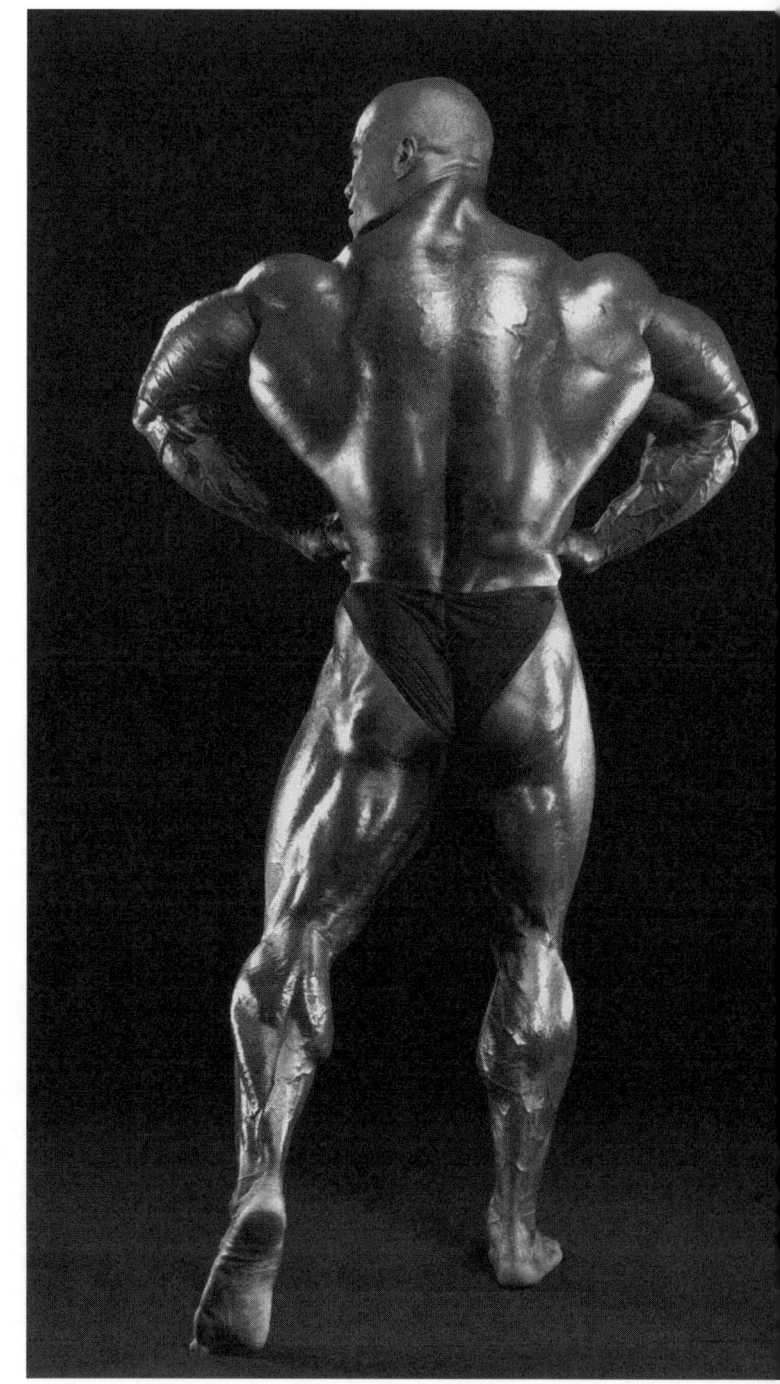

凱文・萊弗隆的示範

下背闊肌的發展

如果你的背闊肌沒有一直延伸到腰間，看起來就會沒那麼飽滿。單邊滑輪划船、窄握引體向上等握距較窄的動作都可以讓你練到下背肌。

中背部的厚度

若要讓中背部施展更多力量，就得把活動幅度擴展到最大。因此，坐姿划船建議使用獨立的 2 個握把，這樣就可以讓手肘向後拉得更遠，對中背部施加更多的阻力。握距極寬的划船動作或 T 槓划船也可以帶來相同的效果。

下背部的發展

有很多健美選手都忘了，下背其實是背部姿勢的得分關鍵。大重量硬舉可以讓下背肌達到極限。也可以用槓鈴早安、俯臥挺身等動作來專門對付下背肌群。

背肌的整體發展

請記住，其他肌群也會影響背部姿勢的呈現，尤其是背面雙手肱二頭肌和背面背闊肌等姿勢更是如此。因此，三角肌後束、斜方肌，甚至二頭肌和三頭肌等肌群，也是我們鍛鍊的重點。這一切牽一髮動全身，評審給你的背部姿勢低分，其實有可能是背肌以外的部分出問題。

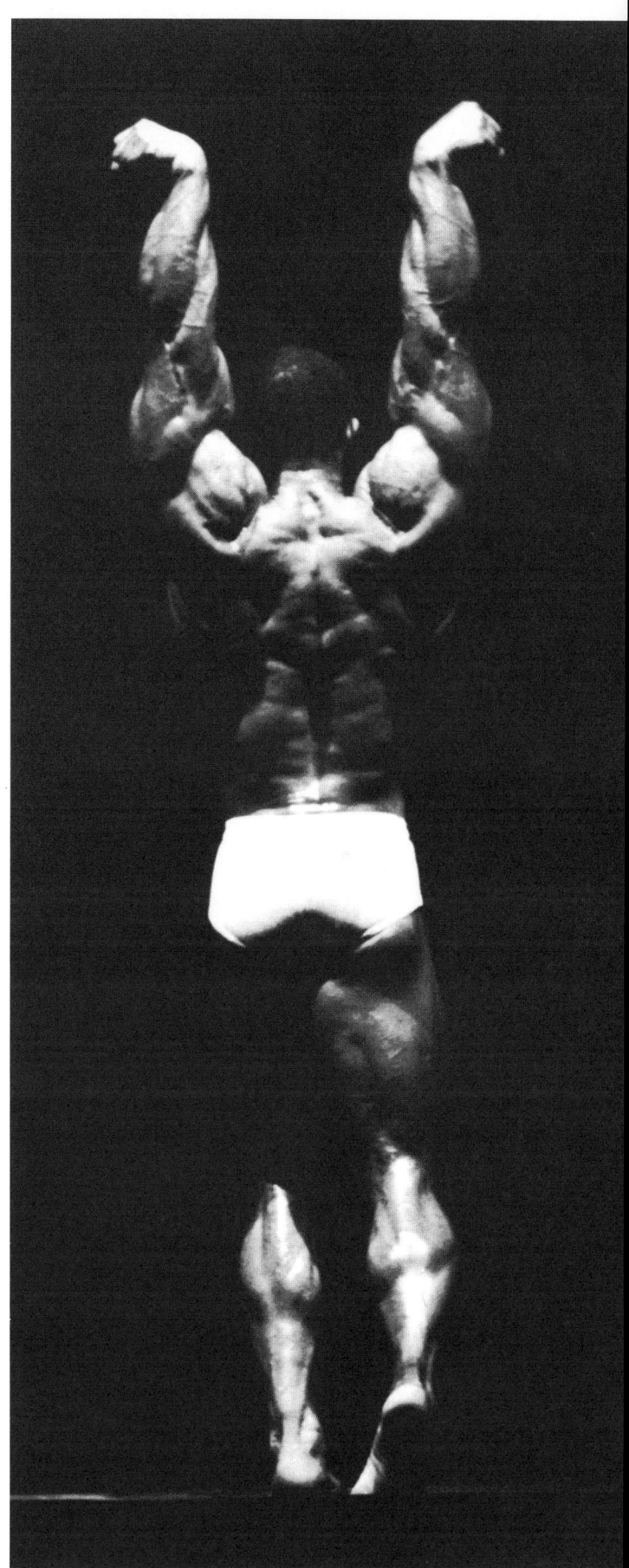

塞爾吉奧·奧利瓦展示了完美厚實的中、下背部。

伸展和繃緊的肌肉

我始終認爲，在組間繃緊肌肉、擺姿勢是很重要的環節。對於背部來說尤其如此。你必須不斷擺姿勢、繃緊背肌，才能在比賽時完美地透過姿勢展現出自己引以爲傲的肌肉。伸展背闊肌的習慣也能讓背闊肌的輪廓更飽滿，並往下融合（tie-in）在腰部，造就冠軍背肌。

你可以在划船、拉舉等動作的組間，做背面雙手肱二頭肌等姿勢。如果你在等待夥伴做完 1 組動作的時間擺姿勢，就可以讓肌肉保持泵感，身體也不會冷掉，爲下一組動作作好準備。

在引體向上、下拉動作的組間，你可以抓住一些堅固的物體，然後如右圖所示分別伸展左右背闊肌，也可以同時伸展兩邊。此外，本書第 340 頁之後的所有前鋸肌訓練動作，都可以用來伸展背闊肌。這些動作可以拉長肌肉，讓動作範圍更廣、收縮幅度更大，延伸到腰部時也能刺激下背闊肌。

背肌 The Back 361

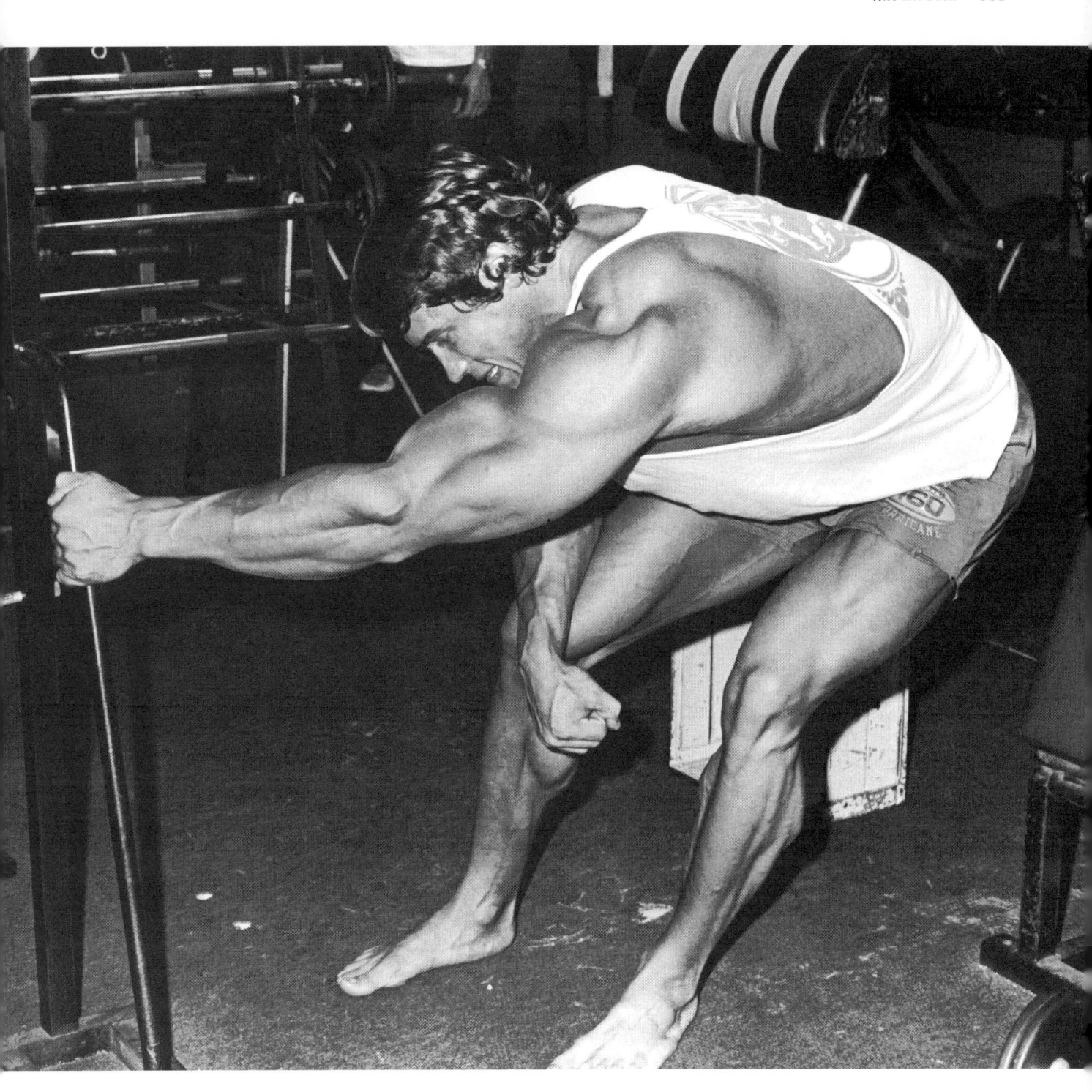

肯·沃勒的示範

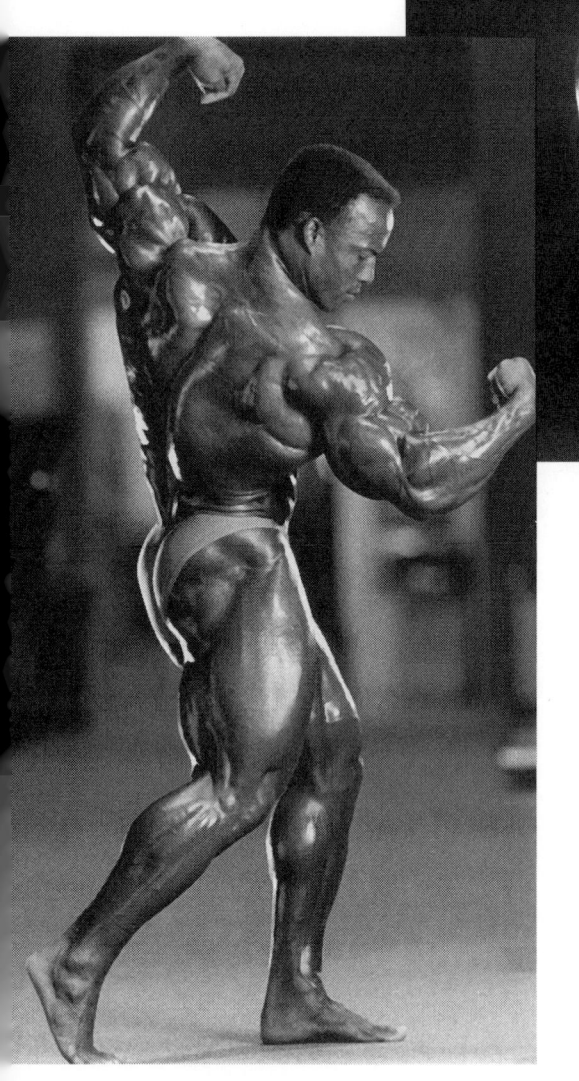

肖恩·雷的示範

多利安·耶茲的示範

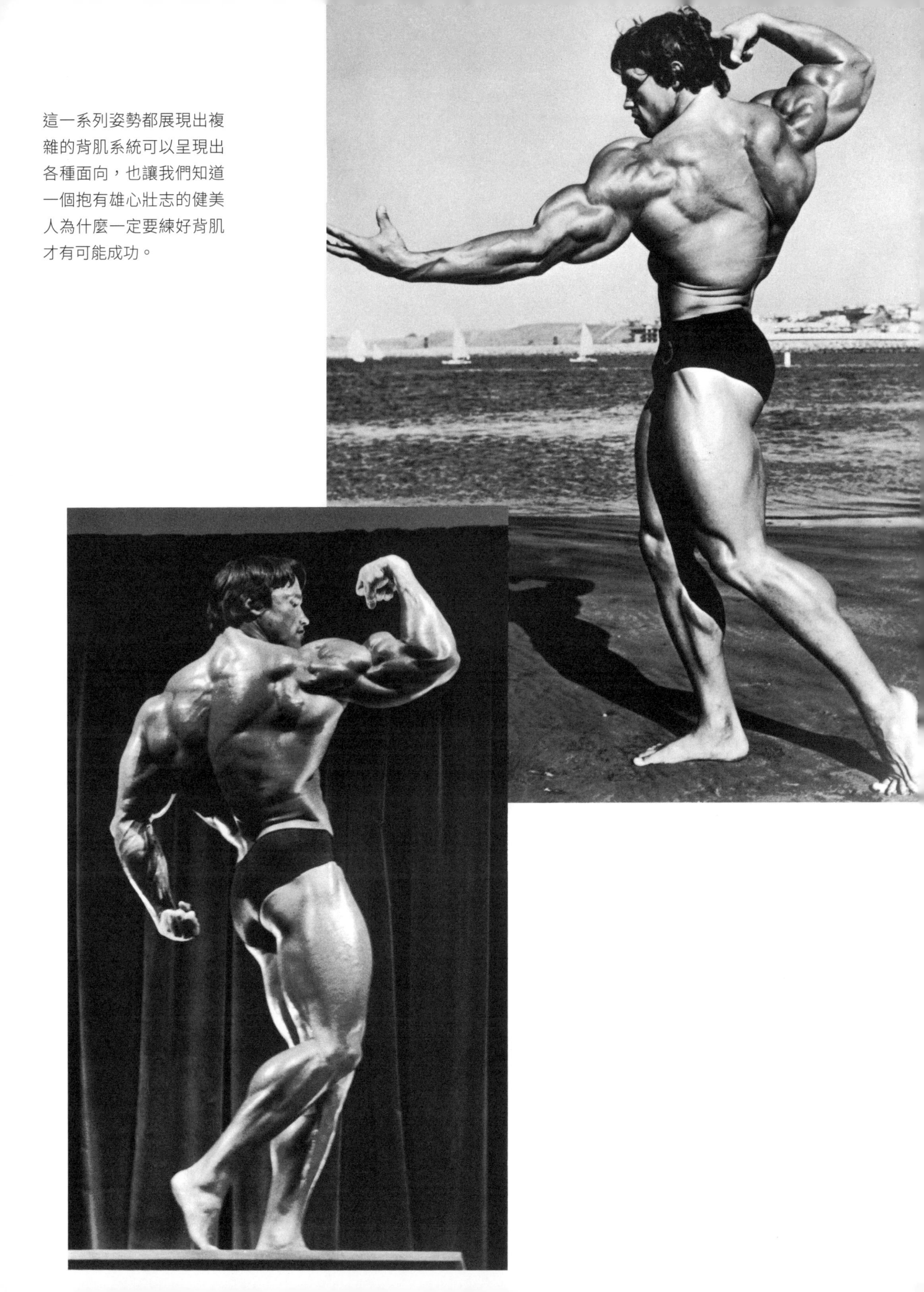

這一系列姿勢都展現出複雜的背肌系統可以呈現出各種面向，也讓我們知道一個抱有雄心壯志的健美人為什麼一定要練好背肌才有可能成功。

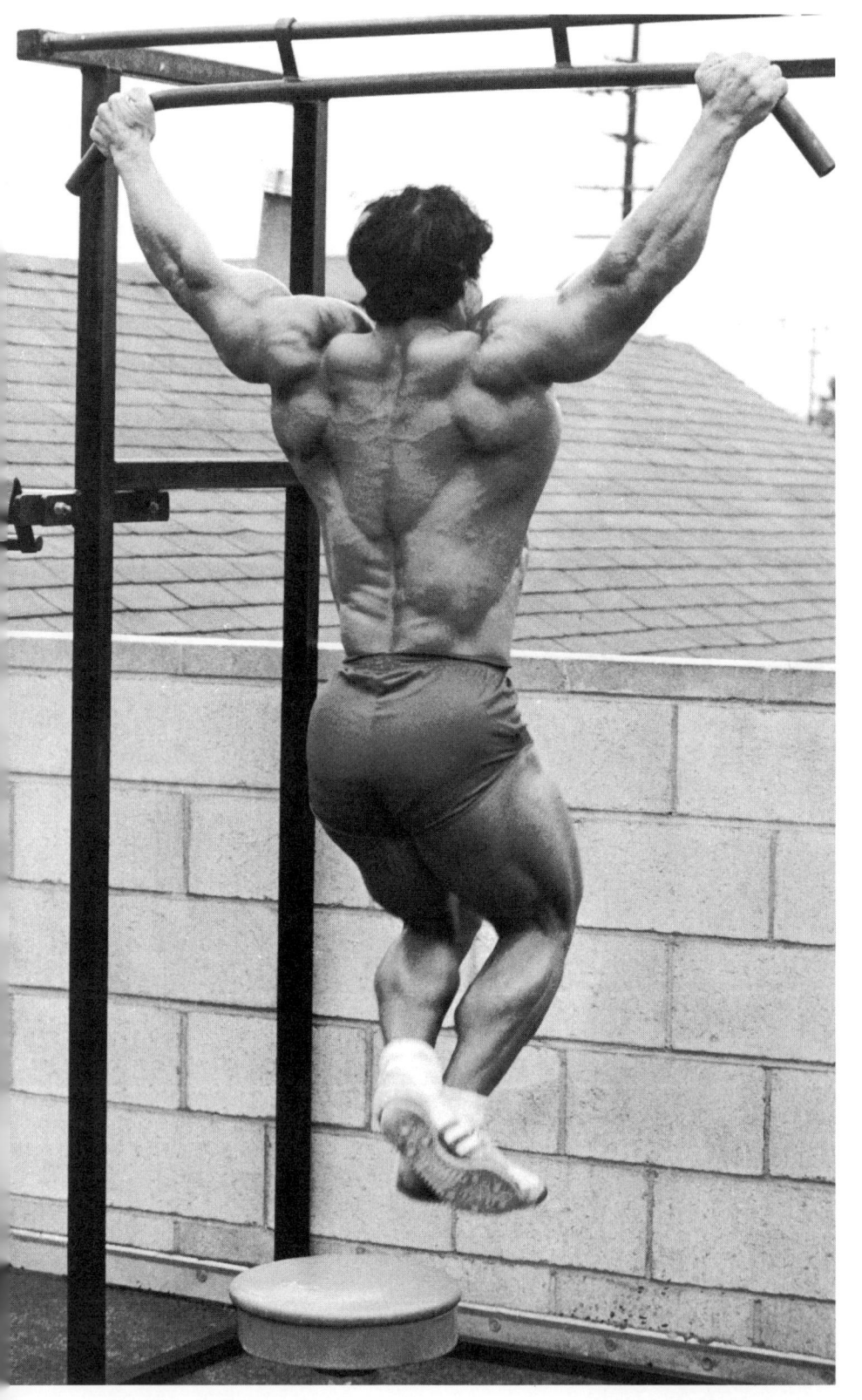

背肌訓練動作
Back Exercises

頸後寬握引體向上
(WIDE-GRIP CHINS BEHIND THE NECK)

訓練目的：擴展上背肌，讓背闊肌的輪廓更加寬大飽滿。

寬握引體向上可以讓背闊肌變寬，也可以增強整個肩帶。這個動作主要鍛鍊上半部、外側背闊肌，能擴展肩胛骨寬度，讓背闊肌更容易變寬。

操練方式：①正手握住引體向上槓，雙手盡可能分開。②身體懸吊在槓上，然後將自己拉起，用頸部後方碰觸槓。請盡量用標準動作完成引體向上，不要用踢腿的方式輔助背肌。在動作的最高點停留一段時間，然後再慢慢放低身體，回到起始位置。引體向上是自重訓練，負荷量就是自己的體重，所以有些初學者可能無法達到每組所需的次數。如果有這類問題，我會建議你做我以前的練法，那就是每一次都達到自己的最大次數就好，不要想著一定要 10 下 5 組，而是從每組 3、4 下開始，慢慢累積到 50 下。肌力越強，達到 50 下所需的組數就越少，也能更快做完這項練習。

佛朗哥・哥倫布的示範

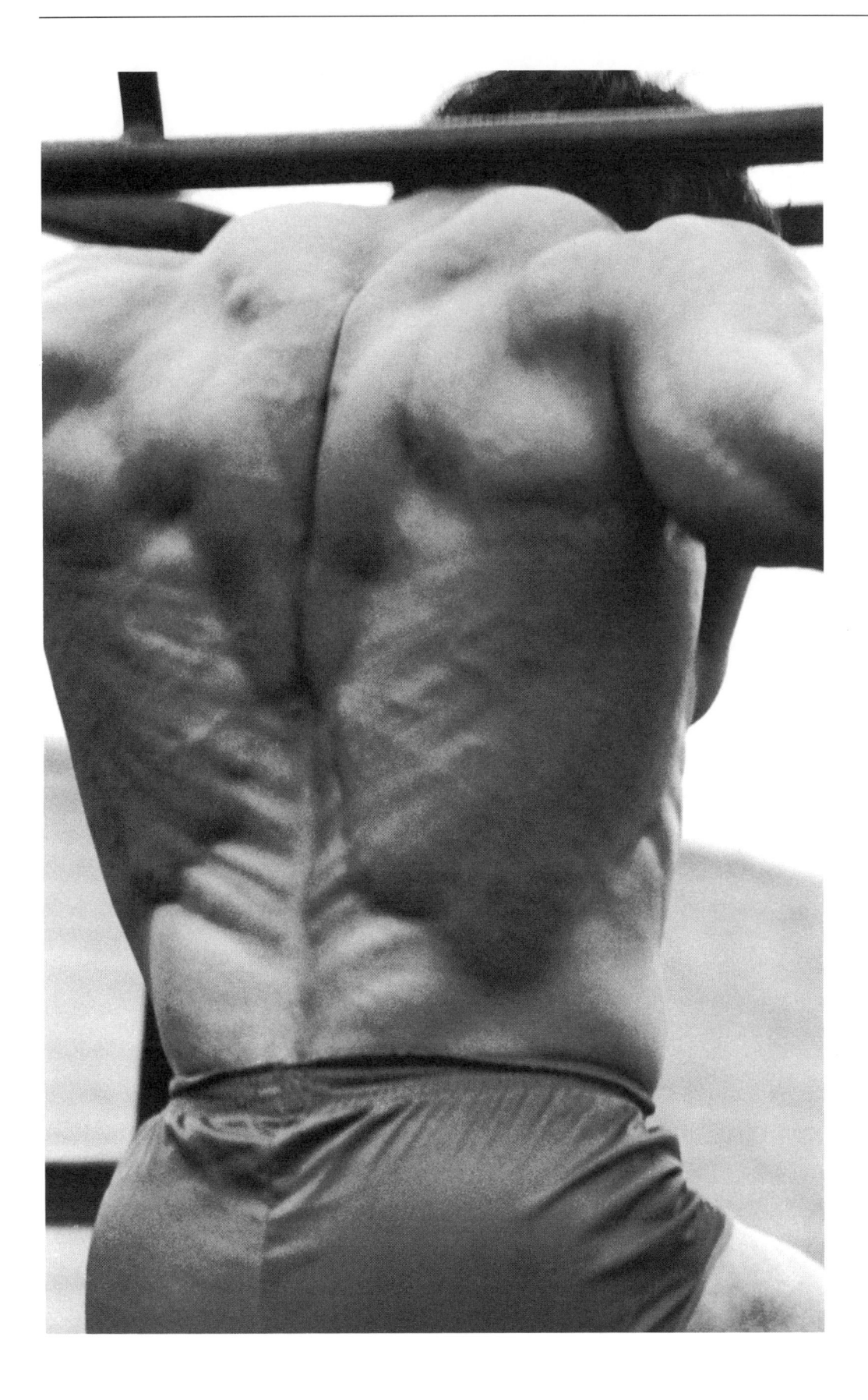

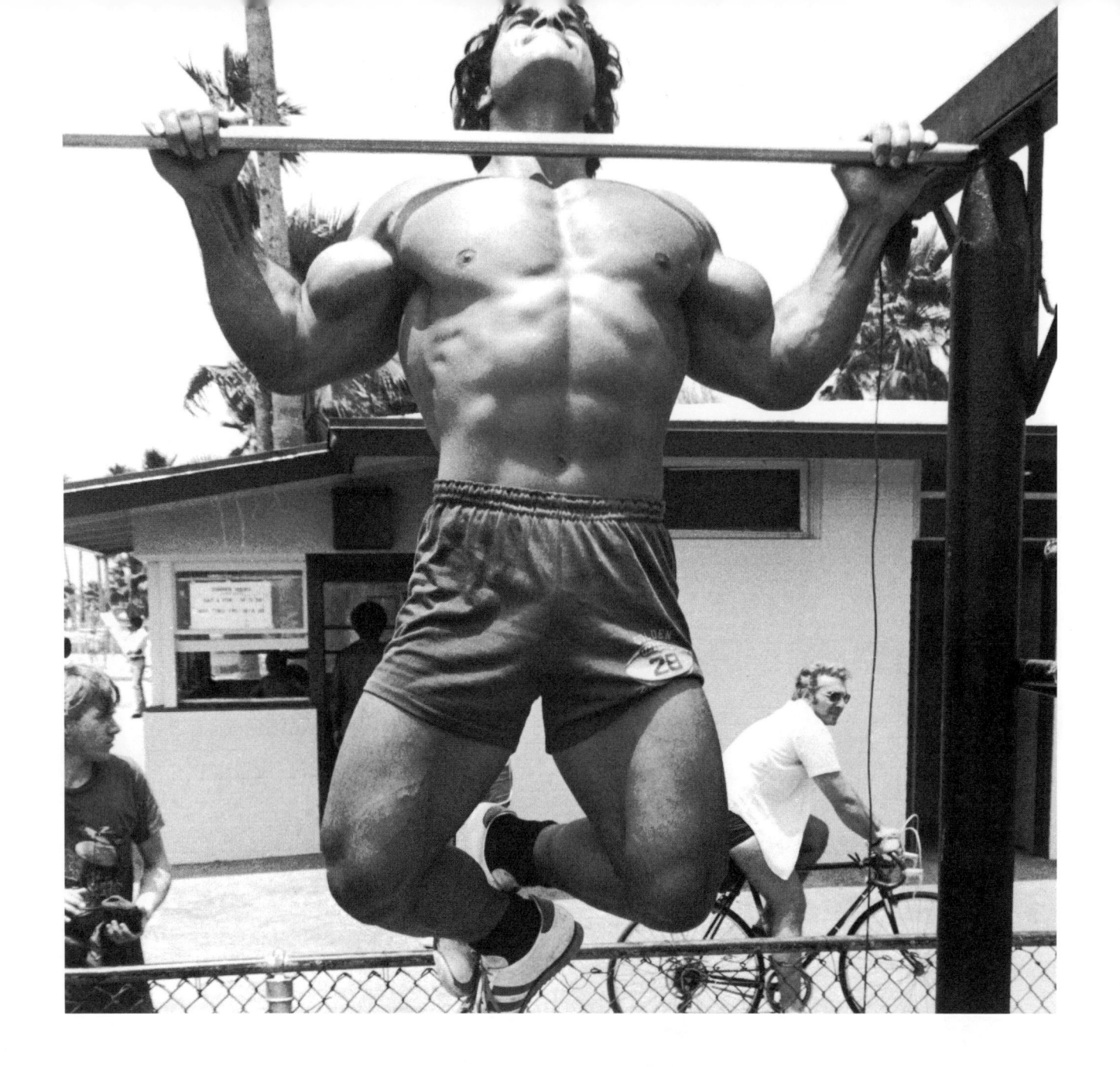

寬握引體向上（選擇性）
(WIDE-GRIP CHINS TO THE FRONT (OPTIONAL))

訓練目的： 擴展上背肌，讓背闊肌的輪廓更加寬大飽滿。

比起頸後引體向上，在動作最高點讓槓碰觸到胸口的引體向上動作範圍會更大一些，而且動作不用那麼嚴格，所以可以稍微作弊，即使身體疲勞也可以繼續完成動作。

操練方式： ①正手握住引體向上槓，雙手盡可能分開。②身體懸吊在槓上，然後將自己拉起，用胸口碰觸槓。在動作的最高點停留一段時間，然後再慢慢放低身體，回到起始位置。

窄握引體向上 (CLOSE-GRIP CHINS)

訓練目的：鍛鍊背部肌肉，擴展下背闊肌，並增強前鋸肌。

　　這個動作可以讓背闊肌看起來更寬、更長。此外，還能鍛鍊到前鋸肌，也就是胸肌外側下方像手指頭一樣的小肌肉，只要練出前鋸肌，正面雙手肱二頭肌或其他過頭的姿勢就能大大加分。

操練方式：①握住引體向上槓或是健身房裡的其他窄握握把，雙手併攏，各抓住1個握把。讓身體懸吊在槓上。②接著，將自己拉起，用胸口接近或碰觸槓；再慢慢放低身體，回到起始位置，並充分伸展背闊肌。盡量達到最大的動作範圍。

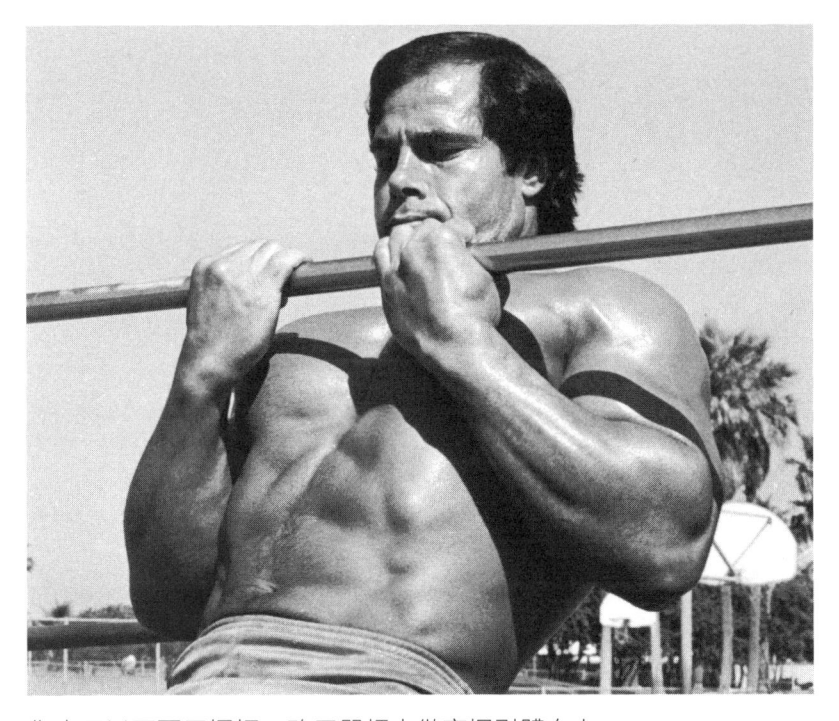

你也可以不要用握把，改用單槓來做窄握引體向上。

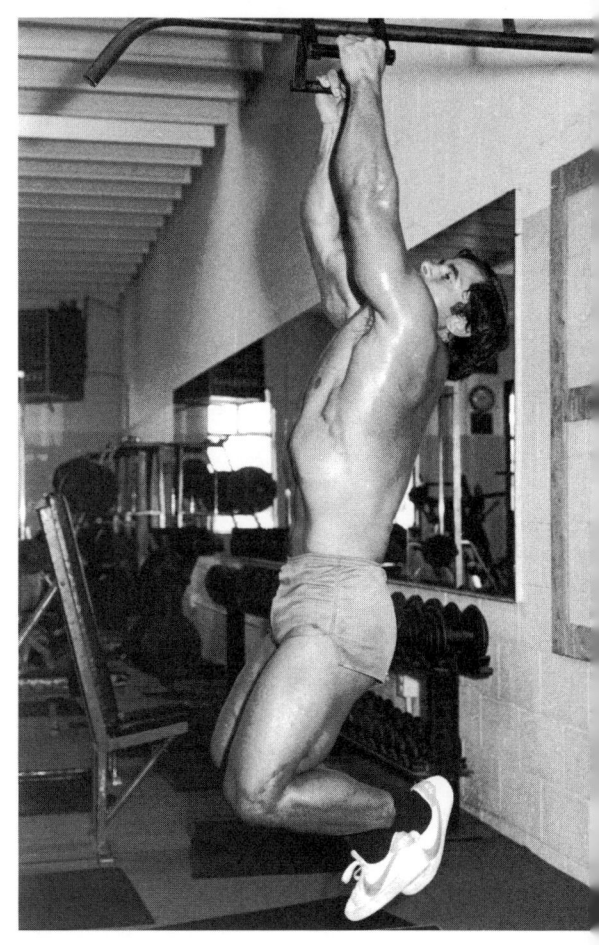

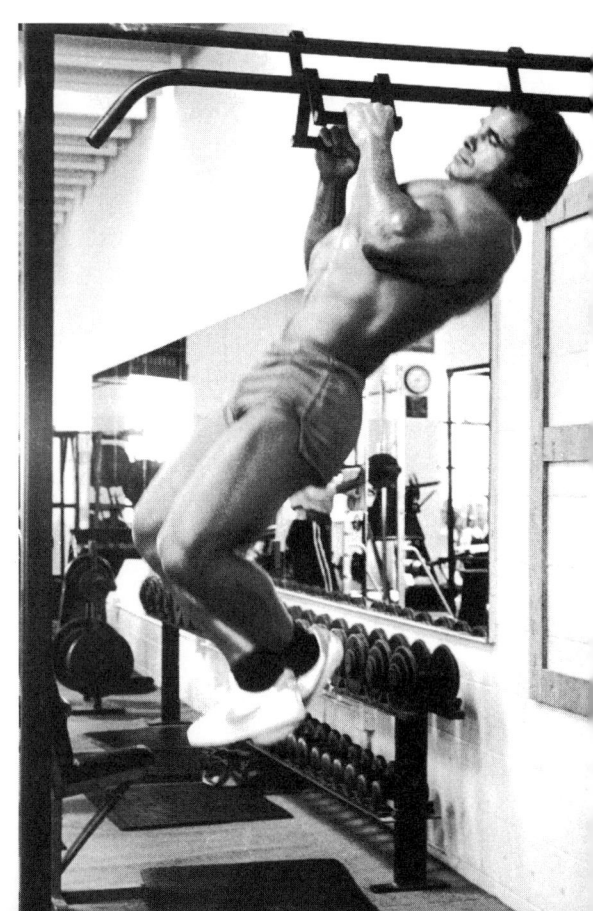

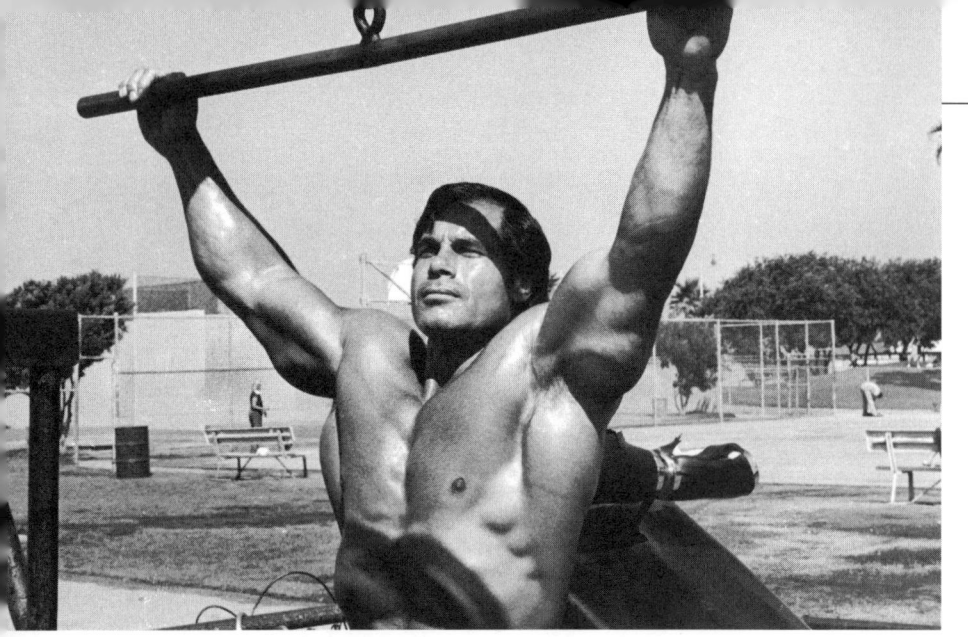

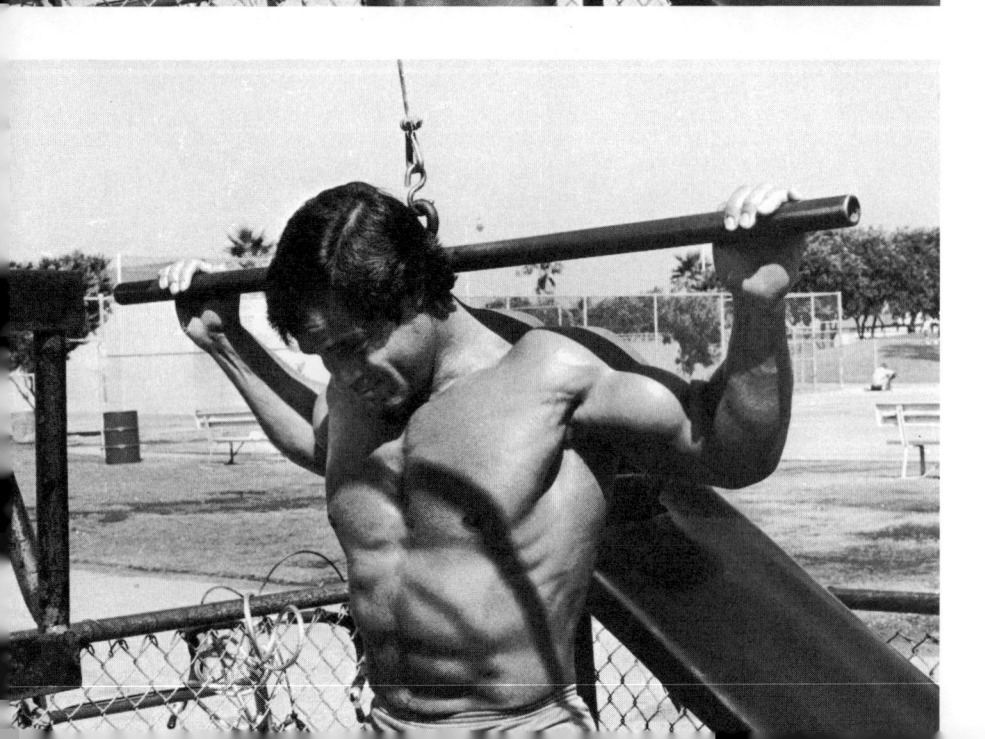

器械式背闊肌下拉
(LAT MACHINE PULLDOWNS)

訓練目的：擴展上背闊肌。

這個動作可以讓你用低於體重的負荷量做引體向上，這樣一來，如果你的上背肌需要加強，就可以利用這個方式做更多下，以鍛鍊上背闊肌，但請注意，器械仍然無法取代標準的引體向上。

操練方式：①以正手、寬握距握住長桿，然後坐在健身椅上，並用膝蓋勾住椅子作為支撐。②向下平穩拉桿，讓桿觸碰到胸口上方，並用上背部肌肉出力，不要讓身體向後擺動、使用到下背部肌肉。放鬆並回到起始動作，讓手臂伸展，感受背闊肌完全延伸。

變化動作：可以將桿拉到頸後。

窄或中握距下拉 (CLOSE- OR MEDIUM-GRIP PULLDOWNS)

訓練目的：鍛鍊背闊肌，且特別針對下背闊肌。

同樣地，你可以用過頭的滑輪機或插銷式重量訓練器材，這樣就能以低於體重的負荷量做引體向上。

操練方式：①用窄握距或中握距抓住握把或橫桿，並向下拉至上胸口。身體不要向後擺動，專注地用背闊肌發力完成動作。②讓肩膀向下、向後拉，做出挺胸的動作。讓握把回到起始位置，並完整地延伸背闊肌。

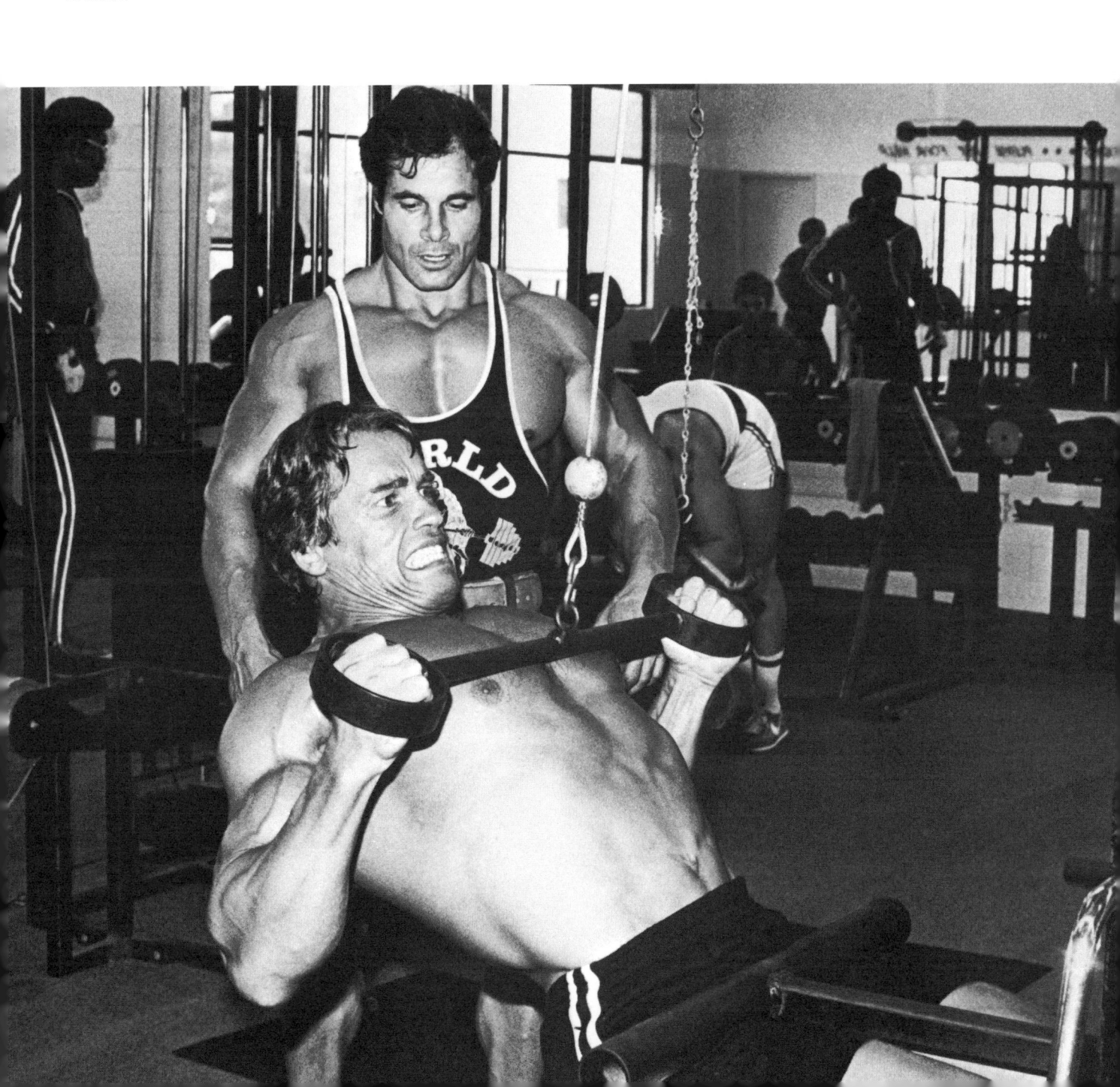

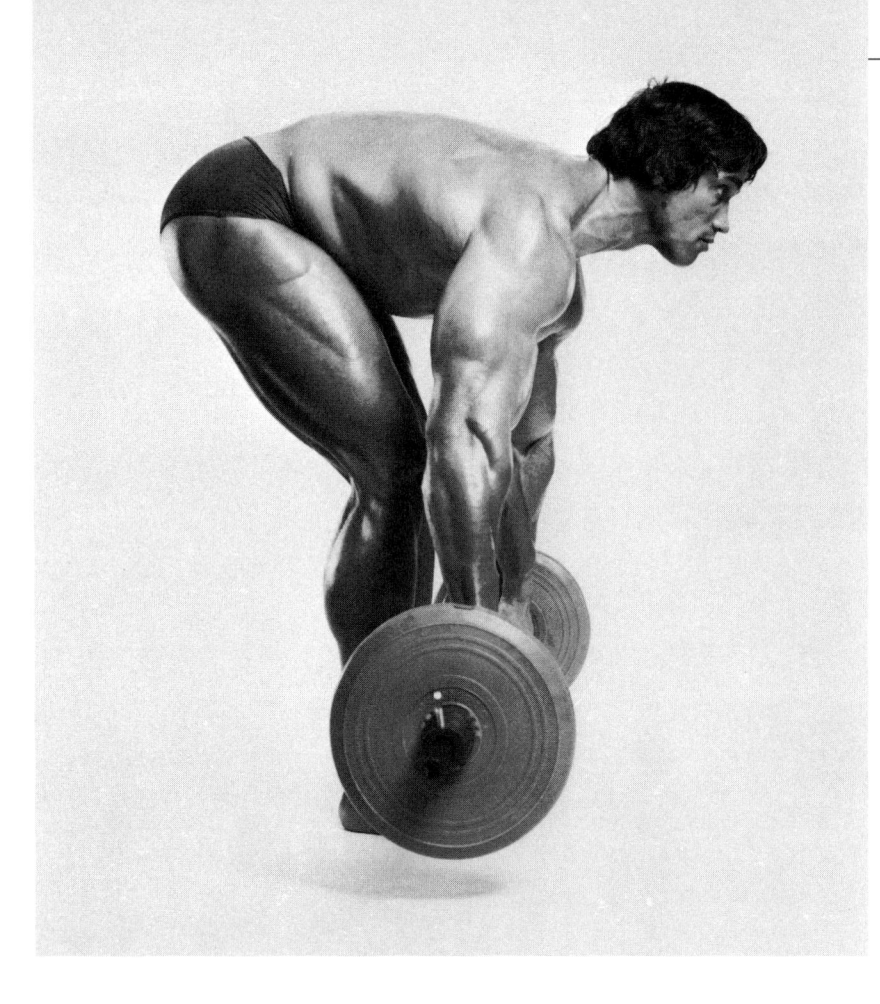

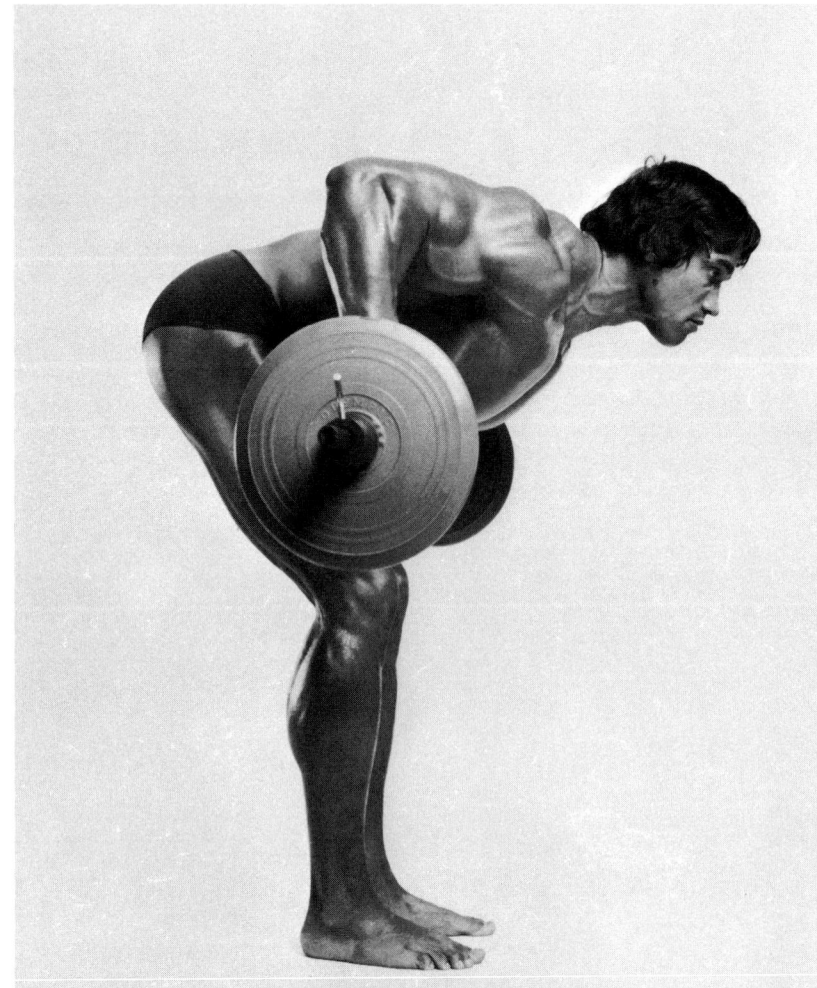

俯身槓鈴划船
(BENT-OVER BARBELL ROWS)

訓練目的：讓上背肌更厚實。

這個動作還能讓上背變寬，也能稍微增加下背部的肌肉密度。

操練方式：①雙腳稍微分開站立，用正手、寬握距抓住槓鈴。膝蓋稍微彎曲，身體向前傾，直到上半身與地板約呈平行。背部打直，抬頭，手臂放直，讓槓鈴懸於身體前方、幾乎接觸到脛骨的高度。②請盡量使用以背部肌肉，將槓鈴向上舉起，並讓槓碰觸到上腹部，再慢慢放下，回到起始位置，一碰到最低點就馬上開始做另一下。重點就在於讓背部發力，不要變成二頭肌訓練。你可以把手臂和手掌想像成鉤子，只是把背闊肌的收縮傳遞到槓鈴上的一個媒介。不要把槓鈴舉到胸口，觸碰到腹部比較不會讓手臂出力。為了讓背肌充分熱身，第1組的划船動作請不要使用太大的負重。到了最後一組，可以用一點點作弊技巧，讓自己完成指定的次數，但請適可而止，不要讓其他部位過度代償。

背肌 The Back 371

做俯身槓鈴划船時，是用背闊肌拉，且不能用下背把槓舉起。整個動作過程中上半身都要與地板平行。同時也要注意槓鈴是拉到腹部，而不是拉到胸口。

這張圖做了 2 個錯誤示範：如果做俯身槓鈴划船時身體沒有保持穩定，就會動用到下背肌，無法單獨訓練背闊肌。如果你把槓鈴舉到胸口，就會讓手臂出力，這樣就達不到鍛鍊背闊肌的效果，反而讓二頭肌成為主角。

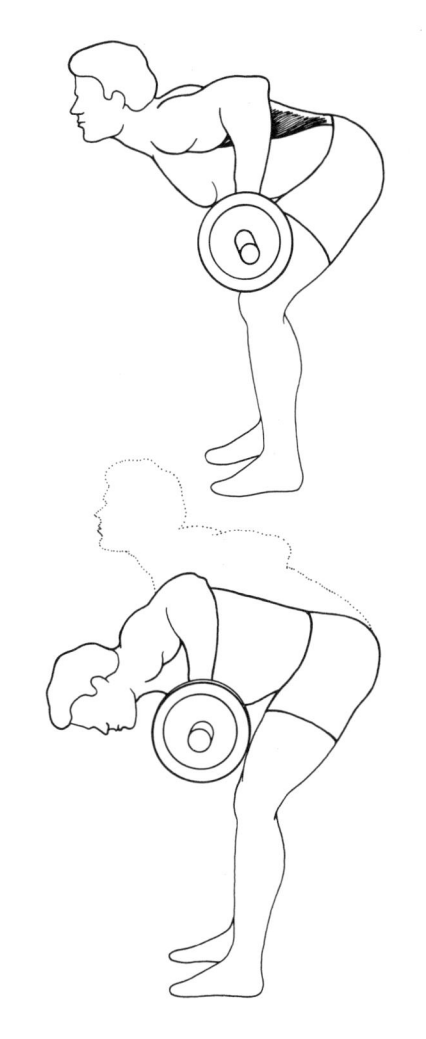

如果用槓片較大的奧林匹克槓鈴做划船，就要站在一個磚塊或健身椅上面，這樣才可以把槓鈴放到夠低的位置，並避免槓鈴觸地。抬起頭，背部打直，彎曲雙膝的動作就好像即將把槓上搏至胸前的奧運舉重選手一樣。

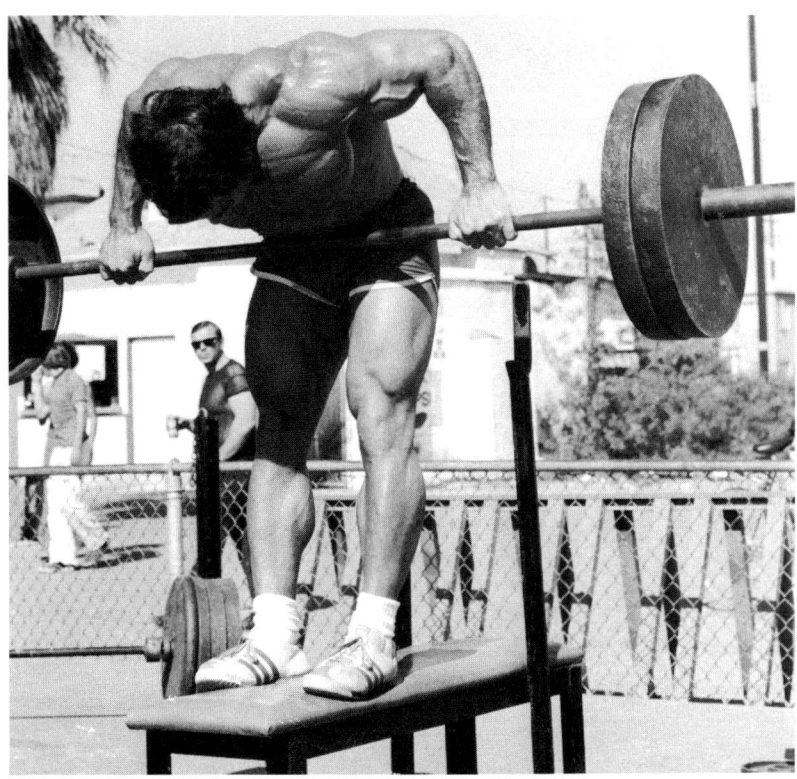

俯身啞鈴划船 (BENT-OVER DUMBBELL ROWS)

訓練目的： 分別鍛鍊上背部的左右兩邊。

你還是可以用大重量的啞鈴來練背，但啞鈴還有另一個妙用，就是分別鍛鍊左右兩側，不讓肌力較強的一側掩蓋住弱點。對於背肌發展不平均的人而言，使用啞鈴是擊破弱項的好方法。

操練方式： ①雙手各握一只啞鈴，稍微彎曲膝蓋，身體向前傾，頭部抬起，背部挺直。手臂伸直，將啞鈴垂放在肩膀下方。②同時將 2 個啞鈴舉到身體兩側，位置越高越好，上半身保持穩定，下背部肌肉不要用力。啞鈴請不要舉到胸口，而是放在身體兩側，這樣可以減少二頭肌的參與。接著慢慢回到起始位置。

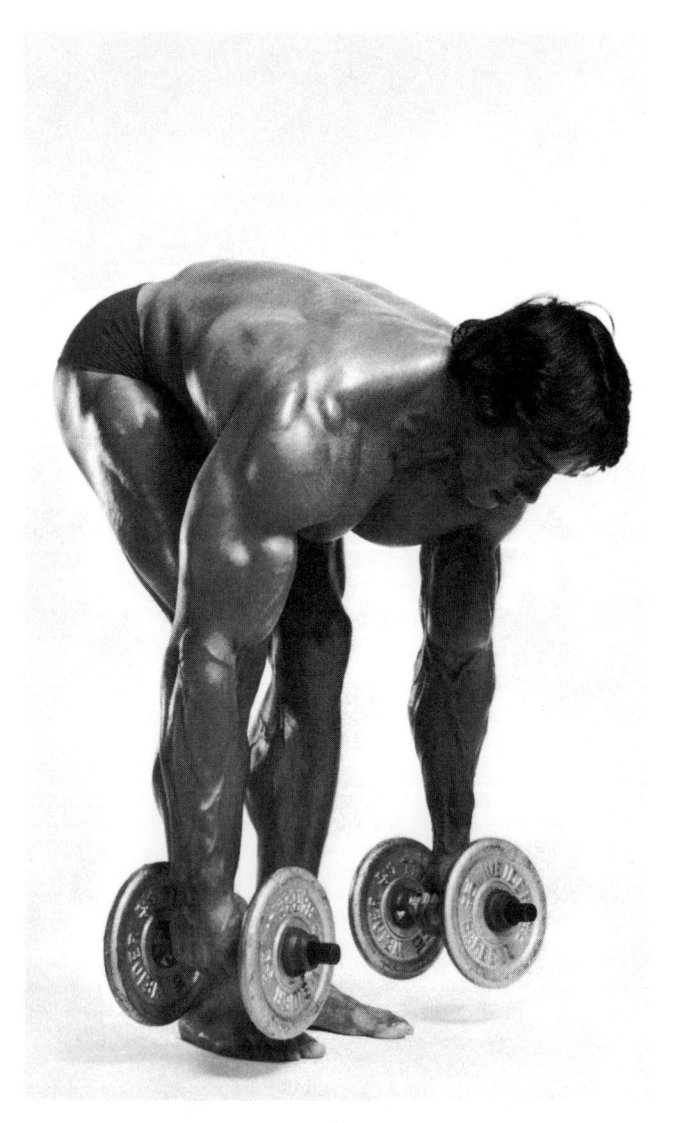

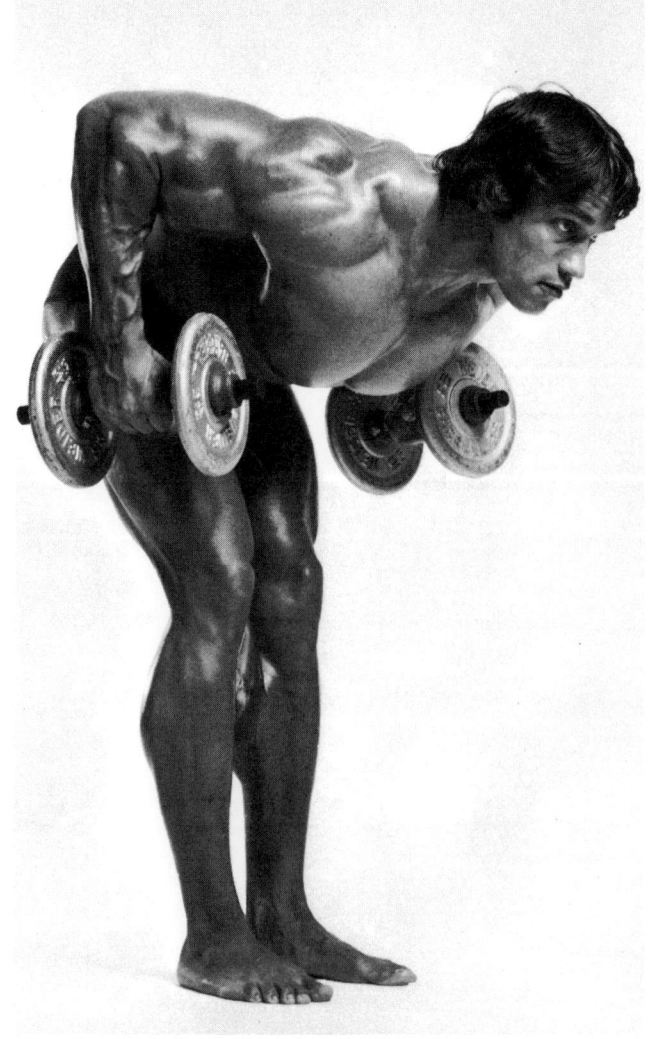

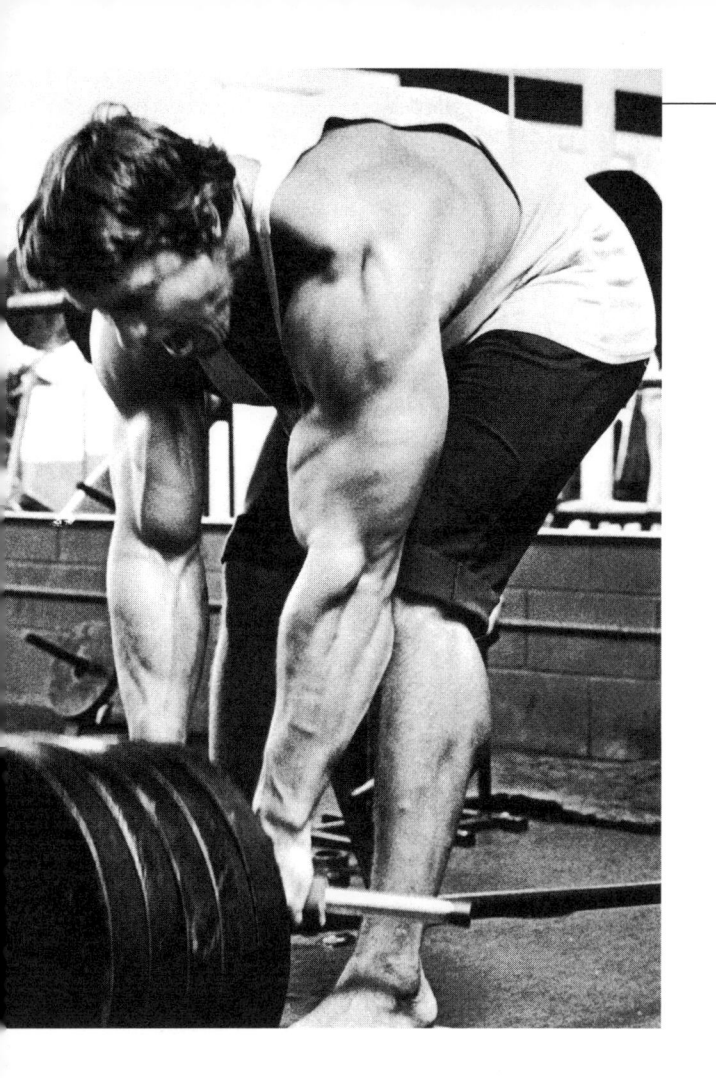

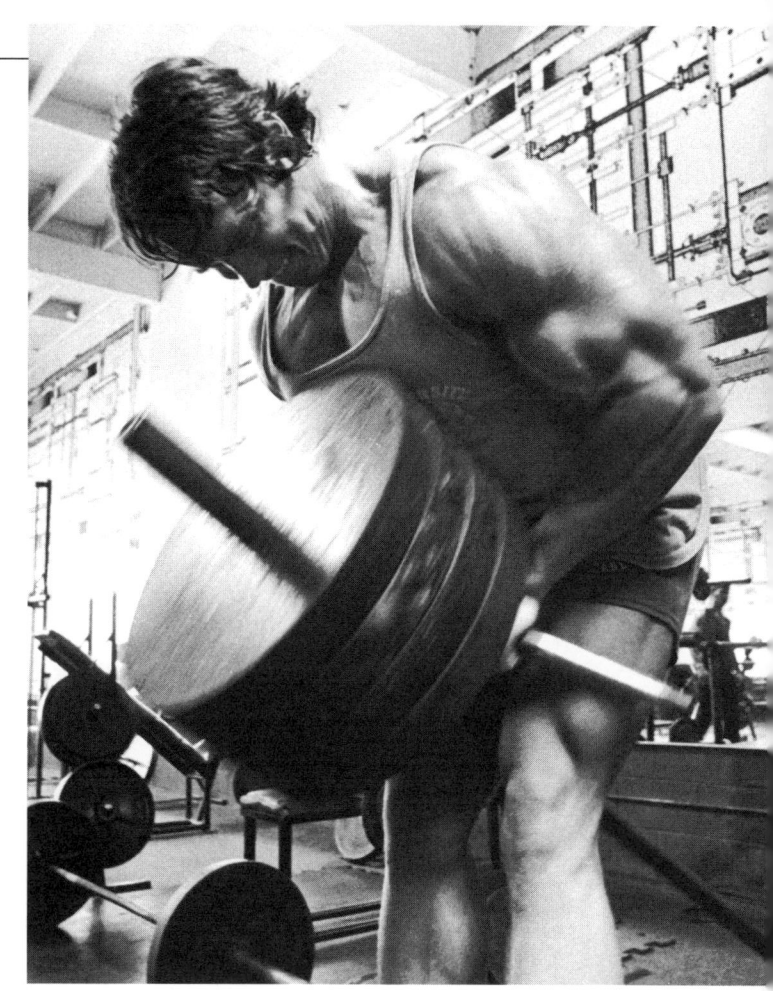

T 槓划船 (T-BAR ROWS)

訓練目的：讓中背部和背肌外側更加厚實。

操練方式：①站在一塊磚頭上，雙腳併攏，膝蓋微彎，身體往前彎腰，正手抓住 T 槓的握把。稍微伸直雙腿並抬起槓，舉至身體呈約 45 度角的位置。在不改變身體角度的情況下，將槓向上舉起到碰觸胸部的位置。②接著，手臂伸直將槓放回，但不要將槓放到地板。

　　請記住，這個動作是針對上背部的訓練，請避免使用下背部肌肉的力量。如果發現自己舉起重量一定得擺動身體，並用背部拉抬，那麼就代表負重太大了，只要拿下 1-2 個槓片即可。在做這個動作時很難避免用其他地方出力，但是一定要保持背部挺直，甚至讓背稍微拱起也可以，絕對不要彎腰駝背，不然可能會導致受傷。因為握距較窄，所以 T 槓划船可以鍛鍊到外側背闊肌；由於活動幅度受限，也使得內側背肌無法參與。動作範圍有限代表著負重能大過槓鈴划船，所以是爆發力訓練的好選擇。

單邊啞鈴划船（ONE-ARM DUMBBELL ROWS）

訓練目的：分別鍛鍊左右兩側背肌。

比起槓鈴划船，一次只做單邊的啞鈴划船有 2 個獨特的優勢：首先，使用啞鈴可以隔離兩側的背闊肌，其次啞鈴也可以舉得更高，讓肌肉完整地收縮。因此，大動作範圍比起大重量更重要，可以幫助我們發展中背部肌肉、精修中背部的線條。

操練方式：①一手拿啞鈴，身體向前彎腰至上半身幾乎與地面平行的位置。將空著的手放在健身椅上作為支撐。手臂伸直，將啞鈴垂放在肩膀下方，讓肌肉充分伸展。稍微轉動手腕，讓手掌朝向身體。②身體保持穩定，將重物舉至身體側邊，專注於背部發力，不要讓手臂代勞。將啞鈴慢慢放下，動作全程保持控制。做完 1 組後，換邊做相同動作。

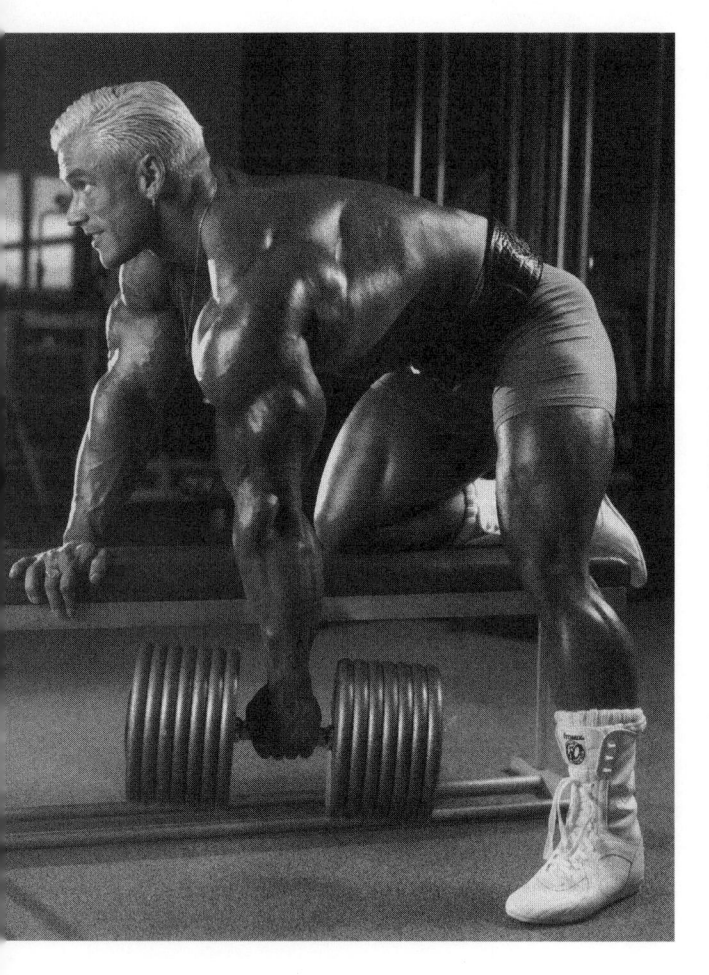

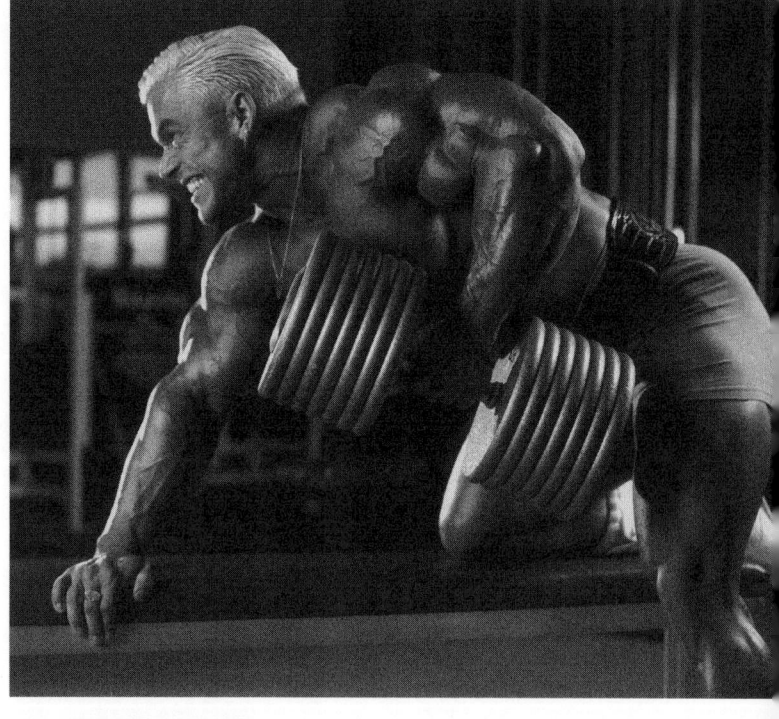

李・普里斯特的示範

單邊滑輪划船
(ONE-ARM CABLE ROWS)

訓練目的：增強下背闊肌。

這個動作非常好，可讓下背闊肌跟腰部肌肉完美融合。

操練方式：①使用地面滑輪，一隻手握住握把。如果要站著訓練，請確保站姿穩固平衡，若是左手抓握把，就右腳在前、左腳在後，反之亦然。這個動作也可以坐著做。首先，手臂完全伸展到身體前方；甚至可以稍微向內轉動手腕，讓拇指低於小指，這樣可以更充分地伸展。②向後將握把拉到最遠的位置，手腕向外扭轉，使拇指朝外，並感受背部肌肉的收縮。放鬆，回到起始位置；此時一樣要伸展手臂，將手腕轉回原本的角度。完成1組後，換邊做相同的動作。

要把單邊滑輪划船這個動作做好，祕訣就在於動作範圍。拉動滑輪的時候，要將手肘盡可能向後拉，此時的距離應該要比你平常做一般的滑輪划船還遠上許多。另外，放鬆握把、回到起始位置時，也要確保手臂和背闊肌得到充分的伸展。

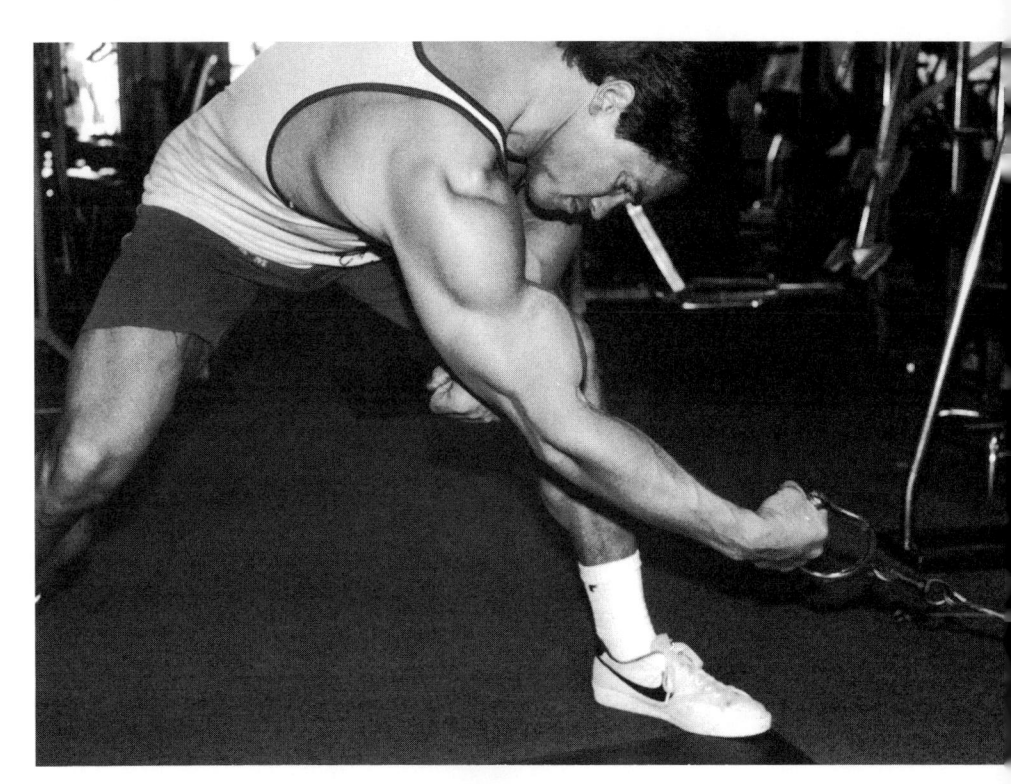

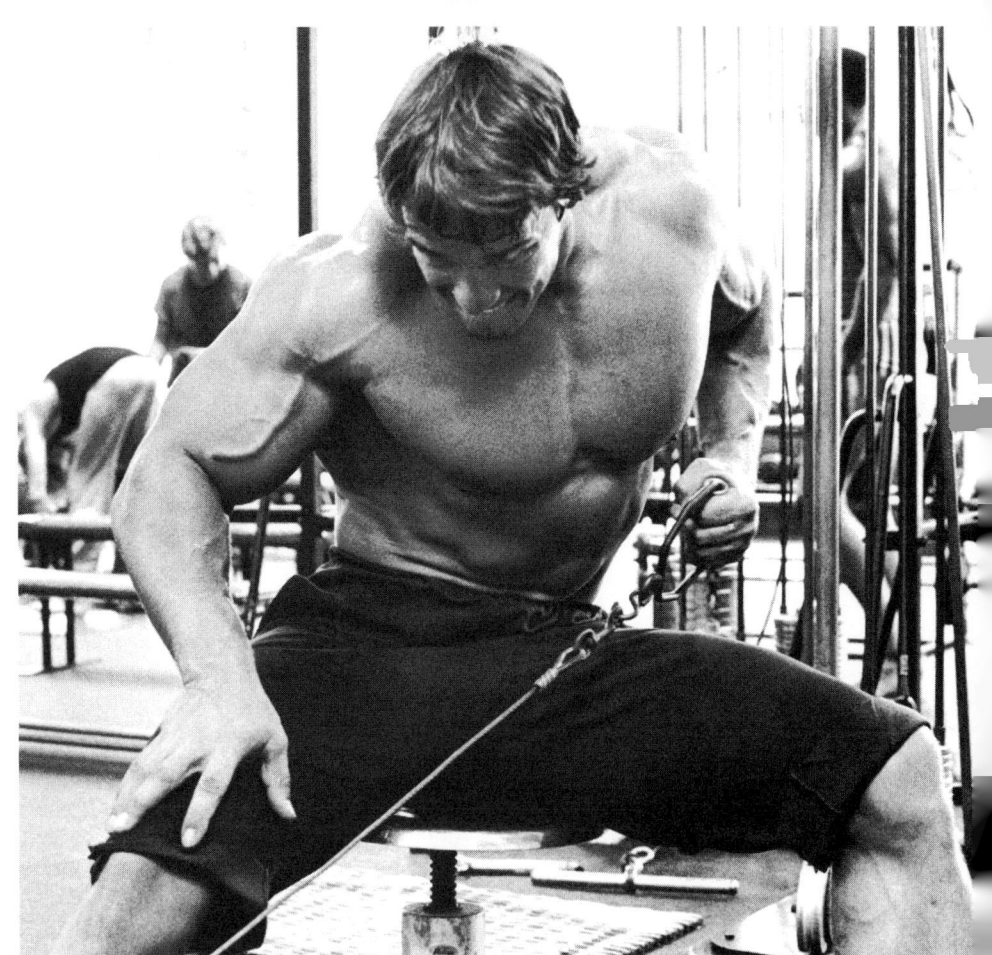

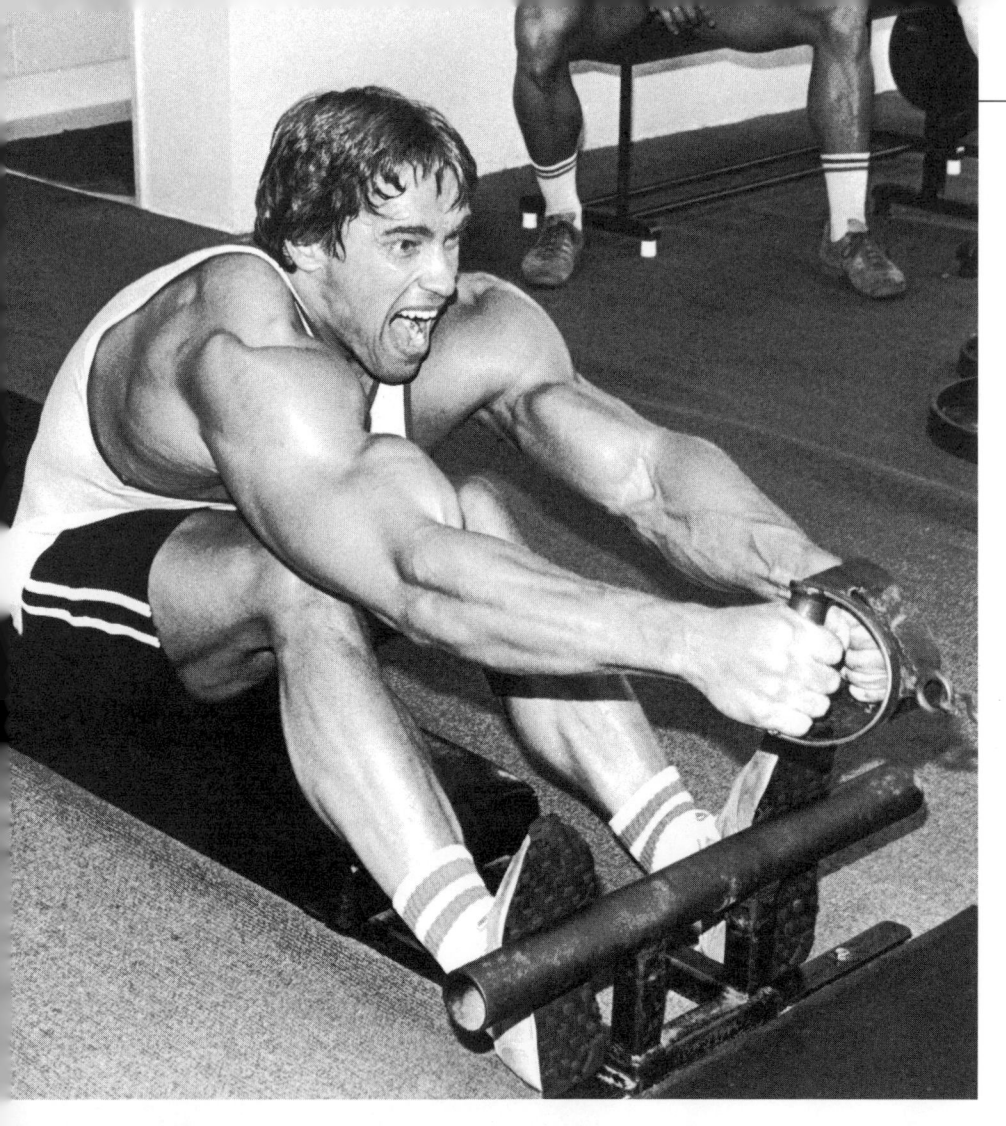

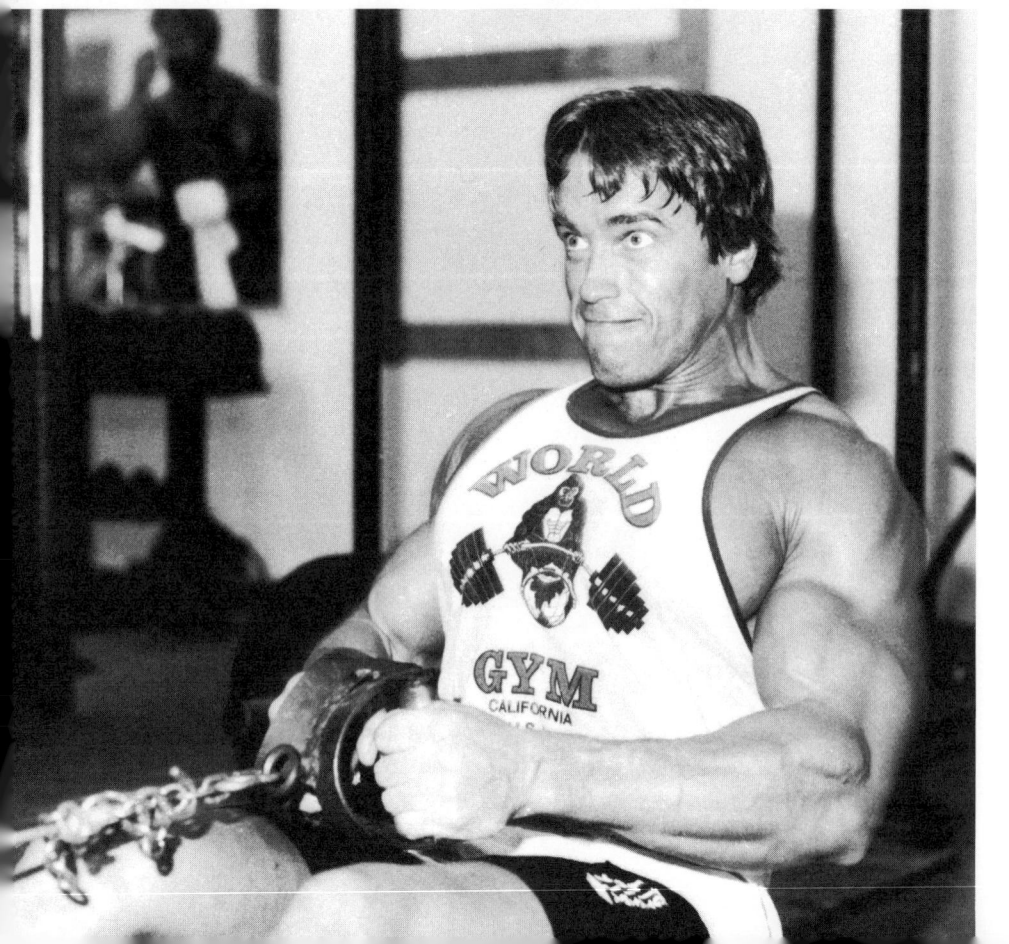

坐姿滑輪划船
（SEATED CABLE ROWS）

訓練目的： 提升背肌和下背闊肌的厚度。這個動作也可以鍛鍊到背闊肌的下半部。

操練方式： ①抓住握把，雙腳抵在橫桿或木塊上，膝蓋稍微彎曲。伸展雙臂，身體稍微向前彎，感受背闊肌的伸展。你站的位置應該要跟插銷式器材距離夠遠，這樣才可以利用重量讓手臂、背肌充分地伸展。②從起始位置開始，將握把拉向身體，並觸碰腹部，同時感受到背部肌肉為主要施力肌群。背部應該要拱起，挺起胸部，將握把拉向自己時，試著讓肩胛骨碰在一起。不要用前後搖擺的方式調動下背部肌肉。握把碰觸腹部時，身體應該還是坐直的狀態，不要向後傾斜。控制動作，慢慢回到起始位置，並伸展背闊肌。

坐姿滑輪划船（選擇性）
(SEATED CABLE ROWS (OPTIONAL))

如圖所示，用分岔的雙握把可以讓手和手肘拉得更遠，也能對中背部施加更多壓力。

器械式划船
(MACHINE ROWS)

很多健身房都會有各種專門的划船機。有些器械跟坐姿划船的效果相同，有些則會讓你在不使用二頭肌的前提下透過手肘完成划船動作。每一種器材對背肌的效果都不太一樣，而且都各有作用，所以你可以偶爾將這類訓練納入課表當中，讓訓練內容更具多樣性、給肌肉意想不到的驚喜。

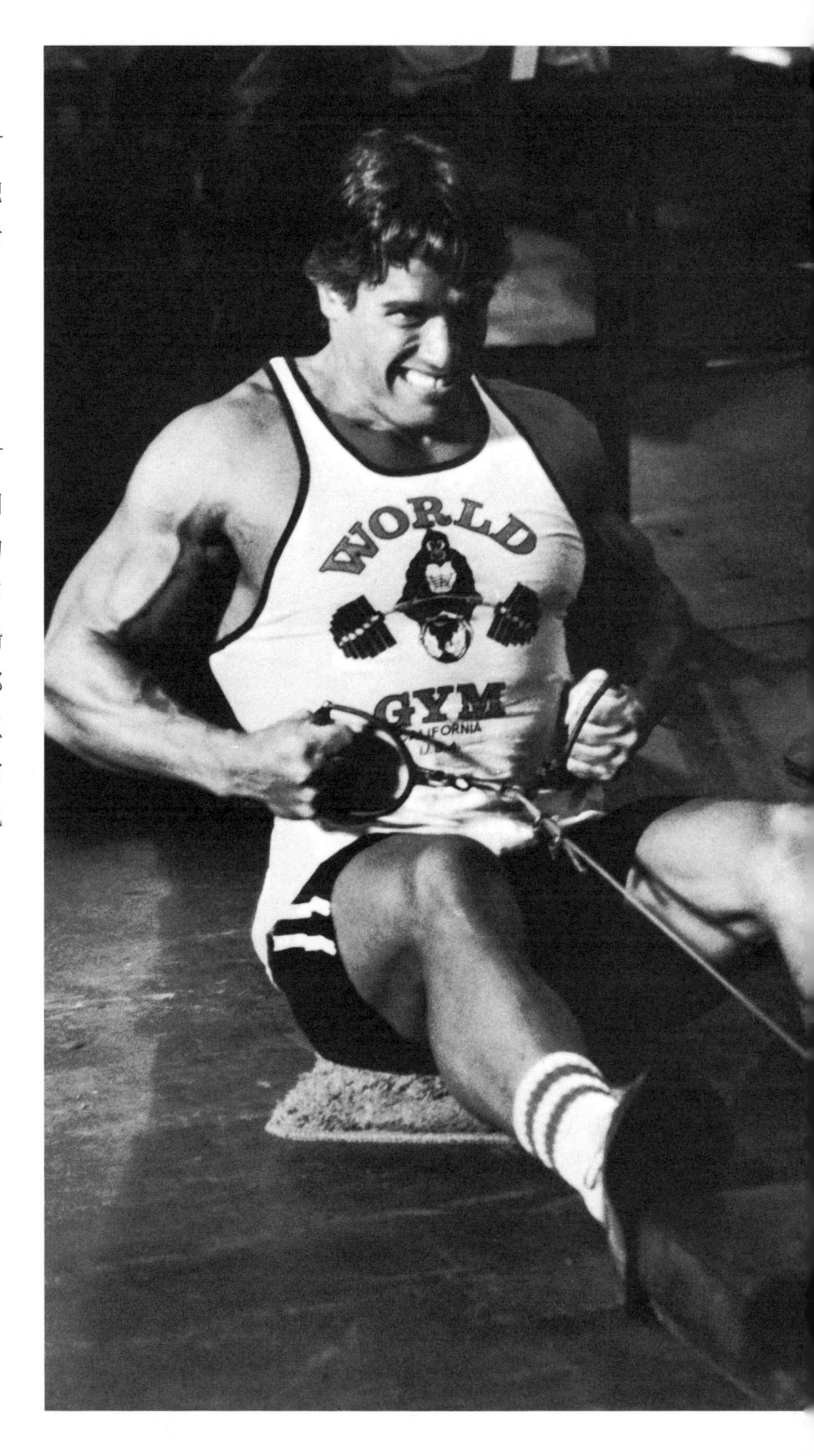

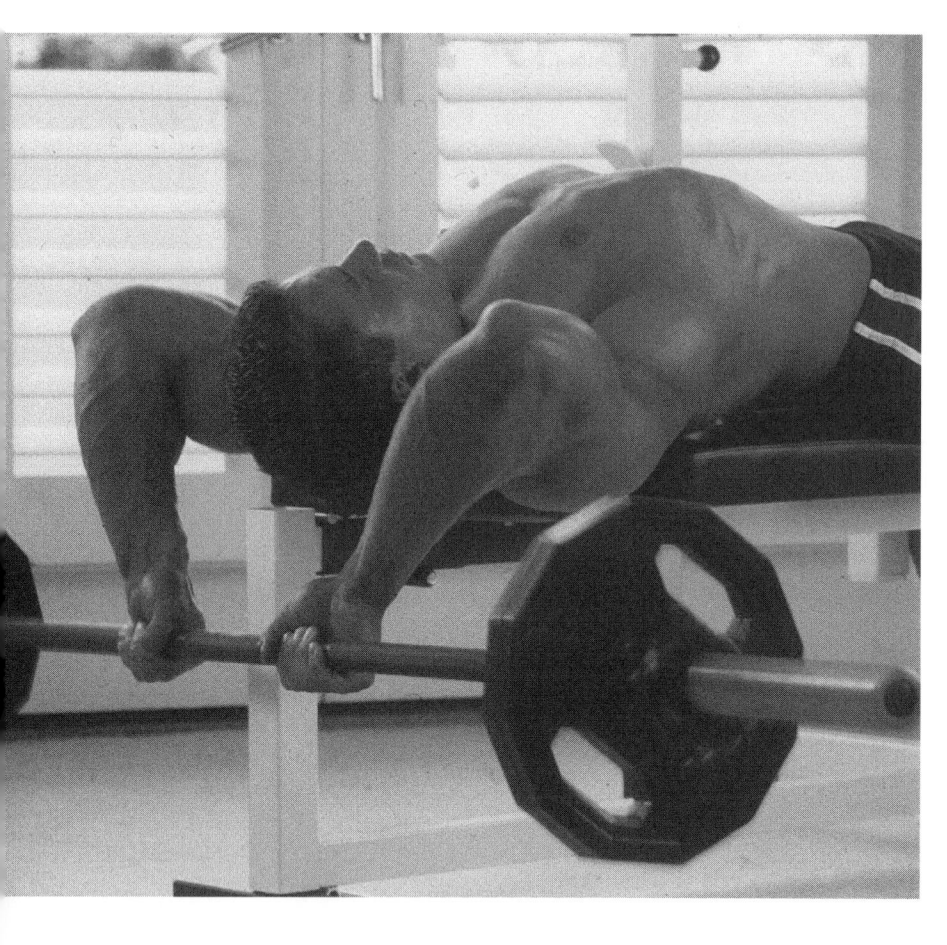

屈臂槓鈴過頭彎舉
(BENT-ARM PULLOVERS WITH BARBELL)

訓練目的：鍛鍊下背闊肌和前鋸肌。這個動作也能伸展胸肌，還可以擴展胸廓。

操練方式：①仰臥在水平的健身椅上。將槓鈴或彎曲槓（E-Z curl bar）放在頭後方的地面上。伸手向後抓住槓。

②手臂保持彎曲，舉起槓鈴，將其舉過頭頂至胸前。將槓鈴慢慢放回起始位置，不要碰到地板，同時感受到背闊肌充分伸展。如果要用大重量做這個動作，我會請人坐在我的膝蓋上，幫我固定住身體，這樣我就能全力舉起槓鈴。

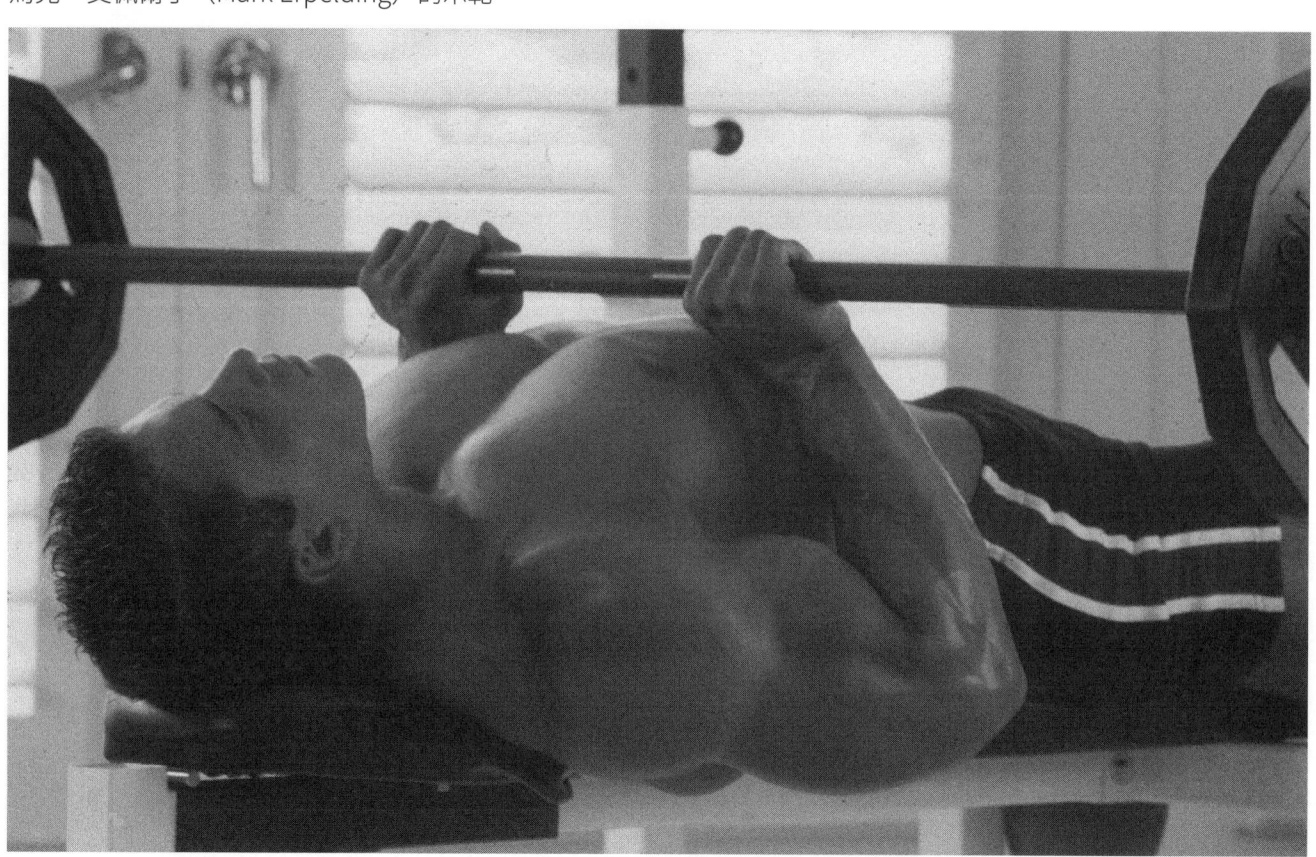

馬克・艾佩爾丁（Mark Erpelding）的示範

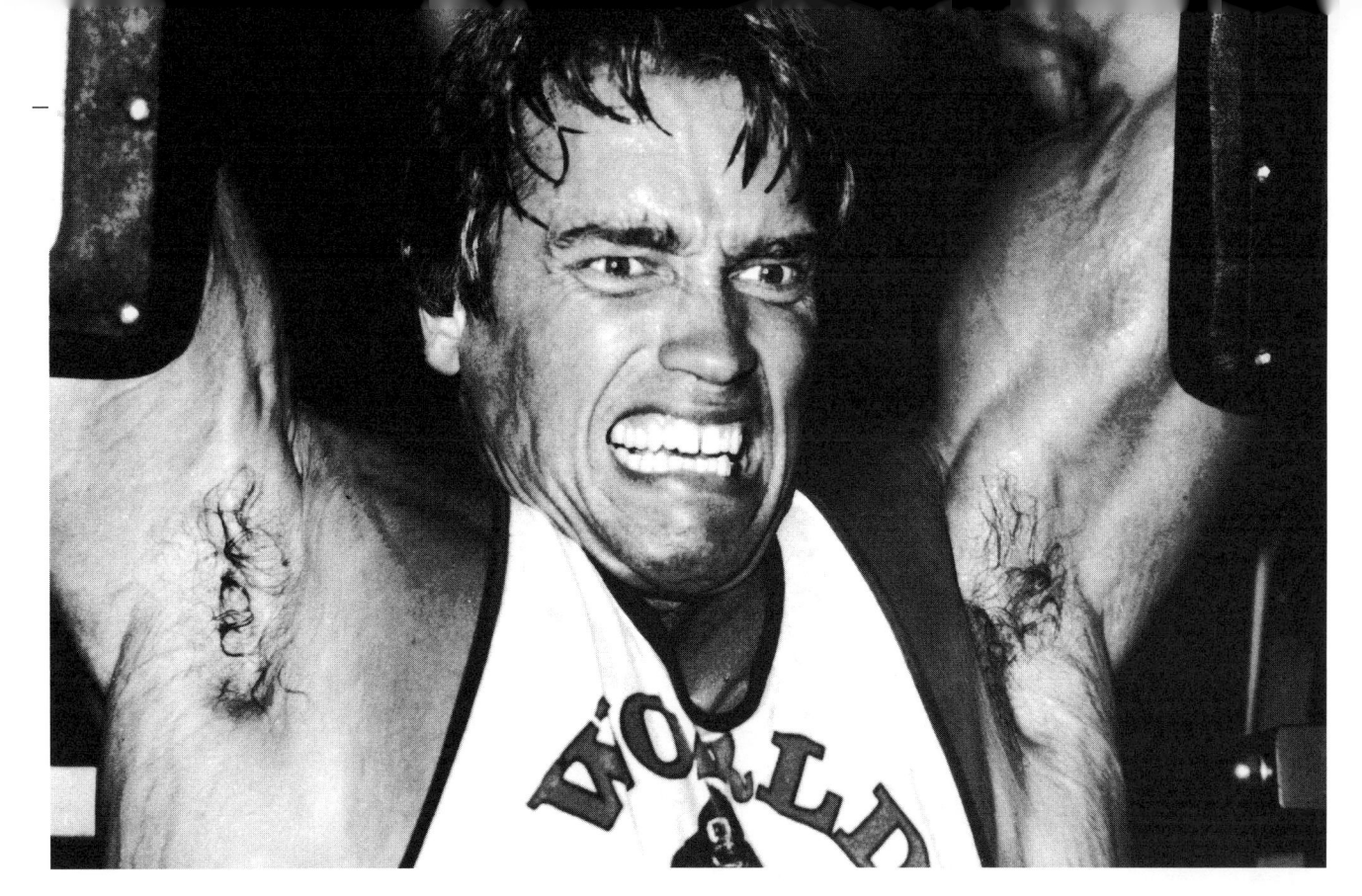

器械式拉舉
(MACHINE PULLOVERS)

拉舉其實是一種圓周運動，平常我們使用自由重量時，很難達到完整的活動幅度，但厲害的健美人在長時間的鍛鍊下就學會了這件事。有些拉舉器材可以提供不固定的阻力，有些還可以1次訓練1隻手臂，讓你可以更進一步地孤立訓練，這些器械都是很棒的選擇。因此，在我看來，拉舉機器其實是健身房裡最有價值的健身器材之一。

操練方式：①抓住頭頂上的槓。②將槓鈴向下拉，感受背闊肌的收縮。完成動作時，槓鈴應緊貼著腹部。

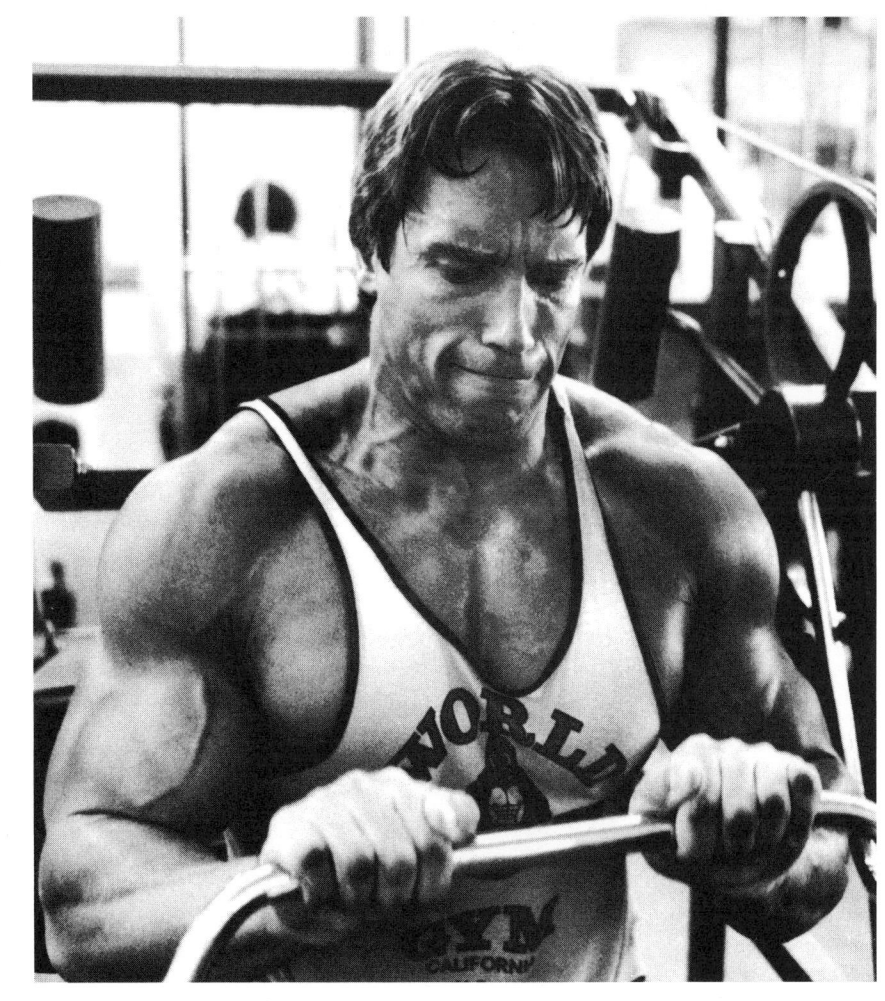

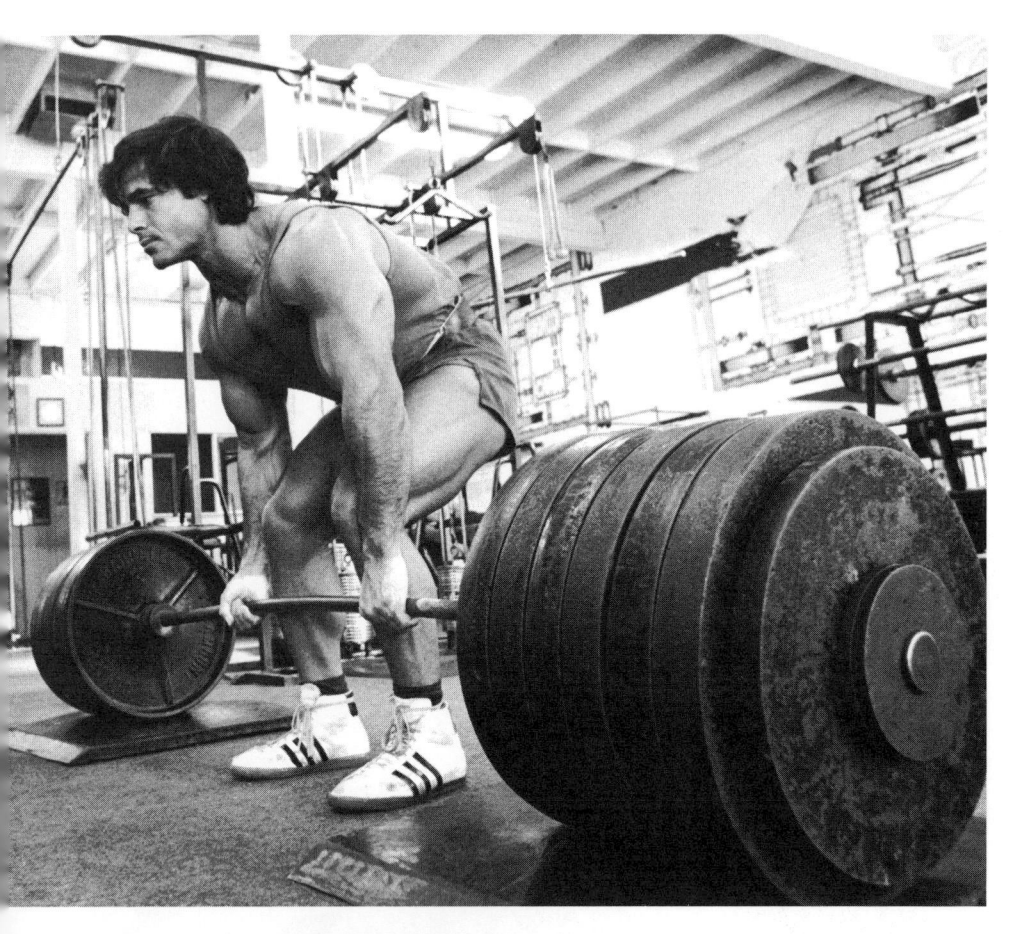

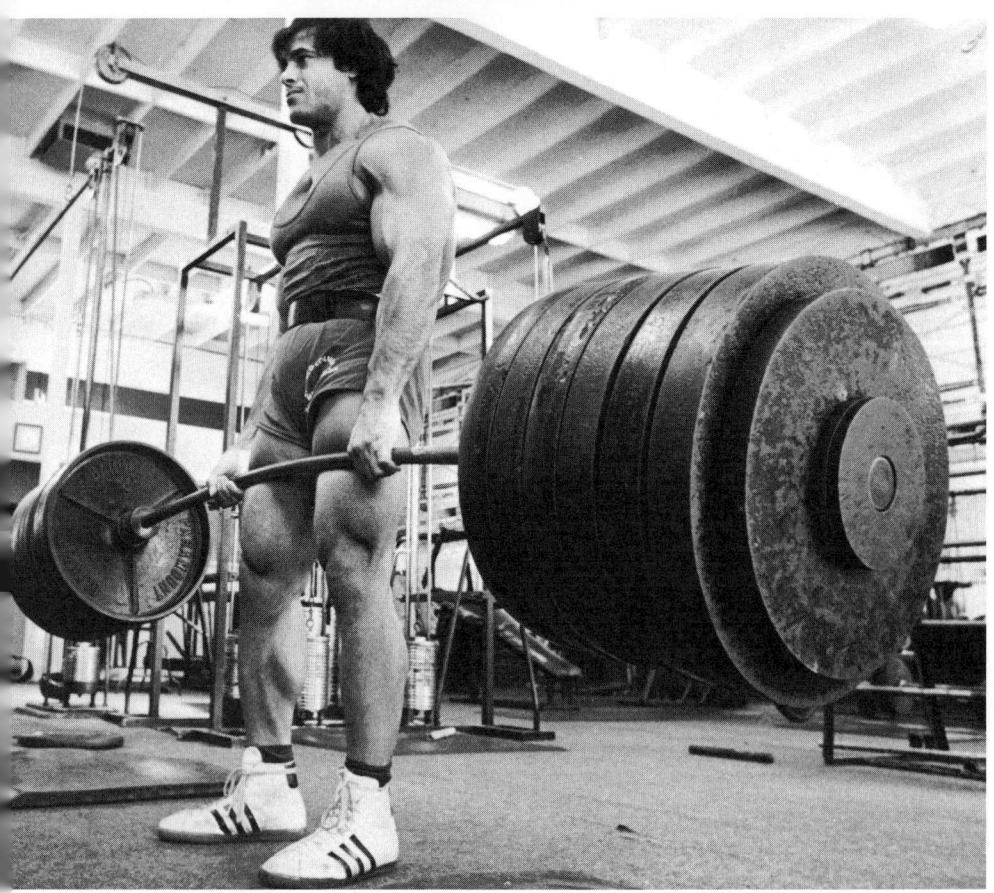

硬舉（DEADLIFTS）

訓練目的：鍛鍊下背部。硬舉是一種全身性的動作，參與的肌群比日常訓練中的任何動作還要更多，有下背、上背、斜方肌、臀部和腿部等等肌群。在做俯身划船或 T 槓划船等動作時，下背部會承受很大的壓力，擁有強壯的下背肌格外重要。

操練方式：①將槓鈴放在自己面前的地板上。彎曲膝蓋，身體前傾，用中等握距握住槓鈴，一隻手正握，另一隻手反握。背部挺直，避免腰部拉傷。如果拱著背，就會有受傷的危險。②用腿的力量驅動，將槓鈴舉起。將軀幹抬起至站直的姿勢，此時要挺胸、肩膀向後，好像在做立正的動作一樣。將槓鈴放下時，要彎曲膝蓋，身體向前傾，然後讓槓碰到地板，再開始做另一下。

背肌 The Back 381

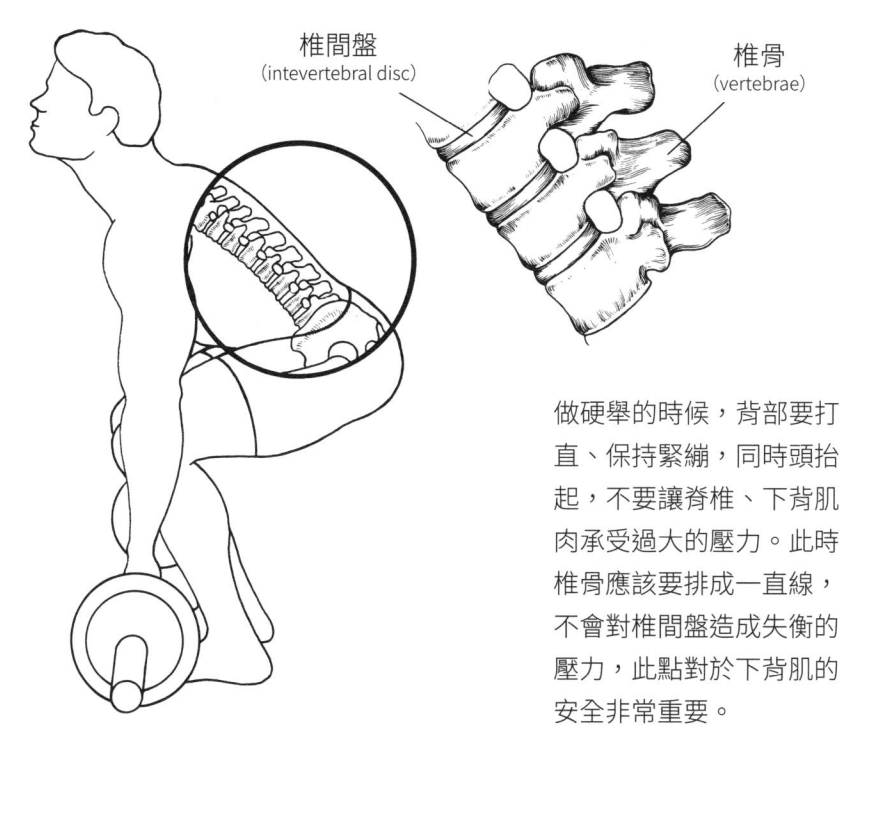

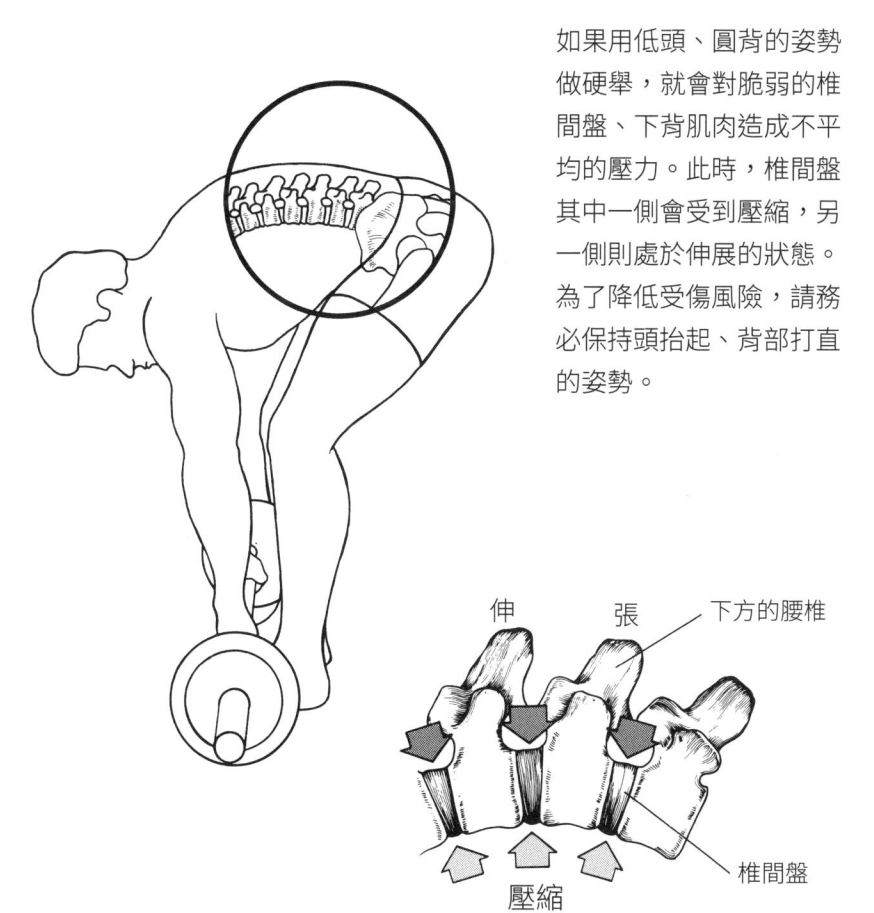

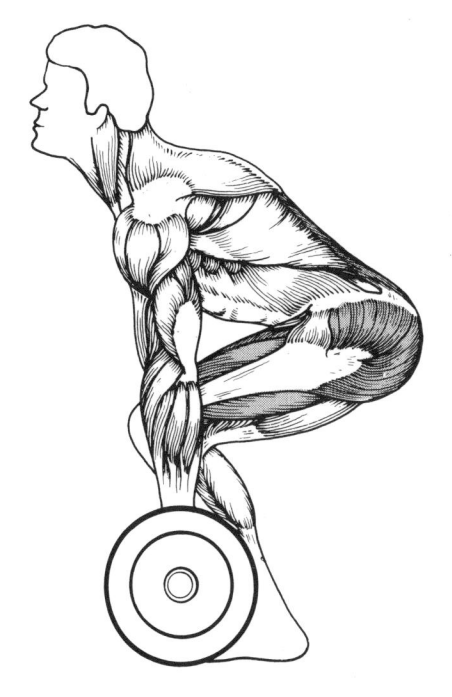

椎間盤 (intevertebral disc)　椎骨 (vertebrae)

做硬舉的時候，背部要打直、保持緊繃，同時頭抬起，不要讓脊椎、下背肌肉承受過大的壓力。此時椎骨應該要排成一直線，不會對椎間盤造成失衡的壓力，此點對於下背肌的安全非常重要。

開始做硬舉的時候頭要抬起，背部要打直，讓臀、腿、下背肌一同發力，用最大肌力將槓鈴向上舉起。

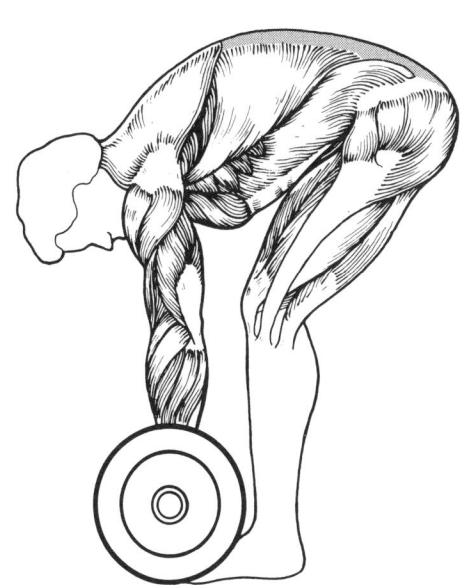

如果用低頭、圓背的姿勢做硬舉，就會對脆弱的椎間盤、下背肌肉造成不平均的壓力。此時，椎間盤其中一側會受到壓縮，另一側則處於伸展的狀態。為了降低受傷風險，請務必保持頭抬起、背部打直的姿勢。

伸張　下方的腰椎

壓縮　椎間盤

如果用背部向前彎曲的姿勢做硬舉，就代表下背要在動作初期施最大的力，這樣是非常危險的。

槓鈴早安（GOOD MORNINGS）

訓練目的：孤立鍛鍊下背部。

操練方式：①雙腳稍微分開站立，將槓鈴放在肩膀後面，就像深蹲一樣（參見第 497 頁）。②雙腿完全打直，背部挺直，腰部向前彎曲，抬起頭，讓軀幹與地面大致平行。完成動作時暫停片刻，接著回到起始位置。

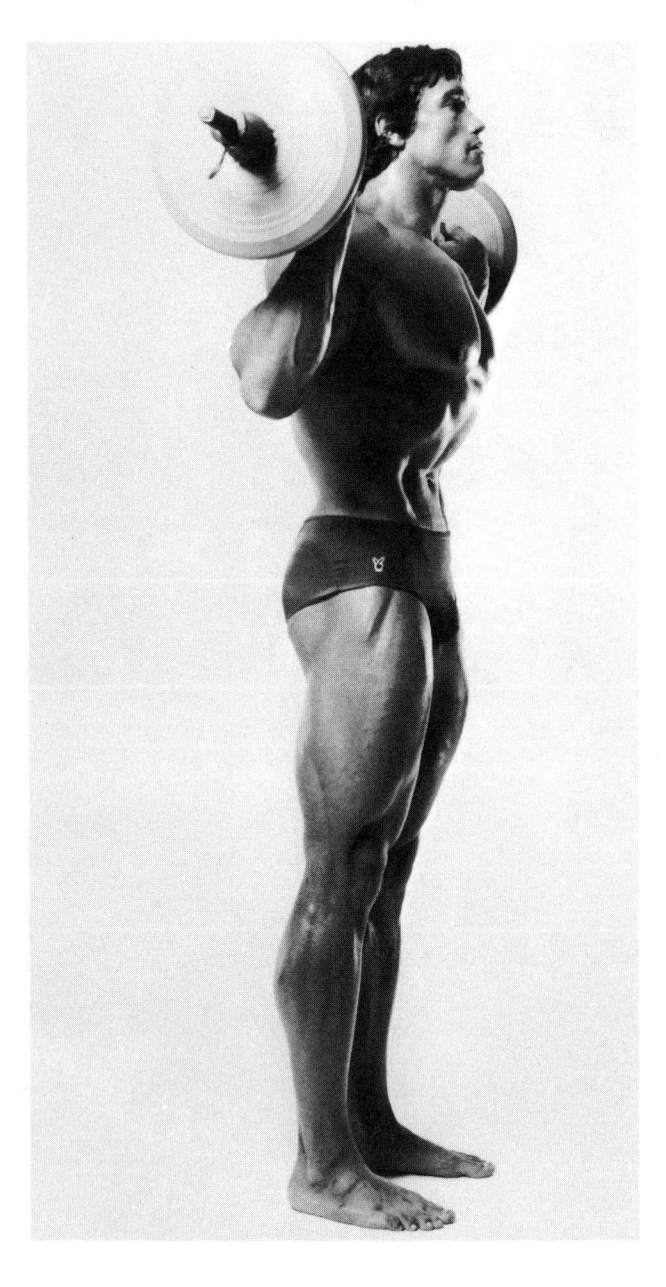

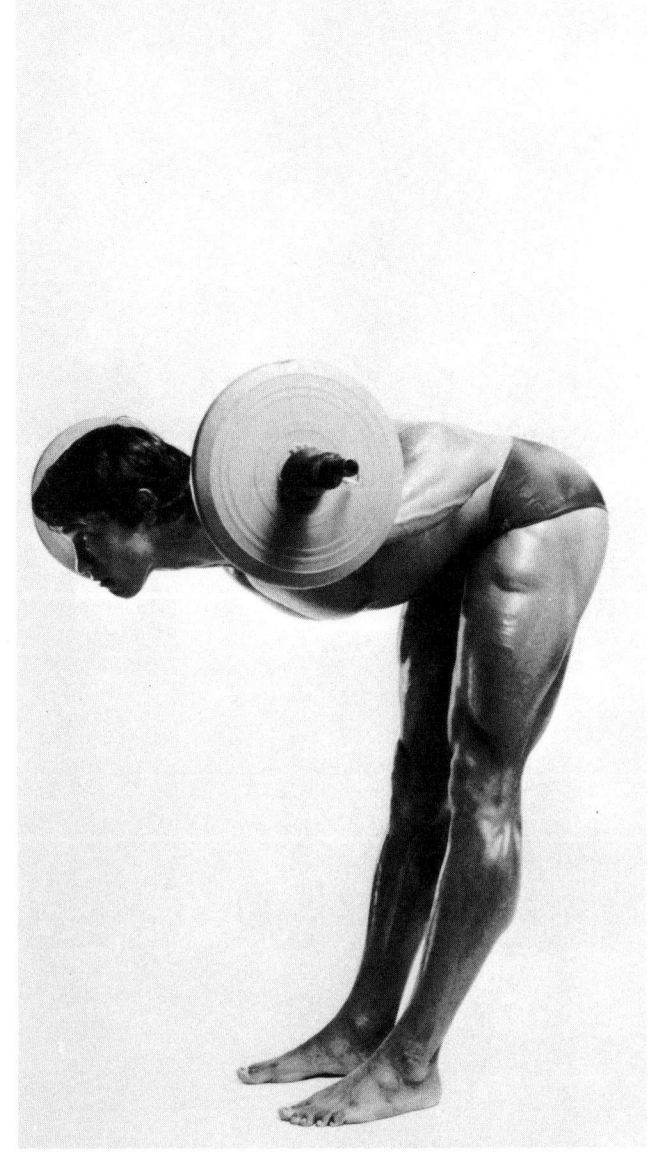

俯臥挺身 (HYPEREXTENSIONS)

訓練目的：增強下背部的豎脊肌。

操練方式：①臉朝下，趴在俯臥挺身椅上，腳跟勾在後方的支撐物下面。雙手交叉放在胸前或後腦勺，身體盡可能向前、向下彎曲，同時感受下背肌的伸展。②將軀幹抬起，回到比水平線略高的角度。為了防止脊椎過度伸展，請不要把身體舉得更高。

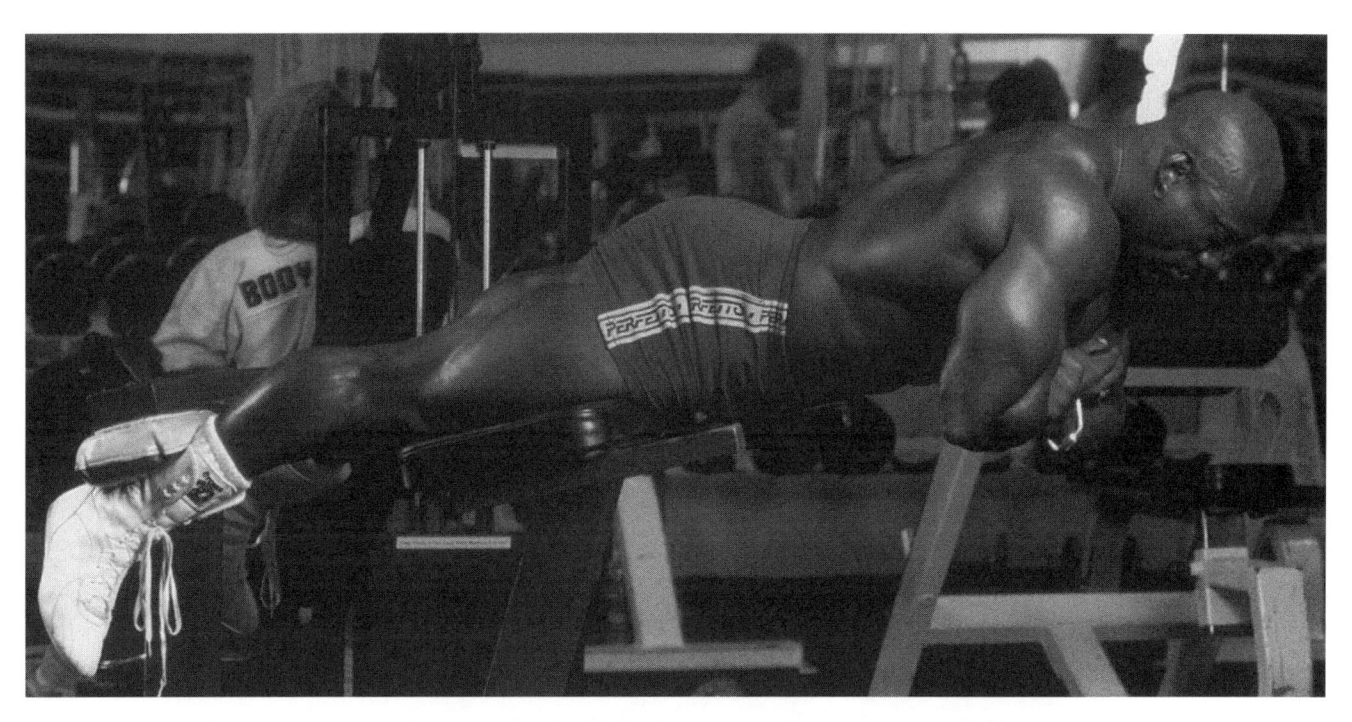

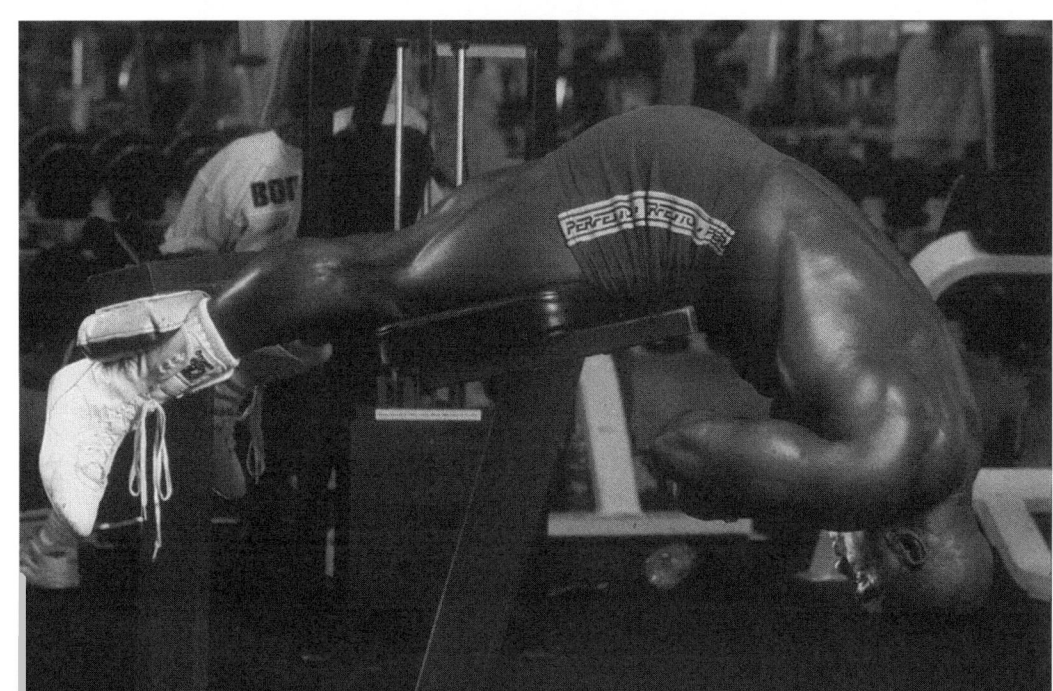

弗萊克斯·惠勒
的示範

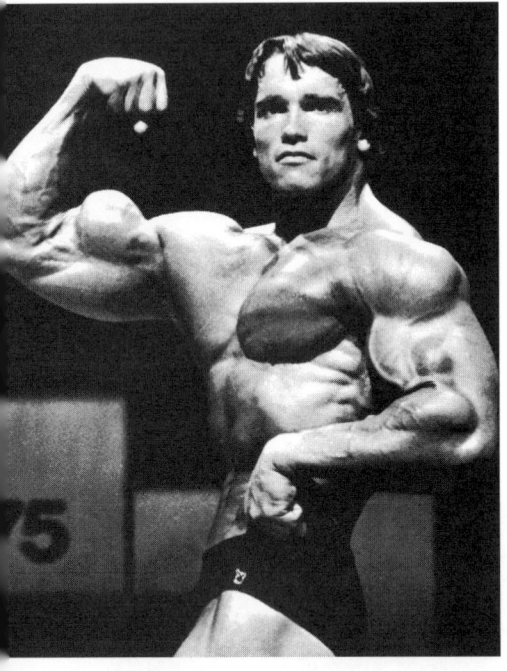

手臂 THE ARMS

手臂的主要肌肉

手臂有 3 個主要肌群：

二頭肌（biceps brachii）有 2 個起端在三角肌的下方，止端則在手肘下方。

主要功用：將手臂舉起和彎曲、將手腕旋前（手掌朝下）。

三頭肌（triceps brachii）有 3 個起端，與二頭肌一樣連結著三角肌和手肘下方，不過功能和二頭肌相反。

主要功用：打直整隻手臂，以及將手腕旋後（手掌朝上）。

前臂的內側與外側有許多肌肉，控制手掌和手腕的動作。

主要功用：前臂的屈肌負責讓手掌往下和往前，伸肌則讓指關節往後和往上。

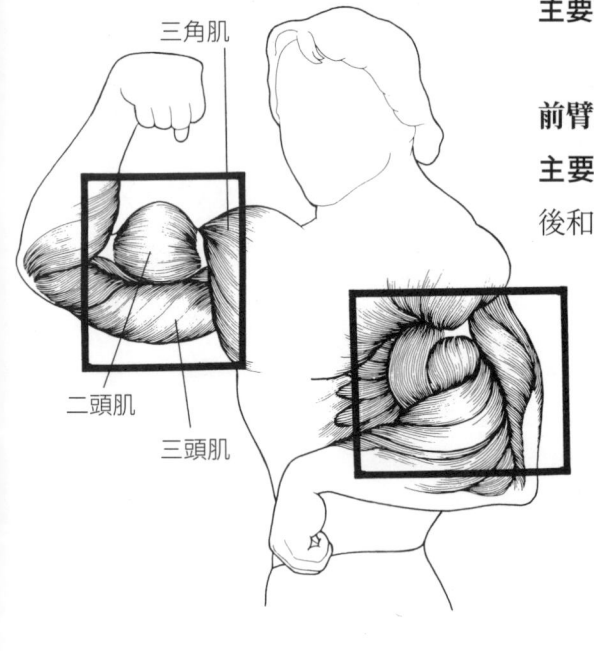

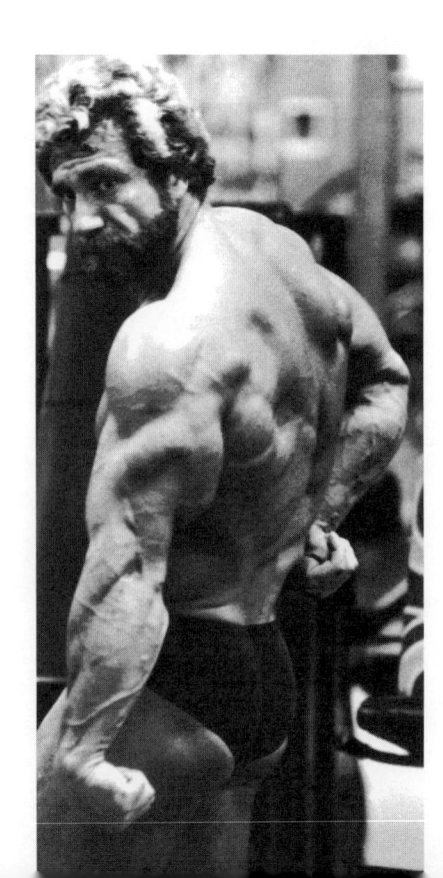

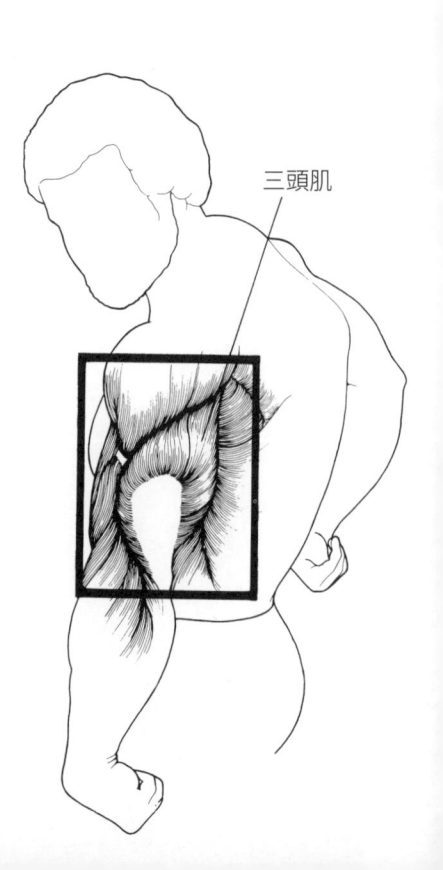

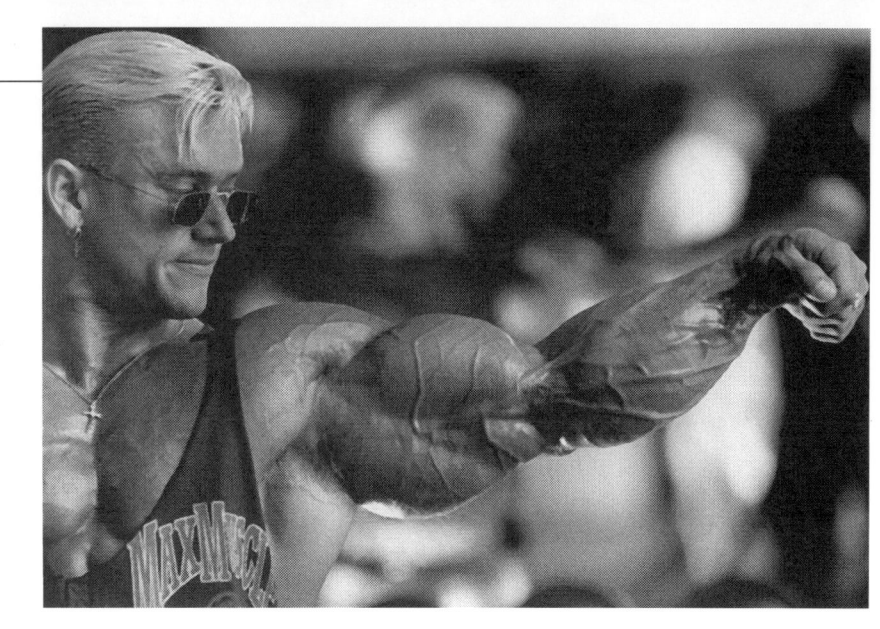

李・普里斯特的示範

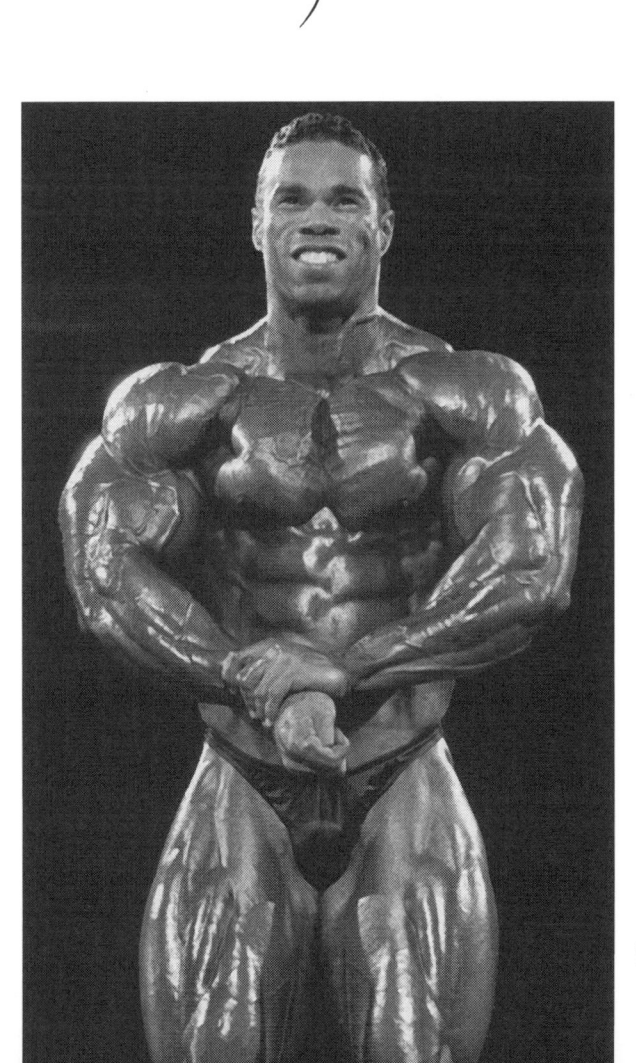

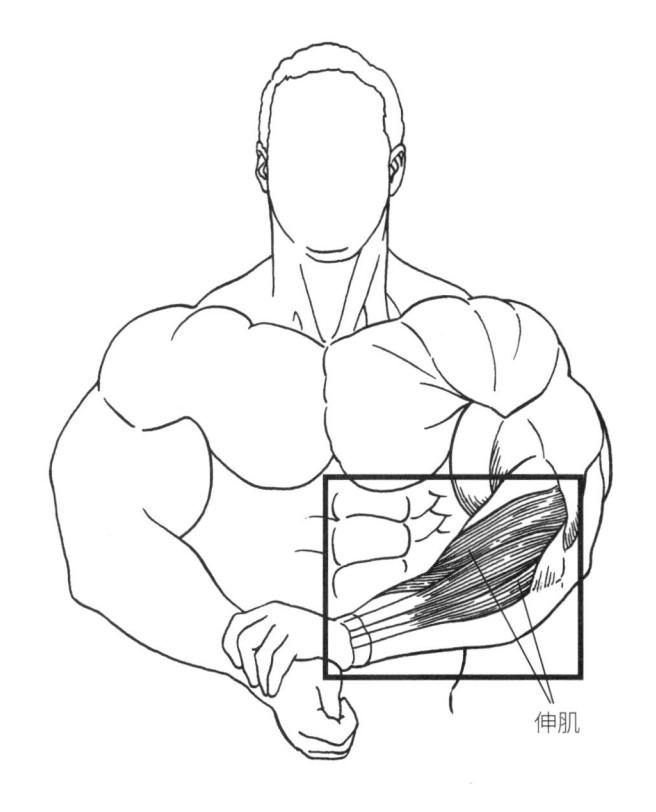

屈肌

伸肌

凱文・萊弗隆的示範

萊羅伊·柯爾伯特（Leroy Colbert）的示範

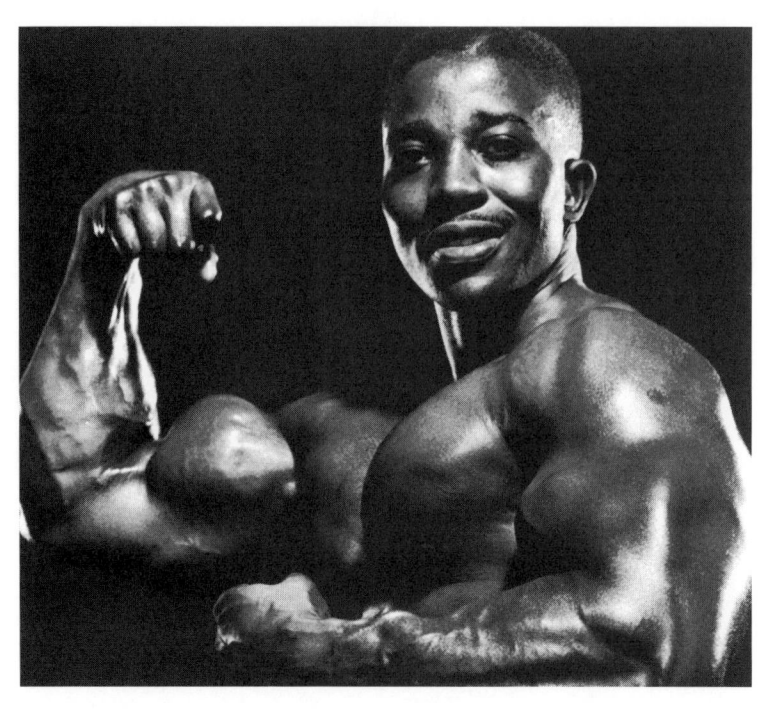

訓練手臂

健美人一直都認為，巨大的手臂是除了胸肌和背肌之外最受人矚目的身體部位，是真正能展現出眾的尺寸和肌力的重要象徵。剛開始訓練時，我研究了許多健美運動員的照片，最吸引我目光的都是巨大的二頭肌。舉例來說，萊羅伊·柯爾伯特秀出二頭肌的架式相當引人注目；而雷格·帕克、比爾·珀爾，以及賽吉·努布雷的手臂也都相當有名。當時的我一頁一頁研究健美雜誌裡的照片，看著這些令人讚嘆的二頭肌，發誓總有一天我也要練出這樣的手臂。

最後我確實也以巨大的二頭肌聞名。19歲時，我的手臂圍就超過了50公分；後來持續增大，手臂圍最大時更超過56公分。在健美比賽的舞台上，沒有什麼比尺寸超過50公分粗的手臂更吸引人。

訓練手臂有一個很明顯的優勢：巨大的手臂往往和很高的肌肉量密不可分，所以要說服自己認真訓練手臂，通常不是一件難事。我們在全國各地的健身房，都會看到一些開始展現健美天賦的年輕人，而通常他們的手臂都已經練得相當出色。

之所以會有這個現象，是因為許多想成為健美人的訓練者在訓練手臂的時候，都會有意無意遵循所謂的「優先訓練原則」，尤其是初學者。他們會花很大的功夫訓練手臂，時常在鏡子前擺起各種姿

勢，並常常測量手臂圍來看看自己的進步狀況。有著如此密集的訓練，他們的手臂當然會進步很快。如果他們在其他部位的訓練也能如此專注，我們肯定就會看到許多人同時擁有 50 公分粗的小腿和巨大手臂。

但是要在健美比賽中脫穎而出，光是擁有巨大手臂絕對不夠。除了尺寸要足夠以外，手臂更要在各種姿勢與角度下顯得好看才有用。也就是說，手臂每一條肌肉的輪廓與角度，都必須訓練到極致。要達到這個境界，需要縝密的訓練計畫。一味使用槓鈴來狂練二頭肌和三頭肌，絕對不足以讓你擁有健美冠軍的手臂。

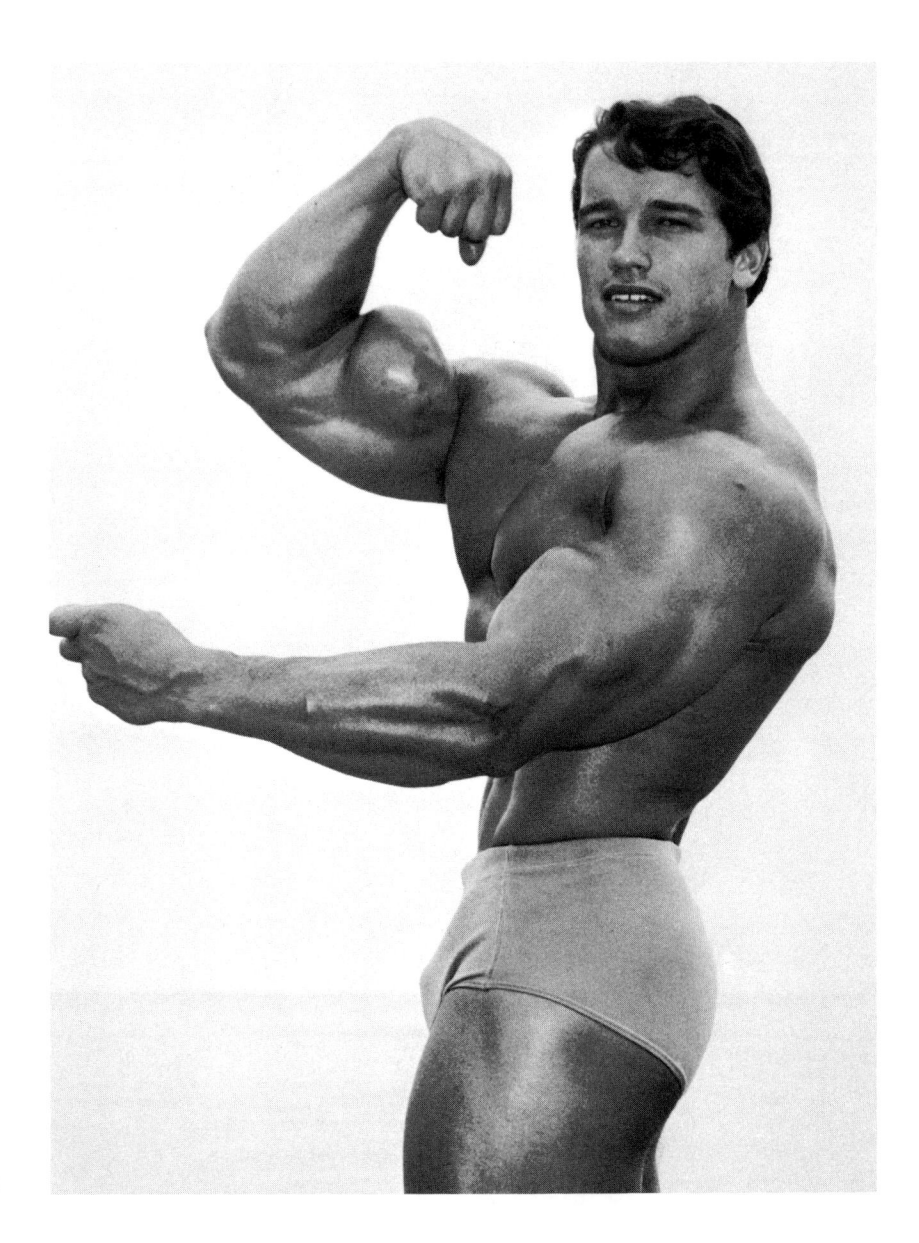

19 歲的我

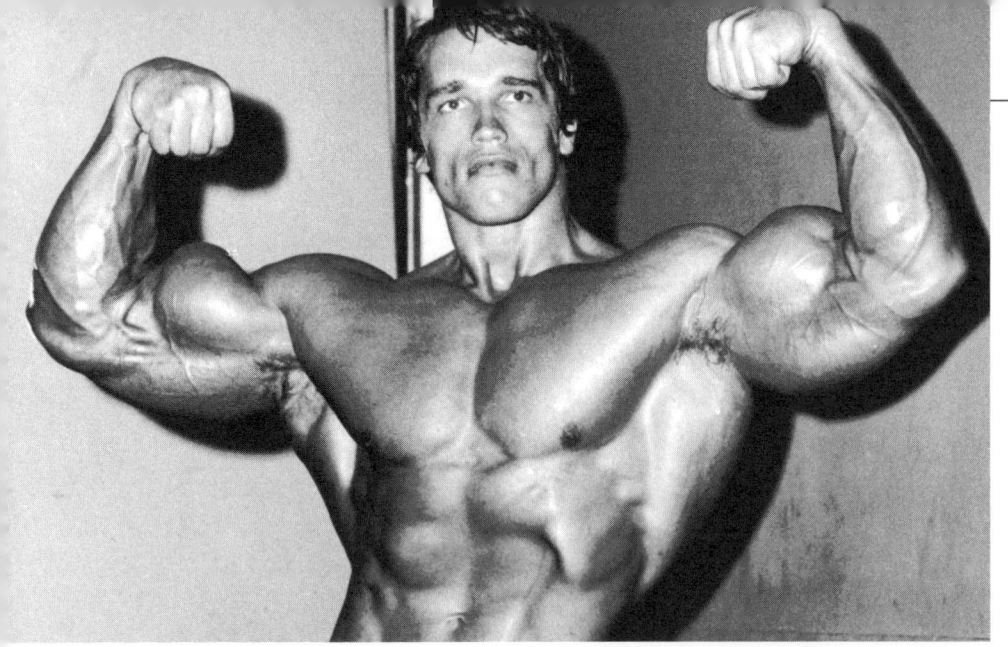

正面雙手二頭肌

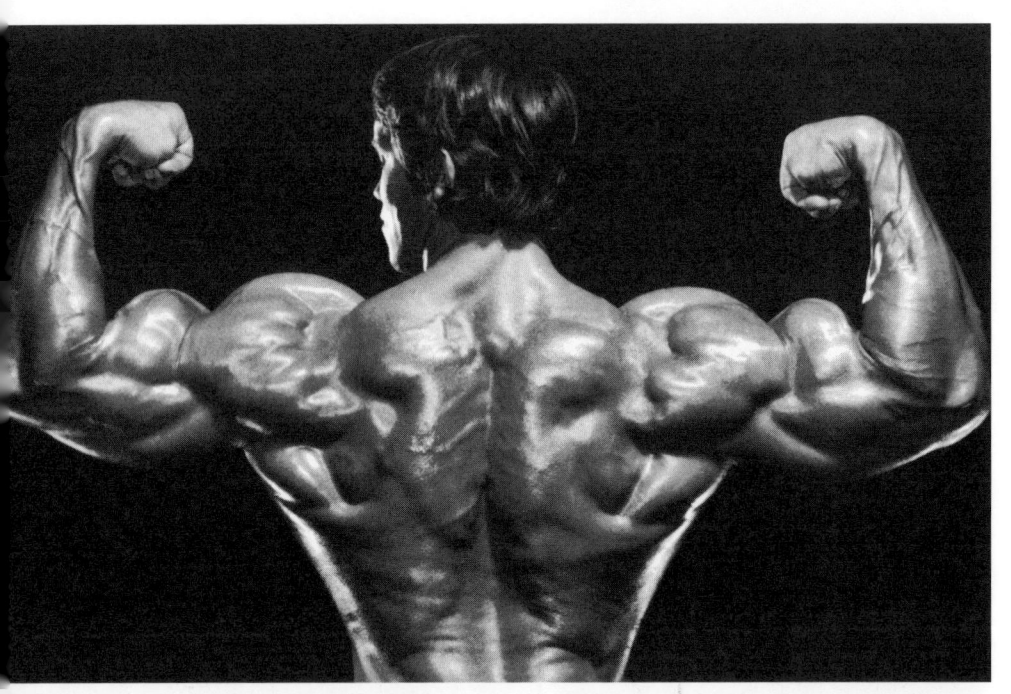

背面雙手二頭肌

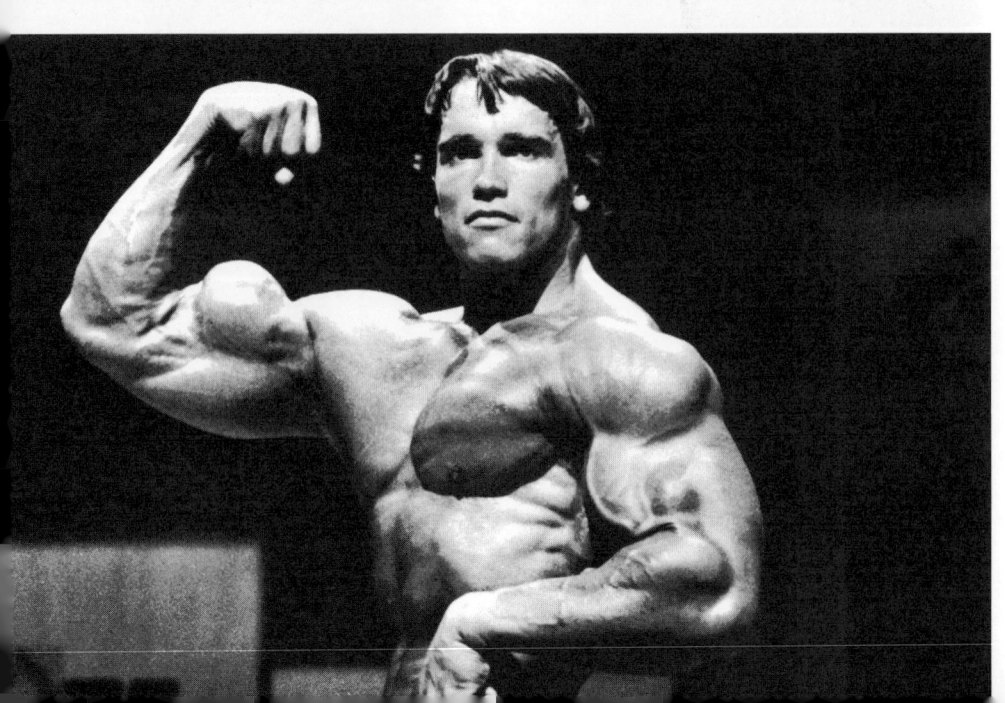

上面 2 圖是不同角度的二頭肌。可以看到右手二頭肌的高峰，整塊肌肉有著高聳的肌峰、相當良好的形狀，清晰的線條和分離度。左圖的二頭肌因為尺寸和分離度都很驚人，讓整隻手臂看起來很巨大。

舉例來說，做正面雙手二頭肌時，必須有肌峰高挺的二頭肌，手臂另一側的三頭肌也必須夠吸引人，而且二頭肌與三頭肌之間的分離度更要明顯。而在做背面雙手二頭肌時，則要手肘上的前臂肌肉和二頭肌的止端要夠發達，同時三角肌與上臂肌肉也要有清晰可見的融合（tie-in）。

隨著二頭肌與三頭肌的發達，你也要建構並精修前臂肌肉，這樣才能與上臂肌肉形成合適的比例。看看弗萊克斯・惠勒、凱文・萊弗隆、或是早期弗蘭克・贊恩、戴夫・德雷珀、比爾・珀爾、賴瑞・史考特、或塞爾吉奧・奧利瓦等人的手臂，你會發現他們的二頭肌、三頭肌和前臂肌肉之間的比例相當和諧。

要把這些肌肉練好，就必須下苦功，確保每一條肌肉都得到應有的訓練。

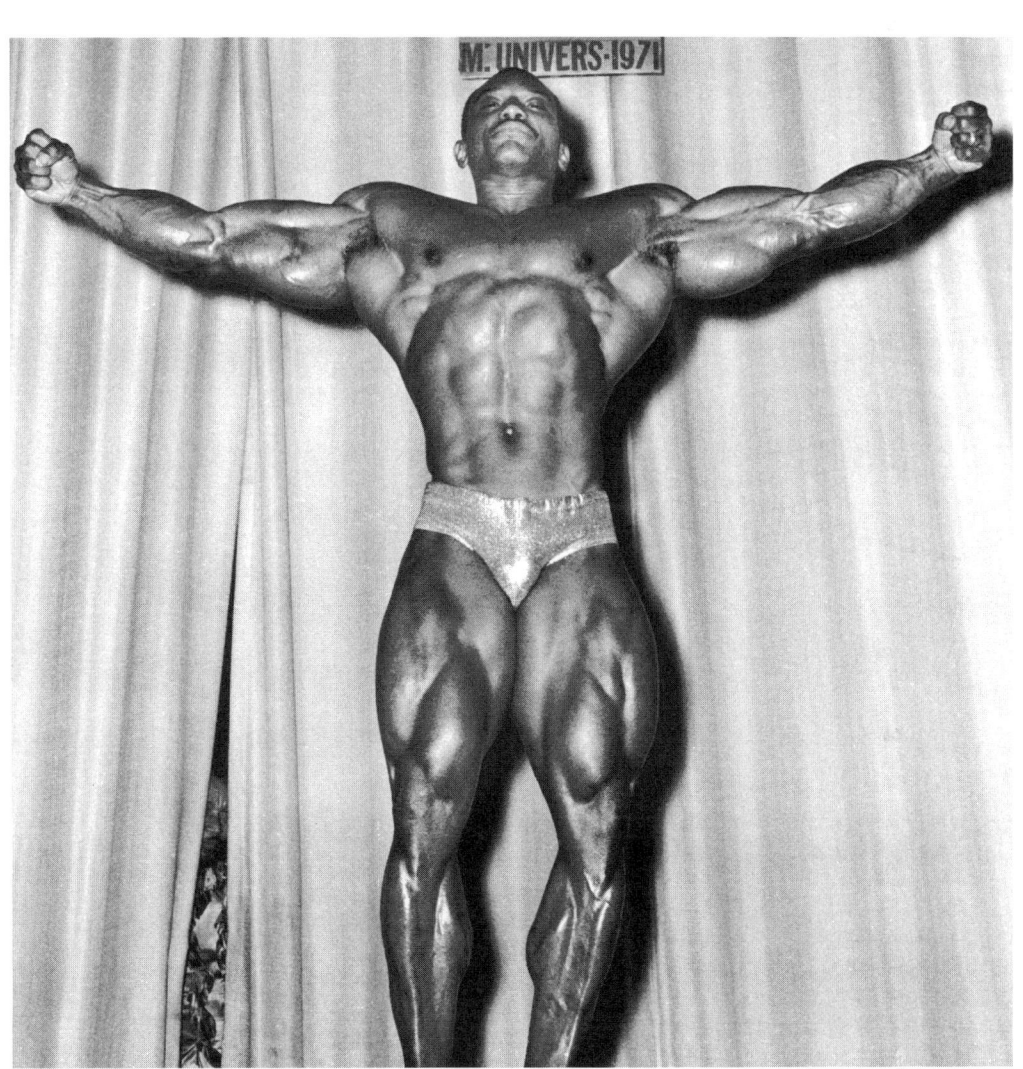

做直臂姿勢的塞爾吉奧・奧利瓦

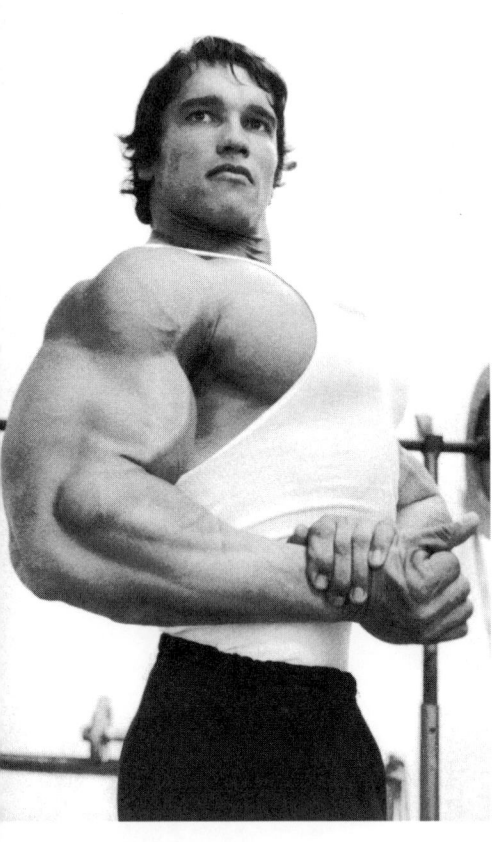

側面胸肌姿勢

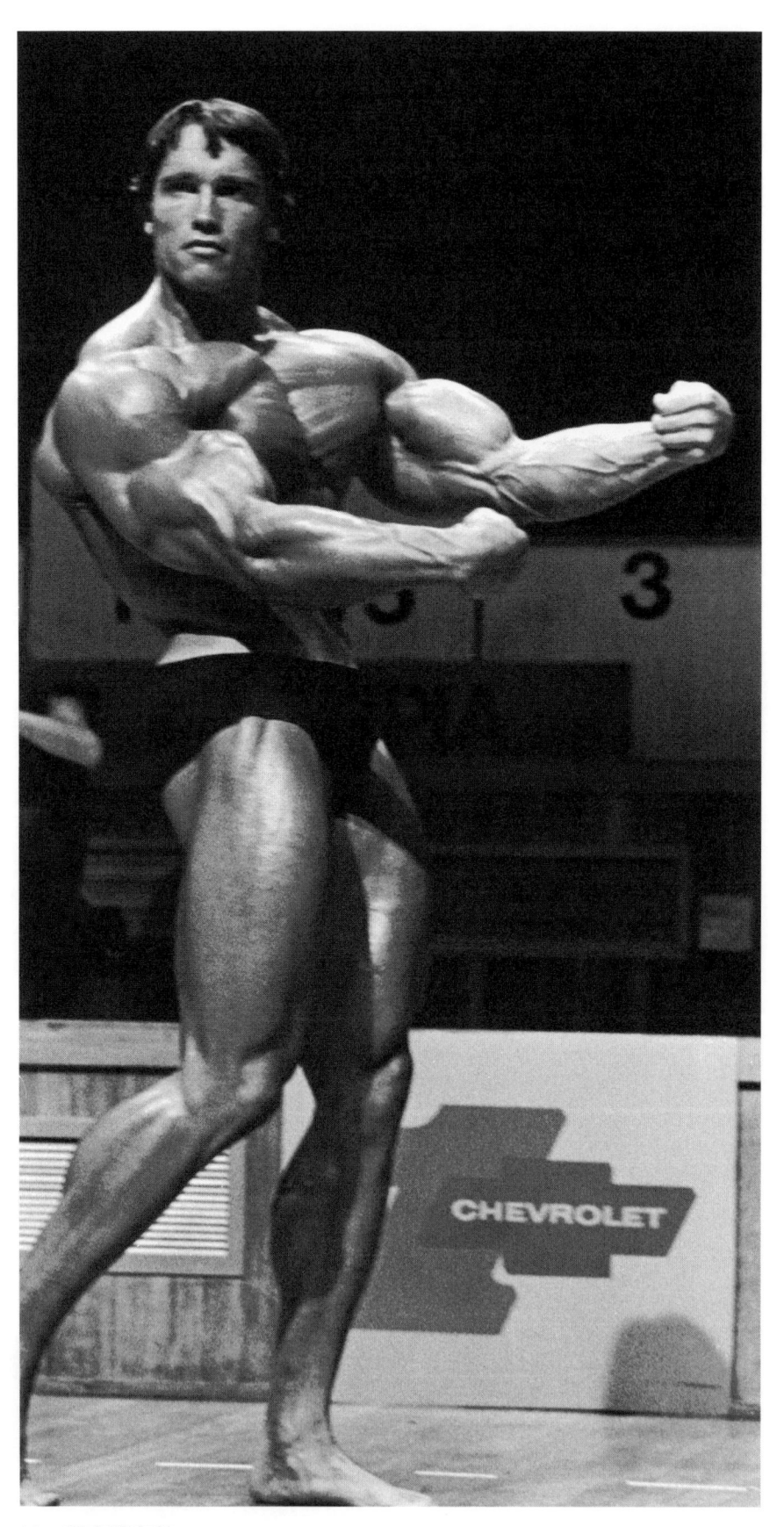

另一種直臂姿勢

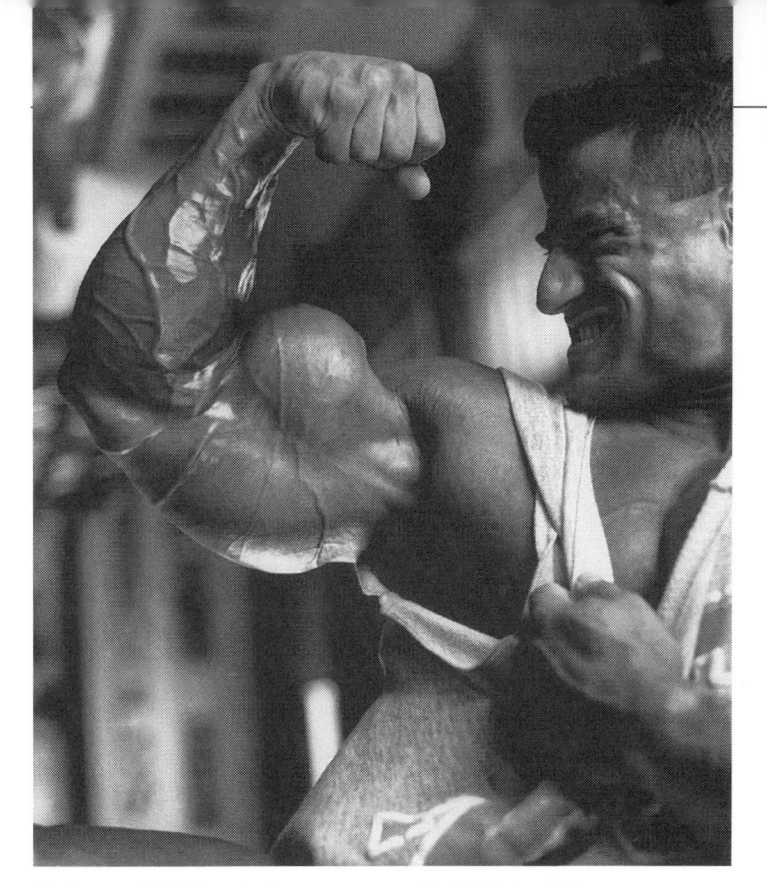

邁克・馬塔拉佐（Mike Matarazzo）的驚人手臂：二頭肌有著高聳的肌峰，二頭肌和三頭肌之間發展平衡，前臂飽滿又強壯。

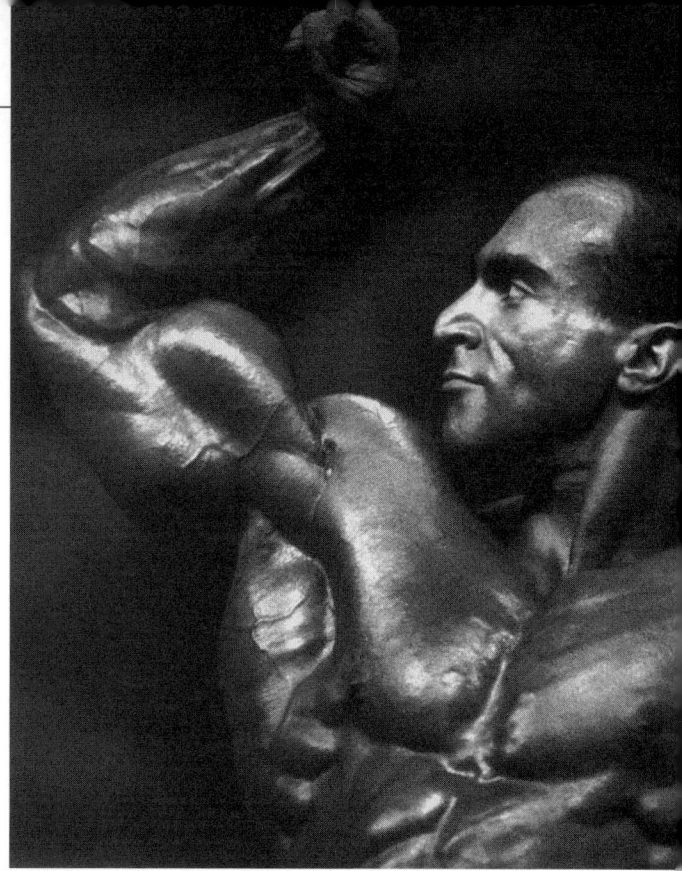

納賽爾・艾爾・桑巴蒂

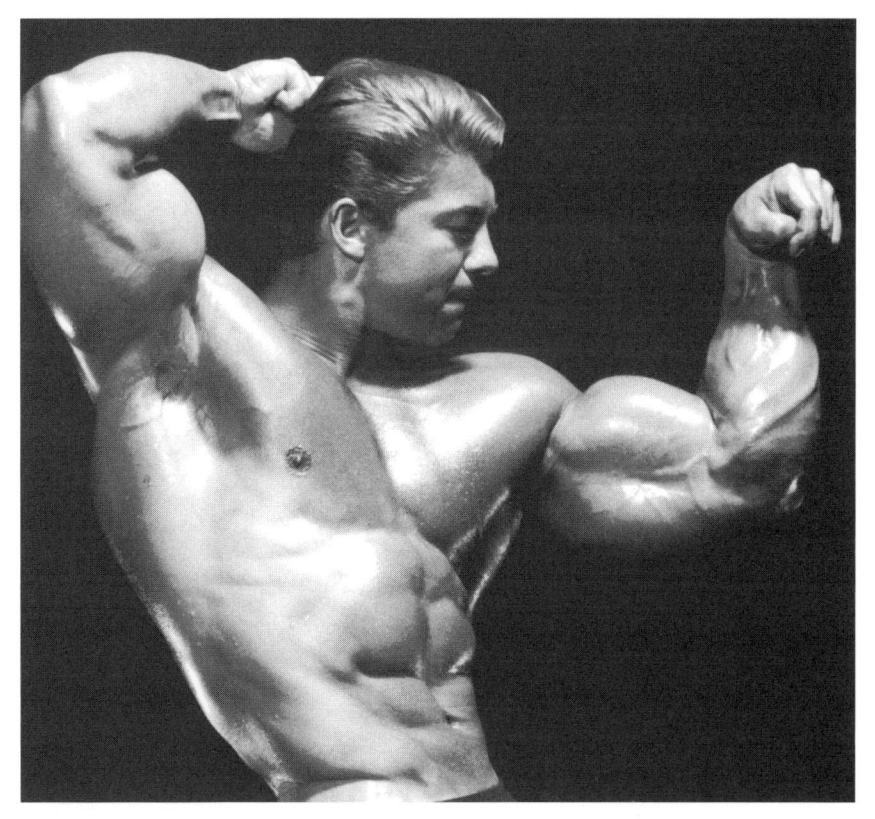

手臂粗壯還不夠，二頭肌與三頭肌的形狀也很重要，另外也要考量整隻上臂的比例。

賴瑞・史考特是首位奧林匹亞先生。在我心目中，他是第 1 位練就了完美手臂的現代健美運動員。

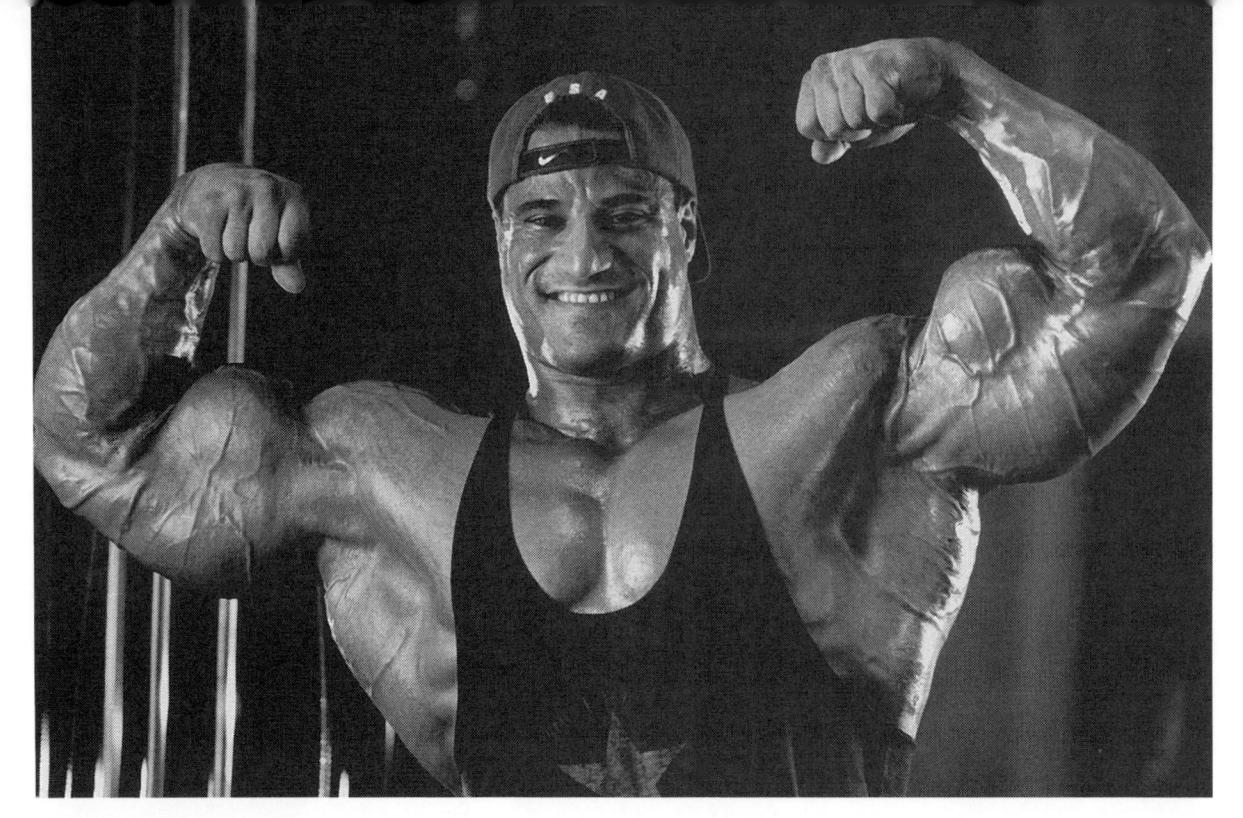

如果要比整隻手臂的訓練程度，邁克·馬塔拉佐大概無人能出其右。

訓練手臂肌肉

　　正面雙手二頭肌是最難做好的姿勢之一，但弗萊克斯·惠勒卻能完美駕馭，因為他一切條件具備：比例適當，有著精美的二頭肌、三頭肌、三角肌、胸肌，同時也有飽滿的肋廓、傲人的背闊肌和夠細的腰圍。

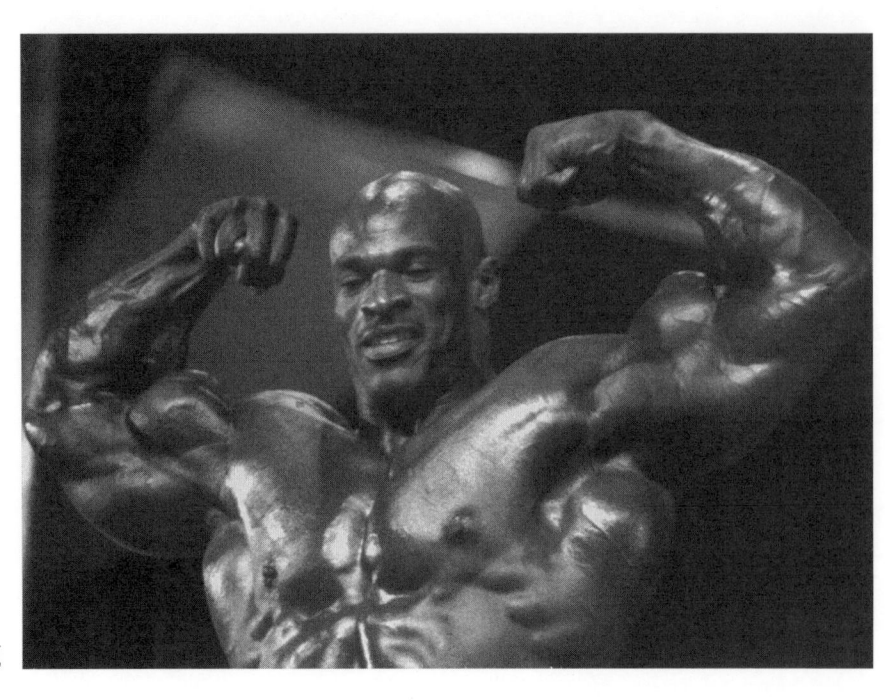

羅尼·科爾曼的示範

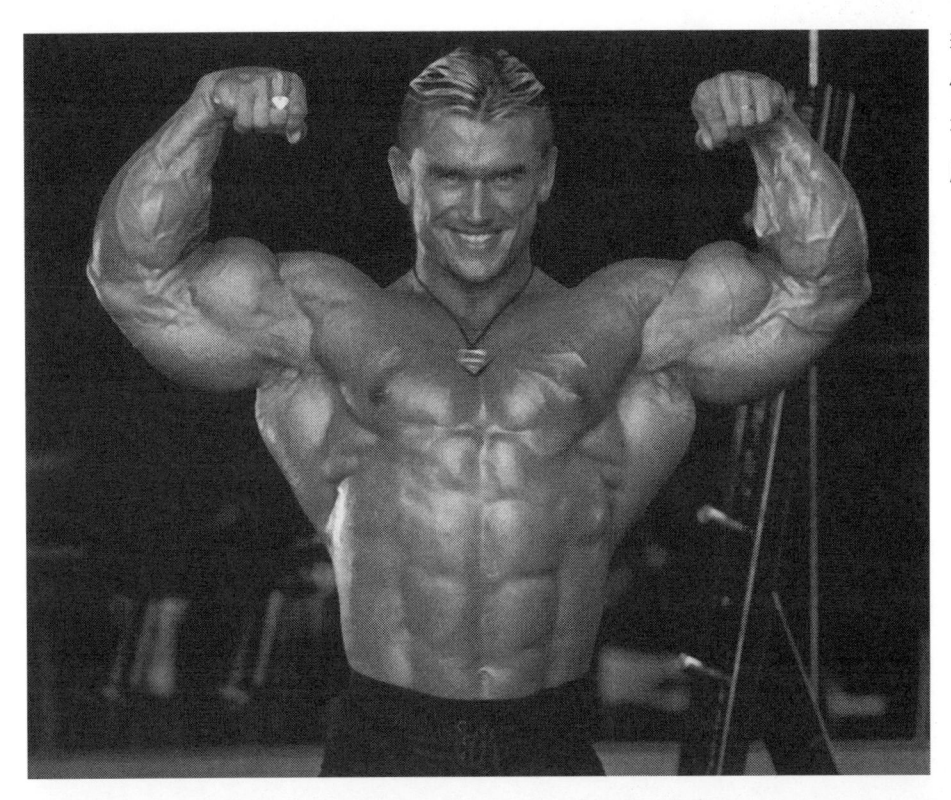

李·普里斯特的成就告訴我們，無論天生身材如何，都有可能練就傲人的肌肉量和龐然碩大的手臂。

納賽爾·艾爾·桑巴蒂和尚皮耶·富克斯上台比賽的時候，靠的可不只是驚人的肌肉量，而是毫無破綻的體格，包含適當的前臂比例和出色的二頭肌、三頭肌、三角肌、胸肌。

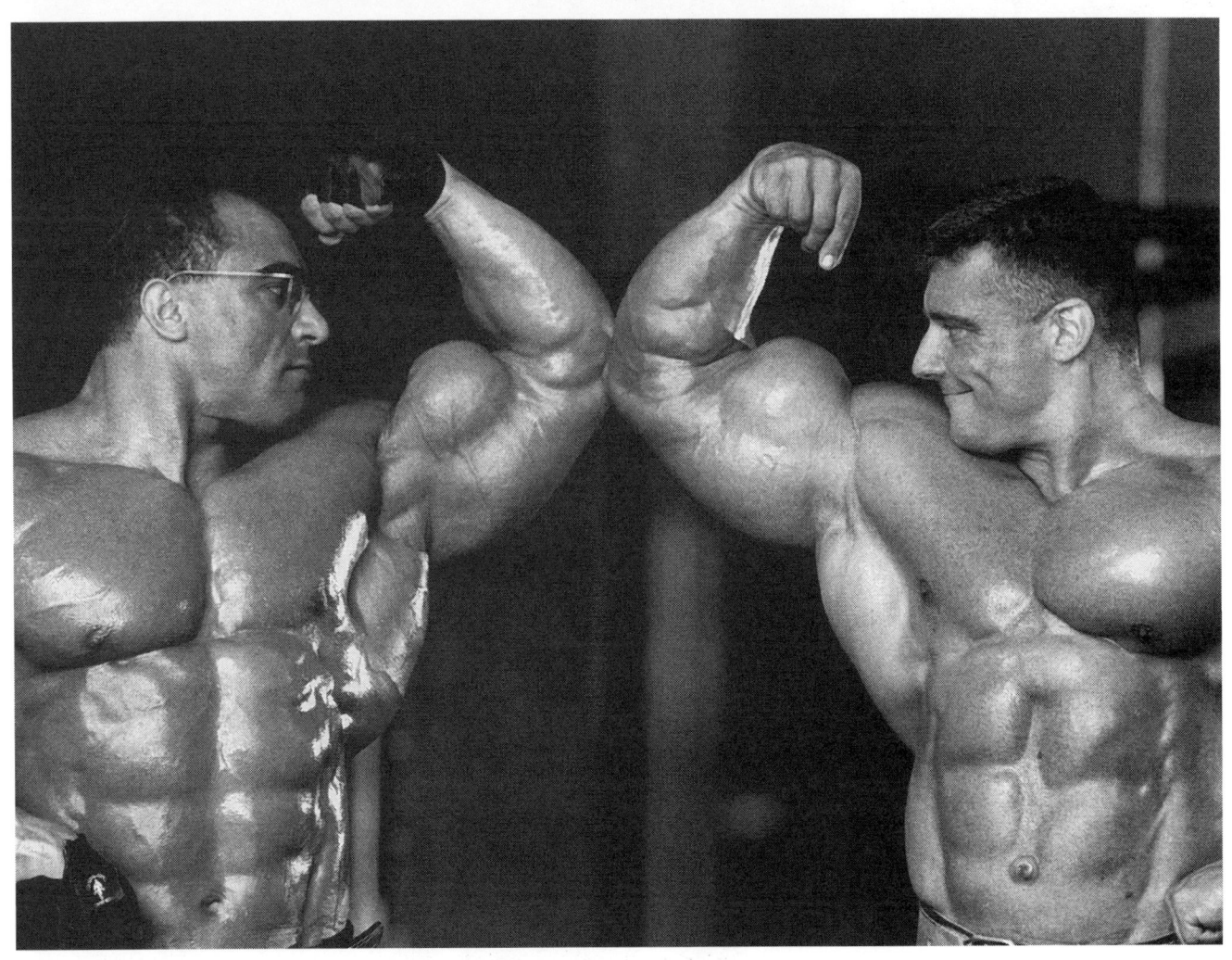

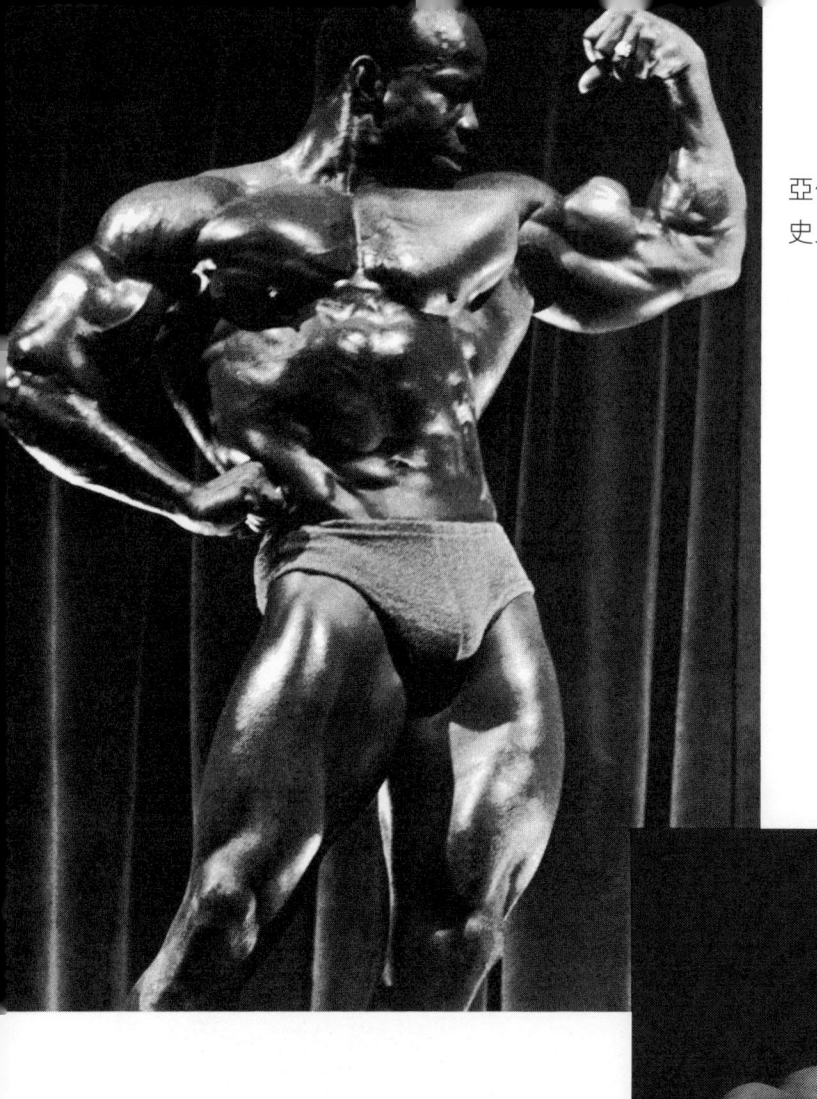

亞伯特‧貝克爾斯展現健美史上最亮眼的二頭肌。

保羅‧迪萊特的成就告訴我們，要打造健美冠軍的體態，就不得不考量「比例」。健美選手不能只有巨大的手臂，還要具備能與巨大手臂相稱的全身肌肉。

一想到發達程度良好的手臂，很多人心中浮現的畫面是巨碩鼓脹的二頭肌。其實，三頭肌比二頭肌更大、更複雜，畢竟二頭肌只有 2 個頭，三頭肌則有 3 個。要打造完美比例的手臂，通常二頭肌會占 1/3，三頭肌則占 2/3。

要練出完美的手臂，就必須了解要訓練哪些肌肉、操練哪些訓練動作、以及要在各個動作下多少功夫。訓練手臂的方法很多，一種是 1 次就鍛鍊整隻手臂，例如練完一個肌群後，再練下一個，或是交替訓練二頭肌和三頭肌，一次就把整隻手臂泵大。另一種是各個肌群分開來練，例如 1 天練二頭肌，1 天練三頭肌，接下來 1 天練前臂。

手臂和其他身體部位一樣，不管練得多好，都需要足夠的刺激才會進步。建議採用各種訓練動作、加入各種變化，並盡可能採取衝擊原則，以達到夢寐以求的手臂。

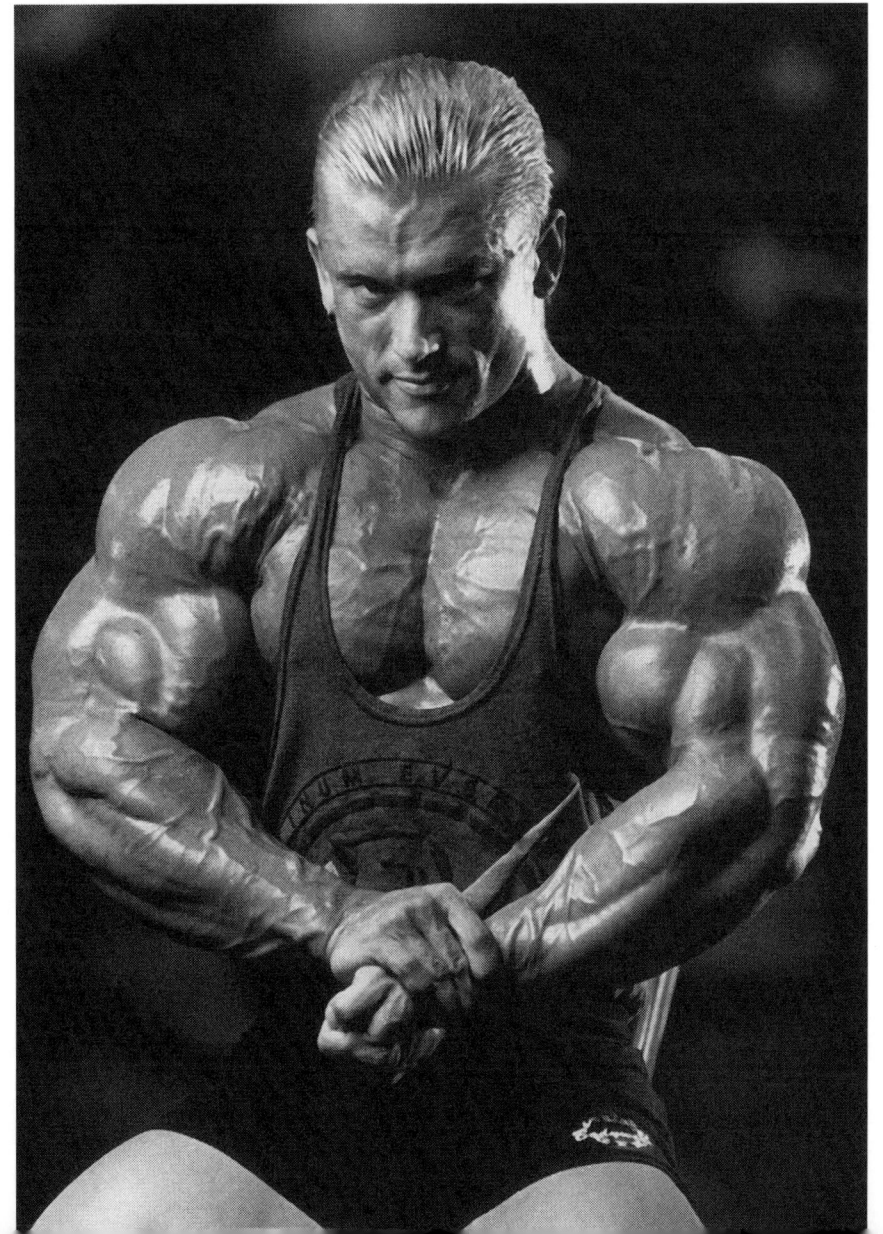

和丹尼‧帕迪拉、佛朗哥‧哥倫布一樣，李‧普里斯特是一位「巨人級殺手」。只要看看圖片中他的手臂練得多麼強壯發達，你就知道為什麼了。

練二頭肌 Biceps Training

　　二頭肌一直是我最引以為傲的肌肉之一。從我年輕的時候開始，我就覺得把二頭肌練好很重要，所以我練得很勤，而我的二頭肌確實也進步神速。

　　我固然下了很多功夫在二頭肌上，但我現在終於明白，我的二頭肌之所以能練得那麼好，主要還是因為遺傳。我的二頭肌就跟湯姆‧普拉茲的傳奇大腿一樣，就是下足了苦功去練，就能得到世界上最棒的基因潛能。

　　努力加上適當的訓練技巧，就能充分發揮任何一條肌肉的潛能；不過，每個人身上肌肉的潛能都不一樣。舉例來說，健美人的二頭肌有長有短，肌峰有高有低，有些練起來特別粗厚，有些就比較難練起來。你當然可以仔細鍛鍊每個面向，針對弱項去安排訓練計畫，但如果天生的形狀或比例就是比較好，那絕對是事半功倍。

　　事實上，二頭肌有許多不同形狀，也都被視為第一等的二頭肌。像我的二頭肌就以驚人的高聳肌峰聞名，而在我生涯面對過的對手中，賴瑞‧史考特的二頭肌算是相當有名，因為他的二頭肌很長，而且又粗又飽滿；佛朗哥‧哥倫布的二頭肌相當高聳，但長度較短；塞爾吉奧‧奧利瓦的二頭肌很長，但並不特別高聳；博耶‧柯伊的二頭肌則相對細長。以上幾位選手的手臂結構都不一樣，但每一位都贏得了不起的成就。這個情況到了今天也是一樣，每位健美運動員的比例與天賦各異，但只要具備一定的「平衡特質」，大家都有機會得冠軍。

　　骨骼結構和身材比例對於手臂的外型會有很大的影響。舉例來說，佛朗哥‧哥倫布的手臂較短，所以要讓二頭肌看起來很巨大，就相對比較容易；但路‧法瑞諾的手臂相當長，可能就需要56公分粗的二頭肌，才能在他118公斤的身體上足夠顯眼；但如果他的二頭肌只有50公分粗，就算他的二頭肌真的練到全場最大，比例上看起來還是會覺得他的二頭肌練得不夠好。

　　其他肌肉的比例和相對肌力，也會影響二頭肌的訓練方法與結果。舉例來說，佛朗哥‧哥倫布和肯‧沃勒做槓鈴二頭肌彎舉的時候，我覺得可能是因為他們的三角肌前束肌力太強，搶了很多本來

應該由二頭肌出的力量。所以他們就必須額外將二頭肌孤立出來訓練，否則很難練得那麼好。他們在練二頭肌時，會用所謂的「二頭肌彎舉訓練板」（Arm Blaster）來固定手肘。另外，他們也會使用牧師凳，進一步將手臂肌肉孤立出來大量訓練。

如果你的狀況與他們類似，卻沒有這些訓練器材，可以試著把背靠著牆做二頭肌彎舉，以大幅減少作弊的機會。

我的三角肌前束相對沒那麼強，沒有以上的問題。因此對我來說，一般的槓鈴二頭肌彎舉就相當足夠，不需要特地將二頭肌孤立出來訓練。這點確實有些歪打正著，因為年輕的時候，我對訓練生理學的認識也沒那麼多。

不過，訓練二頭肌時如果用其他肌肉幫忙，就無法有效訓練二頭肌。此外，訓練時也必須找到最適合的軌跡，在做任何形式的彎舉動作時，都要練到最長的動作範圍，並將手掌直接帶向肩膀的位置。如果手掌移動的軌跡稍微向內或向外偏移，二頭肌的壓力就會變小，效果就會打折扣。

我也常常看到另一個問題，一個連塞爾吉奧‧奧利瓦以前都會出現的問題，就是在彎舉動作前先彎曲手腕，然後才啟動二頭肌。這個動作只會讓前臂搶走二頭肌的工作，最後前臂固然會練得很粗，但二頭肌則不會有太好的訓練效果。

但是要訓練二頭肌，光做一種彎舉動作可不夠，畢竟二頭肌除了將手臂舉起並彎曲，也負責讓手腕旋轉。槓鈴彎舉固然可以讓二頭肌變強壯，卻會限制手腕的移動。因此，我都會加入一些啞鈴訓練動作，讓我可以在訓練時讓手腕旋轉，使二頭肌達到更完整的收縮。使用啞鈴訓練時，手肘端的肱肌可以得到更好的訓練。長此以往，在做背面雙手二頭肌姿勢時，二頭肌和三頭肌的分離度會更明顯。

二頭肌的長度也很重要。許多人會做反向彎舉來訓練前臂，但我發現這個動作也會明顯讓二頭肌拉長。訓練二頭肌時，應盡可能讓二頭肌拉長，讓手肘幾乎打直，接著再做完整且用力的彎舉。

訓練彎舉時，我也喜歡盡可能改變手掌的位置，來刺激二頭肌的各個不同部位。槓鈴彎舉可以將手掌鎖定、啞鈴彎舉可以讓手腕旋轉、反向彎舉可以讓手掌朝下、槌式彎舉則可以直接訓練肱肌，都讓二頭肌的訓練更完善。另外，我也會使用各種不同的器材，例如二頭肌訓練板、直槓、EZ 彎舉槓、牧師凳、傾斜板凳、槓鈴、啞鈴、纜繩等各種器械。值得注意的是，我發現很多人會犯的主要錯誤，就是

這個槓鈴彎舉的起始位置不正確，因為手臂已經彎曲，而且手肘已經往後方帶，這樣二頭肌就無法完全延伸，活動幅度因此大幅縮短。做這個動作時，手臂無法完整延伸，因此二頭肌的下半段無法得到足夠的壓力。

做槓鈴彎舉時最常出現的錯誤，就是從屈髖的姿勢開始做動作。如果彎舉的同時也將身體站直，就會使用下背部的肌力，創造額外的動力，讓重量被身體甩起來，而非透過二頭肌的收縮拉起來。這樣一來，二頭肌的下半部就無法得到足夠的刺激。我們會在接下來的篇幅探討二頭肌彎舉的正確執行方式。

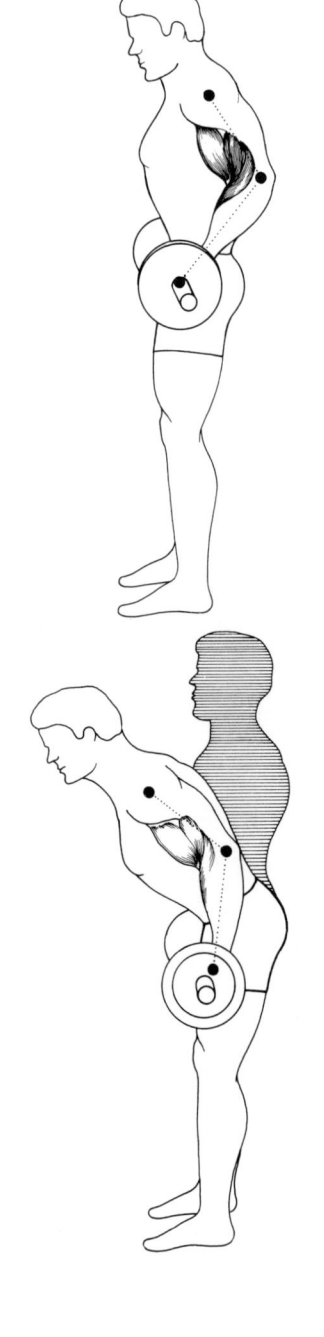

沒有讓二頭肌達到完整的動作幅度，偏偏二頭肌大概是全身上下最需要完整動作幅度的肌肉。如果訓練二頭肌時把手肘抬太高，或讓重量距離身體太遠，都可能讓二頭肌達不到完整的動作幅度。

有些健美人做彎舉時，不想將重量放下，使手臂完全打直伸張開來，因為這樣會讓他們能做的重量變輕；但他們不知道的是，從手肘伸直到彎舉起來的動作行程，才是讓二頭肌下半部變厚、並與前臂出現明顯區別的關鍵，而這樣的區別在手臂伸直的姿勢時特別重要。二頭肌下半部變得強壯，也有助於提升彎舉能做的重量。

有些人做彎舉時會將手肘打直，但彎舉上來時並未採取嚴格的彎舉動作，而是用肩膀和背部肌肉代償。但這樣一來，整個動作的前幾寸行程就浪費了，因為二頭肌在這時候根本沒有貢獻。

另一個常見錯誤，是一味將重量往上帶，卻忽略透過彎舉來讓二頭肌收縮。如果重量來到下巴的高度，大部分的壓力都會落在骨骼和關節上。要讓二頭肌得到最好的刺激，就必須用力彎曲手肘。如果在彎舉動作的最高點偷懶，你就練不成讓評審也讚嘆的粗壯二頭肌。

作弊彎舉

作弊彎舉可以是相當有效的彎舉訓練。彎舉屬於旋轉動作，但對抗的阻力則是垂直方向。也就是說，動作的方向會旋轉，但重力持續把重量往下拉，變成有時候你實際上是在把重量往前舉，有時候又在往上舉，導致施力的方向並非總是與重量的方向相反，使得這個動作的特定行程效率較差。

設計二頭肌彎舉機的人宣稱，機器的軌跡會旋轉，而非一條直線，因此使用機器訓練二頭肌的效率，會比使用槓鈴或啞鈴更好。不過，如果要克服這個問題，根本不需要複雜的器械。只需要用一個無法做出嚴格彎舉的重量，就算是用背和肩膀來帶動重量也沒關係，因為這時候二頭肌在全程都會被迫幾乎用盡全力。

在做槓鈴或啞鈴彎舉的時候，前臂平行地面時會比一開始手肘打直的時候更困難。這時候如果使用作弊彎舉，就可以在「簡單」的動作行程使用很重的重量，並在做到難以好好彎舉的「困難」動作行程上稍微作弊，讓你可以完成動作。

與雷格‧帕克一起在南非的時候，我曾經用 125 公斤的啞鈴做了 5 下的作弊彎舉。使用這種重量，無法打造二頭肌的形狀，也無法

練出很高聳的二頭肌肌峰，但對於增加肌肉量相當有效。不過，作弊彎舉的比例不應超過二頭肌訓練計畫的 10%，而是必須加入各種嚴格彎舉的動作，才能讓二頭肌得到最佳的訓練。

初階訓練計畫

我非常推薦初學者由槓鈴彎舉來做訓練，這是一個能夠好好建構二頭肌肌肉量的基礎訓練。不論在初學者或賽事選手的訓練清單中，幾乎都能看到這組動作。這是一個能持續增加或維持肌肉量和肌肉厚度的方法。但我同時也非常推薦在初期時搭配啞鈴彎舉做訓練，使用啞鈴訓練能夠外旋手腕，有助於更完整的建構肌肉線條。

我也推薦在最初接觸訓練時練習單手彎舉。訓練方法如下，我會先用一隻手抓住一樣東西以穩定我自己，朝該方向傾身一點以加大我的動作幅度，接著好好專注單手二頭肌的訓練，兩手交替做。有時候兩手同時訓練就是沒有辦法達到這樣的效果。

進階訓練計畫

當你準備開始展開進階訓練時，你當然會希望持續增加二頭肌的肌肉量，但也必須要留意建構肌肉間的分離度，還有二頭肌整體的形狀。如果你的二頭肌不夠高聳，那就努力增加肌峰高度。如果是不夠粗壯，那就增加厚度。

斜板啞鈴彎舉是最能夠提升二頭肌形狀和品質的運動，甚至能讓二頭肌更有力量。此外，做集中彎舉則可以增加二頭肌的高度。

隨著不斷進步，可以讓訓練模式改為超級組，並縮短時間間隔來提升訓練強度。我喜歡增加訓練二頭肌和三頭肌的組數，能夠讓手臂充血泵大，視覺上也會看起來更龐大。同時，當二頭肌充血泵大後，三頭肌也能應付更重的重量，為每組三頭肌組間提供緩衝和反彈的力量。

不同肌肉的超級組訓練對於備賽也是很重要的，因為比賽時必須確保不同肌肉能在同時間充血泵大。若不習慣這樣的模式，那就無法確保站上台時是你的最佳狀態。

越接近比賽日程，必須更確保為了二頭肌的各個角度有做額外的訓練。除了增肌槓鈴彎舉，也必須做更多的斜躺彎舉，這能夠提升

肌肉下半部的增長。我甚至經常會直接躺在長椅上做啞鈴彎舉，讓二頭肌的延伸幅度加大。你也會需要透過額外的拉繩或啞鈴訓練，他們能夠讓你靈活活動手腕，塑造更好的肌肉線條。

賽事訓練計畫

在不同的階段，你需要多做一些額外的訓練，以增加對肌肉的負荷量和需求。這條準則對於備賽時訓練手臂尤為重要。比起槓鈴彎舉，交替啞鈴彎舉是更能增加訓練強度的好方法。這套訓練中一手向上一手向下的動作，能夠讓你更基精準的執行而不會有作弊的空間。想要增加訓練強度，可做牧師彎舉進一步固定手肘，更嚴謹地執行動作，且下臂二頭肌也能得到更好的刺激。

備賽期所需投注在訓練的時間強度會更甚以往，包括連續進行三組動作，且中間不得休息。剛接觸這樣的訓練模式會覺得很困難，但當狀態提升後，你會發現這樣的加速訓練計畫能讓你的肌肉極度充血泵大，並得以在短時間內進行大量的訓練。

最重要的是，你必須盡可能採用各種方法來刺激二頭肌的進步。舉個例子，我很喜歡找個健身夥伴一起做槓鈴彎舉，我先做完 1 組，結束後馬上換他，他完成後又馬上輪到我，依此不停交替直到我們都筋疲力盡。

想將比賽準備得更完善，我會確保自己在各式各樣的動作中，做到單組、超級組、三組式的訓練，這些動作包含比賽前一天每小時作 1 組的二頭肌訓練；包含作弊動作、部分動作、強迫動作、負重動作；內側彎舉、外側彎舉，以確保沒有任何訓練被遺漏、該練的都有練到。

為了比賽，我會以遞減法和 21 訓練法來訓練我的二頭肌，結合大量的行程縮減組和全程訓練組，並將一個二頭肌動作與另一個二頭肌做超級組，也可以結合二頭肌與三頭肌或其他肌肉做超級組。

我也會用視覺化的方式來做二頭肌訓練。我會想像，我的二頭肌是一座雄偉的高山，而我會用超人般的肌肉舉起極大的重量。

這樣高強度的訓練能確保你為二頭肌建構足夠的肌肉量、長度、厚度、高度，且全方位的發展二頭肌的內外側，並確保在二頭肌和三頭肌、三角肌之間的分離度，若你想打造冠軍體態，這些都是必要的元素。

針對弱點的訓練

　　但就算你將上述我提到的重點都完成了，甚至做得更好，你可能還是會發現自己二頭肌的某個區塊發展程度，相對於其他區域表現更差。

　　大致上來說，當你試著加強二頭肌的弱點時，最佳方式是單手啞鈴訓練。僅用單手 1 次做 1 組動作時，能有更好的專注力和強度，並確保手臂百分之百的活動度。這樣可以避免較發達的二頭肌蓋過弱區塊，而導致的肌肉不對稱。另外，記得在訓練過程中扭轉手腕，二頭肌才能達到更全面的收縮。

　　然而，我相信錯誤的訓練方式，是健美運動員們會有二頭肌弱點的主因。你必須掌握合適的技巧，包含確保手肘是固定的、將重量放下而非任由它甩動、盡可能採取衝擊原則等等，如此一來就能減少這個區塊有弱點的可能性。

　　舉個例子，我看過很多健美運動員在彎舉時用前臂發力，以類似手腕彎舉的方式作為發力起點，然而這會大大削弱訓練成效。或是當彎舉到頂點時，他們並沒有彎曲二頭肌來維持最大程度的收緊，而是直接將重量甩向肩膀，這樣的情況下二頭肌是沒有在工作且放鬆的。我會建議比起採納頂點收縮原則（Peak Contraction Principle），在彎舉的高點時盡可能彎曲二頭肌反而更好。

　　然而，有時候二頭肌發展相對落後的原因，純粹就是因為訓練得不夠多，健美人認為 5 組的二頭肌訓練就足夠了，從而導致本應精心雕塑的二頭肌，變得只有肌肉量體又大又粗壯，但沒有線條。

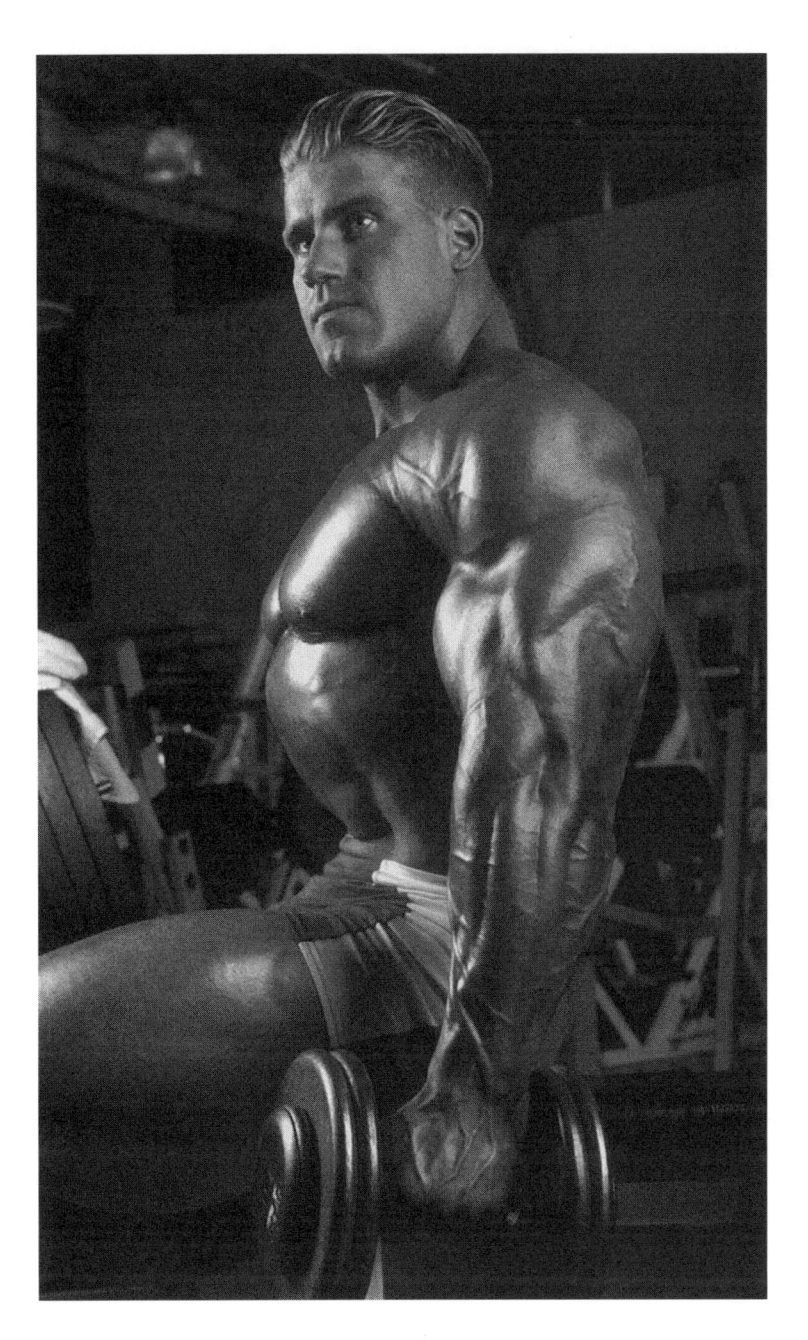

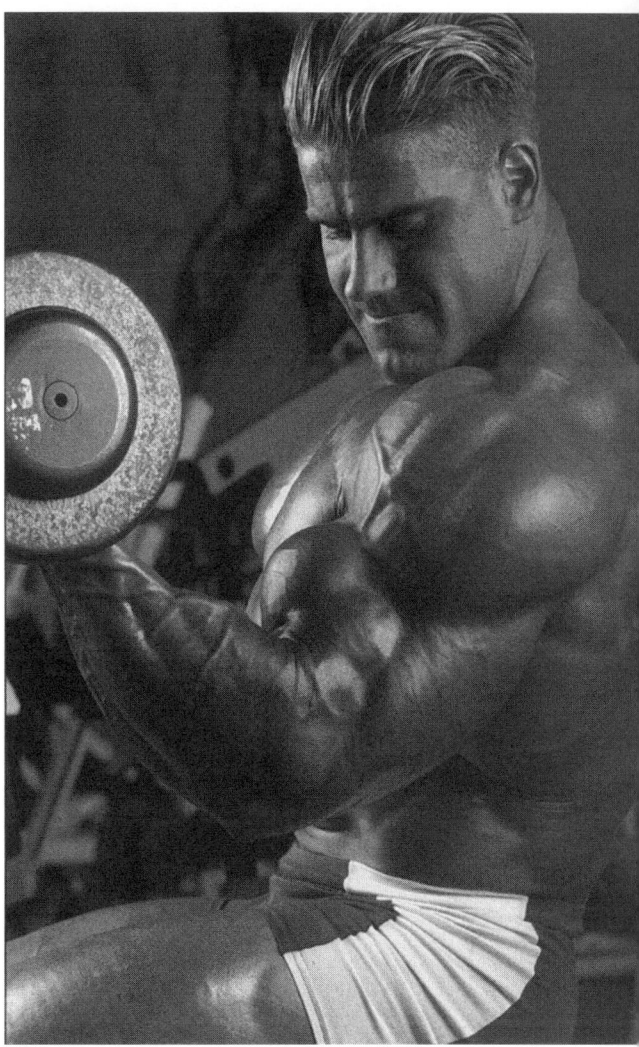

單手啞鈴彎舉（由杰・卡勒〔Jay Cutler〕示範）

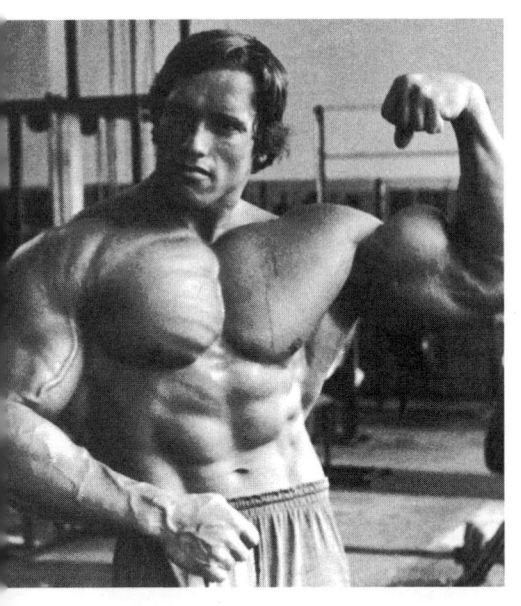

這張照片展示了我手臂最粗壯的時候，那時我體重111公斤，主要靠著啞鈴和作弊彎舉，並使用了非常大的重量。注意看我未彎曲的手臂，看起來多麼粗壯和巨大。

為了更精確地針對二頭肌的弱點修正，我建議可以依照以下方法訓練：

針對肌肉量

槓鈴重量彎舉和作弊彎舉。肌肉的增大來自於舉起的重量。若你原先能彎舉50公斤，並隨著訓練能彎舉到60公斤了，那麼二頭肌自然會增大。試著套用我的視覺化技巧來想像你的二頭肌跟超人一樣粗壯。

針對長度和厚度

彎舉時，要著重於較下方1/3的動作範圍。

做斜躺彎舉或俯臥彎舉時，要最大程度地伸展二頭肌。

動作要精確，例如做牧師彎舉或使用彎舉訓練板時，則要固定住手肘，讓二頭肌得以完全伸展。

每完成1組啞鈴彎舉，就將手腕旋轉180度5-6次。

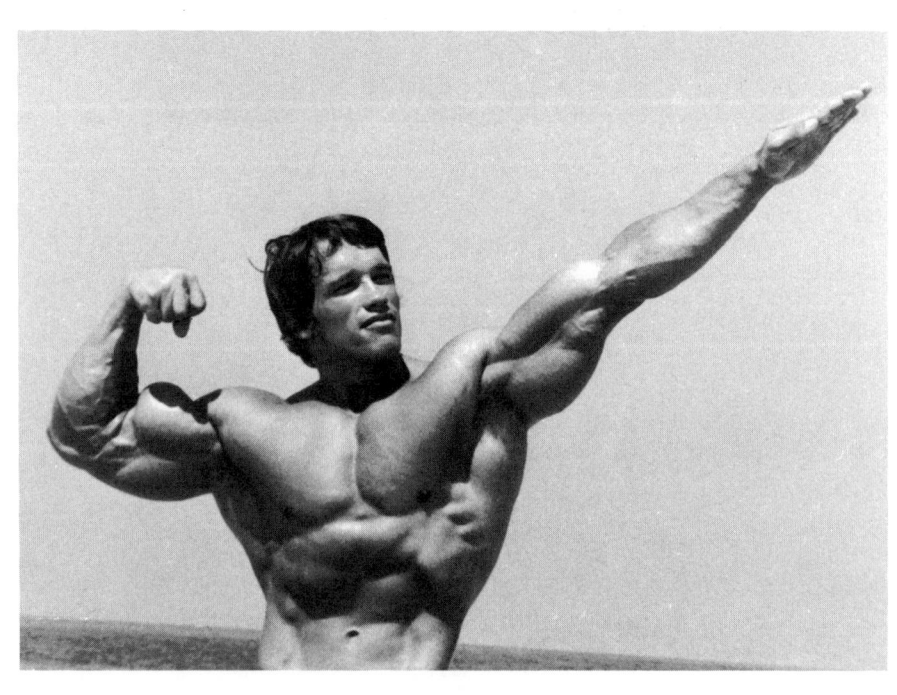

二頭肌越長越厚，將手臂延伸出去時的線條就越好看，彎曲的情況下也會看起來更巨大和高聳。

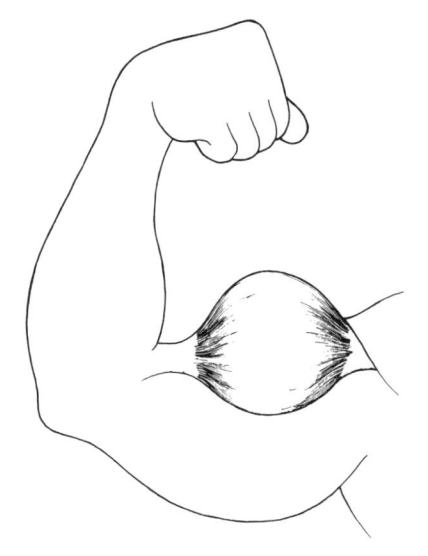

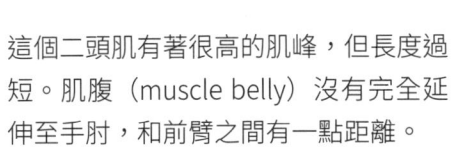

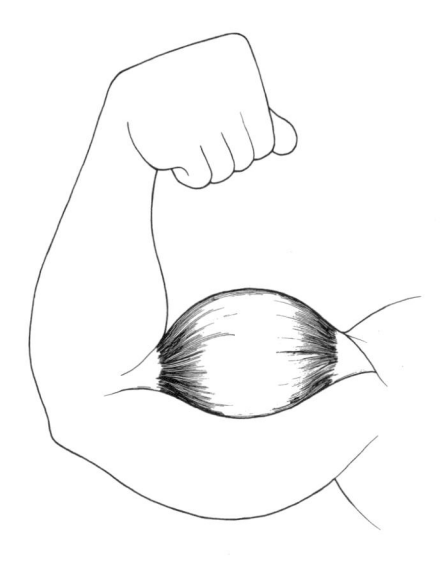

這個二頭肌有著很高的肌峰,但長度過短。肌腹(muscle belly)沒有完全延伸至手肘,和前臂之間有一點距離。

這個二頭肌長度足夠,但缺乏高度。

許多健美運動員不知道二頭肌的功能不僅是抬舉和彎舉,也包括旋轉手腕。這就是為何我經常以圖1、圖2的動作開始做彎舉。

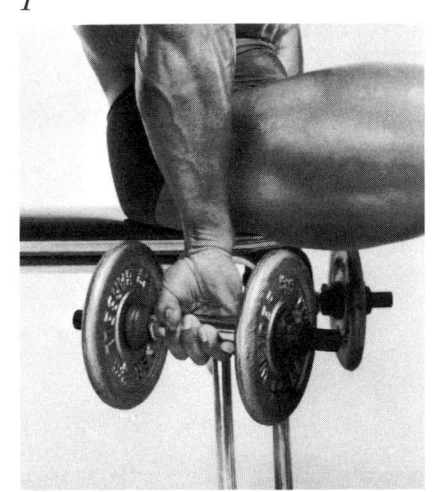

1

2

圖3、圖4的動作對於想要減少啞鈴彎舉中,手腕扭轉情況的人來說很有效。

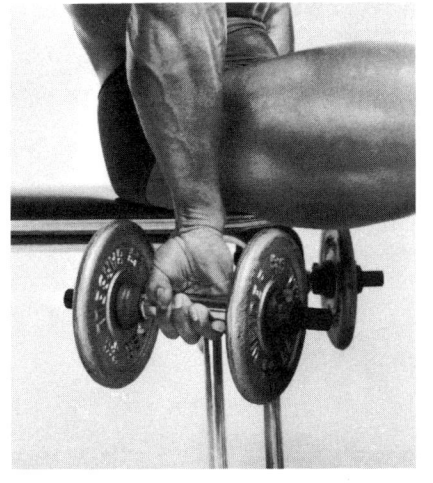

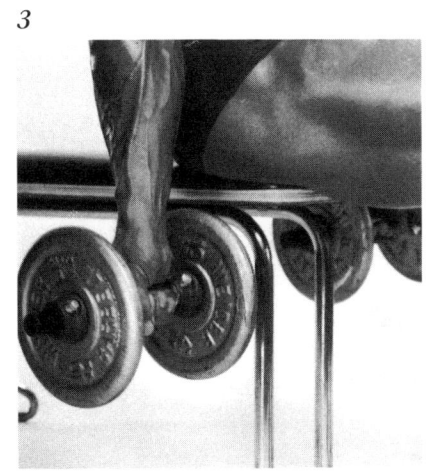

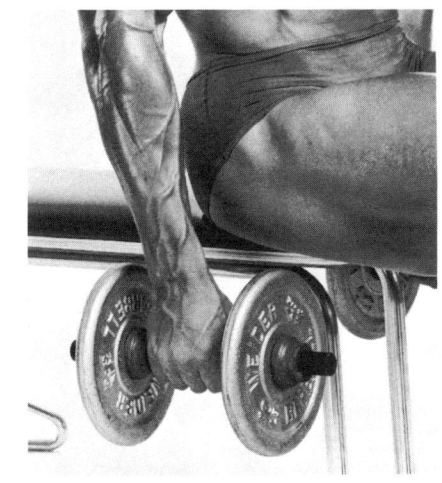

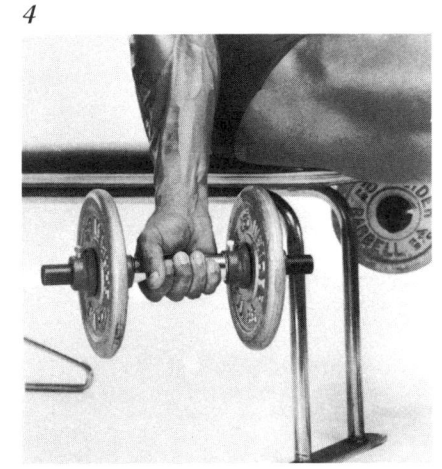

3

4

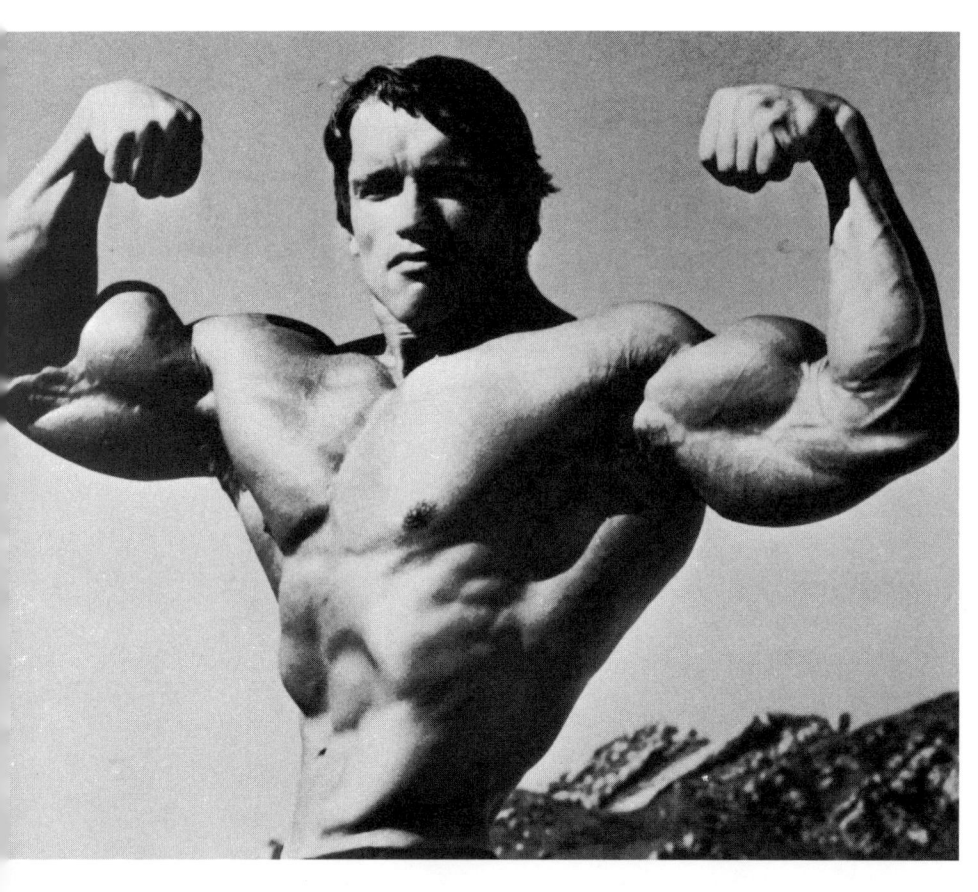

二頭肌的厚度非常重要，卻也是經常被忽視的重點。我一直很努力訓練二頭肌的肌峰，我想這也是讓我獲獎無數的原因。

針對高度

使用啞鈴或滑輪的集中彎舉。

啞鈴運動的重點在於舉起重量時加上手腕的旋轉（將大拇指向外旋），確保專注於動作範圍的上 1/3。

按照頂點收縮原則，在頂點時盡可能彎曲二頭肌，並完成一系列的收縮和放鬆運動。

持續做，直到肌肉極度充血泵大。

讓你的訓練更上一層樓的方法：結束時，將重量舉起並完全收縮二頭肌，接著將重量放下約 1/3，並又再次回到完全收縮的位置。做 3-4 組，接著放下重量，並擺姿勢和收縮二頭肌。

針對二頭肌肌肉量和外側的厚度

做向身體內側彎舉的動作，例如窄握槓鈴彎舉、窄握牧師彎舉。

做集中彎舉，將重量帶至胸前。

手臂 The Arms 407

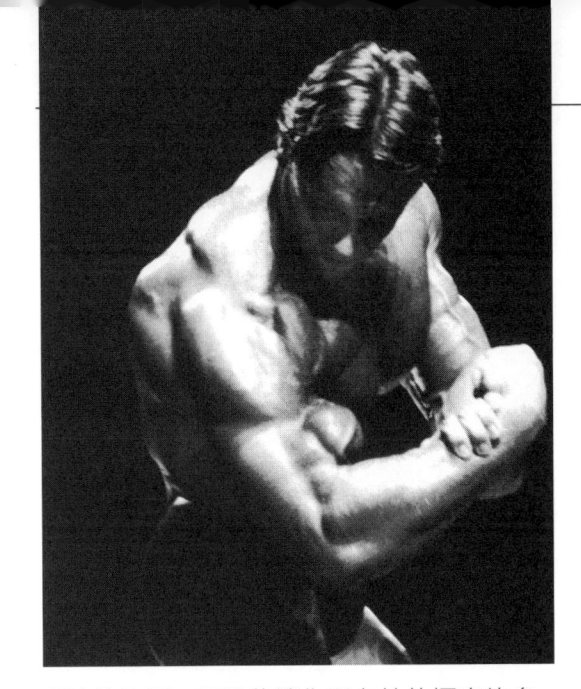

發達的外側二頭肌能讓你更有效的擺出許多姿勢。例如，其中一項我最喜歡的二頭肌姿勢，便是彎曲手臂，以便向評審展示我的二頭肌。但為了達到這樣的效果，你必須練好二頭肌的各個角度。

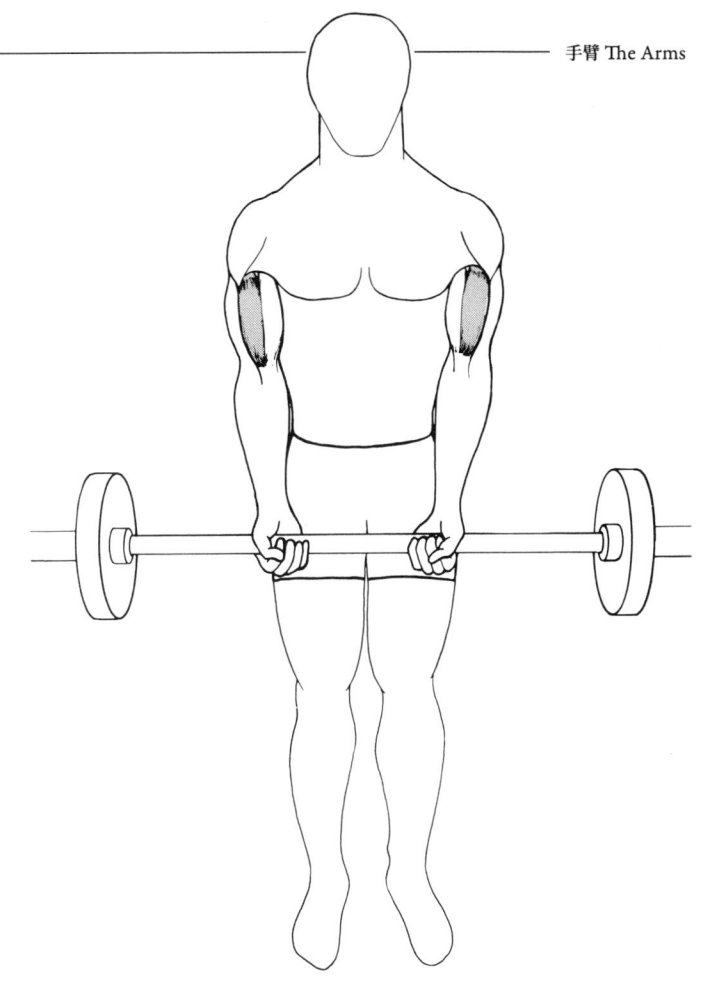

調整手掌在槓鈴上的擺放位置，便能改變訓練過程中對二頭肌造成的刺激。這樣多變的訓練方式能有效針對弱點。如圖示，用窄握的方法，能對二頭肌外側頂部施加更多的壓力。

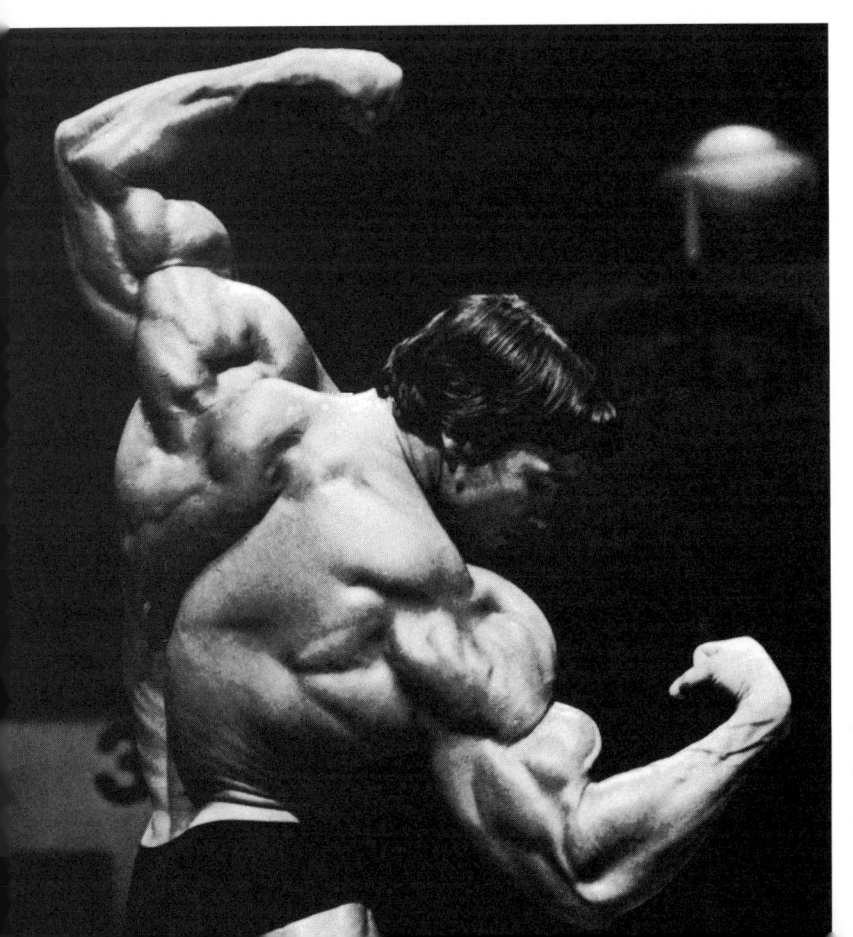

為了好好展現如圖四分之三轉身展背姿勢，你必須擁有極佳的外側二頭肌和肱肌發展（在手肘處），如此一來才能分離二頭肌和三頭肌。

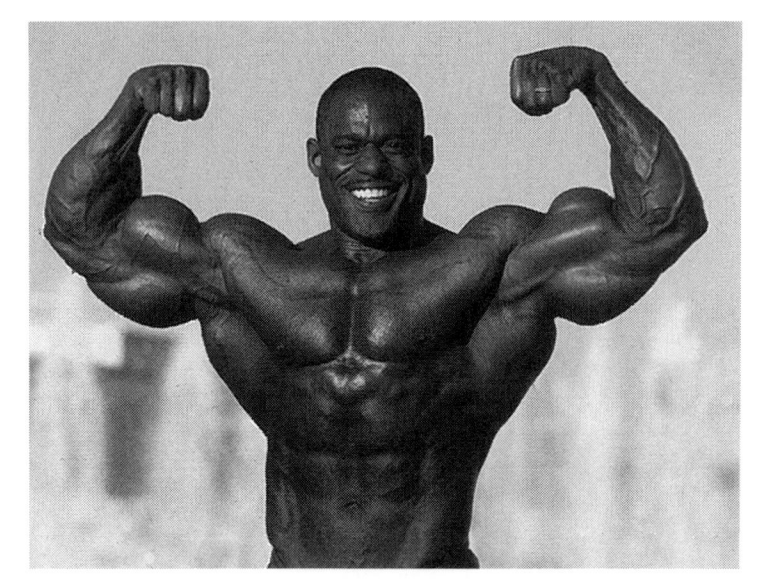

文斯·泰勒的示範

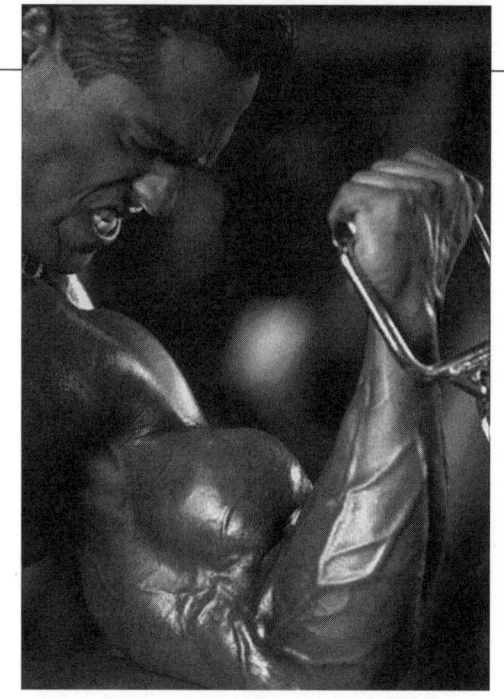

大衛·休斯（David Hughes）的示範

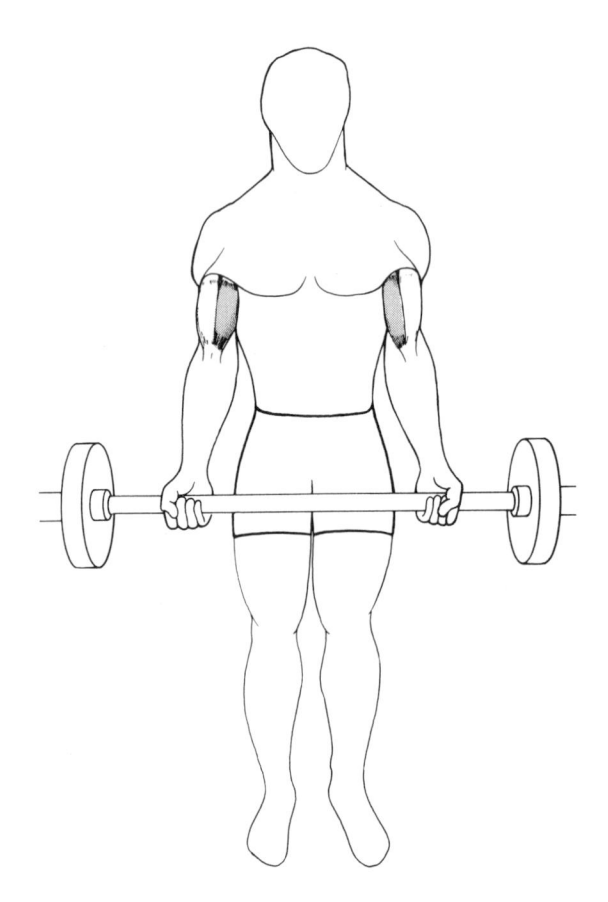

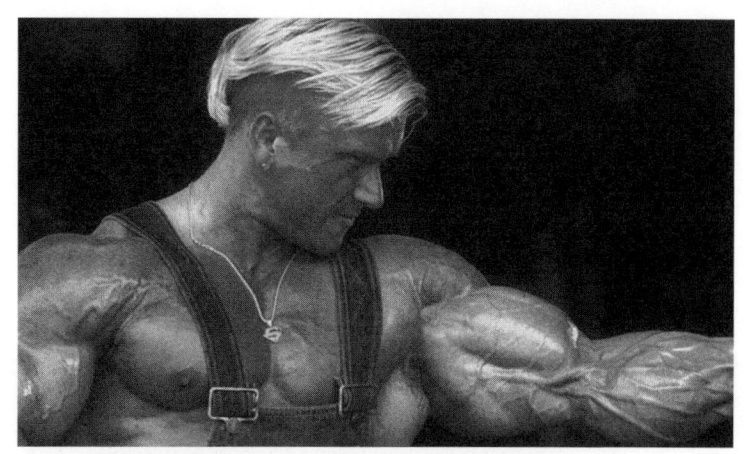

李·普里斯特的示範

若你的弱點在於二頭肌內側，你可以透過寬握槓鈴彎舉的訓練方式來加強這個部位。

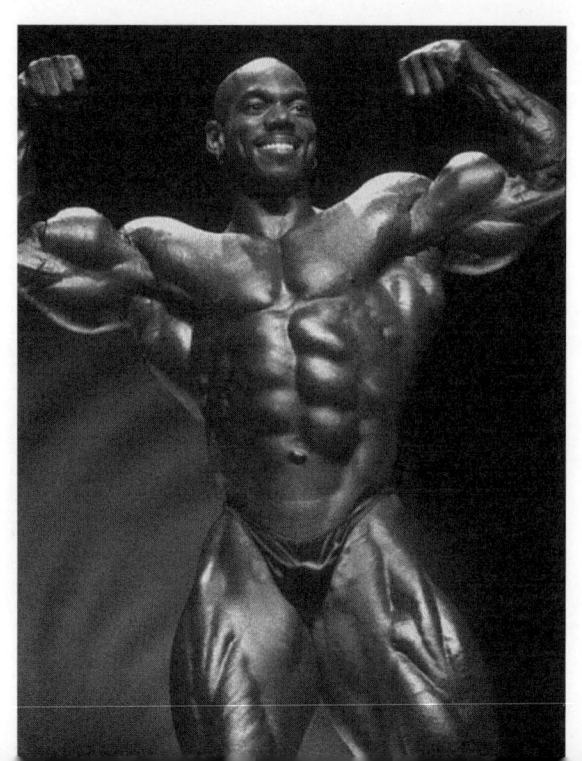

弗萊克斯·惠勒的示範

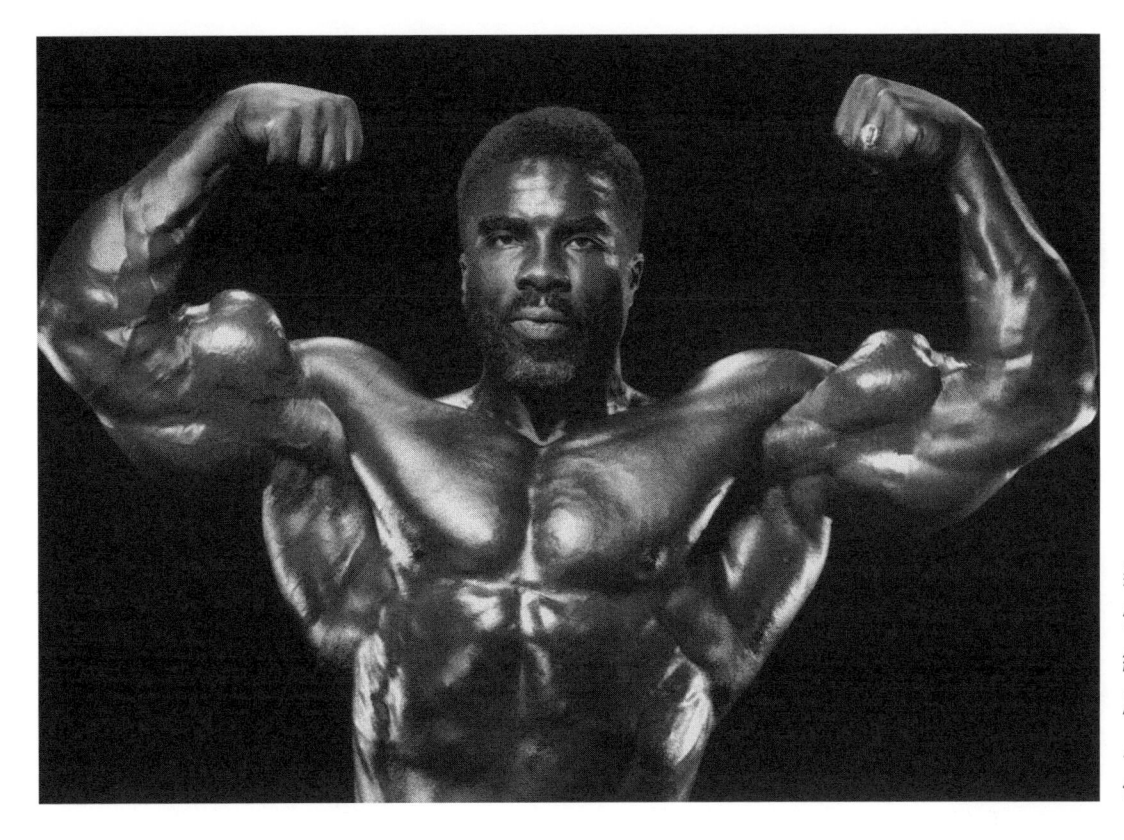

羅比·羅賓遜的手臂可以說是二頭肌線條清晰度和分離度的絕佳典範。圖片中的羅賓幾乎就像一張解剖圖。

針對二頭肌肌肉量和內側厚度

以「鎚式」姿勢握住啞鈴,也就是將手掌朝向內側而非朝上。你可以感受到動作改變後對二頭肌造成的刺激也不同。

做站立槓鈴彎舉。

做寬握距的槓鈴牧師彎舉。

做坐姿或站立啞鈴彎舉。

做斜板啞鈴彎舉。

做站立交替啞鈴彎舉,訓練時將手臂朝身體外側打開。當你向外彎舉,並要將手臂收回時,將手腕輕微地向外旋,稍微放低大拇指,如此細小的變動就能讓你更感受到二頭肌內側。

針對分離度和線條清晰度

做高強度的單組、超級組、三組式訓練。盡可能採取多樣的二頭肌訓練方式,尤其是啞鈴彎舉,能夠訓練到各個角度,且能讓單手訓練的孤立效果達到最大。

做反向彎舉,用於發展肱橈肌和二頭肌,當你做背面雙手二頭肌姿勢時會更好看。記得保持肘部穩定作為支點,並在整個動作過程中保持手腕穩定。

練三頭肌 Triceps Training

　　三頭肌的體積比二頭肌更大，且需要從多個角度做訓練。就如二頭肌，三頭肌也是要從各個角度看起來都賞心悅目。和二頭肌不同的點在於，三頭肌要讓整隻手臂在沒有彎曲的情況下，也依然看起來粗壯又驚人。當有人說：「哇，看看那個人手臂的尺寸！」你可以斷定那幾乎是三頭肌的功勞。站上舞台時，不管你是放鬆站姿或擺其他姿勢，有90%的時間三頭肌都會被人注視著。

　　比爾・珀爾、賽吉・努布雷、塞爾吉奧・奧利瓦、亞伯特・貝克爾斯、弗雷迪・歐提茲、凱西・維亞托、尤蘇普・維科茲和弗蘭克・贊恩等人，都是擁有完美三頭肌的健美人典範。三頭肌必須訓練到在擺出側面、正面、背面、手臂舉過頭或向外伸直的姿勢時，都能展現出他的最佳狀態。（賴瑞・史考特、戴夫・德雷珀和我都以向外伸直的姿勢著稱，這個動作需要出色的三頭肌）想像一下做背面背闊肌姿勢時，從那個角度看到完美的三頭肌會有多麼讓人驚艷。或是擺最大肌肉姿勢時，三頭肌從肘部不斷地延伸至後三角肌。或者是當你雙手抱頭做正面腹肌姿勢時。

　　二頭肌的弱點在某些時候或許還能隱藏，然而三角肌的弱點不論在任何姿勢都會顯露無遺。比賽第一階段站上台時，評審第一眼就能看出你是否擁有良好的三頭肌。以塞爾吉奧・奧利瓦為例，他光是站著，三頭肌就看起來強壯又有力，儘管他的二頭肌比較不出色，仍可靠三頭肌抓住評審的目光。

　　然而，就和其他身體部位一樣，大的三頭肌和好的三頭肌之間仍有區別。這個相對複雜的肌肉每個部分都需要充分訓練。手臂下垂時，三頭肌要從肘部一路延伸至三角肌後束。而當它彎曲收縮時，每個起端都必須形狀完整、分離且清晰可見。

初階和進階訓練計畫

　　訓練三頭肌的第一步便是增加肌肉量和肌肉結構的肌力。這代表要進行基本的三頭肌推舉和伸展動作，並逐步增加重量，直到有所成效。不同類型的推舉和伸展動作會對三頭肌的不同區塊產生功效。

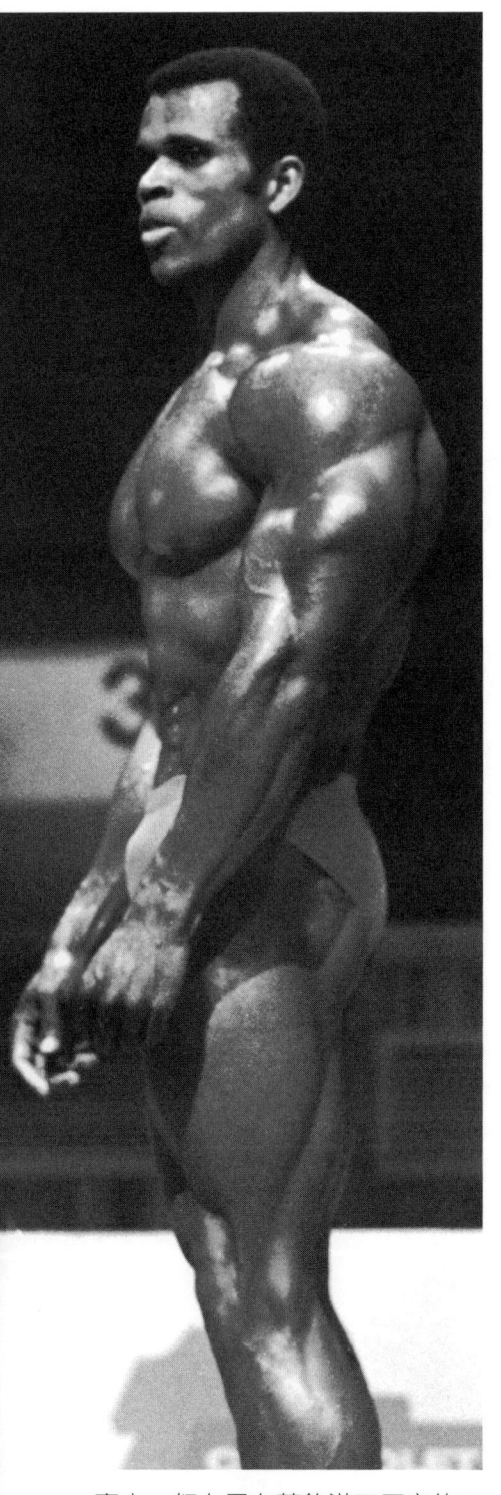

賽吉・努布雷有著飽滿又厚實的三頭肌，儘管他只是做放鬆站姿，手臂看起來仍然很粗壯。

手臂 The Arms 411

發達的三頭肌在上臂後側看起來像一個馬蹄形。

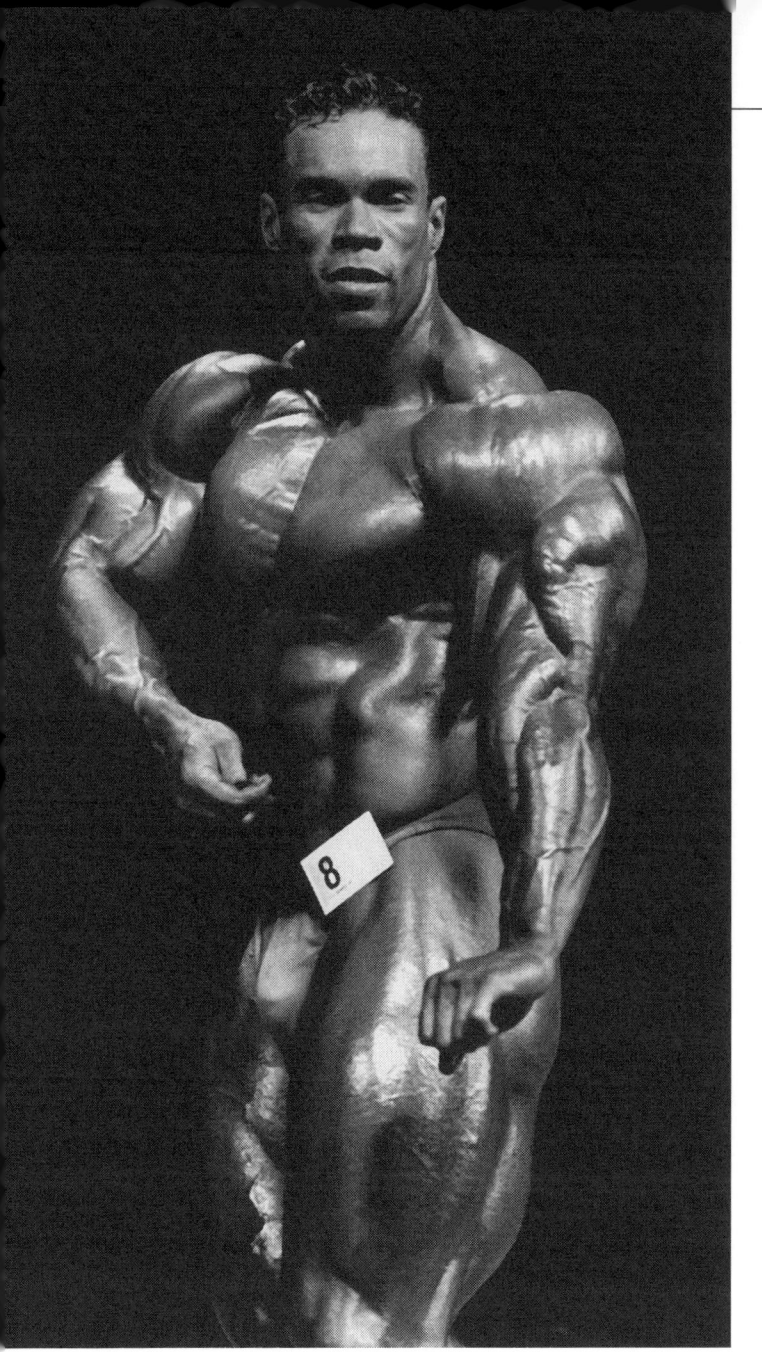

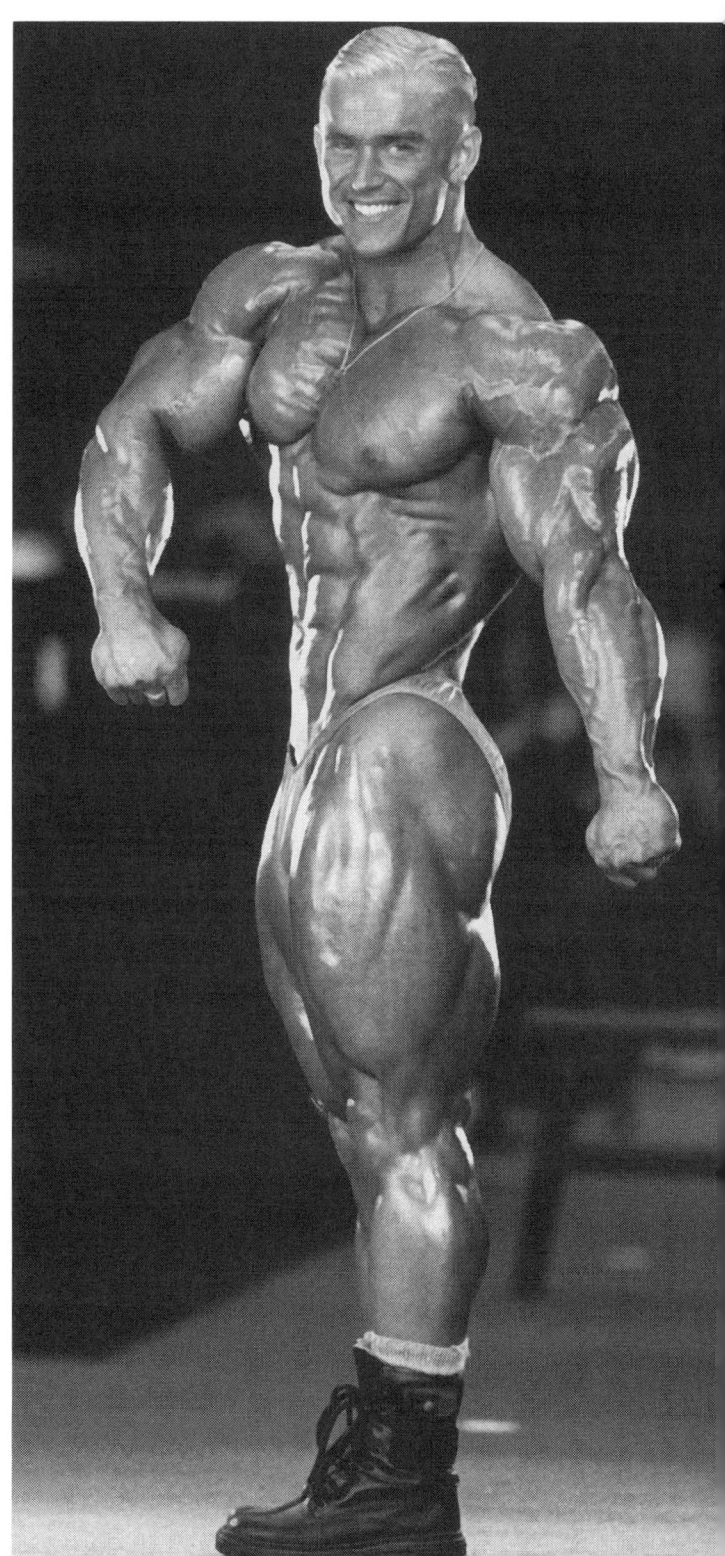

凱文·萊弗隆的示範

李·普里斯特的示範

亞伯特‧貝克爾斯右臂繃緊三頭肌時展現的肌肉量，左臂伸直時三頭肌時展現的絕佳形狀，都跟他出色的背部線條完美融合在一起。

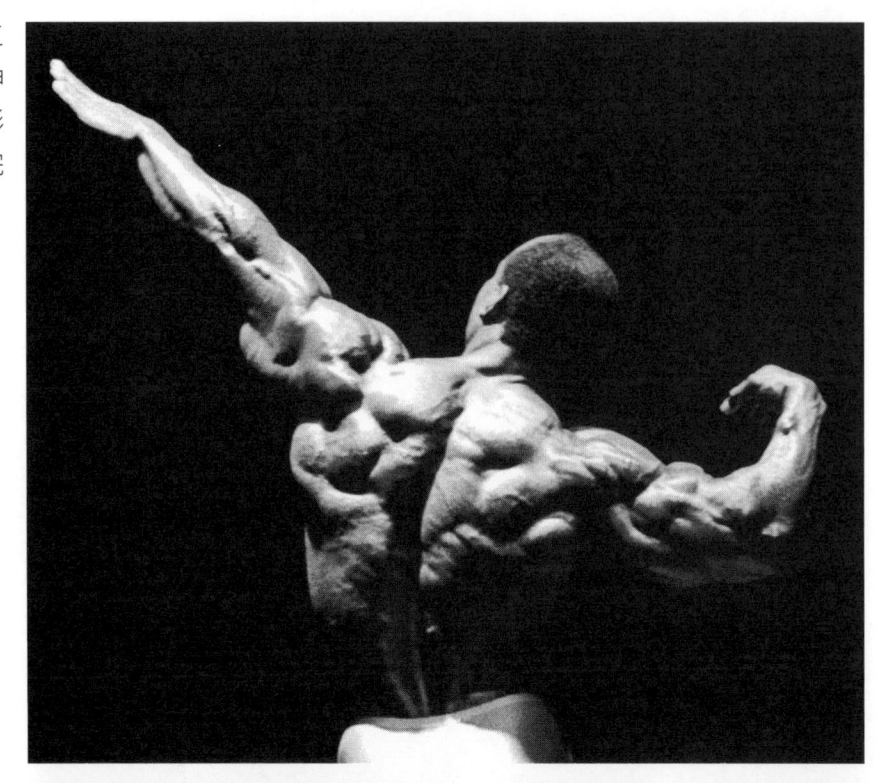

做任何一種背面雙手二頭肌姿勢時，三頭肌也同樣重要。如圖，你可以看到三頭肌在手臂下方，以及三頭肌、二頭肌、三角肌、前臂之間涇渭分明的線條。

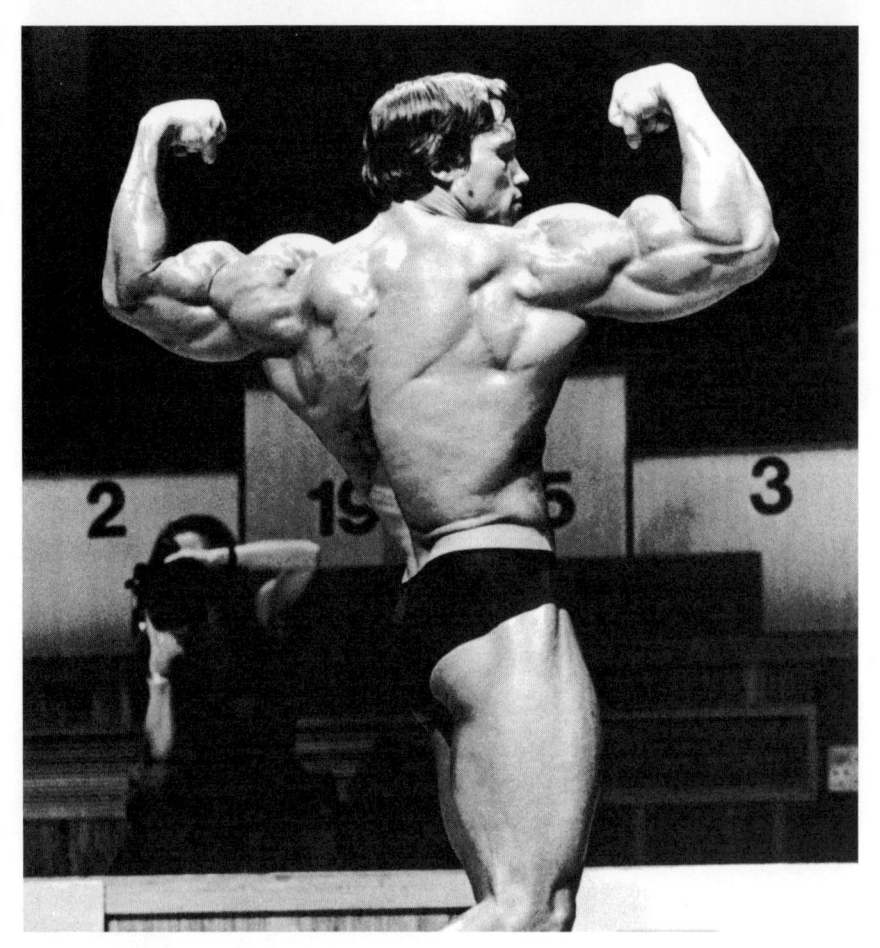

但還有一些技術可以最大化三頭肌訓練。謹記無論當下是否在做三頭肌訓練，每次你對抗阻力並伸展手臂時，都會涉及到三頭肌的肌肉。

在大部分的情況下，作弊技巧可以提升肌肉量和肌力，但想要增強施加給三頭肌的壓力不需要透過作弊。在做臥推、啞鈴肩推和推舉等等的爆發力訓練時，你就已經對三頭肌施加了巨大的壓力。

儘管許多運動都涉及到三頭肌，然而隨著你越來越進階，孤立每個頭的肌肉束，並針對每個部位施加壓力，也是必要之舉，才能確保肌肉有充分的全面發展。為此，我推薦一系列的三頭肌屈伸運動，使用槓鈴、啞鈴和滑輪，每個器材都能刺激到不同部位的三頭肌。

健美運動員不同的身形比例和骨骼組成會讓某些人更容易練就發達的三頭肌。例如，在做三頭肌下壓時，有些人能夠輕易孤立出三頭肌做訓練，而有些人由於不同的身體比例和肌肉附著度，導致訓練時不僅使用三頭肌，甚至胸大肌、背闊肌皆出力。在某些試著做三頭肌下壓最後卻變成泵大胸肌的健美人身上，都可以看到這樣的案例。為了避免這樣的情況，學會完全孤立三頭肌變得極度重要，可透過單邊三頭肌屈伸或槓鈴三頭肌屈伸來達成。

躺臥頸後三頭肌屈伸可以充分運用手肘到三角肌後束之間的肌肉，對於擺出直臂姿勢下的三頭肌，也有很好的訓練效果。單邊三頭肌屈伸能有效發展三頭肌，讓他們在擺二頭肌的姿勢時也能夠很出色，飽滿的三頭肌和二頭肌的肌峰達成完美的平衡。躺臥啞鈴屈伸則可以提升三頭肌外側頭的表現，對整體三頭肌的形狀和厚度，都很有幫助。

運動中手部位置的不同，也會對三頭肌造成不同影響。當你拇指向上、手掌向內施力，便能訓練到三頭肌外側，想要提升難度的話，可以將三頭肌下壓時的槓鈴替換成繩索，或是進行啞鈴俯身臂屈伸。若你在做三頭肌下壓時，將手掌朝下，便會對三頭肌內側施加更多壓力。若轉動手腕，讓拇指朝內並向下，在做單邊滑輪三頭肌下壓時則會更輕鬆，且能讓肌肉受到不同的刺激。

進階訓練也需要包含超級組，透過不間斷的運動組合來刺激肌肉，以全方位發展肌肉的大小、肌力、形狀和耐久性。你必須訓練到上長頭、下長頭、內側頭以及外側頭。不論你進階到何種程度，只要你想追求高強度的刺激以持續迫使肌肉生長，那麼增加訓練動作就非常重要。

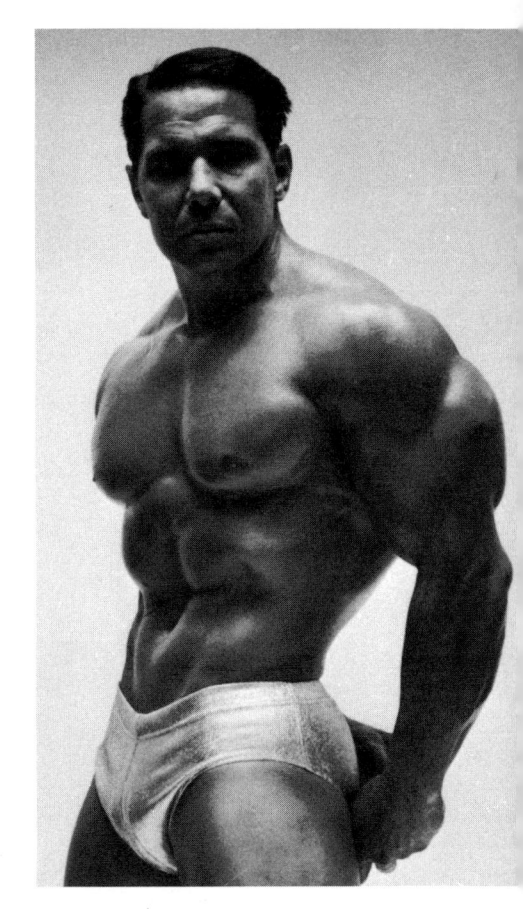

比爾・珀爾是這種特殊三頭肌姿勢的王者，這是個展示上部三頭肌發達程度的好姿勢。

賽事訓練計畫

在你真正見識過頂尖健美運動員比賽時所做的三頭肌姿勢之前，或許從未想過這條肌肉的結構看起來是什麼模樣。事實上，那像是一個向上彎曲的馬蹄形，和上方的三角肌及手臂另一側的二頭肌有著明顯區分。在健美動員身上，這塊肌肉可以練到驚爲天人。

在這個賽事訓練計畫中，可以使你實現這種體態。除了你已經學過的動作，也會增加額外的訓練項目和大量的超級組，來增加最大的訓練強度。

諸如滑輪下壓、俯身臂屈伸、窄握距推舉和雙槓撐體，都能提供很好的三頭肌訓練。若你的動作範圍只在下方，那麼幾乎所有的三頭肌運動都能刺激下半部的肌肉。握好重量、彎曲手肘，並盡可能地延伸你的三頭肌。接著伸直手臂，但在進行大約 1/3 的動作範圍後停止。在這個特定範圍反覆來回，便能有效訓練下半部的區塊。

針對上半部的三頭肌，在任何的三頭肌訓練中，完全伸直手臂並保持這個狀態 3-4 秒，讓肌肉有足夠的時間收縮。1 組結束，輪到你的夥伴訓練時，持續擺姿勢、繃緊肌肉，你就會看到上半部三頭肌有亮眼的成效。

同時謹記，三頭肌旋轉手腕的方向和二頭肌相反。如同二頭肌訓練時會將手腕外旋，在做一些三頭肌訓練時你也應該將手腕內旋。這能幫助你更完整的收縮三頭肌。頸後啞鈴屈伸和單邊滑輪下壓都是爲了達成這樣的效果。

李·哈尼展現了驚人的三頭肌肌肉量。他甚至不需要將手臂向背闊肌方向施力來讓三頭肌顯得巨大，他只需要將手臂向下延伸並出力就有同樣的效果。

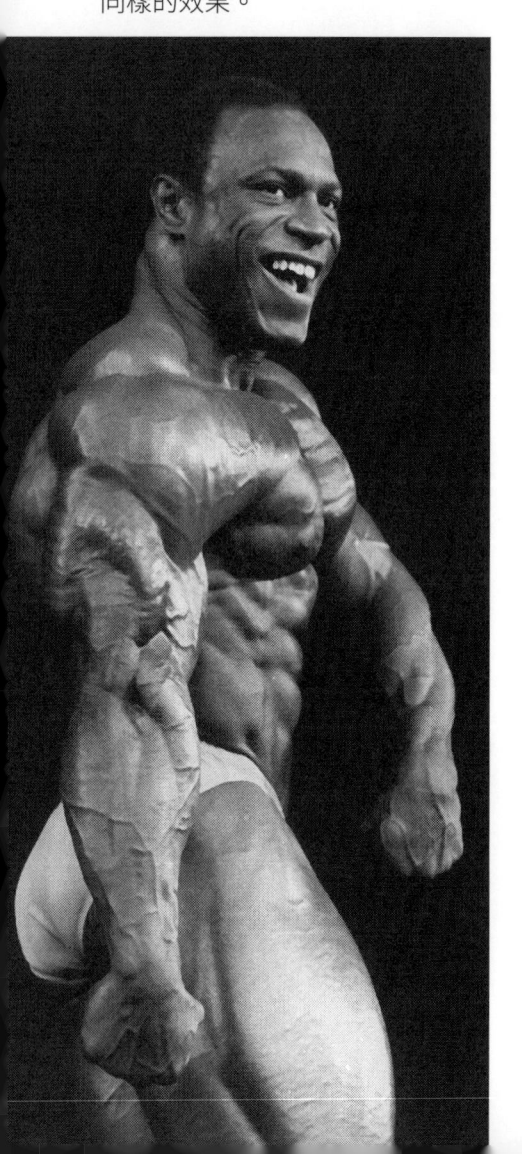

針對弱點的訓練

若你的三頭肌真的有些問題，我建議你採納優先訓練原則，在你開始一天的課表前先訓練這個部位。多年前，當我發現我的二頭肌比例已經大於三頭肌時，我也是這樣做。我開始專攻這個區塊，採取優先訓練原則，過了一小段時間後便有成效，讓我擁有了奧運等級的手臂，而非只有奧運等級的二頭肌。

我同時發現一組接著一組的超級組三頭肌訓練，也是提升發達程度的方法。我會先做幾組讓二頭肌泵大的運動，讓它們得以提供緩衝，接著猛烈訓練三頭肌。在超級組訓練後，我還會持續的擺姿勢、繃緊三頭肌，不給它們任何休息的時間。

若三頭肌是你特別弱的弱項，我建議你改變課表，以便不時將三頭肌拉出來做孤立訓練，這能幫助你更專注於手臂後側，並完全地刺激三頭肌。為了克服不同的弱項，我建議以下的運動：

針對肌肉量

使用大重量，在以下訓練動作中：

窄握槓鈴下壓

加重雙槓撐體

架橋式板凳撐體

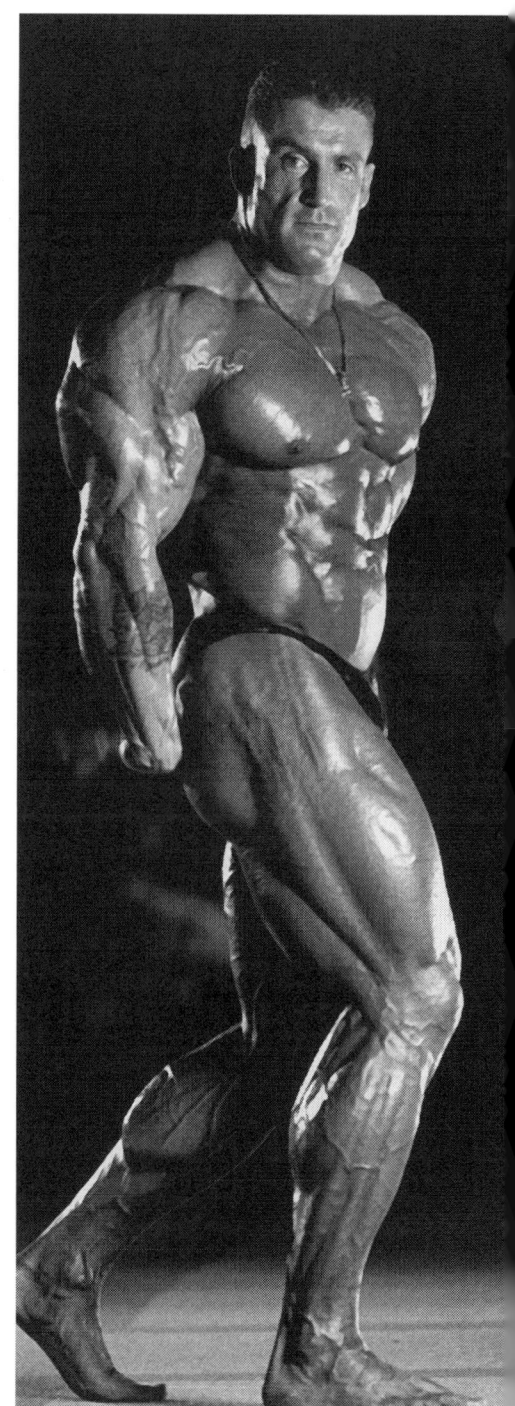

多利安‧耶茲的示範

針對肌肉量和上三頭肌

做滑輪下壓和單邊滑輪下壓（正向握和反向握）。

做俯身臂屈伸。

做雙槓撐體。

精準執行每個訓練動作，才能完全繃緊三頭肌，並留意每個動作都要完全鎖死。使用頂點收縮原則，每組動作在完全收縮時維持一段時間。

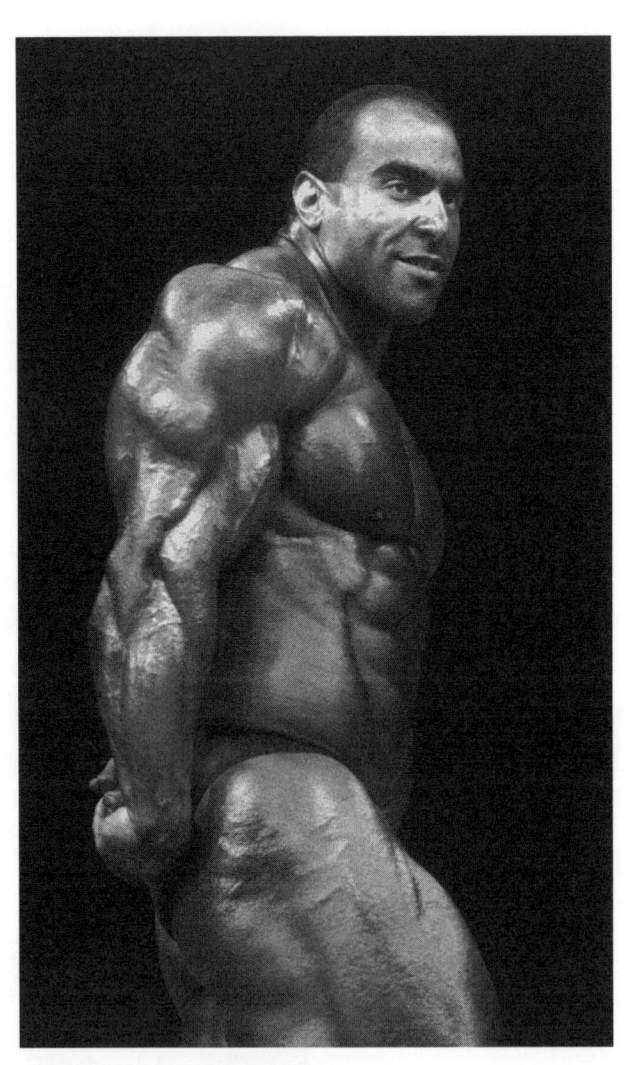

納賽爾·艾爾·桑巴蒂的示範

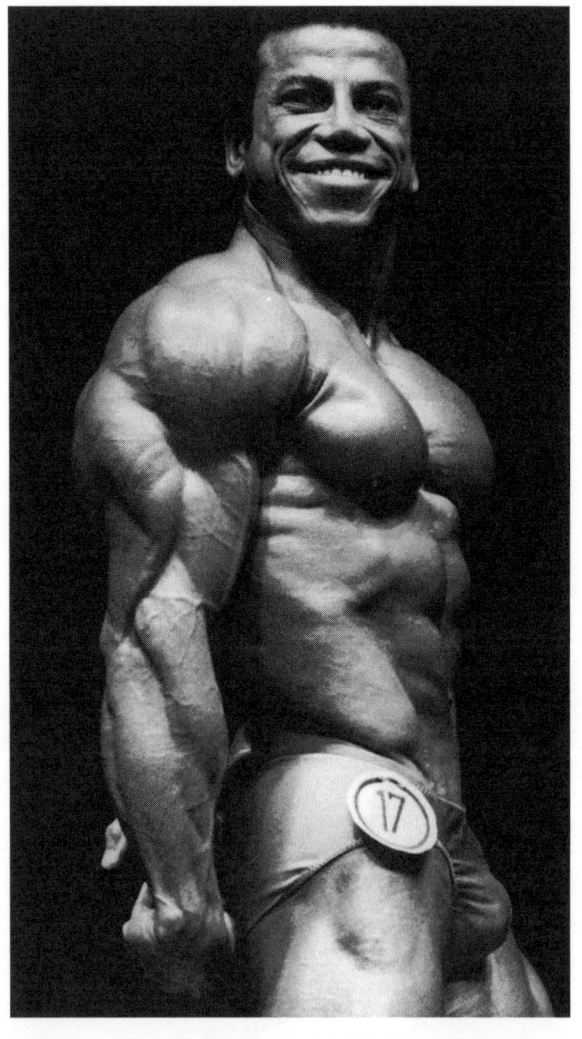

克里斯·迪克森並非以擁有巨大的手臂著稱，然而他的三頭肌，尤其是上三頭肌，發達程度極佳，因此在他擺這個姿勢時能讓手臂顯得壯碩無比。注意看三頭肌和三角肌之間的分離度有多出色，這可是讓克里斯在 1982 贏得了奧林匹亞先生的頭銜。

針對肌肉量和下三頭肌

做加重雙槓撐體。

做架橋式板凳撐體的行程縮減組，將身體完全向下，只撐起大約 1/3 的活動幅度（且不完全伸展手臂），讓下三頭肌能隨時受到承壓（手臂越彎曲，下三頭肌越要承受壓力）。

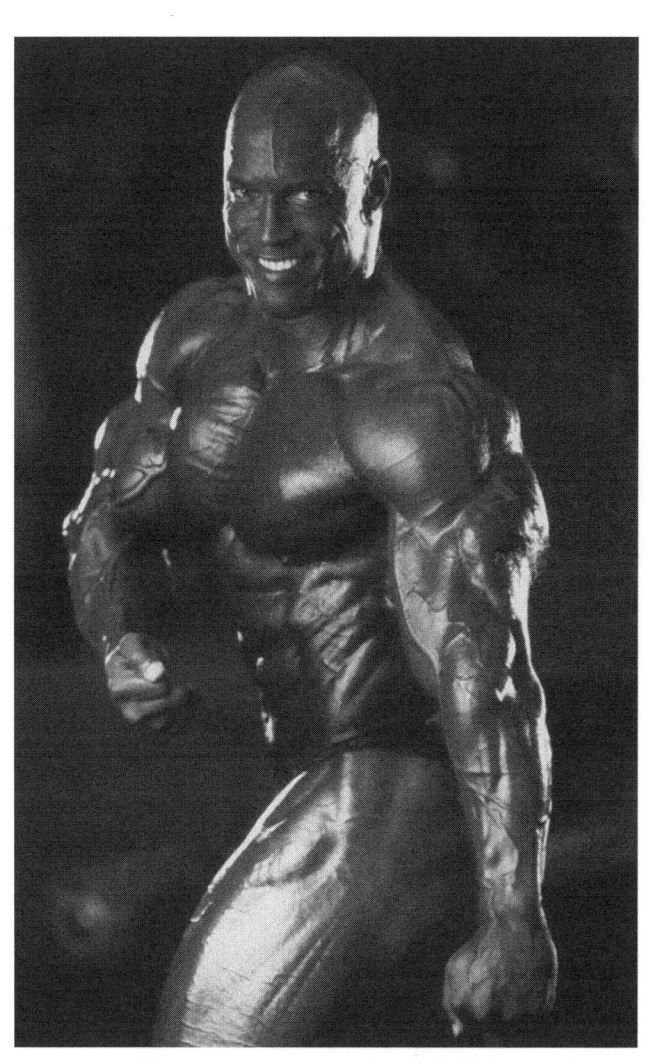

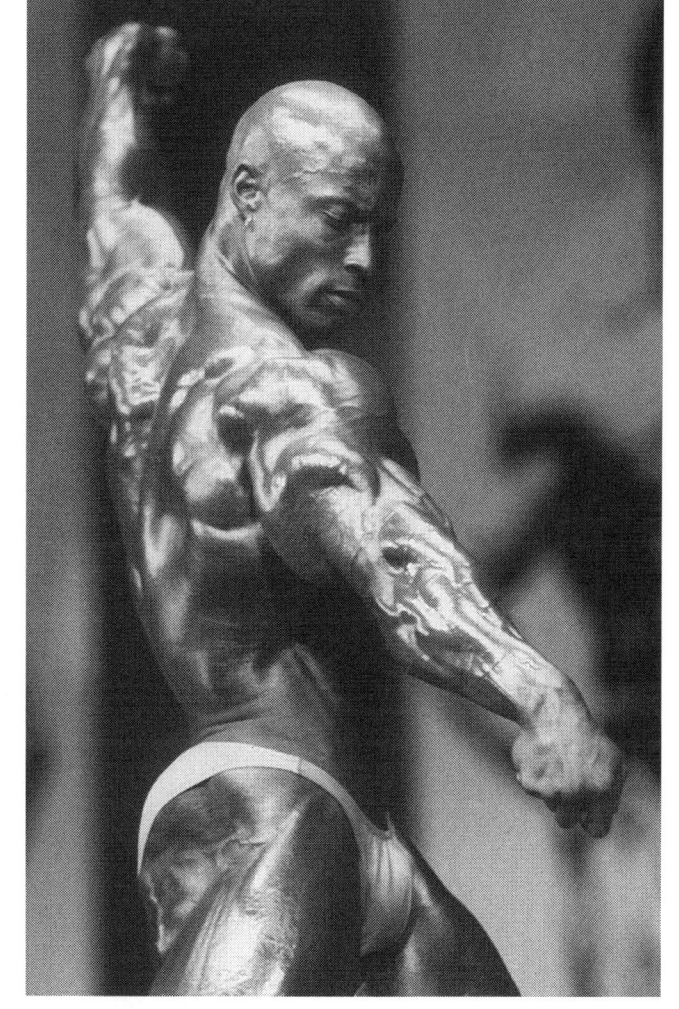

在這裡，肖恩・雷做了 2 種能有效展示絕佳三頭肌發達程度的姿勢。

練前臂 Forearm Training

若你想練出真正優質的體態,那麼前臂的重要性便不亞於任何其他的身體部位。前臂幾乎參與了所有上半身的訓練,不論是握住器材,或是進行下拉、下壓的動作。因此儘管你不是在進行針對前臂的運動,他們也已經得到很多額外的訓練。事實上,每次你彎曲手肘或手腕,都是在給前臂肌肉施壓。

想要建構冠軍等級的體態,前臂的發達程度良好是必要條件,同時前臂肌力的重要性也不容小覷。強壯的前臂能讓你做負荷更重的訓練,例如反手引體向上或滑輪下拉等這類訓練中,通常手和手腕會是「脆弱環節」,前臂夠強就可以讓你多加訓練,並加壓力施加於其他肌肉上。

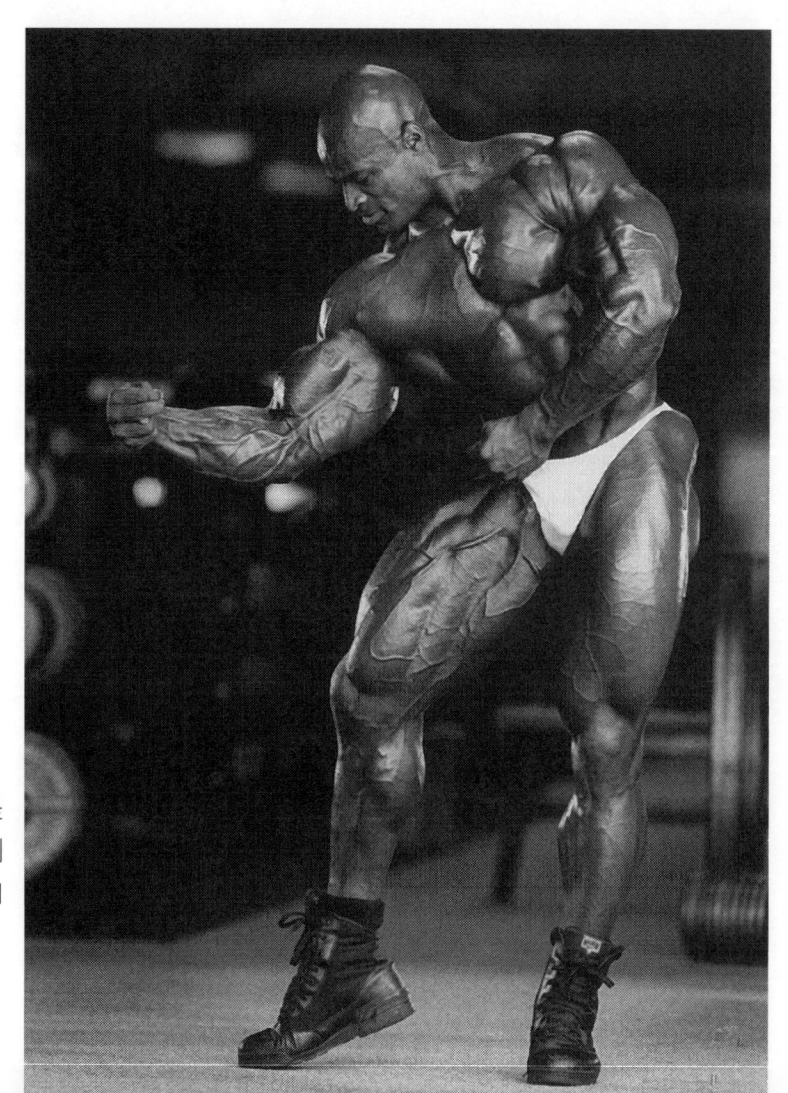

羅尼・科爾曼的手臂的發達程度是一個完美典範,展現了發達的內側二頭肌可以如何有效分離二頭肌和三頭肌,以及二頭肌和前臂。

和其他肌肉一樣，基因也是決定了前臂的尺寸和肌力的因素。有些人的前臂肌肉似乎能一路延伸至手掌，且沒有任何肌腱在其中，那是因為那個人天生擁有超長的「肌腹」（muscle belly），也就是在肌肉肌腱組織中實際負責收縮的部分。肌肉尺寸受肌腹長短影響，因為肌肉量就是容量，是立體的。將測量立方體的邏輯套用在此，前臂只要多5公分長度，擁有龐大肌肉的可能性也會大幅提升。許多身體構造如此的健美運動員都會聲稱他們不必做前臂訓練，只要做很重的槓鈴彎舉便能有足夠的效果。然而，當我和有著發達前臂的凱西·維亞托一起訓練時，我看到他做槓鈴腕部彎舉時負重70公斤，反向彎舉時則負重61公斤。塞爾吉奧·奧利瓦為了練就巨大的前臂，他會在牧師凳上做無數的反向彎舉。戴夫·德雷珀也做了很多的前臂訓練。因此，就算你的前臂天生素質極佳，也不代表能為此疏於訓練。

練就高聳的前臂也是有可能的，代表著擁有相對較短的肌腹和較長的肌腱，最大化肌肉量的體積。包含我在內的大多數健美運動員，都沒有超高聳的前臂，也沒有像塞爾吉奧·奧利瓦的前臂那般飽滿。就算前臂的先天條件不夠，還是有可能將前臂練到和上臂可以匹配的比例，前提是必須非常努力訓練才行。

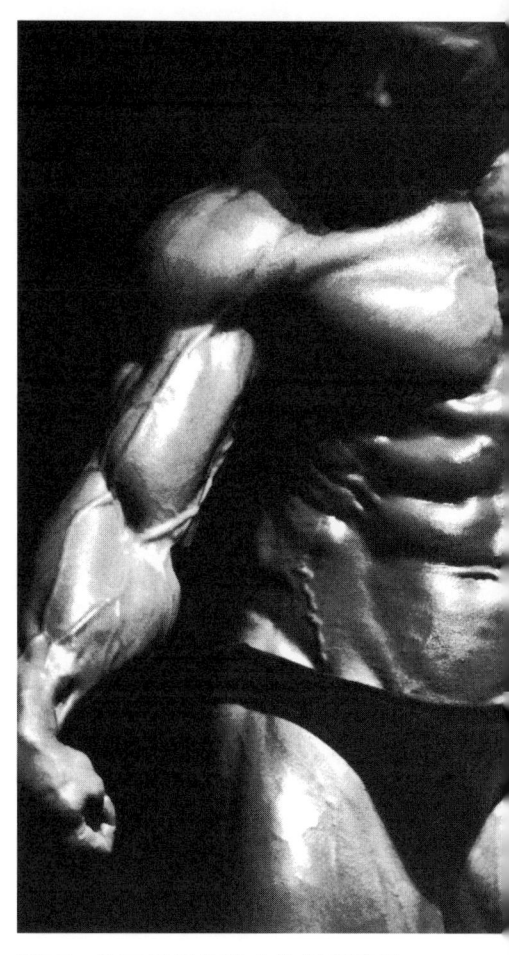

凱西·維亞托示範基本的前臂姿勢

李·拉布拉達擺的這個姿勢需要發達程度極優的前臂，才能和上臂達成良好的平衡及分離度。

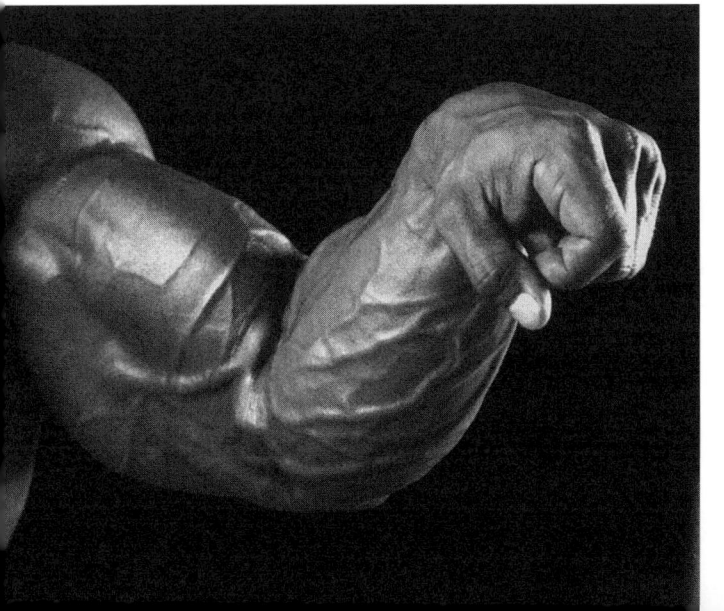

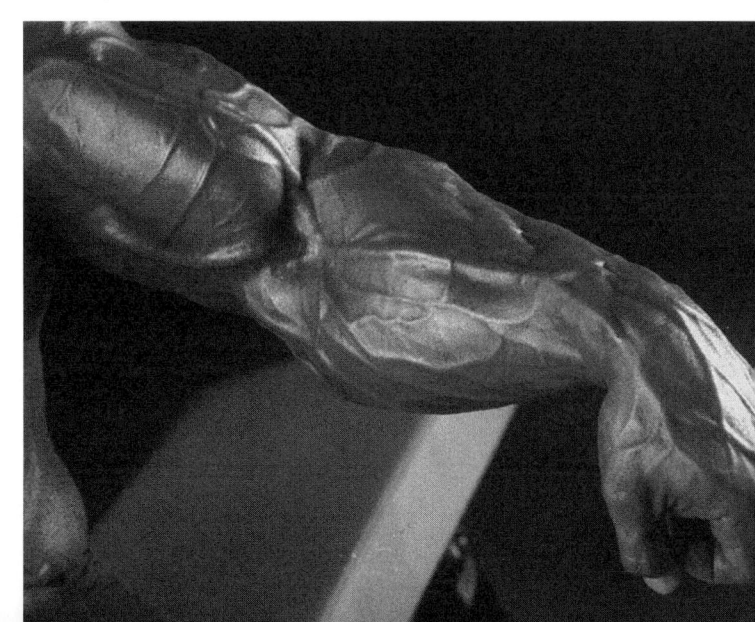

初階訓練計畫

前臂訓練應該包括在你初期的例行鍛鍊計畫裡，但鍛鍊內容會和其他身體部位有些微不同。因為許多運動都涉及前臂，因此開頭不需要過多的前臂訓練，槓鈴腕部彎舉和反向腕部彎舉就足夠了。我不建議要像訓練腿、背或其他身體部位時做那麼多組，但我發現訓練時組內做比較多的次數就會有很好的效果。

有一個健美人在做前臂訓練時常犯的錯誤，便是重量不夠。前臂有點像小腿，他們已經習慣於被持續性的使用和承受重壓。因此想要真的刺激這塊肌肉，你就需要足夠的重量。

想要孤立訓練前臂且不讓二頭肌參與其中，嚴謹的技巧很重要。想做到如此，要將前臂穩固地靠在長凳上，肘部緊靠在一起並固定在膝蓋之間。

有些人可能認為，在初期做前臂訓練並不那麼重要，但我不認同，前臂和握力是增加訓練強度和重量的關鍵，所以從開始訓練就要發展前臂。由於有些人的前臂進步較慢，因此越早開始訓練越好。

進階訓練計畫

在進階訓練計畫中我加入了單邊腕部彎舉運動，來孤立並提升前臂的訓練強度，也搭配腕部彎舉和反向腕部彎舉的超級組訓練，這對整隻前臂有很好的泵大效果。

當然，當你提升其他身體部位的訓練強度時，手臂自然也會需要出更多的力。你的整體訓練會使前臂感到精疲力盡，因此會需要極大的專注力和毅力來鍛鍊這塊已經足夠疲勞的肌肉。

謹記，和其他身體部位相比，前臂尺寸更是受到基因的影響。若你在追求理想的前臂尺寸時，受較短的肌腹長度所困，那就想想前述提過的額外前臂訓練。由於前臂尺寸進步得很緩慢，所以你需要投注時間才能看到改變。

但同時你也會在付出努力後對前臂的進步感到訝異。大多數健美人在提升前臂表現時遇到困難，都只是因為他們訓練不夠。他們將前臂訓練擺在每次鍛鍊的最後，而且都交差了事。相信我，你若希望自己的身體能發展到極致，就必須鄭重看待這件事。你要是真的希望拿冠軍，那麼前臂的重要性便不亞於二頭肌或胸肌。

賽事訓練計畫

當你開始為了比賽而訓練，我建議你確保 14 大肌群每一條都要好好練到，並將反向牧師彎舉和背後腕部彎舉，加入你的前臂訓練計畫中。

當你為了刺激上前臂而做反向彎舉時，使用直槓而非 EZ 彎曲槓。當你從大腿處將直槓向上拉起時，記得向後彎曲手腕，讓上前臂充分參與運動。另外，許多健美運動員在做反向彎舉時會傾身向後，但事實上你應該稍微傾身向前。這樣的動作姿勢更嚴謹，且能進一步的孤立訓練手臂，並持續對前臂施壓。

有些器材像彎舉機和牧師凳也很適合做反向彎舉。但不論你用何種方式進行反向彎舉，永遠謹記要做到最大動作幅度，完整地向下、完整地向上，緩慢且有意識地控制活動過程。另外要留意的是，做較重的槓鈴彎舉、作弊彎舉、三頭肌屈伸和其他許多不同程度的訓練時，手腕和前臂都會參與其中。

當你的手腕和前臂已經精疲力盡，但你仍試著做上半身的訓練，我會建議乾脆將前臂訓練擺在課表最後，否則你的訓練強度會受限。

其中一個徹底刺激前臂的好辦法，就是在腕部彎舉後，你累得無法再做更多次數時，將槓鈴懸掛在手指上，透過張開及閉攏手掌來彎曲手指，以刺激最後僅存仍有力氣的肌肉。

前臂的展示姿勢

有 2 種不同的前臂展示姿勢。一是直接展示，故意將注意力集中在前臂上，二是間接展示，也就是在展示其他部位的肌肉時，前臂也同時被展現出來。大多數時候你擺出姿勢時，人們不會特別去留意發達的前臂，但要是前臂的表現相形見絀，那就很引人注目了。

由於前臂占了手臂的 1/3，前臂如果發達程度不佳，手臂比例就不好看。做正面雙手二頭肌姿勢時，必須有足夠飽滿的前臂才能和發達的二頭肌達成平衡。從背面來看，做背面雙手二頭肌姿勢時，發達的前臂也會成為總體視覺效果的一部分。

出色的前臂在每個姿勢中都有助益，例如側面胸大肌或最大肌肉姿勢，而當你伸展手臂，例如經典的擲標槍姿勢，一手彎曲一手伸直時，更是尤為重要。

戴夫·德雷珀示範直接的前臂姿勢。

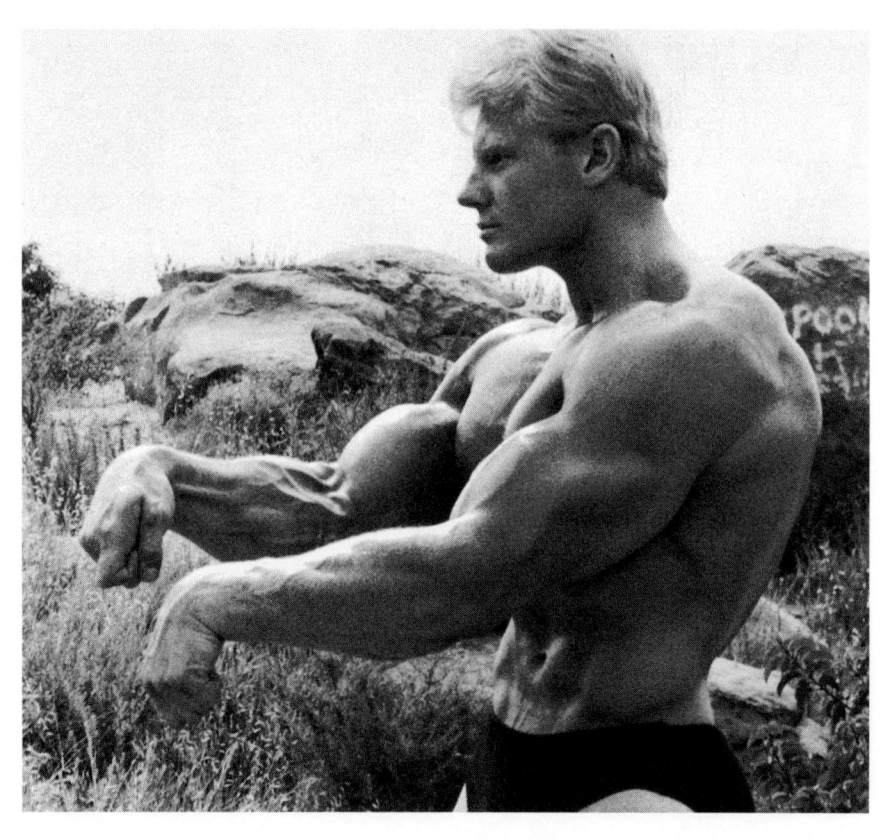

前臂的發達程度如果不夠好，有些姿勢根本不可能擺得出來。我就想到塞爾吉奧·奧利瓦的一個著名姿勢，他將雙手舉過頭、彎曲前臂，並展現他驚人的背闊肌。儘管塞爾吉奧有著寬闊的背部，但若沒有巨大又有力的前臂加持，整體效果也不會那麼讓人驚艷。

有些健美運動員的前臂發達程度絕佳，甚至在擺非前臂姿勢時，都變成前臂的主場秀。凱西·維亞托就是一例。當他站上台，僅僅是將手臂向外伸出，都讓人無法忽視他那從壯碩的上臂向外延伸的巨大前臂。

在我和戴夫·德雷珀都很喜歡的另一個姿勢中，前臂也扮演至關重要的角色。在這個姿勢中，手臂向外伸出並與地面平行。想要有效地達成這個動作，便需要充分訓練的二頭肌和前臂。

賴瑞·史考特是另一位能充分展現前臂優勢的健美運動員。在1965年他第1次贏下奧林匹亞先生時，便有著其他健美運動員難以企及的厚度和肌肉發達程度。但他也投注大量時間在細部的訓練，因此前臂的發達程度才會和他的體格相匹配，也讓他在擺出其他姿勢時更有效。

手臂 The Arms 423

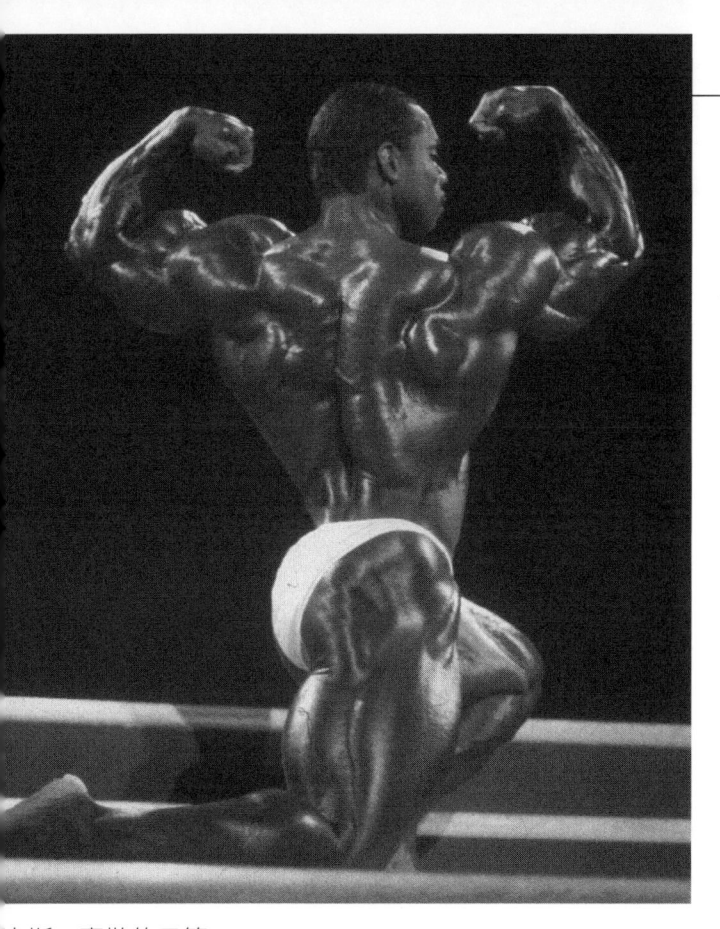

克斯・惠勒的示範

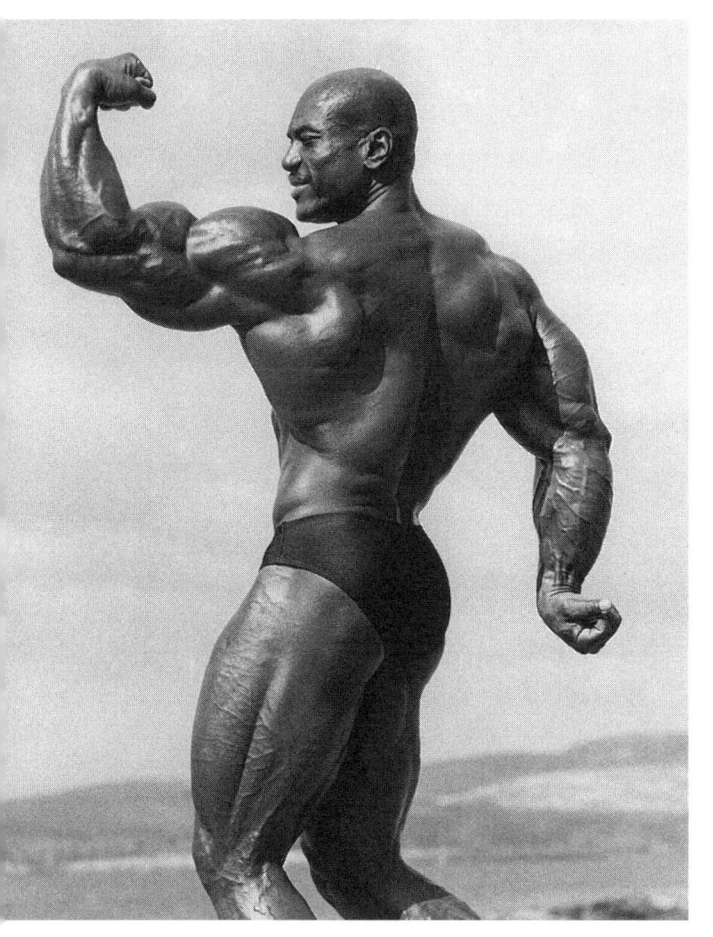

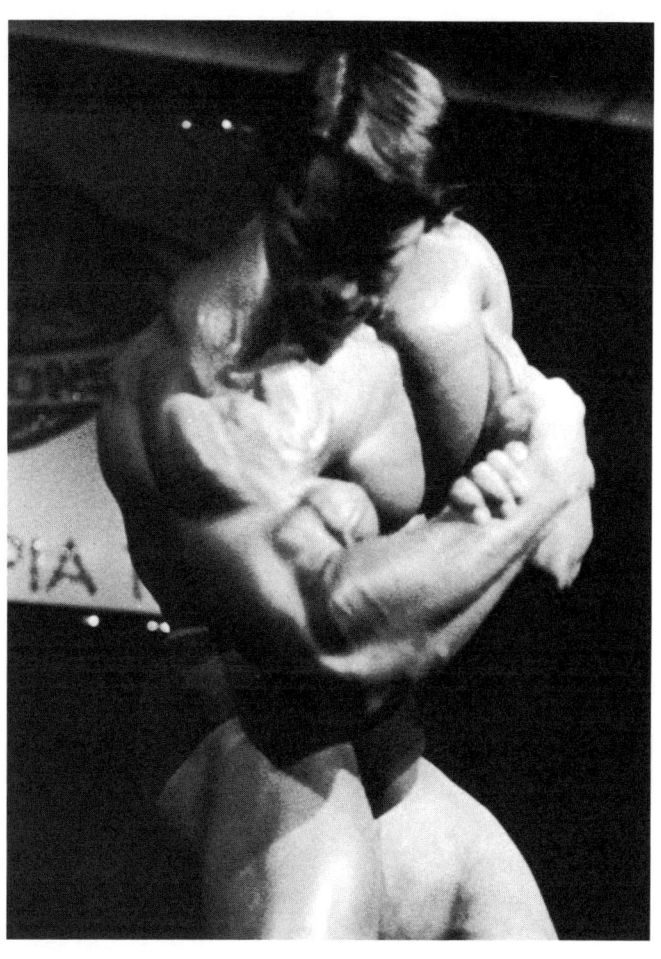

在這裡我擺出的姿勢著重於背部和二頭肌，但為了讓動作更完整，發達的前臂是必要條件。

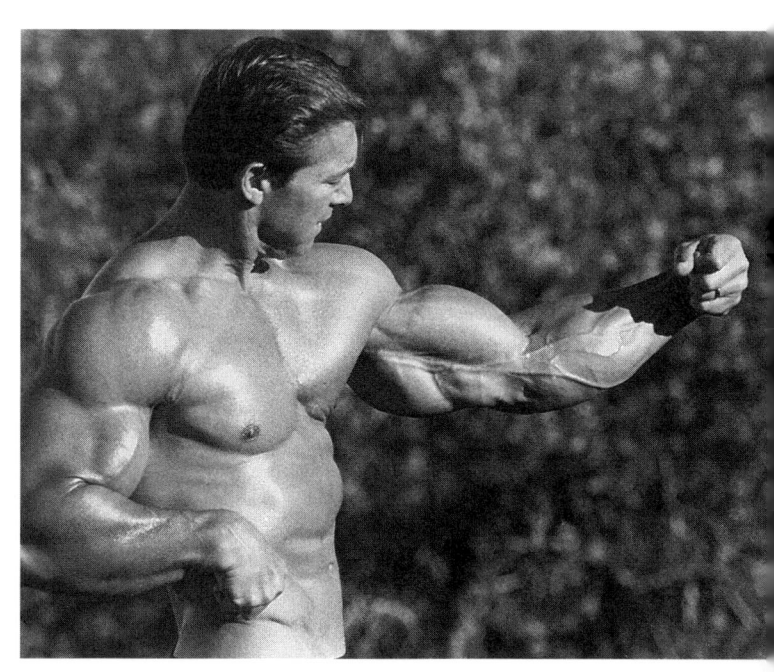

塞爾吉奧・奧利瓦的示範

賴瑞・史考特的示範

針對弱點的訓練

　　許多健美運動員到最後會有一雙不夠發達的前臂，是因為他們從一開始就沒有正確地訓練前臂。除了骨骼結構的因素，另一個導致前臂發展不佳的主因，就是訓練時未能正確且嚴格執行。當你越能夠孤立訓練前臂，並強迫它們在沒有上臂的幫助下活動，就越能看見成效。想練到這樣的程度，你必須非常非常嚴格地執行動作。

　　訓練時讓前臂有長距離的活動幅度也非常重要。你必須盡可能把重量放低，手臂伸展到最大，接著以最大程度的收縮肌肉，回到起始位置。若只做 1/3 便不會那麼有效，因為你在許多其他的運動中都已經用到這部分的肌肉。

　　若你想大幅度提升前臂的發達程度，你可以特殊方式來使用優先原則：在精力充沛的休息日單獨訓練前臂，或在練腿日手臂不需出力時訓練前臂。你也可以在家購置槓鈴或啞鈴，並多做腕部彎舉和反向腕部彎舉的訓練，甚至每個小時都訓練一次也行。

　　許多健美人會忘記可以透過衝擊原則來刺激前臂。每個對彎舉有用的衝擊方法也同樣對腕部彎舉有效，例如強迫重複、超級組、遞減法、行程縮減組等等。

　　單邊手臂訓練是一個提升前臂表現很重要的技巧。過去前臂總是慣於和其他肌肉一起彎舉槓鈴，因此當你迫使他們獨自舉起和控制重量時，你會很驚訝前臂的進步如此神速。啞鈴腕部彎舉和啞鈴反向腕部彎舉，這 2 項主要訓練動作可以達到上述的效果。此外，單手進行滑輪訓練不僅能迫使前臂單獨出力，也能學著對抗不同類型的阻力。針對這樣的運動，我推薦單邊滑輪反向彎舉。

　　盡可能找機會擺姿勢和繃緊前臂，也很必要，因此不只在前臂訓練的時候，在手臂、胸肌、背部、肩膀訓練的組間休息時，也要盡量去做。比賽中擺出不同姿勢時，你的前臂都勢必要繃緊，因此要盡可能讓它習慣。如此高的收縮強度，也會加快前臂的進步速度。

　　總而言之，以下是我推薦能夠針對弱點的訓練：

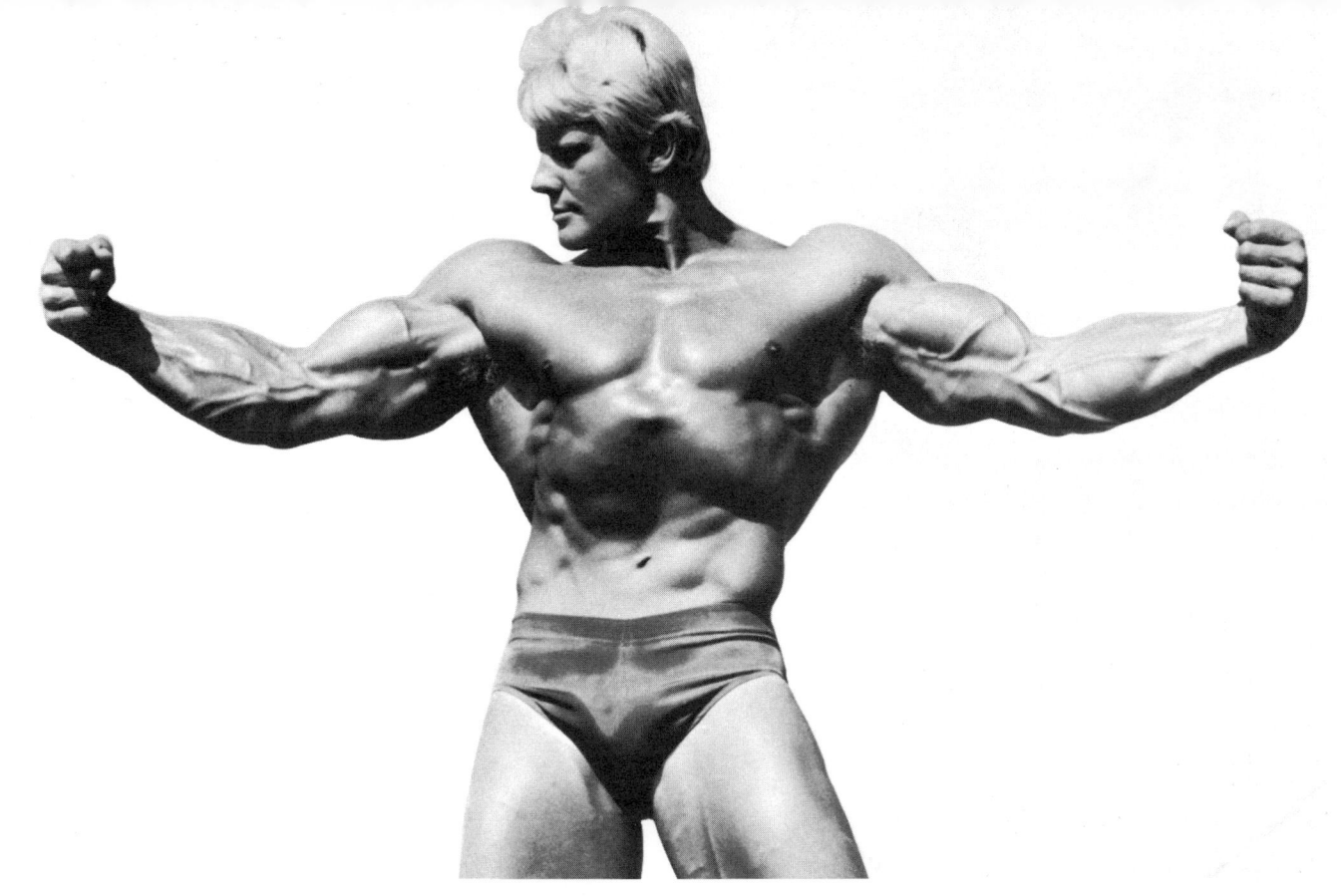

此處戴夫‧德雷珀所擺出的姿勢，可見發達的前臂內側是何等重要。

針對上前臂／腕部伸肌

在牧師凳上用槓鈴、啞鈴，做反向彎舉。
做單邊滑輪反向彎舉。
做錘式彎舉。
做反向腕部彎舉。

針對前臂內側／腕部屈肌

做單邊腕部彎舉。
做槓鈴腕部彎舉。
做背後腕部彎舉。

在這個側面胸大肌姿勢中，肖恩‧雷展現了不只上前臂的發達程度很重要，一路伸展到腕部且具備長度的前臂肌肉，也同等重要。

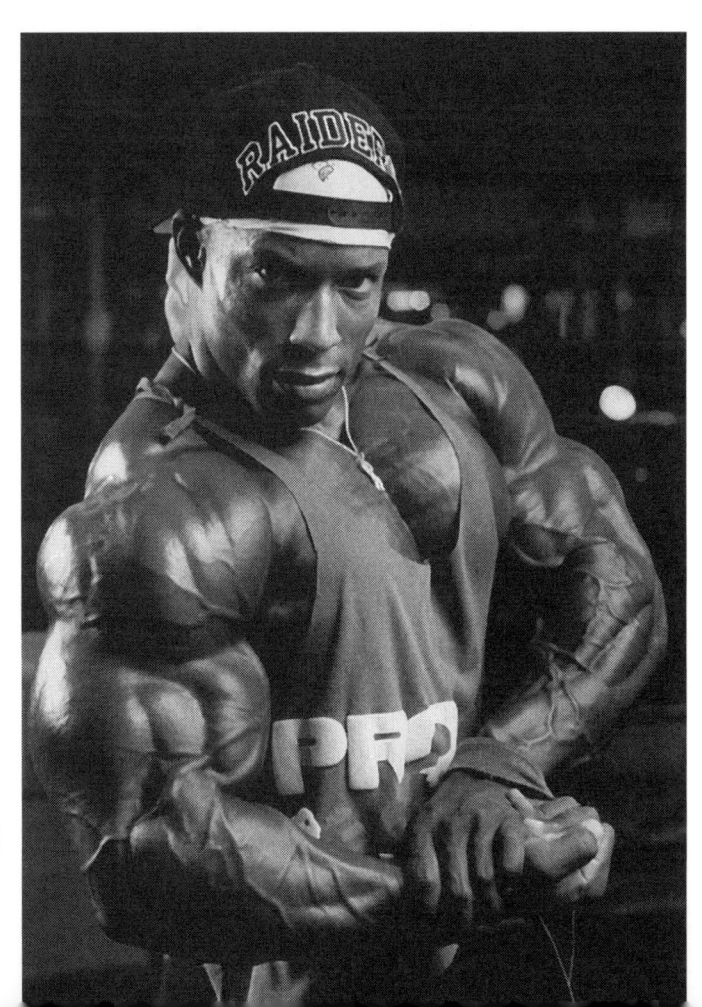

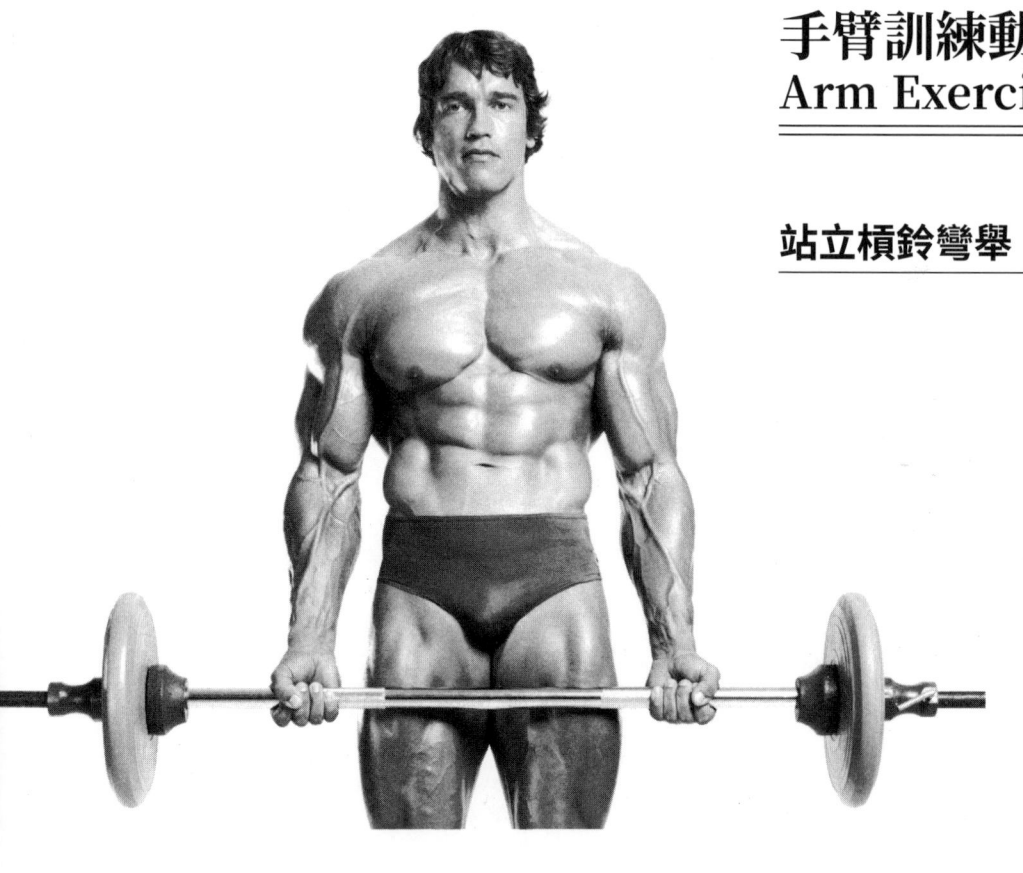

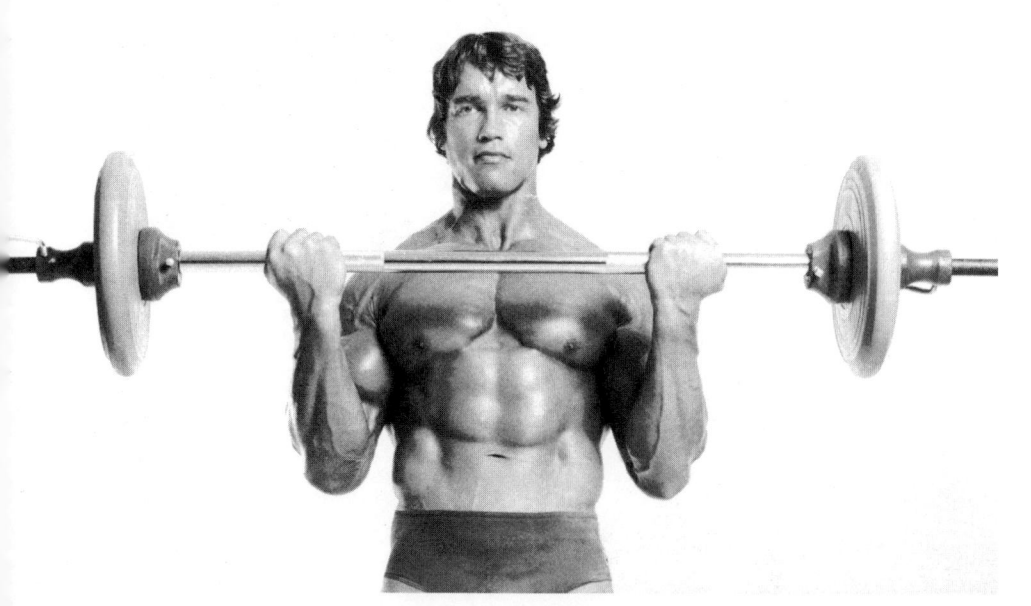

手臂訓練動作・二頭肌
Arm Exercises-Biceps

站立槓鈴彎舉 (STANDING BARBELL CURLS)

訓練目的： 提升整體二頭肌的尺寸。

這是最基本且熱門的二頭肌訓練。

操練方式： ①兩腳與肩同寬站立，雙手手掌也與肩同寬，反手握住槓鈴，並使槓鈴垂於身體前方手臂長度的位置。②手肘貼近身體並保持固定，將槓鈴以大弧線向前向上做彎舉，並盡可能越高越好。彎舉時槓鈴的弧線要盡量做大、做長，不要將槓鈴直接往上帶，使動作太輕鬆。在最高點時，用力繃緊肌肉。照著同樣的弧線，對抗阻力，再放下槓鈴，直到手臂完全伸張開來。動作過程中身體有輕微晃動是可以的，因為這是個為了增加肌肉量的訓練，但晃動程度要盡量降低，除非你是刻意在做作弊彎舉。身體向前彎或向後傾，都會縮短活動幅度。

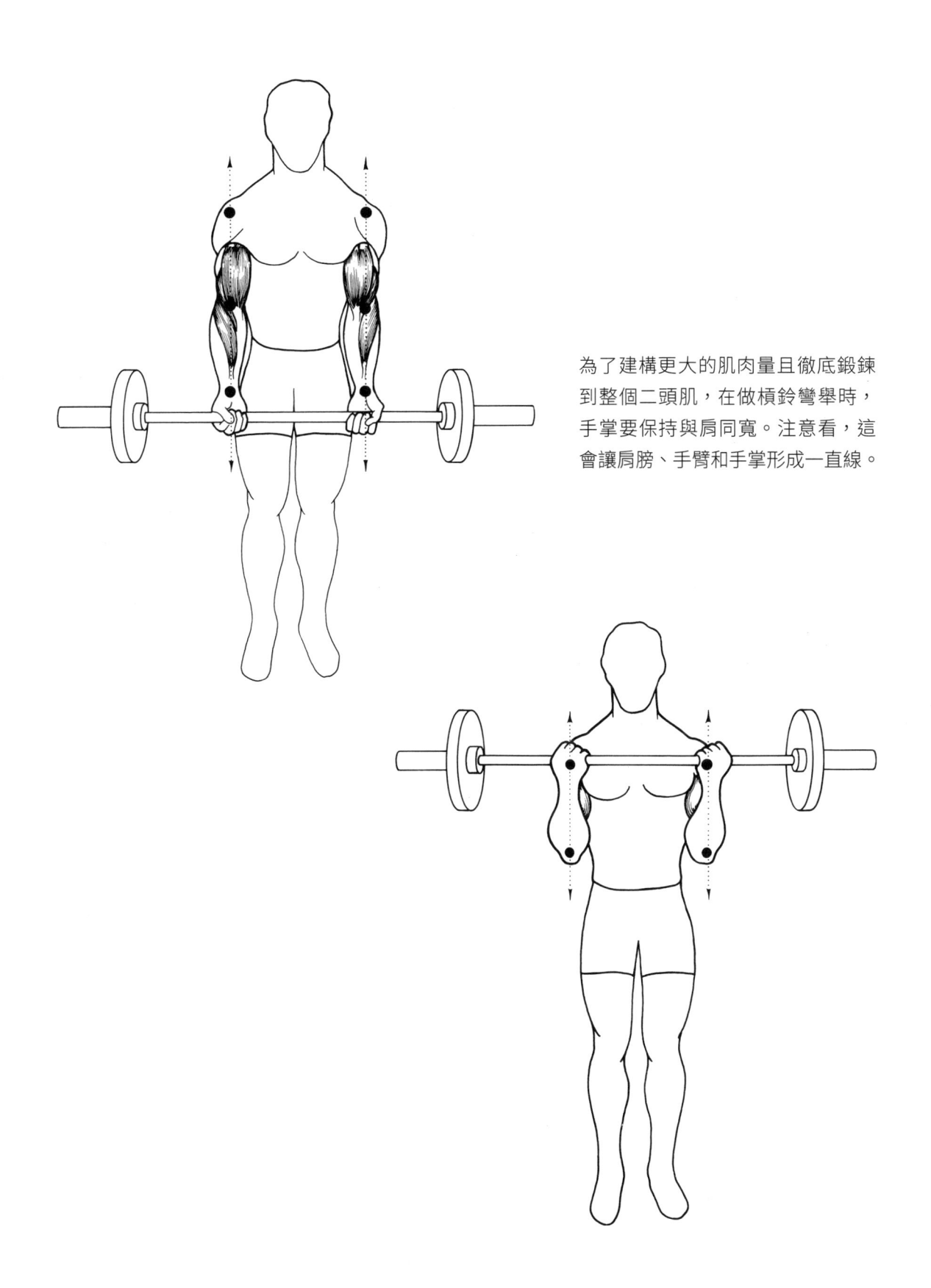

為了建構更大的肌肉量且徹底鍛鍊到整個二頭肌，在做槓鈴彎舉時，手掌要保持與肩同寬。注意看，這會讓肩膀、手臂和手掌形成一直線。

正確的槓鈴彎舉起始姿勢：身體站直，手肘位於身側，手臂完全向下讓二頭肌可以伸張到最大程度。

正確的槓鈴彎舉收尾姿勢：身體挺直而不跟著甩動，手肘固定於身側。如此嚴格的姿態下，才會迫使二頭肌在沒有背部和肩膀的幫助下使出全力。同時要留意，就算肘部保持穩定，到達動作的最高點時，上下臂之間仍然有角度，絕非單純的直上直下。這代表著二頭肌在最高點時仍發力支撐著槓鈴重量，沒有停工靠骨頭和關節支撐。

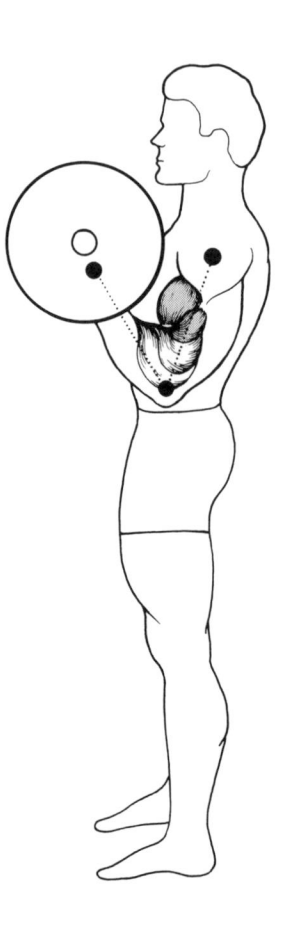

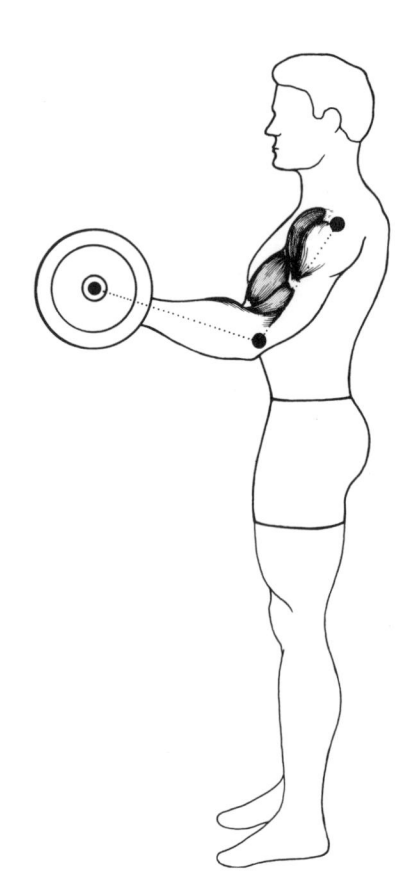

做槓鈴彎舉時，要注意手肘是否有抬起的狀況。這代表你沒有孤立並鍛鍊到二頭肌，而是使用到三角肌前束，失去了原本的訓練目的。

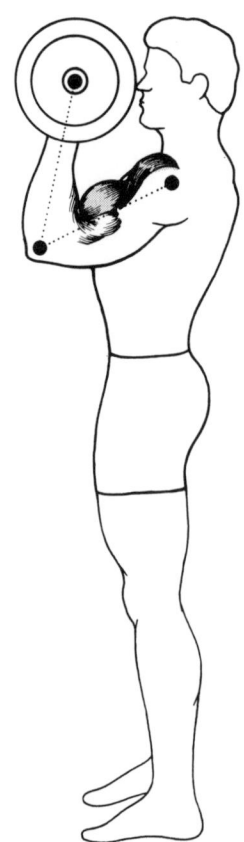

手肘沒有固定於身側而抬起時，會發生另一個問題：在動作的結束位置，前臂垂直上下，這代表是骨頭在承重，而二頭肌則根本沒有出力。

使用彎舉訓練板（選擇性）
(ARM BLASTER CURLS (OPTIONAL))

很可惜現今二頭肌彎舉訓練板是很少見的器材，使用彎舉訓練板能夠很嚴格地鍛鍊二頭肌，減少作弊的機會。彎舉訓練板能夠固定手肘，並精準地將二頭肌孤立出來，效果和使用牧師凳相似。

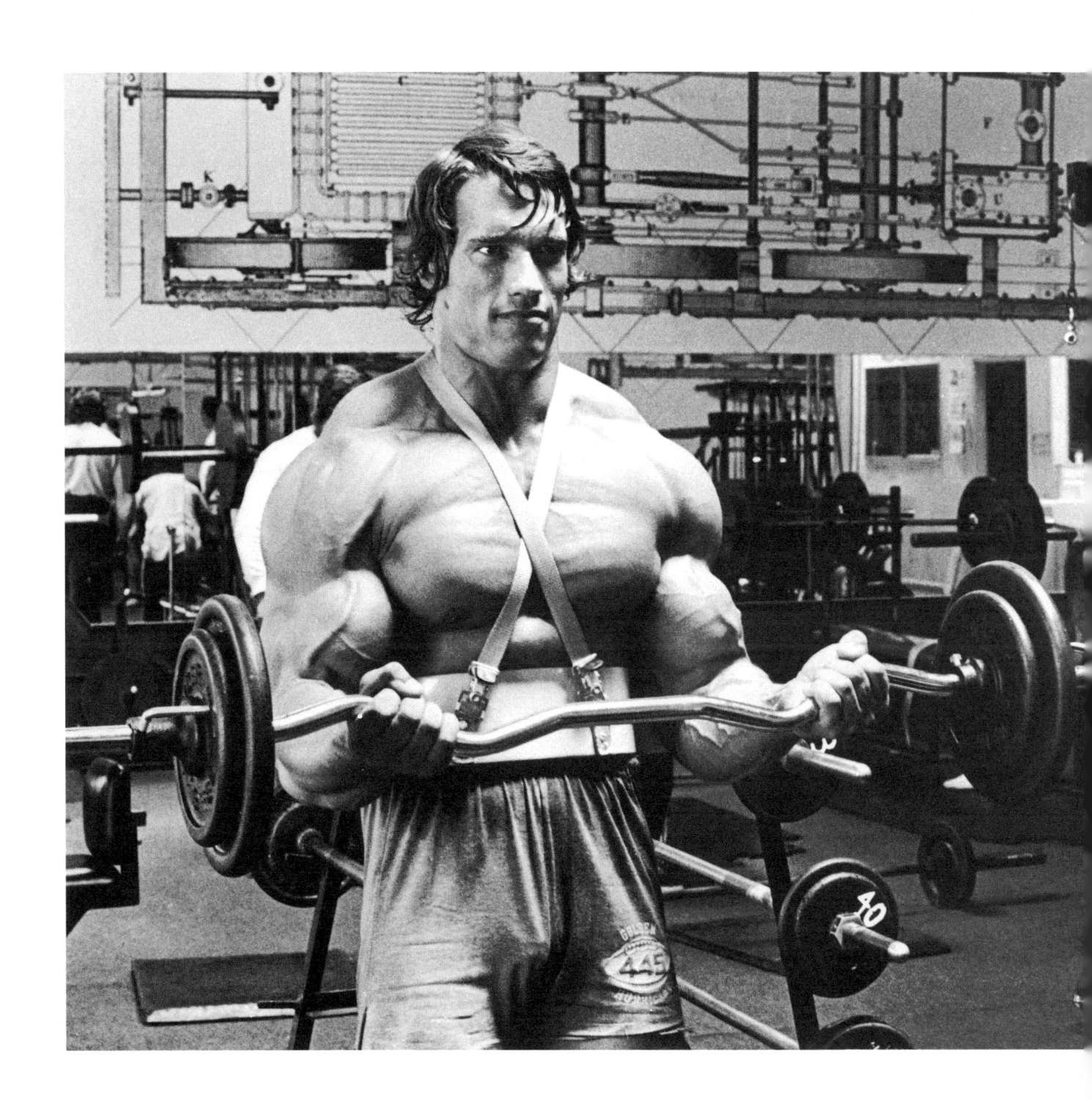

作弊彎舉 (CHEAT CURLS)

訓練目的: 增加二頭肌額外的肌肉量和爆發力。

操練方式: 和槓鈴彎舉一樣,站立並緊握直槓,但要使用足夠的重量,這樣可以增加難度,不會只是做幾下嚴格的重複動作而已。在這樣的情況下,使用背部和肩膀,來幫助手臂將重量甩起。這個訣竅在於,把二頭肌用到最大程度,並只在為了做足每組次數的情況下小小作弊。手肘保持固定在腰部。我喜歡將槓鈴彎舉和作弊彎舉結合在一起,先是做一般彎舉,直到手臂累得無法再嚴格執行任何次數,接著額外加重做幾輪作弊彎舉,徹底轟炸二頭肌。

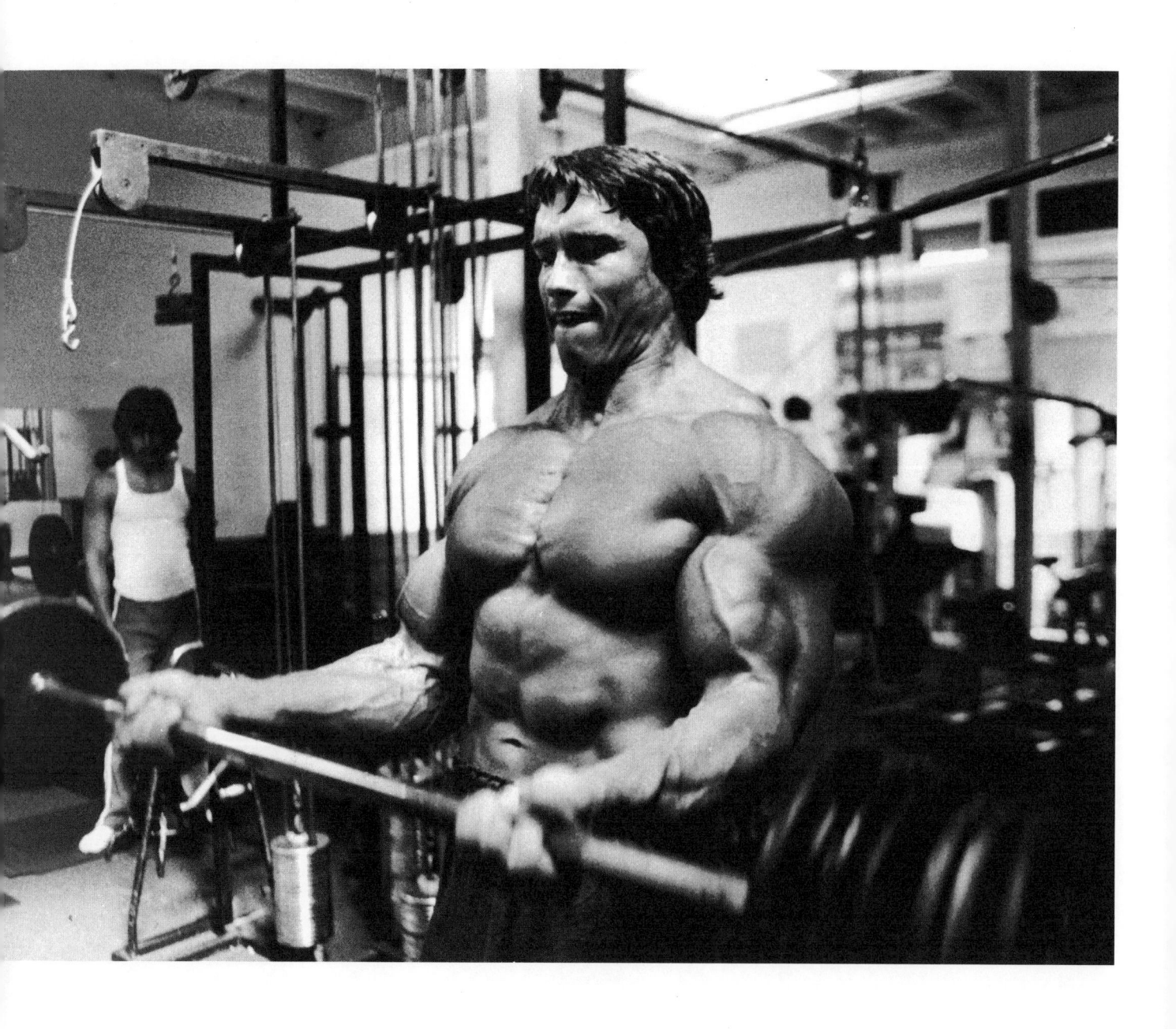

牧師彎舉
（PREACHER CURLS）

訓練目的：增強二頭肌，尤其是肌肉的下方止端。對於二頭肌到肘關節之間有空間的人來說，這是特別好的動作，可以補滿並精修這個部位。

操練方式：牧師彎舉的動作甚至要比一般的槓鈴彎舉更加嚴格。①將胸部靠在斜板上，手臂向前越過斜板。這會讓手臂留有角度，轉移額外的壓力到二頭肌的下方部位。接著反手握住槓鈴。②身體保持穩固，將直槓完整向上彎舉，並在下放的過程中控制重量，直到完全伸張開來。你也可以使用 EZ 彎舉槓來做這個動作，甚至在斜板上做單邊啞鈴彎舉。將槓鈴舉起來的過程中，身體不要向後傾，並在彎舉至最高點時，刻意用力繃緊肌肉，因為在這個位置，事實上給二頭肌的壓力其實很小。

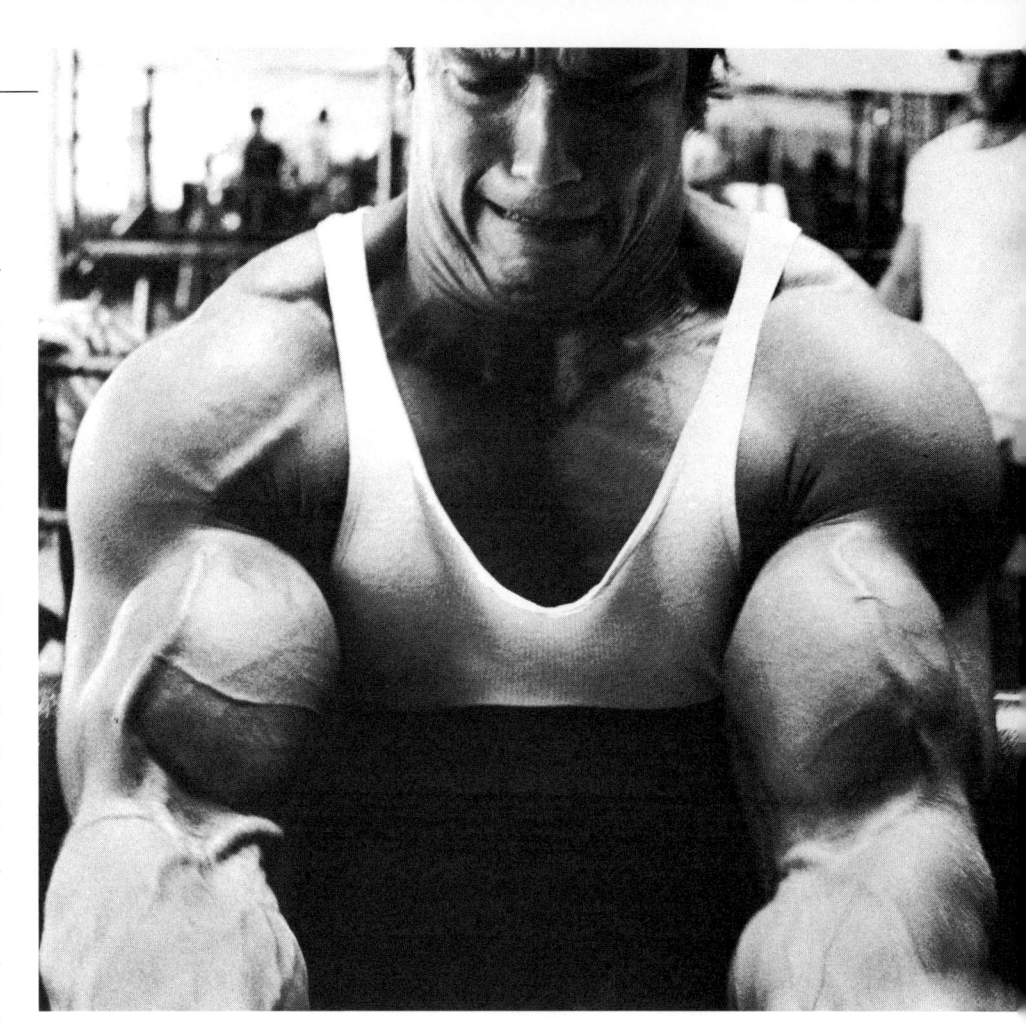

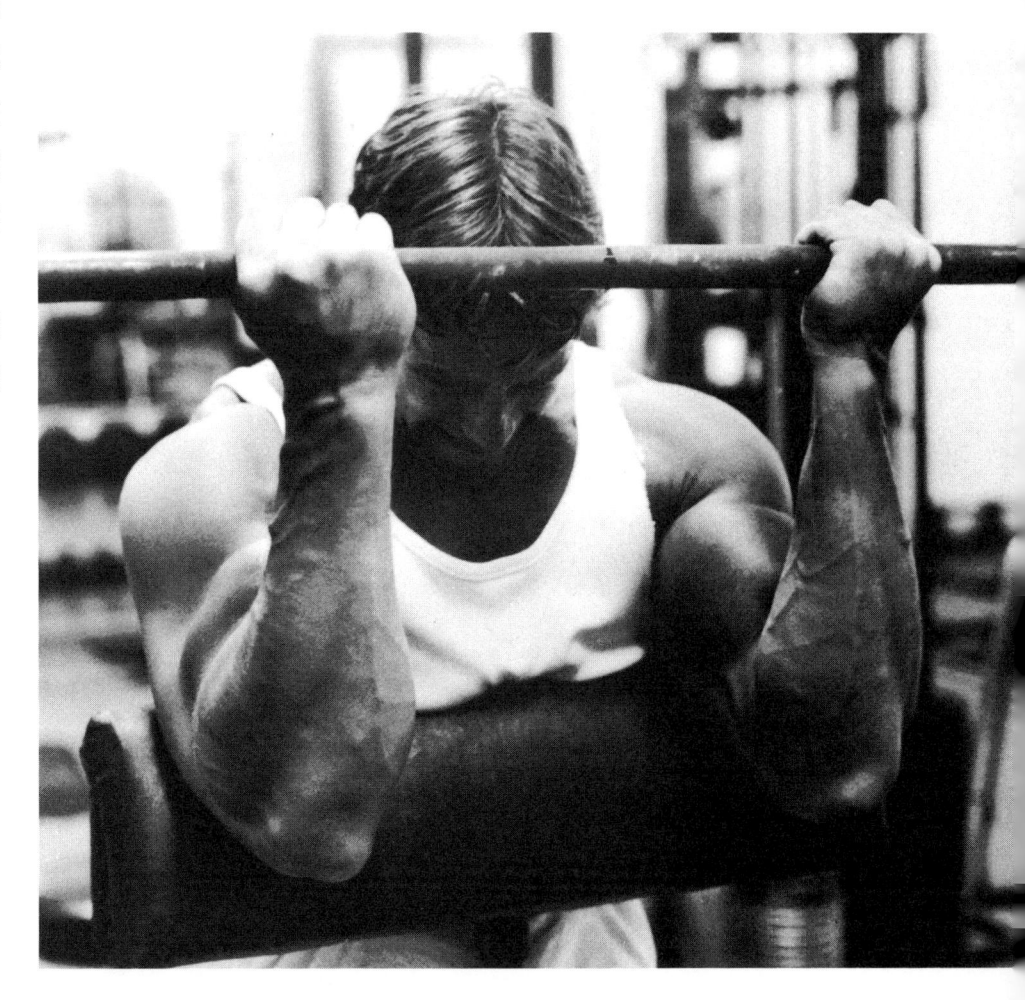

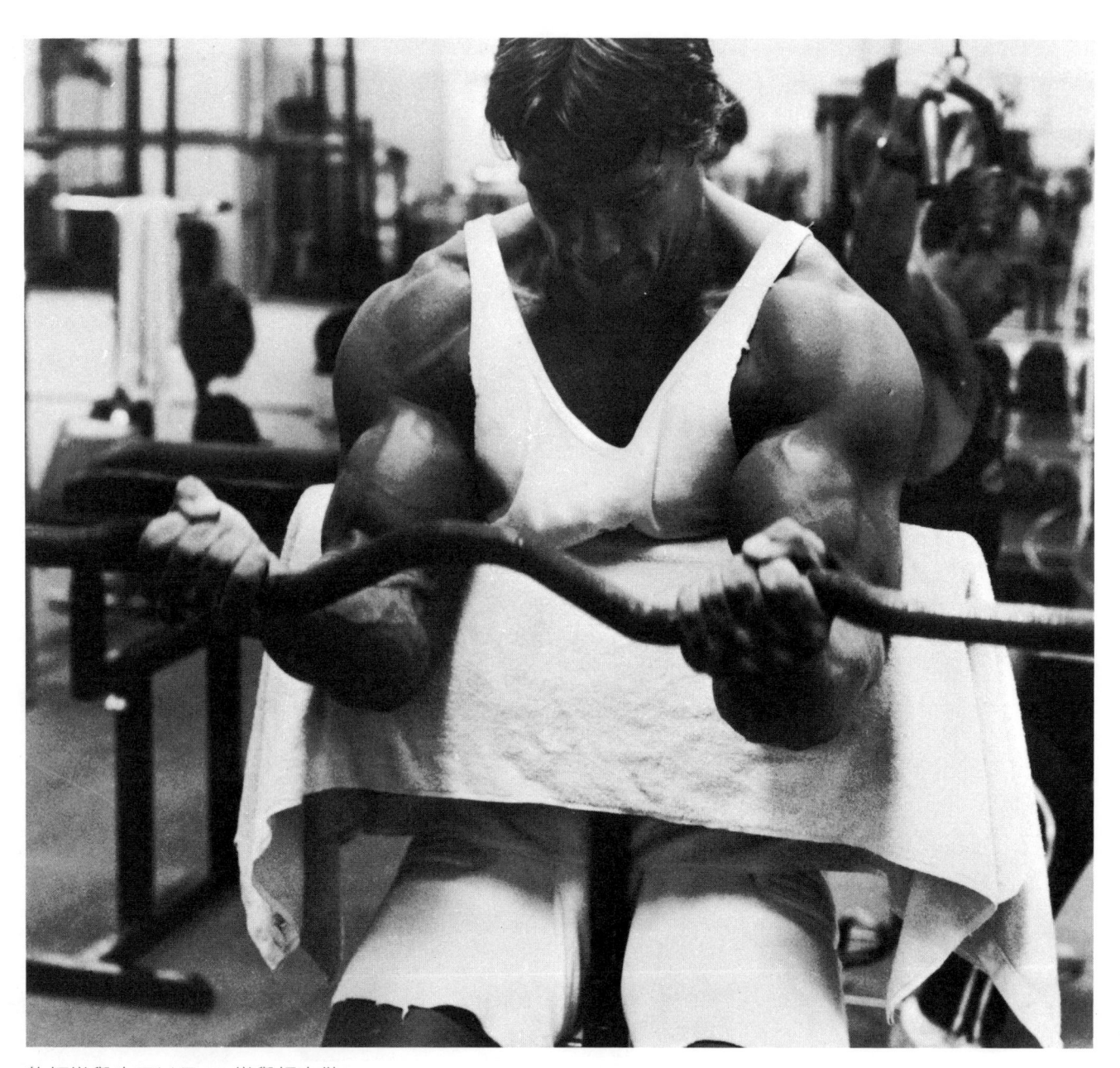

牧師彎舉也可以用 EZ 彎舉槓來做。

使用啞鈴來做牧師彎舉,能強迫手臂獨立鍛鍊。

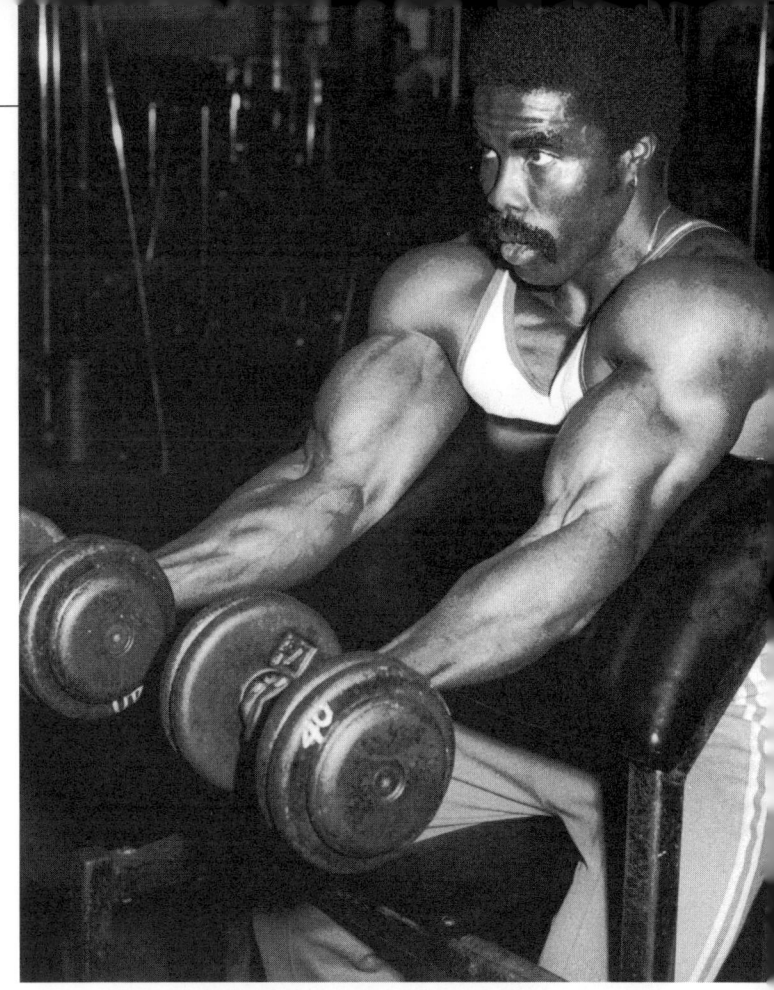

羅比・羅賓遜的示範

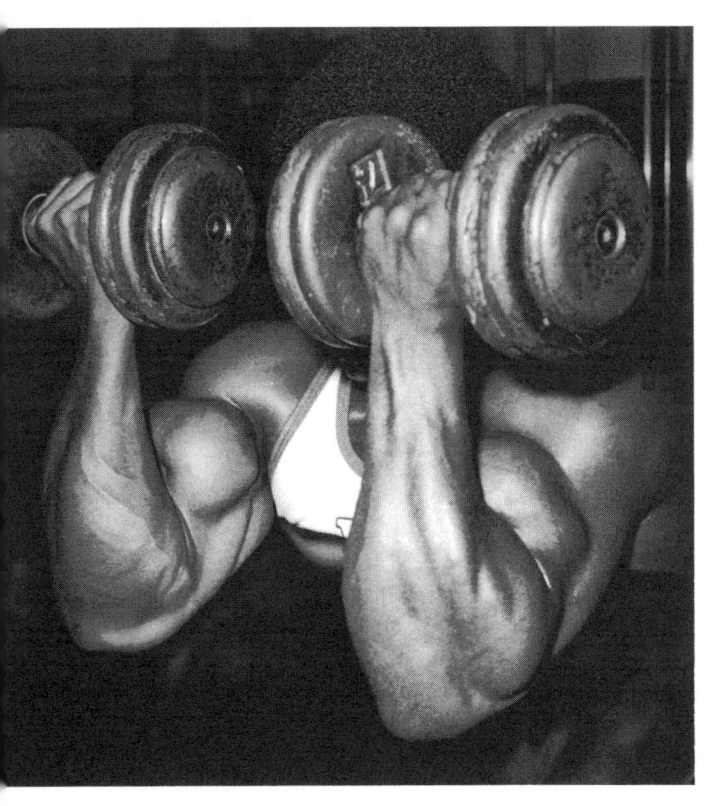

使用啞鈴做斜板彎舉,並將手肘向內靠近一點,鍛鍊外側二頭肌的效果更好。

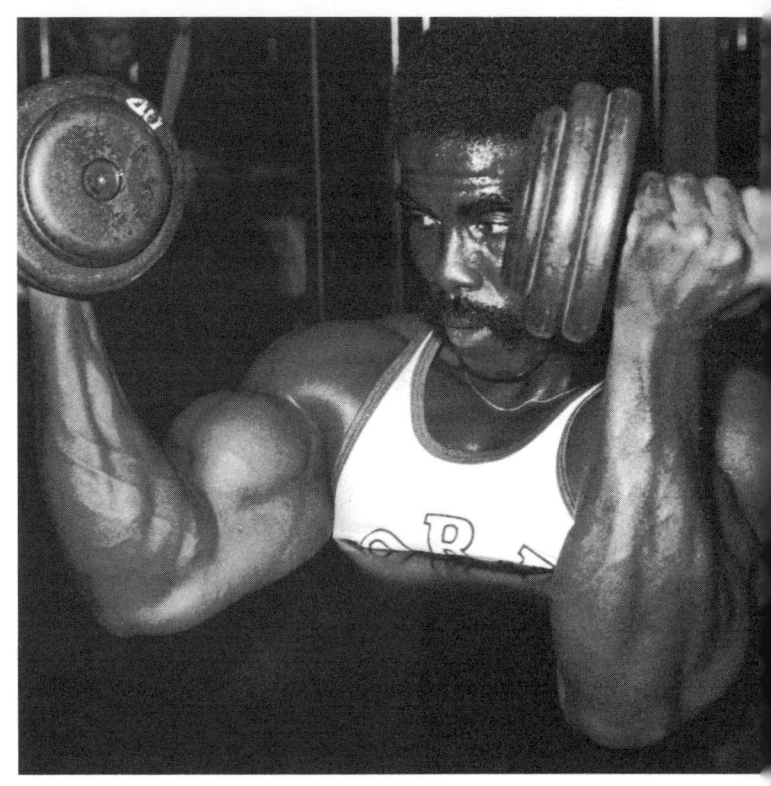

若是將手肘向外,則會刺激內側二頭肌。

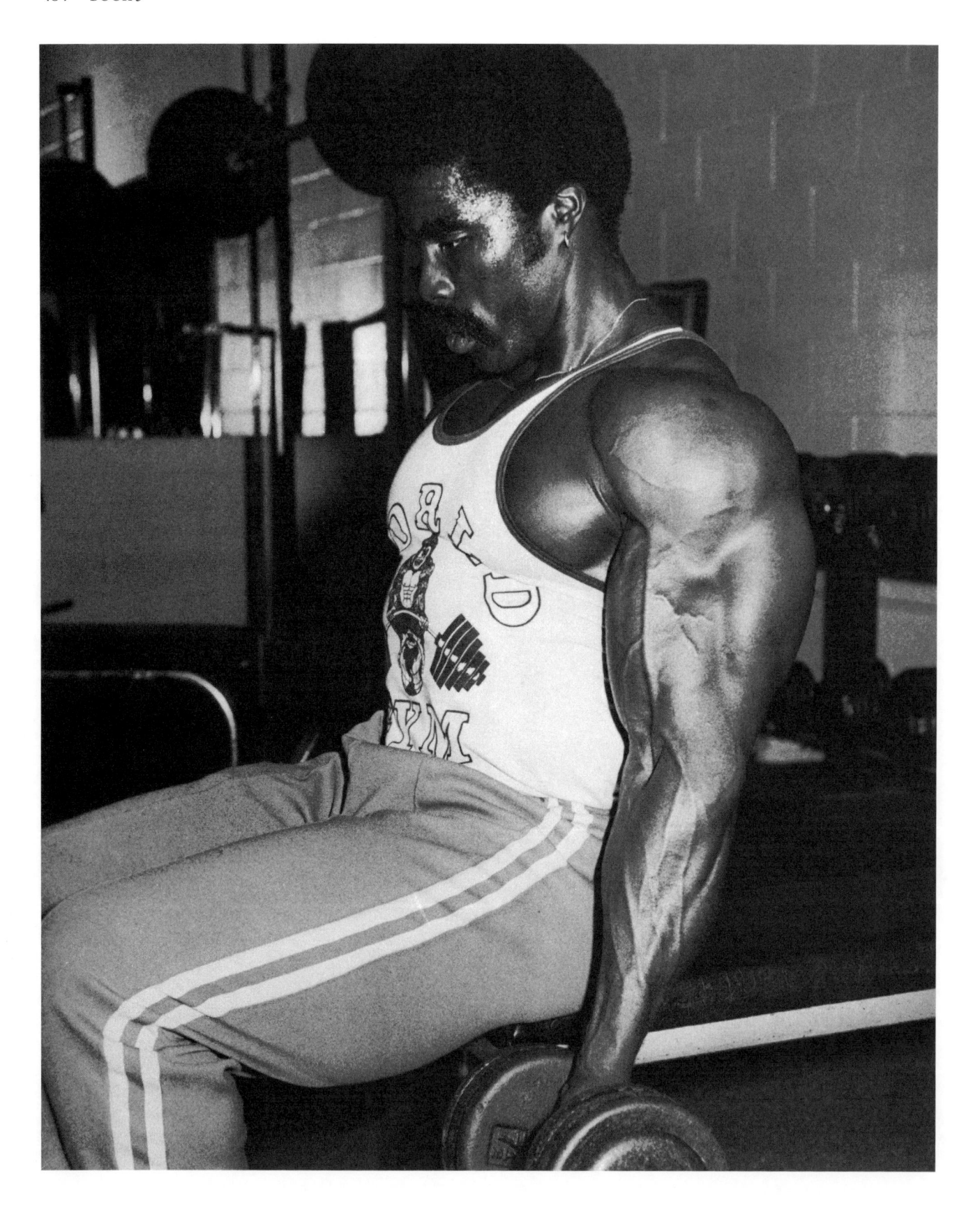

三節式彎舉（21 訓練法）(3-PART CURLS (21S))

訓練目的：提升並精修整個二頭肌部位。

這個訓練包含了短程及全程活動幅度的動作，能夠好好考驗肌耐力。由於這是 7 次 3 組的訓練方式，因此又稱為 21 訓練法。

操練方式：①由站姿或坐姿開始，雙手貼於身側，握住啞鈴，置於身體兩側手臂長度的位置。②將啞鈴向上舉起，在行進到一半時停住，讓前臂幾乎與地面保持水平，接著將啞鈴放回到起始位置。1 組做 7 次。接著中間不要休息，③將啞鈴彎舉向上到最高，但放下時只放到一半，重複 7 次。儘管到這個程度你的手臂已經開始感到疲累，但還是要再做 7 次全程的啞鈴彎舉，才算結束。我喜歡在鏡子前做這個訓練，才能確保舉起啞鈴的活動幅度是準確的。

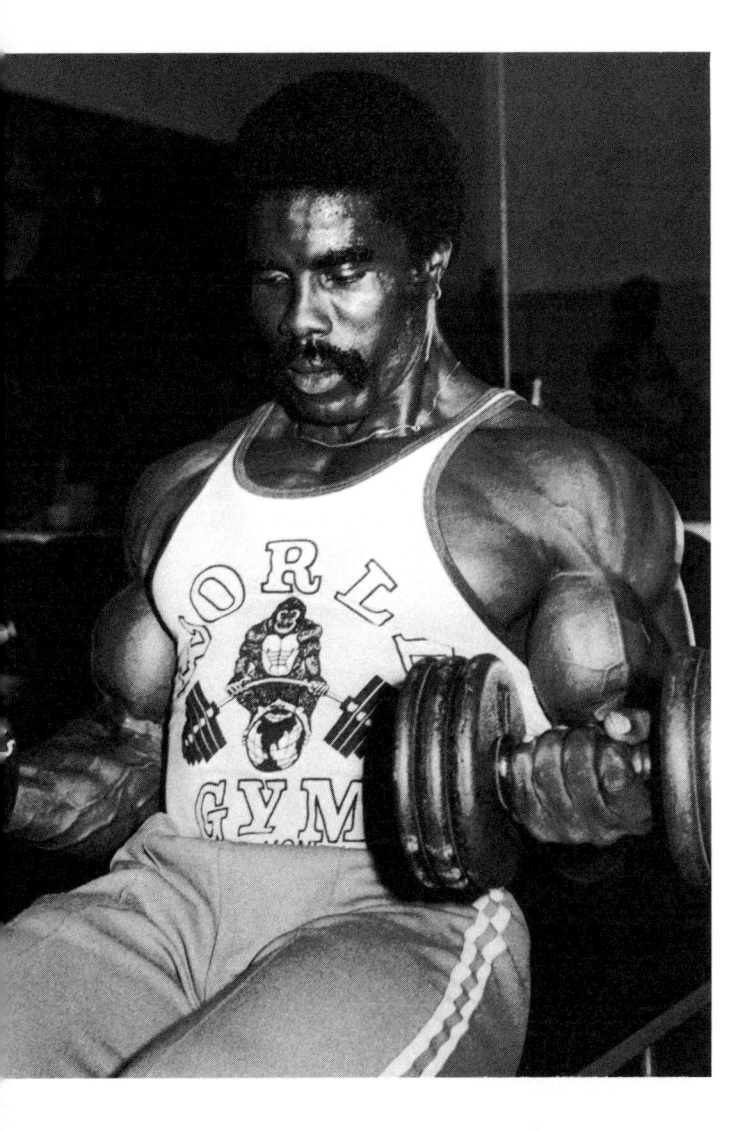

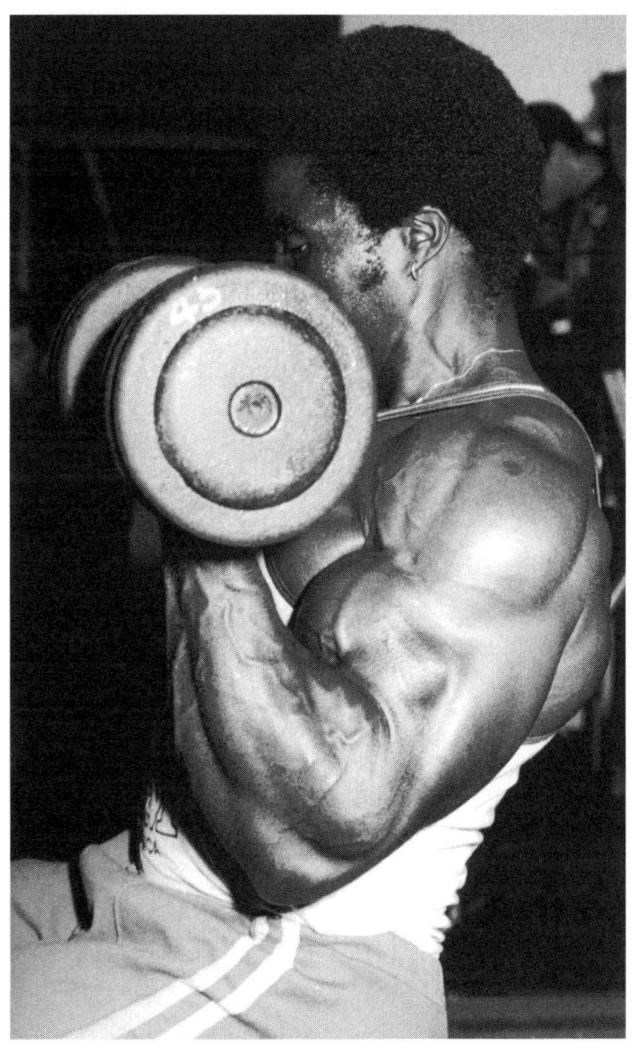

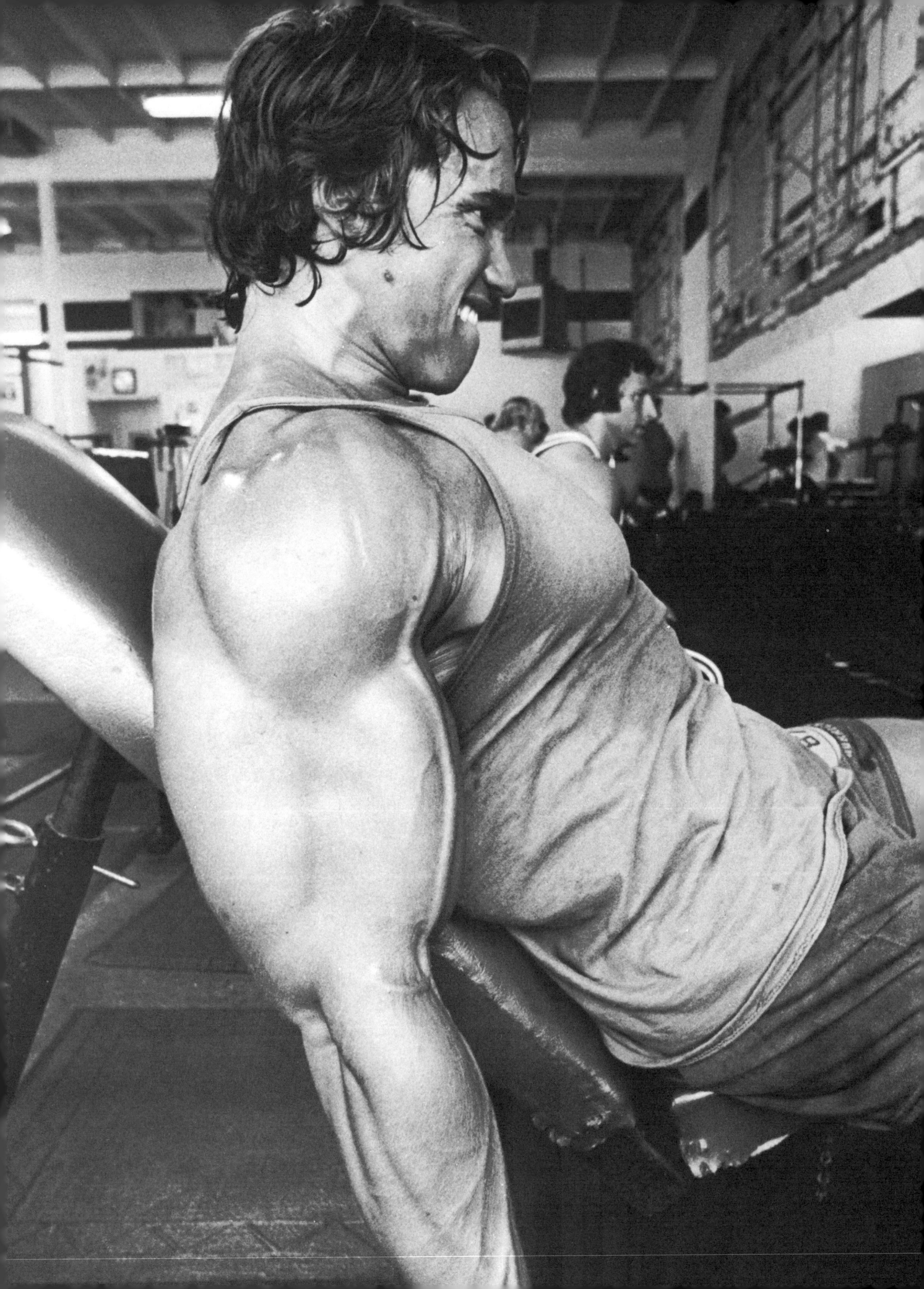

斜板啞鈴彎舉
(INCLINE DUMBBELL CURLS)

訓練目的：伸展二頭肌，並提升整體發達程度。

這項訓練動作能同時練到二頭肌的肌肉量和肌峰。將彎舉向前做，會是一般的二頭肌訓練；向外側做，則是特別針對二頭肌內側部位。

操練方式：①斜躺在健身椅上，兩手握住啞鈴。②全程手肘都要朝前，將啞鈴從前側做向上彎舉，直到與肩膀等高。將啞鈴放下時，有意識地控制重量，到最低點時停留一下，以免在下一次動作時靠動能來擺盪啞鈴。我發現在做這個訓練時，將腕部內旋和外旋能達到最佳的效果，啞鈴在最低點時，將手腕內旋使兩掌心相對，啞鈴彎舉向上的過程中，掌心朝上，在到達最高點時，掌心朝外，並使小拇指位置高於大拇指。

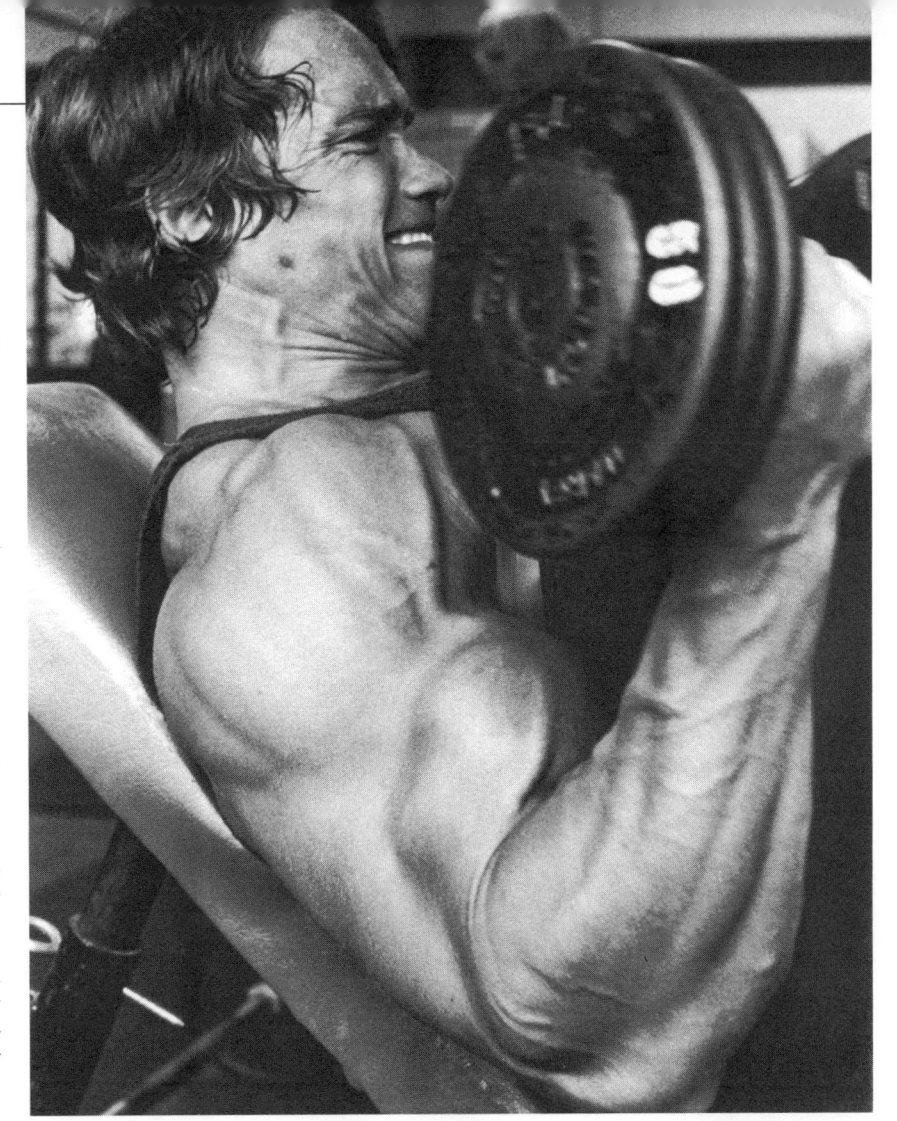

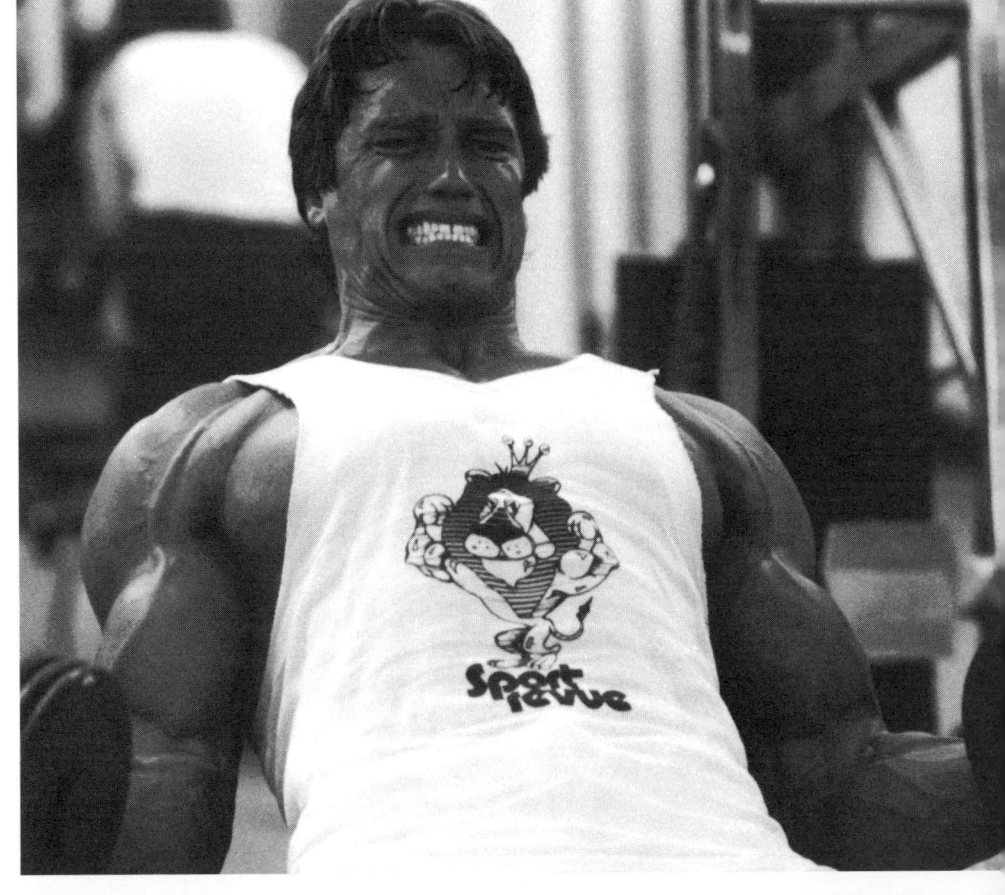

向外的啞鈴彎舉能有效刺激內側二頭肌，而且是很重要的弱點訓練項目。

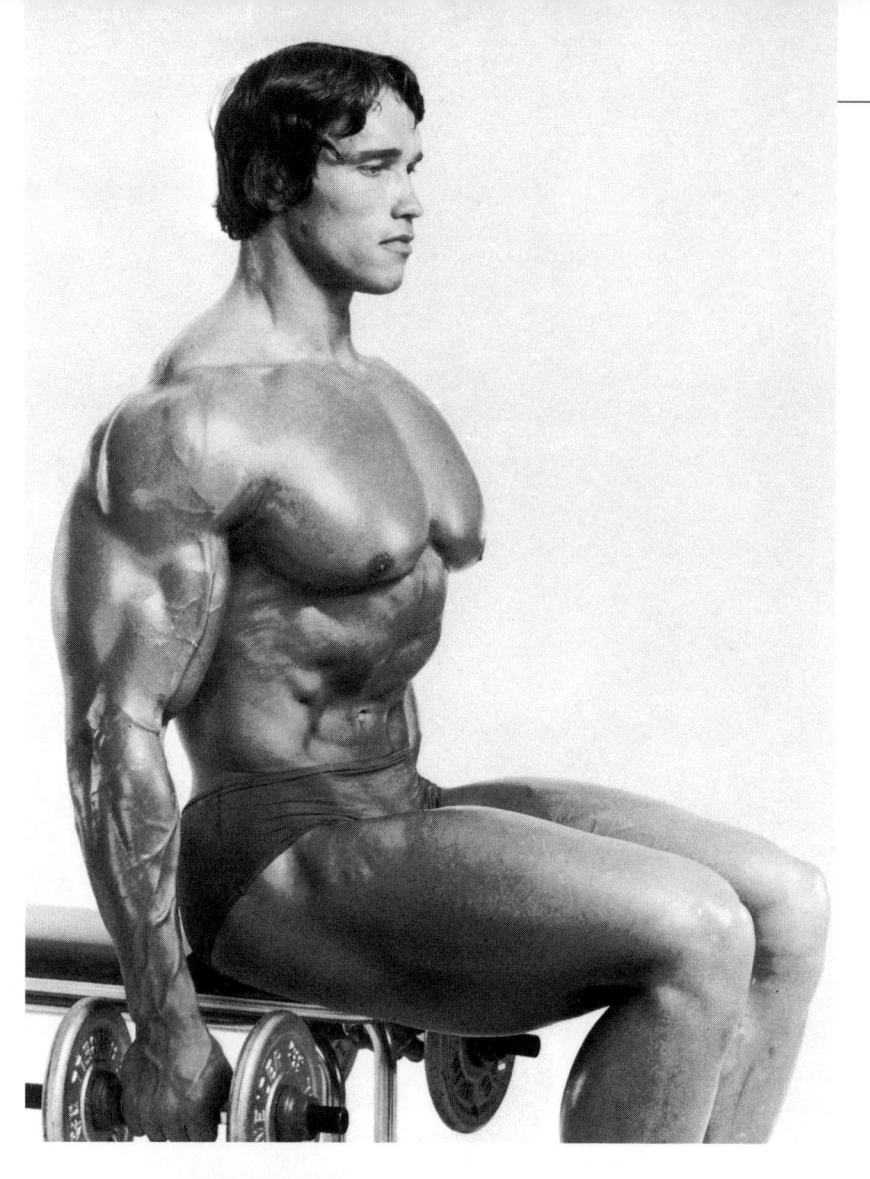

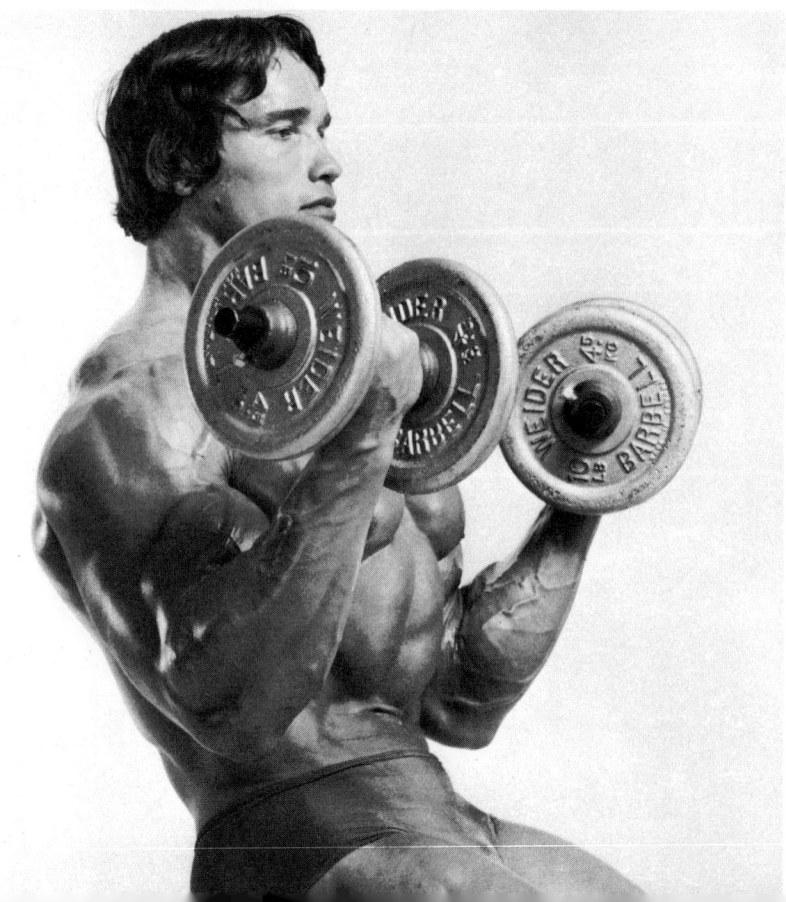

坐姿啞鈴彎舉
(SEATED DUMBBELL CURLS)

訓練目的： 針對二頭肌建構肌肉量、精修形狀和增加線條清晰度。

使用啞鈴而非槓鈴來做基本的彎舉訓練，代表你會使用較輕的重量，手臂可以在自然的活動幅度自由移動，也就能達成更大程度的肌肉收縮。用槓鈴彎舉的話，你可以做一點最小程度的作弊。

操練方式： ①坐在長凳末端，或是將健身椅調高讓背靠著，雙手握住啞鈴，垂掛於手臂長度的位置，手掌朝向身體。②手肘保持穩定，形成不動的支點，向前、向上彎舉，彎舉時手掌扭轉向前，大拇指朝外、掌心朝上。盡可能將啞鈴舉高，並用力彎曲二頭肌，達到最大程度的肌肉收縮。放下啞鈴時，控制重量，沿著相同弧線往下，直到手臂完全伸張開來。上舉和下放的過程中都要轉動手腕，才能讓二頭肌完全收縮，發展內側二頭肌，並分離二頭肌和三頭肌。你也可以選擇站著完成這個動作，這樣可以使用較重的重量，但也會讓動作比較不精確。

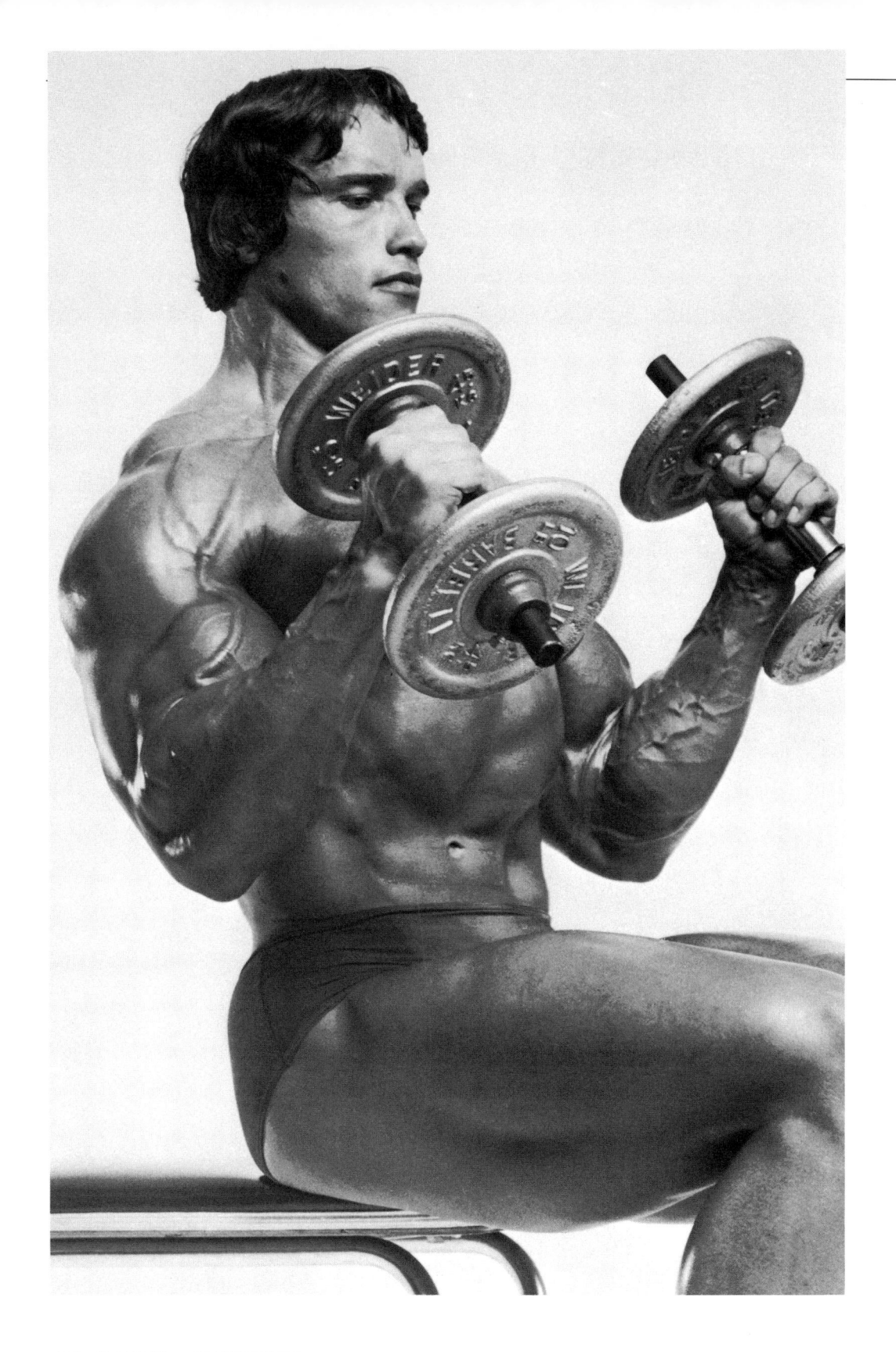

錘式彎舉（選擇性）(HAMMER CURLS (OPTIONAL))

這項動作的訓練內容和一般的啞鈴彎舉相同，除了動作全程的手掌都要朝內。這樣可以同時刺激二頭肌和前臂。

交替啞鈴彎舉（ALTERNATE DUMBBELL CURLS）

訓練目的：孤立訓練雙手手臂的二頭肌。

此動作是啞鈴彎舉的變化版，交替彎舉啞鈴，兩手輪流，這樣可以增加孤立訓練的效果，幫助你一次專注於一隻手臂，並減少作弊的可能性。

操練方式：身體站直，一手各握住一個啞鈴，垂掛在手臂長度的位置。將一邊向前、向上彎舉，手肘固定於腰側，並些微地將大拇指往下、小拇指往上的方向旋轉手腕，達到最大程度的二頭肌收縮。將啞鈴盡可能地舉高，並控制重量，沿著相同弧線放下，與此同時，

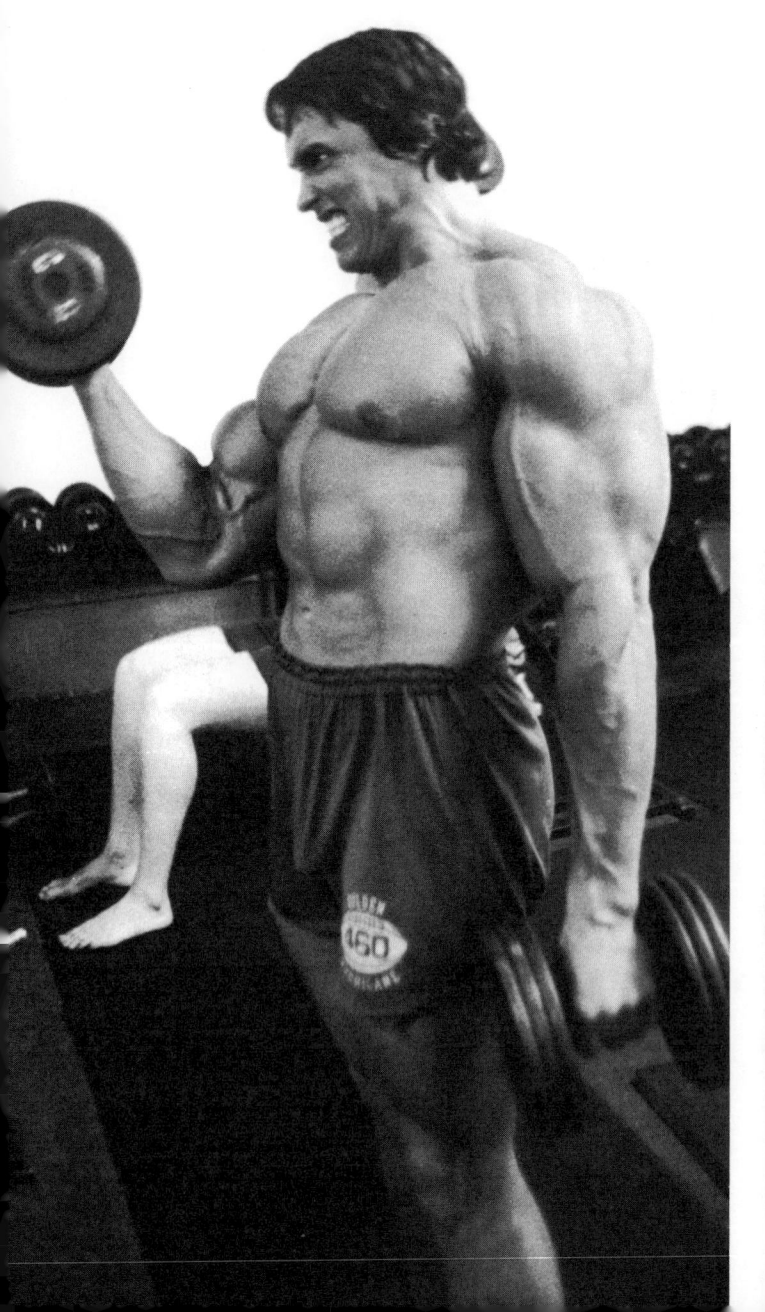

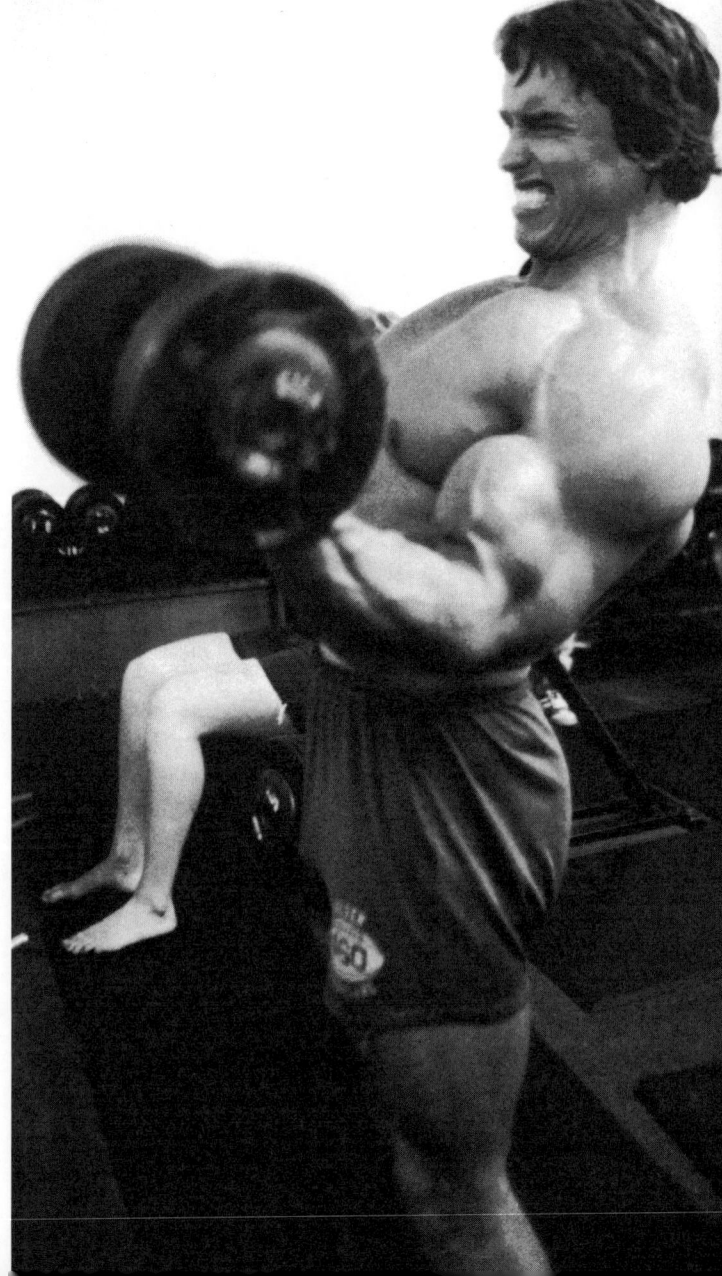

將另一邊的啞鈴舉起,讓兩邊一上一下,另一邊舉起時也要扭轉手腕。持續做交替啞鈴彎舉,直到你用兩手完成目標次數。確保手臂在過程中有完全伸張和收縮,才能完整做到最大的可能活動幅度。

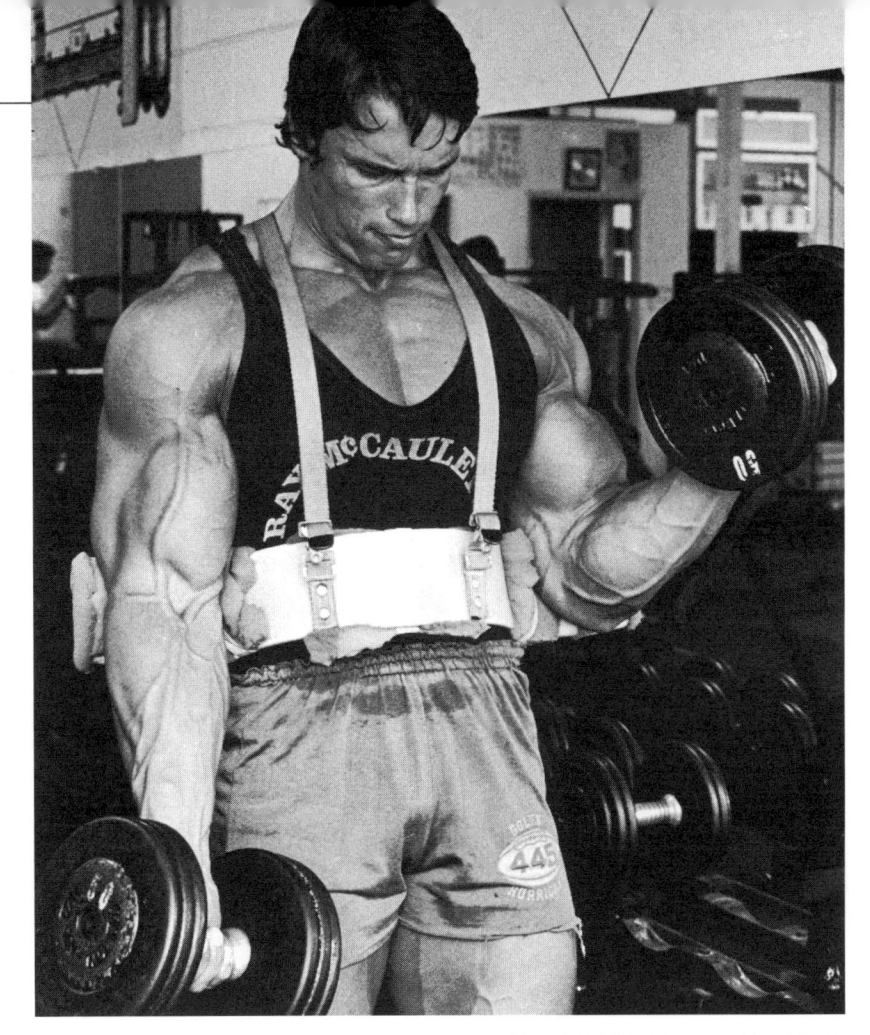

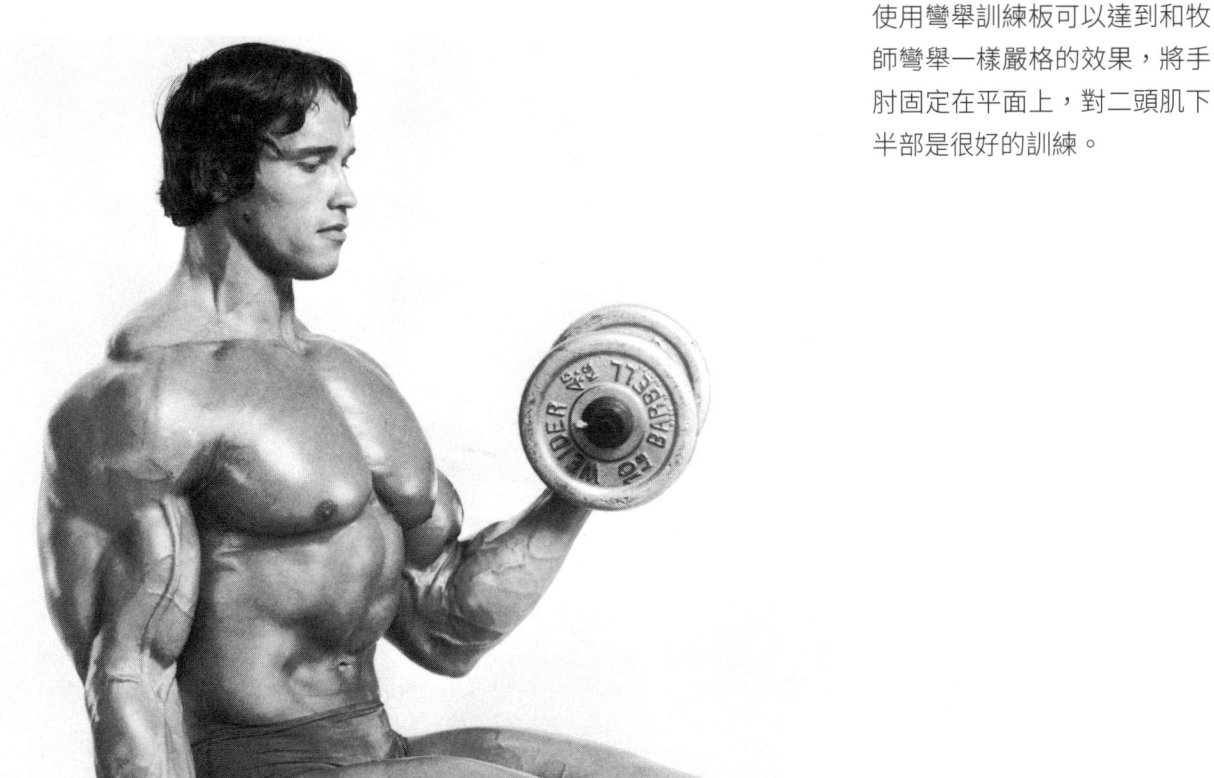

使用彎舉訓練板可以達到和牧師彎舉一樣嚴格的效果,將手肘固定在平面上,對二頭肌下半部是很好的訓練。

你也可以用坐姿進行交替啞鈴彎舉。

集中彎舉 (CONCENTRATION CURLS)

訓練目的： 打造最高的二頭肌肌峰，尤其是二頭肌外側。

我喜歡在二頭肌訓練的最後做這組動作，因為這是其中一項能讓二頭肌變高聳的最佳方法。這是個需要嚴格執行的動作，但是為了讓肌峰增高而非精修線條，因此在可承受的範圍下用越重的重量越好。集中彎舉名稱由來很簡單：你需要極度專注於二頭肌的收縮，並嚴格執行動作才會有效。

操練方式： ①在站立姿勢下，身體向前彎，並用一手拿取啞鈴。將另一手靠在膝蓋或任何能穩固身體的東西上。②在上臂和手肘沒有移動的前提下，將啞鈴舉向三角肌，並確保手肘沒有靠在大腿上休息。彎舉過程中轉動手腕，讓小拇指高過大拇指。動作達最高點時，全力繃緊肌肉，然後慢慢放下啞鈴，控制重量往下，直到手臂完全伸張開來。彎舉到最高點時，二頭肌會承受所有的壓力。不要將重量彎舉至胸部，而是彎舉到肩膀。

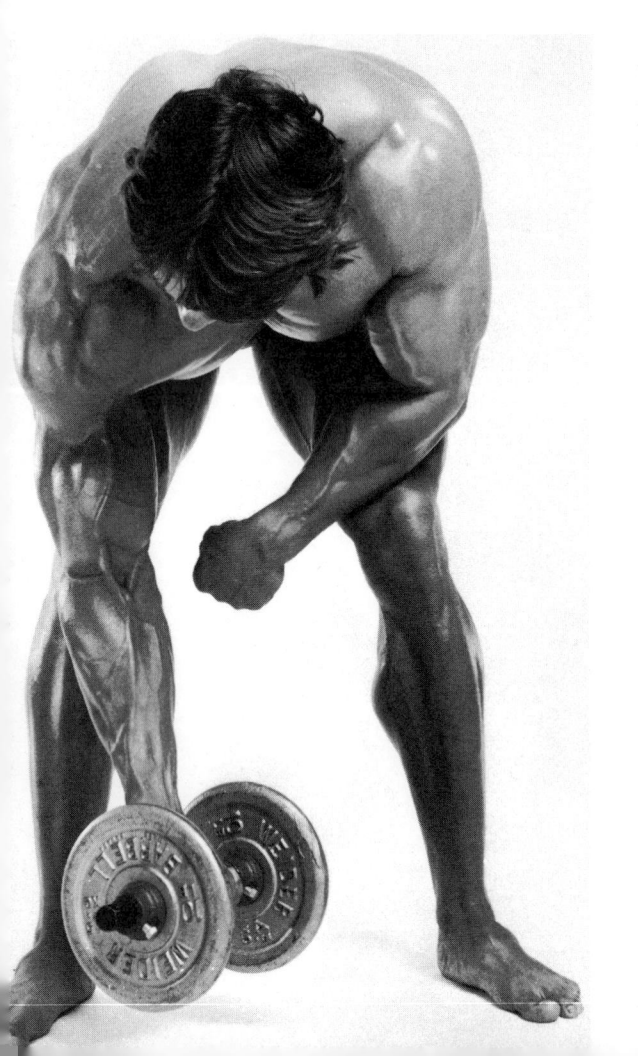

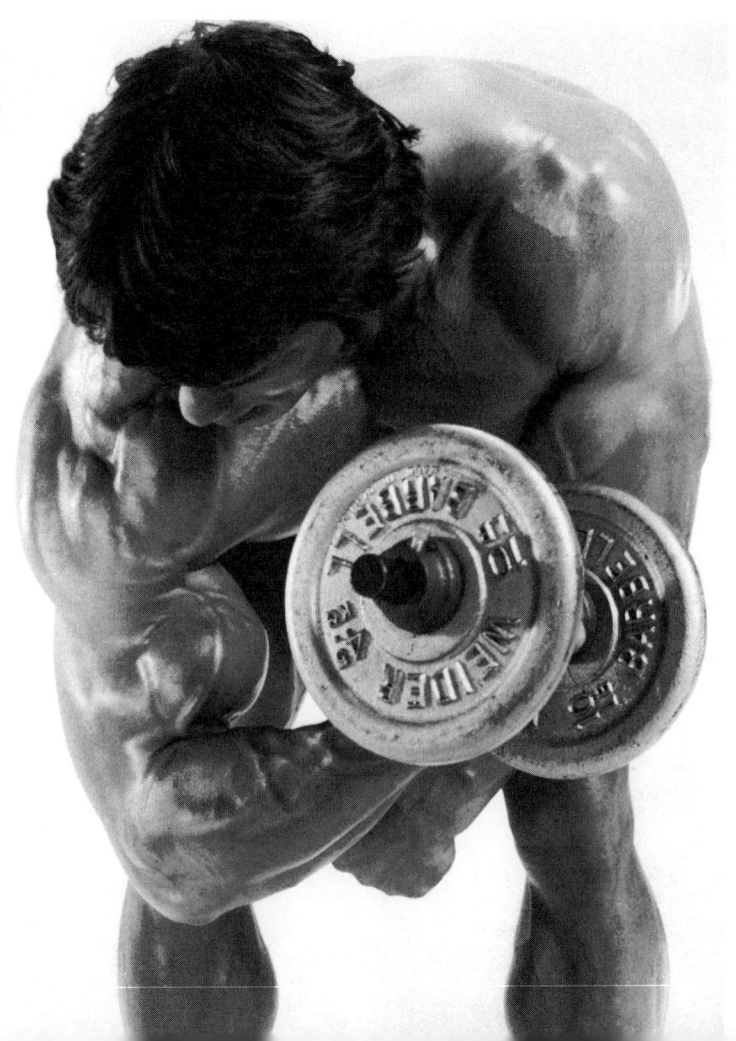

躺臥啞鈴彎舉
(LYING DUMBBELL CURLS)

訓練目的：用最大的活動幅度來建構整個二頭肌。

這個訓練動作是我跟雷格·帕克學的，而且它特別有效，因為它能提供良好的二頭肌伸展，並幫助肌肉拉長。另外，由於角度的關係，二頭肌要全力收縮，才能對抗地心引力。

操練方式：使用訓練長凳，視需求狀況可以在下面墊磚頭，增加距離地面的高度。①身體平躺在長凳上，兩手握住啞鈴，膝蓋彎曲，雙腳踩在長凳上。將啞鈴垂下（但不要碰到地面），接著將手掌朝前。②穩定肘部，將啞鈴向上朝肩膀彎舉，保持動作的精確性。接著控制重量，將啞鈴往地面的方向放下。

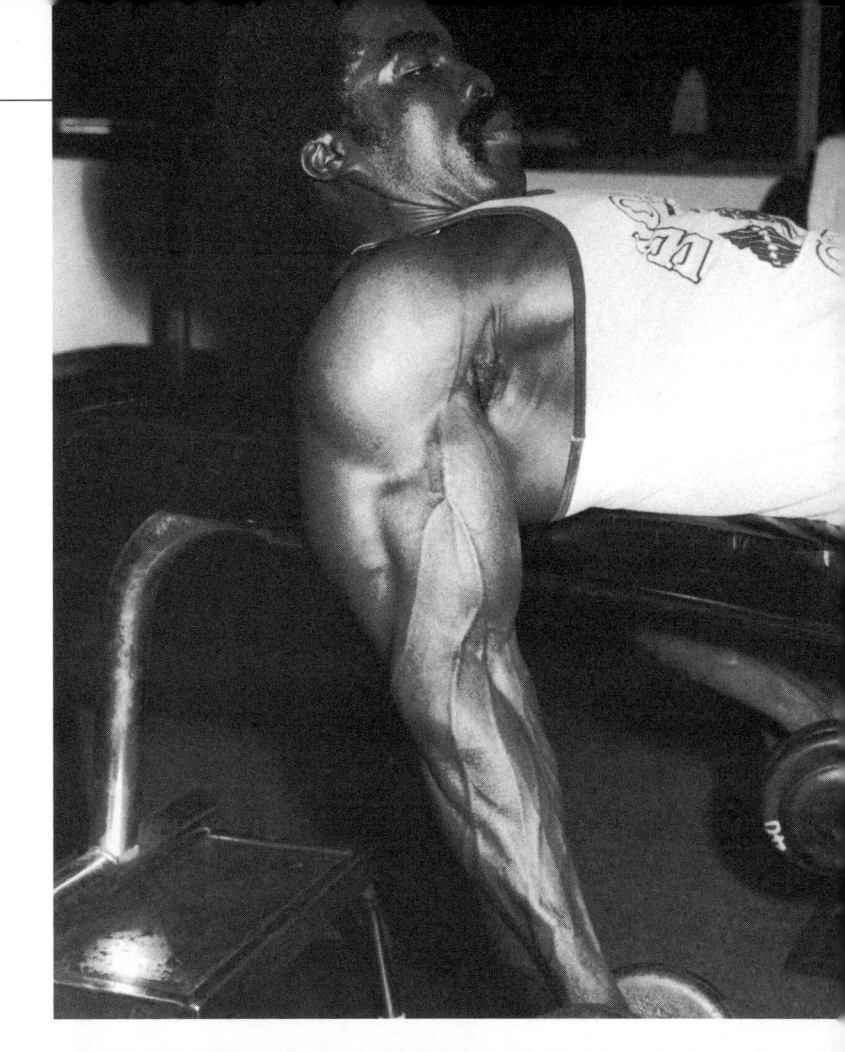

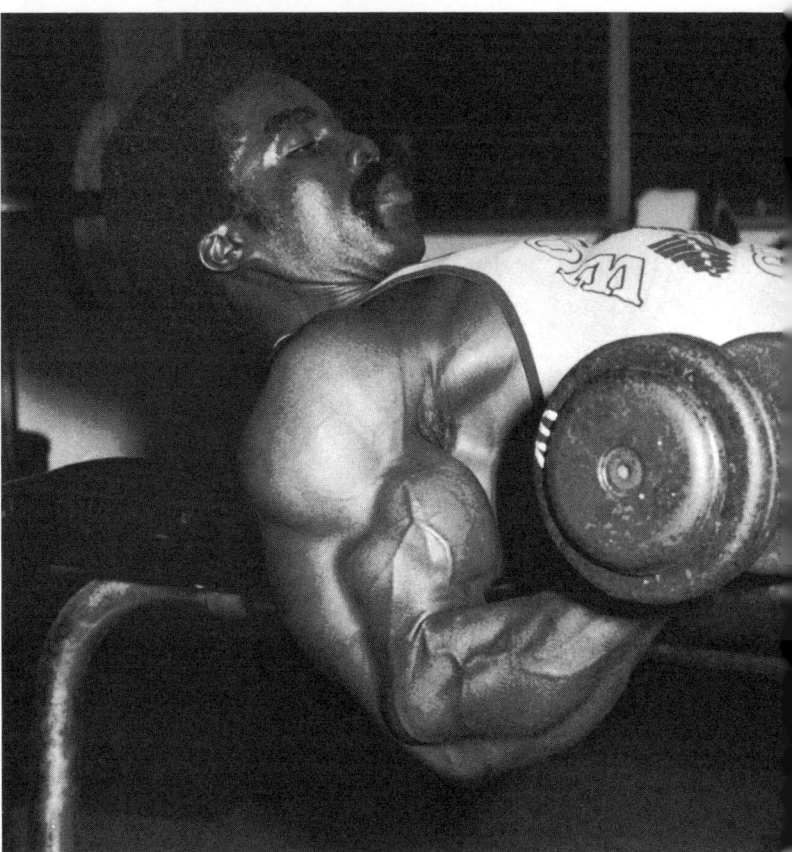

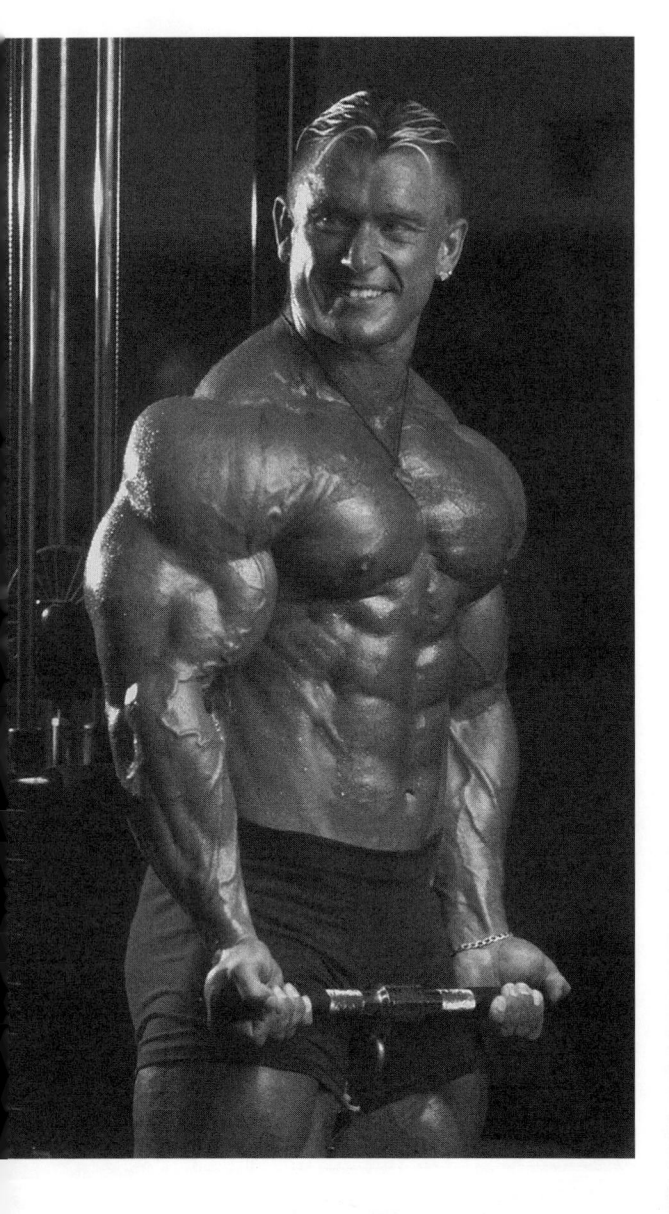

雙手滑輪彎舉（TWO-HAND CABLE CURLS）

訓練目的：發展和精修二頭肌，尤其是二頭肌肌峰高度。

操練方式：在與地面水平等高的滑輪上連接直槓。①反手握住直槓，雙手與肩同寬。將手肘固定於身側，將手臂向外及向下伸張，直到二頭肌徹底伸展。②手肘不要移動，將直槓向上彎舉，直到略為低於下巴的高度。在最高點時，盡你所能收縮二頭肌，接著慢慢將直槓放下，直到手臂和二頭肌完全伸張開來。這通常不是用來發展肌肉量的運動，所以做好這個動作的重點在於緩慢、流暢又有控制力。

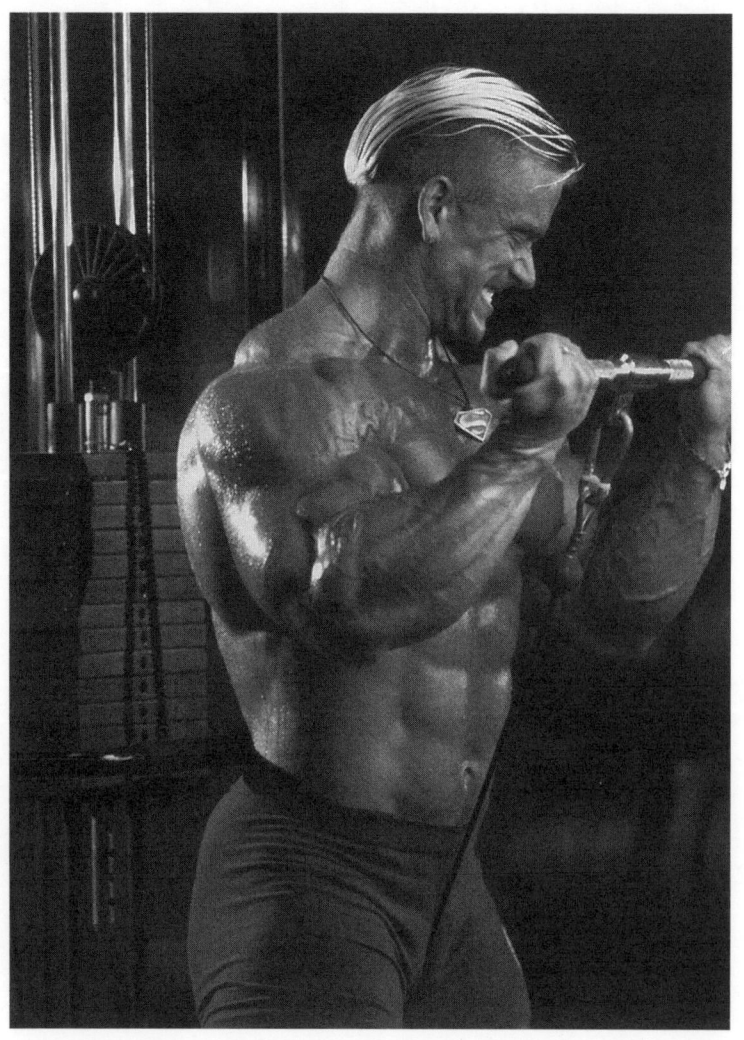

李‧普里斯特的示範

牧師滑輪彎舉（選擇性）
(CABLE CURLS WITH PREACHER BENCH (OPTIONAL))

操練方式：搭配牧師凳做這個運動，①坐下，並將手臂靠在斜板上，②彎舉向上的過程中保持手臂穩定，放下重量時，控制阻力，緩慢放下。

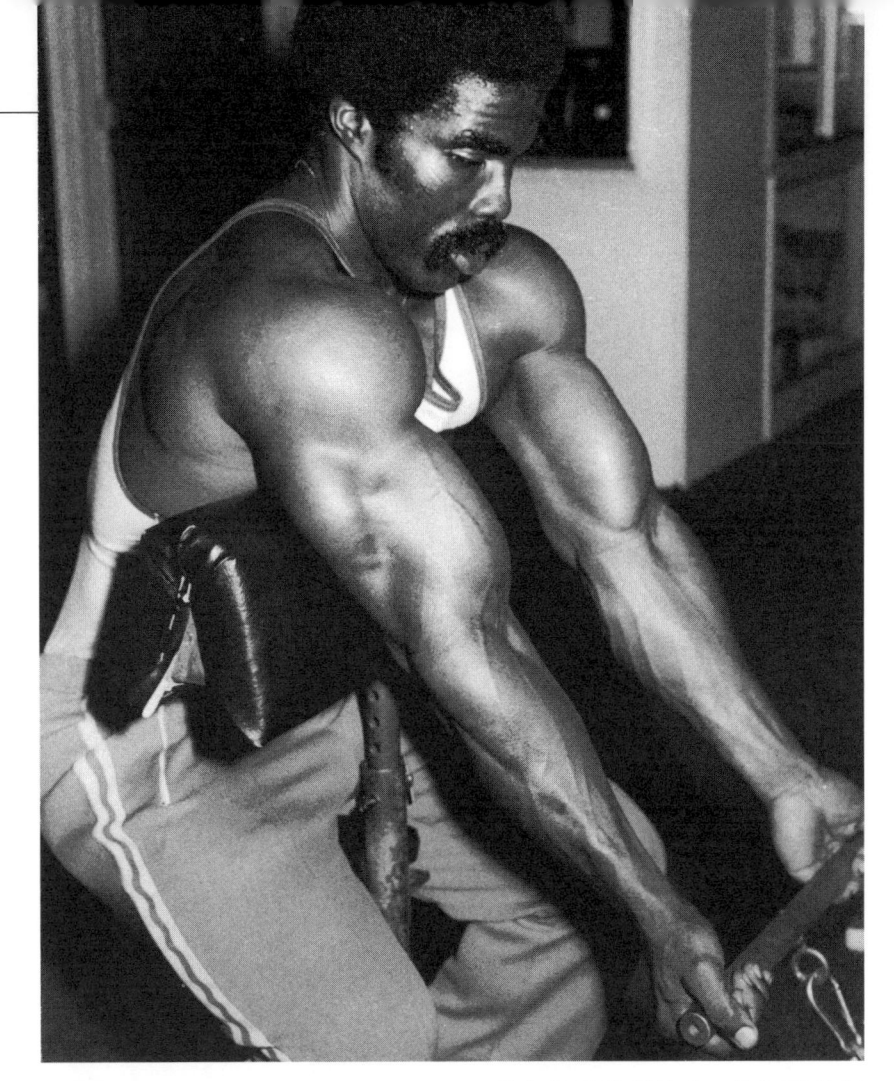

牧師滑輪彎舉結合了牧師凳能提供的穩定性，和由滑輪提供的固定阻力。

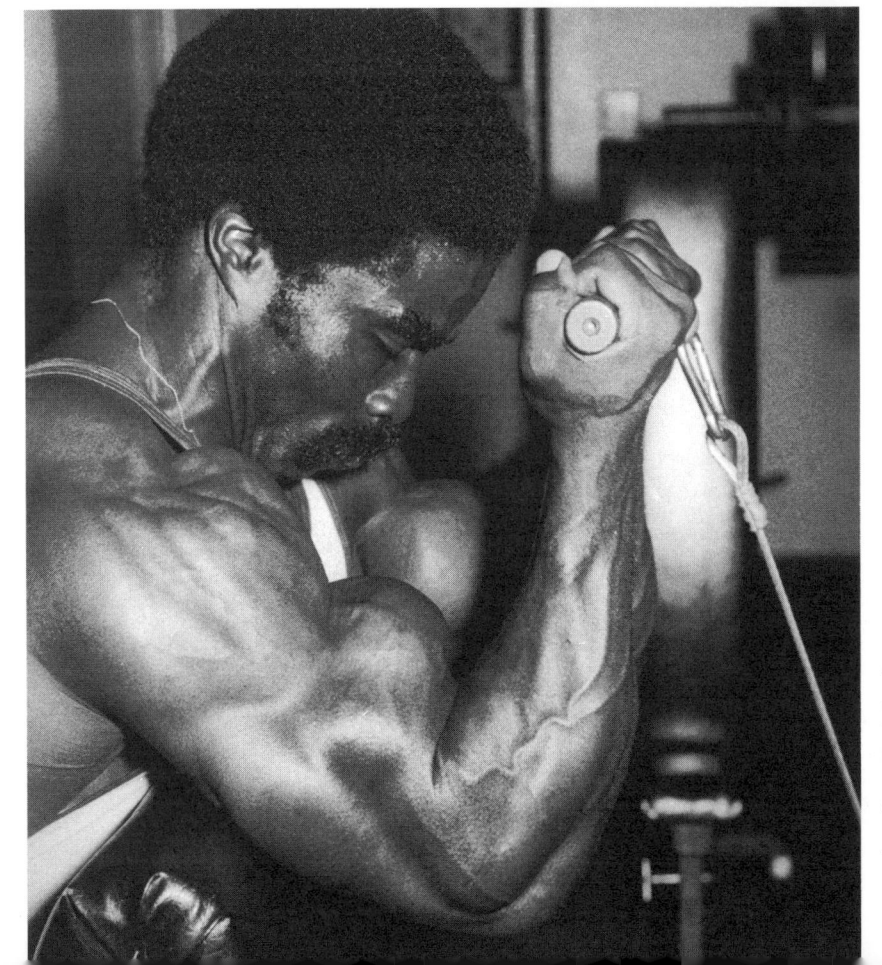

做牧師滑輪彎舉訓練，讓二頭肌就算到最高點時，也能感受到阻力（使用啞鈴或槓鈴時，阻力大多在下方最低點）因此，使用滑輪做訓練，可以幫助你在鍛鍊時增加頂點收縮。

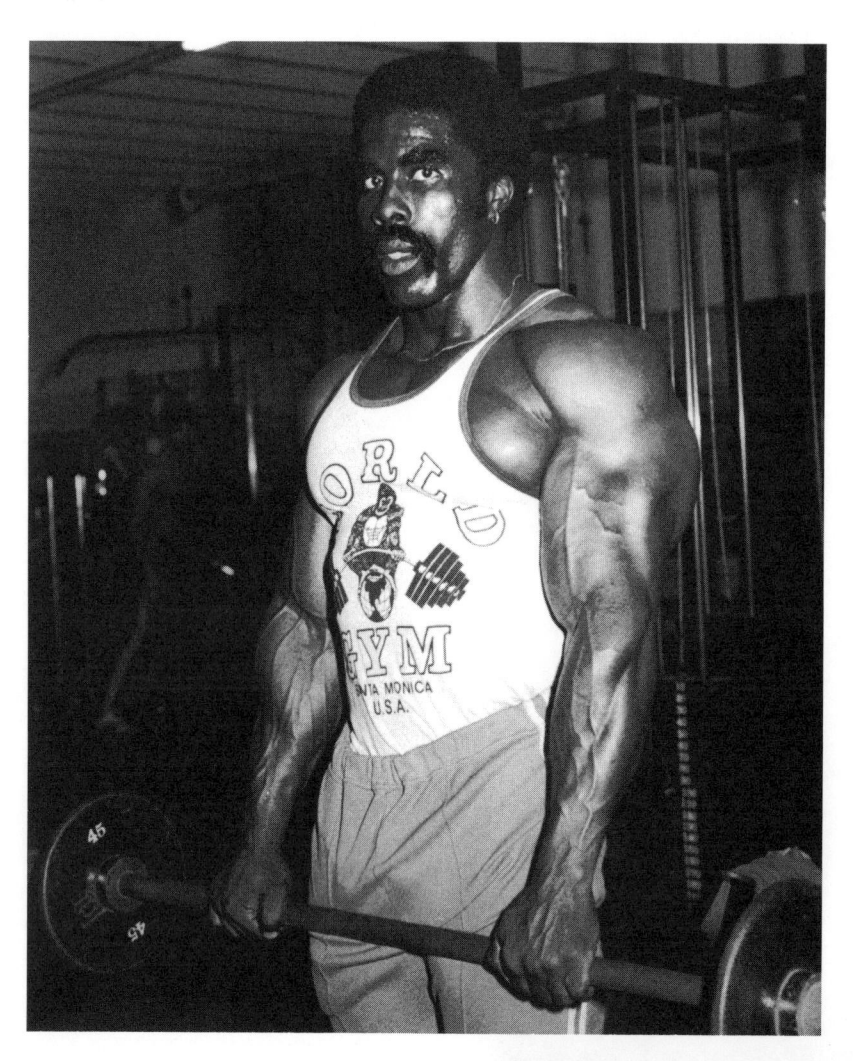

反向彎舉（REVERSE CURLS）

訓練目的：發展二頭肌。

這項運動對前臂的發展也很好。

操練方式：①雙腳與肩同寬，正手握住槓鈴，垂掛在手臂長度的位置。②保持肘部穩定，將槓鈴向外向上彎舉，直至大約下巴的高度。放下槓鈴時，沿著相同弧線，抵抗阻力往下。這樣握住槓鈴，會讓二頭肌較難施力，因此你會很難做過多的重量。反向抓握會讓前臂上端大幅出力。在做針對二頭肌而非前臂的反向彎舉時，不要以任何形式的反向腕部彎舉開始。彎舉向上的過程中保持手腕固定。注意大拇指位在直槓的上方。

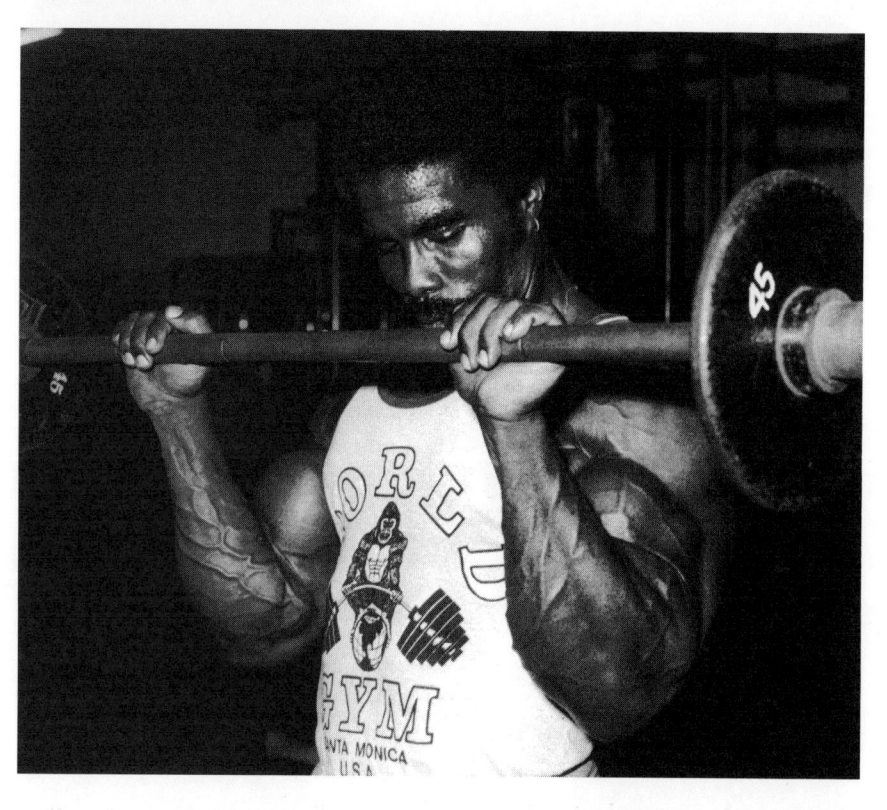

反向牧師彎舉
(REVERSE PREACHER BENCH CURLS)

訓練目的：發展二頭肌及前臂上端。

使用牧師凳，動作可以非常準確地完成。

操練方式：①正手握住直槓，雙手與肩同寬。②向前傾，靠在牧師凳上，並將手臂完全伸張。讓手臂向地面下垂，接著將槓鈴和手腕都朝上舉起，手肘牢牢固定住。將槓鈴舉離地面越遠越好，接著放下槓鈴時，控制重量和阻力向下。運動過程中確保身體穩定，避免前後晃動。

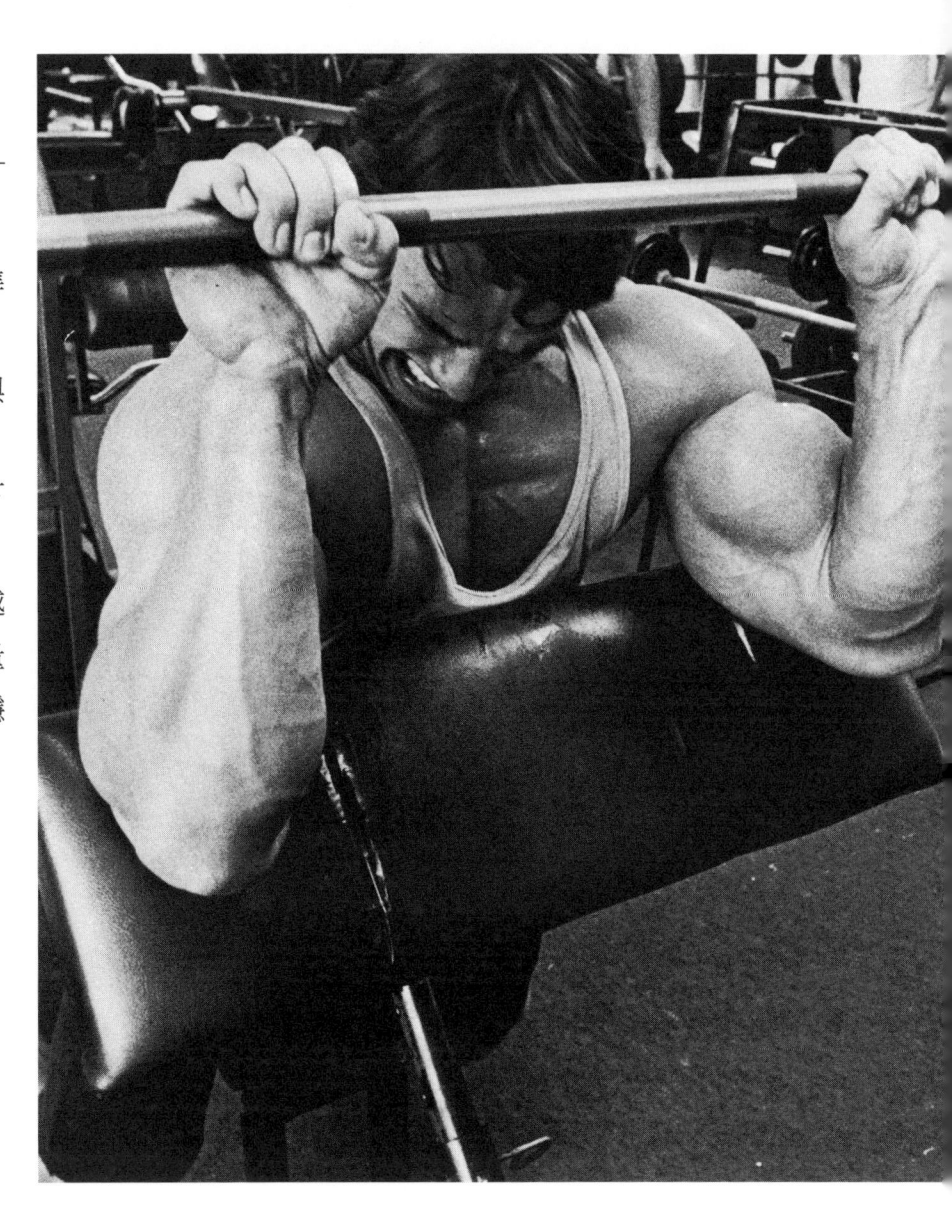

二頭肌訓練器材 (BICEPS MACHINES)

許多器材公司的二頭肌彎舉訓練器械，讓你可訓練全範圍旋轉阻力。這種器材的其中一個好處，在於能讓你做加重的強迫反向用力訓練，當你在動作的下半部活動幅度做對抗阻力時，你的訓練夥伴能同時對重量施力下推。另一個好處是你可以因此獲得更大的活動幅度，讓你能伸展和收縮更多。然而，使用器械也會將你固定在特定的軌跡上，因此無法徹底發展二頭肌。使用器械可以增加訓練的多元性，但只能作為額外加強，不能完全替代自由重量彎舉。

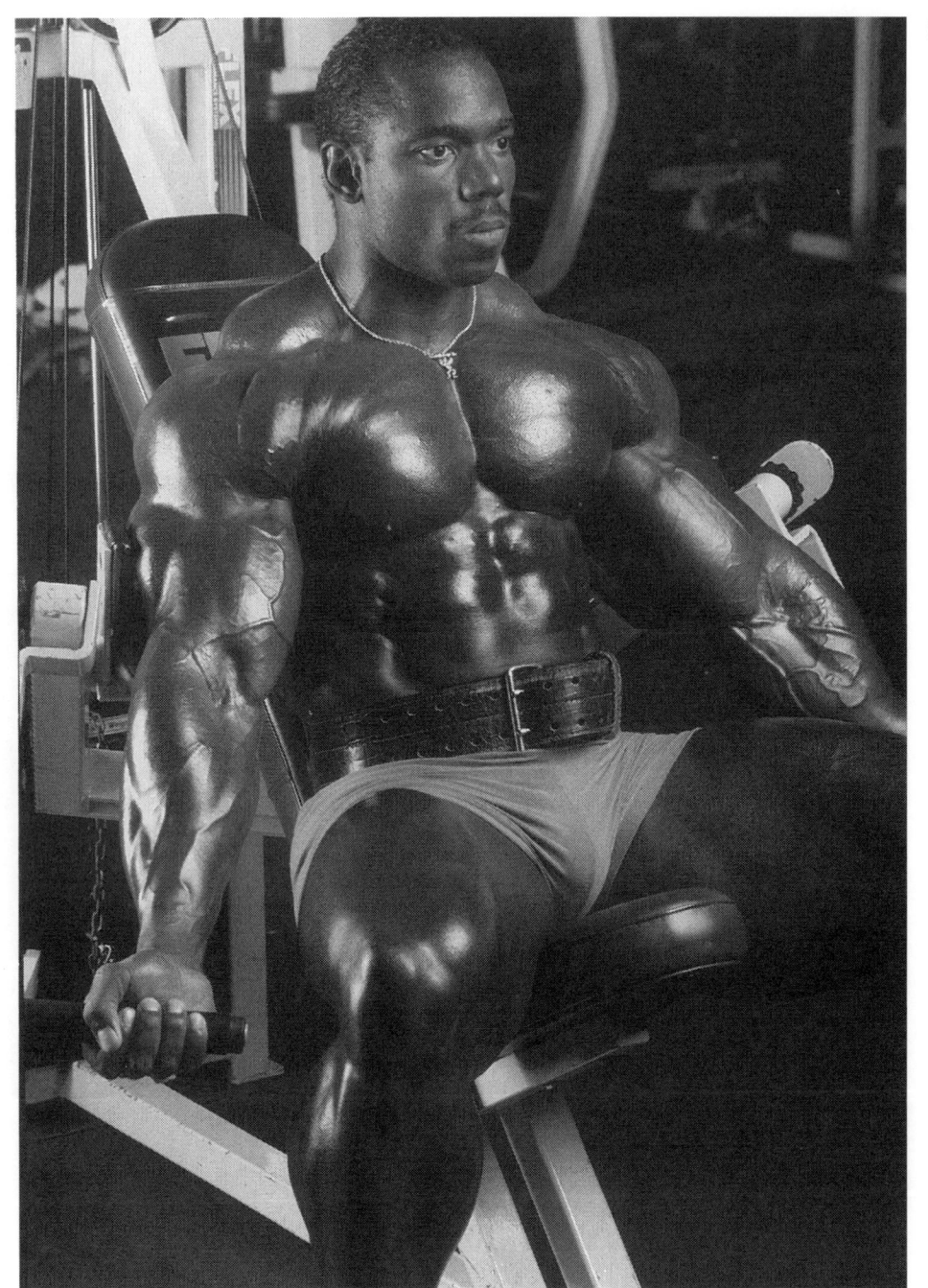

弗萊克斯・惠勒的示範

器械式彎舉（MACHINE CURLS）

訓練目的：運動過程中盡可能使二頭肌做最大幅度的活動。

當你在器械上做彎舉，動作會變得極度嚴格，你能在最長的活動幅度內對抗阻力，從完全伸張的狀態開始，做到完整的頂峰收縮。因此，器械式彎舉的目的在於幫助你精修和收尾，而非為了增加肌肉量而設計。

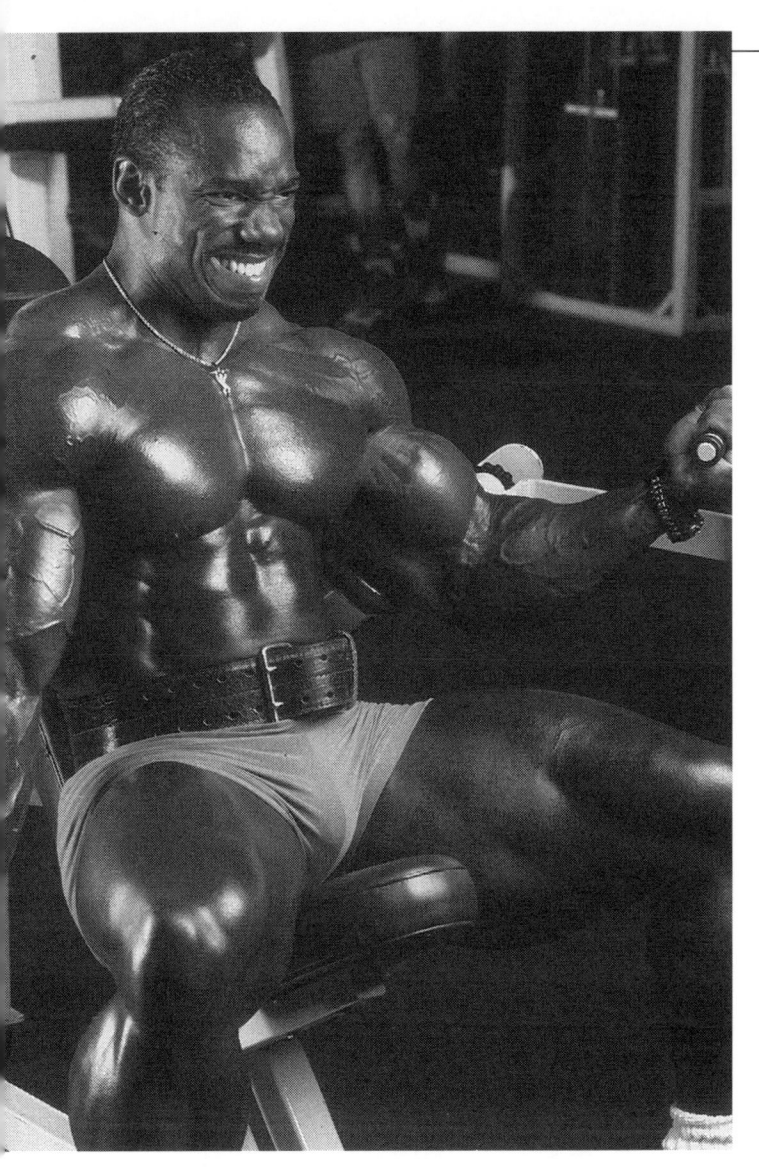

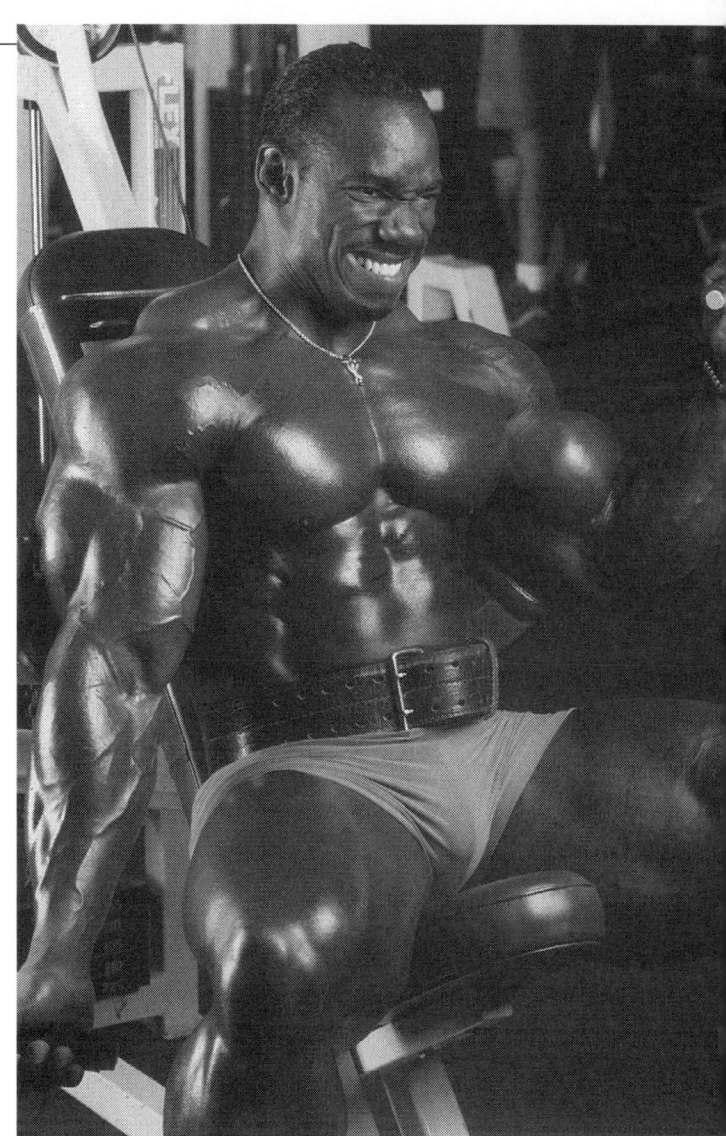

健身房內會有各式各樣的彎舉器械，有些器械是使用掛槓片來提供阻力，有些則是滑輪器材的重量片內配有插銷來調整。大多數器材，你可以先抓住直槓，並同時彎舉雙臂。而有的器材，如上圖，器械的兩邊是各自獨立，所以你可以選擇同時彎舉手臂，或是跟圖片中一樣，使用器材做交替彎舉。

操練方式：不論在何種器械上做彎舉，將你的手肘擺放在軟墊上，接著反手抓住直槓或握把。①若是雙手彎舉，收縮二頭肌，雙臂彎舉越遠越好，在最高點時，頂點收縮到徹底，接著控制重量，並向下伸張直到完全展開。②若為交替彎舉，將一隻手臂收縮至頂點收縮，控制重量，並向下伸張直到完全展開，接著換另一隻手，重複動作，持續交替雙手，做完組數。

手臂訓練動作・三頭肌
Arm Exercises-Triceps

三頭肌滑輪下壓（或背闊肌滑輪下壓）
(TRICEPS CABLE PRESSDOWNS (OR LAT MACHINE PRESSDOWNS))

訓練目的： 鍛鍊三頭肌的全部活動幅度。

操練方式： ①將短的直槓扣在高過頭的滑輪上，站在與直槓近一點的位置，並正手握住，雙手大約距離 25 公分。保持手肘固定且靠近身體。身體維持穩定，不要向前傾用身體重量施壓。②盡可能將直槓向下壓，將雙臂打直，感覺三頭肌完全收縮。接著在沒有移動手肘的情況下，鬆開讓直槓盡可能最大幅度的向上移動。若要增加訓

尤蘇普・維科茲的示範

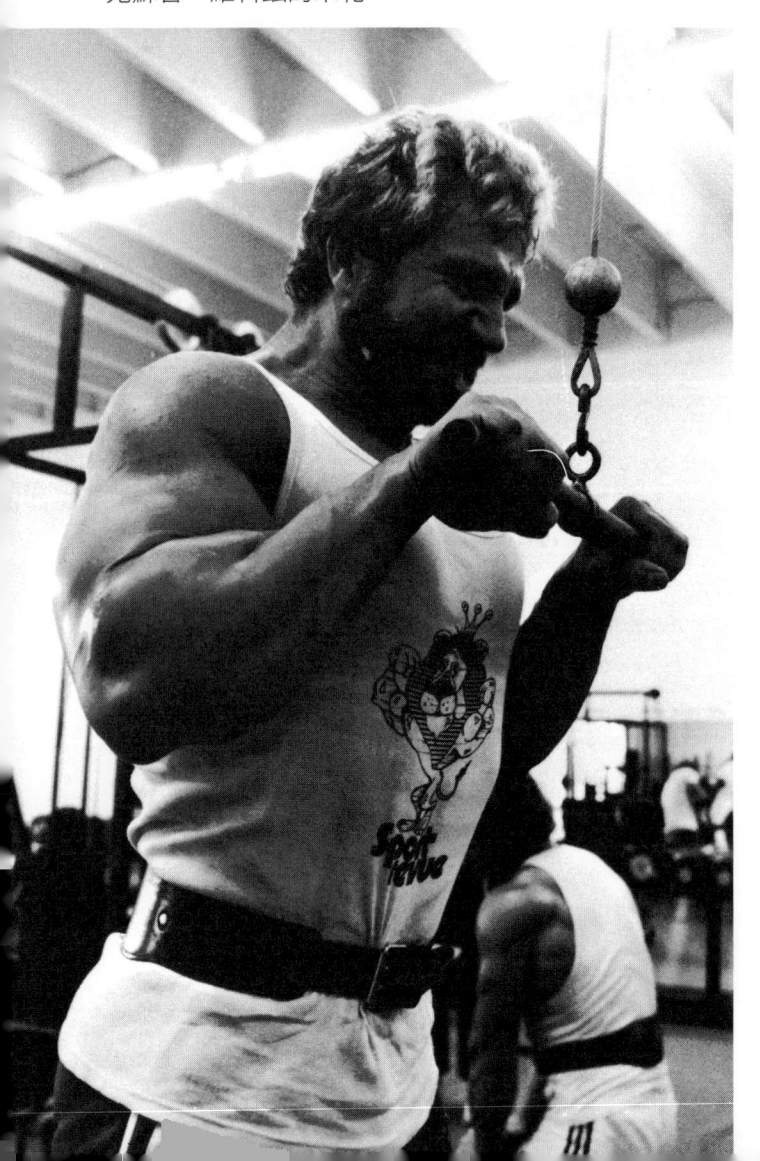

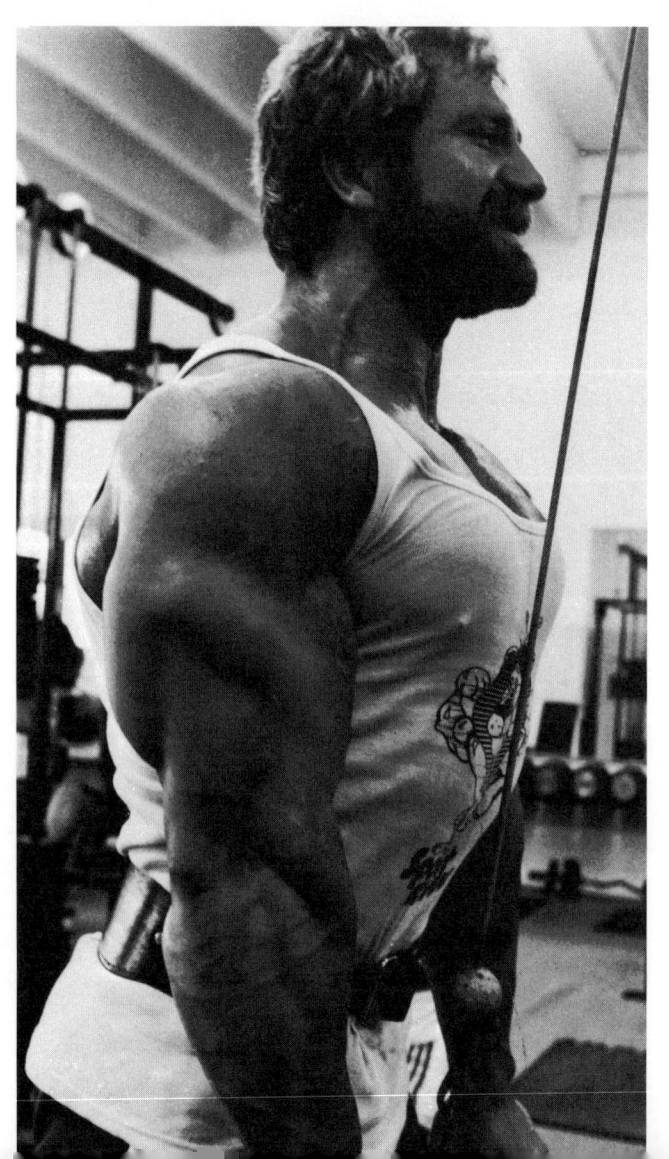

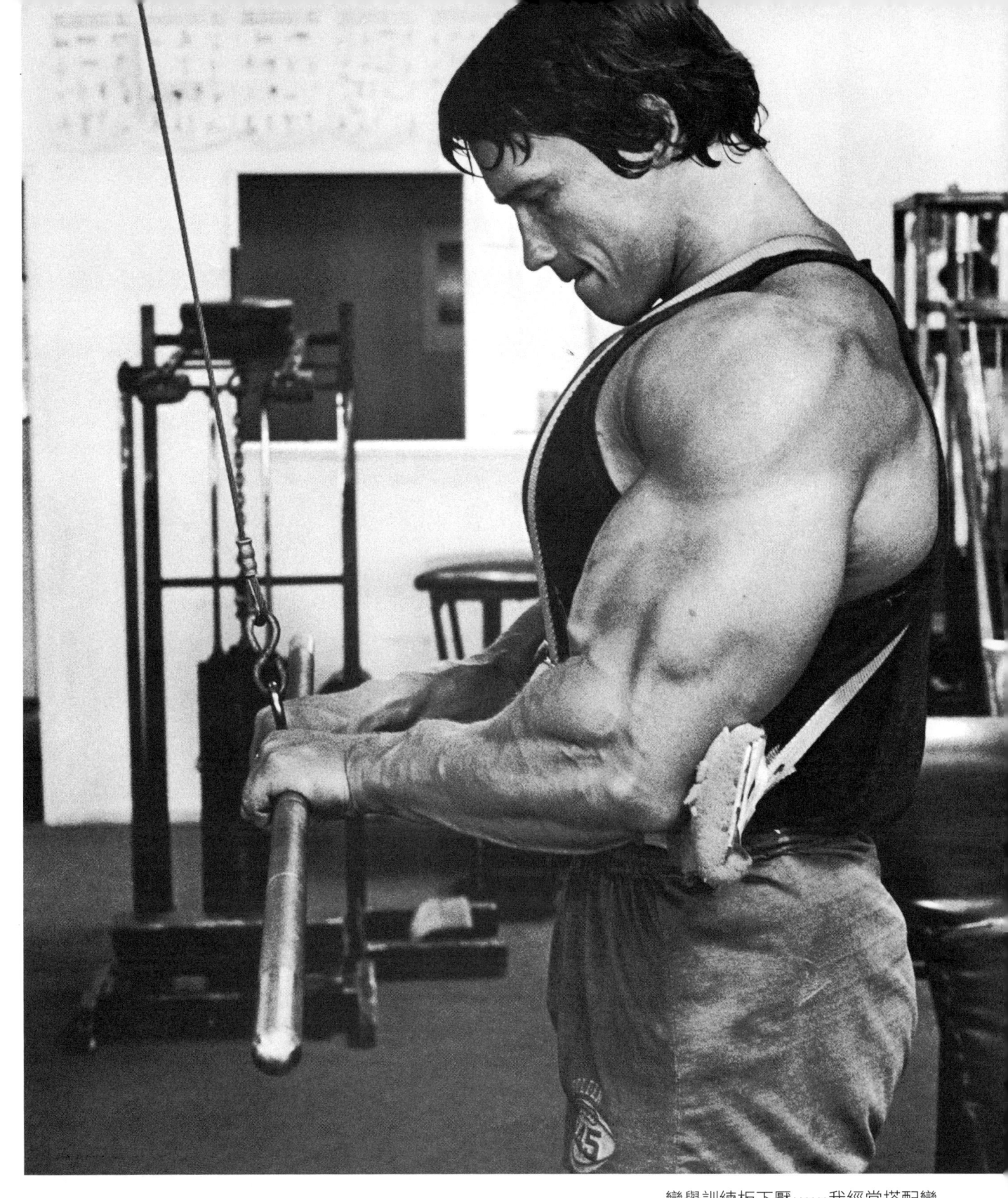

練的多樣性，你可以改變抓握的方式、使用的槓鈴種類，或是你與槓鈴間的距離，或雙手間的握距等等；你也可以做 1/3 的動作，將槓鈴一路向上，但向下壓時只走 1/3 的距離，這樣可以更直接鍛鍊到三頭肌下半部。

彎舉訓練板下壓……我經常搭配彎舉訓練板做下壓，可以避免手肘晃動，做好超級嚴謹的訓練動作。

當你搭配斜板做下壓,便是強迫三頭肌在不熟悉的角度下鍛鍊,且不能作弊。

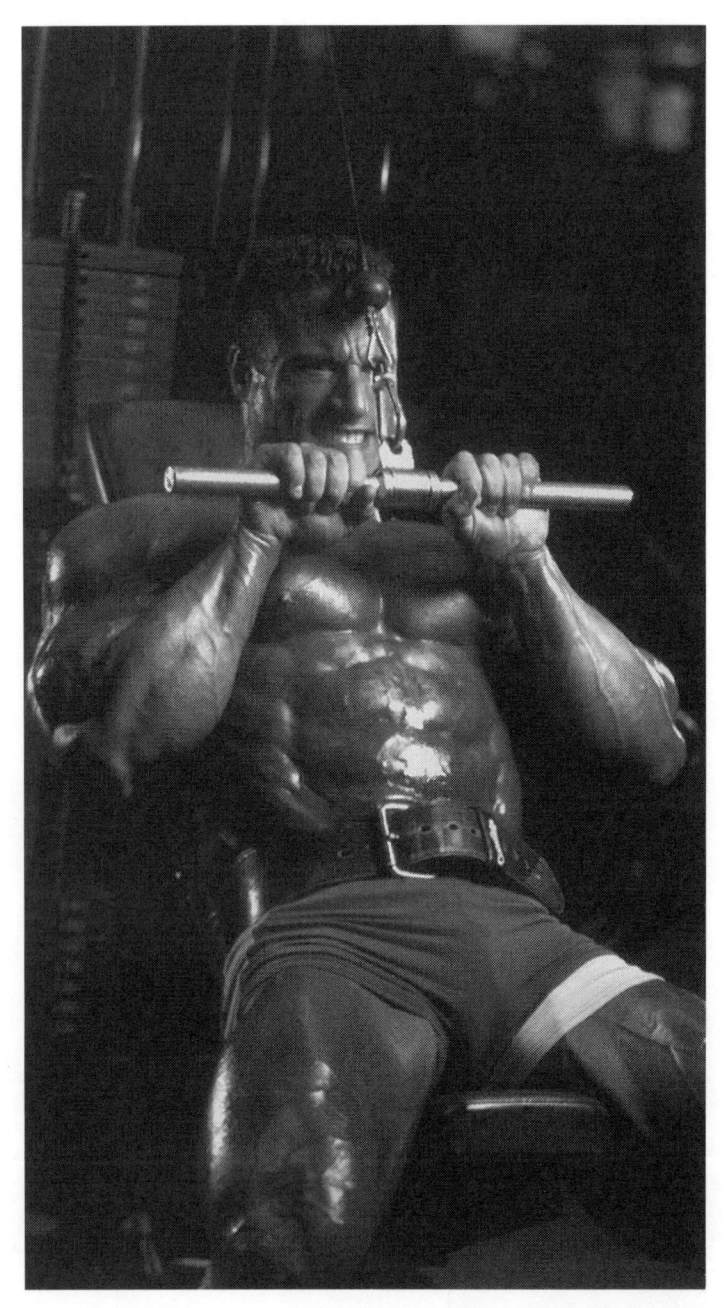

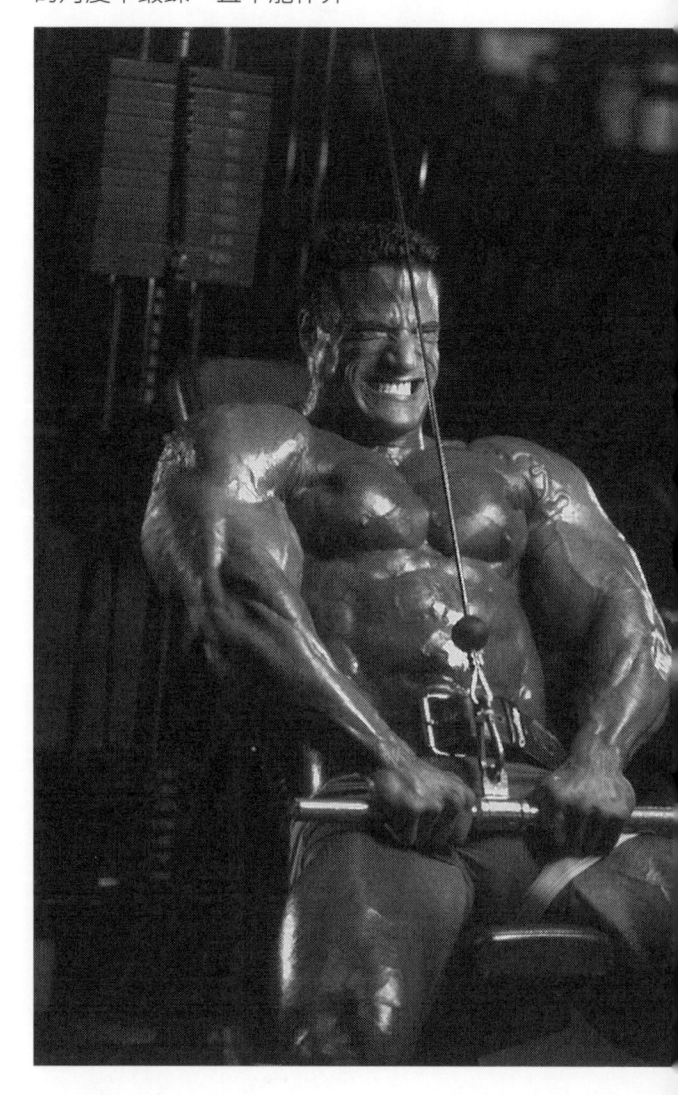

邁克‧馬塔拉佐的示範

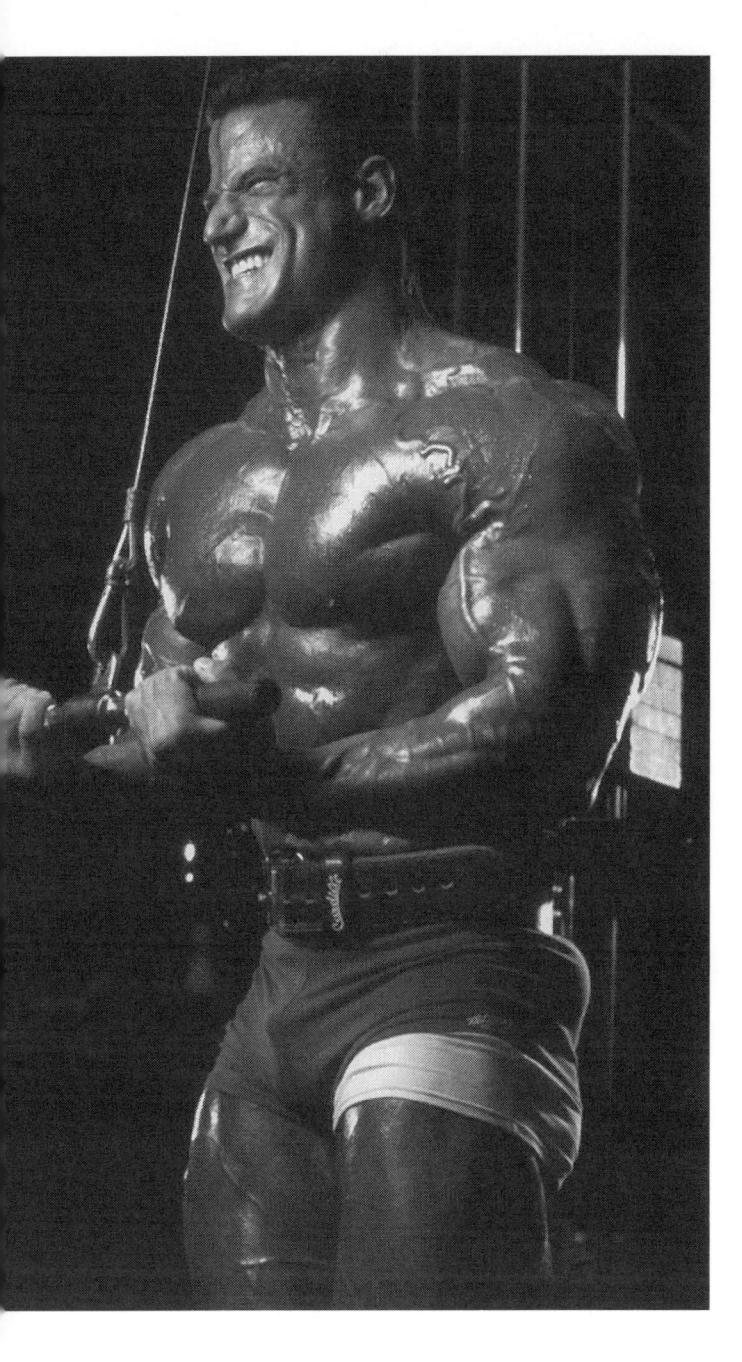

從正握改為反握，會改變感受，和
肌肉徵召的方式。

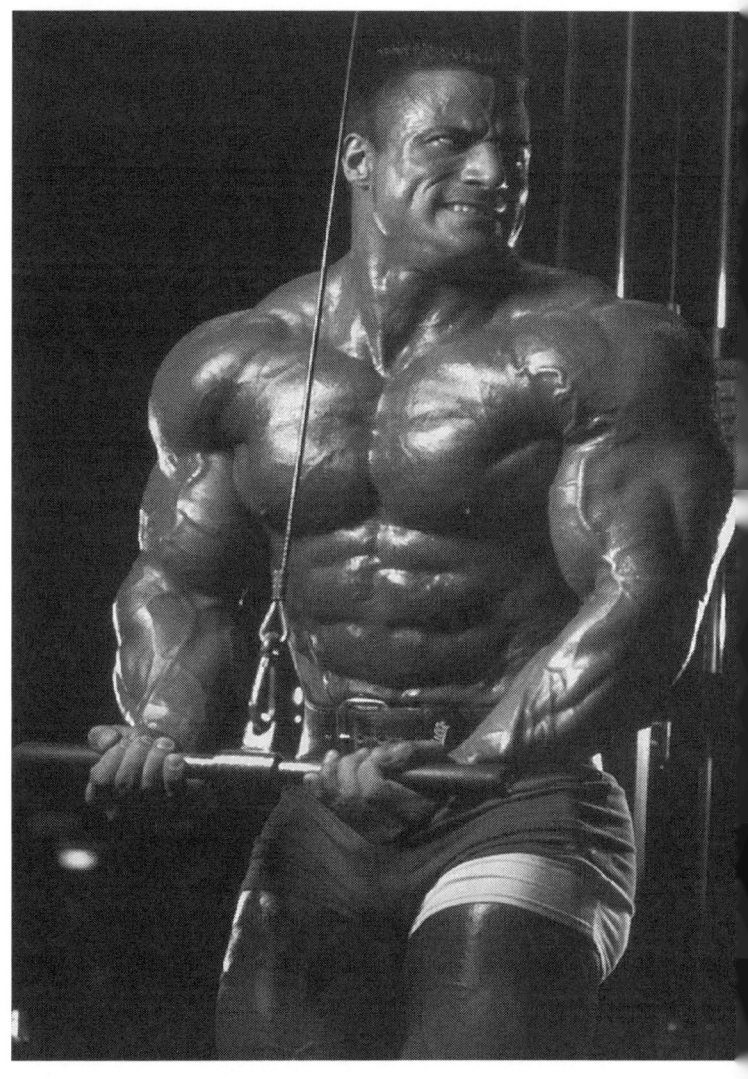

單邊滑輪反向下壓
(ONE-ARM CABLE REVERSE PRESSDOWNS)

訓練目的：孤立三頭肌，並將肌肉發展成馬蹄形。

這項訓練動作特別適合比賽或弱點訓練，因為搭配滑輪，你可以孤立鍛鍊每隻手臂。

操練方式：①將滑輪固定在高過頭的位置，反手握住握把，手掌朝上。②保持手肘固定不動，雙臂打直鎖死，然後直直向下伸張開來。在這個姿勢下，繃緊三頭肌可以達到更多的收縮效果。手肘繼續維持不動，將手盡可能往上舉，直到前臂靠近二頭肌，感受三頭肌的完全伸展。完成你的該組次數，接著換另一隻手臂。

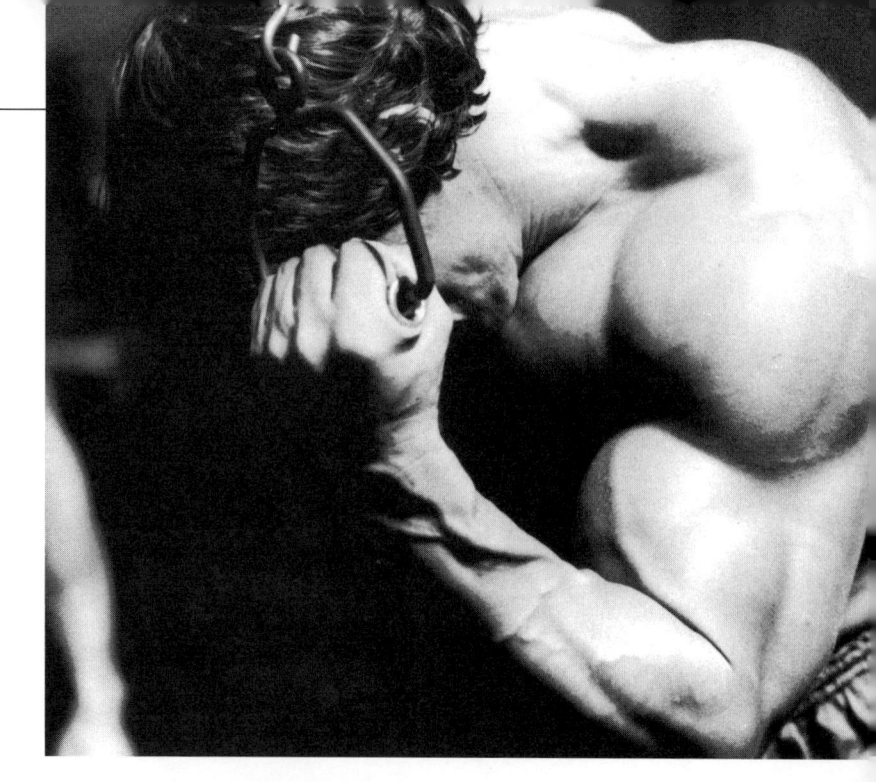

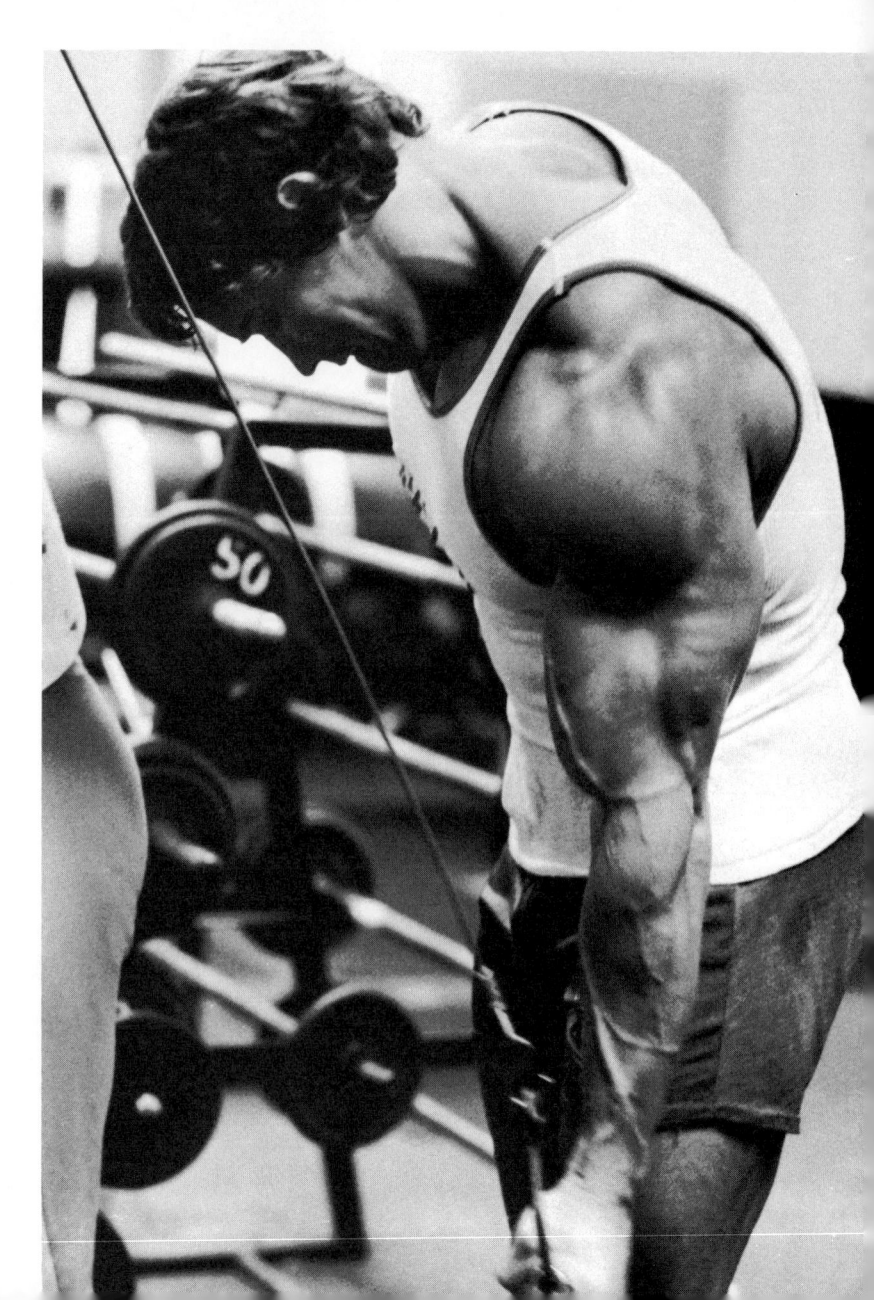

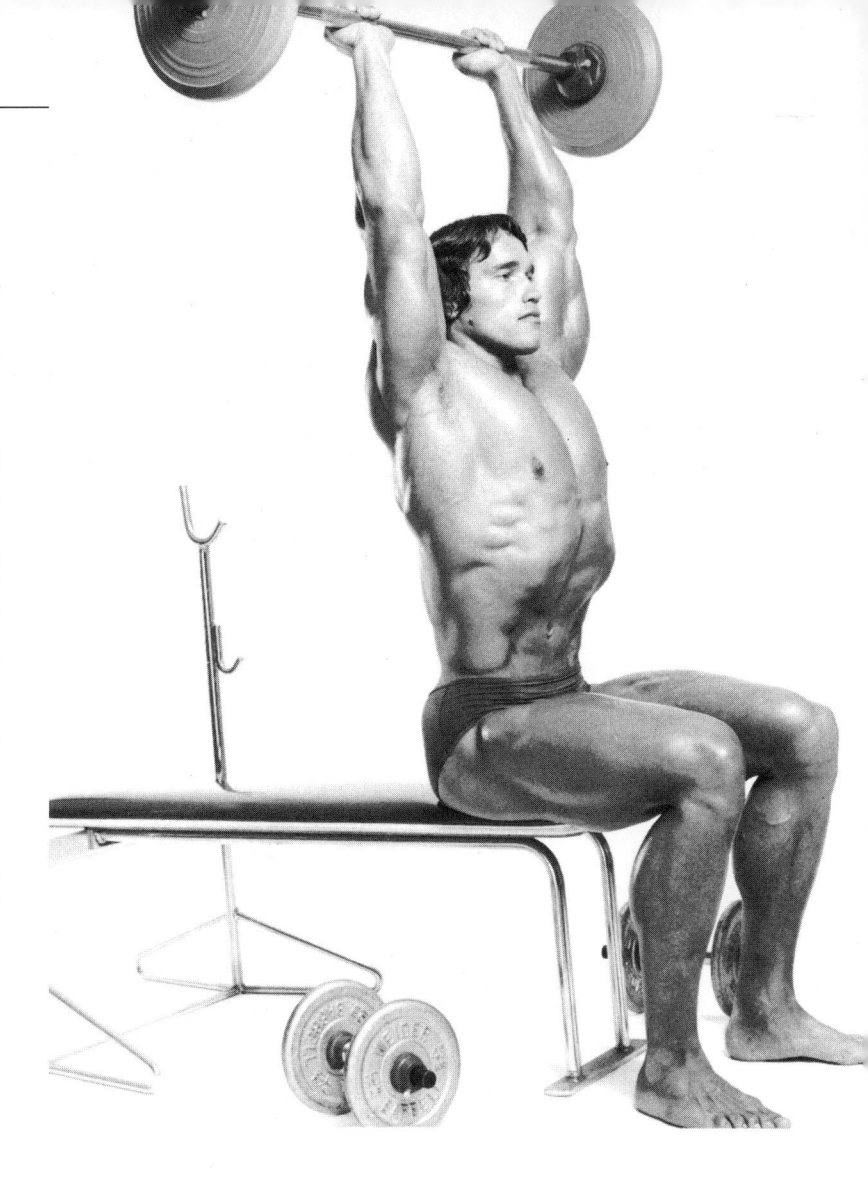

坐姿三頭肌推舉
(SEATED TRICEPS PRESSES)

訓練目的：刺激三頭肌的3個頭，尤其是三頭肌的長頭。

操練方式：正手握住槓鈴，雙手併攏。①坐在長凳上，將槓鈴向上舉過頭，手臂打直鎖死。②保持手肘不動，並靠近你的頭部，放下槓鈴時，往頭部後方沿著弧線向下，直到你的三頭肌伸展到最大。只有前臂在動作中移動。接著從這個姿勢，在只使用三頭肌的情況下，將重量推回頭頂，直到手臂完全向上伸張。手臂打直鎖死，並繃緊你的三頭肌。你可能也會偏好搭配EZ彎舉槓或斜板來做這個訓練。

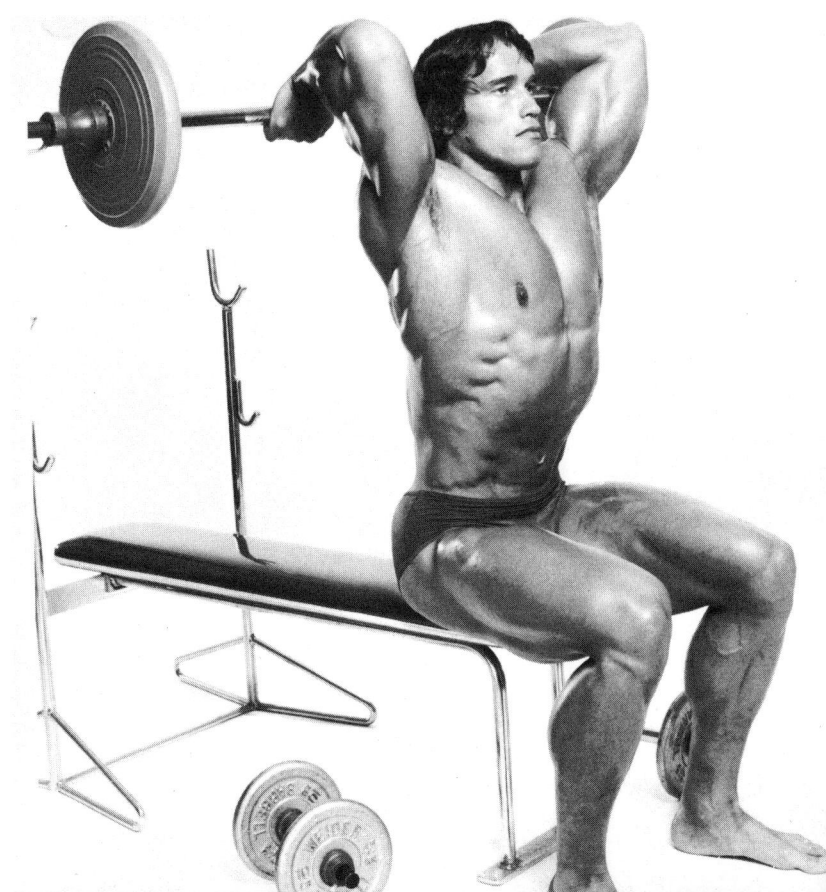

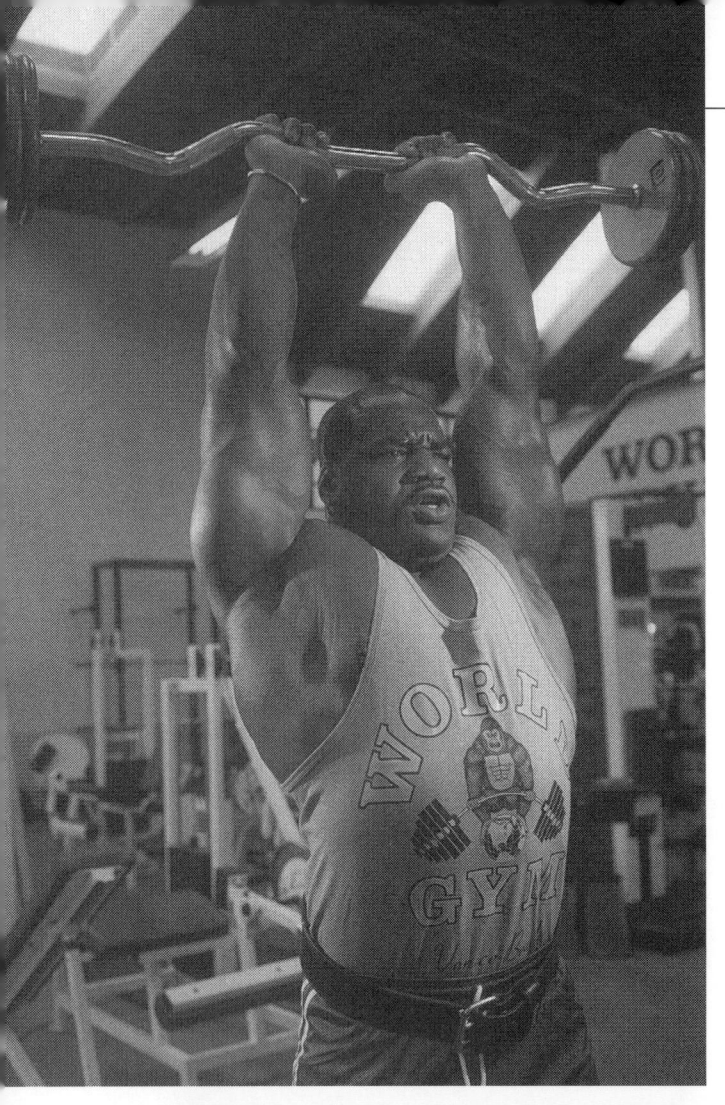

站立三頭肌推舉（STANDING TRICEPS PRESSES）

訓練目的：發展三頭肌完整的線條。

這項訓練動作能讓你的三頭肌在擺雙手二頭肌姿勢時，為二頭肌增添完整的視覺效果。三頭肌推舉選擇站姿而非坐姿，是因為這樣能使用作弊技巧，也得以使用更多重量。你也可以搭配滑輪和繩索，在接近地面高度的滑輪上做，能重點加強三頭肌的長頭。

操練方式：①使用正手握住直槓或 EZ 彎舉槓，雙手大約距離 25 公分。身體站直，並將槓鈴向上伸舉過頭。②保持手肘固定並貼近頭部，接著往頭部後方放下重量，越低越好，並沿著半圓形的弧線往上推舉，回到起始位置。

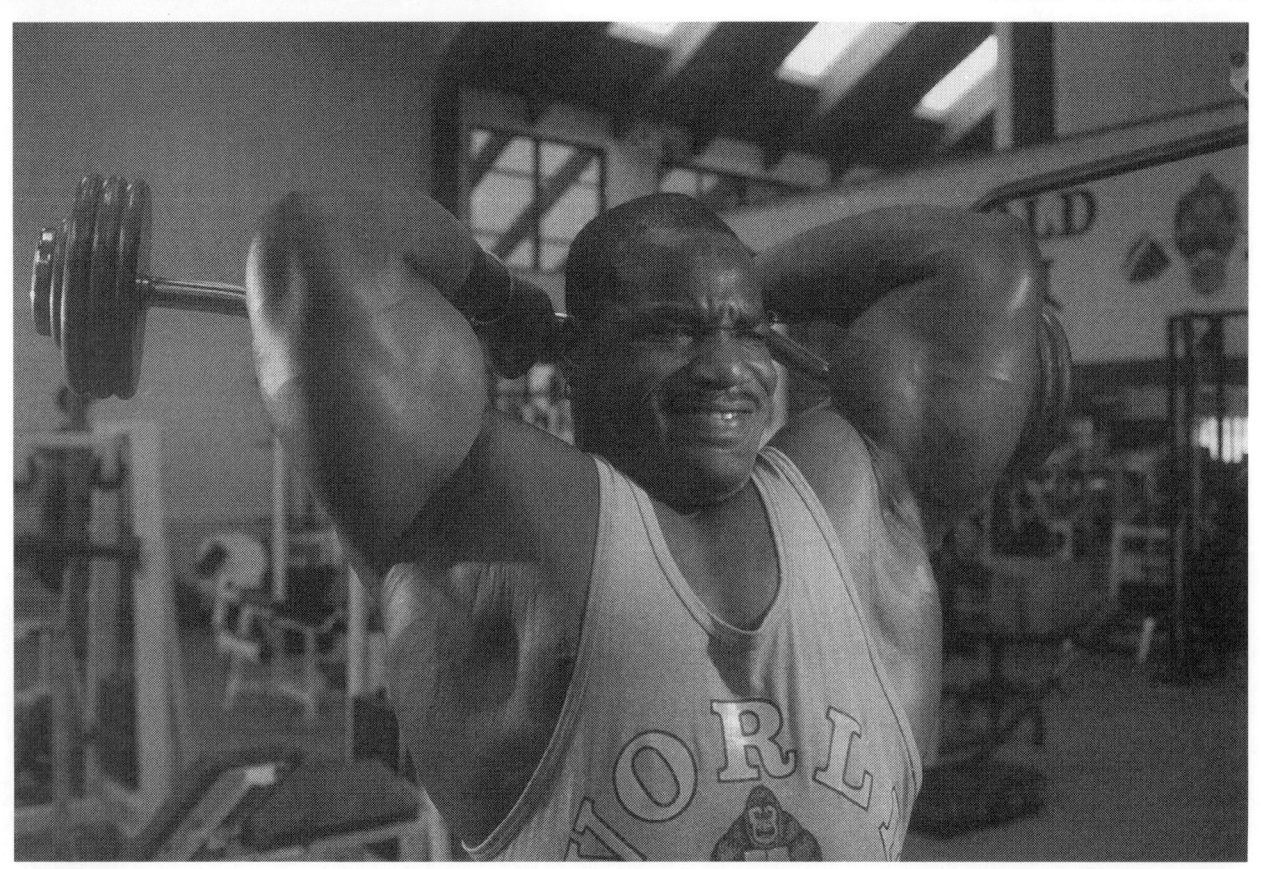

克里斯・科米爾的示範

躺臥頸後三頭肌屈伸
(LYING TRICEPS EXTENSIONS)

訓練目的：鍛鍊從肘部到背闊肌之間的整個三頭肌。

操練方式：①躺在長凳上，頭部些微突出邊緣，雙膝彎曲、雙腳踩在長凳上。正手握住槓鈴（最好是使用 EZ 彎舉槓），雙手距離約 25 公分。②將槓鈴朝上推舉，直到手臂打直鎖死，但不是直接向上舉過臉。而是將槓鈴擺在頭頂的正後方，並由三頭肌負責固定住。保持手肘穩定，將槓鈴放到低於額頭的位置，再推回到起始位置，在垂直位置停留一下，這樣可以讓三頭肌保持持續的張力。全程都要控制好槓鈴，以免砸中你的頭。當你無法再做更多下，你還是能做一些窄握推舉，來強迫三頭肌繼續鍛鍊。

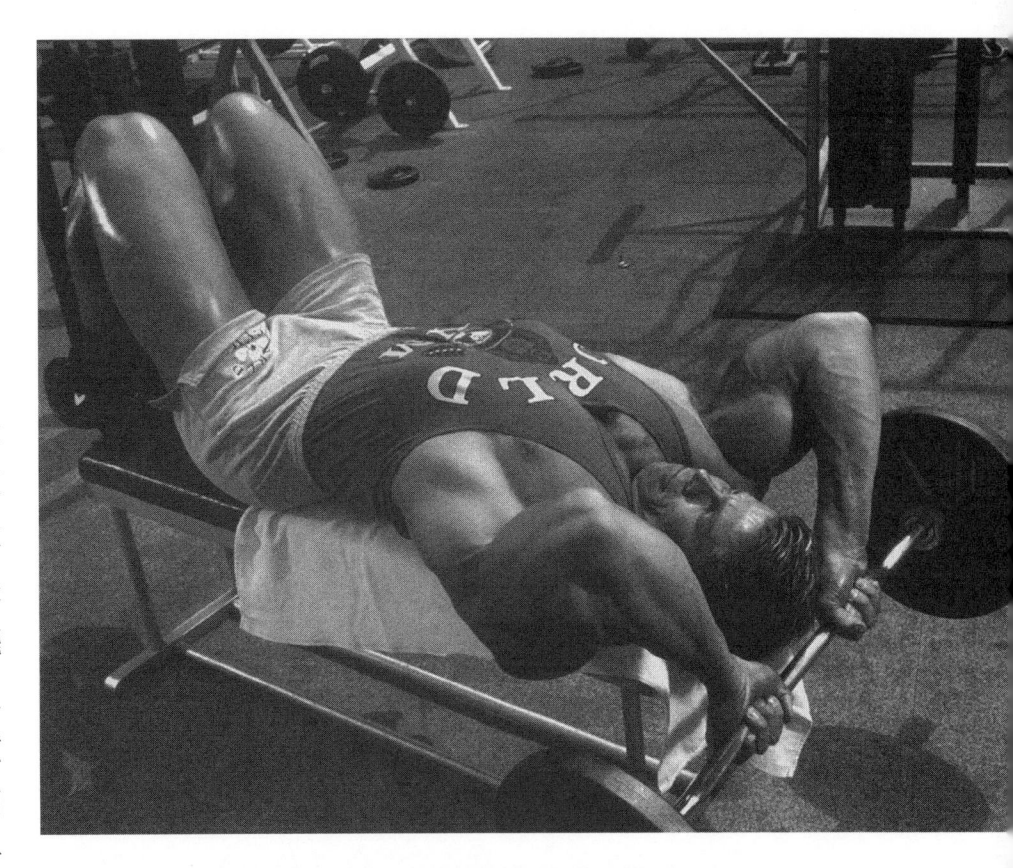

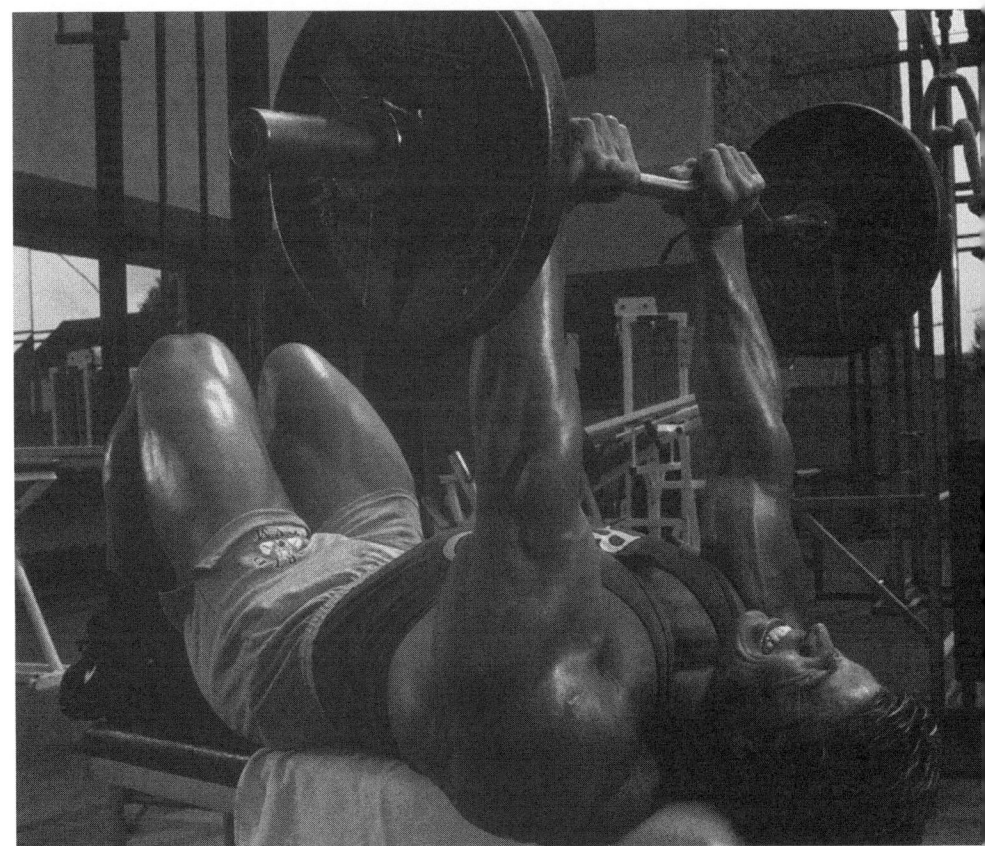

在結束動作時，手臂和身體保持垂直；若要使收縮肌肉的程度最大化，手臂和身體的角度要在 45 度。（羅蘭‧基金格的示範）

做躺臥頸後三頭肌屈伸時，若將頭抬起，槓鈴下放的距離就不夠遠，三頭肌便無法完全伸展。

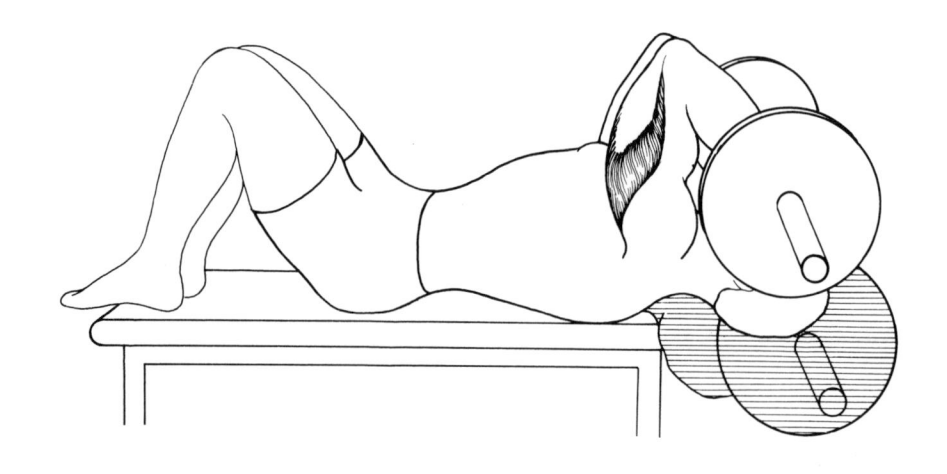

頭部在長凳末端些微下垂，讓槓鈴有足夠的移動空間，使三頭肌能完全伸展。

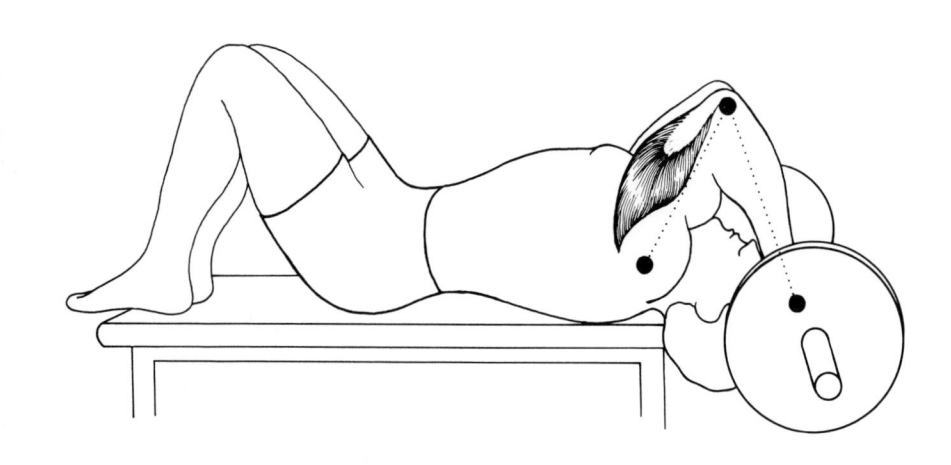

為了將槓鈴舉起，而將它直直往上抬，是練躺臥頸後三頭肌屈伸常見的錯誤，這會變成是骨骼和關節在執行動作，而非三頭肌。右圖展示了正確的方式，也就是手臂伸直時，和身體間仍維持著一定角度。這個角度能確保在動作最高點時，三頭肌沒機會休息，且要努力對抗地心引力才能支撐住重量。

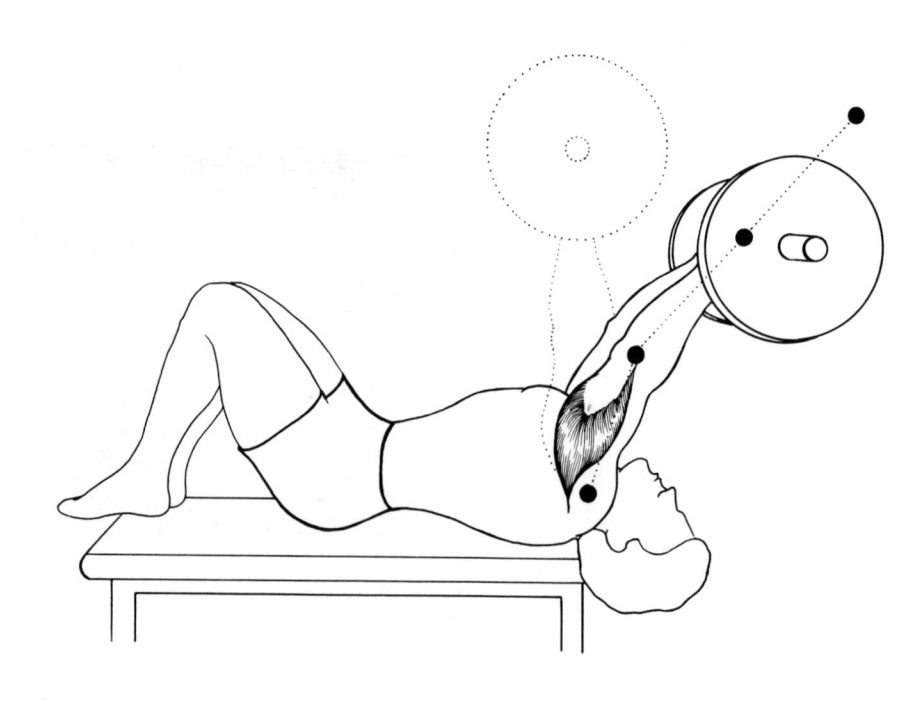

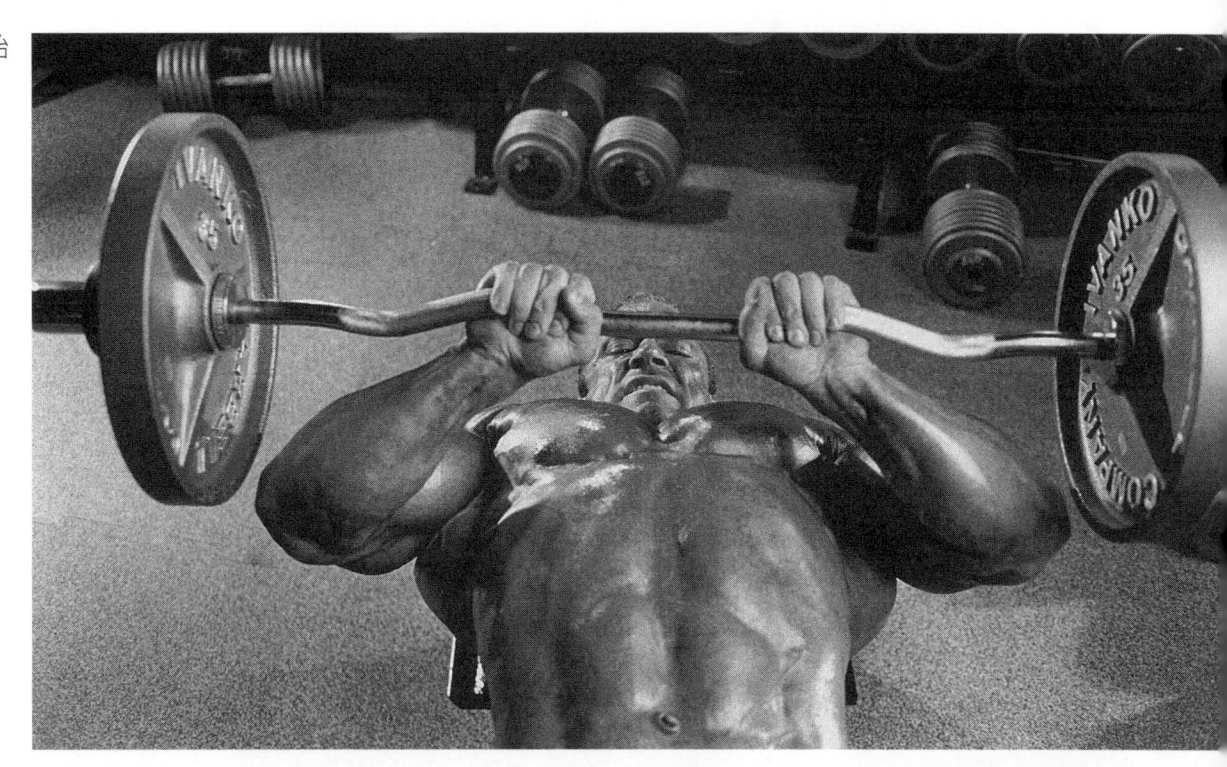

窄握屈伸的起始姿勢。

窄握屈伸的結束姿勢。

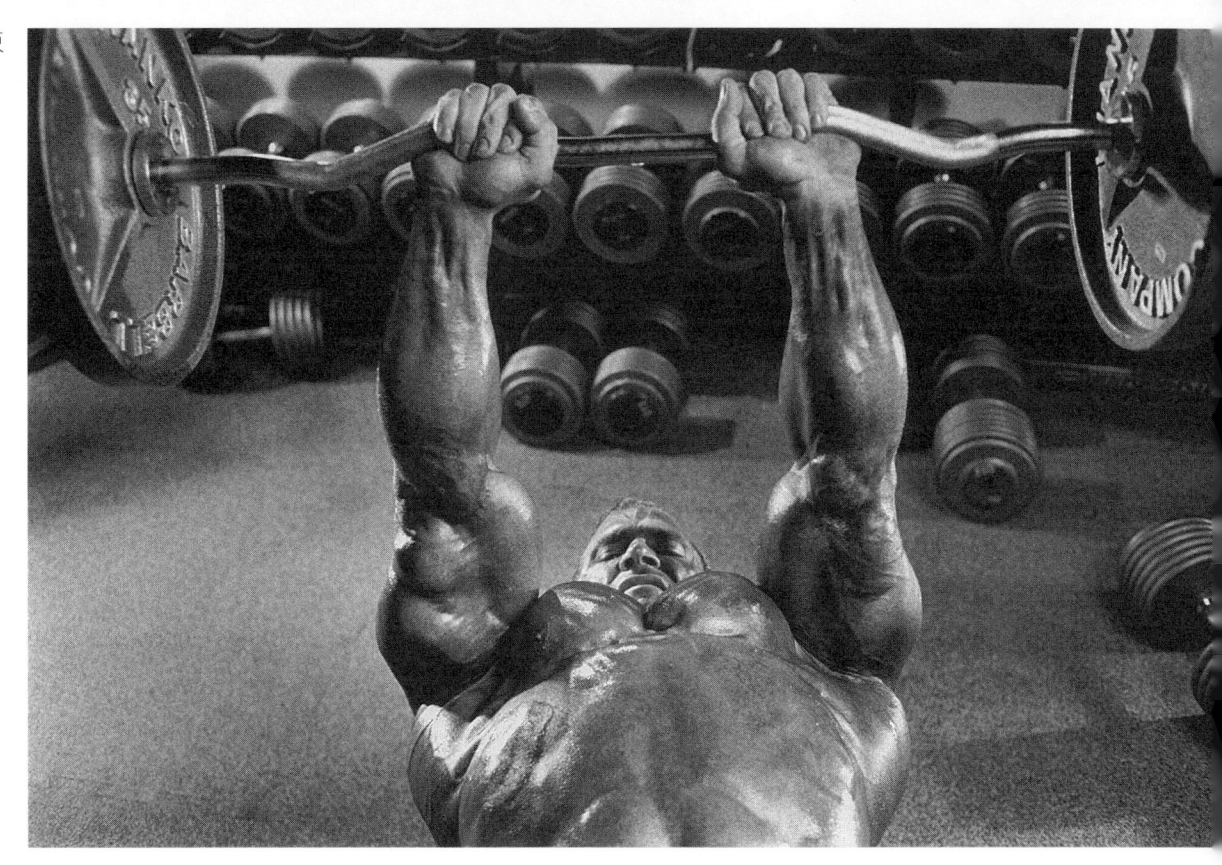

邁克‧弗朗索瓦（Mike Francois）的示範

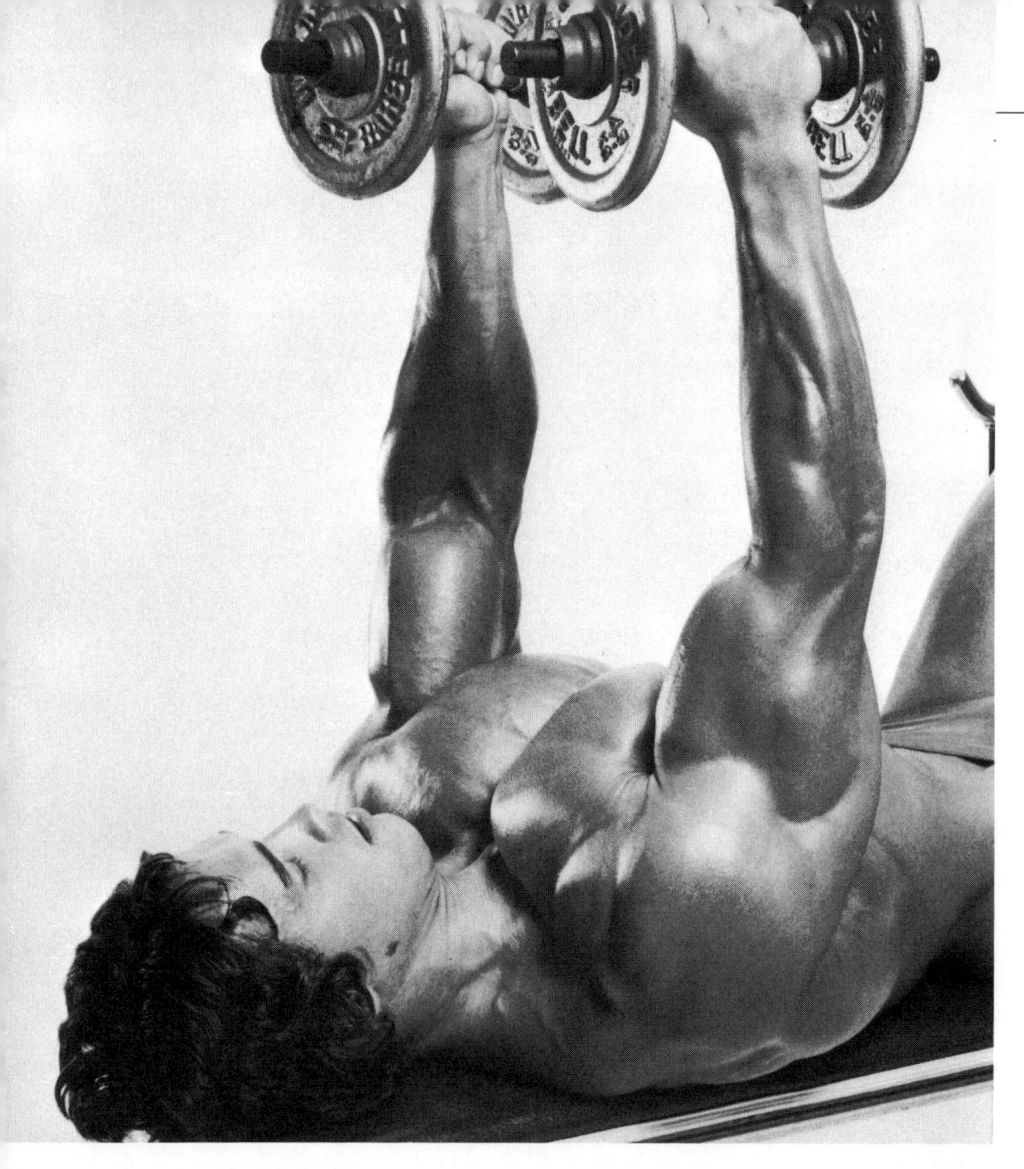

躺臥啞鈴屈伸
(LYING DUMBBELL EXTENSIONS)

訓練目的：訓練三頭肌。

操練方式：①躺在長凳上，頭部貼齊長凳邊緣，雙腿屈膝，雙腳踩在長凳上。兩手各正握住一個啞鈴，雙臂伸直，手掌正對彼此。②保持手肘穩定，接著將啞鈴從頭部兩側放下，直到完全伸展三頭肌，啞鈴幾乎要碰到肩膀的程度。將啞鈴沿著弧線軌跡推回原位，且在手臂完全指向上之前，就先將肘部打直鎖死，並繃緊你的三頭肌。

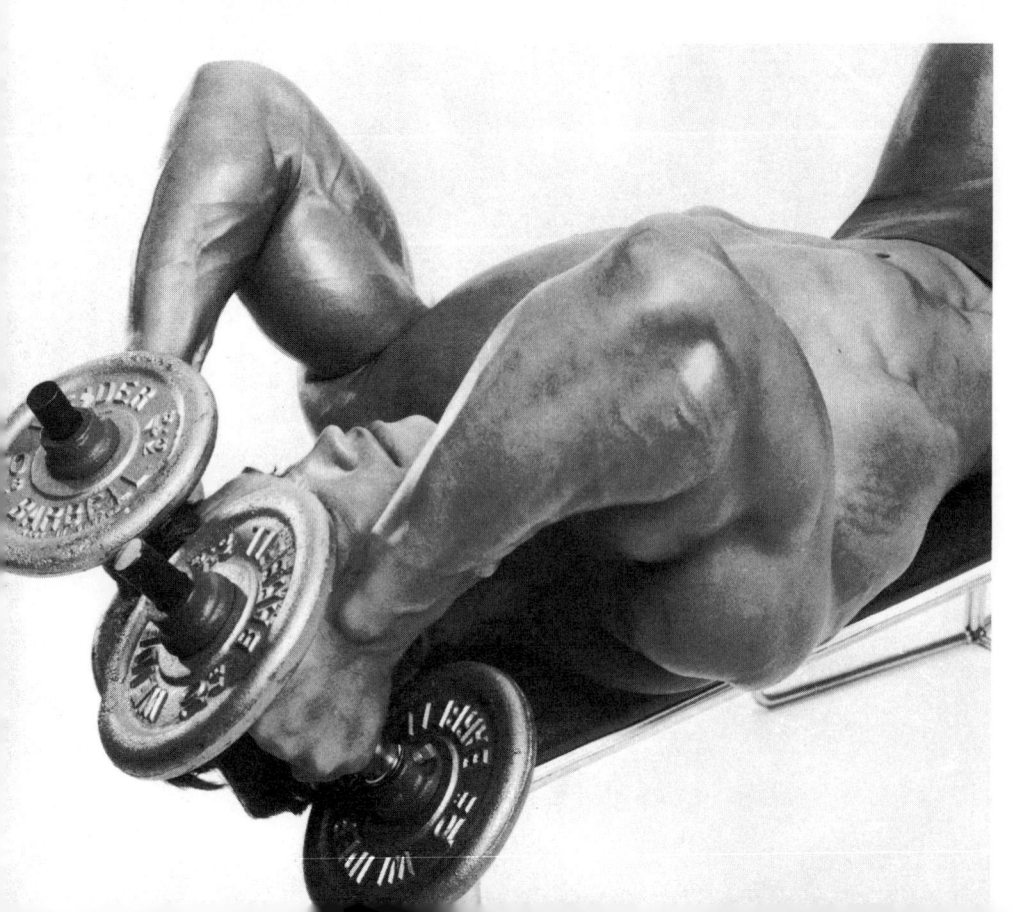

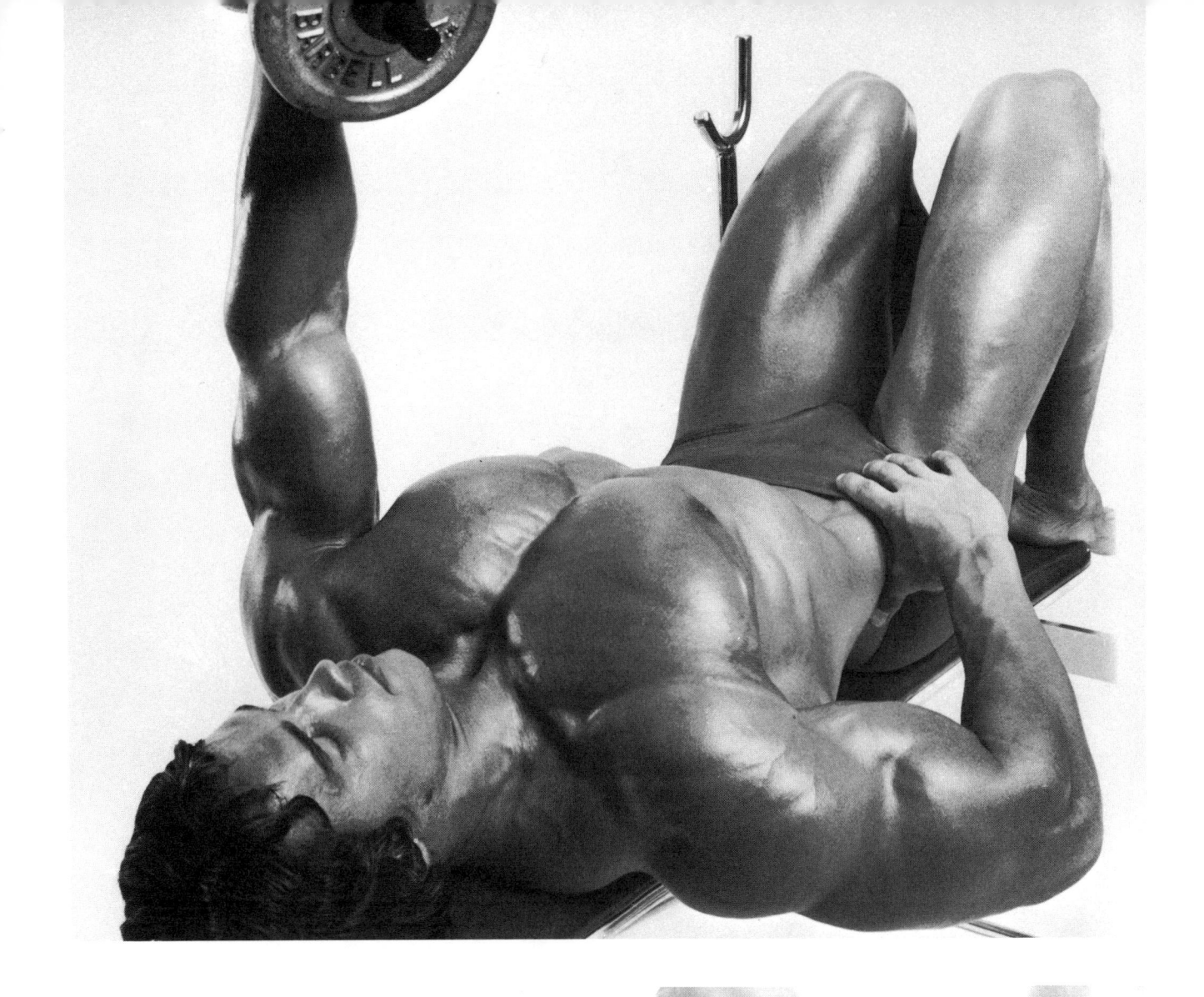

躺臥跨臉部三頭肌屈伸（選擇性）
(LYING CROSS FACE TRICEPS EXTENSIONS (OPTIONAL))

躺臥跨臉部三頭肌屈伸也可以透過一次用一個啞鈴，將它舉過身體到反邊的肩膀來完成。當你做完一邊手臂的次數，就換另一隻手臂。改變動作的角度也會改變三頭肌受到的刺激。

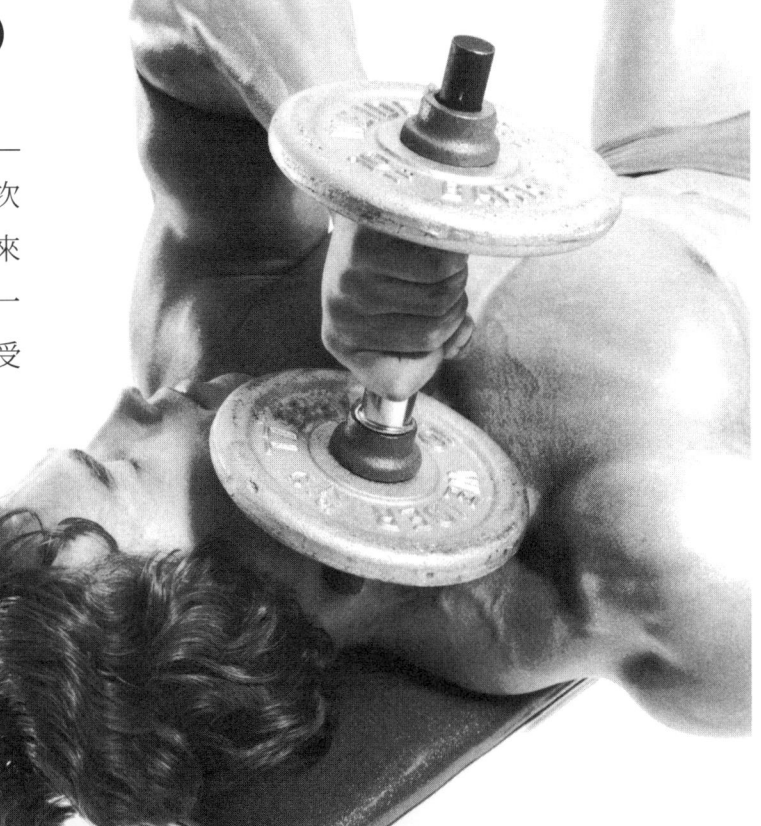

啞鈴俯身臂屈伸（DUMBBELL KICKBACKS）

訓練目的： 訓練三頭肌，尤其是上半部區塊。

操練方式： ①站立時膝蓋微彎，一腳在前一腳在後，將一隻手放在長凳上保持平衡。另一手握住啞鈴，彎曲手臂，將手肘向上和向後舉起，差不多與肩膀等高，肘部靠近身側，並讓啞鈴垂直向下。

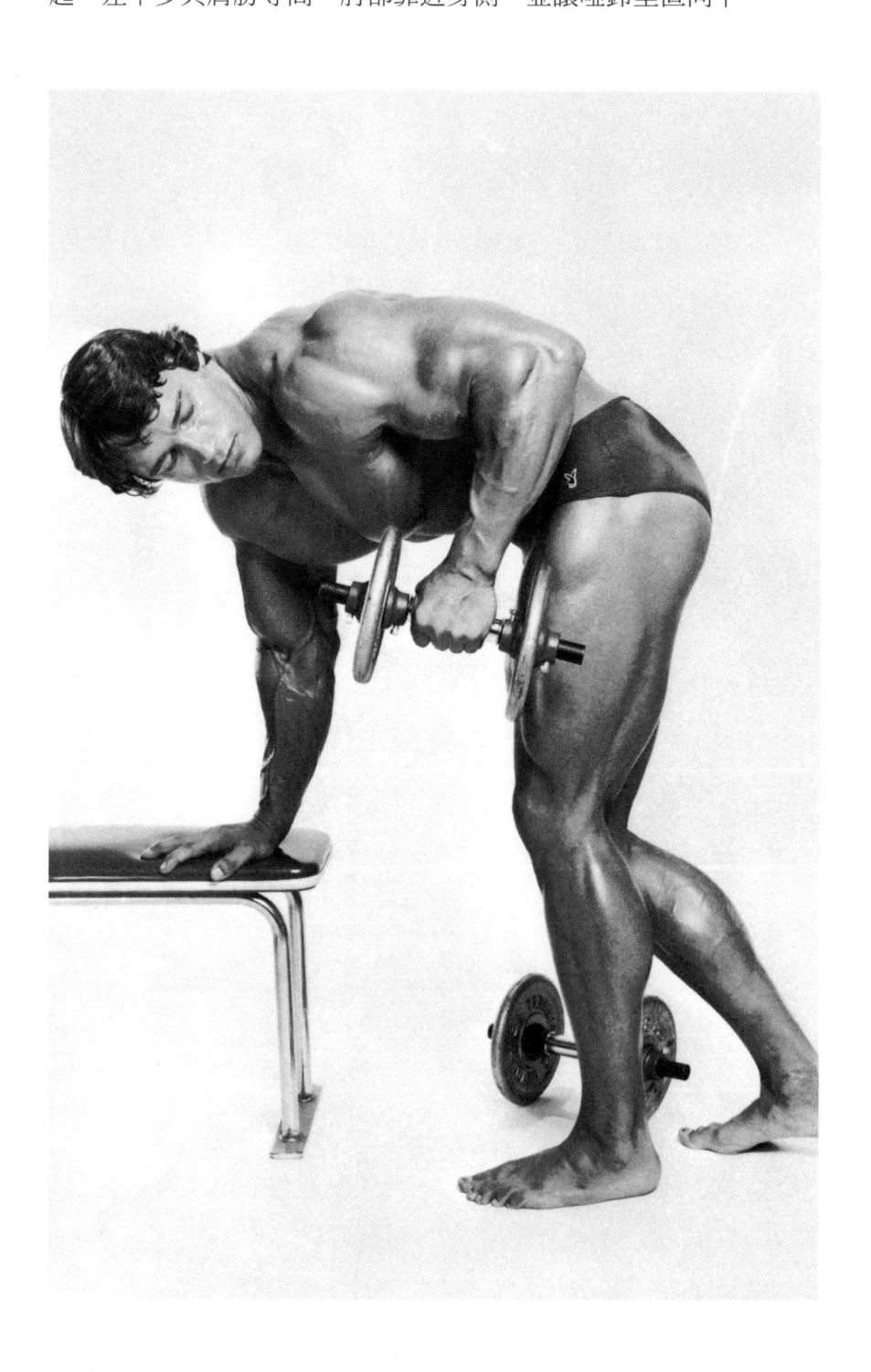

②保持肘部固定，將啞鈴向後推，直到前臂幾乎和地面平行。在這個位置停留幾秒，讓三頭肌能額外繃緊，接著慢慢回到起始位置。若要增加對三頭肌的發達程度，在將啞鈴舉起時稍微轉動手腕，讓大拇指朝上，並在回到原位的過程中轉回來。完成單邊的組數，接著另一隻手臂重複一樣的動作。確保訓練過程中只有前臂移動。這個動作也可以透過滑輪拉繩來完成。

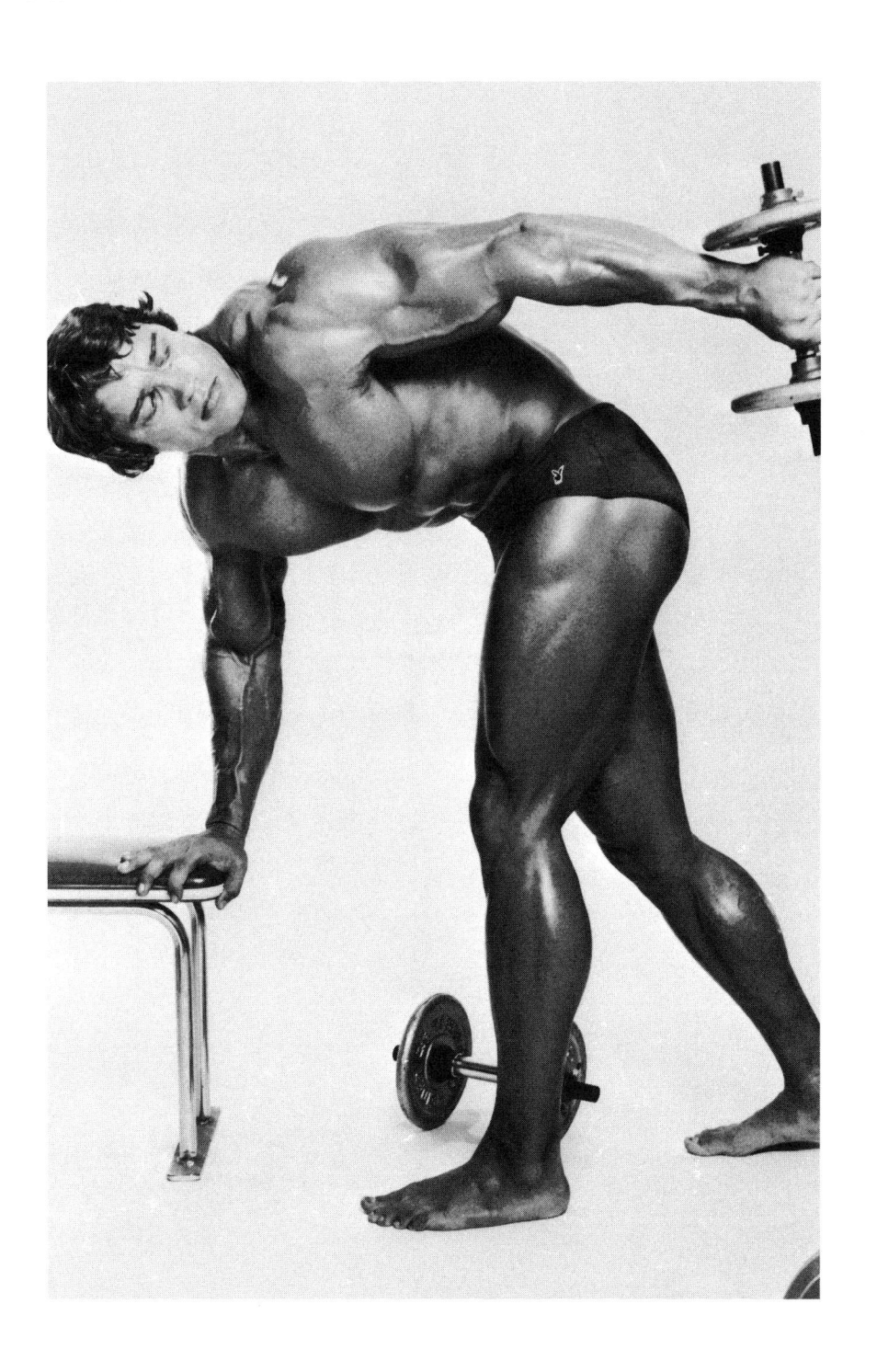

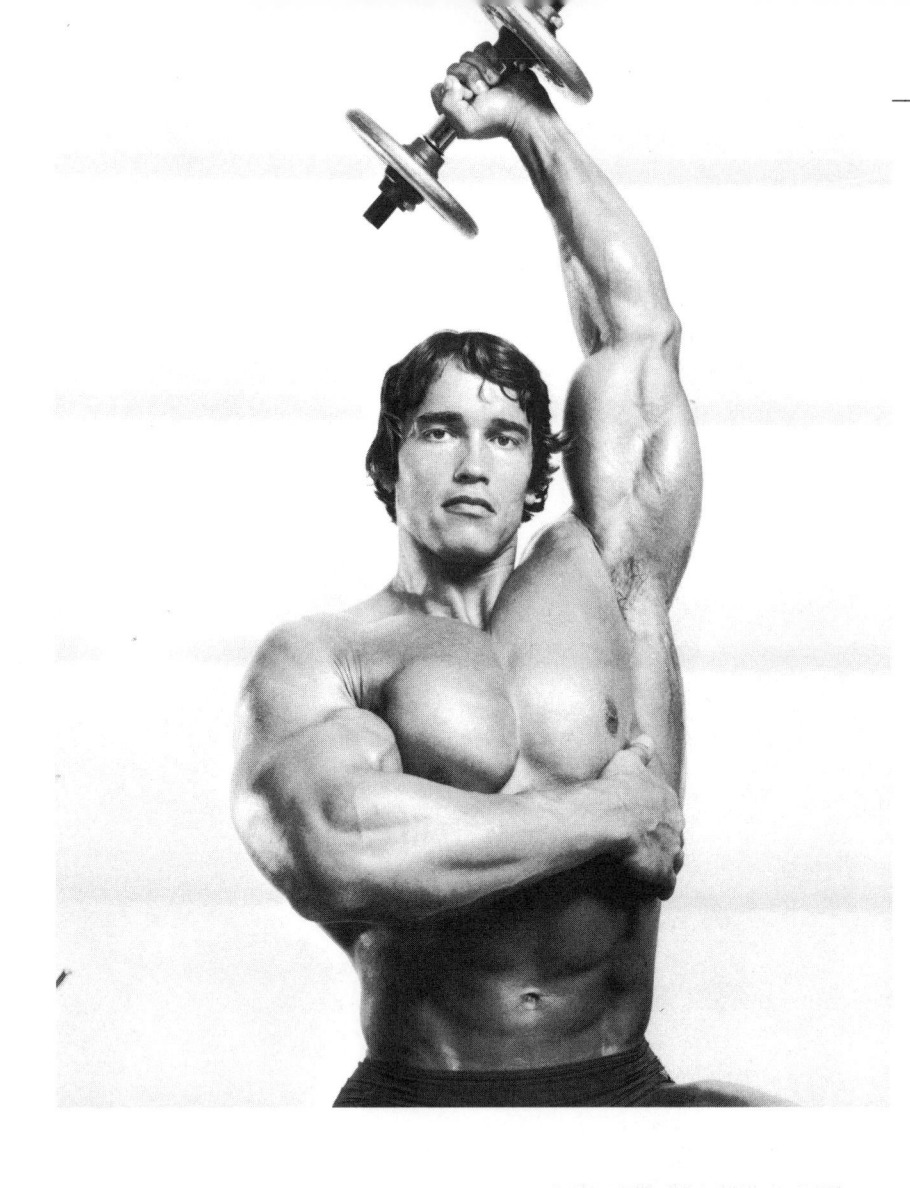

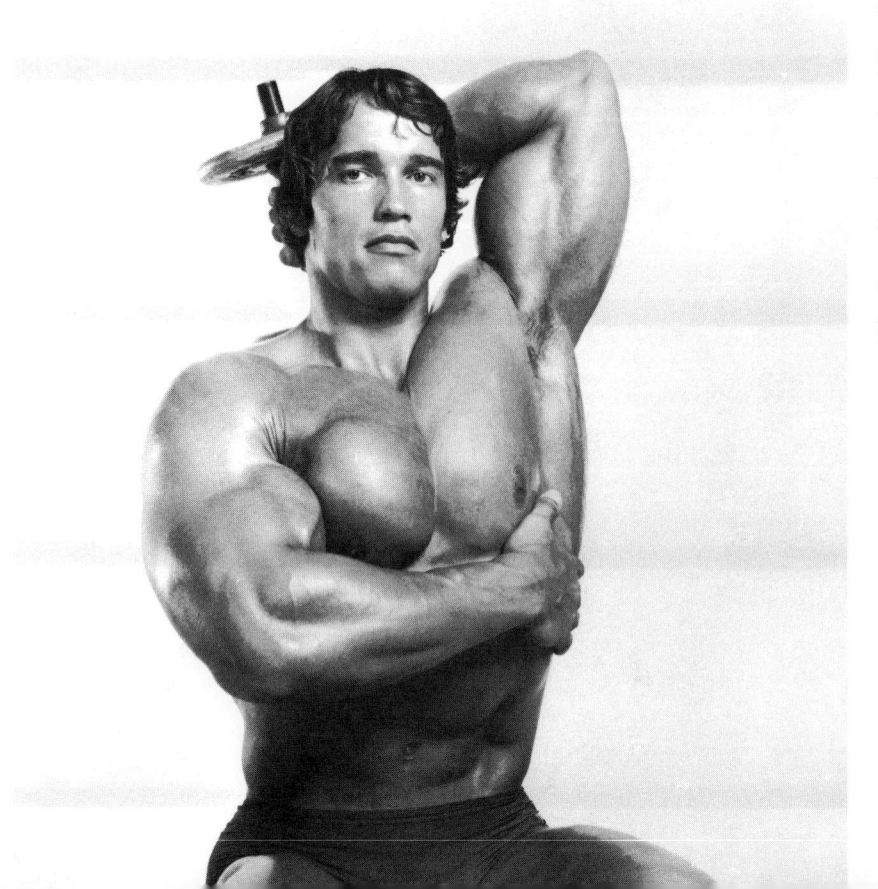

單邊三頭肌屈伸
(ONE-ARM TRICEPS EXTENSIONS)

訓練目的： 鍛鍊整個三頭肌，並分離三頭肌的 3 個頭。

操練方式： ①坐在長凳上，一手握住啞鈴，向上舉過頭。②保持手肘固定，並貼近頭部，往頭部後方（而非朝肩膀後方）放下啞鈴時，沿著弧線盡可能往下。感受三頭肌徹底伸展，接著將啞鈴推回起始位置。必須盡可能嚴格地執行這個動作。在鏡子前能幫助你檢查自己的動作。完成單邊的組數，接著另一隻手臂重複一樣的動作。一定要在兩手之間來回交替，且不要中途停下來休息。

變化形式： 不同種類的器材能讓你一次單手或雙手同時做三頭肌屈伸，且許多器械可以提供持續性的阻力，讓三頭肌有機會可以鍛鍊到全部活動幅度。使用這些器械，可以讓你的鍛鍊有更多樣的變化，或者在你想做超級大重量訓練時，可以讓你的訓練夥伴幫忙做強迫次數訓練和強迫反向用力訓練。

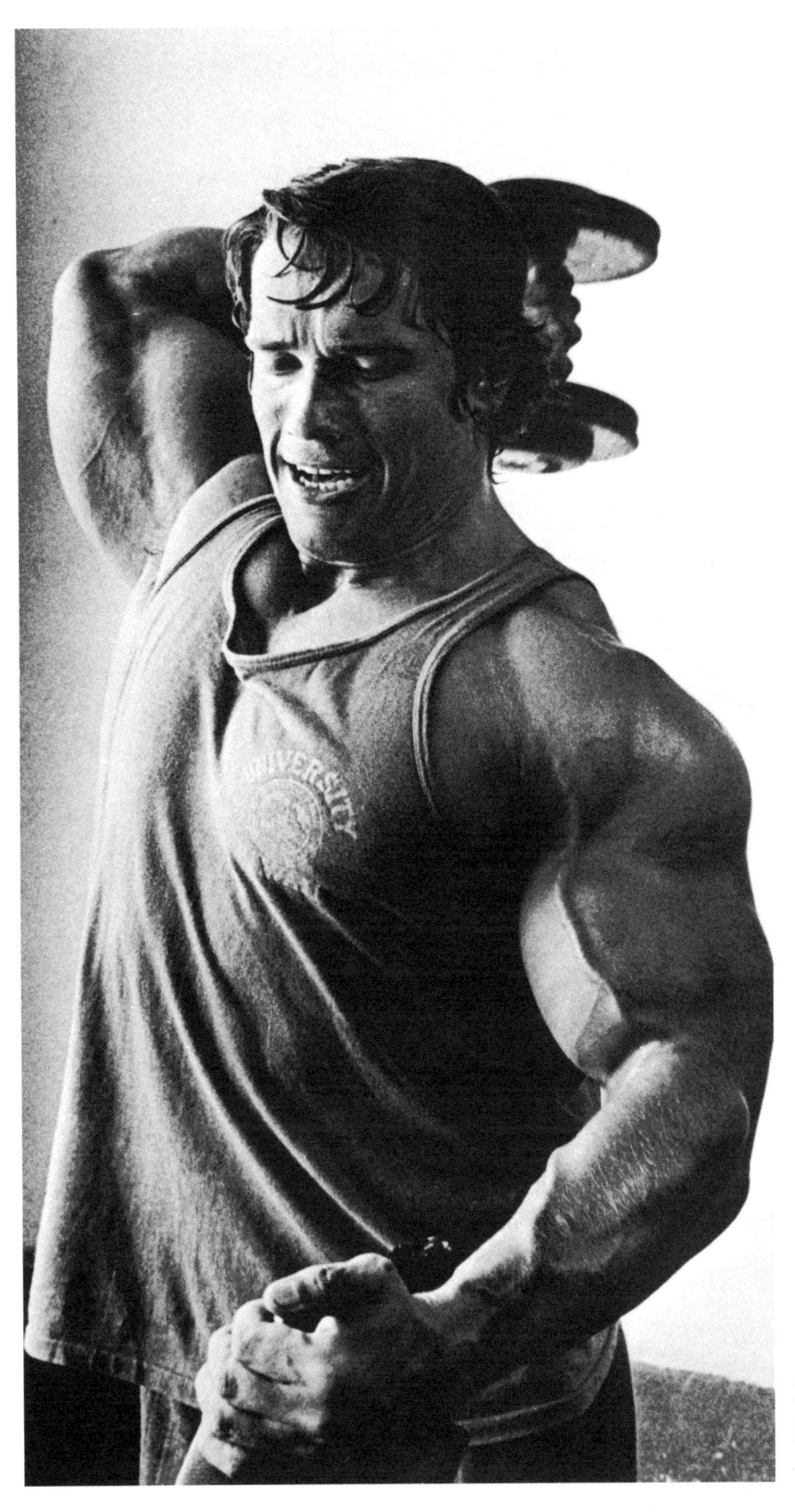

單邊三頭肌屈伸也可以站著完成，只要空著的手能扶著東西保持平衡就行。

雙槓撐體 (DIPS)

訓練目的：發展三頭肌的厚度，尤其是肘部附近。

雙槓撐體常被視為是訓練胸大肌的運動，但如果調整動作方式，也能非常有效地訓練到三頭肌。

操練方式：①握住水平握把，將自己舉起來，雙臂打直鎖死。②當你彎曲肘部將自己放下時，盡量保持筆直，如果想多練三頭肌，就往後傾；想多練胸大肌，就往前傾。從動作的最低點，再次將自己往上推回原位，直到手臂打直鎖死，接著額外繃緊三頭肌來增強收縮。若想提高動作難度，你也可以在腰間掛重量，並在往上的過程中不要將手臂完全伸直，而是只走 1/3 的行程，這樣就不會讓三頭肌的張力有喘息的時間。

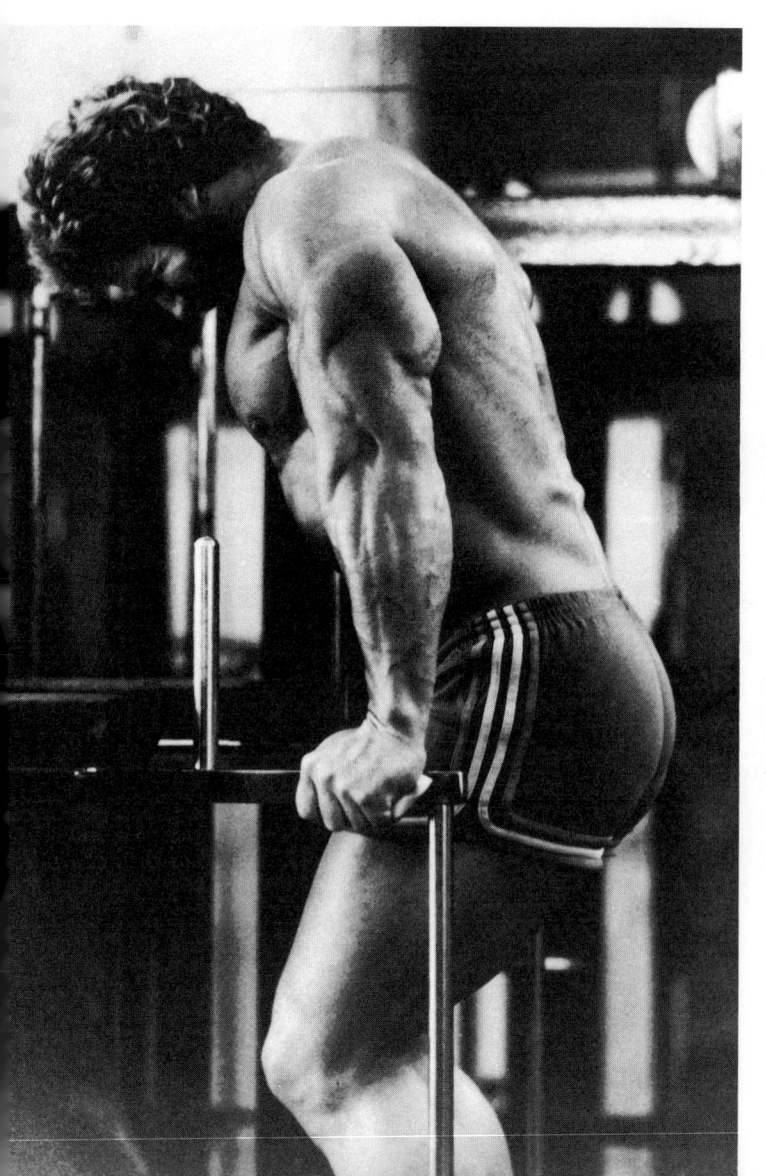

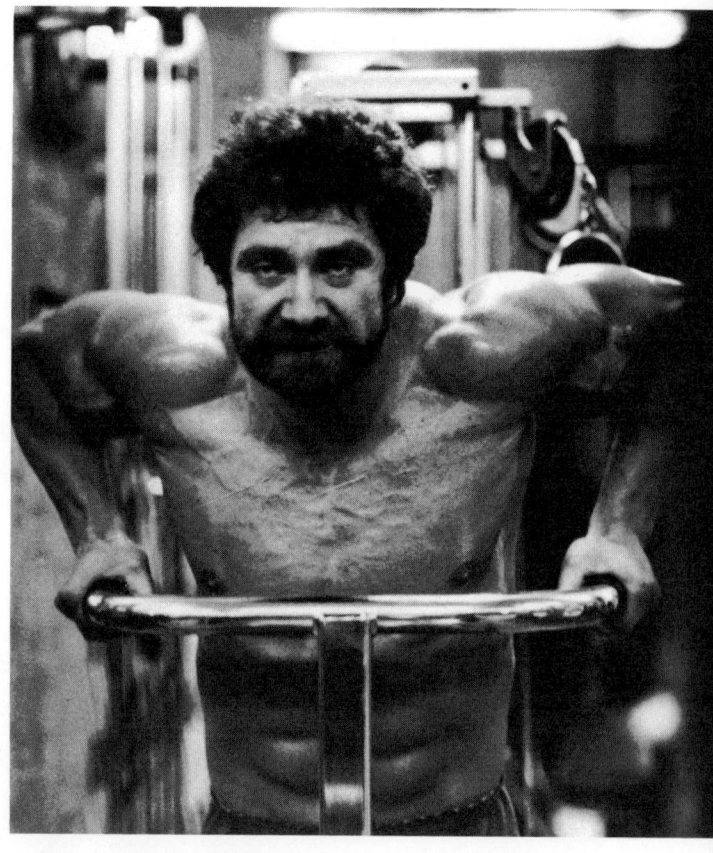

尤蘇普・維科茲的示範

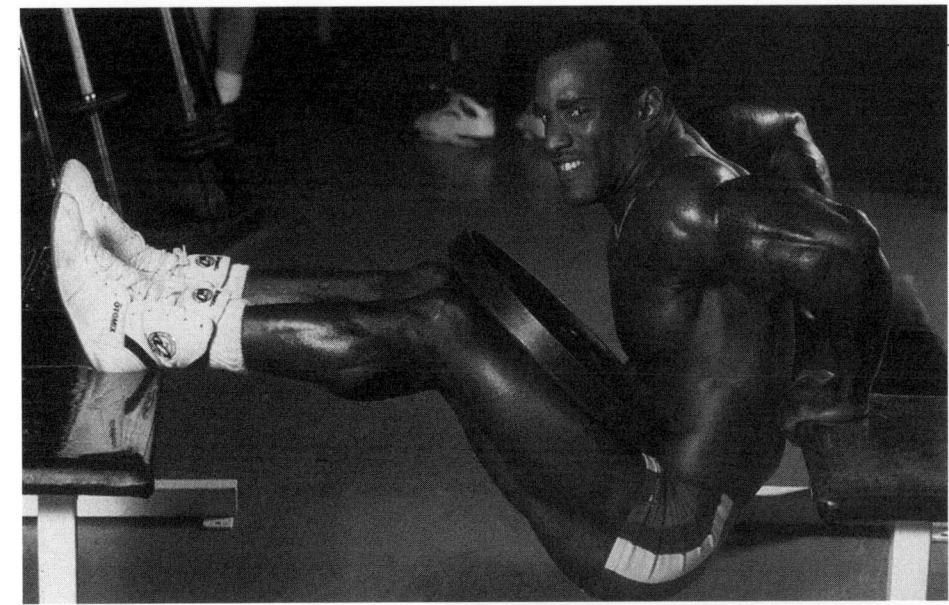

達倫・查爾斯（Darrem Charles）的示範

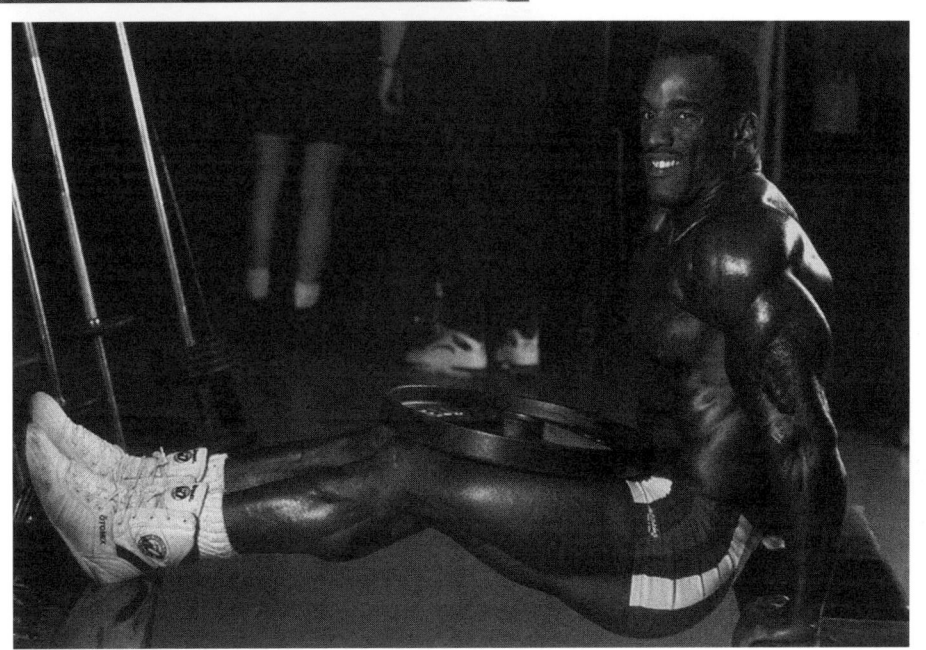

架橋式板凳撐體（DIPS BEHIND BACK）

訓練目的：發展三頭肌的厚度。

這個動作也稱作板凳撐體，或反向伏地挺身。

操練方式：①背部後方擺一長凳或直槓，手撐在長凳的邊緣，雙手差不多與肩同寬。將腳後跟放在直槓或另一個長凳上，高度最好能比手撐著的長凳高一點。彎曲手肘，身體盡可能往地面方向靠。②接著往上推回原位，手臂打直鎖死以鍛鍊三頭肌上半部。想要鍛鍊三頭肌下半部的話，就不要打直手臂。如果本身的體重不夠重，可以請訓練夥伴將槓片擺在你的大腿上。

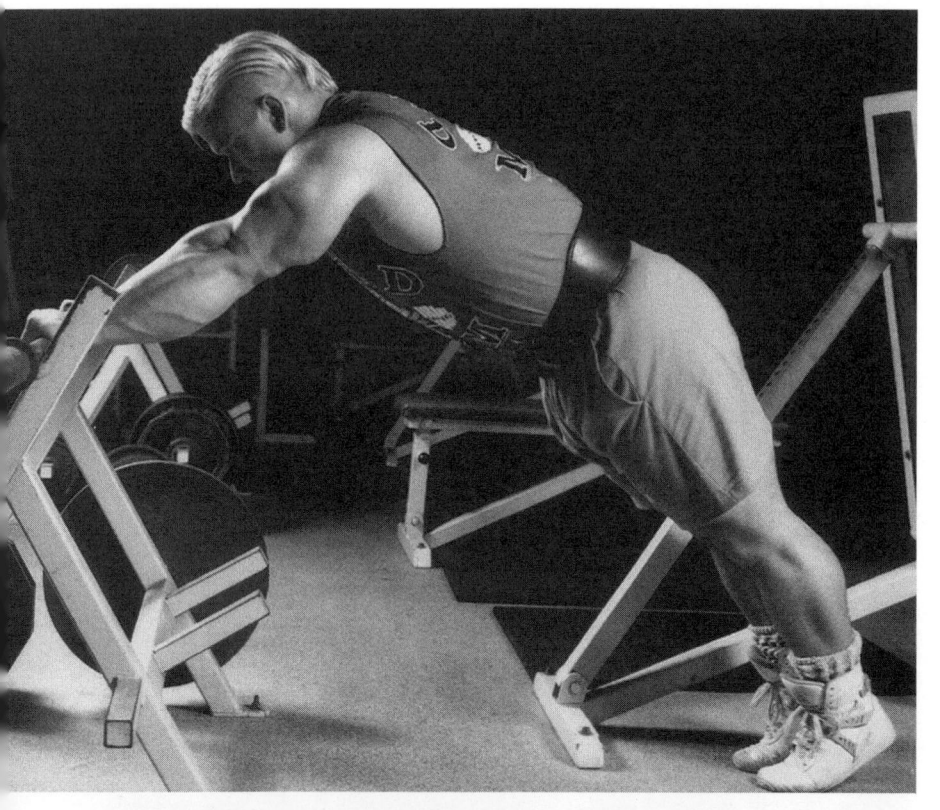

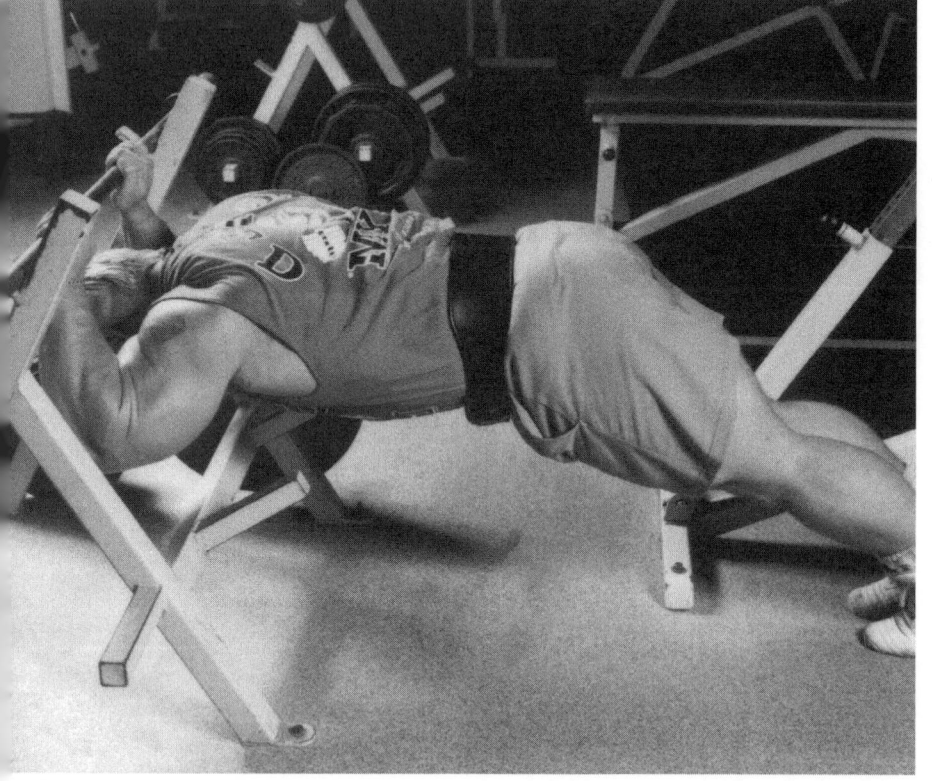

固定槓鈴三頭肌屈伸
(FIXED BAR TRICEPS EXTENSIONS)

訓練目的：徹底伸展並增強三頭肌。

這個動作可以讓你徹底伸展三頭肌，也比其他訓練動作更安全。

操練方式：①使用跟腰部差不多高的固定水平直槓，正手握住直槓，雙手大約與肩同寬。將手臂打直鎖死支撐你的重量，接著將雙腳往後挪，直到你和直槓間呈現半俯臥撐的姿勢。②彎曲你的手臂，將身體往下放，讓你的頭低於直槓，越低越好。當你感覺三頭肌被伸展到最大程度時，將手臂施力向前推，讓身體往上回到起始位置，手臂打直鎖死。

李‧普里斯特的示範

手臂訓練動作・前臂
Arm Exercises-Forearms

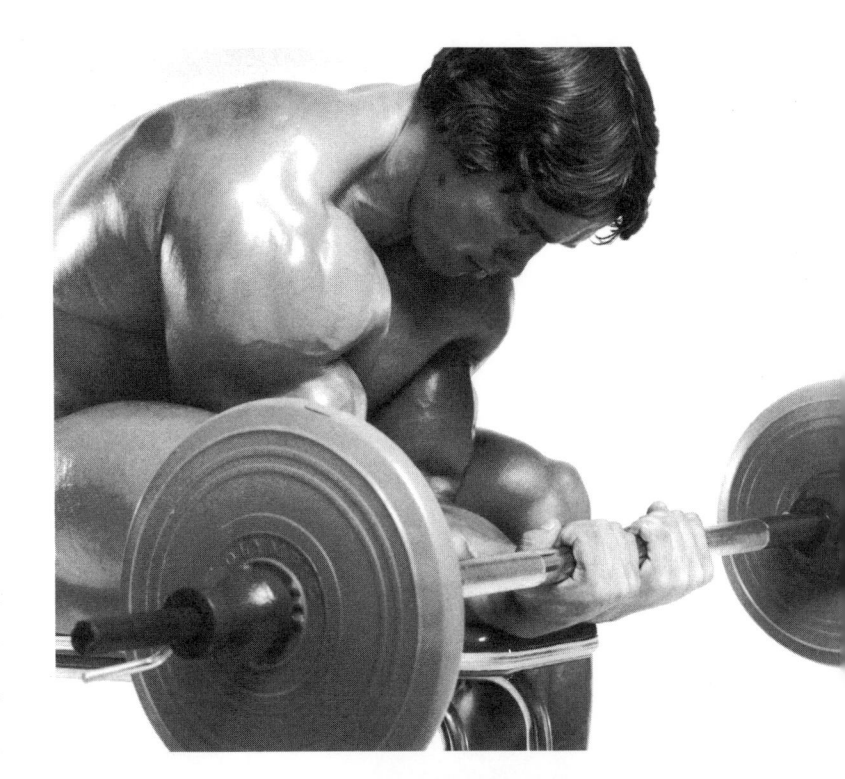

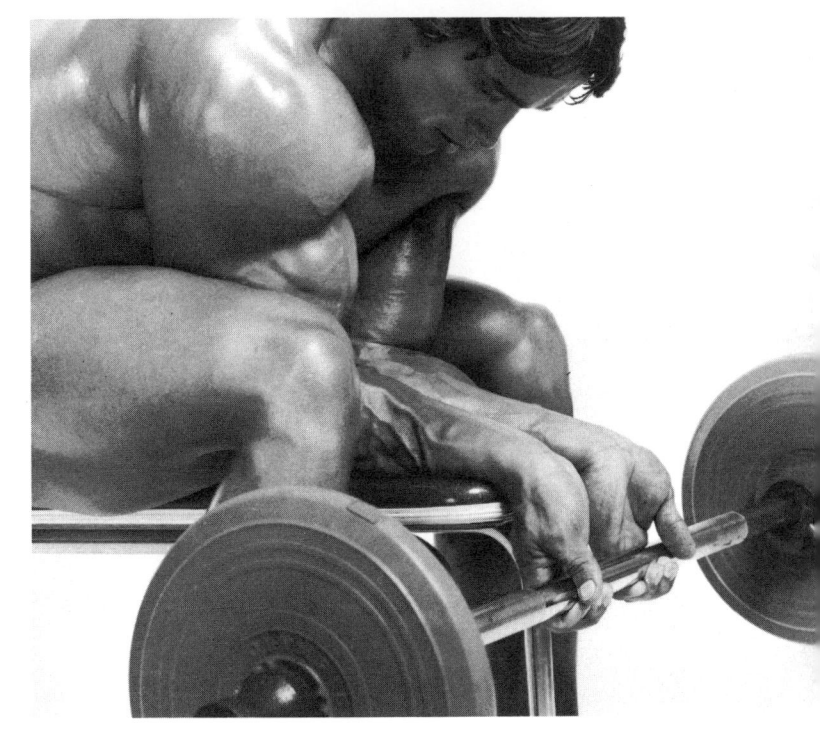

槓鈴腕部彎舉 (BARBELL WRIST CURLS)

訓練目的：發展前臂內側（屈肌）。

大重量槓鈴彎舉給前臂強烈的刺激，腕部彎舉則是幫你孤立訓練這裡的肌肉。

操練方式：①反手握住槓鈴，雙手靠近彼此。跨坐在長凳上讓前臂可以靠在上面休息，但手腕和手掌要超出長凳邊緣，雙手的手肘和手腕平行。雙膝夾住肘部，幫助手肘保持固定。②彎曲手腕，將槓鈴往地面方向放下。當槓鈴無法放更低的時候，小心地將手指頭打開，讓槓鈴從掌心往下滾動。接著讓槓鈴滾回掌中，收縮前臂，並在不使前臂離開長凳的情況下，盡可能將槓鈴往上舉。前臂就像小腿肌肉，需要大量刺激才能生長，所以不要怕練到整隻前臂都在燃燒。

啞鈴單邊腕部彎舉（DUMBBELL ONE-ARM WRIST CURLS）

訓練目的：孤立並發展前臂。

這是腕部彎舉的變化形式，能幫助你一次孤立訓練一隻前臂。

操練方式：①握住一個啞鈴，坐在長凳上。向前傾，將你的前臂放在大腿上，並讓手腕和啞鈴向外伸，超出你的膝蓋，手掌和前臂內側都朝上。身體向前，用空的另一隻手抓住出力那隻手臂的手肘，以保持穩定。彎曲你的手腕，並盡可能將啞鈴朝地面方向放下，越低越好，稍微張開手指，讓啞鈴從掌中滑動。②將手指再度收起，維持腕部出力而非二頭肌出力，彎舉啞鈴，越高越好。完成單邊次數，接著換另一手重複相同動作。

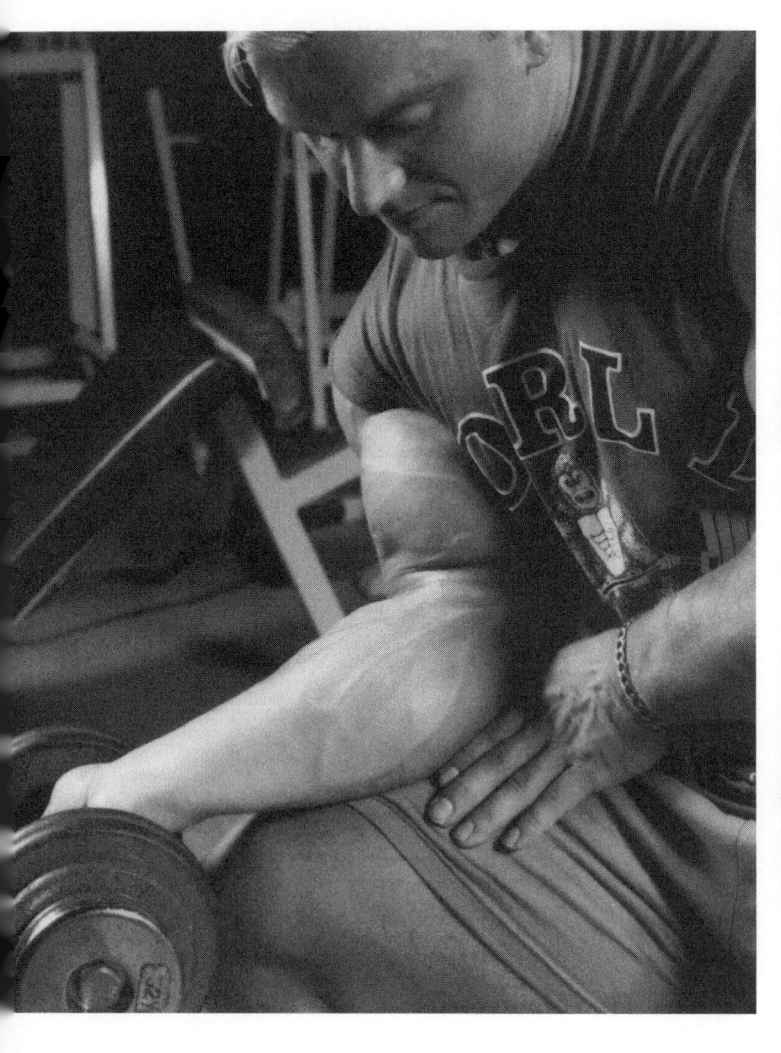

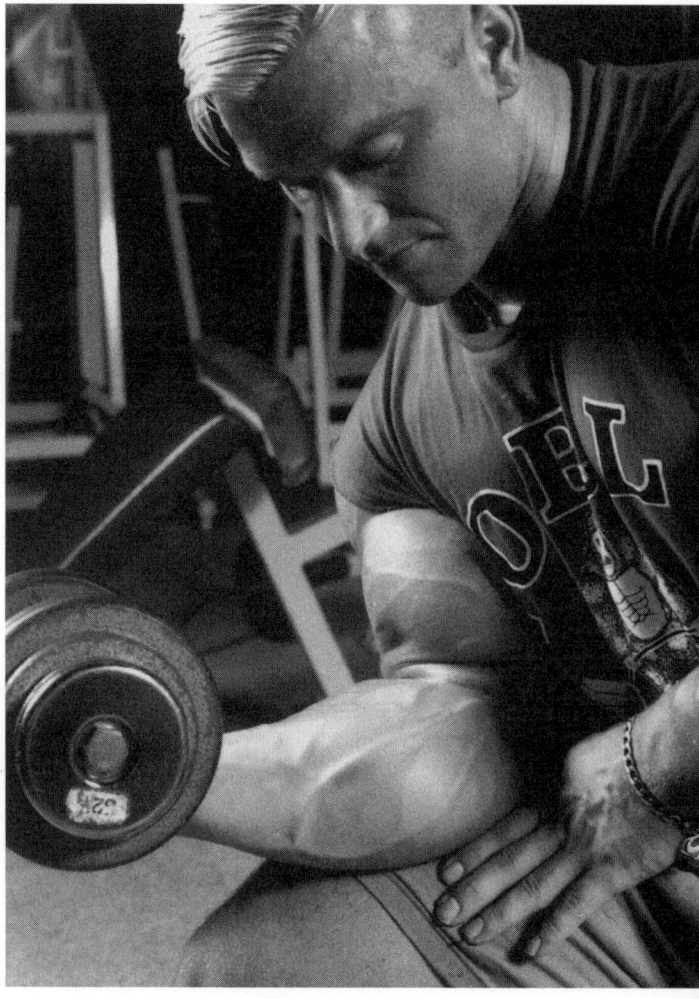

背後腕部彎舉
(BEHIND-THE-BACK WRIST CURLS)

訓練目的：發展前臂的屈肌。

這是一個能真正鍛鍊到前臂屈肌的爆發力訓練，所以你可以盡可能挑戰大重量。

操練方式：①背對槓鈴架，握住槓鈴。將它從槓鈴架上舉起，將槓鈴置於身體背後下方手臂長度的位置，雙手與肩同寬，手掌朝向槓鈴架。②保持手臂固定，打開手指，讓槓鈴從掌中向下滾動。接著收起手指，讓槓鈴滾回掌中，然後在背後舉起槓鈴，越高越好，並繃緊你的前臂。確保在訓練過程中只有腕部的活動。

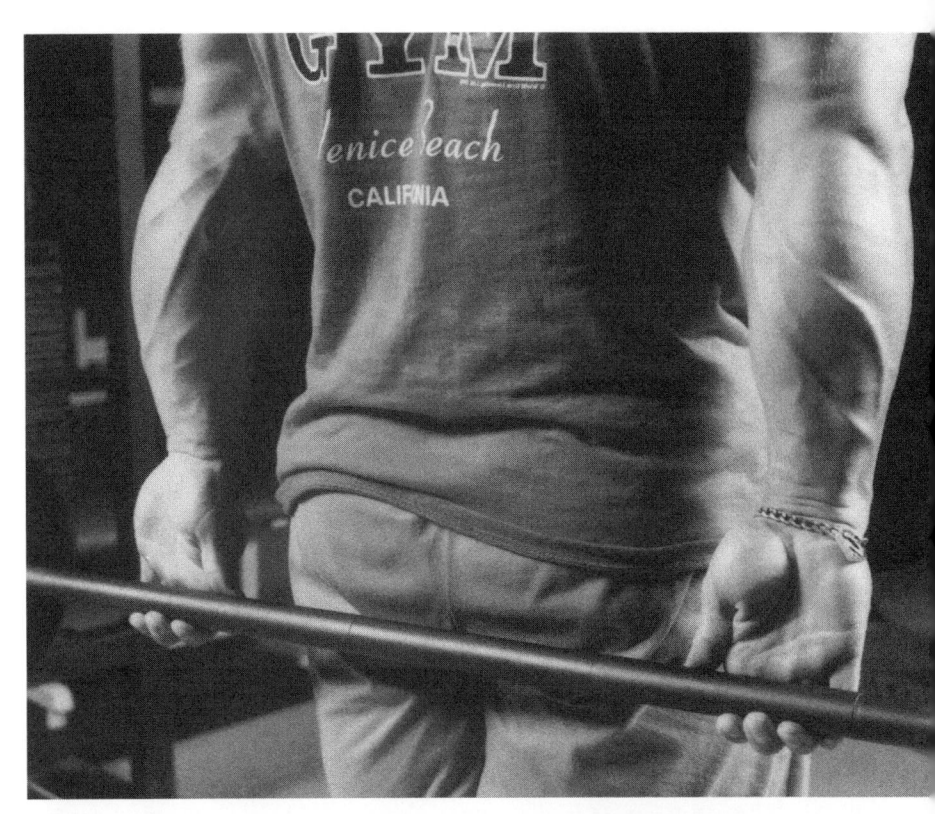

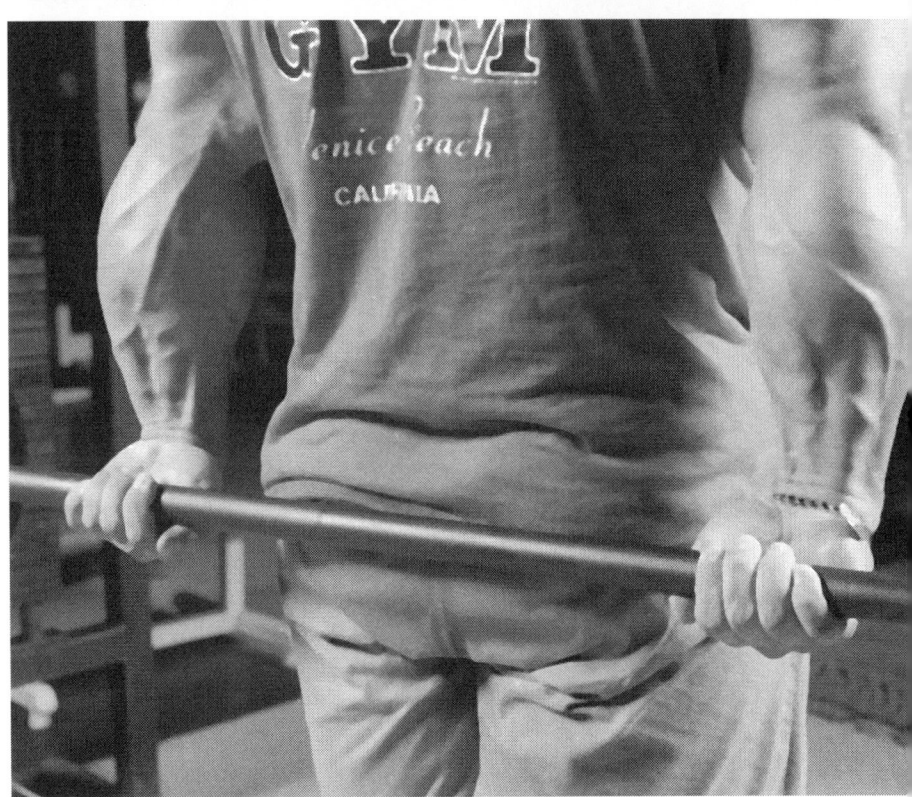

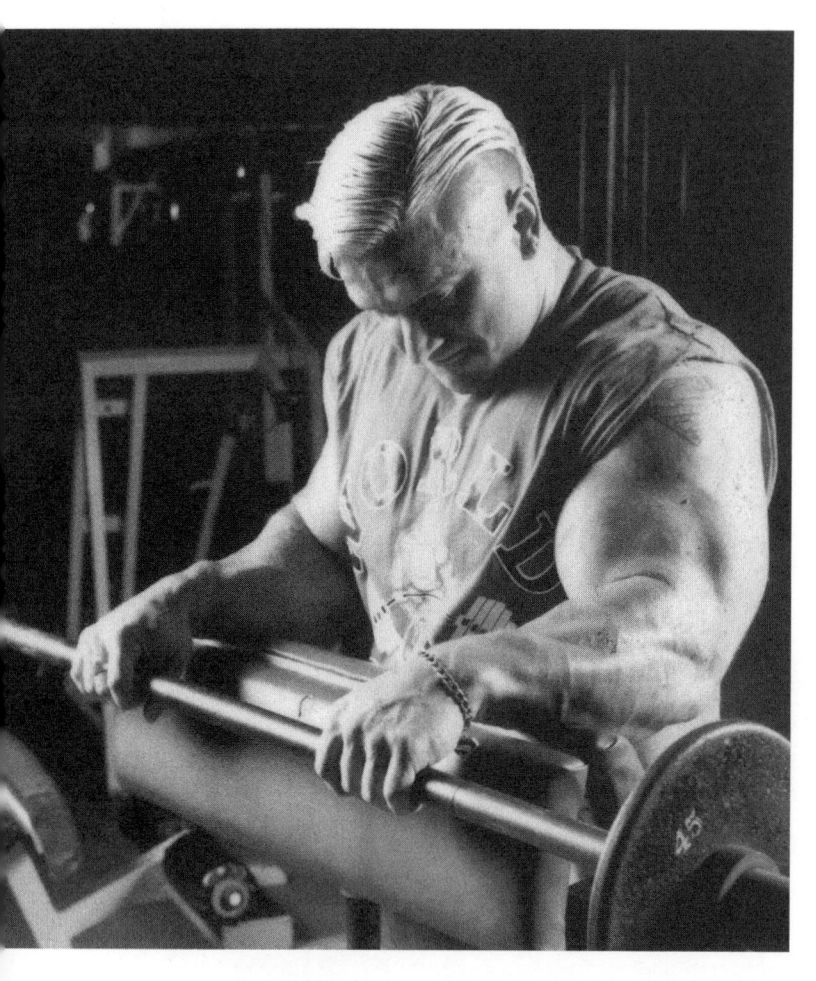

槓鈴反向腕部彎舉
（REVERSE WRIST CURLS WITH BARBELL）

訓練目的：發展前臂外側（伸肌）。

操練方式：①正手握住槓鈴，雙手大約距離25公分。將前臂靠在你的大腿或牧師凳上，讓它們與地面保持平行，手腕和手掌則沒有任何支撐。手腕向前彎曲，將槓鈴放下，越低越好。②接著將手腕往上帶回到原位，並將槓鈴盡可能舉高，動作過程中試著不要讓前臂移動。

牧師槓鈴反向腕部彎舉（選擇性）
（REVERSE BARBELL WRIST CURLS WITH PREACHER BENCH (OPTIONAL)）

這個動作也可以將前臂靠在大腿上完成。

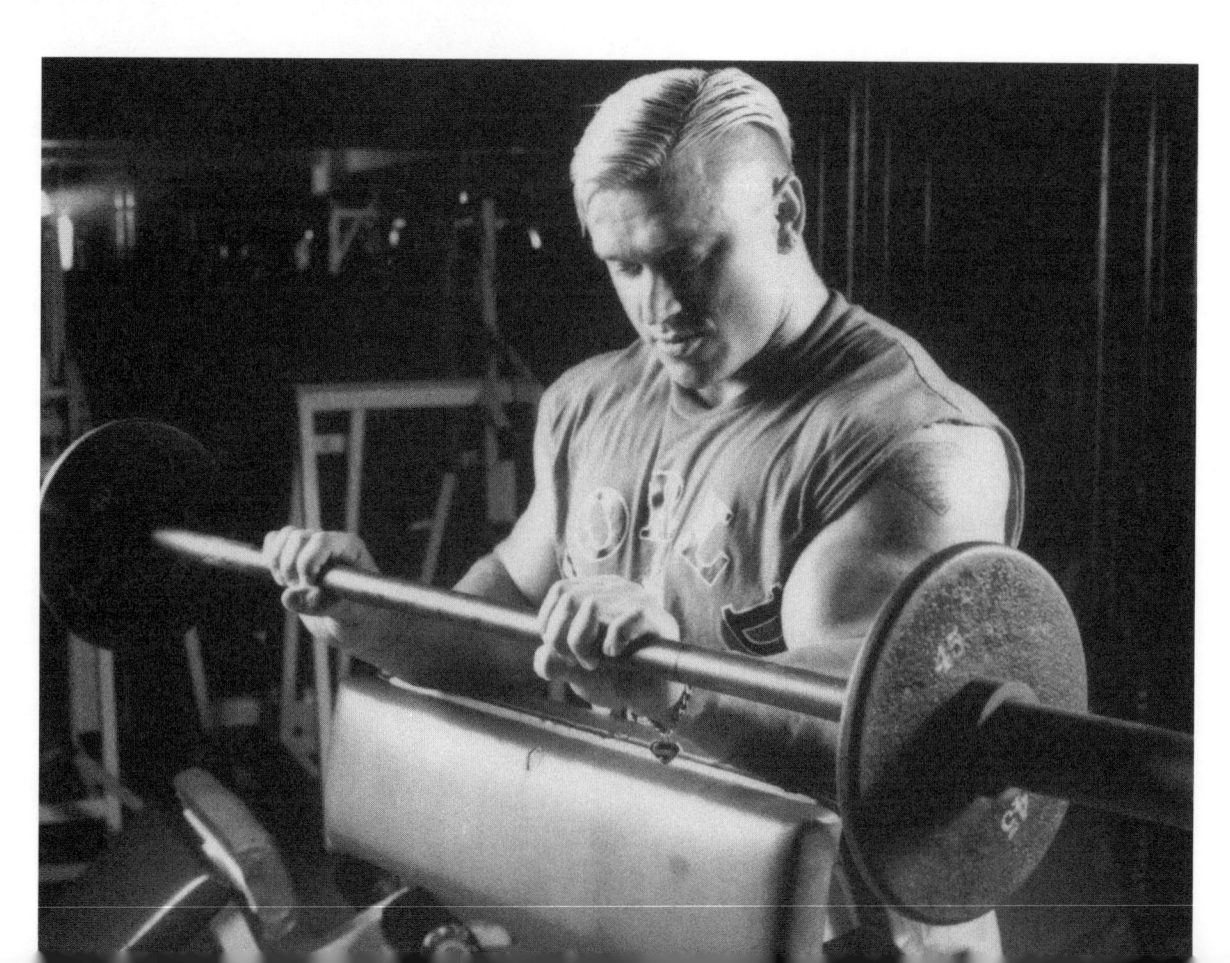

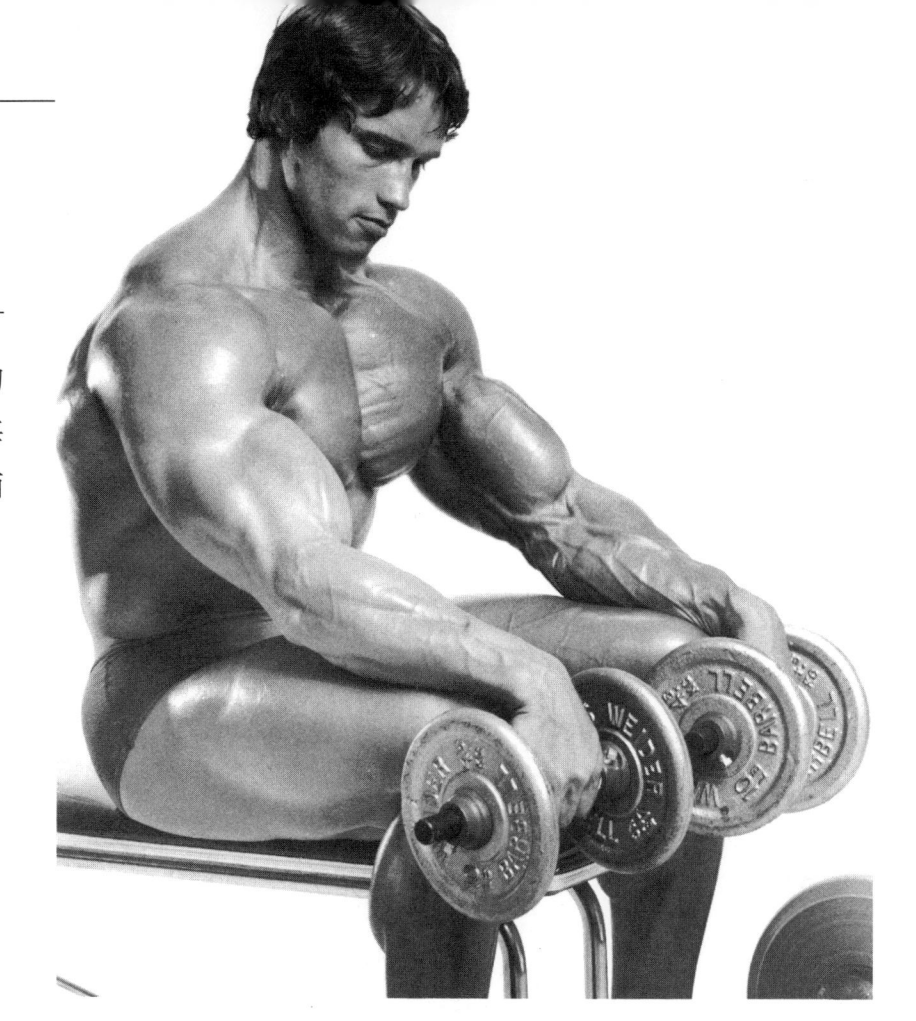

啞鈴反向腕部彎舉
(REVERSE WRIST CURLS WITH DUMBBELLS)

　　反向腕部彎舉能鍛鍊前臂的伸肌。使用啞鈴可以確保身體的每一側都能發揮自己的最大能力，而不會依賴另一側的幫助。

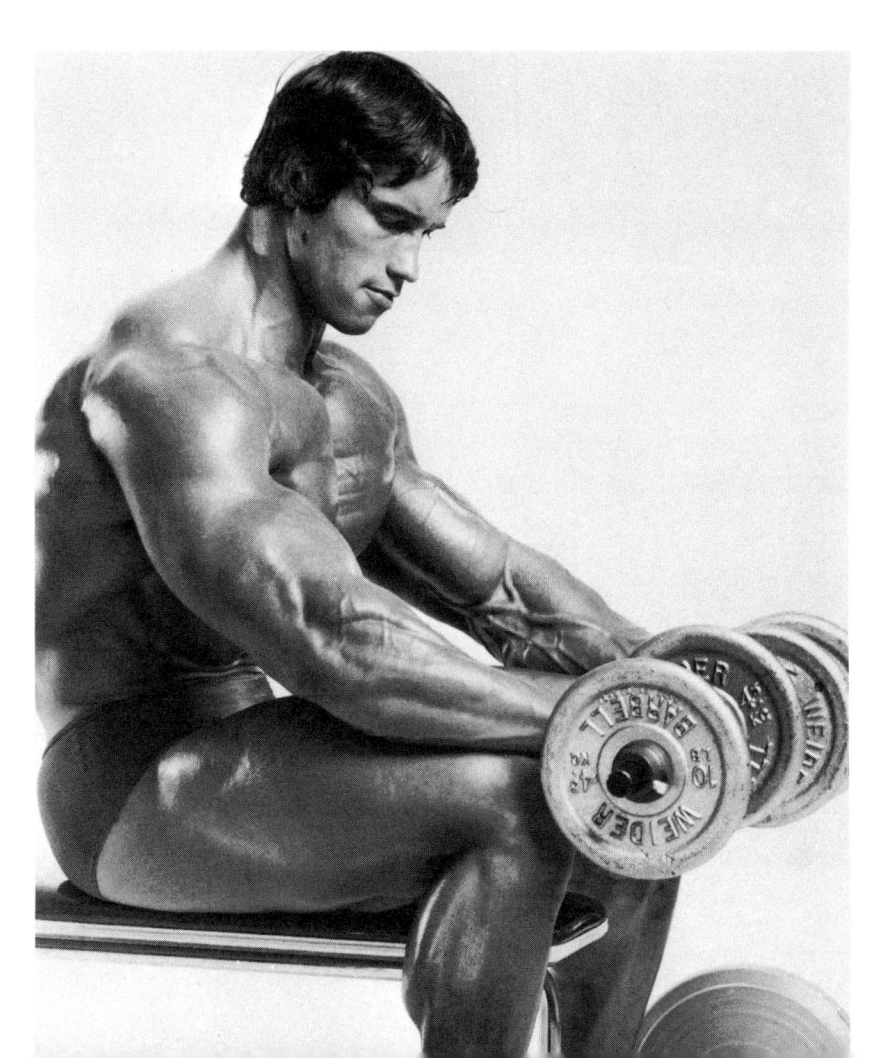

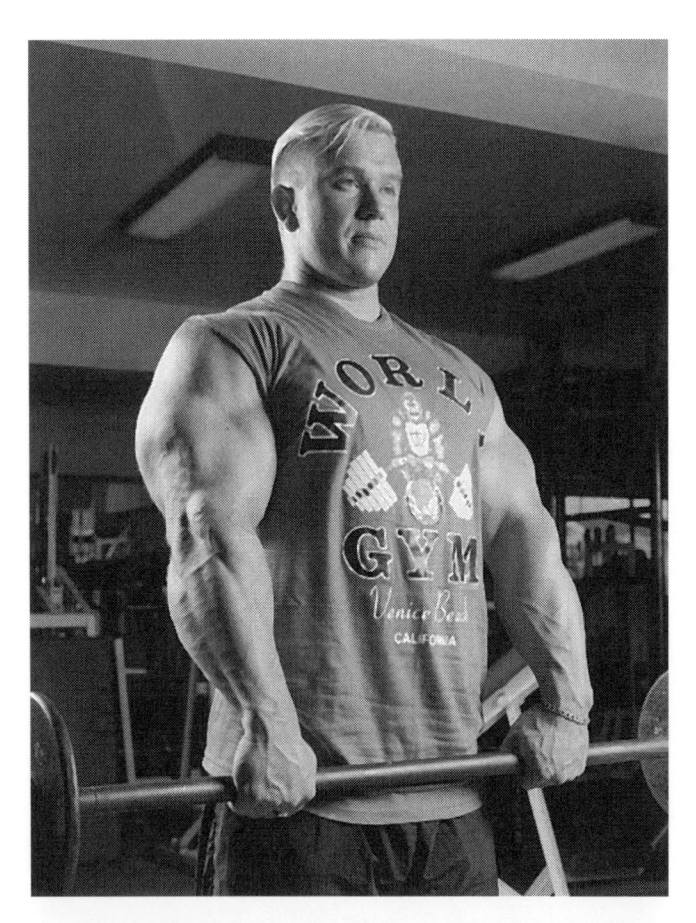

反向槓鈴彎舉（REVERSE BARBELL CURLS）

訓練目的：發展二頭肌、前臂伸肌和肱橈肌（brachia radialis）。

操練方式：①正手握住槓鈴，雙手與肩同寬。將槓鈴置於身體前方手臂長度的位置。②手肘固定於身體兩側，以手腕彎曲作為起始位置，向上彎舉槓鈴。③槓鈴抬至快到下巴的位置，在最高點盡可能收縮二頭肌，接著將槓鈴慢慢向下放回起始位置。

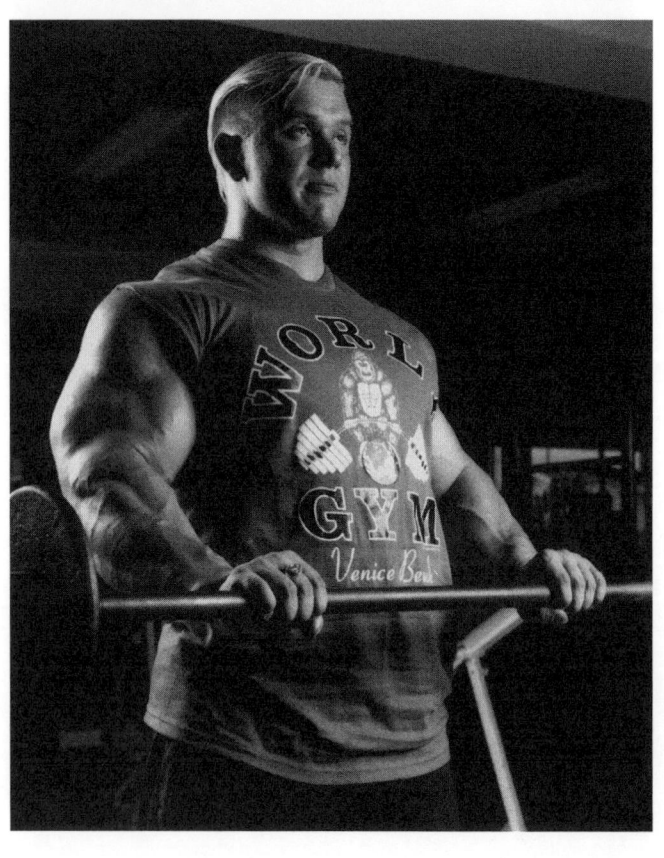

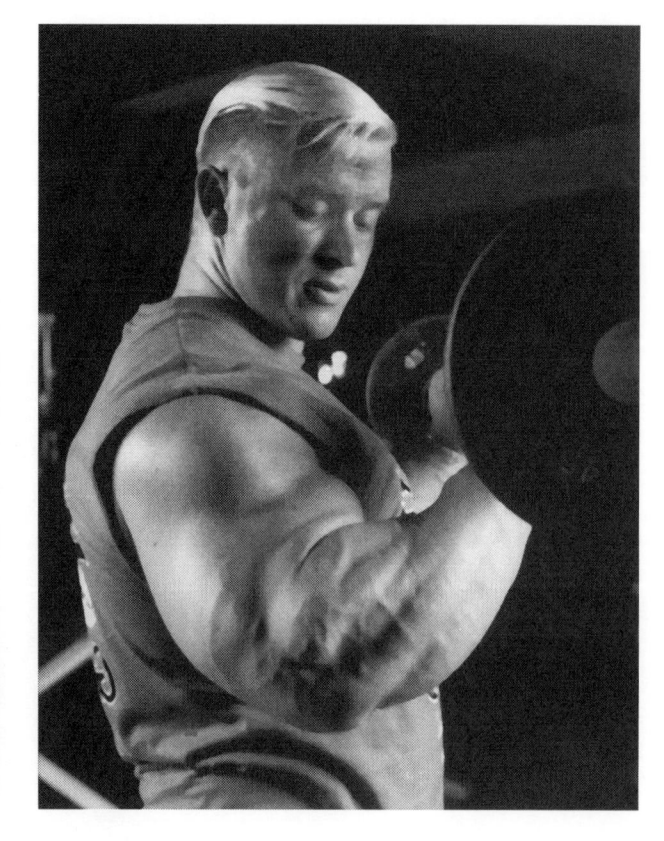

反向牧師槓鈴彎舉
(REVERSE PREACHER BENCH BARBELL CURLS)

訓練目的：發展二頭肌及前臂伸肌。

操練方式：①雙臂越過牧師凳的斜板，放好位置。反手握住槓鈴，雙手與肩同寬。讓槓鈴垂掛，使手臂可以完全伸張開來。②手掌朝下作為彎舉的起始位置，將槓鈴向上彎舉，盡可能靠向下巴，越近越好。此時你在凳上的位置應該是這個動作的最高點，前臂並沒有完全垂直。接著從動作的最高點，將槓鈴慢慢向下放回起始位置。

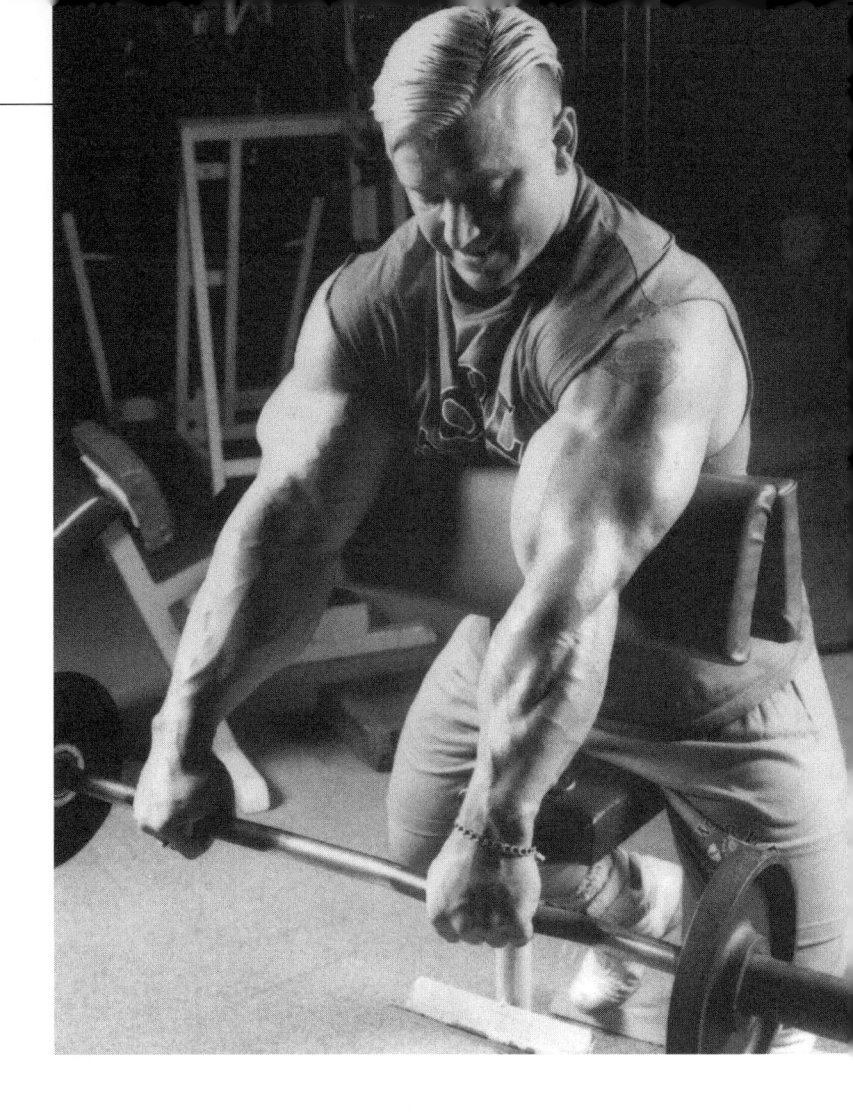

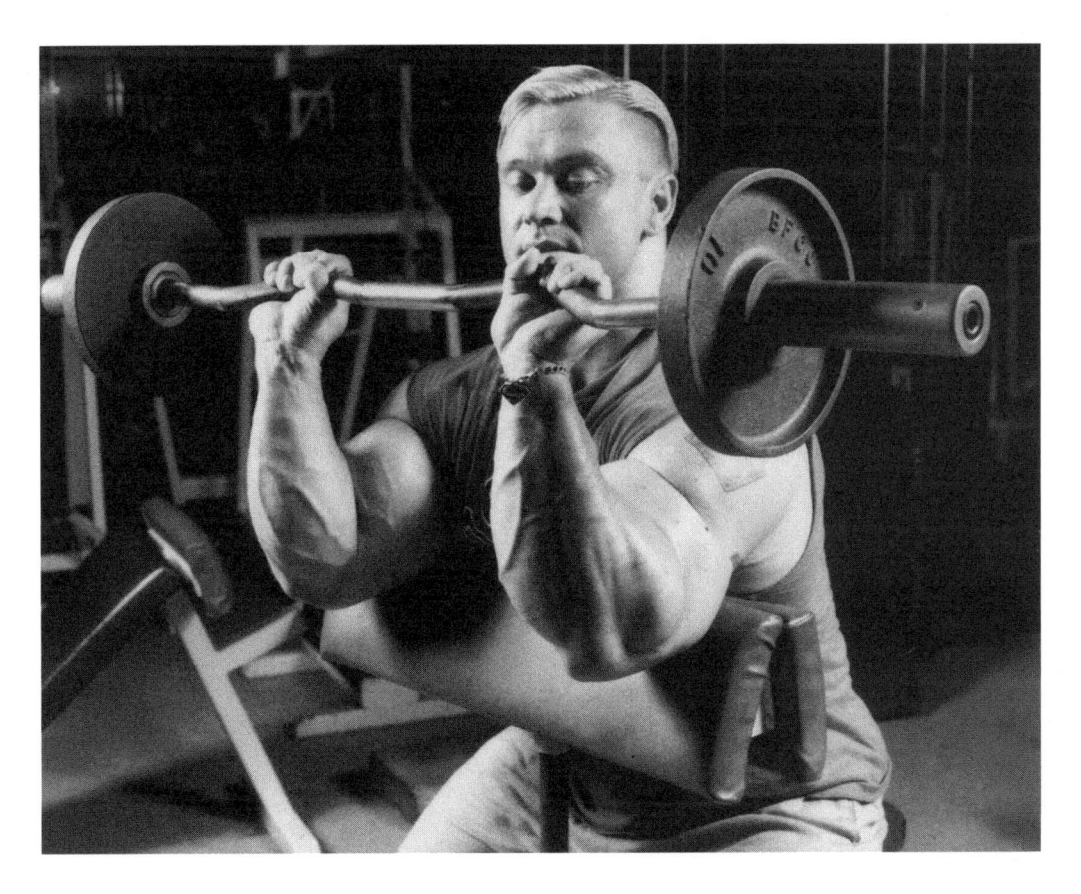

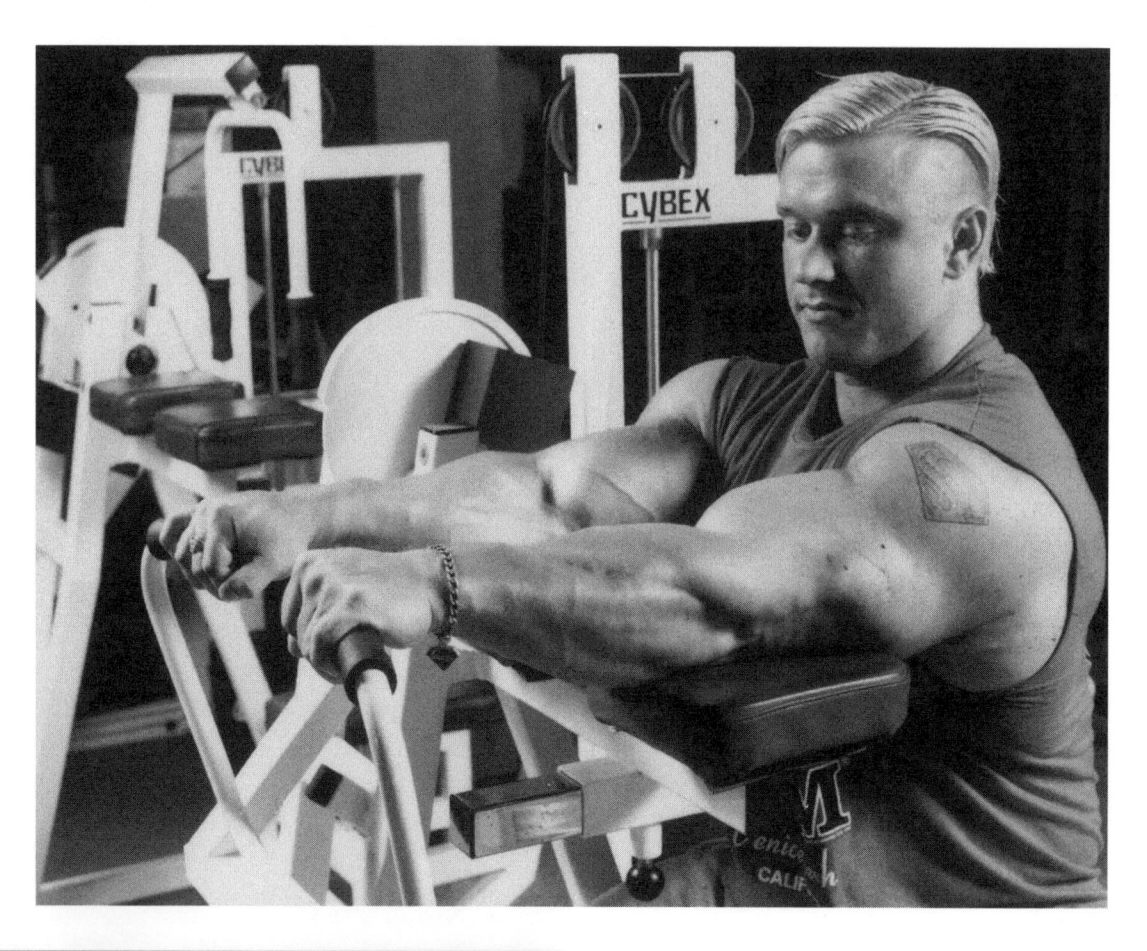

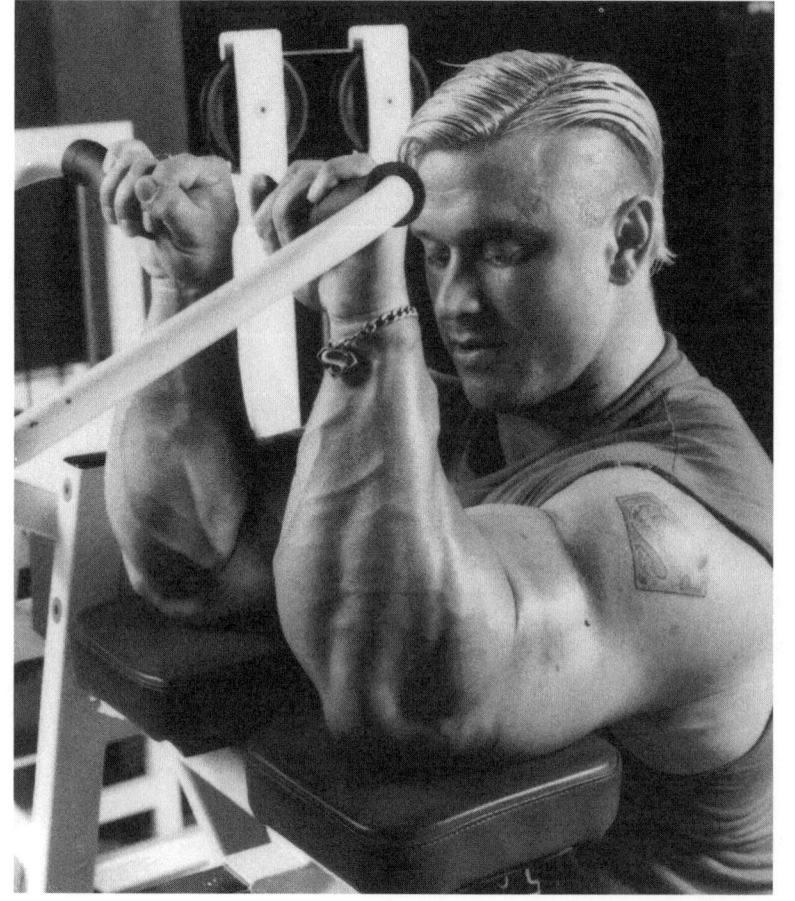

器械式反向彎舉
(REVERSE CURLS MACHINE)

訓練目的：發展前臂伸肌。

這個訓練動作能徹底鍛鍊前臂，還有附著在肘部起端的肌肉。除了屈曲手腕，也要抬起前臂。儘管器材的設計會有使用上的限制，但只要靠一點想像力和思考，你就能將器材使用的優勢最大化。透過反手抓握彎舉器材，你就能非常嚴格地執行反向彎舉。

操練方式：①在彎舉器材上，以正手抓住握把。將手肘穩定靠在軟墊上。②開始動作時，手臂完全伸張，接著盡可能將握把朝你的頭部舉起，越近越好。再慢慢控制放下重量，直到返回手臂完全伸張的起始姿勢。

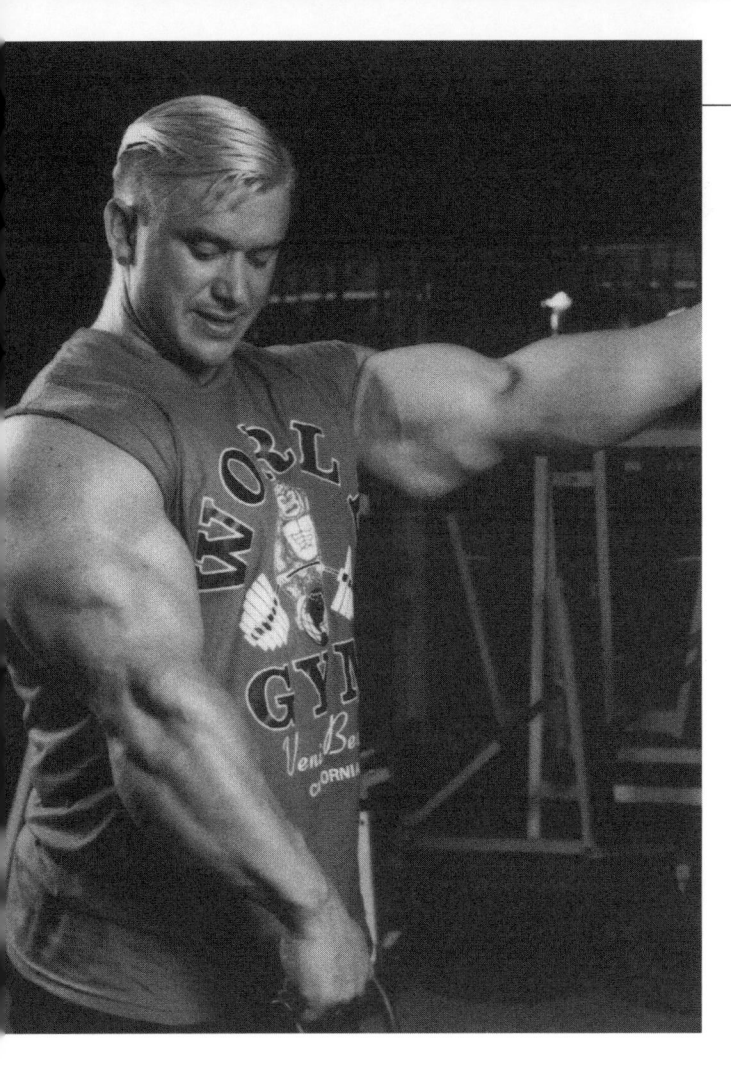

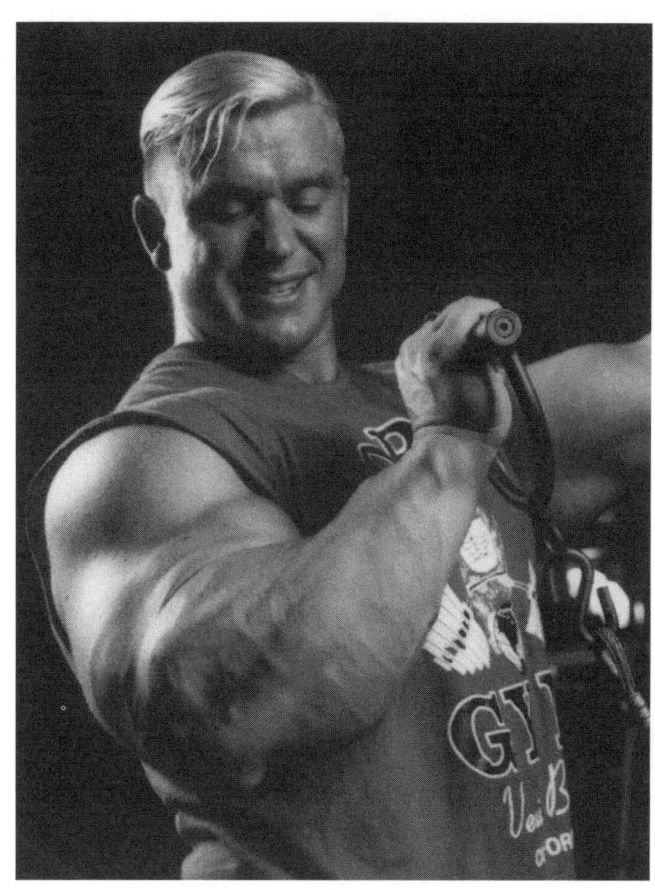

單邊滑輪反向彎舉（ONE-ARM CABLE REVERSE CURLS）

訓練目的：獨立並發展前臂伸肌。

使用單側手臂進行滑輪訓練，你能獲得持續性、全部活動幅度的阻力，但相較於使用啞鈴，阻力來源的多樣性則比較少。這也讓這組動作特別適合用來加強弱點在前臂伸肌的人，尤其是手臂一粗一細的情況。

操練方式：①滑輪與地面等高，一手抓住握把，手掌朝下抓握。②專注於讓手肘完全穩定為一個支點，將手掌朝肩膀的方向盡可能舉起，越近越好。到達動作最高點時，將手放下時要控制阻力。完成單邊組數，換另一邊重複同樣動作。

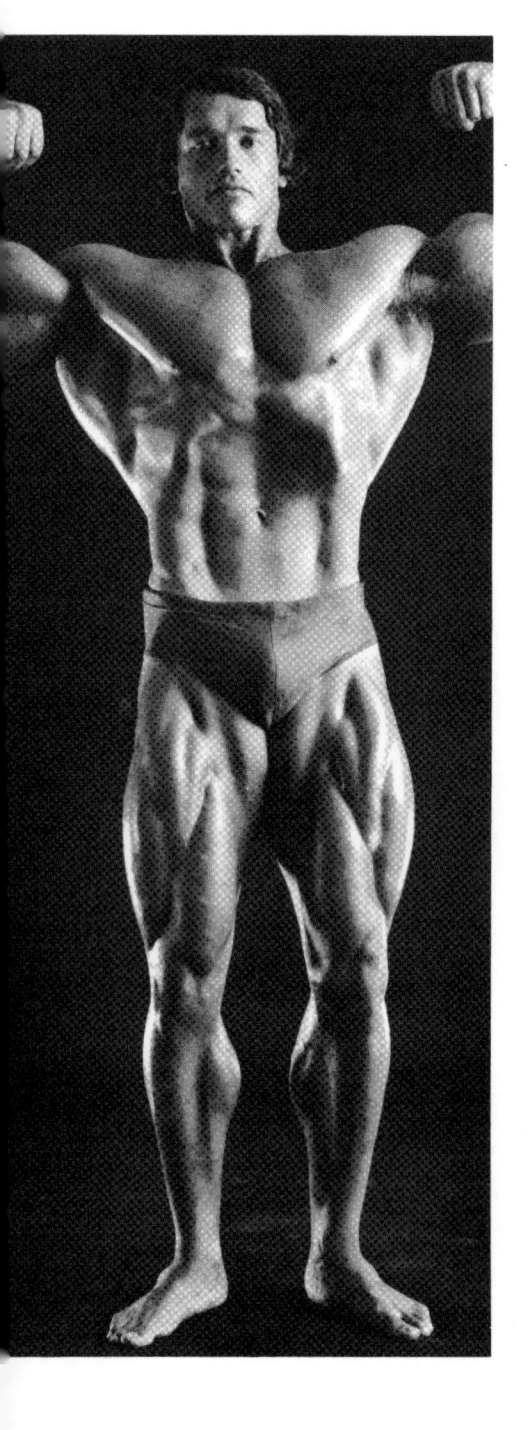

大腿 THE THIGHS

大腿的主要肌肉

股四頭肌（quadriceps）是位於大腿前側的肌肉，主要負責伸展腿部。其中的 4 塊肌肉包含股直肌（rectus femoris）、股中間肌（vastus intermedius）、位於大腿內側的股內側肌（vastus medialis），還有位於大腿外側的股外側肌（vastus lateralis）。其中，股直肌和股中間肌構成了大腿前側中央的 V 形區域。
主要功用：伸張並打直腿部。

股二頭肌（biceps femoris）及其相關肌肉是位於腿部後側的大腿屈肌。
主要功用：將腿部向後彎曲。

其他大腿的重要肌肉包括闊筋膜張肌（tensor fasciae latae），從髖部一路延伸至大腿外側；還有人體最長的肌肉縫匠肌（sartorius），呈對角線穿越大腿前側。

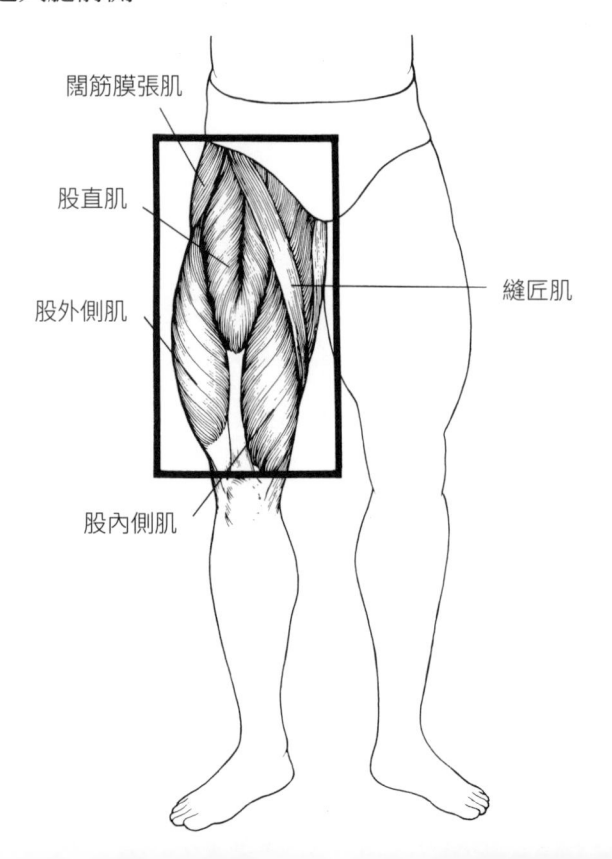

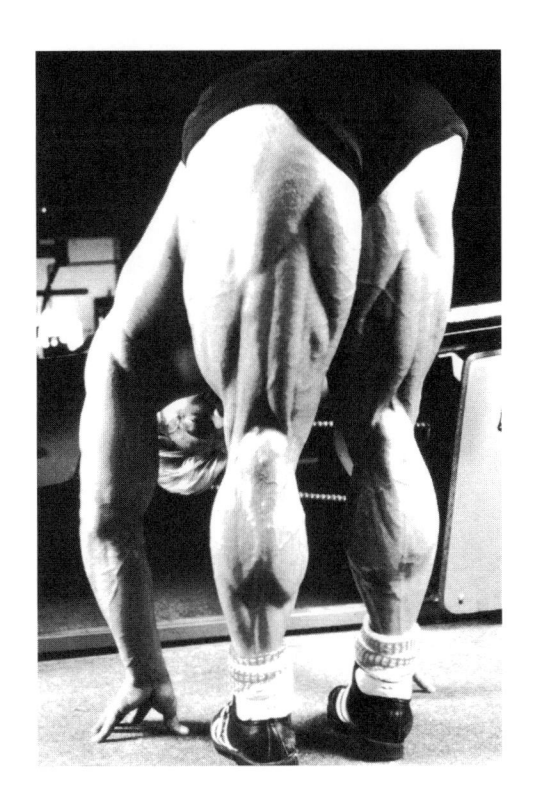

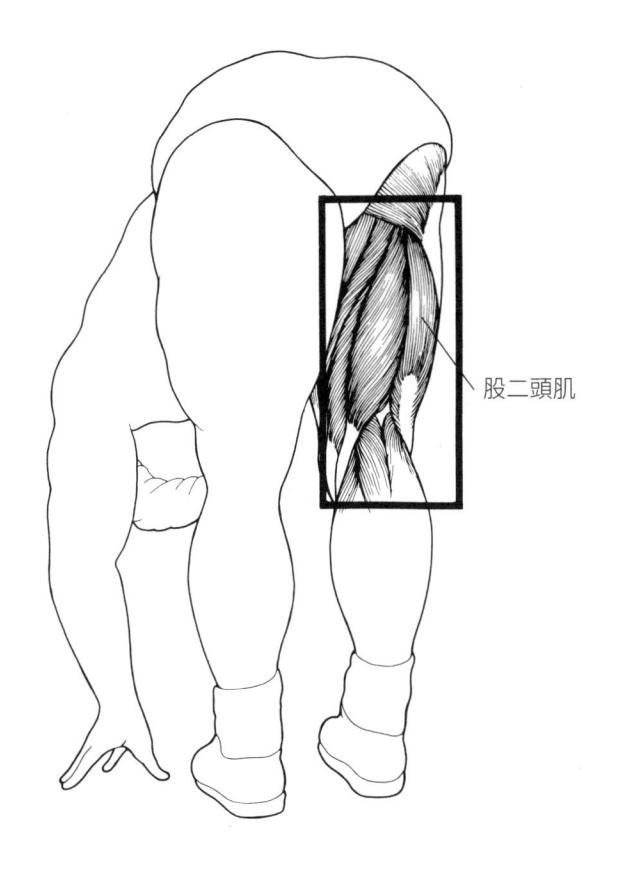

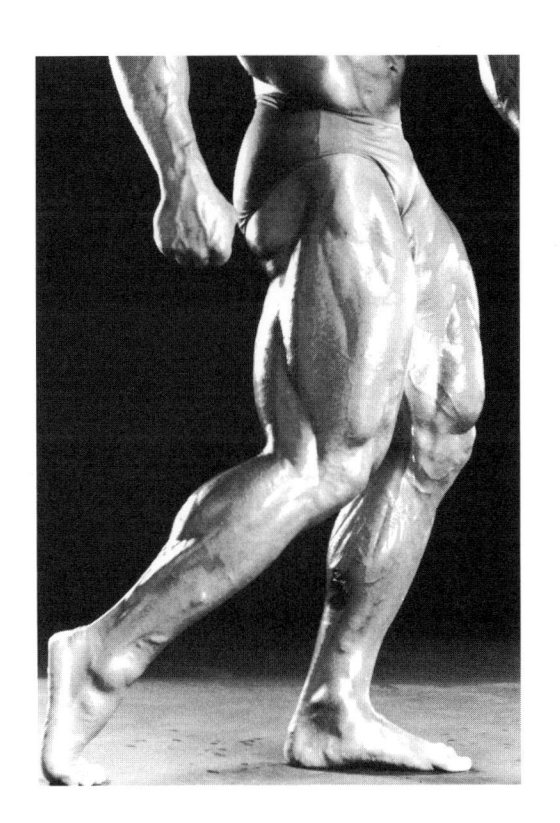

大腿 The Thighs 479

股二頭肌

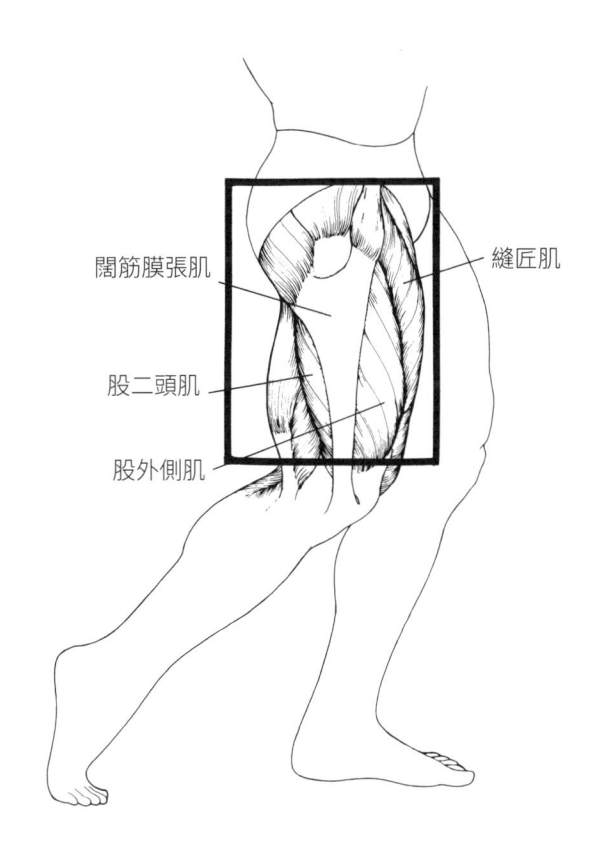

闊筋膜張肌
縫匠肌
股二頭肌
股外側肌

大腿訓練的重要性

　　大腿是全身範圍最大也最強壯的肌肉。運動項目的動作很少能夠不涉及高強度的腿部發力。棒球選手、高爾夫球選手、擲鐵餅選手、鉛球運動員和拳擊手，都是以強大的腿部作為發力起始，來執行他們令人驚嘆的動作。在舉重裡，大多數的爆發力動作如瞬發上搏、上搏肩推、推舉、硬舉，都需要大量的腿部肌力，就像奧林匹克舉重比賽中的舉重動作一樣。

　　然而，沒有任何一項運動中的大腿發達程度和健美運動的一樣重要。比賽中，健美選手的上半身有肩膀、胸肌、手臂、背部和腹肌來吸引評審的注意力，當他們看向下半身時，視覺上最引人注目的焦點就是大腿，也就是股四頭肌和大腿後側肌群。大腿是全身上下最大的肌群，且比例上幾乎占據了全身體格的一半。

　　你可以想像塞爾吉奧·奧利瓦有雙超弱的大腿嗎？或納賽爾·艾爾·桑巴蒂有著纖細的雙腿？若你的大腿跟雄偉的上半身完全不成比例，那把手臂練到 50 多公分或更粗，又有什麼意義呢？

　　青少年時期，我在維也納踢足球和滑雪，我的教練都會敦促我們做深蹲、弓箭步、小腿上提等訓練，來增強腿部肌力。少年時期的訓練成為我日後愛上健美運動的原因。在那個時候，我們很幸運擁有一群教練，深知腿部肌力的重要性，而且也知道該如何訓練。現在，不論何時，我與世界各地的運動員教練閒聊時，幾乎所有人都同意，極佳的腿部肌力是運動員想達到出色表現的基礎，而重量訓練是最能夠鍛鍊肌力的方法。

　　除了強大的肌力，腿部還有另一項特質，就是它們有極佳的肌耐力。能夠搬移一堆重量外，腿部還能夠帶著你走上很長的距離，而且不會感到疲憊。身體狀態良好的人可以在崎嶇不平的地形上走 1 週，或跑 160 公里。人體裡沒有其他肌肉能同時具備強大的肌力和極佳的肌耐力這 2 項特質。

　　這就是為何對於健美運動員來說，腿部訓練如此費時費力。僅僅讓腿部做大重量超負荷是不夠的。你必須用大重量和足夠的訓練量，才能讓其中的肌肉纖維受到壓力，並耗盡腿部肌肉的耐受度。做 5 組二頭肌的槓鈴彎舉的確很費力，但在 8-9 分鐘內做 5 組扛著 181-227 公斤在肩膀上的背蹲舉，所需付出的專注力和結束後完全被榨乾的狀態，更像是跑完了一場小型馬拉松。

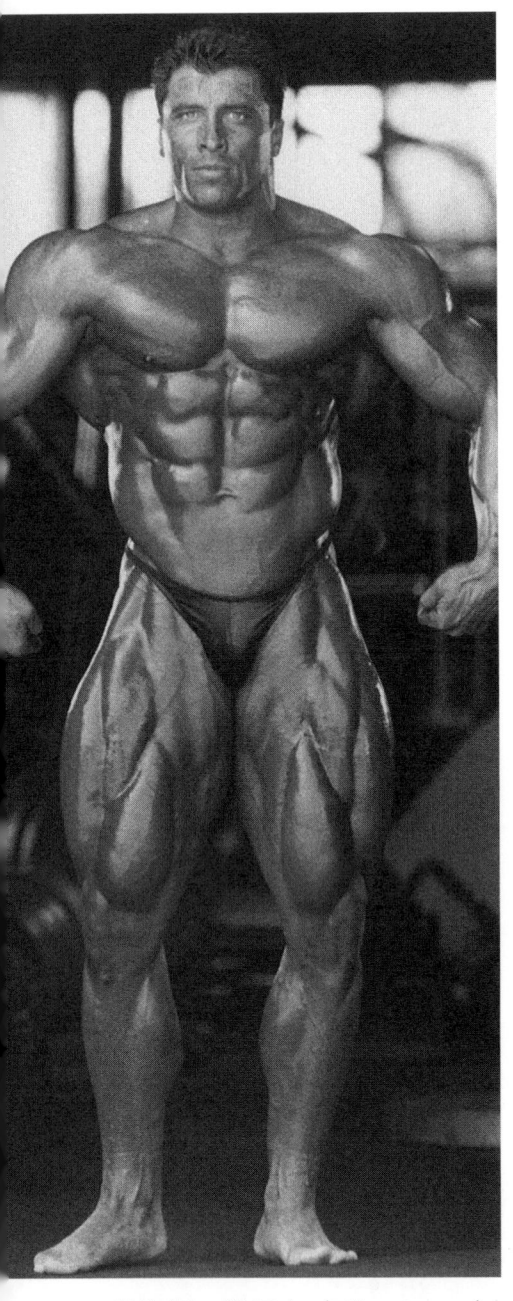

米洛斯·薩切夫（Milos Sarcev）的腿部發達程度，是投注大量心血和善用優先訓練原則的成果。

和其他年輕的健美運動員一樣，我也曾偏向努力訓練我的上半身而非大腿。幸運的是，隨著時間過去，我漸漸明白想要達到冠軍等級的體態，大腿肌群有多重要，我開始投入並進行高強度的深蹲和其他腿部訓練，就是要增加這部位的肌肉量。

在這些輕忽了腿部訓練的健美運動員中，有一個例外，就是湯姆‧普拉茲。事實上，湯姆的問題恰恰相反。他投注大量心力在腿部訓練，導致他有著奧林匹克等級的腿，上半身卻無法相匹配。自此之後，為了達到全身體態的和諧，他的努力終於有了顯著的進步，而他傲人的雙腿還是為其他健美運動員們立下了極高的標竿。

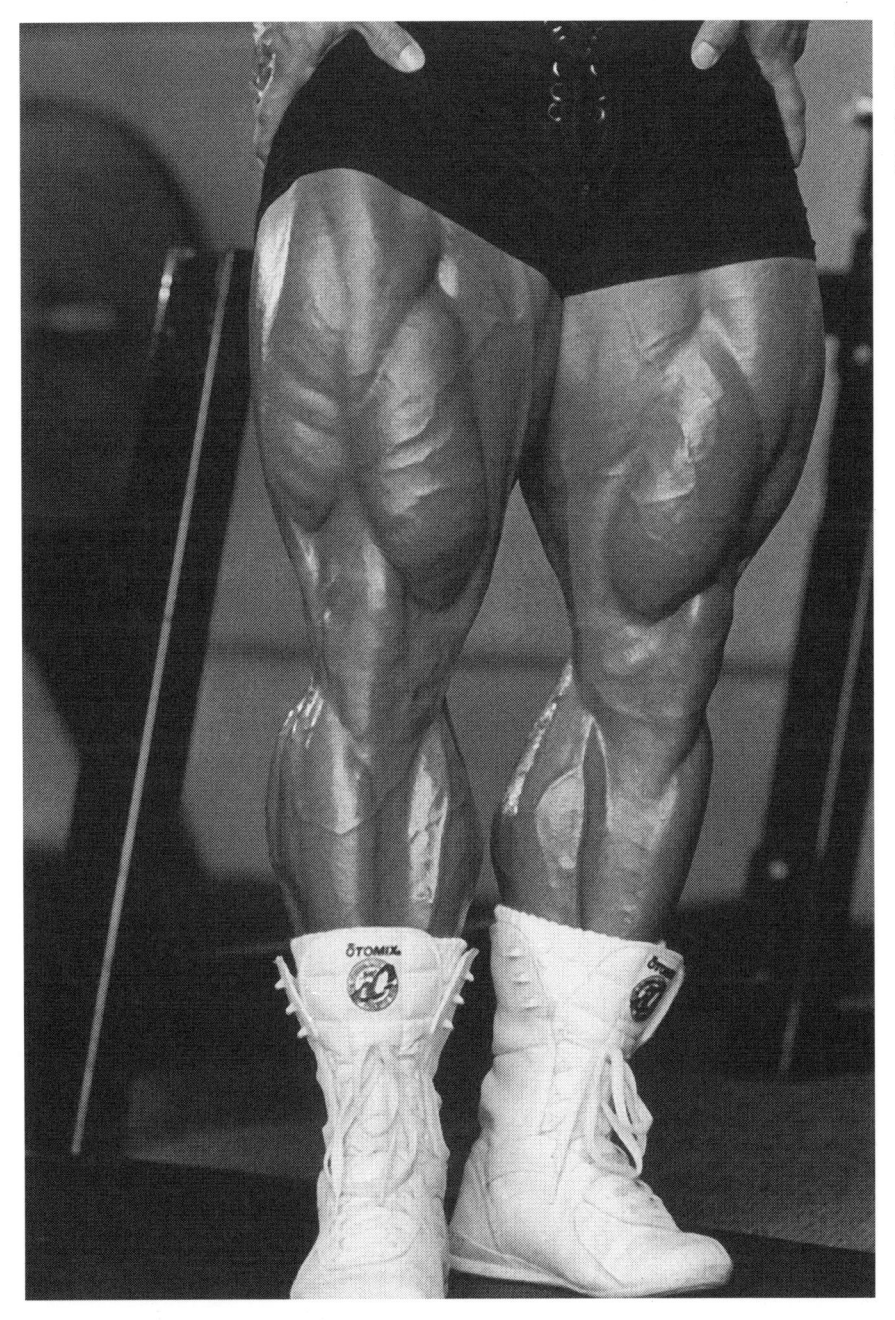

當李‧普里斯特做出大腿的姿勢，你可以清晰地看到大腿內側的內收肌，以及分別由4塊肌肉組成的股四頭肌。

腿部訓練的要求

大腿訓練極度費力費時，許多健美人覺得他們的大腿發展過於緩慢，單純就是因為他們沒有為此付出全力。他們對著鏡子，為了腿部的線條感到沮喪，但他們不明白，要讓這麼巨大的肌肉對刺激有所反應，需要付出多少心血和努力。

多年來，我該做 8 組深蹲時我都只做 5 組。我在訓練計畫裡安排的前蹲太少，現在才明白，使用腿推機時，我的重量根本不夠。

當我意識到自己的錯誤並修正之後，我的大腿開始長得又粗又厚。我接受了一個事實，腿部訓練就是要夠狠才會有效。為此心理上需要投注的努力幾乎和身體上一樣多。想到要在背蹲舉的槓上加到 181-227 公斤（新手甚至只有 90 或 135 公斤），很多人就被嚇得半死。逼迫自己把槓片放上腿部推舉機，並一次又一次、一組又一組刻苦完成訓練，確實也不是一件很容易的事。

一般的訓練就足夠辛苦了，如果大腿又是你的弱項，你就要有心理準備必須更嚴苛地鞭策自己。這代表著你需要強迫自己克服所有枷鎖或障礙，全力一致訓練大腿，才有辦法打造出完整的發達程度。

許多健美人在腿部訓練中，都有難以做到完全力竭的問題。畢竟，要在脖子上背著近 200 公斤將自己逼到極致，這確實有點恐怖。這就是為何做腿部訓練時，有位訓練夥伴在旁邊幫助你會有多麼重要。當你在做背蹲舉時，已經竭盡所能做到最多次數之後，扛著重量站著一小段時間，然後試著再做最後一次。將你的身體推向極限。但當然，請確保這樣做時有人在旁邊看著你。另外，在做腿推時，也試著將自己逼到同樣的境界，跟訓練其他身體部位一樣，鍛鍊腿部直到筋疲力盡。

如果你想鍛鍊出巨無霸的大腿和勻稱的臀部，你就必須經常問自己這個問題：我真的沒辦法再多做 1 下嗎？在我的經驗裡，不論我向誰提出這個挑戰，他通常都可以逼自己再做 1 組。

儘管針對大腿和臀部發達程度的高強度重量訓練固然重要，但不要以為光是努力付出就等於有效訓練。和任何其他部位的健美訓練相同，想達到最佳成效，你就要使用正確的技巧。除了在所有的大腿訓練中做到最高強度之外，還要仔細留意是否有精確地執行動作，且掌握其中的技巧。如此一來，你的努力才不會白費，大腿的發達程度永遠不會落後於人。

當然，先天的體型比例可能會使訓練方式有所不同。有些健美人的腿部比較短，例如凱西・維亞托、邁克・門澤和佛朗哥・哥倫布，就會覺得背蹲舉很容易，而且有成效。他們的體型比例造就力學上和槓桿作用的優勢，讓他們在執行超大重量背蹲舉練習時，相對容易許多。像我這樣比較高的健美人，在做背蹲舉時，反而常常會覺得是用下背部在發力，而這樣的情況在較矮的人身上就相對少見。但我經常做下背部的訓練，因此儘管體型比例有弱勢，但還是足夠強壯，能幫助我做很重的背蹲舉訓練。事實上，我經常認為背蹲舉是我的最佳下背訓練。除了一般的背蹲舉，前蹲（做這項動作時必須保持背部打直）也是在像我這樣的身體比例下，能充分運用腿部達到訓練效果的最佳方式。

　　順帶一提，經過反覆試驗之後，我發現在背蹲舉時，將 1 根小木條墊在腳後跟下，就能讓我做動作的軌跡流暢許多。你也可以自己試試，看看這樣有沒有改善你的平衡和訓練的感受。只是要小心不要使用太高的木條，以免朝腳趾方向過度前傾，最後反而摔倒。另一個實用的變化形式，就是使用史密斯機做背蹲舉，槓鈴會在固定的軌道上滑行，因此不必擔心槓鈴從肩膀上滑脫。

　　我心目中腿部的終極發達典範，當數湯姆・普拉茲。湯姆不只和其他健美運動員一樣在健身房裡投入大量時間，他甚至不相信自己真的有所訓練，直到身體出現疼痛反應，並同時精準又完美地執行每一項訓練。你常常能看到健美人在做背蹲舉時臀部向外撅起、過度向前彎曲、兩腿間距過開等，但這些都不是湯姆。他的動作完美、將自己推向極致，且精神高度專注。由此可見，不只是基因決定了他出色的腿部發達程度。

建構股四頭肌

　　想要擁有絕佳的大腿，你要練好肌肉量、形狀，以及股四頭肌中各項肌肉的分離度：包括股直肌、股中間肌、股內側肌和股外側肌。你需要將整體大腿的肌肉量提升到能與上半身匹配的程度。尺寸要夠完美，只能透過大重量舉重來達成，尤其是像背蹲舉、腿推等等訓練。

　　但當今健美選手想獲獎所需的要素遠不止尺寸。他們不但要展現腿部的肌肉量，還要鍛鍊腿部的細節：

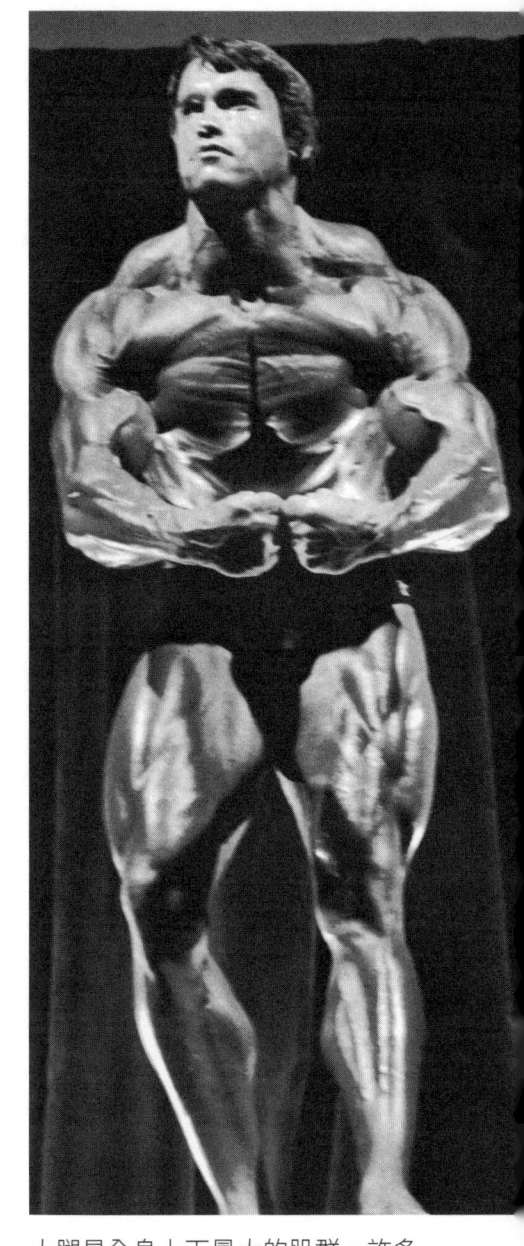

大腿是全身上下最大的肌群。許多運動都能發展大腿線條和訓練分離度，但為了建構肌肉量，大重量背蹲舉是唯一的方法。

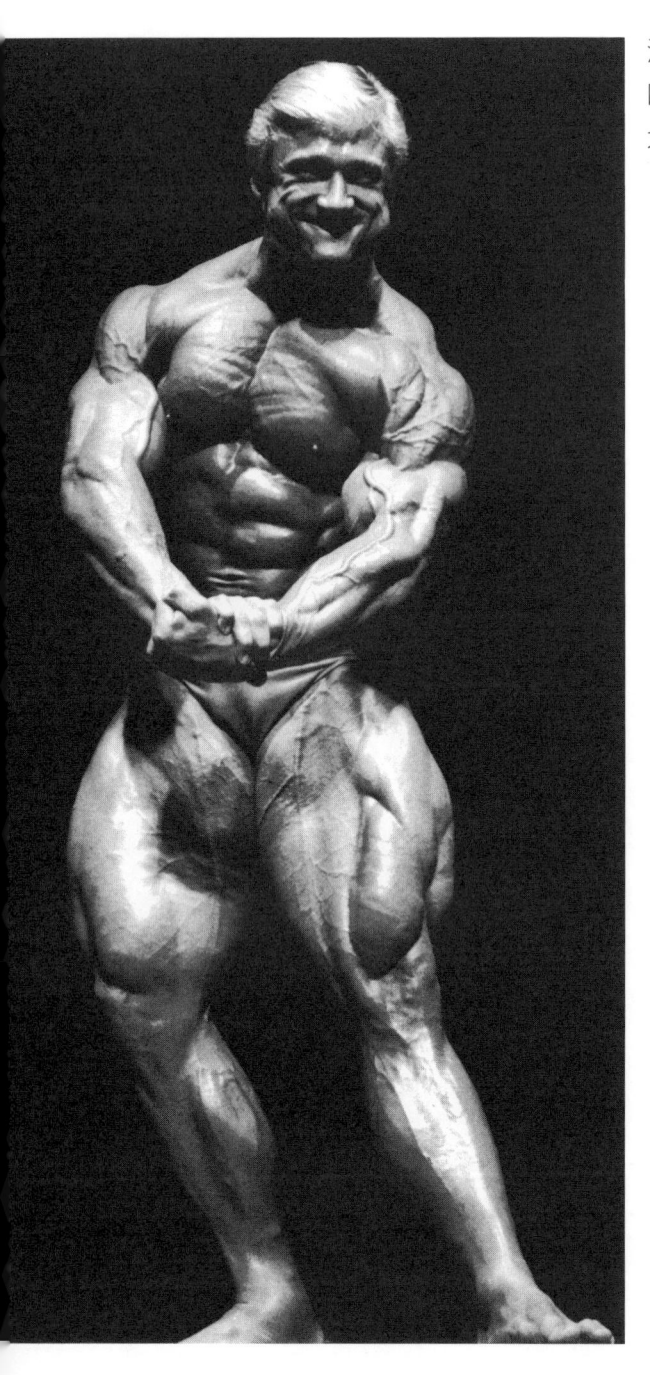

沒有人達到像湯姆・普拉茲這樣的境界，股四頭肌不但飽滿，還十分厚實，尤其是下端大腿肌肉連接著膝蓋的部位。

成功的健美運動員都知道站上台擺姿勢時，你必須繃緊所有的肌肉。這個姿勢中，儘管凱文・萊弗隆主要是在展示發達的上半身，他仍舊會確保腿部肌肉也有發力。

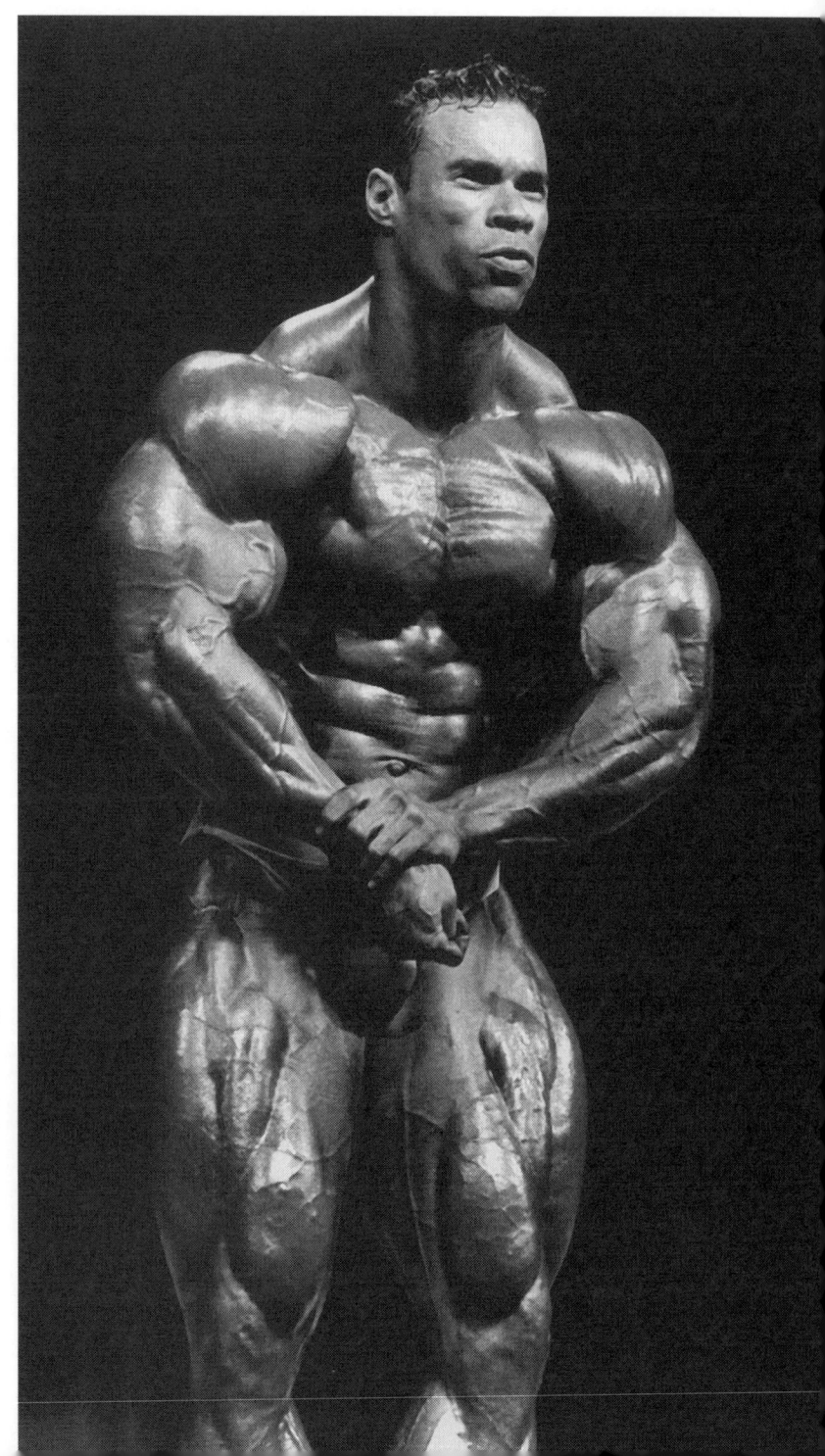

健美運動員也會努力鍛鍊大腿前側和股二頭肌之間的分離度,弗萊克斯‧惠勒腿部的分離度十分突出,看起來就像是被劍劃出來的一樣!

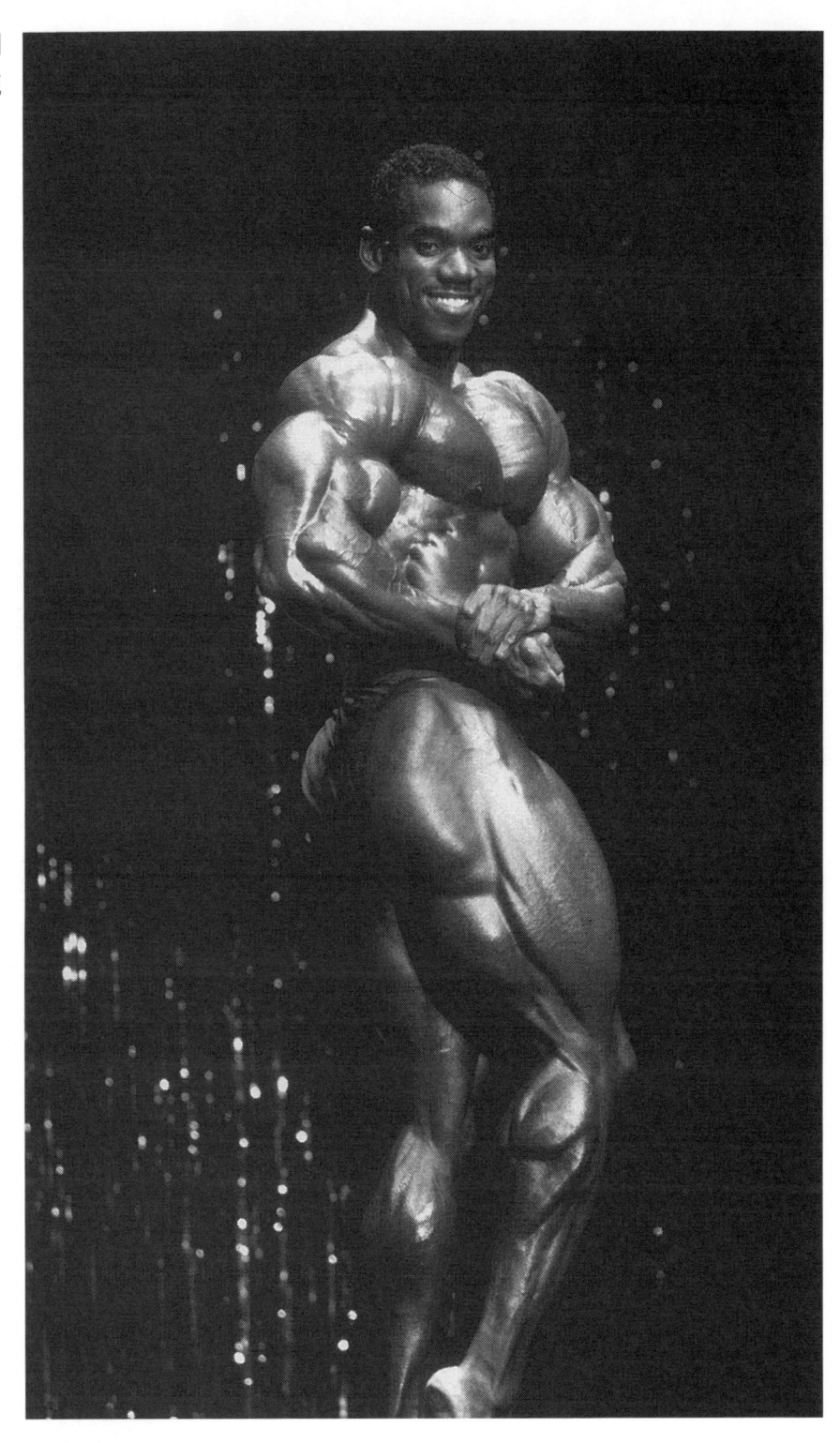

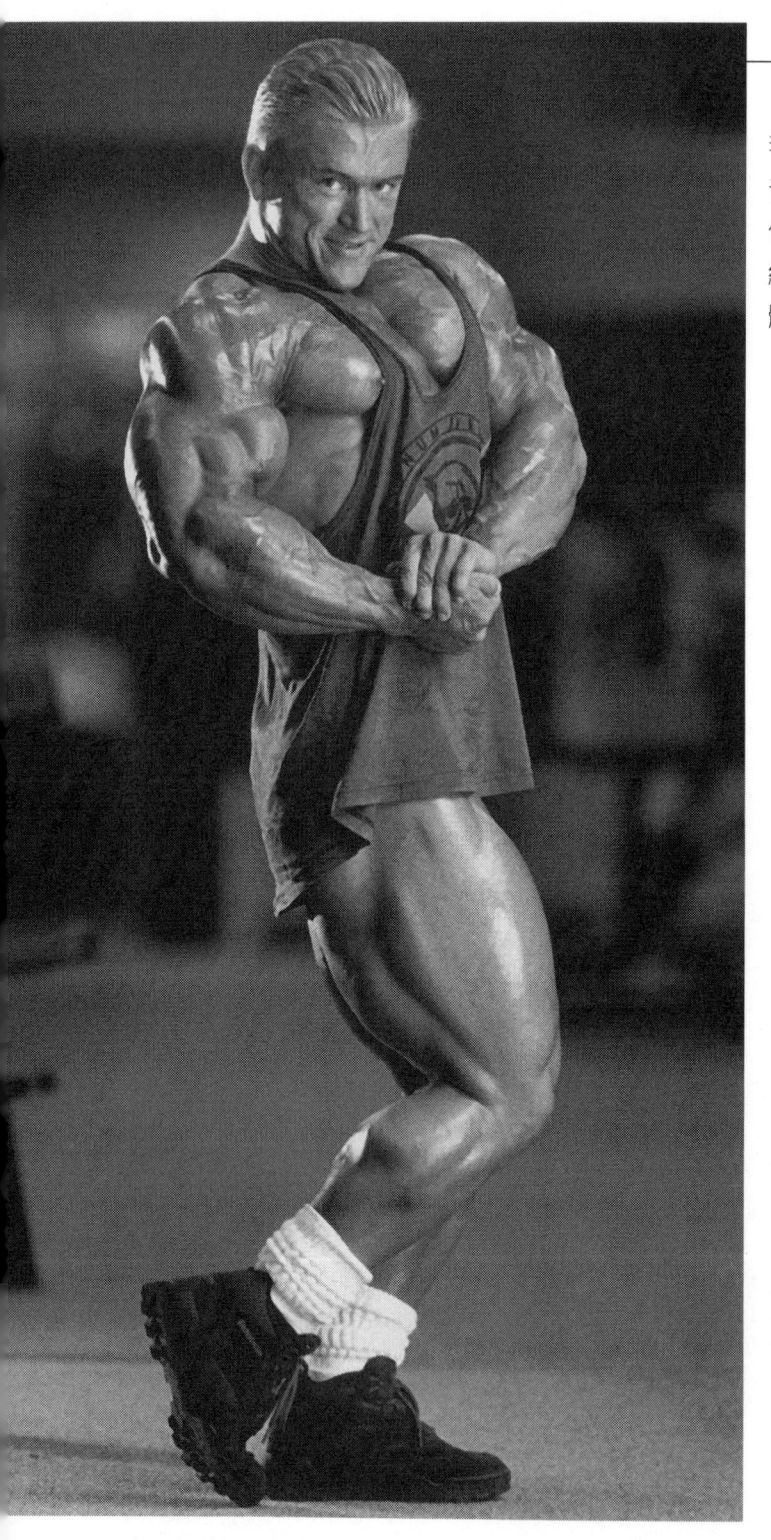

李‧普里斯特也是傳奇人物湯姆‧普拉茲的頭號粉絲,如同他的偶像,他也盡自己所能的鍛鍊大腿,練到巨無霸的程度,甚至不像是人體所能企及的境界。

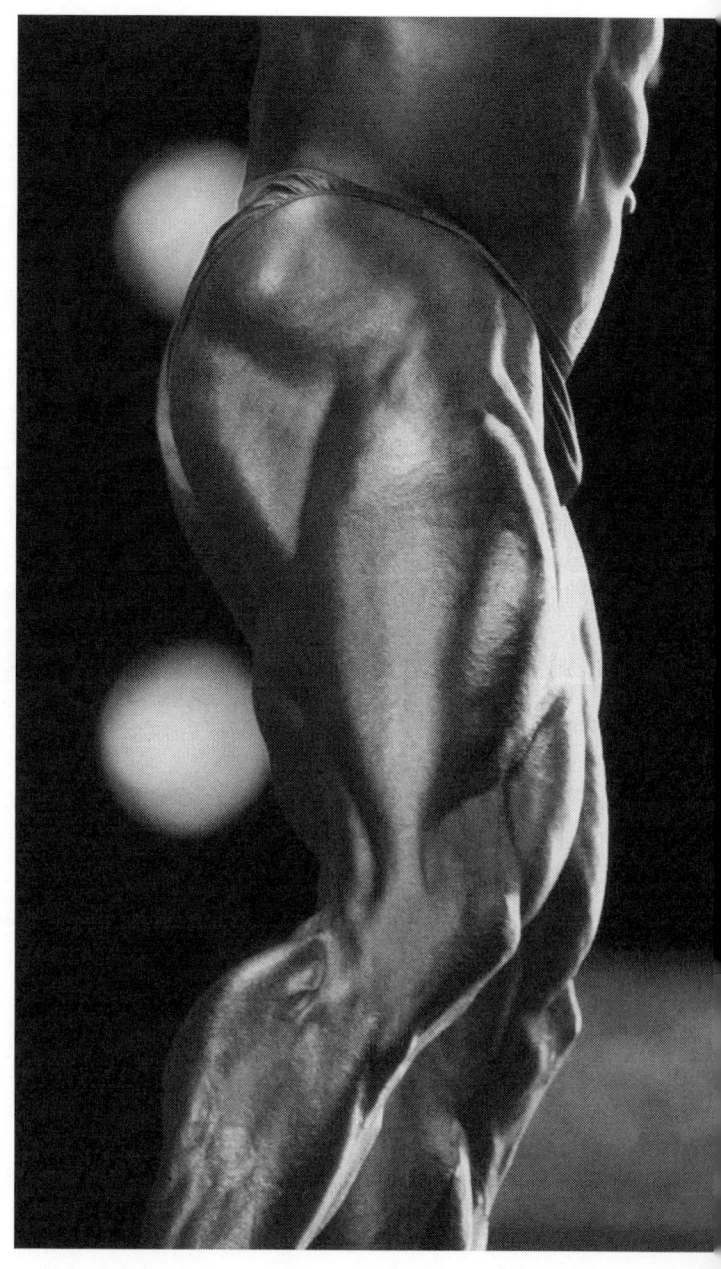

另一位股四頭肌同時兼具量體和細節的健美運動員,就是弗萊克斯‧惠勒。

完整發展並精修股四頭肌中的每條肌肉；一條位於大腿外側從臀部延伸至膝蓋、飽滿又線條流暢的肌肉；前側大腿中央線條分明的 V 字形；豐滿又結實的股四頭肌；以及出色又輪廓分明的股二頭肌。

大腿處突出又清晰的肌肉如同條紋和橫線，就和在解剖圖上看到的一模一樣。

從側面看，飽滿又圓滾的大腿發達程度，就像是在盯著看一對括號( )，大腿前側和股二頭肌之間有著明顯分離度。

建構股四頭肌和臀大肌肌肉量的基本動作就是背蹲舉，這是一項你從新手到賽事訓練課表中都能見到的動作，且每位優秀的健美運動員都很依賴這項訓練。背蹲舉對於人體有著複雜的生物力學影響。

剛開始做背蹲舉時，幾乎都是大腿在出力；你越往下蹲，越多的壓力會往大腿後側肌肉移動；到達動作最低點時，臀肌則承擔了更大比重的壓力。然而，如同我前面提過的，背蹲舉是否有效也取決於個人特殊的身體比例。有時像前蹲這類的動作也是必須的，這個訓練動作能夠更直接地刺激股四頭肌，且減少下背部發力的肌肉。

大重量腿推也能夠鍛鍊出粗壯的大腿和臀肌。腿部伸屈則是用來孤立股四頭肌，因此不會被視為建構肌肉量的動作。

除非進行飲食管控、減少體脂，否則很顯然你不可能擁有出色的肌肉分離度和線條。但你需要的遠不止飲食管控，你需要搭配以下訓練來鍛鍊大腿，包括腿部伸屈、弓箭步和腿部彎舉。在鍛鍊課表內加入哈克深蹲，也有助於提升腿部的硬度和線條清晰度。（順帶一提，背蹲舉和弓箭步在某種程度上也能訓練到大腿後側肌群，這一點會在下一個單元的動作敘述中解釋。）

大腿後側肌群

儘管幾年前許多健美運動員的大腿前側和後側的發達程度都很好，但當時比賽並不太著重於股二頭肌。現在則變得非常重要，多虧於像是湯姆‧普拉茲、塞爾吉奧‧奧利瓦和羅比‧羅賓遜這樣的運動員，他們是這個部位能發達到極致的典範。

就如三頭肌一般，股二頭肌在許多姿勢中都占了很大的比重。當你擺出側面胸大肌或三頭肌的姿勢時，股二頭肌的線條就非常重要。在任何背面姿勢中，充滿爆發力和線條清晰的三角肌、斜方肌和背闊肌，都無法彌補訓練不到位的股二頭肌。從後部來看，股二頭肌

1974年的奧林匹亞先生大賽，儘管我是在做放鬆站姿，我仍有意識地讓我的大腿後側保持用力繃緊。我很慶幸那年針對這個部位額外下很多功夫。

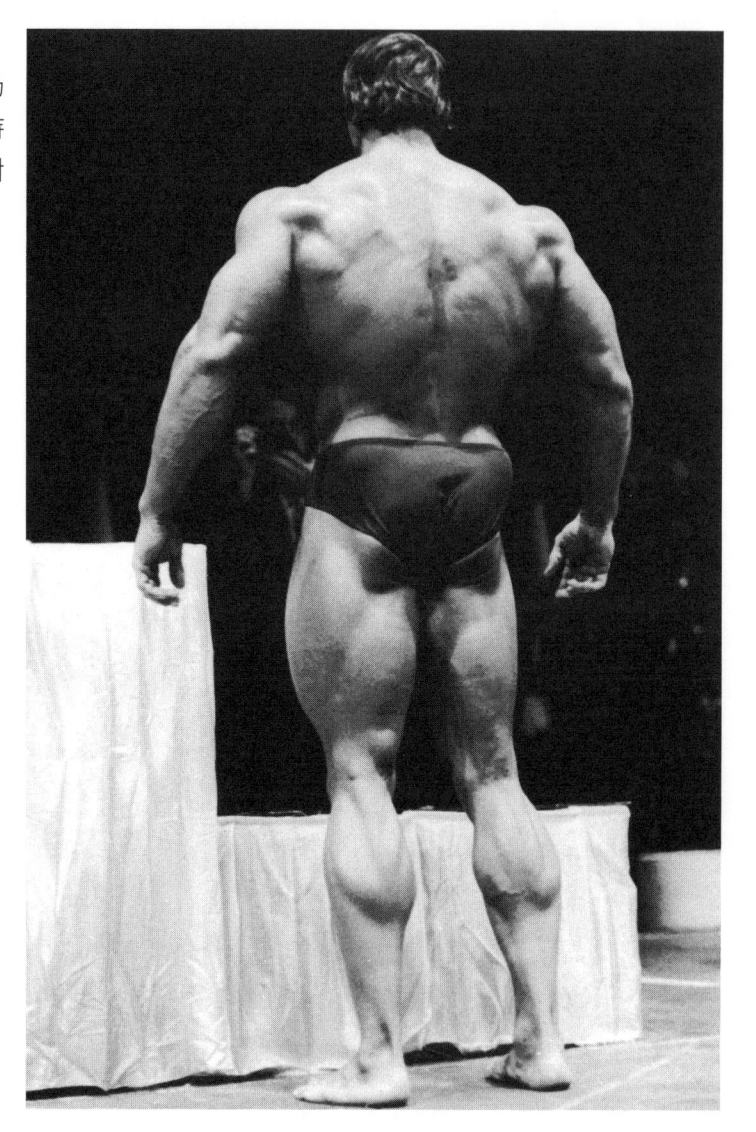

每個頭的線條清晰，小腿肌肉分明且發達，都能讓你在做背面雙手二頭肌或背面背闊肌時，為肌肉巨碩的背部、肩膀和手臂，創造絕佳的平衡。同時，我們也看到越來越多範例，能展示線條分明甚至有橫紋的股二頭肌，這個情況在 10-15 年前幾乎不存在。就如同賽車或任何其他運動，只要有人達到了新高度，其他人就會加入並試圖追上相同的成就。因此，巨大壯碩的肌肉量、條紋線條分明、爆血管的股二頭肌，很有可能在未來只會成為常態而非特例。

儘管兩腳站的有些微分開，但股二頭肌越發達，你的雙腿越有可能在內側互貼。從側面來看，發達程度良好的股二頭肌會在大腿的後側和前側之間分出一道清晰的線，而這也是一位健美運動員是否成功做到高品質腿部訓練的明確指標。

發展大腿後側肌群的基本訓練就是腿部彎舉。這可以透過躺著（通常會兩腿一起進行）或站著（一次練一隻腳可以有更好的孤立訓練）來完成。但是這塊肌肉在深蹲或弓箭步時也會使用到，尤其當你練到活動幅度較低位置的時候，會更為明顯。

想要完全伸展股二頭肌，我建議做直腿硬舉和槓鈴早安，這2項都是下背部的基本訓練，但也能夠加強大腿後側和臀肌的肌力。

別忘了股二頭肌對於各種衝擊原則的反應也很好，你可以搭配如遞減法、行程縮減和強迫重複次數、超級組等等方式來練。你越是刺激這塊重要的肌肉，你越是能夠看到進步。

初階和進階訓練計畫

在初階訓練計畫中，我只規劃了能夠訓練到每個腿部重要肌肉的基本運動：深蹲、弓箭步和腿部彎舉。前2項運動組合起來，對於增強大腿前側及臀部的肌肉尺寸和肌力有很好的效果，而腿部彎舉則是最能夠直接刺激大腿後側的方法。

但不要因為上述的訓練動作被安排在初階訓練裡，就認為它們只適合初學者。不論你進階到什麼程度，想要建構和維持巨碩的大腿，這些訓練仍然不可或缺。除非是專門針對弱點的特殊訓練，否則你永遠會需要這些基本動作。

在進階訓練計畫中，你需要用不同方式來練深蹲。例如前蹲，強迫自己保持背部打直，能夠換個方式刺激肌肉。在哈克深蹲中一次蹲到最低，能夠刺激大腿下半部，以及有助於分離股四頭肌和股二頭肌。不同種類的深蹲能夠以不同的角度刺激雙腿；例如針對股二頭肌的直腿硬舉，能夠幫助你持續加大對這塊肌肉所施加的訓練強度。

由於腿部的訓練非常耗費心力，因此良好的體能狀態尤其重要。剛開始訓練時，光是一點腿部訓練對你來說可能就很辛苦了。但隨著時間過去，當你變得更強壯、體力更好時，就算進階訓練計畫或備賽計畫再困難，也仍舊在你升級過的能力負擔範圍之內。

賽事訓練計畫

當你開始為了比賽作準備，你需要留意更多會影響腿部發展的層面，例如飽滿的肌肉形狀、更多的條紋和橫紋、完整的肌肉分離

度、腿部肌肉量的發達程度和其他身體部位的比例。想要達成以上目標你需要更投注於腿部訓練,透過任何你能想到的衝擊原則,將原就艱難的訓練推向幾乎不可能達成的極致。

例如超級組腿部訓練,能夠完全把你榨乾。大腿是人體最大的肌肉,當你開始連續做2-3組甚至更多中間沒有任何休息的訓練,幾乎很容易就能把自己搞得筋疲力盡,除非當下你的狀態很好。你也可以透過深蹲超級組、腿部伸屈超級組來刺激這塊肌肉,或是前後重複弓箭步和腿部彎舉。但這些高強度的訓練都為了同一個目標:盡所有可能去發展大腿的每個部分。

到這個程度,你必須對自己完全誠實,觀察自己的大腿,並精準的評估它的發達程度,是剛好及格、超乎預期還是完全不滿意。奪冠的關鍵在於及早對症下藥,並趕快修正這些弱點,而非一直置之不理直到為時已晚。

賽事訓練計畫是用來教你如何控制自己的進步程度。你需要更全面地認識自己的身體構造,並充分認識哪些動作能夠刺激哪個區塊,例如大腿上半部或下半部、內側或外側、股二頭肌的起點、止點或厚度。你需要學習才能夠精確的感受到背蹲舉、前蹲、腿推和哈克深蹲所帶來的效果,以及學著修正你的訓練計畫,提高對你最有效的訓練在其中所占的比例。有了這些知識能幫助你實現全面的肌肉發展,也正是贏得冠軍所需的條件。

請記住,在這個訓練計畫中的所有細節,都是重要的。就算你的訓練計畫會有所變化,把基礎訓練全部換掉也不是個好辦法。背蹲舉可以提升肌肉量,而腿部伸屈加強形狀和線條清晰度,但將兩者結合在一起,並加入其他重要的訓練動作,才能真的為你提供高品質的肌肉發達程度。

賽事訓練計畫不僅是做更多或不同的訓練,而是增加超級組的次數以提升相同時間下的訓練強度。為了比賽,有著顯眼肌肉分離度的腿部線條是非常重要的。我發現想要達到這個境界需要做非常多的超級組:腿部伸屈搭配背蹲舉、前蹲搭配腿部彎舉、哈克深蹲搭配腿部彎舉。進行如此高強度的訓練,會在組數進行過程考驗你對勝利的渴望,但這也是達成目標的最佳方法。

我不會經常在大腿訓練時使用遞減法,但如果你是在為比賽作準備,那就很有效。多年前,當我希望提升自己的大腿線條時,我試著在一個滑行哈克深蹲器材上作實驗,我放上剛剛好能讓自己只做6

下的重量，休息一會兒，再接著做 6 下。透過這個方法我最終做了 5 組共 30 下，讓我的股四頭肌有被完全耗盡的感覺。這個方法也可以套用在腿部伸屈上。

因為腿部有著驚人的耐力，將遞減法持續套用在你的組數中，能有效的榨乾每一絲尚有餘力的肌肉。有些器材在如此訓練的情況下特別好用，因為你可以透過抽掉插銷來快速更換重量，且可以將腿部逼到筋疲力盡也不用擔心最後失去對重量的控制。你也可以在背蹲舉時，減少槓鈴上的槓片也有異曲同工之效，雖然這有可能會是你此生做過最嚴酷的訓練。

1971 年，我的大腿訓練獲得了最大幅度的進步，當時除了肌肉量，我最需要的是更明顯的肌肉線條清晰度和分離度。所以我開始做腿部伸屈接著背蹲舉的超級組腿部訓練。我賣力地做腿部伸屈，所以當我做背蹲舉的時候感到又無力又累。我的大腿快要廢掉，甚至連 159 公斤都難以扛住。但我繼續訓練，不久之後，便可以在腿部伸屈後馬上接著做大重量背蹲舉，在這樣新的刺激下，我的大腿也產生了極大的反應。另一個對我來說很有效的超級組組合，則是背蹲舉後，馬上接著做腿部彎舉。

若想要加強膝蓋以上的大腿肌肉，我總是會推薦哈克深蹲，尤其是針對賽事的訓練。哈克深蹲能建構最大的肌肉量、線條清晰度及肌肉分離度。我從史蒂夫‧瑞夫斯身上見識到了哈克深蹲的優點，他發現想讓腿部達到賽事級別的狀態，這是個絕佳的訓練。

湯姆‧普拉茲有一項能將腿部的耐力推向極致並徹底練爆肌肉的方法。例如當他在做腿部伸屈時，他會在能力範圍內盡可能做最多的次數。接著，當他開始感到疲憊且沒辦法再做任何全部活動幅度的動作時，他仍繼續在可行的活動幅度內做他的訓練組——3/4 程、1/2 程到 1/4 程。最終，他氣力耗盡攤在器材上，但你可以看到他的腿仍在收縮，一次移動一點點重量。直到他的股四頭肌完全力竭、沒辦法移動一絲一毫的重量，他才會停止。這便是他使用行程縮減組的方法，比起減輕重量，他反而選擇減少活動幅度。

普拉茲對腿部的高強度訓練，就是他能夠比他人卓越的原因。舉例來說，他會在槓鈴上負重 315 公斤，做最多 35 次的背蹲舉，休息不到 60 秒再做 25 次，接著做幾組能將腿部逼向極致的腿部伸屈和腿部彎舉、哈克深蹲和腿推、嚴苛的小腿訓練，最後騎 32 公里的自行車來結束他的腿部訓練。

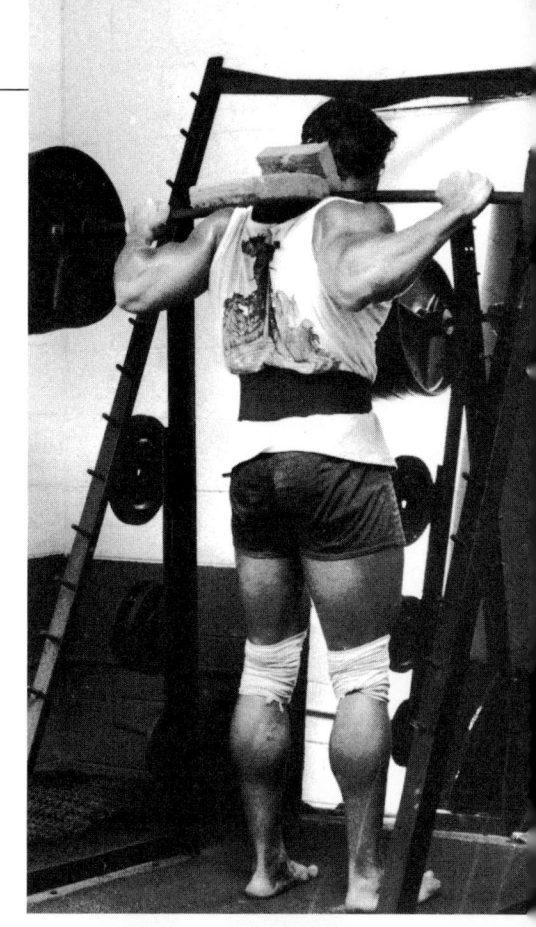

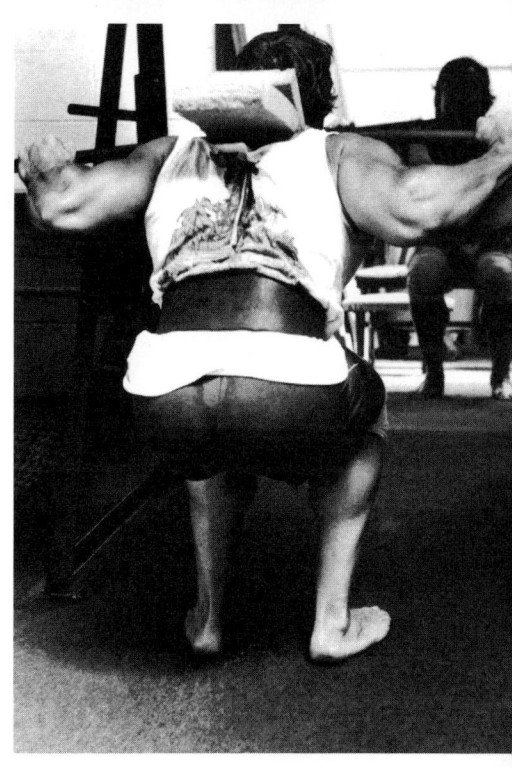

要建構巨大的肌肉，你需要大重量訓練。有段時間，僅僅是為了讓我的大腿圍能增加 2.54 公分，我會在做背蹲舉時背到 227 公斤。

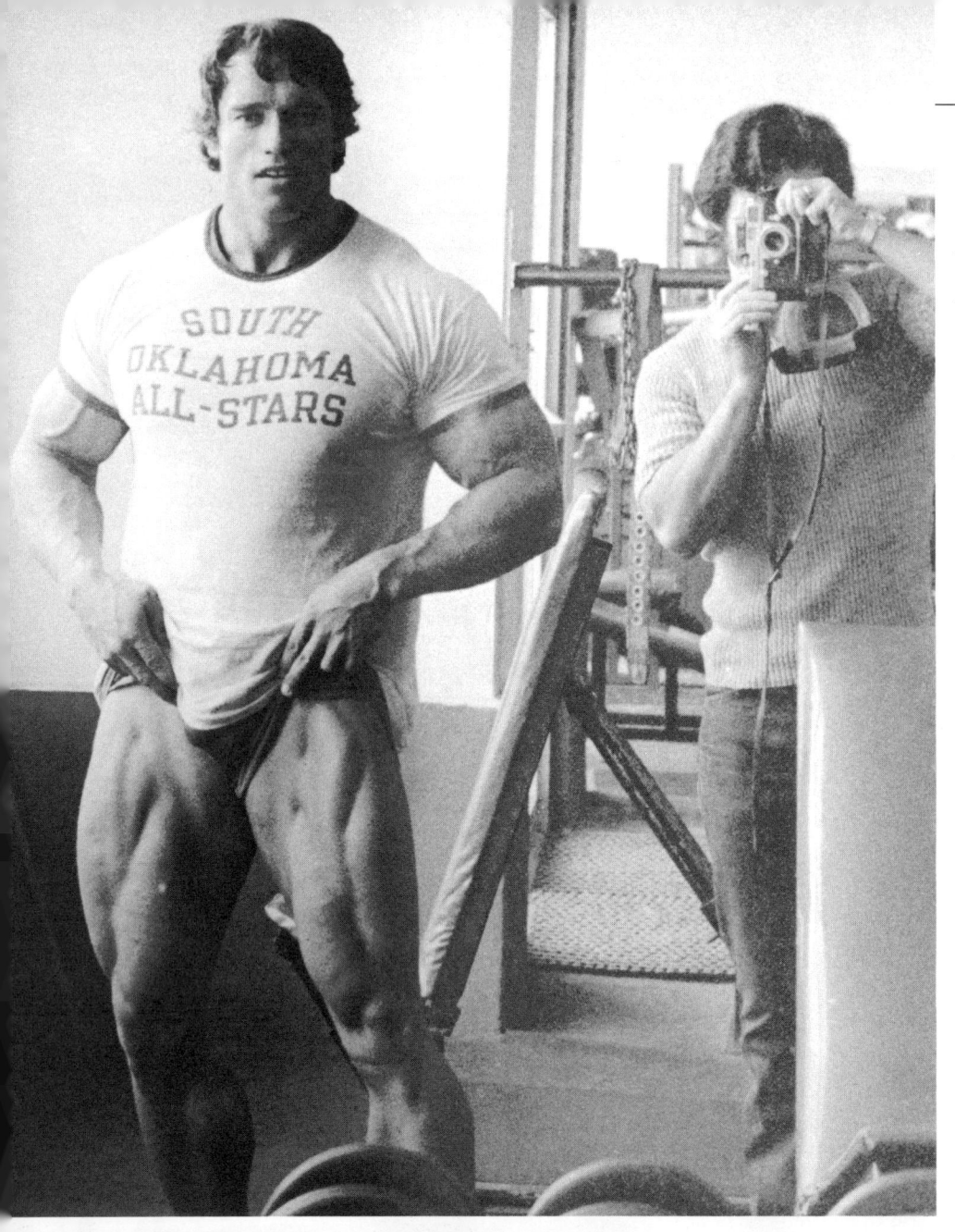

那天能夠在約翰·巴利克（John Balik）的鏡頭下繃緊大腿肌肉，讓我特別開心，但我也永遠歡迎任何能在鍛鍊中繃緊肌肉的理由。完成每組訓練後，我喜歡站在鏡子前並繃緊我正在訓練的肌肉。盡可能繃緊這些肌肉，讓線條清晰度最大化，尤其是大腿。

肌肉僵硬？看看湯姆·普拉茲驚人的柔軟度。

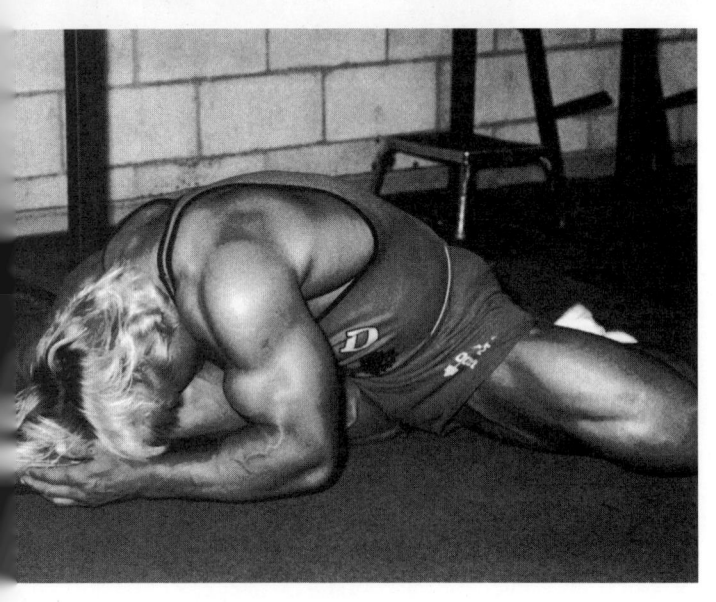

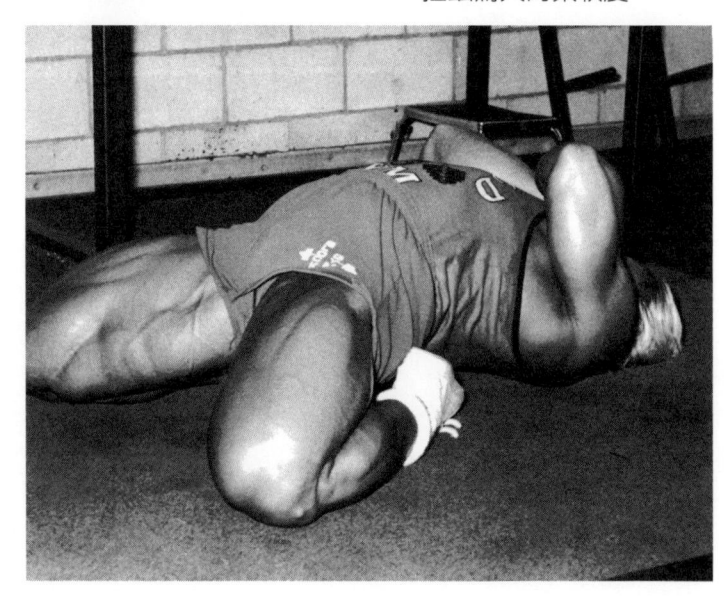

這只是冠軍們用來鍛鍊大腿的一些方法。想發展高品質的雙腿需要具備刻苦的訓練、對於技巧的充沛知識，以及善用所有衝擊原則，以達到最高強度的刺激，例如使用腿部伸屈、腿部彎舉、哈克深蹲或器械式深蹲來做強迫反向用力訓練，這些動作都是在器材上完成，能讓你安全地執行訓練技巧；或是在鍛鍊課程中加入穿插組，穿插背蹲舉這類動作 8 組、10 組，甚至更多組；或是讓你的股四頭肌預先疲勞，先做完腿部伸屈之後，在大腿肌肉痛到尖叫的時候，馬上接著做背蹲舉。想要將雙腿推向極致的發展，需要擁有勇氣、技巧和想像力。

每位健美運動員都必備的條件，理所當然就是大腿的肌肉量和發達程度。我記得有段時間我全身的發達程度都很好，但就是不夠壯。為了增加所需的肌肉量，我在腿部例行訓練中加入了許多大重量背蹲舉，尤其是半程背蹲舉。半程背蹲舉可以讓你使用大重量，真的讓腿部做上高強度的訓練，但又不會有膝蓋受傷的風險。不論何時你想建構肌肉量，你就需要依循著基本的爆發力原則做訓練：較少的次數和組數，較長的組間休息時間，但要增加重量，並搭配槓鈴或在器械上完成的全程背蹲舉、半程背蹲舉及前蹲等等重要的爆發力訓練。你也可以在器械上完成腿推，並加上超級大重量來作為爆發力訓練。

伸展和繃緊肌肉

當你在比賽中看到健美選手因為疲勞而抽筋時，通常是腿部肌肉最先出問題。這些又大又強壯的肌肉群，需要大量的訓練才能培養出足夠應付連續數小時擺出腿部姿勢的耐力。

努力練習擺姿勢和鍛鍊中持續繃緊肌肉，有助於你獲得現代健美運動員那樣的肌肉分離度和橫紋。然而，你越是收縮這些大塊肌肉，他們越有可能變短，因此透過伸展動作來拉長這些肌肉的長度，也是同等重要。事實上，所有頂尖的選手都會做很多的伸展，來讓雙腿更加完美。再一次，以湯姆·普拉茲作為例子，像他就會在腿部鍛鍊之前花 15 分鐘伸展，且結束之後，會再做一次伸展。

但你也可以在鍛鍊過程中做伸展，只要你做的動作正確，例如在腿部彎舉之後接著做直腿硬舉或槓鈴早安，能讓你伸展股二頭肌，確保做背蹲舉或哈克深蹲時，有做到動作最底部，以及腿推時，膝蓋要盡可能朝胸部靠近。

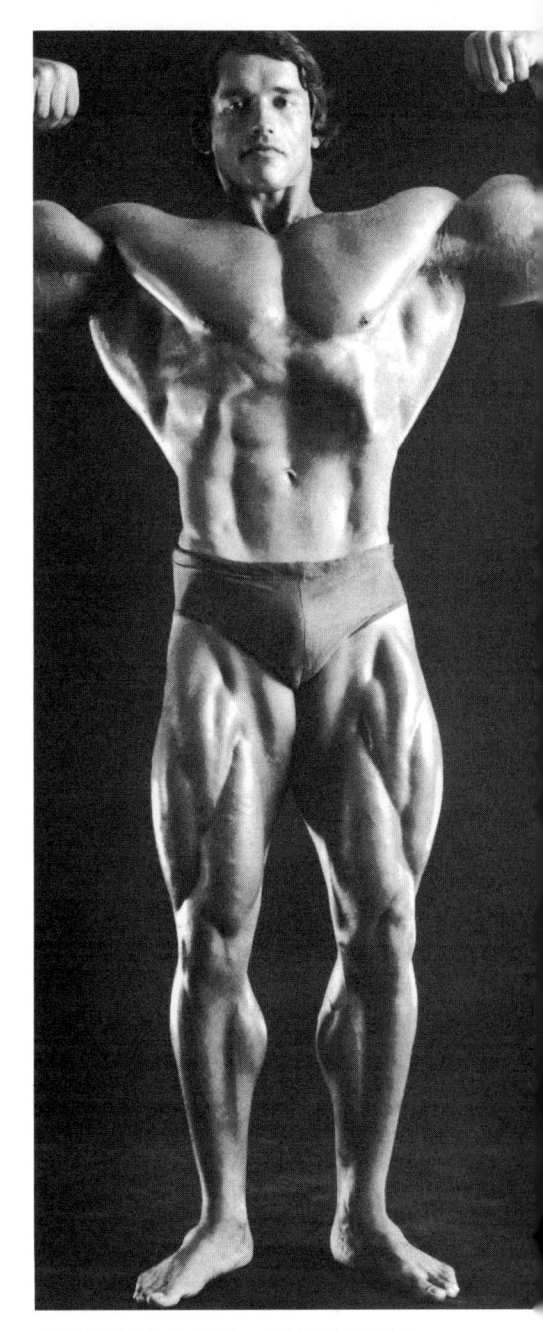

我最初開始參賽時，腿部算是我的弱點，但經過許多努力，遵循優先訓練原則，以及任何我所能學到或發明的衝擊原則，不斷鍛鍊我的大腿，情況開始有所改變，到了 1970 年初，我的大腿發達程度就不再是個問題。

針對弱點的訓練

由於腿部肌肉如此龐大又複雜，幾乎每個健美運動員都會在職涯的某個階段發現一些弱點。所以有必要分析問題為何，以及認識到有哪些動作和技巧能夠修正弱點。

大致上來說，我會推薦用優先訓練原則來訓練腿部。腿部訓練相當費力，若你想獲得最大的效果，最好在體力最佳和強壯的時候訓練它們。擁有一位能將你逼向極限，並適時提供協助的健身夥伴也很重要。

針對不同部位，我推薦以下的腿部運動：

針對大腿下半部的發達程度

由於膝蓋完全彎曲時，大腿下半部的爆發力最強，因此我建議做以下訓練動作，並採用 3/4 程的動作，即下蹲時完全蹲到底，但起身時只做到 3/4。

做背蹲舉（深蹲）、哈克深蹲和腿推。

做腿部伸屈，將重點放在讓雙腿向後彎到底，再將大腿伸展出去，直到讓大腿下半部做到最用力的位置。

針對大腿外側的發達程度

做前蹲。

做哈克深蹲。

做任何一種背蹲舉（深蹲）或腿推，腳趾要向前，雙腳腳掌要靠攏。

做腿部外展機或動作。

針對大腿內側的發達程度

做許多弓箭步，這是一項非常有效的大腿內側訓練。

做直腿硬舉。

做任何一種背蹲舉（深蹲）或腿推訓練動作，腳趾要向外，雙腳腳掌距離要較寬一些。

做腿部內收機或動作。

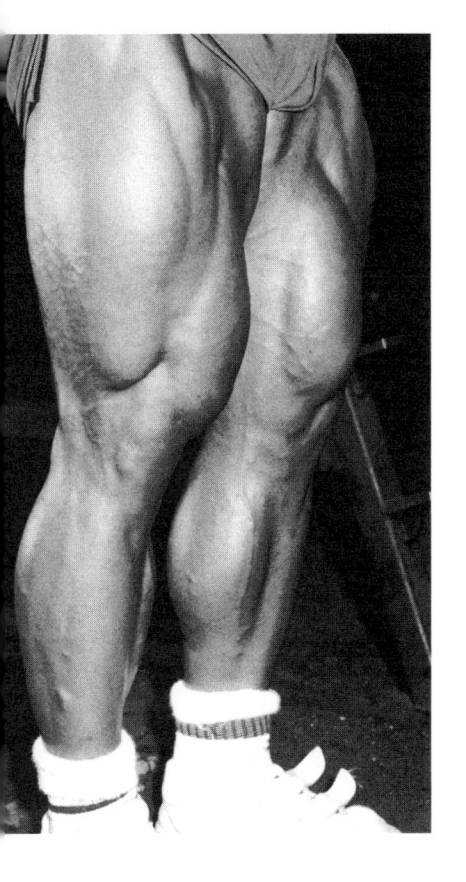

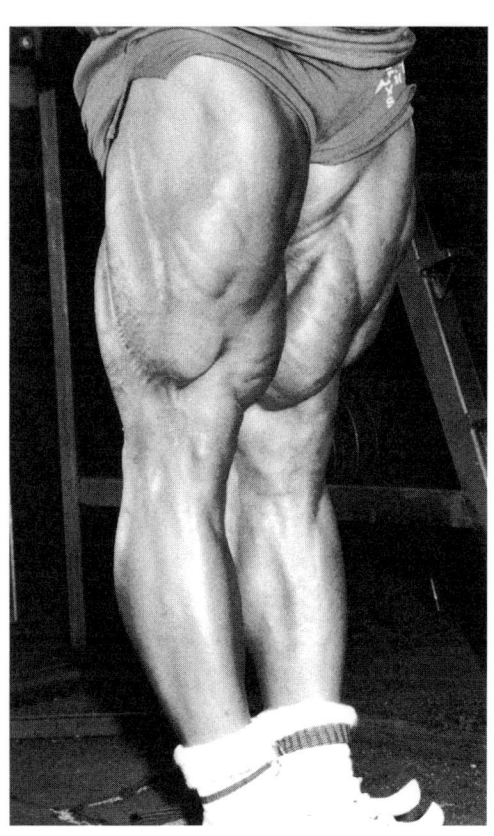

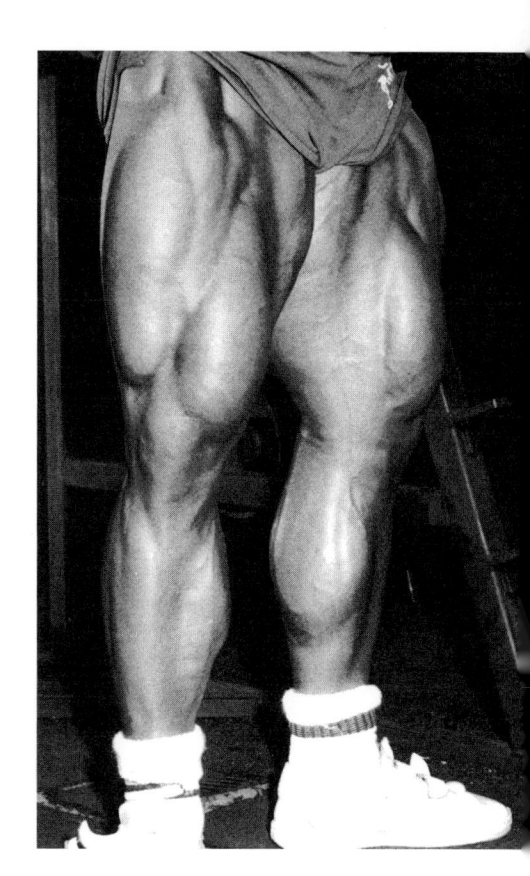

針對大腿前側肌肉

做哈克深蹲,並在腳後跟下方墊一個小木條,給股四頭肌施加更多壓力。

做西斯深蹲。

為了增強大腿,做腿部訓練時,以下改變腳的位置也很有幫助:

針對整體大腿的發達程度

雙腳腳掌與肩同寬。

腳趾些微朝外。

針對大腿外側(股外側肌)的加強

雙腳腳掌靠攏。

腳趾朝前。

針對大腿內側(內收肌)和大腿前側(股內側肌)的加強

雙腳腳掌較寬一些。

腳趾朝外的角度加大。

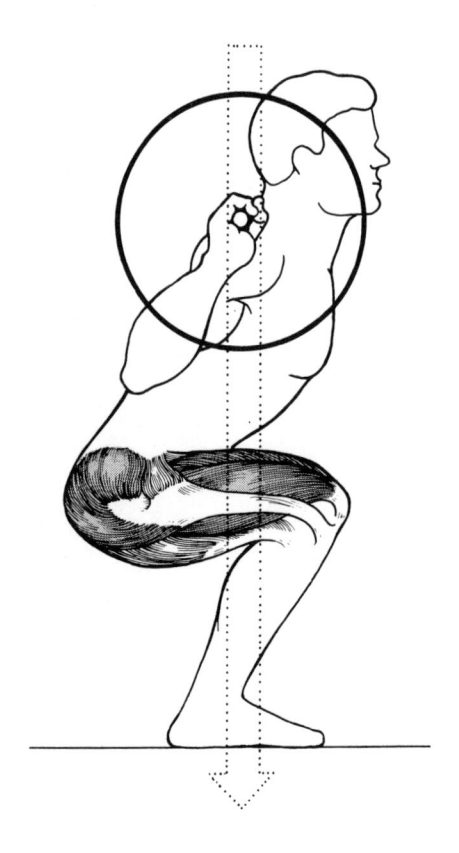

想在背蹲舉中獲得最大成效，槓鈴應該要維持在雙腳垂直向上的位置。當你彎曲膝蓋向下蹲，要確保頭朝上，後背要挺直。這樣就能讓下背部不參與動作，單純讓雙腿及臀部承受壓力。

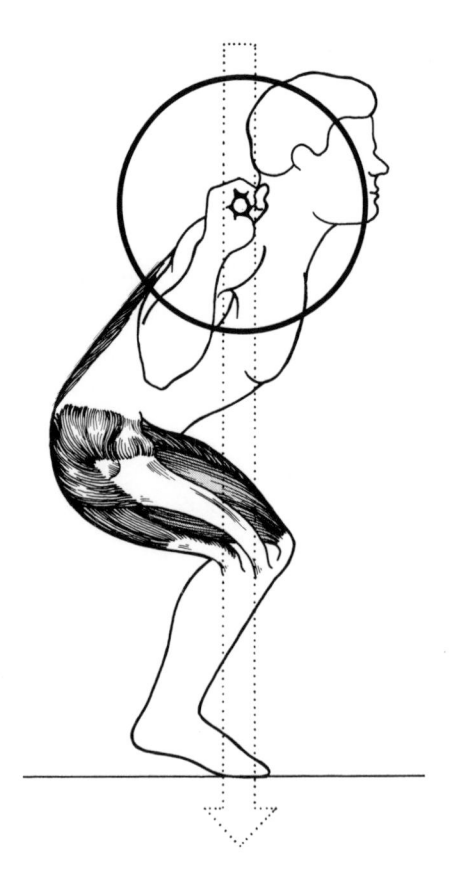

如圖所示，頭部些微向前傾，會讓下背部承受額外的壓力，使大腿的壓力減少，但大腿才是你真的想訓練的地方。雙腿較長的健美人比雙腿較短的人更容易有這個問題。

腿部訓練動作 Leg Exercises

背蹲舉／深蹲 (SQUATS)

訓練目的：建構腿部肌肉量和肌力，尤其是大腿。全部活動幅度的背蹲舉是一種能針對下半身的傳統增肌訓練，但主要針對股四頭肌的 4 個頭作增強。

操練方式：①槓鈴放在龍門架上，走到下方將槓鈴靠在肩膀後方，抓住槓鈴保持平衡，向上升，將槓鈴抬起，並離開龍門架。做這個訓練時，可以將雙腳平放於地面，或是腳後跟墊著一個小木條支撐。②保持頭部抬高、背部挺直，彎曲膝蓋放低身體，直到你的大腿稍低於水平面。再從這個位置，將自己推回起始位置。

當你還在學習這個新動作，讓自己在動作中低於水平面尤其重要，如此才能在整個運動過程中，使肌力提升。若在初學階段就蹲不夠低，在未來使用更重的重量時，很可能會害自己受傷。雙腳的位置的確會影響背蹲舉時的哪一塊大腿肌肉會被刺激得最徹底：站距較寬一些，能鍛鍊大腿內側，而站距較窄則能鍛鍊大腿外側，腳趾向外則可以刺激大腿內側。若想獲得最大的爆發力，基本站姿便是雙腳與肩同寬，腳趾些微朝外。

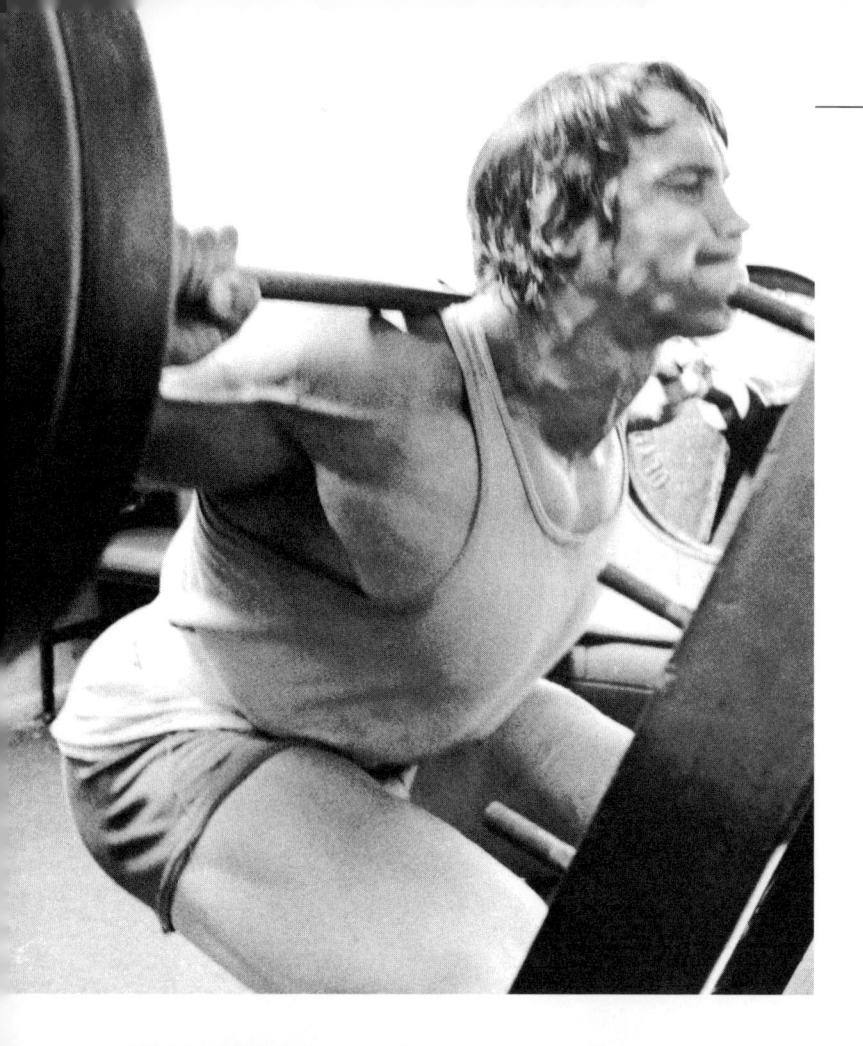

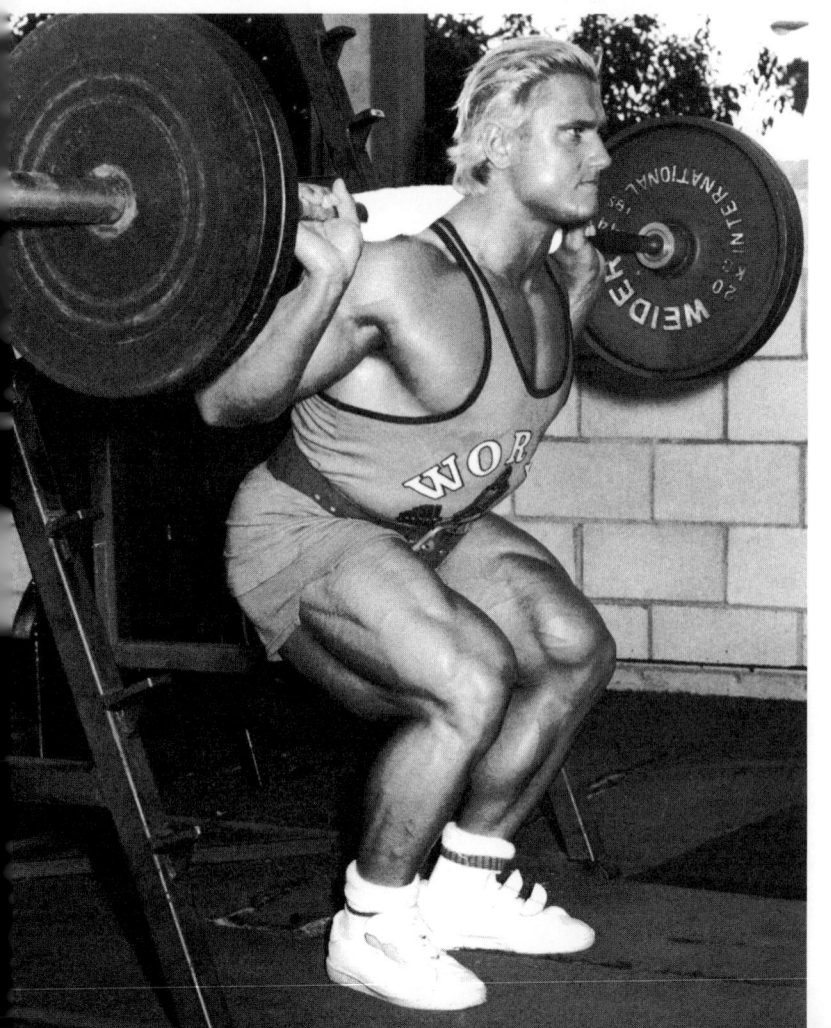

大重量背蹲舉／深蹲
(HEAVY SQUATS)

根據你的身體比例，所需的背蹲舉技巧也會有所不同。由於我的身高關係，每次做大重量背蹲舉時，我都必須向前傾更多，讓下背部更加強烈地參與運動。理想上，你應該在背蹲舉時盡可能將背部挺直。像佛朗哥·哥倫布和湯姆·普拉茲，都能夠輕易保持做背蹲舉時，臀部與槓鈴呈一直線，而不是像我這樣槓鈴向前，而臀部向後翹。在我的例行訓練中，我總是加入許多前蹲動作，以確保我有訓練到股四頭肌。

半程背蹲舉／深蹲 (HALF SQUATS)

訓練目的：增加額外的肌肉量和大腿的爆發力。

操練方式：這個動作的基本原則和一般的背蹲舉一樣，但你只蹲一半，這能讓你做更重的重量。

器械式背蹲舉／深蹲
(MACHINE SQUATS)

訓練目的：增強股四頭肌。當你在器械上做深蹲時，你能做很高強度的大腿鍛鍊，但又同時不會對膝蓋和下背部施加過多的壓力。有許多機器是為了模擬深蹲動作而設計。它們使用各種技術來產生阻力，包括重量、摩擦力，甚至是空氣壓縮。就我而言，我總是偏好在史密斯機做器械式背蹲舉。

操練方式：①肩膀靠在槓鈴下方，起身保持站立姿勢。將雙腳擺放在適當的位置，以達到想要的運動效果。（參見第495頁）②彎曲膝蓋，向下深蹲，直到大腿比水平面還低，接著再次往上，回到起始位置。

將腳趾朝外，有助於增強大腿內側。在這個姿勢下平衡槓鈴會有一點難度，但有器械的輔助會相對輕鬆一些。站立時雙腳向前靠一點，有助於孤立股四頭肌，尤其是靠近膝蓋的下半部大腿，且由於你幾乎不用向前傾，也能減少下背部的壓力。

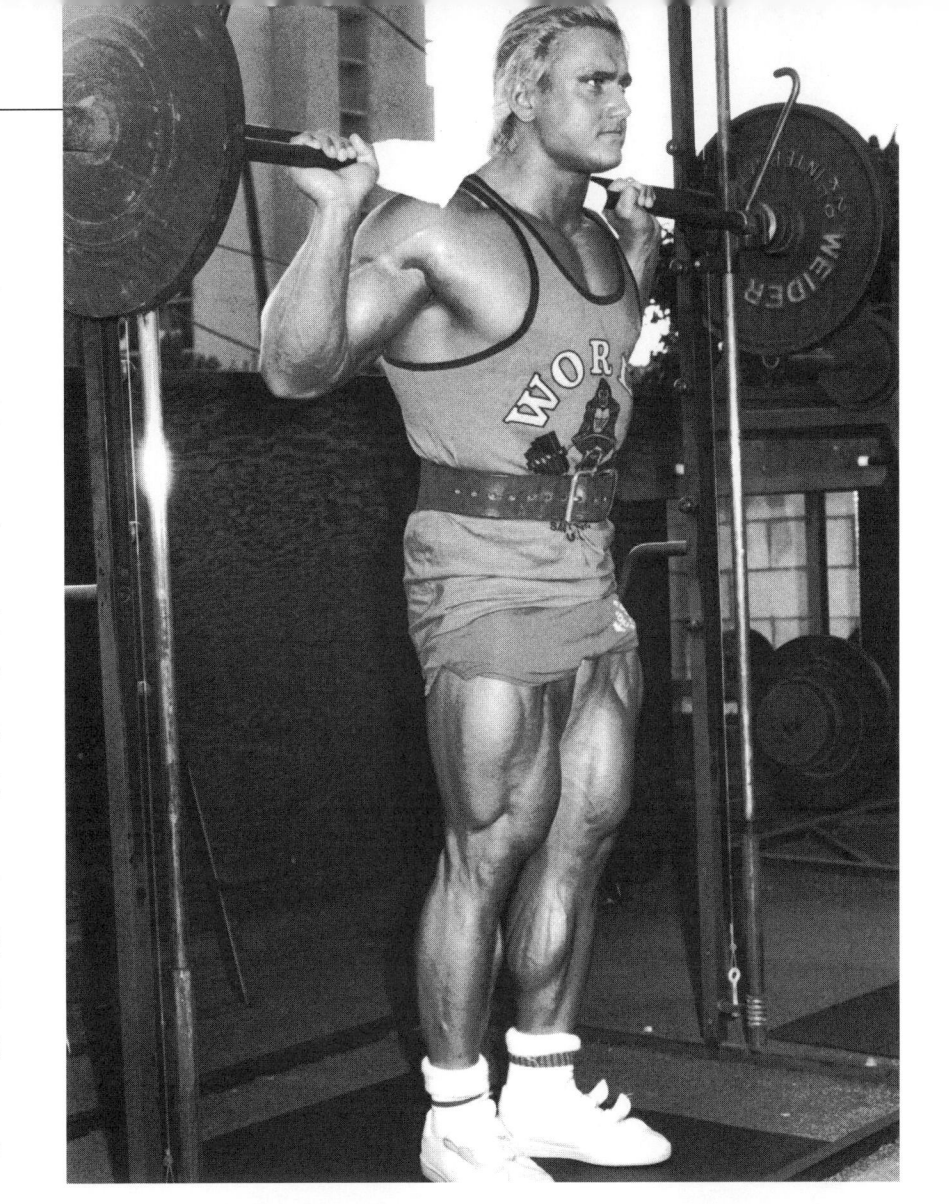

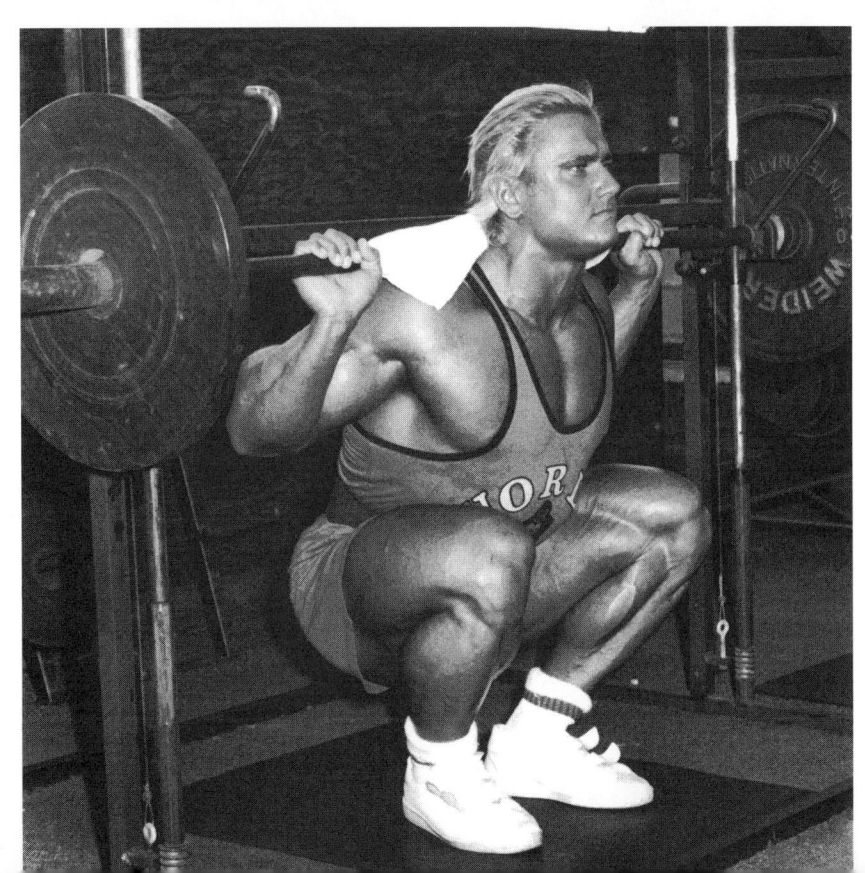

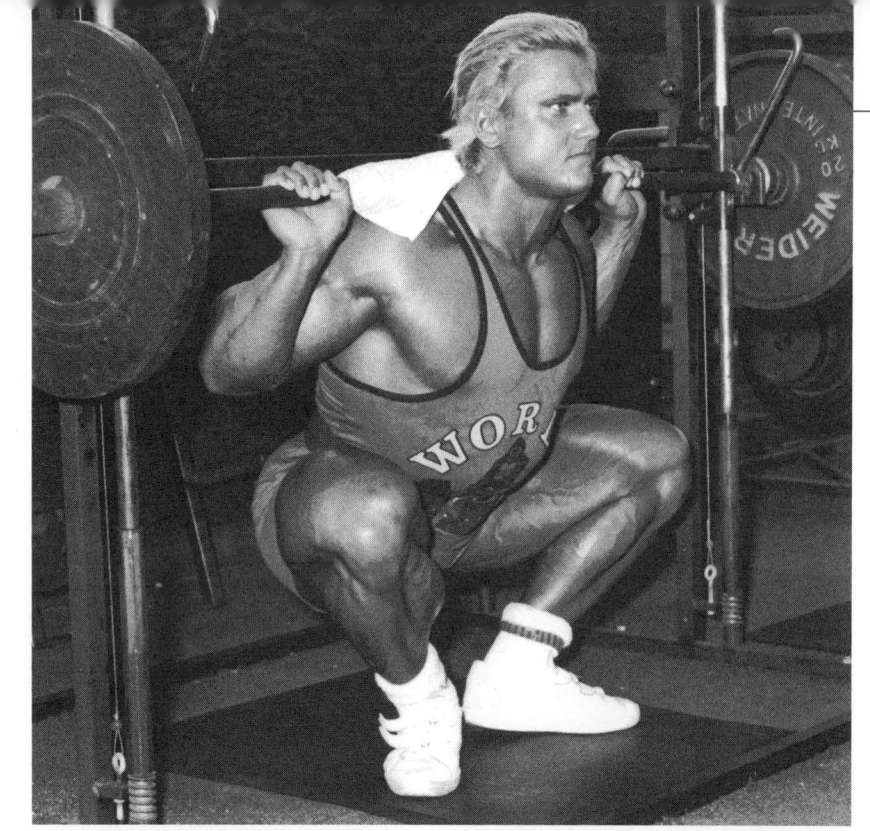

器械式背蹲舉，腳趾朝外。

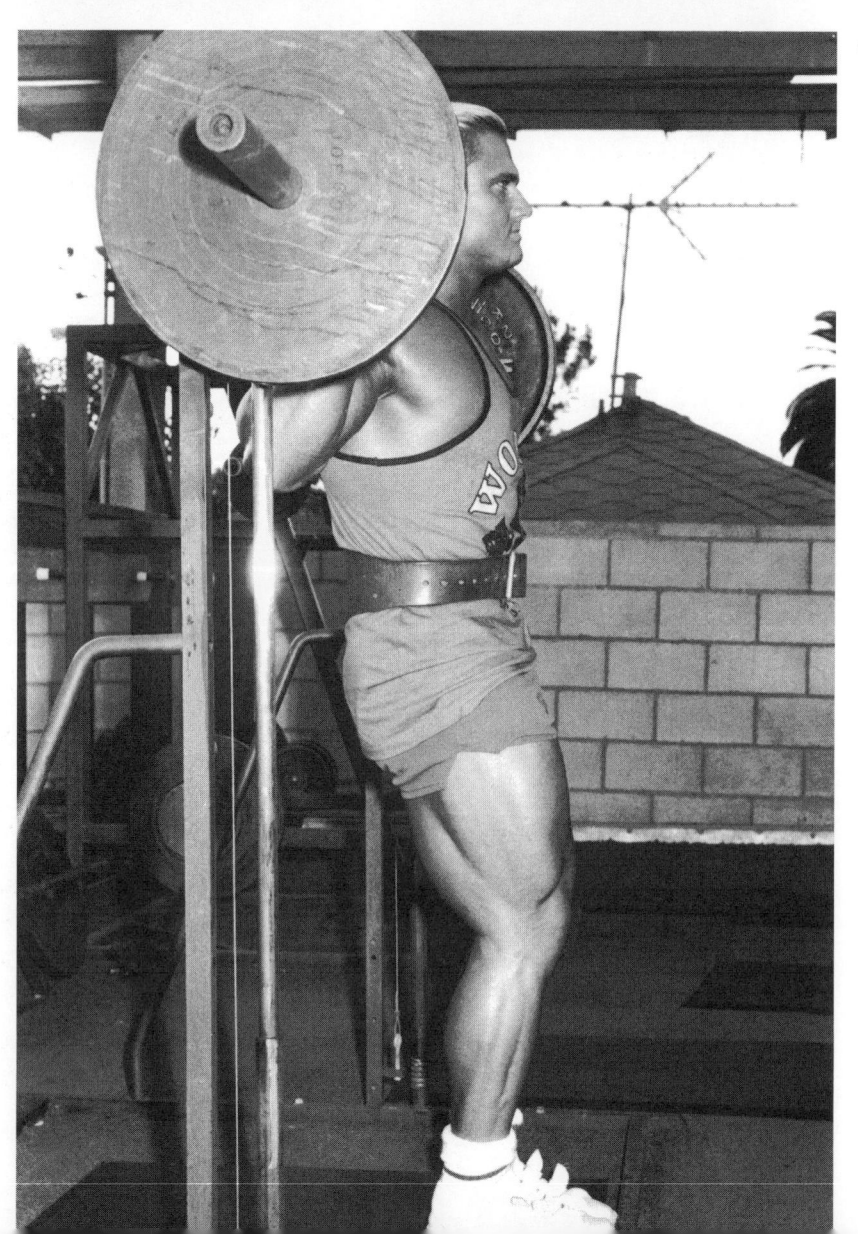

器械式背蹲舉，雙腳靠前。

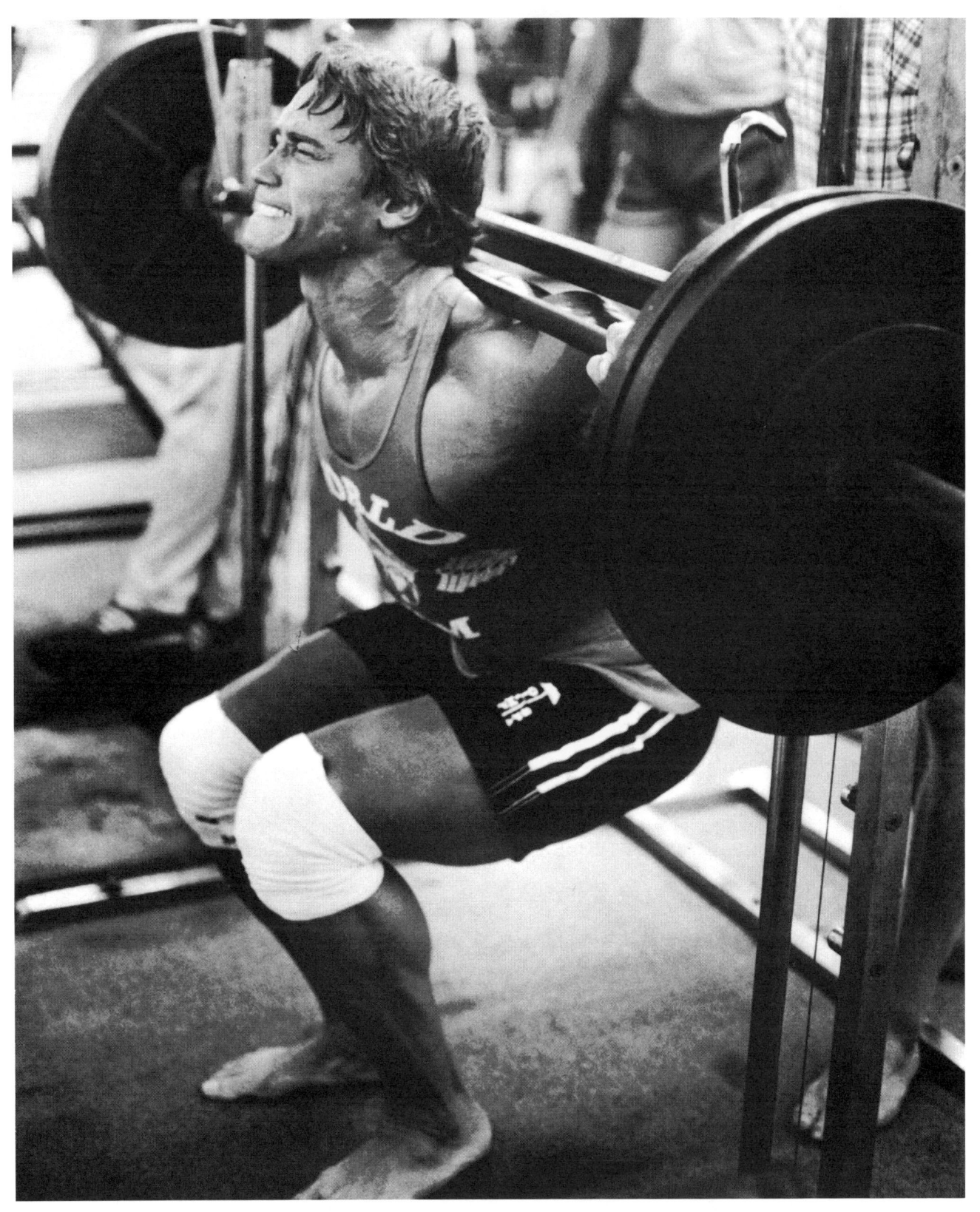

在做大重量深蹲時，包住膝蓋可以提高關節內的靜水壓力（hydrostatic pressure），
有助於預防關節或韌帶受傷。

前蹲（FRONT SQUATS）

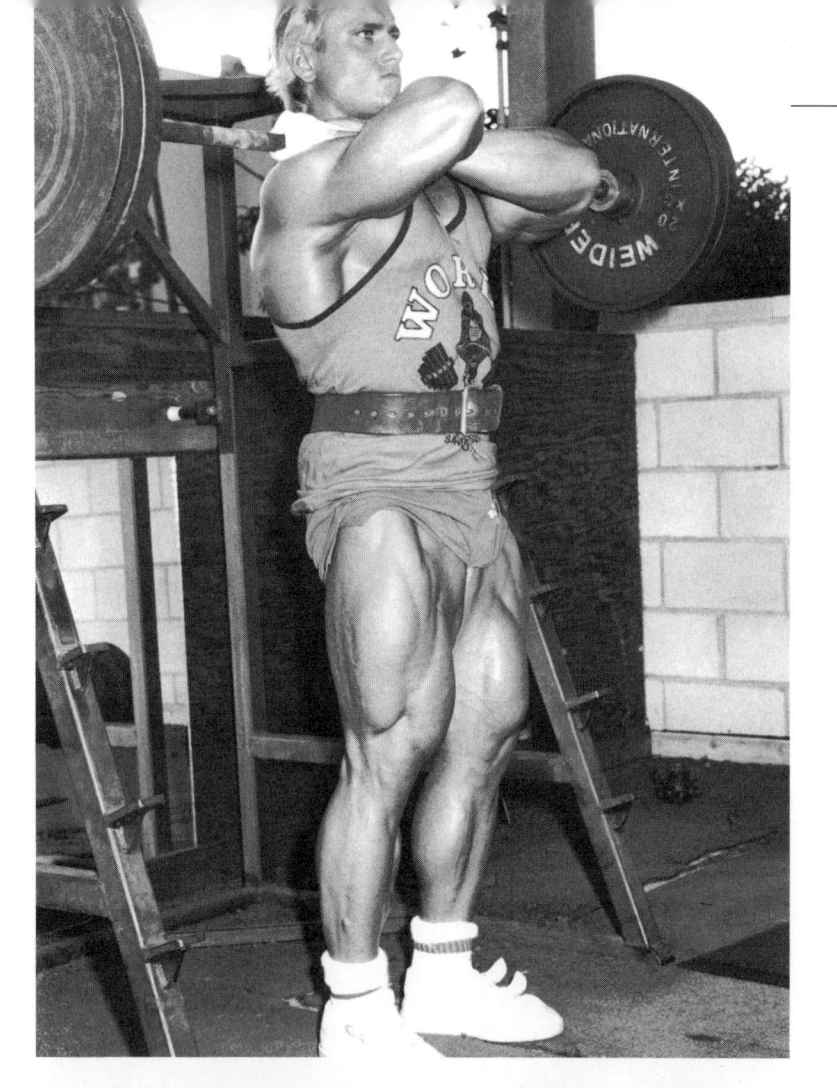

訓練目的： 鍛鍊腿部，特別是大腿。前蹲有助於發展股四頭肌外側的肌肉。

操練方式： ①靠近槓鈴架，手臂置於槓鈴下方，手肘保持抬高，雙臂交叉，用手握住槓鈴固定好。接著將槓鈴從架上抬起。向後退一步，並使雙腳分開保持平衡（若腳後跟墊一塊小木條能提升平衡，我發現這會讓整個訓練更輕鬆一點）②彎曲膝蓋，保持頭部抬高，背部挺直，向下蹲直到大腿低於水平面。接著起身，回到起始位置。嚴格且緩慢地完成這個訓練動作，確保過程中背部都維持挺直。如果可以，盡量在鏡子前完成所有背蹲舉動作，才能檢查背部是否有保持挺直。

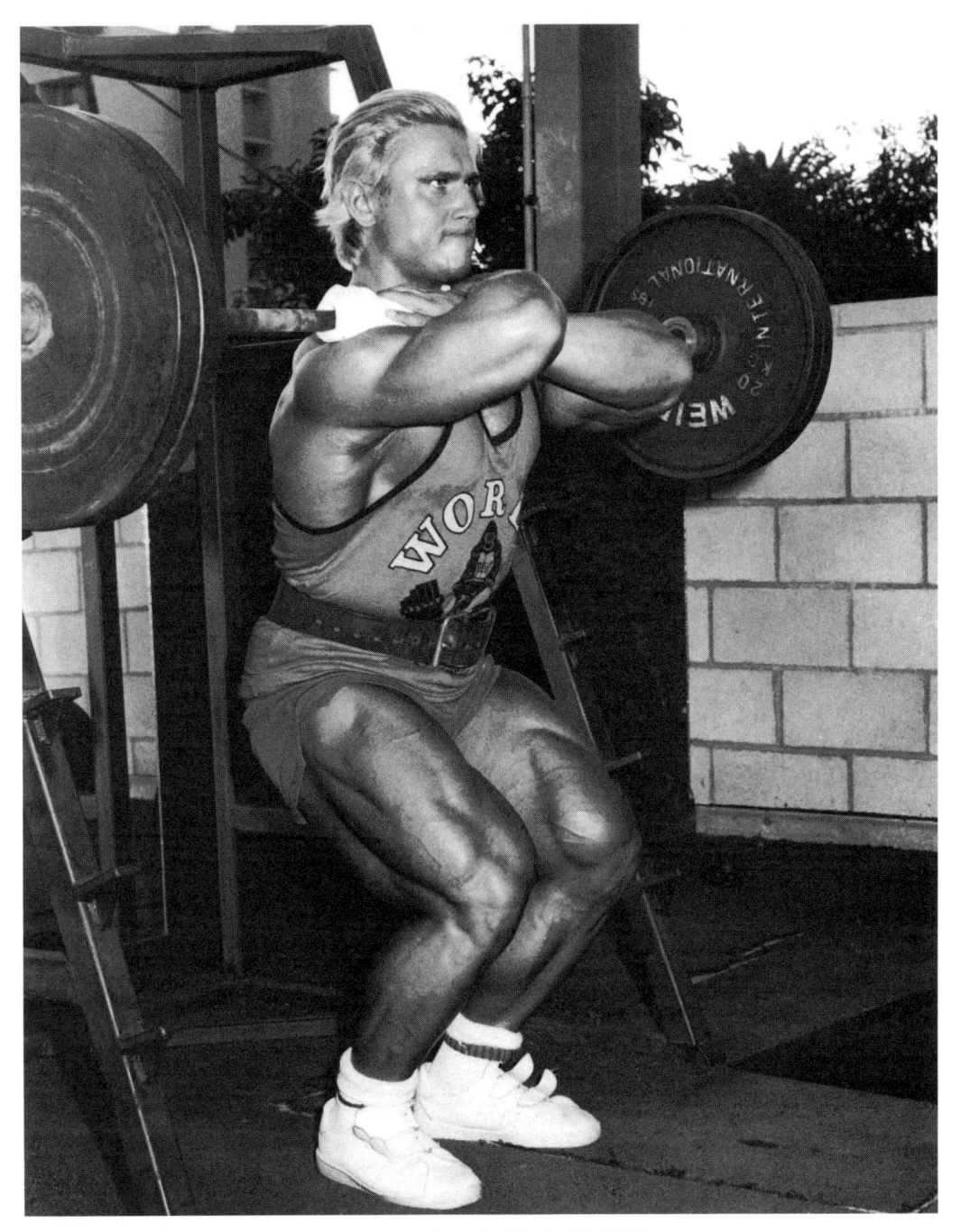

半程前蹲的運動準則和前蹲相同，只是向下蹲的運動範圍減半。

西斯深蹲（SISSY SQUATS）

訓練目的： 孤立股四頭肌下半部。儘管這個動作算深蹲的一種，但是針對腿部的效果很類似於腿部伸屈。你會在股四頭肌銜接膝蓋的部位感受到很大的壓力。

操練方式： ①挺直站立，雙腿微開，手扶著長凳或其他物體作支撐。②彎曲膝蓋，踮起腳尖，接著慢慢朝地面向下蹲，讓你的骨盆和膝蓋朝前，頭部和肩膀則向後。③持續向下，盡可能降低，直到臀部幾乎碰到後腳跟。伸展大腿肌肉，並停留一下子，接著伸直雙腿，回到起始位置。在動作最高點時，用力繃緊大腿肌肉，以達到最佳的線條和發達程度。

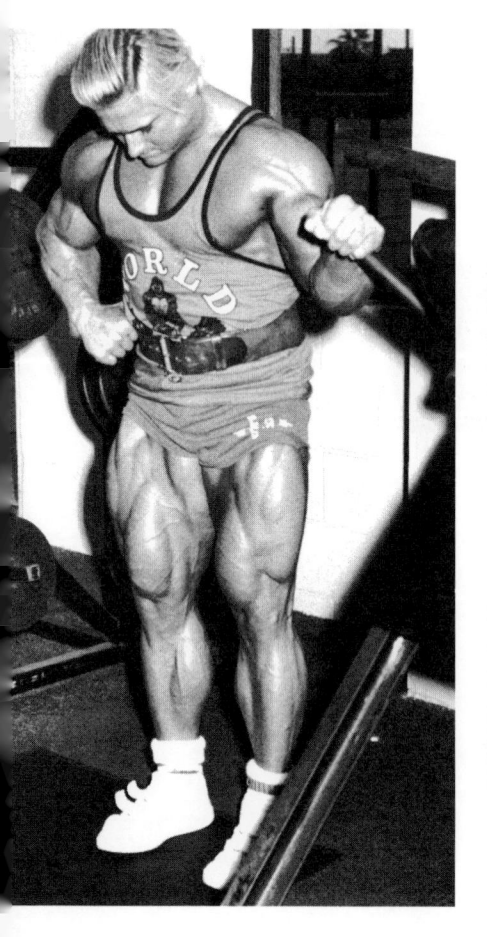

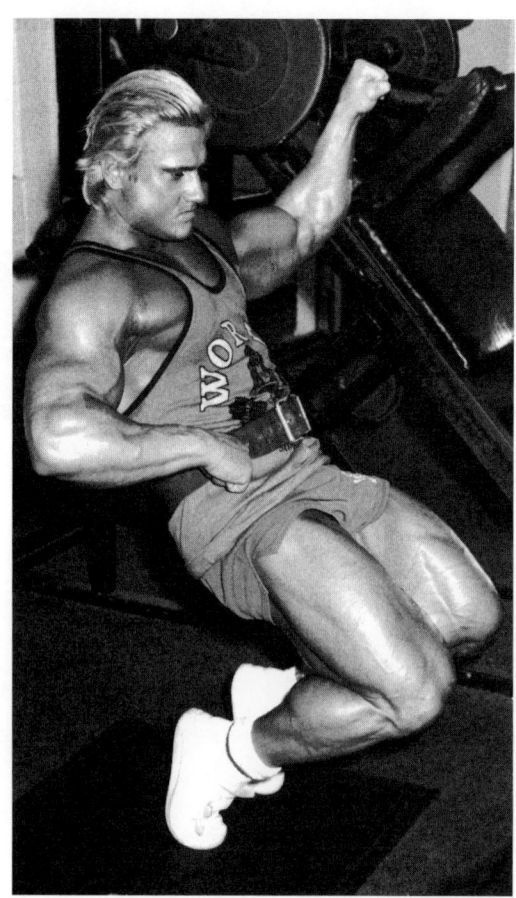

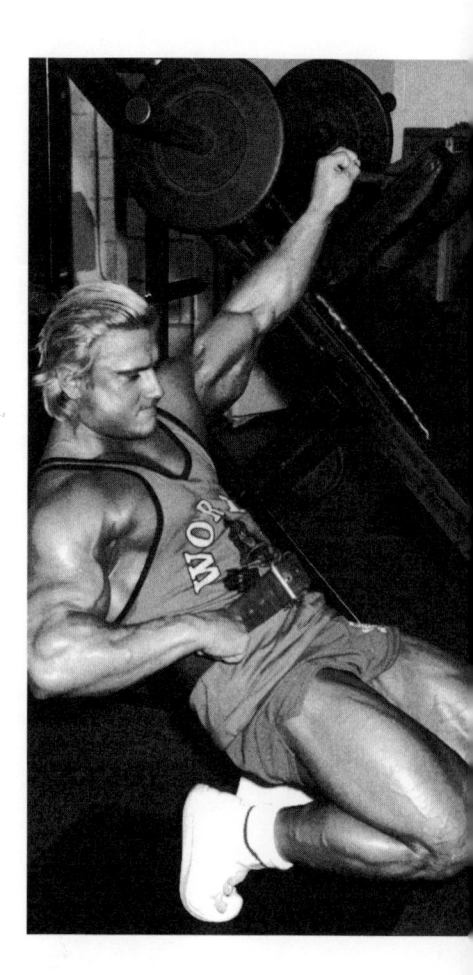

腿推 (LEG PRESSES)

訓練目的：建構大腿肌肉量。若要說深蹲的缺點，那便是會對下背部施加壓力。腿推是能夠避免這個問題的方式，且讓你能用更重的重量做訓練。

操練方式：①使用腿推機，躺在器材上，並把雙腳靠在踏墊上。彎曲膝蓋，並盡可能的放低重量，將膝蓋往肩膀的方向推。②再次將重量向上推，直到雙腿完全伸直。不要養成從膝蓋發力將腿部向上推的壞習慣，或是把手抱在胸前以減少運動範圍。

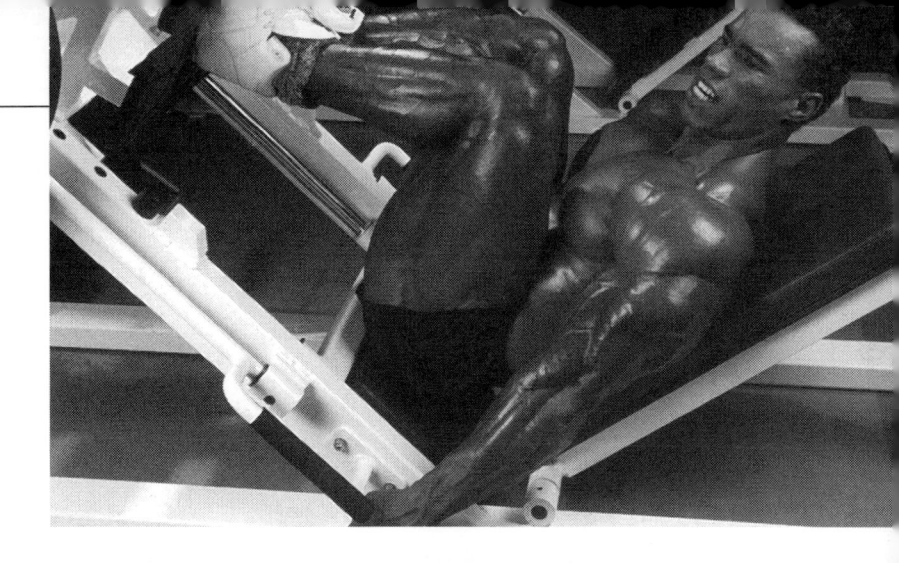

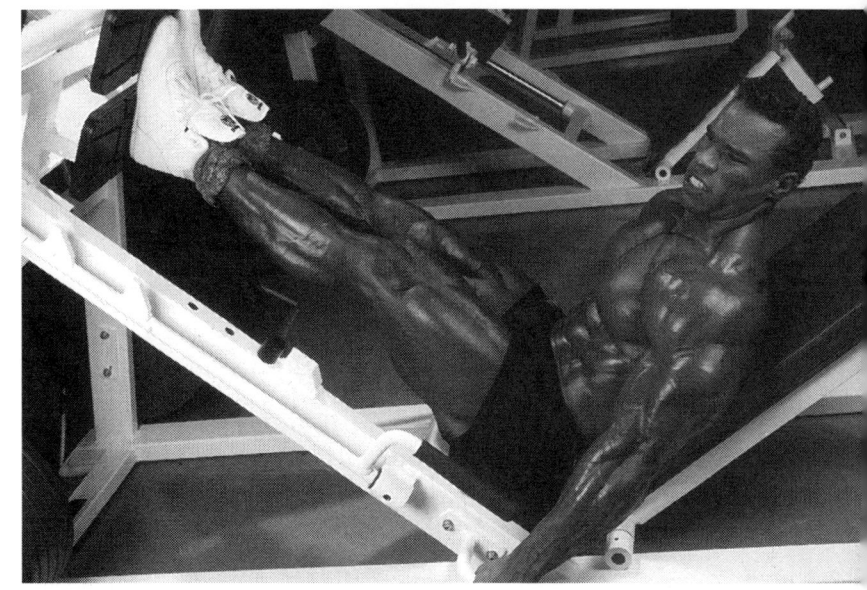

凱文・萊弗隆的示範

腿推變化動作
(LEG PRESS VARIATIONS)

還有許多能夠讓你做腿推的器材。其中有些沿著傾斜的軌道移動，有些則沿著水平方向移動。不論使用哪種器材，盡可能將膝蓋靠近肩膀的動作準則都是相似的。

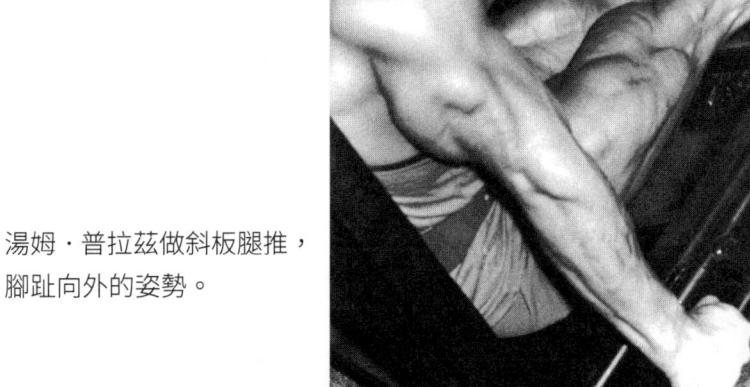

湯姆・普拉茲做斜板腿推，腳趾向外的姿勢。

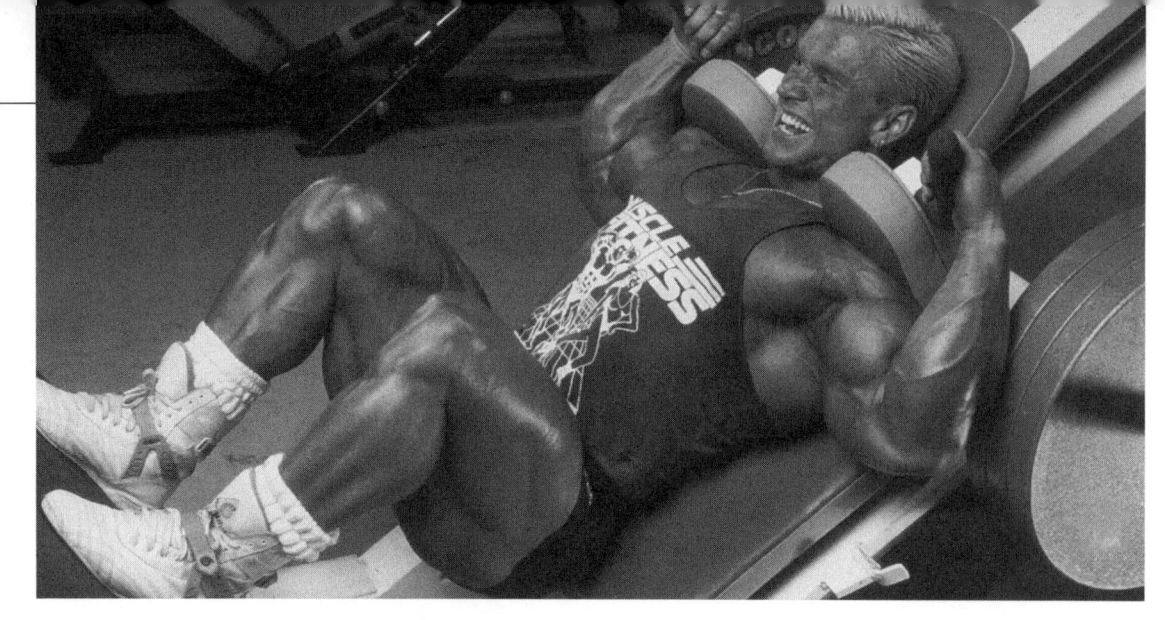

哈克深蹲（HACK SQUATS）

訓練目的：增強大腿下半部。哈克深蹲是個有效鍛鍊底部推舉動作的好動作。

操練方式：①根據你使用的器材設計而變化，有可能是將雙肩固定在軟墊下，也有可能是雙手握住握把。雙腿平行，腳趾些微向外。②使用雙腿向下推，接著將器材向上抬起，直到膝蓋完全伸直再停止。這能使雙腿不斷保持張力。彎曲膝蓋，將自己徹底向下移。你的雙腿最後應該呈現比背蹲舉還要更小的銳角。在所有的訓練次數中，透過徹底向下移動才能夠不停鍛鍊下半範圍。③在最後的幾次動作，照正常的方式向下，但當你往上推時，拱起背部，並把臀部抬離器材，且不要將腿部完全伸直。這會加強股二頭肌和股四頭肌之間的分離度，使你在做側面胸大肌姿勢時，大腿看起來會十分壯碩。

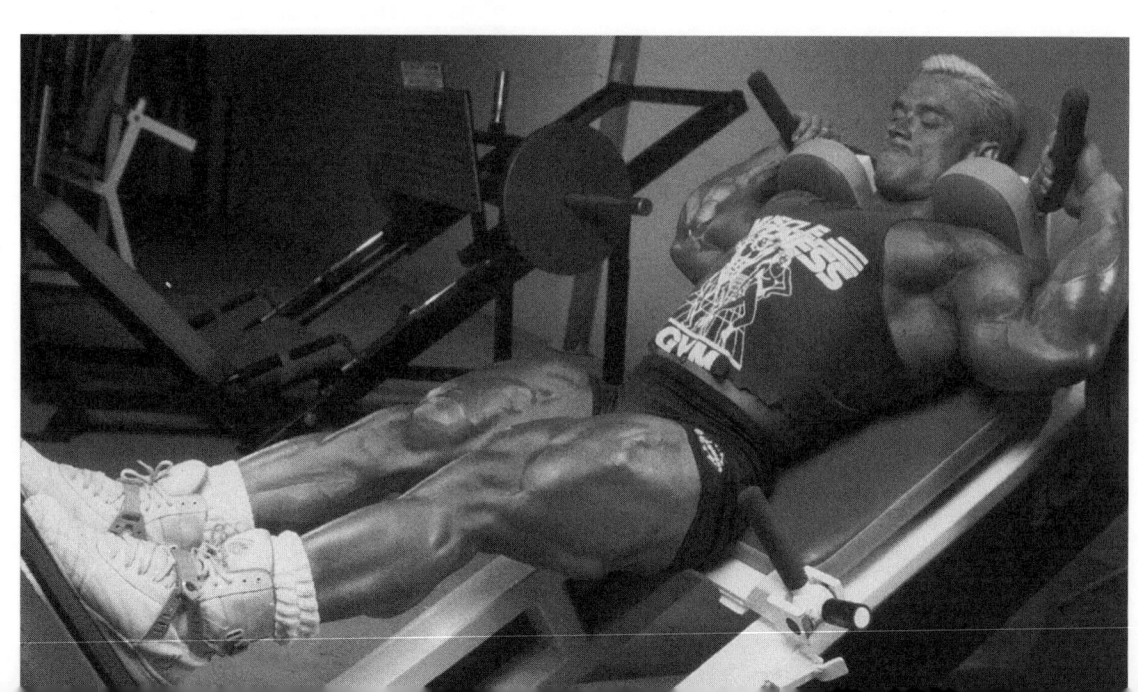

李·普里斯特的示範

弓箭步 (LUNGES)

訓練目的：增強大腿前側肌肉和臀大肌。

操練方式：①握住置於肩膀後側的槓鈴，雙腳併攏，站直。②保持頭部抬高，背部打直，挺胸，向前踏 1 步，彎曲膝蓋，使位於後方腿的膝蓋幾乎要碰到地板。向前踏的距離要足夠長，讓後方腿能幾乎打直。有力又乾脆地將自己推回起始位置，雙腿併攏，並再次將另一隻腳向前踏，並重複動作。你可以單腿先做全部的次數，接著再換成另一隻腿重複動作，或是一組內兩腿交替做。

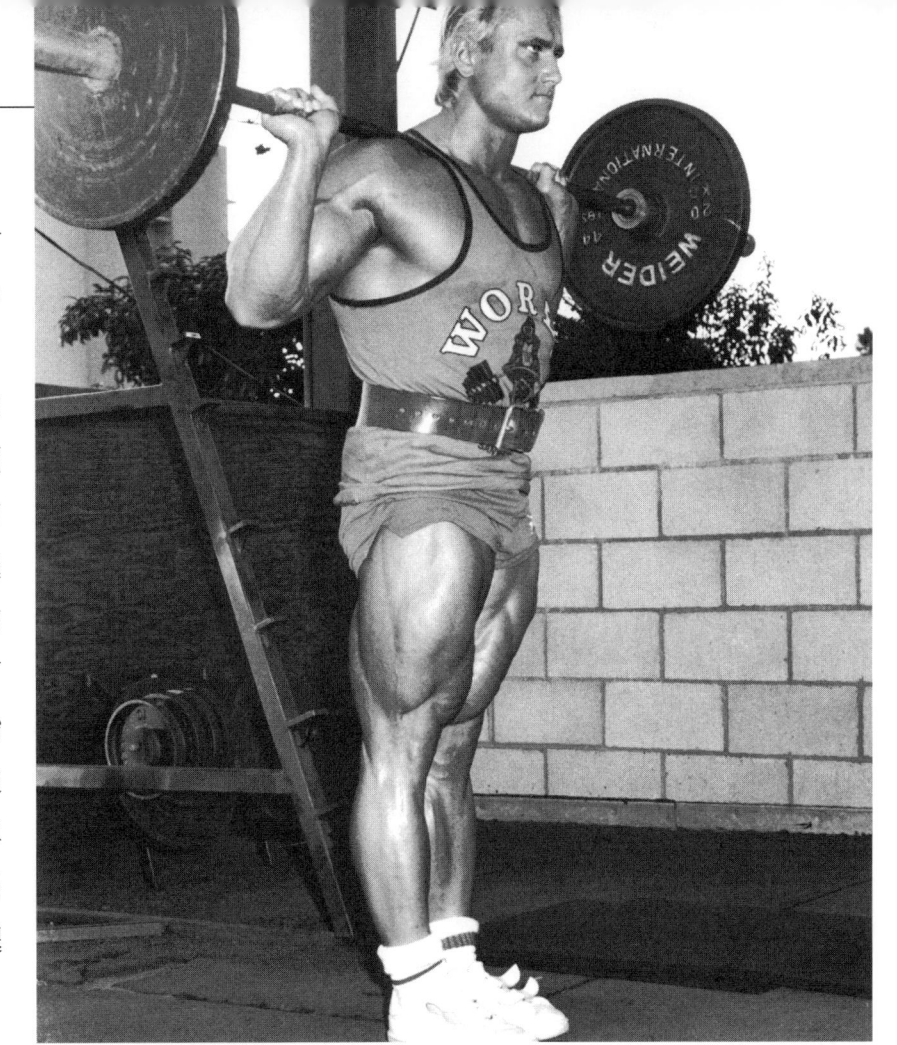

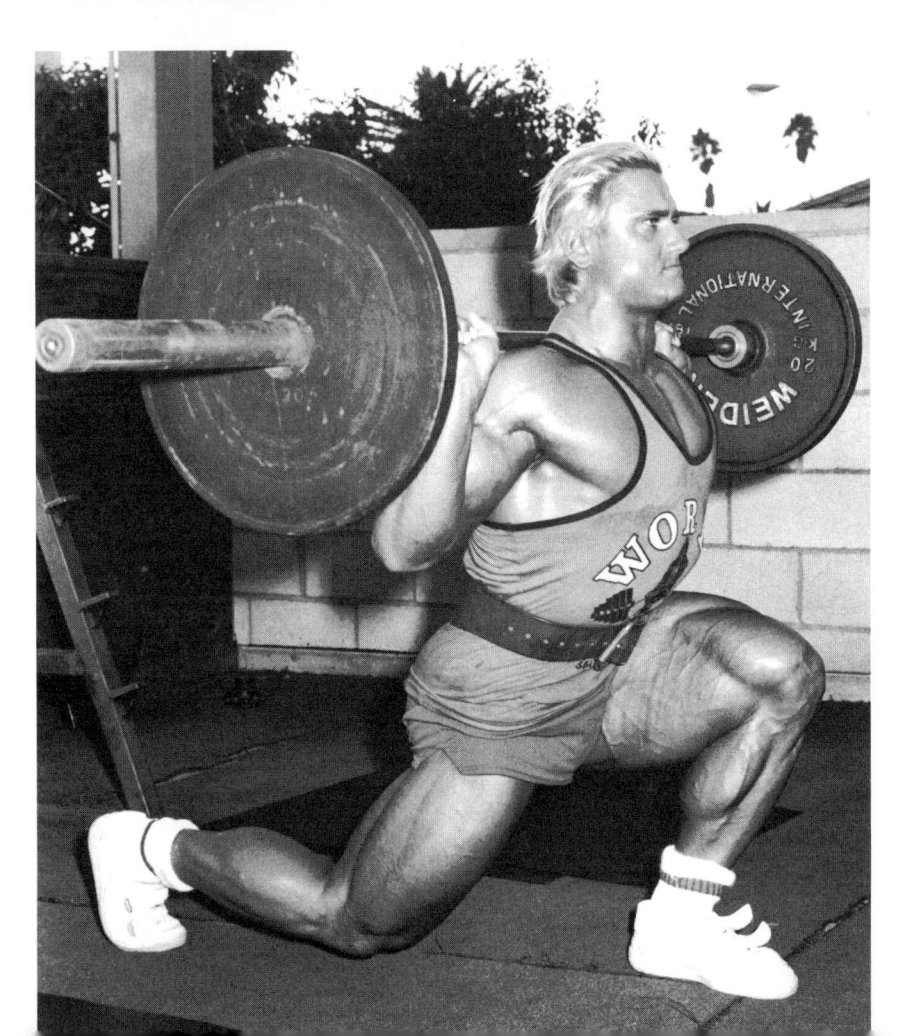

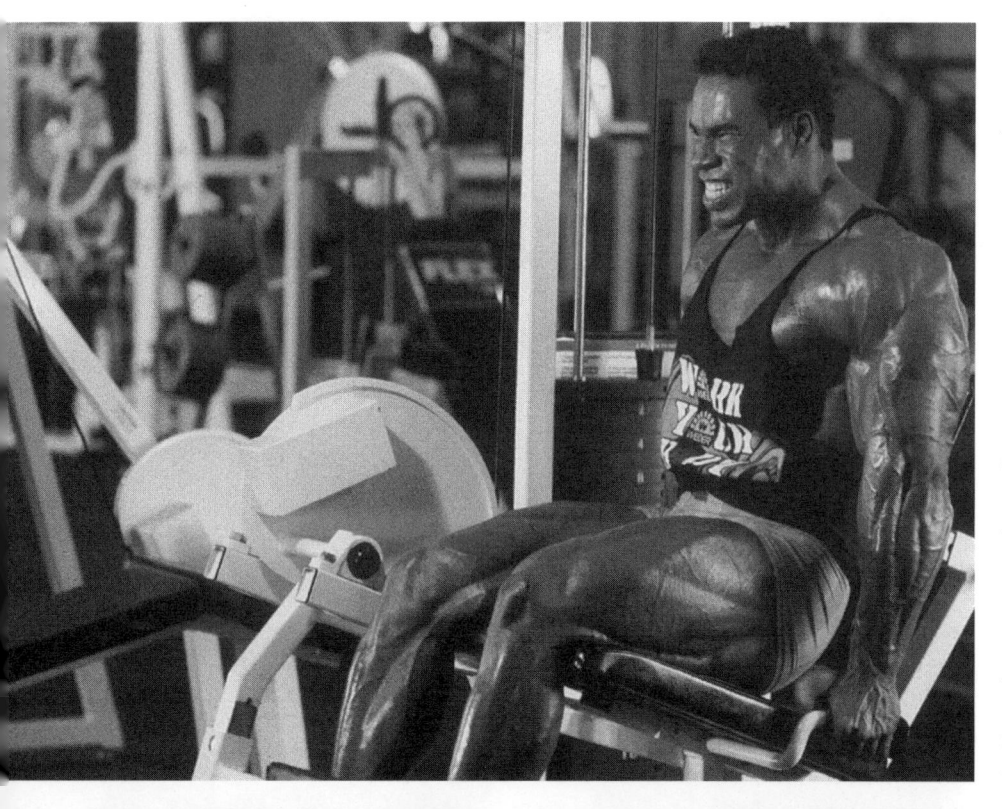

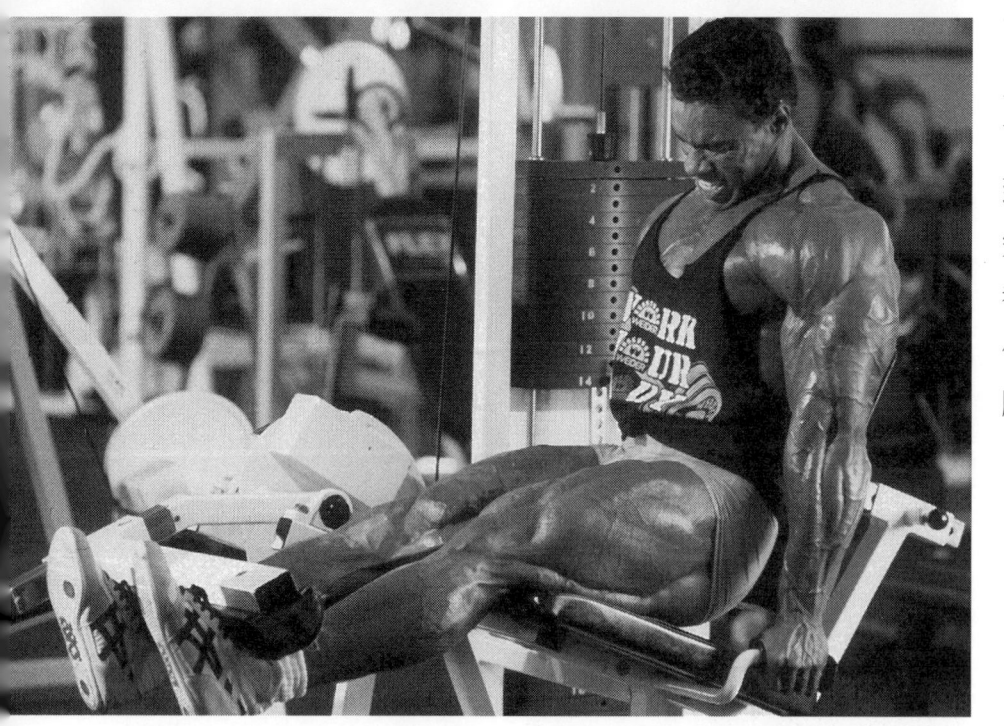

腿部伸屈
(LEG EXTENSIONS)

訓練目的：提升大腿前側的線條清晰度和形狀。腿部伸屈能讓大腿獲得極為明顯的線條清晰度，同時又不損及尺寸，尤其是發展膝蓋附近的區塊。

操練方式：①使用眾多腿部伸屈器材中的其中一種，坐在椅子上，並將雙腿固定於軟墊下方。②伸直你的腿到極限，確保過程中保持坐穩在椅子上（不要用騰空的方式來作弊）。盡可能向前伸直雙腿，越直越好，直到完全打直鎖死，並極盡用力收縮股四頭肌，接著慢慢放下重量，雙腳腳掌往後收，直到不超過膝蓋的位置，且大腿完全伸展出去。為了確保每次都有足夠的伸展雙腿，可以請你的健身夥伴將手停在你的雙腳完全伸展時可以碰到的高度。

腿部彎舉 (LEG CURLS)

訓練目的：增強大腿後側肌群。

操練方式：①趴在腿部彎舉的器械上，並將後腳跟固定在槓桿另一頭的裝置下。你的雙腿要完全伸直出去。②保持平趴在長凳上，將雙腿盡可能向上彎舉，直到股二頭肌完全收緊。放鬆並慢慢的放低重量，直到回到起始位置。緊握握把或長凳，以免動作過程中身體離開平面。盡可能嚴格執行這項動作，並將活動幅度做到最大。我發現用手肘支撐著我自己，能有助於保持下半身更穩固地緊貼在長凳上。

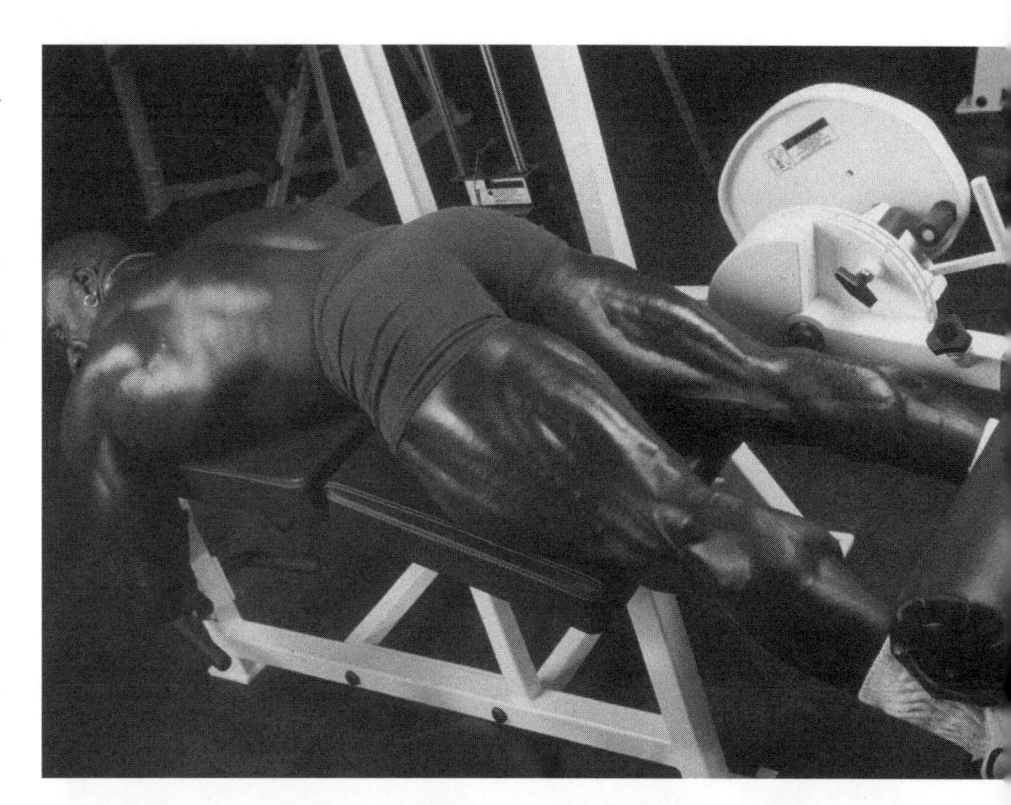

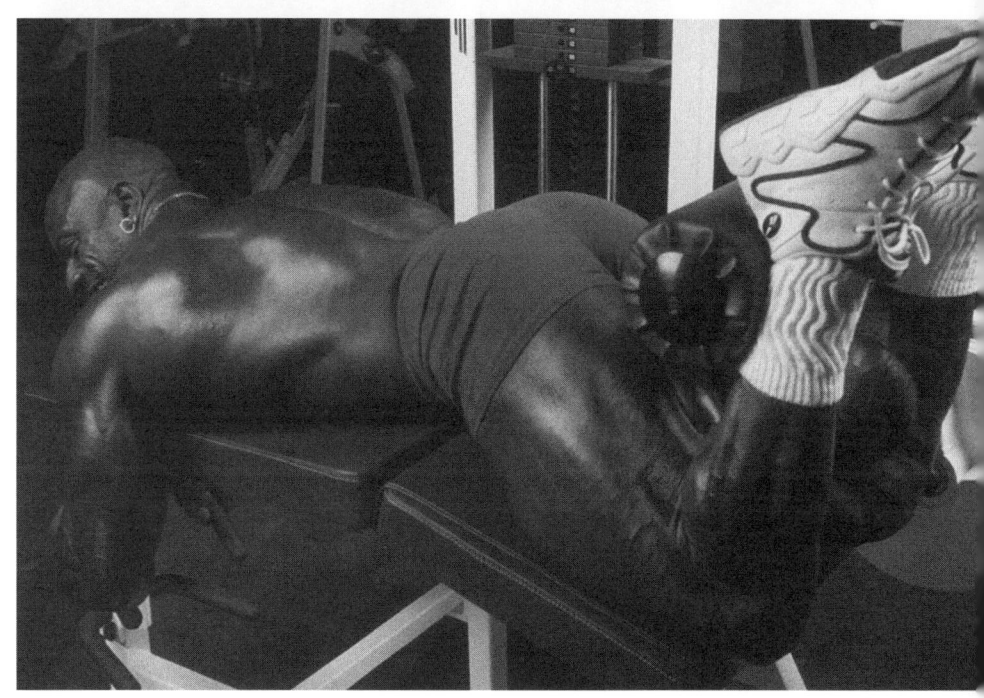

威力・史多利（Willie Stallings）

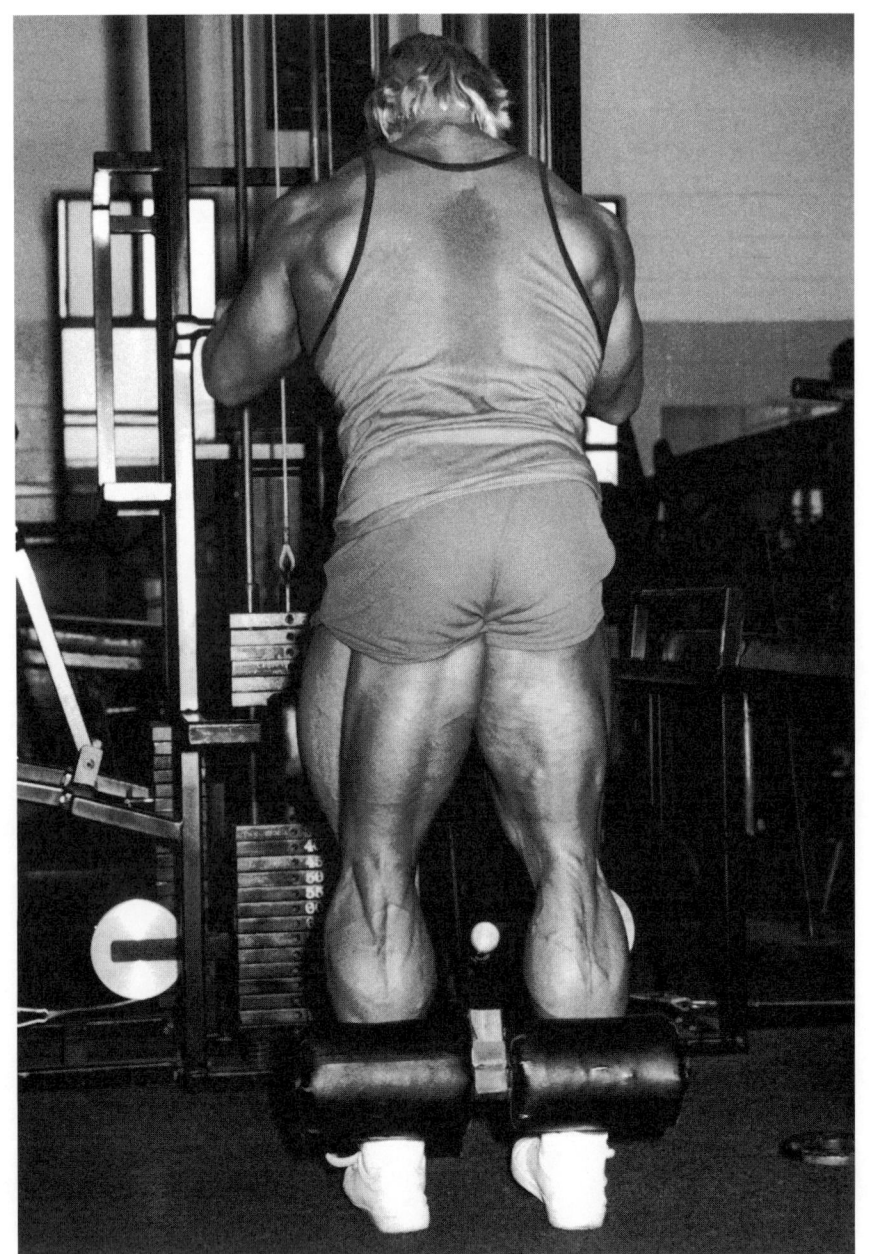

站立腿部彎舉
(STANDING LEG CURLS)

訓練目的: 增強股二頭肌。使用站立彎舉器械,你能夠1次鍛鍊1隻腿,提升股二頭肌的孤立性。

操練方式: ①站在器械前,將一隻腳固定在槓桿另一頭的裝置下。②保持身體穩定,將腿部盡可能的向上彎舉。放鬆並慢慢放低重量,回到起始位置。完成一邊的組數後,另一隻腿重複相同動作。務必保持動作緩慢且精確嚴格。

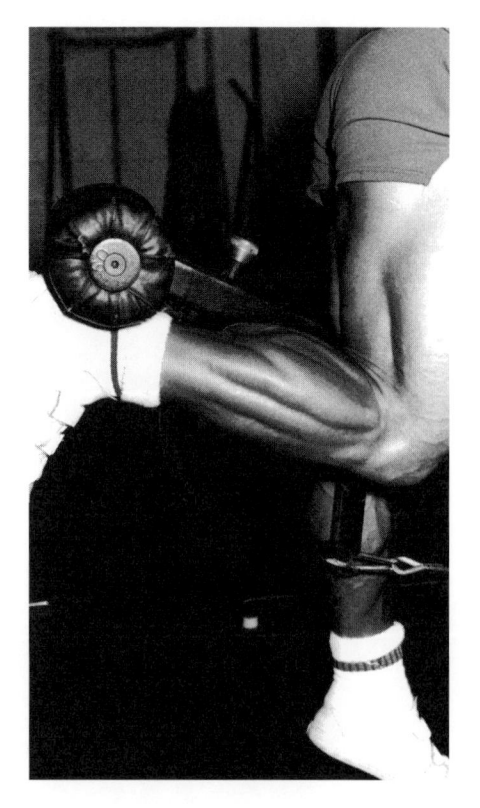

直腿硬舉 (STRAIGHT-LEG DEADLIFTS)

訓練目的：鍛鍊大腿後側肌群。同時訓練臀大肌及下背部。

操練方式：①和硬舉一樣握住槓鈴，接著向上拉，來到站立姿勢。②保持腿部直立，並從腰部向前彎，背部打直，直到軀幹幾乎與地面呈現水平，槓鈴垂掛於手臂長度的位置。再次將身體向上挺直，肩膀向後，並彎曲脊椎，讓下背部的豎脊肌能完全收緊。和一般的硬舉不同，這項動作中你無法獲得腿部的幫助，使用的負重量就會較輕。若你使用奧林匹克槓鈴，動作過程中可以站在小木條或長凳上，因為不會有巨大的槓片碰到地面變成阻礙，所以只要背部沒有彎曲，就可以盡可能的將重量向下放。

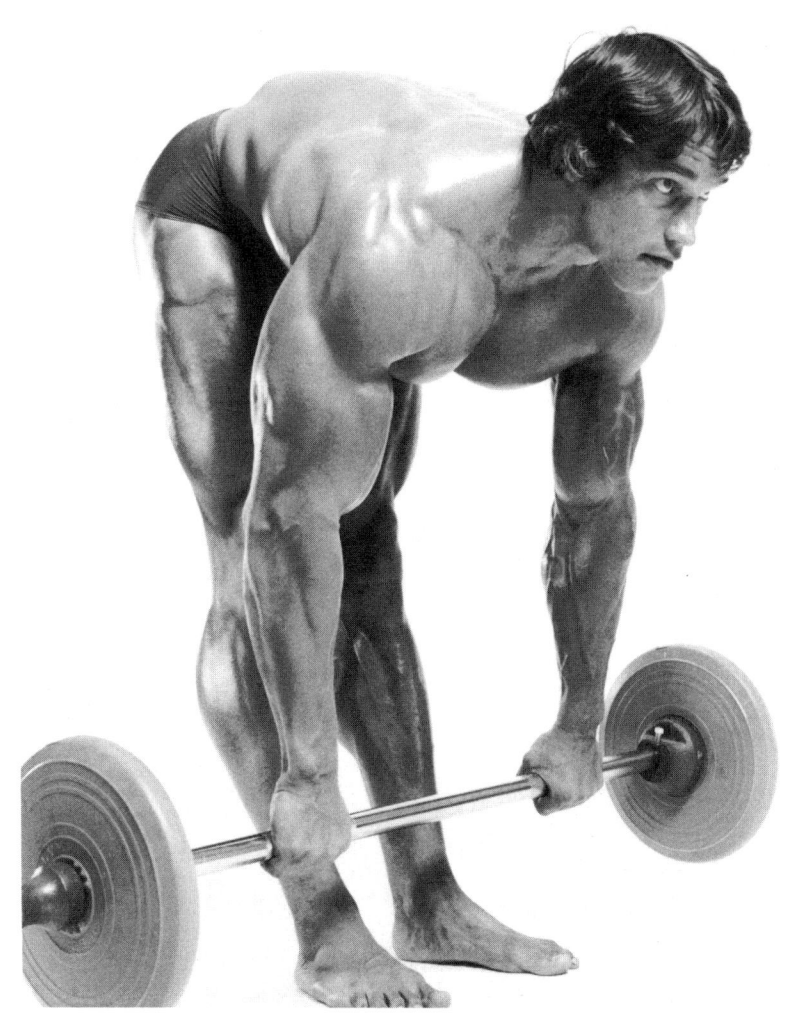

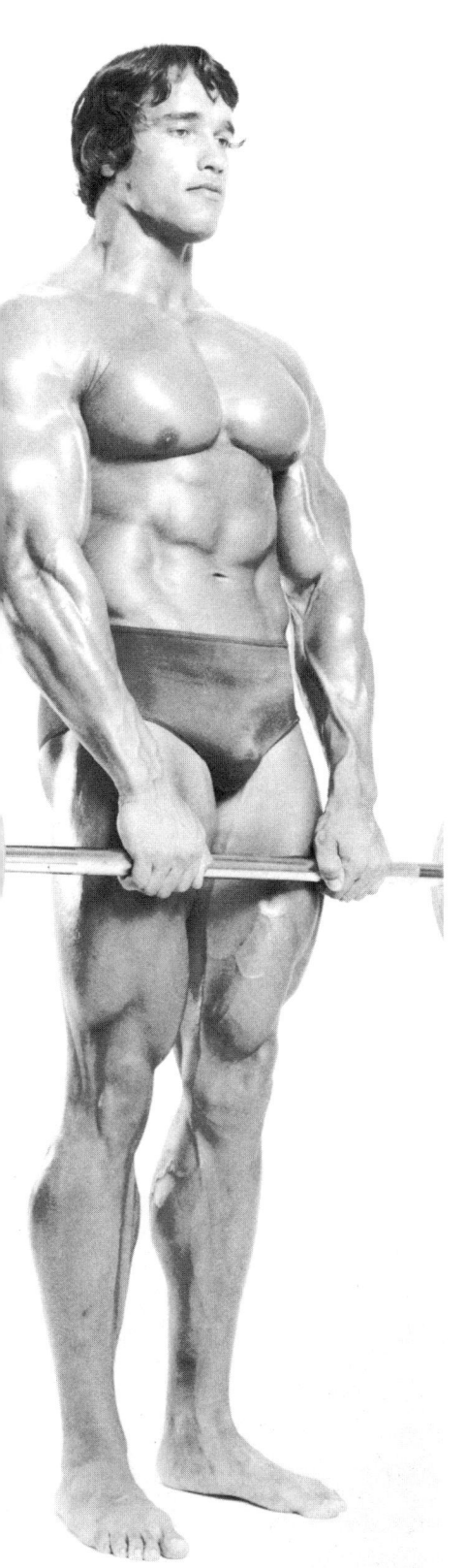

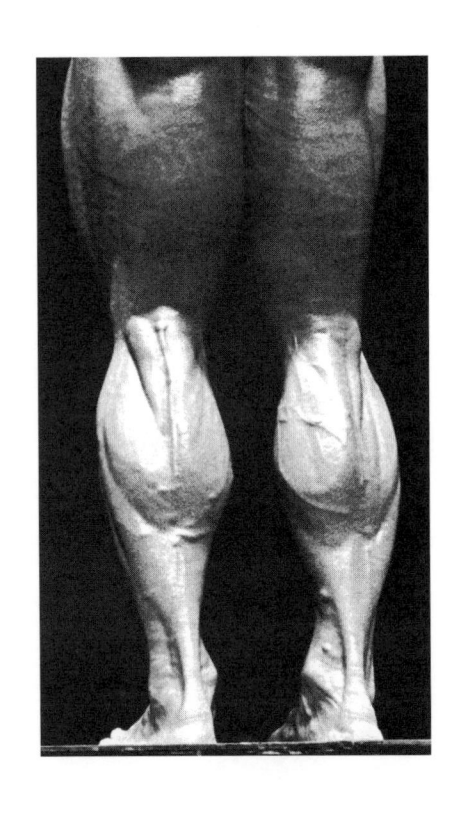

小腿肌 THE CALVES

小腿的主要肌肉

比目魚肌（soleus），是 2 大塊小腿肌肉中較大且較深層的一塊，起端附著於腓骨（fibula）和脛骨（tibia）。
主要功用：屈曲腿部。

腓腸肌（gastrocnemius）有 2 個頭，一個附著於股骨的外側，另一個則附著於內側。2 個頭會併連起來，覆蓋在比目魚肌上，並再匯到阿基里斯腱，最終連接到跟骨。
主要功用：屈曲腿部。

脛前肌（tibialis anterior）位於小腿前側，沿著脛骨延伸。
主要功用：屈曲腿部。

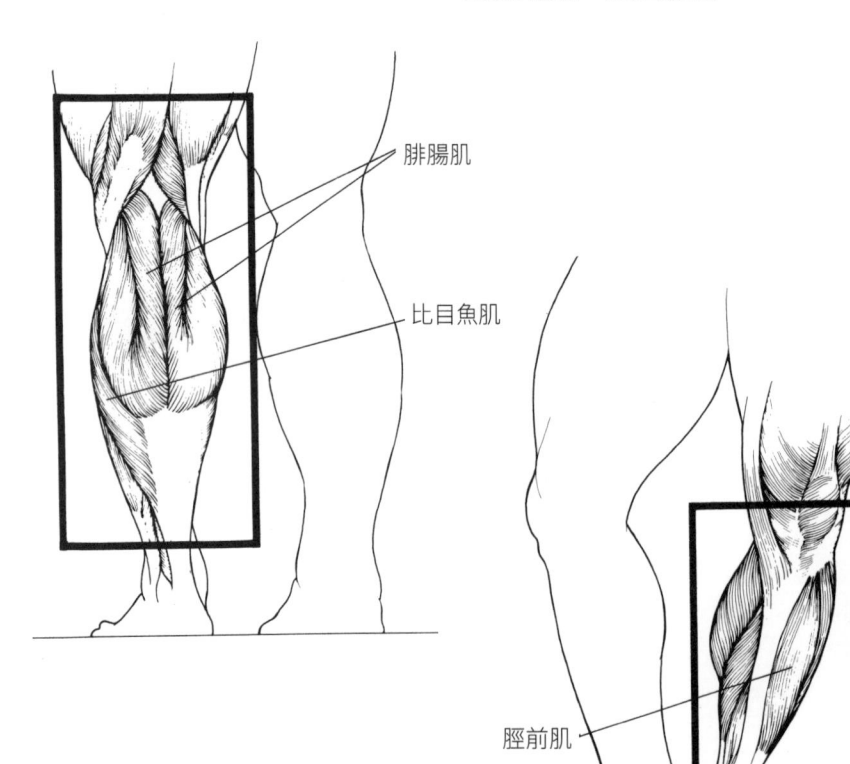

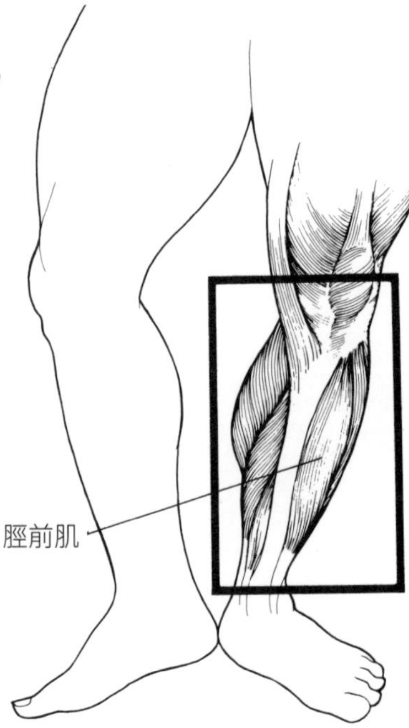

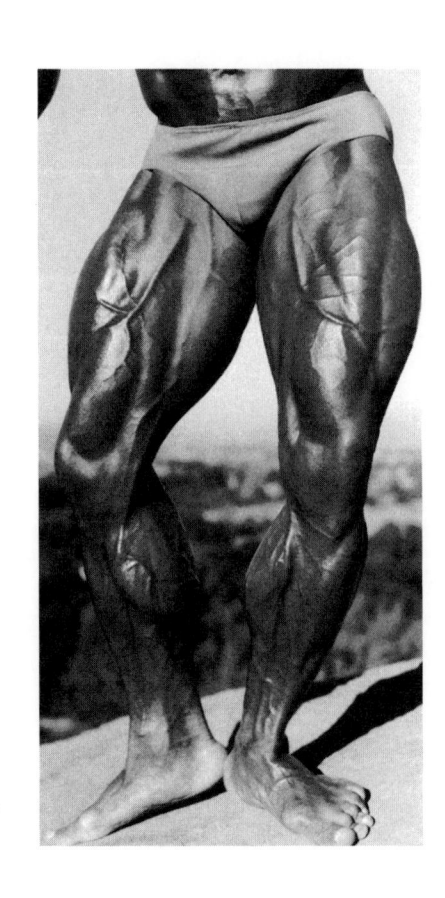

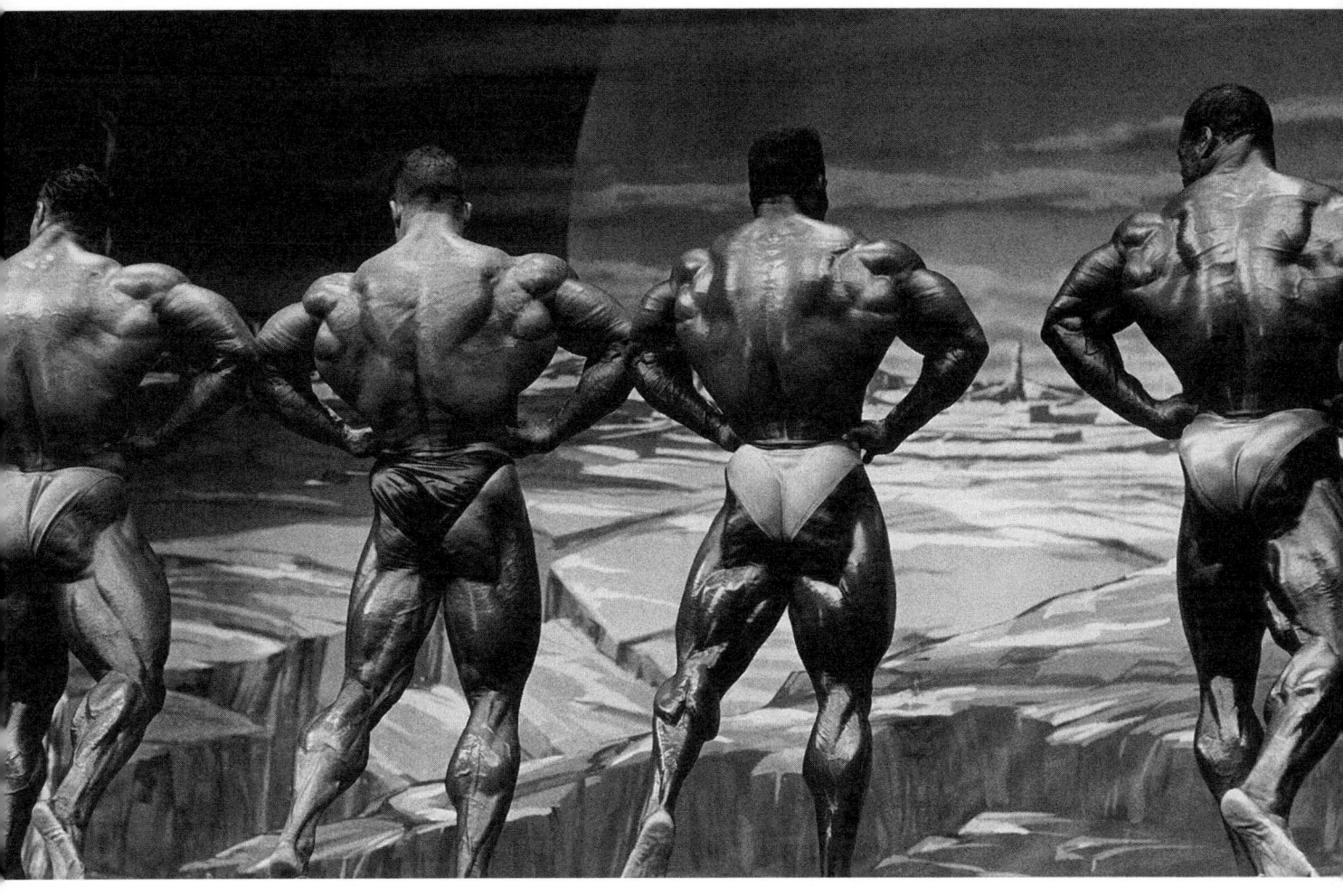

看看凱文・萊弗隆、多利安・耶茲、肖恩・雷和克里斯・科米爾在 1995 年奧林匹亞先生比賽中的合影。儘管他們有著絕佳的背部、肩膀、斜方肌和手臂，但是若他們繃緊小腿之後，沒有任何線條，那麼所有的努力就都毀了。

訓練小腿肌

　　小腿肌，如同三角肌和腹肌，是非常具有美學價值的身體部位。一雙出色的小腿不論在海灘上、網球場上或是舞台上，都非常吸睛。然而除此之外，傑出的小腿發達程度歷來也常常與男性體態聯想在一起。巨大的三角肌、如塊塊分明的腹肌和強而有力的小腿肌，是古希臘雕塑家為戰士和運動員所雕塑出的經典特徵。

　　理想上，你的小腿發達程度應該要和二頭肌的發達程度相當。若你的小腿比手臂還細，那你就要額外加強這個部位。（有個例外是克里斯・迪克森，唯一一位天生小腿總是比手臂還粗壯的健美人。）

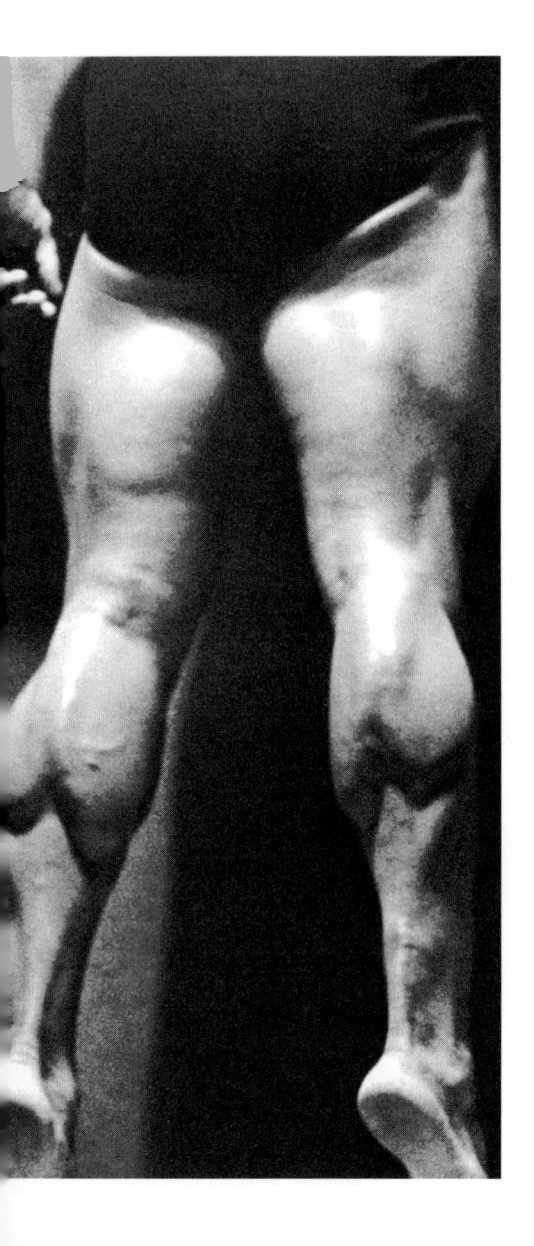

小腿被認為是全身上下最難鍛鍊的肌肉群。但和其他肌肉一樣，小腿只要有訓練就會有成效，只是必須注意，要以多種不同角度和超級大重量來做訓練。

想想當你走路和跑步時會發生什麼事：首先你將腳掌和腳踝往同一個方向轉，接著換另一隻腳；你朝地面施加推力，突然停下來，轉動並改變方向，你向上爬，走下坡。在每一個不同的動作過程中，小腿肌群都支撐著你的重量，從腳尖將你提起，並用腳後跟支撐使你能蹲低，幫助你扭轉腳掌以改變方向。

在我和雷格·帕克一起訓練之前，我一直無法將小腿訓練至理想的大小。當時我提踵訓練做 227 或 272 公斤，但他能做到 454 公斤！他指出我的小腿，已經個別支撐我 113 公斤的體重，所以 227 公斤的阻力對它們來說，不過是「正常」的承受範圍。所以單靠我過去使用的重量，我幾乎無法鍛鍊出受人矚目的小腿肌！

站姿提踵是小腿的主要增肌訓練，增加額外的重量在此真的很重要。就和騎驢提踵一樣，這個訓練動作都會鍛鍊到小腿肌群裡的腓腸肌和比目魚肌。坐姿提踵則是更加針對比目魚肌。

許多健美人都不把小腿鍛鍊算在例行訓練裡。在常規鍛鍊之前或之後才花個 10 分鐘來練，比起投注在其他身體部位花費的時間，實在相距甚遠。之後才來抱怨他們的小腿肌都練不起來。

我認為要和所有的身體部位一樣去看待小腿。小腿天生設計就是能夠持續不斷的工作並快速復元，因此我每天會花 30-45 分鐘訓練它們。我同時也透過廣泛多元且充足的動作，來鍛鍊小腿肌群的上半部和下半部、外側和內側等等部位，而非只靠幾組的站姿提踵和坐姿提踵打發。

小腿肌肉很強壯，而且習慣了高負荷的工作，所以想促使小腿茁壯的最佳方法，便是持續不斷地給它們衝擊，盡可能用上所有高強度的訓練原則。舉例來說：在做騎驢提踵時，我經常一開始就請 3 位 100 公斤的健美人坐在我的背上。我會持續做組數，直到我再也無法做任何一下，接著請其中 1 位下來，讓我能繼續做，直到我的小腿筋疲力盡。最終，我會以自身重量來完成最後 1 組，讓小腿感覺幾乎就要爆炸。

另一個衝擊方式便是採用行程縮減組原則。我的小腿訓練中，有 1/4 都是扛著極重的大重量，做半程或 1/4 程，這對小腿肌肉是極度費力的訓練。事實上，你幾乎可以用本書提及的所有衝擊原則來提

升小腿，例如穿插組、暫停訓練法、強迫次數、21訓練法、超級組、跑啞鈴架等等方法。你越是衝擊小腿，越能增加意想不到的刺激，發達程度也就會越明顯。

曾經有位年輕的健美人在我做站姿提踵時來找我，告訴我他有麼佩服我小腿的發達程度。「你也能擁有一樣出色的小腿，只要你願意付出努力。」我說。他看起來很困惑，並問我這是什麼意思。「小腿要達到這樣的程度會花費你500個小時，只要少於這樣的付出，你就不會有任何回報。」我說。

若你分析這500個小時，你就會得出：500個小時等於660次45分鐘的小腿訓練；660次除以1週4次的鍛鍊等於約165週，也就是超過3年！因此，除非你和克里斯·迪克森一樣天賦異稟，天生就有粗壯的小腿，否則想要發達的小腿，至少需要3年刻苦的訓練。

儘管有這些努力，小腿也不一定能變成你最佳的身體部位。如果你是個已將其他部位練好的人，那麼照著我的方法，你的小腿訓練也肯定可以成功。

伸展小腿肌

為了讓肌肉完全收縮，你必須要先徹底伸展。套用在小腿上，就代表你在做全部活動幅度的動作時，必須完全向下，盡可能放低後腳跟，接著再從腳尖向上，以達到最大程度的收縮。

湯姆·普拉茲將這個方法發展到極致，他請了一個夥伴，在坐姿提踵器械上的另一端坐著，好施力讓他的腳後跟放到最低，將小腿肌伸展到極致（若想仿效他，做這個應該要特別謹慎才行）。湯姆使用的是多年前我為自己發明的原則：活動幅度越廣，肌肉的伸張和收縮就越徹底，就進步得更好。這在小腿訓練中尤為重要，因為在我們走路和跑步時，通常主要使用的是小腿的中程活動幅度功能。

我喜歡在站姿提踵時使用一個高度足夠的木條，讓我的腳後跟在動作底端時能剛好碰到地面。這樣我就能確保有足夠的放低腳後跟，讓小腿肌肉獲得最大程度的伸展。

初階訓練計畫

當你剛開始訓練小腿，你可能會無法使用我所提過的那麼多重量。未經訓練的小腿肌肉在「肌力曲線」上非常不均衡。雖然你的小腿肌肉在一生中一直承載著你的體重，但你很少讓它們在可行的活動幅度內做到極限，無論是完全伸展還是完全收縮。

因此，當你開始做提踵，你會發現自己在中段範圍（mid-range）內非常強壯，在極端範圍下卻非常虛弱。因此在最初幾個月開始訓練時，你需要做的就是提升小腿在完全伸展和完全收縮時的肌力，這樣你才能平衡整個肌力曲線。在這個階段，你可以開始增加重量，並改善肌肉群的全部活動幅度。

不過，你會發現中段範圍不成比例地強壯，這是由於力學結構（mechanical）和槓桿作用（leverage）的因素，因此我建議從一開始就要練部分範圍和全範圍的訓練動作。如此一來，你可以利用超巨大重量，從肌肉最強壯的角度充分施加壓力。

為了幫助你開始，我已經將初階訓練計畫中的小腿訓練限制為每週 3 次，每次 4 組，每組 15 次的站姿提踵。專心在以下事項，然後學著正確做好：

1. 確保做到全部活動幅度，在最低點時充分伸展，並在最高點時從腳尖抬高，完全收縮。

2. 找一塊夠高的木條墊在腳下，幫助你的腳後跟做到完全下放。

3. 嚴格按照步驟動作，膝蓋要打直，確保只有小腿在舉重，而不是用腿部的力量來推動。

4. 使用「正常」的腳部位置，也就是雙腳朝正前方，這樣能均勻地鍛鍊到整個小腿。

5. 不要為了趕去做其他事而匆匆結束小腿訓練，也不要只是在鍛鍊結束後才隨便加幾組小腿訓練，應該要像對待其他身體部位一樣，專注並全力投入小腿鍛鍊。

進階及賽事訓練計畫

針對進階和賽事訓練計畫，我推薦每週安排 6 次小腿訓練。我聽過有些理論會認為這樣的頻率是「過度訓練」，但當我看過那些有著絕佳小腿的健美人，我常常發現他們甚至練得更勤。

在進階訓練計畫中，我加入了騎驢提踵和和坐姿提踵來搭配增肌用的站姿提踵。坐姿提踵的目的是訓練比目魚肌，讓小腿的肌肉能更向下伸張到腳踝，而騎驢提踵則能讓你集中用髖部而非肩部來抵抗阻力，去做更嚴格的反覆訓練。

騎驢提踵能夠帶來不同於其他小腿訓練的深層發展。做完騎驢提踵後，你的感覺會不同，不僅僅是泵大，而是一種肌肉往下練到骨頭的感覺。我喜歡這個動作的另一個原因是，彎腰的姿勢能增加小腿的伸展幅度，讓你達到最長的活動幅度。

當你更進階到賽事訓練計畫，會有 2 項新的運動需要學習：前腳掌提踵可以訓練脛前肌，而單腳提踵則有助於進一步孤立單條腿的小腿肌肉。但除了這些動作本身，藉由在訓練過程中改變腳趾的位置，你將可以精修整塊小腿部位的形狀。

如我前面所言，大多數健美人的小腿沒有發展，單純就是因為訓練強度不夠或負荷重量不足。當你達到賽事訓練的程度，這個計畫將包含 9-15 組的小腿訓練，如果你能正確完成這麼多組的訓練，並且保持足夠的強度和適當的重量，你的小腿肌肉將被迫增強並茁壯。但還有一點可以幫助確保小腿肌肉有所成效：要懂得改變你的訓練計畫，持續給小腿肌肉帶來驚喜和刺激。

在 1960 年代後期和 1970 初期，我開始不斷改變我的小腿訓練。我會選一天踏進健身房，做 5 組 10 次的騎驢提踵；5 組 10 次的站姿提踵；5 組 10 次的坐姿提踵；5 組 10 次的器械式提踵；5 組 10 次的單腳提踵，以增強我較弱的左側小腿（在一般情況下測量，我的左小腿只有 49.5 公分，而右小腿則是 50.8 公分）。下個訓練日，我可能會先從坐姿提踵開始，接著做站姿提踵或騎驢提踵，這樣的目的是盡可能讓小腿肌肉以不熟悉和意想不到的方式發展，以達到刺激的效果。有時我會在 1 組內重複 20 次而非 10 次；或是做超過 5 組，例如 1 天內總共做 40 組，其中 10 組是全幅度動作範圍，而其他則是行程縮減的動作。

除此之外，我會套用任何能做的衝擊原則，從遞減法到強迫次數法都用上。每次訓練之後我也都會做伸展，讓肌肉在任何時刻都保持活動，並強迫它們盡可能鍛鍊到最長的動作範圍。

若你現在只能舉起 204 公斤，那麼提踵訓練時使用 454 公斤的重量可能看起來像是一個遙不可及的目標。但想要達到這個高度，是要循序漸進的，就和做大多數的事情一樣，一點一滴地前進。試著以

每個月提升 20 公斤的速度增加重量。這樣可以讓你的肌腱和韌帶有時間適應並隨著小腿肌肉一起變更強壯。

另一個好方法，便是在小腿訓練、你習慣於組數中使用的重量，增加約 20 公斤或 45 公斤，並試著在增加阻力的情況下多做 3-4 次。這可以讓身體的其他部位，例如背部、雙腿和阿基里斯腱，去習慣承受這麼大的重量；同時，它也訓練你的心態去習慣額外的重量，這樣當你準備再次增加重量時，就不會感到畏懼。

有時，當你為了比賽中的特殊需求訓練小腿時，你可能會發現用稍微輕一點的重量來訓練，實際上也是個好方法。輕一點的重量，搭配一些額外的組數，並格外專注在全幅度動作範圍中收縮肌肉，對於全方位地精修小腿也有幫助。肯·沃勒在過去或許擁有世界上最壯碩的小腿，他喜歡在站姿提踵中使用大重量，但他認為使用較輕的重量（150 公斤）做坐姿提踵，反而得到更好的發達程度。當然，這不是在最一開始要建構小腿尺寸時的好方法，但這樣說明了一個健美人一旦具備那樣高水準的發達程度，可以想辦法運用最適合自己的方法去練。

進階訓練包含從各種角度刺激小腿，如腳趾朝內和腳趾朝外的位置，以及一般的站姿和坐姿動作，這都有助於增強比目魚肌和腓腸肌，且能兼顧小腿前側的脛前肌。

謹慎使用的技巧，並穿著支撐性良好的鞋子，給身體提供最大優勢。懂得激勵自己、提高士氣，或者在訓練機上掛張完美發達的小腿肌肉照片，來增加動力。

另一個我喜歡使用的技巧，便是超級組。例如，我會以 1 組坐姿提踵作為開場，接著馬上在腿推機上做，再接著做另一組的提踵，這 2 項訓練動作都能刺激到小腿的下半部。我有時也會做穿插組，可能先做 1 組引體向上訓練背部，然後再做 1 組站姿提踵。在一些背部訓練後，我會接著再做 1 組的小腿訓練。所以當我完成全部的鍛鍊時，我已經做了大約 8 組小腿訓練，能夠在這樣大的超前準備下結束小腿訓練。當你發現自己對小腿訓練感到厭倦，並且無法全力投入時，這種方式非常有效。

針對弱點的訓練

你可能發現自己的小腿變大了，但發展不均衡，有些特定部位相對落後。這個解答就跟其他身體部位遇到問題的解答相同，選擇一些特定的訓練來協助校正不平衡的問題：

小腿下半部

做額外的坐姿提踵組數，以增強小腿下半部的比目魚肌，也就是小腿肌肉向下延伸到阿基里斯腱的 V 形部位。

做站姿提踵，並些微彎曲膝蓋讓小腿下半部參與動作。若你在動作範圍的最低點做行程縮減的動作（也就是讓你的腳後跟幾乎著地），這個方法特別有效。

小腿上半部

做站姿提踵，並特別在動作範圍的上半部做加強，尤其是在動作最高點時，保持完全收縮。

加強小腿內側

做任何小腿訓練時，將腳趾朝外。

加強小腿外側

做提踵時，將腳趾朝內。

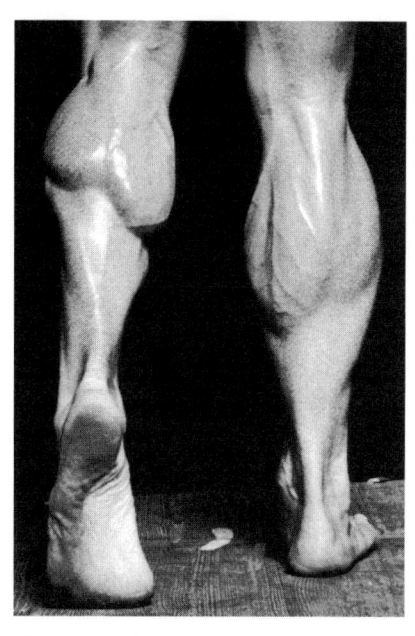

肯·沃勒的小腿比許多頂尖的健美運動員都要出色，因為他小腿下半部的發達程度奇佳。腓腸肌位於更明顯的比目魚肌上方，從小腿一直到腳踝都呈現飽滿且明顯的輪廓。

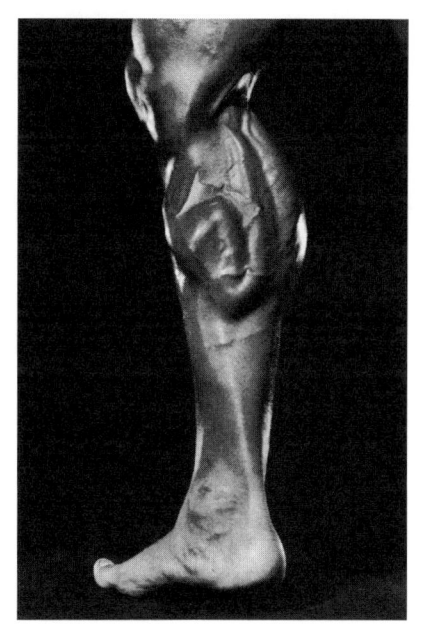

想要像我這樣的小腿，就要願意付出代價：至少 500 小時的高強度、專注且偶有疼痛的小腿訓練。

單邊小腿過小

針對較小的小腿額外做 2 組單腳提踵。這 2 組可以是單腿的站姿提踵，並手持啞鈴，而若要強化小腿下半部，則可做單腿坐姿提踵。事實上，大多數的小腿訓練動作都可以改為單腿訓練。只是要確保使用的重量夠重，才能真正刺激到你想增強的肌肉。

小腿前側

鍛鍊脛前肌能塑造出一條分隔線，讓小腿從正面看來更寬。進行前側提踵能讓小腿看起來大 2-3 公分。這個動作有助於分開小腿的外側和內側，並創造出一種僅靠小腿尺寸無法達到的寬闊效果。因此，這塊肌肉需要像其他肌肉一樣得到充分的訓練，也就是至少 4 組高強度的訓練，和足夠的伸展。

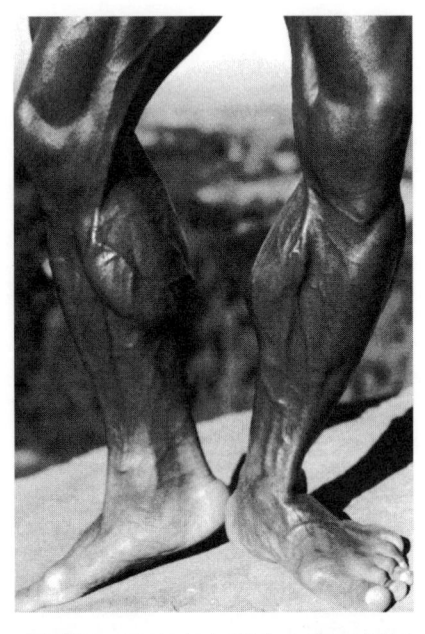

克里斯‧迪克森有著令人刮目相看的小腿，甚至從正面看來都非常巨大。

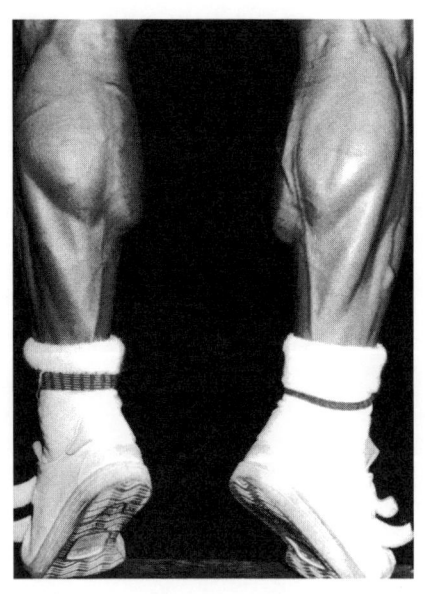

腳趾朝外的姿勢有助於強化小腿內側的肌肉。

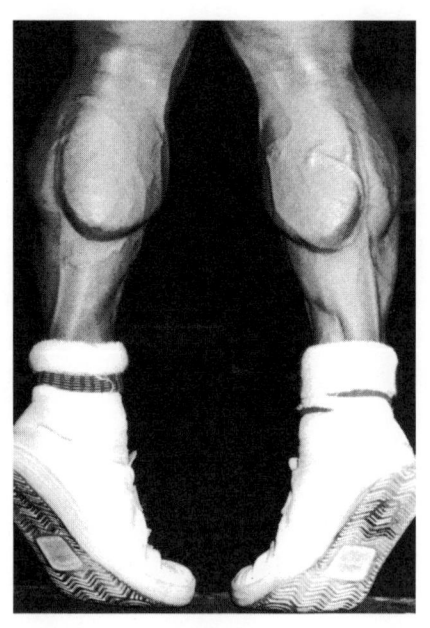

腳趾朝內的姿勢用來額外加強小腿外側的肌肉。

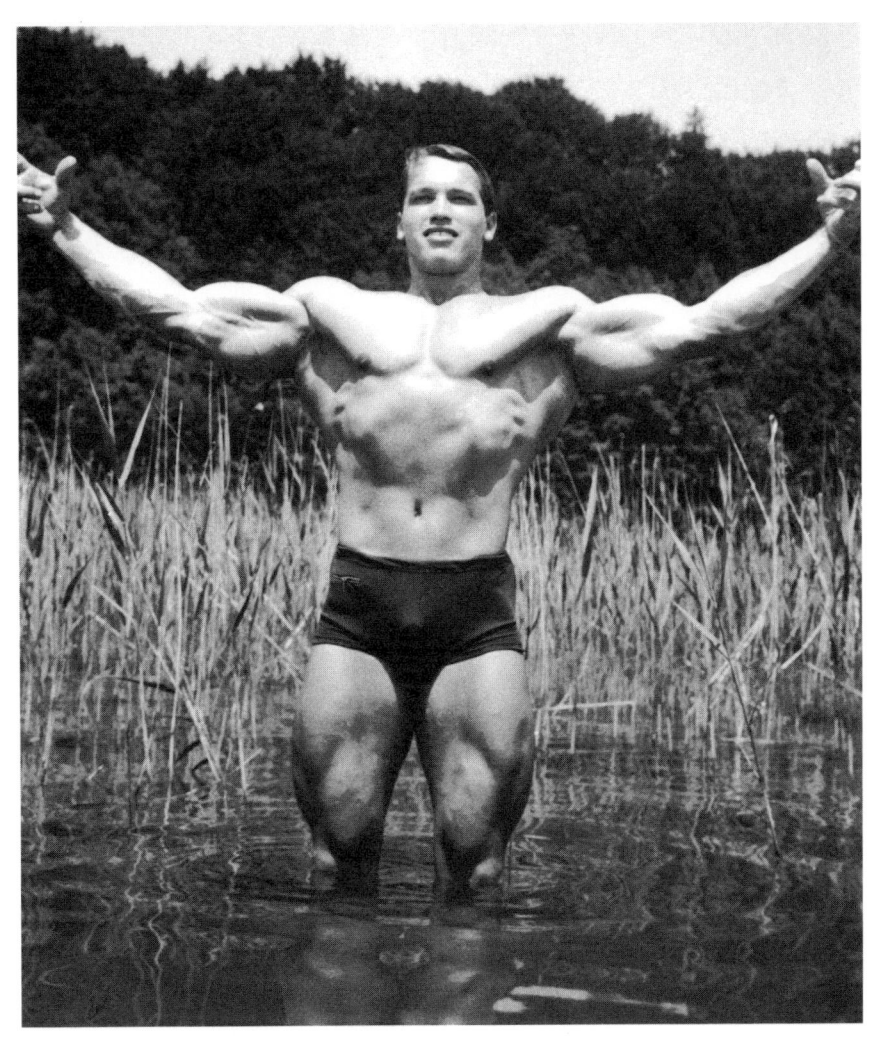

小腿肌 The Calves 521

最一開始我的小腿就是極大的弱點,所以早期拍照時,
我的小腿都浸在水裡!

有著小腿弱點的健美人不願意練小腿的原因之一，是因為在健身房裡穿著長褲可以蓋著小腿，就能忽視它們。過去我也曾這樣做，但當我意識到自己的錯誤後，我開始進入非常完善的小腿訓練計畫。

　　當我年輕又進步神速，從 104 公斤增加到 109 公斤時，我為我寬厚的背部和強壯的雙臂引以為傲。所以我很喜歡穿著背心或乾脆不穿上衣去訓練。我能在鏡子裡看到肌肉的樣貌，這促使我更努力地訓練，以建構出更加龐大的肌肉量和高品質肌肉。但有天，我突然意識到自己並沒有像對待其他肌肉那樣，認真看待小腿訓練。於是我下定決心改變這個狀況。

　　我做的第一件事便是剪掉訓練長褲的下半段。現在我的小腿完全暴露在我自己和其他人眼前。若我的小腿肌肉發展不全（當時確實如此），這個缺陷就一覽無遺。而唯一能改變這種情況的方法，就是刻苦且高強度的訓練我的小腿，直到它們變得像巨碩的岩石一樣。

　　一開始非常丟人。其他健身房裡的健美人看到我暴露的弱點，且經常對此指指點點。但我這樣的計畫最終依然值得。由於無法再忽視小腿缺陷，我下定決心將它們鍛鍊成我身體最佳的部位之一。以心理層面來說，要達成這項目標非常殘酷，但確實奏效，這也正是我最在乎的。不到 1 年，我的小腿有了驚人的進展，而我在健身房收到的回饋也從批評轉為讚美。

　　若小腿也是你的問題，可使用優先訓練原則來刺激它們。將小腿訓練擺在你鍛鍊清單的最前面，在心理跟生理狀態都最好的時候優先練。另一個作法是就算不在健身房內，也一直鍛鍊你的小腿。例如你在走路時，就盡量用力踩在腳尖上，這可以讓小腿在更長的動作範圍內發力。若你去到海灘，就在沙子上做一樣的事情。在沙中走上半個小時，用腳尖去抓地，你的小腿便能感到非常強烈的燃燒感。

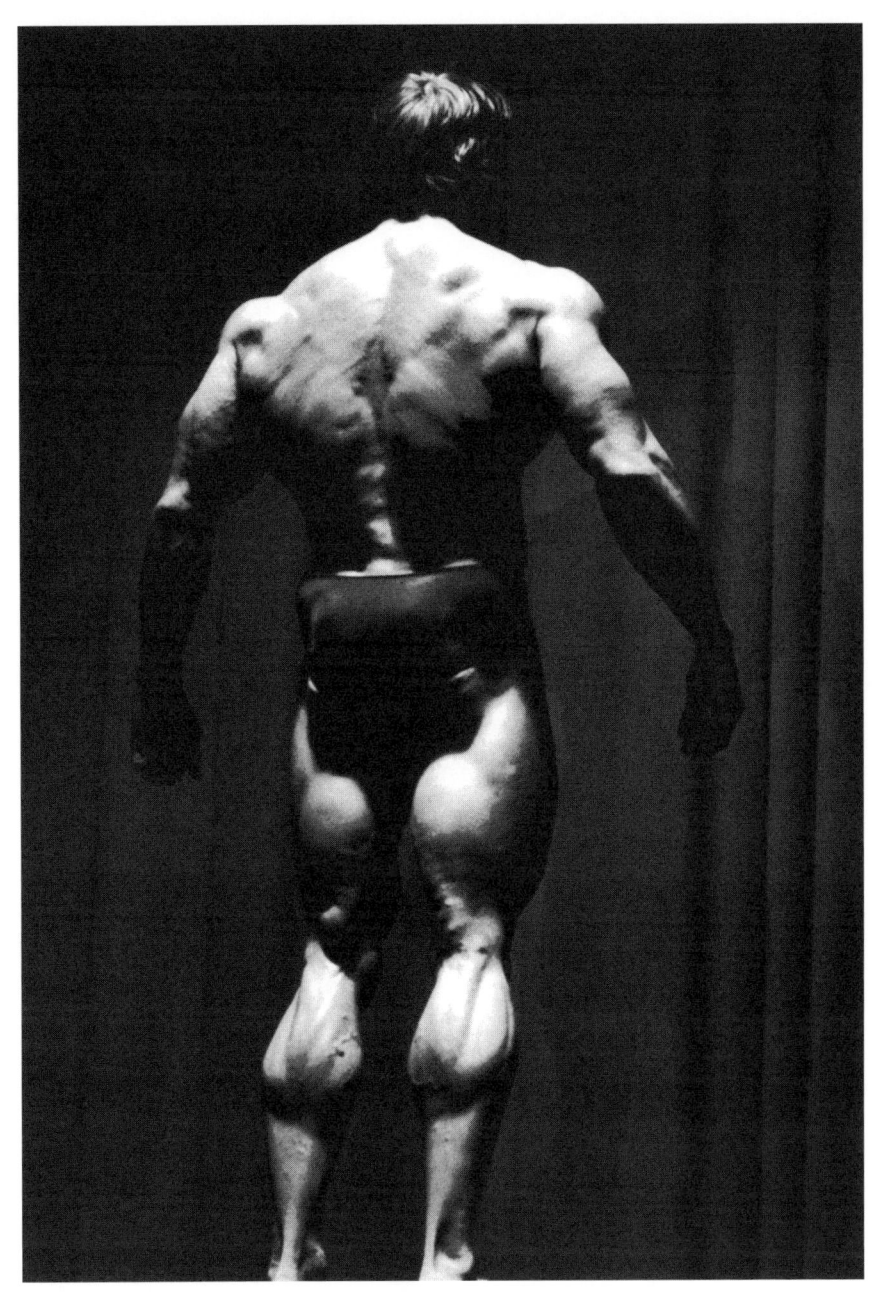

這張照片清楚展示了使用優先原則並專注於弱點是多麼有效。自從我開始努力加強小腿的 2 年之後,當我在比賽中站上台,轉身背對觀眾時,我的小腿已經巨大到我都還沒繃緊它們,觀眾就給予我熱烈的掌聲。

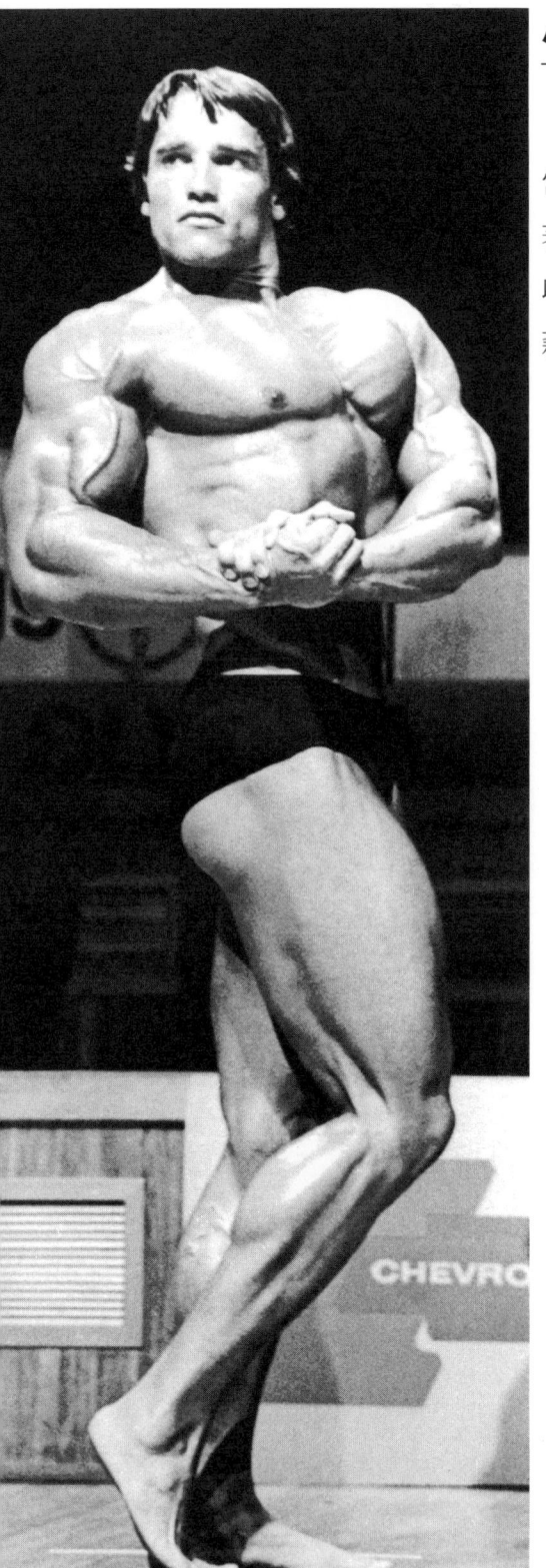

小腿肌展示姿勢

　　任何在舞台上擺出的姿勢，你都需要繃緊小腿肌。健美選手通常從基礎開始學習擺姿勢——先擺好雙腳，繃緊小腿和大腿肌肉，接著是上半身。然而，大多數的健美運動員並沒有花時間學習如何單獨收縮並展示小腿肌。這項能力在比賽第1輪當你做放鬆站姿，且希望藉由展示小腿以打動評審時，非常有效。

就連你擺出側面姿勢，小腿肌的發達程度在此也占據著非常重要的一部分。例如，當你做出側面胸大肌姿勢，專注於上半身時，一位好的評審也會將你的小腿列入考量。

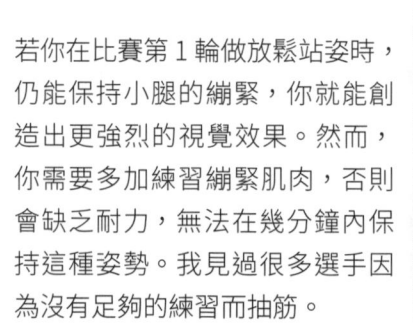

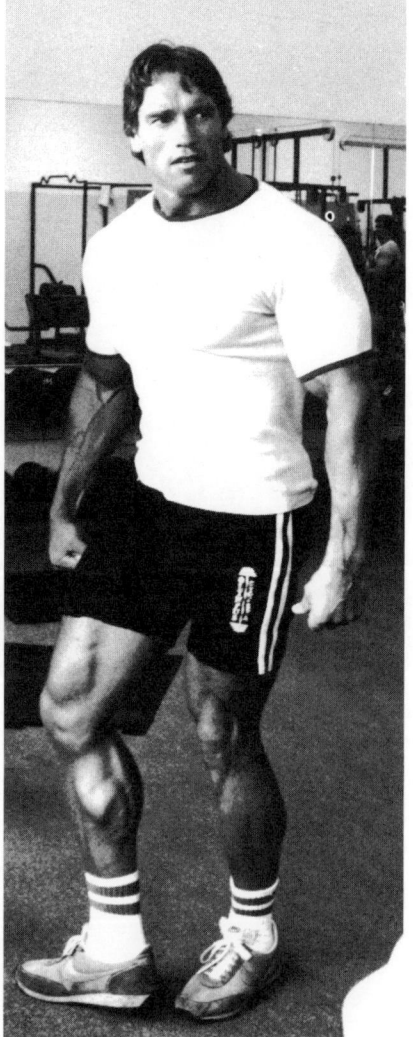

若你在比賽第1輪做放鬆站姿時，仍能保持小腿的繃緊，你就能創造出更強烈的視覺效果。然而，你需要多加練習繃緊肌肉，否則會缺乏耐力，無法在幾分鐘內保持這種姿勢。我見過很多選手因為沒有足夠的練習而抽筋。

為了學會這項技能，我建議在每組小腿訓練間擺姿勢並繃緊小腿肌肉，提升意識和肌肉之間的連結，讓你完全擁有決定小腿外觀的主控權。這樣做還能讓肌肉變得更加結實和發達，因為繃緊本身就是一種等長訓練。

記住，你不僅要在腳平放在地面時展示你的小腿肌肉，在踮起腳尖時也要展示，所以你應該練習繃緊，以獲得做這些動作所需的肌肉控制力。在靠著器械或牆壁時，盡可能踮起腳尖，以達到最大程度的小腿收縮。

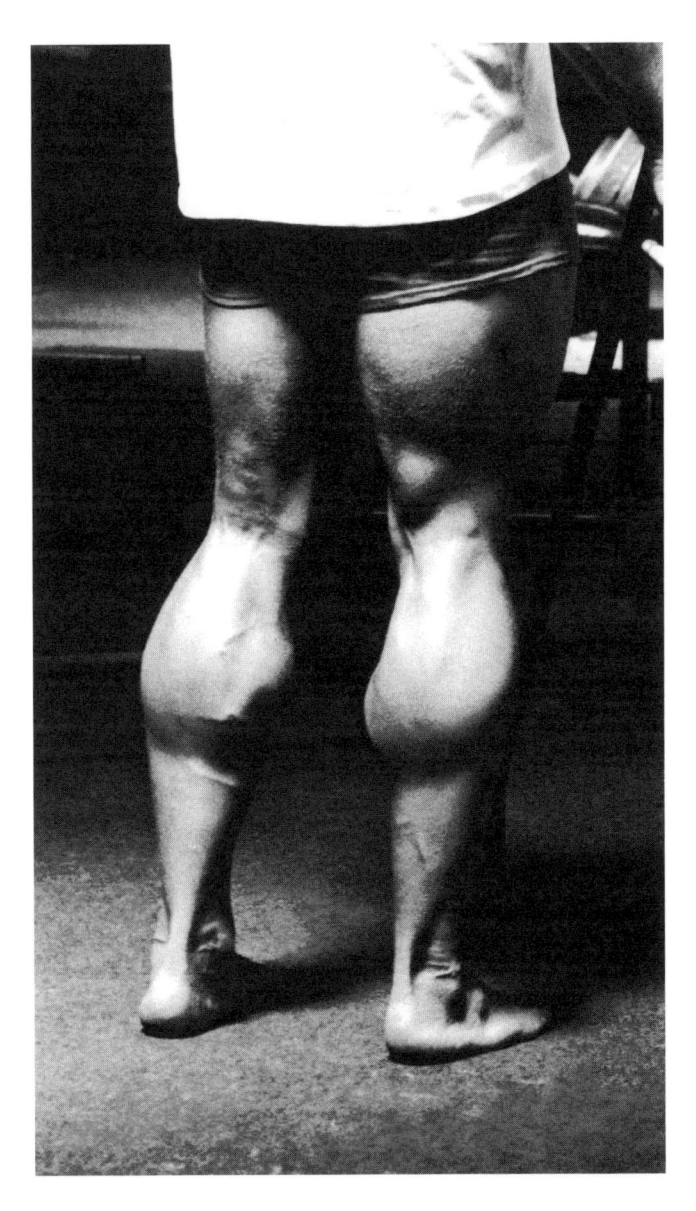

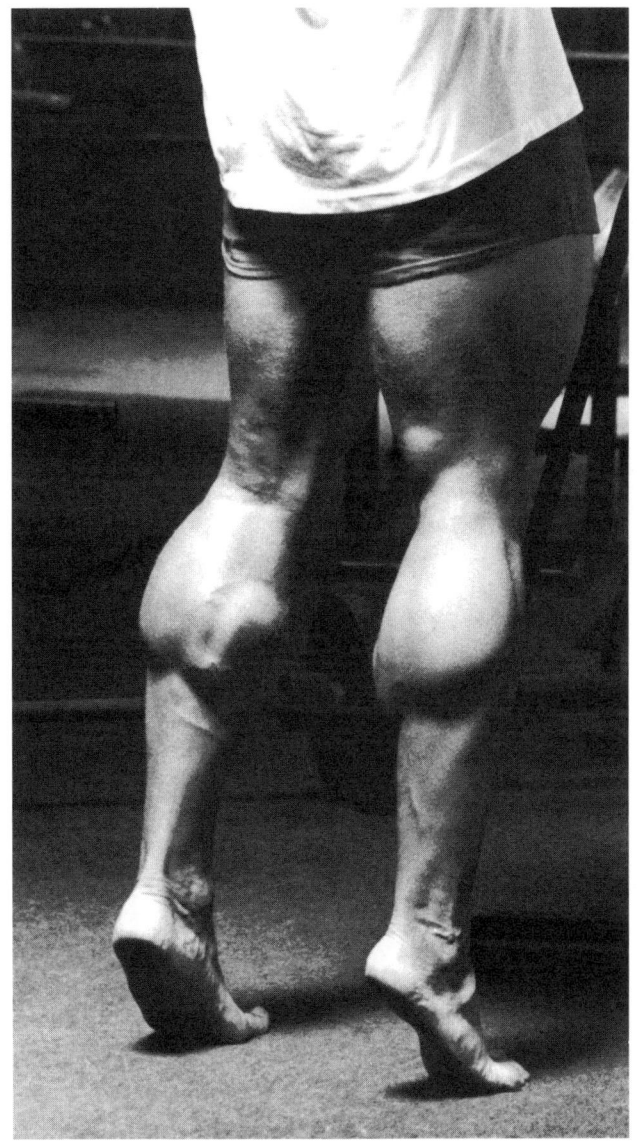

小腿訓練動作

站姿提踵（STANDING CALF RAISES）

訓練目的：增加小腿的整體肌肉量。

操練方式：①用腳尖站在站姿提踵器械上的踏板，腳後跟向下伸到下方空間。雙肩固定在軟墊下，並伸直雙腿，將重量抬離支撐點。腳跟盡可能向下靠近地面，動作過程中膝蓋保持些微彎曲，這樣可以同時鍛鍊到小腿的上、下半部，並感覺小腿肌肉伸展到最大程度。我喜歡站在高度足夠的踏板上，這樣我在放低腳跟時才能完全伸展。②用腳尖站著，並盡可能從動作最低點將自己抬高。重量要足，才能真正鍛鍊到小腿，但也不要重到無法完成你的最多重複次數。

當你累到無法做完整的重複動作，可以再用一系列的行程縮減動作來結束該組，以增加訓練的強度。

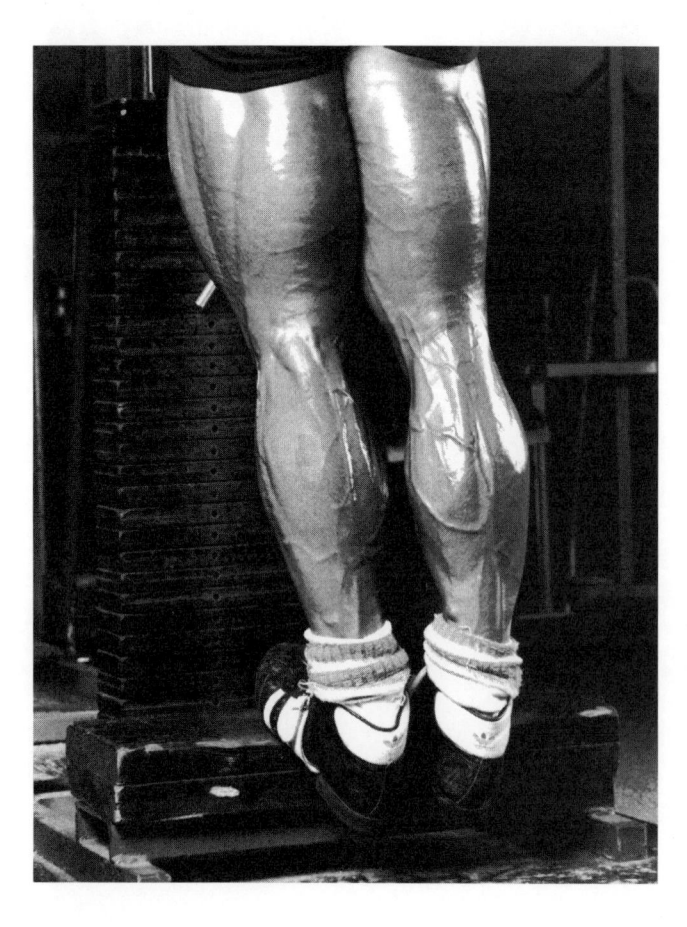

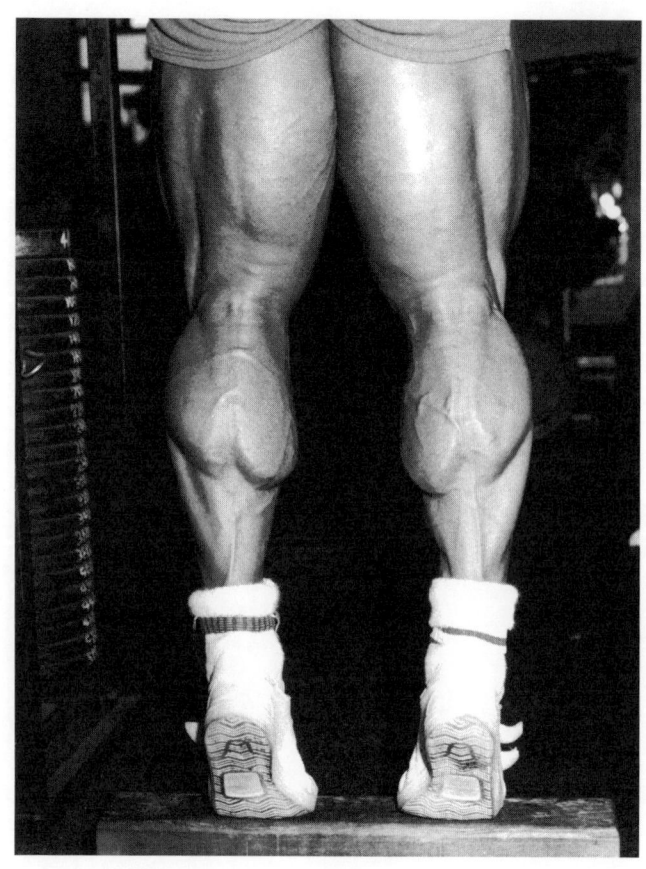

這是某次站姿提踵時,我無法再增加更多重量時出現的狀況,雖然我不建議你這麼做。

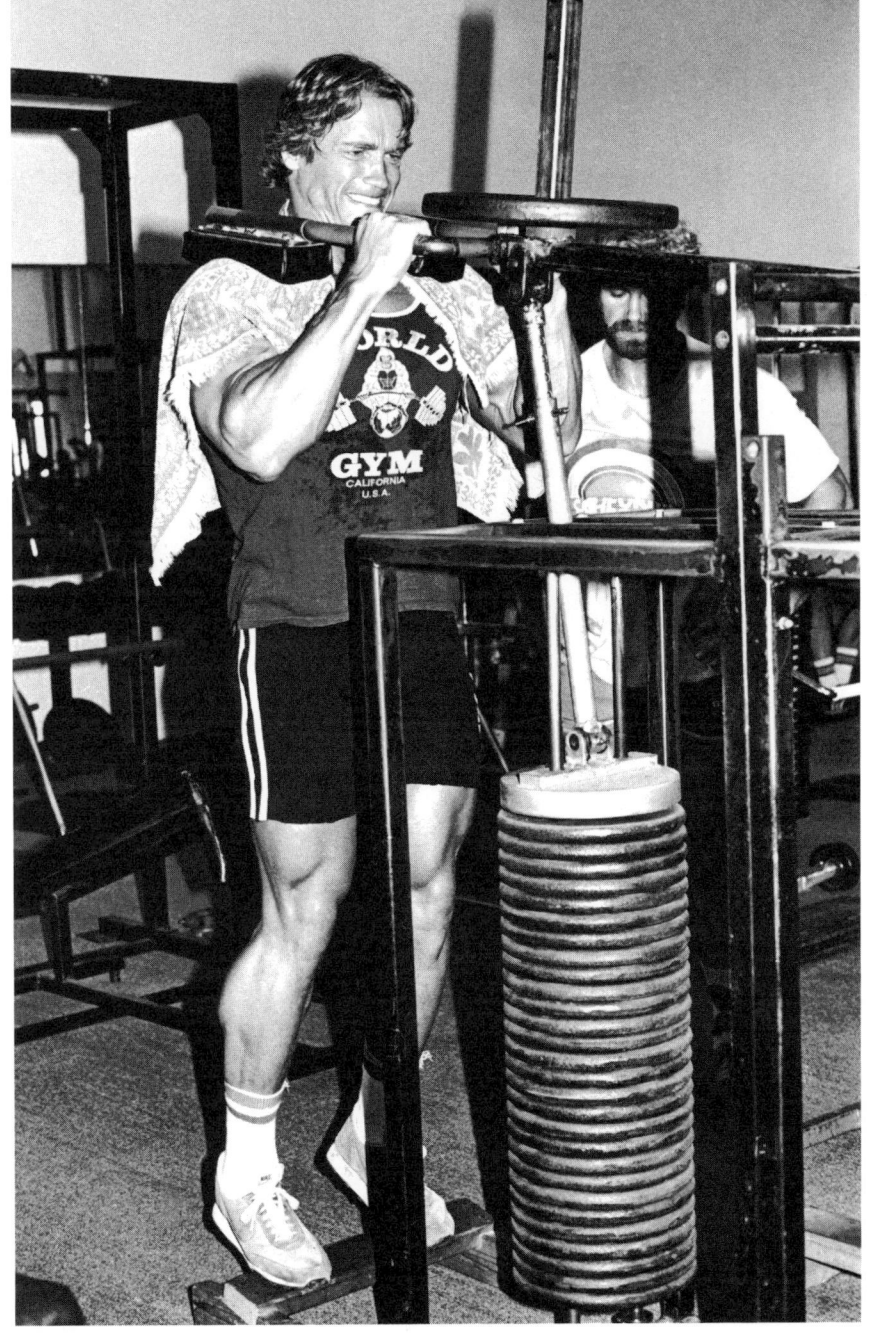

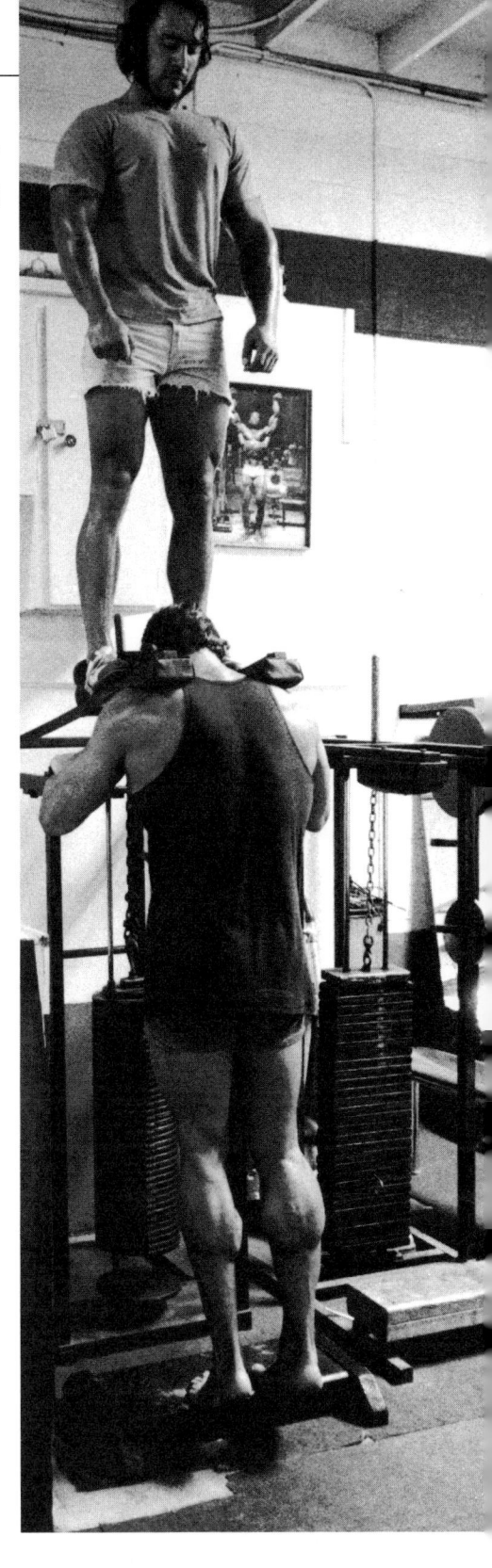

腳尖朝前的一般姿勢,是發展小腿整體的最佳辦法。

在腿推器材上做提踵
(CALF RAISES ON LEG PRESS MACHINE)

訓練目的：增強小腿。

操練方式：①使用各種腿推機中的其中一種（我偏好垂直腿推機來做小腿提踵），就像做腿推一樣擺好準備姿勢，但僅用腳尖推動踏板，保持腳跟懸空。伸直雙腿，將重量推起，直到膝蓋幾乎完全伸直。保持膝蓋微彎，繼續將腳跟向上推，但讓腳尖朝你回縮，感受小腿肌肉伸展到最大。②當你無法再繼續伸展，用腳尖盡可能將重量向上推，讓小腿完全收縮。在器械上做小腿提踵時，你不會有任何機會可以作弊。躺在墊子上背部緊靠支撐，可以完全孤立小腿進行高強度的訓練。確保安全桿有固定，以防腳尖滑脫。

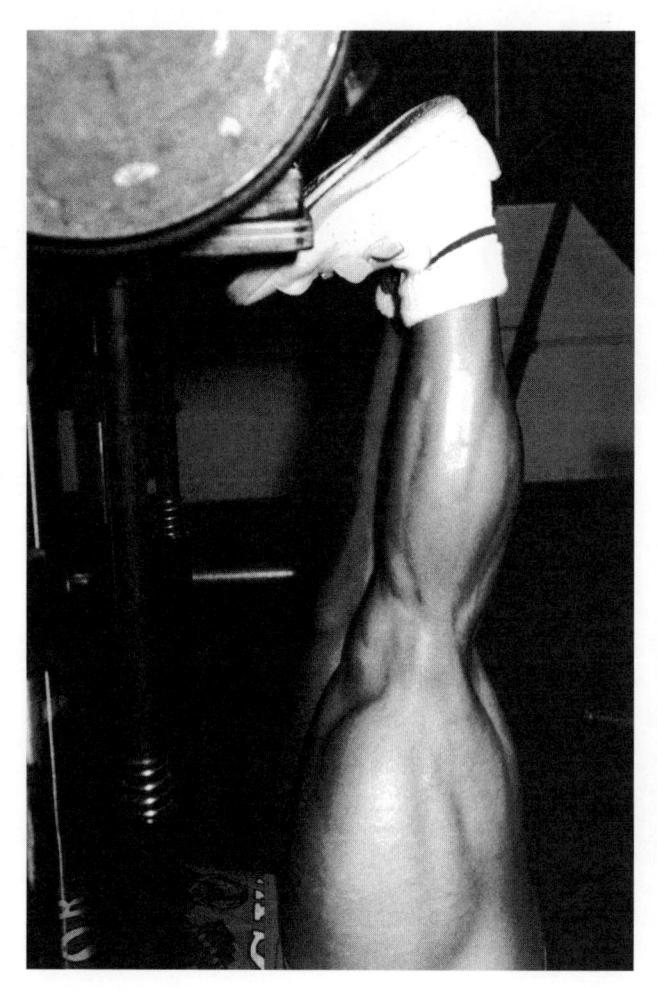

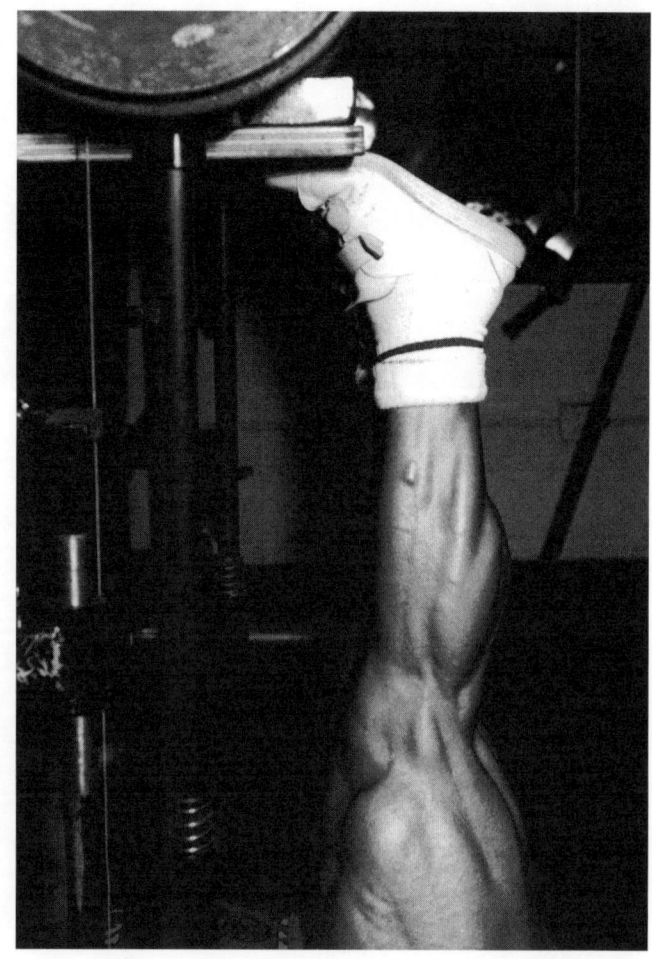

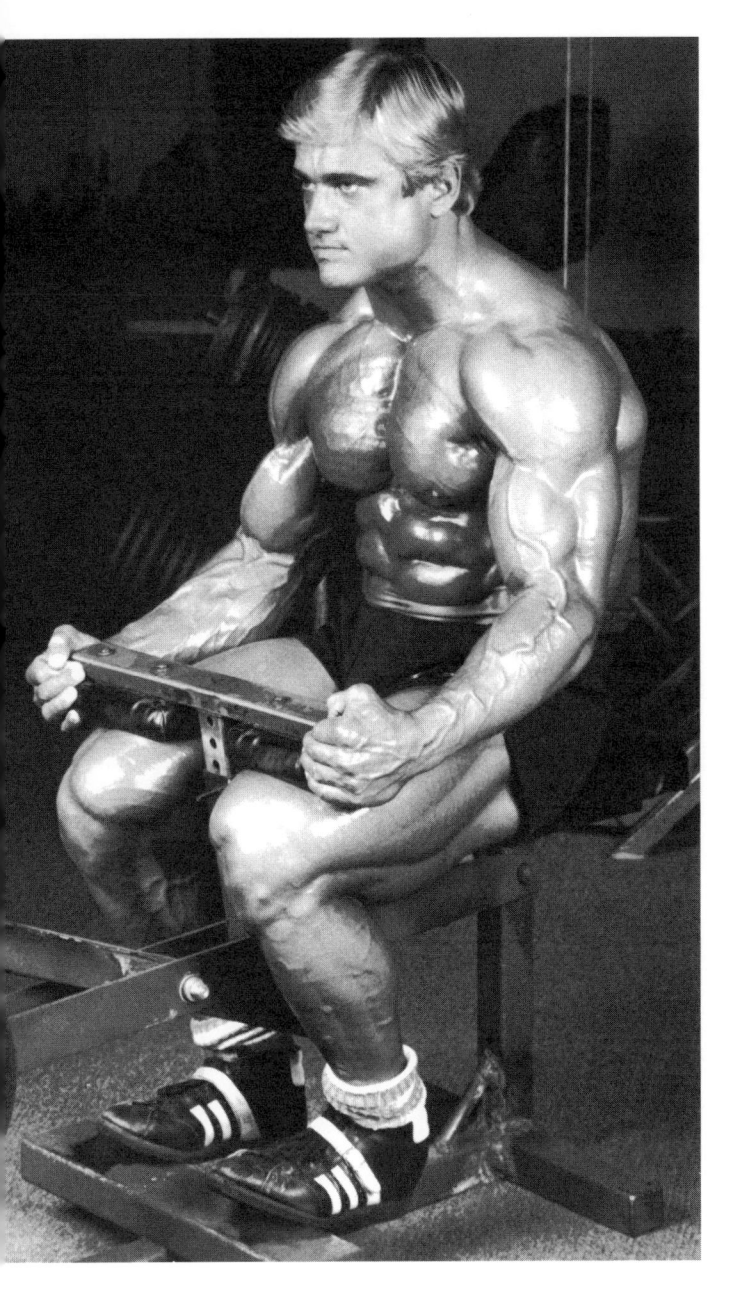

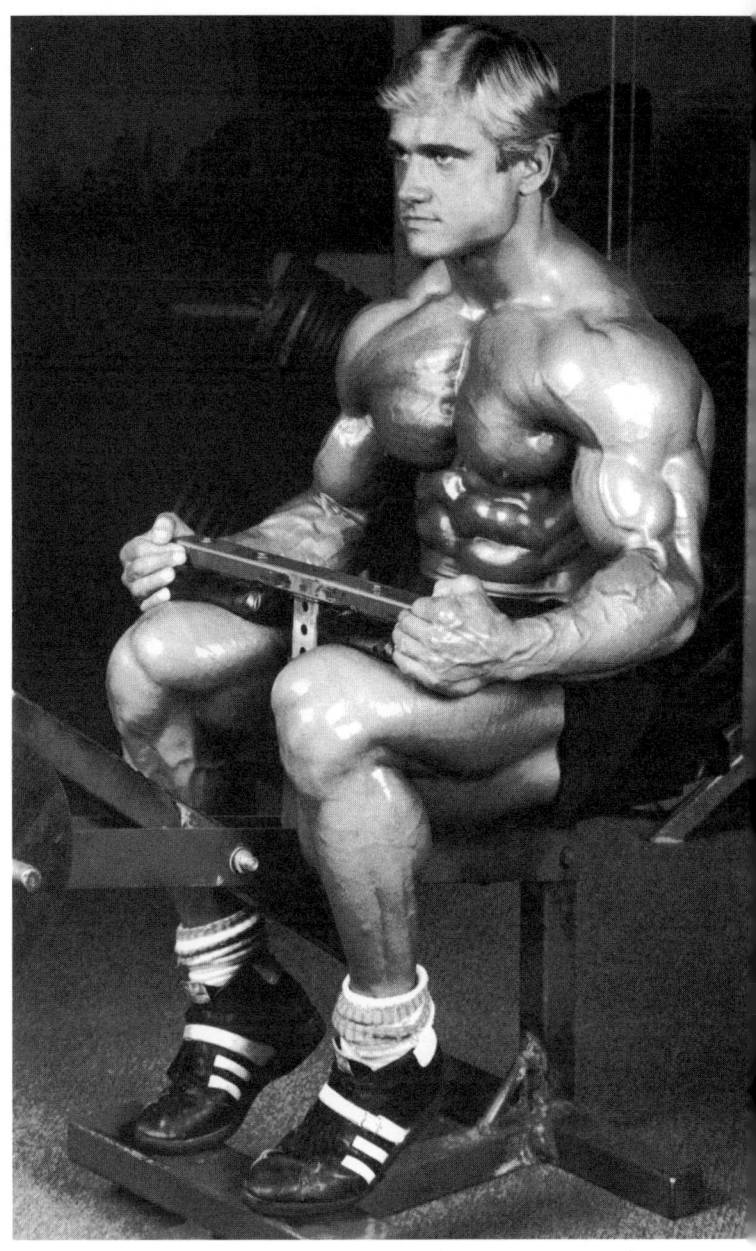

湯姆・普拉茲的示範

坐姿提踵（SEATED CALF RAISES）

訓練目的： 發展小腿下半部和外側部位。

操練方式： ①坐上器材，並把腳尖放在底部的踏板上，將膝蓋固定於橫桿下。盡可能慢慢地將腳跟往地面放下，②接著從腳尖往上踩，直到你的小腿完全緊繃。試著不要過度地前後晃動，保持小腿在穩定、有規律性的情況下活動。

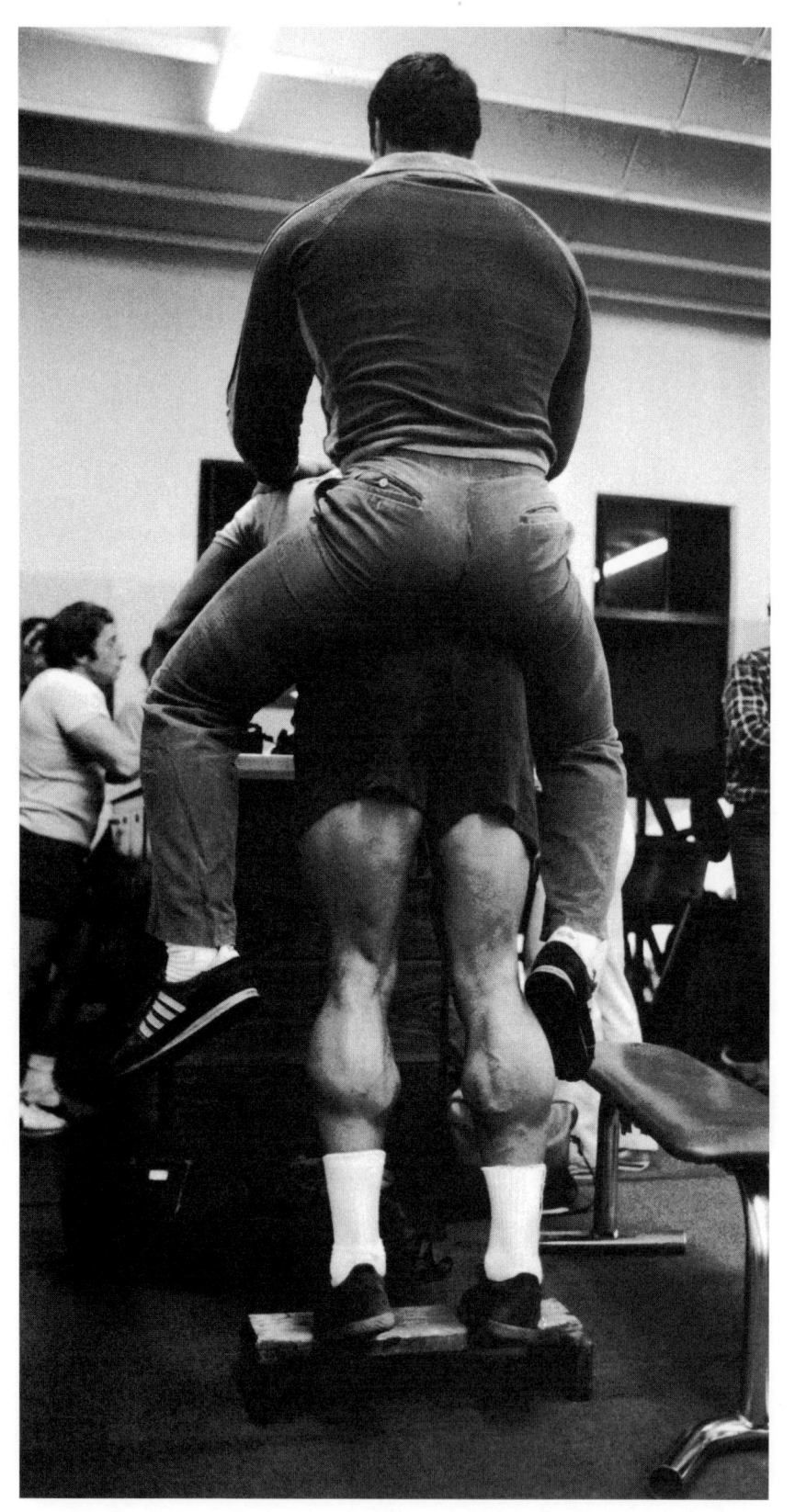

騎驢提踵
(DONKEY CALF RAISES)

訓練目的：增加小腿後側的厚度。

騎驢提踵是我最喜歡的訓練動作之一，且能讓小腿從側面看起來非常碩大。

操練方式：①腳尖放在踏板上，從腰部向前彎，並靠在長椅或桌子上以提供支撐，或者使用騎驢小腿提踵機。你的腳趾要位於臀部的正下方。讓健身夥伴坐在你的臀部上以增加阻力，並盡量坐得靠後，以免對下背部造成壓力。②腳尖朝前，將腳跟盡量放下，再抬起腳尖，直到小腿完全收縮。若你試圖在這個動作中作弊，你可能會把訓練夥伴彈來彈去，如果發生這種情況，請他提醒你。

你可以在做騎驢提踵時，套用遞減法來作變化。訓練的開頭，我經常請3個人坐在我的背上。隨著疲勞加劇，我會做幾組只讓2個人坐的動作，最後只讓1個人坐來收尾。這樣的訓練真的能感受非常強烈的灼燒感！

單腳提踵（ONE-LEG CALF RAISES）

訓練目的：孤立每組小腿肌肉。當一邊小腿長得比另一條大，單腳提踵就非常重要，這能改善發展較小的那條小腿。

操練方式：①將一條腿的腳尖放在踏板上，另一條腿懸空在背後。將腳跟盡可能往下放，②接著從腳尖抬起。完成這組動作後，換另一條腿重複。若其中一邊小腿比另一邊小或弱，可以多做幾組來練對稱。單腳提踵也可以在腿推機上進行。

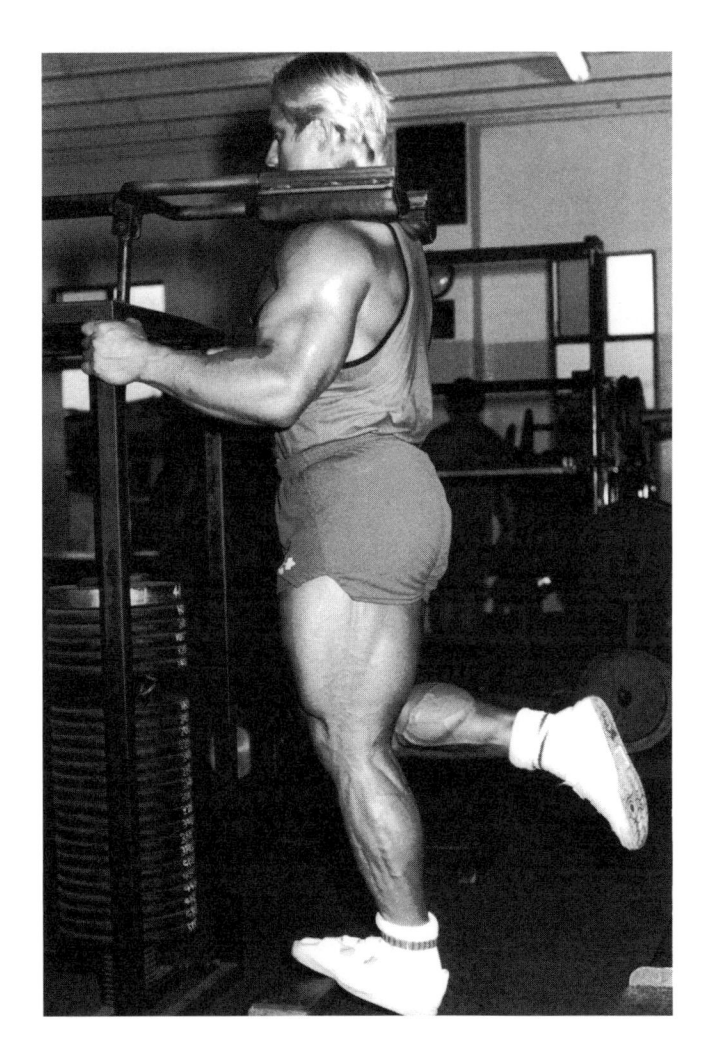

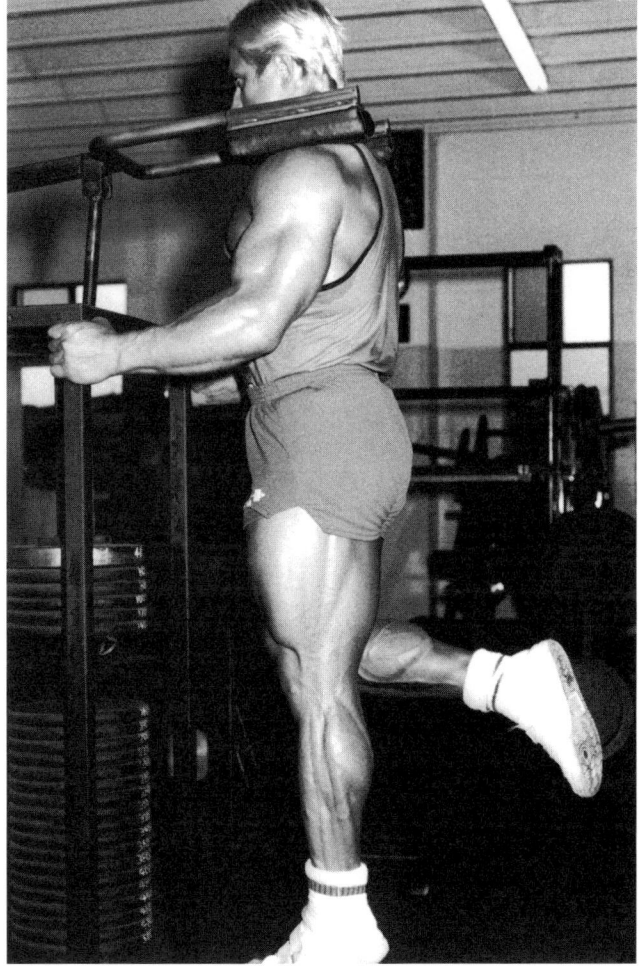

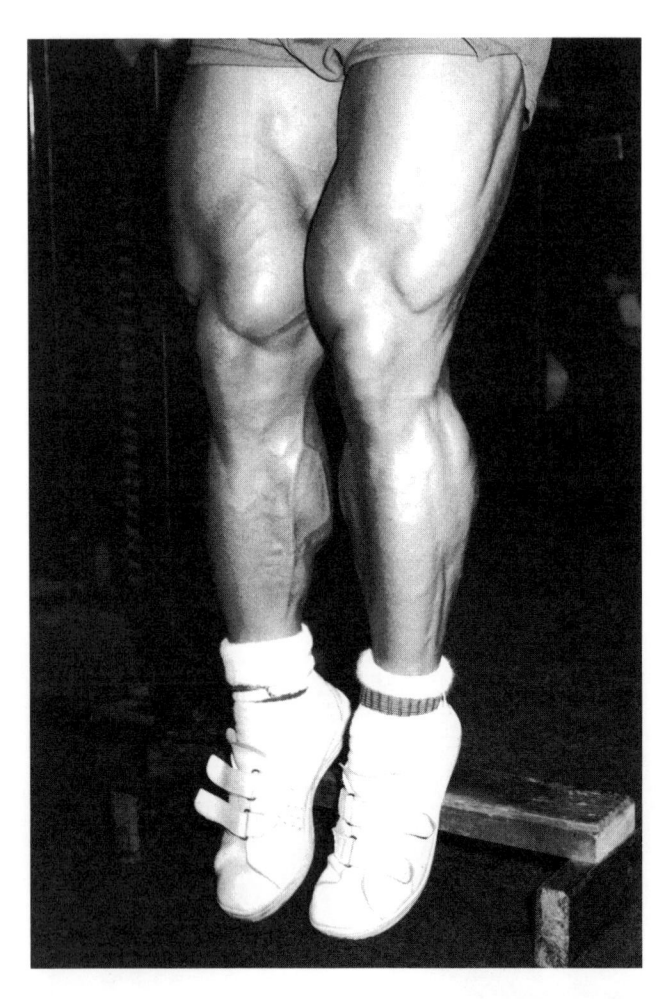

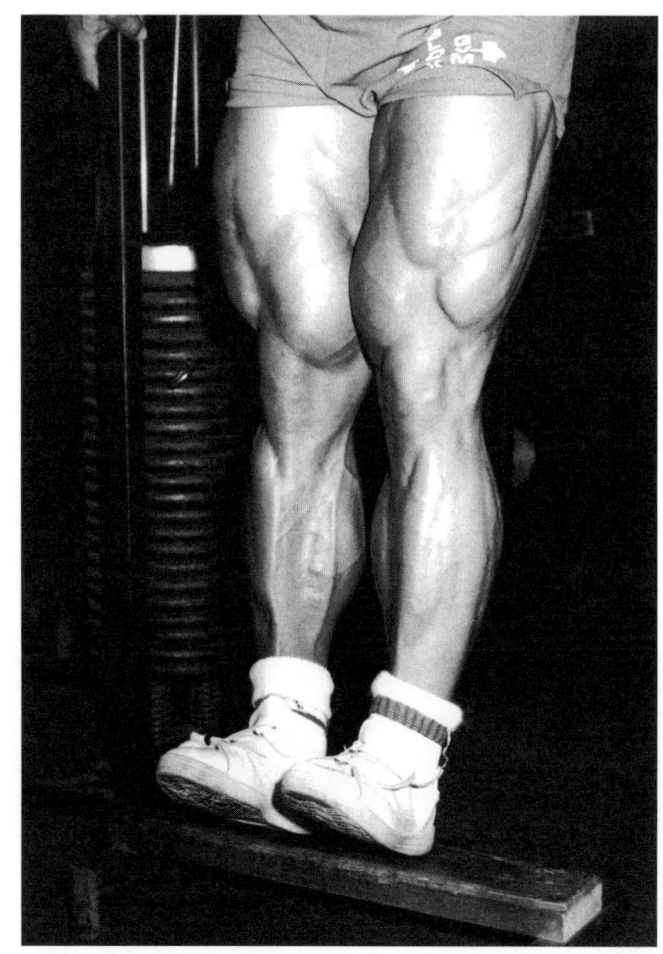

反向提踵 (REVERSE CALF RAISES)

訓練目的：發展小腿前側。許多有著精良小腿的健美人都會忘記加強小腿前側肌肉，也就是脛前肌，它將小腿內側與外側分開，並使腿部看起來更大。

操練方式：①由腳後跟站在踏板上，盡可能放低腳尖，②接著將他們抬起，感受小腿前側肌肉盡可能地收縮。用自身體重做 20 或 30 下。如果想增加變化動作，你可以用腳尖勾住較輕的重量，以提供額外的阻力。

腹肌 THE ABDOMEN

腹部的主要肌肉

腹直肌（rectus abdominis），一條順著腹部前側伸張的長條肌肉。起端在恥骨區域，止端匯入第 5、6、7 根肋骨的軟骨。
主要功用：使脊柱屈曲，並將胸骨拉向骨盆。

腹外斜肌（external obliques; obliquus externus abdominis），位於軀幹兩側的肌肉，附著於下方的 8 根肋骨，並插入骨盆側面。
主要功用：屈曲，並旋轉脊柱。

肋間肌（intercostals），由 2 層薄肌肉和肌腱纖維組成，位於肋骨之間的空隙中。
主要功用：抬起肋骨，並將其拉向彼此。

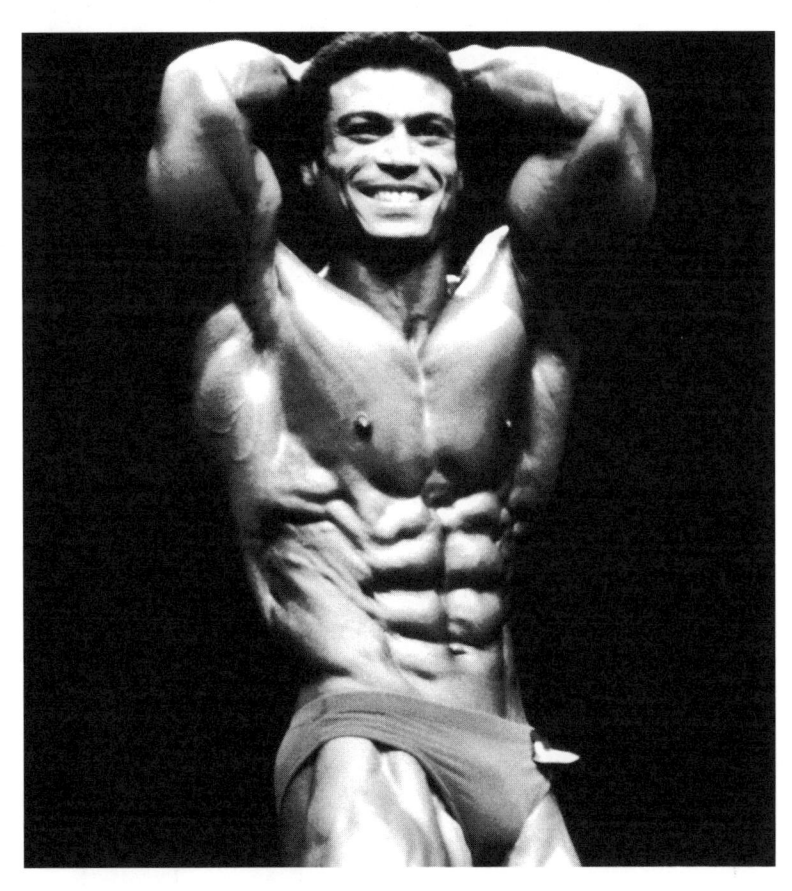

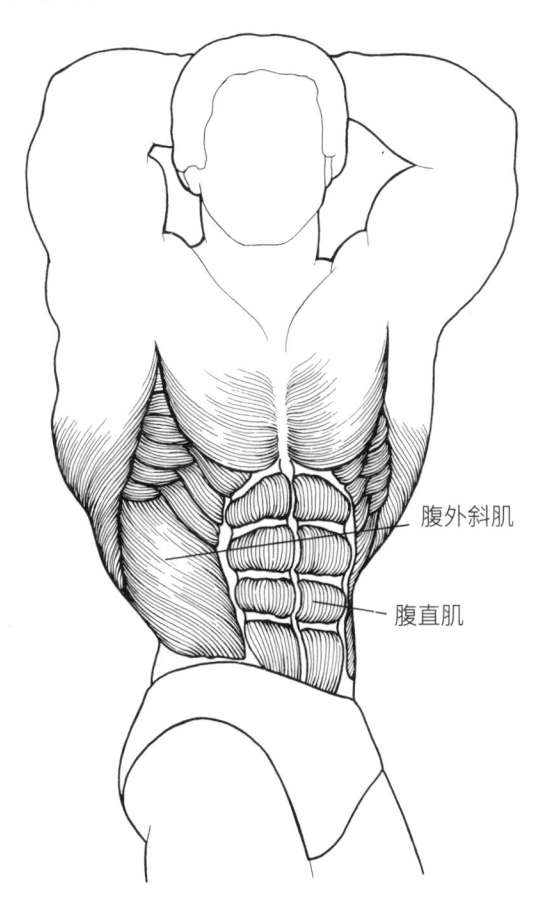

穆罕默德・馬卡維（Mohamed Makkawy）的示範

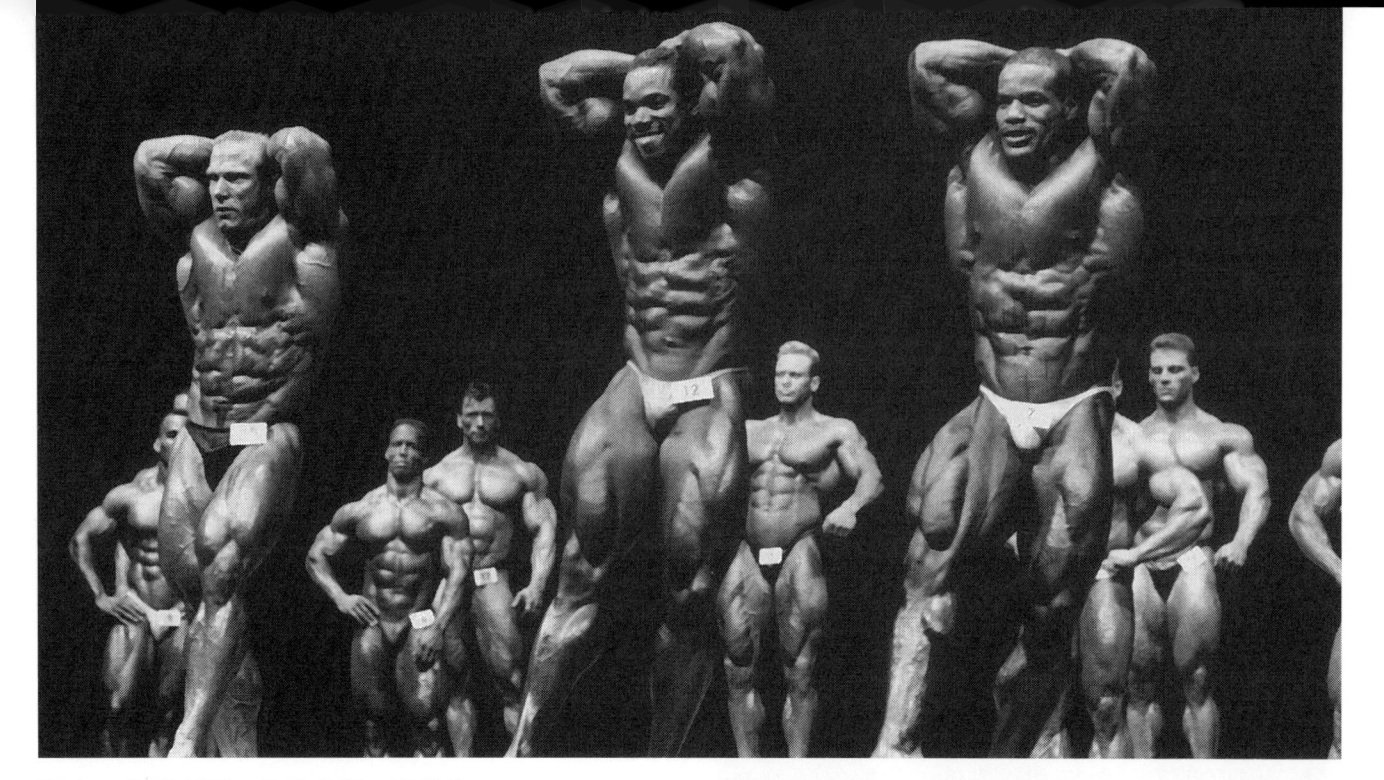

邁克·弗朗索瓦、弗萊克斯·惠勒和克里斯·科米爾展示 IFBB 指定的腹部動作：雙手置於後腦，腹部肌肉繃緊，一條腿向前伸張。

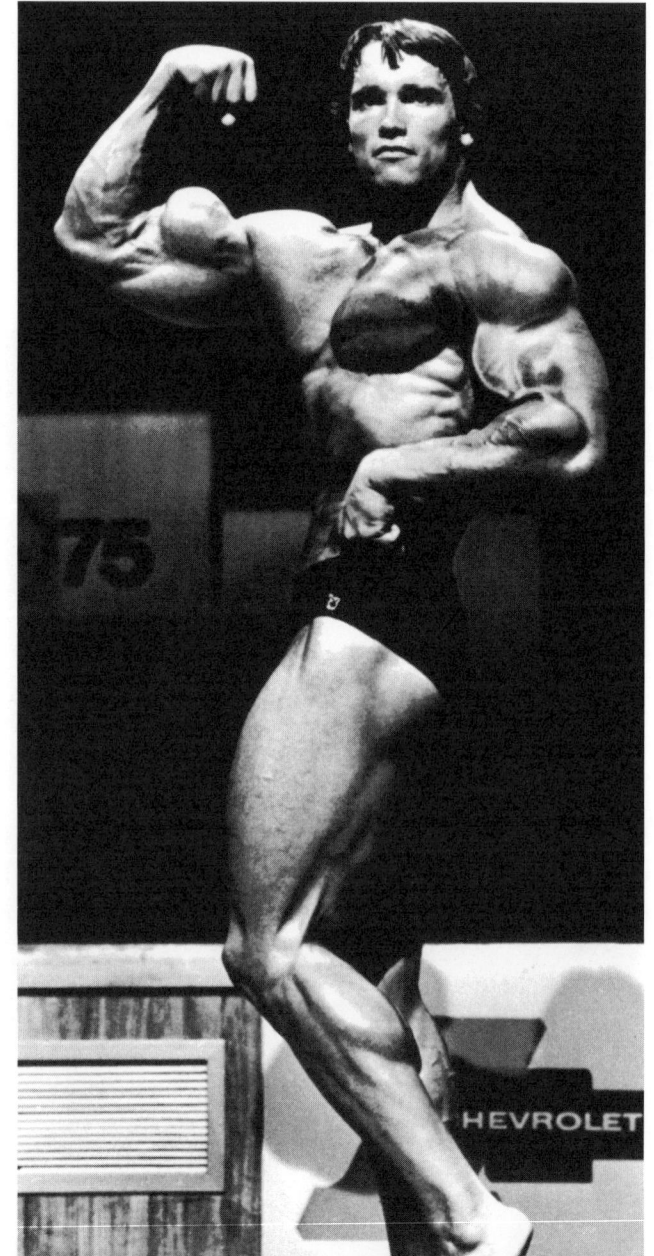

纖細的腰身和線條分明的腹部同等重要，讓像是右圖這樣的旋轉二頭肌姿勢更有效果。

訓練腹肌

強健的腹部幾乎對所有運動的表現都至關重要。在健美中，腹部在展現身體外觀給旁人看時的作用尤為重要。事實上，腹部是身體的視覺中心。如果你在身體疊上一個 X 字形，從肩膀畫到雙腳，兩條線的交點就在腹部，而這正是眼睛不可避免會被吸引的位置。與女性相比，男性的腹部脂肪細胞通常較多（女性即使有一定的脂肪，也能讓腹肌顯現），因此明顯的腹肌也是擁有最佳體態的一個象徵——精瘦、結實且強壯。

若一名健美選手擁有厚實的肩膀和寬闊的背闊肌，並且向下收緊至緊實的腰部，通常會在比賽中獲得高分。纖細的腰部能讓你的胸大肌和大腿顯得更為壯碩、更令人驚艷，也更有美學價值。

在比賽中，當你可以隨意擺出任何姿勢，明智之舉就是不要去模仿其他選手的姿勢，尤其是當他們某些部位的肌肉發達程度優於你，或者整體體型更大的時候。從左至右分別為：納賽爾・艾爾・桑巴蒂、文斯・泰勒、米洛斯・薩切夫和約翰・謝南（John Shennan）。

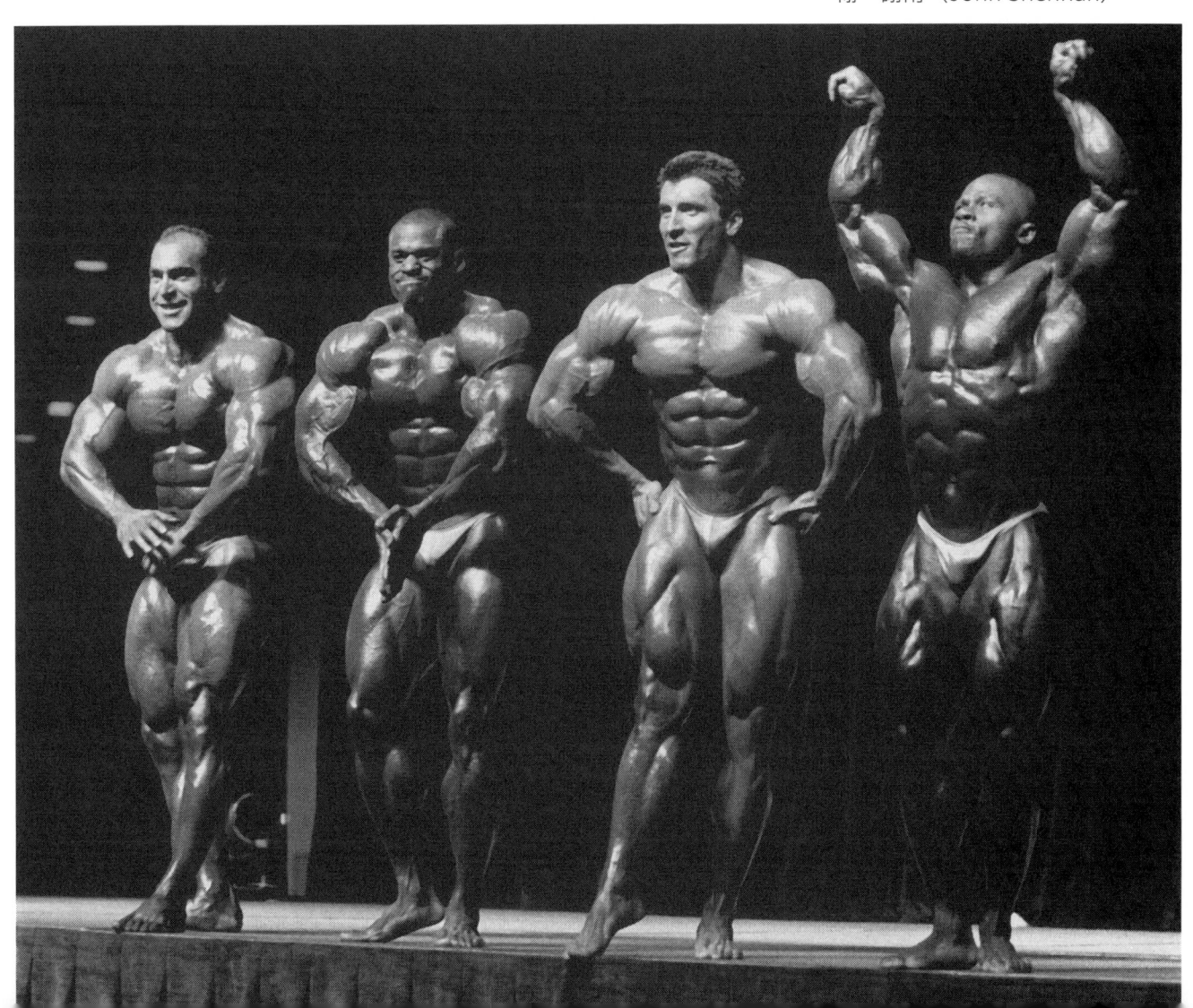

在打造優質、冠軍級健美體態時，傳統的 V 形軀幹和純粹的肌肉量一樣重要。我常常看到一些健美選手為了顯得更大，刻意超重幾磅，但他們腰部多餘的脂肪反而破壞了視覺效果。當我開始從事健美時，有些選手透過出色的腹肌發展來彌補整體體型的不足，比如皮埃爾・范登斯廷（Pierre Vandensteen）和文斯・吉倫達等人。但在現代健美比賽中，無論體型如何，所有想成為冠軍的選手都必須擁有發達的腹肌，才能保持競爭力，從體型巨大的選手（多利安・耶茲、納賽爾・艾爾・桑巴蒂、保羅・迪萊特）到體型適中的選手（弗萊克斯・惠勒）到小型選手（肯恩・雷）以及矮小的選手（李・普里斯特），無一例外。

若我的腰部當時夠纖細緊實，擁有明顯的腹肌和腹斜肌，那我在 1968 年來到美國比賽時，可能就不會輸給弗蘭克・贊恩，名列第二。但從同樣的角度來看，如果弗蘭克・贊恩在 1982 年倫敦奧林匹亞大賽上，能以他在 1979 年打敗邁克・門澤所達到的體態出賽，他也很可能擊敗克里斯・迪克森，而非只是屈居第二。事實上，弗蘭克為了這次的比賽增重了，但這樣一來，他在舞台上就未能展示出達到最佳狀態、極具震撼力的六塊腹肌。腹肌發達程度的不足，或

1980 年奧林匹亞先生比賽中的擺姿對決中，充分顯現頂尖健美運動員必須擁有卓越的腹肌，才能保持競爭力。我身為在場體型最大的選手，擁有能和邁克・門澤、弗蘭克・贊恩、克里斯・迪克森與之抗衡的腹肌，是絕對必要的。

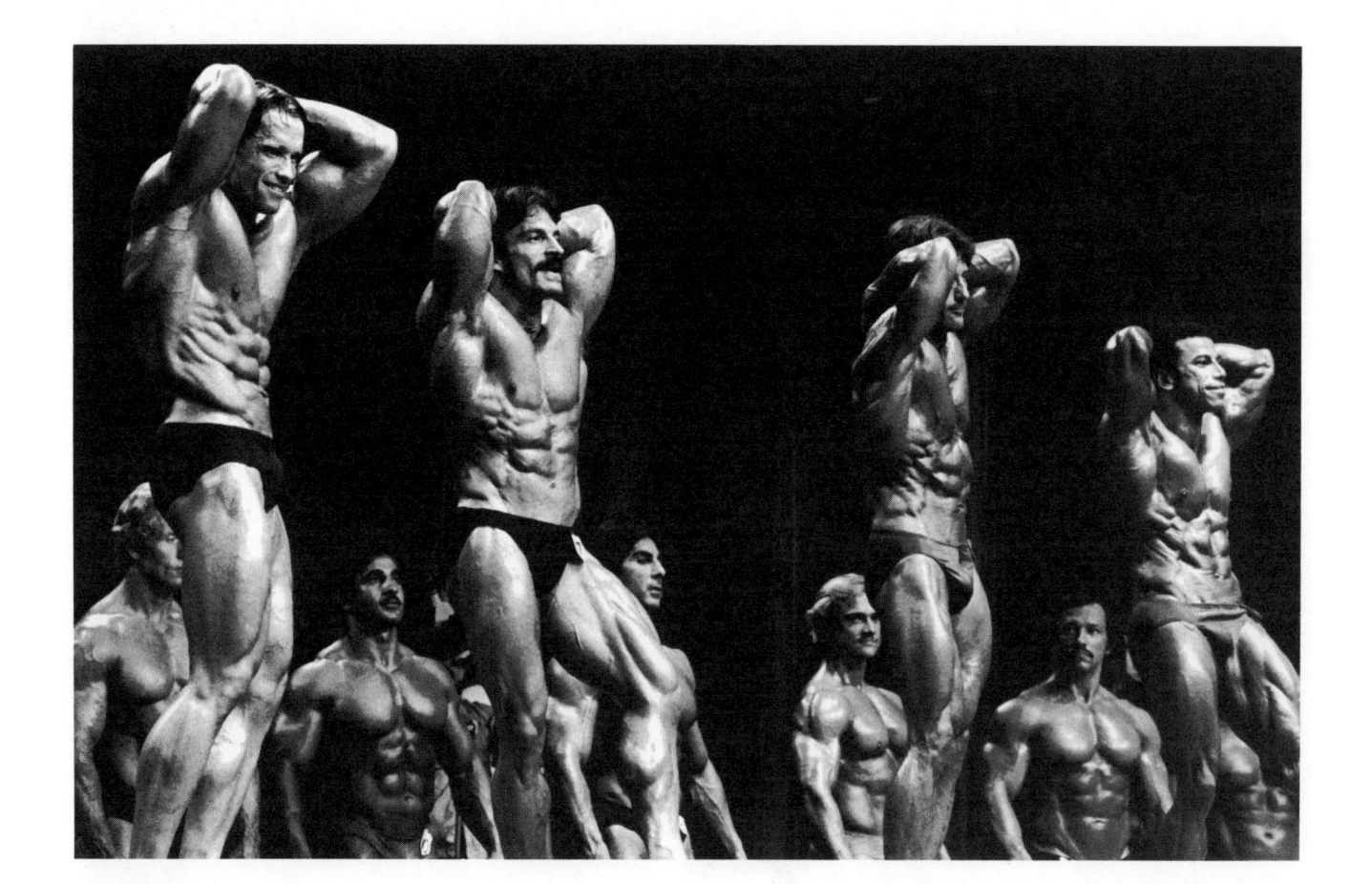

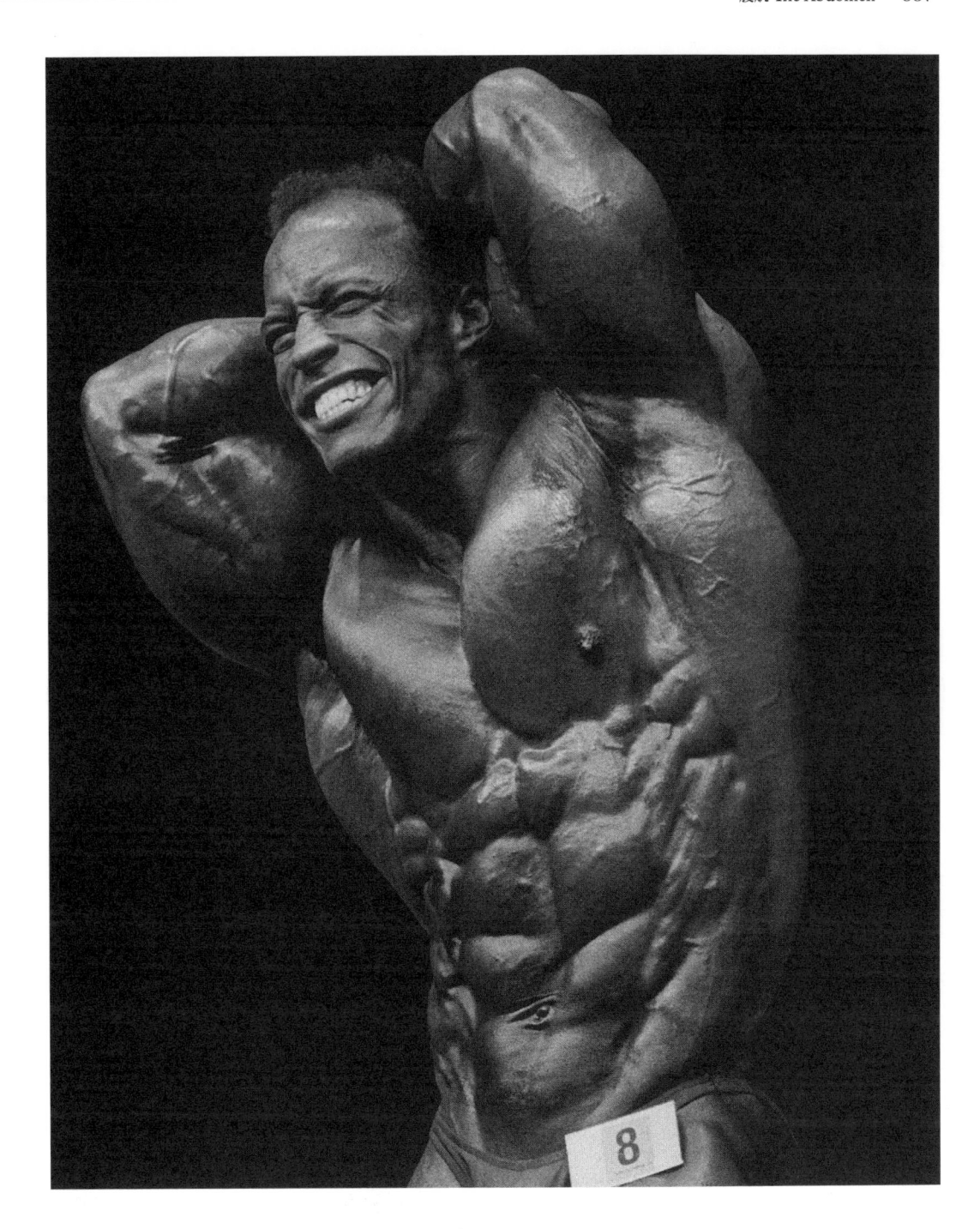

者未能妥善的展示腹肌，在比賽場上來說是非常致命的。博耶·科伊制霸了 1960 年代和 1970 年代的比賽，但他是少數幾位無法以擁有發達的「六塊腹肌」而感到自豪的頂尖健美選手之一。博耶腹肌發達程度不足的原由是基因，而非訓練不當或鬆懈。然而，健美運動的競爭變得越來越激烈，現在所有級別的比賽，幾乎都不可能找到沒有優秀腹肌的冠軍健美選手。

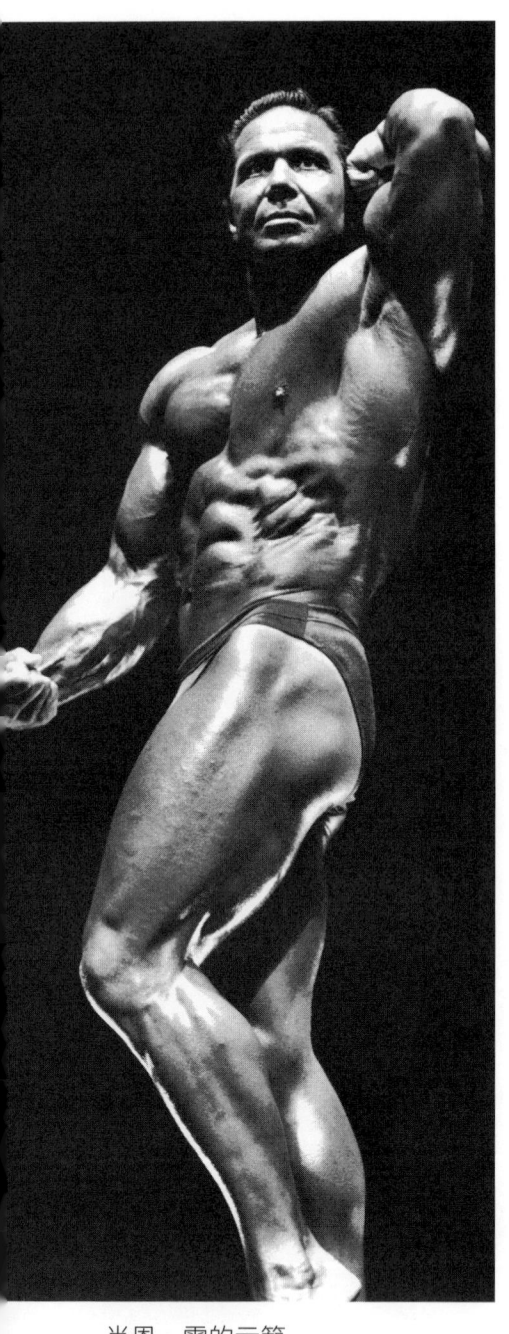

肖恩・雷的示範

當比爾・珀爾在 1950 年代獲得他的第 1 座冠軍時，出色的腹部發展還沒有那麼被重視。然而，當他贏得了 NABBA 健美先生世界大賽冠軍時，即便他的體重實際上增加了，珀爾的腹肌依然非常拔尖。

如今，體型較大的選手常常面臨一個問題，就是腹肌變得過於龐大，導致腰部和側腹顯得過於厚重。這通常是由於做了一些需要大量腹部和腹斜肌作為穩定肌群的超大重量訓練所造成的，比如深蹲。正因如此，你幾乎不會看到這些健美人針對腹肌或腹斜肌做重量訓練。無論是體型較大還是較小，每當你進行重訓時，腰部肌群都會承受很大的壓力，也就意味著沒有任何健美人會透過任何額外的阻力來訓練腹肌（然而許多人還是會在比賽前進行此類訓練）。當然，也有一些腹部訓練動作需要付出更多的努力，因為這些動作需要更多自身體重的參與，接下來我們會仔細討論這些。

局部減脂

由於如今大多數頂尖的健美選手，無論體型如何，都已經針對自己的體型進行了大規模的肌肉發展，因此腹肌訓練的重點目標變成了**線條清晰度**。這包含了 2 個層面：一是訓練並發展腹部肌肉，二是減少體脂肪，讓底下的肌肉得以展現。

我剛開始接觸健美時，大多數選手相信所謂的局部減脂，且現在仍有許多人認為這是可行的。所謂的局部減脂，就是針對某個特定部位的肌肉做訓練，藉此燃燒該部位的脂肪。根據這一理論，為了改善腹肌的線條清晰度，你需要做大量的腹部訓練、大量的高強度反覆次數，並剷除掉阻礙腹部肌肉發展的脂肪。

不幸的是，這種方法並不管用。當身體處於熱量赤字狀態，並開始燃燒脂肪以提供能量，身體不會選擇那些正在進行大量運動的肌肉來獲取額外的能量資源。身體有一個基因編輯的系統，用來決定從哪些脂肪細胞中提取儲存的脂肪能量。運動當然會燃燒卡路里，但由於腹部肌肉相對較小，無論你進行多少腹部訓練，在耗費時間差不多的情況下，你代謝的能量也不會像簡單地走一段路那麼多。

但這也不代表針對像是腹部這樣的特定部位做訓練無法提升線條清晰度。正如前述所言，當你做大重量訓練，腹部肌肉會得到很好的鍛鍊，它們沒有得到的是<u>有品質的訓練</u>，也就是說，並沒有得到孤立、全幅度動作範圍的訓練。這類動作可以發展腹肌的整體形狀和分

離度，而非僅僅是讓它們變大。因此，儘管這類腹部訓練無法大幅減少腰部的脂肪，但它確實會打造出非常明顯的肌肉線條，而這些線條會在你通過飲食和有氧運動，減少體脂肪到一定程度後顯現出來。

針對腹部的訓練動作

當腹肌收縮時，一件非常簡單的事情會發生：它們將肋骨和骨盆拉近彼此，並做一個短暫的「捲腹」動作。無論你做什麼樣的腹部運動，只要它是以腹部為主的運動，以上情況就會發生。過去，腹部訓練的生理學尚未被充分理解之前，健美運動員經常做很多「傳統」的腹部運動，如仰臥起坐和抬腿。然而，這些並不是腹部為主的運動，而是訓練髂腰肌，也就是髖屈肌群。髖屈肌群起始於下背部，橫跨骨盆上方，並附著於大腿上部。當你抬起腿部時，實際上是在使用髖屈肌群。當你將雙腳固定在支撐物下方，並做傳統的仰臥起坐撐起軀幹時，這時你也是在使用髂腰肌。

作個小實驗：站起來，扶住某樣東西以提供支撐，將一條腿向前抬起，同時一隻手放在腹肌上。你會感覺大腿上部受到某種拉力，但同時也很明顯腹肌並沒有參與抬起腿的過程。腹肌與骨盆相連，而非腿部，因此並不負責將腿部抬舉至空中。

同理也可套用至仰臥起坐或斜板仰臥起坐。有別於軀幹穩定抬起雙腿，這些運動是反向的腿部抬舉，透過保持腿部穩定抬起軀幹，並同時鍛鍊到一樣的肌肉——髖屈肌群。當你做任意以上的運動時，腹部的主要功能都是作為穩定器，並保持軀幹穩固。但腹部在其中扮演的角色，恰恰和你想達成的腹肌訓練目標相反，如我所說，腹肌的主要功能是**將肋骨和骨盆拉近彼此**，也就是做簡單的「縮腹」動作，並涉及到背部向前捲曲。在仰臥起坐時背部無法足夠的彎曲，而在捲腹時則可以大幅度做到。這就是腹肌的全幅度動作範圍、高品質孤立訓練的祕訣。

各種捲腹動作

所有針對腹肌的練習都是某種形式的捲腹運動。你可以將胸腔向骨盆捲曲（一般捲腹），或將骨盆向胸腔捲曲（反向捲腹），或讓胸腔和骨盆同時向彼此捲曲（腿部屈髖）。你可以在平長凳、斜板或

吊在橫桿上進行反向捲腹。但是在所有的情況下，運動生理學的基本原則都是通用的：腹肌做全幅度動作範圍的收縮（在它有限的運動範圍內活動），而胸腔和骨盆向彼此靠近，而且脊椎在運動過程中向前彎曲。

腹斜肌訓練動作

腹斜肌位於軀幹兩側，主要在於穩定作用。在健身房或日常生活中，很少有需要大量側彎的活動。因此，腹斜肌（就像下背部的穩定肌群）在做大量全幅度動作範圍的重複訓練後，會很快感到疲勞，且恢復相對較慢。

過去有段時間，健美運動員會做很多的腹斜肌訓練，有些甚至使用相當大的重量。然而，今天你很少會看到成功的健美選手進行這種訓練，因為腹斜肌就像其他肌肉一樣，在經過重量訓練後會變大，且發達的腹斜肌會使腰部變厚，破壞了出色的 V 字形體態的美感。

當然，不論你在做深蹲或肩推等重量訓練時，腹斜肌都會進行等長運動，但由於它們只是充當穩定肌群，並未鍛鍊到完整的動作範圍，因此這些動作通常不會讓腹斜肌像握住大重量啞鈴側彎那樣的動作一樣，造成大幅度增長。因此，做側腹肌訓練的健美人通常會選擇無阻力、無重量的動作，比如轉體或側彎，這些動作可以緊實肌肉，但又不會讓腹斜肌變得過大。

前鋸肌和肋間肌

這些肌肉位於軀幹上半部的兩側，和腹肌一樣，是觀眾喜愛的肌群。當你擺出如雙手過頭腹肌和腿肌姿勢來展示腹肌和大腿，並透過將身體左右轉動來展示這一部位的線條時，會為你在評審眼中的形象大大加分。

同樣地，這些肌肉也是透過捲腹的動作來鍛鍊，不過這次是透過將肩膀和肘部向下內收，並同時將上半身向側邊彎曲繃緊。試著做做看，你會發現非常容易就能感受到這塊肌肉在發力。這些肌肉通常也會隨著整體訓練計畫的進行而發展，但你也可以透過在各種捲腹訓練中加入轉體的動作，來專門訓練前鋸肌和肋間肌的線條清晰度。

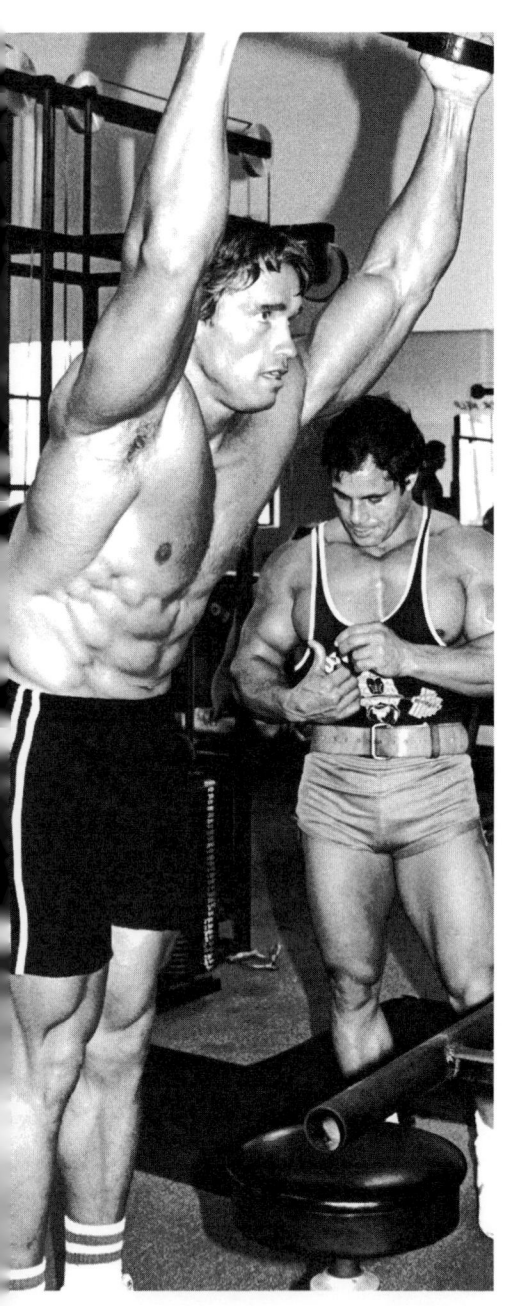

這張照片拍攝於 1980 年奧林匹亞先生比賽前一週，你可以看到我的腹肌是多麼的突出且線條明顯。

初階訓練計畫

　　許多剛開始接觸訓練的健美人都喜歡先訓練胸大肌和手臂，而忽視了腹肌。之後，當他們開始想參賽，便會發現必須做極端的腹肌訓練計畫，來加強這部位的發展。因此我建議從一開始就訓練腹肌，正如訓練其他部位一樣。這樣一來，它們就會與身體的其他部位一同發展，也就不用被迫去補救腹部的不足。

　　我建議在所有課表中都加入腹肌訓練。在初階訓練計畫中，我建議每天交替進行 5 組捲腹和 5 組反向捲腹。兩者都能全面的鍛鍊腹肌，但捲腹主要針對上腹部，而反向捲腹則對下腹部的刺激更大。

　　我還建議初學者立刻開始練習「真空收腹動作」，也就是將所有的氣息全部吐出，然後盡可能收縮腹部，接著嘗試維持這個動作 15-20 秒。

　　在日常生活中保持腹部收縮並繃緊腹肌，也是加強和雕塑腹肌的好方法，這會幫助你更意識到如何控制身體的這個重要部位。你應該要馬上開始留意腹肌是否可能是你體態中的弱點，這樣當你提升到進階訓練時，才能針對性地採取適當的行動。

進階訓練計畫

　　一旦你開始練腹肌，就可以開始訓練每個有助於形成緊實且線條分明的特定區域。這包括進行更多的組數，以及更豐富多樣的動作，例如轉體捲腹、腿部屈髖，以及各種反向捲腹和反向轉體。

賽事訓練計畫

　　當你要為比賽作準備時，你的目標應該是雕塑和加強整個腹部的線條清晰度，而非提升肌肉尺寸和肌力。為了加強訓練強度，可以從 10 分鐘的羅馬椅運動開始。我總是從羅馬椅開始，且有很好的成效，許多和我同時期的選手，如佛朗哥・哥倫布、歐文・寇素斯基（Zabo Koszewski）和肯・沃勒也是如此。羅馬椅有助於熱身，且是一個持續提供張力的運動，讓腹肌在整個過程中都持續鍛鍊著。

　　賽事訓練的最終目標是整體的品質，而每一項運動都旨在發展並精修腰部的特定部位。為了擁有在比賽中能真正驚艷評審的腹肌，

你必須針對上腹肌、下腹肌、腹斜肌、前鋸肌和肋間肌做訓練，同時透過俯臥挺身鍛鍊下背部，以及其他針對這部位的背部訓練計畫來訓練。你應該要對這些部位付出極大的努力，才能將它們徹底推向極限。持續努力，永不停止，你才能獲得所需的成果。

針對弱點的訓練

就如其他身體部位，腹肌也一樣可能有弱點。為了幫助你克服這個問題，我已經在腹肌訓練計畫中包含了你可能會留意到的、專門針對各個部位的練習。雖然大多數腹肌訓練通常會同時鍛鍊軀幹的多個部位，但某些動作依然對某個特定部位最有效，例如上腹部或下腹部，腹斜肌或前鋸肌和肋間肌。然而請注意，視覺上腹肌缺乏發展通常是源於以下 2 個原因：

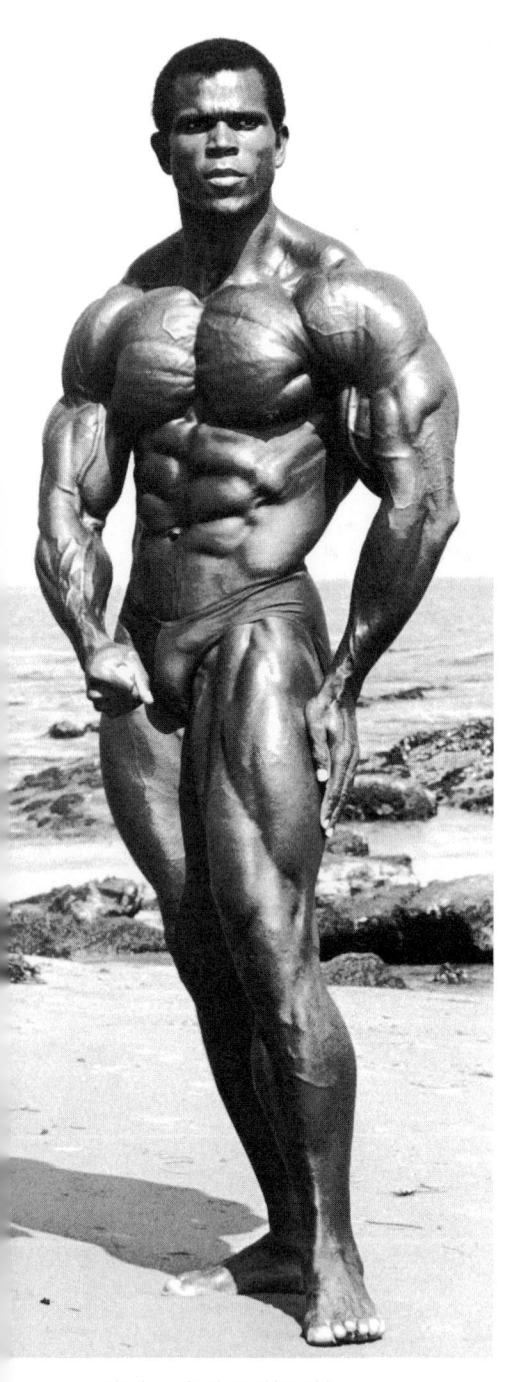

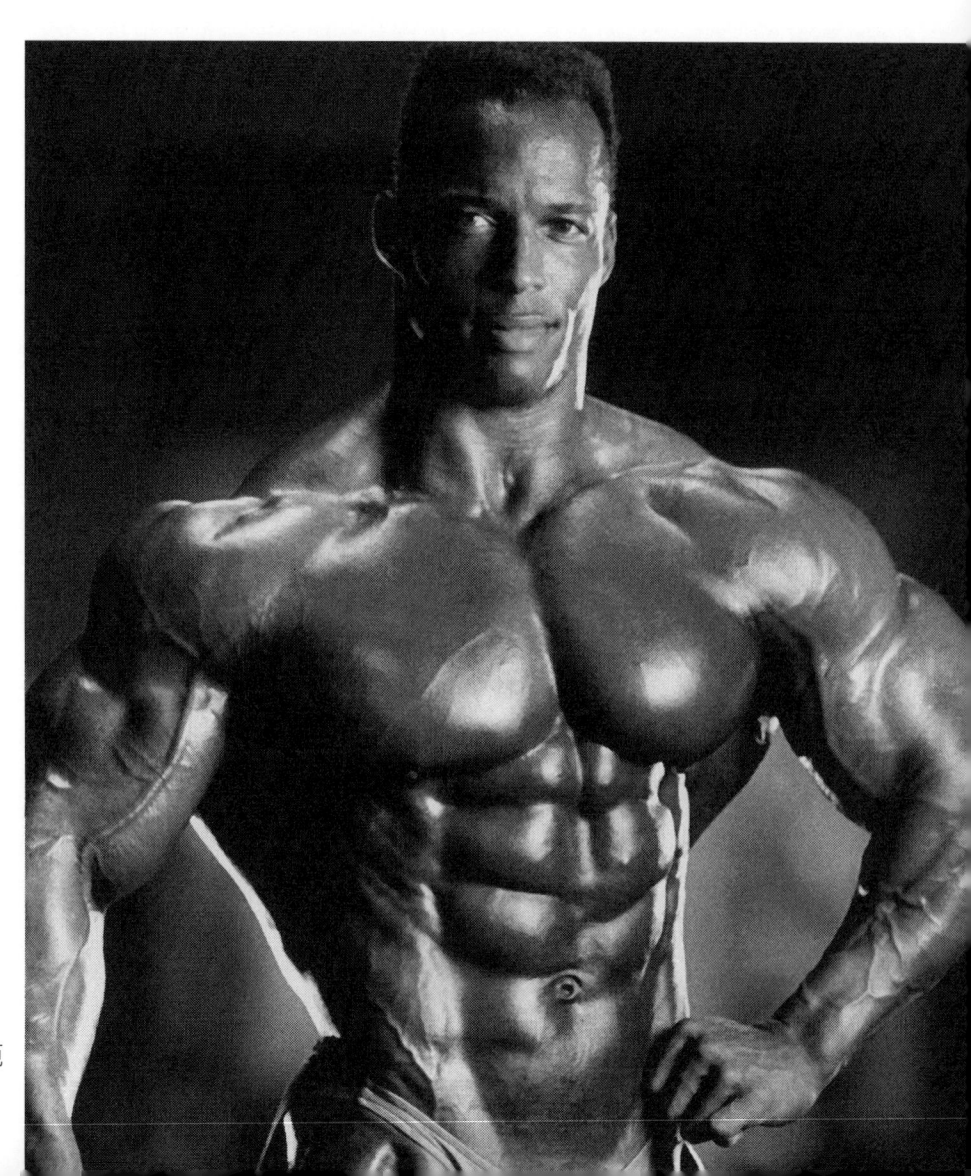

賽吉・努布雷的示範

肖恩・雷的示範

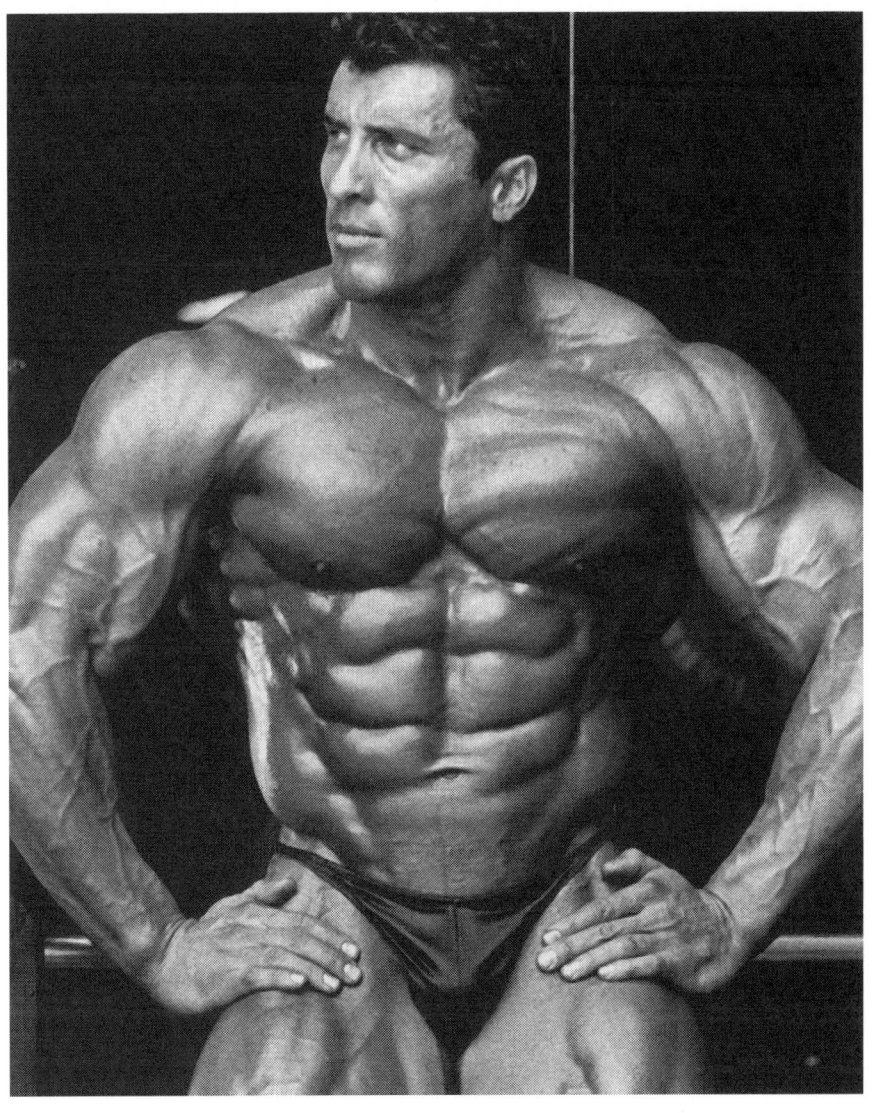

腹肌 The Abdomen 543

當你擁有出色的腹肌發達程度，不論你處在放鬆站姿、半緊繃或全力展示腹肌的姿勢時，你的腹部線條都會很明顯，就如賽吉‧努布雷、肖恩‧雷、米洛斯‧薩切夫和我所展示的一樣。

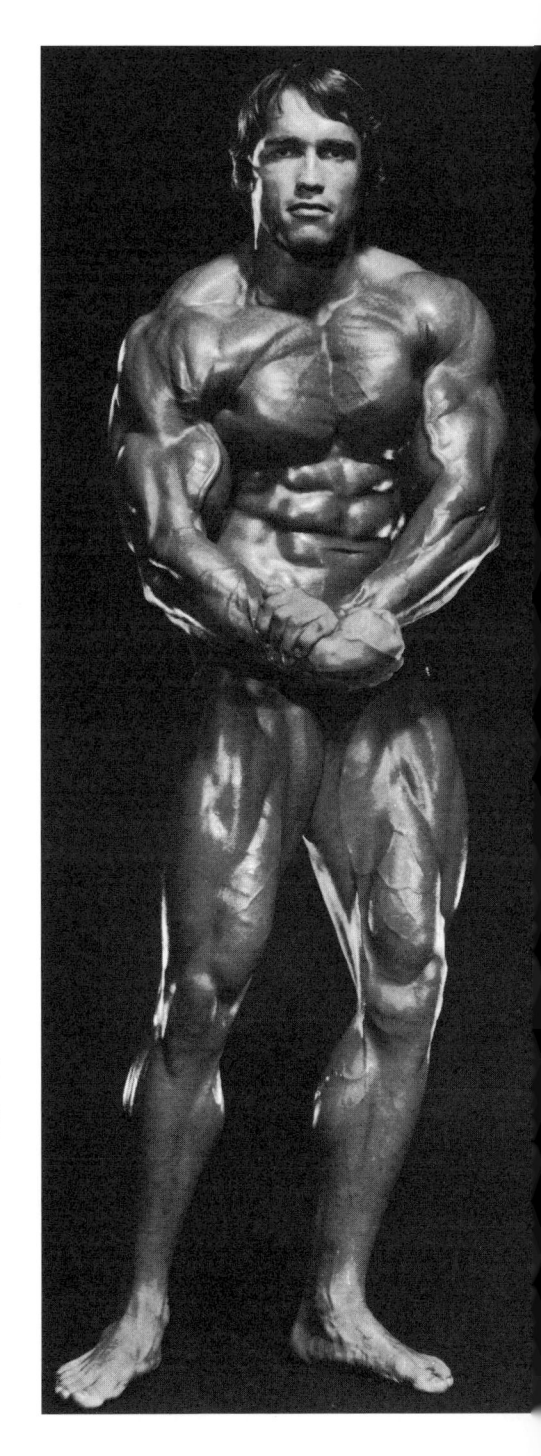

米洛斯‧薩切夫

- 飲食管控不足，使腹肌上覆蓋著一層脂肪。
- 分離度、全幅度動作範圍、高品質訓練不足。

若要訓練腹肌的品質，你不該做以髖屈肌為主、對抗大重量的阻力來收縮腹肌的訓練，或是做快速且不連貫的動作。最佳的腹肌訓練應該是緩慢、可控、全幅度動作範圍，並在完全收縮的時候維持，以達到最佳的頂峰收縮效果。

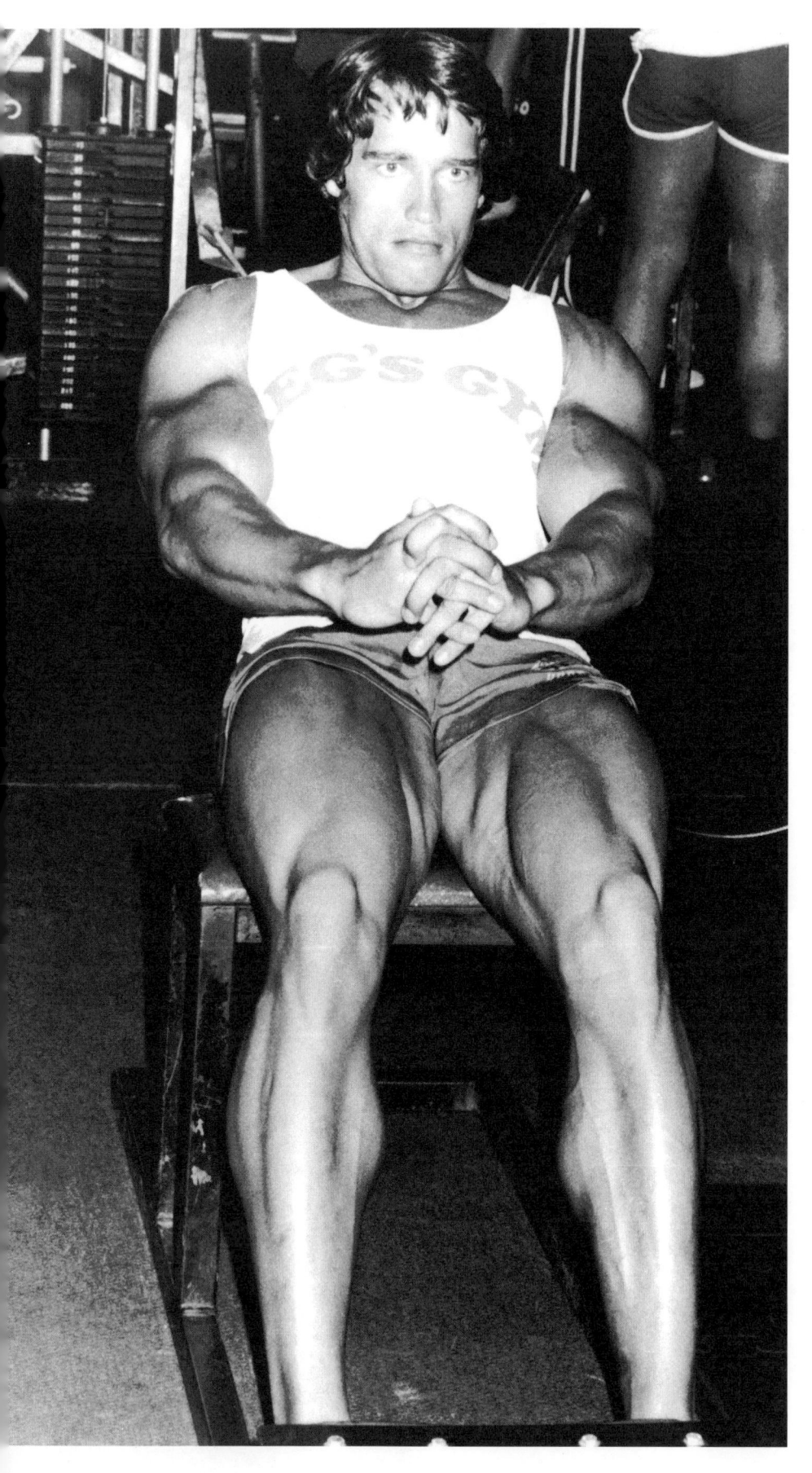

腹肌訓練動作

羅馬椅（ROMAN CHAIRS）

訓練目的：加強上腹部。

操練方式：①坐在羅馬椅上，雙腳固定在橫桿下，雙手抱於胸前。②保持收腹狀態，上半身朝下大約 70 度角，但不要讓他完全和地面平行。接著將你上半身向前抬起並盡可能彎曲，感受腹部向內收縮達到完全緊繃。

我喜歡將羅馬椅的前端放在一定的高度上，這樣能製造斜度並提升訓練強度。你可以在訓練動作中加入多變的阻力，例如一開始將椅子的前端抬高，接著當你感到疲勞時，將椅子前端降至地面，繼續完成組數。

捲腹（CRUNCHES）

訓練目的：針對上腹部。

操練方式：①背部著地躺在地上，雙腳置於前方的長凳上。你可以依照喜好將手放在頸部後方或胸前。②捲曲肩膀，並向上朝膝蓋捲腹，跟著圓背。不要試著將整個背部從地上抬起，只要向前彎，將肋骨靠近骨盆就好。在動作的最高處，刻意地額外擠壓腹部以達到完全的收縮，接著放鬆，並讓肩膀放回起始位置。這不是一個要快速完成的動作。每次動作都要刻意且可控的進行。

你可以透過抬起腳的位置，來調整腹部受到壓力的角度。可以把雙腿放在長凳上，也可以躺在地上、將腳底靠在牆上，並調整到覺得最舒服的高度。

轉體捲腹（TWISTING CRUNCHES）

訓練目的：針對上腹部和腹斜肌。

操練方式：①背部著地躺在地上，雙腳置於前方的長凳上。②雙手置於頸部後方，軀幹向膝蓋靠近，圓背。與此同時，旋轉上半身，讓右手肘朝左膝蓋靠近。放鬆並讓軀幹向下回到起始位置。朝反方向重複一樣的動作，將左手肘朝右膝蓋靠近。持續交替，在 1 組訓練時反覆變換方向。

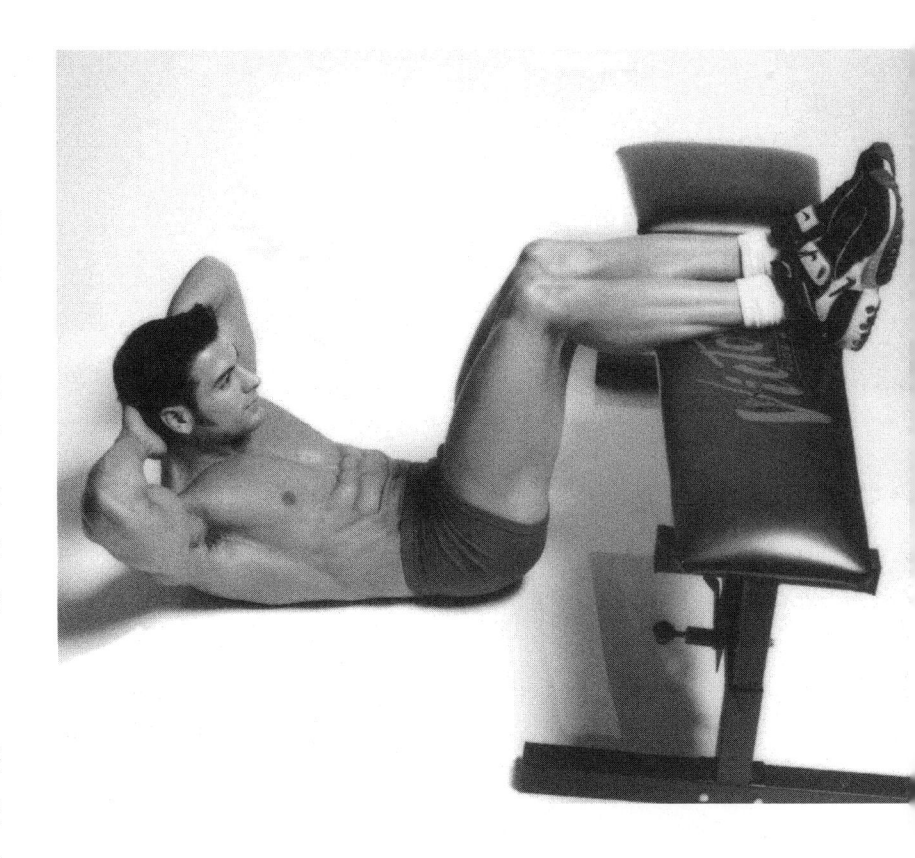

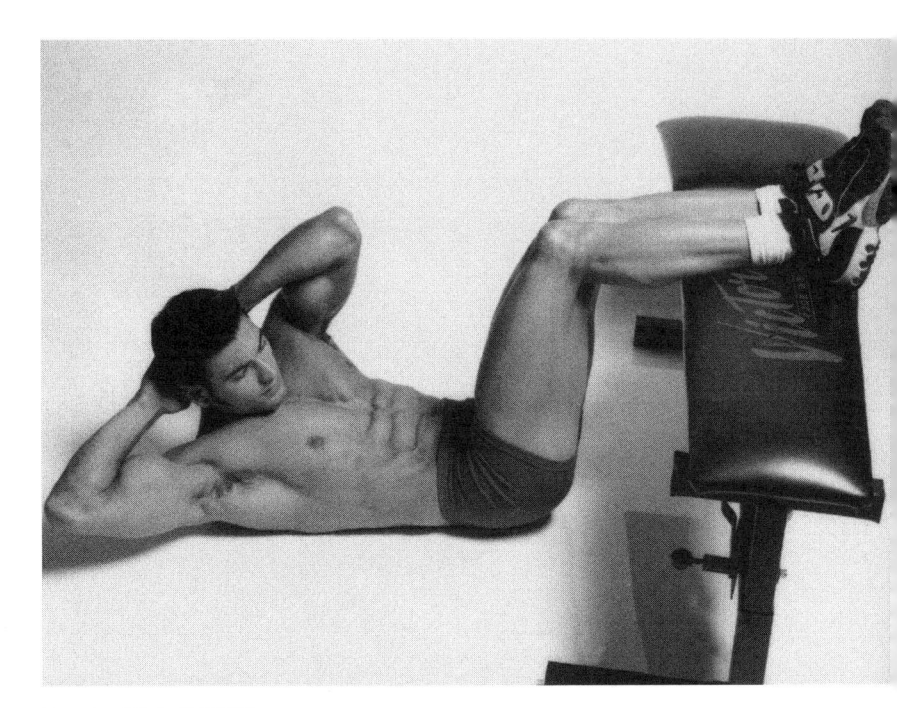

T・J・霍本的示範

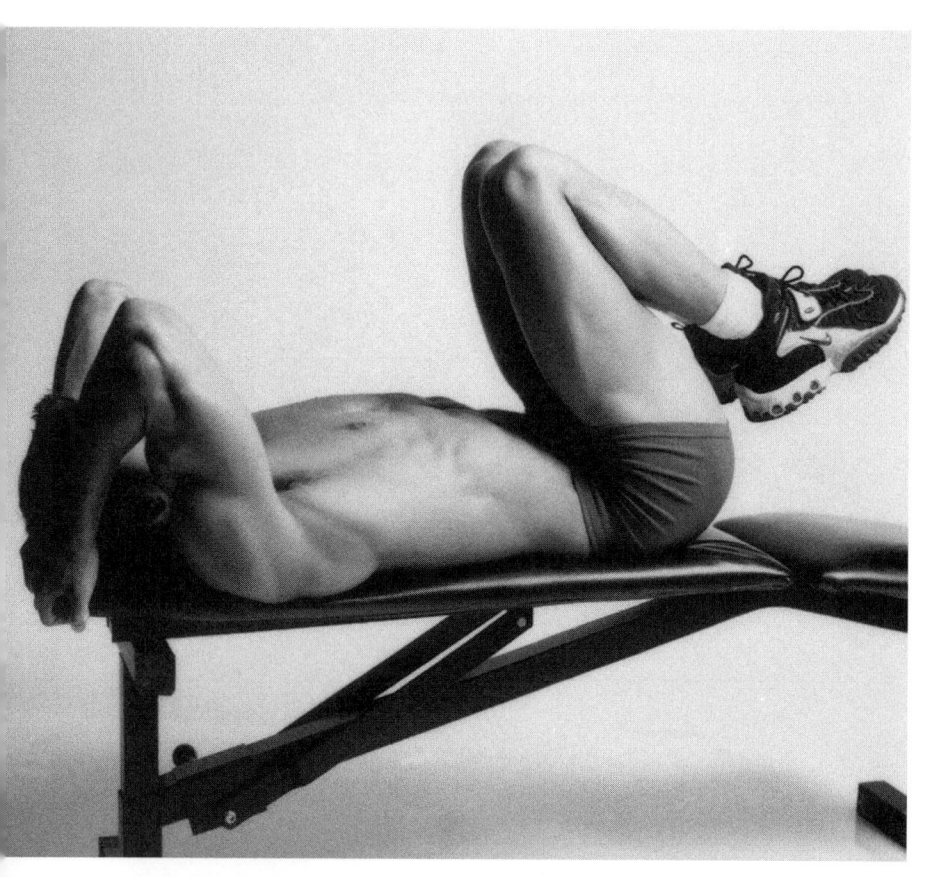

反向捲腹（REVERSE CRUNCHES）

訓練目的：加強下腹部。

操練方式：這個動作最好在一端有支架的臥推長凳上進行。①躺在長凳上，雙手向後抓住支架以提供支撐。彎曲並將膝蓋抬起，盡量靠近臉部，但不要讓骨盆離開長凳。②從這個起始位置開始，將膝蓋盡量抬向臉部，圓背，臀部離開長凳，向肋骨方向捲曲。保持姿勢一段時間，在動作最高點刻意擠壓腹肌，以完全收縮。接著慢慢放下膝蓋，直到臀部再次回到長凳。（不要先將腿降低。這不是提腿動作。）再次強調，做這個動作要專注並控制力量，做動作不要過快。

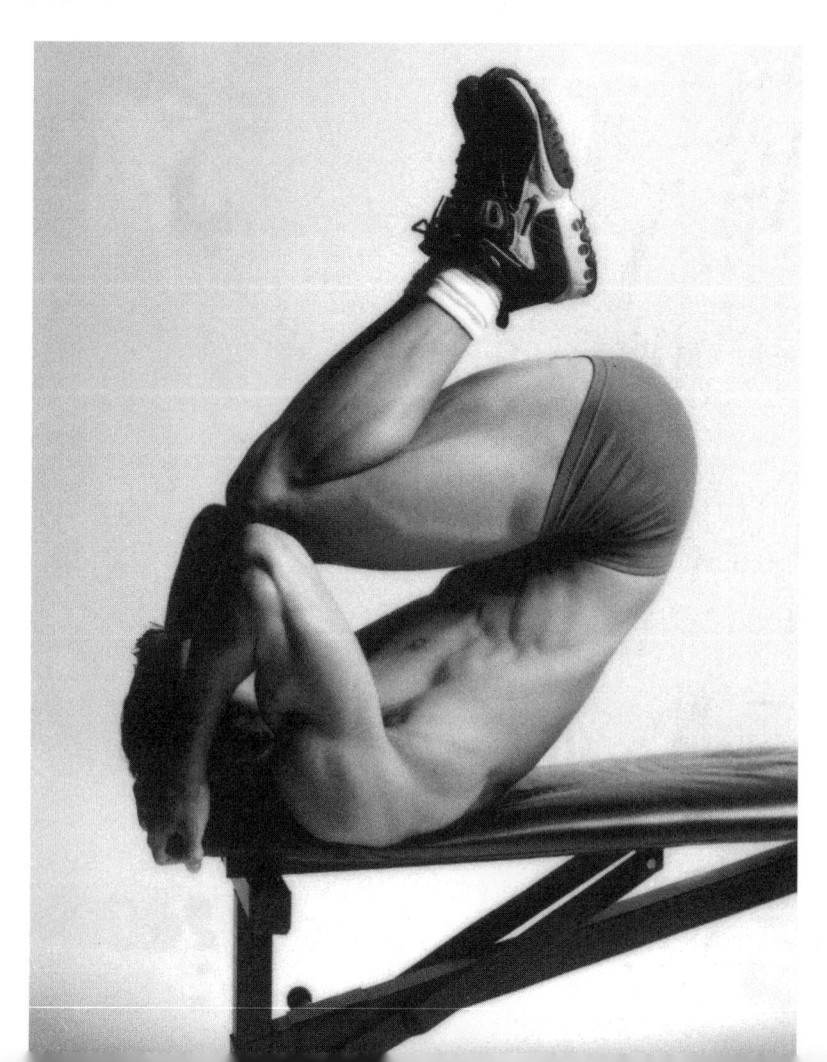

懸吊式反向捲腹 (HANGING REVERSE CRUNCHES)

訓練目的：針對下腹部。

操練方式：這是另一種反向捲腹的變化型，只是你是將雙手懸掛於單槓上，或將前臂放在懸掛腿舉長凳上，而非躺在長凳上。①維持懸掛的姿勢，將膝蓋舉起到與腹部等高。②從起始動作，盡可能將膝蓋朝頭部抬高，圓背，將自己像球一樣朝上捲曲。到達動作最高點時，維持並繃緊腹肌，以達到完全收縮，接著放下膝蓋，回到起始位置，保持膝蓋抬起。再次提醒，不要讓雙腿低於起始位置。

許多人包含大多數的健美人（因為他們腿部的肌肉量）都無法真正完成懸吊式反向捲腹。另一個簡易的變化型，則是以頭部朝上的方式躺在傾斜板上。這比在平坦的長凳上做反向捲腹能提供更多的阻力，但你也可以透過調整傾斜板的角度，來設定你想要的阻力大小。

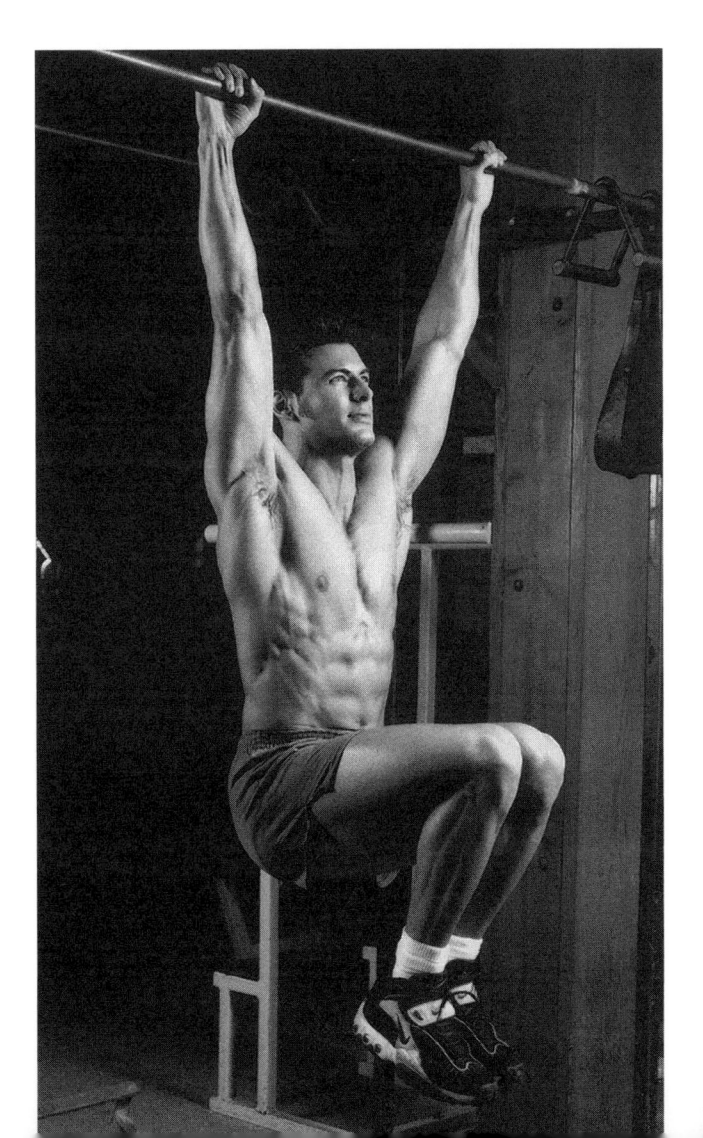

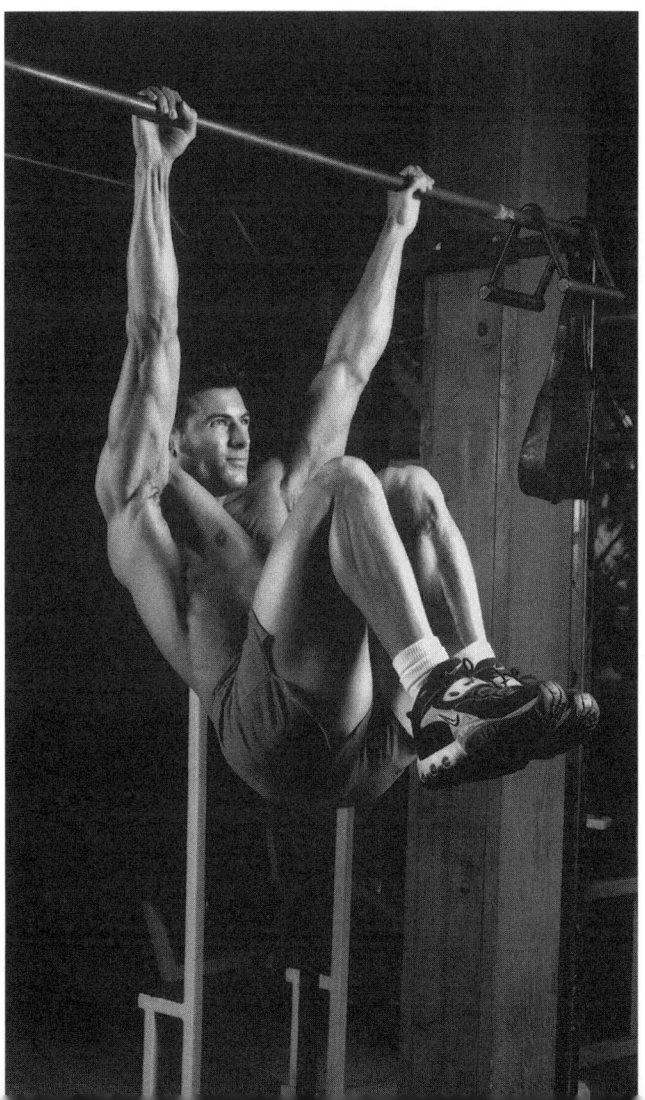

雙槓垂直捲腹 (VERTICAL BENCH CRUNCHES)

訓練目的：針對下腹部。

操練方式：這個動作是懸吊式反向捲腹的變型。①有別於懸吊於單槓上，這個動作則是將自己放置在垂直的長凳上，用肘部和前臂支撐身體，並將膝蓋抬至與腹部等高的位置。②從這個起始位置，將膝蓋盡量抬向頭部，圓背，將自己像球一樣朝上捲曲。到達動作最高點時，維持並繃緊腹肌，以達到完全收縮，然後將膝蓋放回起始位置，保持膝蓋抬起。再次強調，不要讓雙腿低於起始位置。

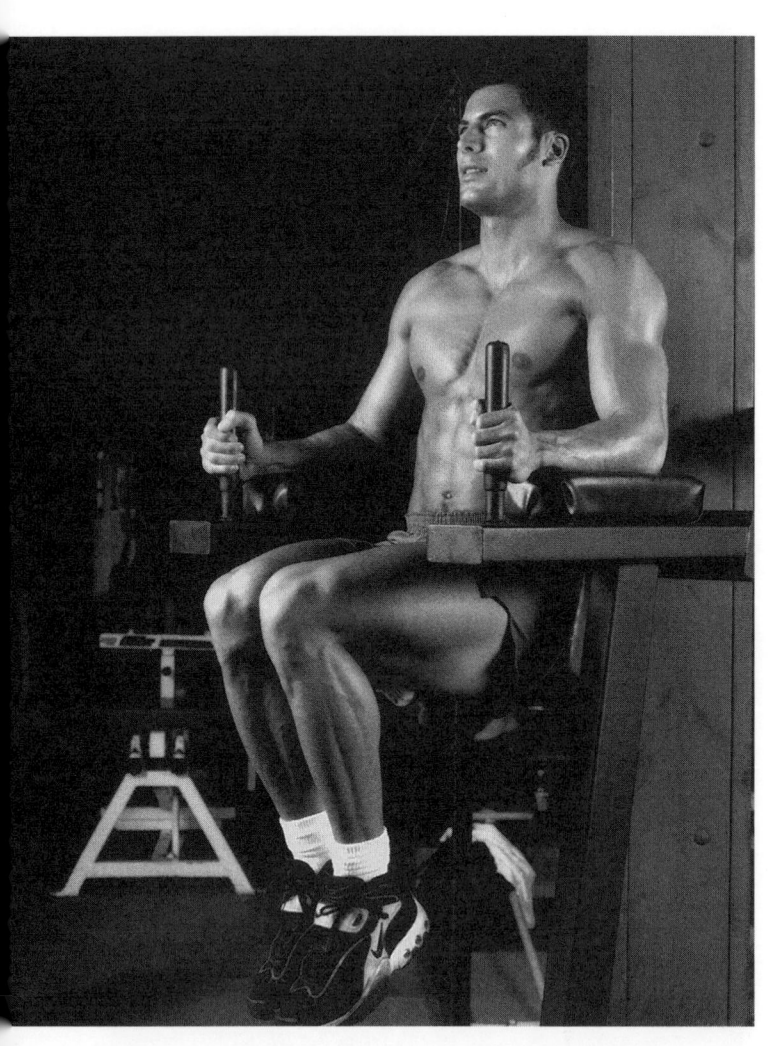

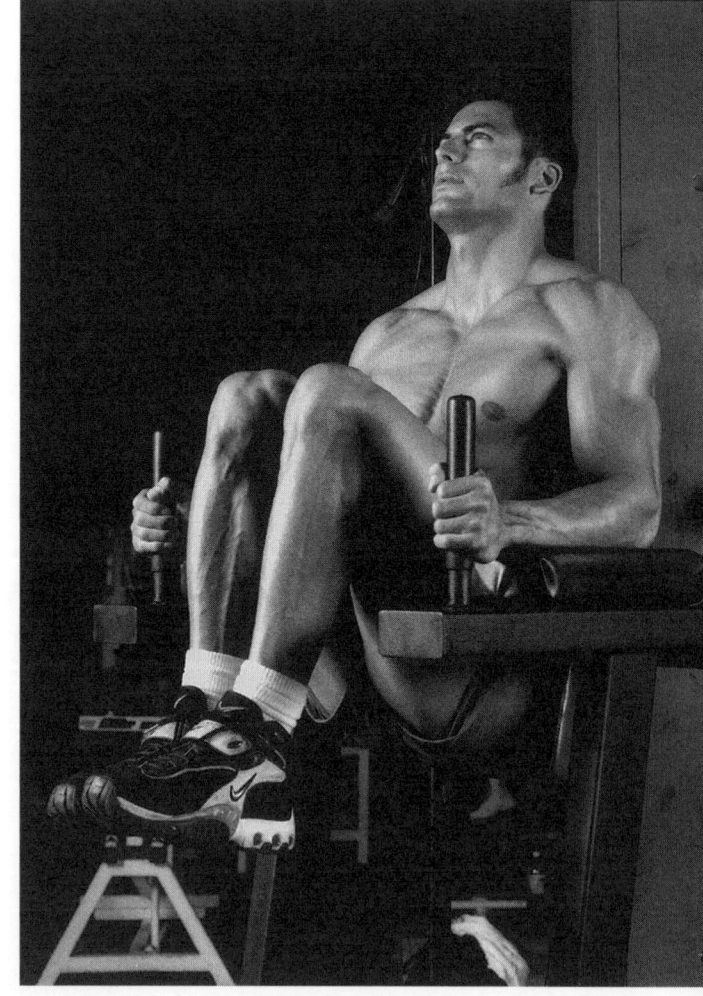

滑輪捲腹（CABLE CRUNCHES）

訓練目的：針對上腹部和下腹部。

操練方式：這個運動在過去比現在更為常見，且非常有效。①在高過頭的滑輪扣上繩索。膝蓋著地，雙手握住繩索。②將繩索握於額頭前方，向下彎曲，圓背，將頭部朝膝蓋靠近，並感受腹部肌肉的緊縮。在動作最低點維持完全收縮，接著放鬆向上回到起始位置。確保動作的發力位置都是腹部。不要用手臂發力將重量向下拉。

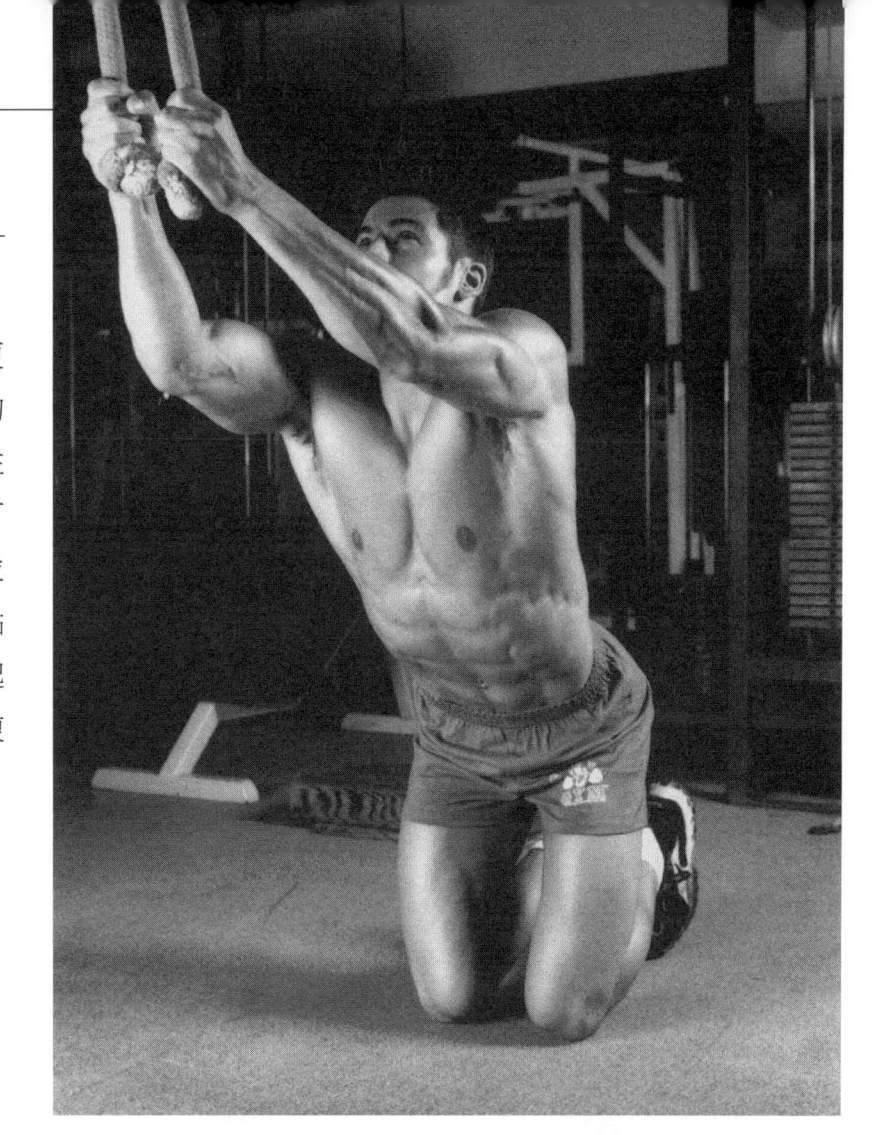

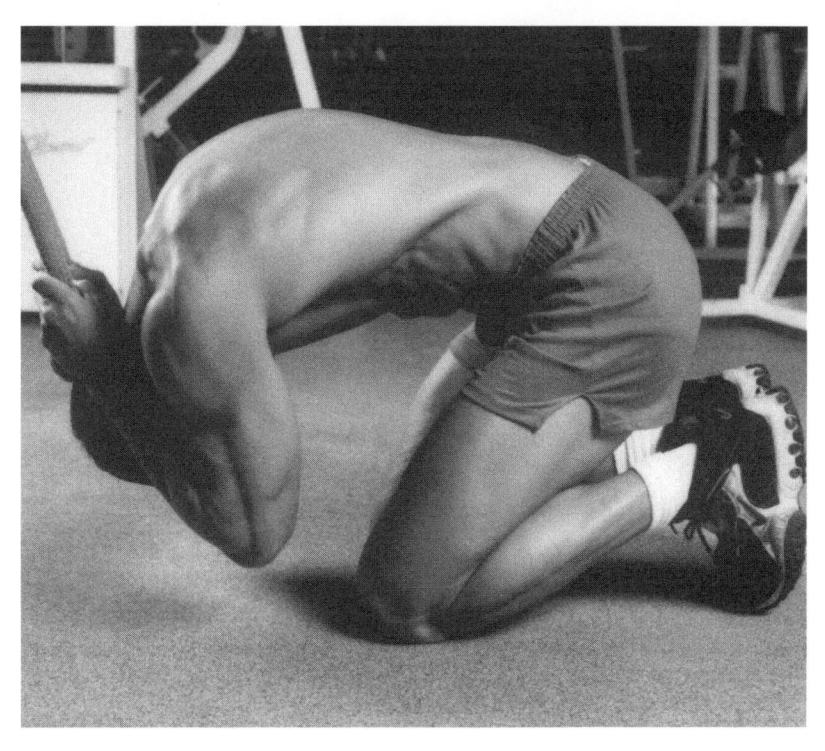

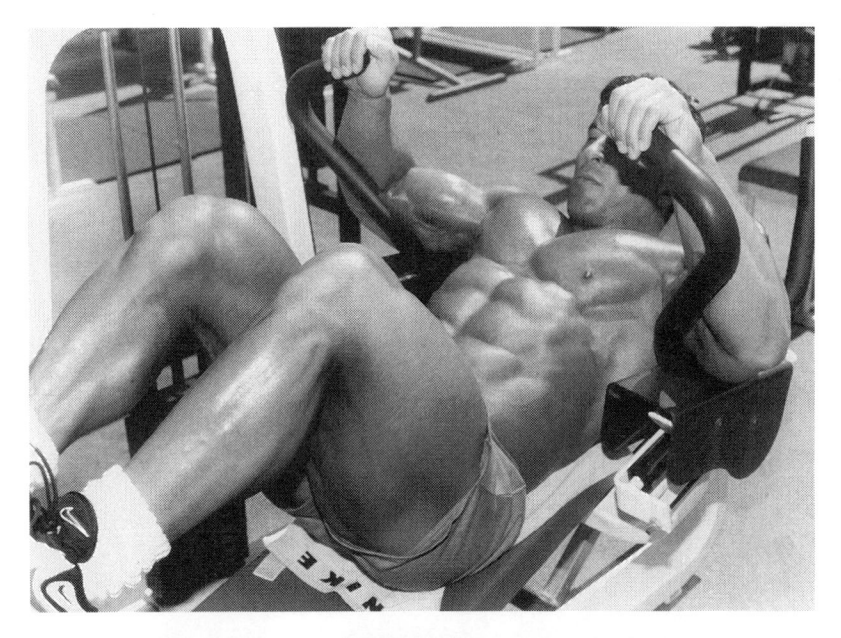

器械式捲腹
(MACHINE CRUNCHES)

訓練目的：針對上腹部和下腹部。

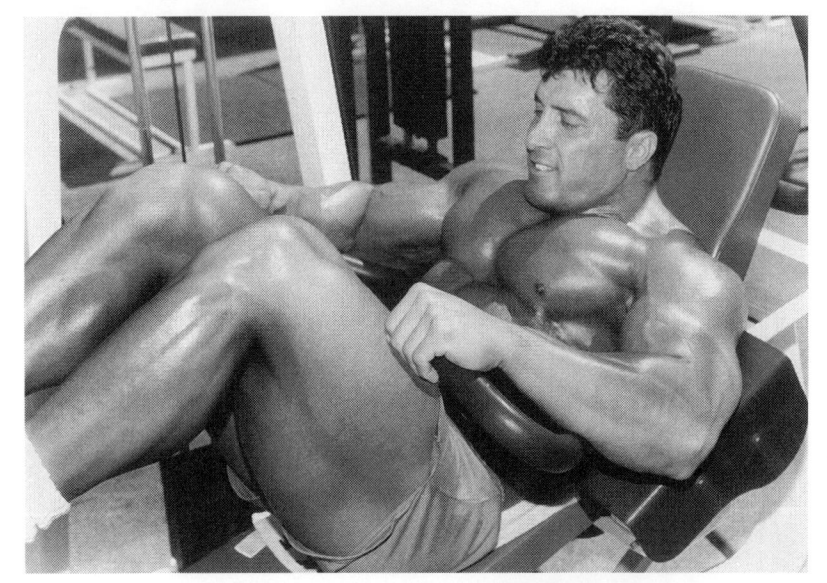

操練方式：許多健美人認為在腹部訓練中，使用器械是不必要的。但也有些人認為目前市面上的一些腹部訓練器材非常有用。例如，查爾斯·格拉斯（Charles Glass）就經常讓他的客戶使用鏈條驅動捲腹機（Nautilus Crunch Machine）。然而，在所有情況下，重點都是要集中感受肋骨和骨盆互相擠壓，腹部緊縮的感覺。如果你感受不到收縮，那麼你所使用的器材可能就不符合你的個人需求。

米洛斯·薩切夫的示範

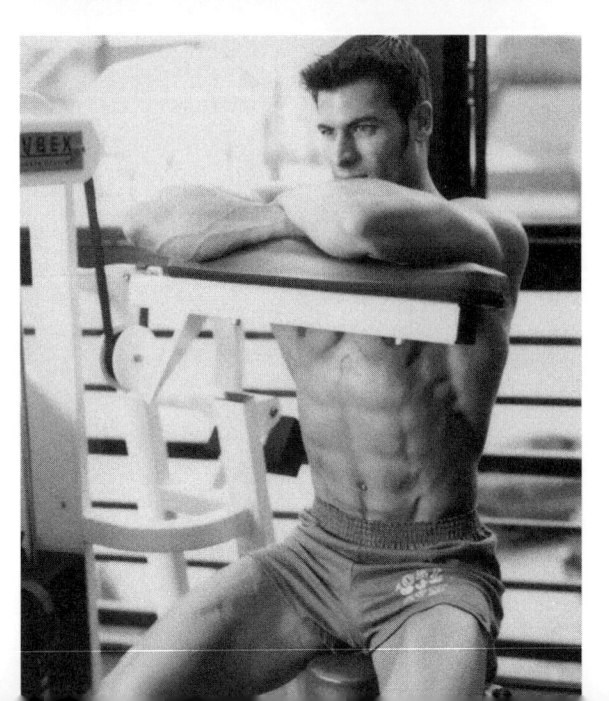

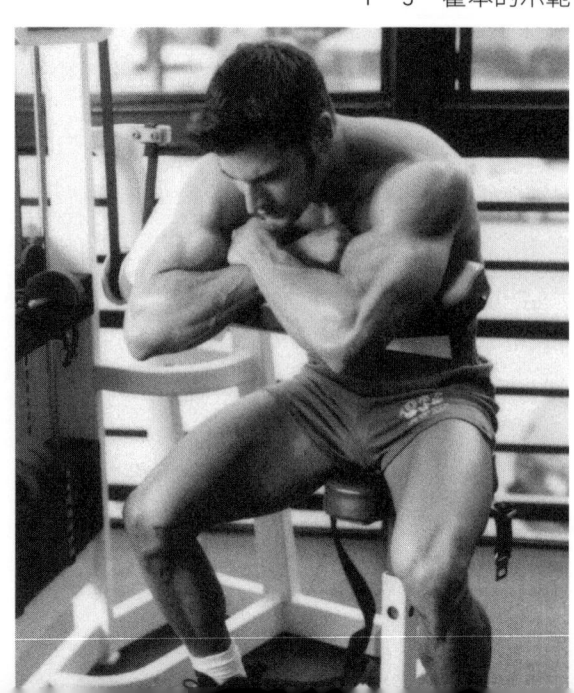

T·J·霍本的示範

坐姿屈髖
（SEATED LEG TUCKS）

訓練目的：針對上腹部和下腹部。

操練方式：在所有的腹部運動中，要不是肋骨朝骨盆收縮，要不就是骨盆朝肋骨收縮，而在這項訓練動作中，這2件事都會發生。

①坐在長凳上，雙手抓住邊緣以保持穩定。些微抬起雙腿，彎曲膝蓋，並向後傾斜約45度角。
②以剪刀式的動作（這個動作有時被稱為「剪刀式捲腹」），將上半身捲向骨盆，圓背，將膝蓋舉向頭部。感受肋骨和骨盆互相擠的收縮感。從這個位置開始，將軀幹和膝蓋慢慢放回起始位置。

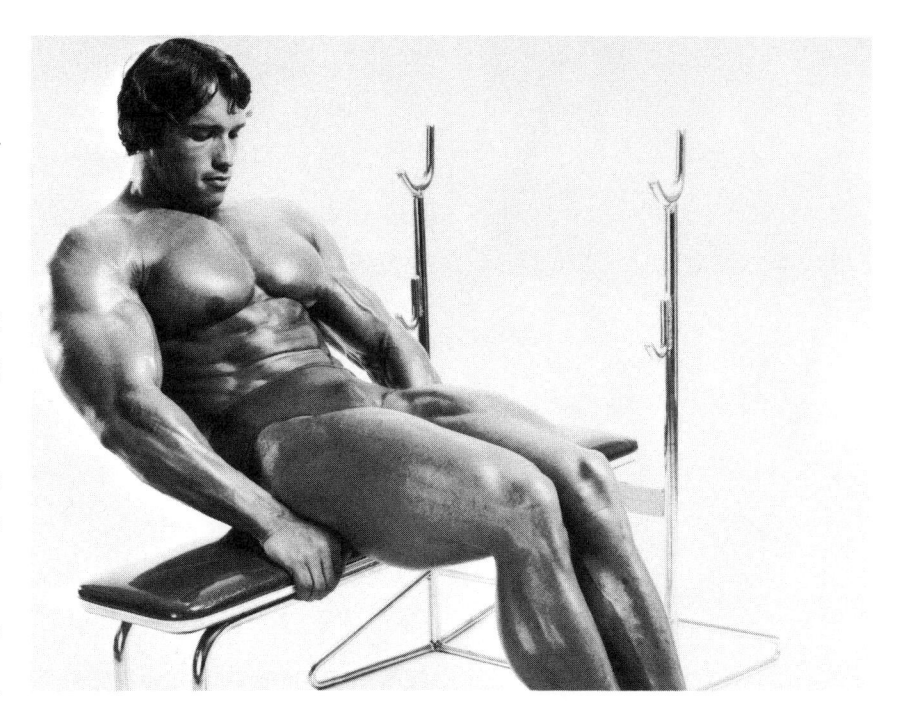

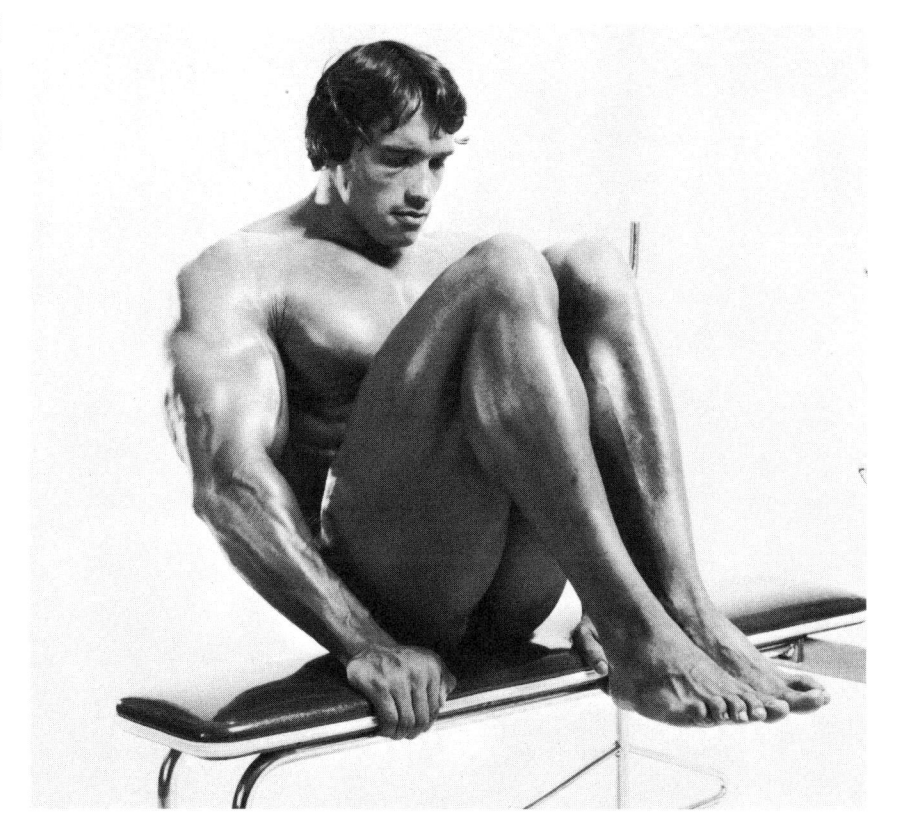

坐姿轉體 (SEATED TWISTS)

訓練目的： 訓練腹斜肌的緊實度。

操練方式： ①坐在長凳尾端，雙腳舒適地平放在地上。將掃帚柄或較輕的槓鈴放在肩膀後方，雙手握住。②保持頭部穩定，確保骨盆在長凳上不會移動，故意將上半身和肩膀向一側轉動，盡可能轉到極限。維持在這個極端旋轉的位置，接著將軀幹和肩膀轉到另一個方向，動作範圍越大越好，確保動作是在完全控制下進行，沒有晃動不穩。由於這個動作會訓練到腹斜肌，但不使用額外的阻力，因此能讓肌肉保持緊實，但不會增加額外的肌肉量，避免使腰部變粗。

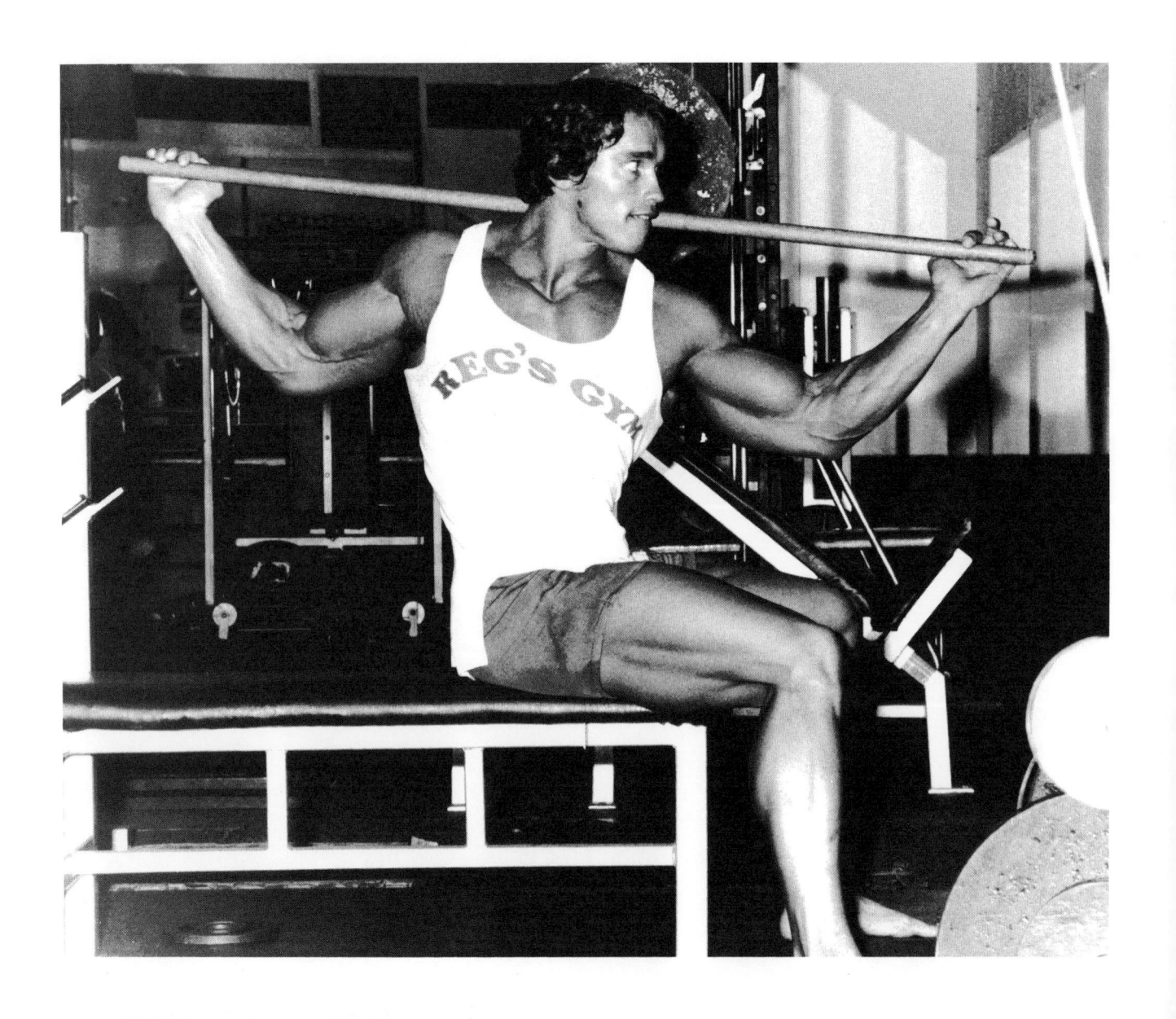

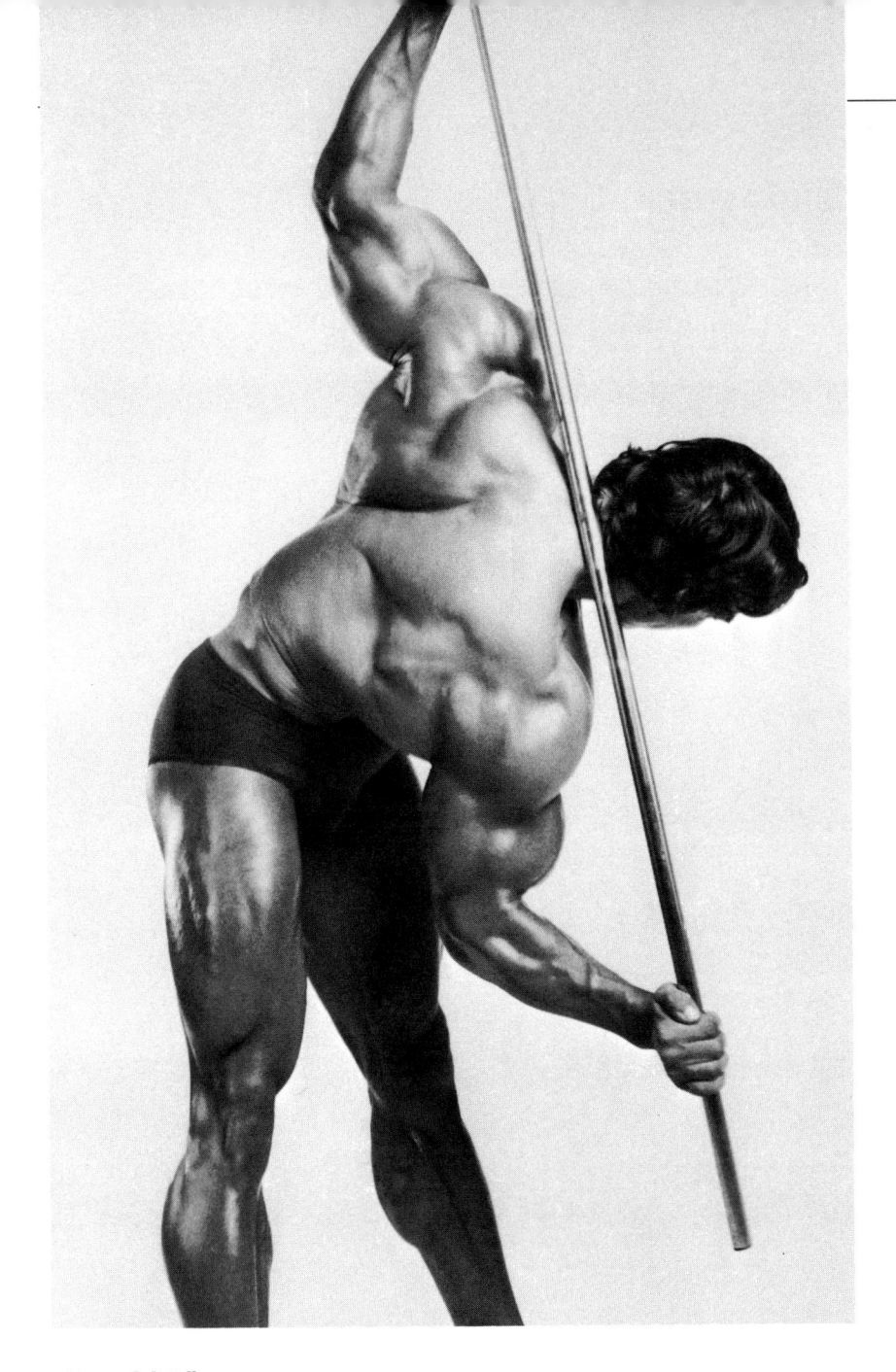

彎腰轉體（BENT-OVER TWISTS）

訓練目的：訓練腹斜肌的緊實度。

操練方式：①雙腳與肩同寬站立，將掃帚柄或較輕的槓鈴放在肩膀後方，雙手握住，從腰部向前彎曲，在舒適的範圍內盡可能延伸。②保持頭部穩定，並避免骨盆旋轉，特意將上半身和肩膀向一側轉動，盡可能轉到極限。維持在這個極端旋轉的位置，接著將軀幹和肩膀轉到另一個方向，動作範圍越大越好，確保動作在完全控制下進行，沒有晃動不穩。

抬腿 (LEG RAISES)

這是一個傳統的腹部訓練動作,但在運動生理學家中逐漸不受待見。原因在於腹部肌肉並沒有和腿部連結在一起,所以抬腿和放腿的動作僅是間接地訓練腹肌,在其中扮演穩定的角色。抬腿和放腿的主要肌肉是骼腰肌(髖屈肌群),從下背部穿過骨盆頂部,並附著於大腿上端。

儘管如此,我還是透過抬腿獲得很好的成效,許多其他健美人也有類似經驗,因此我認為如果不把它包含在這本百科大全中,編排會變得不完整。我非常相信科學和生理學,但在健美的規則裡,最重要的永遠是對你有效的東西,而非「專家們」怎麼說。

健身椅抬腿 (FLAT BENCH LEG RAISES)

訓練目的:針對下腹部。

操練方式:①平躺在長凳上,臀部剛好抵在長凳末端,雙手放在臀大肌下方以提供支撐,接著向外伸直雙腿。②保持腿部伸直,盡可能將它們向上抬高,接著慢慢往下放,直到些微的低於長凳的高度。

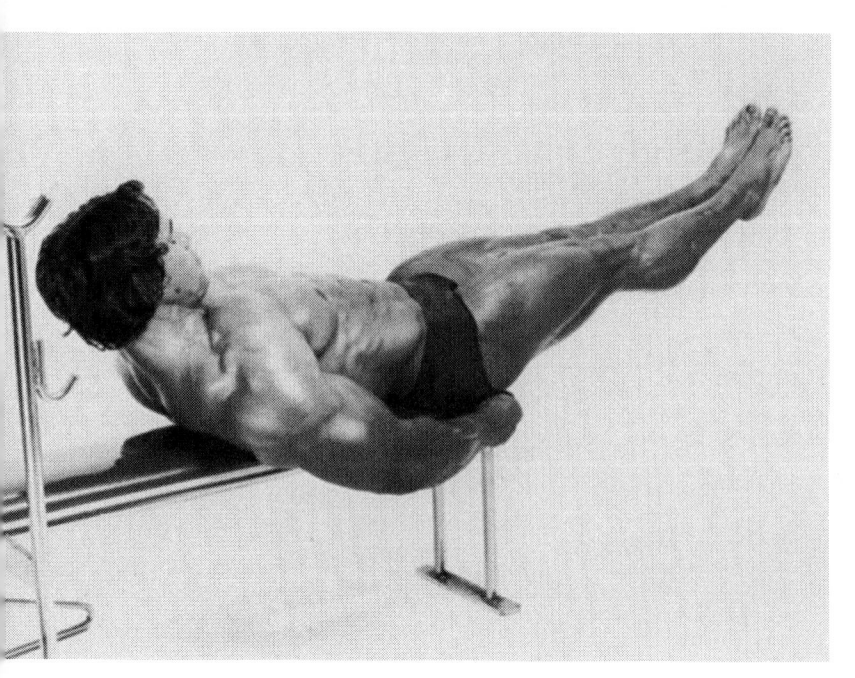

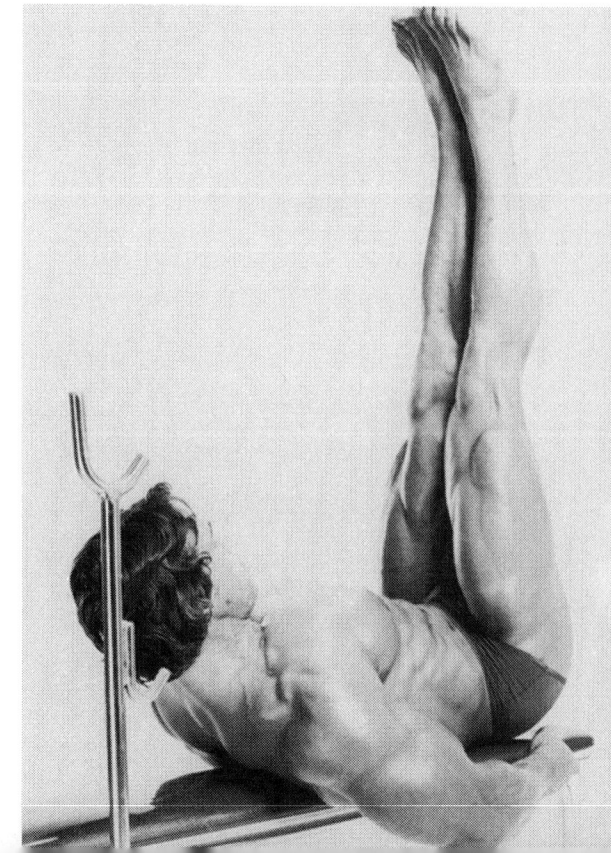

屈膝健身椅抬腿
（BENT-KNEE FLAT BENCH LEG RAISES）

訓練目的：針對下腹部。

操練方式：和健身椅抬腿相同，躺在長凳上。彎曲膝蓋，並盡可能將雙腿抬高，在最高處停留片刻，接著再次將雙腿放下，整個訓練動作中隨時保持膝蓋彎曲。

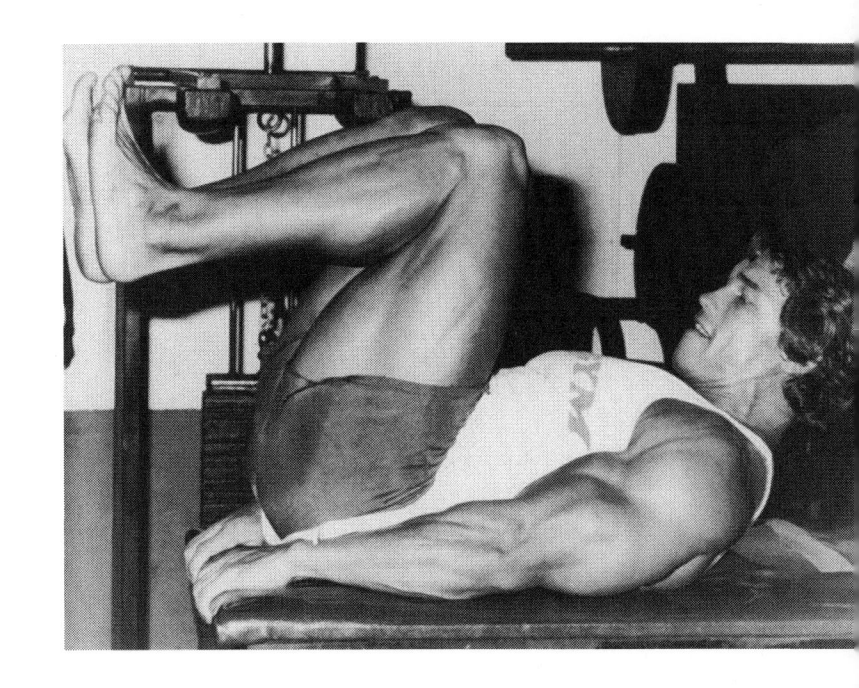

屈膝傾斜抬腿
（BENT-KNEE INCLINE BOARD LEG RAISES）

訓練目的：針對下腹部。

操練方式：①背部靠在斜板上，頭部高於雙腳。雙手向後抓住斜板頂端或其他支撐物。②彎曲膝蓋，盡可能將雙腿向上抬，接著緩慢地放下，停在臀部剛好碰到斜板的位置。舉起雙腿時吐氣，放下雙腿時吸氣。抬起膝蓋會輕鬆點，並增加動作範圍。

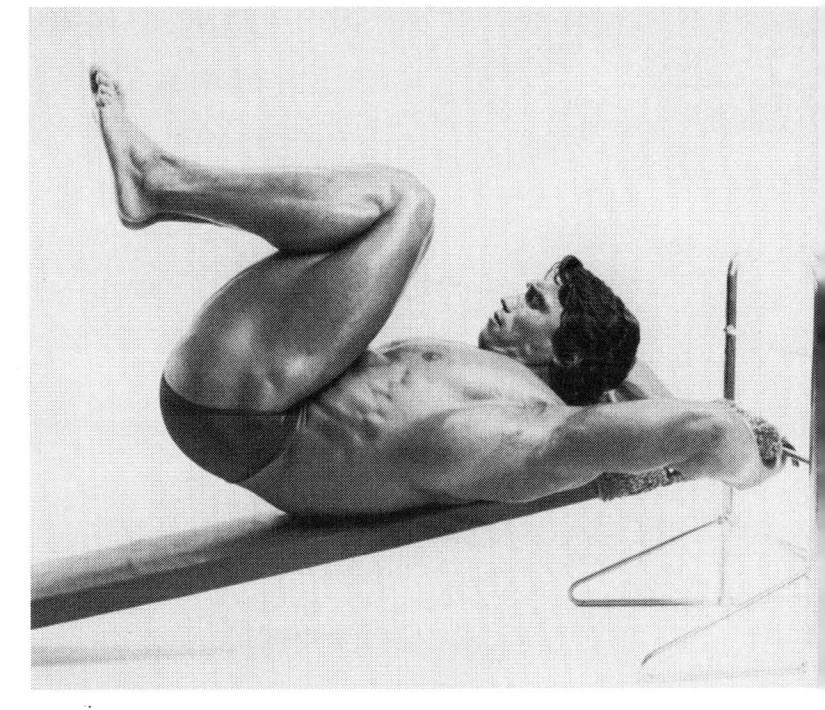

B.J. 昆恩（B. J. Quinn）的示範

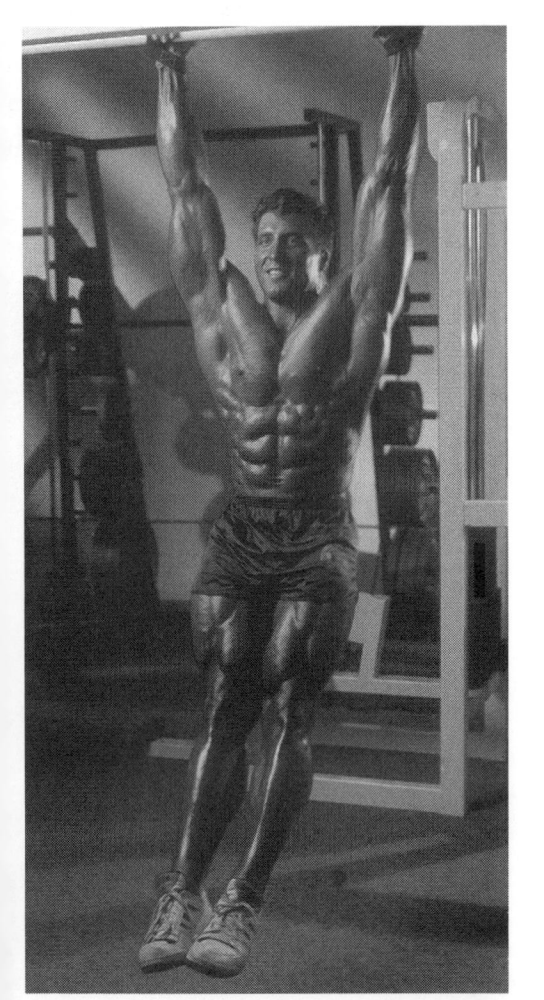

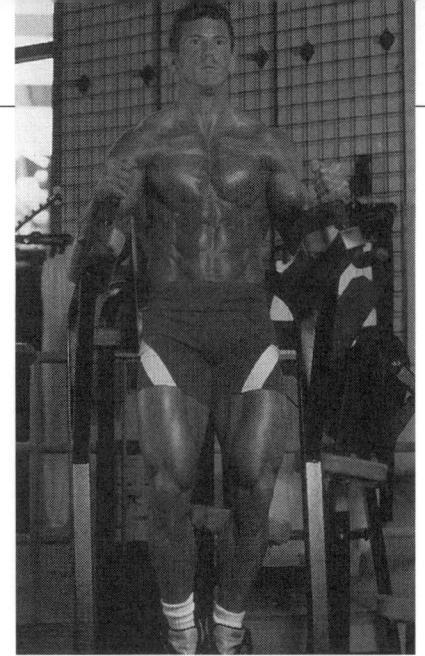

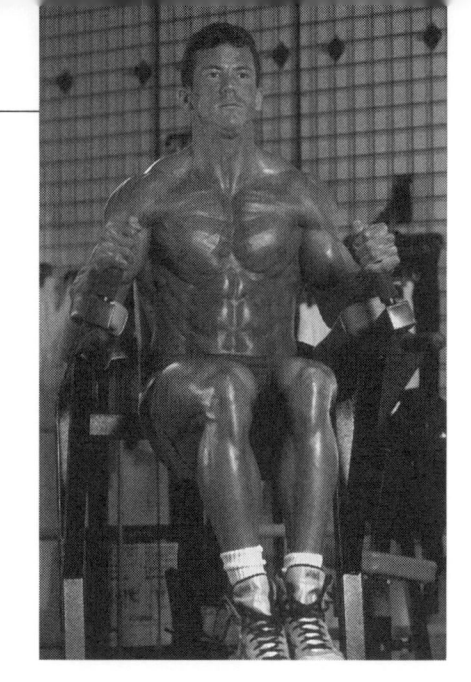

屈膝雙槓抬腿（BENT-KNEE VERTICAL BENCH LEG RAISES）

訓練目的：針對下腹部。

操練方式：①用手臂將自己支撐在垂直長凳上。②保持上半身穩定，膝蓋彎曲，並盡可能將它們抬高，在動作過程中隨時繃緊腹肌。保持雙腿彎曲，將它們放下回到起始位置。

變化形式：任何訓練動作的變化都會迫使肌肉學習新的和不同的應對方式。當透過雙槓抬腿來鍛鍊腹肌，試著交替抬舉雙腿來完成動作。

懸吊式抬腿（HANGING LEG RAISES）

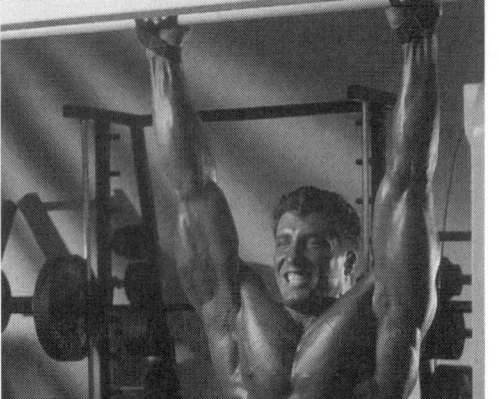

訓練目的：針對下腹部。

操練方式：①雙手抓住頭頂的單槓，懸掛在手臂長度的位置。②保持雙腿筆直，將雙腿盡量抬高，停留一段時間，接著在可控的情況下讓雙腿回到起始位置。保持腿部打直會增加動作的阻力，讓動作更有挑戰性。

米洛斯・薩切夫的示範

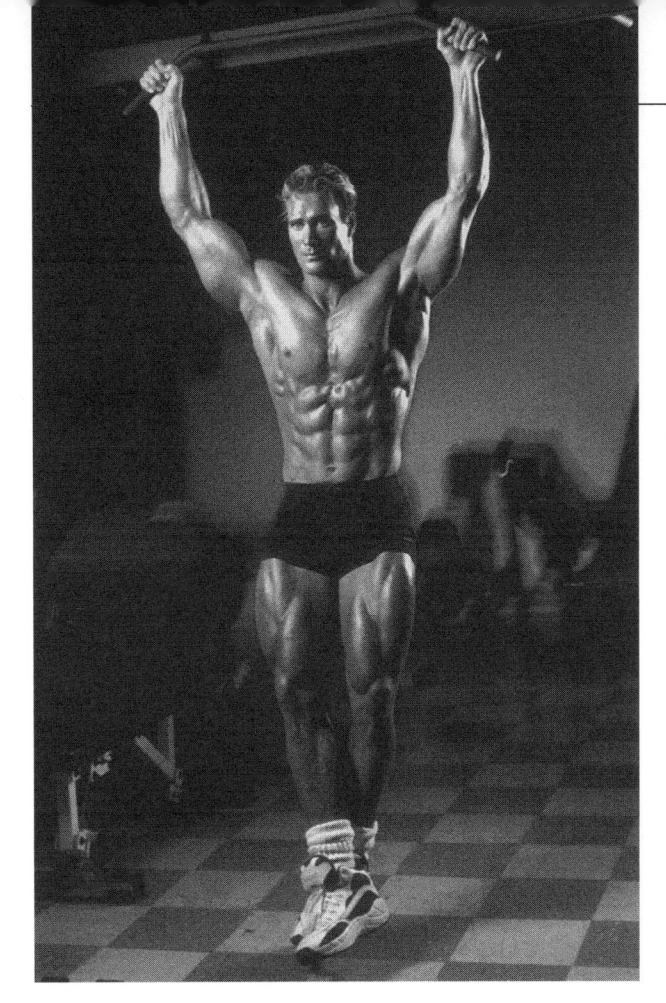

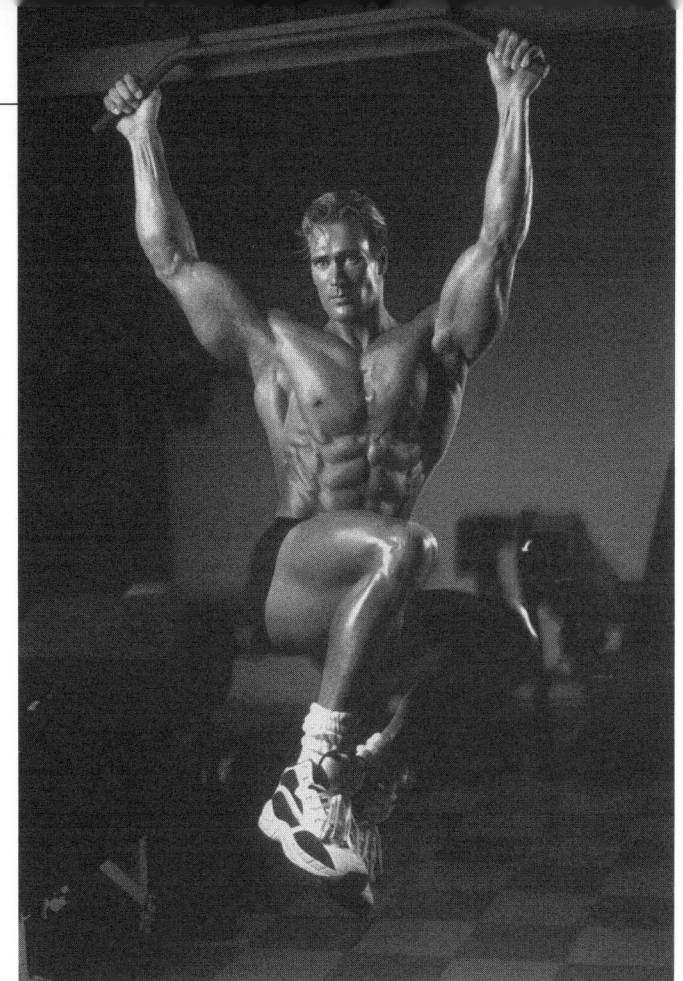

麥克‧歐赫恩（Mike O'Hearn）的示範

轉體懸吊式抬腿（TWISTING HANGING LEG RAISES）

訓練目的：針對腹斜肌，以及側面軀幹的線條。
操練方式：與懸吊式抬腿起始位置相同，將雙手握住單槓，懸掛在與手臂等長的位置上，保持雙腿筆直。接著，將雙腿盡可能地抬高，並些微的朝側面移動，同時轉動軀幹，讓腹斜肌、前鋸肌和肋間肌加入動作。停留一段時間，接著將雙腿放下回到起始位置。

其他抬腿動作（ADDITIONAL LEG-RAISE EXERCISES）

除了基礎的腹肌運動，還有許多抬腿動作深受我的喜愛，且我相信他們有助於緊實和鍛鍊臀部、下背部和髖部等部位。這些動作可以做大量的反覆練習，無論是在家中、健身房，還是在飯店，都一樣容易做。

這些動作的其中一個好處是他們可以從各個角度，包括前側、後側和臀部來訓練下半身。對各式各樣的人來說，也都很有用，無論是競賽型健美運動員、專業運動員、業餘運動愛好者，還是單純希望保持健康和良好體態的男性與女性。

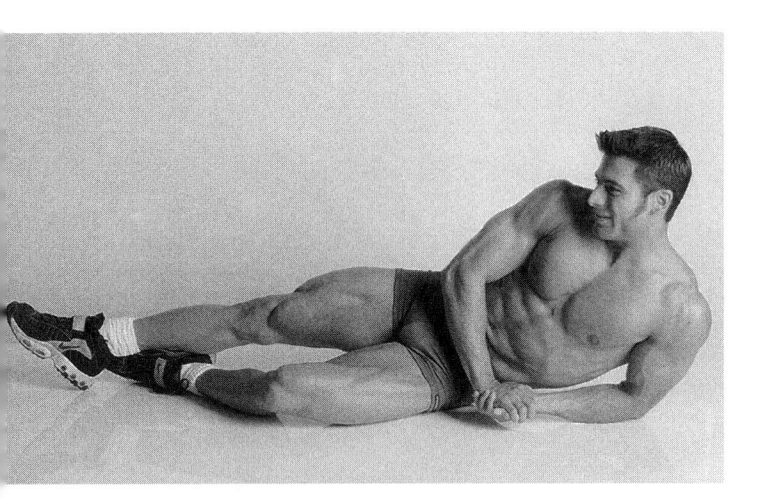

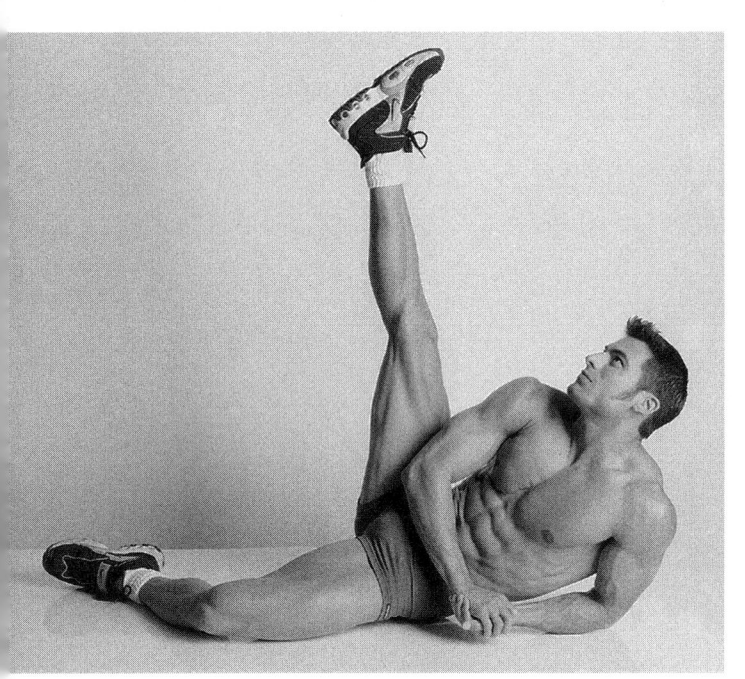

側向抬腿 (SIDE LEG RAISES)

訓練目的：針對腹斜肌和肋間肌。

這個運動能鍛鍊軀幹側面全部的肌肉，且有助於讓腰部從正面看起來更為纖瘦。

操練方式：①側躺，並用手肘支撐，靠近地板的腿彎曲。②保持上面的腿伸直，緩慢且盡可能將其抬高，接著再次放下，但不要讓腿著地。完成一條腿的次數之後，換面，並重複一樣的動作。動作過程中不要移動你的臀部。

屈膝側向抬腿 (BENT-KNEE SIDE LEG RAISES)

訓練目的：針對腹斜肌和肋間肌。

操練方式：側躺，並用手肘支撐，靠近地板的腿彎曲。上面的那條腿膝蓋彎曲，緩慢且盡可能將其向胸部抬高，接著再次放下，但不要讓腿著地。完成一條腿的次數之後，換面，並重複一樣的動作。

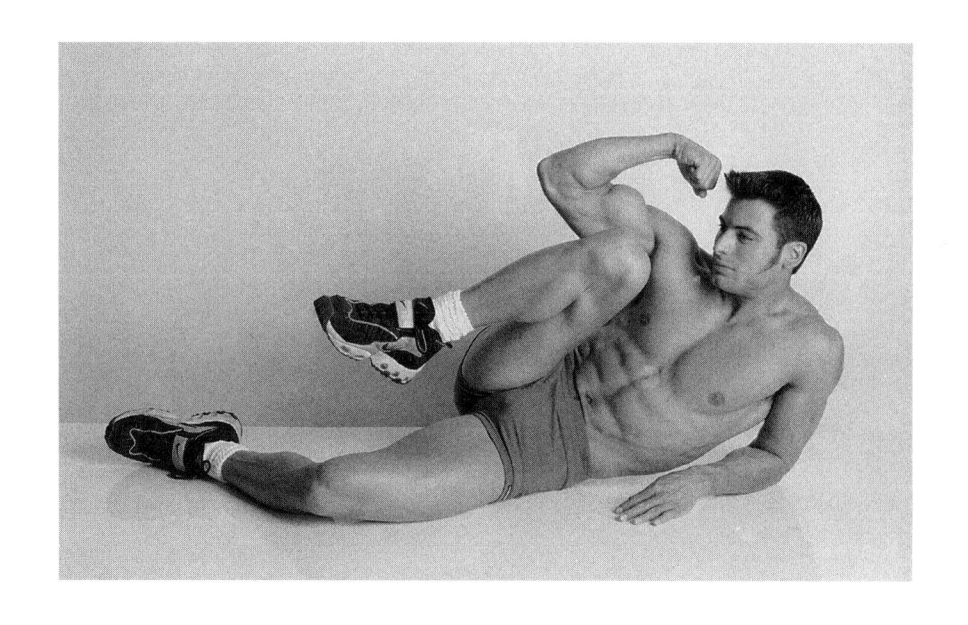

前踢（FRONT KICKS）

訓練目的：針對腹斜肌和肋間肌。

操練方式：這個動作的起始姿勢和側向抬腿相同。不同的地方在於，要將上面的那條腿盡可能的向前延伸，整個運動過程中維持腿部筆直。完成一條腿的次數之後，換面，並重複一樣的動作。

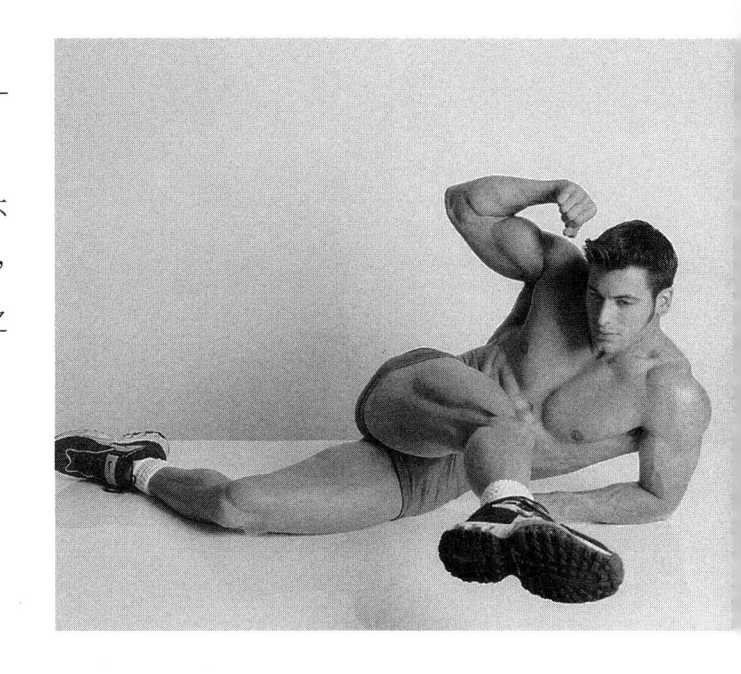

健身椅後踢（BENCH KICKBACKS）

訓練目的：針對臀大肌。

操練方式：①一腳的膝蓋跪在長凳上。緊握長凳讓手臂提供支撐。②將一條腿盡可能向後抬高，接著將其放下，但不要碰到長凳。在整個動作過程中，集中注意力於臀部的繃緊和收縮。完成一條腿的次數之後，換另一邊重複相同的動作。這個動作也可以跪在地上做，但會稍微增加難度。

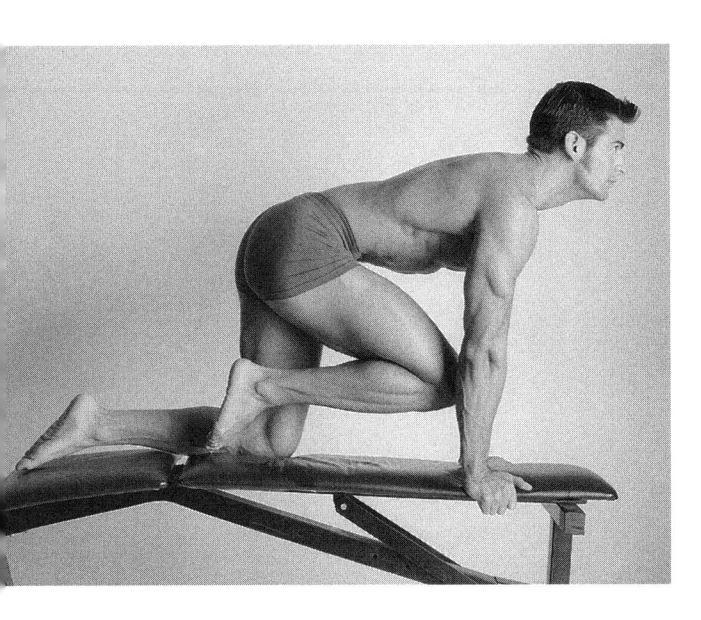

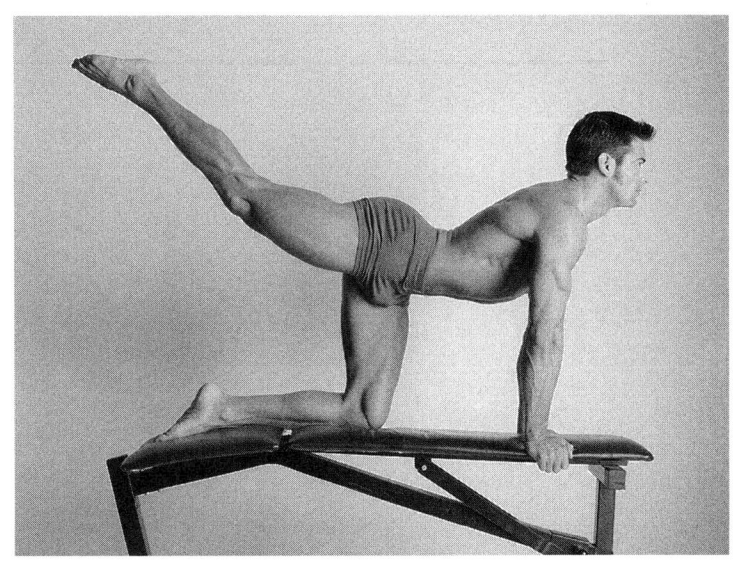

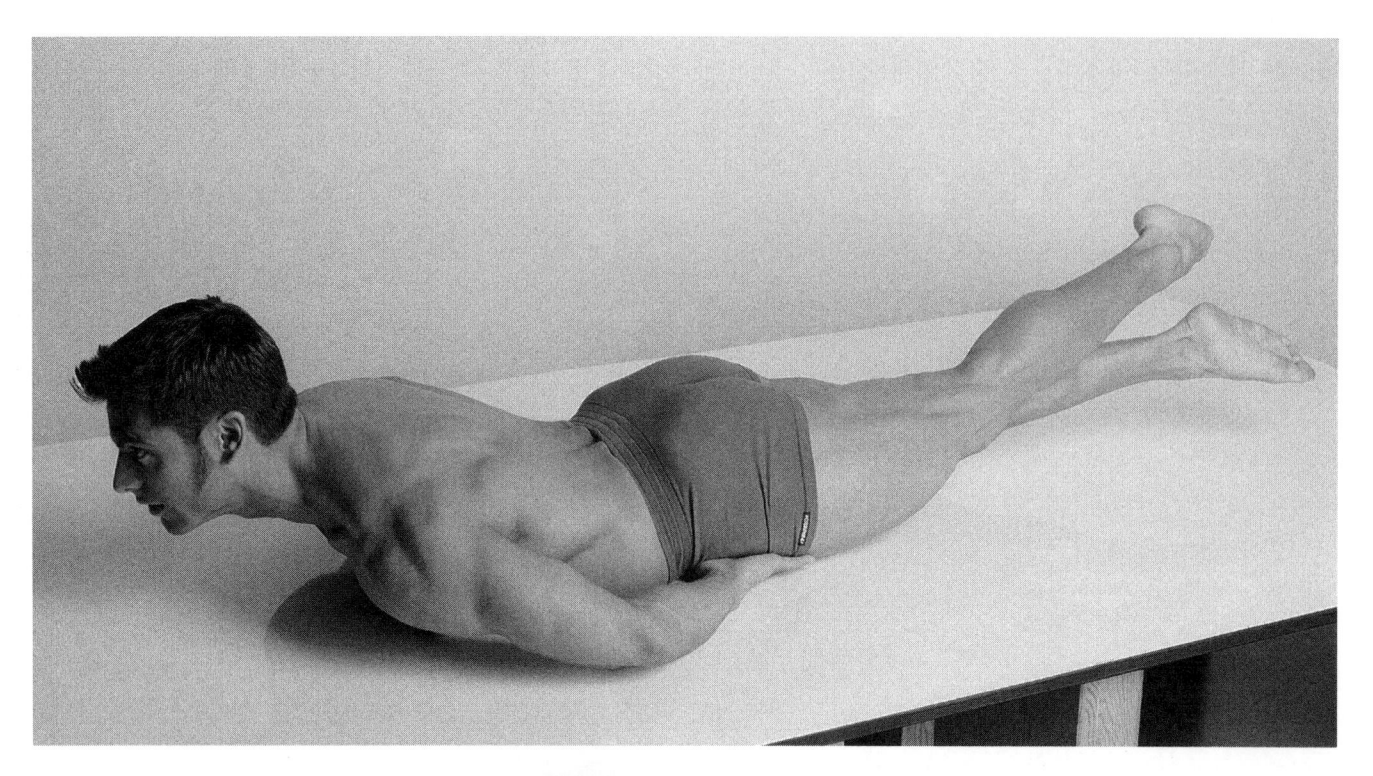

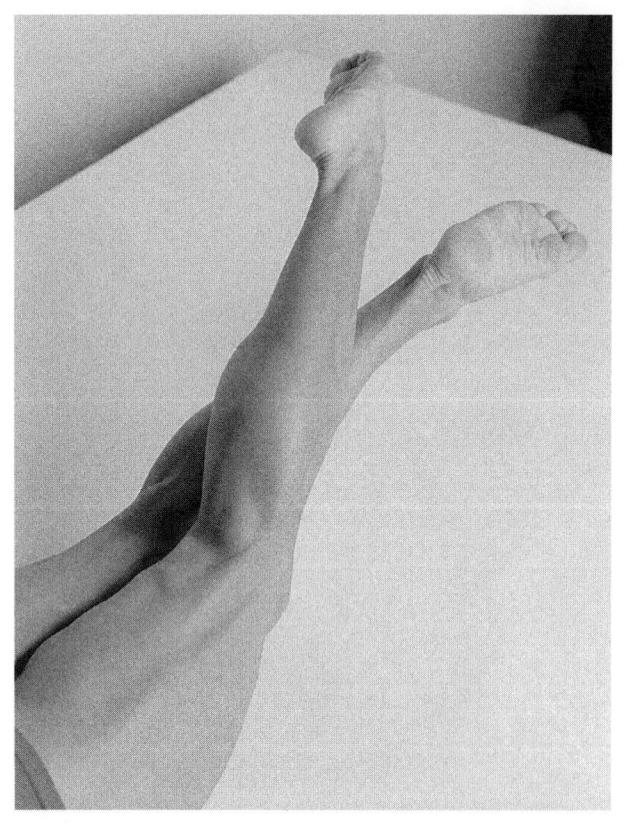

向後剪刀腳 (REAR LEG SCISSORS)

訓練目的：針對臀大肌。

操練方式：①趴著，並將手掌置於大腿下方。盡可能將腿抬離地面。②雙腿稍微分開，接著用交叉的方式，一條腿在上方靠攏。③雙腿再次打開，換另一條腿在上面交叉。重複並持續交替雙腿，直到完成所有次數。動作時，留意臀部收縮的感受。

腹肌 The Abdomen 561

真空收腹 (VACUUMS)

能夠控制腹肌，達到並保持完全的真空收腹狀態，在健美界已經變得非常罕見。這非常可惜，因為收腹狀態不僅在比賽舞台上非常吸引人，還能縮小腰圍，凸顯胸肌和肋骨的大小和豐滿度，並幫助強化腹部線條，且加強對腹部肌肉的控制力，這能讓你在放鬆或分散注意力時，避免腹部凸起。

在比賽的壓力下，健美運動員經常會忘記自己在舞台上都會全程被關注著，即使是站在舞台後方等待呼叫時也一樣。你永遠不該讓評審覺得你看起來很疲憊，保持腹部不脹起和突出是確保你能給評審留下正面印象的一種方式。

現在，許多健美人經常面臨無法將腹部達到真空狀態的問題，因為他們的腹肌太大了，最主要的原因是他們並沒有練習這項技術。這不是能一蹴即成的能力。你必須像練習其他姿勢一樣，規律練習，持續幾週或幾個月，直到你能完全控制這些肌肉。

練習真空收腹時，先跪下來，雙手和雙膝支撐在地上，將所有氣息吐出，盡可能地將腹部向內縮。停留在這個動作 20-30 秒，放鬆一段時間，再重複 2-3 次。

下一步便是在跪姿的狀態下練習真空收腹。直立跪姿將雙手放在膝蓋上，然後維持腹部收縮，持續你能做到的最長時間。

坐姿真空收腹則會更具挑戰性。但是當你在坐姿時能做到真空收腹，且沒有大問題時，你就能開始練習在站立狀態下真空收腹，並擺出各種姿勢。

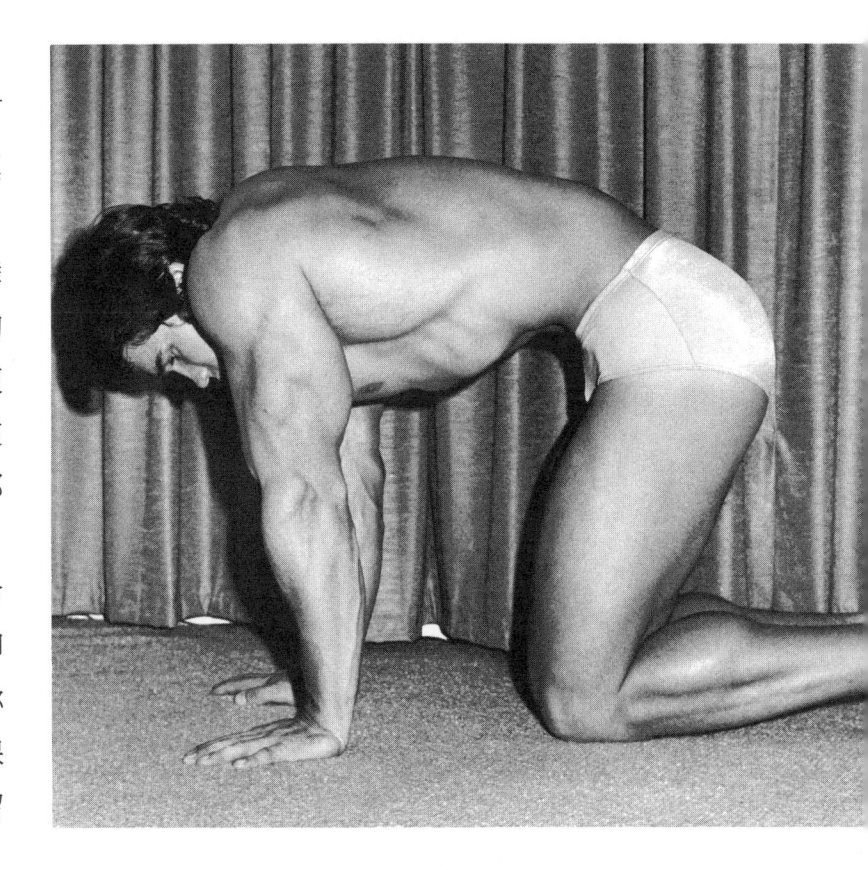

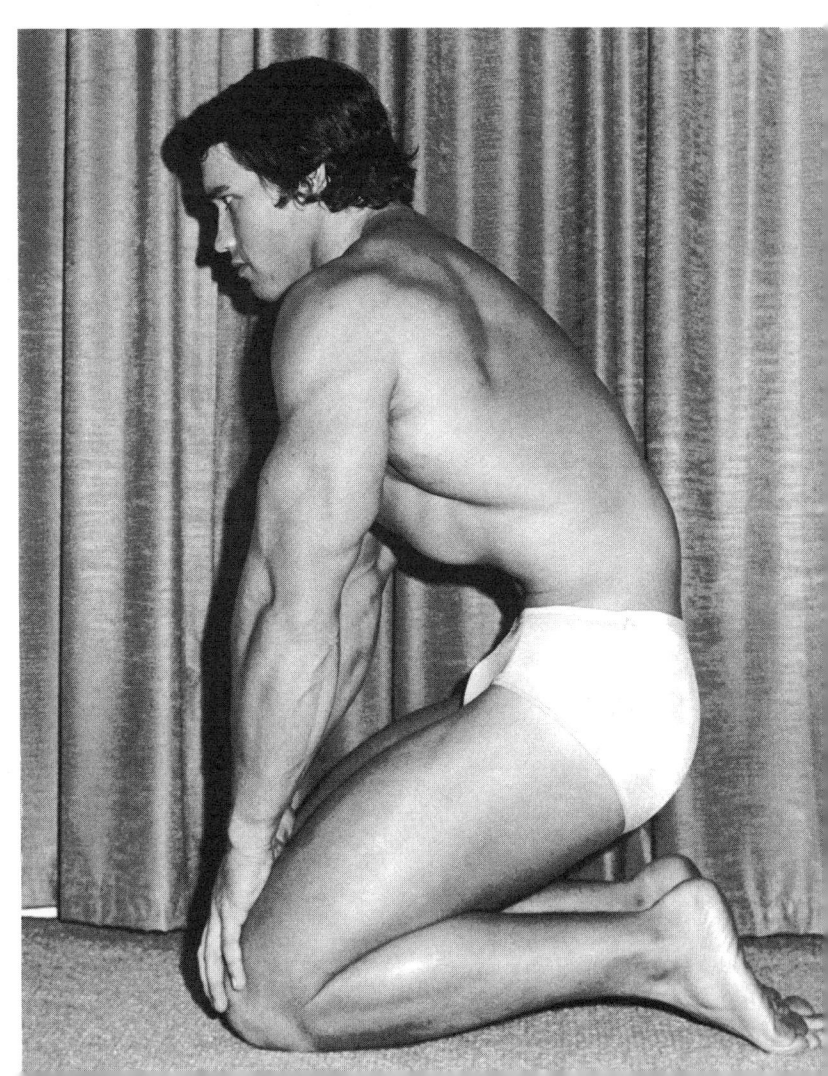

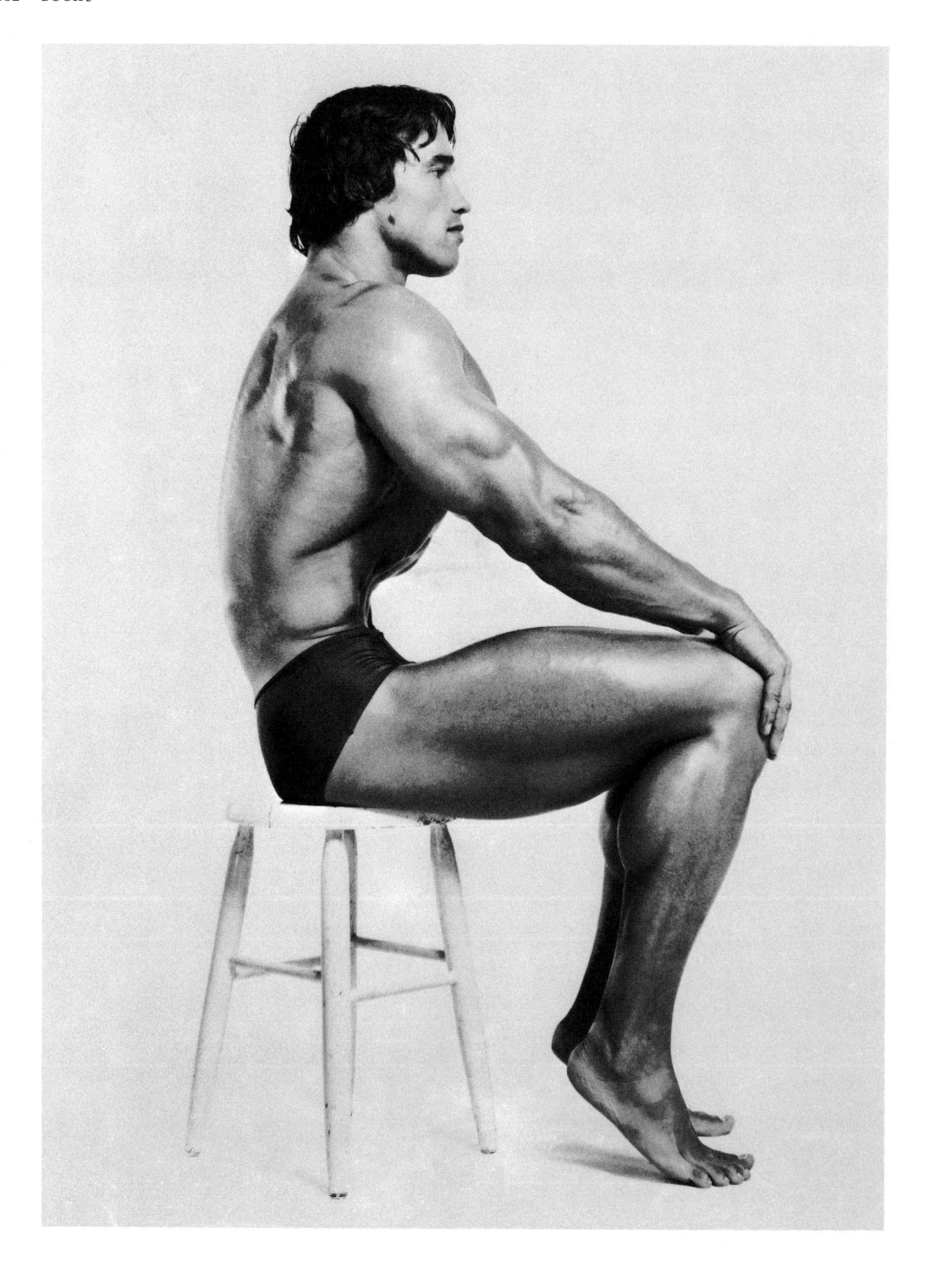

BOOK FOUR
第 四 卷
健美賽事

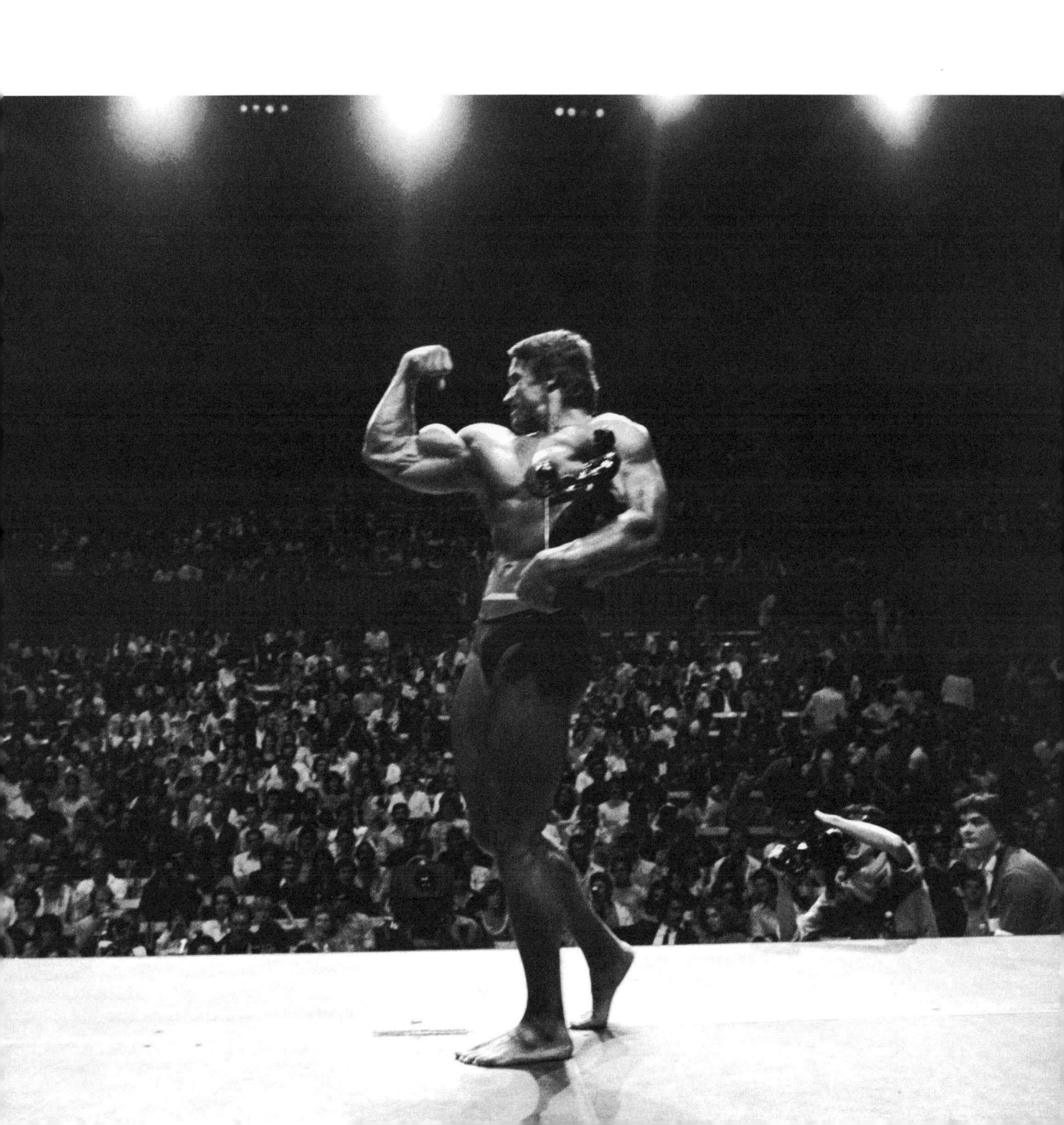

第 1 章　　　　　　　　　　　　　　　CHAPTER 1

健美姿勢

　　擺姿勢極為重要，因為經過多年刻苦的訓練、每天數小時在健身房的鍛鍊，以及 10-12 週的飲食控管後，<u>你仍可能在同樣的身體條件下，因為擺姿勢而贏得或輸掉比賽</u>！要受評審的不只是你的體態，還有你的體態要能如何向評審展示出來。

　　展示方式是重中之重。我記得曾在一家拍賣行的儲藏區看到一些畫作，數百幅從安迪·沃荷（Andy Warhol）到羅伊·李奇騰斯坦（Roy Lichtenstein）的作品。我一一看過了一部分的作品，它們都沒有畫框，而且當時燈光條件很差。在那樣的情況下，很難真正欣賞它們的價值。之後，當這些畫作被適當的裱框並展示在畫廊中，配上出色的打光，情況便完全不同。你馬上就能明白，為何這些作品如此受到尊敬和推崇。就像一顆美麗的寶石需要精美的底座來襯托，這些畫作只有在經過精心的準備和展示後，才能被充分的欣賞。<u>這也是在健美比賽中，你該為自己的體態所作的準備。</u>

　　健美比賽中展示的重點，和其他運動一樣，都需要費盡心思和細心的準備。滑冰選手需要充分準備，才能在比賽中有出色的表現。跳水選手也需要準備，才取得好成績。而健美選手則需要準備，才能確保在健美比賽中他們能展示出自己的最佳狀態。當然，這裡的「展示」指的就是他們在評審面前最大程度表現自己的能力。

　　某次我為阿諾盃經典世界健美大賽（Arnold Classic World Bodybuilding Championships）作電視評論。當一位健美選手走上台並開始

展示時,我一開始就跟我的講評同伴說:「這個人不可能在比賽中有任何表現。」然而當我從後台監視器中看到他擺出的姿勢,我驚訝地發現,他的肌肉突然間從各部位凸顯出來。我說:「這些肌肉從哪來的?我完全改變了對這位選手的看法!」

我也曾看過完全相反的案例。當我在哥倫布的後台看到巨大的保羅‧迪萊特時,我非常敬佩。但是上台後,顯而易見的是迪萊特並沒能夠將自己碩大的身體展示到最佳狀態。當我向喬‧韋德(Joe Weider)提起這件事,他告訴我迪萊特是在二十多歲時才開始比賽,在第 2 次比賽中就成功轉為職業選手,但沒有時間去培養舞台上的展示技巧來匹配他那傲人的體格。喬指出:「記住,當弗蘭克‧贊恩奪得他的第 1 座奧林匹亞先生冠軍頭銜時,他已經比了差不多 15 年。像弗蘭克那樣知名的控制力和精細度,要經過多年訓練才能掌握,沒有大量的比賽經驗,幾乎不可能達到那樣的水平。」

這個觀點非常重要。訓練包含的是一套技能,擺姿勢包含的則是另一套技能。你必須花費無數時間的練習才能掌握這些技能,同時需要參加大量比賽,才能在比賽的壓力下運用這些技巧。當然,許多初學者並沒意識到擺姿勢需要學習的東西有多少。擺姿勢看似簡單,實際上比想像中還要困難。舉例來說:

- 你必須精通每個個別的規定姿勢。
- 你必須反覆練習擺姿,直到你能完全控制每一塊相關的肌肉。
- 你需要投入大量的時間來練習,直到你可以在不會過度疲勞、肌肉顫抖或抽筋的情況下,長時間保持姿勢。
- 你必須創造一組最能展現出你體態品質的個人自選姿勢。
- 你必須練習各種自選姿勢,直到你能夠完美且流暢地銜接每個姿勢。
- 你必須在舞台上確實地使用這些技巧,因為只有經驗能教會你如何在實際的比賽壓力下,正確地擺姿勢。
- 除了練習姿勢本身,你還需要留意面部表情。這也是評審會對你留下印象的一部分。

在某次奧林匹亞先生的比賽中,佛朗哥‧哥倫布和我站在後台,看到另一位參賽者站在附近,腹部突出得像是懷孕了一般。我對佛朗哥說:「可惜了,他看起來跟平時不一樣。他看起來像是變成了另一

位健美選手。」佛朗哥回答道：「不，他看起來像是吞了另一位健美選手！」

再次強調，不論你的體態如何，無法妥善展示，一切都是白費。在阿諾盃經典賽中，有位知名的健美運動員在後台的更衣室找上我，擺出姿勢，並詢問我的意見。我告訴他：「你看起來很棒，若我有你這樣的體格，我就會贏下比賽。」他離開後告訴所有人我說他會獲勝。但這並非事實。我說的是若我擁有他的體格，我就會獲勝，但我知道他的姿勢技巧不夠好，所以我懷疑他是否能展現出他的最佳優勢。而我也是正確的，他如果有更好的展現技巧，在比賽中的表現會更加出色。

除了要會擺姿勢，你也需要留意整體的視覺效果。評審不只會看著你的肌肉和線條，還是看著全部的你，從你如何站立、移動、擺姿勢，到你的膚色、髮型、健美褲和整體氣質。這也是為何面部表情變得如此重要。你是否足夠自信，看起來就像個贏家？還是很焦慮，像個輸家？當你擺出姿勢並盡可能的繃緊肌肉時，你的臉是否皺在一起，像怪物一樣咧著嘴，或是你已經學會「從脖子以下擺姿勢」，讓身體保持緊繃，但臉部是放鬆的？

試想一位歌手是如何透過臉部表情來傳達歌曲中的情感。或是滑冰表演者。甚至是演員。當你站在台上，你不只是位運動員同時也是位表演者。健美是項運動，但也同時是戲劇。你不只要很優秀，還要確保評審有留意到你。重點不是裝出面部表情，而是真實的相信自己，並將這份信念傳遞給在觀眾席的所有人。

健美姿勢的歷史

健美起初是作為「身體文化」（physical culture）的比賽，在1920-1930年代，這些比賽的參賽者會以各種方式展現他們的運動能力，從體操、舉重到拳擊都應有盡有。在真正的體格比賽早期，健美選手並不像今天這樣融合音樂進行完整的自選姿勢，而是會收縮和緊繃每一個主要肌肉和肌群，做真空收腹動作，有時還會展示肌肉的蠕動，彷彿皮膚下有蛇在動，以此展示他們對肌肉的控制度。

早期的健美比賽中，仍包含了體能展示，如倒立動作，這正是第2任美國先生約翰・格里梅克特別擅長的項目。前任美國先生及《肌肉與健身》（Muscle & Fitness）雜誌的撰稿人阿爾芒・坦尼

（Armand Tanny），這位肌肉海灘時代的老將，回憶起格里梅克時，就說他是一位非常出色的運動員，能夠透過體操和倒立等長時間的表演，讓觀眾目不轉睛。當時的格里梅克和其他體型壯碩的健美人，在運動能力、協調性和柔軟度等方面，都令人驚嘆。你能想像當今奧林匹亞先生的參賽者做出同樣的動作嗎？

健美擺姿的藝術

擺姿勢包含學習基本的姿勢，根據你的身體特色作個人化調整，然後將你最擅長的姿勢整合成一套個人自選姿勢。頂尖的健美運動員都有一些他們以之聞名的姿勢，這幫助他們在比賽中能更有效地與對手競爭。有些健美選手喜歡做特定的基本姿勢，以展示在某些部位的最佳發達程度。有些選手則會避免這些姿勢，因為這樣無法直接展現出基本肌肉的發展，因而會創造一些有創意的變化姿勢，來展示其他特質，如形狀、對稱性和比例。

我開始學習擺姿勢時，我會仔細審視自己，來決定什麼樣的方式最適合我。我必須務實一點。如果我想模仿史蒂夫·瑞夫斯的風格來擺姿勢，例如雙臂高舉的動作，那我就太蠢了。瑞夫斯有著寬闊的肩膀、平坦的胸肌和纖細的腰部，因此高舉的姿勢非常適合他。但套用在我、約翰·格里梅克或雷格·帕克身上，這樣並不好看，因為我們的體態更偏方形。從這個角度來看，在發展自己的擺姿風格時，如果你是多利安·耶茲、弗萊克斯·惠勒、肯恩·雷等人的粉絲，在盲目的模仿他們的姿勢之前，請先確保你擁有和他們相似的體型。

擺姿勢可以作為一種工具，幫助你將注意力集中在自己的優勢上，並設法擺脫弱點限制。對於同一個肌肉部位的不同姿勢，經常會強調出全身上下的不同特質。例如，某些背部姿勢可以突出肌肉量，而其他則強調對稱性；有些姿勢可能會最有效地展示你的三頭肌，另一些則是凸顯你的三角肌。你可以選擇合適的姿勢，讓評審注意到你卓越的小腿肌肉，或掩飾你的小腿肌肉並沒有那麼好的事實。

選擇展示的姿勢時，應該有創意的從2個層面來思考：其一是讓姿勢盡可能的美學化和戲劇化，幾乎像是一種舞蹈；並操縱評審的注意力，讓他們留意你想要他們關注的部分，忽略你不希望被注意到的地方。這並不容易學習，且需要時間。但對任何渴望奪得冠冕的健美運動員來說，這是個寶貴且不可或缺的技能。

透過觀察學習

想學習成為一位有競爭力的參賽者，其中一個最好的方法便是和有競賽經驗的健美人一起訓練。你不僅會獲得寶貴的訓練資訊，還有機會獲得他對於擺姿、飲食、賽前準備的相關知識。

另一個策略則是盡可能多參加健美比賽。我從觀察其他人比賽時所學到的，比我比賽時只專注於自己的表現時的還要多。在觀眾席，比你自己站在台上，能夠更清楚的看見舞台上發生什麼事。你可以觀察到錯誤，並學會如何避免。你需要覺察每一件發生的事情：每一輪比賽的進行、比賽的流程，以及健美選手在舞台上會得到什麼指示。你可以研究參賽選手，試著理解為什麼有些人做得對，而有些人就是無法。你會注意到有的選手塗了過多的油，有的選手過於光滑，還有各種不同的擺姿風格，哪些是有效的。一旦你對什麼有效、什麼無效有了清晰的了解，就可以開始規劃自己的擺姿展示。為了避免忘記，我建議你記下觀察到的重點。

在拍電影時我也使用了一樣的方法。當我在 1970 年代的《永不滿足》電影演出時，導演鮑勃·拉斐爾森（Bob Rafelson）叫我去觀察所有好萊塢出品的電影和電視劇的拍攝過程。這幫助我學到了這項產業的相關詞彙和技術。當我學到更多關於電影製作的事，輪到我拍攝時就更有效率。

之後，當我在《王者之劍》（Conan the Barbarian）演出時，我應該要是一位精通劍術的戰士，所以我不僅要耗費數月學習如何揮舞巨大又沉重的劍（順帶一提，那不是什麼輕巧的道具，是真的劍），還要學會如何移動，像個武力高超的擊劍手。有點像凱文·科斯（Kevin Costner）在電影《千萬風情》（Tin Cup）裡必須表現地像專業的高爾夫球選手，不論他原先在這個領域裡是否擅長。所以我不只 1 週上 3 堂擊劍課，我也學習關於擊劍的一切，還參加比賽、上武道學校，並觀看參考各種日本武士的電影。我觀察了劍士的動作，他們的平衡感、姿勢、腳的位置，以及姿勢間的銜接。換句話說，學習如何使用劍，這和學習擺姿勢的過程非常相似。我觀察、我學習、我研究，然後我練習。

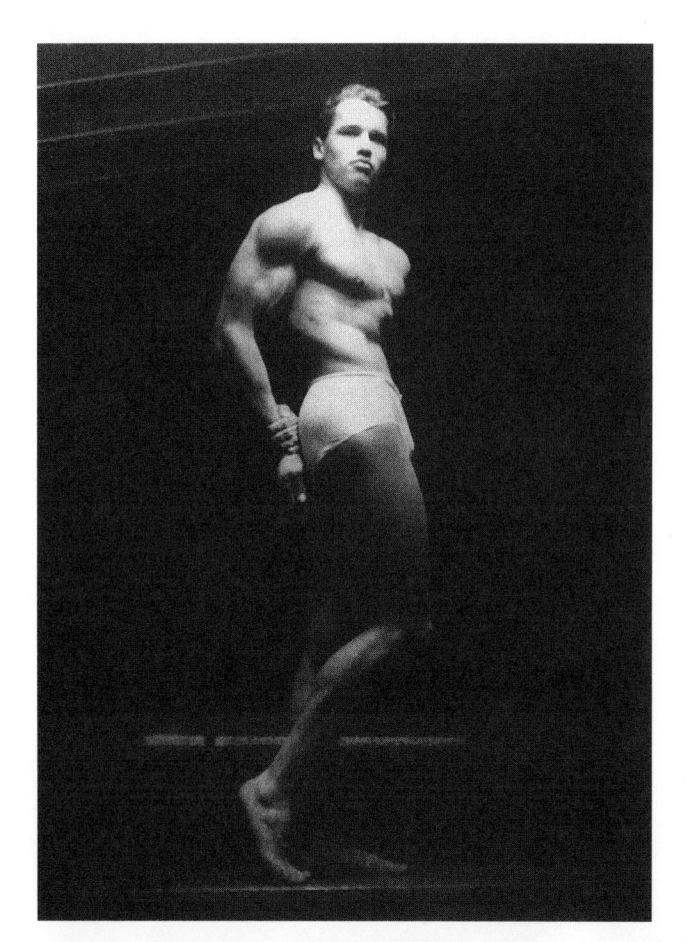

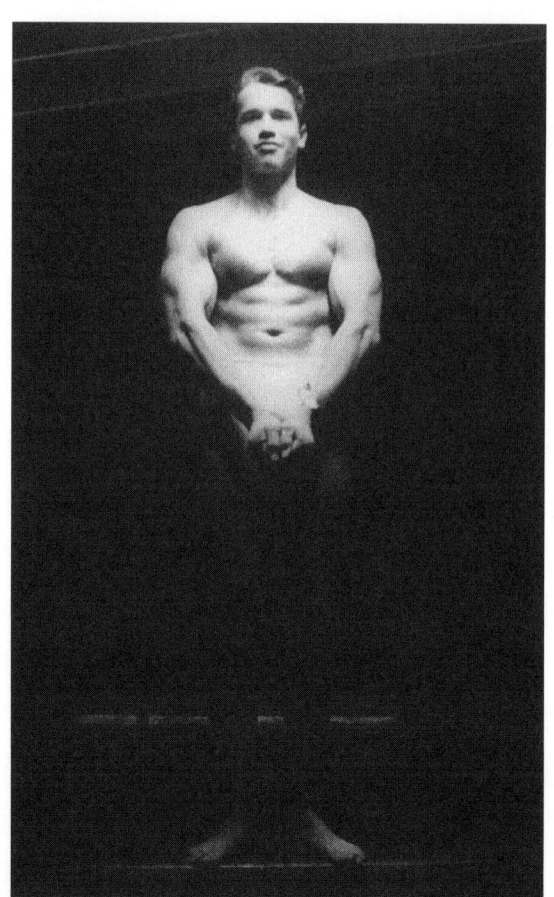

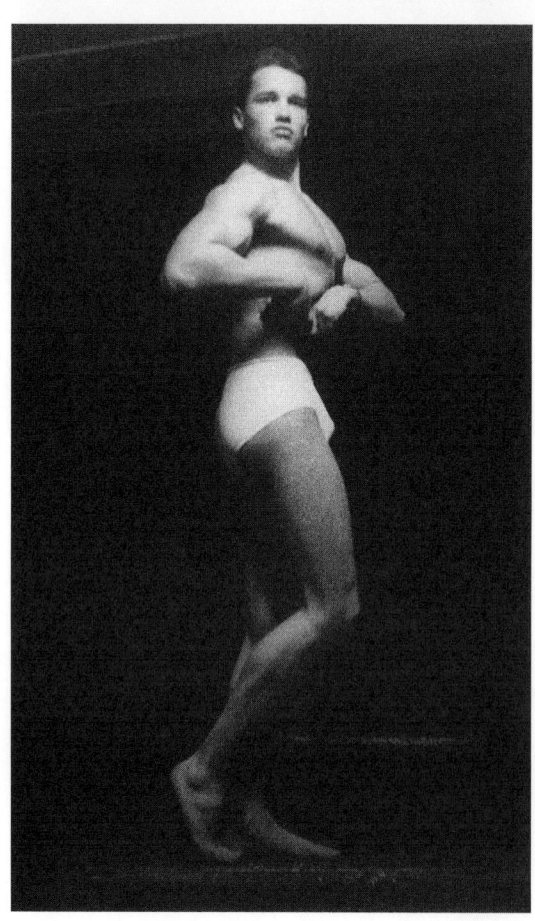

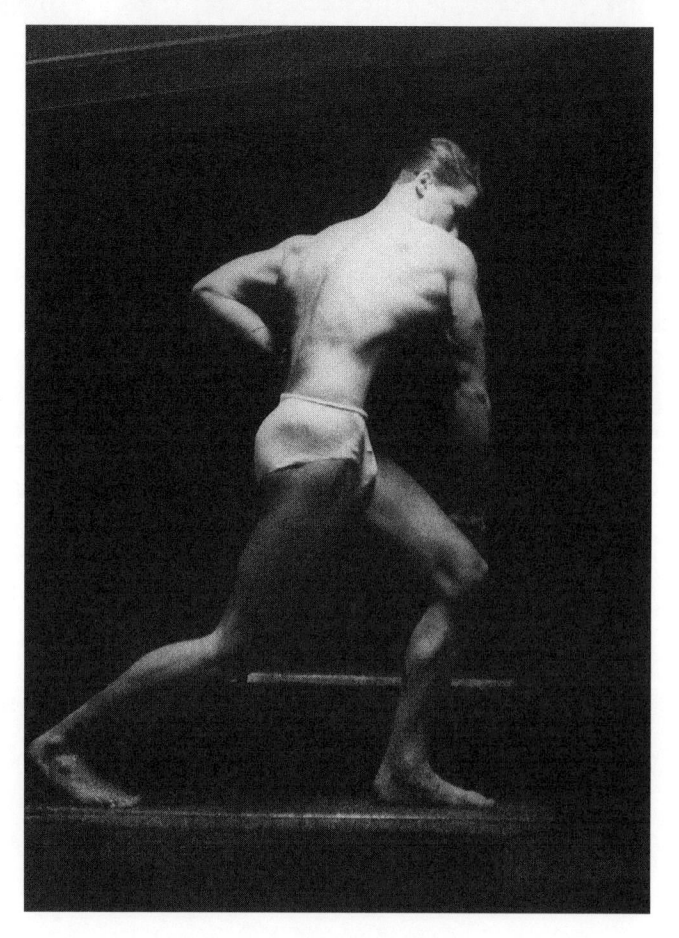

這些照片是我 16 歲時，在格拉茨（Graz）舉重俱樂部的朋友拍攝的，當時我剛開始訓練。

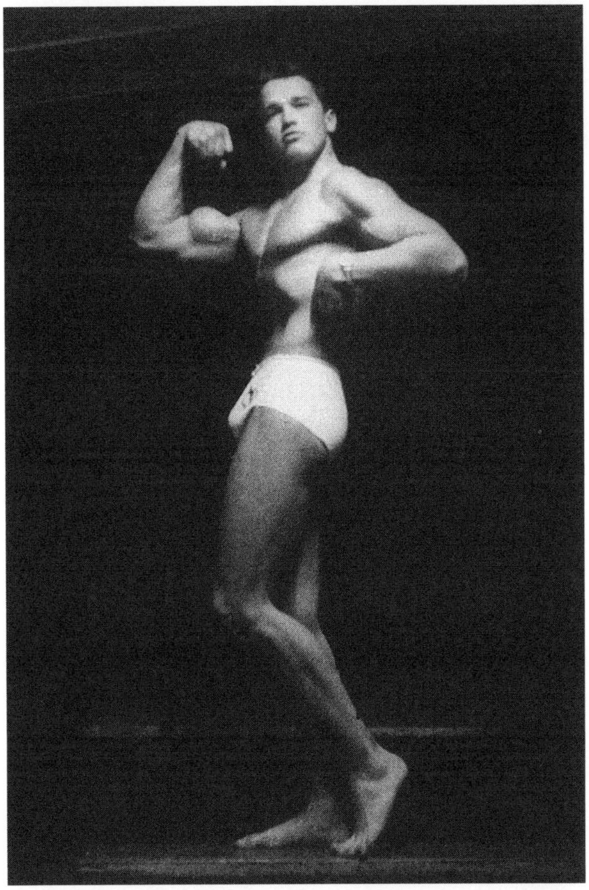
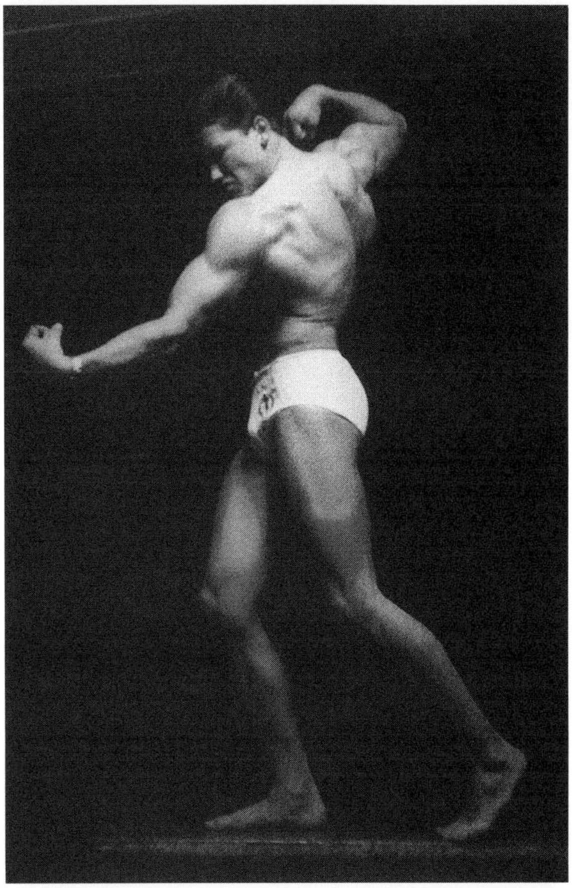
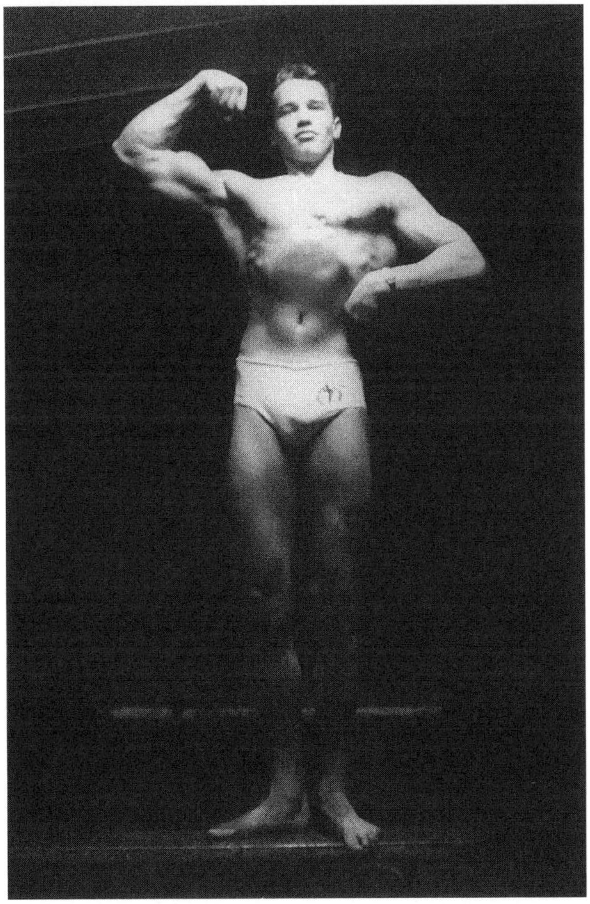
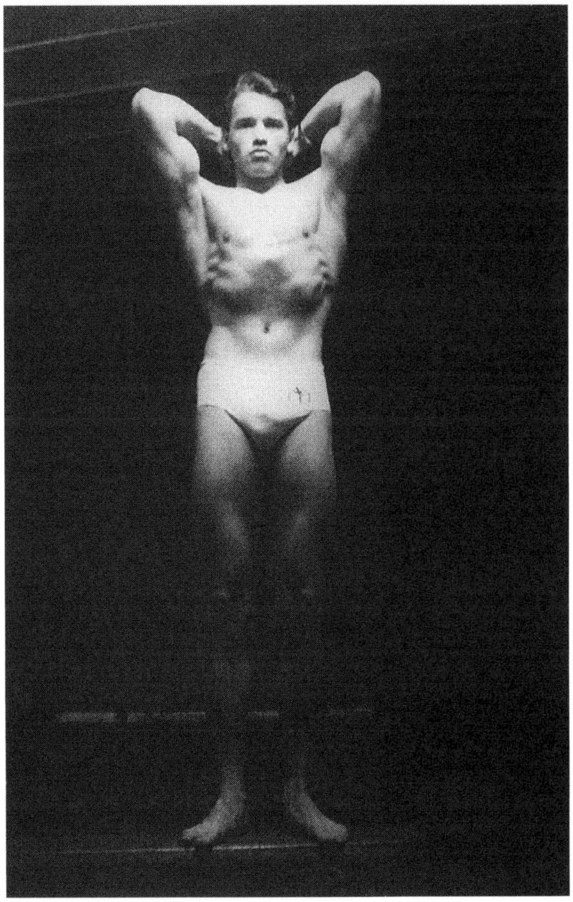

IFBB 賽事如何進行

當健美選手做姿勢展示時，他只需走上舞台並做出自己的自選姿勢。但要學會如何在比賽中有效地擺姿勢，你需要了解一些關於健美比賽如何組織和運行的基本知識。

IFBB 負責國際業餘賽事以及所有認證過的專業比賽。在業餘比賽中，參賽者依照體重分級：

羽量級（Bantamweight）
輕量級（Lightweight）
中量級（Middleweight）
輕重量級（Light heavyweight）
重量級（Heavyweight）
超重量級（Super heavyweight）

在職業比賽中，則沒有體重的分級。所有參賽選手都被放在同一個組別，無關乎體型。在過去，反而不是用體重在區分級別，而是身高。然而，隨著時間發展，人們發現，使用體重來劃分選手，能夠創造出更為均衡且發展相似的比賽組別，比依據身高來分組更合適。

到了 1980 年，IFBB 將職業賽組織為 2 個量級，以 91 公斤（200 磅）作為分界線，而各組的獲勝者會一起在擺姿對決的階段爭奪最終的冠軍頭銜。然而，對於像是奧林匹亞先生如此重要的賽事而言，分組代表著評審有足夠的時間評比各組參賽者，但只有短短幾分鐘來決定誰能獲得奧林匹亞先生的稱號。

將所有選手，不論體格大小，放在同一組別比賽，看似會讓小個子選手處於更大的劣勢，但事實並不完全如此。當裁判有更長時間來比較不同體型的選手時，他們能夠更仔細地觀察台上每位選手體態的品質優劣，並注意到較小的選手可能展現出的發展優勢。另一方面，當選手按體型分組，且要在短暫的擺姿對決中決定總冠軍時，裁判需要迅速作出判斷，而體型較大的選手便能在短時間內給裁判留下更深刻的印象，因此有明顯優勢。

當今 IFBB 賽事被分為 2 個部分，4 個回合。第一部分是預賽。預賽對於健美愛好者來說簡樸又充滿技術，極具趣味性，但對那些不懂健美的人來說，可能並不那麼有娛樂性。預賽包括 2 個回合：

第 1 回合：放鬆站姿（Standing Relaxed）

　　第 1 回合要求健美運動員以站姿受評斷，雙手置於身側，面部朝前，接著朝後，朝向兩側。儘管這個姿勢稱作放鬆站姿，參賽者還是會使勁的繃緊所有肌肉。這一回合常被稱為對稱回合（symmetry round）。的確，當你站著展現這個姿勢時，整體身體的體態（在健美中稱為對稱）以及身體的形狀和比例，正是最一覽無遺的。評審還會觀察像是整體造型、膚色、美黑（tan）的程度，以及健美三角褲是否合身且顏色是否合適等等。事實上，更精確來說，第 1 回合通常被稱作整體評估。其實評審在每一回合中都會仔細觀察所有方面，不

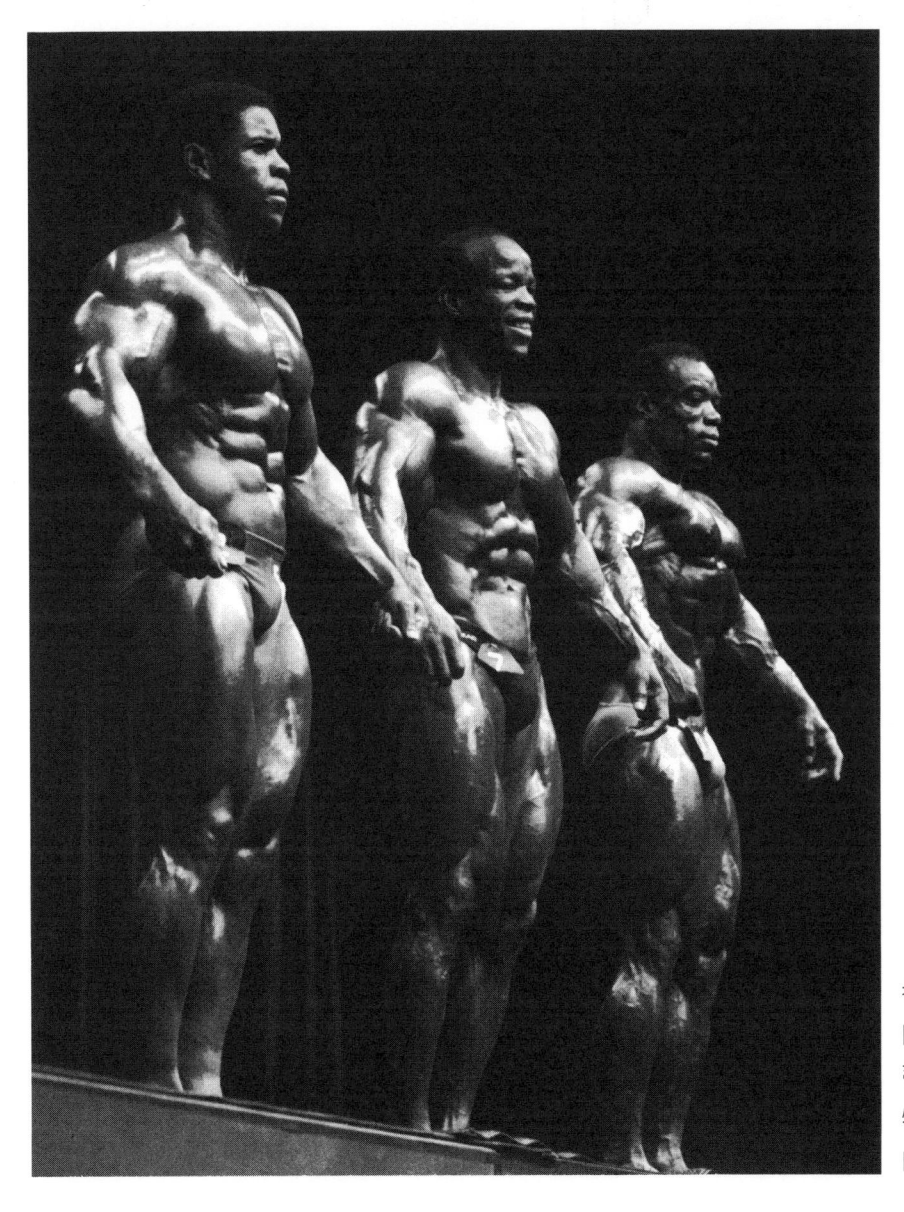

「放鬆站姿」的正面視角。注意參賽者們儘管沒有擺姿勢，也仍繃緊肌肉，並保持控制。左至右分別是：伯蒂爾・福克斯（Bertil Fox）、亞伯特・貝克爾斯和強尼・富勒（Johnny Fuller）。

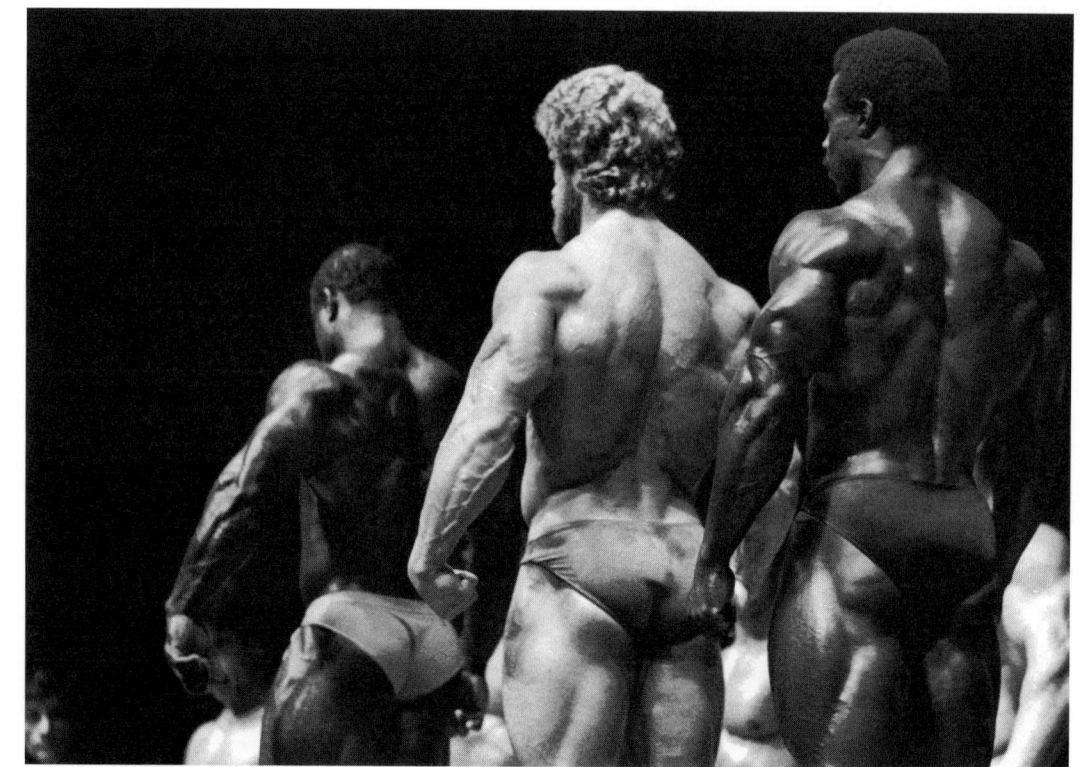

「放鬆站姿」的側面視角。左至右分別是：強尼·富勒、尤蘇普·維科茲（Jusup Wilkosz）和羅伊·卡倫德。

會只注重對稱性或肌肉量。這回合之所以與其他回合不同，在於身體的擺姿和呈現方式不一樣，這通常會比其他回合更能突顯出體態的某一層面。

第 2 回合：規定姿勢（Compulsory Poses）

在第 2 回合中，健美運動員需要展示一連串的規定姿勢，以向評審展示他們特定的優勢和弱點。這些姿勢包含：

正面雙手二頭肌（Front double biceps）
正面背闊肌（Front lat spread）
側面胸大肌（Side chest）
背面雙手二頭肌（Back double biceps）
背面背闊肌（Rear lat spread）
側面三頭肌（Side triceps）
正面腹肌和腿肌（Hands over head abdominals and thighs）

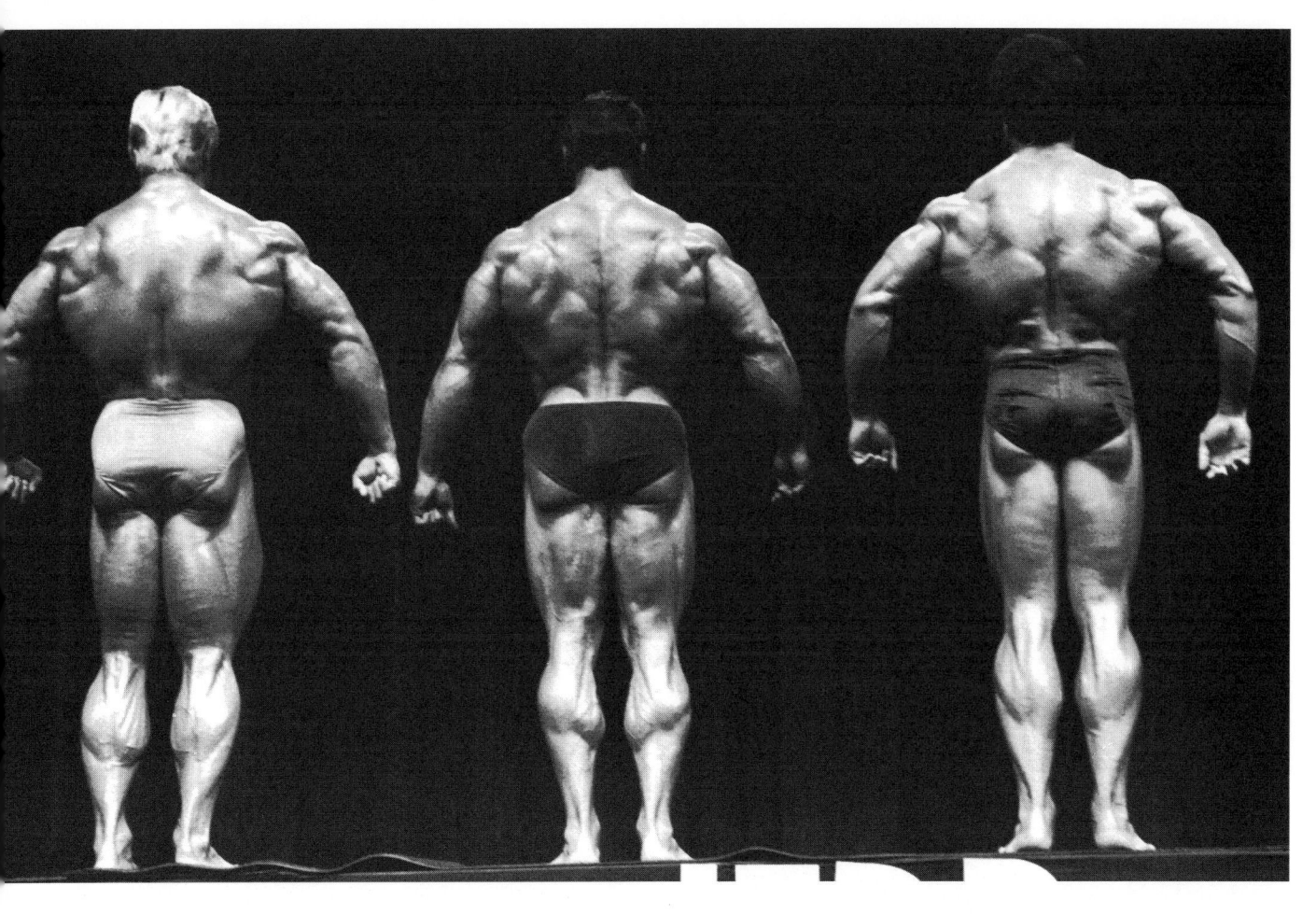

「放鬆站姿」的背面視角。每位參賽者的股二頭肌、小腿和下背部都完全繃緊，儘管這是個放鬆的背面視角姿勢。左至右分別是：湯姆·普拉茲、凱西·維亞托和薩米爾·班努特。

女性健美選手也要做一樣的姿勢，唯一不同的是背闊肌姿勢，這項姿勢幾年前被一位認為它看起來不夠女性化的官方評審刪除，至今尚未恢復。這些規定姿勢並非為了讓身體看起來美觀或具有美學感。它們的目的是讓評審以冷靜、客觀的角度觀察選手的身體，突顯優點，並揭露缺點。由於這一回合通常會讓評審對選手的體型留下長久的印象，因此可能是比賽中最重要的一回合。所以，反覆練習規定姿勢，有時甚至練到肌肉抽筋，對於在 IFBB 比賽中發揮最佳表現是絕對必要的。

比賽的第 2 部分是決賽，或稱作「晚場秀」，因為通常（並非總是）在傍晚舉行；預賽則會舉辦在早上或下午。

決賽的內容包括：

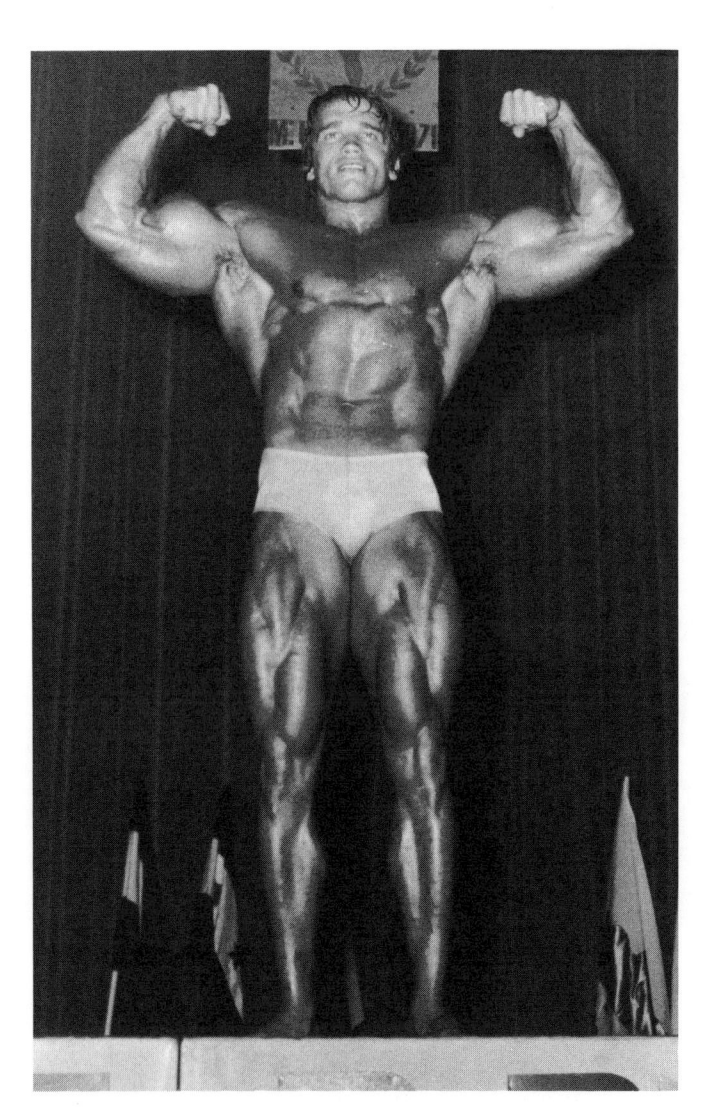

正面雙手二頭肌

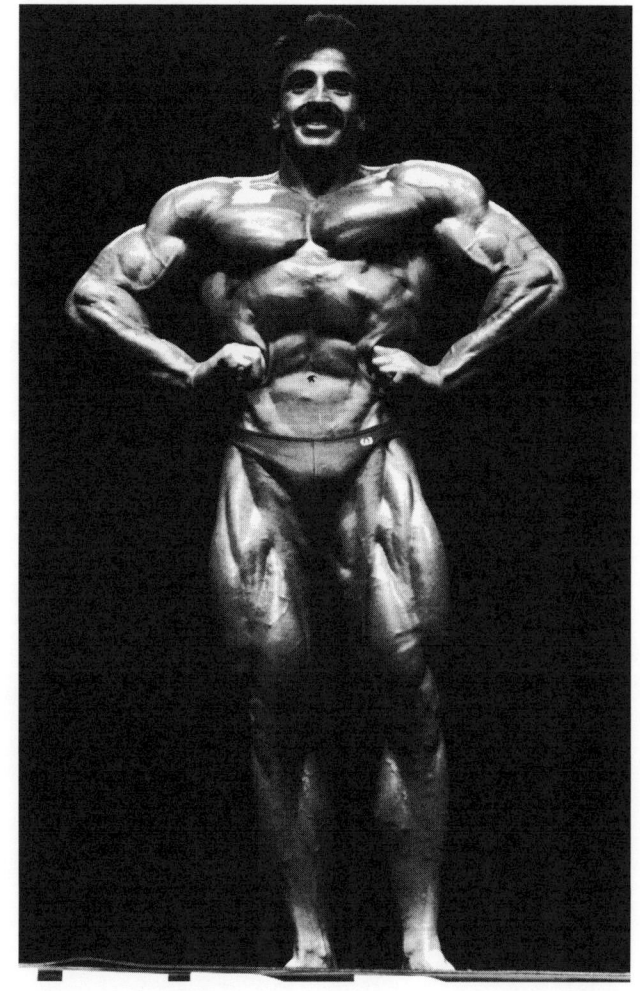

正面背闊肌（由薩米爾·班努特示範）

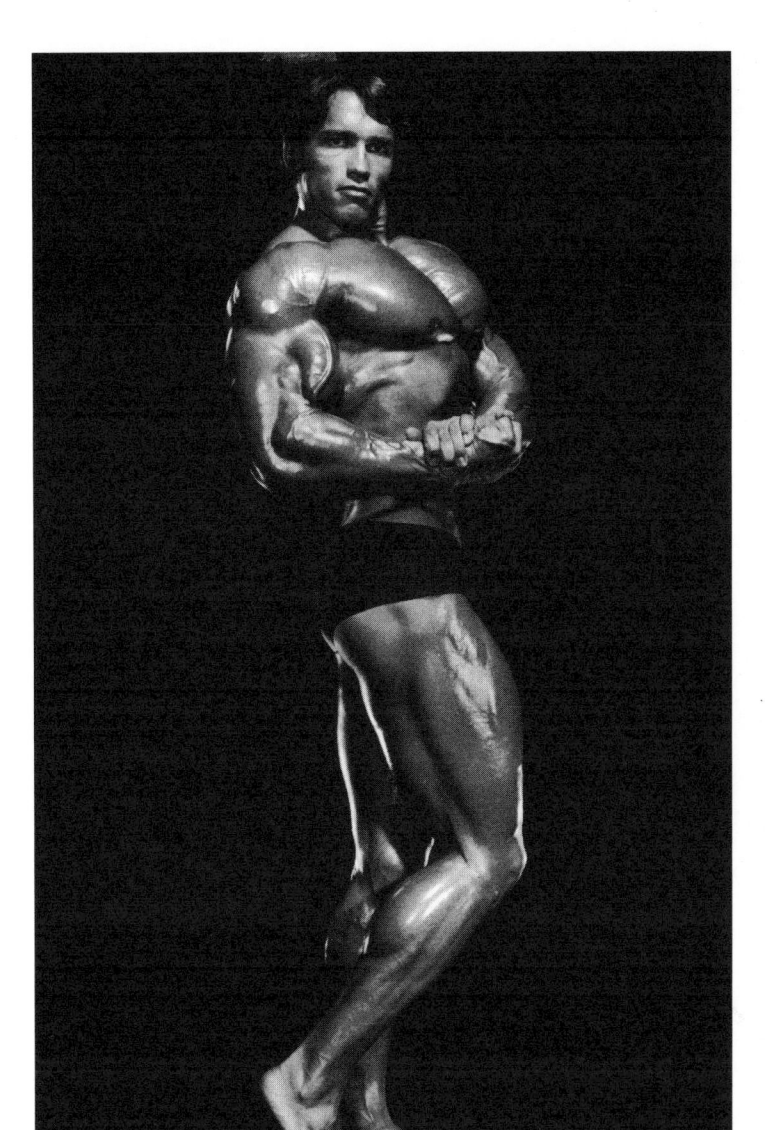

側面胸大肌

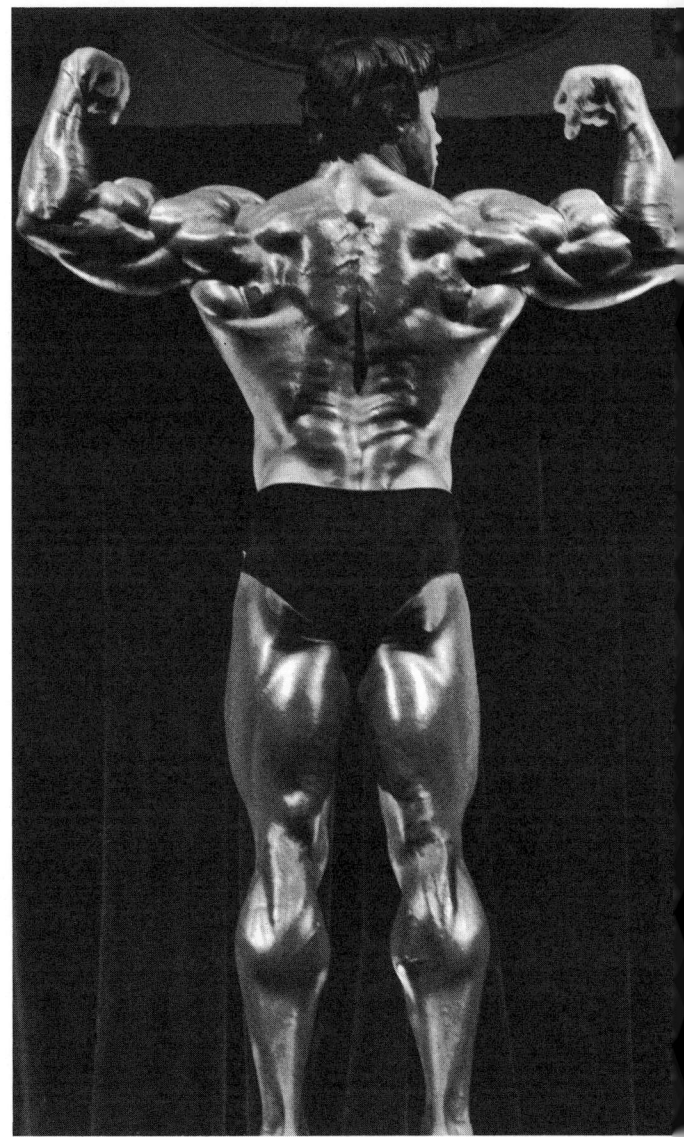

背面雙手二頭肌

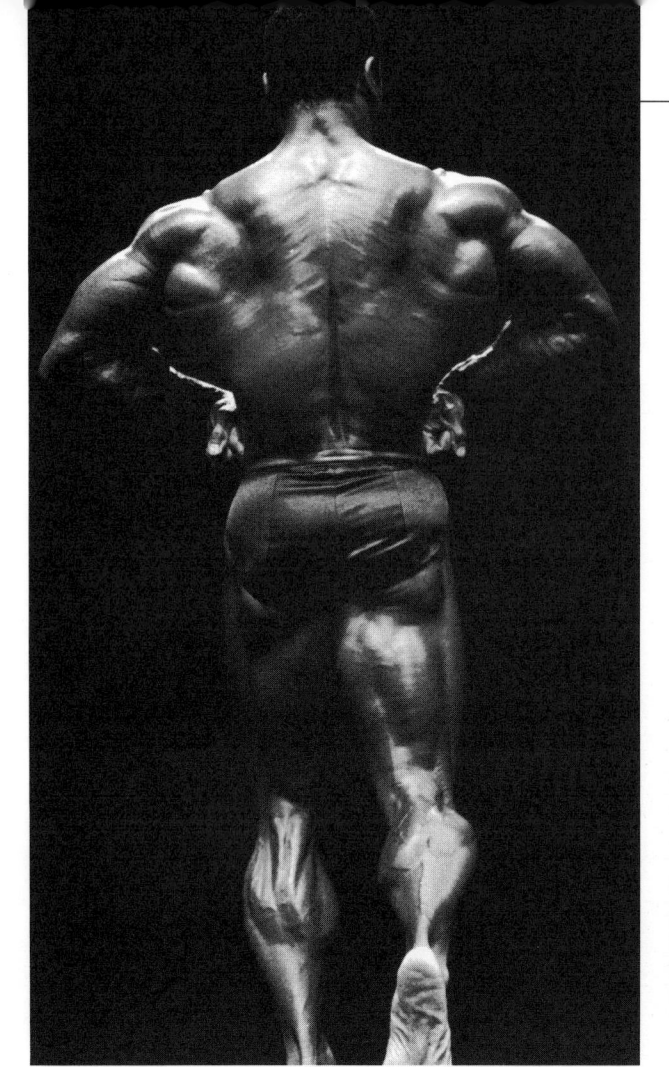

背面背闊肌（由克里斯・迪克森示範）

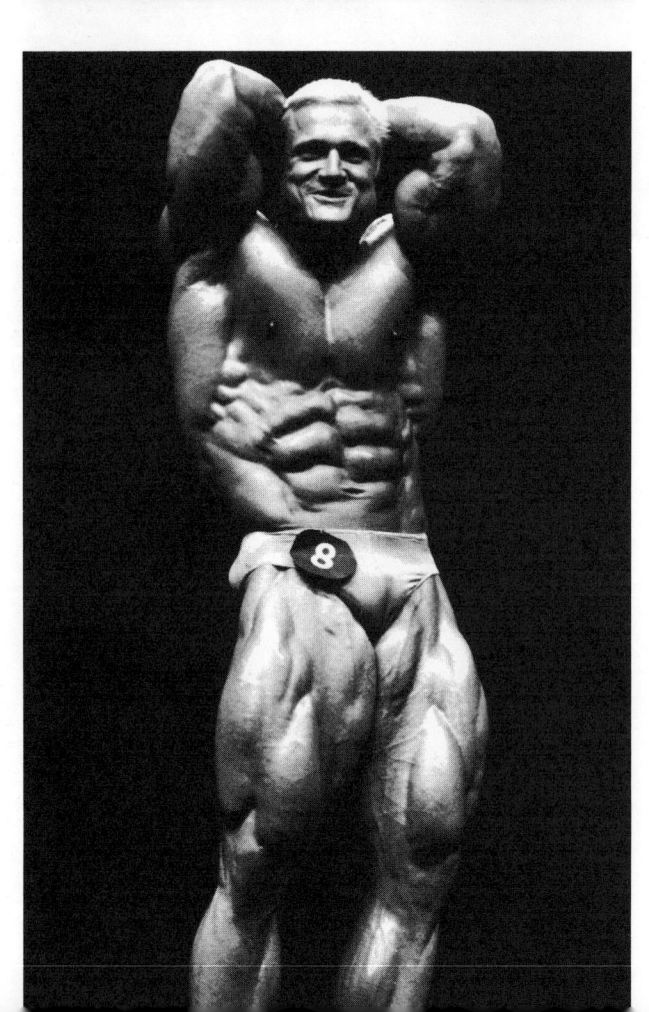

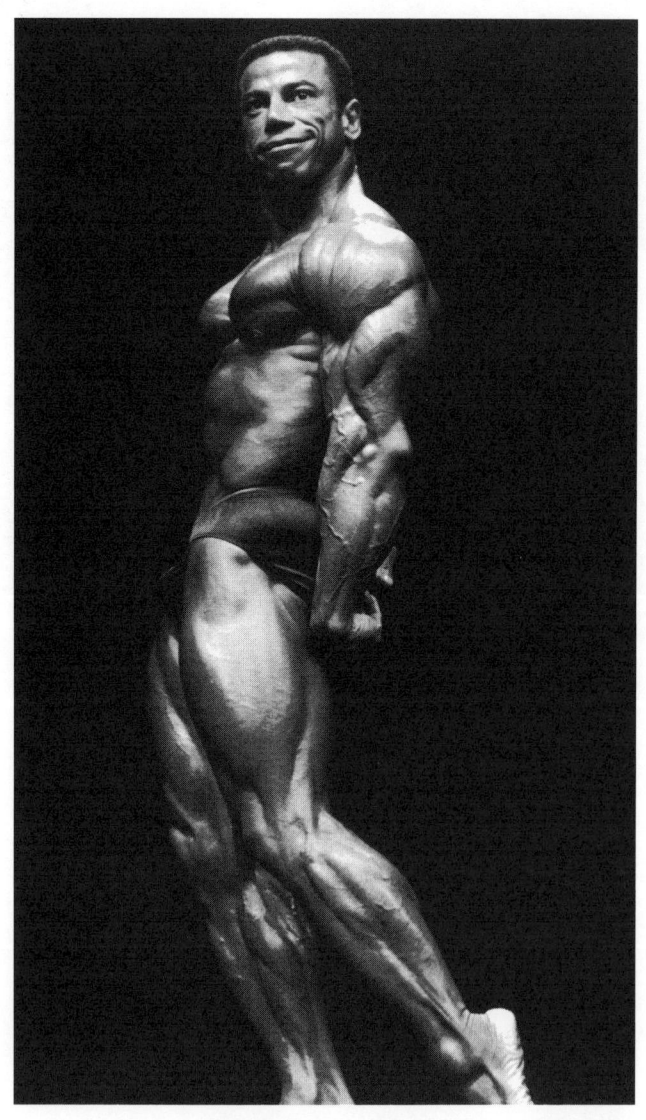

側面三頭肌（由克里斯・迪克森示範）

正面腹肌和腿肌（由湯姆・普拉茲示範）

第 3 回合：自由擺姿 (Free Posing)

在這一回合中，選手會根據自己選擇的音樂展示自選姿勢。你要擺出最能凸顯自己體型的姿勢，但又不能讓觀眾感覺你在故意隱藏某些部位（因為這樣反而會引起評審注意你試圖隱藏的地方）。在自選姿勢的回合中，你可以選擇任何你喜歡的姿勢，如扭轉、跪姿、弓箭步、硬派肌肉展示或具備美學感的姿勢。在某些業餘比賽中，自選姿勢的展示時間是有限制的，可能只有 1 分鐘，而職業選手則可以照

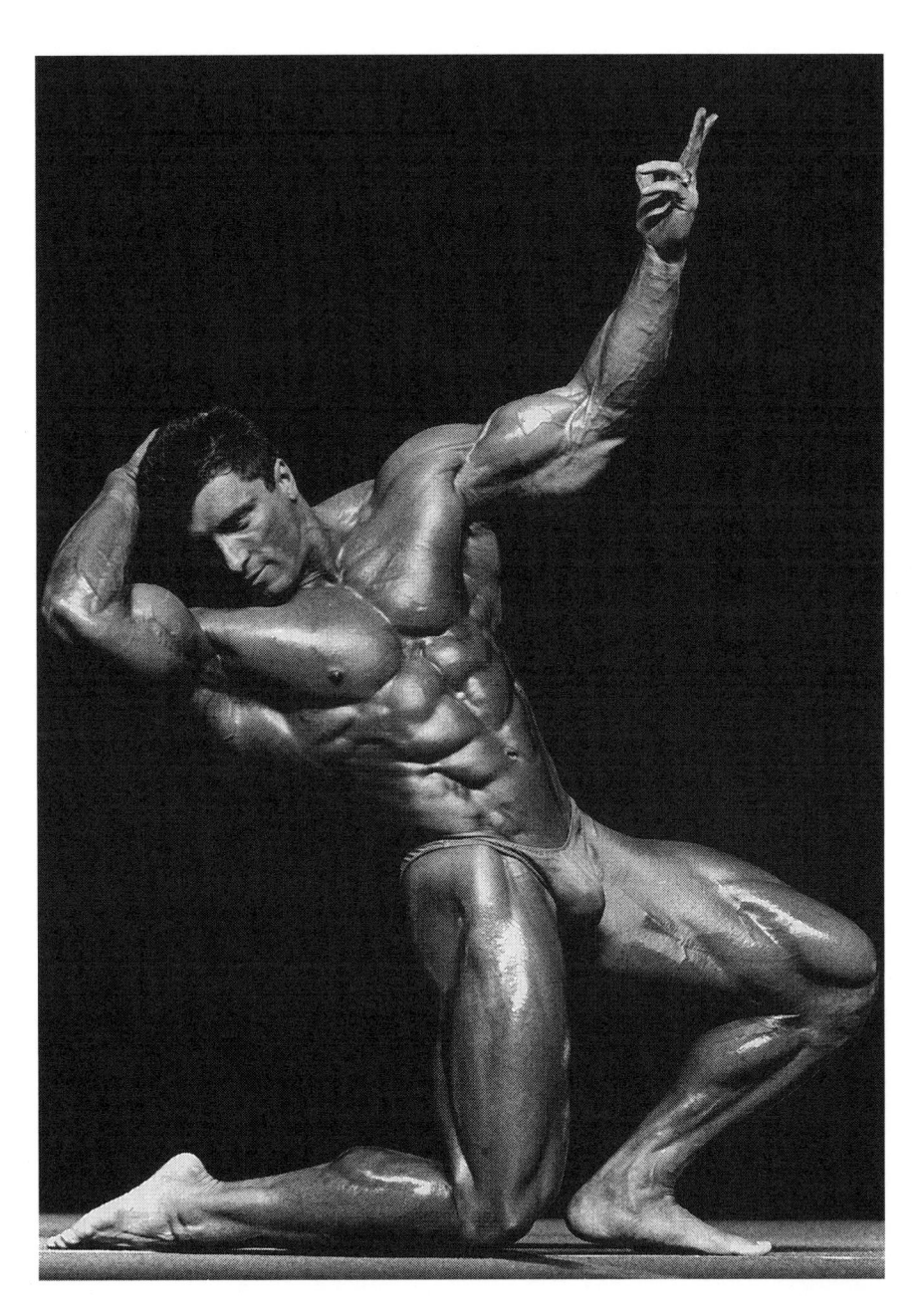

米洛斯・薩切夫發展出一套美學姿勢，專門在舞台上用於展現他最佳的體型優勢。

自己想要的時間擺姿。永遠要在賽前確認比賽規則，尤其是自由擺姿這個部分。在第 2 回合中，你擺出評審們想看的姿勢，並以他們希望的方式展現。但在第 3 回合中，你有一個機會向評審們說：「我們已經照你的方式看過我的體態了，現在輪到我以我想要讓你們欣賞的方式來展現。」這是你能展現自己的特色及創意的絕佳時刻。你可以表現得充滿力量、自信、活力和想像力，也可以表現的平淡無奇且無聊。一切都取決於你自己。

第 4 回合：擺姿對決（Posedown）

在比賽的結尾，領先的健美選手們（通常是前 6 名）會在擺姿對決中向評審們最後一次一起自由擺姿展示自己、擺出比較姿勢，有時甚至用手肘推擠對方，只為了從每位評審獲得額外的分數。在這一回合，你並不會真的有機會展示自己的自選姿勢，但你應該盡量擺出最佳姿勢，並避免與那些某部分身體部位發展更好的對手進行近距離比較。例如，在 1981 年奧林匹亞先生比賽中，我記得有一位選手在擺姿對決時急匆匆地穿過舞台，要站到湯姆·普拉茲旁邊，擺出腿部姿勢。為什麼你會想與擁有最卓越雙腿的選手一起擺腿部姿勢呢？那位健美選手一定是有錯覺或想自我毀滅，才會想做這件事告訴評審：「看，我的腿不像湯姆的那麼好，對吧？」

這張是博耶·科伊、我和克里斯·迪克森在 1980 年奧林匹亞先生競賽的照片，剛開始比擺姿對決時拍攝的，當時 6 位決賽選手一同擺出規定姿勢，讓評審有機會直接評比。

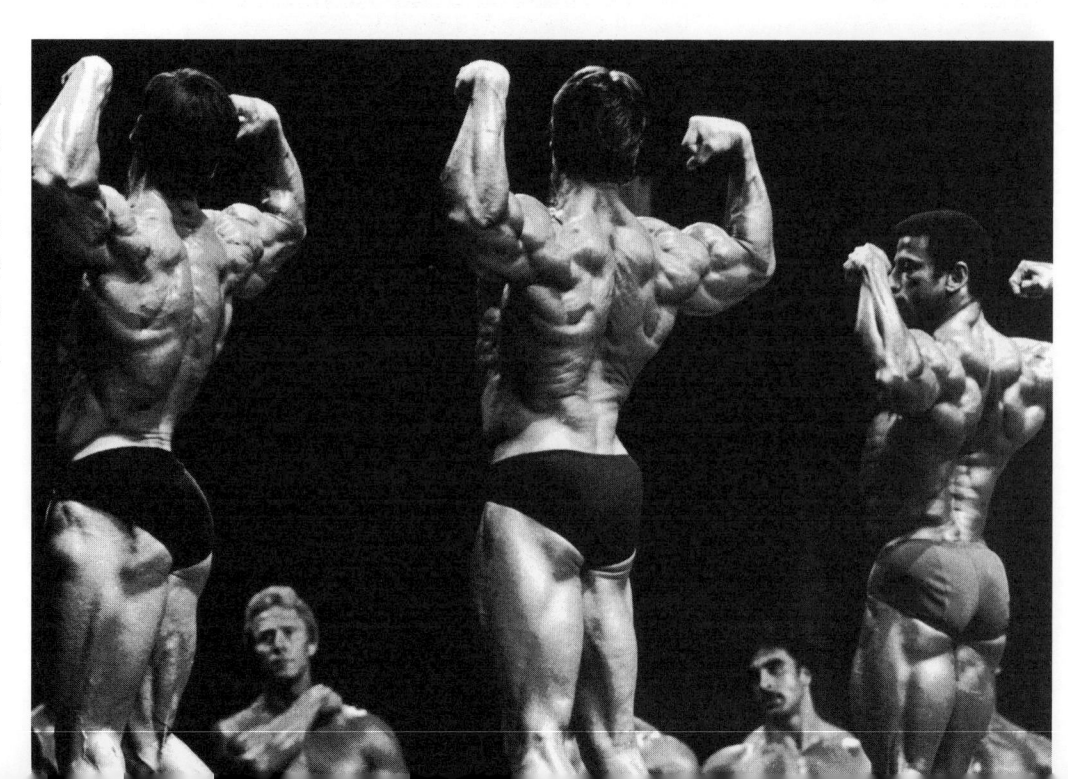

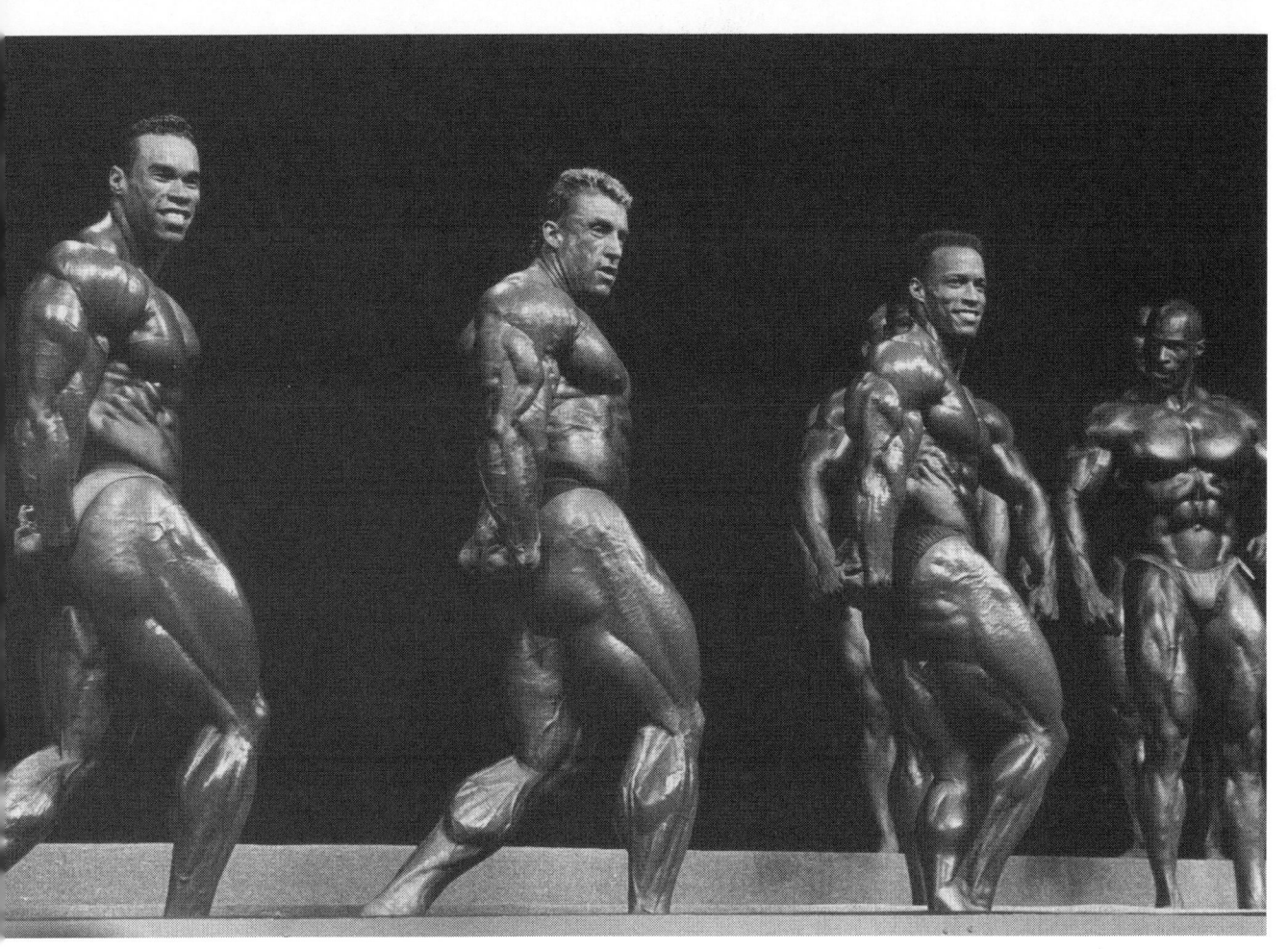

凱文・萊弗隆、多利安・耶茲和肖恩・雷在 1994 年的奧林匹亞先生中的側面三頭肌姿勢對決。

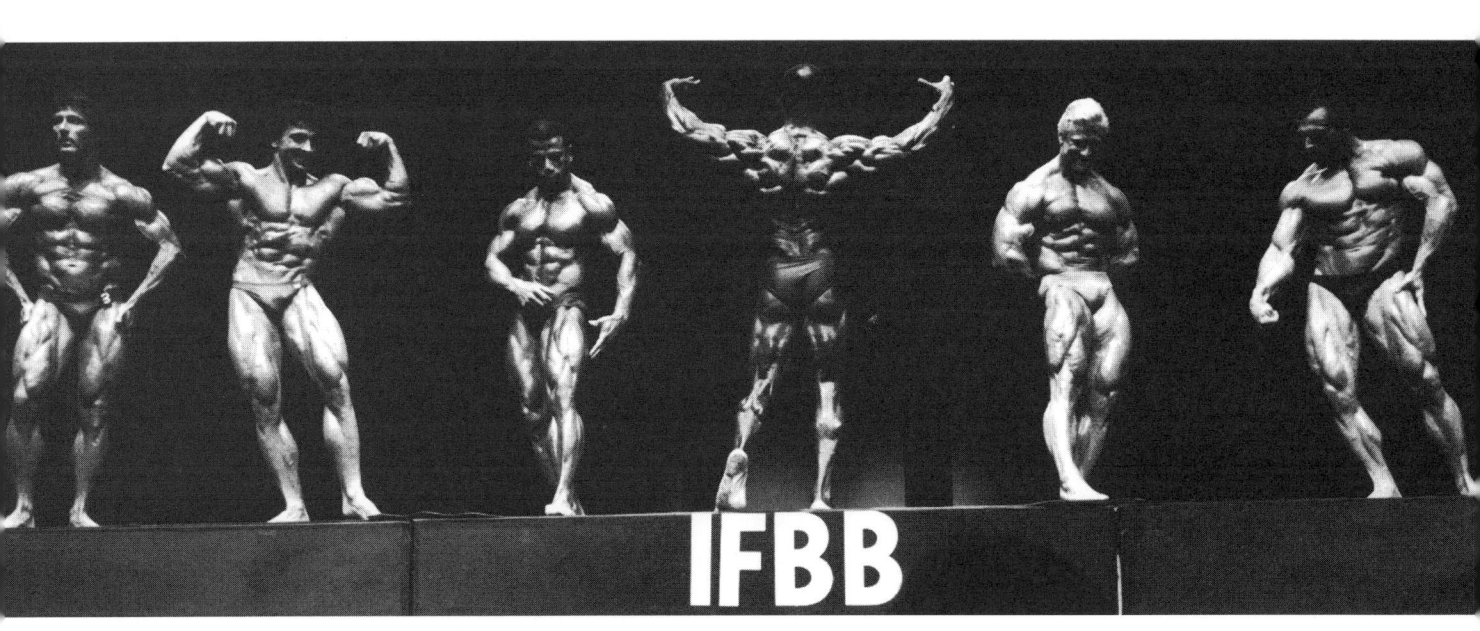

擺姿對決最具戲劇性的一部分，是決賽選手可以自由擺出任何姿勢，展現自己的優勢、凸顯對手的弱點，並試著在舞台上大放異彩。在 1982 年倫敦奧林匹亞先生比賽中，弗蘭克・贊恩、薩米爾・班努特、克里斯・迪克森、亞伯特・貝克爾斯、湯姆・普拉茲和凱西・維亞托在這一激動人心且重要的回合中，展開了激烈的角逐。

評分方式

在 IFBB 比賽中，評分是按回合進行的，每位評審會根據選手的表現按順序排列（通常會剔除最高分和最低分，類似奧運的評分方式），最終得分是每位健美選手在所有回合中累積的總分。IFBB 過去曾使用過不同的評分系統（例如，積分系統），且在健美運動的歷史上，不同組織也使用過許多不同的評分方式，但當前的評分系統已經在 IFBB 中實行了一段相當長的時間。

NPC 賽事

在美國，國際健美總會的全國附屬機構是美國國家體格委員會（NPC）。NPC 是美國業餘健美比賽的官方認證機構。儘管 NPC 比賽使用的體重分級方式與 IFBB 業餘比賽相同，但其運作方式與國際總會認證的比賽有所不同：

1. 在預賽中，每位健美運動員能有 1 分鐘的時間，在台上展示自選的自由擺姿，但不搭配音樂。接著所有人一起在台上完成指定動作。
2. 評審能隨意指定他們想要的姿勢，包括最大肌肉姿勢，或單純說：「向我展示你最佳的腿部姿勢。」同時，在 IFBB 的比賽中，一次最多只有 3 位參賽者會被同時比較，而在 NPC 賽事中，評審可以或多或少的一次請出所有他們想比較的健美運動員們。
3. 在晚場秀中，這些參賽者會再次上台展示自選姿勢，這次會搭配音樂，但這回合不會列入計分。NPC 賽事中所有的計分都會在預賽時完成。另外，由於會有 2 次的自由擺姿，一次搭配音樂一次沒有，因此 NPC 賽事中的參賽者通常會準備 2 套不同的自選姿勢，其一套用於預賽，另一套用於晚場秀（通常更具戲劇性）。
4. NPC 的評審使用排名系統，但預賽中的各個回合並不單獨進行計分。評審會觀察不同回合的表現、做筆記，然後在預賽結束時根據觀察結果，直接給出選手排名。

1998 年美國 NPC 健美與健身錦標賽

1998 年 7 月 10-11 日

男性羽量級 Bantamweight men

編號	參賽者	評審 1	2	3	4	5	6	7	8	9	計分	排名
5	Randy Leppala	1	1	1	1	1	1	1	1	4	5	1
18	Ronald Nurse	3	3	3	3	3	2	3	2	3	15	2
14	Steve Gaver	2	2	6	4	2	3	2	5	5	16	3
10	Jonathan Hunt	4	4	4	5	5	4	5	4	1	21	4
1	Thomas Armstrong Jr.	5	5	2	2	6	6	4	3	6	23	5
11	Clifton Torres	6	6	5	6	4	5	6	6	2	28	6
15	Gary Passmore	7	7	7	8	9	8	7	7	7	36	7
16	Lance Harano	9	8	8	10	7	7	8	8	9	41	8
3	Jim King	10	9	10	7	8	9	11	9	8	45	9
7	Michael King	8	11	9	9	10	10	10	10	11	49	10
4	Steve Kluger	11	10	11	11	12	11	9	11	12	55	11
9	Paul Sake	12	12	12	12	11	12	12	12	10	60	12
12	John Ligsay Jr.	13	13	13	13	13	14	13	13	14	65	13
6	Paul Anloague	14	15	16	14	14	13	14	16	15	72	14
13	Anthony Lattimore	16	14	15	16	15	15	15	14	13	74	15
2	Matthew Alloy	15	17	14	15	16	16	16	15	16	78	16
17	Dusty Bush	18	16	17	18	17	17	17	17	17	85	17
8	Michael Smith	17	18	18	17	18	18	18	18	18	90	18

*剔除評審給分中最高的 2 位和最低的 2 位。

該級別評審

Judge	1	Dick Fudge	FL
Judge	2	Fred Mullins	FL
Judge	3	Daniel Campbell	CA
Judge	4	Pat Sporer	FL
Judge	5	Ernest Bea	IN
Judge	6	Larry Pepe	CA
Judge	7	Pete Fancher	FL
Judge	8	Linda Wood-Hoyt	NY
Judge	9	Dave Sauer	CA

1998 年 7 月 10-11 日

男性中量級 Middleweight men

編號	參賽者	評審 1	2	3	4	5	6	7	8	9	計分	排名
31	Richard Longwith	1	1	1	1	3	3	3	2	2	9	1
36	Stephen Cantone	3	4	2	3	2	1	2	1	1	10	2
37	Kevin Creeden	2	2	5	5	1	2	4	3	3	14	3
32	Paul Smith	4	3	3	4	5	4	1	4	4	19	4
46	Steve Williams	5	5	4	2	4	5	5	5	5	24	5
30	Ron Norman	6	6	6	6	6	6	6	6	6	30	6
33	Steve Dufrene	7	9	11	7	7	7	9	9	9	41	7
42	Craig Santiago	9	8	8	9	8	8	7	7	10	41	8
48	Tito Raymond	8	7	7	8	11	12	10	10	8	44	9
39	Kris Dim	10	10	12	10	10	11	8	8	11	51	10
45	Garrette Townsend	11	11	9	12	9	16	11	11	7	53	11
29	Mark Dugdale	12	12	10	11	12	10	12	12	12	59	12
35	Patrick Matsuda	13	13	14	13	13	13	13	13	13	65	13
43	Tommy Potenza	15	14	15	16	15	14	14	15	15	74	14
41	Jason Coates	14	15	13	14	14	19	15	17	17	75	15
47	Mike Cox	16	16	17	15	16	17	16	14	14	79	16
49	Randy Samuels	17	17	16	17	17	15	17	16	16	83	17
40	Bryant Zamora	19	18	18	18	18	9	19	18	18	90	18
34	Nino Siciliano	18	19	19	19	19	20	18	19	19	95	19
44	Arnold Watkins	20	20	20	20	20	18	20	20	20	100	20

* 剔除評審給分中最高的 2 位和最低的 2 位。

該級別評審

Judge	1	Kevin Wagner	TX
Judge	2	Matt Crane	NY
Judge	3	Peter Potter	FL
Judge	4	Bob Pentz	NC
Judge	5	John Kemper	NJ
Judge	6	Clark Sanchez	NM
Judge	7	Michael Stoole	CA
Judge	8	Ted Williamson	CA
Judge	9	Don Hollis	MS

1998 年 7 月 10-11 日
男性輕重量級 Light heavyweight men

編號	參賽者	評審 1	2	3	4	5	6	7	8	9	計分	排名
62	Troy Alves	1	1	1	1	1	2	2	2	3	7	1
57	Robert Lopez	5	2	2	2	2	1	1	1	2	9	2
54	Parenthesis Devers	3	3	3	3	3	3	3	3	1	15	3
50	Joe Hubbard	4	4	4	5	4	5	5	5	5	23	4
56	James Restivo	2	6	6	6	6	6	4	4	4	26	5
51	Andre Scott	6	5	5	4	5	4	6	6	6	27	6
59	Michael Cruthird	7	7	7	8	7	7	7	7	8	35	7
61	Charles Ray Arde	8	9	9	7	8	8	9	9	7	42	8
55	Darryl Holsey	9	8	8	10	10	9	10	8	10	46	9
52	Rommy Abdallah	10	10	10	9	9	10	8	10	9	48	10
53	Leonardo Pita	12	11	11	11	11	11	15	11	16	56	11
58	Samuel Jordan	15	13	13	12	12	13	13	15	11	64	12
63	Jon Vorves	11	14	12	13	14	15	11	13	13	65	13
60	Charles Lawson	16	16	16	16	13	12	14	12	12	71	14
64	Eric Dixon	13	15	14	15	15	16	12	14	14	72	15
65	David Coleman	14	12	15	14	16	14	16	16	15	74	16

* 剔除評審給分中最高的 2 位和最低的 2 位。

該級別評審

Judge	1	Art Bedway	PA
Judge	2	John Tuman	CA
Judge	3	Ty Fielder	GA
Judge	4	Ken Taylor	SC
Judge	5	John Kemper	NJ
Judge	6	Matt Crane	NY
Judge	7	Steve Weinberger	NY
Judge	8	Al Johnson	LA
Judge	9	Steve O'Brien	CA

1998 年 7 月 10-11 日
男性重量級 Heavyweight men

編號	參賽者	評審									計分	排名
		1	2	3	4	5	6	7	8	9		
70	Jason Arntz	2	1	1	2	1	1	1	1	2	6	1
74	Tevita Aholelei	1	2	2	3	2	2	2	2	3	10	2
69	Garrett Downing	3	3	3	1	3	3	3	3	1	15	3
76	Rodney Davis	4	4	4	4	4	4	4	4	4	20	4
73	John King	5	5	5	5	9	5	9	7	5	27	5
75	Joseph Carlton Jr.	6	6	6	6	5	6	5	5	6	29	6
78	Darrell Terrell	7	7	7	7	7	7	8	6	7	35	7
77	William Matlock	8	8	9	9	8	8	7	8	9	41	8
72	Rusty Jeffers	9	10	10	8	10	9	10	9	8	47	9
67	Shilbert Ferguson	10	9	8	10	6	10	6	10	10	47	10
80	Joseph Patterson Jr.	11	14	11	11	12	14	12	12	11	58	11
68	Hans Hopstaken	13	11	13	12	13	13	13	13	14	65	12
79	Dan Fine	15	13	12	13	14	11	14	14	13	67	13
71	Joel Cutulle	12	12	14	14	15	12	15	15	12	67	14
66	Christopher Bennett	14	15	15	15	11	15	11	11	15	70	15

* 剔除評審給分中最高的 2 位和最低的 2 位。

該級別評審

Judge	1	Peter Potter	FL
Judge	2	John Tuman	CA
Judge	3	Ty Fielder	GA
Judge	4	Debbie Albert	PA
Judge	5	Mike Katz	CT
Judge	6	Jim Rockell	NY
Judge	7	Steve Weinberger	NY
Judge	8	Jerry Mastrangelo	CT
Judge	9	Sandi Ranalli	CA

1998 年 7 月 10-11 日
男性超重量級 Super heavyweight men

編號	參賽者	評審 1	2	3	4	5	6	7	8	9	計分	排名
93	Dennis James	2	1	1	1	2	1	2	2	2	8	1
94	Melvin Anthony	1	2	2	2	1	2	1	3	1	8	2
91	Orville Burke	3	3	3	3	3	3	3	1	3	15	3
83	Aaron Maddron	4	4	4	4	4	4	4	4	4	20	4
87	Dan Freeman	6	5	6	5	5	5	5	6	6	27	5
89	David Nelson	5	6	5	6	6	6	6	5	5	28	6
85	Erik Fromm	7	8	8	8	7	8	7	10	7	38	7
81	Justin Brooks	9	7	7	10	9	7	9	7	8	40	8
90	Leo Ingram	10	10	9	7	8	9	8	8	9	43	9
95	Leon Parker	8	9	10	9	10	10	10	9	10	48	10
92	Jack Wadsworth	12	14	11	11	11	12	14	11	14	60	11
88	William Harse	11	12	14	12	13	13	11	13	12	62	12
84	Kevin Sosamon	13	11	13	13	14	11	13	12	13	64	13
82	Brad Hollibaugh	14	13	12	14	12	14	12	14	11	65	14

* 剔除評審給分中最高的 2 位和最低的 2 位。

該級別評審

Judge	1	Ted Williamson	CA
Judge	2	Art Bedway	PA
Judge	3	Jeff Taylor	CA
Judge	4	Debbie Albert	PA
Judge	5	Mike Katz	CT
Judge	6	Ken Taylor	SC
Judge	7	Jim Rockell	NY
Judge	8	Jerry Mastrangelo	CT
Judge	9	Steve O'Brien	CA

開始練習擺姿永遠不嫌過早。做到李‧普里斯特在這裡展現的：組間訓練時繃緊你正在訓練的肌肉，擺出姿勢，並在鏡子前仔細研究自己。

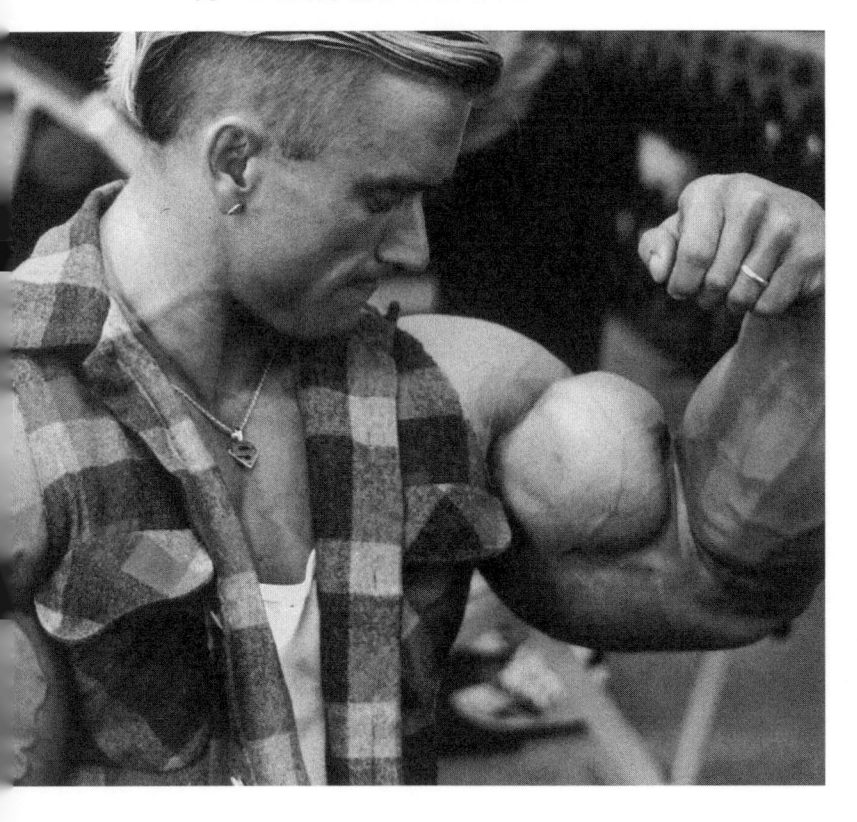

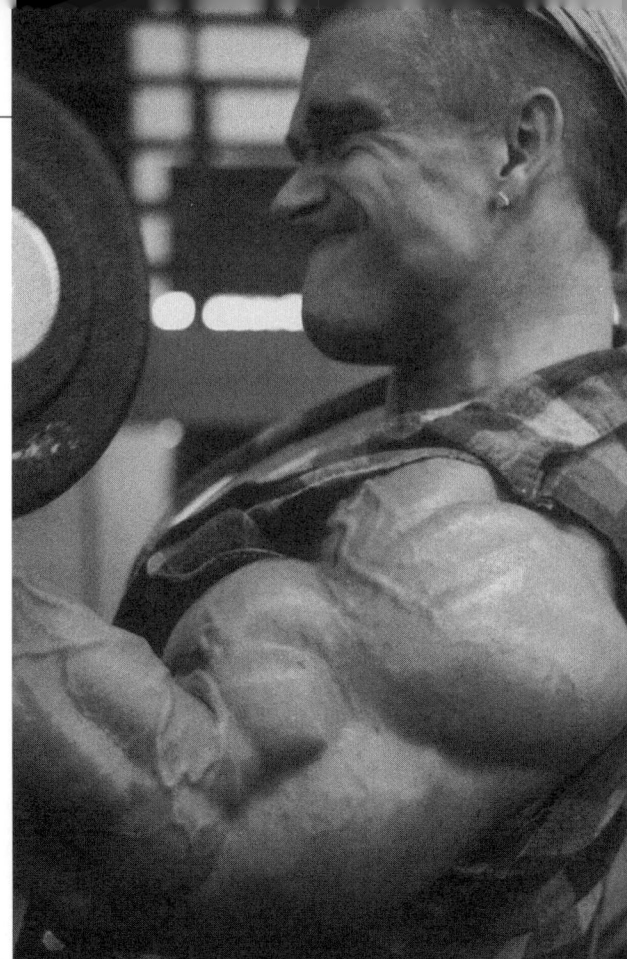

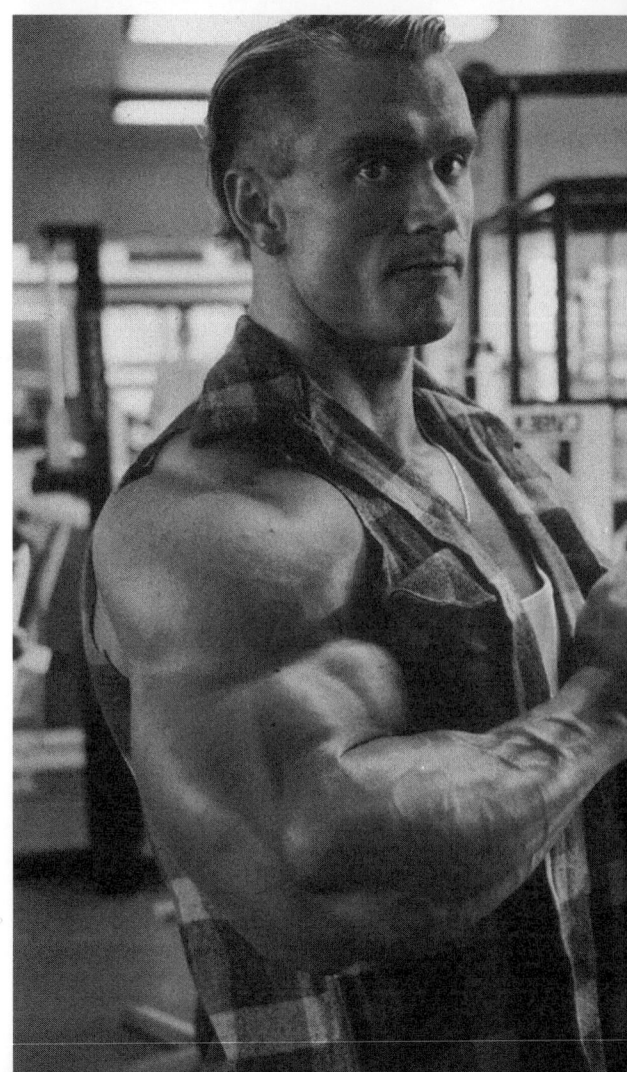

總冠軍

在大多數的業餘比賽中，選出各個體重級別的第 1 名之後，就會讓各組的冠軍選手擺姿對決，選出總冠軍。換句話說，奪得該組別的第 1 名之後，你也不能放鬆或開始慶祝。你仍有一場擺姿對決要比。儘管體型較大的健美選手較有可能贏者得總冠軍，但也並非絕對的事。中量級甚至輕量級也曾奪得總冠軍的頭銜。此外，由於總冠軍僅經過在台上的短短幾分鐘選出，因此在這輪挑戰中，你必須將自己的能量發揮到最高水平，特別是因為業餘比賽的總冠軍通常擁有成為職業選手的特權！

這項程序的其中一個例外是 IFBB 世界業餘錦標賽（IFBB World Amateur Championship），直到 1976 年都被稱作宇宙先生（Mr. Universe）。在國際錦標賽中並不會選出總冠軍。在過去，每位量級中的冠軍都有資格轉職業選手，且可以直接獲得參加奧林匹亞先生比賽的資格。然而，這也導致過多奧林匹亞先生比賽中的健美運動員競爭力不足，因此近年來 IFBB 開始在宇宙先生比賽中舉辦擺姿對決，從各個量級的冠軍中選出 1 名代表選手，邀請其參加奧林匹亞先生比賽。即便如此，該選手隸屬的國家健美聯盟仍需向 IFBB 推薦該選手成為職業級別，最終才能獲得參加奧林匹亞比賽的資格。

耐力

另一件需要留意的事，在於比賽中你可能需要待在舞台上一段時間。你與他人較量的次數越多、擺出的姿勢越多，你便需要更好的耐力，才能堅持住比賽過程，避免過度疲勞甚至抽筋。如何達到這樣的耐力？那就是持續數週或數月的反覆練習所有姿勢。再次提醒，即便你只是在台上排隊等待被提名比較，你也是在進行某種的擺姿。即使站在舞台後方，你仍會被評審注視著，而若你讓身體顯得萎靡、腹部突出，甚至看起來疲憊沒有活力，這必然會影響評審對你的評分。

練習擺姿

擺姿練習對於競技健美的重要性不言而喻，因此從來不嫌太早開始練習。當你從踏入健身房的第 1 天起，就應該開始練習。研究其

他健美運動員的相片、觀賞比賽並看看參賽者是如何擺姿,並試著模仿他們。從在鏡子前擺姿勢開始練習,直到你熟能生巧。接著不在只是於鏡子前擺弄,而是有朋友看著你。

在各組之間,繃緊你正在訓練的肌肉,擺出一些姿勢,並在鏡子前研究自己。這能讓你的肌肉適應強烈且持續的緊縮動作,且有助於你檢視自己當前的肌肉發達程度。

謹記耐力的必要性!評審經常會要你維持一個動作數分鐘;你可能需要在嚴格的預賽中,維持好幾個小時的肌肉繃緊狀態。所以在你的擺姿練習中,不要只是擺出幾秒的姿勢後就休息。撐住直到感覺

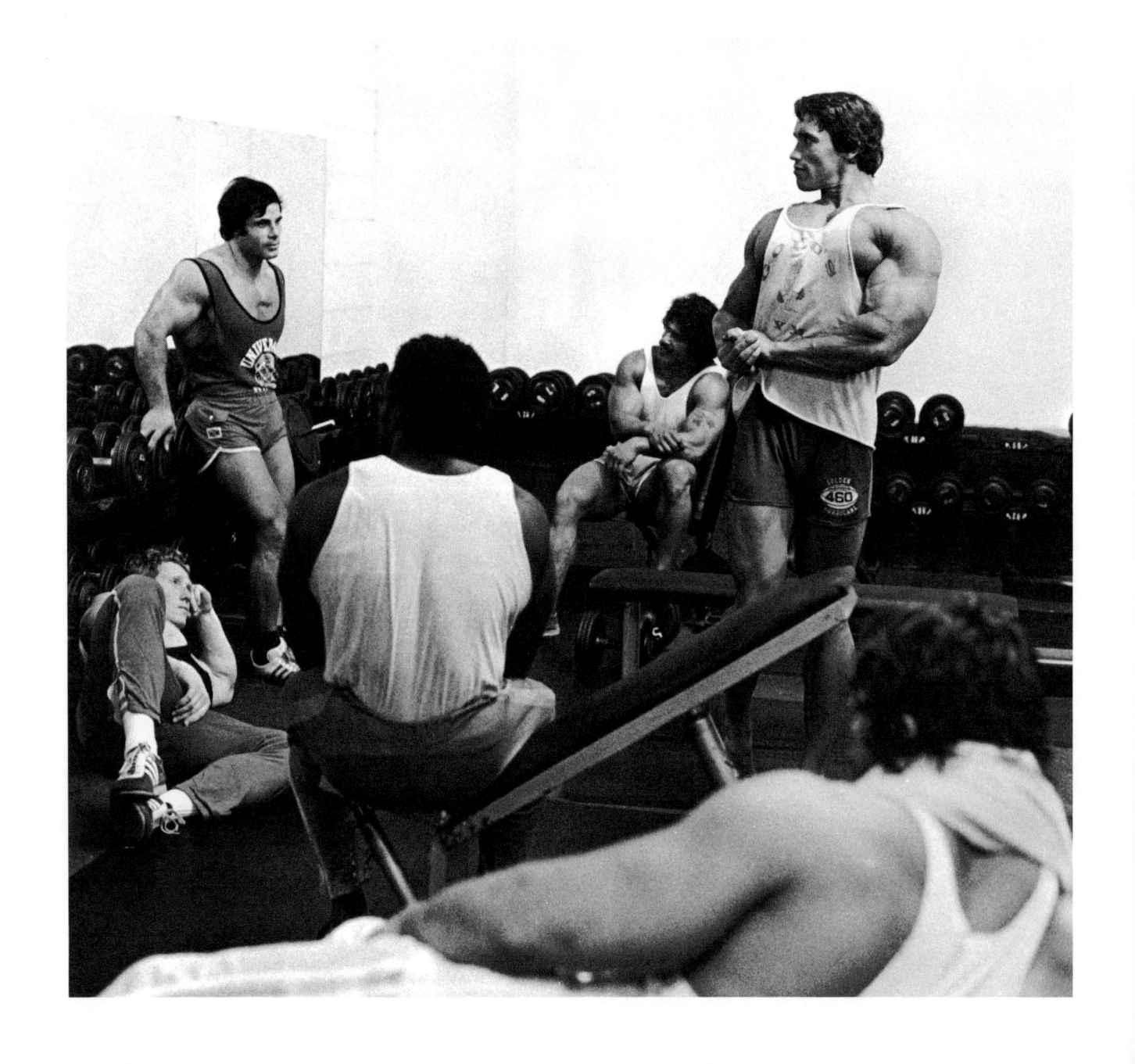

在鏡子前擺姿勢。有助於你研究自己在擺姿技術中的錯誤。這裡我正在接受羅比‧羅賓遜、肯‧沃勒、佛朗哥‧哥倫布和艾德‧科尼的批判性建議。有時這樣的評斷很傷人,但非常有幫助。

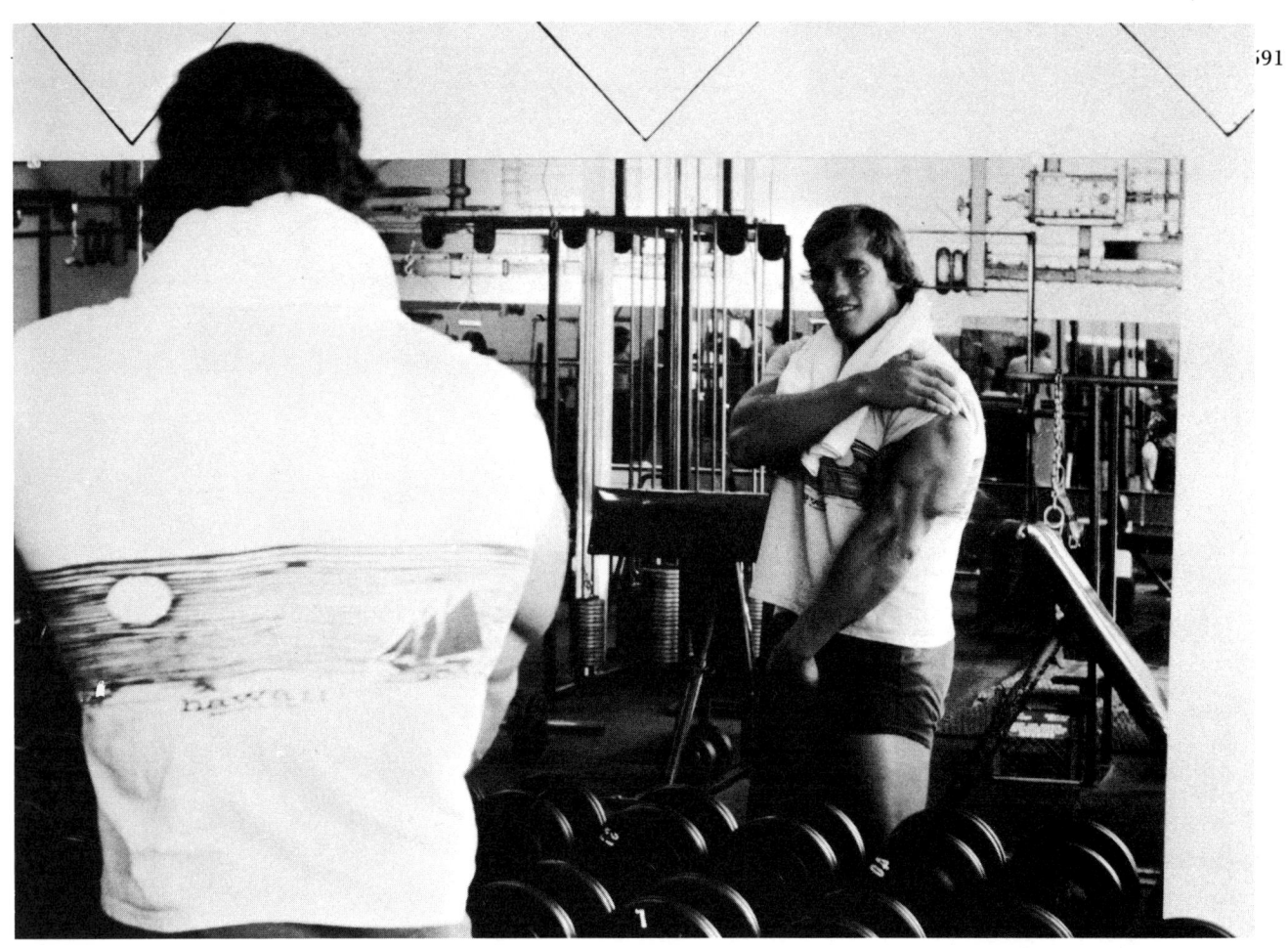

完成 25 組的三頭肌訓練後，檢查肌肉的狀態。

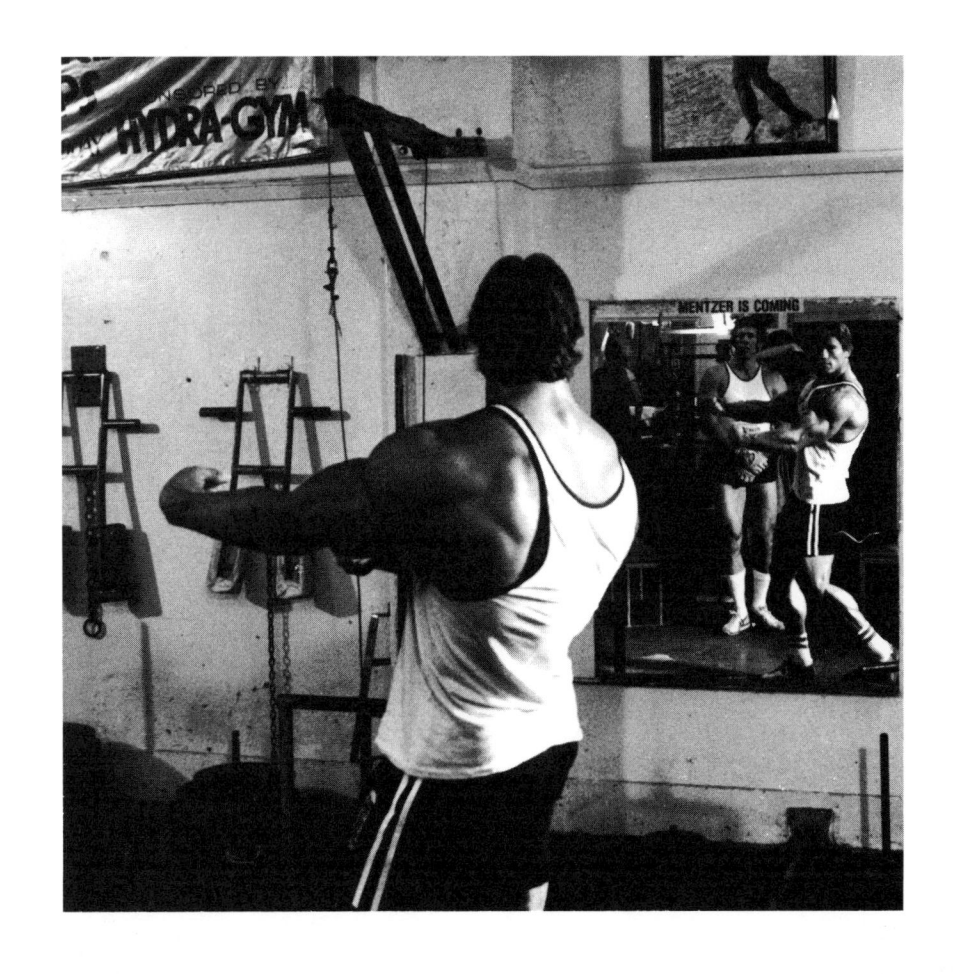

我喜歡在完成胸肌或三頭肌訓練後，擺出直臂三頭肌姿勢，趁剛訓練完肌肉泵大又堅硬的時候，凸顯肌肉線條。

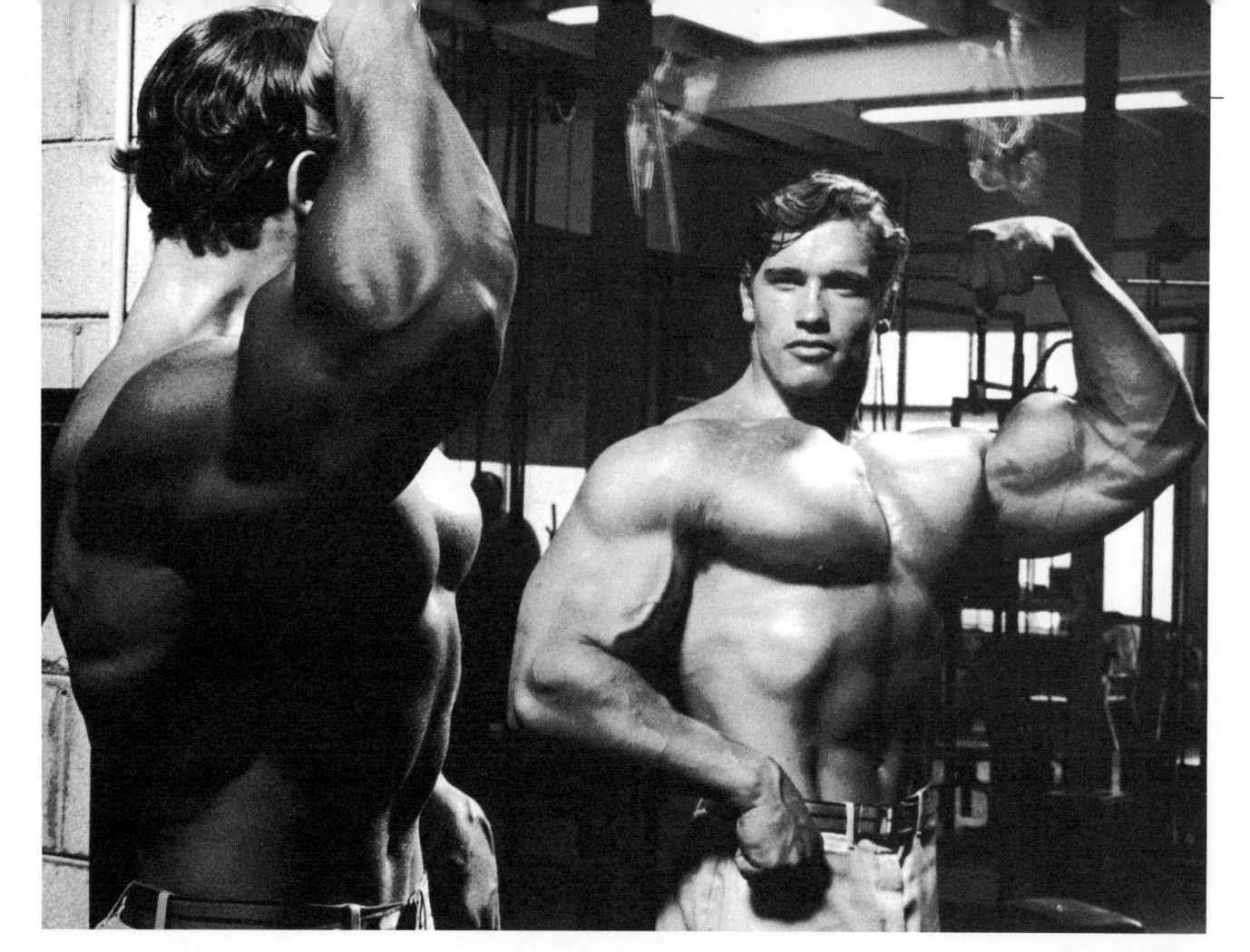

即便在 20 歲的時候，我也本能地知道，在一段手臂訓練之後，要花時間繃緊和擺二頭肌姿勢。

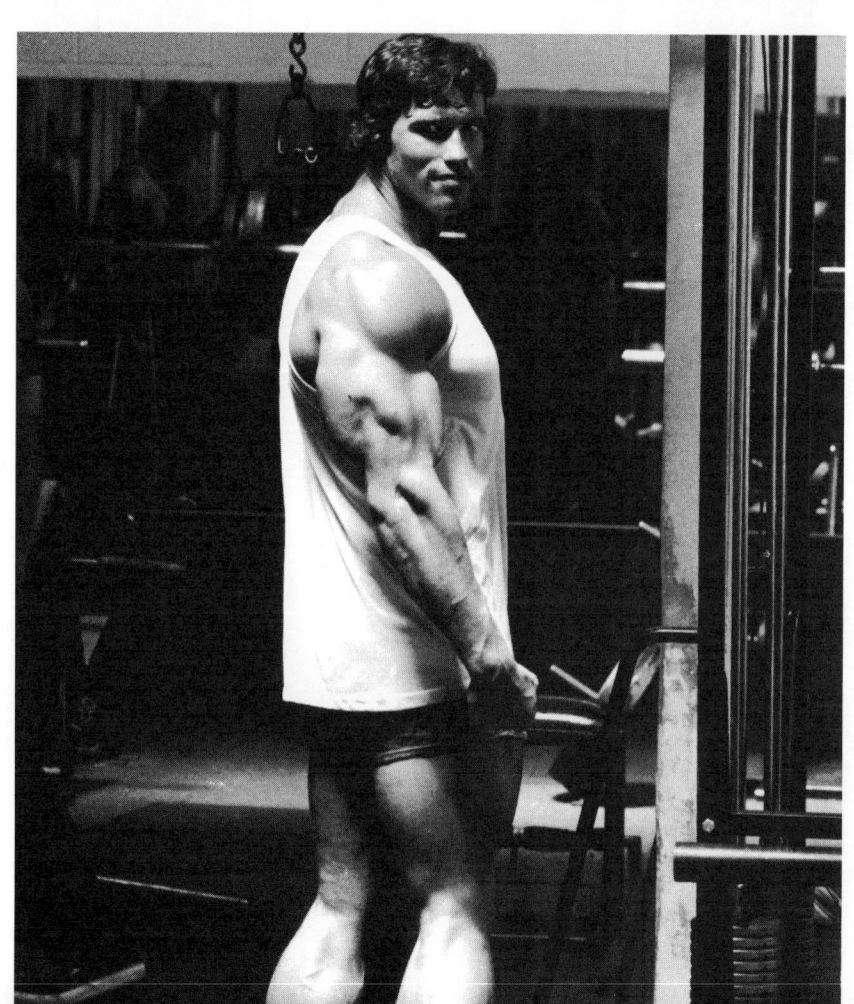

在訓練結束後保持肌肉緊繃幾分鐘，有助於鍛鍊你在比賽擺姿中所需的堅韌控制力。

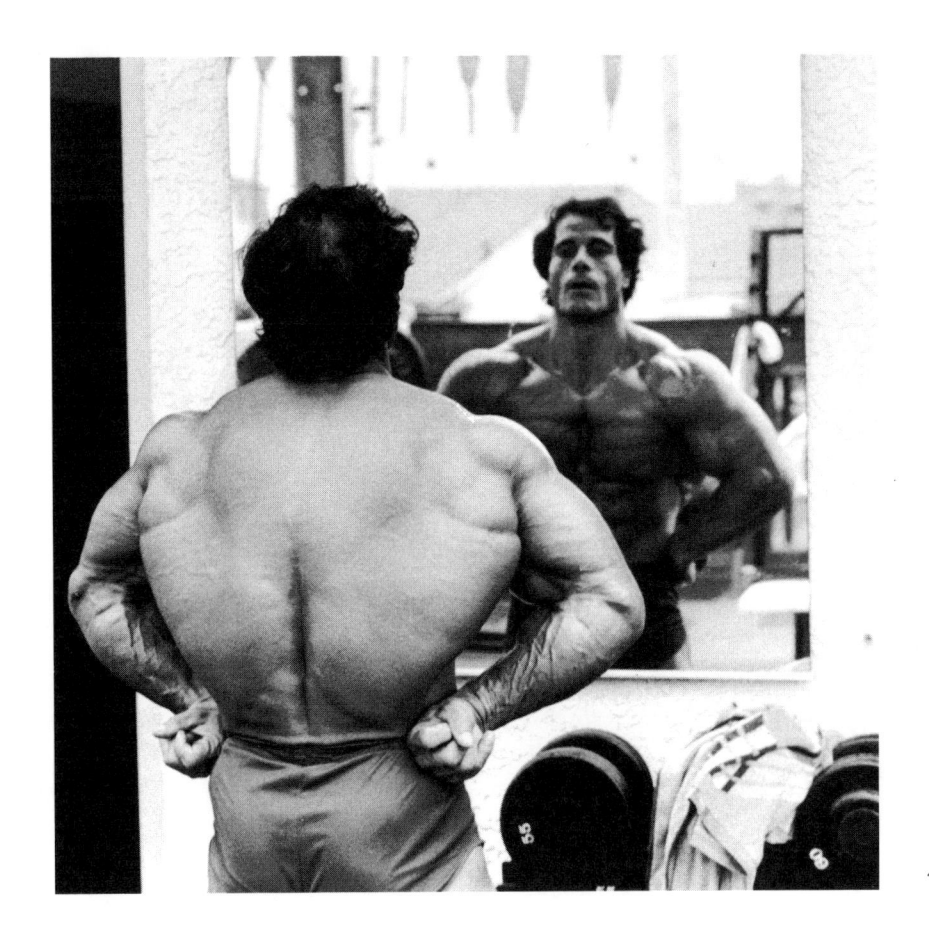

佛朗哥·哥倫布於組間擺姿。

疼痛,然後再多堅持一下,這時你會感到想放棄,快要肌肉抽筋,甚至經歷一些痛苦,但這麼做你在比賽中擺姿會更流暢、自信且充滿力量。每天至少練習1小時,臨近比賽時甚至可以拉長時間。一旦你站上舞台,你會慶幸自己所付出的這些努力。

另一件需要留意的是,健美運動員們容易在壓力下,相較於練習時加快擺姿速度。所以我建議你慢慢默數到3、4或5,以此計算你維持姿勢多長的時間。這樣就能避免你在實際比賽中,因為被叫號的興奮而過於倉促。

其中一個姿勢展示的重點要素在於自信。不論你是在台上做放鬆站姿、規定姿勢、或是自選姿勢,你必須展現自信,散發活力和專業度。但要達到如此需要許多的練習,才能完美擺出每個姿勢,並反覆進行且不顯露出疲憊或緊張。還要謹記練習頸部以下的擺姿就好,保持臉部放鬆並露出自信的神彩。

我的訓練夥伴總是和我一起擺姿,例如在健身房裡來場迷你對決,以此我們能比較並研究彼此的發展,以及需要加強的部分。若你的經驗較為不足,和一位擁有較多知識的夥伴一起訓練非常有幫助。當我18歲時去南非拜訪雷格·帕克時,我們會每天都一起上健身房

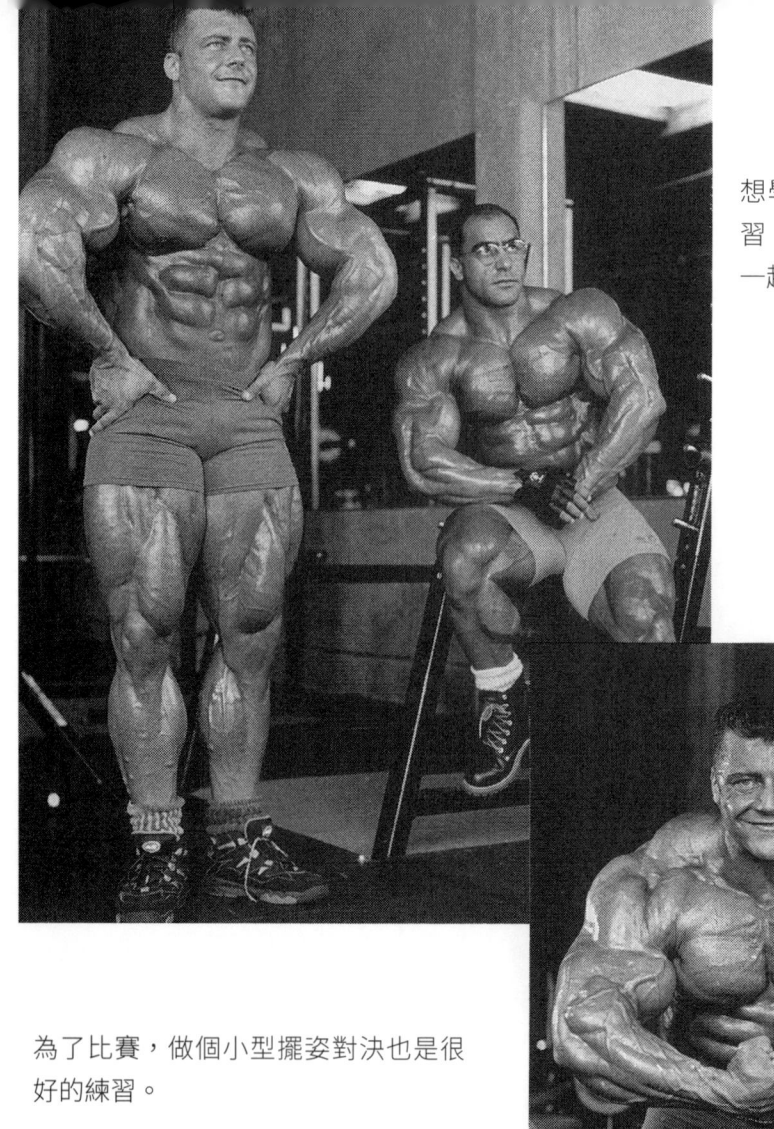

想學會擺姿的最佳方法，便是和有經驗的人一起練習。照片中尚皮耶‧富克斯和納賽爾‧艾爾‧桑巴蒂一起在鏡子前觀察富克斯的體態。

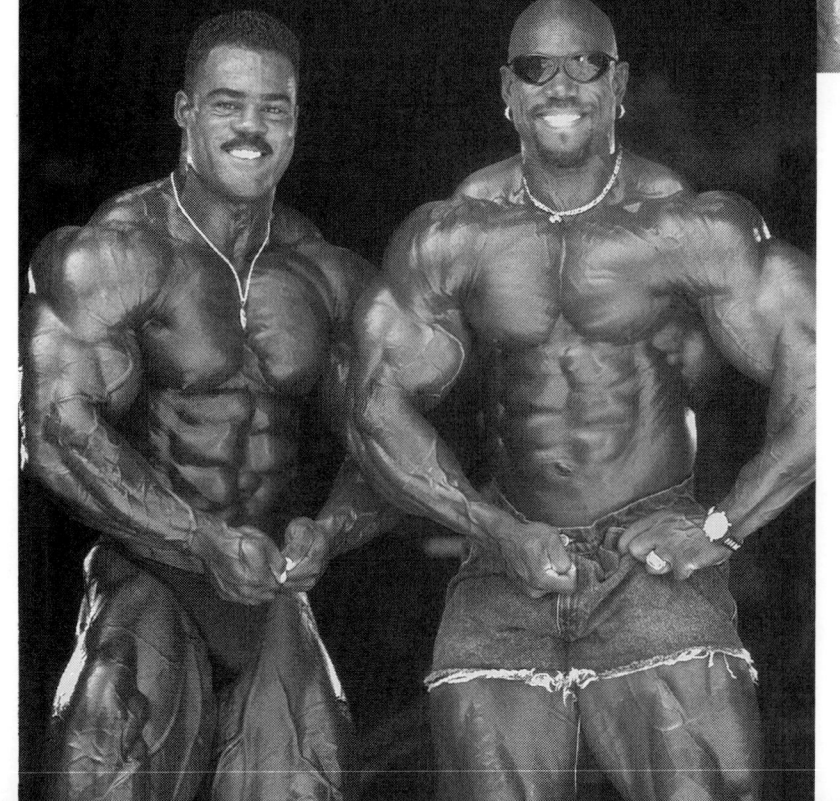

為了比賽，做個小型擺姿對決也是很好的練習。

從唐‧隆恩（Don Long）和弗萊克斯‧惠勒的表情，你可以看出健身房內的擺姿對決也是很好玩的。

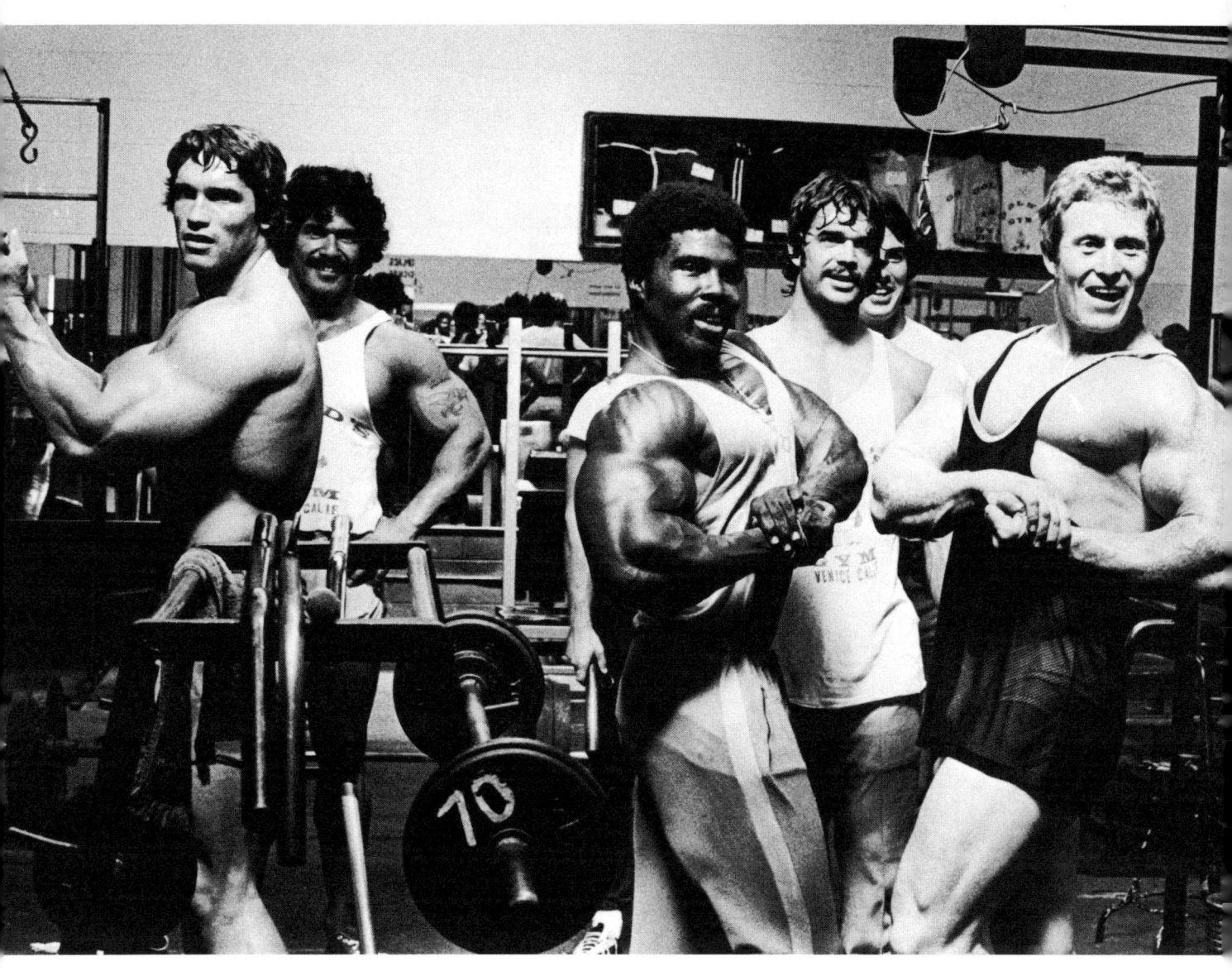

這裡艾德‧科尼、丹尼‧蓋博（Denny Gable）、布萊恩‧阿貝德（Brian Abede）和我正在欣賞一場羅比‧羅賓遜和肯‧沃勒之間的對決。這樣在健身房中進行比賽練習，能夠鍛鍊你在擺姿時的時機感，並學會如何迅速用更能展現優勢的姿勢來應對對手的姿勢。

並假裝我們在進行擺姿對決。當時，他擁有比我更好且更多的經驗，每天訓練後和他一起在天窗下練習擺姿、研究姿勢，讓我獲益良多。他會擺出一個姿勢並說：「如果我擺這個姿勢，你就應該擺那個姿勢。」在電影《史瓦辛格健美之路》（Pumping Iron）中，你會看到我對佛朗哥‧哥倫布和其他健美運動員也說一樣的話。

規律又密集地練習之餘，我也建議你偶爾快速地練習一遍自己的姿勢，這並不需要使出全力擺出每個姿勢，而是用於熟悉各個姿勢間的快速銜接，沒有過多猶豫，讓姿勢之間的轉換足夠流暢，並讓身體學會自然地從一個姿勢轉換到另一個姿勢，避免出現停頓或看起來笨拙的情況。

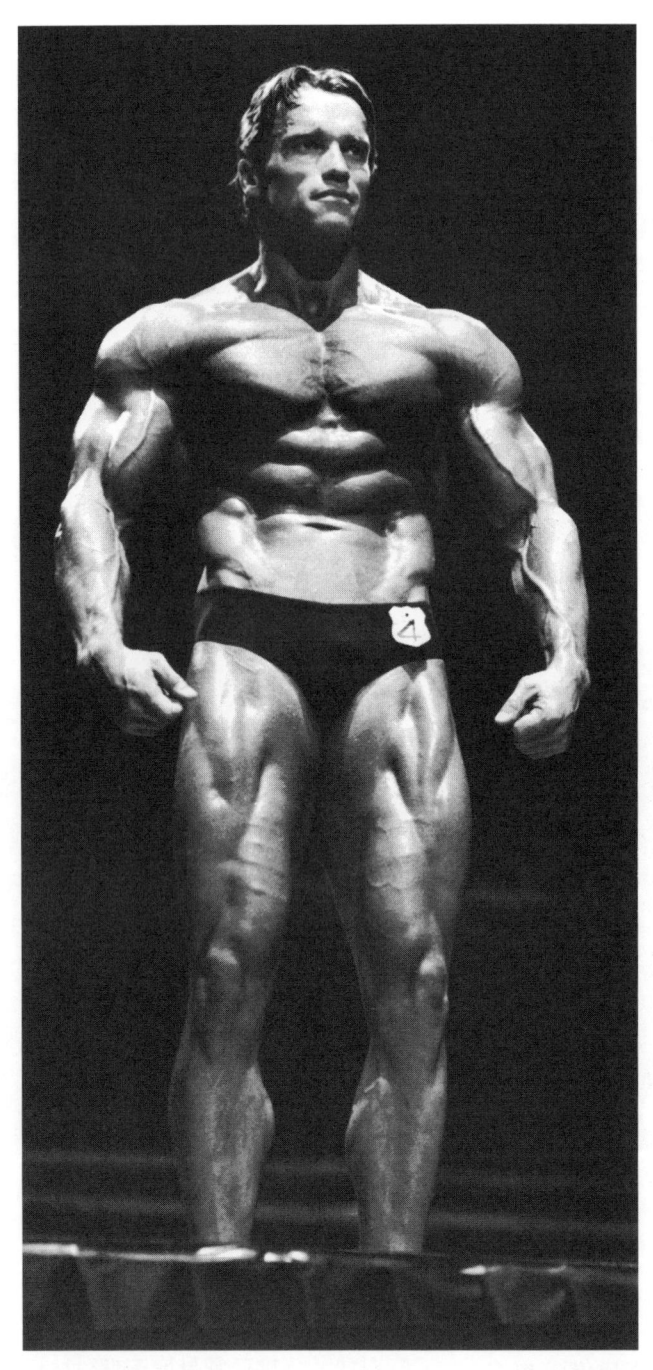

這或許被稱作放鬆站姿，但如圖片所示，你還是需要繃緊所有的肌肉，且需要許多的練習，你才能以這個站姿維持很長的時間。

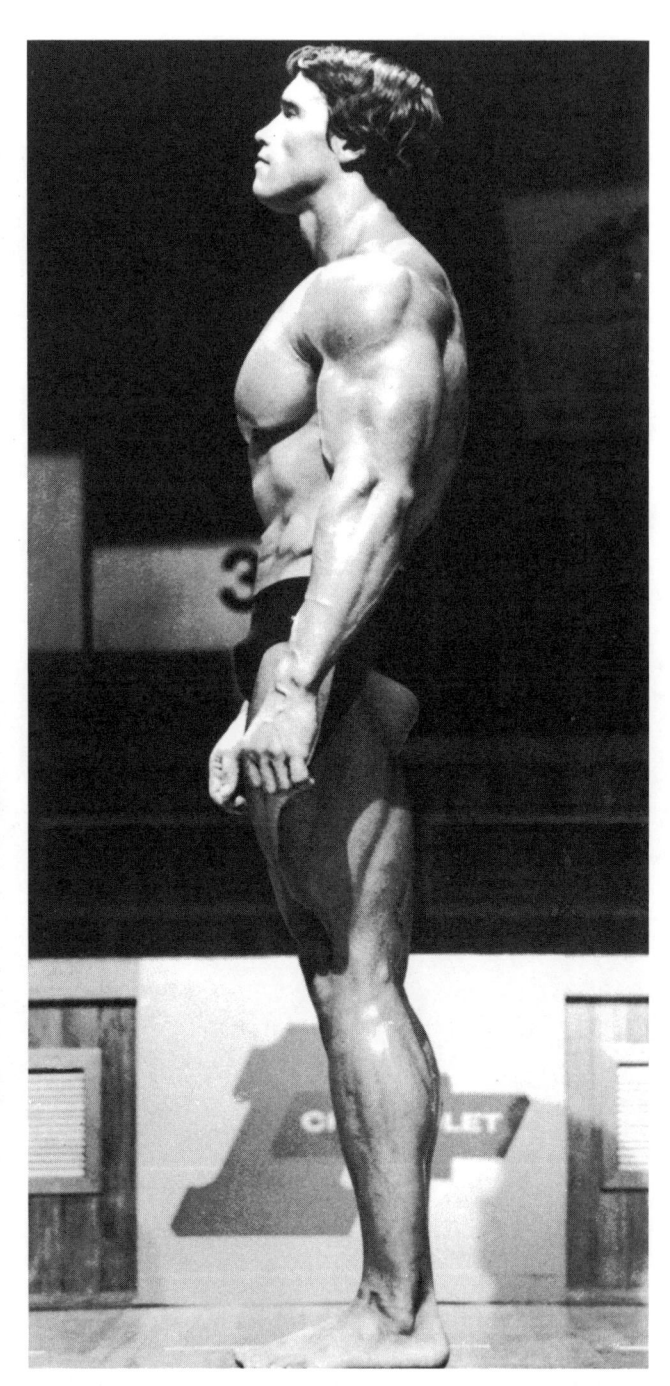

放鬆站姿的側視圖。大腿繃緊，腹肌收緊，雙臂自然垂放。

針對第 1 回合放鬆站姿的練習

　　第 1 回合被稱作放鬆站姿，但實際上遠不只如此。這也被稱作對稱回合，聽起來像是評審只關注你的外形和體型比例，但這種說法也不完全正確（儘管許多評審並不理解這一點）。比賽中的每一回合都是體型展示回合，而評審應該始終觀察著選手所展示的所有細節。

　　為了這一回合作準備，你需要站挺，雙腳併攏，雙手置於身側。在所有擺姿中，都是從下往上，所以先繃緊大腿肌肉。有些健美選手會些微彎曲膝蓋以凸顯大腿，但有時這會讓你看起來像是呈現蹲姿，因此從鏡子裡檢查，看看自己膝蓋伸直或些微彎曲，哪個比較好看。微微收緊臀部，利用腹肌力量上提，這樣會稍微傾斜骨盆，幫助腹肌保持緊實且線條分明。將脊椎向上伸

雖然主審可能會因此把你叫出來，但我發現偶爾在第 1 回合擺出這種變化版的放鬆站姿，可以吸引評審的注意：微微扭轉腰部、手臂和胸部用力繃緊，並踮起腳尖展現小腿肌肉。

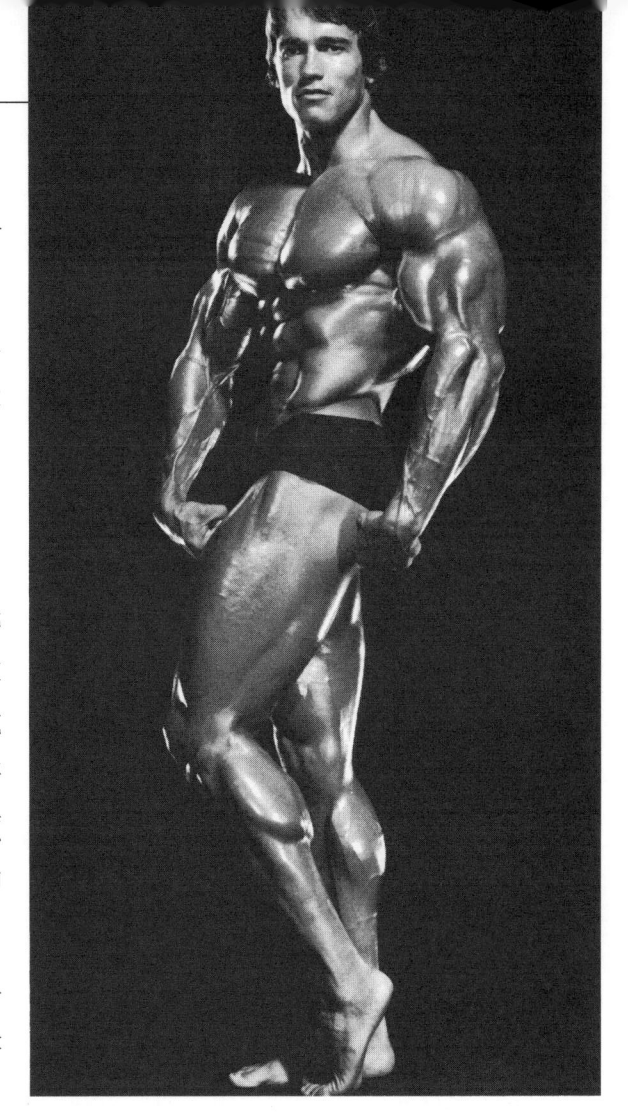

如今的健美選手在擺放鬆站姿時，往往比我參加奧林匹亞先生比賽時所做到的繃緊程度更多。

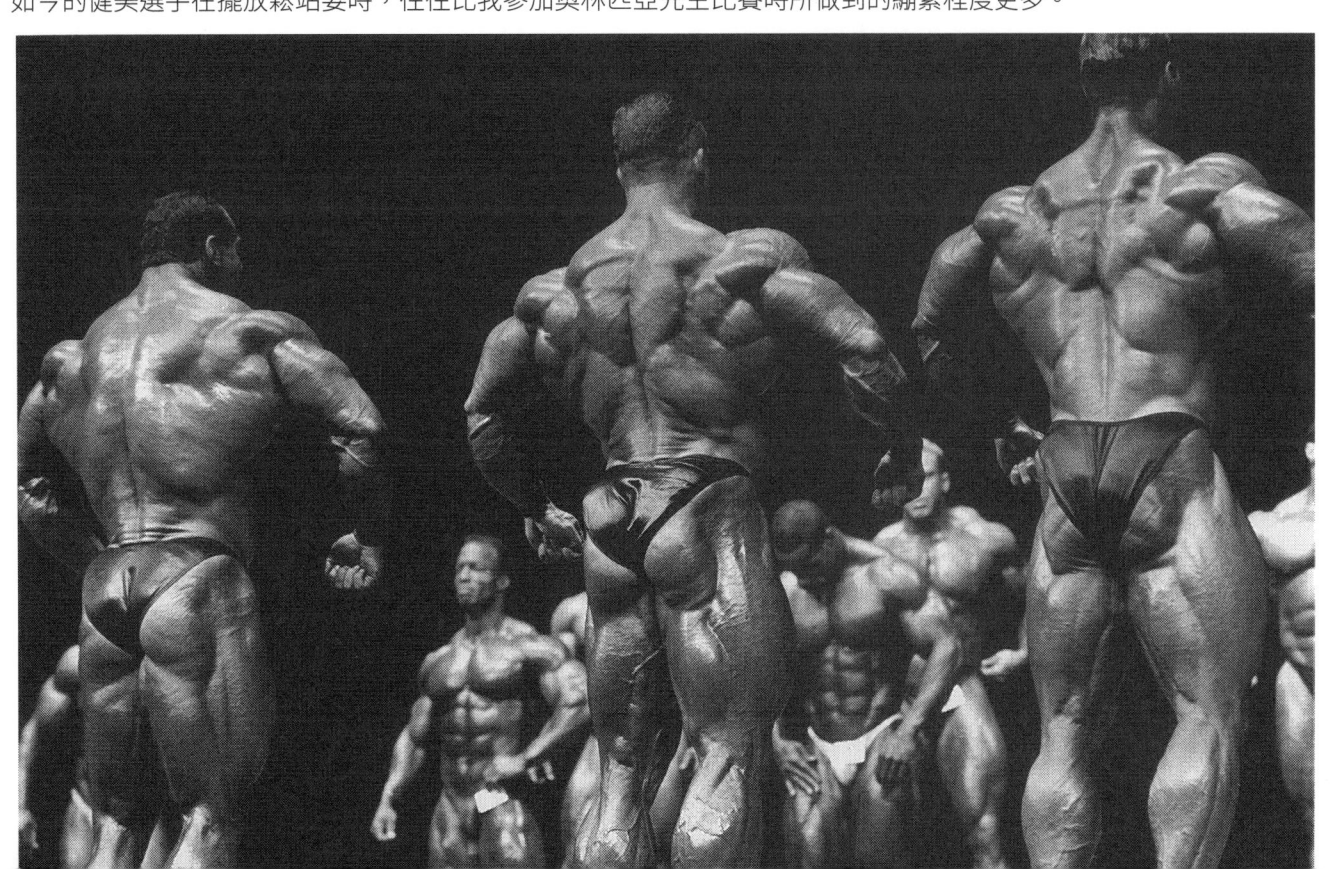

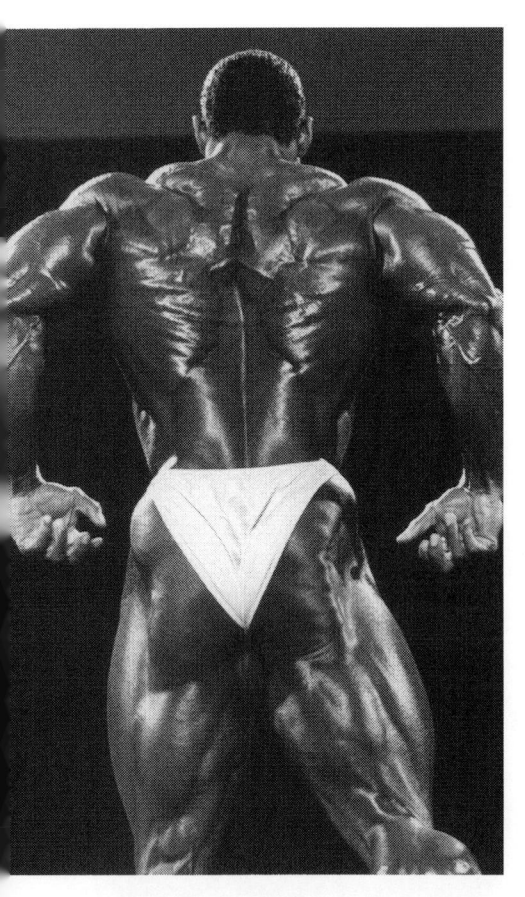

弗萊克斯・惠勒展示了在比賽中保持極佳體態的優勢。即使在尚未擺出特定姿勢之前，他的肌肉線條和發達程度就已經清晰可見。

張，盡可能拉長。伸展脊椎，但不要讓肩膀聳起。這讓你能看起來挺拔並擴展胸肌。輕微地展開背闊肌，讓雙臂自然向兩側展開，但不要誇張到看起來像是在擺背闊肌姿勢。繃緊雙臂，確保腹肌繃緊，並讓臉部保持放鬆。

理論上來說，第 1 回合時比較恰當的方式，是先擺出正面放鬆站姿，向右轉 90 度，保持這個姿勢，再轉到背面，接著換另一側，最後回到正面，全程都維持著同樣的放鬆站姿。實際上，選手們轉到側面時，會將靠近評審的那隻手伸直，繃緊三頭肌，同時朝評審的方向扭轉。這一回合的目的，是要向評審展示你整體體型和比例，上述作法根本沒有意義。但只要主審同意，選手們往往會嘗試利用各種方法獲取優勢。儘管如此，身體比例對稱性越好的人，我建議越是不要用屈曲或扭轉來遮掩你的優勢。

唯一能讓你適應長時間站立並保持肌肉張力的方法，就是反覆練習。站立時保持大腿和腹肌張力，展開背闊肌，讓胸肌張大。不要過於刻意地擺姿勢，但讓雙手自然垂放於身側。使用時鐘或計時器，練習正面站立 1 分鐘，接著轉向其他 3 個面向站立 1 分鐘。尤其當你背對評審時，要繃緊小腿肌，還有股二頭肌、臀部、下背部和背闊肌也要記得；保持腰部要收緊，注意全身的狀態。練習僅僅幾分鐘就會讓你感到疲勞，但必須堅持練習，直到你能夠連續半小時或更長時間的保持這種姿勢，並且不會顫抖、出汗、抽筋，或看起來過於緊張或焦慮。最好與一位訓練夥伴一起練習，讓他監督你，確保你持續保持肌肉緊繃，並在開始鬆懈時及時提醒你。

針對第 2 回合規定姿勢的練習

掌握第 2 回合規定姿勢的第 1 步，就是學好基本姿勢，並懂得熟練地執行。若你能單獨做好每個姿勢各 1 分鐘，就試著連續完成全部的 7 個姿勢，中間不要休息。

正面雙手二頭肌（Front Double Biceps）：正面朝前站立。繃緊大腿肌肉，並像放鬆站姿一樣，輕微收緊臀部。將雙臂舉起呈現二頭肌姿勢，同時展開背闊肌。轉動你的手腕（將手掌向內轉），使二頭肌的肌峰最大化。要完成這個姿勢，將手肘輕微向前並挺胸，確保腹肌有緊縮。當你在做正面雙手二頭肌姿勢，用力繃緊大腿肌肉，而且在保持姿勢的期間都不要放鬆，整個過程中腹肌也要持續保持繃緊。

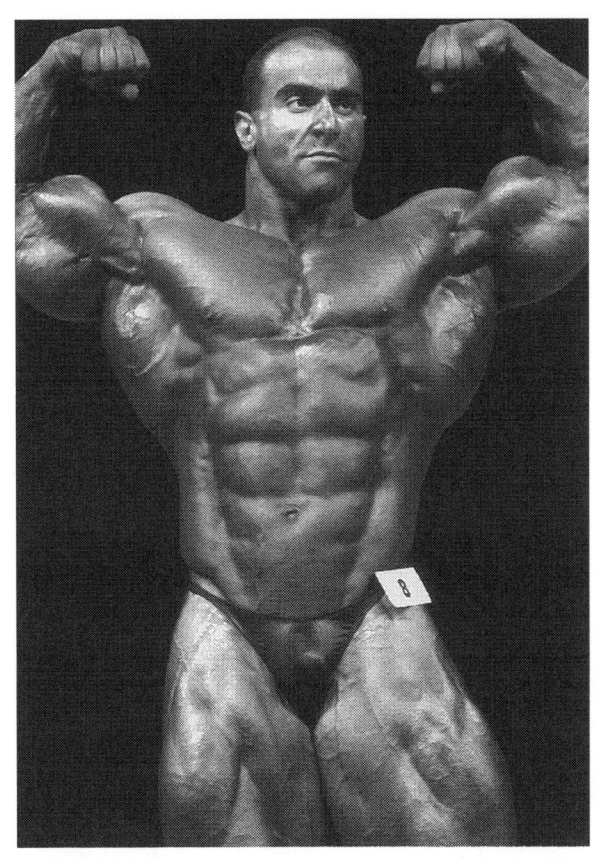

納賽爾・艾爾・桑巴蒂有著碩大的背闊肌和手臂，對正面雙手二頭肌姿勢特別有利，而他緊緻的腰線和 V 字形的上半身，使這個姿勢看起來更為驚人。

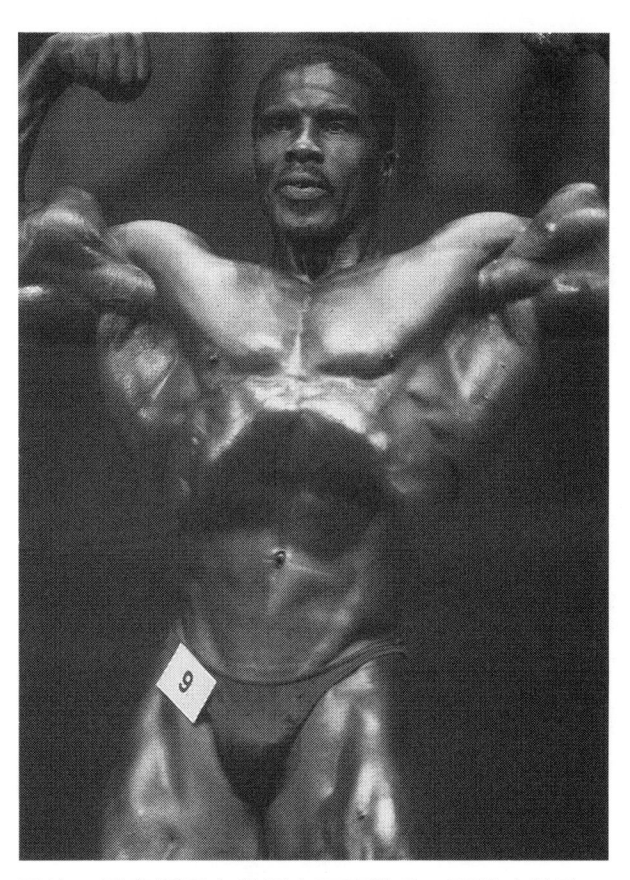

羅比・羅賓遜是少數擺出正面雙手二頭肌姿勢時，能成功做到真空收腹的健美人。

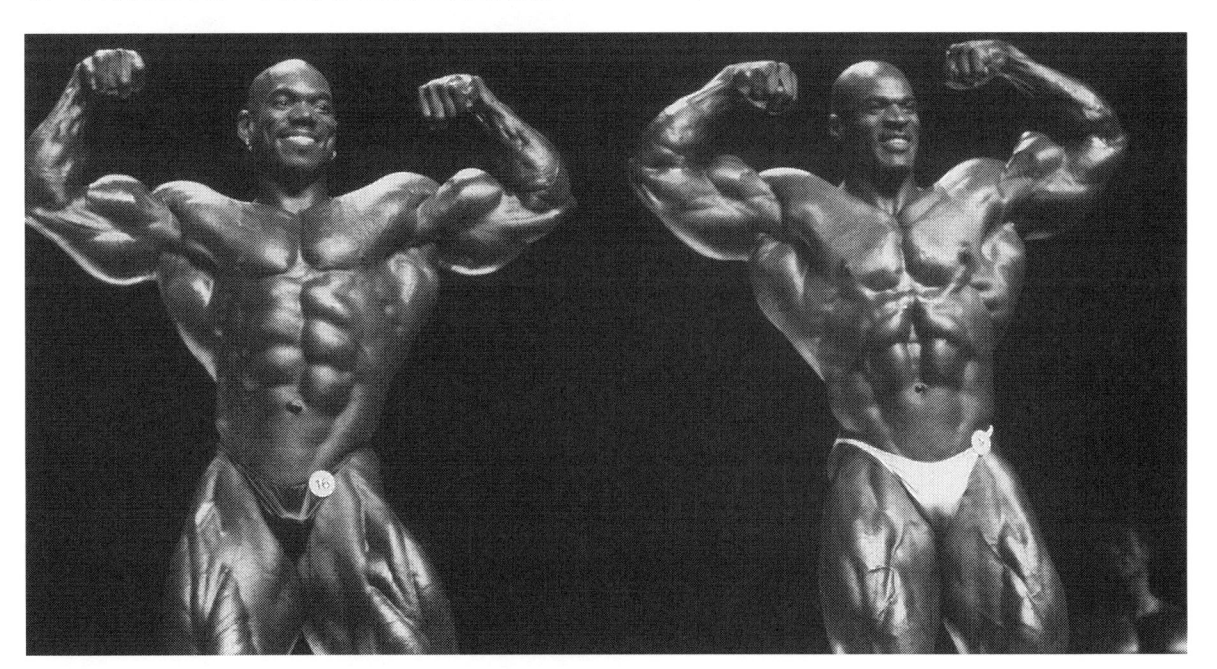

正面雙手二頭肌是最困難的姿勢之一，因為這個姿勢容易凸顯身體的弱點。在第 2 回合的規定姿勢中，選手不應該用任何方式掩飾自己的肌肉發展或體型比例。然而，有一些常見的變化姿勢是評審們會接受的，選手可以以此來最佳的展示自己的體型優勢。例如，許多健美選手會在擺這個姿勢時試著縮小自己的腰圍，當然，若你像弗萊克斯・惠勒或羅尼・科爾曼一樣天生擁有體型對稱性，那基因已經自然完成了這一點。

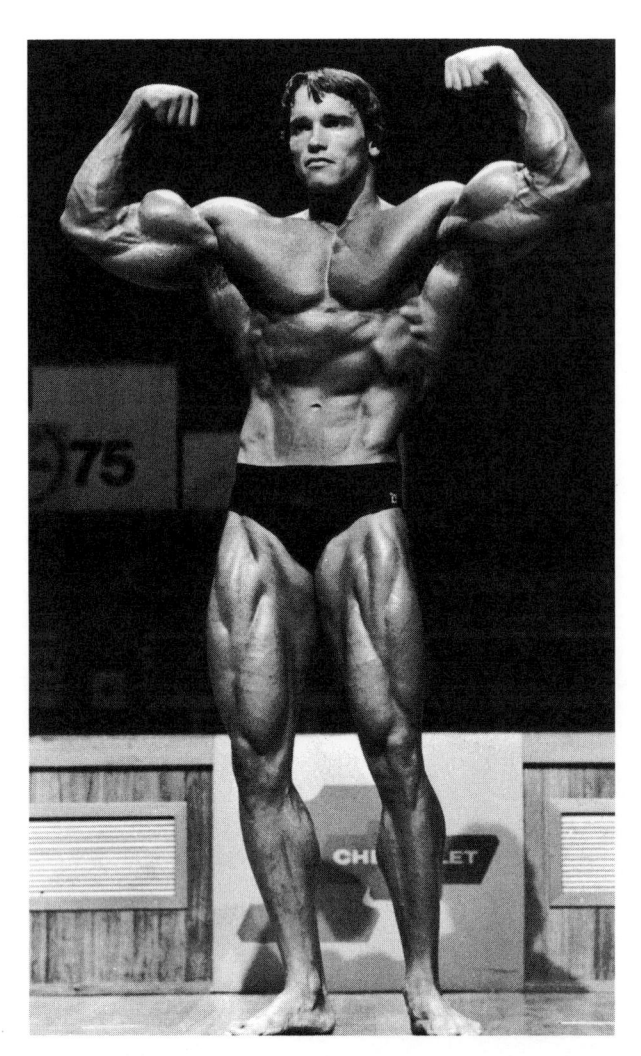

儘管這個姿勢稱作正面雙手二頭肌，但不只有二頭肌需要發力，你必須繃緊每條肌肉，從小腿和大腿，到腹肌、軀幹上的所有肌肉和胸肌。

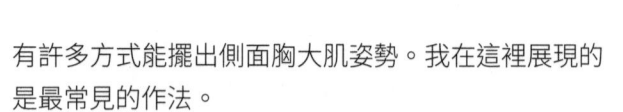

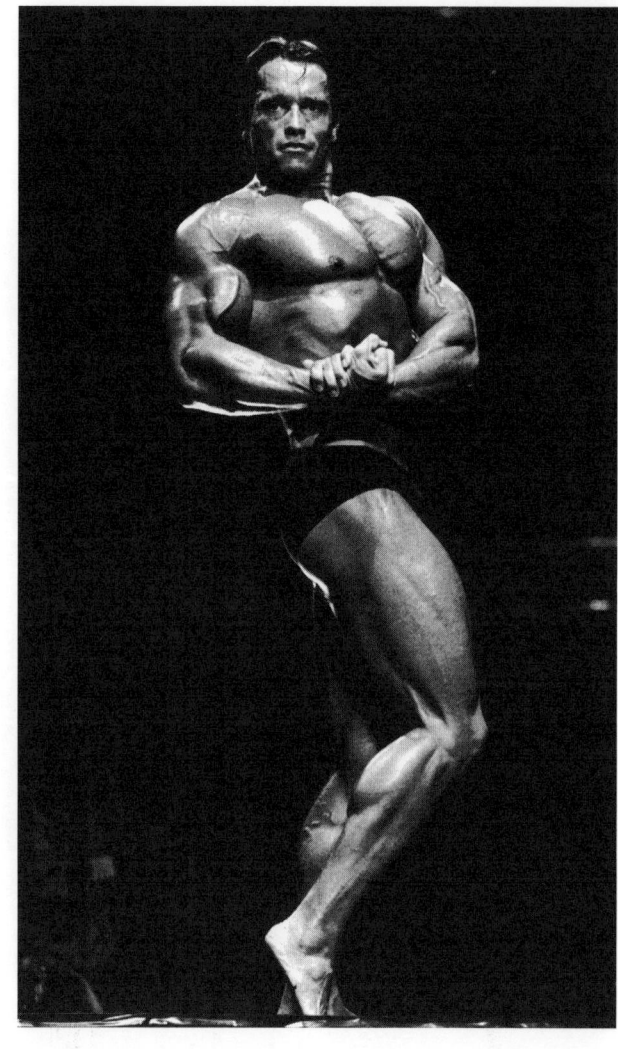

有許多方式能擺出側面胸大肌姿勢。我在這裡展現的是最常見的作法。

當李‧普里斯特擺出側面胸大肌姿勢時,他也同時用力繃緊展現肌肉發達的三角肌、上手臂和下手臂,以及強調軀幹側面的肋間肌。

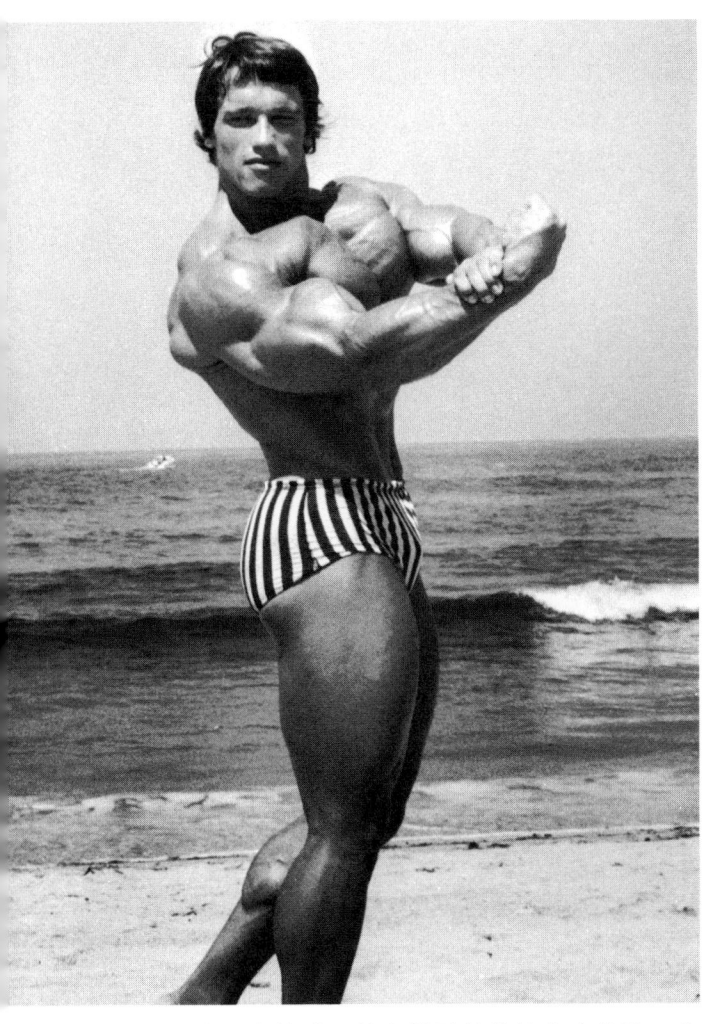

做側面胸大肌姿勢時,伸直雙臂並維持真空收腹,會比一般的胸肌姿勢更能展現胸肌上半部。這可以與一般的胸肌姿勢做結合,例如先擺出這個姿勢,維持一段時間,接著讓手肘回到傳統的規定姿勢。

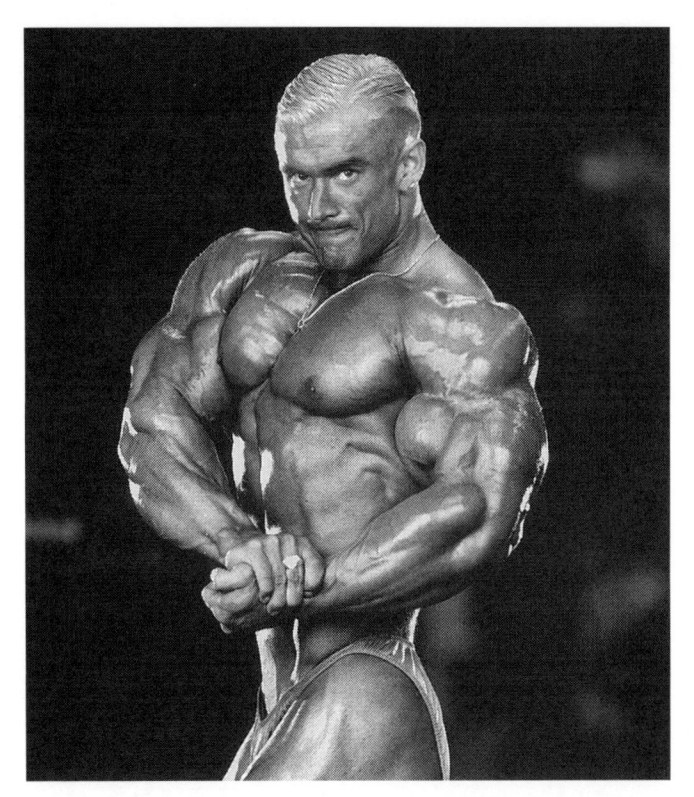

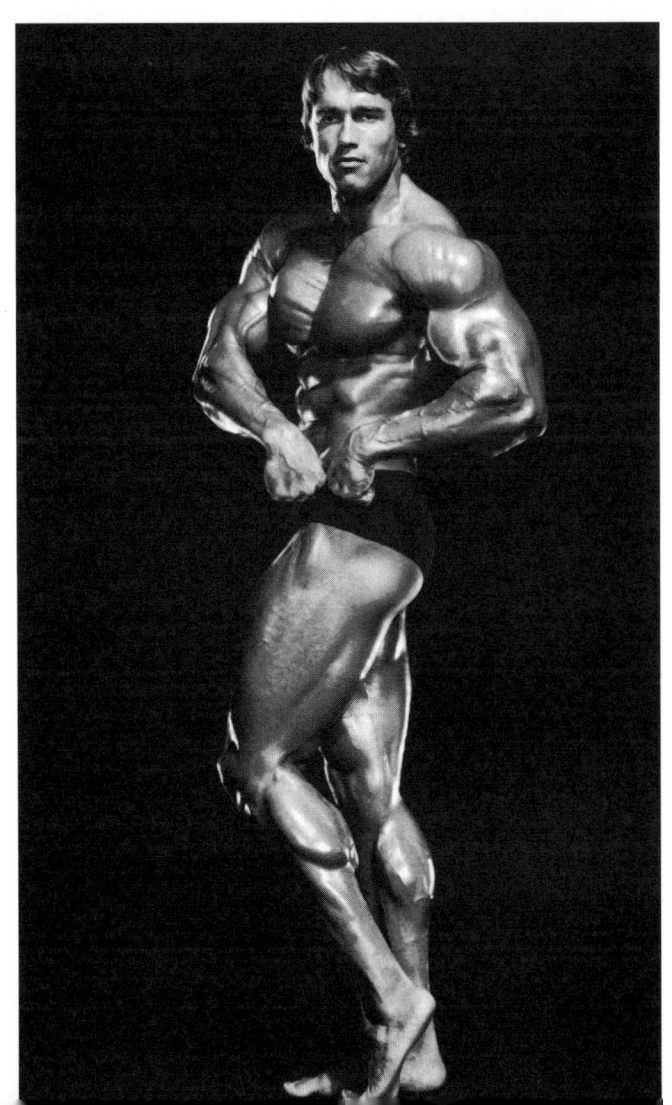

這是另一種側面胸大肌姿勢的變化型,能讓你展現胸肌內側的線條。

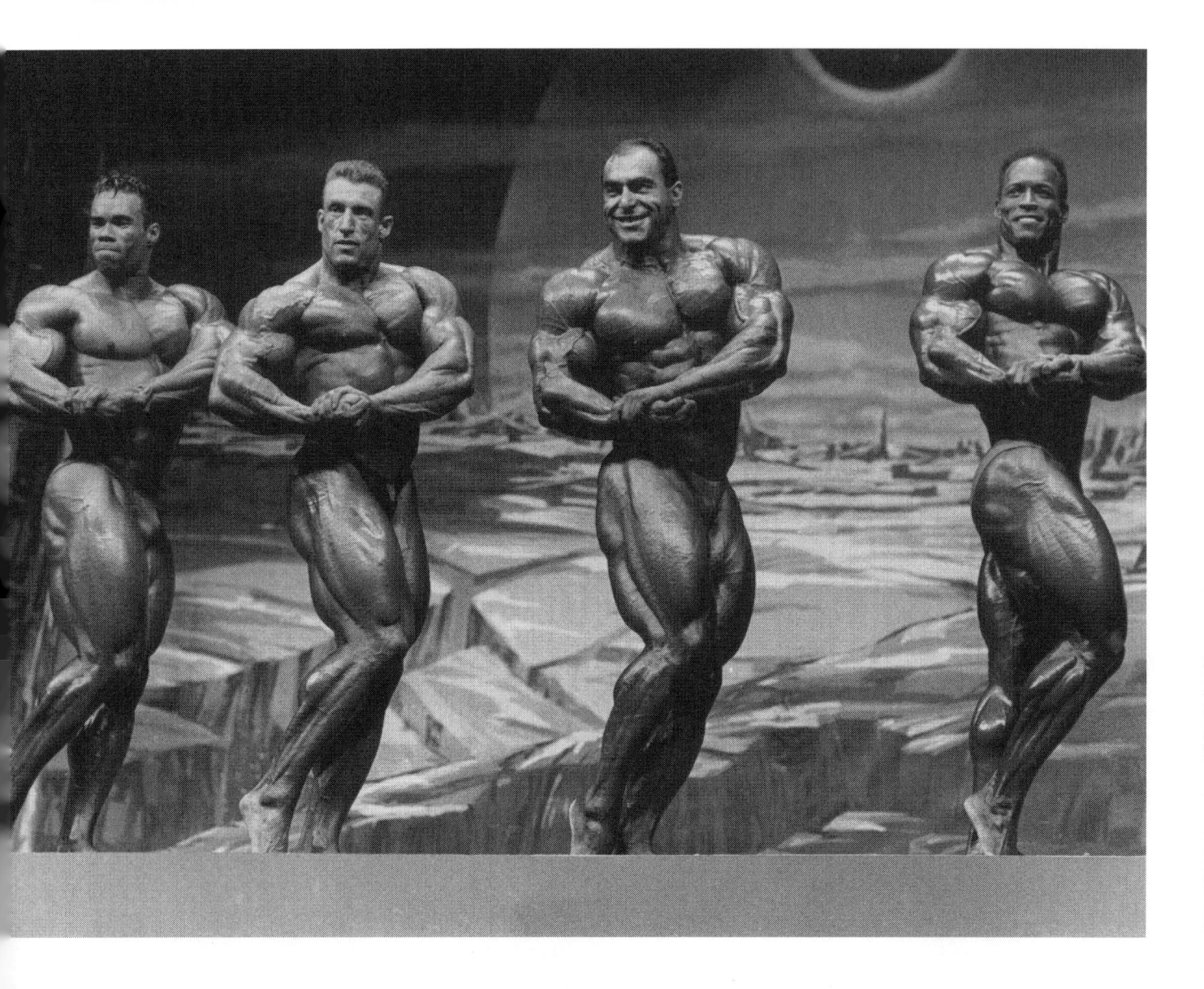

在這場側面胸大肌的擺姿對決中，凱文·萊弗隆、多利安·耶茲、納賽爾·艾爾·桑巴蒂和肖恩·雷都能在用盡全力繃緊身上所有肌肉的同時，臉部仍保持自信和放鬆。你想達到這樣的境界，就需要投注大量的時間練習擺姿。

正面背闊肌姿勢（Front Lat Spread）：雙腿擺放位置和正面雙手二頭肌姿勢一樣。手置於髖部，抓著自己的腹斜肌，將手肘向前帶，展開背闊肌，保持挺胸。許多健美選手會忘記，在正面背闊肌姿勢中，胸肌有多麼的重要。當你展開背闊肌時，將胸部抬高，並將肩膀稍微向前，強調胸大肌這個部位。

側面胸大肌姿勢（Side Chest，任意一側皆可）：面向側面站立，其中一條腿墊起腳尖，並繃緊小腿肌（你墊起得越高，小腿越能自然繃緊）。手臂於身側彎曲，手掌朝上，將另一隻手帶至胸前以握住手腕。盡可能的將手肘向後拉。胃部吸緊，保持挺胸。些微扭轉身體，讓胸肌能向評審展示更大面積。嘗試站在靠近評審那一側的腿上，彎曲後方的腿，並繃緊小腿肌肉，或者站立於後方腿上，並繃緊前方腿的小腿肌肉，選最適合你的展示方式。

背面雙手二頭肌（Back Double Biceps）：轉向背面。一條腿些微後移，踮起腳尖，繃緊小腿肌。舉起雙臂進入雙手二頭肌的位置，同時打開你的背闊肌。保持背闊肌繃緊，手肘向後推，把肌肉量帶出來。二頭肌向上，把肌峰做到最大。頭部側轉，帶出斜方肌的不對稱性。手肘向後拉，適度拱起背部。記住，評審是由下往上看你，因此你需要些微向後彎，讓他們看到你的最佳角度。

背面背闊肌姿勢（Rear Lat Spread）：一條腿些微後移，踮起腳尖，繃緊小腿肌。雙手置於身側，抓住你的腹斜肌。手肘向前帶，再慢慢展開背闊肌，讓評審欣賞肌肉展開的過程。打開背闊肌，稍微圓背，展現背闊肌的最大寬度。頭部側轉，帶出斜方肌的不對稱性。

側面三頭肌姿勢（Side Triceps，任意一側皆可）：側面站立，並踮起靠近評審那側的腳尖，以繃緊小腿肌。伸直一隻手臂並向後伸，另一隻手往後，在背部抓住伸直的手腕。繃緊三頭肌，並稍微將身體轉向一側，然後再轉向另一側，讓所有評審都有機會看到你的手臂。擺三頭肌姿勢時，你可以自己選擇要用哪條腿作為支撐點。

儘管他們擺出一樣的姿勢，很顯然凱文·萊弗隆、多利安·耶茲和納賽爾·艾爾·桑巴蒂並沒有相同的身形比例、形狀或肌肉發達程度。例如，多利安的胸肌更高聳且線條更明顯，而納塞爾則展現了絕佳的腹肌發展。

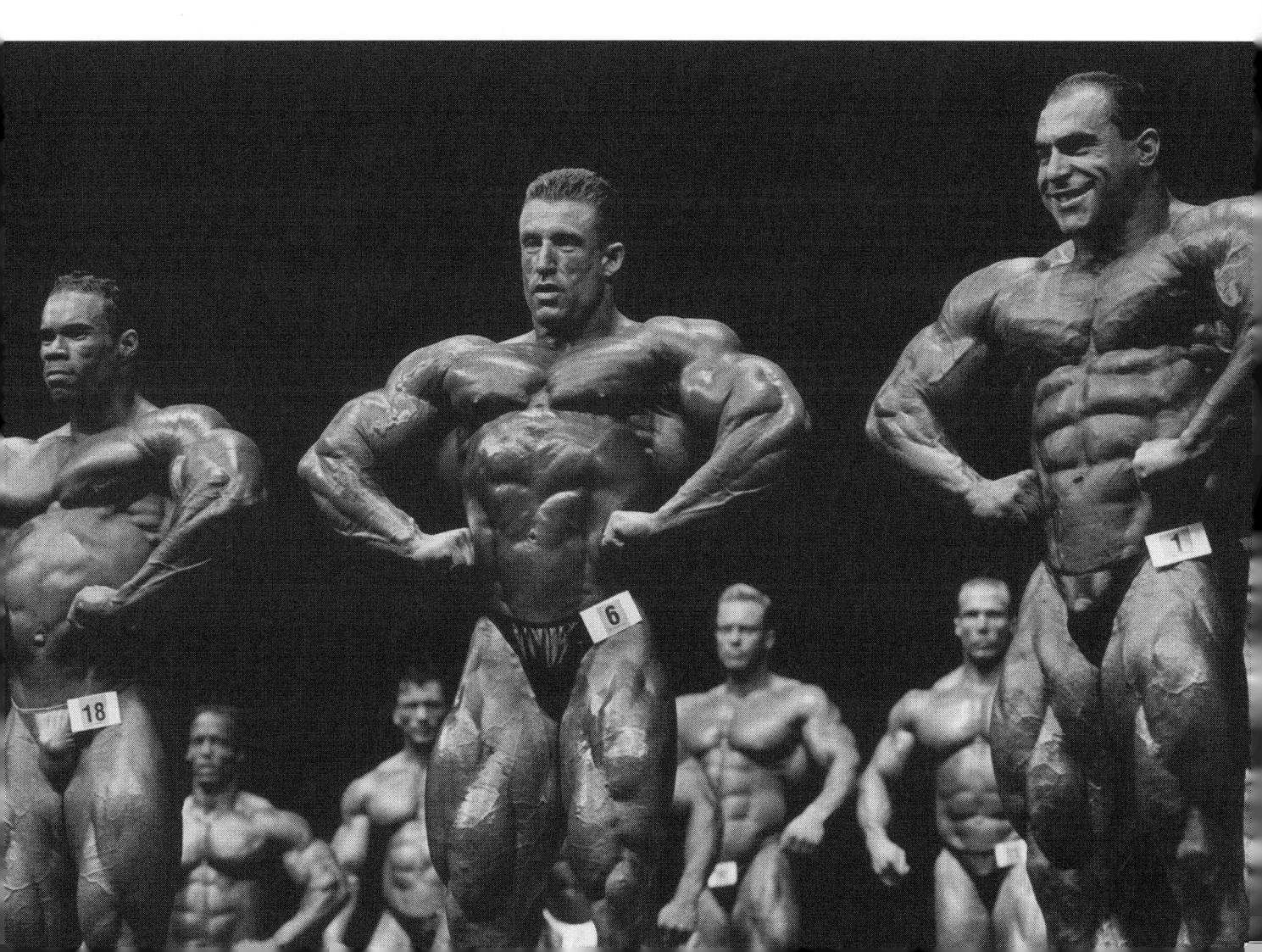

透過將拳頭緊貼於腹斜肌，你可以看出納賽爾‧艾爾‧桑巴蒂如何讓他本就明顯的 V 字形身材，變得更具立體感。

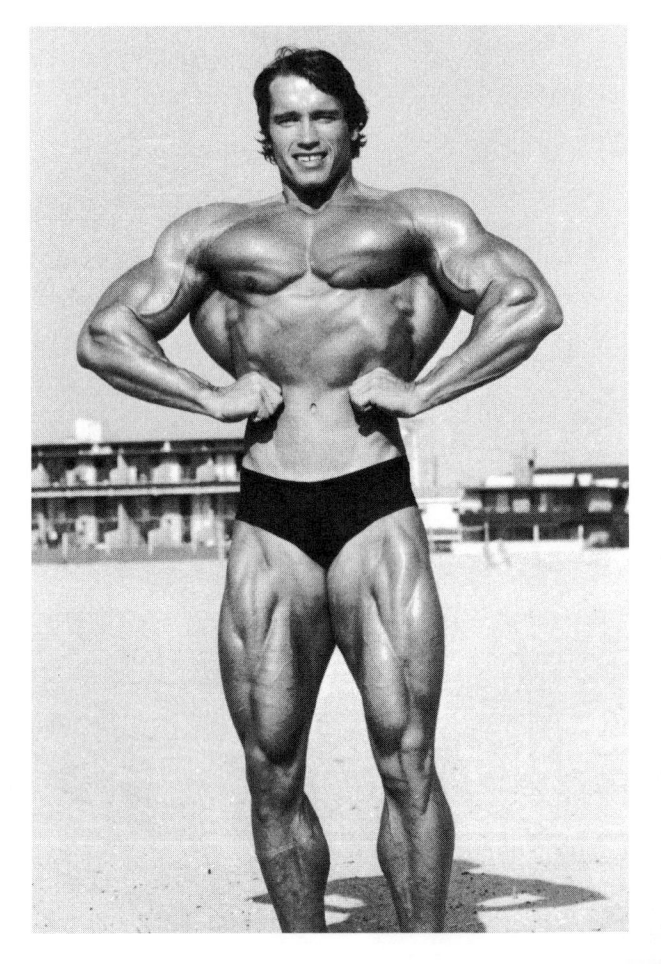

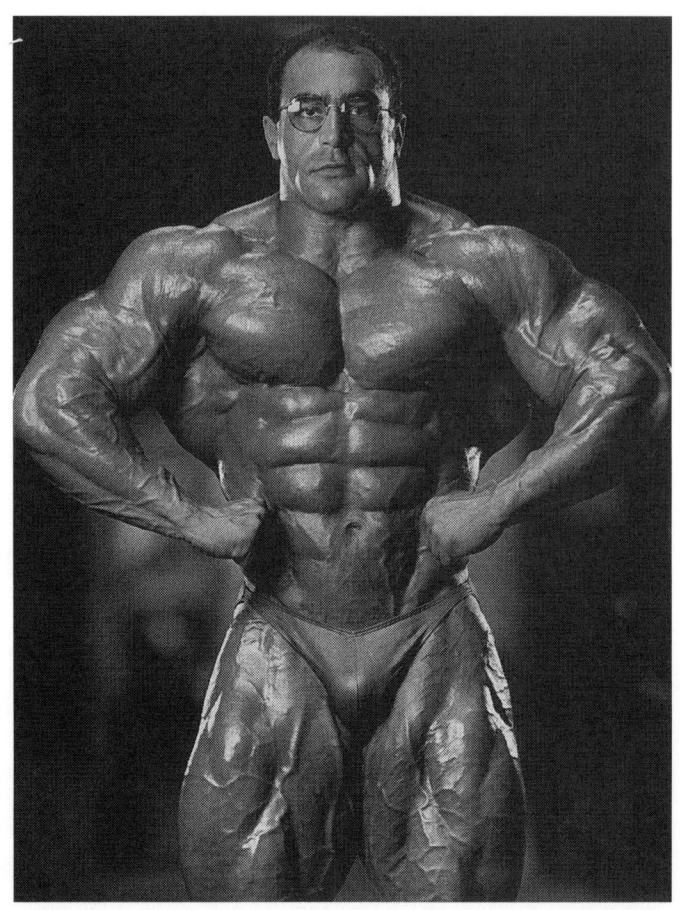

當我做正面背闊肌姿勢時，我會推腰，讓腰部看起來更小，並展開背闊肌，最大程度展現 V 字形線條。留意圖中我是如何同時帶出胸肌的條紋。

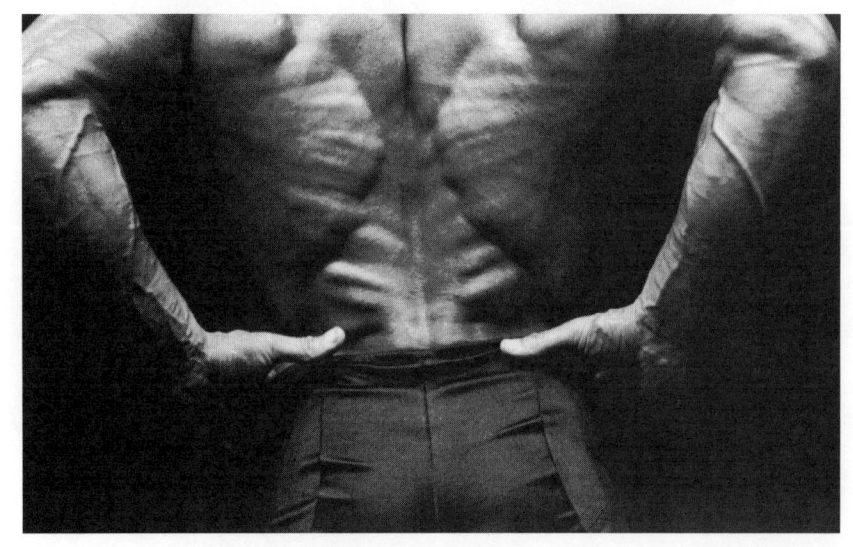

薩米爾‧班努特開始擺出背面背闊肌姿勢。這就是極其出色的體態！注意他將拇指向後推得多麼用力。

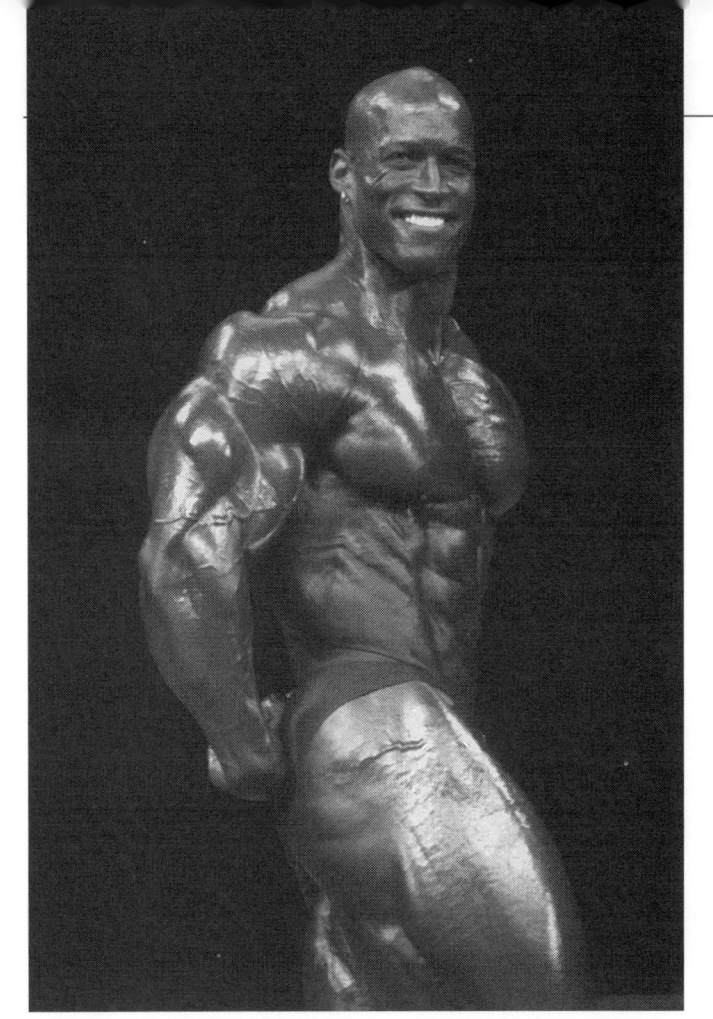

肖恩・雷的示範

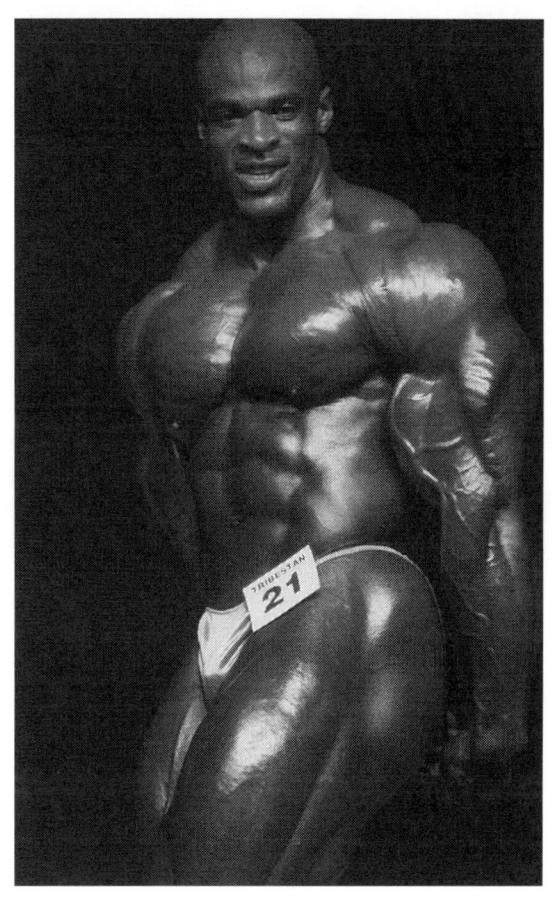

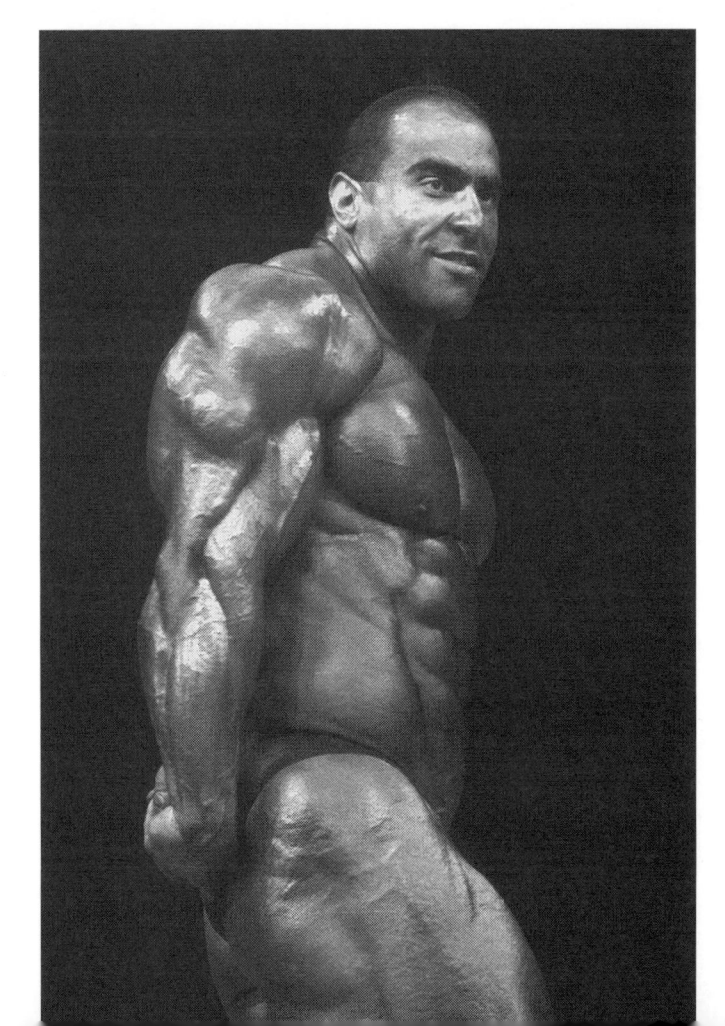

做側面三頭肌姿勢時，可以如肖恩・雷所展示的一般，手臂微彎；而手臂伸直，身體更朝前或朝側面轉，則是羅尼・科爾曼和納賽爾・艾爾・桑巴蒂所做的。從鏡子或拍照觀察姿勢，都有助於研究哪個姿勢的變化型更適合你。

納賽爾・艾爾・桑巴蒂的示範

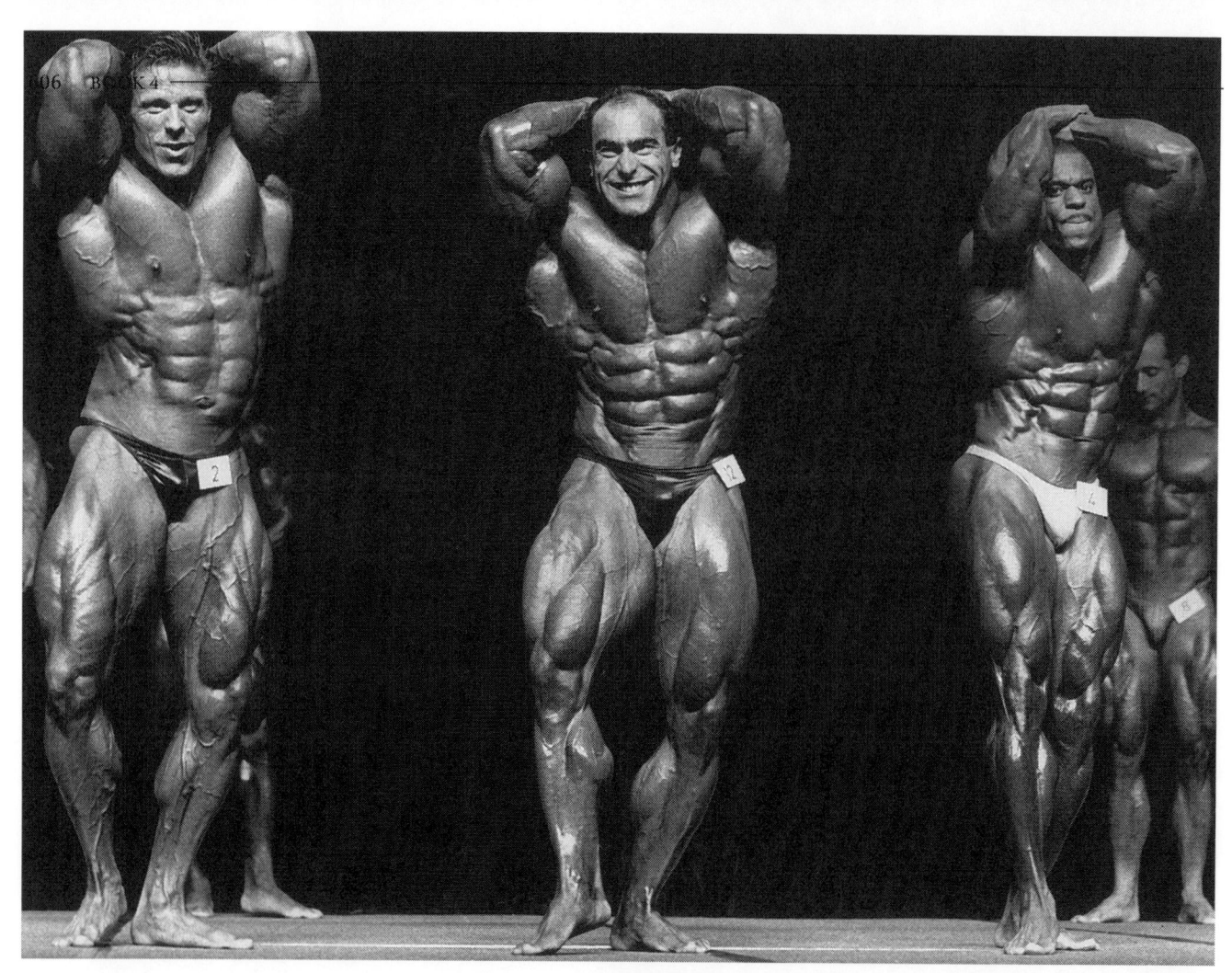

雙手抱頭腹肌姿勢是最耗體力的姿勢之一。阿齊姆・阿爾布雷希特（Achim Albrecht）、納賽爾・艾爾・桑巴蒂和文斯・泰勒展現了這個姿勢需要高度的核心控制力，必須將軀幹朝一側前彎，同時間繃緊並擺出腿肌，用你的股四頭肌發達程度，來讓評審驚艷。

儘管納賽爾・艾爾・桑巴蒂的體型非常壯碩，他依然展現出結實且線條分明的軀幹。在這裡，他完美展示了雙手抱頭腹肌姿勢。

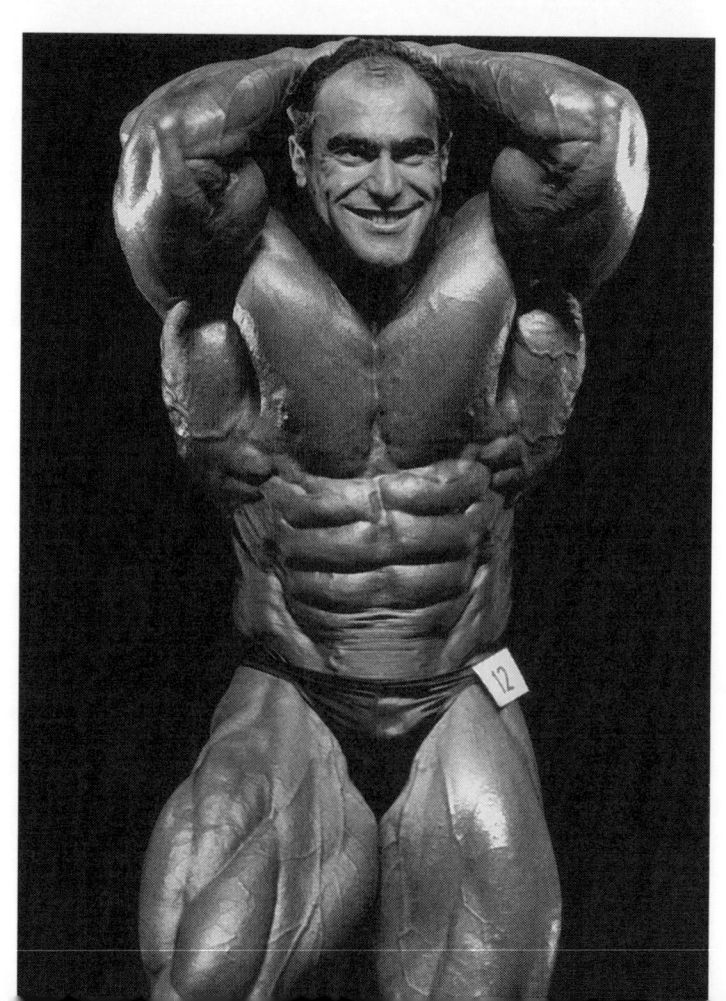

正面腹肌和腿肌姿勢（Abdominals and Thighs）：正面朝前站立。一條腿站於前側，並繃緊股四頭肌。將手掌置在頭部後方，並向前捲腹，盡可能收縮腹肌。將上半身向任意一側前傾，啟動並展示腹肌到最佳的狀態。擺姿過程中，可以交替雙腿，將後面的那條腿往前伸，並繃緊四頭肌。有的健美選手會先做真空收腹，然後向前用力捲腹，讓腹肌爆出來。做雙手抱頭腹肌姿勢時，完成動作的那一刻，試著咳嗽將肺部的最後一口氣完全吐出，以達到腹肌展示的最佳效果。

設計自己的姿勢

在擺出指定姿勢時，理應不該有過多變化，但實際上，選手可以引入一些變化，讓姿勢更適合自己的體型。例如，我注意到當比爾·珀爾和塞爾吉奧·奧利瓦做雙手二頭肌姿勢時，他們會將雙腿伸直站立。他們兩人都體格壯碩，腿部肌肉發達，因此可以這樣做。而若有人的體格像弗蘭克·贊恩，就永遠不會在擺出雙手二頭肌姿勢時選擇直立站姿，而是會加入一點點的扭轉。弗蘭克這樣做之後，使得原先由其他人做起來有爆發力的姿勢，變得類似於芭蕾般、有美學感的姿勢。由於我的腰部永遠不像塞爾吉奧·奧利瓦那般纖細，當你看我擺出正面雙手二頭肌姿勢時，通常我會從腰部稍微的扭轉，加強我上半身 V 字形的視覺效果。

你自己練習的時候，可以研究健美冠軍擺姿的相片並試著模仿他們。接著在鏡子前觀察自己，並請人幫你拍照，若你懂得規劃，甚至能為自己的擺姿過程拍攝影片。在他人面前擺姿勢也很重要，你可以找訓練夥伴、其他健身房內的健美人，或任何在你呈現時能點出問題的人。

針對第 3 回合自由擺姿的練習

自由擺姿的核心主旨在於向評審展示自己體態最優秀的特質。當你剛開始參加比賽，你的肌肉發達程度可能尚未達到最理想的狀態，因此你可能會避開一些姿勢，直到你有信心好好展示。試著找出最能展現你優勢的姿勢，並以此作為自選姿勢的基礎。

第 3 回合自選的自由擺姿，是以第 2 回合的規定姿勢作為基礎。在做這些姿勢時，謹記我前述提過的規則：從地面由下往上擺姿。雙

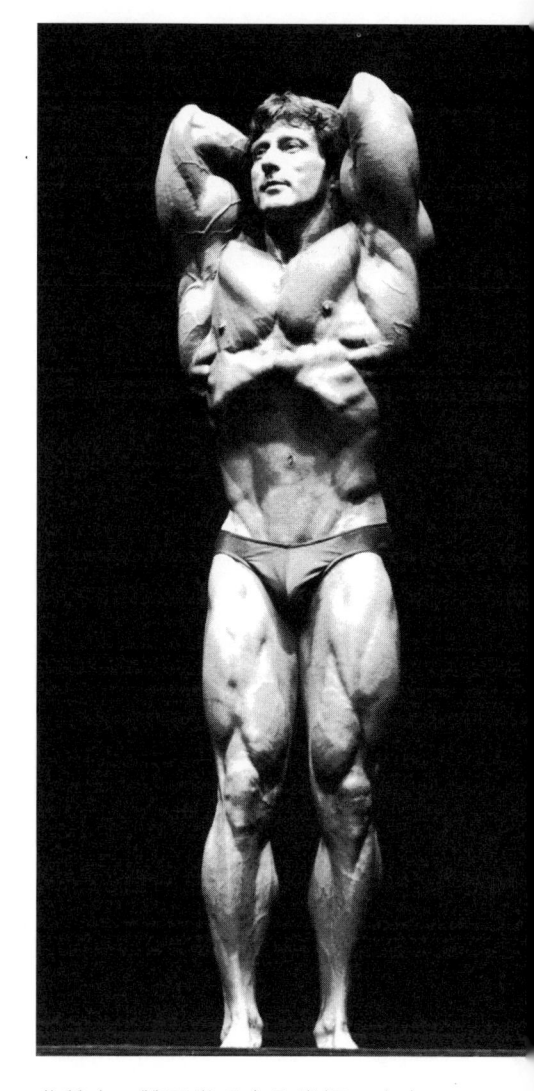

弗蘭克·贊恩幾乎完全掌握了真空收腹的姿勢。這個姿勢以最佳方式展現出前鋸肌，並讓二頭肌處於有利的位置，展現出絕佳的對稱性，這讓他在擺最大肌肉姿勢時顯得最為強壯，在舞台上輕鬆壓制其他選手。比爾·珀爾也是這個姿勢的高手，但如果你的體型並不像他們，這個姿勢就不適合你。

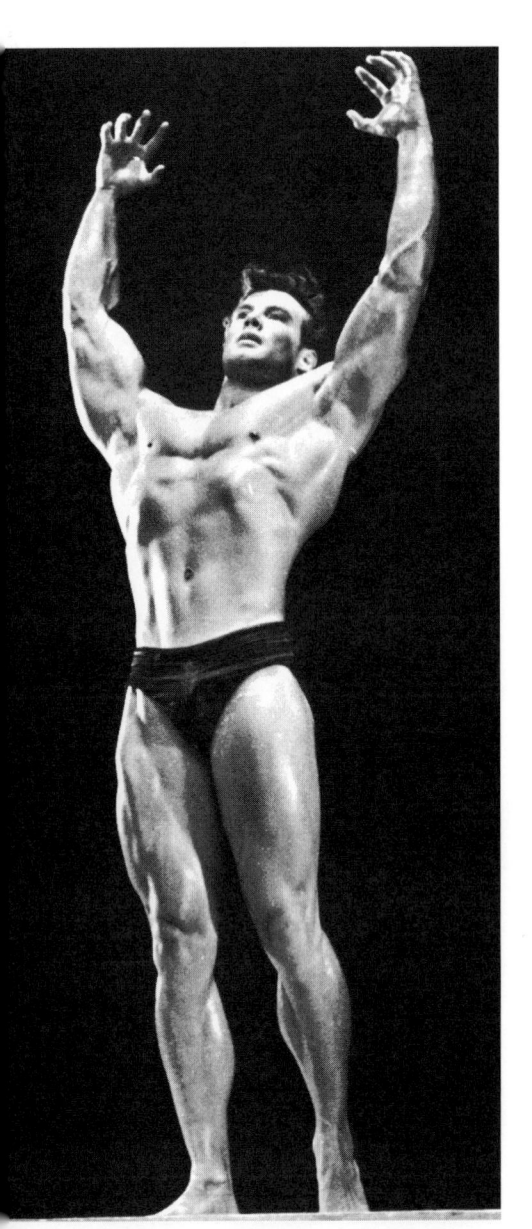

史蒂夫·瑞夫斯是少數能精通這個姿勢的健美運動員。想要做到，你需要一雙長腿、極具對稱性的身體、V字形的上半身並搭配纖細的腰部、寬闊的肩膀，以及近乎平坦的胸肌（這有助於展現你的背闊肌）。這也適合體格方正且胸腔結構扁平的健美運動員，例如弗蘭克·贊恩、唐·豪沃思（Don Howorth）或吉姆·海斯利普（Jim Haislip）。若是像塞爾吉奧·奧利瓦這樣的健美運動員，則會非常難做好這個姿勢。

腳扎根、繃緊小腿肌、大腿肌和腹肌，接著展示上半身。仔細檢查每個身體部位，確保沒有遺漏的地方。

隨著時間推移，你的身體進步了，你就可以開始做規定姿勢以外的動作，並加入更多姿勢來展現你的新進步。例如，就算你的手臂沒有達到51公分，還是能擺出正面雙手二頭肌姿勢，這是一件好事，因為在規定姿勢的回合中，你會被要求做這個姿勢。然而，在你的手臂發達程度足夠卓越之前，都應該要盡量避免做手臂伸直的動作，因為這會凸顯手臂的發達程度不足。但是當你的手臂進步了，你就可以像塞爾吉奧·奧利瓦一樣加入這個姿勢，先站立，將手伸直，接著擺出雙手二頭肌姿勢，這能有效地展示手臂的發達程度和尺寸。若你的背闊肌發展特別突出，那你就需要多學3-4個新方法來展示，又或者你有著絕佳的腹肌，就試著找出能好好展現核心肌力的方法。換句話說，若你的某部位特別弱，在健身房瘋狂鍛鍊的同時，也要盡量避免會凸顯這個部位的擺姿。

當你擺姿時，確保每位評審都有相同的機會看到你，不論是在側面或正前方的評審。做規定姿勢時，會比較容易記得要轉到側面；而在自由擺姿時，很多事情會同時發生，因此需要特別留意。

請記得，自由擺姿就是一場戲劇演出：保持微笑或臉部表情放鬆。所有肌肉的張力和收縮都要在脖子以下完成。這需要自信才能達成。在擺出某些姿勢時看著觀眾；而在另一些姿勢時看著自己的肌肉。盡量讓你的自選姿勢充滿變化性和趣味性。

與我踏進健美界那時候相比，現在舞台上多了許多有創意的姿勢。儘管如此，我仍建議新手們先專注於把幾個姿勢做好，而不要擺了許多動作但不確實。從8-10個動作開始，並熟練它們。當你能流暢地完成整套動作，才能開始擴展並豐富你的自選姿勢，而且你需要不斷練習，比賽前至少持續3個月，1天3-4次。

為你的自選姿勢拍攝照片，研究這些相片來決定哪些部分做對了，還有哪些部位需要加強。若有些姿勢看起來不夠好，在你能好好展示它之前，都不要輕易採用。

你的自選姿勢要像一部「劇碼」，而不只是一連串的姿勢。你必須加強姿勢之間的銜接，這和姿勢本身同等重要。下次你觀賞電影《史瓦辛格健美之路》時，留意我和佛朗哥一起上芭蕾舞課的那一幕，那是真實場景；我們在加利福尼亞州和紐約，還有女演員瓊安·伍華德（Joanne Woodward）的工作室，都上過幾堂課。佛朗哥和我都

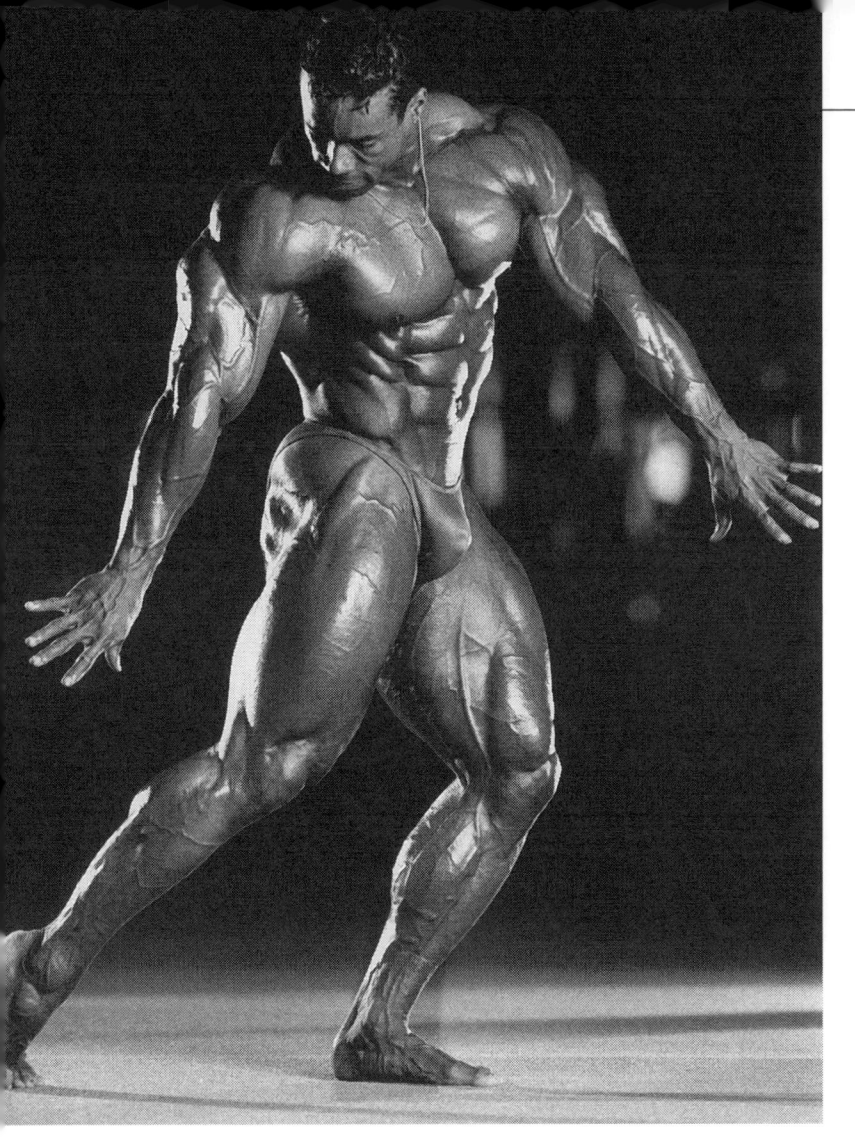

凱文・萊弗隆展示了即使是從一個標準姿勢，過渡到另一個標準姿勢的中間銜接動作，也能讓身體看起來美觀且充滿肌肉感。

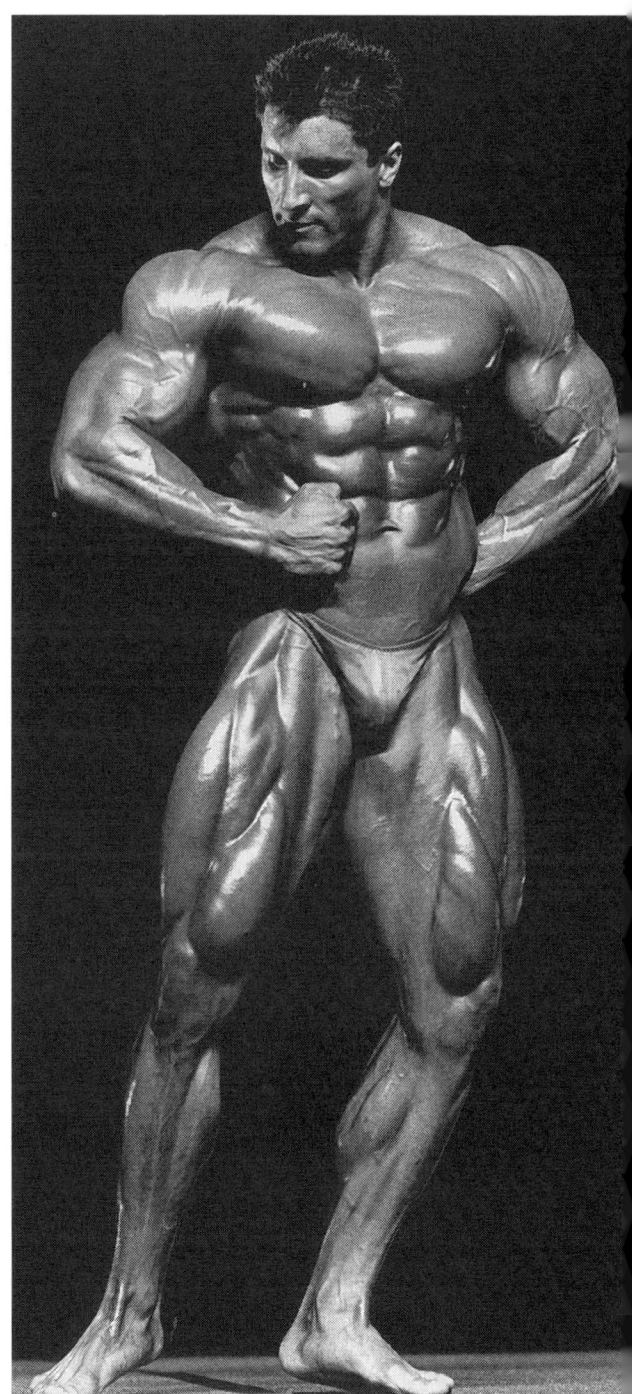

米洛斯・薩切夫繼承了史蒂夫・瑞夫斯和弗蘭克・贊恩等傳奇人物的風格，充分利用其出色的美學優勢，設計出展現肌肉量和比例的姿勢，且這些姿勢同時也極具美感。

你無法分辨這是三頭肌姿勢、腹肌姿勢或胸肌姿勢。這是一個銜接動作，例如從側面胸大肌姿勢過渡到轉體雙手二頭肌姿勢，這讓我能繃緊腹肌和三頭肌，並展現纖細的腰圍，接著擺出下一個姿勢。這是一個需要經過多方嘗試，才能決定是否適合自己的姿勢。

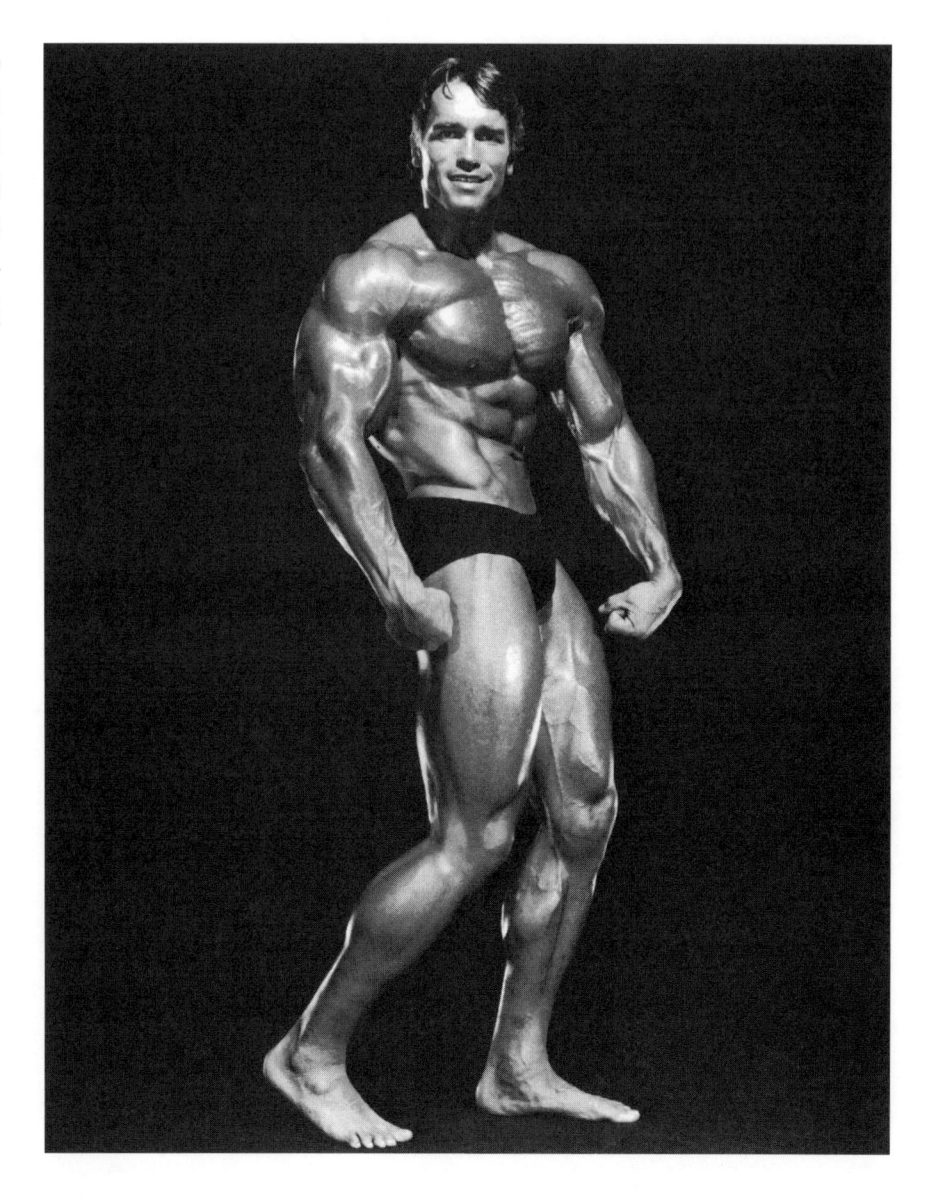

非常善於擺出適合我們體型的姿勢，但也知道姿勢之間的轉換、舞台上的整體風格和動作的整體優雅度，都可以有所提升。就算只是在做動作銜接，而非真的擺姿勢，也不代表評審不會注意到你。我甚至會更進一步，在舞台後方站立和移動時，仍刻意表現出最能突顯自己體型優勢的樣子！其他參賽者會總是盯著你，因此若他們看到你狀態良好，有時甚至會在他們站上台前，就已經提前從心理層面擊敗他們。

你自身的肌肉架構也會決定擺姿時的速度和風格。若你的體型像弗蘭克・贊恩或弗萊克斯・惠勒，可以放慢速度，並將焦點放在優雅度和節奏上，讓你的展示過程流暢的像是古典樂。仗著我的體型，我則一直秉持著一套哲學：「若你擁有一把大槍，就要盡情開火！」因此，我採用了更具戲劇性、速度更快且更具動感的風格，依靠我的體型和肌肉量來震撼觀眾。

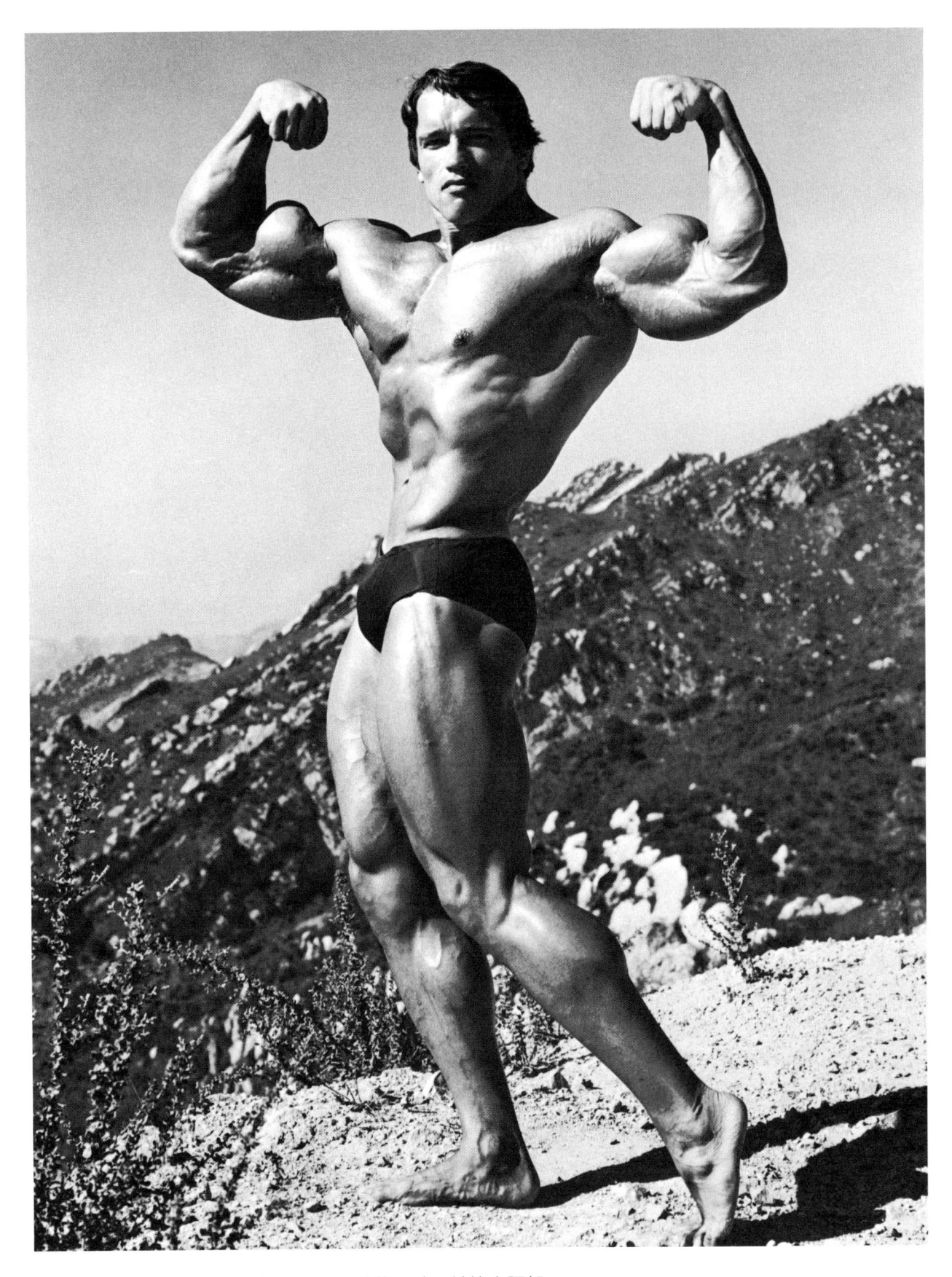

這個轉體雙手二頭肌姿勢,可以強調手臂的尺寸,並縮小腰部。

這個轉體單手二頭肌姿勢，則會製造美學效果，讓你的腰部看起來更纖瘦。用這個姿勢可以同時展示單手的內側，及另一隻手臂的外側。然而，若你的二頭肌肌峰高度不足，你最好避免呈現這個姿勢。（另外，手臂舉起時保持大拇指握在拳頭內側，否則它會突出，分散觀眾的注意力。）

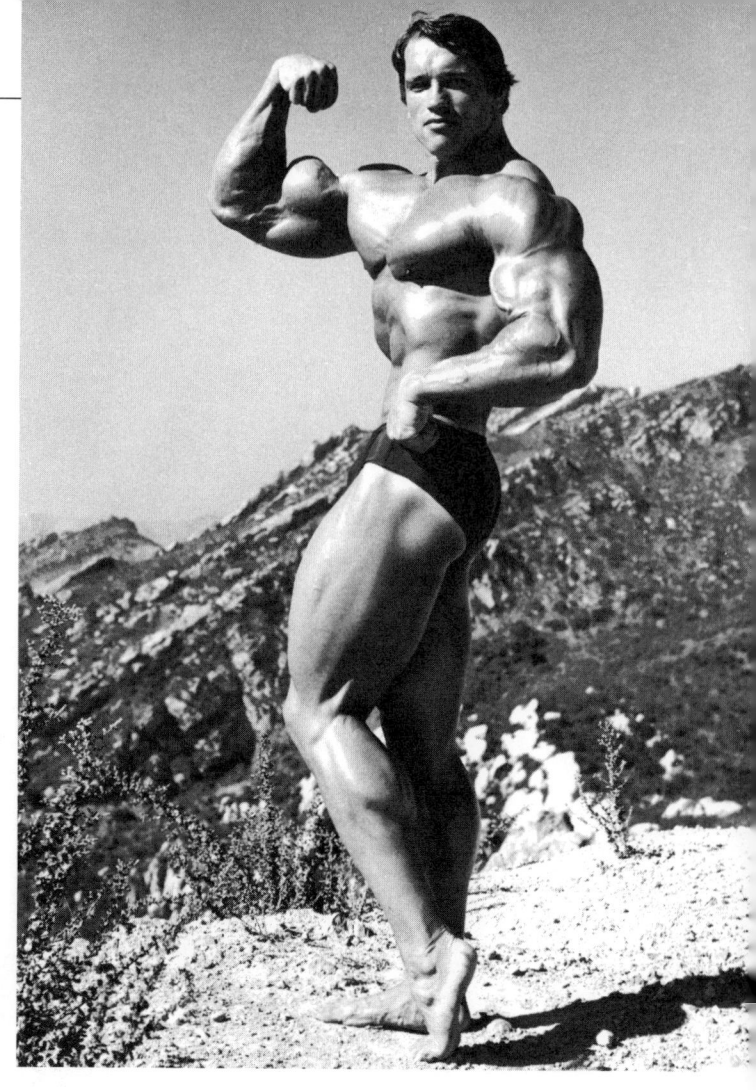

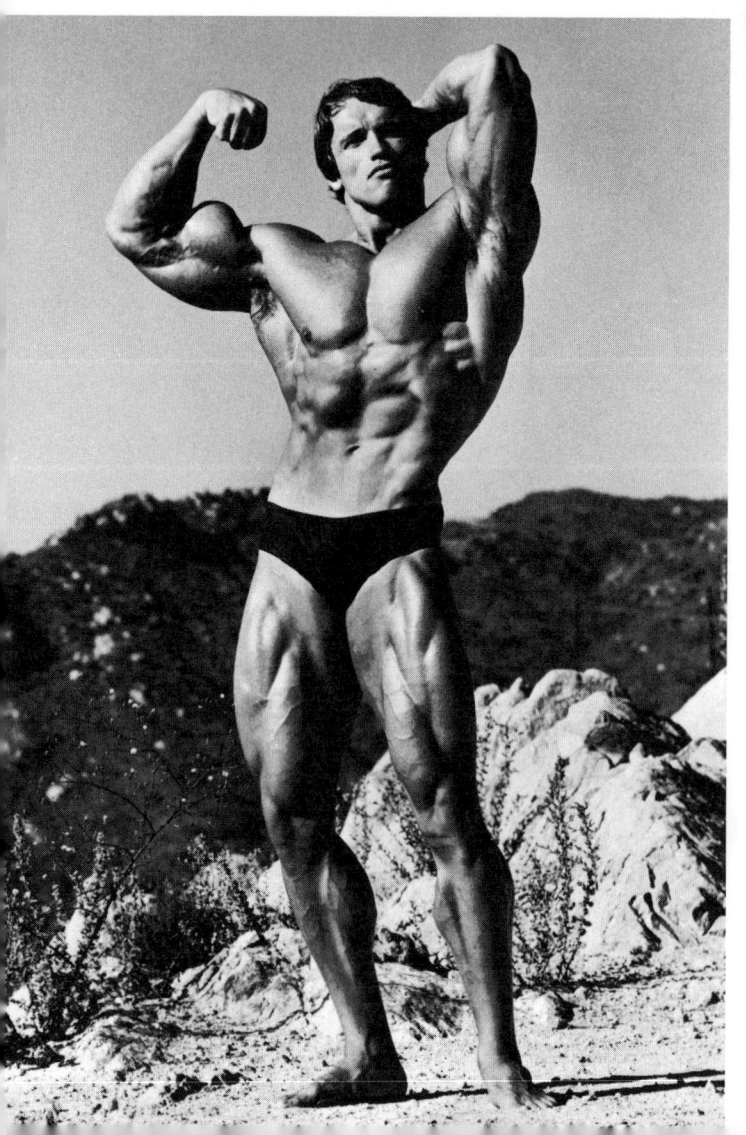

這個手臂置於頭部後方的二頭肌姿勢，加入了具美感的扭轉，使整體姿勢看起來更加優美。然而，若你在擺出這個姿勢時，不持續地讓大腿和小腿肌保持張力，就無法達到理想的效果。

另一個二頭肌姿勢的變化型：舉起手臂，一手手腕（而非手掌）貼向腰部，讓前臂看起來更短且更細緻，並輕微地扭轉上半身，雙腿則用力繃緊。

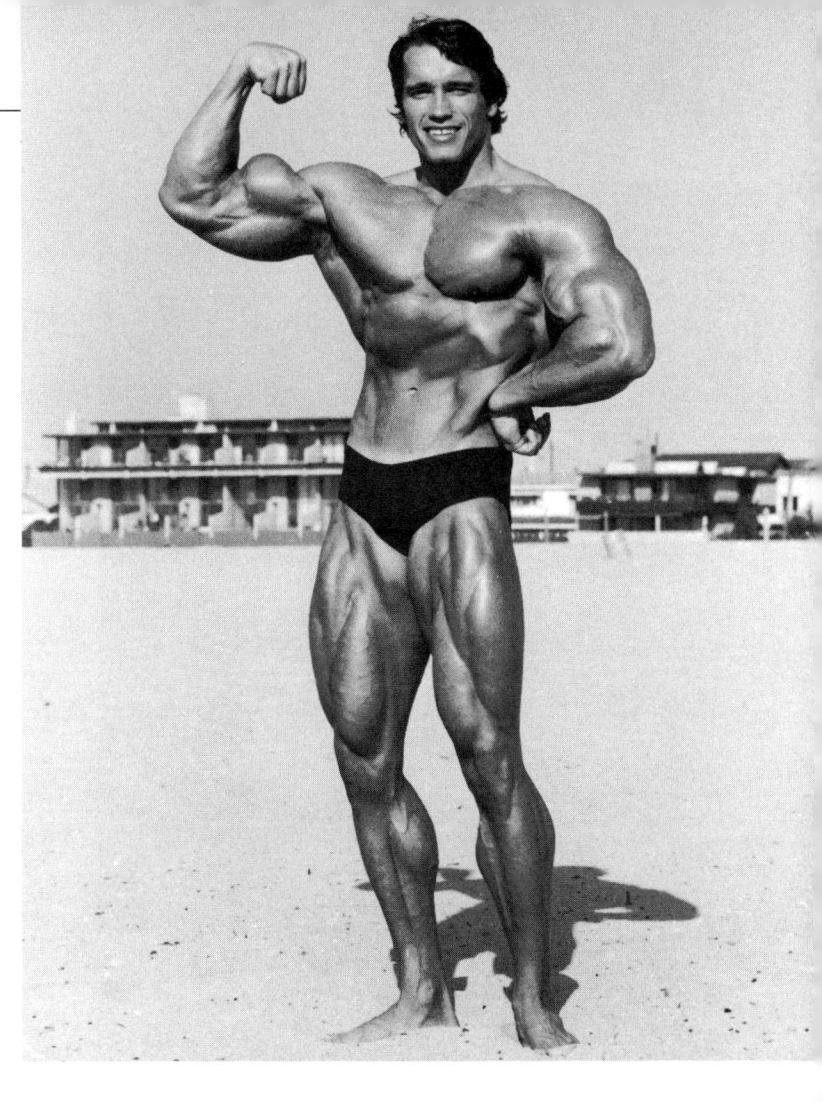

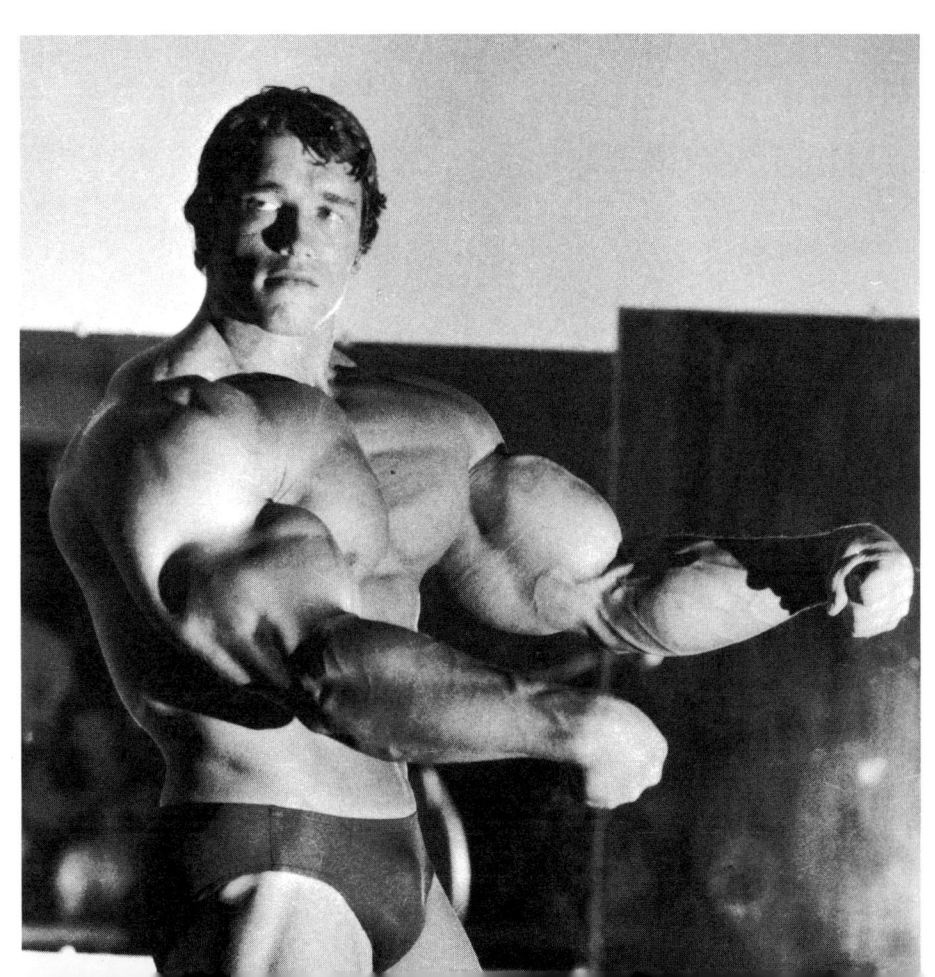

這個雙臂伸直的姿勢，能向評審展示我的手臂有多麼碩大，包括前臂、二頭肌和三頭肌。

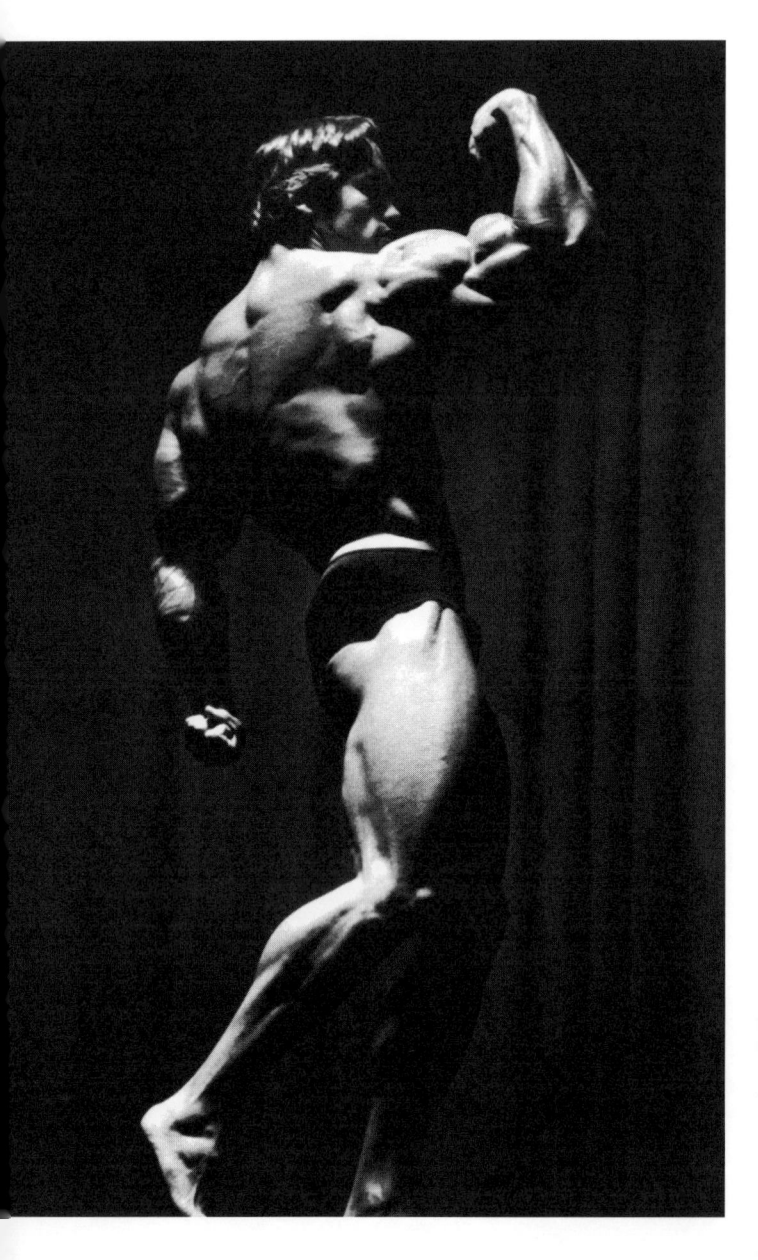

我在我的自選姿勢中融合了許多的傳統轉體背部姿勢，能夠展現我背部的發達程度和肌肉量，縮到最小的腰部尺寸，並最大程度地突出手臂的優勢。

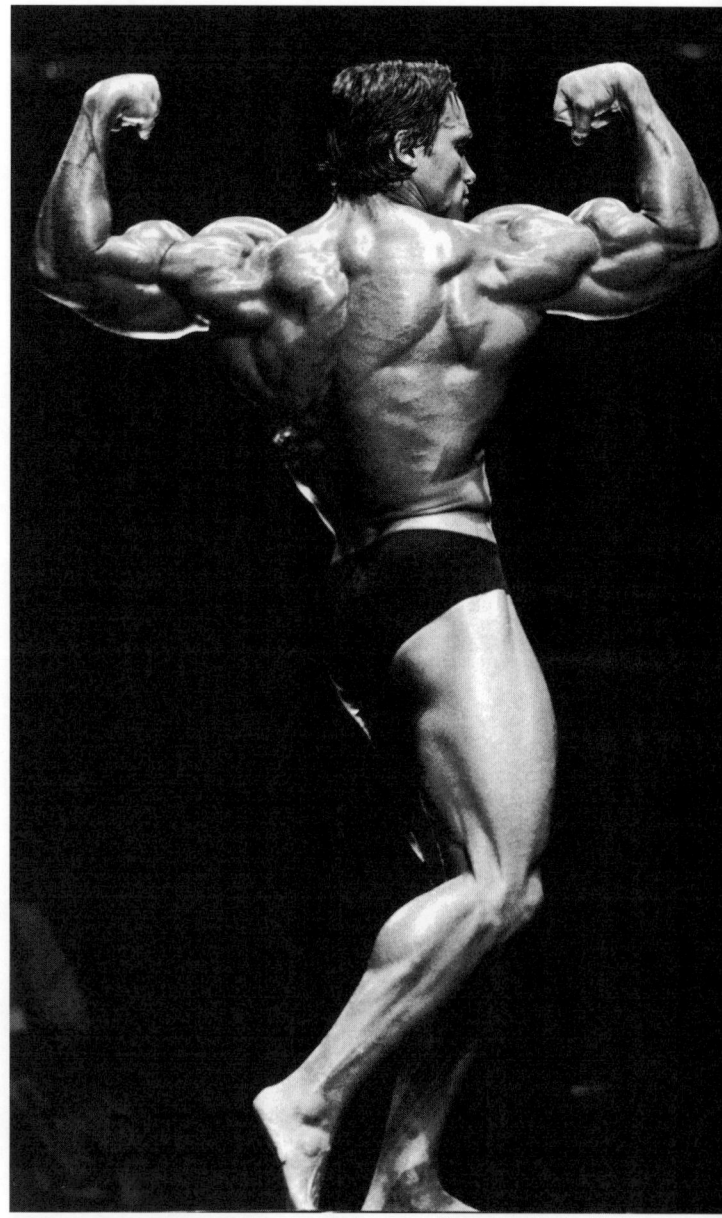

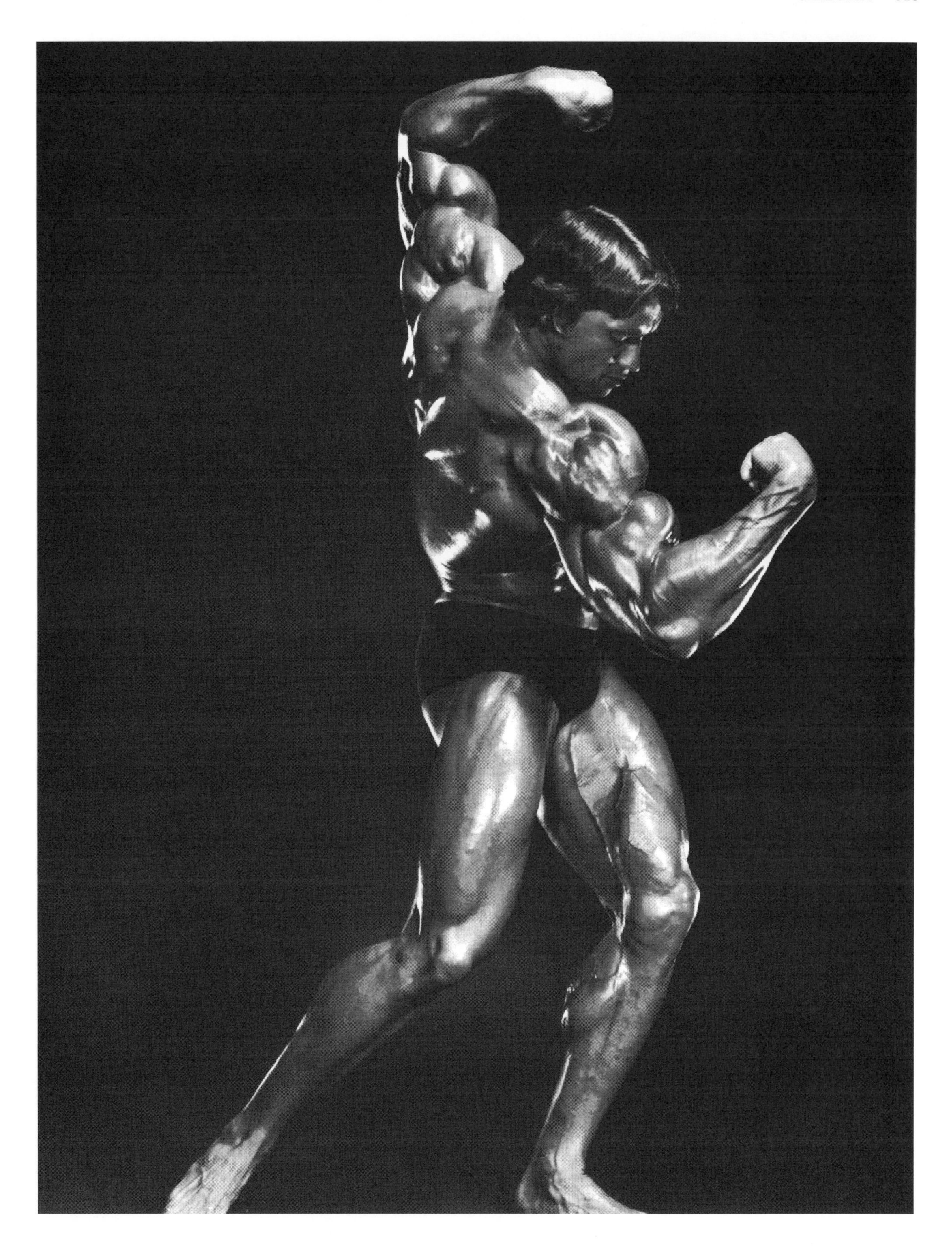

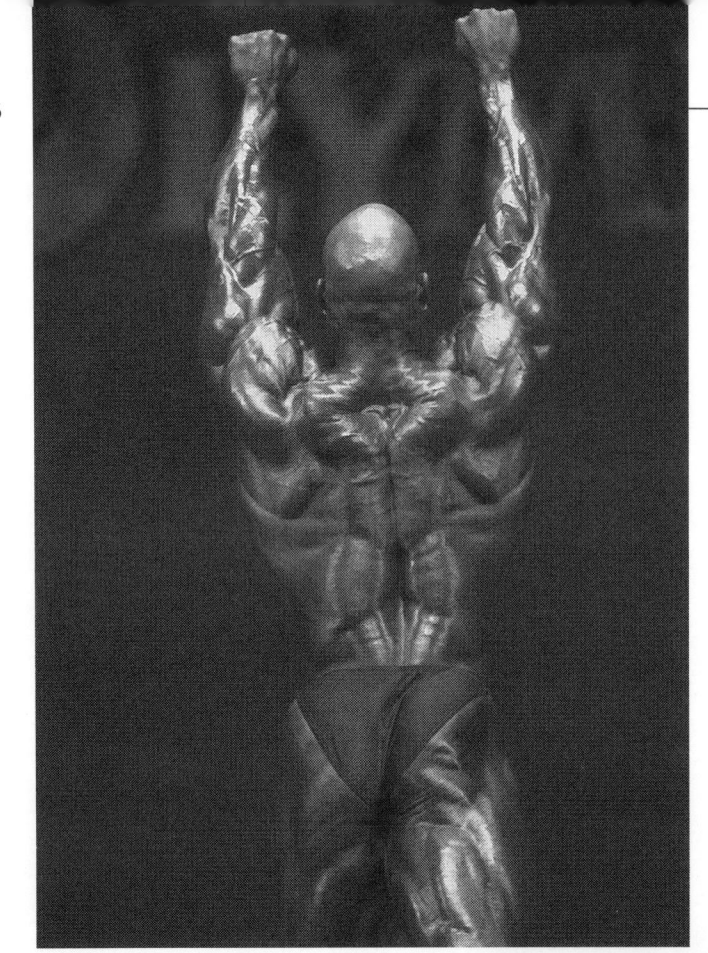

肖恩・雷展示除了標準的規定背部姿勢外，還有其他許多令人驚艷的方式能呈現背部發達程度。

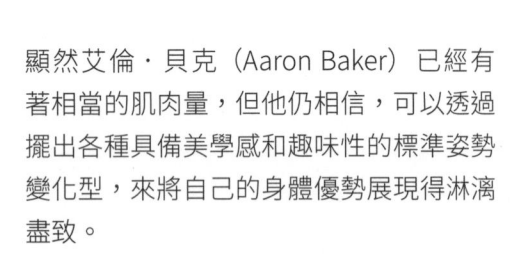

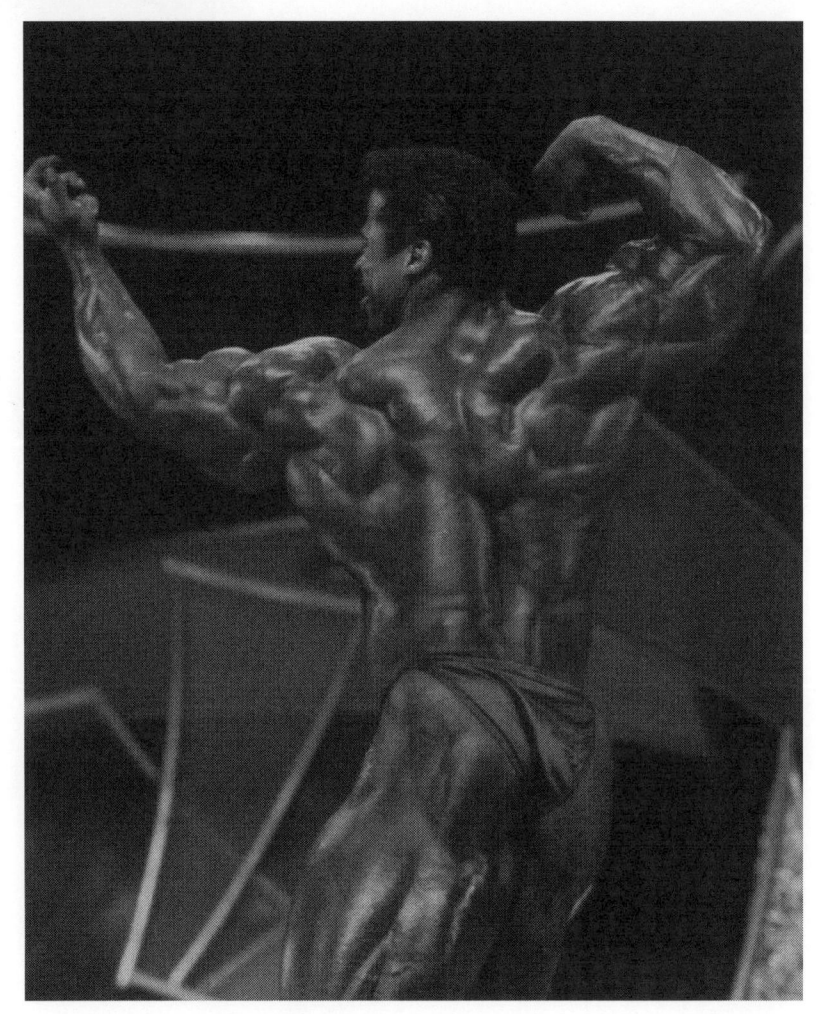

顯然艾倫・貝克（Aaron Baker）已經有著相當的肌肉量，但他仍相信，可以透過擺出各種具備美學感和趣味性的標準姿勢變化型，來將自己的身體優勢展現得淋漓盡致。

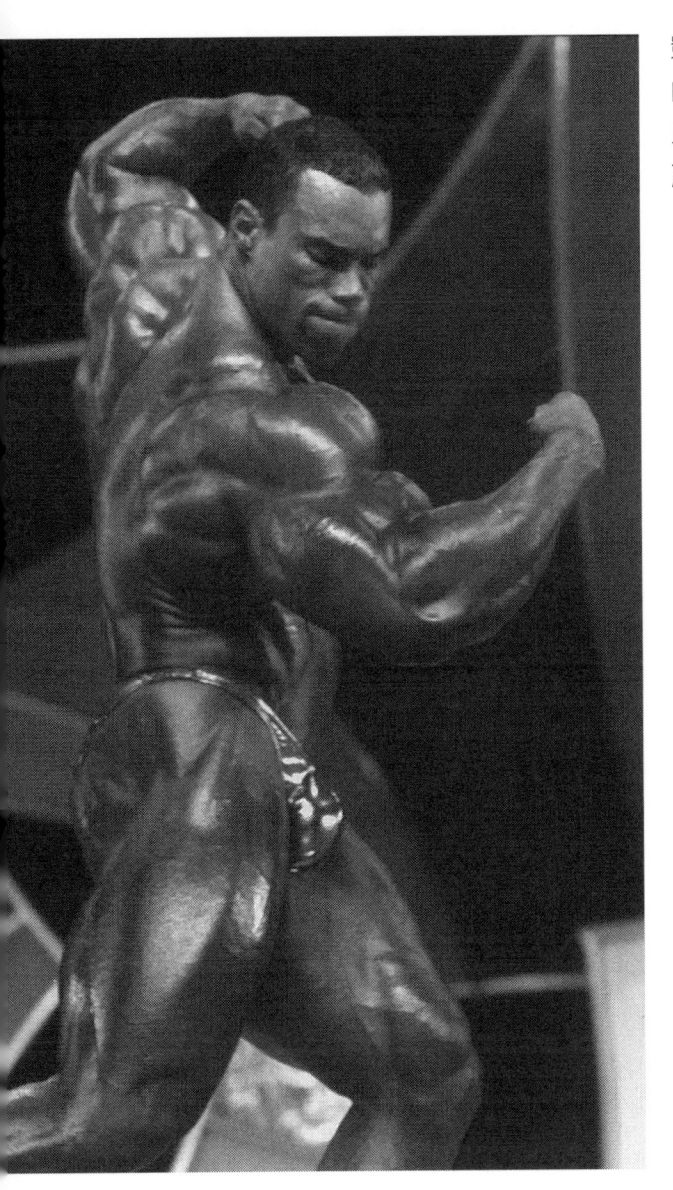

凱文·萊弗隆一直都明白，僅有出色的體型和絕佳的身體狀態不足以讓評審留下深刻印象。他以自信且充滿活力的方式呈現自選姿勢，傳達出「我值得贏下這次比賽」的信念。

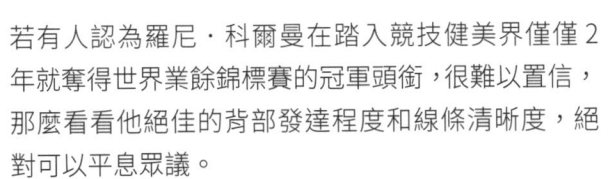

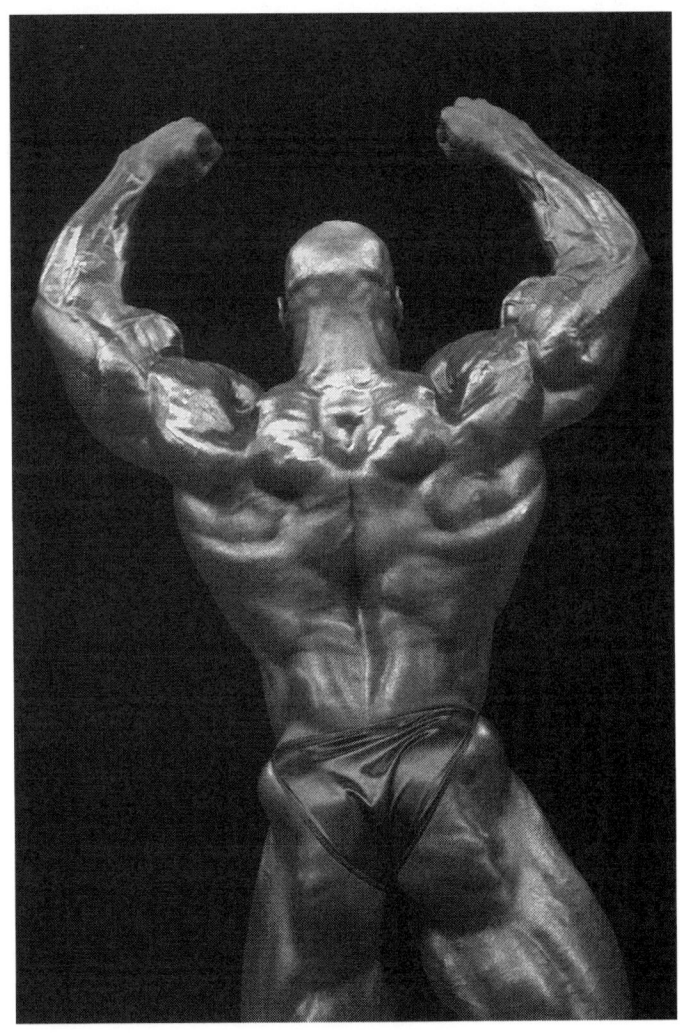

若有人認為羅尼·科爾曼在踏入競技健美界僅僅2年就奪得世界業餘錦標賽的冠軍頭銜，很難以置信，那麼看看他絕佳的背部發達程度和線條清晰度，絕對可以平息眾議。

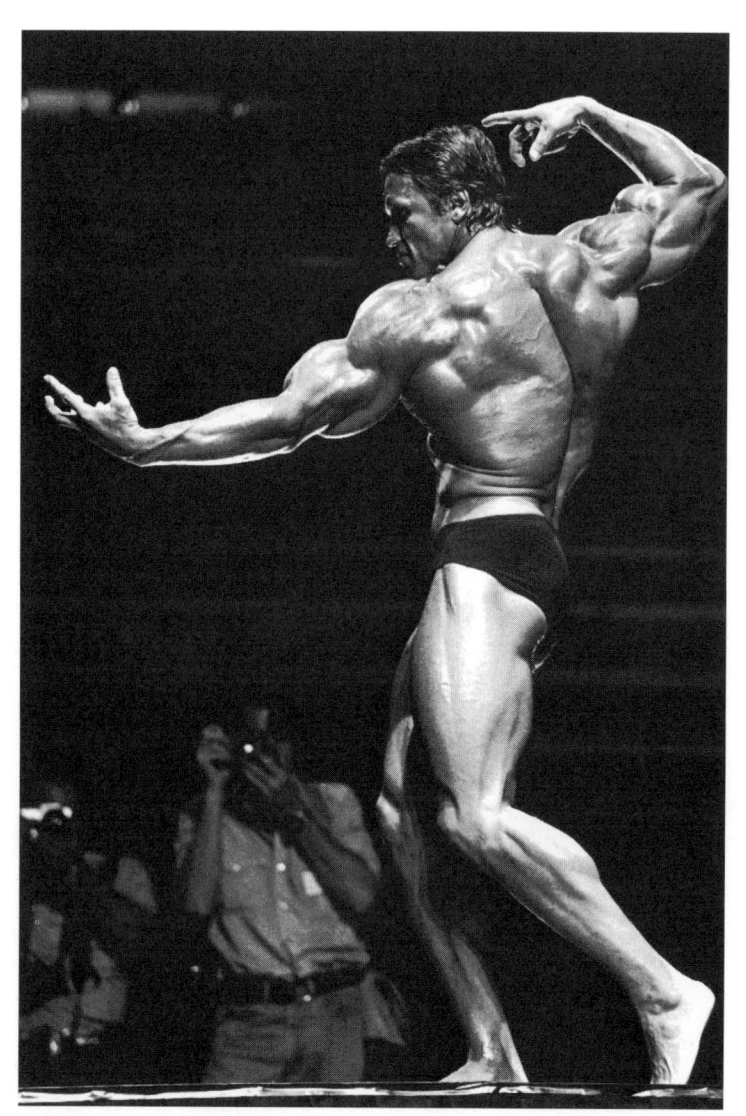

這個四分之三轉身展背姿勢並不常見。在這裡我沒有握拳，而是張開手掌，以此強調對稱性及肌肉量。在所有扭轉腰部的姿勢中，不靠近評審側的那條腿要置於前方，讓骨盆扭轉的方向和軀幹相反，這樣能讓腰圍看起來更小。

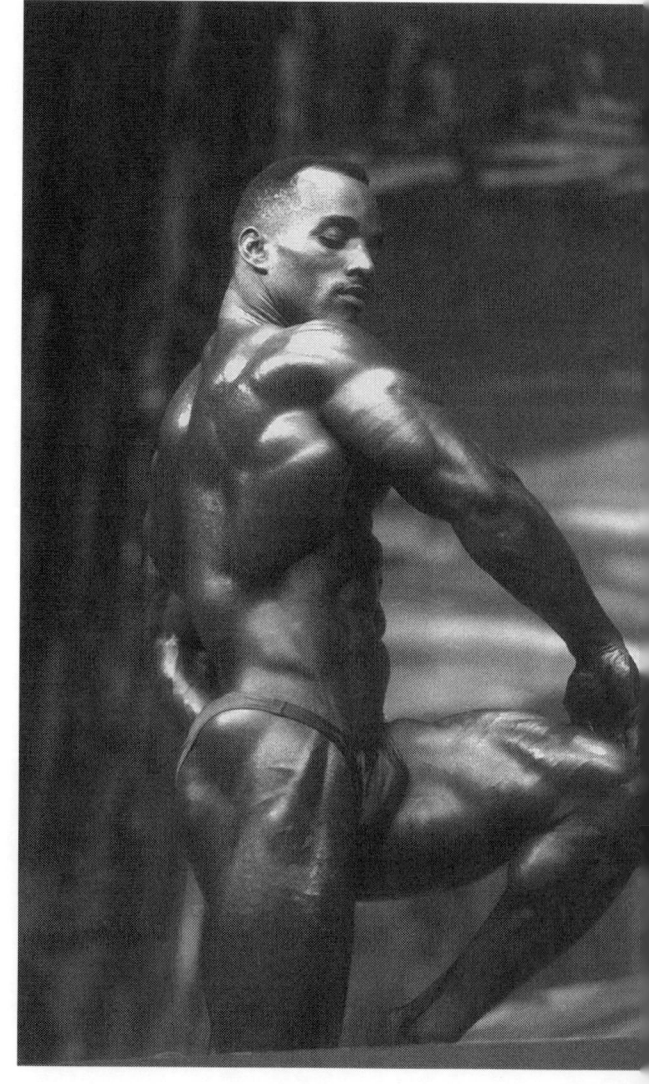

遵循傳奇人物弗蘭克·贊恩的傳統，達倫·查爾斯得以打敗許多體格更壯碩的健美選手，在於他那讓人難以置信的體態美感、對稱性以及比例。

弗萊克斯・惠勒的示範

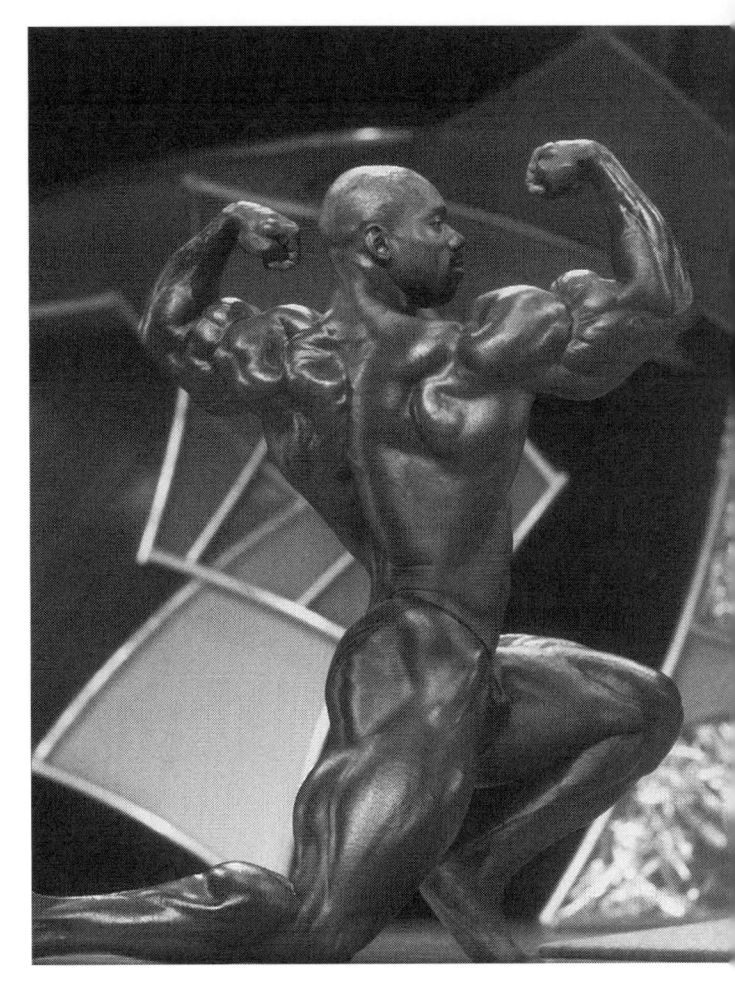

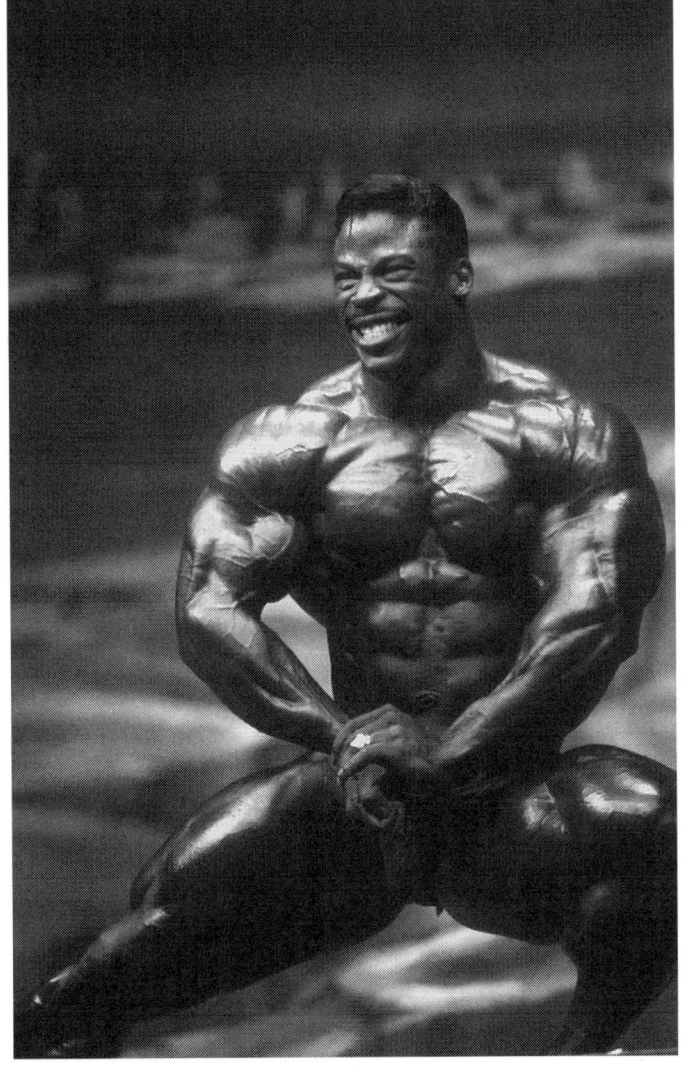

艾倫・貝克用弓箭步做最大肌肉姿勢，而弗萊克斯・惠勒則展示跪姿扭轉背部姿勢。弓箭步和跪姿能為基礎姿勢增添趣味和富有創意的變化性，也是健美運動從開始發展以來，很重要的一部分。

艾倫・貝克的示範

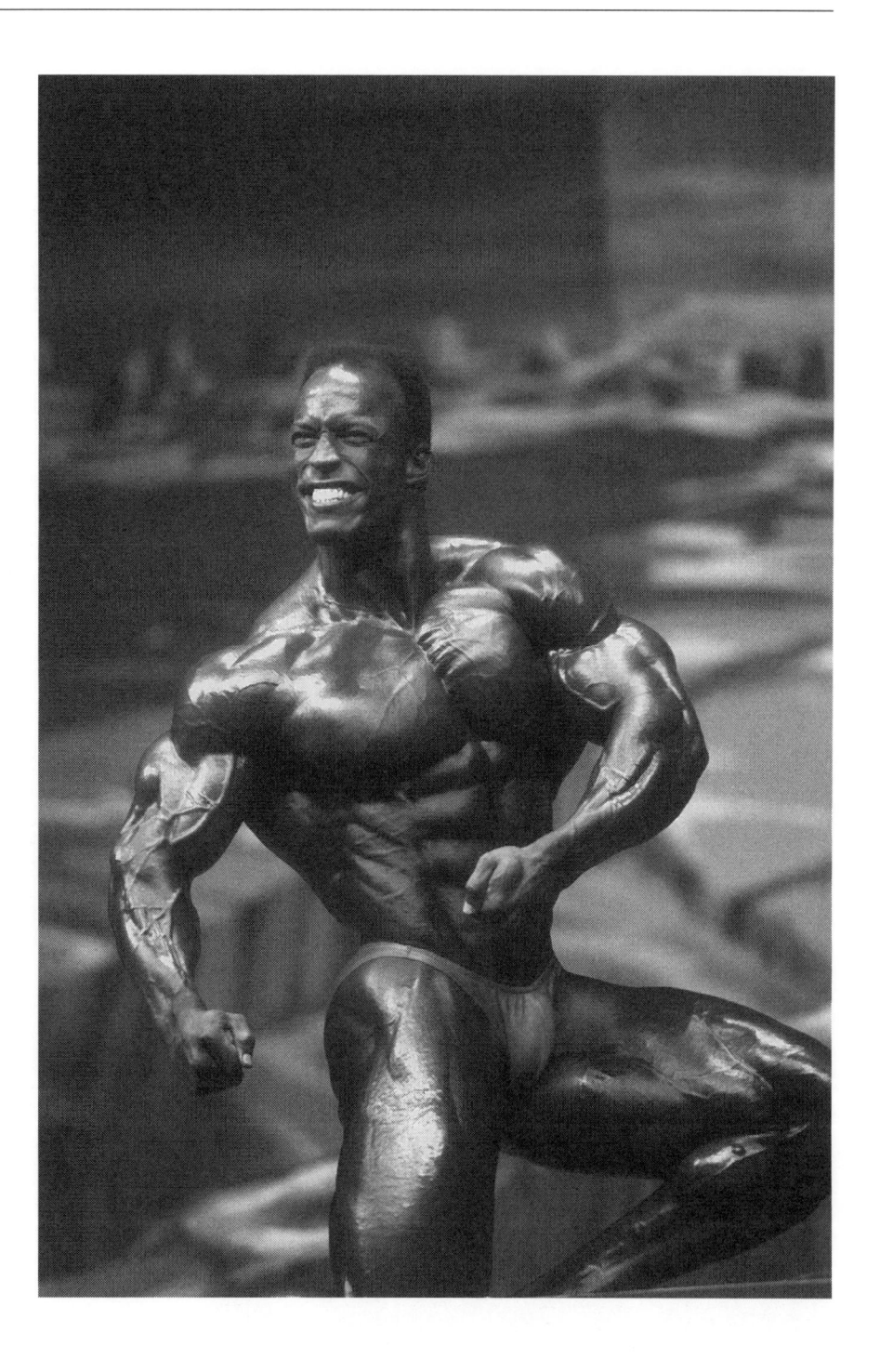

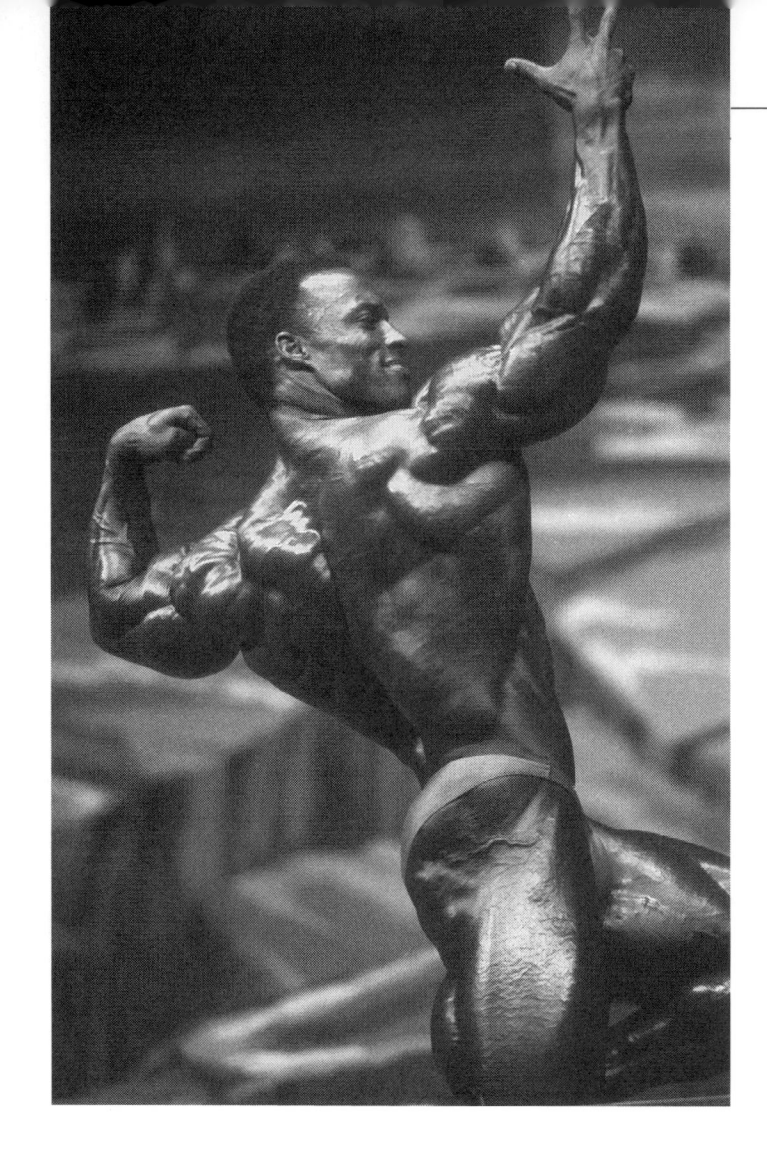

肖恩・雷極具創意的姿勢，是他經常能打敗比自己重 13-18 公斤甚至超重更多的健美選手的其一原因。這個姿勢裡，他展現了如何在跪姿中，同時呈現體態前側和後側的狀態。

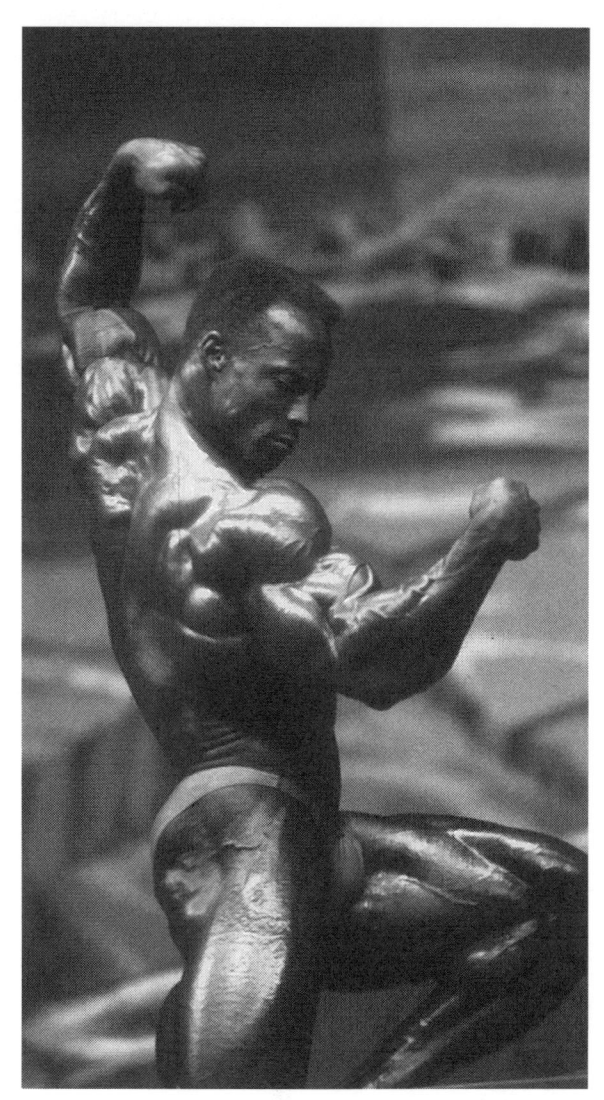

偉大的冠軍們總是會花時間發展出最適合自己體型特點的獨特姿勢。儘管弗萊克斯・惠勒被認為擁有歷史上其中一副最具有美感的體型，但他仍喜歡向評審們展示，自己的肌肉量和線條清晰度也毫不馬虎。

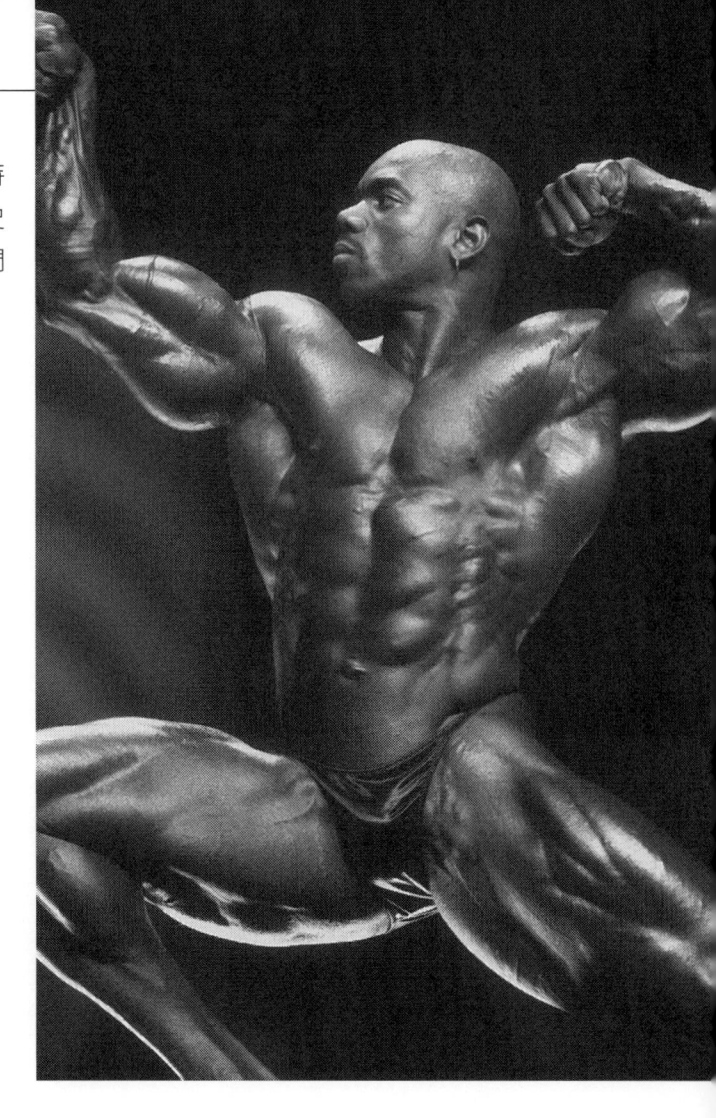

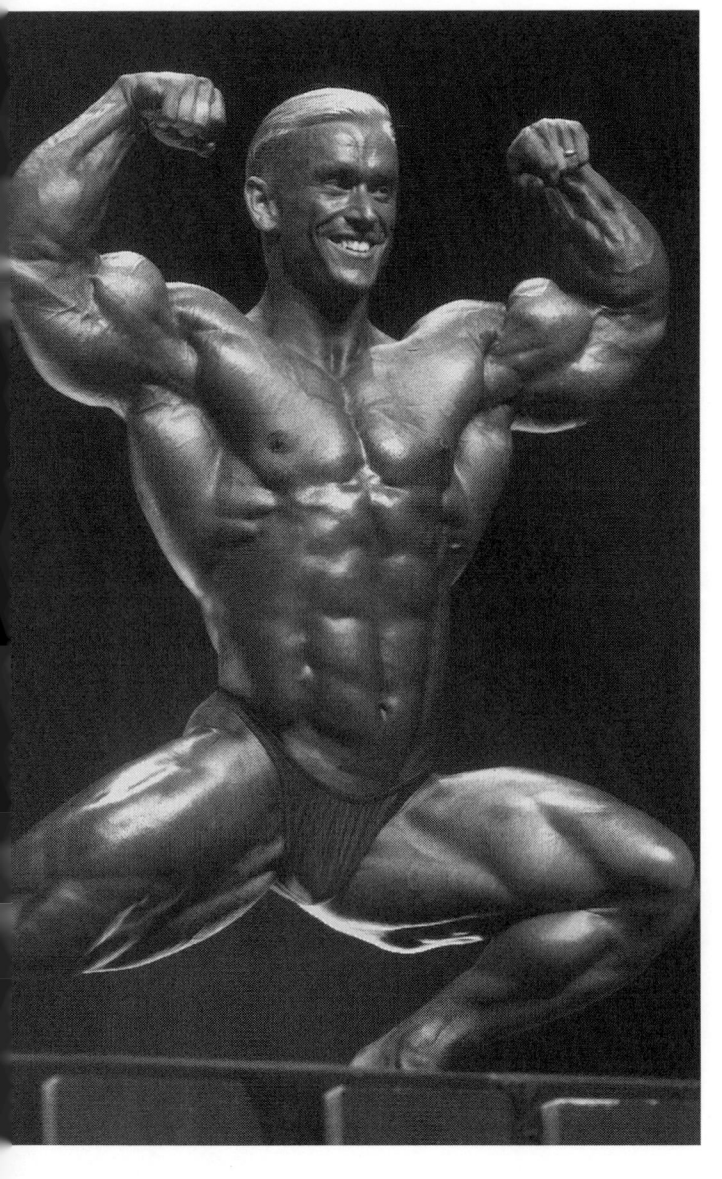

在我擺出最大肌肉姿勢之前，我會先彎下身、一手抓住手腕，並確實把二頭肌泵大。這會讓觀眾非常驚艷，而且是個能同時展現二頭肌外側的動作。

儘管李・普里斯特身形矮小，但也沒有短身比例的缺陷。他的體態均勻且具有對稱性，就算和其他身材高大的參賽者相比，他大多數擺出的姿勢也一樣好看。

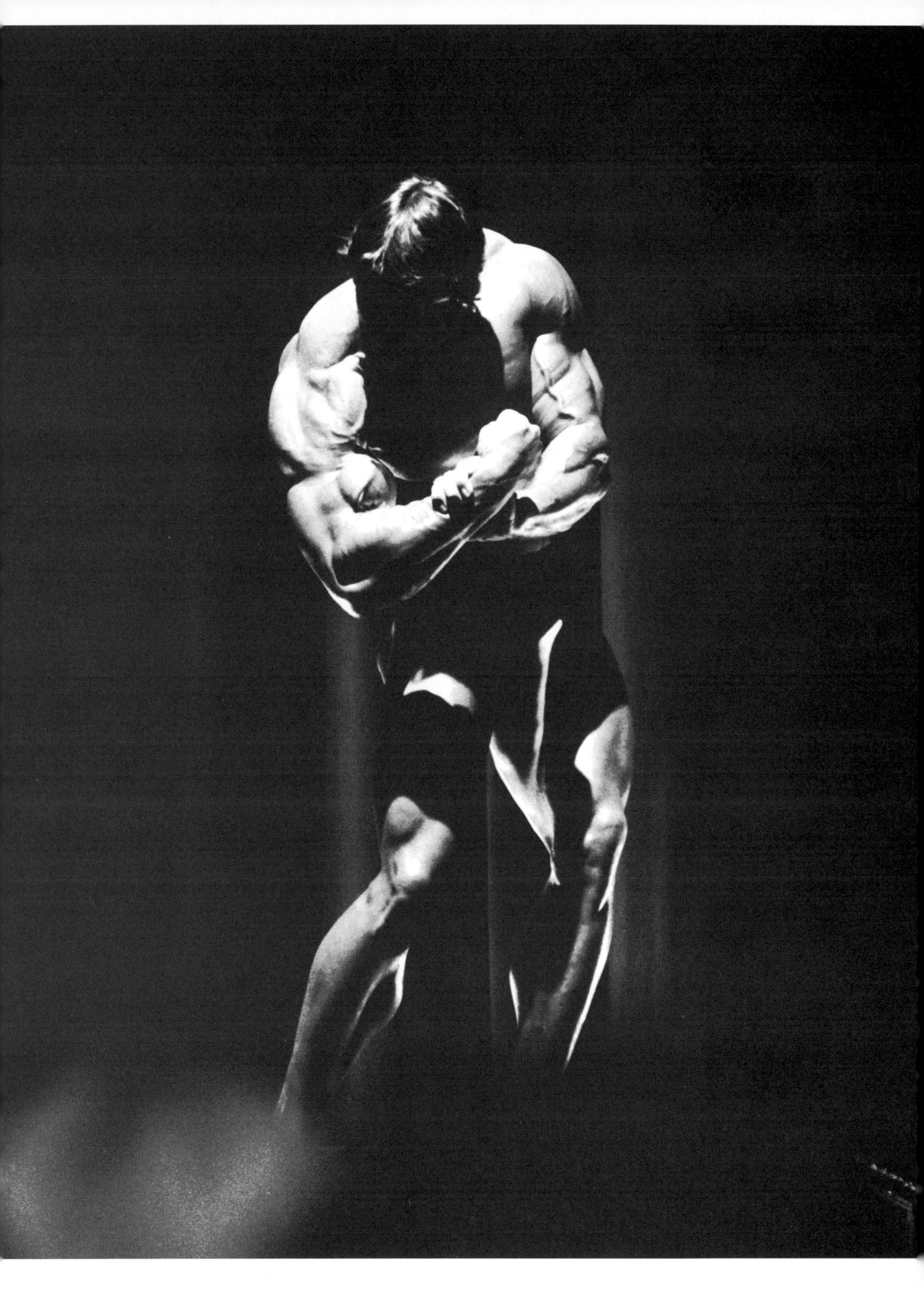

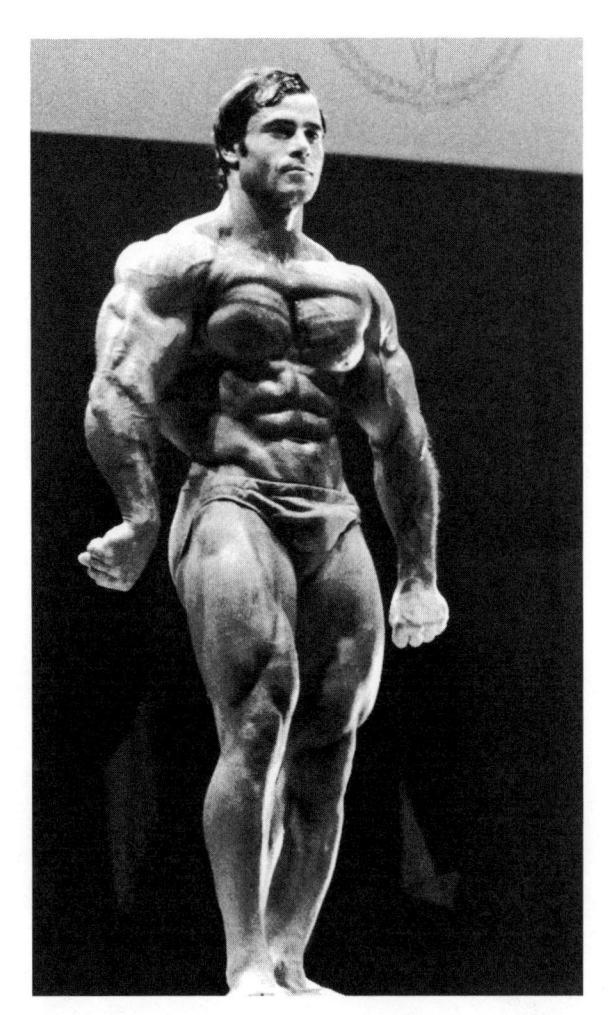

佛朗哥・哥倫布精通最大肌肉姿勢，能擺出至少 8 種有效的變化型態。這是其中一樣他的最愛，幾乎像是放鬆站姿，卻又能同時展示他的手臂、前臂、三角肌、胸肌、腹肌和雙腿的發達程度，並暗示著接下來還會呈現更驚人的肌肉量。

這個最大肌肉姿勢的變化型是我的最愛。一手握住手腕，能徹底泵大我的手臂，清楚爆出靜脈血管，並展示胸大肌的肌肉尺寸、線條清晰度和條紋。

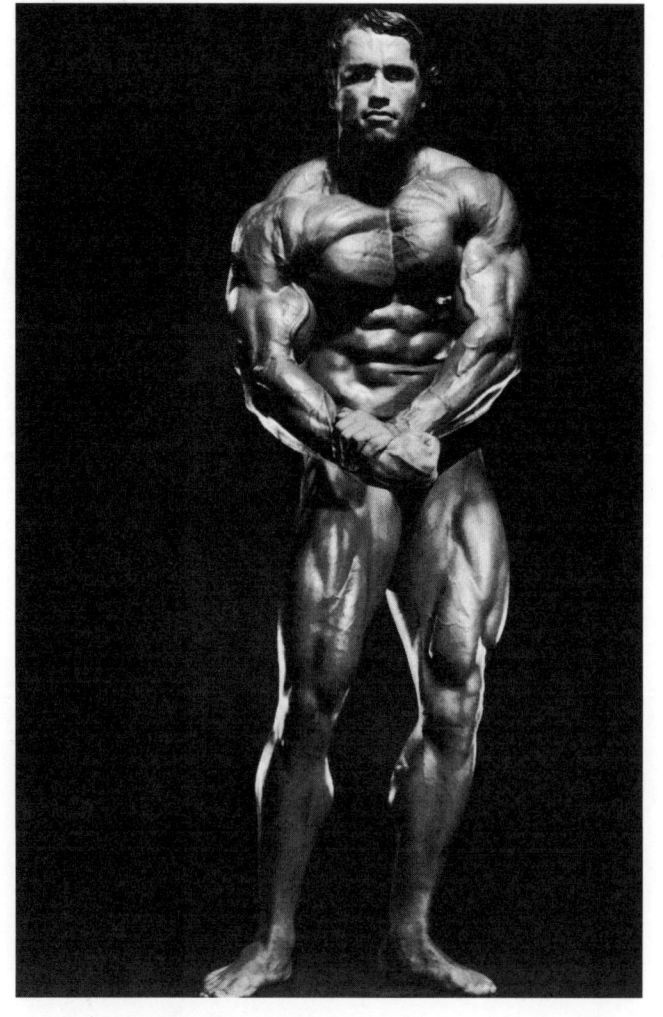

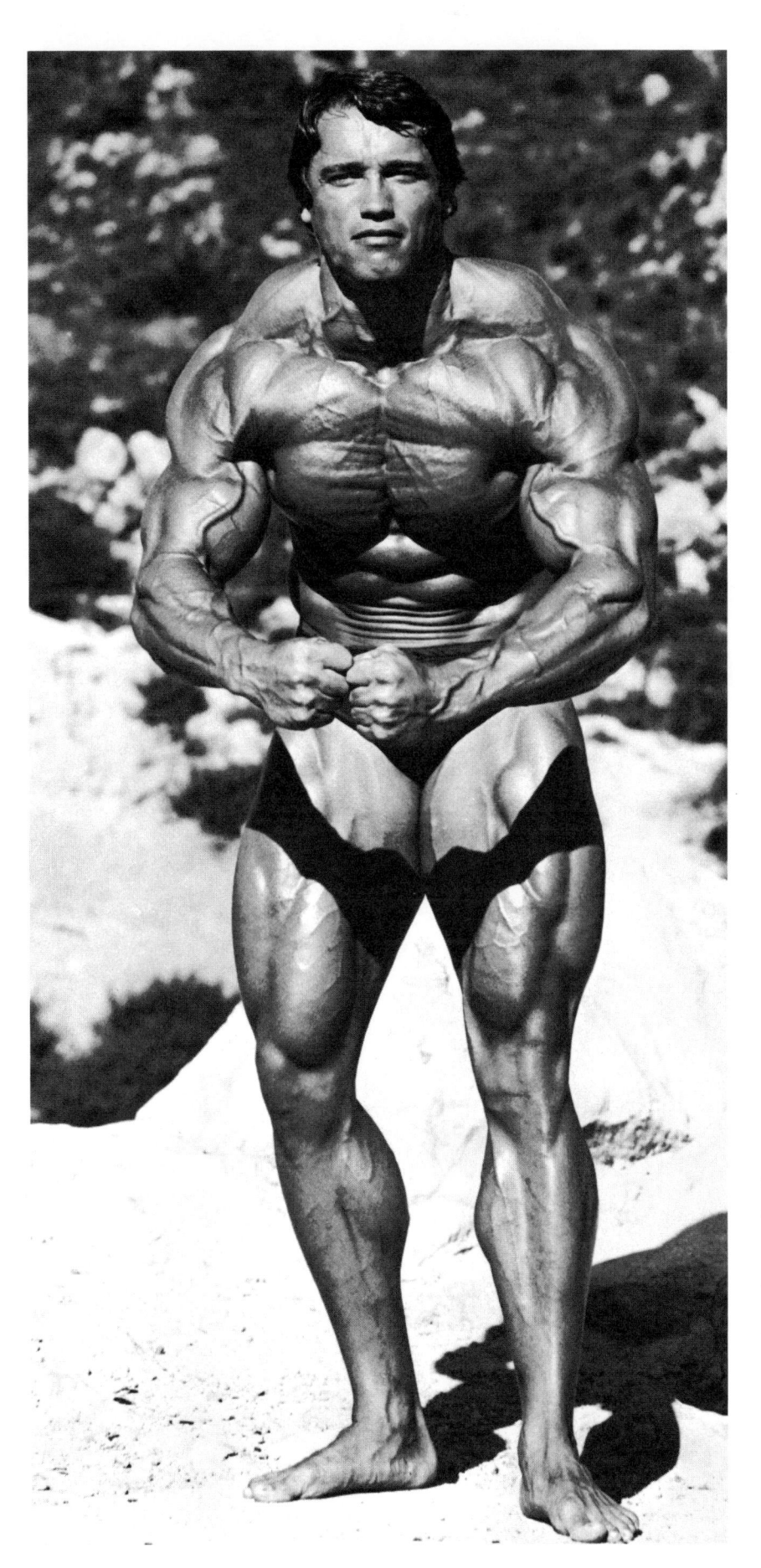

我總會在自己的自選姿勢中，加入傳統的最大肌肉姿勢，因為這能同時凸顯我的肌肉尺寸和過人的線條清晰度。如圖中一樣向前彎，就也能強調斜方肌的發達程度。

凱文・萊弗隆展現 2 個最大肌肉姿勢的變化型。

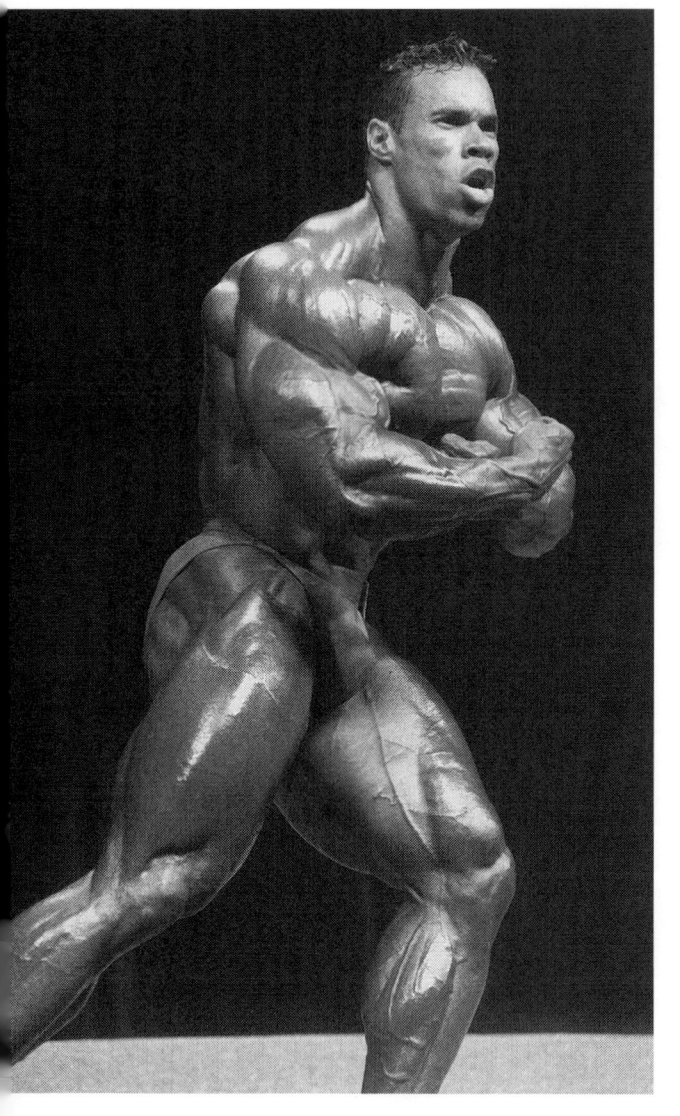

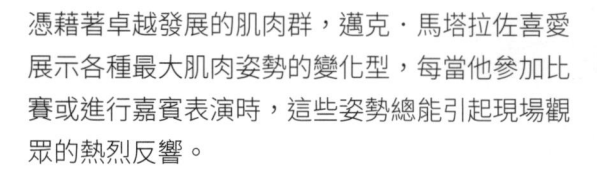

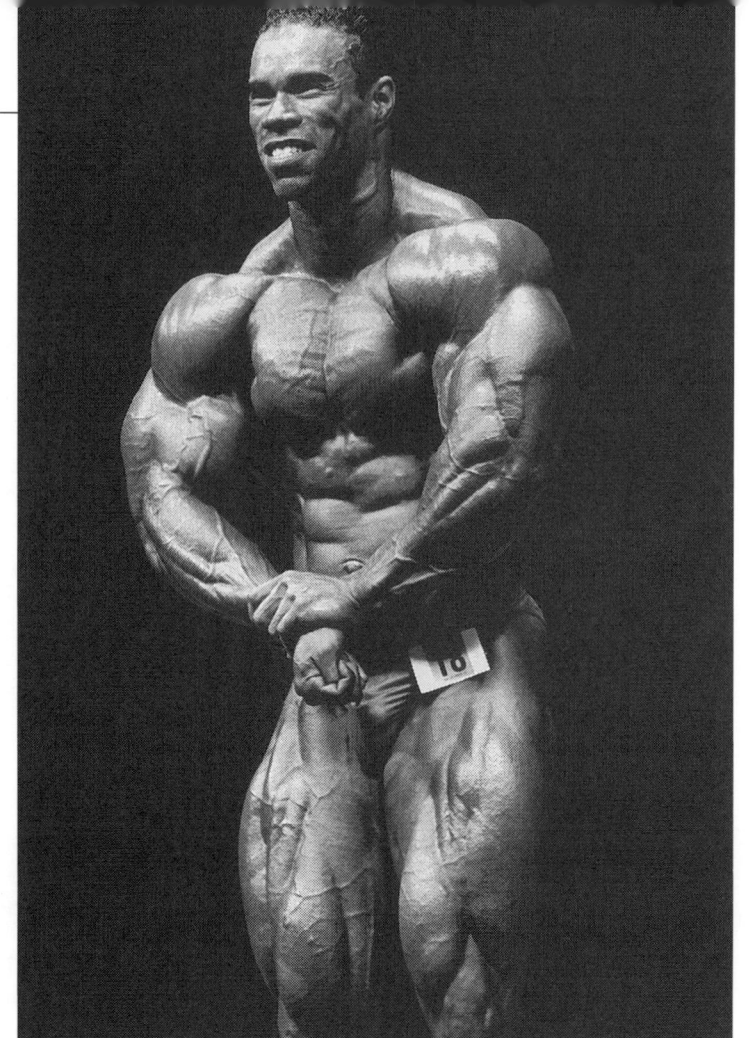

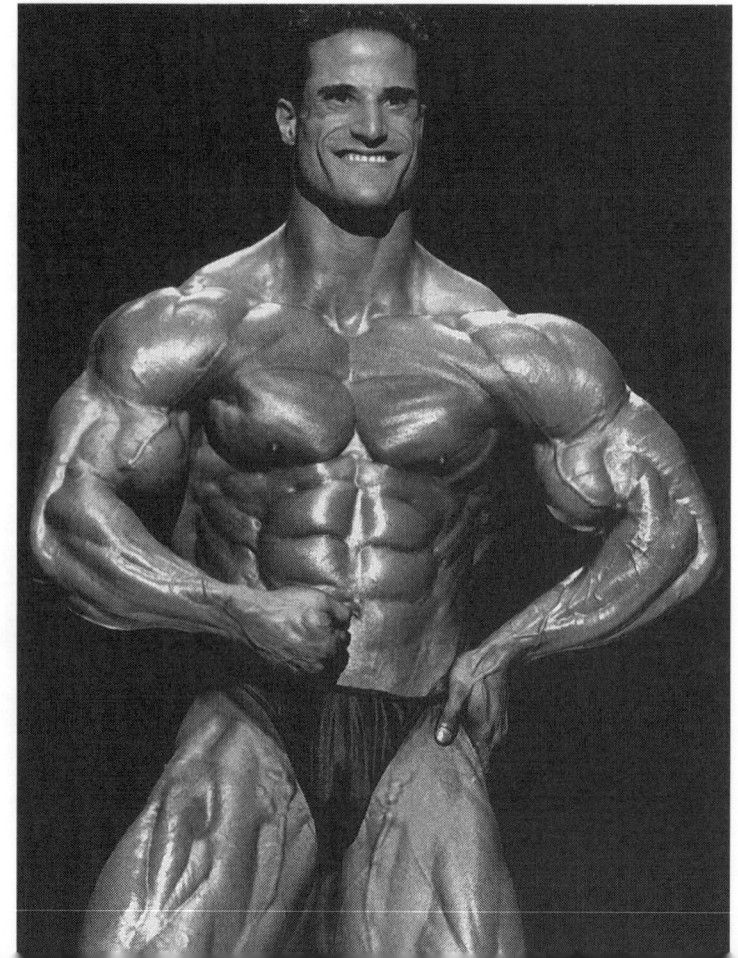

憑藉著卓越發展的肌肉群，邁克・馬塔拉佐喜愛展示各種最大肌肉姿勢的變化型，每當他參加比賽或進行嘉賓表演時，這些姿勢總能引起現場觀眾的熱烈反響。

1

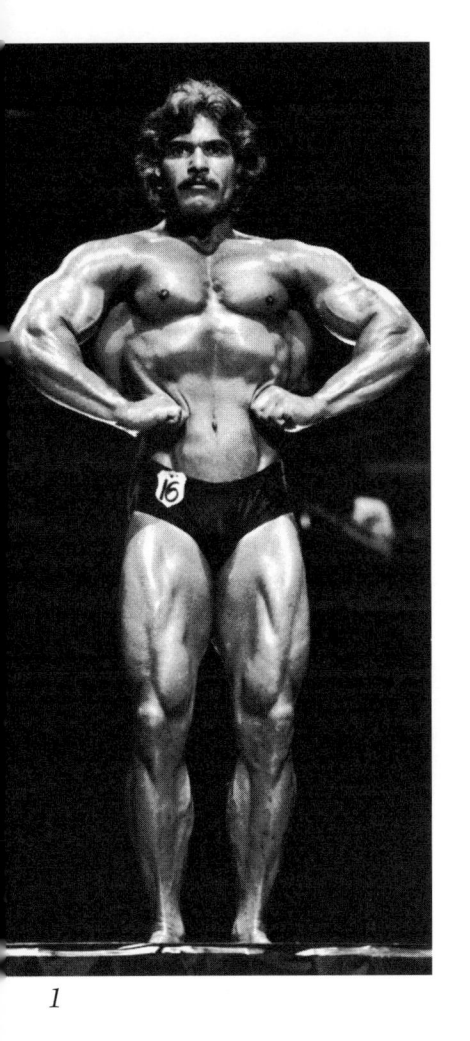

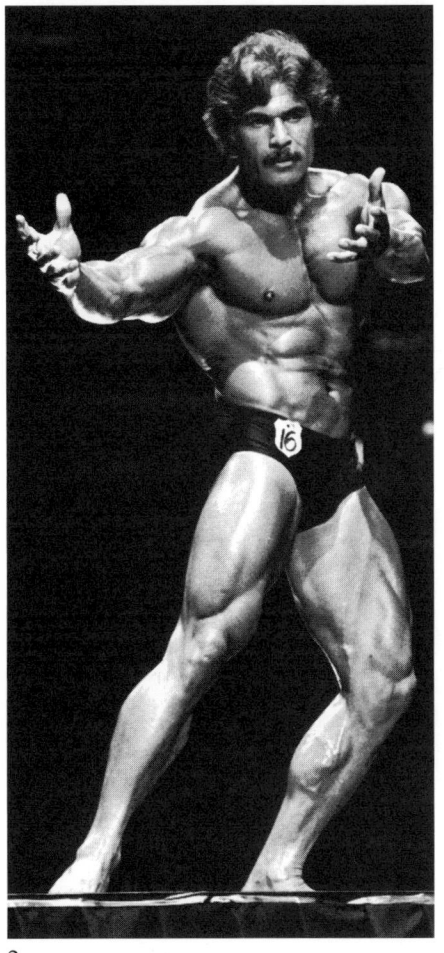

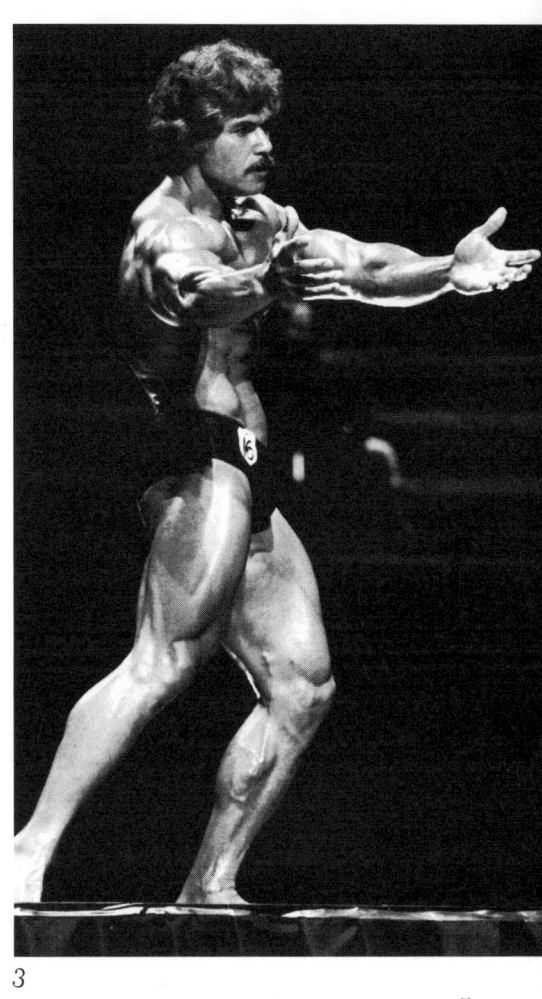

2

3

4

5

艾德‧科尼被視為其中一位史上最會擺姿勢的人，不僅因為他精通於每一種個別姿勢，也因為他將姿勢之間的銜接看得和姿勢本身一樣重要。科尼發展出一套兼具優美和動感的自選自由擺姿，且精心組織，讓他的優勢能被凸顯出來，並盡量掩蓋缺點。

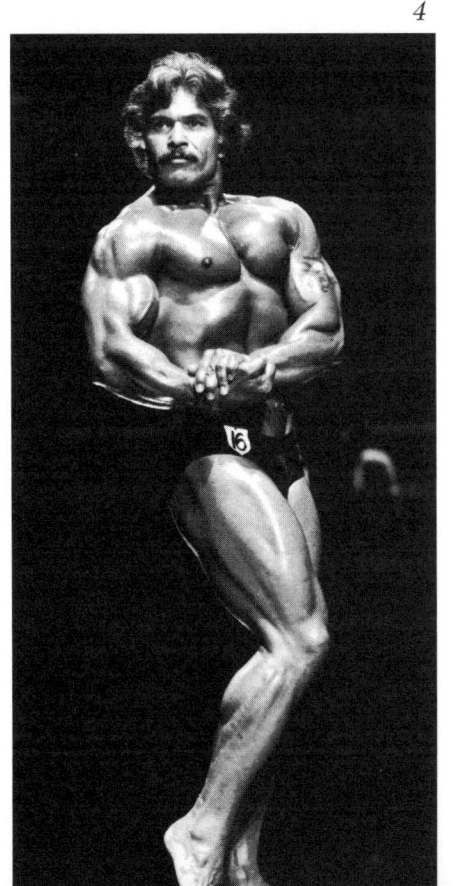

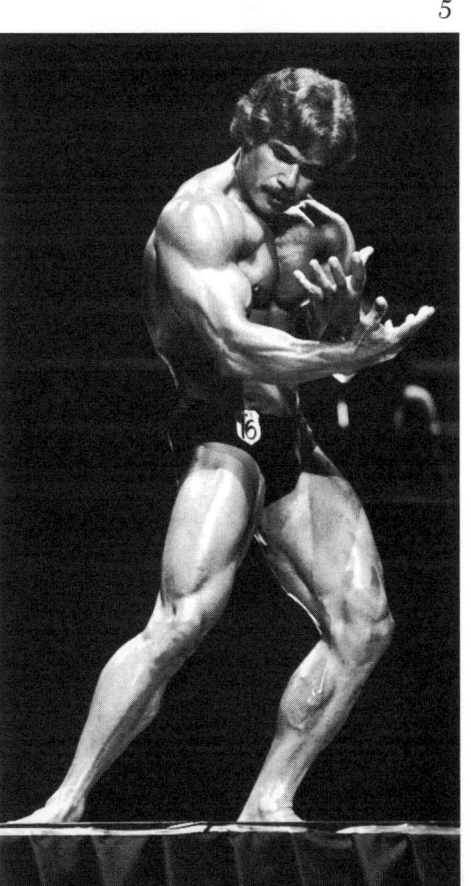

6

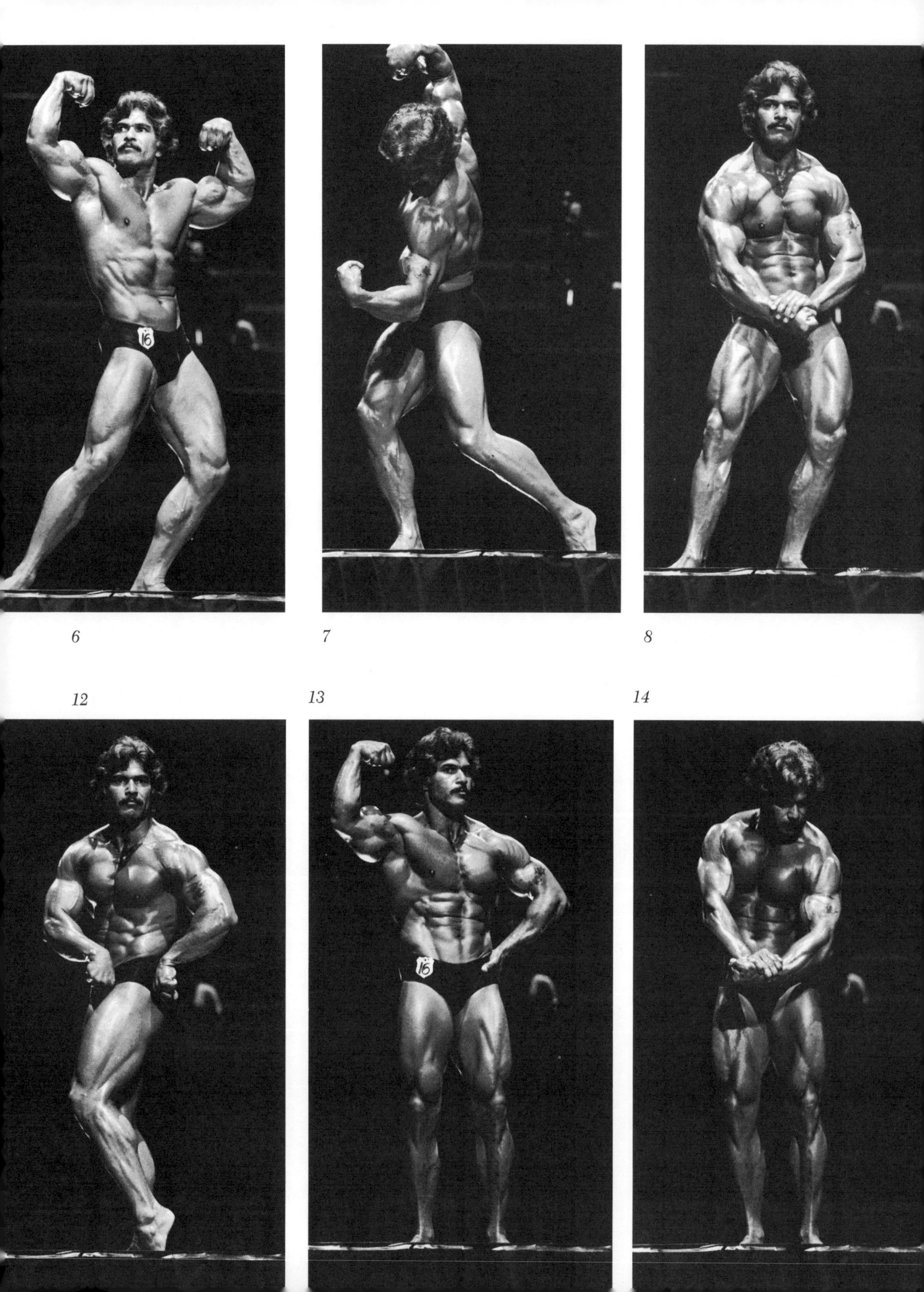

7

8

12

13

14

9

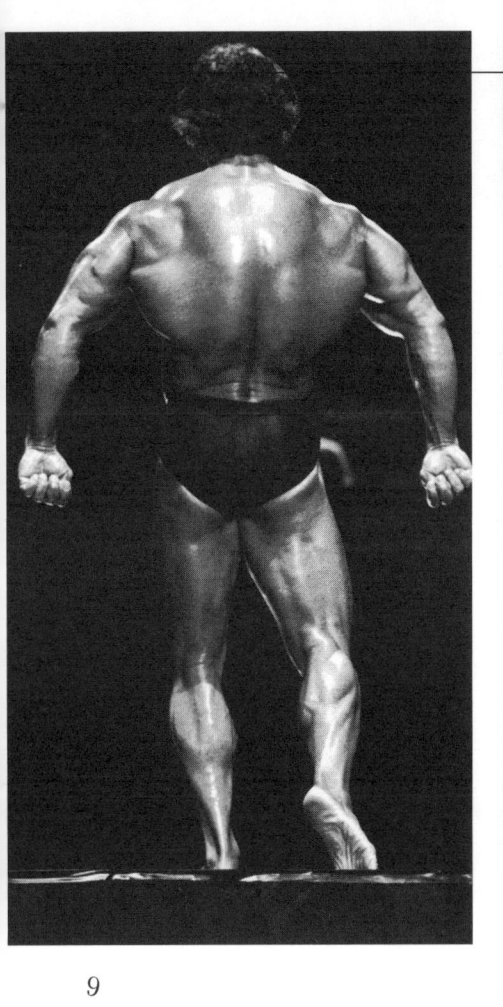

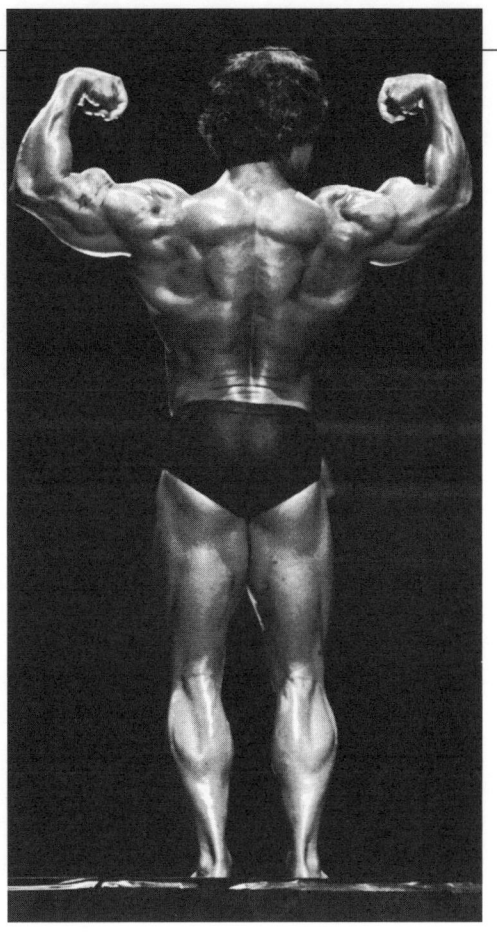

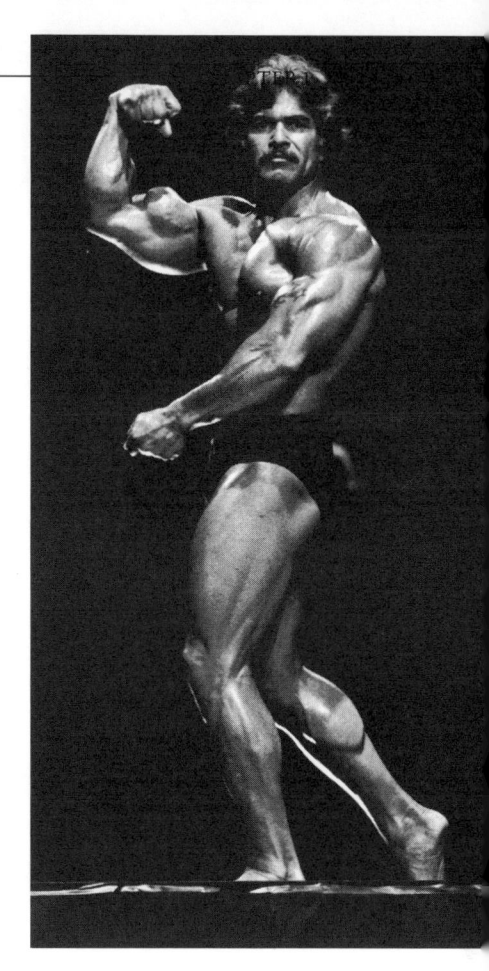

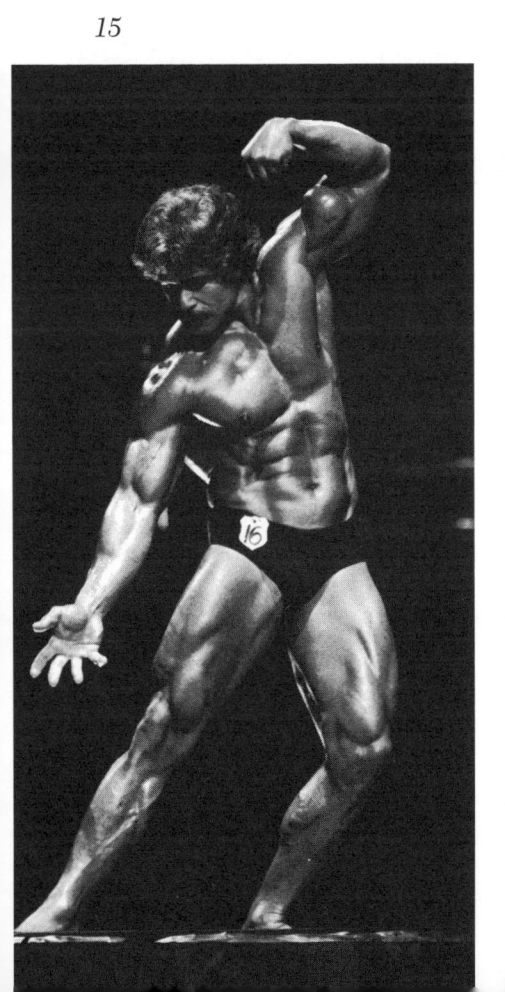

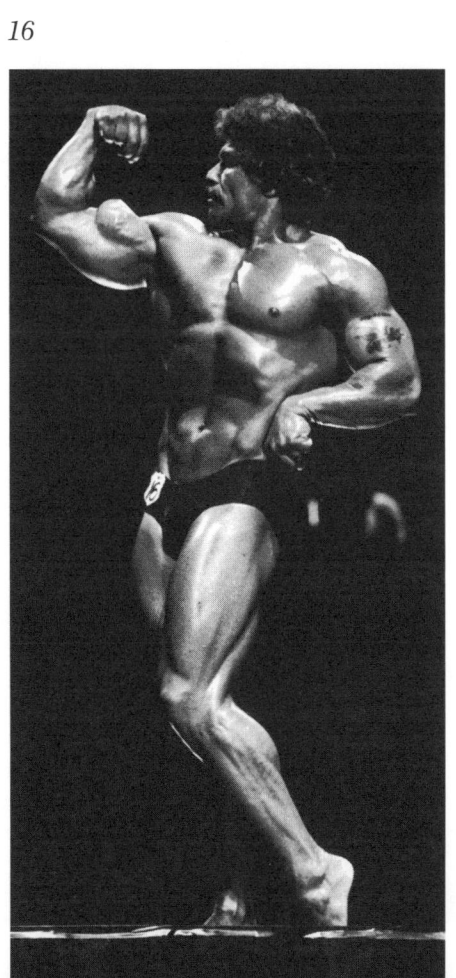

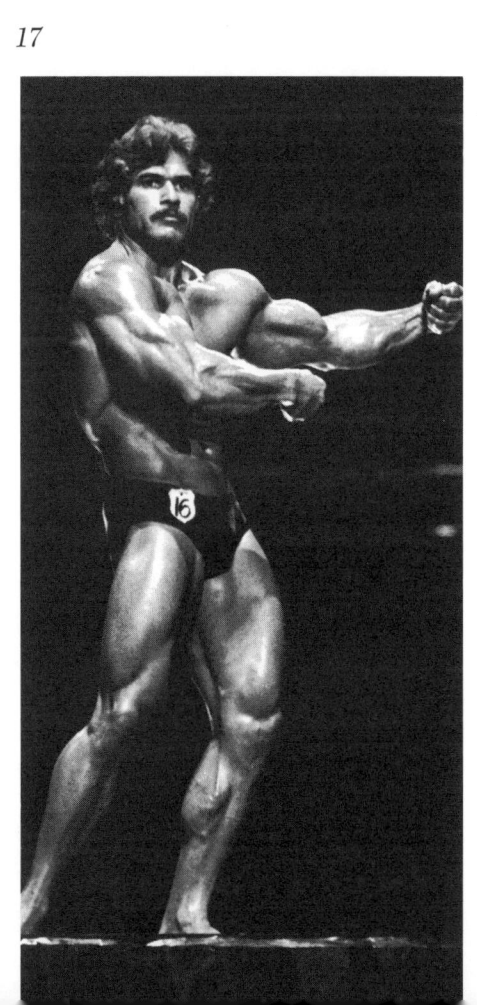

10

11

15

16

17

18

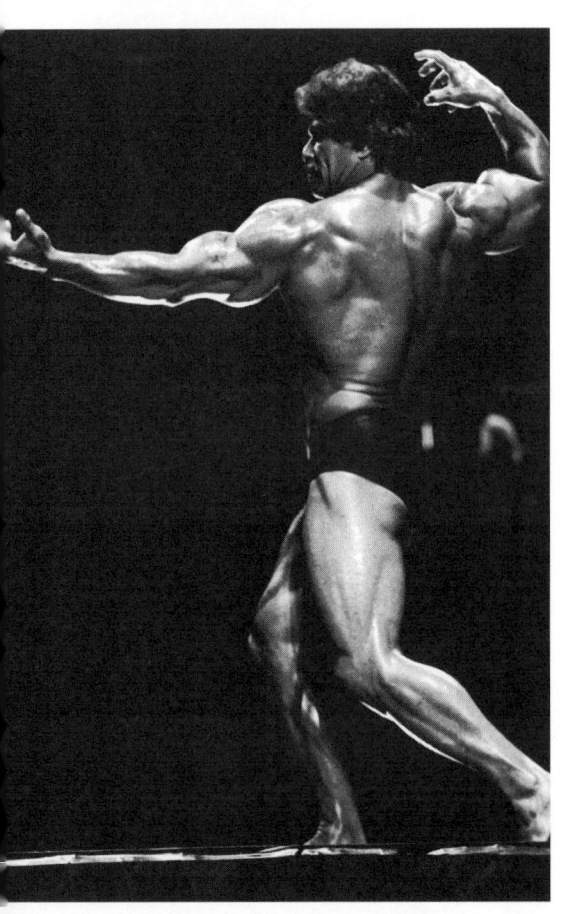

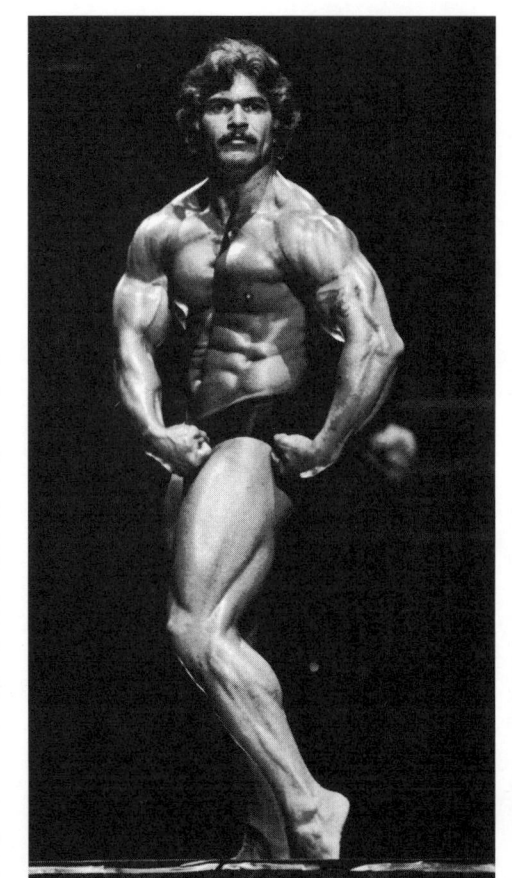

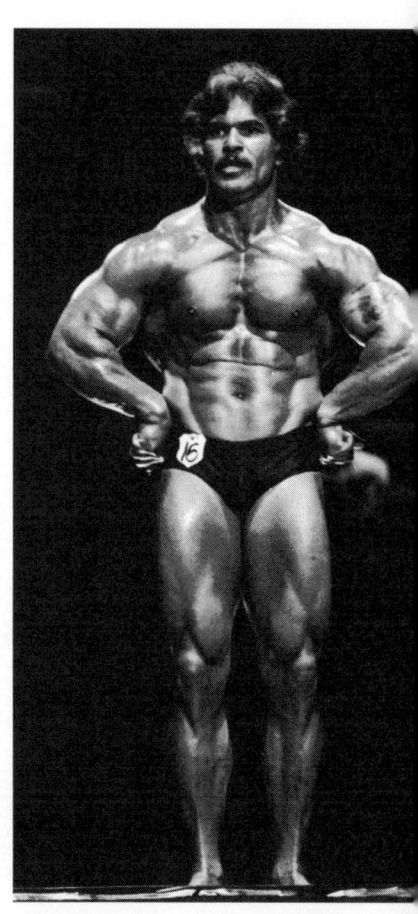

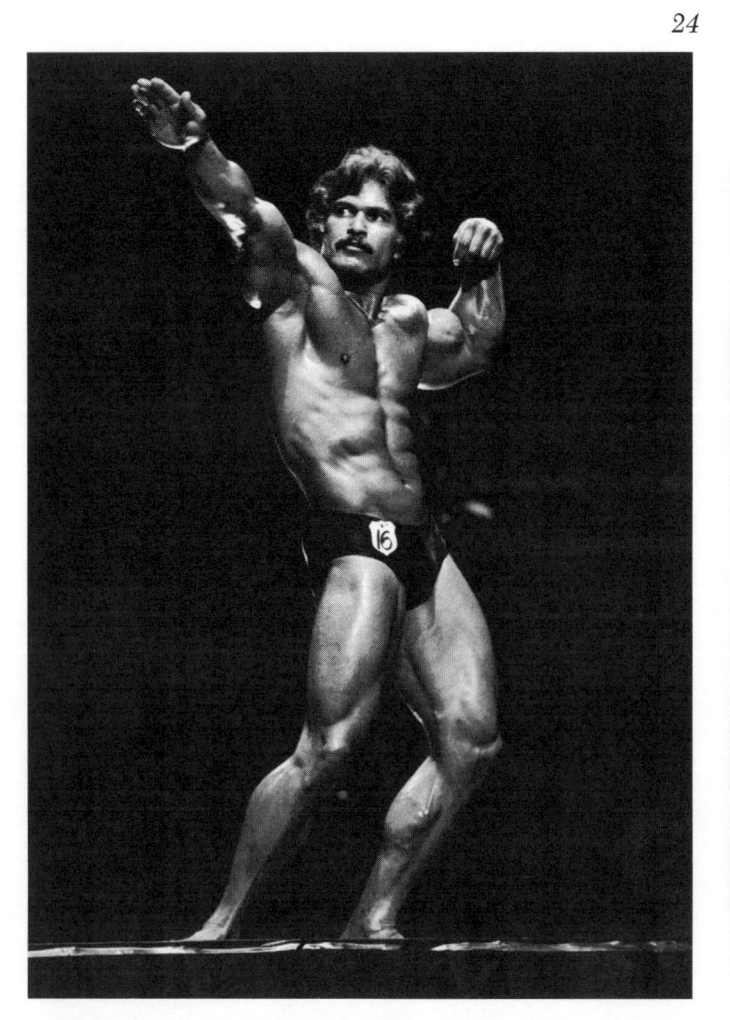

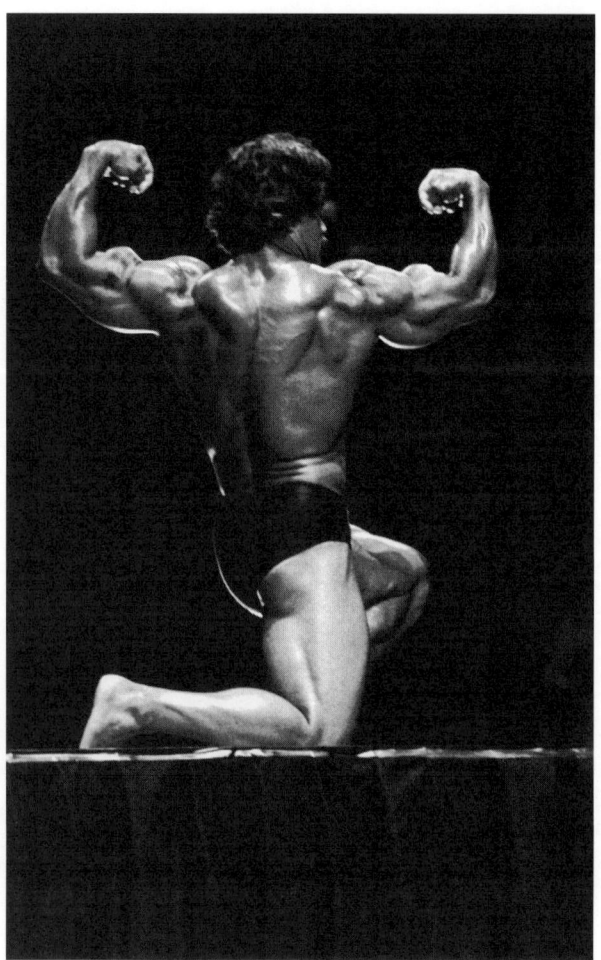

19

20

24

25

21

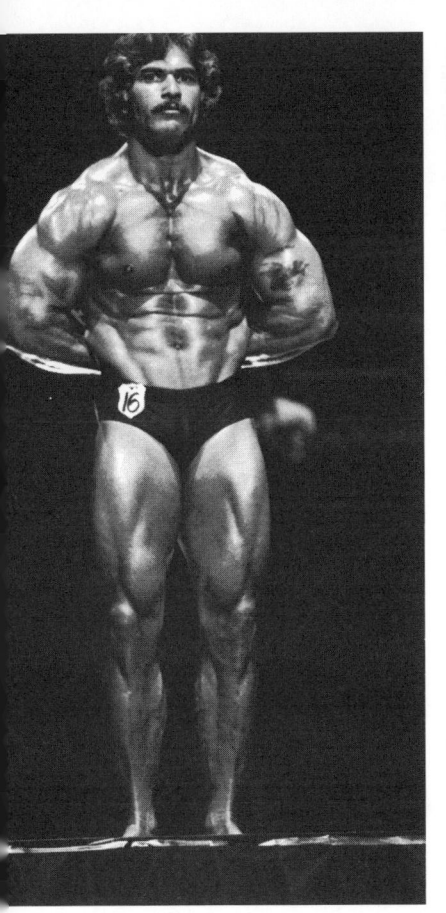

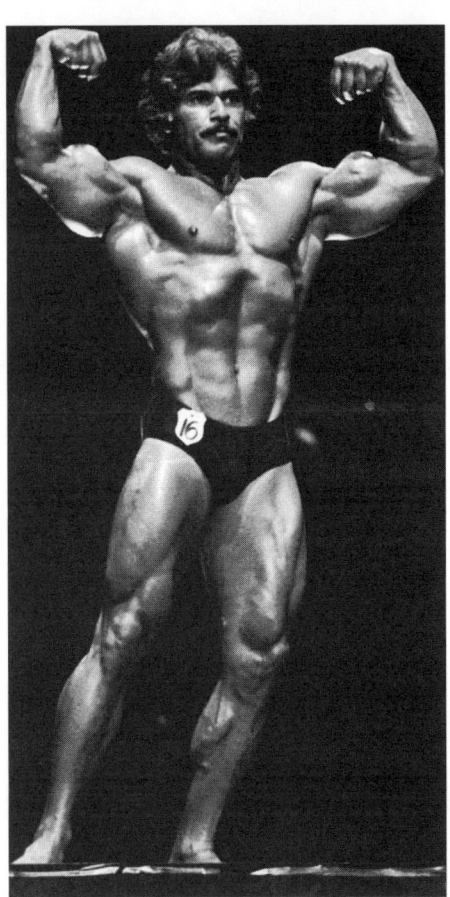

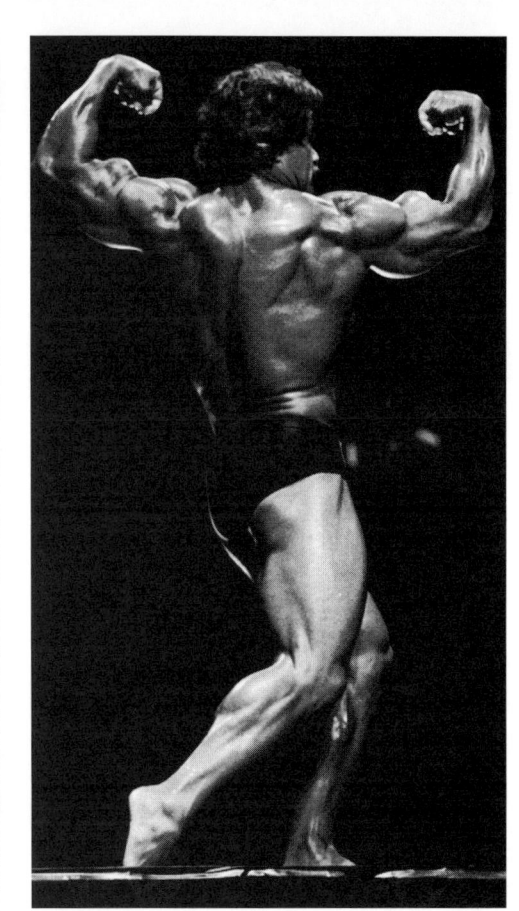

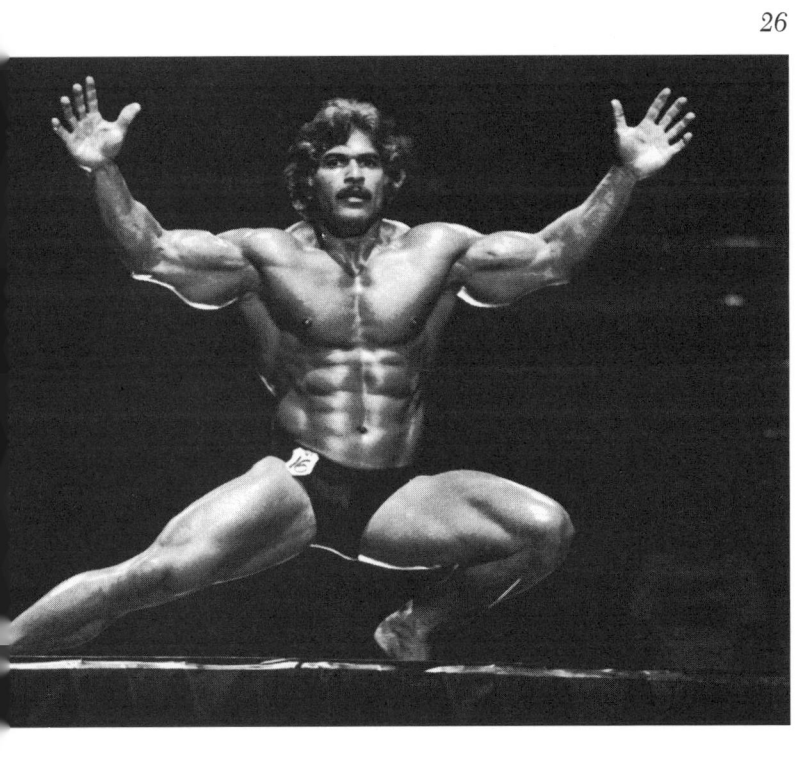

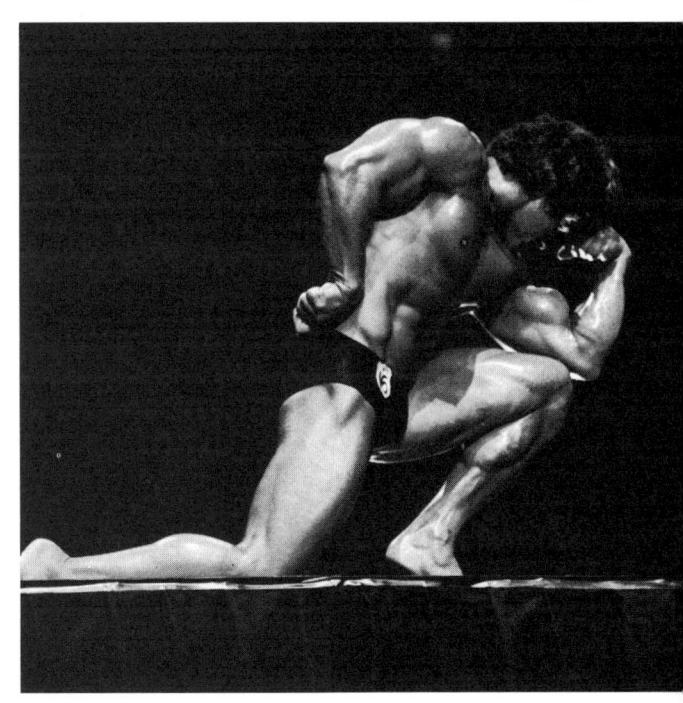

22

23

26

27

另一件所有健美運動員都需要學習的功課，便是如何控制擺姿的速度。面對比賽的壓力和興奮，腎上腺素會大量分泌，這會加劇你想快速擺姿勢的衝動。就算像邁克・門澤這樣富有經驗的健美運動員，在 1979 年奧林匹亞先生比賽中，與弗蘭克・贊恩進行擺姿對決時，也發現自己有這個問題。邁克不停加快他擺出姿勢的速度，而弗蘭克則冷靜且有意識的完成每個姿勢。這讓弗蘭克顯得更有自信且掌控全局，最終也因此贏得了比賽。

　　我總試著讓擺姿的節奏相當，以數到 3 的速度為每個姿勢計時。我認為，若每個姿勢都值得展示，那也就值得保留足夠的時間讓所有人都能好好欣賞，同時也讓雜誌攝影師有時間拍攝他們需要的相片。

　　只要能獲得觀眾的肯定，就算你需要在擺姿之前稍微晃動一下身體再進入狀態，也沒有關係。這也是在眾人面前表演的經驗極其重要的原因。要留意觀眾的反應，因為他們給你的回饋可能會非常有幫助。記住，健身房裡的鏡子所反映的資訊畢竟有限。

　　在擺出能讓觀眾驚豔的姿勢時，更要特別留意擺姿的準備過程。你經常會在優秀的背部展示中看到這種情況：健美人將肩胛骨收緊，雙手握拳叉腰，維持這個相對簡單的姿勢大約 5 秒鐘。然後他才終於緩慢地展開背闊肌，讓觀眾看到驚為天人的背部發達程度。

　　好的擺姿過程是表演藝術，就如同所有的表演藝術，好的時間掌控是至關重要的。你應該在表演的高潮時刻就結束演出，避免虎頭蛇尾。透過你的自選姿勢讓氣氛逐步升溫，並將最精彩的姿勢和表現留到最後，觀眾會被你的表演所娛樂，並充滿興奮與滿足感。優秀的擺姿也像交響樂：快速與和緩的動作相互交織；保持動態的持續變化。先是快速且戲劇化的動作，接著緩慢而優雅的姿勢。這之間充滿了節奏和情感。正是在這種變化中，達到健美運動的最高表現水準。

　　當今許多健美運動員會尋求協助來編排自己的自選姿勢。一些人會向專精這類工作的健美選手請教。而另一些則會尋求外部的專家，如專業編舞者。也有許多「如何擺姿」的影片教學可供參考。當你參賽的層級越高，擁有適合自己、令人驚豔、架構完整的自選姿勢，就變得越加重要。這往往是贏得比賽與失利間的關鍵差異。

　　但採用不合適的編排風格，也會造成災難性的後果。1981 年克里斯・迪克森聘請了一位舞者來設計他的自選姿勢。過去在舞台上總是很優雅的克里斯，這次反而呈現出類似於霹靂舞的動作，甚至很糟糕地模仿了麥可・傑克遜的月球漫步。第 2 年，克里斯非常聰明並從

錯誤中學習，重拾了更適合他的風格，在倫敦展示了一套充滿戲劇性的自選姿勢，並搭配歌劇音樂，最終贏得奧林匹亞先生的冠軍頭銜。

一位著名的健美運動員在他的研討會上建議過，健美選手絕對不該做過於戲劇化的動作。他指出，從背部姿勢直接切換到正面姿勢並不理想，而是應該從背面姿勢先轉向側面，再回到正面。有時候你確實該遵照這項建議，但有時出乎意料的動作也會很有效，例如多利安・耶茲那充滿戲劇性的最大肌肉姿勢，他會收縮上半身、將一條腿用力推出，展現出一種神話般的怪物形象，讓自己成為舞台上的焦點。

過去的評分方式

過去健美比賽的實施方法和現在有所不同。過去，除了要展現運動能力，健美運動員也需要對談，回答問題並呈現他們的思考方式及表達能力。評審也不總是坐在桌子前打分數。在一些比賽形式中，評審會一起離開座位，討論並辯論各位參賽者的特點和優勢。

在 1969 年於紐約舉辦的奧林匹亞先生比賽中，我獲得了一次很有趣的經驗。主審萊羅伊・科爾伯特把塞爾吉奧・奧利瓦和我帶下舞台，進到後面的房間，像一位法官將各方當事人召集到辦公室進行討論一樣。他把其他評審召集過來並圍成一個圈，並告訴我們這次的比賽結果非常接近，因此他希望評審能夠更清晰地觀察我們的身體條件，而不被展示和表演的動作分散注意力。「我們就單純只看身體本身。」他說完，開始喊出讓我們對決的姿勢。那一年由於這個評審形式，塞爾吉奧奪得勝利，因為他的身體線條更乾淨俐落。但是隔年情況調換，我的身體變得更緊實，而他的狀態則有所下滑，因此這種不常見的評分方式這次反而對我有利。

當然，這不是當今會採取的評分方法，而評分方式本就會隨著時間推進而改變，且比賽的重點在於展現你最佳的體態，並能夠根據各個主辦機構決定的評審方式靈活應變、適應比賽流程。

選擇第 3 回合賽事的配樂

早期在這項運動中，健美運動員在比賽和展示時，並不會依據特定的音樂作表演。儘管通常會播放音樂，但只是作為背景音樂而已。選手的個人姿勢表演並不會特別配合音樂的情緒、風格或節奏。

在1950年代，雷格·帕克是首位搭配特定音樂擺姿勢的健美選手，那首歌叫做《玻璃山的傳奇》（The Legend of the Glass Mountains）。他的妻子是位芭蕾舞者，因此他很熟悉在舞台上融合音樂及動作的概念，其實跟舞蹈表演一樣。因此，毋庸置疑，當其他健美選手看到這麼做的效果有多好後，大家也跟著效法。

在我投入健美運動的時候，原本就對音樂一竅不通，為此我請專家們推薦不同風格的音樂，看看有沒有機會融入我的自選姿勢。最終，由於我有著壯碩又具戲劇性的體格，我也選擇了磅礴又充滿戲劇張力的音樂，電影《出埃及記》（Exodus）的主題曲。另一邊，當時的奧林匹亞先生克里斯·迪克森，同時也是位歌劇演唱家，他擺姿時則搭配非常戲劇化的歌劇主題曲。事實上，在電影《鐵達尼號》大獲成功後，許多健美選手也開始採用電影配樂融入自己的演出。

但也要小心，不要使用時下太受歡迎的音樂，否則你可能會是一場比賽中第3位使用同一首歌的參賽者。像有一段時間，似乎所有健美選手都在擺姿時搭配《火戰車》（Chariots of Fire）或《虎之眼》（Eye of the Tiger）這兩首歌。

同時，選擇適合你、對你有幫助的音樂，也非常重要，而不要只選擇流行的音樂。以美學著稱的弗萊克斯·惠勒，若使用硬派風格多利安·耶茲的音樂，就行不通。我曾見過身形較矮、體型較小的健美運動員，試著搭配我使用的音樂來擺姿。我很感激他們作為粉絲展現對我的喜愛，但這會造成很荒唐的效果，有其中2個原因：①音樂對他們在舞台上呈現的體格來說，太過戲劇化。②使用任何與著名冠軍選手容易產生連結的音樂，並不合適。

音樂的長度也很重要，因為你表演的時間越長，越有可能讓評審感到無趣。我將自己的自選姿勢維持在2分鐘左右，擺出大約20-22個姿勢，向評審展示完我出色的體格發展後，就離開舞台，讓這場演出簡短但充滿看點。擺姿時間越長越有風險，但也不是不可行。當佛朗哥·哥倫布奪得1981年奧林匹亞健美先生冠軍時，他自選的自由擺姿耗時4分鐘又15秒，比所有參賽選手都還要長！他不停在表演中建構戲劇衝突，讓評審感到驚艷，接著在他們以為已經看過所有東西時，又以新的招數或更有趣的方法來給他們驚喜。因此，他從評審們手上獲得極高的分數。

相反的，塞爾吉奧·奧利瓦則不是這樣的表演風格。他踏上舞台後，擺姿1-2分鐘，做大約14個姿勢，用他卓越的體態說明一切。

如何選擇音樂？

- 聆聽大量不同風格的音樂，不要只是那些你覺得具備娛樂性的，還要涵蓋古典樂、歌劇、流行樂、饒舌，任何風格。
- 試想這首歌是否能為你帶來和擺姿一樣的感受。
- 試著配合不同的音樂選段做擺姿，看看音樂和你擺姿勢的風格是否協調。
- 進一步要做的，便是錄下你的擺姿過程，並在觀賞影片時邊聽音樂。問問自己兩者足夠和諧嗎？也可以請你的朋友們給你提供建議。

記住，你不是非得照著錄音室版本的音樂來使用。你可以採用音樂中不同的選段，甚至擷取不同音樂中的片段，並結合在一起。當今有許多健美選手會去混音室，製作出一首融合多種元素的擺姿音樂，讓他們在個人呈現時更具戲劇性。若這項工程做得好，效果便會非常出色。例如，當文斯・泰勒在自選姿勢中，展現了電影《魔鬼終結者》中的一個角色，便令觀眾驚奇不已。他之所以會成功，是因為他本身就善於擺姿勢，而且顯然在製作音樂和自選姿勢上投入了極大的努力。但是當其他健美選手想模仿他，卻缺乏相同的技術和音樂水準時，整場表演反而會顯得笨拙，這絕非是你希望留給評審的印象。請記得，就算自由擺姿的過程可以充滿娛樂性，重點仍應放在說服評審你有著絕佳的體態。

順便一提，除了選擇合適的音樂、進行剪輯並搭配音樂練習擺姿勢外，多帶 1 盒錄音帶參加比賽，也是一個很重要的預防措施。你至少需要 2 盒錄音帶，一盒用於練習，另一盒則交給後台的音樂負責人。但我建議你帶 3 盒錄音帶。這是為了以防萬一，以免你的比賽錄音帶丟失，或是錄音機意外把他「洗掉」。考慮到比賽前發現自己沒有音樂可用所帶來的打擊，多準備錄音帶是一項非常划算的保險。

總而言之，請確保你選擇的音樂符合以下標準：

1. 長度適中，足夠你展示令人驚艷的自選姿勢，但也不要長到讓評審和觀眾感到無聊。在業餘比賽中，自選姿勢的時間通常都有限制（最好提前向主辦方或推廣單位確認），但職業等級的賽事中，則沒有這方面的限制。

2. 你選擇的音樂速度感和節奏，應該要契合你想展示的自選姿勢。你不會希望被音樂趕著加快或拖慢了速度，甚至被迫配合讓人不舒服的節奏。
3. 如我們討論過的，音樂的情緒和氛圍應該要與你的擺姿風格相輔相成。使用古典樂作為背景的自選姿勢，應該會和使用搖滾樂作為背景的自選姿勢有很大不同。
4. 若在音樂中有歌詞或特殊音效，應該確保它們不會分散你擺姿的注意力。
5. 音樂應與你個人的體型相符。一位體型較小、較具美感的健美運動員若選擇搭配宏大、命運感強烈的音樂，可能會顯得不太合適，這類音樂通常更適合龐大、大力士般的體型。

無聊因子

在一些比賽中，會有多達 30 位不同的健美選手輪番上場展示。就算你和我一樣是健美運動的忠實粉絲，要整場坐定觀賞比賽也很困難。許多時候，我甚至發現自己在看完前 3-4 組展示後，就開始昏昏欲睡。問題便出在於，許多健美選手的表演方式過於單調無趣。

許多人試著以戲劇化的方式呈現，卻徒勞無功。例如，音樂播放一段時間後，才看到參賽者緩慢從側台走出，站到舞台上。這樣做的意義何在？多麼浪費時間！最好的方法就是站上台、音樂一響，馬上開始展示姿勢。這是個健美比賽，因此重點在於用你的體格來讓觀眾留下深刻的印象。當你被叫號時，你就該立刻走上舞台，展現你的真本事。我們不需要看你翩然漫步走上舞台。

針對第 4 回合擺姿對決的練習

在第 4 回合中，你和其他出色的參賽者一起站在台上，簡單擺出一些規定姿勢，接著就可以自由地展示任何你想要的姿勢，這時評審會觀察你的體格，並作出最終評分。在這一回合中，你並不會按照固定的自選姿勢進行表演，而是直接與其他選手競爭，吸引評審的注意力。評審大約只有 1 分鐘左右的時間來作出決定，所以你必須迅速且果斷地給他們留下深刻的印象。

在這短暫又緊湊的擺姿對決中，你最強大的對手和你一起站在

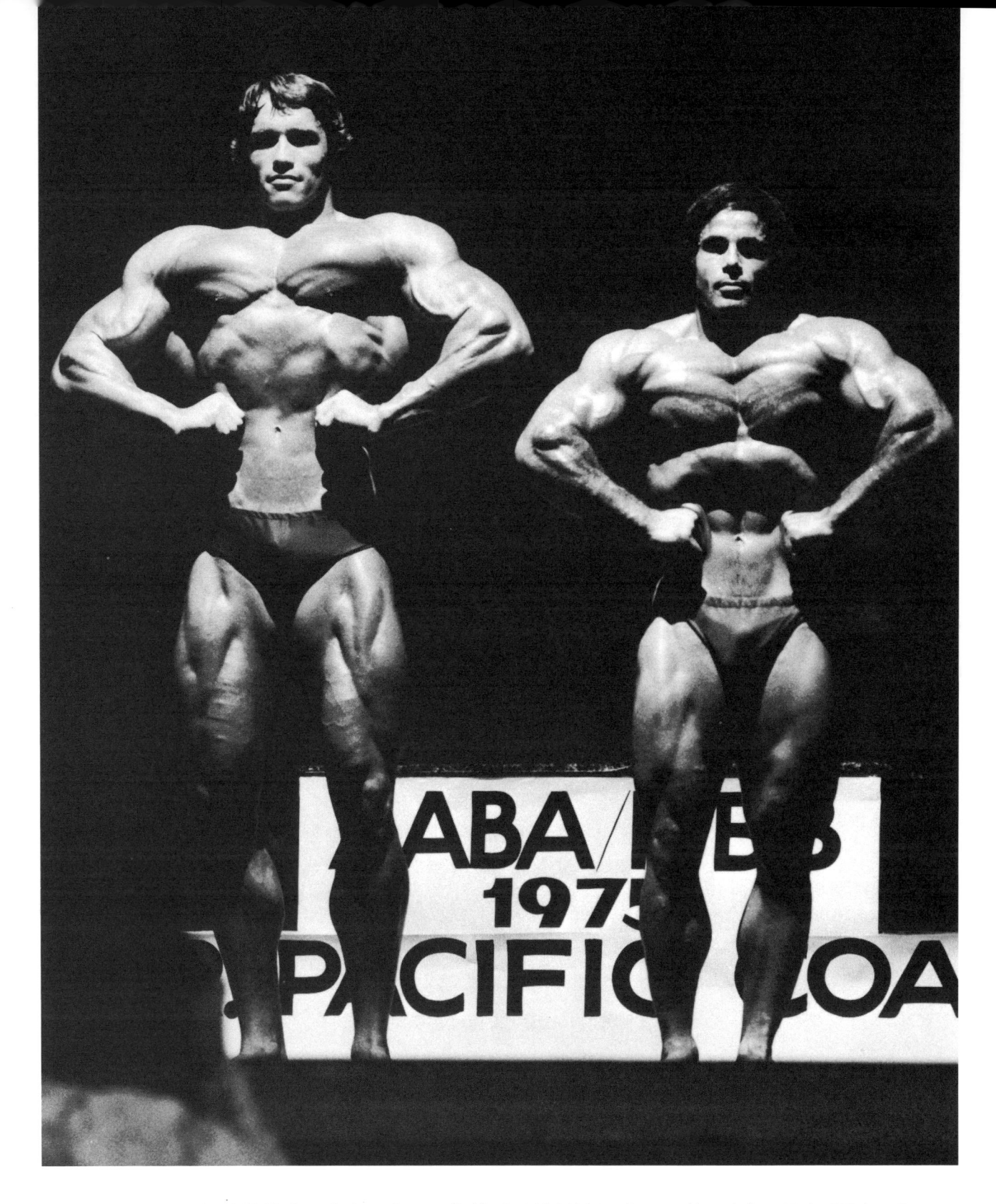

舞台上,這是一個絕佳的機會,來向評審展現你就是最值得被評為冠軍的選手。然而,想透過擺姿來達到這個目標,你必須善用你的心智。高水準擺姿的心理面幾乎更多於生理面,就像是一場3D立體的對弈競賽。

　　進入自由擺姿對決的階段時,每個人都已經很疲憊了,一整天都在預賽中擺姿勢,又在晚場秀的壓力下展示自由姿勢。在這種時候

接下來的6張系列照中,展示了我所謂的「防衛姿勢」。在這場比賽中,我擺出正面背闊肌姿勢後,佛朗哥也緊接著擺出一樣的動作,而他的背闊肌可以說是世界上最出色。(6-1)

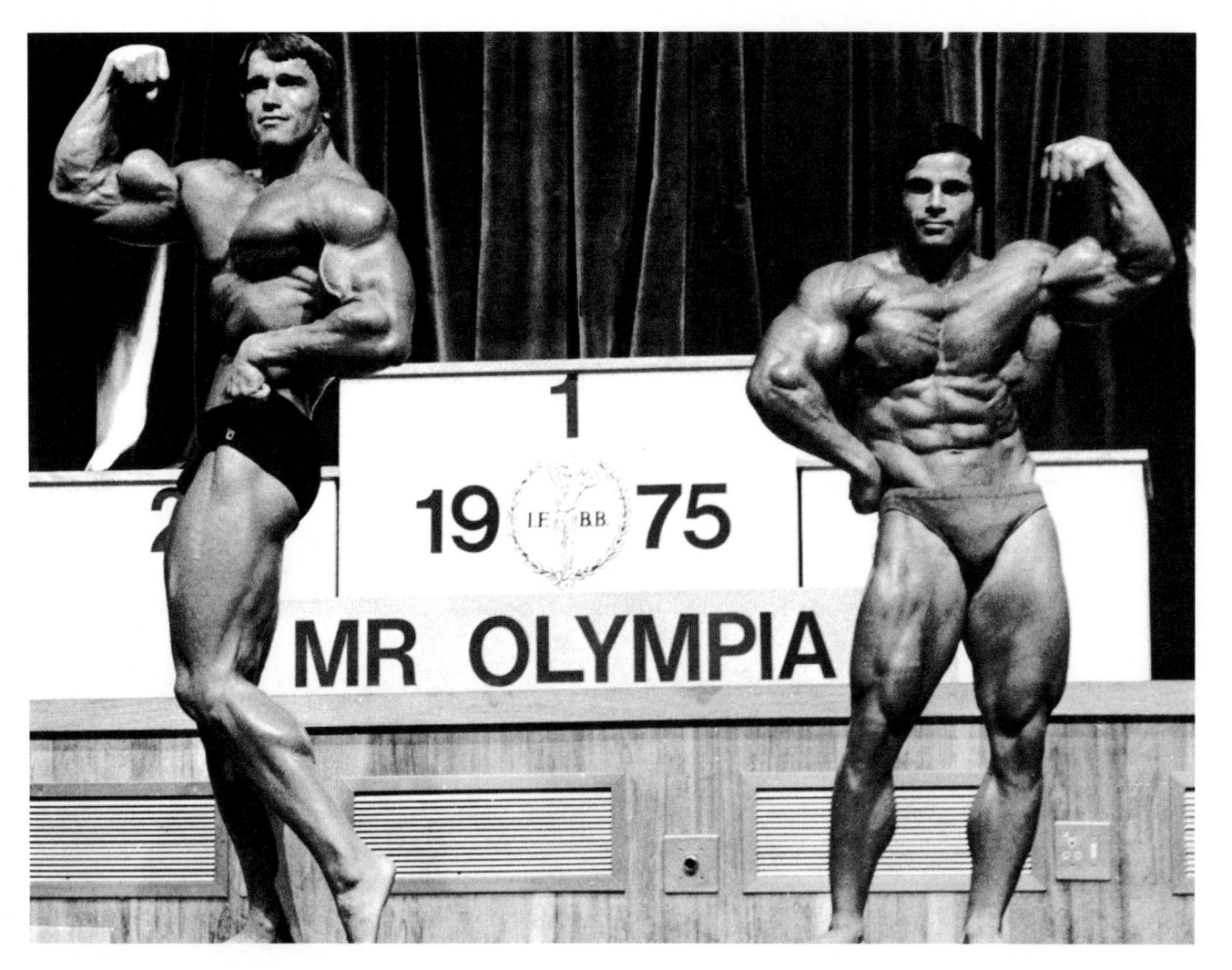

為了不在佛朗哥的背闊肌旁邊相形見絀，我馬上切換成二頭肌姿勢，善用我的身高優勢壓制他。面對這個情況，佛朗哥也擺出單手二頭肌姿勢，並繃緊腹肌。儘管我的腹肌形狀分明，但我並沒有準備好要用正面姿勢與他直接對決。（6-2）

非常容易鬆懈。我曾見過健美選手在擺姿對決進行到中段時，開始猶豫，迷失了節奏，接著隨便擺一個姿勢來避免自己徹底變成笑柄。心態和體力上的疲勞，會成為你在這個階段中最大的敵人。要避免在擺姿對決階段結束之前就身心俱疲，唯一方法就是做好充分的準備，反覆練習這種自由擺姿。只有持續的體能訓練和心理準備，才能讓你足以應對這一階段的嚴峻挑戰。

在為了比賽作準備時，我總會特意提前先了解我的對手。我會盡可能觀賞對手的擺姿錄影帶，並研究他們如何排列每一個自選姿勢的順序。我會找出對手在擺姿時的不一致性，這可能因為他對自己的自選姿勢不夠自信，或是還在尋找更好的呈現方式。若是自選姿勢流暢又連貫，則表示這位對手很滿意自己的表現，而我就會找出他認為自己展示最好的姿勢，並加強訓練。對我來說，這就像是在邀請我的對手進行一場決鬥，因為我知道優秀的競爭者總會提升挑戰的難度。我會全力以赴、展現更多強壯的肌肉、變換自選姿勢，從不同方面向對手突襲，完全打亂他的節奏。許多選手在擺姿對決時，僅展現自己最擅長的動作，而忽略了其他選手的表現。這種方法只有在你明顯優

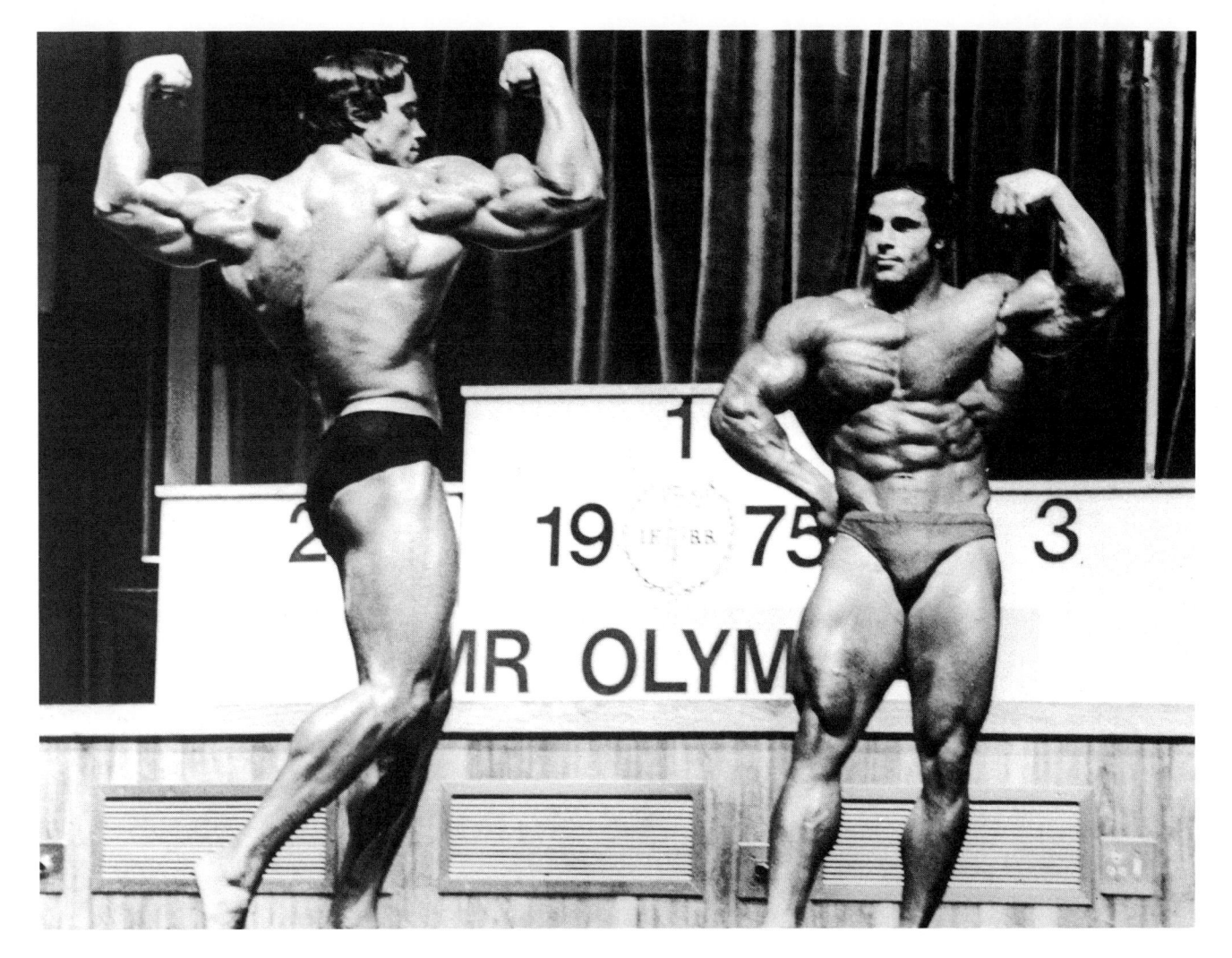

於其他選手時才有效，而在如今競爭如此激烈的環境下，這種情況實際上很少發生。

你不只要用力擺姿，還要用腦。我前面已經舉例說明過那位認為自己的股四頭肌可以和湯姆・普拉茲匹敵的健美運動員。他那樣絕對不是明智之舉！1975年在南非舉辦的奧林匹亞先生大賽，我和佛朗哥・哥倫布一起站在台上。他擺出了絕佳的背闊肌姿勢。當時，我對自己的背闊肌發展很有自信，但我也知道體型大小是我的優勢。因此當他展示自己的背闊肌時，我則擺出正面雙手二頭肌姿勢，強調和他相比我的體格有多麼壯碩，試圖讓他看起來更嬌小。又迅速接著擺出最大肌肉姿勢（證明我和對手有著相當的肌肉量），並隨後做了一個扭轉背部姿勢（證明我的背部有多麼出色）。我能夠連續做這3個動作，是因為我知道佛朗哥需要花很多時間來展現他的背闊肌。透過變換姿勢（且不顯得急躁），我成功地將評審的注意力從佛朗哥那邊，拉到我身上。

在另一個情況下，佛朗哥做了跪姿展示。由於我比他高出許多，加上我希望能繼續保持對決中的主導地位，所以我馬上擺出一個和他

輪到我反擊時：為了避免2個腹肌正面對決，我擺出四分之三轉身展背姿勢，來展示我的手臂，以及肩膀和背部的線條清晰度。（6-3）

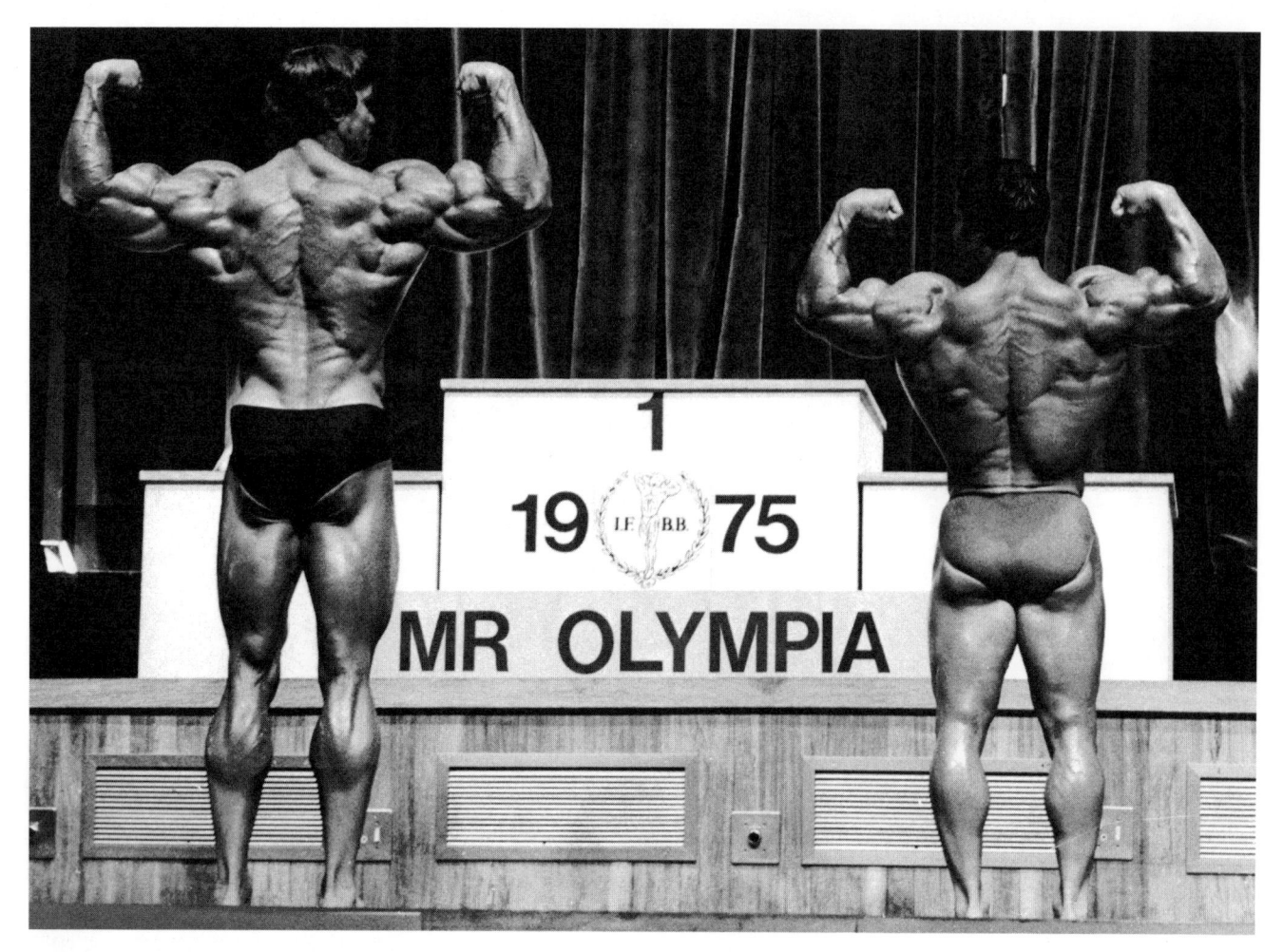

佛朗哥・哥倫布的下一個動作是背面雙手二頭肌姿勢。由於我深知自己的背部厚實、線條清晰度非常高，我和他擺出一樣的動作，讓評審看看我有多麼出色。（6-4）

高度差不多的姿勢。這個關鍵在於，最終的擺姿對決階段你必須根據同台競技對手的動作，來調整自己的姿勢，因此觀察力、創造力和善用智慧，都非常重要。想要精通這種策略，需要投注大量的時間，以及透過累積經驗來學習。但大多數的初學者不必過早擔心這些事情，應該要專注在盡可能完全展現自身的體格。若你真的想成為競技擺姿大師，那麼這就是在未來你會需要學習的「聰明」擺姿方法。

你也必須了解健美運動員就像拳擊手一樣，必須在比賽中找到自己的節奏。你在能力範圍內用盡全力，但不要過度。如果對手氣勢逐漸變弱，你應該降低一些自己的強度，保持剛好領先於他的位置。當你看到他擺出一個很好的姿勢時，你也要做出相等或更出色的動作。如果他的表現一般，你可以變換一些之前練習過的姿勢來保持節奏。你不該一次就用完所有最好的姿勢，而是將它們留到最後再發揮，給評審留下最絕佳的印象，讓你的對手一敗塗地。

如我之前所提醒過的，謹慎選擇你與對手交鋒時的策略。當我和塞爾吉奧・奧利瓦在1970年的奧林匹亞先生大賽上正面對決時，

佛朗哥·哥倫布和我都擺出最大肌肉姿勢,我們兩人都有信心比對方還要更優秀。(6-5)

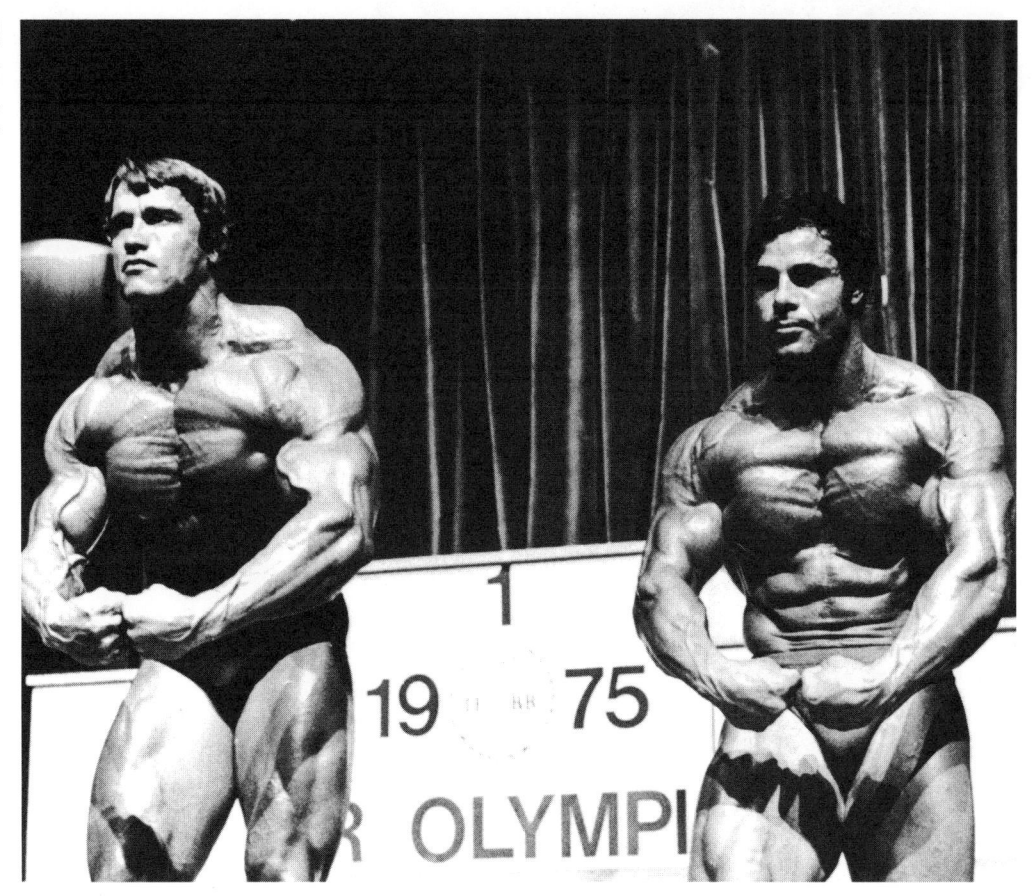

佛朗哥也在我試圖用身高壓制他時,善用跪姿這個技巧。如此一來,就算他真的比我矮小,這樣也不會減少評審對他的給分。(6-6)

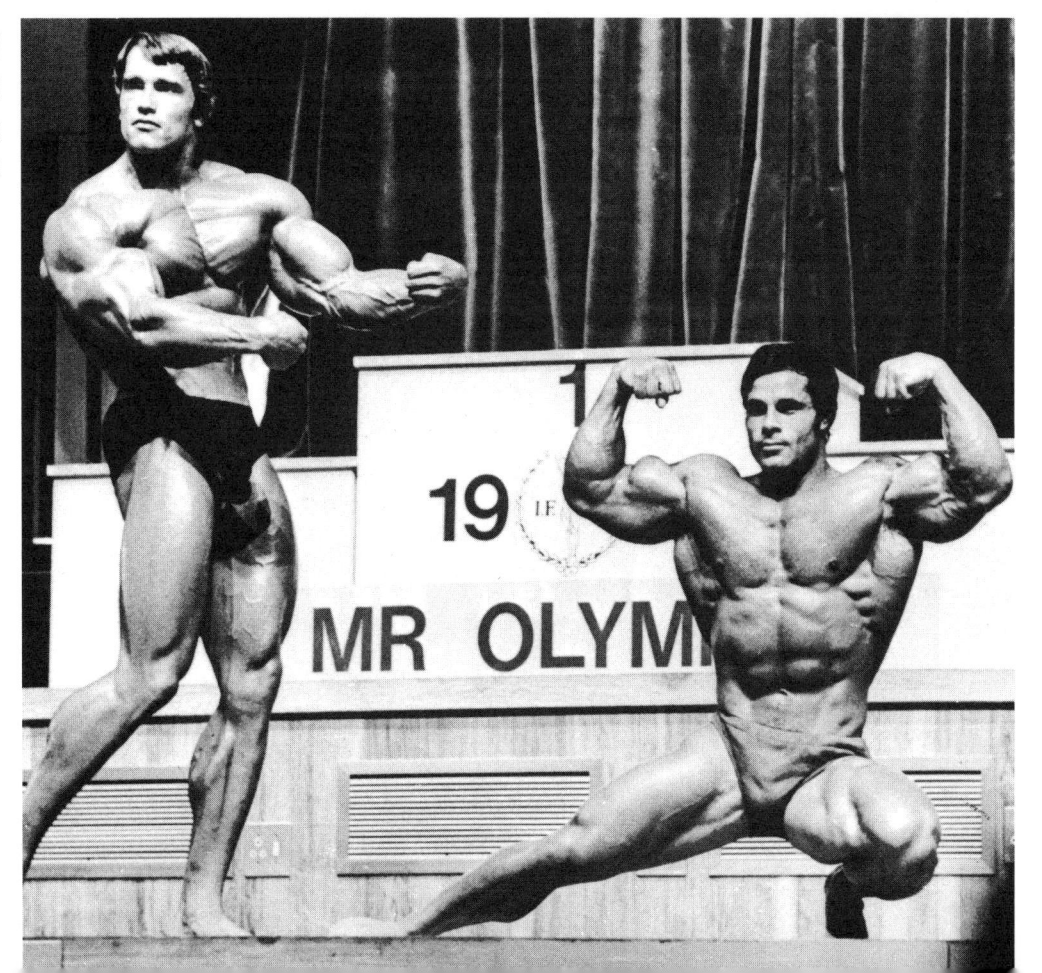

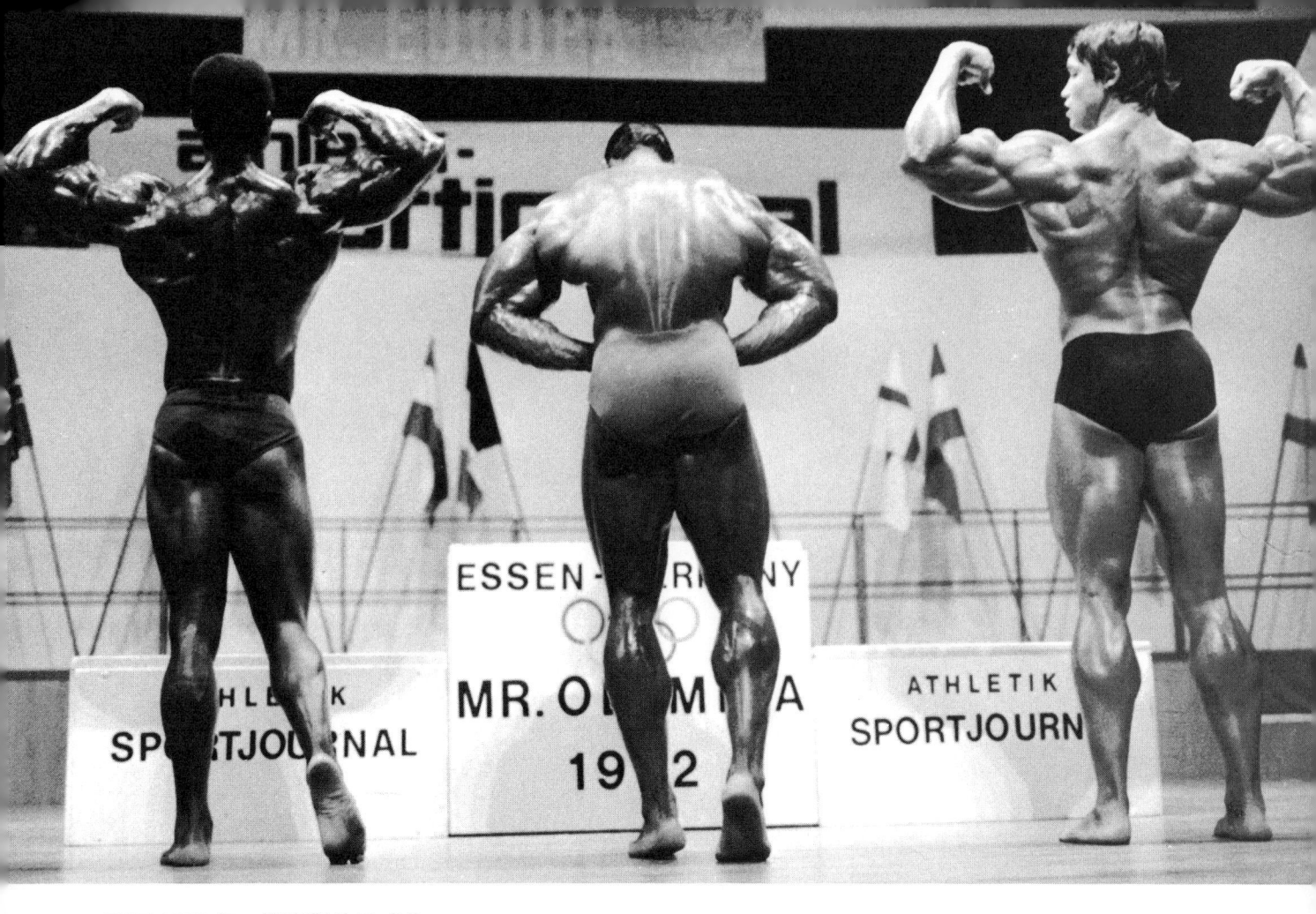

到了 1972 年，擺姿對決已成為一種慣例。注意看左側的賽吉·努布雷和我，都不願意與塞爾吉奧·奧利瓦強大的背闊肌姿勢正面對決。我們反而都擺出背面雙手二頭肌姿勢。

他似乎忘記了我站在他身旁，而只專注於自己的擺姿過程。在他擺完 1 個姿勢的同時，我已經變換了 3-4 個姿勢，採取與他相反的策略，並試著凸顯自己的優勢，放大他的弱點。那晚在舞台上，我們的身體條件其實相當，但我獲勝的主因，在於我如何規劃自己在擺姿對決中的表現。

擺姿對決有助於評審作出他們的最終決定，但對觀眾而言，也可以是最具有娛樂性的一部分。就像觀看羅馬角鬥士進行近身格鬥一樣，只不過沒有劍和三叉戟而已。當世界頂尖的健美選手開始在冠軍舞台上對決時，體育館內的歡呼聲會瞬間飆升，而觀眾的熱情越高，選手也會越受到鼓舞，發揮出最佳狀態。

許多人或許不知道，但是當今擺姿對決的起源，源於 1970 年塞爾吉奧·奧利瓦和我在哥倫布奧林匹亞先生大賽中的對決。在那之前，評審會讓決賽選手出場，要求他們做一些特定的姿勢，以便直接進行比較。那晚我們做了雙手二頭肌姿勢，這是我最擅長的動作之一，這時塞爾吉奧看向我，我猜想當時他覺得被我碾壓了一回。突然，他將一隻手臂向下轉，變成三頭肌姿勢，簡直像在說著：「完美的手臂要同時具有卓越的三頭肌和二頭肌！」我當然清楚自己不該跟

著他做一樣的事。相反地，我切換到了側面胸大肌姿勢，而他隨後也做了同樣的動作。我們繼續這樣互相變化姿勢，觀眾被我們的表現徹底點燃，現場氣氛熱烈到沒有人能夠中斷我們長達 15 分鐘的較勁。司儀意識到現場的氣氛太過精彩，索性讓我們繼續表演。

請記得，臨場發揮是需要對每個動作擁有極佳的掌控力，以及能流暢又優雅銜接姿勢的能力。想要在擺姿對決中，表現得像做自選姿勢一樣熟練又優雅，唯一方法就是堅持不懈和刻苦的練習。

永遠要記得擺姿對決存在的原因，這是讓你爭取額外甚至關鍵分數的機會。裁判們要找出冠軍，找出那位他們最終想給出名次的健美選手，因此表現得像一位贏家非常重要，要自信地站在舞台上，臉上帶著微笑，彷彿這一切對你來說輕而易舉。畢竟，比賽的最終目的就是取得勝利。

策略，在比賽中至關重要。到了決賽，當 6 位頂尖選手站在台上時，沒有人願意成為第 1 個擺出姿勢的人。如果裁判要求擺出雙手

在擺姿對決中，你應該盡情發揮自己的優勢。1973 年的奧林匹亞先生大賽中，賽吉·努布雷仰仗他巨大的胸肌，佛朗哥·哥倫布則靠著他驚人的背闊肌，我則是透過出色的線條清晰度，以及充滿變化性的最大肌肉姿勢。

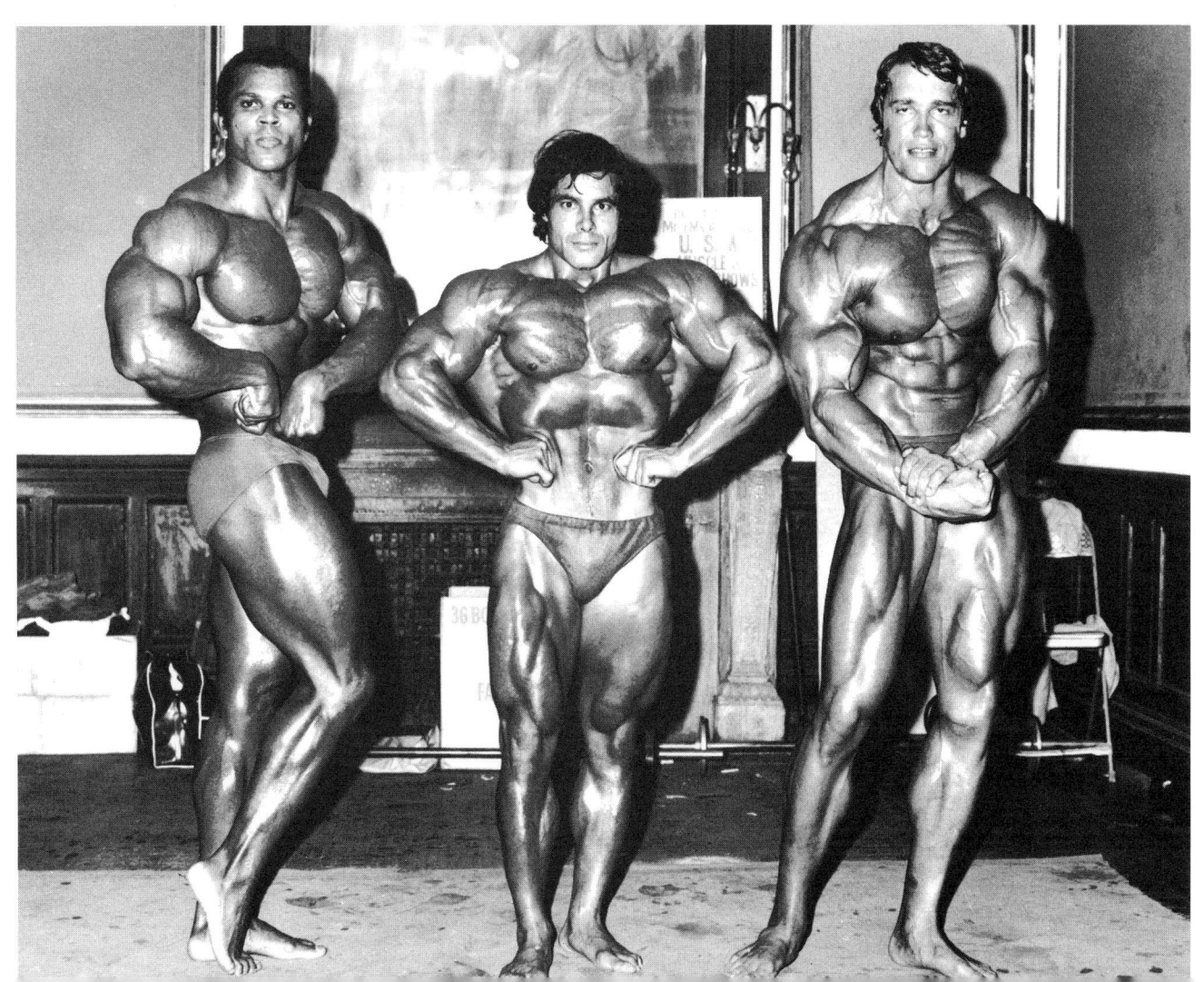

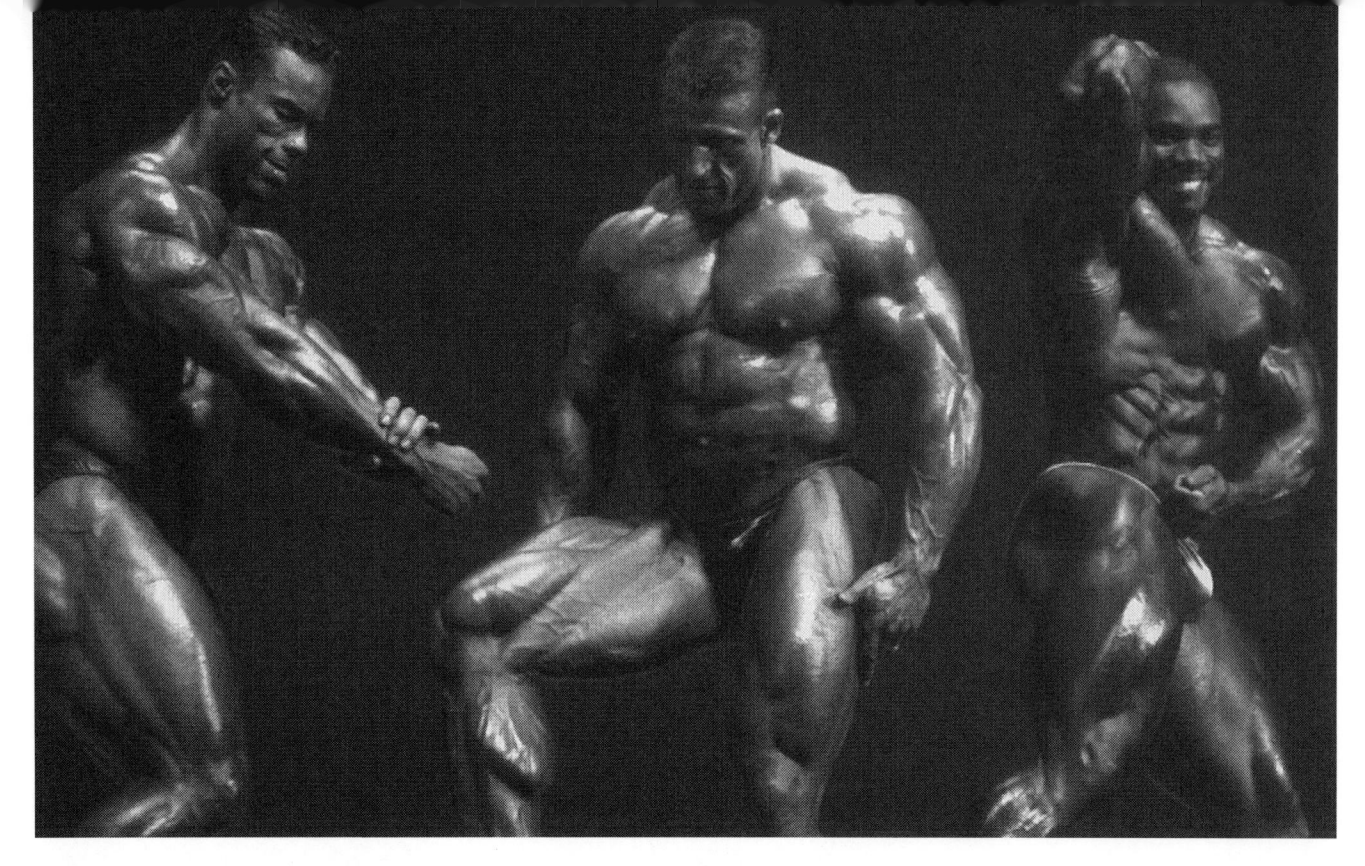

掌握防衛姿勢的藝術，往往是在擺姿對決中能有好表現的重要因素。你必須留意舞台上其他健美選手做了什麼。絕對不要和其他選手擺出一樣的動作，除非你有自信能表現得比他更好。如果你不是體格壯碩的選手，那就不要跟著像多利安‧耶茲這樣肌肉厚實的人，比拚肌肉尺寸。相反地，當他擺出腿部姿勢，那就展示你的上半身；若他做正面擺姿，那就讓評審看看你的背面。另一方面，若他擺出你覺得自己絕對能做更好的姿勢，就要馬上加入戰局，讓評審有機會好好比較。圖中，凱文‧萊弗隆、多利安‧耶茲和弗萊克斯‧惠勒示範了這一技巧如何運作。

二頭肌姿勢，而你是第 1 個擺出的，那麼裁判會看著你，然後再看其他選手各自擺出同樣的姿勢。等到最後一位選手擺出這個姿勢時，你的狀態會有所下滑，因為當你剛擺出姿勢時總是最有活力的，等到開始與其他選手相比時，你的表現就會顯得疲軟。

　　我有時會做一些假裝要開始擺姿勢的小把戲，例如將手臂向上抬，讓其他人以為我在擺姿，以此讓他們加入並擺出動作。如此一來，當我真的為擺姿繃緊肌肉時，我就是最後一個動作的，並能獲得評審全部的注意力。

　　另一個策略是，站到你最想超越的對手旁邊，或者站在你認為最強勁的對手旁邊，讓裁判直接比較你們，並確保擺出的姿勢能讓你顯得更為優秀。我有時會做一些動作，像是擺出二頭肌姿勢後，指向自己的二頭肌，挑釁我的對手擺出同樣的姿勢。

　　拳擊手在為長時間的比賽作準備時，通常會安排數個對手輪流與自己對打，例如與一個對手對打 2 回合，然後換下一個對手，繼續 2 回合，接著再換上一個精力充沛、休息過的對手。當你已經很疲憊，再對上充滿精力的對手時，會比與你同樣疲勞的對手同場對決還要困難得多。將這個技巧套用到你的擺姿勢練習中，試著與朋友或訓練夥伴進行 5 分鐘的擺姿對決，接著換上另一個對手，繼續和他競爭。他會是精力充沛又充滿活力的狀態，而你則是很疲倦。但健美就和其他運動一樣，真正的冠軍是那些即使筋疲力盡依然能保持出色表現的人。而唯有長時間、艱苦的練習，才能培養出這樣的能力。

常見的姿勢錯誤

總結來說，以下是我認為在擺姿勢時最常見的錯誤：

- 練習不足或準備不足。
- 沒有學會正確的擺姿勢。
- 擺姿時臉部扭曲。
- 看起來擔心或疲倦，而非充滿活力和自信。
- 用力過度，導致全身顫抖。
- 在個人自選姿勢中，選了不合適的姿勢。
- 選了不合適的音樂。
- 塗抹過多或過少的油。
- 擺姿勢時失去平衡。
- 姿勢轉換的銜接不良。
- 站在舞台後方時鬆懈了，忘記評審仍在觀察你。

一個我還沒提到的重要因素，是上台前你需要做的事情，這涉及到比賽前應該吃些什麼，讓你的肌肉飽滿、堅硬且富有形狀，這樣

頂尖的冠軍們都掌握了最後擺姿的藝術，這常常會讓主審感到沮喪。儘管要求的是背面雙手二頭肌姿勢，肖恩·雷、納賽爾·艾爾·桑巴蒂和多利安·耶茲都在做各種各樣的預備動作，最終才執行標準的規定姿勢。請注意，即便在這個時候，每位健美選手依然展示了自己背部發達程度的各個方面，這些細節無疑會給評審留下深刻印象。

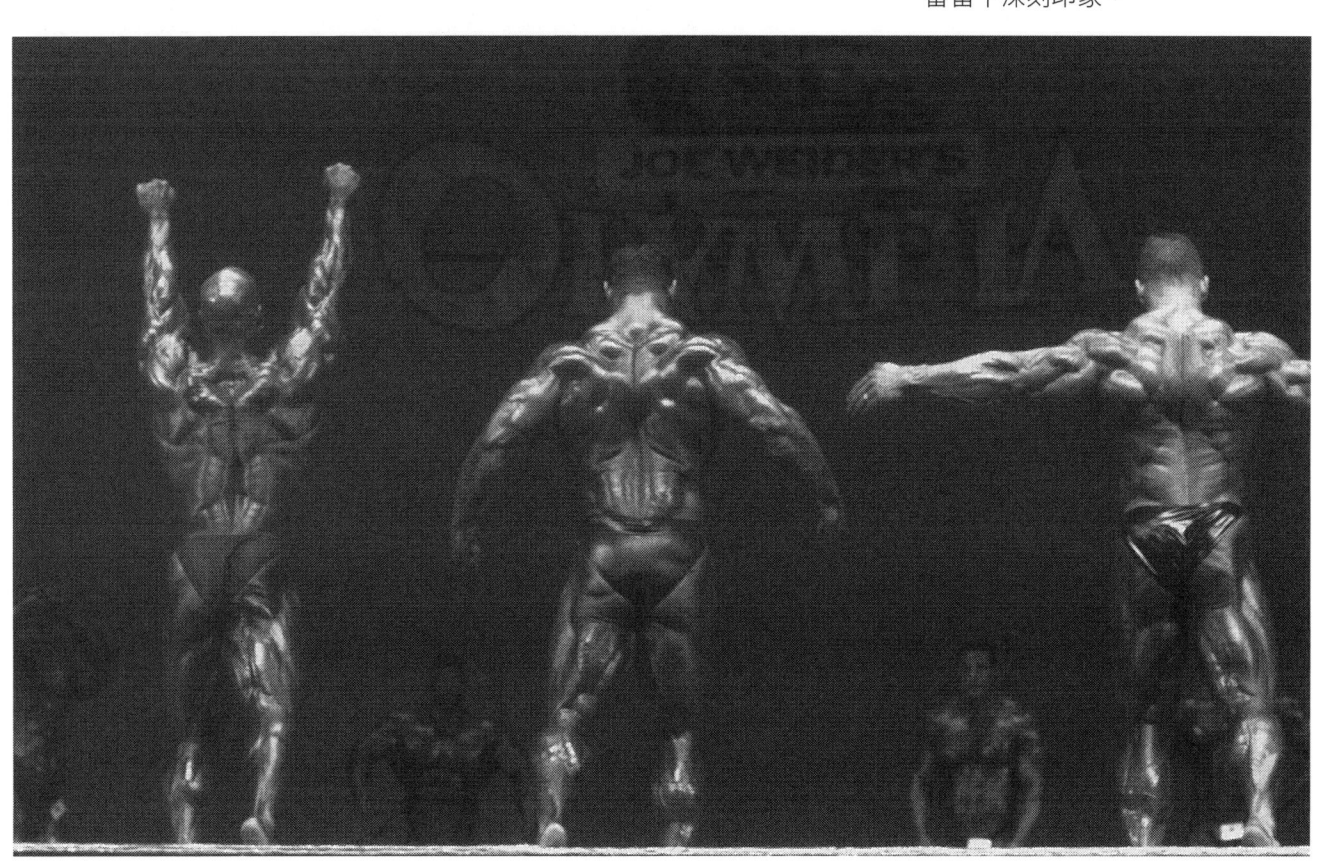

在胸大肌鍛鍊過後，我都會擺出胸大肌側面姿勢，一面各 10 分鐘，凸顯三角肌、內外側胸大肌和二頭肌的肌肉線條。有佛朗哥·哥倫布在旁邊看著，我知道如果我擺的姿勢不對，他一定會告訴我。

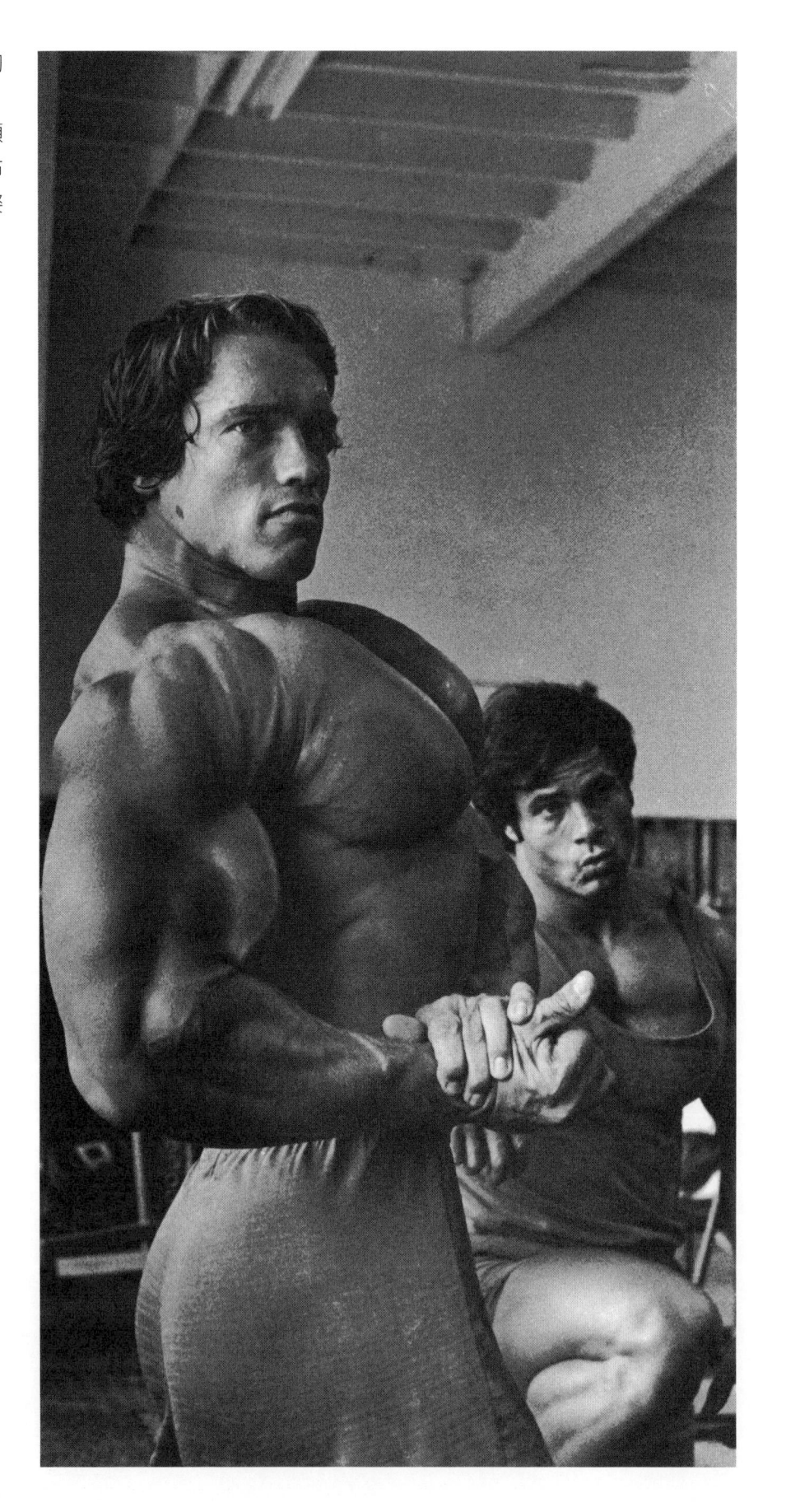

在擺姿勢時才能顯得更有張力，讓肌肉「爆發」出來。這個「補充碳水」的過程，我們會在第 701 頁營養與飲食的章節詳細討論。

控制情緒

另一個會讓你擺出姿勢效果不如預期的錯誤，就是讓自己過度情緒化。表演和運動之間有很大的區別，演員通常需要透過激勵自己來呈現某個場景，而運動員則要在比賽的壓力和緊張環境下，將自己的情緒穩定下來，保持冷靜。這並不是說你要在比賽中缺乏熱情或活力。恰恰相反。真正有競爭力的人會感受到極大的興奮和情緒，但若這些情緒失控，也很容易會做出錯誤的決策。

這項對情緒的掌控力存在於許多運動項目中。射箭和打靶運動員會學會讓自己的思緒平穩下來並控制呼吸。拳擊手和武術運動員則經常被提醒，在比賽中不要讓自己生氣。甚至美式足球運動員也被形容為「以『受控的憤怒』來進行比賽」，這裡的關鍵詞是「受控」。若你的情緒失控，你的表現也會隨之失去掌握。

順帶一提，其中一位有史以來最善於控制情緒的人，就是弗蘭克・贊恩。很少有人能從他的舞台表現中，看出他內心情緒其實多麼地翻騰。他總是能保持冷靜，不會被觀眾的反應左右。而雖然多利安・耶茲在觀眾眼中看似毫無情緒，像是雕刻出來的岩石一樣，但若心中沒有那股強烈又充滿情感、對勝利的渴望，他也不可能贏得那麼多次的奧林匹亞先生比賽。

健美姿勢作為訓練本身

你永遠沒辦法單靠訓練，來真正雕刻出身體的每一塊肌肉。訓練通常只能鍛鍊到大肌群。但若是要針對前鋸肌、肋間肌和腹斜肌，甚至是胸大肌、三角肌、大腿和二頭肌的肌肉線條清晰度，這些最後收尾的精修功夫，就需要透過擺姿勢來完成。而我在此所指的擺姿勢，就是比賽的前 1 週每天要投注 4 個小時來練習！

基本的體格靠訓練來改進，而擺姿練習則能提升體態的形狀和品質。我一再注意到，許多健美選手在比賽後的 1-2 天似乎達到最佳狀態。我相信這是因為他們在比賽期間進行了大量的肌肉收縮和擺姿勢所造成的。

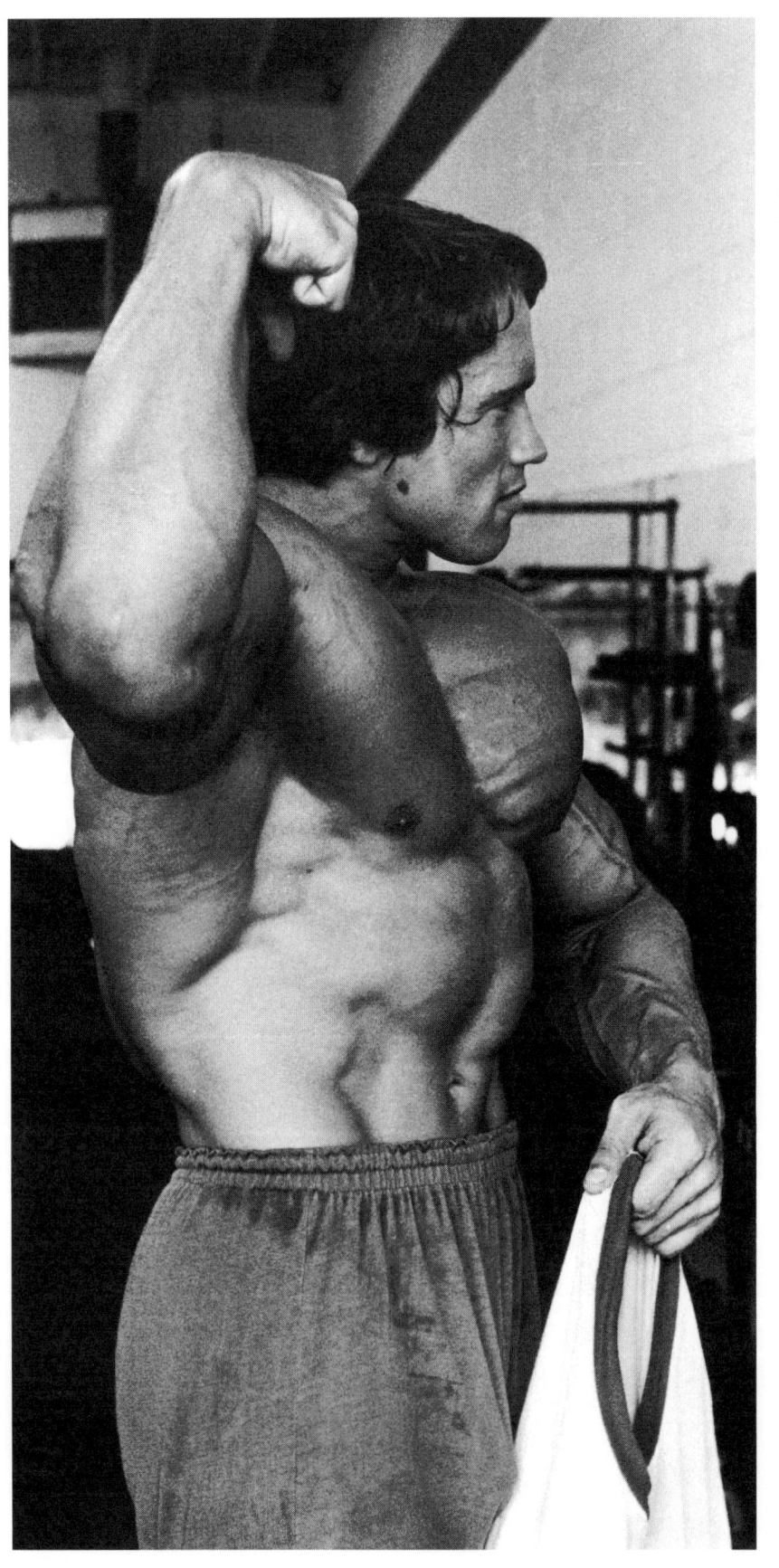

在二頭肌訓練結束後，我會盡可能繃緊我的二頭肌，並維持姿勢1分鐘左右或以上，這樣可以讓二頭肌變得更高、更結實。同時，我也會給胸肌和腿部肌肉施加張力，並收緊腹部，就像我在舞台上擺姿勢時會做的那樣。

（右頁圖）在鏡面前練習擺姿，到最後都會變成可怕的鍛鍊，但也因此提升了我的肌耐力、肌肉控制力和線條清晰度。

CHAPTER 1   649

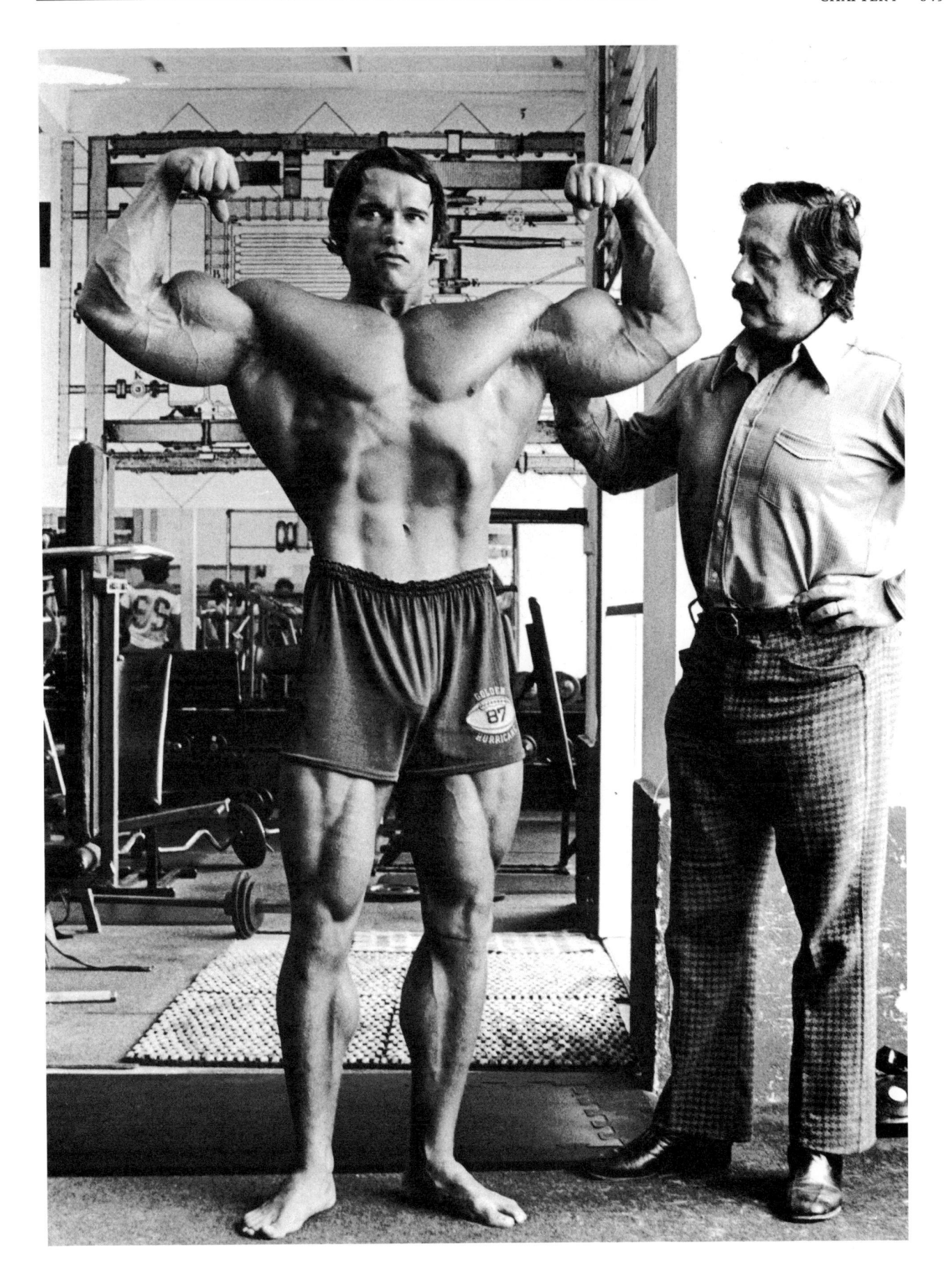

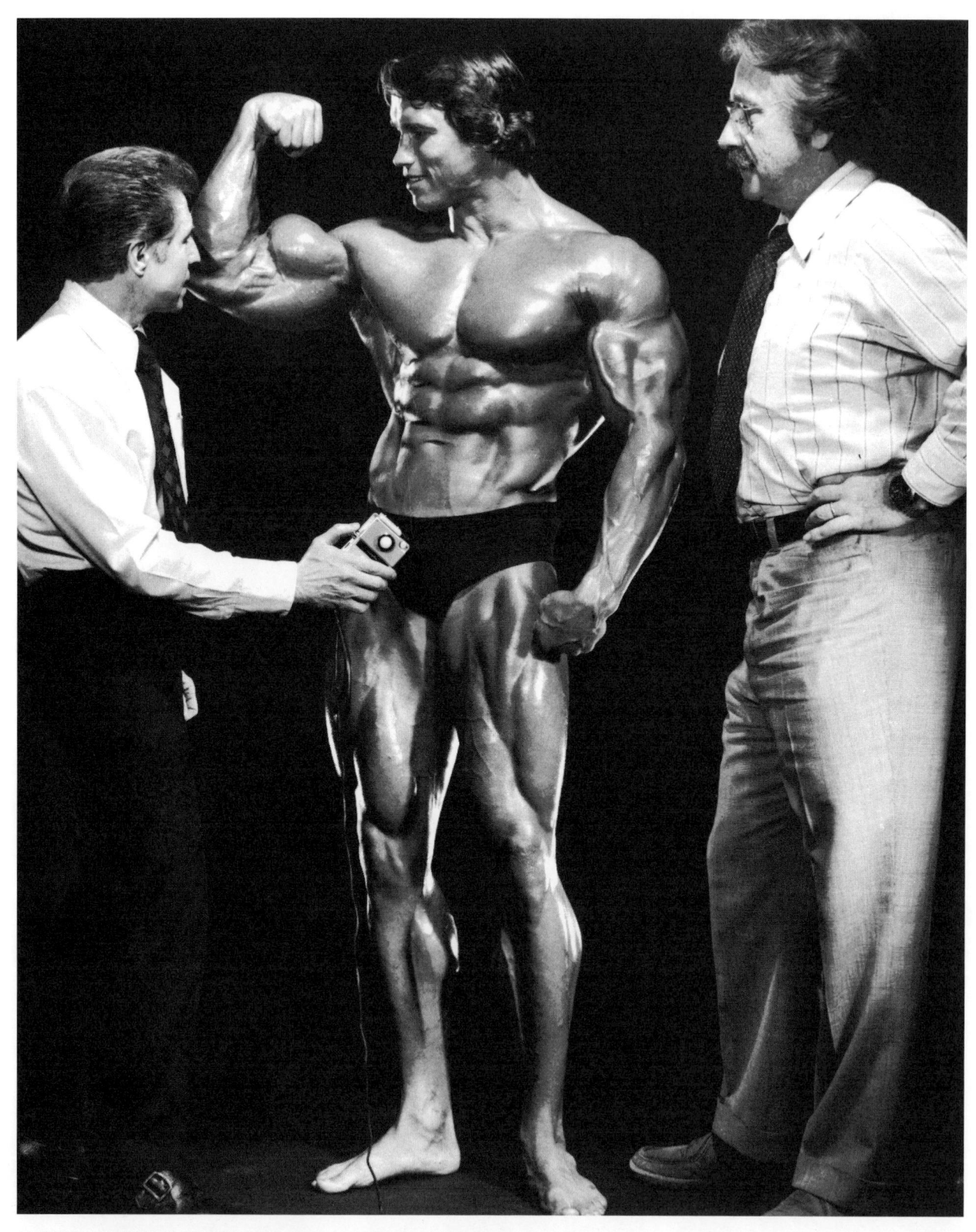

拍攝照片會迫使你在炙熱的燈光下用力擺姿。這張喬和我的照片，是在 1975 年奧林匹亞先生大賽之前，於名攝影師吉米・卡魯索（Jimmy Caruso）的攝影棚拍攝。

一位只經訓練而從未做過擺姿的健美人，就像未經雕琢過的鑽石，極具潛力，但無法被看出來。就像鑽石切割師通過逐步打磨來展現鑽石璀璨的光芒一樣，健美人透過長時間的擺姿動作練習，來精修並完善自己的體型。我親身體驗到這一點，我經常拜訪喬・韋德的辦公室，他會對我說：「阿諾，脫下你的襯衫，讓我看看你的姿勢。」這讓我覺得很煩，因為會開始出汗，根本沒準備好這種高強度的消耗。但是他會讓我不停地練習數小時，強迫我繃緊前鋸肌和維持腹肌張力，直到我筋疲力盡。他幾乎快要把我逼瘋，但第2天我全身都痠痛時，我才意識到，這種擺姿練習其實對我的身體是一種很棒的鍛鍊，鍛鍊到了我平時觸及不到的部位。

我同時也會盡可能在比賽的前一週，多安排幾場拍攝。站在燈光下，攝影師會要我一遍又一遍地擺出各種姿勢，並長時間保持在這些姿勢裡，供他調整相機和燈光器材的設定（「繃緊你的腿」「繃緊腹肌」「保持姿勢！」），這個過程非常累人，但隔天卻能因此讓我的體態看起來更好。在拍攝電影《曇花一現》（The Jayne Mansfield Story）時，我必須一整天都在攝影機前擺姿勢。在攝影棚裡我狀態看起來很好，但第2天經過長時間的繃緊肌肉、為電影擺出各種自選姿勢，我的肌肉形狀和線條更是達到最佳狀態。

擺姿勢（一種肌肉的等長收縮運動）之所以如此有效，其中一個原因在於能夠鍛鍊到平時訓練經常會忽略的部位。你也許會站在鏡子前繃緊你的大腿肌群、胸肌或三角肌，但你有多常關注到連接這些大肌群間的部位呢？擺姿勢的作用就在於連接這些部位，讓身體展現出真正完整且精緻的外觀，這種細節的雕琢正是好的一般健美運動員與頂尖冠軍之間的區別。它訓練並刺激到所有這些連接、融合處等等細小卻至關重要的肌肉結構。

因此，當比賽就要來到，請務必確保你真的努力做好了擺姿訓練，不僅是為了適應預賽時的擺姿，還是為了練就終極的線條清晰度和分離度，這是單靠飲食和訓練無法達到的效果。我不是要過度誇大，但為了真正好好準備比賽，無論是正確地擺出姿勢、設計一套流暢又優雅的自選姿勢，還是透過無數小時的擺姿練習來雕琢和完善體態的細節，都需要投入大量的時間和努力。

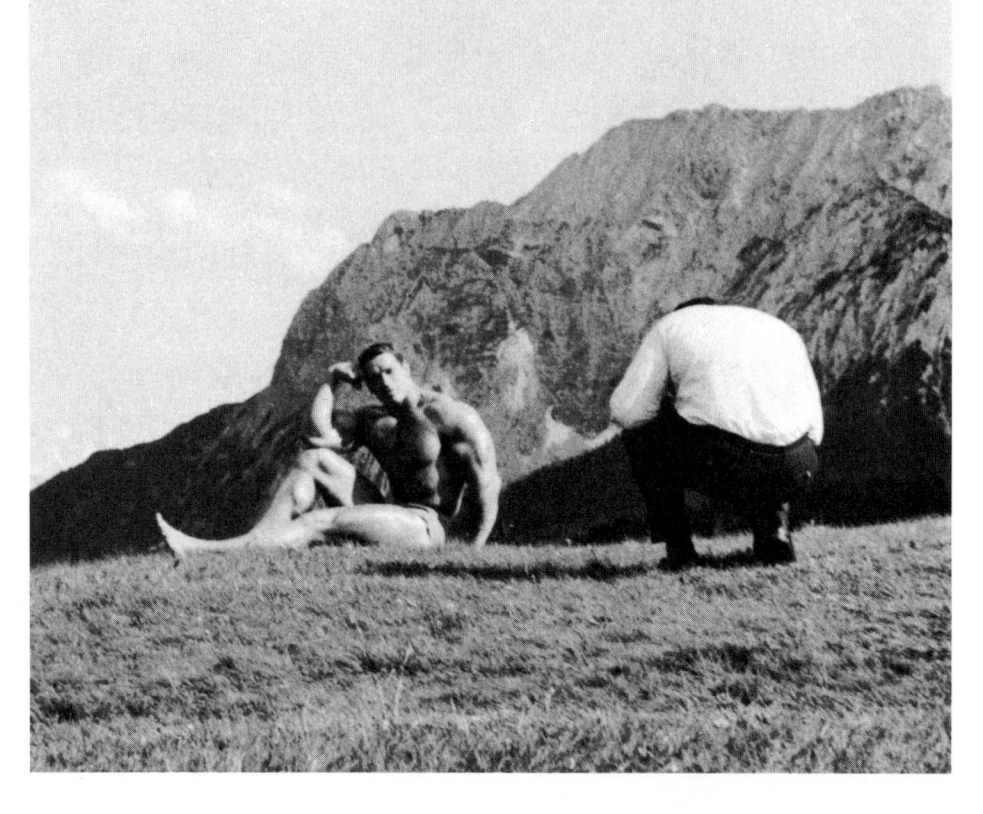

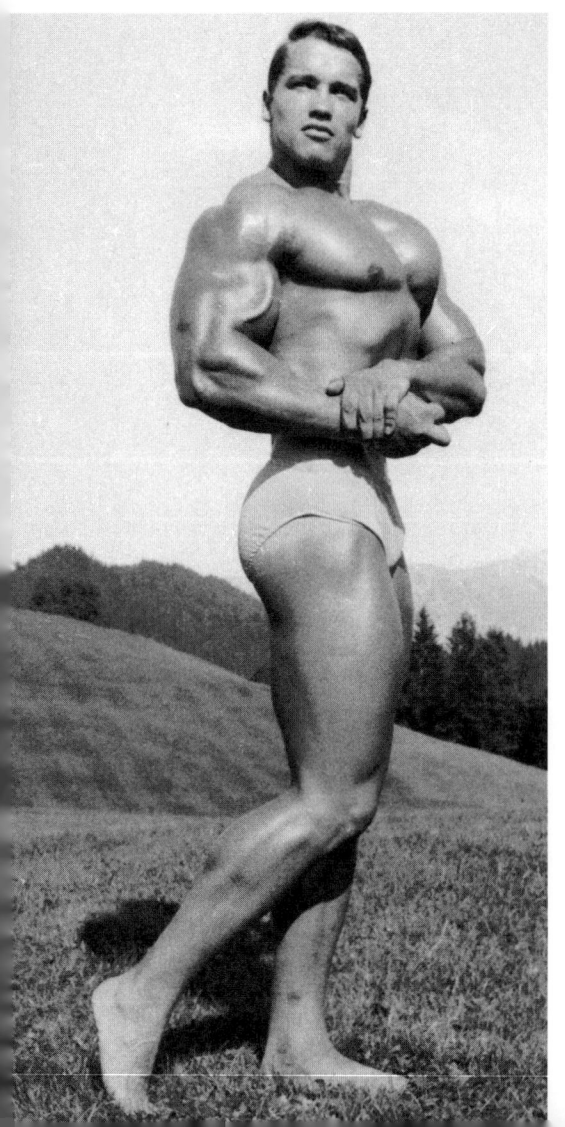

在艾伯特・布塞克的構圖下，19 歲的阿諾在畫面前景顯得雄偉，背景的阿爾卑斯山顯得「嬌小」。

這 2 張就是艾伯特・布塞克拍攝的照片，他放低攝影機的角度，使背後的風景不會壓制我的體型。這就是讓你顯得比山脈還要壯闊的方法！

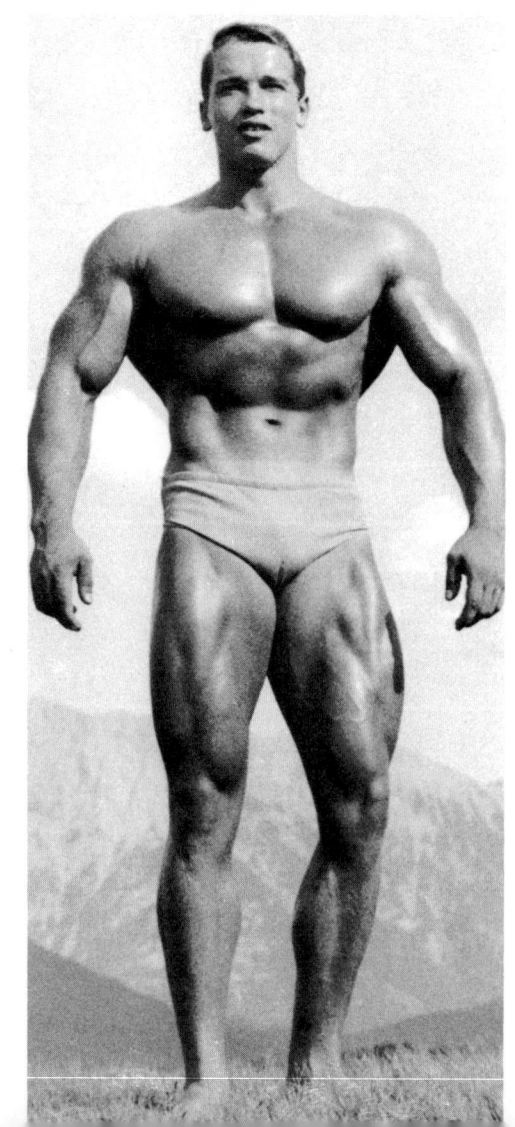

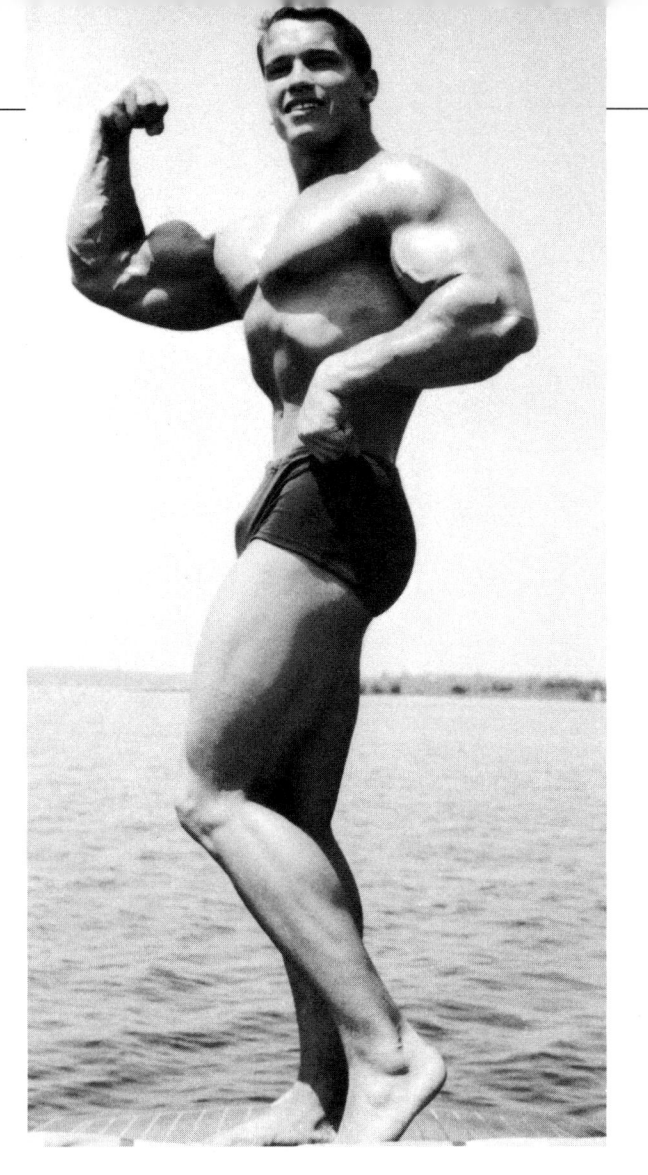

為了這張照片，艾伯特·布塞克和我坐船航行到湖中央，使湖岸線變得遙遠且不會分散目光焦點。我們選擇在陽光處於約 45 度角的時間拍攝，以減少過於明顯的陰影。

鏡頭下的健美姿勢

在許多方面，準備一場拍攝與為比賽作準備非常相似：你需要掌握各種姿勢、選擇合適的三角褲，並且擁有良好的膚色（美黑）。然而，健美運動員在很大程度上也依賴攝影師的技術。並非每個人都有像我早期職業生涯時一樣的機會，能與像阿特·澤勒（Art Zeller）、吉米·卡魯索、約翰·巴利克或艾伯特·布塞克這樣的優秀攝影師合作。或當今與克里斯·倫德（Chris Lund）、拉爾夫·德哈恩（Ralph Dehaan）、比爾·多賓斯（Bill Dobbins）、邁克·納沃（Mike Neveux）和羅伯特·瑞夫（Robert Reiff）等人合作。頂尖的攝影師會幫助你調整姿勢，確保你從頭到腳的肌肉都確實繃緊，並根據燈光調整你的位置。但若你由一位經驗不足的攝影師拍攝，你必須自己留意這些細節，才能獲得效果最佳的照片。

這是一張由約翰・巴利克在「肌肉岩」（Muscle Rock）拍攝的相片，許多健美人都曾在這進行拍攝。再次強調，圖片中的丘陵位於遠景，可使畫面顯得柔和又遙遠，且不會搶走焦點。

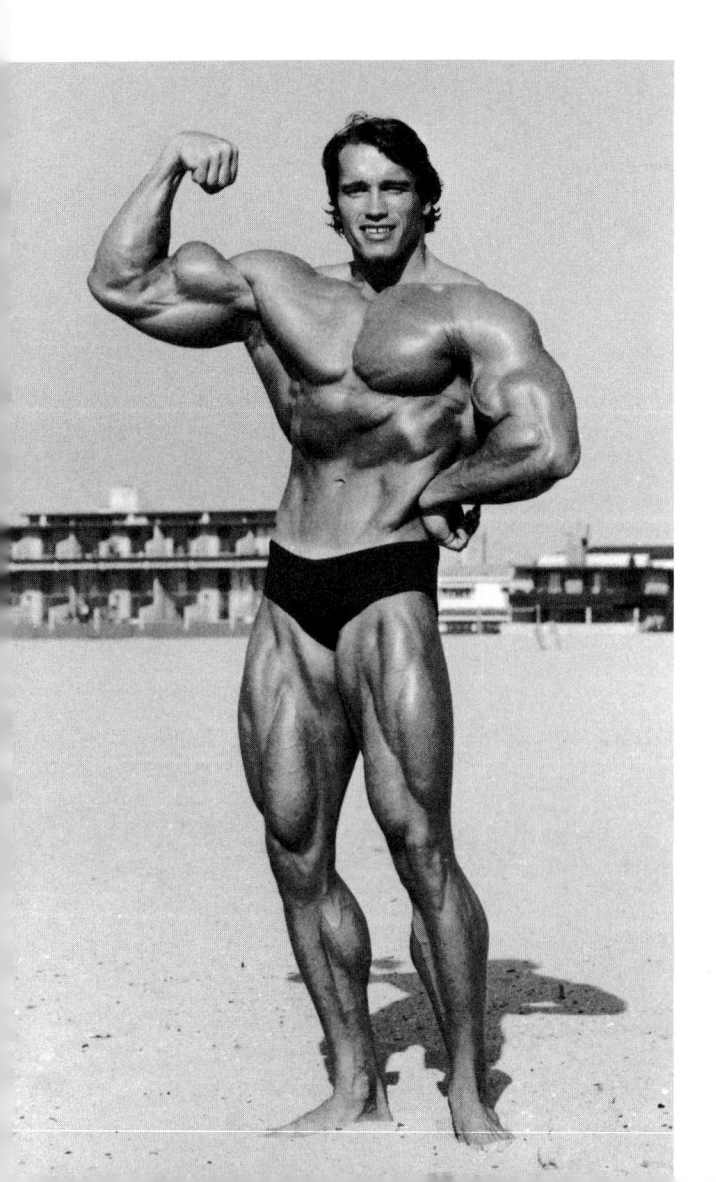

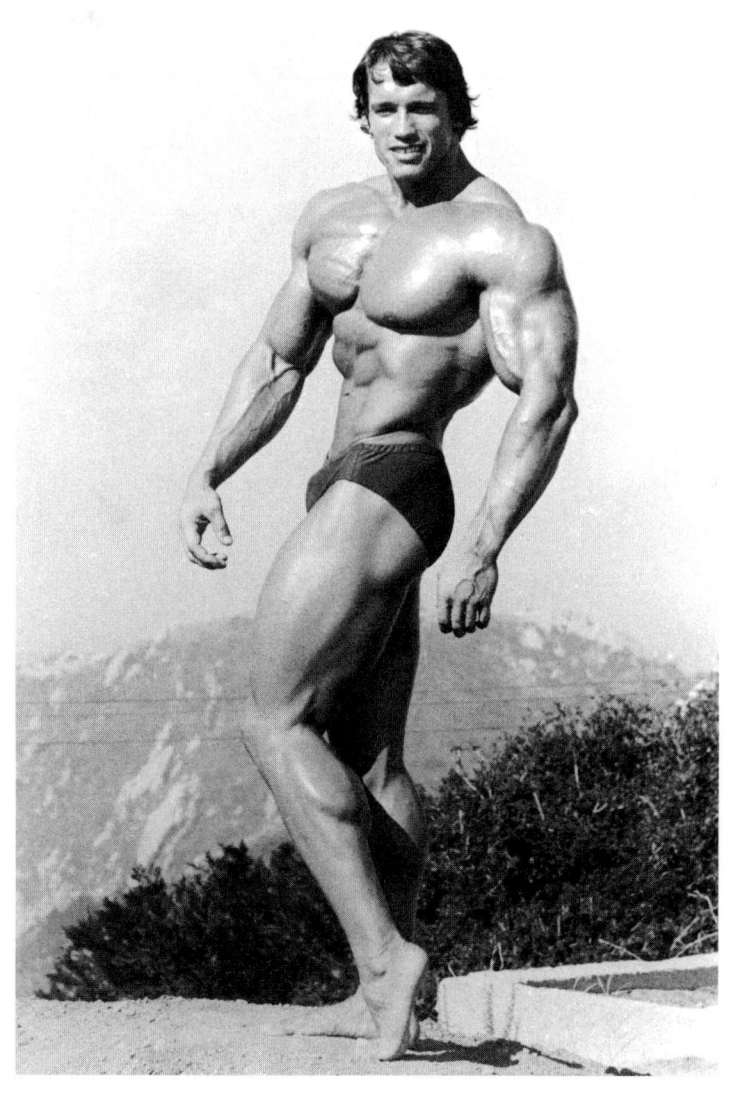

天空和海灘的中性色調形成了一個理想的背景，不會與我的體態搶奪視覺焦點。背景中的建築物看起來模糊又微不足道。另外要注意，照片中沒有強烈的陰影，這是因為約翰・巴利克在光線較柔和的傍晚時分進行拍攝。

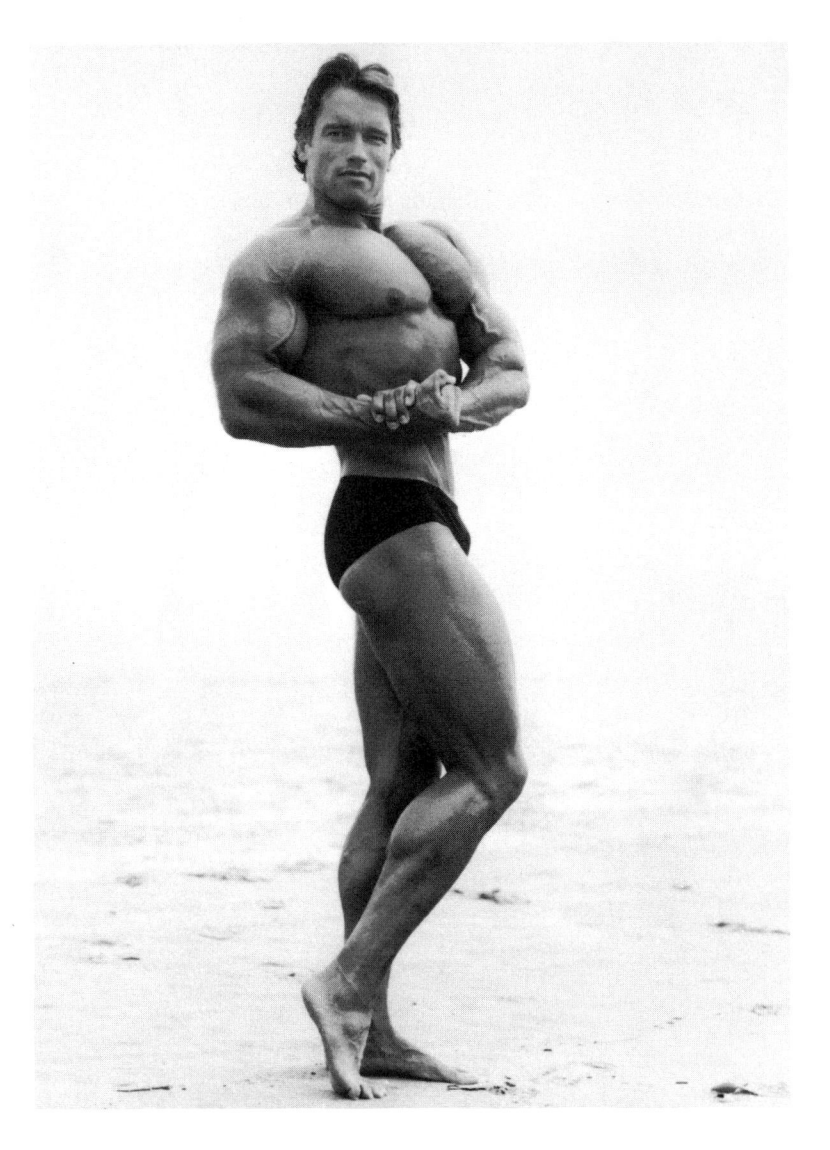

那天海灘上充滿霧氣，為背景提供了中性的色調，使身體在畫面中更加突出。若用彩色輸出這張圖片，視覺上會更有戲劇性，因為柔和的光線能使色彩達到最大飽和度。

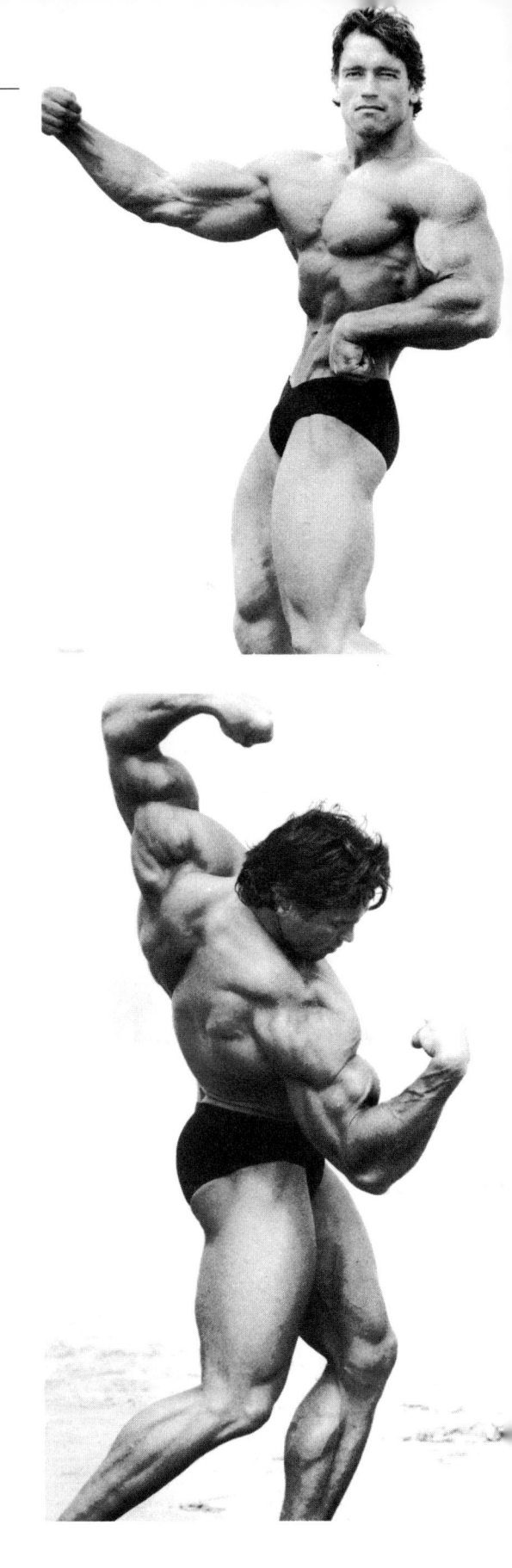

若你用合適的角度，在一天中最佳的時機進行拍攝，那麼大海就可以成為絕佳的背景。但如果你和圖中一樣，站在太陽直射的環境下，那你就需要擁有曬黑的深色肌膚，才能避免陽光讓你的肌肉線條顯得不清晰。

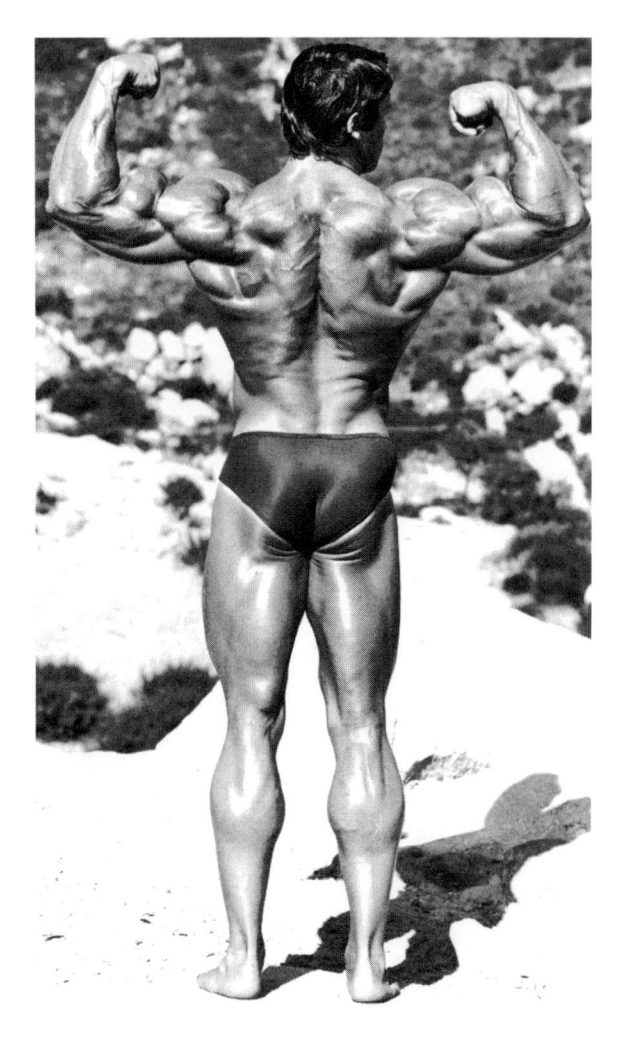

這是一個不該照做的例子。儘管攝影師試著模糊背景的焦點，但依舊讓人眼花撩亂，分散了對前景人物的注意力。巨大的山脈也比我以天空為背景的圖片中，看起來更矮小。

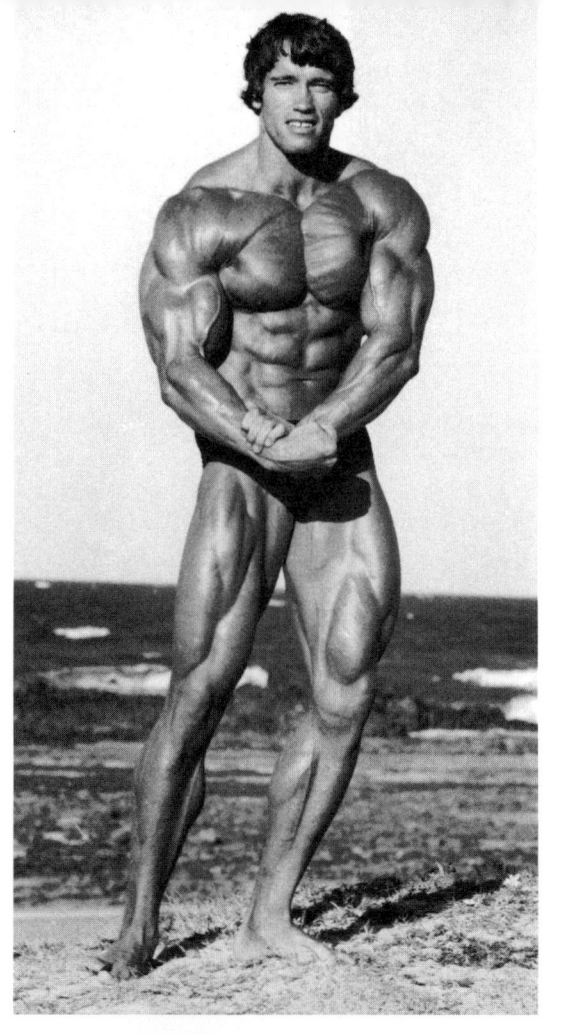

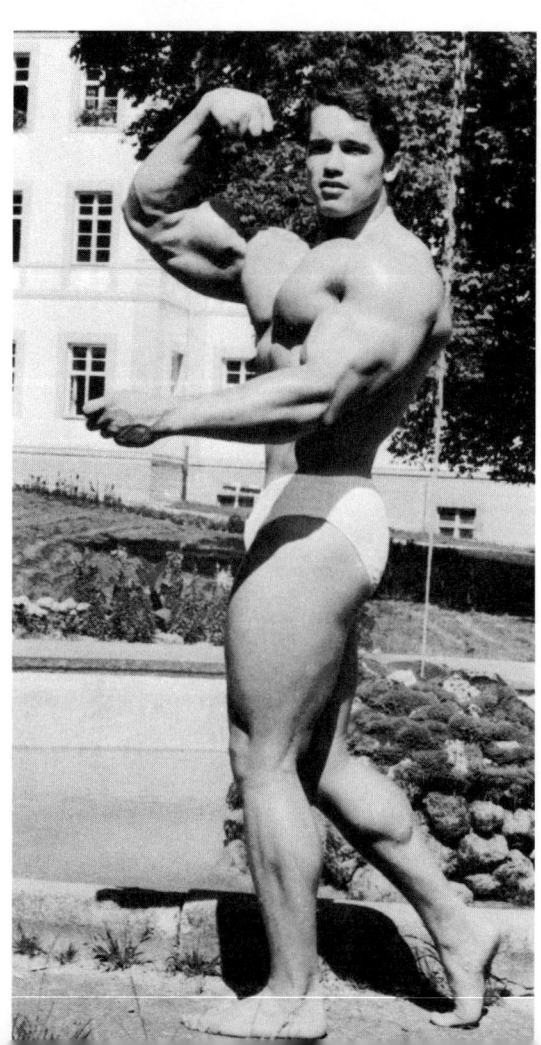

另一個背景過大、過於靠近、突兀且繁雜的例子。

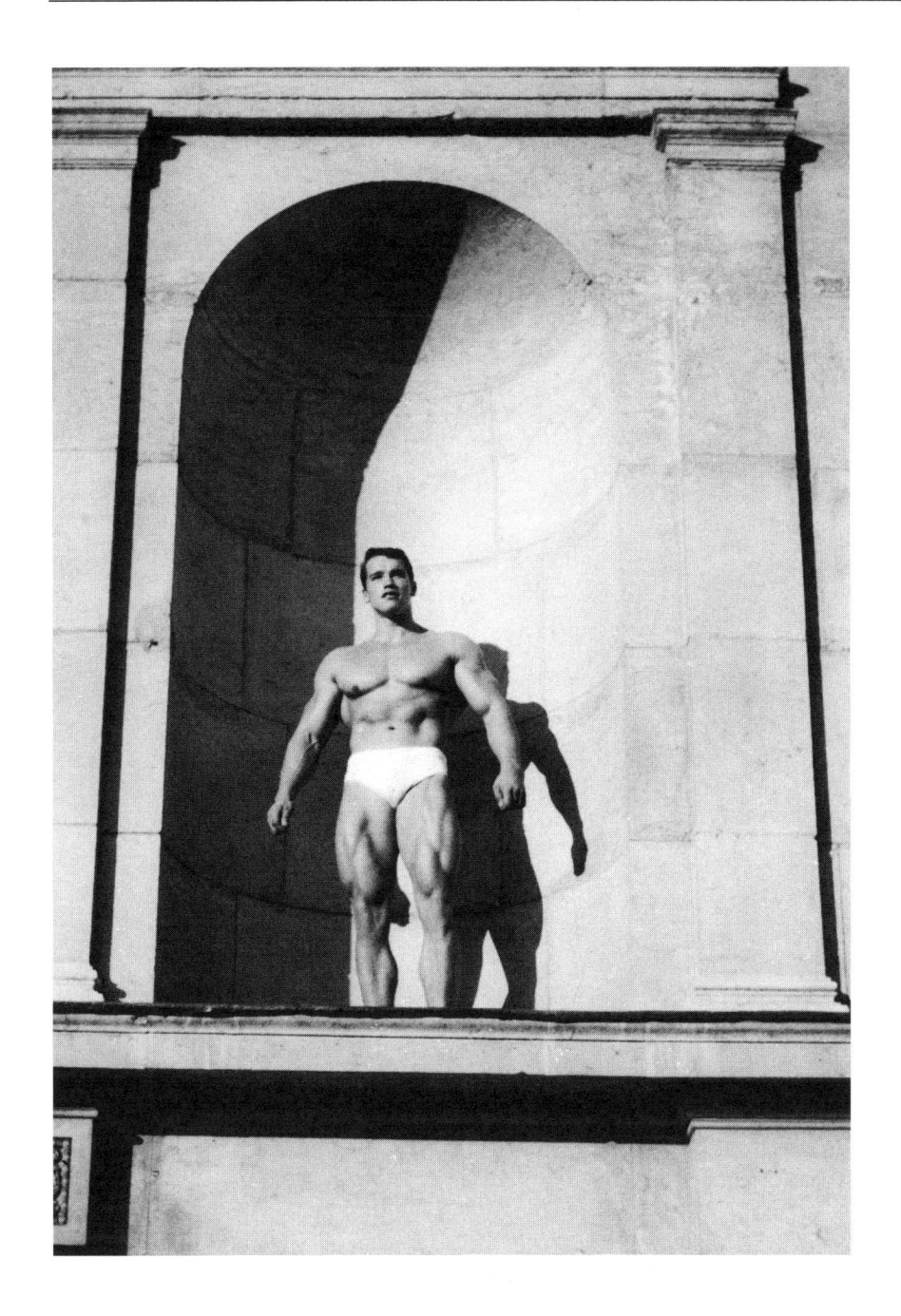

圖中我站在建築物的壁龕中擺姿勢，讓自己看起來像一尊雕像。

　　畫面背景對於健美人在照片中的呈現效果至關重要。例如，如果你在一座巨大的建築、一座大橋或其他大型、混亂的物體前面擺姿勢，背景會使你的身體顯得嬌小，除非攝影師在鏡頭選擇和構圖上特別小心。研究過許多照片之後，我發現中性背景，比如大海或天空，通常最適合健美照片的拍攝。此外，遠處高大的山脈也能讓你看起來更有氣勢，顯得更加龐大。

　　好的拍攝角度也非常重要。若攝影機的角度為俯視，身體便會顯得瘦小。但若與腰部等高甚至更低，並從仰角拍攝，你的體格就會顯得更高大壯碩。

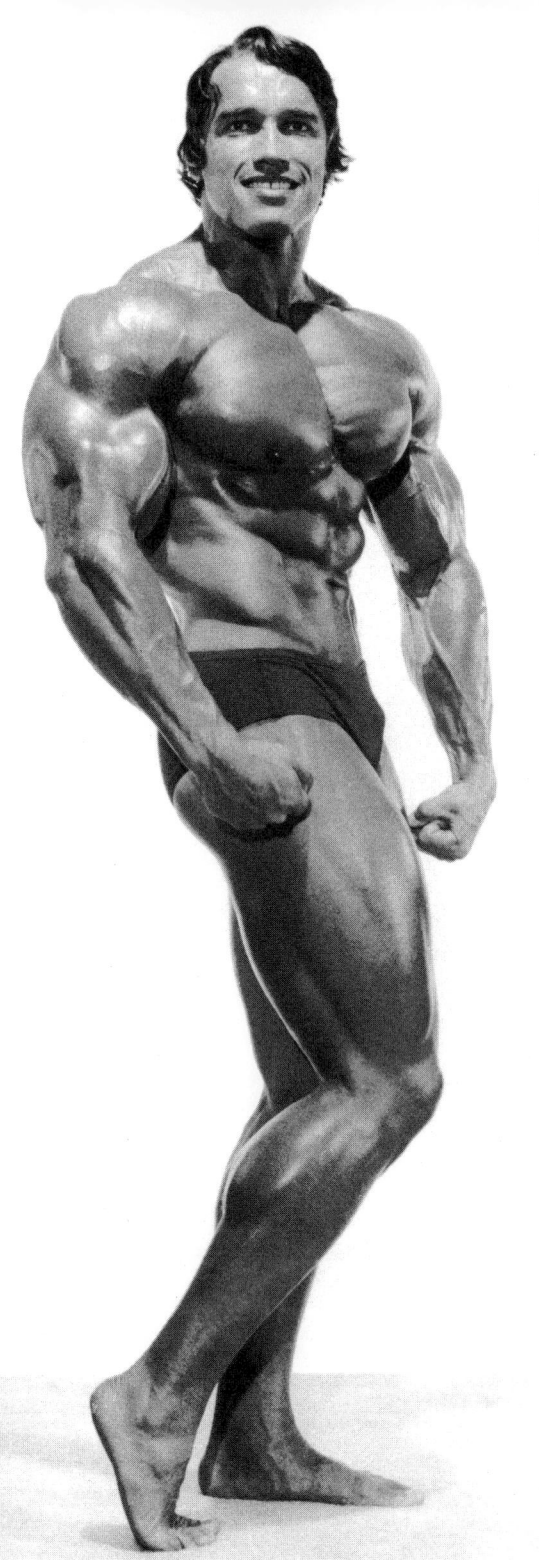

魯斯・華納（Russ Warner）喜歡使用白背景拍攝，能讓身體顯得更高大魁梧。

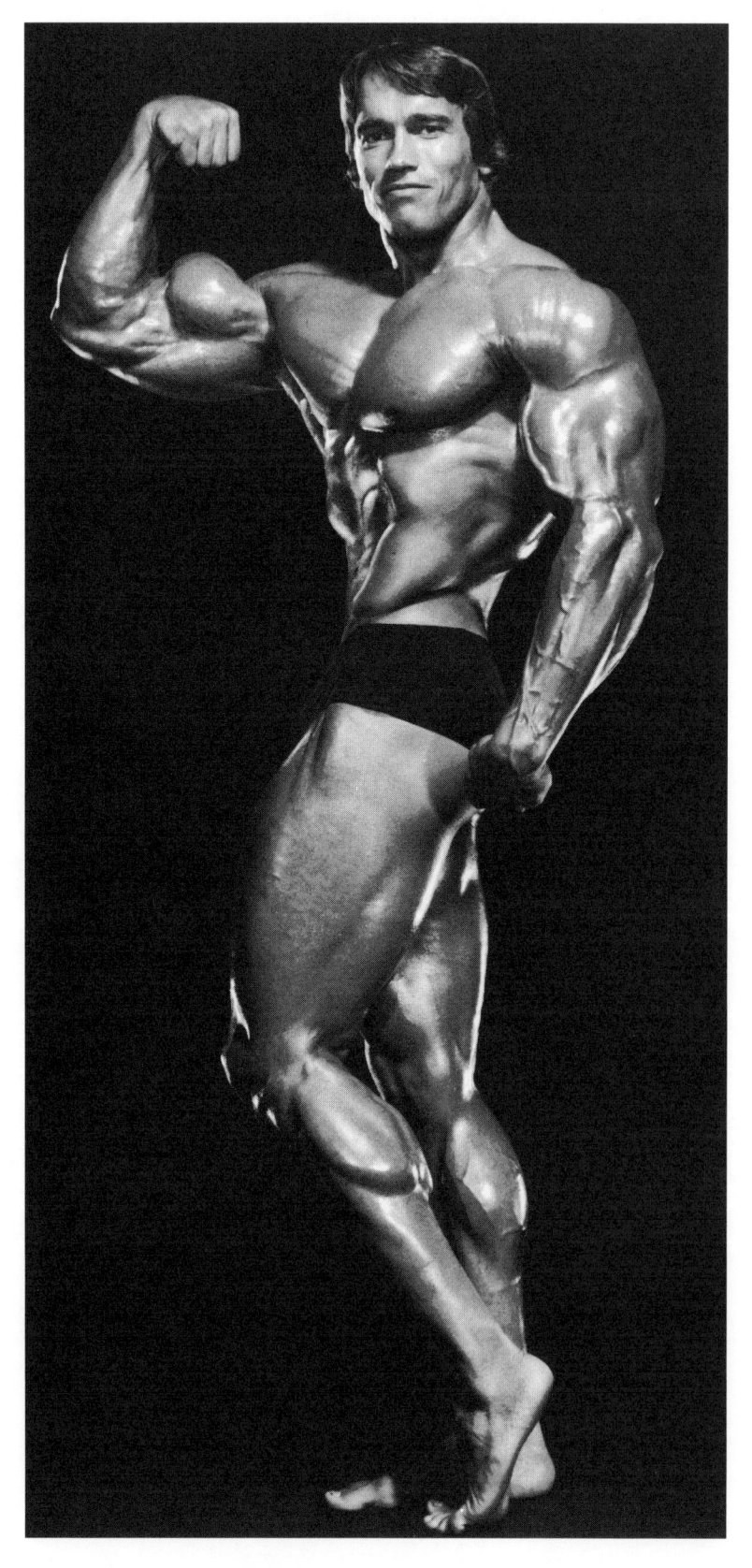

圖中吉米・卡魯索使用黑背景，則更有戲劇性，讓身體看起來挺拔又線條分明。

若是戶外拍攝，攝影的時機便很關鍵。正午左右，陽光會直射頭頂，產生強烈且不利於拍攝的陰影。如果你在太陽接近 45 度角的時間進行拍攝，例如早上 9-10 點之前，或下午 3-4 點之後，具體時間依季節而定，照片效果會更好。陰天通常更適合進行彩色拍攝，而非黑白攝影。即使在合適的時間進行拍攝，眼睛下方還是會出現陰影，優秀的攝影師就會使用補光燈或反光板來消除。

你的體型在照片中的呈現效果，很大程度上取決於使用的鏡頭。長焦鏡頭能減少變形。而使用廣角鏡頭，畫面則會彎曲，可能產生不討人喜歡的效果。在 35mm 的鏡頭下，除非你想要特殊效果，否則永遠不要使用少於 50mm 的鏡頭，即使是 50mm，攝影師也須格外小心。相較之下，使用 90mm 或 135mm 的鏡頭（或其他規格的等焦鏡頭）會是更好的選擇，這種鏡頭幾乎不會有畫面失真的可能性。

有時，健美人會在特殊的地點或搭配道具擺姿勢，例如史蒂夫・瑞夫斯手持鐵餅，或我拿著電影《王者之劍》（Conan the Barbarian）中的劍。這麼做時，必須確保構圖、道具、背景建築或任何畫面中出現的東西都能襯托你的體態，而不是搶走注意力。

在攝影棚拍攝是一項需要專業經驗的藝術。我曾收過年輕健美人寄給我的照片，很顯然都是攝影棚內拍攝的，但效果很糟糕，姿勢看起來非常笨拙，很明顯攝影師對人體攝影一竅不通。棚內的人體攝影有許多要領。例如魯斯・華納總是喜歡使用白背景拍攝。搭配合適的燈光，總能營造出你看起來很高大的效果。然而，想創造最戲劇化的效果，就要搭配黑背景，這是攝影老手吉米・卡魯索最喜歡使用的技巧，能讓你的身體看起來挺拔又線條清晰。

第 2 章 ———————————————————— CHAPTER 2

整體準備

　　看到一位擁有出色體格、明顯付出努力且在舞台上展現出優美姿勢的健美選手，因為忽略了一些細節而影響整體效果，實在令人遺憾。參加級別更高的健美賽事，競爭也會更激烈。當裁判面對 2 位同樣優秀的選手，且難以決定誰可以獲得更高的分數時，外觀上的小細節便會成為決定性的因素，例如你的健美三角褲、膚質、膚色、髮型

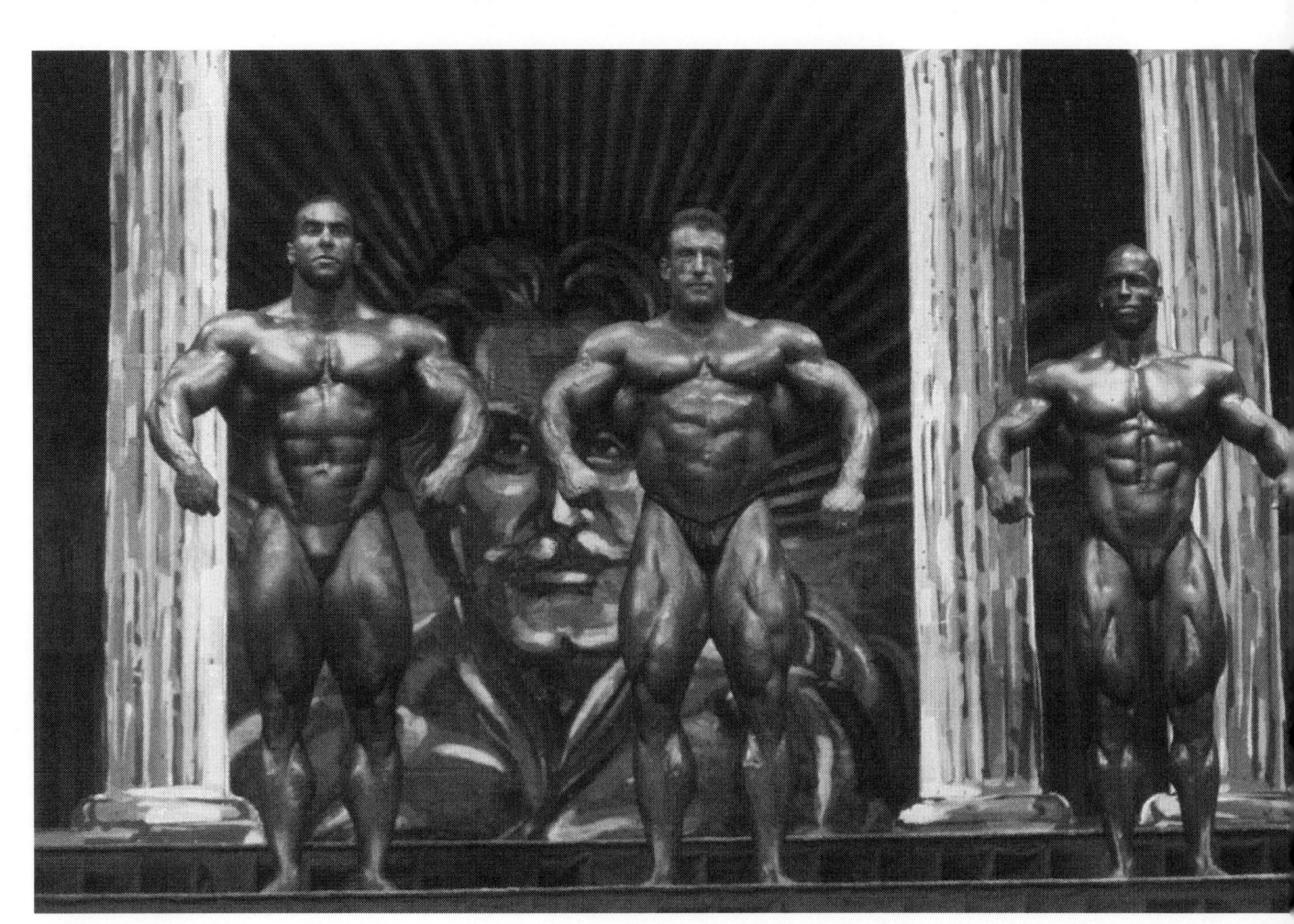

或整潔。ing Championships）作電視評論。當一位健美選手走上台並開始展示時，我一開始就跟我的講評同伴說：「這個人不可能在比賽中有任何表現。」然而當我從後台監視器中看到他擺出的姿勢，我驚訝地發現，他的肌肉突然間從各部位凸顯出來。我說：「這些肌肉從哪來的？我完全改變了對這位選手的看法！」

很顯然，你不能單靠擺姿展示就贏下比賽。歸根究底，健美的核心是全身的發達程度。但你給評審留下的整體印象，並不只取決於肌肉和身體條件，任何影響整體形象的細節，都有可能在最終評分時讓你被扣分。

健美三角褲

比賽前，找到合適的健美三角褲非常重要。若你等到活動前幾天才開始準備，那就是在冒險。你可能需要花費許多時間來尋找理想的健美三角褲，或者通過郵寄訂購，甚至需要特別訂製一條。仔細評估選擇顏色和質料，並穿起來拍照，確保它們在各個層面都適合你。

與現在相比，過去你能在舞台上看到更多不同風格的健美三角褲。例如身材魁梧或大力士般的健美運動員，像是雷格·帕克和我；身材比較纖瘦的選手，例如弗蘭克·贊恩，會穿著剪裁更為寬鬆的健美三角褲。而到如今，幾乎所有的頂尖健美選手都穿著貼身的健美三角褲，即使是體型龐大的選手，如多利安·耶茲和納賽爾·艾爾·桑巴蒂也不例外。

然而，即使健美三角褲的風格看起來都比較類似，剪裁和合身性仍有著很大的差異。有些腰線高於臀部，有些則較低。有些剪裁會蓋過臀肌，有些則將臀肌顯露出來。因此確保你選擇的健美三角褲與你合身，且能將體態展現出最佳優勢，仍是非常重要的。例如，若你具備強而有力的腹斜肌，那麼健美三角褲的腰線若恰好跨過這一區，則會讓你顯得肥胖，看起來像是多餘的脂肪堆積。相反的，腰線位置

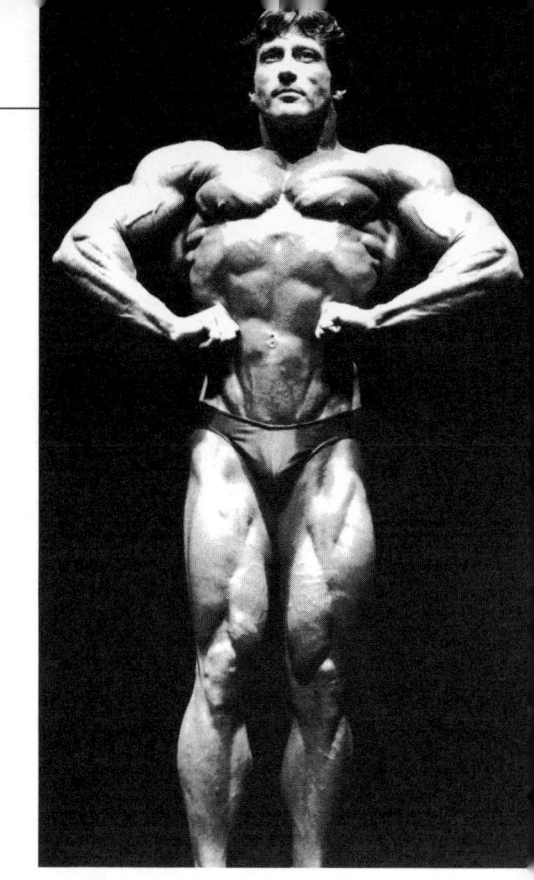

弗蘭克·贊恩

當我還是職業選手時，健美運動員穿的健美三角褲款式包羅萬象，剪裁上有的較寬、有的較窄；腰線方面有的高、有的低；側邊剪裁也有高有低。另一方面，當今的健美運動員，像是納賽爾·艾爾·桑巴蒂、多利安·耶茲和肖恩·雷，則穿著較為相似的健美三角褲，即便他們的體型各有不同。不過，這些健美三角褲仍存在一些細微差異，因此在選擇服裝風格和顏色時要特別注意，務必選擇最能展現你體格優點的款式。

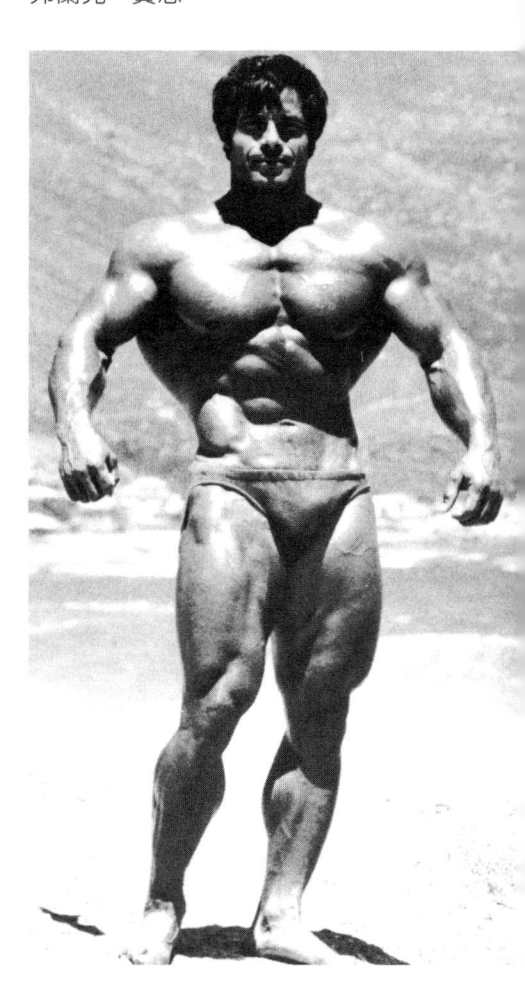

佛朗哥·哥倫布

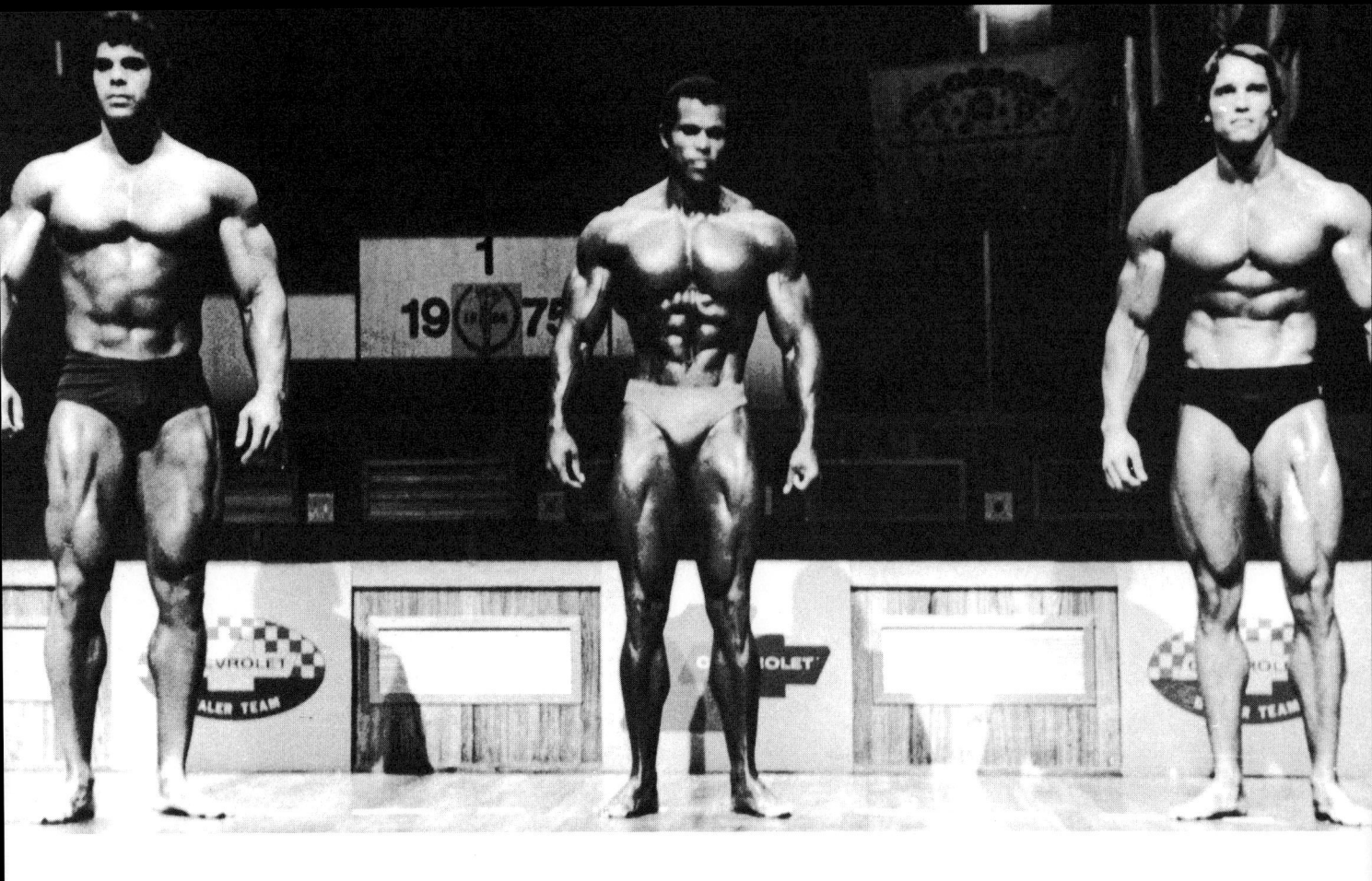

我和站最左側的路・法瑞諾，兩人都有著巨大又壯碩的體格，穿著腰線較高的健美三角褲會比較好看。另一方面，站中央的賽吉・努布雷有著纖細的腰圍，則可以穿著腰線較低又開高衩的健美三角褲。

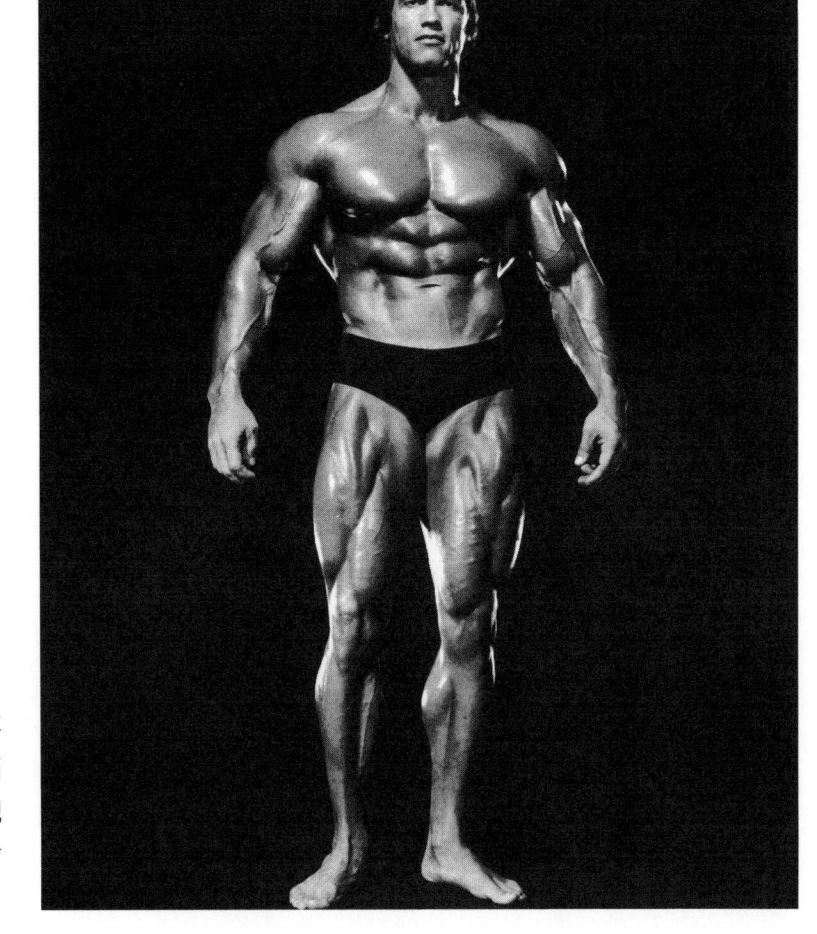

看我的健美三角褲，腰線剛好落在腹斜肌下方 2.5 公分。只要稍微高一點，就會讓腹斜肌顯得肥胖。稍微低一點，整個剪裁又會不適合我的體型。

較低的健美三角褲，則能完全展現這塊肌肉的發展，讓整個腰線看起來更有魅力。

你的腿偏長還是偏短？腰線較長還是較短？你的腰圍較小，還是更為厚實？你體格充滿爆發力，像海克力士一般，還是精壯如阿波羅尼斯？在挑選適合自己體格的健美三角褲時，你需要將這些問題全部列入考慮。

我記得在一場比賽中進行電視評論，並看到一位體格絕佳的健美運動員，他有著寬厚的背部、堅挺的胸肌，和極長的腰身。可惜的是，他選擇了一件非常小、腰線極低的健美三角褲，放大了上半身軀幹的長度，讓自己的身體比例變得不協調。若他選擇腰線再高 2.5 公分或更高的健美三角褲，就會更適合他，且提升他在台上的表現。

以史蒂夫·瑞夫斯為例，他被視為史上其中一位最具美學身形的健美運動員，他有著很長的腰身和極窄的臀部。他會穿著布料覆蓋較多的健美三角褲，來平衡身體比例。若他選擇緊身、腰線較低的健美三角褲，便會大大減弱視覺上的美學效果。

正確的顏色也很重要。這並沒有絕對的規則，但根據你的體型和膚色，有些顏色的健美三角褲能讓你看起來非常出色，有些則可能會讓你的整體形象大打折扣。選擇最適合自己的健美三角褲顏色，很大程度上取決於反覆嘗試和個人經驗。

多方嘗試不同顏色，站在鏡子前仔細觀察，拍一些相片，或請朋友們給你一些建議。當你參加比賽時，可以看一下自己在舞台上拍的照片，看看你是否喜歡自己所選擇的褲款所塑造的效果。也可以問問評審們的意見。

我一直相信雷格·帕克提倡的理論：穿著深棕色健美三角褲，因為它們不像彩色甚至黑色的健美三角褲那樣，搶走身體線條的注意力。比爾·珀爾在職業生涯中大部分的時間，都穿著非常戲劇化、淡藍色和帶有亮片的健美三角褲，而他也確實能夠駕馭這種風格。但是，我注意到他在最後幾場比賽中，穿著顏色較深的健美三角褲，所以或許他也開始認同這種觀點。當然，我曾見過一些健美運動員，穿著亮紅色健美三角褲的效果也很好，但套用在其他人身上，亮紅色可能會使他們的膚色看起來過於紅潤，從而影響到美黑後的質感。因此，你需要自己嘗試，找出最適合你的方法。

一旦你確定了健美三角褲的剪裁和顏色，最好多準備幾條，這樣在經歷長時間的預賽後，晚場秀可以換上乾淨的健美三角褲，展現

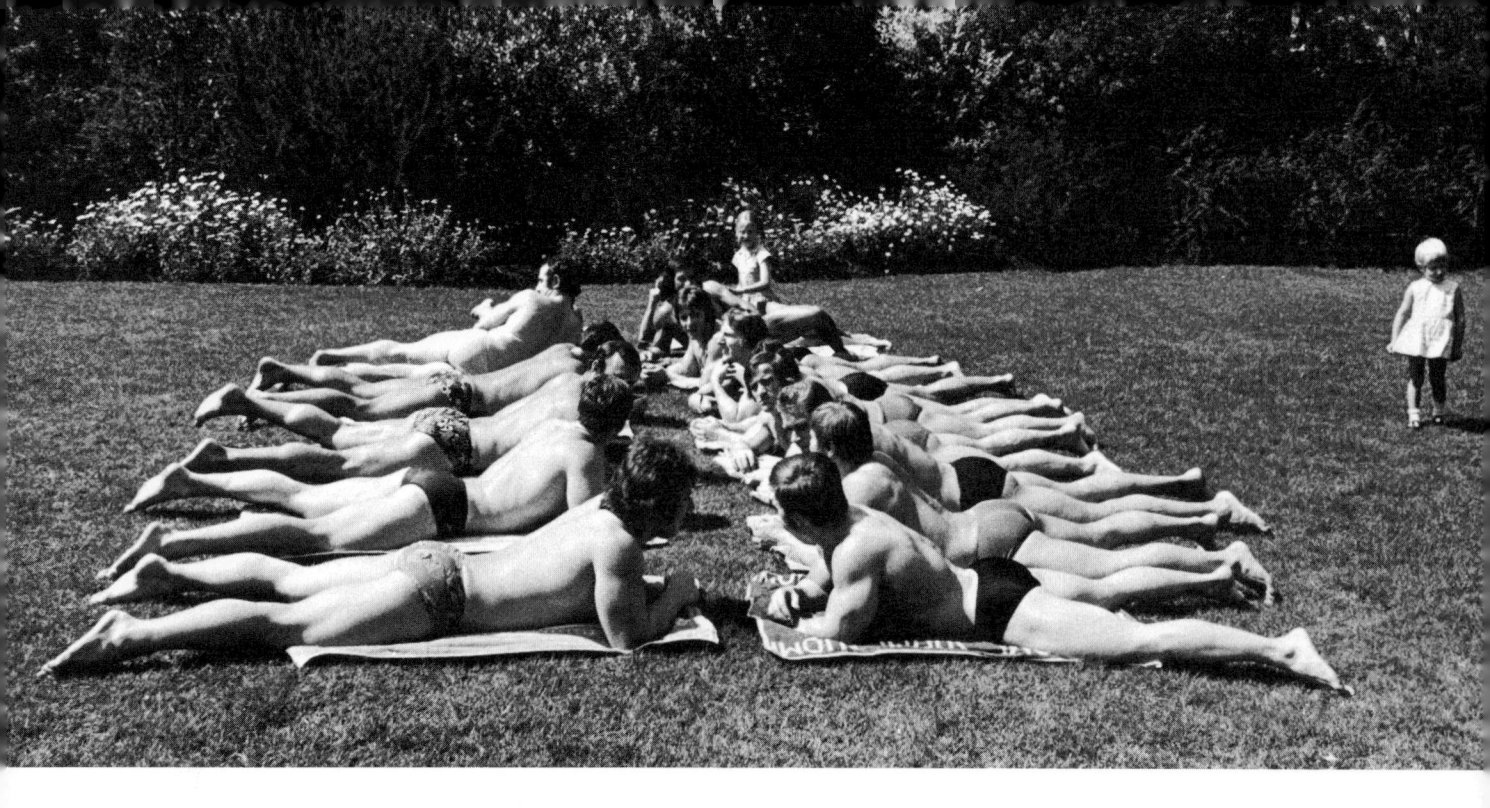

美黑良好的肌膚，有助於你在明亮的舞台燈光下，也能保持肌肉的線條清晰度。這些健美運動員一起在公共場合下曬太陽。

最佳狀態。此外，多準備一些備用健美三角褲也很有幫助，這樣可以在比賽的後台拍照，或隔天的拍攝環節時進行更換。我自己也喜歡準備各種不同顏色的健美三角褲，這樣在各種不同顏色的背景或戶外拍照時，可以有不同的搭配方法。

美黑

看看早期健美運動員的相片，你會發現許多選手站在舞台上，幾乎完全沒有美黑。這絕不是一個明智的選擇。當膚色白皙的健美運動員站在明亮的舞台光線下時，強烈的燈光會使皮膚變得更蒼白，讓評審難以看清肌肉的線條清晰度和發達程度。

好的美黑能避免以上情況發生。黝黑的皮膚能保護自身免受太陽照射的紫外線產生的傷害。當皮膚暴露在紫外線下時，殘留於上次曬黑後變淡的黑色素（色斑）會再次變深；這就是為什麼你可能只曬了一天的太陽，就會感覺自己變黑，但事實上身體並未產生新的黑色素來保護你。真正的曬黑，需要新的黑色素的生成，這通常需要相當長的時間，大約 7-10 天，因此長時間曝曬在陽光下，試圖加速曬黑進程其實並不可行。

美黑最好分階段進行，剛開始一天曬 20-30 分鐘，取決於你的膚質、所在地、季節以及海拔高度（所處位置越高，紫外線越強）。如果你的膚色白嫩且容易曬傷，則必須格外小心。不過要記住，即使是黝黑的肌膚，若長時間曝曬在陽光下，仍有可能被曬傷和受損。專家

建議不要在上午 10 點到下午 2 點間進行日光浴，這時的陽光最爲強烈（這時對皮膚造成的傷害風險最大），但事實上，這正是大多數人喜歡曬太陽的時間。所以我要提醒你，過度暴露在陽光下容易導致皮膚出現皺紋，使皮膚變得粗糙，甚至可能引發皮膚癌。因此，美黑必須適度且謹愼地進行。

若你想在太陽下待更久，例如在海邊過一天，而你又有白皙的皮膚，我會建議你塗抹一些防曬乳，減少整體的曝曬度。如我所說，你只能逐步曬黑；過度曝曬只會讓你曬傷和脫皮，且長時間暴露於紫外線下，對健康和外貌造成的損害，也已經有了充分的研究證明。

許多健美人抱怨，他們沒有足夠的時間和耐心在太陽下美黑好幾個小時。這其實有別的方法。我和佛朗哥以前經常去威尼斯的健身聖地（現在被稱爲新的「肌肉海灘」），一邊鍛鍊一邊曬太陽。當地的世界健身俱樂部（World Gym）也有戶外平台，讓你可以一邊訓練一邊美黑，此外全美各地許多健身房也都有類似的戶外平台或位於屋頂的設施，讓你能做一樣的事情。當時我們從事砌磚工作，佛朗哥和我會脫掉上衣，邊工作邊曬太陽。你不用總是一次只專注做一件事。

卽使是在洛杉磯，我們也並非總是有足夠的陽光，來維持良好的美黑效果。沿海地區經常多雲又有霧氣。一些洛杉磯的健美運動員會花很多時間，到像是棕櫚泉（Palm Springs）這樣的地區，享受沙漠的陽光。當我初到加州時，我們發現可以前往馬里布（Malibu）附近的山區，爬到足夠高的位置，在陽光下俯瞰腳下的雲層。這裡就是「肌肉岩」的所在地，我們以前經常到這裡進行戶外健美的拍攝。

另外，美黑不僅適合膚色白皙的健美運動員。許多膚色黝黑的健美運動員，例如非裔美國人或拉丁裔運動員，也發現適度曬黑能改善皮膚質地，增強膚色深度，並有助於提升在舞台上的外觀效果。

一個美觀上的考量是，你不會希望自己的臉部，比其他身體部位曬得還要黑。不過臉部，尤其是鼻子，通常更容易吸收大量的光線。因此記得保護你的臉部，可以戴帽子或使用防曬霜，特別是保護鼻子和額頭，避免曬傷。

美黑裝置和太陽燈

全美各地都出現了許多室內美黑沙龍。你躺在沙龍裡類似大型紫外線燈的曬黑床，接著就能接受時間短又精確的紫外線照射。人們

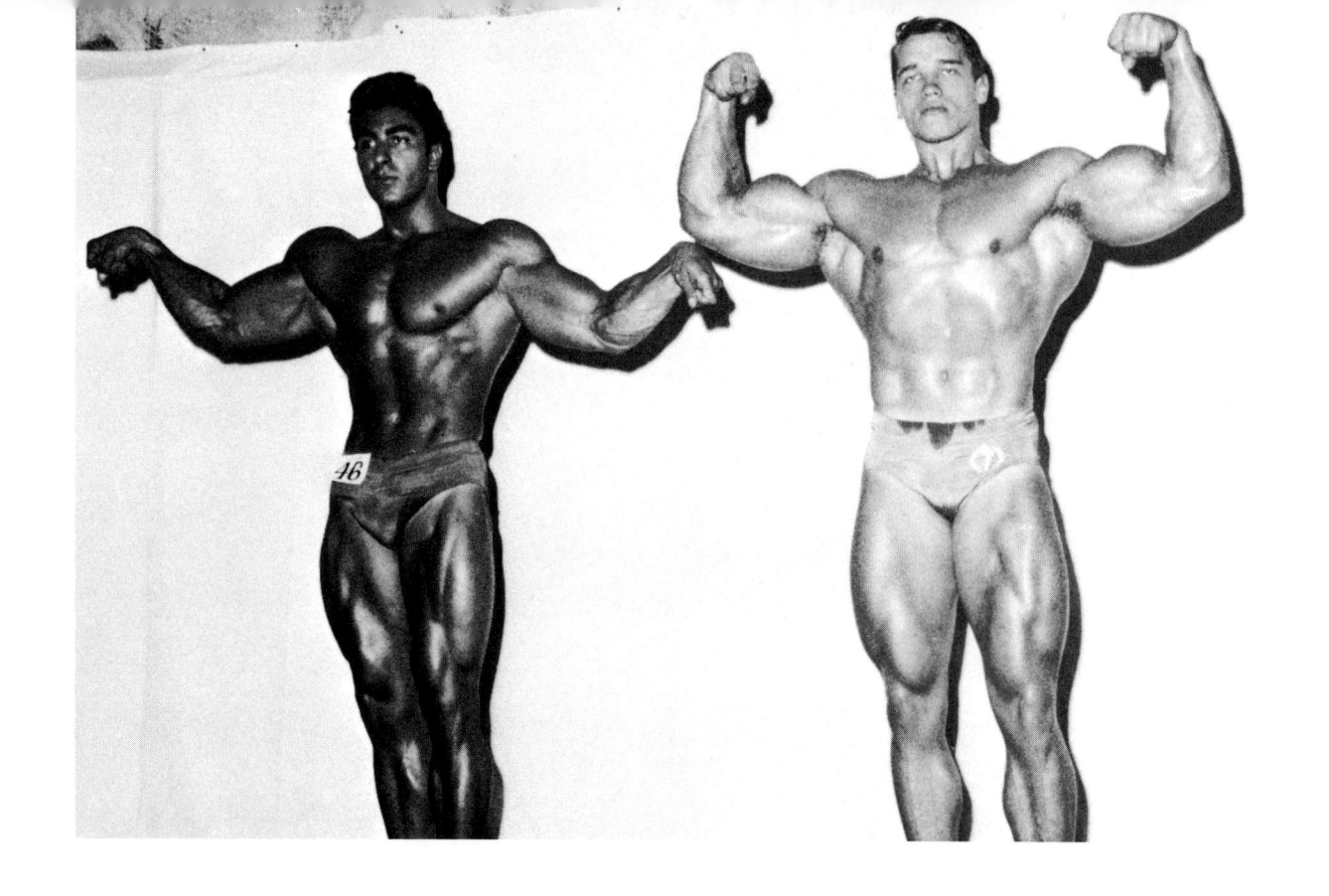

當我住在歐洲時，陽光不夠強烈，無法讓我曬出深色的肌膚，而丹尼斯·蒂尼里諾則生活在氣候更加炎熱的區域，這讓他有了優勢。因此，他的膚色看起來黝黑且線條分明，而我則看起來白皙，且皮膚比實際情況看起來更平滑。

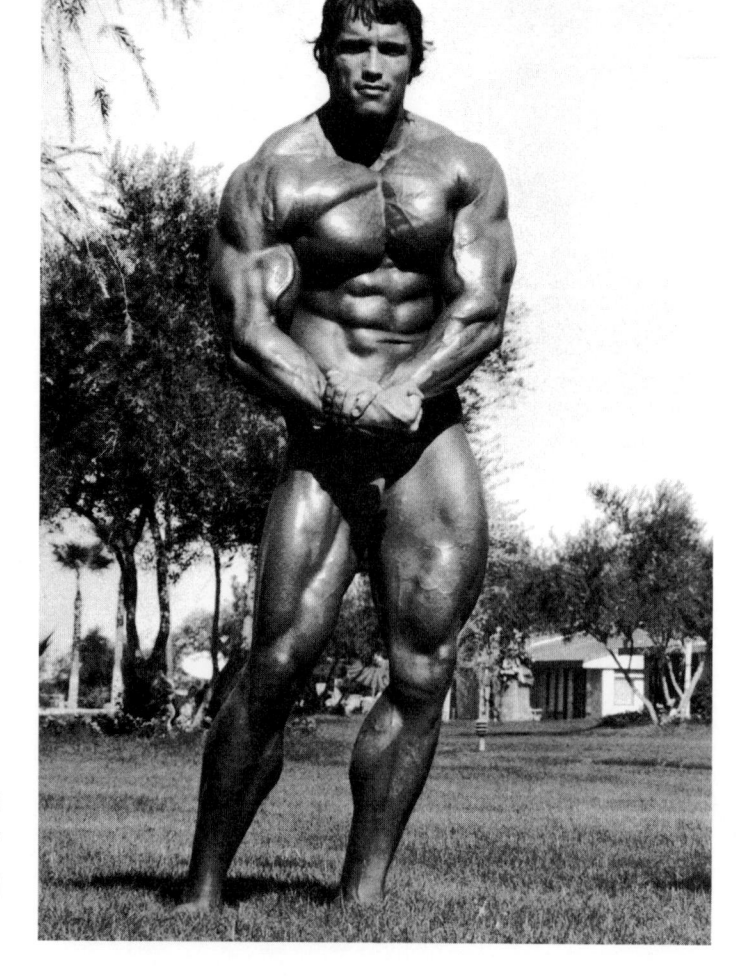

這張照片拍攝於 1974 年，位在棕櫚泉。你可以看到擁有深色的皮膚後，身體看起來更迷人、結實，而且肌肉線條更明顯。

大多認為曬黑床比自然日曬更安全，但必須注意，任何能讓你曬黑的紫外線，也可能燒傷並損害皮膚，因此使用曬黑沙龍時，須遵循的注意事項也與在戶外曬太陽的相同。開始時應該緩慢進行。給皮膚足夠的時間來曬黑，並盡量避免曬傷或脫皮，因為這不僅會影響外觀，還可能迫使你重新開始。家用紫外線燈也存在相同的風險。許多人因長時間曝曬在紫外線燈下，導致嚴重曬傷，甚至損害眼睛。

人工美黑

在健美比賽中，使用人工膚色劑來加深膚色，幾乎已經成為普遍的作法。無論你的美黑效果有多好，使用皮膚染料或古銅色劑都能讓膚色看起來更好。這也是為何當飯店接待一群健美選手時，會感到很困擾。飯店的洗衣房內，會充滿了被膚色劑污染的床單和枕頭套。

使用人工膚色劑，能讓原先只有些微曬黑的健美選手，看起來像是整個夏天都待在熱帶地區，也讓膚色白皙曬黑成果又不好的健美選手，能與天生黑色素較多的選手公平競爭。這種方法也有健康方面的好處，因為使用這些染色劑意味著運動員不用像過去那樣，長時間曝曬在陽光下。不過，對於膚色較白的健美選手來說，想靠著整瓶的膚色劑，讓全身獲得美黑效果是個錯誤。直接將人工曬黑劑塗抹在完全白皙的皮膚上，容易產生不自然的效果。健美運動員本身誇張的肌肉發展，已經會讓許多人覺得有些奇特。如果再搭配奇怪又不自然的膚色，最終的視覺效果會顯得更突兀。因此，我建議你先盡可能地曬出自然的效果，然後再使用人工膚色劑來進一步加深膚色。

最常用的膚色劑，是基於一種名為 Dy-0-Derm 的產品，這是一種最初為有嚴重皮膚問題的患者所開發的皮膚染色劑。其中一個以 Dy-0-Derm 為基底，較受歡迎的產品是 Pro-Tan，可在健身房購買或網購郵寄。另一種類似的產品是 Tan Now，可以為皮膚帶來更為古銅色的效果。這些和其他類似的膚色劑產品，都經常出現在各種健美雜誌的廣告中。

這種膚色劑實際上會和皮膚細胞結合，除非細胞代謝（大約 21 天），否則不會輕易剝落。使用過後幾天，你會開始注意到顏色逐漸脫落，除非你重新塗抹一些顏色，否則外觀會看起來有些奇怪。塗抹這些產品的最佳步驟為：①沖澡，並盡可能搓去死皮。②戴上橡膠手套避免手掌染色，並在身上塗抹一層染色劑。③乾燥數小時。④再次

沖澡，清洗掉並未真正附著於皮膚上的殘留染料。這個過程應該分幾天逐步進行。不要試圖塗抹 1 次就要達到曬黑的效果。

有些人工膚色劑產品比起染劑更像是傳統的古銅色劑。這類產品比較容易塗抹，且褪色速度較快，但無法達到像膚色劑那樣深邃又均勻的效果。你可以在大多數的藥妝店找到古銅色劑，其中 Jan Tana 公司製造的一項產品，叫「比賽用美黑」（Competition Tan），便是專門為健美選手設計的。大多數健美選手不會只使用古銅色劑。而是會先透過曬太陽或使用膚色劑，打造基礎的膚色，然後再塗抹這類古銅色劑，來達到最終的視覺效果，並且能夠覆蓋掉因為脫落而導致膚色不均勻的區域。

正確的塗抹方式也非常重要，因為它對整體外觀有著極大的影響。有些健美選手在舞台上看起來發黃或過於黯沉，讓人誤以為他們全身都塗滿了鞋油。另一些則是太晚才塗抹膚色劑，或是在流汗的情況下塗抹，導致在舞台上染料在身上被汗漬洗刷掉，破壞了他們努力塑造的視覺效果。臉上塗抹過多膚色劑也會看起來奇怪且不吸引人，手腳、膝蓋和肘部出現染色過多的情況或污漬，也會影響整體效果。因此要記住，你已經花了數年進行鍛鍊、數月嚴格的飲食控制，因此學會正確地塗抹膚色劑絕對值得你投注時間和精力，否則所有的努力都會被毀於一旦。

等到最後一刻才抹膚色劑也很危險。我記得有一場比賽，路・法瑞諾在上台的前一刻才塗抹古銅色劑，塗抹在他身上的油膏搭配著流出的汗水，最終完全在他身上溶解，毀掉了整體表現。有時候可以上台前最後一刻才抹染色劑，但這需要豐富的經驗和技巧才能達到理想的效果。你想呈現的樣貌是哪種？比你預想的還要白皙一些，還是身上有一道道膚色劑形成的水流？

比賽油

健美選手會在舞台上使用比賽油，以凸顯身體曲線，及大力強調肌肉線條清晰度。強烈的燈光往往會讓身體看起來變得扁平，而適量塗抹油膏搭配良好的美黑效果，能讓評審好好的欣賞你的肌肉發展。當你看到一位參賽者，站在舞台上卻缺乏足夠的油光，你會立刻注意到他的身體看起來較扁平、肌肉感薄弱，且不夠吸引人。

你需要幫助才能讓全身塗滿比賽油，請人幫你抹背後的油膏，

並告訴你是否有塗抹均勻。在你初期的比賽中，大部分時候你可以請其他選手幫你塗抹背部的油膏，只要你也願意幫助他們。但當你進入更高級別的比賽時，你永遠無法確保對方不會給你設下陷阱。例如1975年在南非舉辦的奧林匹亞先生大賽，我塗滿比賽油準備登台時，有人告訴我：「嘿，你只打算展示半邊的身體嗎？」當時我還沒反應過來，直到艾德・科尼告訴我，我只有半邊的背部被塗上油。我清楚地記得是誰幫我塗的油，但我不會去提誰的名字。我已經參與過足夠多的比賽，因此我早該知道在那樣的情況下，不該相信任何參賽者，而是要自己再三檢查，以確保一切準備妥當。

比賽油就和膚色劑一樣，最好分階段進行塗抹。當你的皮膚比較乾燥，特別是在後台溫度較高的情況下，第1層塗抹的油膏可能很快就會被皮膚吸收。等過幾分鐘，再塗抹第2層，就會開始看到理想的效果。需要注意的是，不要在比賽前的最後一刻，將膚色劑和比賽油緊接在一起塗抹，這幾乎必然會導致膚色劑在身上隨意溶解流淌。

你需要經驗才能找出最適合你的比賽油。像是嬰兒油這種產品就適合用於拍攝，因為燈光有被調整過，但在舞台上反而經常顯得過於油亮。我見過健美選手在比賽前使用各式各樣的產品，包括橄欖油、噴霧油，甚至身體油膏和乳霜。你應該依照自己的經驗和實驗，找出最適合自己的產品。不過，請記住比賽油塗抹過多，和過少一樣，都不好。當你在燈光下像鏡子一般反射到評審眼中，並不會為你帶來任何優勢。

髮型

就和社會潮流一樣，健美運動中的髮型也不停變化。1960-1970年代，有一些健美運動員會追隨當時流行的長髮風格。而到了1990年代則出現許多健美運動員，在舞台上剃成光頭的造型。在我看來，這兩種極端的髮型，對於競賽型的健美運動員來說，都不是特別理想的選擇。

首先我要說明的是，我完全理解髮型的選擇，這代表了個性和自我展現的一部分。時尚會隨著時間而改變，髮型趨勢也不例外。我曾看過極限滑雪運動員擁有尖刺狀、多色系的髮型，他們確實是很棒的運動員，但要明白的是，這類運動員的比賽評分並不依賴外表。同樣地，沒有人會在意一名跑者的頭髮長度，或是跳遠選手是否在頭髮

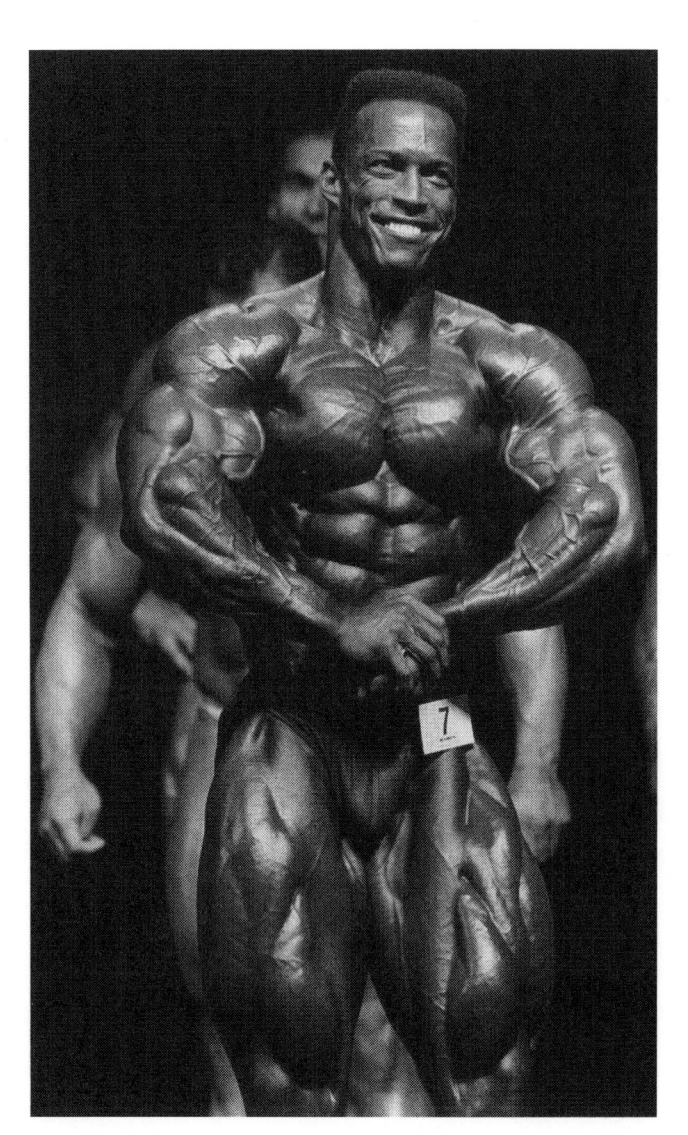

今天有髮，明日不髮。健美選手很早以前就發現，較短的髮型能讓身體看起來更壯碩，從肖恩‧雷這 2 張照片，可以看出 90 年代許多健美選手對這種觀念的最終結論。

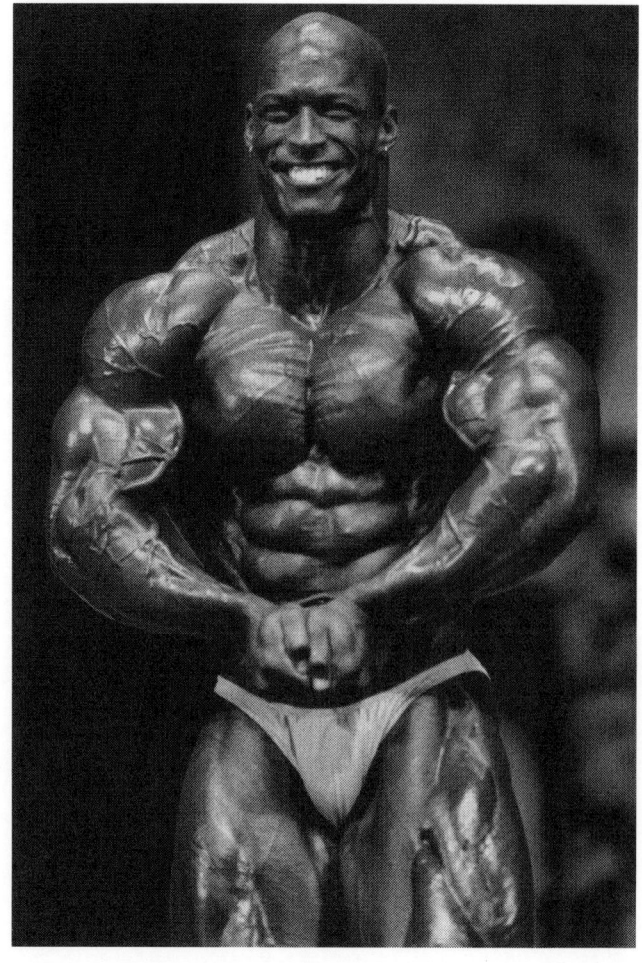

的兩側刺了紋身或文字。但在健美比賽中，外觀和視覺呈現卻是非常重要的一部分，這點與花式滑冰類似。花式滑冰運動員也要特別注意自己在評審面前所展現的視覺效果。

在健美運動中，若你的頭髮又長又亂，不只會蓋住脖子和斜方肌，還會放大你的頭部，也就讓身體相較起來更小。1970年代流行的非洲式爆炸頭髮型（Afro）在我看來也是一樣的道理，讓頭部顯得更大，而肩膀和上半身則相對變小。比較一下羅比·羅賓遜在1970年代留著長髮時的照片，以及他在1980年的短髮造型，你就會發現兩者間的差異。

如我前述所說，健美選手在一般人眼中已經足夠特別，任何額外強調這種特別感的元素，都可能適得其反，讓你看起來更像職業摔角選手而非健美選手。這包括染髮、剃光頭，或其他任何與髮型相關的改變。當然，像湯姆·普拉茲和後來的李·普里斯特就選擇了半長髮、向後梳的金色造型，並深受大多數粉絲的喜愛。有些健美選手剃光頭後也很好看。但我曾在哥倫布市的阿諾盃經典賽中看到一些選手，有著奇特的髮型選擇，或完全沒有髮型風格，反而讓評審留下不好的印象。在舞台上呈現自己的宗旨，在於展示自己最好的一面。你應該要避免模仿自己的偶像，或是盲目追隨流行，除非你呈現的造型契合你的體態和整體形象。

那麼，該如何決定自己的髮型呢？首先，在鏡子中檢視你的髮型，並回顧比賽或日常的照片，判斷留長髮、短髮，還是嘗試不同風格，能夠展現出更佳的外觀。想想看：將你的名字剃在頭髮兩側，真的有助於你贏下比賽嗎？綁馬尾或龐克髮型，會增加還是減少你在評審心中的印象分數？這些問題的基本核心非常簡單：我針對自己的外觀、顏色、髮型或健美三角褲所作的選擇，是否有助於我贏下比賽？

另外，不要覺得不好意思向專家尋求幫助。在我的電影生涯中，我經常依賴髮型師，來協助我塑造所飾演角色的形象。在《魔鬼司令》（Commando）和《終極戰士》（Predator）中，我飾演堅韌的士兵，因此我留了一頭硬漢風格的刷頭短髮。而在電影《龍屬兄弟》（Twins）中，導演伊萬·雷特曼（Ivan Reitman）希望讓我的形象更加柔和，因此將我的髮色染淺，這種造型更貼合角色形象。因此盡量和髮型師合作，花時間多方嘗試不同的髮型，直到找出最適合自己的風格。

體毛

另一個健美選手提升自己視覺形象的方法，就是在比賽前刮除體毛。這會讓肌膚看起來更平滑乾淨，並凸顯肌肉。最簡單的方法就是使用普通的安全剃刀，小心地剃除胸部、手臂、腿部等任何你想去除體毛的地方。剛開始剃毛可能會覺得有些奇怪，這需要時間適應。一開始這麼做時。讓我覺得自己變得嬌小又瘦弱，這在比賽前是個不好的心理壓力，需要你慢慢去適應。

因此我不會建議你在快要比賽前才除毛。相反的比賽前幾週就要進行，然後定期局部修整。如此一來，若不小心劃傷或刺到皮膚，也有足夠的時間癒合並回到正常狀態。佛朗哥·哥倫布總是用一個特別的方法除毛：他不喜歡剃毛，因此有時候比賽前，他會直接用手指拔毛！等到他真的準備剃毛時，身上的體毛早就所剩無幾。不過這絕不是我會建議使用的方法，所以才將這項建議放在最後。

造型致勝

近幾年來，與奧林匹亞先生比賽相關的記者會上，所有參賽選手都會穿著西裝和領帶參加。我認為這麼做非常好。在健美運動的早期，這項運動的明星選手在被叫號時，並不會穿著色彩鮮豔又過於寬鬆的「小丑褲」。約翰·格里梅克、史蒂夫·瑞夫斯、雷格·帕克、比爾·珀爾、賴瑞·史考特和其他人，都懂得如何穿著得體。他們會穿著西裝、休閒褲和運動襯衫，整體造型看起來像值得信賴的紳士，而非只是健身狂。塞爾吉奧·奧利瓦會特別定做帶有 V 型剪裁短袖的襯衫，以配合他那結實又巨大的手臂。

健美運動當然是在舞台上定生死，但是難分高下時，給評審和其他健美運動的官方機構留下好印象，也絕對會帶來優勢。此外，由於健美運動員通過舉辦研討會和活動亮相賺取收入，因此獲得尊重和良好的評價也絕對是一件好事。你不必一直穿著晚禮服，但可以學習像麥可·喬丹（Michael Jordan）一樣的人，穿著精緻又時尚的運動服。注意你的穿著和行為舉止，它們能在整個週末裡，傳達出你是一位優秀又有自信、且是健美運動界良好代表的訊息。

收尾工作

真正頂尖的健美運動員，在舞台上絕不會讓任何細節被突發因素影響。許多人會在後台穿著鞋子，以確保上台時，腳底不會弄髒。有些還攜帶多條備用健美三角褲，一旦健美三角褲因為膚色劑、汗水或比賽油而被弄髒時，就可以馬上替換。

一個除了髮型和其他外表方面以外經常被忽略的要素，就是個人衛生。史蒂夫·瑞夫斯是首位真正揚名國際的現代健美冠軍，以極其整潔的個人衛生而聞名，他的頭髮總是乾淨且修剪得當、指甲保持完美、打扮也無可挑剔。到了許多比賽的後台，你就會看到許多需要學習這一課的健美選手，他們因為疏於個人管理和衛生問題，而丟掉了成功的機會。

第 3 章 ──────────────── CHAPTER 3

比賽策略和戰術

　　健美比賽的戰術，涵蓋了我們之前討論過的所有內容，包括學習如何擺姿、反覆練習、選擇合適的音樂、選對比賽健美三角褲的顏色和款式，以及努力擁有完美的美黑效果。戰術也包括比賽前 1 天，和比賽當天早上所做的一切，任何能確保你在舞台上有出色表現的細節都要留意。

　　另一方面，策略則是你如何規劃並組織自己長遠的健美生涯，包括何時該參加何場比賽，還有如何應對大眾與公共關係。

　　對於認真的健美運動員來說，參加比賽當然是最終目標。有些健美運動員就喜歡直接參加比賽，即使無法在比賽中有完美的表現，也不會成為他們的阻礙。他們把這些當作汲取經驗的機會。有些人則喜歡等待時機，直到有機會取得較好的名次才會參賽。他們組織策略的方式就像個拳擊經紀人，他會緩慢的帶領選手，確保不會參加與自己相比實力落差懸殊的比賽。

　　我從年輕時就開始接觸健美，進步很快，而且因為相當早就開始參賽，很快就獲得青年歐洲先生（Junior Mr. Europe）、歐洲體格最佳的男人（Best Built Man in Europe）、歐洲先生（Mr. Europe），甚至宇宙先生（Mr. Universe）的冠軍頭銜。有許多其他健美運動員也在早期就取得了成功。1970 年代，凱西‧維亞托就是其中之一，他在 19 歲時，就獲得 1971 年 AAU 美國先生的冠軍。澳洲籍的李‧普里斯特則在 20 出頭歲就轉為職業選手。有些健美運動員到年齡較大時才開始參賽，但飛速崛起。加拿大的保羅‧迪萊特在他第 2 次參賽後，便獲得職業選手的資格。警察兼職業健美運動員的羅尼‧科爾曼，甚至在接近 30 歲時才開始進行健美訓練，在他終於下定決心

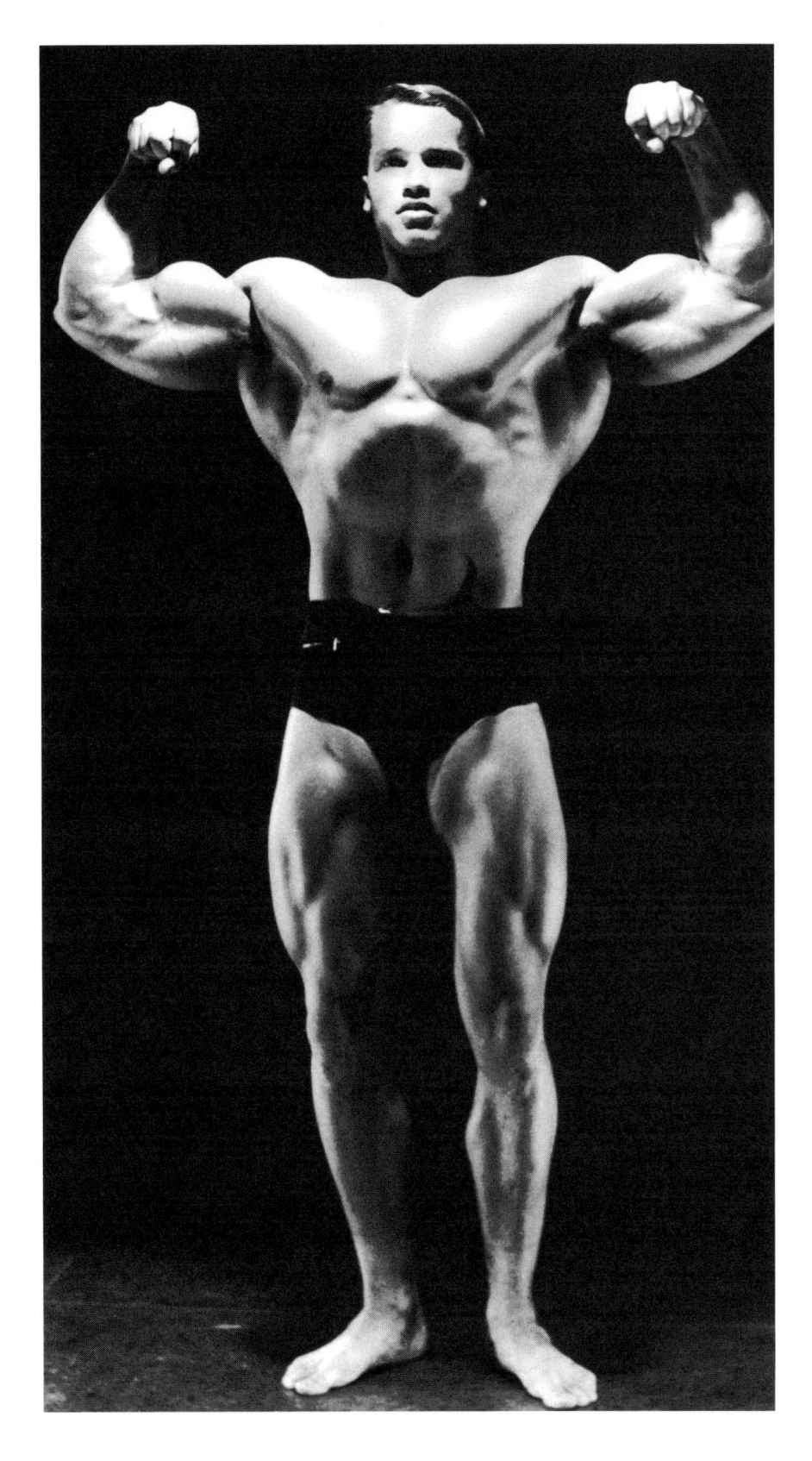

這是我第 1 次正式參加比賽時的體格狀態。

成爲健美運動員後的 2 年，就成爲世界業餘健美大賽的冠軍（World Amateur Bodybuilding Championships）。

你發展的速度，取決於基因和開始訓練的年齡。但你在開始健美訓練前，曾接觸過的運動訓練類型也是一個因素。羅尼‧科爾曼自從青少年時期，就進行某些重量訓練，並且有過認眞的舉重經歷。佛朗哥‧哥倫布也很晚才開始健美訓練，但過去曾是健力選手。有些運動員是在長年從事美式足球運動，或其他依賴肌力訓練的運動之後，才開始走進健身房。對這些人來說，增肌不是個大問題，他們的挑戰反而是打造具有美感又有肌肉量的體態。

事實上，大多數健美人一生都無法晉升到職業級別的競賽，其中許多人甚至無法在國家級的比賽中獲勝，就像大多數籃球運動員無法進入 NBA，和大多數美式足球運動員無法進入 NFL 一樣。不過，對眞心熱愛的運動員來說，參加任何級別的比賽都很刺激。重點在於，和實力相當的選手一起角逐，決定誰能夠獲勝。只要你參加的是能力所及內最高水平的比賽（無論是哪一種），競爭的意義永遠是一樣的，如電視上所說：「勝利的喜悅，失敗的痛苦。」

經驗的作用

不論何時決定參賽，你都必須先踏出第一步。唯有透過參賽，才能獲得奪下勝利所需的經驗。健美運動涉及 2 種活動，一是在健身房內訓練，另一種則是在舞台上比拚。善於其中一項，不代表另一項也同樣出色。就算你努力訓練擺姿、在鏡子前勤加練習，這跟站在舞台、承受壓力下，又在評審和觀眾前展示，仍然有天壤之別。

有些健美選手天生具有舞台表演的直覺，但每個人都需要經驗，來完善自己的舞台表現。例如，弗蘭克‧贊恩在成爲奧林匹亞先生之前，就已經擁有豐富的舞台經驗。這就是爲何在 1979 年的奧林匹亞先生大賽，弗蘭克‧贊恩與邁克‧門澤的最終擺姿對決中，弗蘭克的舞台表現力和經驗立刻展現出來，也同時可以很明顯地看出，邁克之前僅參加過幾場比賽，試圖在如此巨大的壓力下維持自己的狀態。

事實上，我觀察到門澤很快就因爲繃緊腰部而感到疲憊。因此，他很快失去對腹肌的控制力，導致腹部過度突出。拳擊手都知道，實戰比賽的對打遠比平時對練更累人。在健美比賽中也是如此，在舞台上承受壓力和緊張感的擺姿，會讓你比練習時更快感到疲憊。

我們在體型碩大的保羅・迪萊特的職業生涯中，也看過一個因為缺乏經驗而導致問題發生的例子。迪萊特在參加第 1 場比賽 IFBB 北美錦標賽之前，等待了很長時間。他最終獲得了第 2 名，並在第 2 年贏得了同一場比賽，僅憑 2 場比賽的經歷就成為了一名職業選手。然而，他隨後在姿勢和舞台展示上出現的問題，很可能是由於缺乏比賽經驗所造成的。

參賽頻率

由此可見經驗的重要性，因此我建議盡早開始參加比賽以累積經驗。但高強度的訓練若同時搭配飲食控制，就幾乎不可能在備賽時達到你預期的效果。因為當你為比賽進行訓練時，你必須專注於細節，強化小肌群的發展和分離度。而在控制飲食的同時，你無法最大化肌肉的增長。這對於健美運動員，特別對年輕的新手來說，是一個必須面對的兩難問題。哪一點更重要，專注於比賽經驗的積累，還是繼續全力追求肌肉的最大發展？這就是戰略的重要性所在，你必須決定何時開始參賽，並判斷要以多高的頻率參賽，並仍然持續進步。這並沒有標準答案，每個人的情況都不同。你需要根據自身情況進行實驗，找出最適合自己的方式。

努力嘗試

知道自己何時、會在哪裡參加比賽，能更集中你的精力。只要想到自己因為沒有足夠的訓練或遵循飲食規範，而讓自己在舞台上表現不佳和出醜，就足以激勵你多做幾組幾下，並嚴格遵守飲食紀律。無論你訓練得多努力，有一個固定的比賽日期在前面等著你，無疑會讓你再多提升一點訓練強度。

當你開始比賽，總會有第 1 次。所以當你第 1 次站上舞台時，不必因為腦袋一片空白而感到驚訝。我曾見過年輕的健美選手忘記拔掉眼鏡，或者忘了脫掉為了在後台保持腳底乾淨而穿的拖鞋。對於經驗不足的選手，當評審說出「向右轉 1/4 圈」時，他們可能向左向右晃，或只是呆站著。而在健身房或鏡子前練習規定姿勢，這和在舞台上面對裁判和觀眾時完全是兩回事。你擺出正面雙手二頭肌姿勢後，就忘記繃緊雙腿肌肉。當評審要求背面背闊肌姿勢，你卻突然忘了該

怎麼做這個動作。你比預期中更快感到疲憊，甚至擔心無法完成預賽。因此，如果你的準備不夠完善，很可能就會因為過度用力而開始抽筋。

在燈光下，如我們之前所提過的，你是否有足夠的準備，這是很容易會被看出來的。舉例來說，你的美黑程度足夠嗎？比賽油的使用是否恰當？在後台看起來沒問題的健美三角褲，到了比賽中段還能有一樣的效果嗎？膚色劑是否都把健美三角褲弄髒了？或沾得手肘和手掌都是？而這時又是你展現練習成果的時候，你是否因緊張而發抖？你是否優雅又有自信地擺出姿勢？你能否完整地記住並呈現整套自選姿勢？

當然，也要你有所學習經驗才會有用。所以誠實地面對你在比賽中做正確的和有待加強的部分都很重要。我一直認為，不論比賽結果的輸贏，只要你和評審交流並獲得回饋，就能有所學習，了解自己做得正確或錯誤的地方。例如，儘管我在 1972 年的比賽中贏過塞爾吉奧・奧利瓦，但其中一位評審在賽後走過來告訴我：「我投給了你，但差點就沒有這樣做，因為當你轉過身做背部姿勢時，你向後傾斜得過多，讓下背部出現皺褶，看起來就像脂肪。」但在當時，評審能夠走到選手周圍進行評判，因此他能看到我並沒有脂肪。由此可見，每位健美運動員都應該確保從每場比賽中盡可能地學到經驗，這樣就不必一再重複同樣的錯誤。

進階賽事

一旦你獲得了一些比賽經驗，並且已經證明自己是一名足夠優秀到足以贏得小型比賽的健美運動員後，你就需要開始根據能對你的職業生涯產生影響的選擇來比賽。

我已經被無數獲得奧林匹亞先生參賽資格的業餘選手問過，是否該參加比賽，還是再等一陣子。當然，你不能期待從業餘級別跳到奧林匹亞大賽，能有多好的表現。事實上，曾經有位宇宙先生，在賽後馬上參加奧林匹亞先生大賽，結果名次墊底！換個角度想，你其實也不用有太大的壓力，因為人們並不會對你抱有太高的期待。你可以將參加比賽視為一種經驗，並且不用過於在意最終名次，就像老虎伍茲曾以業餘身分參加美國公開賽，在適應壓力後，最終轉為職業選手一樣。

另一方面，佛朗哥‧哥倫布就是迅速進入高等級別健美競賽，並大獲成功的典範。佛朗哥在決定踏入健美界之前，只有參加過健力比賽。在一年內，他開始做高強度的健美訓練，接著就參加義大利先生大賽，並以一分之差獲勝。之後參加歐洲先生比賽奪得冠軍。隔年在宇宙先生大賽中和查克‧西普斯對決，最終獲勝。當然，在他進入健美之前，就已經有著出色的體格和驚人的體力，例如可以做 10 組 25 下的引體向上，所以他並不是完全從零開始的選手。

然而，儘管你參賽前需要三思，你也要小心不要錯過那些真的該參加的比賽。例如，湯姆‧普拉茲在 1981 年的奧林匹亞競賽中獲得第 3 名，並驚艷了許多人。下一場在排程中的職業賽事是在澳洲的職業宇宙先生競賽（Professional Mr. Universe），但他沒有選擇參賽，而是舉辦研討會和展示演出。最終，這場大賽由丹尼斯‧蒂尼里諾贏下，而湯姆此前在奧林匹亞比賽中輕鬆的擊敗過他。若湯姆參與了這場大賽，他非常有可能再奪得一場國際型賽事的冠軍頭銜，近一步推動職業生涯的里程碑。

路‧法瑞諾聰明地參加了 2 次宇宙先生大賽，並取得勝利。但在 1974 年時，他本來很有機會在職業宇宙先生比賽中獲勝，但他選擇參加奧林匹亞先生比賽，最終失敗了。輸掉比賽並沒有錯，但若同時面臨 2 場比賽，選擇較有機會獲勝的那場更合理。不論你在哪個級別競賽，意識到某些比賽可能超出能力範疇，並選擇有更大勝算的比賽，並不丟人現眼，反而是明智之舉。

這就是策略的重要性：決定參加哪場比賽、何時參賽，並留意誰是你的競爭對手，或要連續參加 1 場還是 2 場比賽。在美國的業餘賽事中，健美選手們都希望能贏得全國錦標賽，因為所有級別的冠軍都可以轉為職業選手，而在美國先生大賽中，只有總冠軍才能成為職業選手。但美國先生通常會提早全國錦標賽幾個月舉行。因此，若有選手選擇等待全國錦標賽並冒險參加，最終又失利，當年便沒有其他機會贏得國家級比賽並成為職業選手。參與美國先生大賽，並接著參加全國錦標賽，讓健美運動員有 2 次贏得國家級冠軍的機會，但為了美國先生大賽所進行的訓練和飲食控管，並要接著在相對極短的時間內為全國錦標賽備賽，可以說是不小的挑戰。再次聲明，這都是個人的主觀判斷，而且每位健美選手要根據自身的感受和優先次序，來制定自己的策略。

當然，獲得職業級別的參賽資格，和在職業賽事中有絕佳表現是兩回事。我仍記得就算對極具天賦的選手來說，例如邁克·克里斯蒂安（Mike Christian）和肯恩·雷，要成功轉型為職業選手也需要經歷相當大的挑戰；他們花了大約 2 年的時間，才適應職業級別賽事中更高的標準和更大的壓力。在李·哈尼成為職業選手的第 1 年，他在蘇黎世的瑞士大獎賽（Swiss Grand Prix）中，輸給了一位體重僅有 77 公斤的健美選手！轉型時的困難也不一定人人都會遇到，像多利安·耶茲就在職業組別中迅速地嶄露頭角，總體來說，這種狀況確實比較常見。

考慮到這一點，獲得職業組別參賽資格的健美選手，應該要謹慎選擇該參加哪場職業賽事。有一些職業的大獎賽（Grand Prix）是很好的入門選擇。鐵人邀請賽（Ironman Invitational）也是很適合作為入門選項的職業大賽。接下來就是每年在紐約舉辦的冠軍之夜（Night of Champions）。若你在這類比賽中有出色表現，便很有機會獲得阿諾盃經典賽的邀請，這也會讓你在與奧林匹亞先生大賽中的選手們較量時，對自己能有什麼樣的表現更有概念。如果你在冠軍之夜和阿諾盃經典賽中都取得勝利，這可能就代表著你已經準備好接受終極大挑戰，也就是奧林匹亞先生大賽。

<u>動力</u>在任何運動中都非常重要，健美運動也不例外。如果你妥善管理職業生涯，獲勝就會變成一種習慣。但記住，如果你過於害怕失敗，你也無法獲得成功。害怕失敗會讓你有失敗者的心態，這會抑制你的表現，並消耗你的精力。作出符合你該作的合理決定，並全力以赴，不要有所保留，讓結果順其自然地發生。在我的職業生涯中，我失敗次數並不多，但還是經歷過了幾次。這就是競技運動的本質。你能做的就是盡你所能，而若結果不盡理想，也都只是比賽的一部分，只能接受。

奧運十項全能冠軍凱特琳·詹納（Bruce Jenner）曾告訴我，在 1976 年的奧運前夕，他因為過於擔心失敗，導致表現大受影響。但後來他想到了一個簡單的道理：「就算失敗了，你也不會死。」你只是輸了、感到失敗，然後會繼續前進。若你有著全力以赴、積極正面的態度、相信自己的實力，以及充滿熱情，你就能坦然面對失敗，這也不再是你需要擔心的事情。也就代表著你能全神貫注於贏得比賽，畢竟這才是比賽的核心。

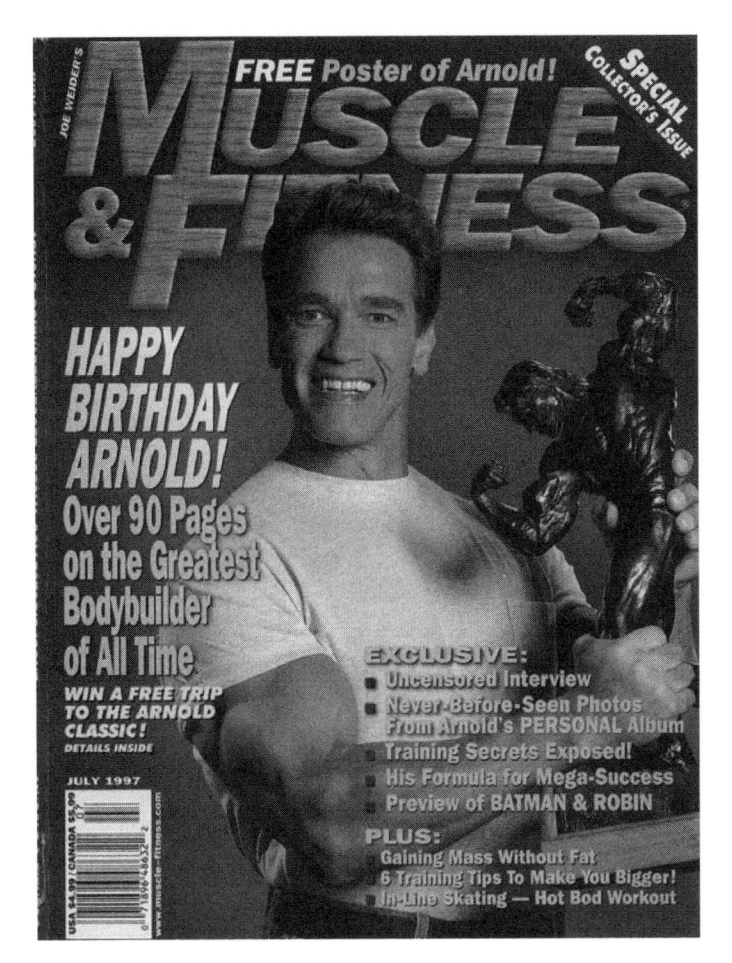

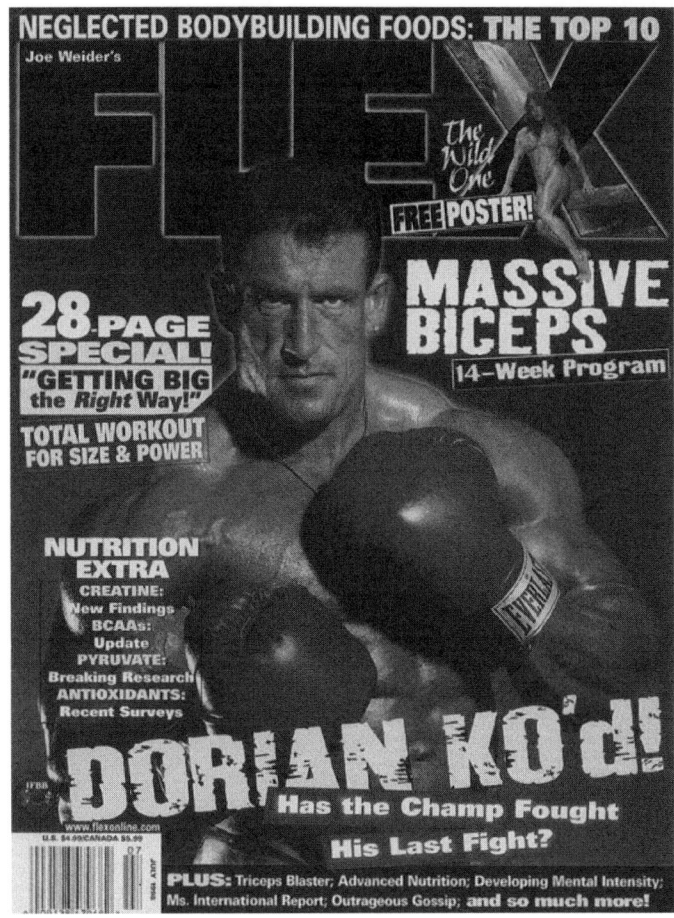

推銷自我

　　健美運動員都有可能會抱怨：「我不可能贏下那場比賽。」「我在雜誌上的知名度還不夠。」正確的宣傳管道對於成功健美運動員的職業生涯也有助益。而最容易獲得宣傳的方法就是贏下比賽！但也有其他的方法。例如願意參與拍攝和採訪也非常重要。有些健美運動員週四飛到比賽場地，週日上午就離開，沒有預留時間給雜誌社的攝影師。有些人則是到拍攝場地後，就開始抱怨自己有多累、有多麼努力訓練，而其他人可能得付出極大努力，才能獲得他們所參與的拍攝機會。這就可能成為攝影師決定下次拍攝要找誰合作的決定因素。許多健美運動員，在敲定拍攝或採訪行程後卻缺席。這對他的健美生涯也是極其有害的。

　　雜誌社的記者會打給你比賽時預約的飯店，或試著在後台和你攀談。有時這很惱人，但如果你能撥出時間和精力給他們，就別吝嗇

這麼做。畢竟專職撰稿人無論是否有採訪到你都會獲得報酬，因此進行這項採訪對你的益處，是大過於他們的。

許多健美運動員會被動等待雜誌上自己找上門，但我總是主動出擊，向各大刊物投稿，分享我的訓練方法、對健美運動以及生活的感受和想法。我從不在意是否能因為撰稿或登上雜誌封面而獲得報酬。我認為，讓評審和大眾更多的認識我、喜歡我，了解我的個性和理念，將更有機會為我的職涯取得成功。

知名度能確保你在比賽中被額外點名。但這也是把雙面刃。若雜誌社在賽前過度吹捧你，評審和觀眾就會期待你踏上舞台時，像金剛一樣壯碩。因此對於雜誌報導中，過於誇大其詞的部分要保持警惕。並記住，在多利安・耶茲奪下冠軍之夜的冠軍時，大眾對他幾乎是不抱期待的。當時他知名度並不高，但用自己的實力說話，而這也就足夠了。

當然，視覺判斷是一個複雜的過程，如果評審對你的外型不太了解，他們很容易在擁擠的健美比賽舞台上，忽略你最突出的特點。宣傳有助於讓評審熟悉你體型上獨有的特質。如此一來，他們不必在台上花費大量時間觀察你，就能知道你擁有什麼優勢，比如說寬大的背闊肌或出色的小腿肌。因為他們已經對這些特點有所了解，因此只需快速的檢視，確保你符合預期，然後繼續檢查其他選手，看他們是否和你水準相當。

有些人似乎不費吹灰之力，就能獲得宣傳的效果。當我在慕尼黑訓練並經營健身房時，我為雜誌拍攝過一組故事，內容是我穿著比賽健美三角褲，在暴風雪中穿梭於城市的大街小巷，例如在櫥窗前逛街，或在火車站前等等。這顯然是刻意安排的宣傳手法，也是好萊塢過去著名的伎倆。但這是與《亮點》（Stern）週刊的合作，而他們擁有數百萬名的讀者，這便是我將健美訓練推廣給大眾的方法。要想被這種雜誌社紀錄，你必須做出極度獨特的事情。這又與健美雜誌中的宣傳方式截然不同。

當我為宇宙先生大賽去到倫敦時，我不需要上述的曝光方法。當時我年輕、壯碩，又相對不知名，一位不知從哪出現的歐洲競賽者。似乎毫不費力就能獲得大眾的關注度。我見過許多健美運動員天生就有宣傳的魅力。他們適合站在聚光燈下，且雜誌和觀眾都喜歡接收關於他們的消息。佛朗哥和弗蘭克・贊恩就是如此，儘管弗蘭克性格較安靜內斂。肯恩・雷、弗萊克斯・惠勒和邁克・馬塔拉佐也都多

次受過雜誌專訪。邁克的成績並不像其他人一般輝煌，但仍受粉絲愛戴，也就獲得許多拍攝機會。丹尼斯·紐曼在他因病中斷職業生涯之前，也有望成為像史蒂夫·瑞夫斯一樣新任的雜誌社寵兒：擁有壯碩的肌肉、體格美觀、外型俊俏。

宣傳也是在比賽中獲得優勢的好方法，但在獲勝後充分利用這種優勢更為重要。過去，贏得美國先生的冠軍選手在接下來的一年裡，能出現在鮑伯·霍夫曼（Bob Hoffman）的雜誌中，包含人物專訪和訓練指導。這有助於將冠軍的名字深植於大眾的記憶中。現在，大型業餘比賽和職業賽事的冠軍，通常也會被喬·韋德的雜誌和其他健美刊物尋求採訪的機會。不是每位健美運動員都有準備好利用這些機會。有些來自歐洲的冠軍甚至需要我親自說服他們來美國進行採訪和拍攝。

當你沒有贏下比賽時，公眾關注仍然很重要。比賽結束後，仍要盡可能的出現在大眾視野。畢竟透過客座演出和研討會賺取的收入，仍比比賽的獎金更多。那些僅得到第 2-3 名，過於失望又認為自己該獲得勝利而消失在公眾視線中的健美運動員，其實是在削減自己的機會。當然，關注度儘管很重要，但只占健美生涯的一部分。知名度不會讓你贏下比賽，但是當勢均力敵時，他就會對你有助益。如果你正在考慮轉為職業選手，關注度也會有助於你報名研討會、展覽活動，或銷售網購產品等等。

請記住，雜誌社需要引人注目的健美運動員來登上他們的版面。因此若你有實力，在比賽中足夠優秀，且願意接受採訪，你就能獲得關注度。關鍵在於，如何維持並展現你所獲得的宣傳形象，這可能比獲得曝光度本身還要困難！

政治與公共關係

一些在比賽中表現不佳而感到失望的健美選手會認為，自己落敗的原因某種程度上是受「政治因素」的影響，他們認為某些選手是因為和評審或官員的關係，而獲得高於本身實力的名次。另一方面，這種想法也是可以理解的：當你是名健美運動員，是你的身體要被評斷，因此當表現不佳時，對自尊心的打擊也會非常巨大。不僅如此，當一名健美選手要準備參賽時，他已經經歷了數月的高強度訓練和飲食控管，隨後又要面對比賽本身的壓力，這種情況下情緒狀態往往是

最為脆弱的。就算上述的觀點可以被理解，但認為政治因素或人際關係是你能否在健美界成功的想法就不太正確，因為這並非事實。

我曾同時作為運動員和推廣者，因此我可以告訴你，當某些健美運動員因為在比賽中表現不佳，想試圖安慰自己而提出控訴時，通常都很少或根本沒有事實根據。健美運動並不完美，但這其中的評斷標準是很精確的。我可以親身證明，我和吉姆·洛里默在哥倫布市舉辦的比賽的公正性。我作為參賽者或觀眾出席的比賽中，也很少見到問題發生。健美運動就和其他運動一樣：最佳的選手就該獲勝，不論任何外部因素的影響。而我們所有人都應該確保這項公平原則，無論如何都能被確實的執行。

然而，許多政治因素確實在健美運動中扮演著一定角色，我稱之為公共關係的範疇。健美比賽的評分階段，是一個主觀且不完美的過程。回想健美歷史上許多著名的勝利（包括我和塞爾吉奧·奧利瓦之間的競爭），勝負之間都僅是 1-2 分的差距而已。因此當比賽結果非常接近，特別是 2 位健美運動員實力相當時，僅憑客觀條件要評審下決定便會非常困難，這時評審對他的看法，就算只來自於潛意識，都有可能對最終結果產生很大的影響。

和健美比賽的評審維持良好的關係，這不會為你贏得額外的分數，而只是一種確保你不會因為某位裁判潛意識的偏見而失分的方式。也是一個確保你能獲得所有應有得分的方法。可惜的是，許多健美選手在裁判面前的行為，到頭來都會破壞自己的職業生涯。有些參賽者曾在後台毀損獎杯，甚至在上台後當眾羞辱評審。我曾見過有位選手因為不滿評審的裁決，而在台上口出惡言。1 個小時過後，當他冷靜下來，才為自己失控的行為感到後悔。他試著寫信表達歉意，並彌補自己的所作所為。在下一場的美國先生大賽中，他輸掉了比賽，而我相信這件事是部分原因。

因此控制住自己的脾氣是很必要的，表現得像個真正的運動員，而且不要當眾攻擊裁判。可以肯定的是，像約翰·格里梅克、史蒂夫·瑞夫斯、比爾·珀爾、雷格·帕克、賴瑞·史考特和李·哈尼等人，永遠不會做出這種事。

學著在比賽當天達到顛峰狀態

一名優秀的健美運動員，會像一位成功的將軍規劃軍事戰役一樣，規劃自己的比賽策略。你必須選擇合適的時間和地點進行比賽，確保你的軍隊（你的體格）已經充分訓練，並準備就緒。你必須對自己的戰術充滿信心，了解何時進攻、何時撤退，以及如何節省彈藥（能量），以便能夠堅持到比賽結束。

但許多擁有出色體格、完全把握備賽期、擺姿練習和其他細節的健美選手，最終卻未能成功，原因往往出在他們的賽事策略，在某個關鍵點上失敗了：他們在比賽當天，並未達到自身的最佳狀態。

一場健美比賽的重點於，誰是在當天那場特定的舞台上，有著最佳表現的健美選手。不論誰最有潛力成為冠軍，或誰在大多時候表現最好，這些應該都與比賽結果毫無關聯。你可能在比賽前一天或後一天狀態良好，但如果你無法將備賽時間掌控得當，使自己在比賽當天達到顛峰狀態，那麼你將永遠只能鎩羽而歸。

在賽事當天達到顛峰，需要經驗和精準的時間掌控。每位健美選手都必須找出適合自己控制飲食和訓練的方式，讓自己能以最好的狀態參加比賽。不過，有一些特定的普遍技巧非常有效。在 1970 年前，我的顛峰時期掌握不佳，結果最佳狀態總是在比賽結束後的幾天才出現。但後來，我偶然發現了如何在比賽當天達到最理想的狀態。

在 1970 年於倫敦舉辦的職業組宇宙先生競賽時，我的狀態還不到顛峰、線條不夠明顯，但因為我是全場表現最佳的選手，因此還是獲勝了。隔天我前往哥倫布市參加世界先生大賽。那年的前一年我在奧林匹亞大賽中輸給了塞爾吉奧，因此我下定決心要在這場比賽中一雪前恥。

在倫敦那場比賽後的隔天，當我抵達哥倫布市時，我的身材緊實又挺拔，是我此生中最好的狀態，並讓我開始反思為什麼會如此。我意識到這是因為短時間內我才剛完成另一場比賽，賽後又繼續為了拍攝擺姿。所有為了擺姿而做的努力，都讓我在比賽前擁有更好的體態。換句話說，參加比賽本身就成為了一種能讓我在賽中達到理想狀態的方式。

我在那場哥倫布市的世界先生大賽中擊敗塞爾吉奧，並為下週的奧林匹亞先生比賽作準備。當時我覺得自己體重過輕、身材削瘦，且因為連續 2 場比賽，以及大量的擺姿和長時間的節食，而變得過度

消耗，所以我每天吃一點胡蘿蔔蛋糕、4-5頓豐盛的餐點，並縮減訓練量。到了比賽當天，我擁有了和在世界先生大賽上一樣清晰的肌肉線條，和職業組宇宙健美先生比賽中一樣的壯碩體型！

因此我學到一課：若我在賽後1週的狀態這麼好，為什麼不將自己提早整整1週，調適到比賽狀態呢？在比賽前的週六，一整天瘋狂練習擺姿，練習各種角度的動作，就像真的站在比賽台上一樣。接著週日整天進行拍攝，這意味著要擺更多的姿勢，並在週一到週三好好訓練（每個肌群最少完成15組），飲食保持營養均衡但要不過量，最後在週四和週五除了繼續進行擺姿練習外，就好好休息。

大多數年輕健美運動員的方法卻不大相同。他們到比賽的前1-2天都還在節食（甚至在最糟糕的情況下一直拖到週六早上），然後在賽前猛吃大量的碳水化合物。我以過去的經驗得知，知道這種方法沒

這2張是大約相距18天的前後對比照，拍攝時間為比賽前2-3個月。我在前面那張照片中，畫出了我想提升的弱點部位。

二頭肌 之前　　　　　　　二頭肌 之後

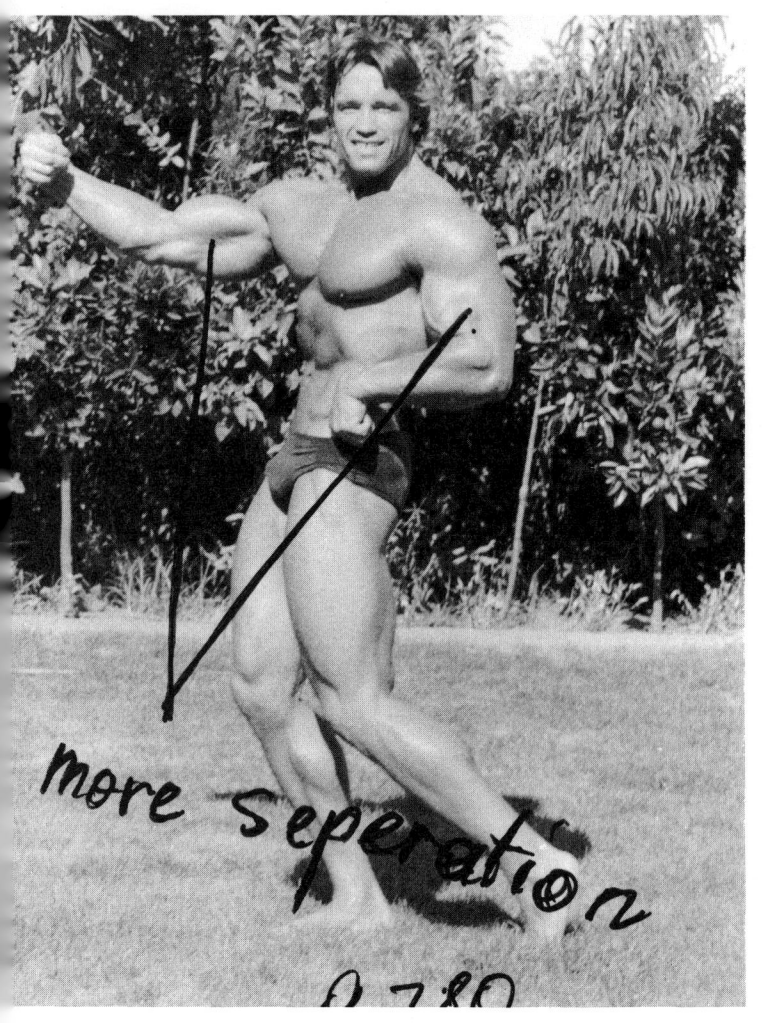

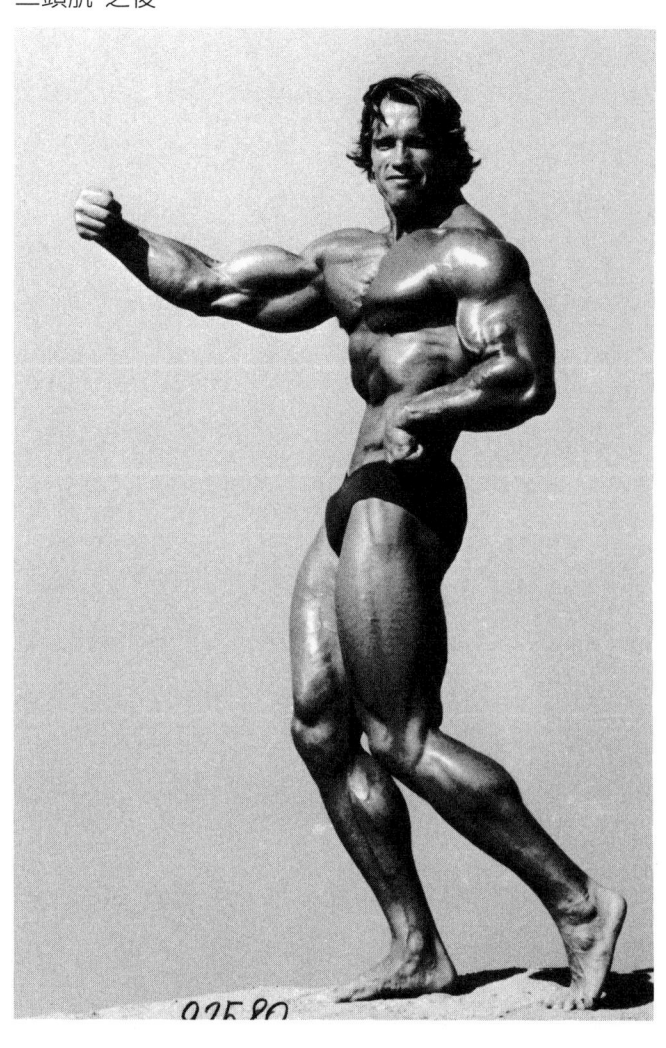

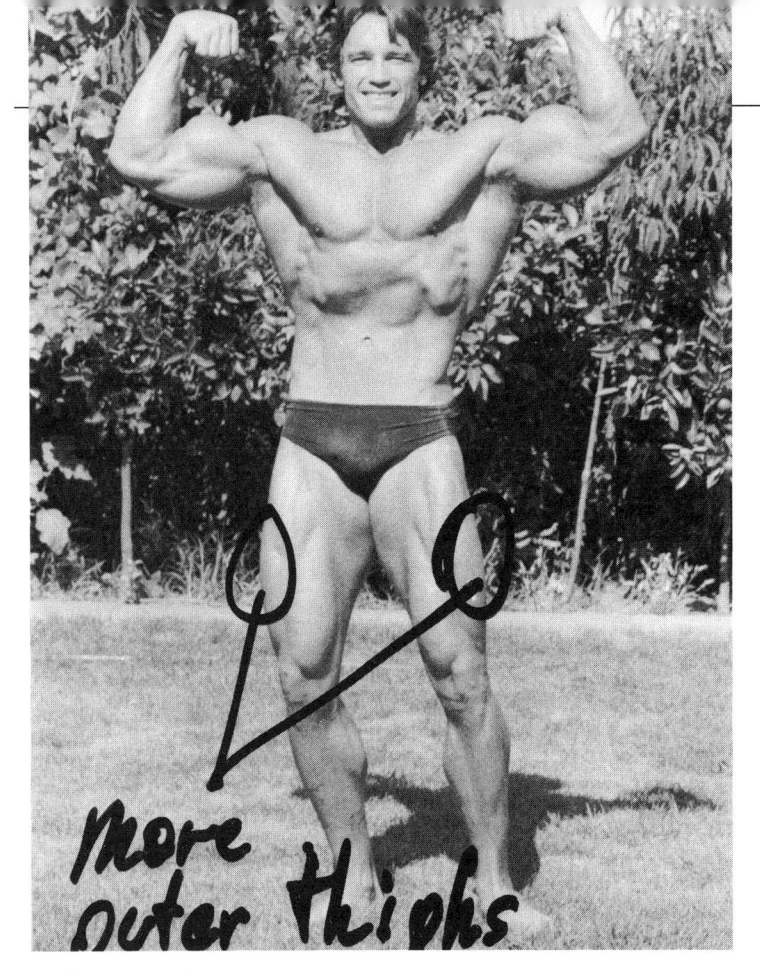

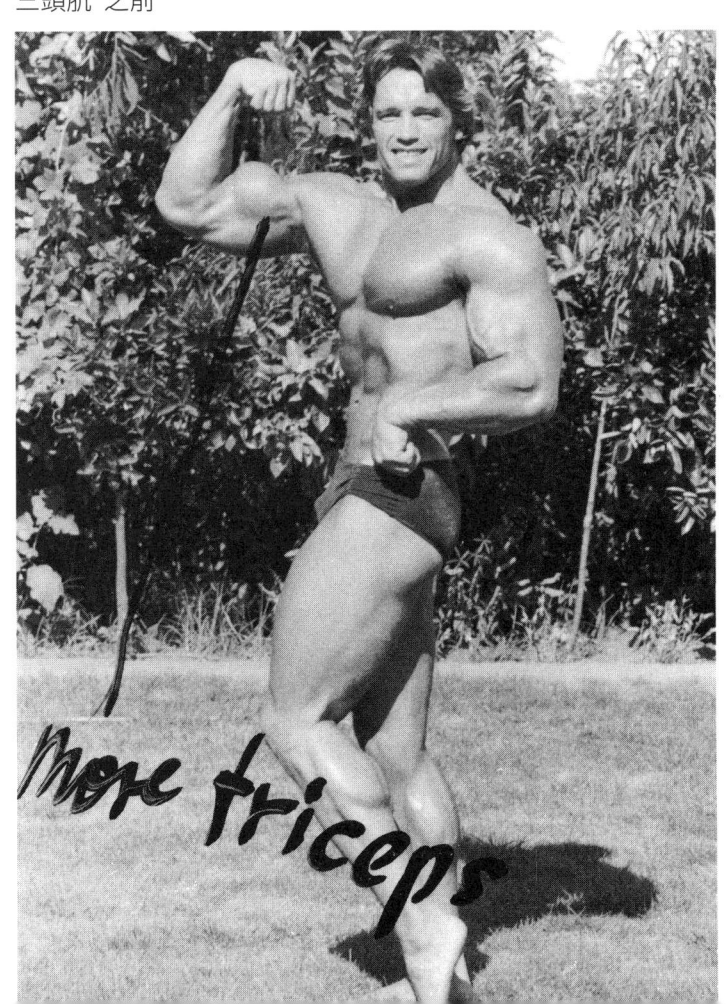

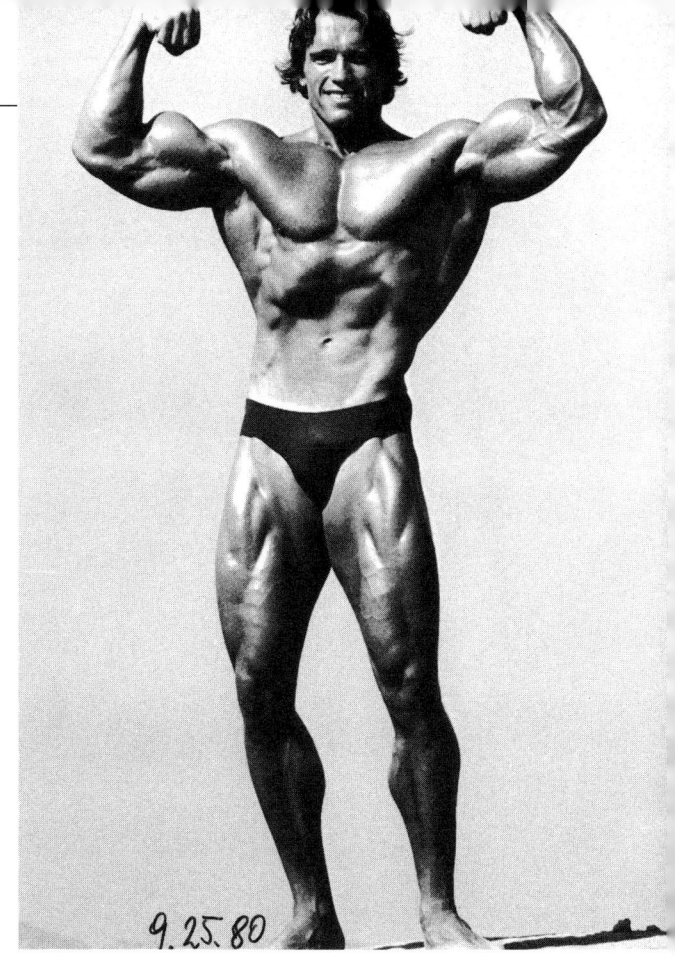

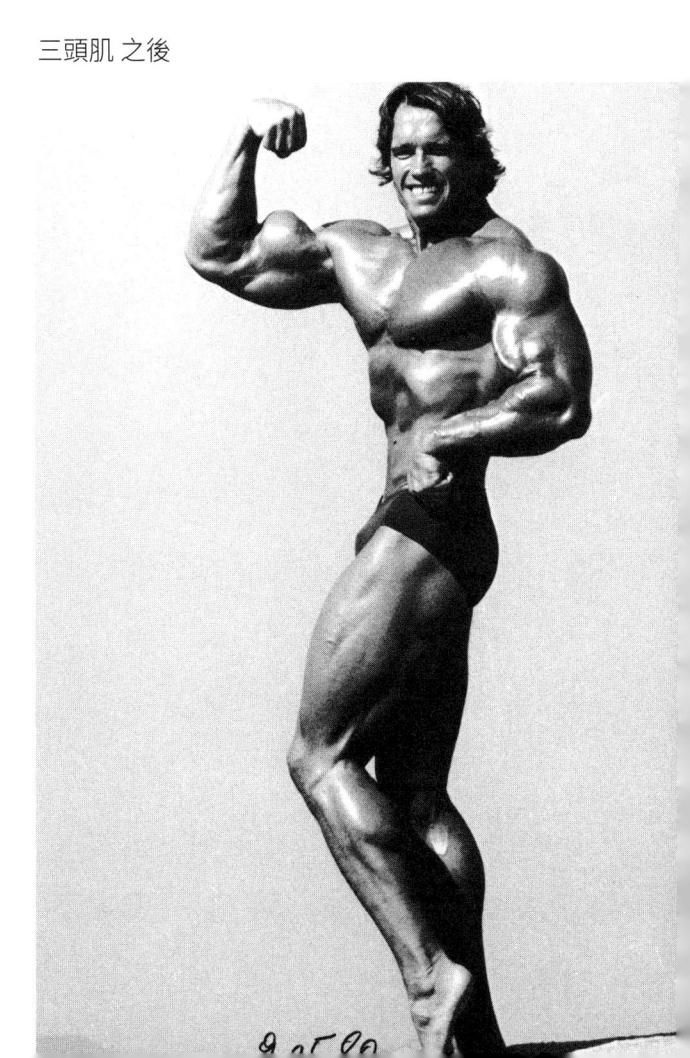

大腿肌肉 之前　　　　　　　　　　　大腿肌肉 之後

三頭肌 之前　　　　　　　　　　　　三頭肌 之後

有用。有一項解釋是肌肉的尺寸不僅取決於肌肉組織的數量，還包含儲存在肌肉中的碳水化合物能量，具體形式為肝糖（參見備賽飲食策略，第 748 頁）。當肝醣耗盡，肌肉就會變扁平。從完全耗盡肝醣開始，身體需要至少 3 天時間才能完全補充肝醣供應（或者更久，因人而異！）。

因此，比賽前過度節食，補充肝醣的時間就會太少，而暴飲暴食的攝取過多的碳水化合物，則會突然提升血糖，導致過多的水腫。你聽過多少次健美選手抱怨說自己在比賽時既扁平又水腫？這很可能就是其中一個原因，這也是為何我靈機應變的備賽策略最終會奏效的原因。

任何在重要比賽前最後一刻才進行的實驗性嘗試，都有可能導致一場悲劇。經過數個月自律的準備，比賽前一天你最需要的就是耐心，但有這項特質的健美選手並不多。所以他們想作額外的調整，結果都功虧一簣。就算是經驗老道的健美選手可能也遇過同樣的情況。在 1981 年的奧林匹亞競賽中，一名選手試著用特殊液體「增敏劑」來幫助自己曬黑，結果導致曬傷和脫皮；另一位有 15 年比賽經驗的選手，突然決定使用他從未用過的利尿劑，結果在預賽時出現劇烈的抽筋。

我相信最重要的是專注於基本要素。你擁有越多的特殊要件，就越有可能出錯，並使自己失望。塞爾吉奧以前參加比賽時，經常直接把比賽健美三角褲穿在衣服裡面。他直接脫掉外衣、上油，接著就準備上台比賽。他唯一額外攜帶的物品是一件長版的白色屠夫外套，在後台進行熱身訓練時穿著。

對於其他健美選手來說，更複雜的準備方式則似乎更有效。例如弗蘭克‧贊恩總是非常注重小細節。他會檢查自己的更衣間，確保空間合適且足夠。他準備齊全，包括一名助手協助他泵大肌肉和抹油。這位助手經常是他的妻子克莉絲汀，她是弗蘭克職業生涯中的強大支柱。贊恩甚至在 1970 年的奧林匹亞大賽中，將自己的私人拖車停在體育館外，讓自己有完全的隱私空間做熱身，也有助於給對手施加心理壓力。同樣的，我也會在單獨的隔間內備好啞鈴，讓我能在有隱私的環境下熱身。

水

　　健美選手另一項常見的擔憂便是水分，也就是在皮膚下方有水分淤積，破壞了肌肉的線條清晰度。為了避免這種情況發生，許多參賽選手會在比賽前幾天（甚至前幾週），嚴格控管水分的攝取量。他們避免鈉離子，並攝取大量鉀離子。甚至許多人仰賴於使用利尿劑。

　　這個方法的問題在於，肌肉有 75% 是由水分組成，因此過度減水只會讓肌肉變得扁平，讓你看起來乾癟。想提升體內水分儲量的最佳方法，其實是讓自己脫水，因為當身體察覺到水分攝取不足時，便會盡可能保留體內現有的水分。過多的鈉離子通常會隨著流出的水分一起排出體外，所以如果限制這個自然循環，體內的鈉就會被保留，導致更多水分留在身體裡。如果你的鈉攝取不足，可能會破壞體內的電解質平衡，進而引發肌肉痙攣。攝取大量鉀離子，特別是在鈉含量較低的情況下，可能會引發腸胃不適，甚至更嚴重的問題。此外，利尿劑會導致身體排出更多水分，結果只會加重脫水的程度，引發更嚴重的問題。

　　那麼你該怎麼做呢？首先，保持正常的鈉攝取量。不要額外加鹽，但也不用刻意避開食物中天然的鈉。接著，一直到週五晚上參加週六的比賽之前，喝足夠的水。多餘的水分會自然地從體內排出，並帶走過多的鈉。到了週五晚上，將攝取的水量減半。你的身體需要一些時間才能意識到水分攝取量已經減少，此時身體會繼續以原先的速度排出水分，這樣會讓水分的流失量大過攝取量。隔天早上，在預賽開始前，務必繼續攝取水分避免脫水。通過這種半限制水分攝取的方法，加上增加碳水化合物的攝取（因為當碳水化合物轉化為肌肉肝醣後，會將水分拉入細胞中儲存），你應該會發現滯留在體內皮下的水分變得非常少。

　　害怕嘗試這種方法嗎？想一想現代健美比賽的狀況。在預賽時，後台有專人隨時備好水瓶，參賽者經常到舞台後方喝掉數公升的水。他們是認為身體裡有某種特殊的機制，能意識到預賽已經開始了，並用不同的方法處理水分嗎？如果沒有這種機制，那為什麼不在預賽開始之前就喝水，而要等到站在舞台上、被評審和觀眾看見時才喝呢？如果在預賽期間喝水是可行的，那麼賽前喝也是同理，因此與其試著脫水，還不如控制皮下的水量，這樣你會更緊實、更有肌肉量，且較不容易感到虛弱或抽筋。

低鈉離子的水可以被接受,但蒸餾水不適合飲用。蒸餾水適合用於電池和雪茄加濕器,卻缺乏人體所需的礦物質,因此並不健康,尤其對即將經歷健美比賽壓力的身體來說更是如此。

比賽當天

在比賽當天,你不會希望有任何驚喜發生。任何細節都至關重要。例如,舞台上的燈光如何架設?作為製作人,我知道舞台上的某些區域燈光較強烈,其他地方則較昏暗。因此,事先檢查舞台上的燈

一組針對背闊肌的毛巾拔河

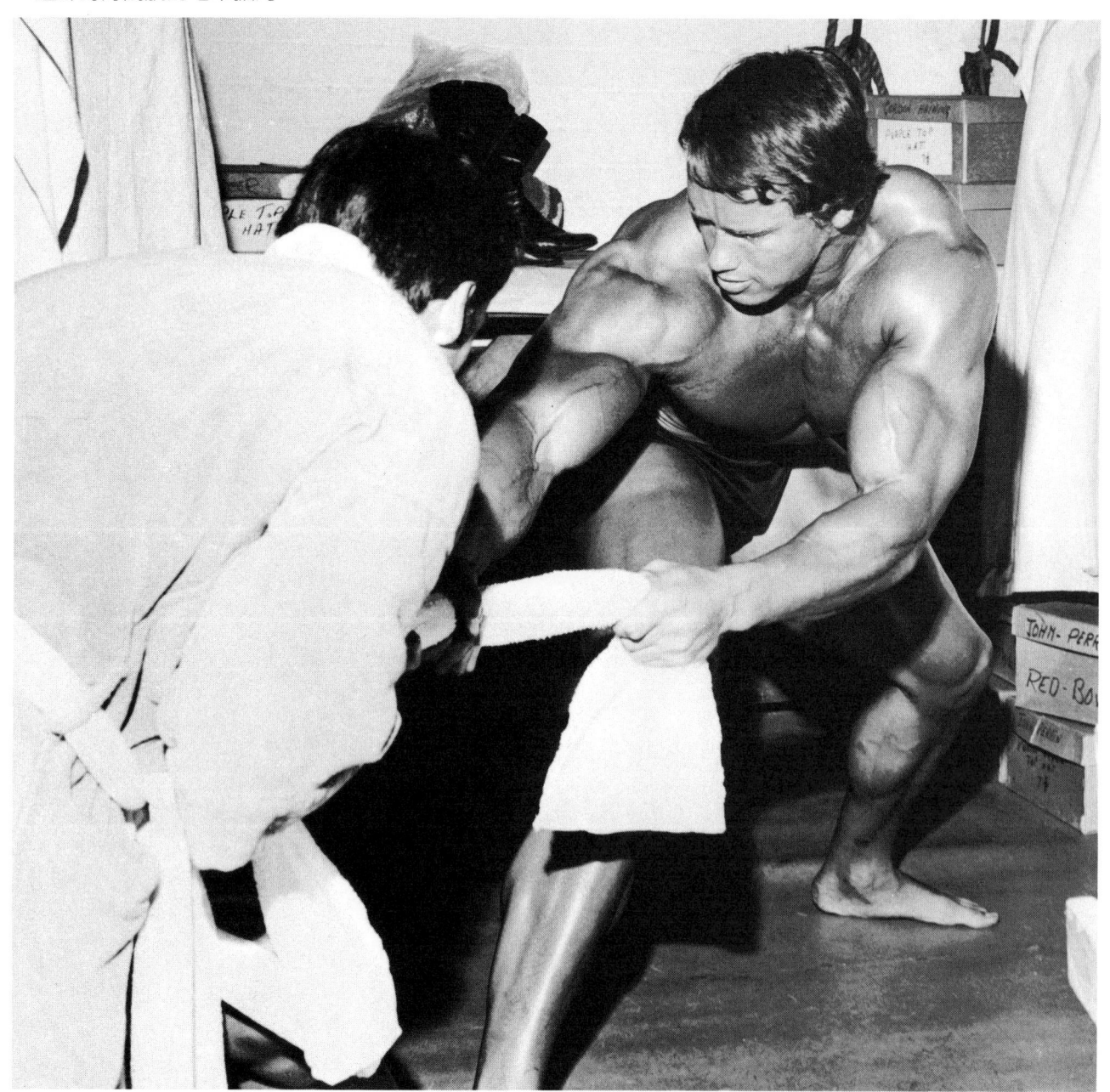

光位置，了解比賽時該站在哪裡，都很值得。燈光打在你身上的角度也很重要。如果角度太陡，你在擺姿勢時就必須非常小心，千萬不要向前彎得太多，否則只會在身體上投下巨大陰影。此外，在做自己的擺姿時，要注意舞台上沒有被燈光照亮的區域。我見過一些健美選手不斷地從舞台上跳下來，走到舞台前方那些燈光不足的區域，這樣會讓評審看不清楚，攝影師也無法拍出清晰的照片。

盡可能多認識評審。經過幾場比賽後，你會開始了解不同評審看重的特質。有些注重體型，有些則會因為線條清晰度或對稱性而給出高分。儘管你不能為了比賽改變自己的體格，但你能根據評審的喜好，來改變自己的自選姿勢順序。

向大會主持人自我介紹，並確保他有足夠的資訊為你作一場精彩的介紹，也是個很好的方法。當我自己作為健美活動的主持人，健美運動員若請我在介紹到他的時候提到特定的內容，我總是很樂於配合。這對觀眾和評審都能有一定的影響。

你也需要知道比賽當天一整天的時間安排。當天早上，我通常會有一頓豐盛的早餐，包含雞蛋、馬鈴薯、低脂乳酪和柳橙汁，但不要過量。一般來說，預賽會在下午 1 點左右開始，所以我會用早上的時間散散步，為接下來的比賽作好心理準備。若你是預賽時間較早的健美選手，例如 9 點開始，我會建議更早起床，比如說早上 5 點，並吃一頓早餐，讓身體有足夠的時間醒來。

我見過有些健美選手，非常懂得善用早餐到比賽開始前的時間。他們會找到一塊地曬太陽（當比賽在飯點舉行，通常會有泳池區，讓人可以做日光浴）。這能夠凸顯血管，並讓皮膚變得更乾燥，不過每當你在陽光下出汗時，都需要喝水來維持體內的水分平衡，否則身體可能會脫水，並開始儲存過多的水分。

試著避免負面的想法和感受，做自己思維的主宰者。在電影《史瓦辛格健美之路》中，記錄了 IFBB 宇宙先生大賽時，麥克·卡茲在預賽開始前的幾個小時裡不停走動，一邊談論自己在比賽失敗後會如何應對，一邊抱怨一切都不順利，並表示某位參賽者不應該被允許參加這場比賽。作為一名終身競技運動員和前職業美式足球員，麥克本該記得，消極的想法會極大地影響比賽表現，甚至可能成為一種自我應驗的預言，讓你走向失敗的結局。

我們過去在比賽前的準備時間裡做的事，和現在大不相同。過去存在的兄弟情誼現今幾乎不復存在。我記得在紐約的飯店裡，和歐

文・寇素斯基、佛朗哥・哥倫布、埃迪・朱利安尼（Eddie Giuliani）住在相鄰的房間，當時我們 4 人在健美界都頗有名氣，房間裡到處都是蛋白粉、枕頭下壓著保健食品，床單和毛巾上都是膚色劑。我們玩得很開心，幫彼此上色、一起去吃飯、一起搭計程車前往比賽場地。這比現在躲在更衣間裡、不讓任何人看見你的氛圍還要有趣多了。或許是因為現在比賽的獎金更多了才導致這樣的變化，但無論如何，現在健美運動員之間的關係肯定不如我們當年那麼友好。

賽前熱身也是策略中很重要的一部分。我從英國的老朋友瓦格・班內特（Wag Bennett）身上學到了一個技巧，也是過去老一輩的健美選手經常使用的方法：比賽前 1 天，每小時針對自己的弱點部位，做 1 組力竭的訓練，連續做至少 14 小時，每小時只需要 1 組，而不是多組，避免過度疲勞或消耗肌肉。這種泵大肌肉的訓練，理論上可以提升肌肉在比賽當天的尺寸，從 1 公分多增大到 2.54 公分。可能因為它刺激了肝醣儲存，或是將更多的液體帶到該部位，我無法確定具體原因，但我知道這個方法對我有效。1967 年於倫敦舉辦的 NABBA

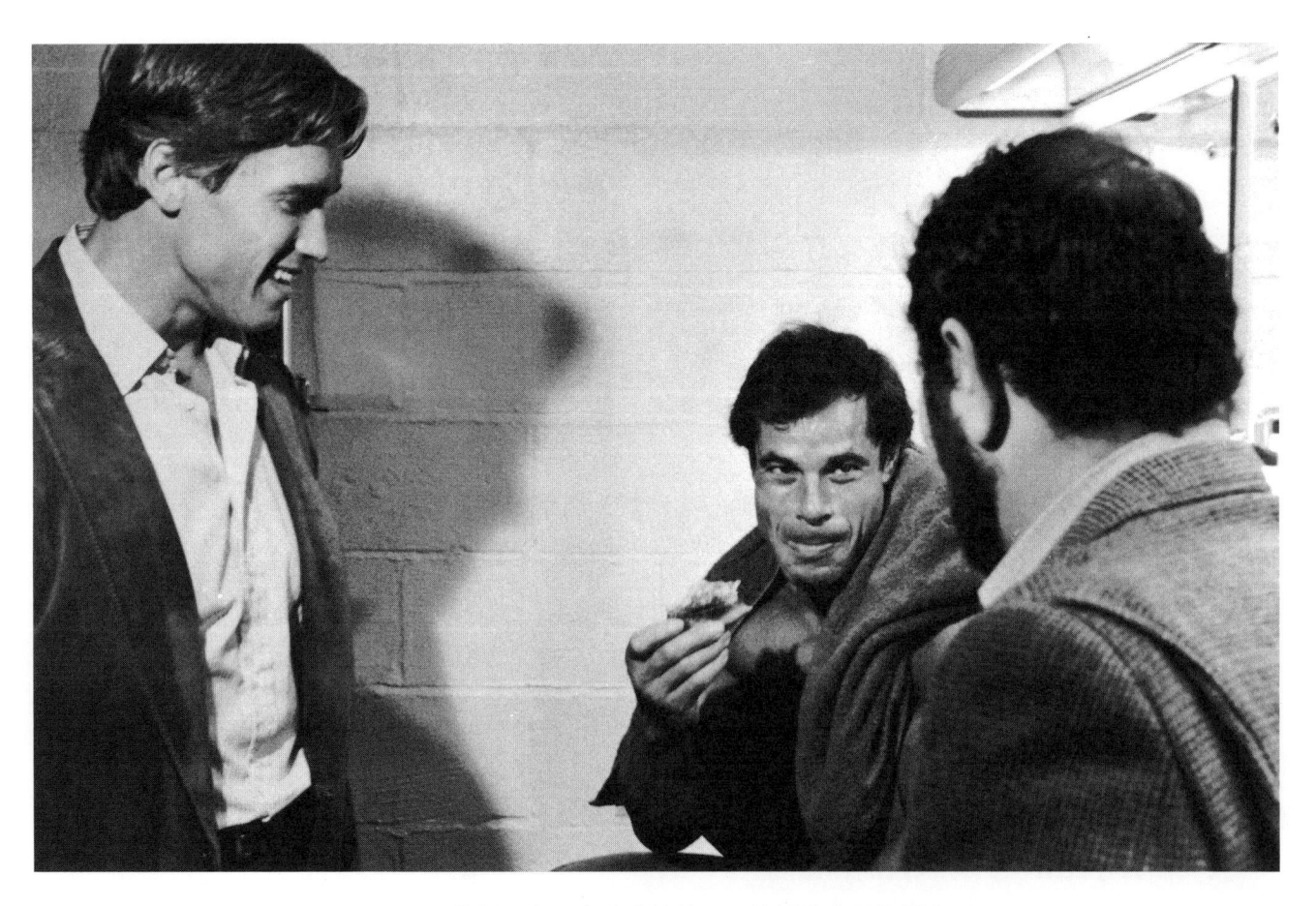

佛朗哥在預賽時吃披薩，以維持他高昂的精力。

宇宙先生大賽，我在賽前的最後 24 小時，透過這個方法將自己的小腿圍，從 44 公分，增大到 46 公分以上。

比賽前 1 天讓泵大肌肉的優點在於，你在比賽期間不必過度泵大該部位。根據我的經驗，過度泵大反而會破壞肌肉線條。當然，這也取決於你的個人體質。若你天生就相對纖瘦，那過度泵大就會讓你在舞台上看起來臃腫。這也是為什麼我建議參賽時維持較輕的體重，以保留肌肉的線條清晰度，前提是必須提早減重至那個程度，並穩定維持一段時間。我相信，將體重穩定在某個程度越久，你的肌肉結構就會看起來會更成熟、更精緻。賽前 1 週或左右才減掉 5 公斤，並不會讓肌肉變得更堅實、更明顯，且泵大再多也無法改善這個狀況。

畢竟，在一些比賽中，你可能需要在台上待上 45 分鐘甚至更久，而你在後台泵大肌肉所獲得的效果很難維持那麼長的時間。因此，雖然我會推薦讓肌肉泵大，但過度也可能適得其反。舉例來說，塞爾吉奧．奧利瓦就以在比賽的前 2 個小時，維持高強度泵大而聞名。他的泵大例行訓練甚至比許多健美運動員在健身房裡的鍛鍊強度還要更高！這種方法很顯然適得其反，不僅消耗了肌肉中的肝醣導致肌肉變得扁平，還會導致過度疲勞。但由於當時我們是競爭對手，就算他願意聽進去，我還是不會告訴他的！

依我個人的經驗，我會在預賽開始前半小時做一些伸展和擺姿勢，將我的自選姿勢練習過幾次。接著我只會針對自己覺得不夠發達的部位泵大，例如肩膀，它們從來不像我的胸肌一樣出色，或是做 1 組引體向上。我會先做 1 組，接著擺一些姿勢，然後再做 1 組泵大訓練。如此一來，我不會把自己搞得筋疲力盡。畢竟預賽可能會從下午 1 點進行到 3 點，而你一開始在後台泵大肌肉，不可能維持那麼長的時間。有件你在比賽中永遠不該做的事，便是讓大腿肌肉泵大，這樣會破壞這個部位的線條清晰度，且當你繃緊大腿時會無法達到理想的效果。

這個過程既是泵大訓練，也是熱身的一部分。所以在開始暖身前，我會先穿著訓練服，直到我開始發熱流汗。接著我會脫下外套繼續穿著一件 T 恤。慢慢的，再脫下長褲，接著是 T 恤，最後只剩下比賽健美三角褲，這時正好可以上油，並準備上台比賽。

我在上台前的最後一個步驟，就是塗抹少量的比賽油。在每輪比賽前，我會再進行一些泵大訓練，如果需要的話，也再多上一點油。記住，在後台的準備只是為了讓你的泵大效果能維持一小段時

間，不需要付出強度過高、極具爆發性的努力。你應該保持適當的節奏，在後台持續適量地進行肌肉收縮，讓身體保持緊實，同時偶爾進行一些泵大訓練，讓肌肉保持飽滿。

預賽期間要站在舞台上，所需消耗的體力相當大，你必須擁有這段時間內身體所需的能量，讓自己在擺姿勢時依然能保持充滿張力的狀態。你要補充水分避免脫水。比賽期間，佛朗哥和我會吃一些自製、低糖的胡蘿蔔蛋糕，提供碳水化合物的能量。有些健美運動員會啜飲紅酒（或一些較烈的酒精飲品，但如果你希望保持體力和擁有清醒的頭腦，我並不建議這麼做）。你應該在生涯早期較小型的賽事中，就進行這類飲食嘗試。同時避免在重要比賽的後台裡嘗試任何激進或新奇的戰術。在這個階段進行實驗是非常危險的，通常就只是壓力和緊張的表現罷了。

在預賽進行時，我很少會留意其他選手在做什麼。我只會專注於自己該做的事，且不會將他們的表現納入我的思慮中，直到擺姿對決的環節。

在預賽和晚場秀之間，我通常會到處走動；吃一點東西；反省一遍自己做對和做錯的部分；計畫我在晚場秀中該怎麼做；和有看過預賽的人聊聊，以獲得關於我的表現的誠實回饋；評估我的對手中誰具有威脅性、誰沒有，以及我可以採取什麼戰術，在擺姿對決的環節中取得優勢。最重要的是，無論是在台上或台下，我始終表現得像個贏家。我很享受晚場秀，並珍惜能夠為觀眾表演的時光。

不可否認，很難在比賽的壓力下還要時刻記住所有應該做的事情。無論你多有經驗，有位像教練一樣的人陪你參加比賽就非常有幫助。佛朗哥和我總是這樣彼此幫助。1980年時，他飛到澳洲幫助我贏下奧林匹亞先生，等到1981年時，換我回報了這份恩情，前往哥倫布市協助他，給予比賽策略建議，並幫助他集中精力以贏得勝利。當然，不是所有人都足夠幸運有一位奧林匹亞先生作為教練，但你還是可以找到一位朋友或訓練夥伴，陪你一起參賽，支持你獲取勝利。

最後，我總是攜帶一本日記記錄下我所做的一切，還有我在比賽前和比賽中的感受：我是否開始抽筋？如果是，為什麼呢？觀眾們是否對某一個姿勢的反應特別熱烈？任何有助於我在下次比賽中表現更好的細節，我都記錄下來。我知道佛朗哥和弗蘭克·贊恩也會這麼做，許多其他的健美運動員也是。畢竟，你腦海中能記住的變數有限，而當你立志成為冠軍時，絕對不能將任何事情交給運氣。

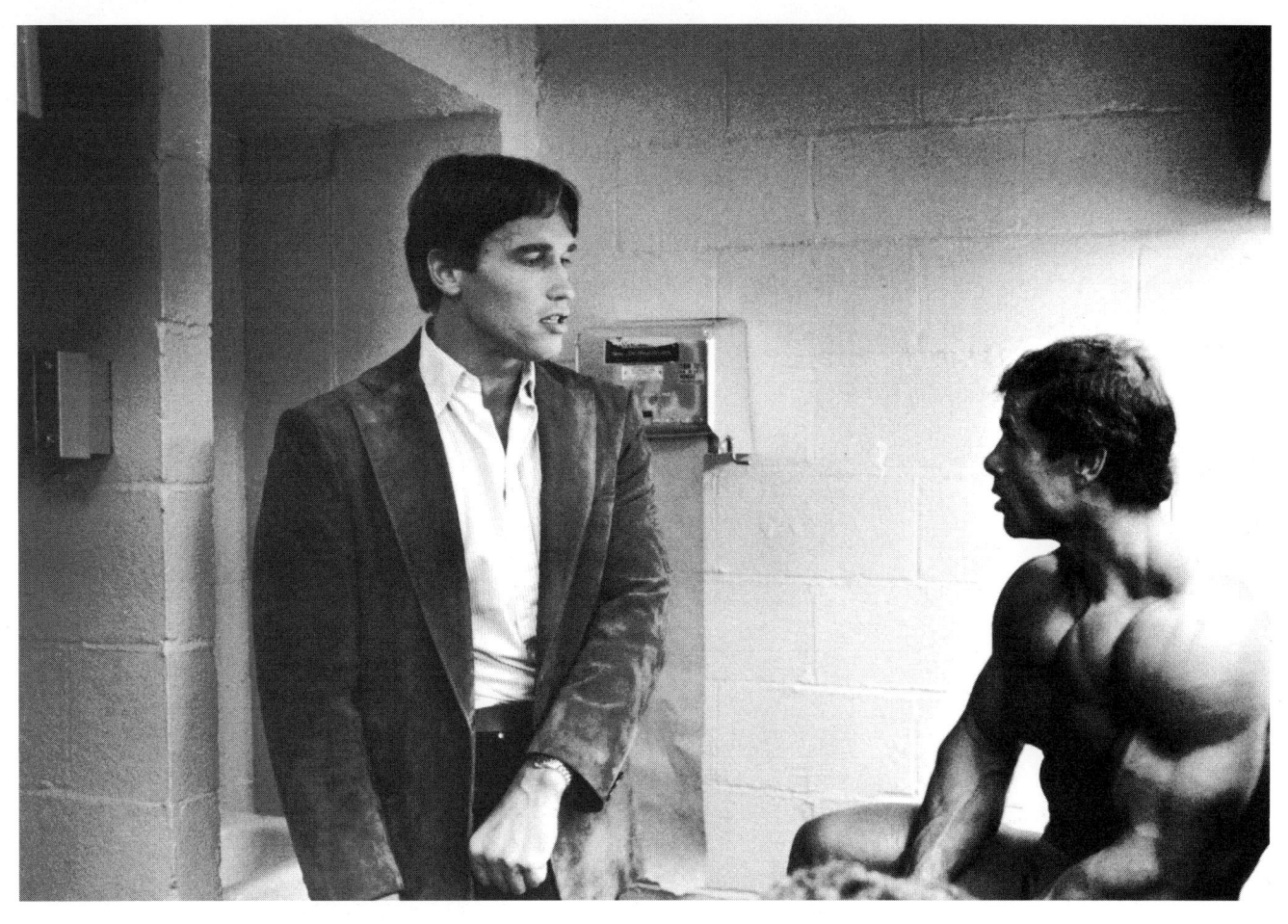

你必須留意所有細節。在 1981 年奧林匹亞比賽中，我告訴佛朗哥不要過度向前傾斜，因為舞台上方的燈光會投下很重的陰影。

心理戰

任何體育競賽中都會存在心理層面的因素。要想達到最高水準的運動表現，需要極高的自信和專注力，而任何干擾這兩者的因素都可能嚴重影響選手獲勝的機會。

向對手施加壓力或使用戰略，在所有體育比賽中都非常常見。1960 年代拳王阿里在與桑尼·利斯頓（Sonny Liston）比賽前的秤重階段時，不停尖叫表現得歇斯底里，彷彿徹底瘋了，這讓當時的重量級冠軍感到極度不安。我也聽說過有名游泳選手，會在發令槍響前突然檢查自己的泳褲，因為他知道這會讓 1-2 名對手開始懷疑自己的泳褲有沒有問題，並在發令槍響時低頭檢查，以打斷他們的專注力，導致比賽開始時有片刻的猶豫。

上述所說都不算作弊。作弊是指你違反規規則，而不是指你因為對手的心理弱點而得利。仔細想想，任何渴望成為冠軍的人，都必須是自己心理層面和運動技能的主宰。如果他不具備這一點，而你的心理戰術又讓他分心或失常，那麼他根本沒有資格抱怨。

心理戰的巧妙藝術：在1980年奧林匹亞比賽時，我靠近弗蘭克・贊恩並講了一個笑話……

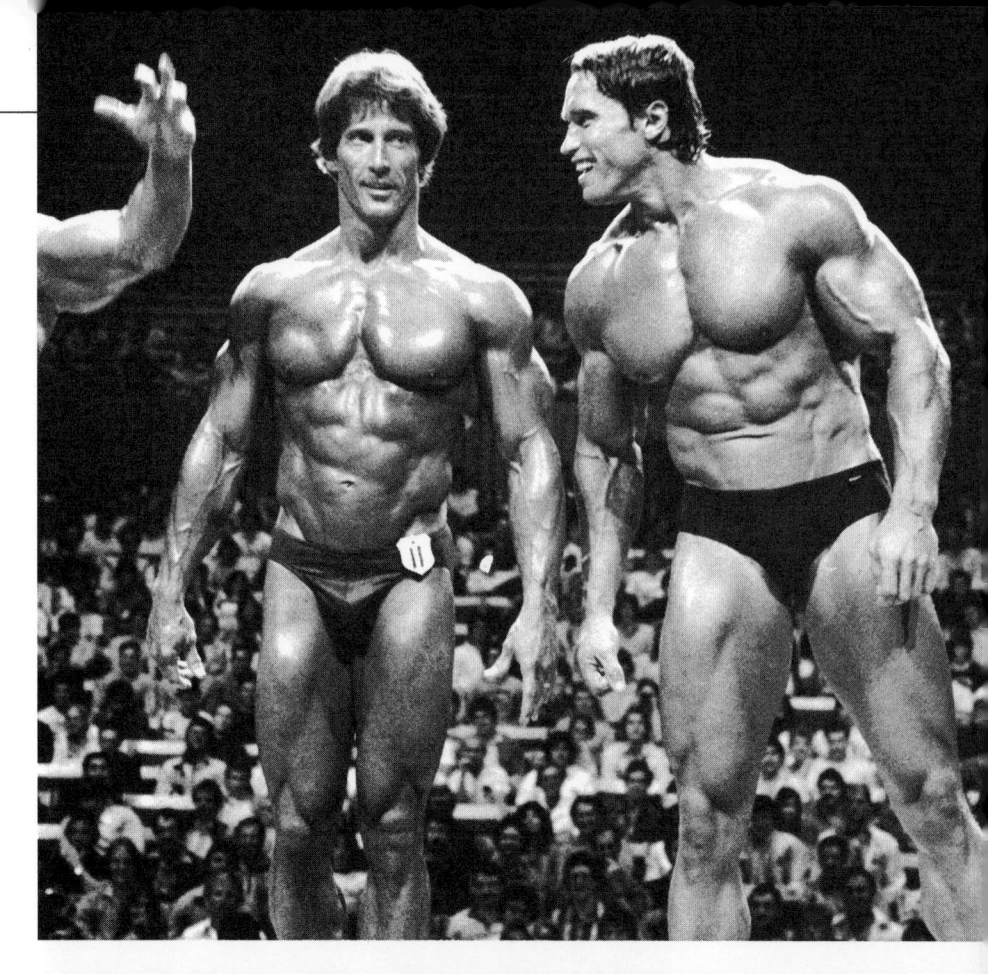

……毫不意外地，他爆笑出聲，並丟掉了對下一個姿勢的專注力。

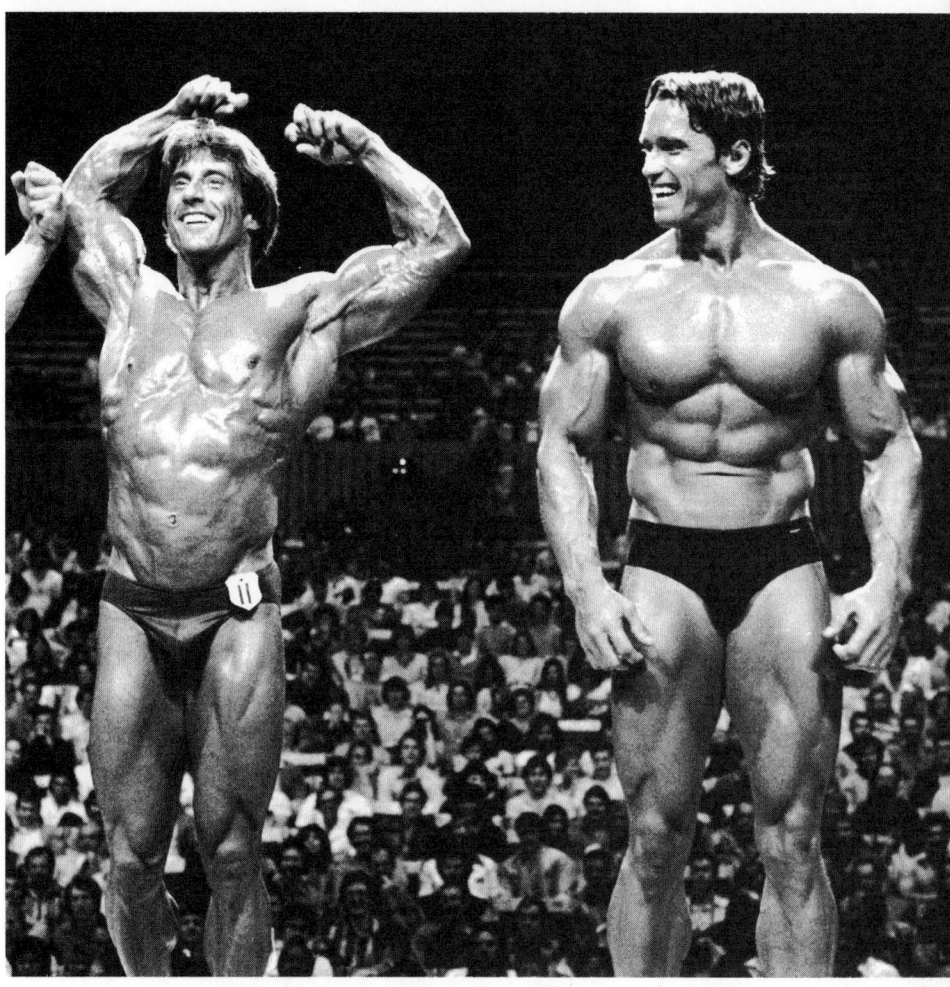

其中一項最為著名的心理戰案例，發生在 1975 年，於南非舉行的 IFBB 宇宙先生大賽（記載於電影《史瓦辛格健美之路》中）。最終冠軍肯・沃勒，以近似於玩笑的方式，偷走了麥克・卡茲的 T 恤，這事實上不會影響麥克的參賽資格，但會讓他在本來就極為巨大的壓力下，必須額外分心應對這種突發狀況。儘管電影誇大了麥克對這場惡作劇反應的嚴重程度，我仍相信他確實花費了一定的時間和注意力來尋找他的 T 恤，在這種高壓力的比賽場合下，浪費任何事物都是一種損失。

我必須承認自己有時也使用過類似的心理戰術。1980 年的奧林匹亞大賽中，我和弗蘭克・贊恩一起站在舞台上，接著開始對他講笑話。很快地，他笑到幾乎無法擺姿勢。在另一場比賽中，我向賽吉・努布雷複述了一位評審的話，說他看起來太嬌小，應該要參加級別更輕的組別。「這正是我擔心的。」他告訴我，從那一刻起他就被這個想法給困住，不停問我自己看起來如何，且他的姿勢也受到了影響，他不願意擺出某些姿勢，因為擔心自己太輕而無法做到完美。在像賽吉和我這樣競爭激烈的比賽中，心理因素往往至關重要。

佛朗哥有一套在賽前直接給對手施加心理壓力的方法。他會請某人給他打電話，通知他哪位對手正在世界健身俱樂部訓練。他會馬上趕到健身房，進行幾組熱身訓練，然後脫下訓練服，只穿著短褲在健身房裡跑步。大多數的健美運動員喜歡在準備比賽期間，將自己包裹得嚴實點，但佛朗哥表現的像是完全不在乎比賽，只顧著炫耀自己的好身材。我親眼見到克里斯・迪克森在佛朗哥這樣做、向他挑戰一起脫掉上衣後，幾乎算是用跑的逃出健身房。由此可見，心理戰可以在比賽開始多久以前就拉開帷幕。

在 1981 年的奧林匹亞競賽中，佛朗哥確保自己能獲得大量媒體的報導。有義大利的電視台跟拍，還有其他攝影師拍攝各種照片，表現得像他已經是位贏家，而讓其他參賽者感覺自己是名落敗者。我自己也曾經使用過相同的心理戰術。我會請攝影師花費大量時間拍攝我在舞台上的表現，讓其他選手看到我奪走了所有的注意力。當下一位選手上台擺姿時，攝影師們又離開。我會請攝影師們到後台，繼續為我的擺姿拍攝，忽視其他健美運動員，並稱讚我的表現。站在附近的人會想：「那我呢？我算是個什麼東西？」

沒有人能完全免疫於心理戰的影響。事實上，我必須承認，我也曾是心理戰的受害者，並也曾經實施過這種戰術。1969 年時，塞

爾吉奧·奧利瓦對我使用了一招心理戰，讓我體會到什麼是真正的心理戰術。在比賽開始之前，塞爾吉奧一直走來走去，雙肩向內夾緊，讓自己看起來非常瘦，並穿著一件長長的屠夫外套。我當時心想：「他的背部似乎並不寬大啊。」他躲到角落裡上油，因此我沒能仔細打量他。但接著他給了我致命的打擊：當他走進燈光下準備上台時，說了一句：「好好看清楚！」接著展露出他的背闊肌，當這塊肌肉展現出來時，我發誓，我一生中從未見過如此驚人的背部線條。他用這種方式告訴我：「比賽結束，你輸了。」而也確實如此，我被擊垮了。我望向佛朗哥，他試著告訴我這只是燈光的效果，但我知道事實並非如此。

在擺姿過程中，塞爾吉奧不停叫我：「寶貝。」「嘿，寶貝，看看這個姿勢！」他完全輕鬆掌控局面，而我毫無機會反擊。但請記住，他之所以能這樣做，完全是因為他自身擁有出色又高品質的體格。若是一名身材弱小的健美運動員試圖做同樣的事，我會毫不猶豫地笑出來。

而這就是心理戰術中最強大的武器：成為優秀的選手，擁有一副令人驚艷的體格，並懂得如何將它展現出來。許多健美運動員常犯的錯誤，就是在舞台上盡可能長時間的擺姿勢。然而，這種方法其實很冒險，因為觀眾可能會感到無聊。表演界的格言：「讓觀眾一直保持笑容。」同樣適用於比賽。我總是試著將現場的氣氛推到高潮，接著就下台。這樣一來，我就能被請回做安可返場表演，而這對評審產生的影響也很大。

心理戰術可以是暗潮洶湧，也可以是明顯又殘酷。在 1979 年奧林匹亞比賽中，當所有選手聚集在一起，等待秤重時，沒有人願意第 1 個脫下衣服向其他人展示自己的身體，此時弗蘭克·贊恩悄悄地潛入人群中，脫下運動服迅速秤重，並在有人留意到之前就迅速離開。有人也事先在機場附近汽車旅館的廣告牌上，寫下「弗蘭克·贊恩，奧林匹亞先生」的大型歡迎標語，這無疑會給其他報到的選手們帶來不小的心理震撼。

如果你的個性不喜歡搞這些小把戲，還是要記住你依然可能會成為心理戰術的目標。意識到這一點本身就是戰鬥的一半，預先作好心理準備，能避免你被這些手段干擾。

為健美運動代言

目前為止，我談到了能讓健美運動員在台上和台下最佳展現自己的要素，比如如何擺姿勢、如何穿著、如何推銷，以及如何獲得大眾的喜愛。現在，我想談談另一個在現今許多選手身上，經常欠缺的要素：如何為健美運動代言。

我踏入健美運動時，我欽佩像約翰·格里梅克、雷格·帕克和比爾·珀爾這樣的冠軍，不單因為他們出色的體態，還因為他們的人品。這些人都值得被尊敬。像他們這樣的健美運動員，還有史蒂夫·瑞夫斯和賴瑞·史考特，都是健美運動的絕佳推廣大使。他們的外形、穿搭、談吐和舉止，都極大地展現了這項運動的精神。

他們不只透過健美運動得利，還有所回饋。這也是我一直努力去達成，並鼓勵大家效法的。當你達到一定境界之後，你所做的每件事都代表著整個健美運動的形象。你不再只是名為了自己而訓練的健美運動員；你在所處位置的言行舉止，都將決定是在推廣健美運動，還是有損它的形象。當我前往亞特蘭大參加市中心運動會（Inner-City Games）的推廣活動時，市長總是將李·哈尼列為受邀的著名職業運動員中，因為李自從退役後，便一直積極參與各種公共事務。李與全國知名的美式足球員、籃球運動員、奧運選手以及其他各類運動員齊聚一堂，充分展現了健美運動的正面形象。

除了能讓大眾對健美運動的看法產生巨大的影響，作為一名冠軍，你也有機會影響健美運動的未來，通過擔任裁判或官員、撰寫雜誌文章，或像我一樣成為健美比賽的推廣人，並運用個人經驗盡可能創造出最佳的比賽和氛圍。你永遠不該忘記，你擁有改變的能力。

引申我妻子瑪麗亞一位親戚的話，不要總問這項運動能為你做什麼，有時候停下來思考一下，你能為這項運動做些什麼。如果你這樣做，會有許多年輕、未來的健美運動員對你充滿感激。

BOOK FIVE

第 五 卷

健康、營養和飲食

第 1 章　　　　　　　　　　　　　　　CHAPTER 1

營養和飲食

　　訓練刺激肌肉生長。但要讓訓練發揮效果，你的身體需要足夠的能量和原料，才能充分地從訓練計畫中獲益。提供這些能量和原料的關鍵，就是營養。

　　營養包含學習如何保持精實、強健，又充滿肌肉感。這意味著了解自己應該攝取多少種類的食物，才能達到最佳的效果。也意味著學習基本的營養學，並決定你所需的攝取量。均衡的營養包括蛋白質、維生素、礦物質和其他保健食品。這不僅能增大肌肉，讓你變強壯，還能讓你變更健康，並增強免疫系統，讓你不會因為感冒而打亂訓練安排。均衡營養的好處還包括加快高強度訓練後的恢復力、擁有好膚質，以及讓肝臟和其他內臟發揮最佳功效。

　　因此，<u>營養的基本原則對健美運動員而言，和訓練的基本原則一樣有價值</u>。營養對於打造強壯、健康且美觀的體型，和你的鍛鍊同樣至關重要。訓練會產生對營養的需求，而你提供多少以及提供什麼類型的營養素，將是決定你達到理想成果的關鍵因素。

　　在每年的阿諾盃經典賽中，我會在選手們下台後訪問他們。其中一個我最愛的問題是：「你認為在這次比賽中，讓你達到如此出色的體態，最重要的因素為何？」通常，像是肯恩·雷、納賽爾·艾爾·桑巴蒂和弗萊克斯·惠勒這樣的冠軍，或是國際健美小姐（Ms. International）、阿諾健身大賽（Arnold Fitness）的贏家，不會用做了更重的臥推、加入更多休息日，或增加孤立動作來回答這個問題。

事實上，大多數情況下（特別是在近幾年），他們提到的往往是更好的營養、更頻繁地使用營養補充品，或是更有效的飲食方式，讓他們能夠增肌減脂並在比賽前擁有最好的體力進行訓練。

我相信，營養和保健食品的進步，是如今我們能夠看到許多優秀競爭者參賽的主要原因。訓練多年有所改進，但並沒有革命性的變化。然而，對營養的深入了解，才是現在越來越多出色的選手參加比賽的原因。無庸置疑，僅有良好的營養無法成就冠軍，還需要大量艱苦又有毅力的訓練。而有了刻苦的訓練和積極的心態，卓越的營養學知識就是決定健美成功的第 3 個關鍵因素。過去健美運動員在飲食和營養方面大多仰賴本能，憑感覺隨意應對。所以一開始能夠增肌，但卻無法真正讓肌肉線條清晰分明。當哈羅德・普爾或已故的文斯・吉倫達這樣肌肉線條明顯的健美運動員出現，他們的體型往往較小。他們仍然沒有掌握如何同時保有巨碩體格和肌肉線條分明的困難技巧。

在我早期健美生涯，我吃得很好，體型也因此增大。但我發現單純巨碩的體格，並不足以讓我達到理想的職業生涯的高度。因此，在我搬到加州時，我開始認真研究飲食和營養，試圖打造一個所有條件都具備的完美體態：肌肉尺寸大、形狀美、比例佳，而且絲絲分明！我認為，要成為頂尖冠軍就必須將自己的身體推向極限。而身體要達到最佳狀態，就必須在對的時間、用對的方式提供足夠的營養。

營養的基本原則相對簡單。學會將這些原則套用到自己的訓練中，並了解自己身體個別的需求，這與身體如何對不同的減重或增重飲食作出反應，是兩回事。就和其他許多健身的層面一樣，最終你會被迫依賴直覺來作出決策。

首先，你必須學會基本原則，將那些產生能量以及建構和維持肌肉組織中起關鍵作用的變數，逐一理解。除了基本知識，要真正認識營養學，不僅是要知道各種營養素的種類，以及人體如何利用它們，你還需要學會將這些資訊應用到自身需求和本身獨特的體質上。

在這一章節中，我們將深入了解各種重要營養素的種類、組成成分以及它們的功用。之後，我們將探討如何制定一個營養計畫，來達到增肌、體重控制或針對比賽作準備。

健美運動的特殊要求

健美運動員對於身體的要求，讓他們成為極為特殊的群體。他

們同時追求最大的肌肉量和最少的體脂肪,這是一種非常難以達到的狀態。諸如體操選手、拳擊選手和摔角選手這類的運動員,為了保持體態的纖瘦,通常會做消耗許多熱量的訓練,因此很少需要透過飲食控制來減少體脂肪。此外,他們也不像競技健美運動員一樣,需要努力將體脂肪降到男性約 8-11%、女性約 7-9% 的範圍內(雖然一些檢測報告顯示出比上述更低的體脂肪數據,但低到 3-5% 的數據很可能是因為有誤差)。大多數力量型的運動員,如美式足球員,則更注重於提升肌肉量和肌力,且對減少體脂肪的關注度較少。

健美運動員幾乎沒有容錯的空間。他們必須有足夠的飲食促進生長,又要在減少體脂肪的同時,不能流失肌肉量。他們可以透過有氧運動來消耗卡路里,但又不能影響到健身訓練的成效。他們必須控制熱量,但又要有足夠的蛋白質,來建構及維持肌肉組織。營養學是一門複雜又不停發展的科學,而營養學家們幾乎天天都在向我們更新資訊。然而,有一些基本的營養原則已經過充分證明,對於那些希望徹底發揮自身基因潛能、達到肌肉增長和體能發展巔峰的健美運動員來說,掌握這些基礎知識至關重要。

基本營養素

以下為三大基本營養素,又稱為巨量營養素(macronutrient):

1. 蛋白質,由各種胺基酸組成,是肌肉組織的基本構成要素。此外,蛋白質也是所有器官的組成部分,參與皮膚、骨骼和肌腱的結構,同時參與許多生理功能(例如,所有酶都是蛋白質)。
2. 碳水化合物,人體能量的來源,是由多種簡單或複雜的醣類和澱粉分子所組成。
3. 脂肪(或油脂),為人體最密集的能量儲備營養素。

水也是必需的營養素。肌肉中約含有 72% 的水分,許多健美運動員每天會喝上數公升的水。此外,營養保健食品中還可以包括多種其他物質,如草藥和荷爾蒙,這些內容會在後續部分中詳細討論。

其他營養素,稱為微量營養素(micronutrient),包含:

維生素：促進各種生化反應的必要化學物質。

礦物質：多種重要生理功能的必備元素，包括肌肉收縮。

必需胺基酸：組成蛋白質的成分，必須從食物中攝取。

必需脂肪酸：可從植物油或魚油中攝取。

蛋白質

蛋白質用於建構、修復、維持肌肉組織。在這方面，健美運動員早已領先大多數營養學專家，認識到增肌（事實上任何形式的高強度訓練）所需的蛋白質攝取量，遠遠超過以往所認知的分量。

人體無法利用攝取的蛋白質來建構肌肉，除非所有必要的胺基酸都存在體內。然而，人體本身只能合成其中一些的胺基酸。其他被稱作必需胺基酸的營養素，則必須透過飲食來攝取。

蛋白質是由碳、氫和氧所組成（與其他巨量營養素相同），以及其中一樣其他營養素所沒有的元素：氮。當你聽到有人提起正氮平衡或負氮平衡時，指的是他們的身體處於合成代謝（能夠建立肌肉），或分解代謝（正在流失肌肉）的狀態。

有些食物含有被稱作完全蛋白質的物質，這種物質提供了所有必要的胺基酸，用以製造可用的蛋白質。這些食物包含牛奶、雞蛋、肉類、魚類和多種植物性產品，例如大豆。儘管如此，這些食物在每單位重量中，所含有的可用蛋白質數量也有所不同。換句話說，即便某種食物標示含有 10 克蛋白質，你的身體能利用的數量，可能也只有其中的一定比例，例如只有 7 克或 8.5 克。

以下圖表，左邊顯示各種常見蛋白質來源中，蛋白質所占的百分比，右邊則顯示你的身體實際能夠用於建造肌肉的蛋白質百分比：

食物	根據重量計算的蛋白質含量 %	淨蛋白質利用率 %
雞蛋	12	94
牛奶	4	82
魚	18-25	80
乳酪	22-36	70
糙米	8	70
肉類與禽類	19-31	68
大豆粉	42	61

牛奶的衍生物：乳清，是一種精緻產品，其淨蛋白質含量甚至比雞蛋還要高。

由前表可知，比如說，雞蛋的蛋白質含量僅占其重量的 12%。然而，由於胺基酸在這項蛋白質中組成的特定比例，人體可以利用其中的 94%。相比之下，雖然大豆粉裡的蛋白質占 42%，但其蛋白質的組成特性，使得人體只能利用其中的 61%。因此，<u>食物所含的蛋白質比例，與人體實際能夠用於建造肌肉的蛋白質數量之間存在著很大差異</u>。

雞蛋是良好蛋白質的極佳來源，因此常被用來作為評估其他食物蛋白質品質的標準，並將雞蛋定義為「完美」的 100 分。

食物	蛋白質評分
雞蛋（整顆）	100
魚	70
瘦牛肉	69
牛奶	60
糙米	57
白米	56
大豆	47
全麥	44
花生	43
乾燥豆類	34
白皮馬鈴薯	34

順帶一提，我的數值是<u>全蛋</u>的評分。現在流行只吃蛋白，因為蛋黃含有一些脂肪，而蛋白沒有。然而，我從不這麼做。事實上，蛋黃的蛋白質含量與蛋白相當，且含有大部分的維生素和礦物質。如果你覺得需要控制飲食中的脂肪攝取，建議你減少其他食物的攝取量，而不是丟掉各方各面看來都最有營養價值的蛋黃。（蛋黃確實含有膽固醇，因此若你有膽固醇的問題，應該向醫生諮詢你的飲食安排。）

回到上述的圖表，你可以看到像米飯、馬鈴薯和豆類這類食物，提供的<u>可用蛋白質</u>遠少於雞蛋或魚類。原因在於這些食物含有一些必需胺基酸，但數量太少，無法構成完整的蛋白質。然而，你可以將這些較低品質（不完整）的蛋白質來源食物一起混合食用，以獲取高品質、完整的蛋白質。這是因為一種食物缺乏另一種食物具備的胺基酸，搭配起來就能滿足人體的需求。攝取不完整蛋白質的狀況，就像試著讓 18 名球員一起打棒球賽，其中有 5 名是投手、3 名是捕手。儘管有 18 名球員，但兩隊的陣容並不完整。

當你需要組成完整的胺基酸「團隊」時，意外地僅僅加入少量正確的食物到你的飲食計畫中，就能帶來顯著的差異。繼續使用棒球的比喻，假設你有 72 名運動員準備要參加棒球比賽，但沒有人能打一壘。然後，你另外招募了 9 名額外的選手，且他們全都是一壘手。現在，你不再只有 72 名無法參賽的運動員，而是突然擁有 9 支完整的棒球隊伍可以上場比賽。這與人體中擁有許多不完整的胺基酸組合，但僅需補充少量所需的胺基酸之後，身體就會有能力合成額外肌肉量的情況是一樣的。

用這種方式組合不完整的蛋白質很有效，因為這通常涉及食用相對低脂的食物，而這類食物的熱量，通常比許多常見的完整蛋白質來源要低。當你試圖在盡量減少脂肪攝取的情況下最大化肌肉量時，這就是絕佳的方法。（你也可以透過使用蛋白質補充品來獲取蛋白質，並減少脂肪的攝入，稍後我們將深入討論這個話題。）

如我所說，由於每種不完整蛋白質來源，都缺乏了某些必需胺基酸，因此你需要在食物搭配上非常精確，才能獲得完整的蛋白質。在法蘭西斯・摩爾・拉佩（Frances Moore Lappe）的《一座小行星的新飲食方式》（Diet for a Small Planet，1974 年，Ballantine Books）一書中，推薦了以下食物組合：

穀物搭配種籽
- 加入種籽粉的麵包
- 加入芝麻或向日葵種籽的麵包
- 加入芝麻的米飯

穀物搭配乳製品
- 麥片加牛奶（現在你知道為什麼這款食物搭配經常被推薦！）
- 義大利麵加牛奶或乳酪（啊哈⋯⋯帕爾瑪乳酪搭配義大利麵）
- 麵包加牛奶或乳酪（這是歐洲許多地區傳統的午餐組合）

穀物搭配豆類
- 米飯搭配豆子（這是全球各地飲食中不可或缺的組合，特別是在動物性蛋白質稀缺的國家）
- 全麥麵包搭配焗豆
- 玉米、黃豆或小麥黃豆麵包
- 豆類湯搭配麵包

你大可參考營養指南，找出任何特定食物中缺少了 8 種必需胺基酸裡的哪一樣，但這其實並不必要。你只需記住這裡列出的食物類別，便能正確的搭配食物最大化可利用的蛋白質。

當然，如果你不知道自己應該攝取多少蛋白質，那麼所有關於蛋白質特性和應該吃哪些食物來獲取蛋白質的知識，對你來說都意義不大。這也是下一個章節中我們將詳細討論的問題。

蛋白質補充品

增肌訓練不僅要靠努力訓練，還需要攝取蛋白質，對一些人來說每天攝取與體重相等克數的蛋白質是必要的，但你可能會發現，如何獲得足夠的蛋白質同時又不攝取過多脂肪，經常是一大難題。針對這個問題的解決方法便是蛋白質補充品。蛋白質補充品不僅是一種經濟實惠的方法，能夠在不顯著增加食用脂肪的情況下提高蛋白質攝取量，而且還非常方便。這一點尤其重要，因為進食頻率是健美營養中至關重要的一環。

你在本地保健食品商店中，能找到的蛋白質補充品的種類繁多，且與過去不同，現代補充品的口味更接近甜點，而不像傳統的高蛋白、低脂肪健美食品。許多現代的蛋白質補充品，也不僅是罐裝或袋裝的純蛋白質產品，它們還是營養密集型補充品，包含維生素、礦物質，還有蛋白質和碳水化合物等巨量營養素。找到既符合你營養需求又符合口味的補充品，將會是你的營養計畫中非常有價值的一部分。

考慮到如今市場上有如此多的營養補充品，有幾個因素可以幫助你作出選擇。第一，一定要仔細閱讀產品標籤。有些蛋白質補充品含有不同比例的碳水化合物，儘管碳水化合物能促進膳食蛋白質轉化為肌肉蛋白質的過程，但過量的碳水化合物也會增加額外的熱量，使燃燒脂肪變得更加困難。因此如果你希望準確的維持你的巨量營養素攝取量，那麼計算蛋白質補充品中所含的碳水化合物就非常重要。

第二，只食用蛋白質補充品，但沒搭配正餐或額外的碳水化合物一起食用，則無法有效代謝。研究顯示，為了讓蛋白質更多地用於蛋白質合成而非產生能量，它必須與額外的卡路里一起攝入，特別是來自於碳水化合物的卡路里。如果你正在遵循低碳水化合物飲食，並希望將更多的膳食蛋白質用於產生能量，那這就不會是個大問題，但如果你的目標是最大化蛋白質的效果，請確保將蛋白質補充品搭配碳

水化合物一起食用（如果它本身不含碳水化合物），或者將蛋白質補充品作為正餐的一部分來食用。

第三，蛋白質補充品中通常會使用 3 種不同類型的蛋白質：牛奶蛋白（乳清蛋白、牛奶蛋白濃縮物和酪蛋白）、雞蛋和大豆蛋白。這些都被視為高品質的蛋白質，儘管目前沒有太多科學證據能表明某一類的蛋白質來源比其他來源對肌肉的生長更為有效，但來自牛奶或雞蛋的蛋白質補充品最受健美人接受。然而大豆蛋白也含有牛奶和雞蛋蛋白所不具備的優勢。最近因為有研究顯示大豆蛋白能降低一些人的血清膽固醇，而受到了醫學界的關注。因此對於有膽固醇問題的人來說，大豆蛋白可能會是最佳選擇。

第四，請記住蛋白質補充品並不能用來當作膳食蛋白質的唯一來源。均衡的原型食物（Whole food）對於健康飲食和健美飲食，都同樣至關重要。

碳水化合物

碳水化合物是身體主要且最容易獲得的能量來源。所有碳水化合物都是糖，這些分子由碳、氫和氧，透過植物的光合作用（利用太陽能）或是動物的肝醣合成過程所組成。然而，當我說「糖」，我並不是指你放進咖啡或早晨麥片中的那種白糖。事實上，碳水化合物有許多不同種類，之後我們將會提到。以下是碳水化合物的基本種類：

<u>單醣</u>
- 葡萄糖（血糖）
- 果糖（水果中的糖）
- 半乳糖（一種乳糖）

<u>寡醣</u>
- 蔗糖（白糖）
- 乳糖（牛乳裡的糖）
- 麥芽糖（發芽小麥裡的糖）

<u>多醣</u>
- 植物多醣（澱粉和纖維素）
- 動物多醣（肝醣）

碳水化合物的代謝速度是透過一種叫作升糖指數（Glycemic Index, GI）的指標來衡量。高升糖指數（血糖迅速上升）表示這些碳水化合物被快速代謝；而低升糖指數（血糖上升指數相對較小）則意味著它們較慢或以不同的方式代謝。升糖指數取代了在我參賽時所使用的術語：簡單碳水化合物和複合碳水化合物。我們所稱的簡單碳水化合物，現在被歸類為具有高升糖指數的食物（如水果、加工糖），而複合碳水化合物則以低升糖指數為特徵（如澱粉、纖維素）。具有低升糖指數的碳水化合物會在一段時間內持續提供能量，因此效果能夠持續的時間比較長。

順帶一提，通常你需要查看飲食指南來確定它們的升糖指數。由於冰淇淋內含有脂肪，因此它的血糖指數相對較低。而在中餐廳常見的米飯，其實升糖指數意外地高（與糙米或野米不同）。

如前述所說，碳水化合物是身體最容易轉化為能量的食物形式。一旦攝入，碳水化合物就會轉化為葡萄糖，它會在血液中循環並為肌肉收縮提供能量，同時也轉化為肝醣，並儲存在肌肉與肝臟中以備將來使用。對於認真訓練的健身運動員來說，充足的碳水化合物供應非常必要，有幾個原因：

1. 碳水化合物是主要的能量來源。以肝醣的形式儲存在肌肉中的碳水化合物，是讓你進行大重量和高強度重量訓練的關鍵。
2. 肌肉尺寸會在身體中各個肌肉細胞儲存肝醣和水分時增加。
3. 體內的碳水化合物具有「保護蛋白質」的作用，避免身體為了提供能量而過度燃燒蛋白質。關於碳水化合物的這一重要作用，我們稍後會詳談。
4. 葡萄糖是大腦運作的主要能量來源，若缺乏葡萄糖，可能會對情緒、性格和精神狀態產生嚴重的影響。

碳水化合物之所以對於高強度訓練如此重要，是因為大多數這類活動屬於無氧運動，也就是說，這些運動是透過短時間內進行高強度爆發，在超過了身體提供足夠氧氣的情況下，以維持活動的能力。然而，碳水化合物的結構使得它們能夠在缺氧的情況下，繼續為短時間的運動提供能量。因此當你做 1 組高強度的重量訓練，或進行 100 公尺短跑時，為這些努力提供能量的主要來源就是碳水化合物。

碳水化合物補充品

高強度訓練會使身體對肝醣回充（碳水化合物），以及胺基酸的需求增加。訓練後攝取足夠的碳水化合物非常重要，否則身體可能會開始使用胺基酸來作為能量來源。碳水化合物補充的「空窗期」（即身體對這種營養素需求最高的時期），遠比蛋白質補充的空窗期還要短。事實上，當你能在訓練結束後約 20 分鐘內攝入所需的碳水化合物，就會達到最佳的效果。

這種對立即補充肝醣的需求，便是為何許多健美選手在訓練後，會使用碳水化合物補給品和蛋白質補給品的原因。如果你在重量訓練後接著進行有氧訓練，這樣會特別有效。若你在訓練後馬上接著使用跑步機、登階機或健身車進行有氧運動，且身體處於碳水化合物不足的狀態，你就會發現自己缺乏能量，而且可以確定的是，你的身體會為了提供能量而消耗更多的胺基酸，而這本來是不必要發生的。

脂肪

脂肪是三大巨量營養素中，能量最大的。脂肪與碳水化合物的構成元素相同：碳、氫和氧，但這些原子間的連接方式不同。（順便一提，油脂是指室溫下呈現液態而非固態的脂肪。）脂肪可以來自於植物或動物，且無法在水中溶解。脂肪可分為 3 類：單脂肪（三酸甘油酯）、附合脂肪（磷脂、糖脂、脂蛋白）和衍生脂肪（膽固醇）。

體內的脂肪有 3 個基本功能：①它們提供主要的能量儲存來源（體脂）。②它們為主要器官提供緩衝和保護。③它們作為絕緣體，維持體內熱量並在極端寒冷的天氣下保護人體。

脂肪是熱量最高的營養素。1 公斤脂肪大約含有 9,000 大卡，而 1 公斤蛋白質或碳水化合物僅含有約 4,000 大卡。

當你運動時，假設你保持在有氧能力範圍內（不會喘不過氣），身體會大約以 50：50 的比例使用脂肪和碳水化合物作為能量來源。然而，隨著運動時間拉長，身體會更多的依賴脂肪來提供能量。經過大約 3 小時的持續運動後，身體可能會有 80% 的能量來於自脂肪。

脂肪分子在生化組成上有所不同，可以分為飽和脂肪、不飽和脂肪和多元不飽和脂肪。這些種類依照附著在脂肪分子上的氫原子數量作分類。用一個比喻來解釋，可以把脂肪分子想像成一團線。飽和

脂肪就像是一團雜亂又到處打結的線。不飽和脂肪則像是只有少許打結的線。而多元不飽和脂肪則像是整齊捲好的線，沒有任何打結。脂肪越是飽和（打結越多），它就越可能長時間停留於體內，並堵塞動脈，增加罹患心血管疾病的風險。

除了其他因素外，高飽和脂肪的飲食往往會提高血液中的膽固醇。因此，健康專家會建議，你的脂肪攝取量中，大約 2/3 應該來自於多元不飽和脂肪。

以下食物含有飽和脂肪：
- 牛肉
- 羊肉
- 豬肉
- 雞肉
- 貝類
- 蛋黃
- 鮮奶油
- 牛奶
- 乳酪
- 奶油
- 巧克力
- 豬油
- 植物起酥油

以下食物含有不飽和脂肪：
- 酪梨
- 腰果
- 橄欖和橄欖油
- 花生、花生油、花生醬

以下食物含有多元不飽和脂肪：
- 杏仁
- 棉籽油
- 人造奶油（通常含有）
- 胡桃
- 葵花籽油
- 玉米油
- 魚類
- 美乃滋
- 大豆油
- 核桃

必需脂肪酸

脂肪是健康飲食中絕對必要的營養素。然而，當今的健美選手經常採取極低脂的飲食，導致飲食中脂肪不足。然而，有許多食物和保健食品可以提供這些「好的」脂肪，以適當的量滿足需求。以下是一些例子：

魚油：與低脂魚類相比，試試鮭魚、鱒魚或鯖魚。魚類脂肪無法輕易在體內合成，但它們對器官（尤其是大腦）是必需的。你也可以透過服用保健食品的方式攝取魚油。

多元不飽和植物油：2 種有價值的油脂分別是亞油酸和次亞麻油酸。超市中的油類，如玉米油、葵花籽油和紅花籽油，無法提供亞油酸。大豆油是唯一含有次亞麻油酸的超市油。亞麻籽油（也可以在胡桃和南瓜籽中找到）是理想的次亞麻油酸來源。

中鏈三酸甘油酯（medium chain triglycerides，又稱 MCTs）：MCTs 來自椰子油，在健美界有著不公正的名聲。人們普遍認為 MCTs 無法被儲存進脂肪細胞，但研究已證明這是錯的。雖然 MCTs 能迅速進入血液，但它們並不會讓運動員有更好的肌力、體型、速度或耐力。MCTs 基本上就是脂肪熱量，所以我並不會推薦他們。

單元不飽和脂肪：這些脂肪是最溫和的，因為它們不像某些多元不飽和脂肪一樣，會影響膽固醇或前列腺素（激素作用的調節因子）。單元不飽和脂肪存在於橄欖油和夏威夷果中。

脂肪酸補充品：健康食品商店中的各種保健食品，都有販售來自魚油或其他產品的必需脂肪酸。

水

水，身體中的主要成分，作為一種必需的營養素，卻常常被忽視。它在體內是運輸各種化學物質的媒介，並且是各種基本營養素之間產生生化反應的介質。

人體有 40-60% 都是由水分組成。你應該記得，肌肉內的水分含量占其重量的 72%，而脂肪的水分僅占 20-25%。這意味著，造成水分過度流失的飲食或活動，會對肌肉大小產生重大影響。此外，若水分攝取不足，你會因此脫水。為了保護自己，身體會開始儲存水分，其中大部分儲存在皮下，這會大大撫平肌肉的線條清晰度。

儲存的水分會受到污染，因為當你脫水時，腎臟無法有效過濾出體內的毒素。這時，肝臟就必須協助處理這些廢物，這會干擾其中一項它的主要功能，也就是分解體內脂肪。因此，若體內缺乏足夠的水分，你可能會變得水腫、脹氣，甚至肥胖，這對追求極致線條清晰度的健美選手來說，將是場災難。

這也會引發鈉的問題。當你脫水時，鈉無法有效地排出體外，從而導致進一步的水分堆積，而飲食中任何額外攝取的鈉都會加劇這個問題。

對於任何從事高強度運動的人來說，每天至少需要喝 8 杯 350 毫升的水。有些健美選手的水分攝取甚至超過這個數量。而含水的液體並不包含在內。你需要的是純水，而不是果汁、軟性飲料、咖啡、茶或其他替代品。

維生素

　　維生素是人體所需的有機物質，只需要極少量，一般是透過食物攝取。維生素無法提供能量，也無法顯著增加體重；相反地，它們是催化劑，幫助觸發體內其他化學反應。

　　維生素的 2 大基本類別是水溶性維生素和脂溶性維生素。水溶性維生素不會在體內儲存，任何過量的部分會經由尿液排出。而脂溶性維生素則會被溶解並儲存在體內的脂肪組織中。水溶性維生素需要每天補充，而脂溶性維生素則可以不必太頻繁攝取。

水溶性維生素
- 維生素 B1（硫胺素）
- 維生素 B2（核黃素）
- 維生素 B3（菸鹼素、菸鹼酸、菸鹼醯胺）
- 維生素 B5（泛酸）
- 維生素 B6（吡哆醇）
- 維生素 B12（氰鈷胺）
- 生物素
- 葉酸
- 維生素 C（抗壞血酸）
- 維生素 A（A 醇）

脂溶性維生素
- 維生素 A
- 維生素 D
- 維生素 E
- 維生素 K

維生素 B1（硫胺素）
體內作用： 在新陳代謝過程中，協助釋放碳水化合物的能量。對神經和肌肉，包括心臟的健康，都至關重要。幫助預防疲勞和煩躁。

飲食來源： 豬肉、全穀物、乾燥豆類和豌豆、葵花籽、堅果。

缺乏症狀： 腳氣病（神經變化，有時伴隨水腫、心臟衰竭）。

過量症狀： 目前尚無已知的過量症狀。

每日建議攝取量（RDA）： 1.5 毫克

維生素 B2（核黃素）
體內作用： 幫助人體將碳水化合物、脂肪和蛋白質轉化為能量。作為抗氧化劑，核黃素能保護細胞避免因氧化受損。維持良好的視力，並對頭髮、皮膚和指甲的健康有益。對正常細胞的生長必不可少。

飲食來源：肝臟和其他內臟肉類、禽類、啤酒酵母、魚類、乾豌豆、豆類、堅果、葵花籽、乳酪、雞蛋、優格、牛奶、全穀物、綠葉蔬菜、海苔。

缺乏症狀：皮膚損傷。

過量症狀：目前尚無已知的過量症狀。

每日建議攝取量（RDA）：1.7 毫克

維生素 B3（菸鹼素、菸鹼酸、菸鹼醯胺）

體內作用：參與能量代謝。對皮膚健康和消化道組織非常重要。促進血液循環。（注意：如果單獨服用菸鹼酸，可能會引起皮膚泛紅。）

飲食來源：肝臟和其他內臟肉類、小牛肉、豬肉、禽類、魚類、堅果、啤酒酵母、乾燥豆類、乾果、綠葉蔬菜、全穀物、牛奶、雞蛋。

缺乏症狀：糙皮病（對光線過敏、疲勞、食慾不振、皮疹、舌頭發紅和疼痛）。

過量症狀：臉部、脖子和手部泛紅；肝臟損傷。

每日建議攝取量（RDA）：19 毫克

維生素 B5（泛酸）

體內作用：泛酸是輔酶 A（CoA）的活性成分，對能量的產生和利用非常重要。它幫助腎上腺促進激素的分泌，以對抗壓力。對皮膚和神經的健康也非常重要。

飲食來源：堅果、豆類、種籽、深綠色葉菜、禽類、乾果、牛奶。營養密度最高來源：蜂王漿（來自蜜蜂）。

缺乏症狀：疲勞、睡眠障礙、噁心。

過量症狀：目前尚無已知的過量症狀。

每日建議攝取量（RDA）：6 毫克

維生素 B6（吡哆醇）

體內作用：幫助人體利用蛋白質來建構身體組織，並參與脂肪代謝。促進肝臟和肌肉釋放肝醣。有助紅血球生成和體內液態平衡的調節。

飲食來源：葵花籽、豆類、禽類、肝臟、雞蛋、堅果、綠葉蔬菜、香蕉、乾果。

缺乏症狀：神經和肌肉紊亂。

過量症狀：步態不穩、腳麻木、手部協調差、異常的腦功能。

每日建議攝取量（RDA）：2 毫克

維生素 B12（氰鈷胺）
體內作用：對紅血球的形成和基因物質的建構非常重要。促進兒童生長。幫助神經系統運作，並參與蛋白質和脂肪的代謝。
飲食來源：動物性蛋白質食物，包括肉類、魚類、貝類、禽類、牛奶、優格、雞蛋。
缺乏症狀：惡性貧血（體重減輕、虛弱、皮膚蒼白）、混亂、情緒不穩、記憶喪失、憂鬱。
過量症狀：目前尚無已知的過量症狀。
每日建議攝取量（RDA）：2 微克

生物素
體內作用：參與能量代謝。
飲食來源：蛋黃、肝臟、沙丁魚、大豆全豆粉。
缺乏症狀：皮膚炎、憂鬱、肌肉疼痛。
過量症狀：目前尚無已知的過量症狀。
每日建議攝取量（RDA）：30-100 微克

葉酸
體內作用：幫助形成紅血球。協助蛋白質的分解和利用。因為它對於細胞分裂的作用，所以在懷孕期間非常重要。在其活性形式（即含甲基的形式），葉酸能穩定蛋白質、核酸和細胞膜，並支持大腦運作。
飲食來源：深綠色葉菜、堅果、豆類、全穀物產品、水果、水果汁、肝臟、蛋黃。
缺乏症狀：貧血、消化道不適。
過量症狀：可能掩蓋維生素 B12 不足的症狀。
每日建議攝取量（RDA）：200 微克

維生素 C（抗壞血酸）
體內作用：皮膚、軟骨、骨骼和牙齒等結締組織中的必要元素。幫助傷口癒合。具有抗氧化作用。刺激免疫系統。幫助鐵質吸收。
飲食來源：柑橘類水果、漿果、瓜類、深綠色蔬菜、花椰菜、番茄、青椒和紅椒、甘藍、馬鈴薯。

缺乏症狀：壞血病（牙齦出血、虛弱）、傷口癒合延遲、免疫反應受損。
過量症狀：消化道不適、導致特定實驗室檢測的結果受影響。
每日建議攝取量（RDA）：60 毫克

維生素 A（A 醇）

體內作用：維持組織健康。促進皮膚、頭髮和黏膜的健康。幫助眼睛在昏暗光線下的視覺。對正常的生長和生殖非常重要。
飲食來源：肝臟；深黃色、橙色和深綠色蔬菜水果（包括胡蘿蔔、花椰菜、菠菜、哈密瓜、地瓜）；乳酪；牛奶；額外添加的人造奶油。
缺乏症狀：夜盲症；皮膚乾燥、脫屑；免疫反應差。血液中的維生素 A 濃度應該保持在 0.15-0.6μg/ml。
過量症狀：肝臟、腎臟和骨骼損傷；頭痛；易怒；嘔吐；脫髮；視力模糊；皮膚發黃。
每日建議攝取量（RDA）：1,000 微克（3,333 國際單位，IU）

維生素 D3（膽鈣化醇）

體內作用：幫助調節鈣代謝和骨骼鈣化。又被稱作陽光維生素，因為它會在皮膚接觸到紫外線時由人體合成。冬季、雲層和空氣污染會減少體內的生成。
飲食來源：額外添加的全脂乳製品、鮪魚、鮭魚、鱈魚肝油。
缺乏症狀：兒童佝僂病，成人骨軟化。
過量症狀：消化不良；大腦、心血管和腎臟損傷；嗜睡。
每日建議攝取量（RDA）：10 微克

維生素 E（D-α-生育酚）

體內作用：抗氧化劑，有助於防止細胞膜受損。
飲食來源：植物油及其產品、堅果、種籽、魚類、小麥胚芽、全穀物製品、深綠色葉菜。
缺乏症狀：在人體中與胰臟和肝臟疾病及各種慢性腹瀉有關。貧血。
過量症狀：對於早產嬰兒，靜脈注射過量可能致命。口服過量的已知症狀尚未明確。
每日建議攝取量（RDA）：10 毫克（α-生育酚當量）

維生素 K（葉綠醌）

體內作用：正常血液凝固的必需品。

飲食來源：深綠色葉菜類；甘藍；北極熊肝臟（實際上，攝取過量會致命）。

缺乏症狀：受傷後嚴重出血；內部出血。

過量症狀：肝臟受損，貧血（來自合成形式的維生素 K）。

每日建議攝取量（RDA）：80 微克

礦物質

　　礦物質是人體所需的無機化合物，包含人體所需的元素，在人體內含量相對較少。人體中有 22 種金屬元素，這些元素總共約占體重的 4%。

　　礦物質大量存在於地球上的土壤和水中，最終被植物的根部系統吸收。我們透過食用植物或食用植物的動物來獲取礦物質。如果你的飲食中包含多種肉類和蔬菜，通常就可因此獲得足夠的礦物質。

　　礦物質在體內參與多種新陳代謝的過程，並有助於合成如肝醣、蛋白質和脂肪等化合物。以下是人體所需主要礦物質的基本資訊，這些礦物質相對需要大量攝取：

鈣：對骨骼和牙齒的強度至關重要。主要來源有：乳製品；如羽衣甘藍、蕪菁葉和芥菜等蔬菜；豆腐；沙丁魚、蛤蜊和牡蠣等海鮮。缺鈣可能會引發肌肉抽筋，長期缺乏則可能導致骨質疏鬆症。每日建議攝取量（RDA）：11-24 歲男性為 1,200 毫克；25 歲以上男性為 800 毫克。

磷：每個細胞的組成成分，包括 DNA、RNA 和 ATP。可在全穀物穀類、蛋黃、魚類、牛奶、肉類、禽類、豆類和堅果中找到。對於調節體內 pH 值（酸鹼度）非常重要。每日建議攝取量（RDA）：11-24 歲男性為 1,200 毫克；25 歲以上男性為 800 毫克。

鎂：全身都有，為參與大多數生理反應的酶催化劑。可在綠色蔬菜、豆類、全穀物穀類、堅果、肉類、牛奶和巧克力中找到。每日建議攝取量（RDA）：15-18 歲男性為 400 毫克；19 歲及以上男性為 350 毫克。

鈉：調節體內液體，參與刺激肌肉收縮。鈉可在常見的食鹽中找到，也存在於大多數食物中（除了水果，尤其是動物性食物、海鮮、牛奶

和雞蛋）。鈉過量會增加水分堆積，並與血糖升高有關。缺鈉可能導致肌肉無力和抽筋。每日建議攝取量（RDA）：1,100-3,300 毫克。

氯：消化液的成分之一，與鈉結合發揮作用。可在食鹽、肉類、海鮮、雞蛋和牛奶中找到。每日建議攝取量（RDA）：1,700-5,100 毫克。

鉀：參與蛋白質和碳水化合物的代謝，在細胞內發揮作用（與細胞外的鈉搭配工作）以控制液體的滲透作用。可在肉類、牛奶、穀物、蔬菜、水果和豆類中找到。過量的鉀補充劑可能會引起嘔吐。缺鉀可能導致肌肉無力。每日建議攝取量（RDA）：1,875-5,625 毫克。

硫：參與合成重要代謝物。可在富含蛋白質的食物中找到，如肉類、海鮮、牛奶、雞蛋、乳酪、乳酪和豆類。無每日建議攝取量（RDA）。

其他對人體重要的礦物質，但每天僅需微量，這些礦物質包括：

- 鐵
- 氟
- 鋅
- 鉬
- 銅
- 鈷
- 碘
- 硒
- 錳
- 鉻

還有一些已知是必需的礦物質，但目前尚未確定每日建議攝取量（RDA），包括：

- 錫
- 鎳
- 釩
- 矽

維生素和礦物質補充品

許多專家認為，我們日常攝取的食物無法提供足夠的維生素和礦物質。他們指出了若干原因，包括食物的種植或飼養方式、加工過程、為了保鮮而加入的添加劑，以及分配系統的複雜性等等。無論這是否屬實，事實是，劇烈運動會加劇我們對各類營養素的需求。而服用維生素和礦物質補充劑無論如何都是一種簡單的保障，避免任何營養不足的可能性。

在我的職業生涯中，隨著我在健美方面變得更有經驗，我開始越來越依賴保健食品。我從來不是保健食品的超級專家，而且在

1960年代和1970年代時，想獲得與保健食品相關的建議，並不像今天這麼容易。我會向能夠接觸到的各種專家諮詢，請他們建議我應該服用哪些類型和劑量的保健食品，接著我會自己實驗，看看這些建議的保健品是否能增強我的體力、肌力、耐力，或者幫助我從高強度訓練中恢復。和其他所有事情一樣，比起理論，我更關心的是某樣東西是否真的對我有幫助。

如今，事情變得簡單許多。不僅所有的保健食品都可以在健康食品商店找到，現在你還可以買到每日份的包裝，一包中含有每種維生素和礦物質的合適劑量，以達到正確的平衡（通常，保健食品的效果取決於每次服用時各種成分的比例）。

小心過量使用。就其在體內的作用而言，維生素和礦物質只需以相對較小的劑量存在，才能發揮作用。研究表明，保健食品在預防多種疾病等方面確實非常有益，但再次聲明，這也不代表需要大量服用。例如，對於高劑量維生素C（約3-6克）在預防感冒或甚至癌症中的實用效果，至今都未充分得到證實，儘管已經有證據能表明維生素C可以減緩感冒的嚴重程度。

總體而言，服用超大劑量的水溶性維生素只會讓你的尿液變得極為昂貴，而大量的脂溶性維生素則會儲存在體內，並可能積累至有毒的程度。然而，某些特定處方藥物的使用，會導致維生素缺乏，而大量服用維生素也可能干擾各種藥物的作用。因此若你是在未經醫療諮詢和建議的情況下，服用高劑量的維生素或礦物質保健食品，就需要非常謹慎。再次強調，我建議你先嘗試基本的合理劑量，然後再實驗看看哪種最適合你。佛朗哥曾經每個月將特定的保健食品加入訓練計畫中，記下他感覺到的效果，然後下個月改變並嘗試不同的保健品，並將結果記在營養日誌中。這需要時間，但最終他成為了一位專家，不僅了解哪些對他最有效，還對保健食品有了更全面的了解。佛朗哥和我一樣認為，獲得專業建議是一個不錯的開始，但為了達到最佳效果，您需要仔細、有條理地反覆試驗，才能了解哪些對您的身體和新陳代謝最有效。

順帶一下，根據已故的萊納斯·鮑林（Linus Pauling）博士以及大多數其他營養學專家的說法，無論你服用的保健食品是天然的還是合成的（在實驗室中製造的），都沒有區別。您的身體根本無法分辨兩者的不同。

食物中的能量

任何食物中所含的能量都以卡路里（calories）來計算。卡路里是一種熱量的測量單位，這很有道理，因為細胞為肌肉收縮產生能量的過程，是以氧化的形式進行。當然，這是一種緩慢的氧化過程，但它實際上是我們所熟知的快速氧化（燃燒）的另一種形式。因此卡路里是測量能量在肌肉細胞中「緩慢燃燒」所釋放出的熱量單位。

所有的巨量營養素，蛋白質、碳水化合物和脂肪，都含有能量，因此也包含卡路里。但它們所提供的卡路里數量有所不同。例如：

- 1 克蛋白質或 1 克碳水化合物 = 4 大卡
- 1 克脂肪 = 9 大卡

這就可以解釋為什麼那些試圖減少體脂的人，會盡量減少飲食中的脂肪，也解釋了為何背包客在山間徒步好幾天時，會攜帶富含脂肪的食物。脂肪的熱量密度是蛋白質或碳水化合物的 2 倍多（因此更容易讓人發胖）。

在討論脂肪和熱量時，有一點要記住，那就是所有脂肪，不論何種類型都含有等量的食物能量。無論是橄欖油、動物脂肪、奶油、豬油，還是任何其他形式，它們每克都含有相同的熱量：9 大卡。

新陳代謝率

你的身體以 2 種基本方式來代謝（氧化）熱量：基礎代謝（維持基本生存功能所需的能量）和身體活動。有趣的是，肌肉組織決定了人體的熱量需求。這一點非常重要，原因為以下兩者：

1. 你擁有的肌肉越多，在休息時你消耗的熱量也越多。
2. 你做的肌肉活動越多，過程中消耗的熱量也越多。

事實上，你的靜態代謝率（resting metabolic rate, RMR）是根據你的淨體重來計算的，淨體重基本上指的是你的肌肉量，不包括體脂肪量。你的肌肉量越多，RMR 就越高。對於那些想了解具體計算方法的人，計算公式如下：

RMR = 淨體重（磅）÷ 2.205 × 30.4

根據這個計算方法，若一個人擁有 150 磅（約 68 公斤）的淨體重，那麼他的靜態代謝率（RMR）大約是 2,100 大卡；而一個 250 磅（約 113 公斤）的人在不做額外訓練的情況下，會在一天中消耗大約 3,500 大卡。還有其他因素會影響代謝率，比如年齡、性別、體質、甲狀腺功能等等，但基本上，你的體型越小，維持體重所需的食物就越少；體型越大，維持體重所需的食物就越多。關於這個問題，我們將在下一章進一步討論。

運動和能量消耗

任何運動員都會告訴你，當你運動時，消耗的熱量取決於你所從事的活動類型。你訓練的強度和持續時間越長，消耗的熱量就越多。無論你是活動自己的身體（例如跑步）還是舉重，做得越多、越努力，所需的能量就越大。以下是一些範例，可以大致說明這是如何運作的：

活動	每小時燃燒的熱量
睡眠	72
坐著	72-84
步行（5.6 公里 / 小時）	336-420
健美操	300-360
游泳（基礎）	360
騎腳踏車（16 公里 / 小時）	360-420
慢跑（8 公里 / 小時）	600
滑雪（中度至陡坡）	480-720
跑步（12 公里 / 小時）	900

順帶一提，請留意一下步行、慢跑和跑步之間的關係。當你步行時，每走 1.6 公里大約燃燒 100 大卡（這仍然取決於你的體重和淨體重）。無論是步行還是跑步，燃燒的熱量大致相同，因為你走的距離一樣所做的工作量也差不多。當然，區別在於跑步時你消耗能量的速度比步行要快得多。

健美訓練所消耗的能量主要取決於訓練的強度。當你舉起大重量進行相對少量的次數，並在每組之間有較長的休息，這時你消耗

的熱量相對較少。而當你連續訓練，一組接著一組，一個動作接著另一個動作，且幾乎不休息，則你在這 1.5-2 小時內的訓練中，所消耗的熱量會相當多。如果你將訓練計畫分段，每天進行 2 次訓練，那麼你消耗的能量會更多，這也是為何我總是用這種方法來為比賽進行訓練，能讓自己變得更線條分明。究竟在這樣的訓練中消耗了多少熱量實在很難確定，但有一位專家曾經估算過，佛朗哥‧哥倫布和我在每天 2 次的比賽訓練中，大約消耗了 2,000 大卡，也就是每小時大約消耗 500 大卡，相當於我們在整個過程中以穩定的速度跑步所消耗的熱量。

「假」能量

健美運動員和其他運動員總是在尋找提高表現的方法，希望能突破既有的極限。然而，正如人們所說的，天下沒有白吃的午餐。當你讓自己的身體接受各種人工刺激時，可能會獲得短期效果，但最終必定會有反彈，且隨著時間推移，你的整體表現能力會受到損害。勞倫斯‧高登博士整理了一份部分有上述影響的藥物和激素的清單：

腎上腺素
酒精
鹼類
安非他命
咖啡因
古柯鹼
烟酸二乙胺（尼可剎米）
卵磷脂
米特臘唑（戊四唑）
去腎上腺素
磺胺類藥物

當然，在訓練前喝幾杯咖啡並沒有什麼大問題，但如果你服用一把咖啡因藥片，可能會讓你精力過剩，甚至在訓練中受傷。阿斯匹靈可以緩解痠痛，但可能也會干擾神經系統對肌肉的刺激。至於其他大多數認為酒精、安非他命、腎上腺素、大麻或古柯鹼能夠幫助他們

發展出卓越體型，甚至成為冠軍的人，顯然生活在幻想裡。要發展出最佳的體型，你需要處於最佳的健康狀態，而為了達成這項目標，「拒絕毒品」絕對是必不可少的。

最低營養攝取

特定營養的最低攝取量必須得到滿足，否則身體將受到某些營養不足的影響。當然，訓練強度越大、承受的壓力越大，或者生活環境越嚴峻，你的營養需求也可能會越高。

關於運動員和非運動員的最低營養攝取，仍然存在一些分歧，但以下的指導原則算是合理的方法。在巨量營養素方面，這些是：

蛋白質：一般建議的蛋白質攝取量是每公斤體重大約 1 克。一些專家錯誤地認為，即便是進行高強度訓練的健美選手，也不需要比這更多的蛋白質，事實上，他們認為飲食中的蛋白質需求被過度高估了。然而，大多數健美運動員則傾向於攝取更多的蛋白質，通常建議至少每公斤體重需要攝取大約 2.2 克。

有些健美選手攝取的蛋白質量遠超過這個數字。然而，正如我們在下一章中將看到的，健美選手的目標是在保持最低體脂肪量的同時，來建立最大的肌肉。也因為蛋白質和其他食物類別一樣，都含有熱量，攝取過多的蛋白質往往意味著你攝入了超過自己能消化並保持纖瘦體型的熱量，因此在制定飲食計畫時，也必須考慮到這一點。

碳水化合物：飲食中對碳水化合物的需求會根據活動量的不同而有所改變。身體大約需要 60 克碳水化合物來支持神經系統的基本運作（例如，大腦幾乎完全依賴碳水化合物作為能量來源）。

如我們討論過的，碳水化合物也是肌肉活動的重要能量來源。所以，如果你的飲食中碳水化合物過低，訓練表現就會受到影響，這一點在規劃飲食，決定要吃什麼、需要吃多少時，都要考慮進去。

關於碳水化合物，你選擇攝取的量主要取決於你是想增加、減少還是維持體重，這我們會在下一章討論到。但有一種方法可以確保你不會攝取太少的碳水化合物，避免身體進入碳水化合物匱乏的狀態。這種狀態叫做酮症（Ketosis）。詳細內容及如何避免這種情況，我們稍後會再進一步討論。

從營養學的角度來看，最好的方法是將各種類型的碳水化合物都納入你的日常飲食中。正如我們討論過的，有些碳水化合物可以非

常快速地代謝。水果含有高升糖指數的碳水化合物，因此它們對於短期提供能量非常有用，同時也富含必要的維生素。低升糖指數的碳水化合物則需要更長時間才能被身體處理並轉化為能量，它們能提供長期、持續釋放的能量與營養，而且熱量較少。綠色和黃色蔬菜也是非常優質的碳水化合物來源。

碳水化合物代謝的速度也很重要，因為這與胰島素的作用有關。胰島素是由身體分泌用來分解碳水化合物中的糖分（糖尿病是由於胰島素不足所引起的疾病，這就是為什麼糖尿病患者需要注射胰島素的原因）。當大量高升糖指數的碳水化合物進入體內，身體需要分泌大量的胰島素來處理這些糖分。這被稱為胰島素激增。這種胰島素會迅速處理碳水化合物，血糖會迅速下降，能量也隨之下降，結果你很快又再次感到飢餓。吃高升糖指數的碳水化合物，或分量較少又能快速吸收的碳水化合物，並搭配蛋白質、脂肪食用，或吃低升糖指數的碳水化合物，則能夠讓這一過程變得更平穩，這樣身體只會釋放適量的胰島素，血糖也能穩定的維持，意味著你不會那麼快失去能量，且不會很快就感到飢餓。

當然，許多被警告要避免過量碳水化合物的人，都會問我為什麼推崇碳水化合物是優質的營養和能量來源。首先，我不會推薦任何「過量」的飲食。碳水化合物是良好營養飲食計畫中必要的一環，但前提是它必須與其他基本食物保持好的平衡和比例。但也確實有一個問題，就是人們經常將營養豐富的碳水化合物食物，與那些含有加工糖的食物搞混，比如蛋糕、糖果、軟性飲料，或是加了糖的加工食品。這些速食的問題在於它們提供的都是無意義的熱量、極大地增加熱量攝入，但在營養方面幾乎沒有貢獻。這與水果、蔬菜、米飯或馬鈴薯這類食物的情況完全不同。

<u>脂肪</u>：在美式風格的飲食中，獲得足夠的脂肪通常不是問題。雞蛋、紅肉、乳製品和油類都含有很高的脂肪。常見的飲食中脂肪攝入量甚至高達50%。出於健康原因，正常的建議是將脂肪攝入量保持在30%以下，而當脂肪攝入量低於20%時，則對健康沒有益處，反而可能帶來一些問題。

均衡飲食

當你以特定食物組合來進食時，身體的運作效果最佳。對於健美運動員來說，所需的飲食平衡和其他人其實沒有太大區別。根據美國參議院營養和人類需要特別委員會（McGovern Select Committee on Nutrition and Human Needs）目前的建議，均衡飲食大致是：<u>蛋白質 12%，碳水化合物 58%，脂肪 30%。</u>

在我自己的職業生涯中，我經常發現自己的飲食平衡方式與此不同，為：蛋白質 40%，碳水化合物 40%，脂肪 20%。然而要記得的是，我那時體重大約為 109 公斤，而且做大量的訓練。我 40% 的碳水化合物實際分量，比一般人所攝取的 58% 還要更多，因此我絕對獲得了身體所需的所有營養。

然而，有些健美人過分追求蛋白質，飲食中蛋白質的含量高達 70%。另一些人則認為蛋白質並沒有那麼重要，僅攝取約 10-12% 的蛋白質。我認為這兩種方式都不太可能非常有效。

有些健美運動員會長期只吃少數幾種食物，例如鮪魚、雞肉、水果和沙拉。這樣可能有助於減少體脂肪，但也會讓他們無法攝取足夠的營養來維持最佳的能量和肌肉成長。過度限制任何食物類型，會讓你容易出現維生素和礦物質缺乏的問題。例如，一些流行的飲食方式會建議過量攝取水果，這會讓你難以獲得充分的蛋白質和足夠多樣化的維生素和礦物質。

素食和超高碳水化合物飲食可能無法為想要增肌的健美人提供足夠的蛋白質。飲食中蛋白質過多則可能對腎臟和肝臟造成不健康的負擔，導致身體流失鈣質，並讓你變胖。

我記得像肯·沃勒這樣的大食客，在 1970 年代時，每餐吃 3 份高蛋白的食物，因為他認為自己的身體可以一次吸收這麼多蛋白質。結果，他的身體系統無法負荷所有的蛋白質，並將無法利用的部分轉化為儲存的體脂。結果肯通常要在比賽之前大量減重，才能達到比賽狀態。

肝醣的重要性

　　肝臟和肌肉中的碳水化合物以肝醣的形式儲存，作為運動時的燃料。經過訓練的肌肉能夠增加儲存肝醣的能力，而且由於肝醣和水一起儲存（每克肝醣會搭配 2.7 克的水），這些額外的水分會使肌肉膨脹，視覺上看起來更大。

　　這就是為什麼健美選手在上台前，會結束備賽飲食計畫，並補充碳水化合物。充滿肝醣的肌肉看起來更大、更圓、更飽滿，而缺乏肝醣的肌肉則顯得又小又乾癟。

酮症

　　酮症是由於碳水化合物缺乏所導致。身體需要足夠的碳水化合物來正常代謝體脂肪。正如諺語所說：「脂肪是在碳水化合物的爐子裡燃燒的。」當體內的碳水化合物不足以應付這一過程時（通常是由於過度嚴苛的減肥飲食），身體就會採取應急措施。酮症的主要症狀是酮酸血症，也就是血液中出現酮體。酮體可以替代肝醣提供能量，並可作為大腦和神經系統運作的能量來源（通常這些功能完全依賴於肝醣）。

　　問題在於，酮體在提供運動所需的能量方面，遠不如肝醣有效。在長期處於酮症的狀態下，你容易感到疲憊，精神狀態變差，而且身體會逐漸脫水。更糟的是，在缺乏碳水化合物的情況下，身體開始代謝越來越多的胺基酸（蛋白質）來提供額外的能量。對於任何試圖建立和維持穩定肌肉基礎的人來說，這顯然都是適得其反的作為。

　　酮症飲食還有其他的缺點，我們會在下一章中更詳細地探討。與此同時，聽我的建議：任何形式的嚴重營養缺乏都會對你的健康、訓練強度和增肌能力造成不利影響。

飲食和訓練

　　許多年輕的健美人會問我有關飲食和訓練計畫的關係，該在什麼時候吃、吃些什麼。訓練期間肌肉需要充足的血液供應，因為你所體驗到泵大的感覺，很大一部分來自於血液流入肌肉。但是如果消化系統同時在處理一頓豐盛的正餐，就會消耗過多的血液，這會導致血

液供應不足，肌肉也就無法正常運作。當你在訓練前吃得太飽，你其實是在讓身體處於一種矛盾的狀態，需要大量的血液同時流向多個地方。這就是為什麼父母常常告訴孩子們不要在吃完大餐後立刻游泳的原因，如果游泳時所需的肌肉沒有足夠的血液供應，就可能會出現像是劇烈抽筋等問題。

訓練前如果吃得太飽太撐，可能會是一個非常不舒服的體驗。你會感到腹脹、無力、動作遲緩，甚至會在做高強度的訓練時會感到噁心。

身體對食物的代謝速率不同。胃部通常需要 2-6 小時才能排空。富含碳水化合物的食物最先被消化，接著是蛋白質類食物，而脂肪類食物則是最後消化的。

當你早上醒來且將近 8-12 個小時沒有進食，體內的碳水化合物已經耗盡。由於碳水化合物是合成高強度肌肉收縮所需的肝醣來源，因此在早晨訓練前吃一頓富含碳水化合物的早餐，也是很重要的。

在訓練前，可以吃負擔較少的一餐，比如水果、水果汁或吐司，這些食物能提供能量，但又不會延緩你的行動。然而，如果早餐包含雞蛋、肉類或乳酪等高蛋白質和高脂肪的食物，就會需要更長的時間來消化，因此在訓練前最好避免食用這些食物。

訓練後馬上飽餐一頓也不是個好主意。訓練時，身體會承受很大的壓力，需要時間才能讓運作系統恢復正常、讓血液從肌肉中流出，並讓壓力反應減弱。訓練後攝取蛋白質或蛋白質／碳水化合物的補充飲品，可以提供所需的營養，滿足訓練後所帶來的需求，而且這種形式對消化系統較為和緩。

等你洗完澡、換好衣服、離開健身房時，你的身體就會回到較正常的狀態，這時候再坐下來享用營養均衡、由「真正的食物」組成的一頓大餐會更合適。

進食頻率

有一個迷思認為消化系統需要「休息」，意即你不應該吃得太過頻繁，因為這樣會讓消化系統無法有效地處理食物。事實上，情況正好相反。在人類進化的早期，人類常常是間歇性地進食，也就是說他們會在一天中的不同時候吃東西，當他們找到合適的植物或水果，或者有機會獲得動物蛋白質時便會進食。

比起吃大量少餐的食物，你的身體更能有效處理少量多餐的食物。1天3餐是好的，1天4餐則更好。健美選手通常每2-3小時吃1次東西，這意味著1天至少5餐（對大多數人來說，這有點極端）。若想控制體重，少量多餐就是個好方法，並將總攝入熱量保持在合理範圍內，因為這樣的進食方式，你幾乎不會感到過度飢餓，身體也就不容易將過多的食物轉化為脂肪儲存，而我們將在下一章中深入探討這個話題。

第 2 章 ——————————————————— CHAPTER 2

體重控制：增肌減脂

健美飲食的目的是幫助你增肌，並減少脂肪。許多流行的飲食方法關注的是減少整體體重，但其中許多不僅會失去脂肪，還會損失相當多的肌肉組織。即便是一些健美人，也會因為追求最大肌肉量而受到誘惑，嘗試半飢餓的方式來達成目標。然而，大多數成功的健美人已經學會了本章中所概述的策略，也就是增肌，同時保持低體脂，而且即便在限制熱量的時候也能維持精力。

在接下來的幾頁，我們首先會探討控制體重飲食的一些目標和問題，然後會提供具體的飲食計畫，幫助你實現個人飲食目標。

身體組成

健美飲食與許多流行的飲食法非常不同。對於健美人來說，重要的不是體重，而是<u>身體組成</u>，也就是以下幾種要素的比例：

1. 淨體重（肌肉、骨骼、結締組織）
2. 體脂肪
3. 水分

當年輕的健美運動員開始訓練時，他們的主要目標通常是增大體型。但隨著經驗的累積，他們會意識到，真正的目標應該是控制身

體組成,將一種體型轉變為另一種,而不是單純地試圖增減體重,卻不考慮是否涉及淨體重(肌肉)的增減。在我看來,你越早意識到增肌比單純增重更重要,就越能提升自己。單純通過增脂來提升視覺效果,只會讓你日後有更多額外的體重需要減掉,而且這會養成一些最終你不得不改正的壞習慣。

在本章中,我們將探討如何通過飲食來源、攝取量以及運動對飲食計畫的影響,來達到對身體組成的必要控制。我們還會討論其他變數造成的影響,例如體型和年齡。

對於那些從事健美訓練但並非為了競賽的人來說,無論是為了更好的運動表現、健康和肌力,或是其他任何原因,健美選手多年來通過反覆試驗所發展出的飲食方式,已被證實是控制身體組成最有效且高效的方法。身體其實不喜歡同時進行兩項矛盾的任務,也就是:①增肌和②減脂。要達成這點是非常困難的。然而,世界各地的健美選手經常會根據常規的飲食和訓練計畫,達到極為驚人的體重和身體組成變化。他們是如何做到的正是本章和接下來備賽飲食章節的討論重點。

身體組成的影響因子

無論你的身體組成為何,都是以下多個因素綜合作用的結果:

基因:你的體質是什麼類型?你是天生瘦弱的瘦長型、肌肉發達的中等身材型,還是體重較重的矮胖型?

新陳代謝:你吃的東西會完全燃燒掉嗎,還是正好相反?這也是另一個基因構成因素。有些人無論怎麼吃似乎都無法增重,而另一些人則抱怨光是看著食物就會發胖。

熱量攝取:你是大食量的人嗎?你每天攝取多少卡路里?如果你攝取的食物能量超過了需求量,無論是以蛋白質、碳水化合物還是脂肪的形式,你的身體會傾向於將多餘的部分儲存為體脂肪。

飲食品質:你有「乾淨的飲食」嗎?你攝取的熱量是來自於高品質的食物,包括精瘦蛋白質來源、各種富含營養的碳水化合物,如蔬菜、水果和澱粉類食物嗎?你的飲食脂肪含量相對較低嗎?還是你的飲食習慣包括大量的速食、高度加工的包裝食品,或是含有高脂肪和糖分的食物?

訓練類型:你是否做嚴格的健美訓練,這種類型的重量訓練能

促進你的身體將每日的食物攝取轉化為肌肉量？如果是的話，你的訓練是否強度足夠且保有持續性？

運動量：你每天透過運動能消耗多少的熱量？你是否進行足夠的有氧運動來幫助燃燒多餘的熱量，並迫使身體將儲存的脂肪轉化為運動的燃料？

飲食和體型

我們之前已經討論過身體類型的差異（請參見第 162 頁）。當談到透過飲食控制身體組成時：

瘦長型的人新陳代謝速度較快，且身體能輕易又迅速的將食物轉換為能量。他們需要攝取高蛋白質，並增加整體的熱量攝取。由於需要更多的熱量，通常他們從飲食中攝取脂肪所獲得的好處，會比其他兩種體型的人更多。

中等身材型的人因為身體能輕鬆的將食物轉化為肌肉，所以也需要較多的蛋白質來維持肌肉，但他們可以攝取相對正常的熱量，甚至稍微低一些，就能有效燃燒脂肪。

矮胖型的人新陳代謝速度較慢且有更多的脂肪細胞，容易將攝取的食物轉化為儲存的體脂。他們必須攝取足夠的蛋白質，但熱量的攝取則必須保持在最低限度。這意味著要確保他們的熱量來源中，脂肪的比重不超過 20%。

大約 20% 的矮胖型人群具有低於平均的甲狀腺分泌功能，這使得問題更加複雜。然而，儘管他們在保持瘦身方面總需要付出更多努力，但與瘦長型的人群相比，他們通常比較容易增肌，並且透過飲食和運動最終能夠剷除大量多餘的體脂。

年齡和體脂

許多青少年，尤其是瘦長型和瘦長中等身材型的人，擁有相對快速的代謝速度，導致他們似乎可以吃下任何東西，甚至是含有高脂肪和糖分的垃圾食品也不會變胖。這個群體正是那些從「增重粉」產品中獲益的人。

然而，即使是這些人隨著年齡的增長，他們的身體也很可能會發生一些變化。目前研究顯示，成年人的代謝率通常在 30 歲之後，

每年日常代謝的速度會減慢大約 10 大卡。這看起來似乎不多，但這正是為什麼許多 40 歲及以上的人，即使在運動和飲食習慣都沒有改變的情況下，仍會發現自己逐漸增加體重的原因。

隨著年齡增長，代謝率的減慢並不是一個無法克服的問題。這只是意味著你需要更仔細地監控飲食，且每天多做大約 10 分鐘的有氧運動。然而，導致代謝減慢的其中一個因素，是肌肉組織緩慢、逐漸的流失。因此如果你繼續努力訓練，保持肌肉的強壯和足夠的肌肉量，這樣隨著年齡增長而變胖的態勢，就不會成為你的一個大問題。

熱量消耗

無論你的身體類型為何，只要你的能量消耗始終大於能量攝入，也就是說消耗的熱量超過了攝入的熱量，你就能減少體脂肪。再換個說法：

(A) 你的靜態代謝率（RMR）+ 活動中消耗的熱量 = 消耗的總熱量
(B) 當天攝入的食物 = 攝入的總熱量

因此，當 A 持續大於 B 時，你就會減少體脂肪。而當 B 持續大於 A 時，你則會增加體脂肪。

我有一位朋友熱衷於越野登山，他曾告訴我：「當我背著 27 公斤的背包在內華達山脈中徒步數天、穿越崎嶇的地形時，根本無法攜帶足夠的食物來維持我的體重。」這就是為什麼運動用品店裡各種登山食品通常含有高脂肪的原因（儘管有些人仍然認為這些產品是減肥食品）。在許多情況下，登山者需要在沿途設置食物儲藏點來補充食物供應，因為這類活動對能量的消耗需求極高。

你活動得越活躍，無論是走路、跑步、騎腳踏車、滑雪、游泳還是任何運動，你燃燒的熱量就會越多，控制體脂的難度也就越小。這就是為什麼大多數專業的健美人會在他們的健身訓練之外，做一些有氧或心肺運動來提升整體活動量，比如使用跑步機、健身腳踏車、登階機或其他健身器材。

飲食品質

　　但是，你吃什麼、吃了多少，也非常重要。當你越是限制熱量攝入時，就越必須攝取足夠的營養。一天攝取 3,000 大卡的健美人，如果主要來源是精瘦蛋白質和各種蔬菜、水果、澱粉類碳水化合物，他就能有更高的訓練強度，肌肉增長也會更多。相比之下，若 3,000 大卡的主要攝入來源為高脂肪、高糖的加工速食，便會攝取過多空熱量，而且營養價值極低，效果自然不如前者。

　　「吃得乾淨」就是健美飲食的核心理念。俗話說得好：「你就是你吃的食物。」如果你吃的是垃圾食品，那麼你的身體就會變成……嗯，你應該明白我的意思。

創造「需求」

　　當你進食時，你將食物中的能量帶入體內。所有食物中的熱量，無論是來自蛋白質、碳水化合物還是脂肪，若你的身體沒有將這些能量用於某個具體的目標，它們就會轉化為脂肪。

　　你的身體如何處理你所吃的食物，主要取決於你的訓練程度和訓練類型所創造出的需求。例如，有氧訓練往往會消耗大量熱量，因此會消耗掉體內的肝醣，而肝醣又是身體活動的主要能量來源。所以當你在耐力訓練之後攝入碳水化合物，身體會盡快將這些碳水化合物轉化為肝醣來作補充，而這些碳水化合物被轉化為體脂肪儲存在體內的就會很少。

　　總而言之，當你的目標是將蛋白質導入肌肉，你需要做重量訓練。而當你的目標是燃燒多餘的能量，你需要做更多有氧訓練。

該做多少有氧運動？

　　每個人都該做一些有氧訓練，因為它對你的心臟、肺部和循環系統都有益。我每週至少做 4-5 天每次至少 30 分鐘的有氧訓練。

　　對於有增重困難的人，特別是那些瘦長型、體態纖細且難以增加體重的人來說，他們應該盡量避免做過多的有氧運動。有氧運動會消耗能量，而這些人需要保存能量，才能最大程度地促進肌肉增長。

對於那些試圖減少體脂的人，尤其是那些偏向矮胖型且難以變得更精實的人來說，增加有氧訓練則有所幫助，例如每週做 4-5 天每次 45-60 分鐘的有氧運動。然而，如果你不習慣做太多有氧運動，就應該要慢慢開始讓你的身體有時間適應，尤其你做的是任何需要承重的運動，如跑步或使用跑步機。如果你的訓練計畫因為肌肉過度痠痛或受到某種壓力性傷害而中斷，那麼你就難以有所進展。

此外，盡量避免在有氧運動後馬上進行健身訓練。有些人認為先做有氧運動是很好的熱身方式，但這樣的運動會讓身體感到疲勞，並使你難以進行最大強度的訓練。

飲食增肌

如我們所討論過的，許多健美人尤其是較年輕的那一群，在剛開始時通常都偏瘦，處於那種「嘿，瘦子，你的肋骨都跑出來了」的狀態。對他們來說，增加肌肉量將包含：

1. 透過大重量、高強度、持續性的健美訓練來刺激肌肉生長。
2. 攝取足夠的蛋白質，滿足訓練過程中對胺基酸的需求。
3. 增加整體熱量攝入，確保能夠支持高強度運動的需求，但不要過量以免導致不必要的體脂增加。
4. 保持有氧訓練在最低限度的健康範圍內，每次不超過 30 分鐘，每週 4-5 次，如我們所討論過的。

為了讓你在規劃增重飲食時更有方向，我提供了一個飲食計畫範例，你可以依此作為參考，或用來制定自己的飲食計畫。由於我認為你不應該突然將如此大量的食物攝入體內，這可能會讓你的身體無法負荷，因此這個計畫分為 3 個階段，並按以下順序進行：

1. 首先按照階段 1 的飲食計畫開始進食，並維持這個階段直到你停止增重為止，然後再轉到階段 2。
2. 如果在按照階段 1 的飲食計畫 3 週之後仍未增重，則可以進入階段 2。
3. 一旦開始按照階段 2 的飲食計畫，請繼續這樣進食，直到你仍能持續增重。當增重停止時，轉入階段 3。

4. 如果在按照階段 2 的飲食計畫 3 週之後仍未增重，則轉入階段 3。

正如我們在上一章所學到的，一次吃進大量的熱量並不是個好主意。消化系統無法處理如此大量的食物。因此，要吃得更多就必須更頻繁地進食。這就是為什麼我建議每天進食多於 3 餐，以便將熱量攝取分散開來。最好是吃 4 餐，並且用高蛋白飲品來補充食物攝取，這些飲品含有大量容易消化的胺基酸（我們稍後會更詳細地探討）。這正是我 15 歲時為了增重而採取的方法，我發現蛋白飲品不僅能滿足我對額外熱量和胺基酸的需求，還比其他蛋白質食物便宜得多。

增肌菜單的規劃

我們討論過了足夠的蛋白質對於肌肉生長的重要性，以及增重緩慢者需要增加總熱量攝取來支持他們非常快的新陳代謝速度。然而，雖然這樣的飲食計畫主要是針對瘦長型的人所設計，但我還是要再次提醒，僅僅因為你天生比較瘦，不代表就可以因此吃大量的垃圾食物和空熱量食物。努力訓練而增加食量是可以的，但請盡量保持吃得乾淨並攝取營養豐富的食物。畢竟如果能量不足且體內缺乏所需的營養素，你是無法增肌的。

當然，那些已經是大胃王的人可能會對以下的增肌建議感到驚訝，但瘦長型的人通常非常瘦，不僅因為新陳代謝的速度非常快，還因為他們通常天生就不太能吃很多食物。然而，如果你是瘦長型的人卻發現初階或中階的飲食量其實比你平時吃的還要少，顯然你就需要進一步增加食物攝取量，並且直接提升到更高的飲食階段。無論是增加還是減少，只要確保你吃的食物是健康且有營養，那就能根據你的個人需求調整熱量攝取。

如果你根據這裡詳細的菜單計畫進行飲食，並且用推薦的蛋白質飲品來補充餐點，你將獲得足夠的蛋白質且無須再擔心這個問題。對於瘦長型的人來說，他們往往在增加體重上遇到很大的困難，關鍵在於要進行高強度訓練並攝取更多熱量，而非蛋白質不足。為了說明這一點，我已經附上了每餐建議的蛋白質攝取量。

階段 1

早餐（蛋白質約 52 克）

2 顆蛋，最好是水煮，但任何作法都可以
113 克的肉、魚或禽類
240 毫升的全脂牛奶
1 片全麥吐司，塗上奶油

午餐（蛋白質約 43 克）

113 克的肉、魚、禽類或乳酪
1-2 片全麥麵包
240 毫升的全脂牛奶或新鮮果汁

晚餐（蛋白質約 48 克）

226 克的肉、魚或禽類
烤馬鈴薯加上奶油或酸奶油（sour cream）
大份生菜沙拉
240 毫升的全脂牛奶

階段 2

早餐（蛋白質約 61 克）

3 顆蛋，水煮或任何作法
113 克的肉、魚、禽類或乳酪
240 毫升的全脂牛奶
1-2 片全麥吐司，塗上奶油

午餐（蛋白質約 71 克）

226 克的肉、魚、禽類或乳酪（或任意組合）
2 片全麥麵包，塗上奶油或美乃滋
240 毫升的全脂牛奶
1 份新鮮水果

晚餐（蛋白質約 59 克）

226 克的肉、魚、禽類或乳酪（或任意組合）
烤或煮的白地瓜或甜地瓜
大份生菜沙拉

階段 3

早餐（蛋白質約 72 克）

4 顆雞蛋，水煮或任何作法
240 毫升的全脂牛奶
1-2 片全麥吐司，塗上奶油
1 份新鮮水果

可用熱燕麥片、麥麩麥片或其他煮熟的穀物替代水果和麵包，但只用果糖來調味。如果需要更高的熱量，可使用鮮奶油或半對半鮮奶油（half-and-half cream）。

午餐（蛋白質約 74 克）

226 克的肉、魚、禽類或乳酪
1-2 片全麥吐司，塗上奶油或美乃滋
240-480 毫升的全脂牛奶
1 份新鮮水果。可搭配鄉村乳酪（cottage cheese）

晚餐（蛋白質約 112 克）

226-454 克的肉、魚、禽類或乳酪（或任意組合）
烤或蒸馬鈴薯，或是烤或煮豆類
稍作蒸煮的新鮮蔬菜
大份生菜沙拉
1 份新鮮水果
240 毫升的全脂牛奶

高蛋白、高熱量飲品

我們在上一章節中討論了蛋白質補充飲品的好處（見第 709 頁）。事實上，有 2 種截然不同的飲品可以用來獲取額外的蛋白質：

1. 蛋白質飲品，除了蛋白質本身的熱量外，沒有額外添加（或僅有極少量）的熱量。
2. 增重飲品，除了蛋白質本身所含的熱量外，還有大量額外的熱量。

當你花時間查看這 2 種不同產品的標籤（我們稍後會更詳細地討論），你可以輕易地看到它們的區別。一般簡單的蛋白質補充飲品，提供 27 克的蛋白質，與水混合並使用人工甜味劑，總共含有 108 大卡。另一方面，我所熟悉的一款增重產品，雖然也含有相同克數的蛋白質，但還含有碳水化合物以及一些脂肪，按照建議與全脂牛奶混合後，每份的熱量高達 2,000 大卡！顯然在決定使用這類產品時，你應該確保自己充分了解它們之間的區別。

在我的職業生涯中，當時市面上還沒有現在那麼多商業化的蛋白質飲品（或能量棒），我總是偏好自己製作飲品，因為這樣我可以完全了解其中的成分，以及自己能獲得什麼樣有益的營養。

我一開始就自己混合蛋白質飲品，但我 15 歲時並不像今天這樣能夠輕鬆購買到蛋白粉。因此我把脫脂奶粉、雞蛋和蜂蜜等成分混合在一起，倒進保溫瓶裡，帶著它去上學或工作。這樣我可以在上午 10 點左右的早餐和午餐之間喝掉一半，然後在下午 3 點左右再喝掉剩下的另一半。我服兵役時，這項帶著蛋白質飲品的習慣變得更加有意義，因為有時候我無法確保每天 3 餐有穩定的供應來源。有時候我的蛋白質飲品就是唯一能提供我一天所需蛋白質的來源。

隨著我加深對營養學的認識，我開發了比在奧地利時更加有效且更有營養的蛋白質飲品配方。但其目的始終不變：用超飽和的方式為身體補充蛋白質，確保必需的胺基酸能夠充分供應以最大程度促進肌肉增長，同時提供所需的熱量，讓訓練和成長有足夠的能量。

最好的蛋白粉是以牛奶和雞蛋為來源的胺基酸，特別是乳清蛋白（whey），目前變得非常流行。大多數這類蛋白粉不易與果汁或牛奶混合，所以如果你有果汁機，最好搭配使用。購買任何蛋白粉之

前，務必檢查產品的標籤。例如，一款典型的蛋白粉，來源通常是牛奶和蛋，其營養成分大致如下：

每份重量：28 克
熱量：110 大卡
每份蛋白質：26 克
每份碳水化合物：0 克
每份脂肪：0 克

這些飲品每次製作的量足以 1 天喝 3 份，最好在早餐和午餐之間、午餐和晚餐之間，以及睡前 1 小時左右飲用。不過，因為蛋白質需要較長的時間消化，所以在訓練之前，至少要提早 1.5 小時飲用蛋白質飲品。

階段 1 的飲品配方

（蛋白質約 50 克）
600 毫升的牛奶或果汁
120 毫升的鮮奶油（或 30 毫升紅花籽油和 90 毫升的水）＊
2 顆雞蛋
2 茶匙的卵磷脂顆粒
60 毫升（1/4 杯）的優質蛋白粉
調味料

將牛奶、鮮奶油、雞蛋和卵磷脂放入果汁機中，攪打一下。等待幾分鐘讓卵磷脂顆粒溶解，然後加入蛋白粉，攪打均勻。根據個人口味，可以加入一根熟透的香蕉、香草精或其他水果和調味品。如果想讓飲品更甜，可以加入 1 湯匙或更少的果糖，避免使用冰淇淋或巧克力糖漿等高蔗糖食品。

＊對於新陳代謝較慢的人，可以將鮮奶油替換成紅花籽油和水。如果攝入額外的熱量不是大問題，就可以嘗試將鮮奶油與紅花油配水每天交替使用。

階段 2 的飲品配方

（蛋白質約 72 克）

480 毫升的牛奶或果汁

180 毫升的鮮奶油（或 60 毫升紅花籽油和 150 毫升水）

4 顆雞蛋

4 茶匙的卵磷脂顆粒

120 毫升（1/2 杯）的蛋白粉

調味料

將牛奶、鮮奶油、雞蛋和卵磷脂放入果汁機中，攪打一下。靜置幾分鐘，讓卵磷脂顆粒完全溶解，然後加入蛋白粉，並攪打均勻。像階段 1 的配方那樣調味，但這次可用最多 2 湯匙果糖來增加甜味。

階段 3 的飲品配方

（蛋白質約 98 克）

480 毫升的牛奶或果汁

240 毫升的鮮奶油（或 90 毫升紅花籽油和 180 毫升水）

6 顆雞蛋

6 茶匙的卵磷脂顆粒

180 毫升（3/4 杯）的蛋白粉

調味料

將牛奶、鮮奶油、雞蛋和卵磷脂放入果汁機中，攪打一下。靜置幾分鐘，讓卵磷脂顆粒完全溶解，然後加入蛋白粉，並攪打均勻。視需要調味。

如果你發現即便在階段 3 的飲食下，體重增加仍不如預期，這裡有一個更強效的飲品，可以加入你的飲食中（蛋白質約 96 克）。

360 毫升的牛奶或果汁

360 毫升的鮮奶油（或 120 毫升紅花籽油和 240 毫升水）

6 顆雞蛋

6 茶匙的卵磷脂顆粒

180 毫升（3/4 杯）的蛋白粉

調味料

將牛奶、鮮奶油、雞蛋和卵磷脂放入果汁機中，攪打一下。靜

置幾分鐘，讓卵磷脂顆粒完全溶解，然後加入蛋白粉，並攪打均勻。視需要調味。

雖然維他命和礦物質保健食品對於增重並非絕對必要，但無論你的短期目標是增重還是減重，想擁有健美運動中的最佳進展，就要確保沒有營養缺乏。

如何減肥

禁食看似是減脂最快的方法。但每減 1 公斤體重，其中 60% 是肌肉，只有 40% 是脂肪。對於想要建立堅實淨體重身體組成的人來說，這是不可接受的。因為事實上你減掉的肌肉會比脂肪還要多。

在健美運動的術語中，減脂意味著保持蛋白質攝入量，同時減少所有其他熱量的攝取。你可以透過增加有氧運動來提升熱量赤字，從而燃燒更多能量。

很難確定你需要攝取多少熱量才能減重，因為有很多變數，如體型、體重、運動量和自然代謝等。唯一能確定的是，你必須讓身體處在熱量赤字的狀態，也就是燃燒的能量要超過從食物中攝取的能量。這通常是一個反覆試驗的過程。例如，如果你記下自己吃的食物，並發現總熱量達 3,000 大卡，而你想維持這個體重，則可以嘗試將熱量減少到 2,500 或 2,000 大卡以創造熱量赤字並減少體脂。同時，你也可以增加運動量來消耗更多的能量。如果你的新陳代謝速度非常慢，你可能需要進一步減少熱量攝取到 1,600 或 1,800 大卡。正如我所說，這很大程度上仰賴個人經驗和實驗。但基本原則是簡單的：要減脂，你必須減少熱量攝取、增加運動量，或兩者併行。

不過，我可以告訴你在試圖減掉盡可能多的脂肪，又不犧牲肌肉的情況下，你最多可以攝入多少分量。這個公式是：

1. 繼續在訓練日攝取足夠的蛋白質（每公斤體重大約攝取 2.2 克蛋白質），在休息日對蛋白質的需求則相對較少。
2. 保持低脂肪攝取，占總日常熱量攝取中約 20%。（但研究顯示，每天攝取 6 克魚油作為補充，也就是 6 顆 1 克的魚油膠囊，能在飲食不變的情況下減少體脂，並增加肌肉量。）
3. 在不會進入酮症狀態（詳見第 728 頁）的前提下，盡可能減少碳水化合物的攝取量。

4. 嘗試每週進行 45-60 分鐘的有氧訓練，每週 4-5 次，如我們之前討論過的。

如果你繼續攝取足夠的蛋白質，又不處於酮症狀態（不會將過多的胺基酸化作能量），並且你的脂肪攝取量保持在最低限度的合理範圍內，那麼你就是在進行最嚴格的飲食控制了，且沒有受到營養或熱量不足所困擾。記住，為了避免進入酮症，你所需的碳水化合物量會根據你的運動量（包括重量訓練和有氧運動）而有所不同。因此如果你打算進行嚴格的減脂飲食，就必須準備定期檢查自己是否處於酮症狀態。

順帶一提，只要具有營養價值且不是以空熱量形式攝取，碳水化合物對你就沒有害，也不會特別容易讓人發胖。當你在實行減脂飲食，減少碳水化合物攝取的原因是為了將總熱量攝取（除了蛋白質以外）控制在最低限度內。

酮症

酮症是由於攝取的碳水化合物過少所引起的。儘管應該要避免（參見第 728 頁），但許多健美人仍然喜歡酮症飲食。處於酮症狀態時，會攝取大量的蛋白質和脂肪，因此飢餓感會下降。缺乏碳水化合物還會導致脫水，很容易造成水分流失與體脂減少之間的混淆。

當你限制碳水化合物的攝取，可以透過尿酮試紙（Ketostix）來檢測，這幾乎在任何藥房都能找到。這些試紙與尿液接觸時，若你處於酮症狀態，它會變成紅色至紫色，顏色的深淺表示酮症的程度。只要試紙沒有顯示任何酮症的跡象，就說明體內的碳水化合物仍然充足。當你看到任何顏色變化，就意味著你的身體缺乏所需的肝醣，需要增加碳水化合物的攝取量。總結來說：<u>只要尿酮試紙不變色，你可以根據需要減少碳水化合物的攝取。一旦變色了，就需要增加碳水化合物的攝取量。</u>

建議的蛋白質來源

有很多低卡路里的蛋白質來源，但以下是大多數健美選手經常會仰賴的食物來源：

魚類（尤其是水浸罐頭鮪魚，而非油浸）：有些魚類脂肪含量較高。貝類的脂肪較低，但膽固醇含量高。（順帶一提，正如我們在上一章所看到的，像鮭魚和鱒魚這類脂肪含量較高的魚類，由於內含的油脂因此偶爾食用是有有益的。）

禽類（雞肉、火雞肉）：去皮後的雞肉和火雞肉脂肪含量較低；像鴨肉這類的禽類則脂肪較高。

雞蛋：蛋白熱量較低，但全蛋含有更多的蛋白質且營養更豐富。

無脂牛奶（而非低脂牛奶）：無脂牛奶的成分為50%的蛋白質和50%的碳水化合物，而低脂牛奶中大約2%是脂肪。

來源為牛奶和雞蛋的蛋白粉或乳清蛋白粉。

以下的蛋白質來源脂肪含量較高，但仍是提供胺基酸的優質營養來源：

牛肉：選擇瘦肉部位。一般84克的沙朗牛排，大約提供330大卡，含20克蛋白質和27克脂肪；相比之下，選擇非常瘦、同樣大小的牛排，可能只有220大卡，含24克蛋白質且僅有13克脂肪。

豬肉：選擇瘦肉部位，避免食用豬肉香腸和培根。

羊肉：羊排的脂肪含量比豬排高。

乳酪：不同種類的乳酪脂肪含量差異很大，如果你是乳酪愛好者，可以查閱食品標籤，選擇低脂的種類。

全脂牛奶（以及其他乳製品，如奶油、鮮奶油和酸奶油）

建議的碳水化合物來源

蔬菜：尤其是綠色蔬菜，如花椰菜、蘆筍、球芽甘藍、豌豆等；盡可能選擇生食或輕微蒸煮的蔬菜。

豆類（不要選用罐裝豆，因為糖分過高）：豆類不是完全的蛋白質，因此需要與肉類、米飯或其他互補食物一起食用。

沙拉：搭配醬料要適量。

水果：新鮮水果，不要罐頭水果。

全麥或黑麥麵包

烤馬鈴薯：1顆中型馬鈴薯約100大卡；不加奶油或酸奶油。

米飯：不要精製白米或即食米飯。

若要保持低熱量，就要保持食物相對簡單。避免奶油、酸奶油以及番茄醬和美乃滋等油性調味料。選擇烤、烘烤或輕蒸食物，不要油炸（這會增加熱量）或水煮（這會破壞營養）。沙拉醬要少用：1湯匙油含有 100 大卡，與一塊奶油的熱量相同。減少鹽的使用。

減脂飲食規則摘要

1. 如建議所說，給自己一點時間來減脂，如果你每週減重超過 1 公斤，可能不僅會減少脂肪，還會流失肌肉。
2. 降低熱量攝入，直到體重開始減少。當你繼續減重時，維持這個熱量攝取。如果這套飲食有效，就不必再安排得更嚴格。
3. 不要採用比這裡建議的方式還要更極端的嚴格節食，每公斤體重至少攝入 2.2 克蛋白質，選擇低脂食物，並盡可能減少碳水化合物，但不要進入酮症狀態。
4. 用有氧運動來消耗額外的熱量。如果過去沒有這樣的習慣，可以慢慢開始，並逐步增加，但最終最好每週 4-5 天每次 45-60 分鐘的快走、慢跑或騎車，在健身房使用運動器械或在戶外進行。這會對達成減肥目標有很大的幫助。
5. 服用維生素和礦物質保健食品，確保你獲得足夠的營養。
6. 無論如何盡量吃新鮮食物。這樣能在最低熱量攝入的情況下，獲得最大的營養。罐頭、冷凍或其他加工食品營養較少，而且通常含有大量的糖、鹽和化學添加劑。
7. 學會計算熱量。否則很容易誤以為自己吃得比實際上還要少。

閱讀營養成分標籤

我建議大家養成閱讀標籤的習慣。快速瀏覽產品包裝可能會讓人誤解。雖然目前努力去標準化「低脂」或「低糖」或「輕食」這類詞彙，但廣告商常常將這些詞語的意思解釋為任何他們想要的樣子。

現在的營養成分標示通常都非常具體。例如，我手上有一罐水煮鮪魚罐頭。很顯然我不會想要油漬鮪魚，因為每湯匙油含有 100 大卡，這樣油的熱量就跟鮪魚本身一樣高。我看到它標示為零碳水化合物，這很合理，因為它是魚蛋白，裡面沒有碳水化合物。那麼，這罐鮪魚的蛋白質含量是多少呢？每 56 克分量內含有 12 克蛋白質。那

麼脂肪含量是多少呢？每份含有 2 克脂肪。還不錯，這樣只有 18 大卡來自脂肪，而總熱量是 80 大卡，鈉的含量則是 250 毫克，這些數字現在對我們來說不是大問題，但當我們在下一章討論備賽飲食時，這些數字就須多加留意。

好的，接下來假設我決定換一下口味，把鮪魚配上義大利麵而不是搭配米飯。讓我看看，這裡有一包乾燥的意大利寬麵。每份有 8 克蛋白質和 39 克碳水化合物。很好！它不是純碳水化合物還含有蛋白質。總脂肪量為 2.5 克，這也相當低。如果我遵守建議的食用分量（而能確保做到如此的唯一方法就是使用食物秤！）這份義大利麵就只有 210 大卡，其中 25 大卡來自脂肪。

我剛剛做的是一道 290 大卡餐點，含有 20 克蛋白質、脂肪不多，是健康的一餐。當然，若我在義大利麵上加了奶油，就會多加 100-200 大卡，且幾乎全部來自脂肪。如果是義大利麵醬呢？商品的營養成分標籤顯示，每半杯的分量會再增加 80 大卡，不含太多脂肪並增加 2 克蛋白質。總共 370 大卡、22 克脂肪及來自義大利麵的複合式碳水化合物，這對於體重控制的飲食來說，是頗為不錯的一餐。

現在想想，我需要成為營養專家才能認識這些嗎？不需要。我只是閱讀標籤。就像我最近看到一個預先包裝、全部合一、放進烤箱就能完成烹煮的義大利麵和乳酪產品，而它只含有 8 克蛋白質，總熱量高達 750 大卡，且 40% 的熱量來自脂肪！當然，我知道大多數健美人會避免吃這種包裝餐點，但市場上有其他食品也很容易讓人誤解。它們看起來低卡、低脂，但實際上並非如此。它們可能在正面標籤上寫著「減脂」或「低熱量」（與什麼東西相比？）但仔細查看營養成分標示，才會發現它們真正的成分。

順便一提，許多食物並沒有標籤，像總是誘惑你的速食乳酪漢堡和大份薯條，還有厚片比薩。儘管如此，現在許多這類食物的營養成分也都會標示，張貼在提供這些食物的餐廳裡，同時市面上大多數健康食品商店也都有販售相關書籍和食物說明書，裡面會列出大部分受歡迎食物的營養成分和熱量。我建議你去買一本，但如果你真這麼做，最好要有心理準備。就像前面那些認為綜合堅果是減肥食品的人一樣，你可能會驚訝地發現，那些你喜歡的「健康」早餐穀物或「高纖維」馬芬和你習慣用的「減卡」沙拉醬，實際上比你想像中含有更多熱量，且富含常被戲稱為速食業界「三大食物組合」的成分：脂肪、糖和鹽。

第 3 章 ──────────────── CHAPTER 3

備賽的飲食策略

　　健美是現今針對身體肌肉同時做訓練、塑形、發達程度和線條清晰度都最有效的方法。它在讓身體變得更強壯、更健康、改善外觀，以及提高從事棒球、高爾夫、滑雪、美式足球等等運動表現方面，都有極大益處，而且健美本身也是一項運動，事實上，甚至是所有運動中最具挑戰性、難度最高且需要極高自律性的運動之一。

　　我們在第四卷中，已經詳細討論過健美比賽的各個方面，比如比賽時的姿勢。然而，要達到同時保持最大程度的肌肉量和最少的體脂肪，並盡量減少皮下水分對肌肉線條清晰度的影響，適當的營養和飲食策略對於比賽的成功與否，也就至關重要。備賽飲食的核心在於完全掌控你的身體狀態，這一過程中所涉及的方法，就是本章的主要內容。我們將討論以下幾個主題：

1. 控制賽季以外時的體重，讓備賽飲食能更好的發揮作用。
2. 測量所有的食物攝入量，包含蛋白質、碳水化合物、脂肪和熱量，讓你的飲食盡可能完整，並學會在飲食日誌中仔細記錄你的飲食進程。
3. 何時進食、多久進食一次，以及如何避免營養和熱量不足，以及新陳代謝放緩的問題。
4. 如何使用體重計、卡尺和其他體脂肪測量方法來衡量你的身體組成變化。

編注：本書完成於 1998 年，當時運動界針對各種補充劑的檢視標準與今日有別，以下謹依作者原著呈現。

5. 如何從比賽前 12 週開始制定完整的飲食策略、如何在比賽前幾天增加碳水化合物的攝取、如何控制皮下水分，以及如何在比賽當天達到最佳狀態。

精修身材

當你開始進入備賽飲食，你總要先踏出第一步。而你在開始時的身體重量，會對你的成功與否產生很大影響。這聽起來淺顯易懂，但許多健美人並不理解這個簡單的觀點，你在賽季以外時越能保持纖瘦，進入備賽飲食就越容易。有些健美選手喜歡在賽季外大量增加體重。他們稱這為增重，並認為這不僅能讓他們變得更強壯、能做更重和更艱苦的訓練，還能加速肌肉增長的過程。另外，從心理層面來說，很多健美人就是喜歡感覺自己變大隻，賽季外在健身房裡到處走動或穿著 T 恤四處閒晃，誰在乎你是否足夠結實呢？

當你增重了肌力的確會增加，至少因為手臂和腿部體積增大，給了它們力學上的優勢，提供更好的槓桿條件。而且你的確需要攝取足夠的蛋白質和其他營養素，以促進肌肉增長。但是，賽季之間增重要付出代價，你必須在比賽前把多餘的體重減掉。而你增加的體脂越多，減掉它們所需的時間就越長，過程中可能會犧牲更多的肌肉。

我自己有過多次這樣的經驗。1960 年代我還很年輕，享受變巨大所帶來的自信，我會讓自己在賽季之間增重。回頭看看當時的照片，我能發現自己比賽前減脂時的身形，比起幾年後學會控制賽季間體重的樣子，肌肉線條還要更加不清晰。請記住，賽季之間你看起來或感覺起來有多大隻並不重要，重要的是你在比賽舞台上的樣子。

當然，許多比賽時體重大約為 104 公斤而在休賽期達到 127 公斤或更重的健美選手，可能會爭辯說他們並不胖，只是看起來線條比較不清晰。的確，擁有這麼多結實肌肉的男性可以增加大量脂肪，也不會顯得像平常所說的那樣「胖」。這樣的身形因為肌肉的關係，使多餘的體重不那麼明顯。但那些脂肪依然存在，並且必須在比賽前減掉，才能讓身體在比賽中看起來肌肉量夠巨大、肌肉線條夠分明。

此外正如我們討論過的，當你需要花費更多時間節食減去更多體重，你在過程中流失肌肉的風險也會越大。減掉大量體重之後仍然保持好身材並非不可能，但要達成兩者確實困難許多，例如多利安·耶茲有著不可否認的偉大職業生涯，但他也因為賽季之間會體重大增

而聞名。對我來說，競技健美本身就已經足夠艱苦了。與我剛開始健美相比，備賽飲食已經變得更加科學化。在比賽前的幾個月，我發現戒掉糖果和甜點、麵包和奶油，以及晚餐時不喝紅酒，再加上高強度的 1 天 2 次訓練，讓我能相對輕鬆地練出更加結實和線條分明的體態。但 20 年前認爲結實又線條分明的標準，在今天競爭激烈的健美環境中可能已經不再足夠。

事實上，從我開始從事健美比賽以來直到退休，備賽飲食的標準發生了相當大的變化。我參加健美比賽的時間越長，就越學會如何進入最佳比賽狀態，同時我們所有人也越來越了解如何以最有效、最高效的方式達成這個目標。當然在某個階段，這種趨勢也曾變得太過極端。1960 年代的健美選手，通常在比賽時的肌肉線條不明顯，然而到了 1970 年代，許多健美選手在比賽時反而變得過度消瘦、營養不良，常常被形容爲看起來「奄奄一息」。我記得有些健美選手在健身房閒晃，那時體重大約 109 公斤，看起來壯碩且不胖，但在比賽舞台上卻突然極度消瘦，只剩下 88 公斤，幾乎像個老爺爺。

留下紀錄

備賽飲食涉及的是一種「高效能」的飲食方式，是上一章飲食方法的升級版，包含攝取高蛋白質（有時是非常高的蛋白質攝入量）以維持最大肌肉量，並將脂肪和碳水化合物的熱量攝入降到最低，同時做足夠的有氧運動來燃燒多餘的熱量。但要記錄這一切，以確保你獲得每一種重要營養素的適當攝取量，這代表著：

1. 制定詳細且具體的飲食計畫，將其寫下來，並在飲食日記中仔細記錄每天吃了什麼，以及攝取量。
2. 使用食物秤、量杯和量匙來確定你所吃食物中的熱量、蛋白質、碳水化合物和脂肪的數據。（並在閱讀食物營養成分標示時，要格外小心。）
3. 每 2-3 小時吃 1 餐。
4. 如有需要，提前準備好餐點，並將它們放在容器中，這樣你就能每 2-3 小時定期吃飯。
5. 必要時所有保健食品攝取量要足，包括蛋白質、維生素、礦物質、必需脂肪酸及稍後我們將討論的一些額外保健食品。

6. 喝大量的水,每天至少 4-5 公升。

記錄飲食計畫,並準確追蹤每天攝取的食物和數量的重要性難以言喻。在一些監測個人飲食攝取量的研究中,受試者並沒有準確記錄他們吃了多少。當 1 天結束後,他們被要求估算自己攝取的熱量時,結果非常驚人,大多數人估算的數字與實際攝取量相差甚遠。有些人認為自己吃得比實際多,而另一些人則認為自己吃得比實際少。

當你在沒有書面紀錄的情況下節食,且沒有寫下你的食物攝取量及其熱量數據時,也會發生相同的狀況。你可能會高估或低估自己對攝取食物的感覺,這對於準備比賽的飲食來說,都是不合理的。秤重所有食物、控制分量,並記下你吃了什麼,以及攝取了多少熱量,這一切是不是又繁瑣又耗時?當然是。但這對於最大化健美備賽飲食的效率和效果來說,都是必要之舉。

吃、吃,還是吃

吃的頻率和吃什麼一樣重要。上一章我們討論了每天吃 3 餐以上的好處。但對於備賽飲食,你應該更頻繁進食。事實上,許多健美選手會抱怨,必須不斷中斷日常活動來吃飯有多麼困難。你醒來,吃飯;去健身房訓練,接著吃飯;去拍照,過程中也得停下來吃飯。

在比賽前,健美運動員會用容器裝著食物,無論到哪裡似乎都帶著鮪魚的香味。和朋友一起坐在餐廳裡,要水來喝,然後啃著自己的鮪魚、去皮雞胸肉、火雞肉、米飯、烤馬鈴薯和地瓜。當然,所有這些食物都是精確計算過的;健美運動員經常會在前一晚就把食物裝進容器,並標記好食用的時間,且會考慮到所有食物的總熱量數值。

這聽起來是不是很麻煩?確實是。但這種控制方式,是當今競賽型健美選手能夠在可預測的時間安排上達到理想身形的關鍵要素,並且能準時達到顛峰狀態,在舞台上展現出最好的一面。有人說過,健美不是火箭科學,但有時候它真的讓人感覺像在研究火箭科學一樣。

營養缺乏

當你長期進行嚴格飲食,尤其是在高強度訓練的情況下,很容易讓你的身體缺乏必要的營養素。我建議保持(剛好)避免進入酮症

的狀態，這是為了防止碳水化合物的缺乏。服用大量保健食品的原因也是如此。高蛋白飲食確保你的肌肉永遠不會缺乏所需的胺基酸，但你仍然需要為這些肌肉提供燃料，這就是為什麼你需要不斷補充碳水化合物的原因。

許多健美運動員的飲食非常嚴格，並將脂肪攝入量限制在極低的範圍，這導致他們在必需脂肪酸的攝取量上出現不足。首先，你不需要將脂肪攝入量降到 10% 來為比賽減脂。攝取 20% 脂肪的飲食已經夠嚴格了。其次，為了避免攝取過少的脂肪，你可以使用必需脂肪酸保健食品來補充，正如上一章所提過的。

新陳代謝減慢

人體是恆定狀態的有機體。它會努力保持自身的穩定以維持一切的平衡。因此當你減少熱量攝入時，你的代謝速度最終會因應減少而變慢，這對你為減脂付出的努力是不利的。

無論在健身房裡的重訓還是做有氧運動，只要是高強度訓練都有助於保持新陳代謝的活躍。但另一種方法是隨著時間改變熱量的攝取。假設你通常攝取 3,200 大卡，但實行 2,000 大卡的飲食時，你的身體會開始注意到熱量減少，並相對地減慢代謝。然而，你不必每天都只攝取 2,000 大卡，你可以將平均攝取量保持在 2,000 大卡。可以在 1 天或幾天內增加熱量（例如 2,600 大卡），另外幾天則大幅下調（例如 1,600 大卡），接著再恢復到 2,000 大卡。此外，每隔 1 週左右，你還可以將 1 天的攝取量調回之前的 3,200 大卡，這樣可以進一步刺激新陳代謝率，並且給自己一個小小的獎勵，作為努力的回報。

你可以拿出鉛筆和紙，精確計算出如何達到你想要的平均熱量攝取。藉由這種飲食方式，你將能確保新陳代謝以最高的效率運行，因此即使在減少熱量攝取的情況下，也能燃燒更多的卡路里。

測量身體變化

有幾種方法可以仔細追蹤你的身體組成變化：

1. 體重計：隨著脂肪的大幅減少，即使在過程中增加了一些肌肉量（隨著飲食計畫的進行，這種情況不太可能會發生），你的體重仍會減輕。

2. <u>皮尺</u>：腰圍正在縮小？是的話你就知道飲食計畫正在起作用。
3. <u>體脂測量</u>：有幾種方法，如水下秤重、卡尺、電阻測量。如果你做這些測量，請記住所得到的具體百分比數據不一定完全準確。但經過多次測量（使用相同的方法和設備），變化的方向才是最重要的。
4. <u>鏡子</u>：健美最終的標準，畢竟最後的重點在於你的外形。

當然，定期秤體重是衡量飲食效果的基本方法。儘管這可能很難做到，但最好的建議是不要過度頻繁測量，每週最多 1-2 次。正如我所說，身體不會以規律、持續的方式減重，所以你需要足夠的時間間隔來測量體重，這樣有進展時，你才能真正看到變化。

除了使用體重計，我總是更喜歡看結果。你向評審展示的是你的體型，而不是你的體重。所以鏡子是衡量你是否達到比賽狀態的主要工具。為了正確使用鏡子，最好的方法是總是看向同一面鏡子、保持相同的光線，例如使用健身房中某個特定區域的鏡子。這樣可以減少變數，觀察到的任何變化都更有可能是飲食造成，而不是受環境或光線條件所影響。

還有其他方法可以確定你的身體變化。例如，在我準備 1980 年於澳洲舉行的奧林匹亞先生比賽時，我請佛朗哥每週幫我拍 1 次照片，這樣我就能看到訓練和飲食對我的身體的影響。那些照片會告訴我所有我需要知道的資訊。如果我覺得進展太慢，我就會針對計畫作調整。如果我對看到的結果感到滿意，則會繼續保持現有的作法。

飲食控制和訓練一樣應該聰明地進行。在過程中檢查效果，並視需要作出調整來促進進步。由於你的新陳代謝會因季節、年分而變化，而且每個人之間的差異也很大，因此在設計飲食計畫時，沒有一個固定的數字能夠作為充分的指導依據。

飲食控制入門：12 週後

大多數健美選手在比賽前會進行約 12 週的飲食調整。這段時間能讓一般的健美選手減掉 9-11 公斤，且不會犧牲過多肌肉量。進行極端的飲食控制很難不失去肌肉量，因此最好的策略是在開始飲食控制之前，先將體重維持在一個可以讓你在 12 週內達到最佳狀態的範圍，每週減重不超過 0.9-1.1 公斤。

當然，少數的健美選手反而在休賽期間會減重，因此在比賽臨近時需要努力增重。弗蘭克·贊恩就是這一類人。他通常在休賽時的體重遠遠低於比賽時的體重。佛朗哥也一直都是這樣，當我在尋找減少體脂的方法時，他卻一邊笑我，一邊大口吃著義大利麵。

然而，即使是像佛朗哥這樣的健美選手，在比賽前還是需要減少體脂來達到比賽狀態。這一點較不明顯因為他們也會攝取足夠的營養，以便在比賽前的這段時間內增加肌肉。但即便是這種類型的體質，減脂飲食仍然是必要的。

酮症測試

儘管酮症本身並不是一種理想的狀態，但如果你試圖安排含有最少食物量的備賽飲食時，它就可以成為你的優勢。正如我之前提到的，你可以使用酮酸試紙來檢測是否處於酮症，這些試紙在大多數藥品店都有販售。當體內有酮體時，試紙與尿液接觸後會變成紫色。

為了幫助你決定飲食中應該攝取的最低碳水化合物量，可以逐漸減少碳水化合物的攝取，並偶爾測試是否處於酮症狀態。當你看到試紙開始變紫色，就立刻增加飲食中的碳水化合物，直到酮體反應停止。此時，你將接近酮症狀態，但尚未進入酮症。你應該要攝取足夠的碳水化合物，避免完全處於碳水化合物匱乏的狀態。

偶爾進行這個檢測以確保你沒有進入酮症狀態。請記住，當你訓練得越努力，你需要的碳水化合物也就越多，才能避免陷入酮症。另外，無論你的飲食多麼嚴格，若沒有搭配非常艱苦的訓練，就無法達到理想的體態。

避免過多有氧運動

在我的比賽生涯中，大多數健美選手會做一些心肺訓練，但遠不如今天的冠軍們在比賽前訓練中所做的有氧運動量。然而，一些專家認為一般的有氧運動對維持最大肌肉量是適得其反的，健美選手應該完全避免這種運動。但現代的參賽者們不這麼認為，並加入有氧運動來幫助減少體脂肪，那麼問題就在於該如何進行這項訓練。

過多的有氧運動會促使身體分解淨體重，也就是肌肉，來產生額外的能量。事實上身體可能會吞噬肌肉組織，特別是白肌纖維（即

「爆發型」肌肉），以提供有氧運動所需的能量。

最後，還有一個全身疲勞的問題。過多的有氧運動會讓你感到疲憊。感到疲憊時，你就沒有足夠的精力做高強度和重負荷的訓練。即使你不覺得特別疲勞，但那些負責復元和補充肌肉及能量的身體系統，在你做過多的心肺訓練時，也無法跟上需求。

我們在上一章已經討論了有氧訓練的基本原則。但當談到比賽前的飲食控制，你需要更精確和謹慎地進行有氧訓練，才能讓它對你有利而不是造成反效果。例如，我建議有氧訓練應該是：

1. 每天時間不超過 45-60 分鐘（不一定要 1 次完成，可以將有氧運動分為 2 次或多次，效果也很好），每週 4-5 次。謹慎規劃飲食確保不要超過這個需求量。
2. 不要在有氧運動之後馬上接著重訓。這樣會讓你感到疲勞，從而減低訓練的強度。
3. 不要在訓練之後立即做有氧運動。這時你的身體已經處於消耗狀態，需要休息和復元，至少需要一小段時間。將有氧運動安排在完全不同的時段是一個不錯的選擇。事實上，我建議在健身房鍛鍊之後、有氧運動之前，先補充一些肝醣（碳水化合物餐或補給飲料）。

藥品

現代社會的問題是，每個人都太常尋求快速又簡單的解答。無論對長期的成功和成長會造成多大的危害，企業都必須迅速顯示盈利，否則股價就會下跌。如果一檔電視節目在幾週內收視率不佳，就會被取消播出。電影的評價通常取決於首映日的票房收入等等。在這個對結果缺乏耐心的世界裡，運動員們被鼓勵尋找捷徑，而不是投入長期的自律性訓練和艱苦的努力，變得一點也不足為奇。

這就是為什麼如今任何嚴肅討論運動競技的話題，都不得不提到使用興奮劑的問題。媒體上充斥著來自各項運動領域中的運動員未能通過藥檢測試的報導。《體育畫報》曾刊登一篇文章，指出包括類固醇、生長激素、利尿劑以及各種非法興奮劑等藥物，在各項運動中都普遍存在。藥物濫用無論是在運動領域還是日常生活中，很遺憾都是現代社會中持續存在的問題。

當然，作為一個有能力影響年輕人的人，我希望能夠明確表明我的立場。我堅決反對使用這些危險且非法的物質。所有主要的體育聯盟和組織都已經禁用這些藥物，而且大多數都已經建立了檢測機制來找出使用這些藥物的運動員。我全力支持他們的努力。我只希望健身雜誌也能採取同樣堅定的立場。有些雜誌宣稱反對用藥，卻又撰寫文章解釋這些藥物是什麼及如何使用。在我看來，這是相當可恥的。

使用藥物顯然對健康有極大的危害。我們都知道這類物質有極其嚴重的副作用，我並非誇大其詞，在某些情況下使用它們甚至可能導致死亡。藥物濫用還對體育形象造成毀滅性的影響，大眾不會再認為運動員代表著國際奧林匹克運動所推崇的紀律性和奉獻精神的理想。藥物使用讓我們不得不懷疑，這樣的行為會傳遞給下一代什麼樣的訊息，因為他們往往將運動員視為終極的榜樣和英雄。在我的成長階段，我被教導只要在體育上付出越多努力、越是提升自己的自律性和運動技能，就有更大的機會成為冠軍。我們是否真的想教育當今年輕的一代，冠軍是那位能夠接觸到最好藥物的人？

但如果你按照本書中敘述的訓練計畫，你可以在完全不依賴合成藥物的情況下打造出理想的體型，這取決於你願意多大程度地投入努力。想打造冠軍級的體魄，你必須擁有冠軍級的渴望、有保持高強度和持續性訓練的意願，並且不讓任何事物阻礙你的進步；你還必須花時間學習如何最有效地訓練，而不是單純地拉大重量，或胡亂揮動器材而忽略技術。要將身體鍛鍊到基因的極限，需要極大的持久力，而這並不容易。沒有意志、渴望和遠見，任何偉大的成就都無法實現。但如果你願意付出所需的努力，你將會達到最佳成果，這也是我們每個人都期望和希望的。

藥品和運動

正如我之前提到的，藥物在各種運動中已經被廣泛使用了相當長的一段時間。類固醇在健美運動中使用的歷史，甚至早於它們被列為非法物質的時候，而且當時的健美選手並不完全了解其中的危險性，然而近期在 IFBB 世界業餘健美錦標賽中，仍有選手未能通過藥物檢測，這顯示一些選手還是願意冒著被禁賽的風險。

我們都記得班・強生（Ben Johnson）在 1988 年漢城奧運會上被取消 100 公尺短跑獲獎資格的事件。儘管其他奧林匹克運動員和其

他運動員的多次禁賽及取消資格事件，並沒有像這件事同樣受到廣泛關注，但事實上它們的數量都一樣相當的多。

在職業團隊運動中，藥物檢測並不多。舉例來說，只有一些職業美式足球運動員曾因為使用合成藥物（以及各種「娛樂性」物質）而被檢測出陽性，並因此遭到禁賽。1997年，3名加拿大足球運動員因使用類固醇而被禁賽。尚處於初期發展階段的室內美式足球運動，則宣布一項所有組織化運動中最為嚴格的藥物政策。

在自行車比賽方面，1998年的環法自行車賽義大利Festina車隊因為藥物使用而被逐出賽事，引發國際媒體的關注，賽後該車隊的教練也被警方拘留。在游泳方面，1名中國游泳選手被澳大利亞海關發現攜帶人類生長激素。幾個月前，2名醫生因向未成年的東德運動員提供類固醇而被起訴，隨後德國游泳隊的主教練也被撤銷了執照。事實上，1998年2月BBC報導指稱，在1970年代和1980年代，約有1萬名男女奧運運動員，其中一些甚至年僅10歲，曾在東德系統性地使用禁藥。此外，近年來俄羅斯游泳選手也因使用類固醇而遭到禁賽。

冬季運動也同樣無法避免這場禁藥風波。2名澳大利亞雪橇選手也因未能通過藥檢測試，而被禁止參加比賽。1997年，羅馬尼亞田徑總會因為1名歐洲越野滑雪冠軍未能通過藥檢測試，對其處以2年的禁賽處罰。

1998年的友好運動會（Goodwill Games），美國的2名運動員，分別是短跑選手和鉛球選手，在藥檢測試中呈陽性，隨後被禁賽。官方數據顯示0.9%的國家大學體育協會（NCAA）大學生運動員未能通過藥檢測試，並被判定為不合格，而1995年這一比例為0.1%。令人驚訝的是，雖然美式足球的禁藥失敗率非常高（2.2%），但男子水球的失敗率竟然更高（2.8%）。1995年，1名南非標槍運動員因為藥檢測試呈陽性而被禁賽。1996年，1名英國板球選手也因使用禁藥而被禁賽。

在英式橄欖球中，來自贏得澳洲大賽隊伍的2名選手，因為類固醇測試呈陽性而被禁賽，第3名選手則因為使用另一種禁藥麻黃素而遭到處罰。從自行車賽、登山車賽到拳擊等各項運動，也曾出現過因藥物檢測未過而遭到指控或禁賽的情況。1995年，重量級拳擊選手奧利弗·麥考爾（Oliver McCall）在比賽後因拒絕接受藥物檢測，結果被世界拳擊理事會（WBC）禁賽。

我可以繼續列舉更多例子，但我想結論已經很明確了。使用禁藥和興奮劑的情況已經成為一種流行病，而且不僅限於健美。某些運動員錯誤地尋求捷徑希望能夠立即獲得勝利，並選擇使用非法藥物。這是一個所有體育項目都必須面對的問題，我們如何應對運動中禁藥的泛濫，將對組織化體育界的未來，以及運動員的健康與安全問題，產生深遠影響。

類固醇的副作用

合成類固醇（Anabolic/Androgenic Steroids）對多項重要的身體功能有廣泛的影響。使用類固醇可能引發的醫療併發症包括：

改變肝臟功能：當你攝取類固醇進入體內時，肝臟會承受極大的壓力。長期使用高劑量的類固醇，尤其是口服類固醇，可能會導致持續性膽汁淤積和黃疸、出血，甚至有可能引發肝癌。在接受這類療法的患者中，曾發生過死亡案例。

改變心血管功能：使用類固醇會導致血液凝血機制改變、葡萄糖代謝異常，以及血液中三酸甘油脂和膽固醇產生變化。口服類固醇的使用可能會導致高胰島素血症、降低葡萄糖，並使口服和靜脈葡萄糖的耐受性降低，這與顯著的胰島素抗性有關。類固醇還會增加心血管疾病的風險。

神經緊張或血壓升高：這可能導致高血壓，以及體內液體和電解質平衡的劇烈變化。

抑制正常睪固酮的產生：人體有用來監測體內睪固酮的機制，並向內分泌系統發出信號，調節荷爾蒙的產生。使用類固醇時，體內會將其視為過量，並降低或停止睪固酮的自然產生。這可能會導致性欲的改變，以及與荷爾蒙相關的其他生理和心理功能變化，例如攻擊性增加、憂鬱或體脂增加等等問題。

雄激素效應：這些效應包括：臉部和身體毛髮增多、皮脂分泌增加（油性肌膚），可能導致痤瘡、陰莖異常勃起、頭皮毛髮變薄；前列腺肥大；以及早期骨骺閉合（生長受限）。

除了上述的影響，還有以下常見的短期影響：

肌肉抽筋和痙攣
　　攻擊性情緒的增加或減少
　　頭痛
　　流鼻血
　　頭暈、昏厥、嗜睡或昏沉
　　皮疹或注射部位的局部反應
　　乳頭疼痛
　　男性女乳症（男性胸部發育類似女性乳房組織）
　　甲狀腺功能改變
　消化道疾病：因為使用口服類固醇可能引起的消化道疾病，包括食慾不振、舌頭灼熱、噁心、嘔吐、腹瀉、便祕、腸道刺激，以及1-2%使用者會出現脹氣感。

　　使用類固醇的絕對禁忌症，包括懷孕、罹患前列腺癌或男性乳腺癌。

類固醇和青少年

　　青少年絕不該為了增加肌肉的大小和肌力而服用合成代謝類固醇。在青春期，青少年男性的身體正處於合成代謝最佳的狀態，睪固酮處於高峰。此時完全沒有必要使用合成代謝類固醇，且有危險性。
　　此外，類固醇會促使生長中的骨骺閉合。尚未達到完全生長狀態的青少年可能會發現使用類固醇將阻礙其達到最終身高，而且這種影響完全不可逆。

類固醇和女性

　　女性體內的睪固酮量大約只有男性的百分之一，因此即使是相對較少劑量的合成代謝類固醇，也能對女性的身體產生顯著的雄激素（男性化）變化。這些變化包括面部毛髮的生長、聲音變粗、面部特徵改變、乳腺組織減少，以及陰蒂增大。這些變化通常是永久性的，即使停止使用類固醇後，這些變化仍然會存在。
　　由於女性對男性荷爾蒙的敏感性，使用類固醇所產生的副作用通常與劑量有關，而不像男性那樣與使用時間長短有關。

利尿劑

為了在比賽舞台上達到最佳的線條清晰度，會要求皮膚下的水分儲存量達到最少。皮下水分會使身體線條變得不明顯，使健美選手在比賽中失去分數。比賽前適當地準備、飲食和「補充碳水」可以有效將體內的水分導入肌肉，而非儲存於皮膚下。然而近年來，一些健美運動員已開始使用利尿劑，這種物質旨在幫助排除體內多餘水分。

不幸的是，利尿劑可能對體態外觀產生負面影響。失去過多的水分會使肌肉變得扁平，並減少肌肉量。身體過度脫水時，會自動儲存水分於皮膚下，這正好與想要達到的效果相反。流失水分過多也會破壞體內的電解質平衡，導致肌肉無力和抽筋。

使用利尿劑不僅可能會使身體變得虛弱，還有可能是危險甚至致命。一些健美運動員曾因在比賽後台使用利尿劑，最後需要醫療人員處理，甚至有些人被緊急送往醫院。還有個臭名昭著的案例，曾經有位著名的職業健美選手因為使用利尿劑，試圖讓身體更加緊實和增加線條清晰度，最終不幸去世。由於利尿劑使用的危險性，IFBB 和 NPC 從 1996 年奧林匹亞先生比賽後，就開始進行利尿劑檢測，並且在所有大型比賽中一直持續實施這項規定。

生長激素

一些健美運動員也曾嘗試使用人類生長激素（hGH），通常會與胰島素一起使用，目的是使肌肉增長到最大，使體脂肪縮減到最小。生長激素的副作用可能包括不受控制的骨骼生長，特別是在臉部周圍，以及對心臟的嚴重損害。進入 1990 年代後，越來越多的健美選手在舞台上擁有寬厚的腰圍和腫脹的腹部，這種情況大多被專家認為與使用 hGH 有關。除了其他醫學考量外，已有研究發現，高生長激素與前列腺癌之間存在一定關聯。如果確實存在因果關係，那麼不久後的將來，我們很可能會看到一部分的健美運動員罹患前列腺癌。

藥檢和健美

使用各種合成代謝藥物，長期以來一直都是違反 IFBB 規定的行為。正如我之前所提到的，IFBB 從 1996 年開始對利尿劑進行檢測，

但並未針對類固醇採取相同的措施。作爲國際奧委會認可的健美運動組織，IFBB 自 1999 年起，承諾完全遵守奧林匹克競賽的禁藥規則，至少在業餘競賽方面是如此。這包括對每個比賽組別的前 3 名選手進行檢測，並隨機抽取其他選手進行檢測。與 IFBB 有關的各國健美協會也有義務遵守相同的禁藥檢測規定。

儘管 IFBB 尚未爲職業健美選手設立禁藥檢測，但該聯盟的一位發言人已經確定，他們計畫對職業選手實施與業餘選手相同的禁藥檢測程序，可能會在 2000 年開始實施。

就我個人而言，我已經努力了十多年，試圖說服 IFBB 使用最新的先進技術，對業餘和職業健美選手進行所有合成代謝和雄激素類藥物的檢測。我相信，最終藥物檢測不僅能拯救健美運動，還能拯救生命。我只希望爲了我熱愛多年的運動，能讓這份夢想和願望成眞。我的目標是減少藥物使用，並讓這項運動再次回歸健美的本質，而非成爲摧毀身體的過程。

超級補充劑

如今，有許多合法先進的補充劑，是在我參加奧林匹亞先生比賽時無法接觸到或了解的。這些補充劑的使用存在爭議，對於其中一些的效果也有很多辯論。以下是最重大的幾項，以及我們目前所知的情況。

荷爾蒙前驅物質（Hormone Precursors）

這些藥物在 1994 年《膳食補充劑健康與教育法》（DSHEA）之前是非法的。它們被認爲是荷爾蒙前驅物質，因爲身體會將它們轉化爲男性激素（在某些情況下也包括女性激素）。儘管被 DSHEA 視爲膳食補充劑，但這些產品仍然被某些運動機構，如國家美式足球聯盟和國際奧林匹克委員會禁止使用。在考慮使用這些產品時，應非常謹愼，因爲一旦轉化爲男性激素，它們對健康和福祉的影響範圍可能與合成代謝類固醇相同。坦白說，如果你考慮使用任何這類產品，我建議你在開始前先尋求醫學諮詢。

荷爾蒙前驅物質不應由青少年（尤其是十多歲至二十出頭的男性）、任何年齡的女性，或患有高血壓、心臟病或前列腺疾病的成人

使用。請記住，關於這些產品的安全性或效果，僅有非常少數的科學依據。以下產品被認為是荷爾蒙前驅物質：脫氫異雄固酮（DHEA）、孕烯酮醇（pregnenolone）、4-雄烯二酮（4-androstenedione）、4-去甲雄烯二酮（4-norandrostenedione）、4-雄烯二醇（4-androstenediol）、4-去甲雄烯二醇（4-norandrostenediol）、5-雄烯二醇（5-androstenediol）、5-去甲雄烯二醇（5-norandrostenediol）。

脫氫異雄固酮（DHEA）：是第 1 種被認為是膳食營養品的合法腎上腺類固醇激素（腎上腺位於每個腎臟的上方）。雖然它作為抗氧化劑有一定的效用，但作為睪固酮增強劑的效果則值得懷疑，因為 DHEA 並非一種直接的前驅物質，且會生成各種類似雌激素的化合物，因此最終轉化為的睪固酮的量非常少。

雄烯二酮（Androstenedione）：是另一種腎上腺激素，為睪固酮的直接前驅物質。雄烯二酮對女性而言比男性更有效，因為會促使女性體內產生更多的肝臟酵素，而這些酵素對於將雄烯二酮轉化為睪固酮是必需的。

去甲雄烯二酮（Norandrostenedione）：是相似的荷爾蒙前驅物質，由孕婦分泌用於合成天然存在的合成代謝諾龍（nandrolone），諾龍與睪固酮相似，但其男性化作用較弱。

4-AD（4-雄烯二酮-3β, 17β-二醇）：是另一種腎上腺激素，它會直接轉化為睪固酮，但使用的是一種更豐富且高效的酵素，因此轉化過程更為有效。然而，在未轉化的狀態下，4-AD 的男性化作用比睪固酮更強。

Nor-4-AD：是 4-AD 的變體，它模擬去甲雄烯二酮（norandrostenedione）的效果，但由於其更有效的酵素轉化途徑，轉化為諾龍的量更多。在所有腎上腺激素中，這種激素是最具合成代謝作用的，同時男性化作用最小。

草本植物 (Herbs)

來自草本和其他天然來源的補充劑常被認為比藥物更安全，但仍應謹慎使用。不要超出建議劑量或與未經測試的補充劑搭配服用。

齒葉乳香（Boswellia serrata）：這種提取物含有乳香酸（boswellic acids），已被證實具有抗炎作用，對於治療關節損傷非常有效。（另一種天然的消炎劑是辣椒素，來自辣椒。）

苦橙（Citrus aurantium）：苦橙常用於調節血液中的脂質，降低糖尿病患者的血糖，以及淨化血液，治療肝臟和膽囊功能障礙，並刺激大腦、心臟及循環系統。它有助於改善睡眠失調、腎臟和膀胱疾病，並調節礦物質代謝失衡。它對於緩解神經痛、肌肉疼痛、風濕不適、瘀傷和靜脈炎也有幫助。

紫錐花（Echinacea purpurea）：這種來自紫錐花根部的提取物具有非特異性的免疫刺激作用。它能增強身體抵抗各種感染的能力，包括病毒感染。對於應對感冒和流感也有幫助。

刺五加（Eleutherococcus senticosus，也稱為西伯利亞人參）：西伯利亞人參具有強大的免疫調節作用，能夠提高身體抵抗不同形式壓力的功能。它對心血管系統和神經系統有長遠又積極的影響。

麻黃（Ephedra sinica）：麻黃含有麻黃鹼，其作用類似於腎上腺素，但較為溫和且持續時間較長。它主要作用於心血管系統，刺激血管、增加血壓，並放鬆平滑肌以預防痙攣。使用麻黃產品（即使是低劑量）報告的副作用包括失眠、運動不安、易怒、頭痛、噁心、嘔吐、尿液異常和心跳過快。在較高劑量下，麻黃可能引起血壓劇增、心律不齊，並可能導致成癮性。由於上述副作用的風險，麻黃製劑必須非常謹慎使用，且僅限於短期使用。

藤黃果（Garcinia cambogea）：其果實含有羥基檸檬酸（hydroxycitrate），可影響碳水化合物和脂質的代謝。羥基檸檬酸能抑制脂肪酸和膽固醇的合成，並具有抑制食慾和減少體重增加的能力。它常用於預防和控制肥胖。

積雪草（Gotu kola）：又稱為印度假馬齒莧，能改善心理活動，例如記憶、注意力和集中力；事實上它是少數幾種有改善記憶效果的草藥之一。它還能強化心血管系統和血液循環。

綠茶（Green tea，未發酵的茶）：綠茶含有咖啡因和抗氧化劑，能促進消化和腎臟功能，改善呼吸系統功能、增進血液循環，且是心血管系統的滋補品。

瓜拿納（Guarana）：瓜拿納具有刺激作用，因為它含有高濃度的咖啡因及相關的生物鹼，如茶鹼和可可鹼，因此有助於提高體力耐力。它還具有抑制食慾的作用。頻繁使用可能導致咖啡因依賴，並引發中樞神經系統功能障礙，還可能引起血糖不平衡進而導致低血糖。因此建議適量使用。

卡瓦（Kava）：卡瓦常用來緩解神經焦慮、壓力和不安。卡瓦含

有卡瓦吡喃酮，可能會增強其他作用於中樞神經系統的物質，如酒精、巴比妥酸鹽類藥物和精神藥物。因此使用卡瓦的人應避免同時使用這些干擾性物質。對於短期低劑量使用者沒有已知的副作用。然而長期使用可能會導致嚴重的神經系統障礙，以及皮膚、頭髮和指甲的暫時性變黃，在少數情況下，可能還會引發過敏性皮膚反應。

海帶（Kelp，墨角藻海帶屬）：海帶是棕色珊瑚藻，是碘的極佳來源，常用於改善甲狀腺功能。它也是藻膠酸的來源，藻膠酸含有有助於修復關節和韌帶的成分。

人參（Panax ginseng）：人參根部提取物傳統上被用作強身補品。它是一種適應原，也被稱為「生物反應調節劑」。人參能夠改善生物體對外部和內部變化的適應力，增強對壓力的非特異性抵抗力。

聖約翰草（St. John's wort，又名貫葉連翹）：常用來內服，幫助鎮靜心理困擾、憂鬱情緒、焦慮及神經不安。外用時可用於急性和撞擊性損傷的治療及術後護理，還能緩解肌肉痛和一級燒傷。

蒺藜（Tribulus terrestris）：常被稱為刺藤。蒺藜提取物被許多人認為是合成類固醇的安全替代品。據報導，它能刺激免疫反應及多種激素的分泌。最初它被用來治療不孕症及其他生殖問題。

纈草（Valeriana officinalis）：纈草根部的製劑常用於治療由神經性引起的焦慮和睡眠障礙。

育亨賓（Corynanthe yohimbe）：育亨賓來自育亨賓樹的樹皮。它是一種興奮劑，通過增加體內自然興奮劑去甲腎上腺素來發揮作用。它具有發熱和動員脂肪的特性。由於它能提高血壓，因此使用育亨賓時應格外小心。

活性代謝物

精胺酸（Arginine）：這種胺基酸是蛋白質的組成部分，有時作為補充劑來增加生長激素。

支鏈胺基酸（BCAAs）：包括亮胺酸、異亮胺酸和纈胺酸，這些是必需胺基酸，對於健美人來說，支鏈胺基酸是肌肉的能量來源，也是具有合成代謝功能的物質。

咖啡因（Caffeine）：這種興奮劑通常存在於咖啡中，或者作為補給品使用，可以改善運動表現。過量服用會引發許多負面副作用，常見的有失眠、心律不整和胃部不適。大量服用及壓力可能導致中樞

神經系統功能失調。

　　白楊素（Chrysin）：這是一種植物黃酮，已被發現具有抗雌激素活性。它抑制了雄烯二醇和睪固酮轉化為雌激素，因此可能改變類固醇激素的代謝。

　　共軛亞油酸（conjugated linoleic acid, CLA）：CLA 是一種經過改良的必需亞麻油酸，因其抗氧化和抗癌特性而聞名。CLA 似乎具有降膽固醇和抗致動脈粥樣化（anti-atherogenic）的作用。此外，它可能透過干擾某些前列腺素和淋巴激素的生成，發揮抗分解代謝的作用。人們認為 CLA 能減少體脂並促進瘦肌肉。因此 CLA 被視為一種潛在調節體脂積累與維持的因子。

　　肌酸單水合物（Creatine monohydrate）：這種胺基酸衍生物參與細胞內的能量產生。人體內 90% 以上肌酸集中在肌肉，其中大部分以磷酸肌酸的形式存在。當大量化學能轉化為機械能，肌酸濃度尤其高。磷酸肌酸作為肌肉中的能量儲備，提供一種高能磷酸儲備，可迅速動員以維持細胞內 ATP（細胞的主要能量來源）。肌酸單水合物被大多數健美人視為必需品，是增肌和增強肌力最具成本效益的補充劑，可提高肌力和爆發力，還可促進蛋白質合成。由於補充肌酸會影響水和電解質的平衡，因此應格外注意保持飲食均衡，攝取足夠的礦物質（特別是鉀）並飲用大量水分。目前市面上沒有特定的肌酸補充劑被認為是最佳選擇，但一般認為肌酸最好與簡單的碳水化合物一起食用。這可透過將肌酸粉末與葡萄汁混合來達成。有些健美人會將肌酸與水混合，餐前 30 分鐘食用，或選擇含碳水化合物的肌酸營養品。

　　必需脂肪酸（Essential fatty acids）：這一組脂肪酸包括亞麻酸、亞麻油酸、花生四烯酸、魚油酸及其衍生物。這些物質對於人體內所有細胞的最佳運作是必需的。缺乏這些化合物會影響身體的各項功能。必需脂肪酸的補充能改善運動表現、運動後的修復、免疫力和耐力。具體來說，在這些化合物中 DHA 和 EPA 對健美運動員尤為重要。二十二碳六烯酸（Docosahexaenoic Acid，簡稱 DHA）存在於魚油和一些海藻中，對神經系統的功能，包括視覺功能，都至關重要。二十碳五烯酸（Eicosapentaenoic acid，簡稱 EPA）同樣是魚油的成分，對心血管系統功能而言是必需的。

　　毛喉素（Forskolin，又名 Colforsin）：這是一種來自毛喉鞘蕊花（Coleus forskohlii）的草本化合物，能夠活化腺苷酸環化酶

（adenylate cyclase），是一種在細胞內調節系統中極重要的酵素。具體而言，它參與了心肌和骨骼肌細胞對高強度訓練的適應過程。

葡萄糖胺和軟骨素（Glucosamine and chondroitin）：這些營養素有助於改善關節健康。由於健美運動員對關節施加較大的壓力，因此這些產品正逐漸受到歡迎，作為預防關節損傷的措施。

麩醯胺酸（Glutamine）：麩醯胺酸是一種對肌肉蛋白質代謝至關重要的胺基酸。在承受壓力的情況下，麩醯胺酸會從骨骼肌中釋放出來，以支持免疫功能。麩醯胺酸的流失會使蛋白質合成變得更困難，並可能導致肌肉蛋白的降解。據說餐間補充麩醯胺酸，有助於促進肌肉生長和整體健康。麩醯胺酸在空腹時，以及與低脂蛋白質奶昔混合食用時，效果最佳。

甘油（Glycerol）：甘油是一種三價醇（不具毒性），在體內分解為葡萄糖和酮類，且具有吸水能力。甘油進入血液後會從皮膚中吸出多餘的液體，因此可以用來替代利尿劑。

關華豆膠（Guar gum）：關華豆膠是一種膳食纖維，來自瓜爾種籽的胚乳。研究顯示，關華豆膠有助於降低血液中的膽固醇，並控制食慾。

HMB（β-羥基-β-甲基丁酸）：HMB 是胺基酸白胺酸的代謝物。研究顯示，這種營養素可以減少與高強度運動和壓力相關的蛋白質分解。HMB 在減脂期間最為有效，可以單獨使用，也可以與蛋白質補充飲料一起食用。

左旋肉鹼（L-carnitine）：左旋肉鹼曾被認為是一種維生素，但現在被視為半必需的代謝物，肉鹼是肌肉組織中的正常成分，雖然有時身體可能產生不足量的肉鹼。其功能是將脂肪酸運送進入粒線體（細胞內的能量工廠），在那裡進行脂肪酸的氧化。對健美運動員來說，由於運動強度大，補充左旋肉鹼可能是必要的。它對心肌有益有助於改善心臟性能，從而提高運動表現。另一個重要的作用是改善血液和組織中的血脂表現。

硫辛酸（Lipoic acid）：曾被認為是一種脂溶性維生素，現在被視為半必需脂肪酸。它參與前列腺素的合成（因此與炎症反應和免疫調節有關）。對於健美運動員來說，硫辛酸的主要作用在於提高食物的能量產生效率，並且具有強大的抗氧化作用。

鳥胺酸（Ornithine）：像精胺酸一樣，鳥胺酸用來提高生長激素。鳥胺酸不是蛋白質的組成成分。

果膠（Pectin）：這種膳食纖維能減慢碳水化合物從胃部的運輸，防止血糖迅速上升。作為一種「柔和」的纖維，果膠能減少大腸內糞便的壓力，並刺激糞便的排出。

　　多酚（Polyphenols）：常見來源是松樹皮提取物和葡萄籽提取物。多酚是一類天然存在於植物中的化合物，包括蔬菜、水果、花卉、種籽、堅果和樹皮。植物學家已列出超過 8,000 種不同的多酚。最重要且分布最廣的多酚種類是類黃酮（Flavonoids），其中包括黃酮、黃烷酮、異黃酮、花青素等等。食物中的多酚具有強大的抗氧化作用，能鞏固心血管功能，改善新陳代謝，並防止身體的氧化損傷。

　　丙酮酸（Pyruvic acid）：丙酮酸能改善食物的能量產生，並且本身也是一種能量來源。同時有助於提高耐力。

　　釩（Vanadium，通常以釩硫酸鹽形式存在）：釩是一種微量礦物質，人體所需量非常少。它參與多種生化途徑。釩產品因為一些研究的結果而變得流行，這些研究提出釩可能有助於改善某些形式的胰島素抗性（如第二型糖尿病）。然而，這些研究並非旨在推廣釩作為膳食營養品。釩類補充劑的安全性尚未確定，因此使用時仍須謹慎。

最後 1 週

　　無論你多麼有規劃地節食，事實上嚴格的節食都會使你的身體透支。你的肌肉細胞會萎縮，肌肉中的肝醣會流失，能量儲備也會耗盡。節食結束後，你的身體看起來不會又大又強壯，也不會充滿活力和健康，這都與你希望在比賽舞台上呈現給評審們看的樣子相反。想要避免這種情況的方法很簡單，那就是在比賽前 1 週停止節食，讓你的身體有一個休息、復元和補充的機會。

　　然而，多數健美選手犯了在比賽前幾天仍繼續節食的錯誤。他們在最後一刻才開始進食，特別是試圖透過攝入盡可能多的碳水化合物，來「補充碳水」。但這通常已經「為時已晚，效果有限」。根本沒有足夠的時間讓身體有恢復的過程。

　　這就是許多健美運動員會發現，賽後 1-2 天自己看起來變好看了，特別是在吃了 1-2 頓富含脂肪和碳水化合物的餐點之後。他們飽受折磨的身體終於得到足夠的營養，開始自我修復和恢復原貌！

　　我從來不這樣節食。當我準備比賽時，我會在比賽前整整 1 週（有時甚至更長）就結束節食，然後逐漸增加食物攝入量，給我的肌

肉和肝醣儲備足夠的時間來恢復因為節食所帶來的消耗效果。確實有可能在更短的時間內達到這個效果，但不可能在 1-2 天內就做到，因為身體並不是這麼運作的。這些過程需要一定的時間來完成。因此我建議健美選手在比賽前的週一或週二結束節食，最好不要拖到週三早上（那樣太接近比賽了）。

「消耗」的概念

幾年前，健美運動員開始流行在比賽前 1-2 天採取零碳水化合物飲食，然後再進入補充碳水的過程。然而，這種方法通常不會產生良好的效果，甚至可能對身體有害。經過 10-12 週的節食，誰的身體不是處於極度消耗的狀態呢？在這個時候，應該開始讓身體補充所需的食物，如果反而進一步使身體消耗，到底有什麼好處呢？

比賽前碳水化合物耗竭法背後的概念是，這種額外的剝奪方式會使身體在補充碳水的過程中，吸收更多的碳水化合物。但是，①這並不是必要之舉，②即便這樣做有效，身體也沒有足夠的時間來吸收它能夠處理的所有碳水化合物。

補充碳水 (carbing-up)

「補充碳水」是指在比賽前增加碳水化合物的攝入量，以供應更多肝醣給肌肉，讓肌肉變得更大。實際上，這個過程還需要攝入更多脂肪。經過長時間節食，身體終於開始攝取正常的食物量，它不太可能馬上開始儲存體脂肪。這個過程是必要的，因為肌肉的大小很大程度上取決於它們所儲存的肝醣（碳水化合物）和水分的量。

要讓缺乏肝醣的肌肉充分補充肝醣，至少需要 3 天的時間，但稍微延長這個過程，會使補充過程更加順利。而且由於身體每次只能吸收定量的碳水化合物，所以你需要將碳水化合物分成多餐來攝取，這樣可以讓身體有時間將碳水化合物轉化為肌肉中儲存的肝醣，而不是一次攝入幾頓大餐。所以為了在週六的比賽中達到最佳效果，你必須確保最晚週三開始，身體就能獲得足夠的碳水化合物。如果等到最後一刻才補充，身體就會因為無法及時代謝過多的碳水化合物，而過度負擔，導致血糖急劇上升，這會促使身體儲存過多的水分，讓你的肌肉依然顯得平坦。

在我的比賽生涯早期，我對肝醣儲存的機制了解不多，但我經過反覆試驗發現，如果在比賽前 1 週就達到比賽體重，然後在接下來的 1 週專心訓練、擺姿勢和進食，那麼最終效果就會好得多。我當時所做的就是提供身體所需的碳水化合物，讓它能夠建立新的肝醣儲備，並有足夠的時間完成這一過程。然而，即使我在研討會和文章中，都已經反覆解釋過這個過程，我仍然看到許多健美人一直進行節食控制，直到比賽前 1 天，然後在最後一刻才拚命吃碳水化合物。

去除水分

另一個健美運動員經常擔心的問題是堆積的水分，即皮下水分，這會讓你的肌肉看起來光滑且腫脹。薩米爾・班努特就因為對自己身體儲水過多極度敏感而聞名。為了解決這個問題，有些健美選手會選擇使用利尿劑。但這麼做會帶來許多難題。首先，肌肉本身超過 75% 是水分，所以失去過多水分會導致肌肉萎縮。其次，利尿劑會將身體中的電解質排出，這些礦物質對肌肉達成最佳收縮非常重要。使用利尿劑後，許多健美選手會感到虛弱，看起來也更瘦小，並且容易抽筋，有時甚至會在上台擺姿勢時發生嚴重抽筋。

在一個案例中，一位知名的職業健美選手服用過量利尿劑，他開始出現不適反應時，並未得到正確的診斷或治療，最終不幸死亡。因此截至目前為止，IFBB 都會在大型比賽中進行利尿劑測試。這顯然已經產生了效果，因為沒能通過這些測試的選手極其少數。

那麼，該如何解決水分堆積的問題？首先，要了解身體如何處理水分。你喝得越多，身體就會透過尿液排出多餘的水分。這個過程中，像鈉這樣過多的礦物質也會被排出體外。相反地，如果你限制水分攝入，身體會立即開始盡可能的儲存水分，以防脫水。因此你喝得越多，身體留住的水分就越少；喝得越少，身體留住的水分就越多。

因此正確方法是在比賽前 1 天晚上仍繼續喝水，而不是幾天前就開始限制水分攝入。那晚嘗試將水分的攝入量減半，但不要完全限制。如此一來，身體接下來幾個小時仍會以差不多的速率排出水分，而你減少攝入量則能確保不會儲存過多的水分在皮下。比賽當天早晨，繼續以適中的量飲水以防脫水。這樣就能解決水分堆積的問題。

順帶一提，雖然許多職業選手（他們應該更了解這些）在比賽前仍會過度脫水，但看到他們預賽時站在舞台上拿著一瓶又一瓶的水

喝，實在有點滑稽。這麼做是認爲在比賽前不斷喝水，一旦上了舞台，身體就能以不同的方式處理水分，且不會導致水分堆積嗎？如果這些健美選手在比賽前就喝了足夠的水，他們在上台後就不需要那麼多水分了。

你體內的水分比其他任何元素都還要多。肌肉主要由水組成，而脂肪則幾乎不含水分。當你的身體將碳水化合物轉化爲儲存的肝醣時，肝醣會與水結合，大約是肝醣3倍的水量，這大約是相當多的分量。因此錯誤地去除水分，只會導致你的肌肉縮小，而這絕對不是贏得比賽的好方法。

鈉

幾年前，健美選手開始對比賽前攝取鈉產生深深的恐懼。的確，過多的鈉會導致水分滯留增加（這也是爲什麼有高血壓問題的人需要注意鈉的攝入）。但是，如果你已經充分補水，身體就會將多餘的鈉和多餘的水一起排出體外，這種情況就不會發生。因此那些在比賽前擔心鈉攝入的健美選手，很可能是因爲他們本來就處於高度脫水的狀態，導致身體同時滯留水分和多餘的鈉。

我聽過一些關於鈉的奇怪故事。有些健美選手會在比賽前幾週刻意限制鈉的攝入。他們甚至會避免攝取含有正常且健康鈉含量的食物，並且喝蒸餾水，這其實對身體並不好。結果他們變得更虛弱、比預期的更容易耗盡能量，還會出現體內化學反應不平衡，導致痛苦的抽筋和狀態虛弱。

相反地，健美選手只需要避免攝取鈉過量的食物（如洋芋片、速食雞肉等等），並確保攝入足夠的水分避免脫水，這樣就足夠了，不需要過度「控制」鈉的攝取量。

關於水分滯留的總結

1. 避免鈉含量過量的食物。
2. 比賽前1天晚上開始限制水分攝取。你不必完全禁水，只需適當減少水分攝取。
3. 保持穩定的血糖。別讓自己過於飢餓，也不要在比賽前過量進食。攝取過多食物會提高血糖，從而導致身體水分淤積。

4. 藉由運動自然排汗。訓練和有氧運動，如跑步、騎自行車等等，有助於排除體內多餘的水分。擺姿勢也是一個非常有效能擠出體內水分的方式，並讓肌肉變得更結實。
5. 避免過度依賴蒸氣浴或桑拿來去除水分。雖然蒸氣浴或桑拿能排出水分，但如果過度使用，會導致身體過度消耗。請記得汗水不僅僅含水，還包含很多礦物質，因此訓練後適當補充多種礦物質是必要的。
6. 在使用任何藥物或化學物質之前，務必了解它們的副作用。在 1980 年奧林匹亞大賽前，我因肩部受傷打了一針可體松（Cortisone），但我並不知道它會導致我堆積過多水分。結果我的身體變得非常腫脹，以至於在比賽前 1 天和許多晚上都得不停擺姿勢來讓身體恢復結實。
7. 盡量多做戶外訓練，陽光有助於將多餘的水分排出體外。當然也要記得補水，來補充排汗失去的水分。

訓練、姿勢和飲食

由於飲食的影響，一些健美選手會在比賽前的幾週減少重訓強度，轉而進行更多的孤立訓練和額外的有氧運動。然而，肌肉之所以變大，是因為大重量的重訓，如果不繼續用高強度泵大訓練來刺激它們，就不會保持肌肉的碩大和結實度。

的確，嚴格的飲食往往會削弱一些你的肌力和肌耐力，但我建議你在週六比賽前的週二或週三，至少針對每個肌群做幾組大重量組。幾組大重量訓練就可以保持你的肌肉堅實度，而且不會對已經消耗掉的肝醣儲備造成太大負擔。

在比賽前的最後 2-3 天，當你不再做重訓，我之前建議的擺姿勢和收縮練習，也能有助於保持肌肉緊實和線條清晰度。你可以練習自己的自選姿勢，但你也應該站在鏡子前，盡可能用力收縮，並緊繃所有主要肌群。這樣做能保持肌肉的緊實，但又不會消耗你在補充碳水過程中進入體內的肝醣。

前 1 天晚上

健美選手經常在比賽前 1 晚感到非常焦慮。就像某個笑話說的一樣，他們可能會變得非常絕望，幾乎什麼事都願意嘗試。（有一個關於某位準備參加宇宙先生比賽的傳聞，他被人慫恿在比賽前 1 晚，以「肛門栓劑」的使用方式用掉整袋 M&M 糖果，希望能讓他爆出「血管」。）

正如美國總統喬治·布希（George Bush）常說的，有時你必須「堅持到底」。你有計畫就按計畫進行。按照建議減少水分攝取、繼續少量多餐，並做一些姿勢練習，但不要驚慌和做出愚蠢的事情。這時心理的專注度非常重要。做你該做的，然後躺下來放鬆一下。看看電視並放輕鬆。請記住，其他參賽者也很擔心，而過度的壓力會導致身體儲存皮下水分。

比賽當天早晨

我曾經和一位專業健美選手在週六早上坐在一起吃早餐，預賽幾個小時後就要開始，我看到他吃了一盤堆得像 3 人份的食物。他吃了大約 3 大份自製炸馬鈴薯，並解釋說這是為了幫助他補充碳水，還在上面撒了很多食鹽。

後來，這位選手在舞台上看起來線條模糊又腫脹，並且在燈光下汗流浹背。我心裡一直想，這個人明明是專業選手，他怎麼能在健美界走到這一步，卻對飲食所知甚少？

比賽當天早上，你應該繼續做你之前一直在做的事情。吃東西，但不是大餐而是幾頓小餐（取決於預賽是在早上還是下午）。喝水，不過你應該只喝大約平時一半的水量。不要在食物上撒鹽，但也不要避開正常含鈉的食物。雖然你可以練習你的自選姿勢，但過多的伸展和擺姿勢，會讓你感到疲勞，反而會影響接下來預賽的表現。

預賽與晚場秀之間

在一些比賽中，晚場秀只是場表演，而在其他比賽中，在晚場秀中擺姿勢則是會被評分的，但無論哪種情況，你都希望在晚場的觀眾面前展現最好的狀態。因此在預賽之後，你需要進食，但不是暴飲

暴食，然後繼續補充水分，並休息，以便讓自己在預賽的擺姿之後，有機會復元。

一些健美選手在預賽之後容易過度放縱，要不是因為比賽的壓力，要不就是因為他們對自己的表現感到失望氣餒而開始大吃大喝。我記得 1979 年奧林匹亞先生比賽中，邁克·門澤在預賽時看起來非常出色，但到了決賽時，他的腹部明顯脹大。當時有傳言說，他在預賽和決賽之間喝了大量的可樂，結果導致脹氣。我不確定是否真的是這個原因，但邁克在兩場比賽之間做了一些事情，使自己看起來更糟了。這可能讓他失去了奧林匹亞先生的頭銜。在這裡學到的教訓是預賽之後，避免做任何奇怪或極端的事情，以免影響決賽時的表現。

比賽結束後

無論是誰創造了「pig out」（當豬餵）這個詞，這可能是在說某些健美選手比賽結束之後覺得自己不再受到飲食限制時的反應。在某些情況下，「暴飲暴食」的情況甚至會變得非常極端，連那些沒有參賽的健美人也會受到這種狂熱的氛圍影響，開始表現的像自己也經歷了 12 週極端飲食的人一樣猛吃食物。

這種行為是可以理解的，但有時並不推薦。當然，經歷了這麼長時間的飲食限制後，一頓豐盛的餐點不僅無害，反而可能對你有益。只要保持在適度的範圍，身體都可以輕鬆吸收額外的熱量。但你應該要記住，接下來的幾天是拍攝體態照片的理想時機，所以不加節制的飲食可能會讓你的身體變得線條不明顯，而這會是一個問題。喬·韋德總是提醒健美選手：「比賽結束後，你的工作尚未結束。比賽表現良好，會讓你有機會拍攝健身雜誌的照片，這意味著你至少還需要 1 週要保持良好的體態。」

並非每個人都有機會為《Muscle & Fitness》《Flex》《Iron Man》或《Muscle Mag International》等等知名雜誌拍攝，但如果有這個機會，你應該好好把握。如果沒有，你仍然可以找人為你拍攝一些體態照片，也許是在公園裡或泳池邊，這至少能記錄下你在那場比賽中的體態。不過，不應該放縱自己在飲食上的欲望還有另一個原因，就是你已經花了這麼長的時間讓自己的身體變得如此完美，為何不繼續保持飲食紀律，並享受這段成果呢？更重要的是，在休賽期將體重控制得越好，進入下一次比賽的飲食準備就越容易。

第 4 章 — CHAPTER 4

受傷及處置

要在健美上取得成功，你必須不斷挑戰自己的身體極限。但總是有可能超出了身體結構所能承受的壓力，這樣就可能會導致受傷。

有些傷害輕微且常見，我們幾乎不會注意到；但也有些傷害較爲嚴重，可能需要醫生的處理。對於健美人來說，健康的身體是進步的關鍵，受傷則可能會帶來嚴重的退步。因此了解可能發生的傷害類型、如何預防它們、如何在受傷後調整訓練，以及如何進行治療和康復，都非常重要。

人體是一個高度複雜的生理和生化機制，容易受到各種傷害的影響，而且每個人對特定類型傷害的易感程度不同。傷害通常發生在某個結構最脆弱的部位：比如肌肉、肌腱交界處；肌腱、骨骼附著處；韌帶、關節處等等。有時候，傷害是由於過度使用所造成，在一段時間內逐漸積累；有時則是由於急性事件，比如不當的過重重量。

在處理傷害這個話題上，保持技術性和醫學上的準確度非常重要。對於非專業人士來說，醫學概念和術語可能難以理解，但對於有志於健身的健美愛好者來說，了解這些資訊，對於預防、治療和避免身體傷害的復發都是非常必要。因此我將本節分爲 2 個基本部分：

技術性資訊：對身體的肌肉 - 肌腱和關節 - 韌帶結構如何受傷進行臨床檢查，並探討與高強度訓練相關的各種拉傷和扭傷，可以採取哪些措施來預防和康復。

作者特別感謝洛杉磯和英格爾伍德、加州的骨科醫生 Barry L. Burton，對本章關於訓練傷害及其治療提供的寶貴貢獻。

實用性資訊：針對每個身體部位具體分析，討論最有可能影響健美選手的傷害，以及該如何處理。

技術性資訊

肌肉和肌腱

　　肌腱將骨骼的肌肉（隨意肌）與骨骼連接。肌腱結締組織位於肌肉的兩端（起端和止端）。

　　肌肉或肌腱的損傷可經由多種方式發生。一種是直接外傷，例如來自鈍器或鋒利物體的撞擊，造成挫傷（瘀傷）或裂傷（割傷）。

　　另一種是由於過度使用這些部位或單次劇烈的事故所引起的拉傷，例如肌肉在強力收縮時，施加的伸展力量超過了該部位能夠承受的範圍，導致撕裂。這種撕裂可能是完全性或部分性，並且可以發生在肌肉與肌腱的連接處、肌腱本身，或是肌腱與骨骼的附著處。

　　有時候，一小塊骨頭會被拉扯下來，留在肌腱的末端。這種情況稱為撕除性骨折。在某種程度上代表著肌肉或肌腱承受不住遭受到的阻力，受傷的部位通常是承受力最弱的地方。受傷的程度無論是輕微還是嚴重，都取決於收縮的力量強度和所承受的阻力。有時只有幾根肌纖維被撕裂，而有時是整個結構都可能被破壞。

　　在大多數情況下，拉傷是輕微的，僅僅是肌肉過度伸展，並沒有明顯的撕裂。這通常會導致一段時間的疼痛和不適，並隨後出現肌肉痙攣。在較為嚴重的傷害中，若有部分肌纖維撕裂，症狀則會加劇，疼痛和不適感會更加劇烈，並伴隨著腫脹和活動受限。

初步處置

　　所有這些傷害的初步處理方法都是休息，受傷的部位必須避免進一步的傷害。繼續勉強或鍛鍊傷處，只會讓情況變得更糟。

　　對於輕微的拉傷，休息並避免引起傷害的活動，可能是唯一需要的處理方法，直到受傷部位恢復為止。

在腿部較為嚴重的受傷中，可能會需要使用拐杖以完全或部分的限制受傷腿部的負重，或者可能需要臥床休息，並進行抬高傷腿、使用壓力衣包紮、夾板固定，以及冰敷處理。如果傷害發生在非負重的部位，也應該遵循相同的處理邏輯。

在非常嚴重的肌肉和肌腱傷害中，當任何部分完全斷裂，則必須恢復完整性，且可能要進行外科手術修復。即使在這樣的情況下，急救原則仍與前述相同：休息（促進癒合）、抬高（將血液導離受傷部位）、冰敷（促使血管收縮，縮小血管直徑以減少出血）、壓緊（同為減少出血和腫脹），以及固定（防止進一步損傷）。

痙攣和抽筋

肌肉痙攣是肌肉突然且劇烈的收縮，是另一個拉傷的徵兆。這是一種保護性反射，某種程度上是在防止該部位進一步運動，直到有足夠的時間讓肌肉恢復。痙攣可能持續較長時間造成劇烈的疼痛，也可能是短暫的，比如過度使用和疲勞所引起的肌肉抽筋。休息和避免進一步損傷可能是唯一需要的處理方法。

肌腱炎

過度使用可能會導致腱鞘炎（tenosynovitis），這是一種發炎狀況，影響到包覆著肌腱的滑膜鞘。最常見的例子之一是肱二頭肌肌腱炎（bicipital tenosynovitis），也就是位於肩部結節間溝肱二頭肌中的肌腱發炎。早期症狀通常是肩部疼痛，這種疼痛可能僅發生在運動時，肌腱在滑膜鞘中來回滑動引發疼痛，也有可能是持續性的，甚至在休息時也會發生。

在早期階段，治療方法與肌肉拉傷相同：休息、濕熱敷和保護受傷部位預防進一步損傷。急性期可能還需要注射皮質類固醇來減輕炎症。晚期若出現併發症，情況會變得嚴重，可能需要手術治療。

疼痛

訓練中的疼痛是來自於受傷部位的警告信號。讓疼痛成為你的指引，並學著實踐預防醫學。首先，避免引起疼痛的活動，並讓受

影響的部位修復。充分休息之後，就可以逐漸恢復這些活動。

一旦受傷部位恢復，可做到全活動幅度且沒有相關疼痛時，你就已康復到一定程度，可逐步增加該運動的阻力，並逐漸增強訓練。

如果你開始感到疼痛，就代表訓練過度了。康復是逐步進展的，且需要一定的時間，而疼痛是衡量康復進度的指標。如果進展過快、過度訓練，且沒有維持在無痛範圍內，這樣就會增加再次受傷的風險、加重傷勢，甚至可能導致慢性傷害。

健美運動員經常會因為長時間或甚至短時間的復元期而感到沮喪，因為這會導致身體狀況的下降、肌肉萎縮和肌肉量減少，以及無法訓練所帶來的心理和情緒困擾。然而，能夠有效應對傷害，並具備耐心讓身體恢復，也是健美生涯的成功關鍵。若不這麼做，可能會進一步延遲或徹底阻礙你達成目標的可能性。

治療

如果沒有出血或腫脹，應該使用濕熱療法，例如熱敷包，但不要使用溫熱燈來加熱，因為這通常只是純粹加熱皮膚而已。蒸氣浴、按摩池甚至是溫水浴，都是很好的治療方式。沒有證據表明浸泡在瀉鹽水中有任何正面的療效，而市面上廣告宣傳的各種舒緩肌肉痠痛的產品，只能刺激皮膚表面，並沒有真正的療效。

如果肌肉拉傷嚴重到足以造成肌纖維撕裂，並伴隨組織出血和腫脹，則不該使用熱敷，因為會促進血管擴張（即血管直徑增大），這會增加受傷部位的血液供應，並引發更多腫脹。在這種情況下，應使用冰敷來促進血管收縮，減少血液流向受傷部位。此外，緊壓、抬高受傷部位和固定，也是減少腫脹的推薦治療方法。

組織內的出血，也可能是局部的，例如瘀傷或挫傷，亦可以聚集成局部的血腫（hematoma），或是擴散並滲透到傷口附近的大部分範圍造成變色（紫斑，ecchymosis）。

常見的藍黑色痕跡是由於微小血管（毛細血管）破裂，造成皮膚和皮下組織內出現局部出血，這通常是由直接撞擊所造成。大多數健美運動員對這種碰撞和瘀傷習以為常。然而，可以使用冰敷和緊壓以減少腫脹。

重力既可以幫助你，也可能對你不利。將腫脹的部位抬高可以利用重力促進血液通過靜脈系統回流到心臟，從而幫助減少腫脹。可

以將其視為水向下流動，而不是需要將水向上輸送。緊壓（如使用壓力衣）也有助於限制受傷部位的出血量。

另外請記住，輕微的肌肉拉傷可以自行處理，但更嚴重的傷害則應該尋求醫療協助。未經治療的嚴重傷害可能會惡化，並造成長時間的恢復期。然而，並非每位醫生都具有運動醫學經驗或具備應對運動員特定需求的能力。如果你需要醫療幫助，應尋求一位專業的骨科醫生，他才能夠幫助你處理特定的問題。

傷害預防

「預防勝於治療」應該是每位健美運動員的準則。過度使用和因大重量鍛鍊而導致的慢性勞損之間，有一條微妙的界線。強度較大的鍛鍊不可避免會導致偶爾的肌肉痠痛或肌肉-肌腱複合體的痠痛。這種過度使用不完全算作傷害，大多數健美運動員甚至會將其視為訓練足夠努力的指標。然而，如果你疼痛到幾乎無法活動，且隨後的訓練強度也明顯下降，那麼你可能已經過度訓練了。

緊繃、疲勞且痠痛的肌肉更容易受傷。如果你堅持在這些狀況下繼續鍛鍊，很有可能會拉傷或撕裂肌肉-肌腱複合體的某個部位。在這種情況下，最好的預防方法是逐步伸展、熱身，或在情況較為嚴重時減輕鍛鍊強度。伸展涉及整個肌肉-肌腱複合體，透過拉長來減少在運動過程中突然過度伸展這些部位並導致損傷的機會。熱身則是將血液和氧氣輸送到相關部位，並提高參與肌肉的溫度，使它們能夠以更大的力量收縮。

避免訓練傷害的最佳方法，是在鍛鍊之前做充分的伸展和熱身，並在做大重量訓練時，使用正確的技巧。請記住，當你越強壯，你對肌肉和肌腱施加的負荷也越大，但通常肌肉增強的速度會比肌腱快，這樣就會產生不平衡，並引發問題。你必須讓自己以合理的速度進步，不要在沒有適當準備的情況下過度訓練，或使用過重的重量。

關節和韌帶

動作發生在2塊骨頭相接的關節處。關節間彼此接觸的部位，是由透明軟骨組成的，這是一種非常光滑、類似軟骨的物質。它使關節間能夠平滑地滑動或運作。

髕骨軟骨軟化症（Chondromalacia）是一種關節表面平滑軟化或磨損的情況。這通常是導致退化性關節疾病長期發生的第一步，這種疾病是指關節的骨頭和軟骨發生退化，是一種非常痛苦且慢性致殘的病症。退化性關節炎（Degenerative joint disease）也可能由軟骨和骨軟骨（骨骼和軟骨）骨折引起。

　　關節囊是一層厚實的纖維性包膜，包覆著關節，並與韌帶密切相關。韌帶是堅韌的纖維束帶，連接著2塊骨頭。它們有助於穩定關節，防止異常的關節運動，同時允許運動往正常功能的方向上進行。

　　關節囊和韌帶是關節的被動穩定器，與此不同的是肌肉-肌腱群，它們具有主動穩定作用。除了其運動功能外，位於關節一側的肌肉-肌腱群還能在與對側的肌肉-肌腱群結合時，主動穩定關節，防止關節跑動。你可以將這當作兩隊拔河比賽隊伍，它們的實力相當，無論怎麼用力都會保持在原位，彷彿牢牢地黏在地上。

關節囊和韌帶損傷

　　受傷可以涉及關節的關節囊和韌帶，以及骨軟骨結構（骨骼和軟骨）。韌帶的傷害可能來自於鈍器的直接撞擊，導致挫傷（瘀傷），或來自於鋒利物體的撞擊，導致割傷（撕裂）。

　　韌帶損傷也可能是由過度伸展造成，這會導致韌帶本身或其附著部位的受損。這種損傷通常被稱作扭傷，這是一種對被動性限制結構的伸展性損傷。另一方面，拉傷則發生在主動性結構，例如肌肉-韌帶複合體。

　　通常外力會使關節以不正常的方向移動，超出韌帶的承受範圍，就會造成韌帶伸展或撕裂。承受壓力最弱的部位就是受傷的地方。

　　當韌帶被伸展得過遠時，就會撕裂。撕裂可以是部分範圍或完全受損。它可以發生在韌帶的任何部位，或在骨骼附著處，這時可能會扯出一小塊骨，並與韌帶末端一起拉起。這種情況稱為撕除性骨折，治療通常與嚴重扭傷的處理方法相同。

　　無論受傷程度是輕微或嚴重，都取決於施加的力量大小，以及受傷結構的固有強度。可能只有少數韌帶纖維被撕裂，或韌帶可能會部分或完全的斷裂。通常，如果你感覺到的疼痛和症狀較少，那麼損傷就是輕微；如果疼痛、腫脹和不適更明顯，那麼傷害就較為嚴重。

治療

在輕微扭傷的情況下，只有少數韌帶纖維被撕裂時，可能會有很少的出血和腫脹症狀，且喪失關節功能的程度也很輕微。在這種情況下，治療取決於疼痛和腫脹的程度，許多與拉傷相關的治療一般原則也適用於此。

治療可能包括以下一項或多項措施：休息並限制相應的活動、抬高受傷部位、使用壓力衣緊壓、敷冰袋和固定。當然，你應該避免任何會引起受傷部位不適的訓練動作。這又是一個例子，試圖繼續鍛鍊並忽視受傷情況，只會讓傷勢加重。

較為嚴重的扭傷（部分韌帶撕裂），韌帶纖維的撕裂程度更大，伴隨著更多的出血和腫脹，活動時會感到更強烈的疼痛，且喪失關節功能的程度也越嚴重。在這種情況下，應該保護關節以促進癒合。

例如，假設你受到了中度嚴重的腳踝扭傷，這種扭傷會導致組織內有大量出血，腳踝和腳部腫脹（水腫），當腳部處於「依賴狀態」時（低於心臟水平的位置，因此重力向下會對你不利），會有陣痛的症狀，且在運動和承重時會感到疼痛，關節活動受限。在這種情況下，建議尋求醫生的治療，以確保沒有骨折，且沒有臨床上檢測出的關節不穩定性（完全韌帶撕裂）。後者通常很難診斷，可能需要進行壓力 X 光檢查（在對關節施加特定壓力的情況下拍攝 X 光片），以排除韌帶完全撕裂的可能性。

腳踝關節應該要受到保護才能好好的癒合。請記住，這裡我們討論的是部分撕裂。換句話說，部分的韌帶仍維持原樣，因此撕裂的部分不會有明顯的收縮或行動落差。受傷部分應該要充分休息。由於腳踝是承重肢體的一部分，這意味著受傷的腿部應該避免行走。

拐杖可以幫助你移動，但應盡量減少使用，因為治療的一部分是將受傷的部位抬高。厚重的壓力衣有助於限制出血和腫脹的程度。在受傷部位冰敷約 48 小時也很有用，因為這可以促進血管收縮，減少血液流向該部位。使用夾板或石膏固定能提供最好的保護，因為它可以防止運動、減少疼痛，並促進最佳的癒合。當腫脹減少之後，你可以開始熱敷。然而，受傷後立即熱敷可能會造成腫脹，因此建議在康復進展順利，且可以開始進行關節活動幅度的練習之後，才能開始熱敷和浸泡熱水。此外，請記住這些僅是急救措施，任何嚴重的受傷都應該由骨科醫生進行進一步治療。

當韌帶的撕裂端不再良好對接（接觸或接合），且存在較大的間隙時，重新對接就非常重要。這樣可以讓韌帶的兩端直接癒合，而不是形成大量的疤痕組織，造成韌帶延長、鬆弛、慢性不穩定性，最終導致退化性關節炎。

脫臼

關節脫臼和骨關節輕微位移（部分脫臼）是指構成關節的骨頭對應的關節面或關節端，不再處於正常的相對位置。相反地，它們會移位，慢性情況下是由於韌帶和關節囊的鬆弛（缺乏張力），急性情況下則是由於撕裂造成。

在嚴重的韌帶撕裂中，關節會輕微位移，意即往不正常的方向移動。這種情況可能只是短暫的，並且可能會自動復位。如果外力足夠強大，整個關節可能會完全移位，並導致完全脫臼。

實用資訊

每一項敘述都已經確保上述內容在醫學和臨床上的準確性。然而，由於健美競賽並不會要求具備醫學教育背景，再加上身體各部位的解剖結構非常複雜，因此以下章節將討論如何將這些知識應用在你自身的傷害處理以及競賽目標。

小腿肌

尤其是在鍛鍊中加入極大重量的提踵訓練時，小腿肌肉最容易受到過度壓力和拉傷。使用過重的大重量，肌肉-肌腱結構可能會在最脆弱的部分撕裂，無論是在肌腱的止端或起端、肌腱-肌肉交界處，或是肌肉本身。

預防拉傷的其中一個好方法，就是在做提踵之前和各組之間，徹底伸展小腿肌肉。此外，請務必在前面幾組使用較輕的重量做熱身，再使用較重的阻力。

小腿受傷也可能是由過度訓練引起。持續的過度訓練可能會導致持續加劇的疼痛和痠痛，只有透過休息，該部位才能獲得緩解。

這種疼痛和痠痛可能會局部發生，也可能一直延伸到阿基里斯腱。至於輕微拉傷，則應立即停止小腿訓練，並讓該部位休息，直到疼痛消失。若有腫脹，基本治療方法與前面所述相同，包括冰敷、抬高和加壓包紮。對於較嚴重的受傷，則建議諮詢醫生。

膝蓋

在健美運動中，膝蓋受傷經常是因為做像是大重量深蹲這類動作所造成，這些動作在膝蓋彎曲時對膝蓋施加極大的壓力。受傷的部位可能是韌帶結構、髕骨（膝蓋骨）、膝關節內部結構，或是與膝蓋相連的肌肉和肌腱。

髕骨被一層肌腱組織覆蓋，這層肌腱是股四頭肌肌腱的一部分，將股四頭肌連至膝蓋下方，並使腿部能夠伸展。過度施加壓力於膝蓋，可能導致這一部位的某些地方會發生撕裂。

在膝關節扭傷中，膝關節的韌帶結構會受到一定的損傷。這種損傷最常發生在膝蓋處於最弱、最尖銳的角度時，例如做深蹲動作。此外任何扭轉動作，特別是在舉起重物時，也可能導致膝關節扭傷。

半月板是膝關節內的軟骨結構，做深蹲這類的動作時，任何膝關節的扭轉都可能導致半月板撕裂，這可能需要骨科手術來修復。

為了避免過度對膝蓋施壓，在進行任何負重運動之前，充分的熱身便非常重要。你還應該要非常注意保持正確的運動技巧，例如做深蹲時，應該在完全可控的情況下向下蹲，蹲到最低點時不要「彈跳」，在蹲到稍微低於水平面時就可以停止。沒有必要做到最低點，但做半程深蹲可以避免你加強動作的下半部活動幅度。

在做大重量時，使用膝部護具或彈性護膝可以幫助支撐膝部。

膝蓋受傷的治療通常包括休息、冰敷等等基本處置，用於輕度拉傷或扭傷；對於較為嚴重的受傷則需要就醫治療。除了那些與受傷無直接關係的情況外，通常不會因為膝蓋受傷使用類固醇注射。

有膝蓋問題的健美選手，在比賽前需要避開受傷部位，有時可以使用史密斯機來做深蹲，並將雙腳位置調整較前一點，可孤立股四頭肌，並減輕膝蓋的壓力。如果膝蓋問題過於嚴重無法使用這種方法，建議使用腿推機，可以根據需要做部分幅度，或者選擇多次數、

低重量的動作，但前提是在不要過度疼痛的情況下進行。

大腿肌

股內側肌是股四頭肌中的長肌，附著於膝蓋內側。在完全打直腿部並鎖死膝蓋時，會對這一附著點施加特定的壓力，且可能會導致拉傷。這種拉傷通常會以為是膝蓋的疼痛，但實際上是大腿的問題。

腿部後側肌肉受傷，通常是因為股二頭肌（大腿後側肌群）沒有充分伸展所導致。除了進行伸展訓練以拉長肌肉-肌腱結構之外，還可以在例行訓練中加入直腿硬舉，有助於伸展。

腹股溝

腹股溝拉傷通常發生在做像是弓箭步等動作的時候。這是最難克服的問題之一，因為這個部位經常被使用，而且在活動中總是處於持續伸展的狀態。基本的治療通常是需要充分的休息，讓受傷部位有時間自我修復。

下腹部

男性下腹部天生較弱。有時腹部壓力過高時，腹壁便有可能會發生撕裂。這種情況在你舉起重物又屏住呼吸的時候可能發生。腹壁撕裂稱作疝氣（hernia），它可能會導致內臟的一小部分從裂口突出。情況嚴重時可能需要手術治療。預防疝氣的其中一種方法，就是在做大重量時慢慢吐氣。這樣可保持足夠的腹部壓力來穩定身體，壓力也不會過高導致腹壁損傷。腹部肌肉和肌腱也有可能像其他肌肉-肌腱結構一樣發生拉傷，其治療方法與其他肌肉拉傷時相同。

下背部

過度施加壓力於豎脊肌或其他下背部肌肉，尤其是在做硬舉，或臥推、腿舉等等動作中，下背部被抬離臥推凳並過度伸展時，都有可能引發拉傷。下背部的自然彎曲是正常的，但在壓力下將其彎曲過度可能會造成問題。

當下背部拉傷時，你可能會感覺到疼痛向臀部或是背部中段擴散。有時這些肌肉會進入痙攣狀態，以防止進一步的傷害。

如果下背部的韌帶受傷，也有可能發生扭傷。通常很難確定是拉傷還是扭傷，但無論是哪一種，治療方法基本上是相同的。

另一種常見的下背部傷害是椎間盤突出。椎間盤位於脊椎骨之間，當椎間盤破裂時，內部的髓核物質會突出，並壓迫到相鄰的神經。這種壓力會導致從背部甚至延伸到腿部的疼痛，而治療的重點則是緩解這種壓力。

其中一種特定的神經問題是坐骨神經痛。坐骨神經是人體最大的神經，從背部延伸到腿部。這根神經受到壓力時，疼痛會非常劇烈，且令人無法忍受。

下背部問題也可能是由於腹部訓練引起的，例如直腿仰臥起坐和直腿抬腿，這些動作對下背部都施加了很大的壓力。就算是能夠輕鬆做大重量硬舉或槓鈴早安的健美選手，有時也會驚訝地發現自己在做腹部訓練時反而受傷了。

上背部

任何上背部的肌肉都可能受到拉傷，包括斜方肌、提肩胛肌（從上面4個頸椎橫突開始延伸，插入到肩胛骨的上角）、大圓肌（從肩胛骨背面開始，插入肱骨，主要功能是將手臂向內收，並將其向內旋轉）、背闊肌（大而扁平的三角形肌肉，覆蓋腰椎一帶和後背部，通常被稱為「背部最寬的肌肉」）等等。例如，頸部拉傷是相當常見的情況。通常很難確定是哪一塊特定的肌肉被過度伸展。你可能會在轉頭、抬肩或彎背時感到疼痛。以弗蘭克·贊恩為例，他在做牧師彎舉時，僅僅是因為繃緊上背部來穩定自己，結果就拉傷了這塊肌肉。

通常你會同時收縮並拉扯這些肌肉，這可能會導致承受過度壓力和一定程度的肌肉撕裂。若傷勢不太嚴重，就不必明確知道是哪一塊肌肉受傷了。只需讓受傷部位休息，並使用適當的治療方法即可。

肩膀

肩膀受傷在健美運動員之間非常常見。大重量臥推、啞鈴肩推和推舉等等動作都對肩部施加了特別大的壓力。

這種高強度的壓力可能會導致旋轉肌袖的部分撕裂（即內外旋轉肌的肌腱）。此外，也有可能過度伸展了三角肌的任何部分，或是附著的肌腱或肌腱起端或止端。

　　另一個肩部常見的問題是肩峰下滑囊炎（subdeltoid bursitis）。滑囊是一個閉合的空腔，位於肌腱和相鄰骨骼之間。兩者相對運動時，滑囊可以潤滑表面，使肌腱可以順暢地在骨膜上滑動。滑囊炎是一種炎症性疾病，當滑囊無法有效地執行其潤滑功能，該部位的動作就會引起疼痛和不適。弗蘭克．贊恩曾經患有肩峰下滑囊炎，他透過大量補充維他命、脊椎按摩師的治療和輕量訓練直到康復。

　　二頭肌腱炎（bicipital tendinitis）也是一個常見的肩部問題，二頭肌腱在訓練過程中，因為壓力和來回摩擦而發炎。對於這種肩部損傷，通常會使用像是可體松這樣的藥物來進行治療。

　　在肩部受傷的情況下，有時可以改變訓練角度來繼續訓練，例如可以選擇做彎腰側平舉來鍛鍊後側三角肌，而不是進行前肩推來鍛鍊前側三角肌，或是採用大量充血法，握住大重量的啞鈴將其延伸至身體兩側，這樣能夠保持三角肌的緊實，以達到在比賽前需要維持的肌肉緊實度。

胸大肌

　　胸部肌肉的拉傷通常發生在胸大肌與肱骨（上臂）連接的部位。由於許多健美選手喜歡盡可能用大重量練臥推，因此這種拉傷往往與過度施壓有關，特別是在舉起過重的重量時，以及在訓練前沒有做充分熱身的情況下。

　　訓練技巧不佳也是造成胸肌受傷的重要原因之一。例如在做臥推時，重量下放過快，會對整個胸肌結構造成劇烈的衝擊。同樣地，做啞鈴飛鳥時如果將重量下放得太快，也會過度拉扯胸大肌，尤其是在肌肉過緊又尚未熱身和伸展的情況下。

二頭肌

　　二頭肌的撕裂可以發生在這條肌肉的兩端，即起端（肩胛骨）或止端（橈骨）的肌腱，也可能發生在肌肉本身的任何部分。對二頭肌的壓力可能是突發性也可能是累積性的。

二頭肌是相對較小的肌肉，因此容易過度訓練，因為它們參與了許多不同的訓練。除了專門訓練肱二頭肌和背部的動作，其他任何拉動的動作，包括坐姿划船或寬握引體向上，都會涉及到二頭肌。因此二頭肌受傷時很難避開，因為這些肌肉在許多不同的動作中都會用到。然而，肱二頭肌拉傷時唯一能夠恢復的方法，就是充分休息。

在非常嚴重的受傷情況下，例如二頭肌完全撕裂，就可能需要動手術來修復肌肉結構。

三頭肌

三頭肌也會受到與二頭肌和其他肌肉相同類型的拉傷。另一種常見的三頭肌傷害是鷹嘴突滑囊炎（肘尖是指肘部的突出部分）。當你做三頭肌伸展運動時，你會伸展到三頭肌的附著點，也就是肘部。這個位置覆蓋著滑囊，當對該區域施加過多壓力時，滑囊可能會受到刺激從而產生燒灼感。

三頭肌也可能因為過度訓練或不當的訓練技巧，導致突發性壓力而拉傷。如果三頭肌完全撕裂，則需要動手術來修復肌肉結構。

手肘

當你做推舉類訓練時，肘部會承受持續性的壓力。除了因為使用過重的重量或不正確的技巧，而造成過度施壓導致的急性問題，長期高強度訓練所造成的積累性損傷也很常見，隨著時間的推移，最終可能導致退化性關節炎。

這種退化性問題也可能發生在其他關節，如肩膀或膝蓋，並且在早期階段很難檢測到，因為它的發展過程通常太過緩慢，難以立刻察覺。逐漸增加的疼痛感可能是其中一個症狀；而活動幅度受限的情況加重則是另一個信號。這些情況可能顯示肘部的內部結構已經受到損害，如果不及時處理，可能最終變得無法修復。肘部突然拉傷，處理原則與其他傷害相同：休息、冰敷、抬高患部和加壓包紮。

若需要在做大重量舉重時穩定肘關節，可以使用彈性護具或將這個部位包覆起來。

前臂

在大多數的訓練中，你需要依賴手腕和前臂的幫助來握住重物，使得這些肌肉經常同時處於收縮和伸展的狀態。這樣容易導致肌肉或肌腱拉傷。掌心朝前的拉動或彎舉動作，例如引體向上、爆發上搏（power cleans）或反向彎舉，都會讓前臂處於槓桿劣勢的位置，在這個情況下前臂的肌力較弱，因此更容易受傷。通常傷害會出現在前臂伸肌的起端，接近肘部，這裡又被稱為網球肘（Tennis Elbow）。然而，這類動作也可能導致前臂上部肌肉出現拉傷。

反向彎舉這種動作經常導致前臂受傷，佛朗哥・哥倫布就建議盡量避免做這個動作，並改為只做反向手腕彎舉來鍛鍊前臂的上部。

前臂受傷容易變成慢性問題，因為在很多不同的練習中你都需要用力抓住器材。因此一旦前臂肌肉受傷，就很難讓它們充分休息。除了用休息作為治療，我發現針灸也有助於加速康復的過程。

傷病期間訓練

雖然休息對於患部的康復至關重要，但對於準備比賽的健美運動員來說，也不能因為每次輕微的拉傷或扭傷就停止訓練。他們需要找到能夠繼續訓練，同時避免讓傷勢加重的方法。

這並沒有一種明確的方法。因為需要經驗來發現哪些動作會加重受傷情況，哪些則不會。舉例來說，在準備 1980 年奧林匹亞比賽時，我在比賽前不久肩膀受傷，當時我無法做傳統的肩推，因為會引發疼痛。不過，我發現如果用窄握，並把手掌朝向自己，我還是能夠做肩部推舉訓練，也可以避免傷勢加重。此外，我也曾運用之前提到的爆發力訓練原則中類似等長訓練的大量充血法，來做啞鈴訓練。

有一位健美運動員在拉傷了前臂無法做槓鈴彎舉或器械式彎舉的情況下，經過反覆試驗，發現他可以在前臂保持特定角度時，做啞鈴錘式彎舉。這樣他就能在傷勢康復的過程中繼續訓練，而且不會引發疼痛。有時可使用 EZ 彎舉槓來改變手部的姿勢，也可以在前臂或二頭肌受傷的情況下繼續訓練。

三頭肌受傷會讓大多數的推舉動作和三頭肌伸展變得困難。不過，有一個即使三頭肌拉傷仍然可以做的動作，就是啞鈴俯身臂屈伸，因為直到動作的最後階段，三頭肌所承受的壓力都很小。

通常在輕度拉傷的情況下，訓練前花更多時間做充分的熱身和伸展，你仍然可以在不施加過大阻力的情況下，訓練受傷的部位。

有時候確實可以在受傷的情況下調整訓練方式後繼續鍛鍊，有時候則不行。面臨非常嚴重的傷勢時，繼續像以前一樣訓練幾乎不可能。請記住，比賽只是比賽，而職業生涯才是更重要的。強行在傷痛的情況下訓練，只會讓受傷情況加重，最終可能導致永久性和殘疾性的問題，且會伴隨你的一生。

寒冷天氣訓練

在寒冷的天氣下訓練，需要採取一些額外的預防措施以避免受傷。寒冷氣溫下，身體加熱的時間會更長，因此你需要花更多時間做熱身和伸展。此外，在健身房裡穿得暖和一點也是個不錯的選擇，這樣可以確保你的肌肉在每組訓練之間，不會因為受寒而又變得僵硬。

快速總結

在健美訓練中，大多數都是拉傷，這是由於過度施壓或過度伸展肌肉或肌腱所引起。適當熱身、預先伸展和正確的舉重技巧，都有助於預防拉傷。一旦發生拉傷，你就要讓該部位好好休息。其他促進癒合的手段可能包括使用冰敷來減少腫脹，抬高受傷部位促進靜脈回流，並緊壓患部。隨著癒合進展，可使用熱敷或超聲波治療來輔助。

在輕度或中度拉傷的情況下，通常不需要在複雜的結構中精確找出拉傷發生的實際位置。你可以感覺到大概是哪個部位受到影響，並能判斷哪些動作會加重傷勢，從而避免做那些會加劇損傷的動作。

肌肉拉傷有時會發生在你並未專門訓練的部位，而是發生在運動中收縮以提供槓桿作用的部位。

對於健美運動員來說，大多數關節受傷是由於經年累月的身體磨損所引起。這些問題通常是緩慢積累來的。年輕的健美運動員非常努力訓練，不覺得有任何問題，但隨著年齡的增長，他們會因此付出身體受傷的代價。

年輕的健美運動員有較強的復元能力，能夠比年長的運動員更快從傷害中恢復。隨著年齡增長繼續訓練，你會發現一些在年輕時不會造成傷害的訓練方法，在隨著你年紀漸長且長期過度訓練、身體已經經歷多年的過度負荷之後，就可能引起傷害。這意味著可能需要作出訓練風格的調整，但這也是有益的，因為你已經擁有年輕健美運動員還在努力追求的身體尺寸。

俗話說「預防勝於治療」，但在營養方面，並不完全成立。在這個方面預防和治療有時幾乎是相同的概念。以下是健美選手經常面臨的5個問題，和一些可能幫助你預防被這些問題阻礙進步的方法。

肌肉僵硬、痠痛、受傷

健美人幾乎會做任何事情來快速增加肌肉量。然而，太多人忽略了增加肌肉量的過程實際上是由肌纖維的微損傷所造成。因此若太過急於增加肌肉量，可能會導致肌肉痠痛、肌肉損傷，甚至在試圖加速受傷的肌肉恢復時，可能會再次受傷。營養補充品可以幫助預防，並治療痠痛和損傷。

補充蛋白質、蛋白質水解物、生物活性肽和胺基酸等等營養補充品，都有助於建構肌肉。多酚類化合物則能改善血液循環，加速恢復。請參閱第764頁來了解這些營養補充品的來源。

關節疼痛或損傷

關節受傷是健美人的家常便飯。在訓練的壓力下，如肩膀、肘部、膝蓋、腳踝等等關節，會無法像肌肉一樣迅速反應。當你快速增加肌力和肌肉量，周圍的組織變化會超出關節的適應能力。最近市面上出現了幾種非常有效的營養補充品，可以保護結締組織並加速關節恢復。這些補充品包括葡萄糖胺、乙醯葡萄糖胺、軟骨素、膠原蛋白和必需脂肪酸。

加強你的飲食

無論你在準備比賽，還是剛開始進行一個更具挑戰性的訓練計畫，你的身體都必須迅速適應隨之提升的訓練難度。當你開始感覺到

標準飲食無法支應你的訓練需求，有許多營養補充品可以幫助你的身體適應。而你所需要的就是滋補劑。

最廣泛使用的包括麻黃、西伯利亞人參（刺五加）、育亨賓、EPA 和含咖啡因的草本植物。

注意事項：脫水

在高強度訓練的過程中，健美人面臨著嚴重脫水的風險。每當你顯著改變訓練方法，身體的水分管理可能無法快速適應。請經常飲水。記住，透過特定的營養補充品來補充失去的礦物質，能使水分補充過程更加高效。同時也要記得，必須喝足夠的水來沖刷損壞的組織，才能有助於新組織的生長。

我的免疫系統怎麼了？

免疫系統的主要能量來源是麩醯胺酸。高強度訓練會對身體造成很大的壓力，當你開始訓練，體內的麩醯胺酸儲備便會迅速消耗。隨著訓練量增加，你可能會發現自己更容易感染疾病。幾種天然物質（主要來自植物）可以幫助你的身體預防感染，或者至少讓身體更有效地應對它們。毫無疑問，你首先最該補充的就是麩醯胺酸。此外，能幫助你的製劑還包括紫錐花、人參、胺基酸麩醯胺酸、維生素 C 和多酚類物質。

總結

訓練不僅對身體造成壓力，心理也會因為身體用力而有強烈反應。儘管難以量化，但對於運動員來說，最重要的特質之一，就是對訓練和比賽的正確心態。有幾種補充品可以有助於維持這種心態，包括銀杏葉、多酚類物質和磷脂醯絲胺酸（這是一種必需脂肪酸 DHA）。這些補充品都有助於維持心智敏銳度。

照片來源 Photo Credit

Al Bello/All Sport: 59, 61

Charles Atlas Ltd.: 10

John Balik: 35, 36, 77, 120, 166 top right, 251, 263, 268 right, 269, 270 left, 286 top left, bottom left, 320, 321 right, 375 top, 404 top, 430, 433, 434, 435, 443, 445, 446, 479, 492, 495, 498 bottom, 499, 500, 502, 503, 504, 505 bottom, 507, 510, 512 top, 520 middle and right, 526, 528, 529, 531, 532, 533, 536, 555 top, 575, 576 bottom, 578, 580, 581 bottom, 600 right, 604 left and bottom, 613 top, 614 right, 618 left, 627–631, 646, 648, 654, 686

J. Bester: 345

Raheo Blair: 164 right

Albert Busek: 28 bottom, 30 bottom, 78, 79, 80, 112, 231 bottom, 255 left, 290, 297, 319 top, 327, 332, 333, 342 top, 363 bottom, 376 bottom, 377, 379, 384, 390 left, 391 top right, 392 bottom, 407 top, 423 top left and right, 431 bottom, 432, 437 bottom, 450, 466, 488, 491, 501, 521, 523, 524 right, 525, 527 right, 530, 544, 591 bottom, 592 bottom, 596 left, 614 left, 641, 642, 652, 653, 655, 656 right top and bottom, 657, 666

© 1991 Carolco: 237 bottom right

Jimmy Caruso: 1, 18 bottom, 19 right, 20 left, 20 top right, 26, 31, 32 right, 33 left, 41, 118, 166 bottom right, 250, 255 right, 257 top, 261, 268 left, 299, 315, 323, 347, 362 top, 388 middle, 389, 391 bottom, 407 bottom, 410, 412 bottom, 483, 519, 524 left, 534 bottom, 538, 543 right, 576 top, 577, 596 right, 597 top, 600 left, 601 bottom right, 615, 623, 624 right, 638, 639, 640, 650, 658 right, 662

Anita Columbu: 346

Courtesy Franco Columbu: 593

Benno Dahman: 18 top, 27 left, 28 top, 95, 320, 356

Ralph DeHaan: 257 bottom right, 279, 283, 296, 336, 403, 419, 448, 449, 509

Magda De Velasco: 21 bottom

Bill Dobbins: 151, 152, 153, 154, 155, 156, 157, 158, 159, 160, 161, 266, 319 bottom, 331, 364, 365, 366, 367, 368, 417, 456, 468, 470, 471 472, 474, 475, 476, 477, 485, 486 right, 508, 545, 546, 547, 548, 549, 550, 558, 559, 560

Robert Gardner: 123, 126, 128, 129, 130, 131, 267 bottom, 275, 281, 289, 324, 328, 357, 358, 370, 372, 382, 405, 409, 426, 438, 439, 441 bottom, 442, 455, 460, 461, 462, 463, 464, 465, 469, 473, 478, 493, 511, 551, 553, 554, 555 bottom, 562, 610

Irv Gelb: 287, 341, 408 top, 467, 556 top left and right

Russ Warner: 322, 658 left, 661 bottom

Joseph Weider archives: 4, 5, 6, 7, 8, 9, 11, 12, 13, 14, 15, 19 bottom left, 20 bottom right, 25 top right, 27 right, 33 right, 54, 111, 165 bottom left, right, 167 bottom left, 175, 247, 254 left, 256 right, 257 bottom left, 267 top, 298, 302 left, 304 right, 305, 306 left, 321 left, 349 bottom, 359, 386, 394, 412 top, 413, 422, 423, 425 top, 440, 454, 512 bottom, 520 left, 552, 591 top, 607, 608, 624 left, 637, 639, 675, 681

Douglas White: 109, 113, 259

George Greenwood: 21 top, 22, 23, 24, 25 bottom

Ed Hankey: 690

Kevin Horton: 316

Robert Kennedy: 16 right, 514

Tony Lanza: 110, 253

Lon: 16 left

Chris Lund: 37, 125, 145, 165 top left, 166 left, 167 top left, right, 184, 185, 186, 252, 256 left, 264, 273, 274, 280, 282, 291, 293, 295, 306 right, 314, 329, 330, 334, 335, 338, 348, 349 top, 351, 353, 362 bottom left and right, 385, 391 top left, 392 top, 393, 394, 395, 408 middle, bottom left, bottom right, 411, 414, 415, 416 left, 418, 425 bottom, 444, 452, 453, 459, 480, 481, 484, 486 left, 505 top and middle, 513, 534 top, 535, 542 right, 543 left, 579, 581 top, 594, 597 bottom, 598, 599, 601 top right, 602, 603, 604 top right, 605, 606, 609, 616, 617, 619 left, 622, 626 left and bottom right, 644, 645, 660, 670

Samantha Lund: 537, 542 right, 618 right, 619 right, 620, 621, 626 top right

Robert Nailon: 613 bottom

Michael Neveux: 254 right, 276, 277, 339, 419, 556 middle and bottom, 557, 573, 661 top

Nordlinger: 304 left, 350 left, 563, 692, 695, 696

Courtesy of Oak Productions: 239 top and bottom, 240, 570, 571

© 1984 Orion Pictures: 236 right

Robert Reiff: 241, 309, 337, 374, 378, 383, 457, 506

Stephen Renz: 574

Bob Ringham: 238 left

Courtesy Ronald Reagan Library: 238 right

© 1988 TriStar Pictures: 237 top

© 1985 20th Century Fox: 236 left

© 1987 20th Century Fox: 234 bottom

© 1976 United Artists: 234 top

© 1982 Universal City Studios: 235

© 1988 Universal City Studios: 237 bottom left

Art Zeller: 29, 30 top, 32 left, 75, 76, 114, 115, 116, 117, 119, 121, 133, 143, 145, 227, 231 top, 232, 258, 270 right, 271, 272, 278, 284, 285, 286 right, 288, 294, 300, 301, 302 right, 303, 312, 325, 326, 340, 342 bottom, 343, 344, 350 right, 352, 361, 363 top, 369, 371, 373, 375 bottom, 376 top, 380, 384 top, 387, 388 top and bottom, 390 right, 404 bottom, 406, 423 bottom left, 429, 431 top, 436, 437 top, 441 top, 447, 451, 498 top, 527 left, 540, 542 left, 561, 588, 590, 592 top, 595, 601 left, 611, 612, 625, 643, 649, 656 left, 664

Drawings on page 100 by Lynn Marks and Ellen Cipriano; drawings on pages 252 and 385 by Stuart Weiss; all other drawings by Bruce Algra

STRENGTH & CONDITIONING 019

阿諾史瓦辛格之健美大全：現代健身的起點
THE NEW ENCYCLOPEDIA OF MODERN BODYBUILDING: THE BIBLE OF BODYBUILDING

作　　者	阿諾・史瓦辛格（Arnold Schwarzenegger）
	比爾・多賓斯（Bill Dobbins）
譯　　者	王啟安

堡壘文化有限公司

總 編 輯	簡欣彥
副總編輯	簡伯儒
責任編輯	郭純靜
文字協力	翁蓓玉、劉綺文
行銷企劃	黃怡婷
封面設計	IAT-HUÂN TIUNN
內頁構成	劉孟宗

出　　版	堡壘文化有限公司
發　　行	遠足文化事業股份有限公司（讀書共和國出版集團）
	地址　231 新北市新店區民權路 108-2 號 9 樓
	電話　02-22181417　傳真　02-22188057
	Email　service@bookrep.com.tw
	郵撥帳號　19504465 遠足文化事業股份有限公司
	客服專線　0800-221-029
	網址　http://www.bookrep.com.tw
法律顧問	華洋法律事務所　蘇文生律師
印　　製	博客斯彩藝有限公司
初版首刷	2025 年 6 月
定　　價	新臺幣 1,750 元
ISBN	978-626-7506-85-1
	978-626-7506-86-8 (EPUB)
	978-626-7506-87-5 (PDF)

有著作權　翻印必究

特別聲明：有關本書中的言論內容，
不代表本公司 / 出版集團之立場與意見，
文責由作者自行承擔

THE NEW ENCYCOLOPEDIA OF MODERN BODYBUILDING
Complex Chinese Translation copyright © 2025 by infortress Publishing Ltd.
Original English Language edition Copyright © 1985, 1998
by Arnold Schwarzenegger.
All Rights Reserved.
Published by arrangement with Simon & Schuster, LLC
through Andrew Nurnberg Associates International Limited.

國家圖書館出版品預行編目資料

阿諾史瓦辛格之健美大全：現代健身的起點 / 阿諾・史瓦辛格
(Arnold Schwarzenegger)，比爾・多賓斯 (Bill Dobbins) 著；
王啟安譯 . 初版 . 新北市：堡壘文化有限公司出版：遠足文化
事業股份有限公司發行, 2025.05
816 面；21 x 27.5 公分 . (Strength & conditioning；19)
譯自：The new encyclopedia of modern bodybuilding : the
bible of bodybuilding
ISBN 978-626-7506-85-1（精裝）
1.CST: 健身運動 2.CST: 運動訓練

411.711　　　　　　　　　　　　　　　114003996